DICTIONNAIRE MÉDICAL DE L'INFIRMIÈRE

LISTE DES COLLABORATEURS

Bernard ABBOU, Ancien Chef de Clinique, Praticien Hospitalier – *Cardiologie.*
Jacques d'ANGLEJAN, Ancien Chef de Clinique, Assistant – *Neurologie.*
Michèle BONSCH, Ancien Chef de Clinique, Praticien Hospitalier – *Ophtalmologie.*
Jean-Marie CHAMOUARD, Chef de Clinique, Praticien Hospitalier – *Neurologie.*
Catherine COLLET, Interne des Hôpitaux de Paris – *Hématologie.*
Pol DANHIEZ, Professeur des Universités, Lille – *Stomatologie.*
Claude EUGÈNE, Ancien Chef de Clinique, Praticien Hospitalier – *Gastro-entérologie, Maladies Infectieuses.*
Françoise GARNIER, Attaché à l'hôpital Henri Mondor – *Gynécologie-Obstétrique.*
Edmond GUILLIBERT, Ancien Chef de Clinique, Praticien Hospitalier – *Psychiatrie.*
Victor HARIF, Ancien Externe des Hôpitaux de Paris – *Rhumatologie.*
Daniel HILLION, Ancien Chef de Clinique, Praticien Hospitalier – *Hématologie, Néphrologie, Urologie.*
Olivier LAGARDE, Ancien Chef de Clinique, Praticien Hospitalier – *Cardiologie.*
Caroline LANGERON-SERT, Interne des Hôpitaux de Paris – *Endocrinologie.*
Claire MATHÉ, Chef de Clinique, Assistant – *Urologie-Néphrologie.*
Marie OLIVIER-MARTIN, Ancien Chef de Clinique, Praticien Hospitalier – *Pédiatrie.*
Léon PERLEMUTER, Professeur des Universités – *Endocrinologie.*
Jacques PIQUET, Praticien hospitalier, Chef de Service – *Pneumologie.*
Jacques QUEVAUVILLIERS, Professeur des Universités – *Médecine Interne.*
Laurence QUEVAUVILLIERS-FORET, Ancien Interne en Pharmacie des Hôpitaux de Paris – *Pharmacologie.*
Guy RENOU, Ancien Chef de Clinique, Praticien Hospitalier – *O.R.L.*
Christian RICHARD, Ancien Chef de Clinique, Praticien Hospitalier – *Endocrinologie, Pneumologie.*
Michel SCHVED – *Radiologie.*
Jean-François SEÏ, Ancien Chef de Clinique – *Dermatologie.*
Catherine TOUITOU, Biologiste.
Sabine VOISIN, Praticien hospitalier – *Pneumologie.*

J. QUEVAUVILLIERS L. PERLEMUTER

DICTIONNAIRE MÉDICAL DE L'INFIRMIÈRE

3e édition
revue et corrigée

MASSON

Paris Milan Barcelone Mexico
1989

ISBN : 2-225-81376-0

Masson S.A. — 120 Bd Saint-Germain, 75280 Paris Cedex 06
Masson S.A. — Balmes 151 08008 Barcelona
Masson Italia Editori S.p.A. — Via Giovanni Pascoli 55, 20133 Milano
Masson Editores — Dakota 383, Colonia Napoles, Mexico 18 DF

AVANT-PROPOS

Le mot **infirmière** par son étymologie provient du mot infirme. C'étaient là les malades et les types de soins dont les infirmières s'occupaient, souvent à titre charitable. Il n'y a pas si longtemps on considérait que le maternage des patients était d'autant mieux assuré que la profession restait presque exclusivement féminine ; quant aux soins médicaux proprement dits, seuls les injections intramusculaires et les pansements étaient pratiqués par les infirmières. Reflet d'une société dans laquelle les travaux « nobles » n'étaient pas encore facilement accessibles aux femmes ? Le premier bouleversement est sociologique : l'image du métier d'infirmière est devenue celle d'une profession noble par essence. Mais les bouleversements sont aussi d'une autre nature car les principes mêmes du travail infirmier ont changé au triple plan du *savoir*, du *savoir-faire* et de la *responsabilité.*

Le **SAVOIR** se modifie rapidement en matière de médecine, plus vite et de façon plus importante qu'ailleurs peut-être. Or ce savoir médical, l'infirmière en a maintenant un besoin impératif. Elle intervient en effet dans le *diagnostic* des maladies. Il lui devient indispensable de pouvoir confronter avec le médecin les impressions qu'elle recueille au lit des malades. Lors de la surveillance c'est le plus souvent l'infirmière qui en cas d'anomalies donnera l'alerte. Connaître *les causes* d'une maladie, *ses mécanismes, ses symptômes, son évolution, son pronostic* et *le traitement* ne relève plus de la culture générale de l'infirmière mais d'une impérieuse nécessité pour exercer la profession. Telles sont les raisons pour lesquelles dans ce DICTIONNAIRE MÉDICAL DE L'INFIRMIÈRE il nous a semblé indispensable de ne pas faire de concessions sur le savoir médical.

Or l'acquisition du savoir médical repose sur deux piliers : le langage et l'image.

Même si **le langage** propre à la médecine présente parfois une certaine difficulté nous l'avons respecté dans cet ouvrage. Pourquoi en effet ne pas utiliser le terme médical *anorexie* plutôt que « perte d'appétit » ou *syndesmophyte* plutôt que « production calcifiée réunissant deux vertèbres » ? Il nous paraît évident en effet qu'infirmières et médecins utilisent les mêmes concepts, parlent la même langue et emploient les mêmes termes. Le langage médical est un langage **technique** ; il ne semble étrange ou confus qu'à ceux qui ne l'utilisent pas professionnellement.

L'image est un des moyens les plus efficaces qu'on puisse utiliser non seulement pour apprendre mais aussi pour comprendre. Dans cet ouvrage nous avons largement employé les illustrations et photos en couleurs, les reproductions de radiographies, d'endoscopies, illustrées le plus souvent par des schémas explicatifs.

Le SAVOIR-FAIRE de l'infirmière n'a plus rien de commun avec ce qu'il était dans un passé encore récent. Des actes aussi importants que les injections intraveineuses, les perfusions, la surveillance de la nutrition entérale et parentérale, sont quotidiens. Que dire de la participation de l'infirmière en service spécialisé à l'éducation et aux soins des malades ? Les jeunes internes en savent bien l'importance puisque c'est souvent grâce à l'expérience de l'infirmière qu'ils bénéficient d'une bonne part de leur formation.

Ce savoir-faire fait appel à une double connaissance : celle des examens complémentaires et celle des médicaments.

– **Les examens complémentaires** sont de plus en plus sophistiqués. Les infirmières doivent être parfaitement au courant de leurs indications, leur technique et leurs effets indésirables. Dans ce DICTIONNAIRE MÉDICAL DE L'INFIRMIÈRE nous n'avons pas tenté d'être exhaustifs car chaque jour un nouvel examen naît, un autre disparaît et un autre encore voit sa technique modifiée. Cependant les spécialistes qui ont collaboré à la rédaction de cet ouvrage ont porté une attention particulière à ce que tous les examens indispensables à la pratique médicale, qu'il s'agisse de numération globulaire ou de résonance magnétique nucléaire, figurent dans cet ouvrage.

– **Les médicaments** sont de plus en plus nombreux et efficaces. Savoir les administrer et surveiller leurs effets n'est plus du seul ressort du médecin. Dans le présent ouvrage l'infirmière trouvera les principales classes des médicaments commercialisés en France, les produits par nom commun et par dénomination internationale. A propos de chaque médicament sont décrits les effets thérapeutiques et indésirables, la voie d'administration et la posologie, les éléments de surveillance si nécessaire.

La RESPONSABILITÉ de l'infirmière s'exerce d'abord vis-à-vis du malade. Elle l'accueille, l'installe, l'interroge et l'examine, fait les prélèvements prescrits, lui donne ses médicaments, le surveille. Bien que certains gestes soient légalement effectués « sous la surveillance et la responsabilité du médecin », il est évident que l'infirmière est souvent seule à décider face à son patient : c'est non seulement le cas des infirmières hospitalières mais plus encore peut-être celui des infirmières libérales. Vis-à-vis de la famille c'est souvent l'infirmière qui répond aux questions, calme les angoisses, est à l'écoute des plaintes, enseigne les gestes élémentaires de soin. Enfin vis-à-vis du médecin c'est encore l'infirmière qui rend compte de l'état du malade, avertit de l'évolution, fait le lien avec les autres membres de l'équipe, assure les relations avec l'entourage.

L'ensemble de ces responsabilités n'est pas facile à assumer, et comme toujours il faut pouvoir discerner les éléments qui permettent de décider. C'est la raison pour laquelle, dans ce DICTIONNAIRE MÉDICAL DE L'INFIRMIÈRE, nous avons signalé au moyen de caractères particuliers *les éléments décisionnels* : symptômes, examens complémentaires, traitements, éléments de surveillance.

Notre profession de foi est simple : c'est dans la formation parfaite et le fonctionnement harmonieux de l'équipe médico-infirmière que réside la sécurité des malades aussi bien à l'hôpital public que dans l'exercice privé. C'est en considérant qu'il n'y a plus de rupture entre les connaissances du médecin et de l'infirmière que nous avons conçu et réalisé cet ouvrage et il nous apparaîtrait normal qu'un médecin le consulte et y trouve profit. Mais le DICTIONNAIRE MÉDICAL DE L'INFIRMIÈRE a surtout pour objet de répondre immédiatement aux diverses questions que les infirmières sont amenées à se poser à leur poste de travail. Puissions-nous ainsi faciliter une tâche dont nous savons qu'elle est aussi difficile qu'enthousiasmante.

J. QUEVAUVILLIERS
L. PERLEMUTER

PLAN DU DICTIONNAIRE

ABRÉVIATIONS COURANTES EN MÉDECINE

A.C.T.H. : Adrenocorticotropin Stimulating Hormone
A.D.N. : Acide désoxy-ribonucléique
A.M.P.C. : Acide adénylique monophosphate cyclique
A.R.N. : Acide ribonucléique
A.S.L.O. : Antistreptolysines
A.S.P. : Abdomen sans préparation (Examen radiologique)
A.T.S. : Antithyroïdiens de synthèse
A.V.C. : Accident vasculaire cérébral
B.K. : Bacille de Koch
B.S.P. : Brome sulfone-phtaléine
C.I.V.D. : Coagulation intravasculaire disséminée
C.P.C. : Cœur pulmonaire chronique
C.P.K. : Créatine phospho-kinase
D.H.A. : Déhydroépiandrostérone
D.I.D. : Diabète insulinodépendant
D.I.U. : Dispositif intra-utérin (Stérilet)
D.N.I.D. : Diabète non insulinodépendant
E.C.B.U. : Examen cytobactériologique urinaire
E.C.G. : Électrocardiogramme
E.E.G. : Électro-encéphalogramme
E.F.R. : Épreuves fonctionnelles respiratoires
F.O. : Fond d'œil
F.S.H. : Follicular stimulating hormone (Hormone folliculo-stimulante)
G.E.U. : Grossesse extra-utérine
G.H. : Growth Hormone (Synonyme de STH ou hormone de croissance)
G.N.A. : Glomérulo-néphrite aiguë
H.C.G. : Hormone chorionique gonadotrophique
H.G.P.O. : Hyperglycémie provoquée par voie orale
H.I.C. : Hypertension intracrânienne
H.L.M. : Hématies et leucocytes par minute (Débit urinaire des)
H.M.G. : Hormone ménopausique gonadotrophique (Hormone humaine)
H.T.A. : Hypertension artérielle
H.T.A.P. : Hypertension artérielle pulmonaire
I.D.R. : Intradermo-réaction
Ig. : Immunoglobulines (A.G.M.)
I.M.A.O. : Inhibiteurs de la monoamine-oxydase
I.R.A. : Insuffisance rénale aiguë
I.R.A. : Insuffisance respiratoire aiguë
I.R.A. : Iode radioactif
I.R.C. : Insuffisance rénale chronique
I.R.C. : Insuffisance respiratoire chronique
I.V.D. : Insuffisance ventriculaire droite
I.V.G. : Insuffisance ventriculaire gauche
I.V.G. : Interruption volontaire de grossesse

K.	: Cancer
K.O.	: Kyste de l'ovaire
L.A.T.S.	: Long acting thyroid stimulating hormone
L.C.R.	: Liquide céphalo-rachidien
L.D.H.	: Lacticodéshydrogénase hépatique
L.H.	: Luteotropin stimulating hormone (Hormone lutéotrophique)
L.H.R.H.	: Luteotropin releasing hormone (Hormone stimulant la LH)
L.L.C.	: Leucémie lymphoïde chronique
L.M.C.	: Leucémie myéloïde chronique
M.N.I.	: Mononucléose infectieuse
M.O.P.P.	: Methotrexate-onconvin-prednisone-procarbazine
N.F.S.	: Numération formule sanguine
P.B.H.	: Ponction-biopsie hépatique
P.C.E.	: Polyarthrite chronique évolutive (Polyarthrite rhumatoïde)
P.L.	: Ponction lombaire
P.P.N.	: Phlegmon périnéphrétique
P.T.H.	: Parathormone
$PaCO_2$	: Pression artérielle en gaz carbonique
PaO_2	: Pression artérielle en oxygène
R.A.A.	: Rhumatisme articulaire aigu
R.C.H.	: Recto-colite aiguë hémorragique
R.I.G.	: Réactions immunologiques de grossesse
R.M.	: Rétrécissement mitral
S.E.P.	: Sclérose en plaques
S.G.O.T.	: Sérum glutamo-acétique transaminase
S.G.P.T.	: Sérum glutamo-pyruvique transaminase
S.I.D.A.	: Syndrome immunodéficitaire acquis
S.L.A.	: Sclérose latérale amyotrophique
S.T.H.	: Somatotrophin hormone (Hormone somatotrope ou de croissance)
T.A.	: Tension artérielle
T.C.K.	: Temps de céphaline-kaolin
T.G.D.	: Transit gastro-duodénal
T.H.	: Temps de Howell
T.P.	: Taux de prothrombine
T.R.	: Toucher rectal
T.R.H.	: Thyrotropin releasing hormone (Hormone stimulant la TSH)
T.S.H.	: Thyroid stimulating hormone (Hormone stimulant la thyroïde)
T.V.	: Toucher vaginal
U.I.V.	: Urographie intraveineuse
V.C.N.	: Vitesse de conduction nerveuse
V.S.	: Vitesse de sédimentation

INDEX ALPHABÉTIQUE DES MALADIES ET SYMPTÔMES GROUPÉS PAR SPÉCIALITÉS

CARDIOLOGIE

Acrocyanose.
Acrosyndromes.
Anévrismes de l'aorte abdominale.
Anévrismes de l'aorte thoracique.
Anévrismes artériels des membres.
Anévrisme ventriculaire.
Angine de poitrine ou Angor.
Angor de Prinzmetal.
Aortite syphilitique.
Arrêt circulatoire.
Artériopathie oblitérante des membres inférieurs.
Arythmie complète par fibrillation auriculaire.
Arythmie sinusale.
Athérosclérose et ses facteurs de risque (artériosclérose, athérome).
Atrésie pulmonaire.
Atrésie tricuspidienne.
Bloc auriculo-ventriculaire.
Blocs de branche.
Bloc sino-auriculaire.
Bradycardie sinusale.
Canal artériel.
Canal atrio-ventriculaire.
Cardiomyopathie non obstructive.
Cardiomyopathie obstructive.
Cardiopathie carcinoïde.
Cardiothyréoses.
Choc (état de).
Coarctation aortique.
Cœur pulmonaire aigu.
Cœur pulmonaire chronique.
Cœur sportif.
Collapsus cardio-vasculaire.
Communication interauriculaire.
Communication interventriculaire.
Dissection aortique.
Embolie pulmonaire.
Endocardites infectieuses.
Erythromélalgie.
Extrasystoles.
Fibrillation ventriculaire.
Fistules artério-veineuses des membres.
Flutter auriculaire.
Hypertension artérielle labile.
Hypertention artérielle maligne.
Hypertension artérielle paroxystique.
Hypertension artérielle permanente.
Hypotension artérielle.
Infarctus du myocarde.
Insuffisance aortique.
Insuffisance cardiaque globale.
Insuffisance mitrale.
Insuffisance tricuspide.
Insuffisance ventriculaire droite.
Insuffisance ventriculaire gauche.
Ischémie aiguë des membres.
Lipothymie.
Maladie de Bouillaud.
Maladie d'Ebstein.
Maladie de Raynaud.
Maladie de Takayasu.
Mitrale (maladie).
Myocardites.
Myxome de l'oreillette.
Œdème aigu pulmonaire.
Oreillette (maladie de l') ou maladie rythmique auriculaire.
Péricardites aiguës.
Péricardite chronique constrictive.
Polyvalvulopathies.
Postpéricardotomie (syndrome).
Préexcitation ventriculaire.
Prolapsus mitral.
Retour veineux pulmonaire anormal.
Rétrécissement aortique.
Rétrécissement mitral.
Rétrécissement tricuspidien.
Rhumatisme articulaire aigu ou maladie de Bouillaud.
Rhumatisme articulaire aigu (manifestations cardiaques du), cardite rhumatismale.
Rythme idioventriculaire.
Sténose aortique.
Sténose de la voie pulmonaire.
Syncopes.

DERMATOLOGIE

ENDOCRINOLOGIE

GASTRO-ENTÉROLOGIE

GYNÉCOLOGIE-OBSTÉTRIQUE

IMMUNOLOGIE – HÉMATOLOGIE

MALADIES INFECTIEUSES ET PARASITAIRES

NÉPHROLOGIE-UROLOGIE

NEUROLOGIE

ODONTO-STOMATOLOGIE

OPHTALMOLOGIE

OTO-RHINO-LARYNGOLOGIE

PÉDIATRIE

PNEUMOLOGIE

PSYCHIATRIE

RHUMATOLOGIE

INDEX ALPHABÉTIQUE DES EXAMENS COMPLÉMENTAIRES GROUPÉS PAR SPÉCIALITÉS

GASTRO-ENTÉROLOGIE

GYNÉCOLOGIE-OBSTÉTRIQUE

IMMUNOLOGIE – HÉMATOLOGIE

MALADIES INFECTIEUSES ET PARASITAIRES

NÉPHROLOGIE - UROLOGIE

NEUROLOGIE

DICTIONNAIRE DES SYMPTOMES ET DES MALADIES

ABCÈS AMIBIEN HÉPATIQUE

▶ Définition :
C'est une suppuration collectée du foie due à Entamœba histolytica.

▶ Causes et mécanisme :
C'est la conséquence d'une migration d'amibes à partir du côlon dans le système porte et le foie.

▶ Signes essentiels

* LES SIGNES CLINIQUES sont ceux d'un abcès du foie (→ ABCÈS DU FOIE). On recherchera un séjour en pays endémie (→ AMIBIASE).

* EXAMENS COMPLÉMENTAIRES : Le bilan hépatique est modérément perturbé, globules blancs et VS sont augmentés. L'échographie met habituellement en évidence une zone hypoéchogène et le scanner une zone hypodense non opacifiée après injection de produit de contraste correspondant au foyer de nécrose. L'immunologie de l'amibiase est très souvent positive, la recherche d'amibes dans les selles est rarement positive, de même que la recherche d'ulcérations (en coup d'ongle) en rectoscopie.

▶ Surveillance :
Courbes de température, pouls, tension, diurèse ; NFS, VS, abdomen sans préparation ; échotomographie.

▶ Évolution et complications :
Les ruptures dans les poumons, la plèvre, le péritoine sont exceptionnelles ; la surinfection à pyogènes (anaérobies, etc.) est possible.

▶ Traitement et pronostic :
Le traitement repose sur le métronidazole *(Flagyl)* ; dans les rares cas d'échec on peut utiliser la déhydroémétine. Actuellement le traitement médical suffit le plus souvent. Sinon il est complété par l'évacuation à l'aiguille ou par un cathéter (qu'on place sous contrôle échographique). Le recours à la chirurgie est rare, par exemple, lorsque l'on craint une rupture dans une séreuse (péritoine, plèvre, péricarde).

ABCÈS ANO-RECTAUX

Voir *Fistule anale*

ABCÈS DU CERVEAU

▶ Définition :
Il s'agit d'une collection intracérébrale de pus, unique ou multiple, compliquant une infection de voisinage (O.R.L.), ou à distance (pneumopathies) touchant des sujets sans ATCD, mais aussi particulièrement les immunodéprimés (toxicomanes, SIDA, etc.). Urgence neurologique, son traitement, désormais essentiellement médical, repose sur les antibiotiques, avec un résultat excellent dans la majorité des cas (en l'absence de maladie associée).

▶ Signes cliniques :
Il existe souvent une cause favorisante locale ou générale qui fait évoquer le diagnostic.

- *Les signes de début* peuvent évoquer un tableau de méningite bactérienne. Une crise comitiale généralisé ou focale ou l'apparition rapidement progressive de signes déficitaires neurologiques seront évocateurs s'ils surviennent dans un contexte fébrile ou infectieux.
- *On pourra observer à la période d'état :*

* UNE HYPERTENSION INTRACRANIENNE, (→), souvent importante et fréquente. Par contre, l'examen du fond d'œil est le plus souvent normal.

* LE SYNDROME INFECTIEUX oriente le diagnostic mais reste souvent discret.
On observe :

- un syndrome méningé frustre dans 1/3 des cas environ (raideur de nuque) ;
- la fièvre modérée existe dans la moitié des cas ; elle peut manquer ;
- l'hyperleucocytose et l'accélération de la vitesse de sédimentation sont inconstantes.

* LES SIGNES DE LOCALISATION NEUROLOGIQUES peuvent manquer en cas d'atteinte frontale ou temporale droite.
On pourra observer : un hémiplégie controlatérale, une hémianopsie en cas d'atteinte temporo-occipitale (trouble du champ visuel du côté opposé à l'abcès), une aphasie, un syndrome cérébelleux en cas d'atteinte de la fosse postérieure.

* LES CRISES COMITIALES existent dans la moitié des cas, généralisées ou partielles, locales, parfois répétées, pouvant réaliser un état de mal épileptique.

▶ Examens complémentaires :
Ils ont deux buts :

- préciser le diagnostic par des examens neuroradiologiques ;
- déterminer l'étiologie.

* LA PONCTION LOMBAIRE est formellement contre-indiquée, quand le diagnostic d'abcès est soupçonné, ce qui peut poser des problèmes pratiques lorsque l'on hésite avec celui de méningite bactérienne.

* L'ÉLECTRO-ENCÉPHALOGRAMME complètera en urgence également ce premier bilan (altérations constantes et localisées).

* LE SCANNER CÉRÉBRAL, en milieu spécialisé, sans, puis avec injection, montre une image hypodense avec un œdème plus ou moins important, périlésionnel participant à l'hyper-nsion intracrânienne.

vec injection si l'abcès est collecté on verra rne hyperdense correspondant à la coque abcès.

our le chirurgien il est très important précier la gravité et l'urgence relative ou lue selon le siège (gravité des abcès de la se postérieure ou des abcès médians et profonds) et selon l'importance de l'œdème péritumoral et de la déviation (ou non) du système ventriculaire : c'est l'effet de masse mesurant le risque d'engagement.

* L'ARTÉRIOGRAPHIE, depuis l'utilisation du scanner, est surtout utile au chirurgien en pré-opératoire pour préciser les rapports vasculaires de l'abcès si le malade est opéré.

* LE MÉDECIN FERA UN EXAMEN CARDIAQUE PRÉCIS (recherche d'une cardiopathie congénitale ou surtout d'une maladie d'Osler).

* HÉMOCULTURES SYSTÉMATIQUES que l'infirmière fera en fonction d'une courbe de température des 3 heures.

* LA RADIOGRAPHIE PULMONAIRE est urgente et très importante car l'abcès peut être la conséquence d'une infection pulmonaire grave.

* ON DEMANDERA UN BILAN ORL ET DES RADIOGRAPHIES DE SINUS. L'examen ORL recherchera les causes les plus fréquentes d'abcès du cerveau :
- otite purulente négligée ;
- mastoïdite chronique ;
- sinusite frontale.

* ON SAURA RECHERCHER UN FOYER INFECTIEUX DENTAIRE, UN TRAUMATISME CRÂNIEN ANCIEN.

▶ Pronostic et évolution :

* LE RISQUE VITAL EST MIS EN JEU :
- par le risque d'engagement (→HYPERTENSION INTRACRANIENNE) ;
- par le risque de contamination méningée et ventriculaire.

* L'ÉVOLUTION EST MARQUÉE SUR LE PLAN ANATOMIQUE par 4 phases successives :
- phase d'encéphalite aiguë présuppurative ;
- abcès diffus non collecté mal limité du tissu cérébral sain ;
- abcès collecté, c'est le stade chirurgical ;
- stade tardif d'abcès encapsulé.

Risques de complications ultérieures : rechute infectieuse à moyen terme ; à long terme, risque de persistance d'un déficit neurologique (hémiplégie) et surtout de *crises d'épilepsie* (nécessité d'un traitement anticomitial et d'une surveillance de l'électro-encéphalogramme).

▶ Surveillance infirmière :

Elle est très importante.

* SURVEILLANCE DES PARAMÈTRES DE BASE : pouls, tension artérielle, surveillance de l'état respiratoire. Du fait de l'hypertension intracrânienne et des troubles de la conscience, il y a un risque de décompensation respiratoire brutale pouvant aggraver l'état neurologique et nécessiter une ventilation assistée.

* SURVEILLANCE DE LA TEMPÉRATURE pluriquotidienne.

* SURVEILLANCE NEUROLOGIQUE : Noter l'état de conscience très régulièrement.

Noter et appeler le médecin s'il y a aggravation des troubles de la conscience, aggravation d'une hémiplégie, survenue d'une mydriase, crise d'épilepsie.

▶ Traitement :

Il repose sur :

* LES ANTIBIOTIQUES en utilisant des *associations d'antibiotiques* connues pour être le plus souvent actifs sur les germes en cause (streptocoques, staphylocoques, anaérobies, etc.) : par exemple, *Clamoxyl* + *Flagyl* + *Chloramphénicol* donnés par voie I.V. pendant une durée de plusieurs semaines avant le passage *per os* jusqu'à la guérison complète des images scannographiques (ce qui peut durer des mois).

* LES ANTIŒDÉMATEUX sont parfois utilisés en association au début du traitement, mais se rappeler que les corticoïdes majorent le risque infectieux et masquent la fièvre.

* LE TRAITEMENT ANTICOMITIAL de principe (*Gardénal* ou *Dépakine*) en cas d'abcès hémisphérique.

* LE TRAITEMENT NEUROCHIRURGICAL se discute en cas d'abcès profond, ou de volume trop important, ou surtout si le malade ou les images radiologiques au scanner (répété toutes les semaines) ne s'améliorent pas. La ponction

chirurgicale permet d'une part de confirmer l'abcès (présence de pus), de rechercher le germe (cultures) et d'adapter le traitement (antibiogramme). En cas de doute diagnostique enfin (image compatible avec une tumeur nécrosée) ou s'il s'agit d'un immunodéprimé (parce qu'il s'agit alors d'abcès à germes opportunistes, résistants aux antibiotiques usuels, de mycose, etc.), les indications neurochirurgicales sont volontiers plus larges, afin d'adapter, dès le début, le traitement de ces patients fragiles.

ABCÈS DU FOIE

► **Définition :**
C'est une suppuration collectée dans le parenchyme hépatique.

► **Causes et mécanisme :**
On distingue :

* LES ABCÈS PARASITAIRES : essentiellement *amibiens* (→ ABCÈS AMIBIEN HÉPATIQUE) ; le kyste hydatique surinfecté est un diagnostic différentiel (→ KYSTE HYDATIQUE).

* LES ABCÈS A PYOGÈNES : colibacille, entérocoque, staphylocoques, anaérobies, etc. Ils succèdent en règle générale à une infection de voisinage (biliaire, appendiculaire, colique, etc.), parfois à une septicémie.

► **Signes essentiels :**

* LES SIGNES CLINIQUES peuvent comporter des douleurs sous-costales droite augmentées par l'inspiration et la palpation, avec une irradiation scapulaire. Le foie est gros et sensible avec douleur à l'ébranlement. Le malade est fébrile, l'état général est altéré.

* EXAMENS COMPLÉMENTAIRES : Il y a une leucocytose à polynucléaires ; l'échographie et le scanner montrent une ou plusieurs zones hypoéchogènes ou hypodenses correspondant à ou aux abcès. La scintigraphie montre des images semblables. Le diagnosticest affirmé par la ponction guidée par échographie qui permet aussi la mise en culture et l'étude de la sensibilité du germe aux antibiotiques. L'immunologie de l'amibiase est négative, celle de l'hydatidose également.

► **Surveillance :**
Courbes de température, hémocultures (frissons, etc.), courbe de pouls et tension, état d'hydratation, courbe de diurèse ; NFS, VS, abdomen sans préparation, échotomographie.

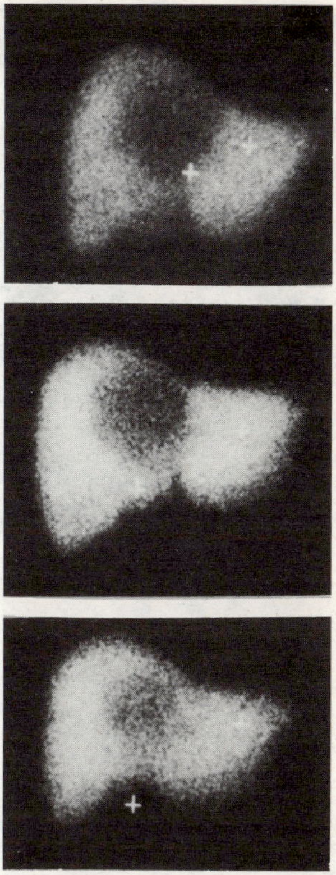

*Evolution favorable sous Flagyl * d'un abcès amibien du foie : surveillance scintigraphique (1 mois sépare chaque cliché).*

► **Évolution et complications :**
On peut observer ictère, exceptionnellement rupture.

► **Traitement et pronostic :**
Il s'agit d'une affection grave ; le traitement comprend le drainage (souvent chirurgical) et une antibiothérapie adaptée.

ABCÈS DU POUMON

► **Définition :**
L'abcès du poumon correspond à la formation d'une ou plusieurs cavités dans le parenchyme pulmonaire secondaire à une infection à germe banal non tuberculeux.

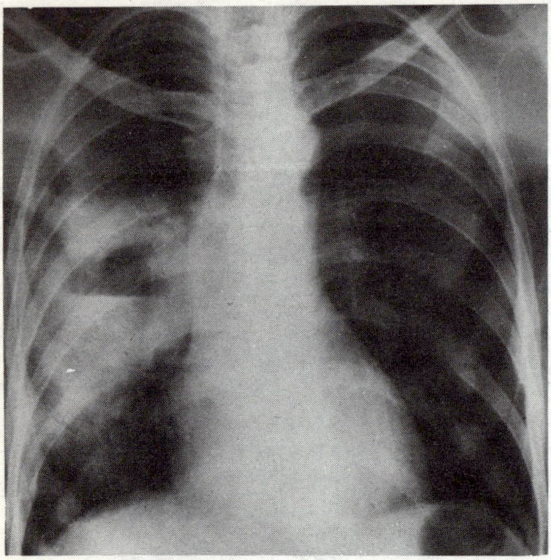

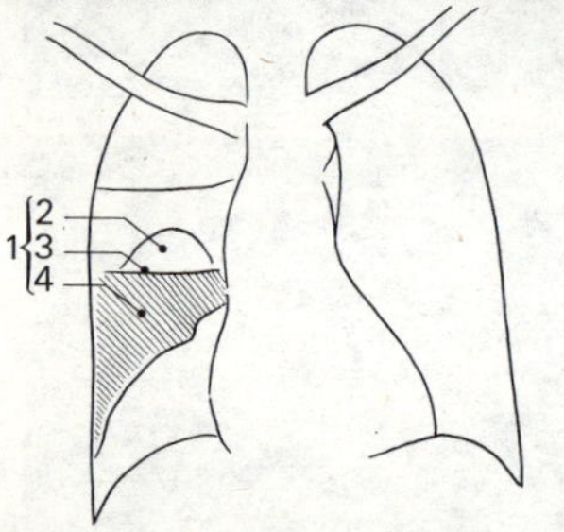

Abcès du poumon typique du poumon droit. Il existe un niveau liquide surmonté d'une zone claire au sein d'un infiltrat. 1) Abcès du poumon ; 2) Zone claire ; 3) Niveau liquide ; 4) Opacité.

▶ Causes et mécanisme :

La contamination infectieuse du parenchyme pulmonaire peut se faire par deux voies :

- Soit par les *voies aériennes supérieures* (bouche, dents, nez, gorge, sinus), d'où l'importance de la recherche d'un foyer septique à ce niveau. Une lésion endobronchique (sténose, bourgeon) favorise ce mécanisme qui est le plus fréquent. Il existe souvent des troubles de la déglutition (éthylisme).
- Soit par voie sanguine à l'occasion d'une septicémie. Le foyer de départ est alors à distance.

Une altération de l'état général (diabète) favorise souvent le développement d'un abcès du poumon.

▶ Signes cliniques :

Habituellement l'évolution se fait en trois phases :

- d'abord tableau d'une *pneumopathie banale* (→) ;
- ensuite apparaît la *vomique* vers le 10e jour (expectoration purulente abondante) ;
- à partir de ce jour, c'est la phase de *suppuration à foyer ouvert* avec fièvre oscillante, toux, expectoration purulente parfois fétide, asthénie.

L'auscultation met en évidence des râles crépitants en foyer.

▶ Examens complémentaires :

∗ LA N.F.S. montre une hyperleucocytose à polynucléaires.

∗ L'EXAMEN CYTOBACTÉRIOLOGIQUE des crachats n'a pas d'intérêt pour rechercher le germe (contamination par la flore oro-pharyngée). On effectue une ponction transtrachéale ou une fibroscopie bronchique avec prélèvements protégés.

∗ LES HÉMOCULTURES.

∗ LA RADIOGRAPHIE DU POUMON montre initialement un foyer dense parenchymateux, puis après la vomique une image arrondie avec un niveau liquide, parfois, visible seulement sur les tomographies.

∗ LA TOMODENSITOMÉTRIE affirme ou confirme la nature solide, liquide ou mixte de le lésion.

∗ D'AUTRES EXAMENS sont effectués à la recherche d'un facteur favorisant :

- fibroscopie bronchique pour éliminer une sténose ;
- examen et radiographie dentaire et O.R.L. ;
- dosage de la glycémie à la recherche d'un diabète.

▶ Éléments de surveillance :

- l'importance de l'expectoration (donner au malade un récipient qui doit être changé tous les jours) ;
- la fièvre, l'état général ;
- l'hyperleucocytose et la vitesse de sédimentation ;
- la radiographie pulmonaire, dont l'amélioration sera lente.

▶ Évolution, complications :

∗ SOUS TRAITEMENT, l'évolution est favorable le plus souvent avec disparition des signes infectieux, tarissement de l'expectoration. Radiologiquement, la cavité peut se fermer laissant une cicatrice linéaire, plus souvent, il persiste une cavité dont les parois doivent être minces.

⁎ Les complications immédiates sont dominées par la septicémie ; à distance il faut craindre une greffe aspergillaire dans une cavité résiduelle ou une dilatation des bronches localisée.

Parfois une tuberculose peut se greffer sur une lésion résiduelle.

▶ Traitement et pronostic :

⁎ Le traitement par antibiothérapie, si possible en fonction d'un antibiogramme, devra être poursuivi au moins 6 semaines à forte dose par voie parentérale.

Une réhydratation massive, une vitaminothérapie B_1, B_6, PP sont nécessaires.

Il faut y associer une kinésithérapie respiratoire pour drainer l'abcès et éviter les séquelles. Elle est indispensable.

Dans certains cas très rares, on peut proposer une chirurgie d'exérèse.

⁎ Le pronostic à long terme dépend de la précocité du traitement et de la kinésithérapie, il est habituellement bon. Si l'abcès est secondaire à un cancer bronchique, son pronostic est bien sûr dominé par celui du cancer.

ABERRATIONS CHROMOSOMIQUES

▶ Définition :

Anomalie portant :

- soit *sur le nombre des chromosomes ;* la plus fréquente est la trisomie (existence d'un chromosome en 3 exemplaires au lieu de 2) ;
- soit *sur la structure d'un chromosome,* par exemple, une délétion, c'est-à-dire la perte d'un segment de chromosome, ou une translocation, c'est-à-dire le transfert d'un segment de chromosome de sa position normale sur un autre chromosome.

▶ Causes et mécanismes :

⁎ Facteurs génétiques : Une anomalie du caryotype équilibrée chez l'un des parents (c'est-à-dire sans manifestation clinique) provoque la survenue d'une anomalie chez l'enfant.

⁎ Facteurs écologiques : âge maternel, radiations, substances chimiques, certains virus, etc.

▶ Signes essentiels :

- syndrome dysmorphique : anomalies de la taille, du faciès, du squelette et des extrémités ;
- malformations viscérales touchant surtout le cœur, les reins, le tube digestif, les organes génitaux et le cerveau ;
- retard mental constant, d'importance variable suivant l'aberration chromosomique en cause.

▶ Examens paracliniques à effectuer :

- photographies qui aideront souvent à un diagnostic rétrospectif ;
- étude des dermatoglyphes (anomalies caractéristiques des plis de la face palmaire des mains) par empreinte sur papier ;
- radio du squelette ;
- éventuellement urographie intraveineuse, radios digestives, explorations cardiovasculaires, tomodensitométrie cérébrale pour préciser les malformations viscérales.
- détermination du sexe chromatinien en cas d'anomalie génitale.

Un examen est essentiel : le *caryotype* (→) de l'enfant pour confirmation du diagnostic, le caryotype des parents en vue d'un conseil génétique.

▶ Traitement et pronostic :

Il n'existe aucun traitement.

Le pronostic vital est fonction : de l'aberration chromosomique en cause (certaines d'entre elles, trisomie 18, par exemple, sont incompatibles avec une survie prolongée), des malformations viscérales.

La prise en charge des parents est indispensable, leur apportant : d'une part, un conseil génétique (les informant des possibilités de diagnostic anténatal en cas de nouvelle grossesse), d'autre part, un soutien psychologique si le besoin s'en fait sentir.

ACANTHOSIS NIGRICANS

▶ Définition :

L'acanthosis nigricans est une dermatose rare. Elle se manifeste par des plaques de peau brunes papillomateuses, en particulier au niveau des grands plis.

▶ Causes et mécanisme :

Selon le contexte de survenue, on distingue :

⁎ Outre le pseudo-acanthosis nigricans : chez un individu obèse volontiers au teint mat.

⁎ Les acanthosis nigricans bénins :
- héréditaires (notion de cas familiaux) ;
- en association avec des syndromes polymalformatifs ;
- induits par certains médicaments (acide nicotinique).

⁎ L'acanthosis nigricans dit « malin » car paranéoplasique : associé à un cancer le plus souvent intra-abdominal (gastrique dans plus de la moitié des cas).

► **Aspects cliniques :**
- Ils sont plus nets dans l'acanthosis nigricans paranéoplasique : plaques chamois ou brunes (« peau sale »), parfois presque noires (« nigricans »), où la peau épaissie est rugueuse au toucher, par l'exagération des plis et des sillons cutanés et la présence des végétations papillomateuses.
- Ces plaques siègent dans les grands plis (axillaires, cervicaux, etc.) ou sur le corps.
- L'atteinte des ongles, des cheveux est possible ainsi que de la langue qui paraît recouverte de villosités.

► **Examens complémentaires :**

⁎ Le diagnostic est avant tout clinique : L'image histologique de la biopsie cutanée n'est pas spécifique.

⁎ Dans l'hypothèse d'un acanthosis nigricans paranéoplasique : Un bilan complémentaire à la recherche d'un cancer doit être entrepris, en particulier TOGD, fibroscopie gastrique.

► **Évolution :**
Elle est variable selon le type d'acanthosis nigricans :

⁎ Stable dans les formes héréditaires.

⁎ Régressive dans :
- le pseudo-acanthosis nigricans avec la réduction pondérale ;
- les formes médicamenteuses à l'arrêt du médicament en cause.

⁎ Dans l'acanthosis nigricans paranéoplasique : Le pronostic et les éléments de surveillance sont ceux du cancer associé.

► **Traitement :**
Il n'y a pas de traitement curatif direct de l'acanthosis nigricans : le traitement est fonction de la cause.

ACCIDENTS DE LA TRANSFUSION SANGUINE

Voir *Transfusion sanguine (Accidents de la)*

ACCIDENTS VASCULAIRES ARTÉRIELS CONSTITUÉS (AVC) (HÉMORRAGIES ET INFARCTUS)

Il s'agit d'une cause fréquente d'hospitalisation, et surtout de la 3e cause de mortalité, même si leur importance a diminué ces dernières années, grâce en particulier au traitement de l'HTA qui en est le premier facteur de risque. Les AVC sont pour 1/5 hémorragiques (AH), et pour 4/5 ischémiques (AIC). Le risque s'élève avec l'âge, et les causes sont dominées, avant 45 ans, par les embolies d'origine cardiaque (en tout premier l'arythmie complète par fibrillation : AC/FA) pour les AIC, les malformations vasculaires pour les AH (anévrismes et angiomes), et après 45 ans par les infarctus liés à l'athérome (qui touchent les artères les plus grosses) et les lacunes (petits infarctus touchant les artérioles aux parois épaissies de patients hypertendus ou diabétiques) pour les AIC, les hémorragies hypertensives pour les AH.

► **Clinique :**

⁎ Accidents ischémiques (AIC) :
Sont exclus de ce cadre les accidents ischémiques transitoires (AIT, →) dont on sait combien ils sont importants parce qu'ils ont le plus souvent précédé l'AIC définitif.

Le début peut être brutal ou progressif, par paliers, et le patient lorsqu'il est vu présente le plus souvent un déficit net : hémiplégie ou hémiparésie, aphasie, troubles sensitifs d'un hémicorps, ou trouble visuel d'un hémichamp visuel (hémianopsie latérale homonyme) s'il s'agit d'un accident dans le territoire carotidien, ou présence en plus du déficit moteur, sensitif ou visuel, de troubles de l'équilibre, dysarthrie, incoordination cérébelleuse, paralysie d'un ou plusieurs nerfs crâniens si l'accident s'est manifesté dans le tronc cérébral irrigué quant à lui par le système vertébro-basilaire né des deux artères vertébrales. Un trouble profond de la vigilance est rarement présent au début ; il peut suivre dans l'évolution et témoigner alors d'un œdème cérébral. Les céphalées ou les vomissements sont plus rares que dans les accidents hémorragiques, mais il s'agit d'un élément assez peu fiable pour différencier AIC et AH. On distingue essentiellement les accidents mineurs rapidement régressifs sans séquelles en moins d'un mois, les accidents avec séquelles fonctionnelles sévères, et les accidents majeurs où la récupération est rarement possible – et dont le patient décède le plus souvent. Mais la notion la plus importante est de distinguer entre les déficits stables et les accidents dits « en évolution » qui eux sont une véritable urgence et où parfois un traitement immédiat peut éviter la catastrophe.

* ACCIDENTS HÉMORRAGIQUES :
Le tableau est souvent plus progressif que brutal, volontiers accompagné de céphalées et/ou de vomissements et d'un coma avec une hémiplégie sévère s'aggravant au cours des heures.

▶ Examens complémentaires :

* LE SEUL EXAMEN À PRATIQUER EST UN SCANNER CÉRÉBRAL sans injection qui permet immédiatement de différencier un accident ischémique (absence de sang et aspect peu modifié dans les premières heures, puis zone grisâtre « hypodense » traduisant l'étendue de l'ischémie et d'un éventuel œdème associé), d'un accident hémorragique (présence de sang sous forme d'une zone « blanche » ou « hyperdensité » sur le scanner, voir photo).

* LES EXAMENS BIOLOGIQUES USUELS, L'ECG, LA RADIOGRAPHIE DU THORAX sont systématiques.

* SELON LE MÉCANISME DE L'ACCIDENT SERONT PRATIQUÉS ENSUITE LES EXAMENS À VISÉE ÉTIOLOGIQUE, afin d'arriver au diagnostic de la cause de l'accident vasculaire :

- *Soit il s'agit d'un AIC*, et le bilan sera proche de celui des AIT (→) recherchant après 45 ans essentiellement une origine athéromateuse (lésion sur les axes cervicaux extra-ou plus rarement intracrâniens) par le doppler et l'échotomographie, l'artériographie (dans des délais variables selon l'âge et l'état neurologique du patient) cérébrale éventuellement, et chez les sujets de moins de 45 ans une cause cardiaque d'embolie (trouble du rythme, valvulopathie, communication entre les deux oreillettes, etc...).
- *Soit il s'agit d'un AH* et s'il concerne un sujet jeune, en bon état général, avec une hémorragie lobaire (localisée plutôt en périphérie dans un des lobes hémisphériques, ou dans le tronc cérébral), l'artériographie recherchera une malformation vasculaire éventuellement opérable. Quand le sujet est âgé ou hypertendu connu, le bilan s'arrête le plus souvent au scanner, car on ne retrouve pas en règle, dans ces hémorragies volontiers situées à la partie centrale du cerveau (hématomes capsulo-thalamiques de hypertendus), de lésion accessible ou curable.
- *Soit encore après une hémiplégie le plus souvent uniquement motrice* ou à l'inverse sensitive pure survenant chez un hypertendu mal contrôlé, le scanner initial n'ayant pas montré d'ischémie étendue ni d'hémorragie, on en vient à penser au diagnostic de « lacune cérébrale » ; là non plus aucun autre examen n'est nécessaire que ceux qui font le bilan de l'hypertension artérielle. Un scanner pratiqué quelques jours plus tard peut retrouver l'image d'une toute petite hypodensité en plein parenchyme cérébral.

▶ Principes du traitement à la phase aiguë et soins infirmiers :

Le grand principe qui guide le traitement des accidents vasculaires est de « ne pas nuire », c'est-à-dire de tout faire pour éviter que les choses ne s'aggravent, et de permettre au malade d'arriver à la période de rééducation où il récupérera plus ou moins vite.

* ACCIDENTS ISCHÉMIQUES :
Perfusion pour hydrater dans la plupart des cas tant que l'alimentation n'est pas possible, mise au fauteuil et prévention des accidents de décubitus (pneumopathies, phlébites, escarres). Les vasodilatateurs (*Praxilène, Sermion, Nootropyl* etc.) n'ont pas fait la preuve de leur efficacité sur la récupération, les antiœdémateux (*Synacthène* et autres corticoïdes) sont inutiles ou dangereux (risque de diabète, d'hypertension, d'infections) et ne devraient plus être prescrits. L'Héparine à dose anticoagulante (*Calciparine* ou Héparine à la pompe) est indiquée dans la plupart des cas d'embolies cardiaques afin d'éviter une récidive, devant un accident « en évolution », ou devant certaines sténoses athéromateuses, mais contre indiquée en cas d'infarctus étendu ou de troubles de la conscience, car elle peut rendre hémorragique

un accident initialement ischémique. Quant à la chirurgie d'une sténose artérielle (→ AIT), elle n'est en règle jamais indiquée à la phase aiguë, et ne se discutera que chez certains malades, après récupération, c'est-à-dire après « cicatrisation » de l'infarctus cérébral. Les fibrinolytiques sont à l'étude dans certaines indications exceptionnelles et pour des accidents « en évolution ».

Un point particulièrement important concerne le contrôle tensionnel : on apprend encore trop aux infirmières à maintenir une tension « normale » ; or, l'élévation tensionnelle à la phase aiguë d'un infarctus cérébral est une réaction physiologique de l'organisme qui répond ainsi au « stress » : la faire baisser trop rapidement avec des médicaments comme l'*Adalate* ou le *Catapressan* peut contribuer à aggraver le déficit et à étendre l'infarctus. +++ *On ne doit pas faire baisser la TA de ces malades dans les premiers jours d'un AIC.*

Dans les lacunes, le traitement se limite aux anti-agrégants.

∗ Accidents hémorragiques :

Nursing seulement, et dans quelques indications particulières, chez des patients jeunes dont l'hémorragie augmente de taille, ponction neurochirurgicale de l'hématome.

► Principes du traitement APRÈS la phase aiguë :

Il dépend bien entendu de la cause, mais comporte dans tous les cas avec séquelles une rééducation motrice et/ou de la parole, avec en outre un soin particulier pour les syndromes dépressifs réactionnels si fréquents. Il s'agit de traiter la cause (anticoagulants oraux dans une embolie cardiaque et/ou traitement des troubles du rythme ou d'une valvulopatie), anti agrégants (Aspirine, 500 mg/j, ou Ticlid, 2 cps/j) ou chirurgie dans l'athérome, traitement doux et progressif de l'HTA en cas de lacune – en sachant que pour des sujets âgés et anciens hypertendus, une pression artérielle autour de 16 à 17 de maxima est très correcte, et de tous les facteurs de risque qui pourraient amener une récidive ou un autre accident, par exemple, coronarien : HTA en premier, tabagisme, obésité, diabète, hyperlipidémie, alcool, etc.

La répétition d'accidents vasculaires expose au risque d'apparition progressive d'un état démentiel (démence artériopathique) avec un sujet de plus en plus dépendant, aux capacités intellectuelles lourdement diminuées.

Compte tenu de tous ces éléments, l'importance d'un traitement préventif des différents facteurs de risque apparaît bien comme la mesure essentielle qui seule permettra de réduire la gravité et surtout l'incidence des différents AVC.

ACCIDENTS VASCULAIRES CÉRÉBRAUX ISCHÉMIQUES TRANSITOIRES (AIT)

Pour les accidents vasculaires constitués : → Hémiplégie.

► Définition des AIT :

∗ Ce sont des épisodes déficitaires cérébraux ayant les caractères suivants :

- focalisés ;
- d'origine vasculaire ;
- d'installation brusque en moins de 5 minutes des symptômes ;
- de durée brève toujours et par définition inférieure à 24 heures, souvent seulement quelques minutes (moins de 30 mn) ;
- ils régressent totalement et sans séquelles.

► Importance des AIT :

Ils ont une valeur primordiale comme signe annonciateur d'un accident vasculaire ischémique constitué (AIC), qu'ils précèdent la plupart du temps, et comme indicateurs de « haut risque vasculaire ». C'est dire l'importance de les diagnostiquer, alors même que les signes peuvent être extrêmement brefs, passer inaperçus ou être négligés. Il faut mettre en route les examens complémentaires adaptés et le traitement. La plupart du temps, l'AIT se déroule en l'absence de tout témoin, – mais le personnel infirmier peut être amené à en observer chez des patients hospitalisés – et tout repose donc sur l'interrogatoire du patient et/ou de l'entourage.

► Clinique :

Les signes sont la conséquence d'un déficit fonctionnel, réversible, touchant selon les cas les territoires carotidien ou vertébro – basilaire, en aval le plus souvent d'une sténose athéromateuse. Le mécanisme en est : 1) soit un embol plaquettaire parti d'une plaque d'athérome ; 2) soit une chute très localisée et brève du débit artériel (accident hémodynamique) ; 3) très rarement, un AIT peut être lié à une cardiopathie emboligène, ou à d'autres affections artérielles (artérites cérébrales, etc.).

* DANS LE TERRITOIRE CAROTIDIEN :
On peut observer :
- une *cécité monoculaire transitoire,* qui se traduit par une baisse brève et totale, sans douleur, de la vision d'un seul œil, du côté de la carotide pathologique ;
- soit une *hémiparésie,* surtout à prédominance brachiale ou brachio-faciale, avec ou sans troubles de nature aphasique (selon l'atteinte éventuelle de l'hémisphère cérébral « majeur ») ;
- soit un *déficit sensitif* (engourdissement, lourdeur) associé ou non à un trouble moteur, dans le même territoire.

* DANS LE TERRITOIRE VERTÉBRO-BASILAIRE :
Les signes sont plus équivoques et ont moins formellement une valeur de localisation car le tronc cérébral est le lieu de passage d'un très grand nombre de voies nerveuses : on attache de la valeur à un déficit moteur et/ou sensitif qui doit être *bilatéral* ou *alternant*, ou encore à un trouble de la vision dans un hémichamp visuel (hémianopsie) là encore bilatéral ou alternant, à la survenue d'un déséquilibre sans vertige. Mais de nombreux autres symptômes peuvent se rencontrer : diplopie, trouble de l'articulation (dysarthrie) ou de la déglutition (dysphagie), démarche ébrieuse, vertige vrai, maladresse, chute brutale sur les genoux (drop-attacks), etc.

L'examen du médecin est le plus souvent normal, étant donné la très brève durée de la plupart des AIT, mais il cherchera d'une part à l'auscultation des vaisseaux du cou, ou de l'œil, un *souffle* témoignant de sténose(s) athéromateuses, d'autre part, un *trouble du rythme cardiaque.* Pour éviter les erreurs diagnostiques, il cherchera toujours par l'interrogatoire des arguments en faveur soit d'une migraine (mal de tête, installation plus progressive des troubles), soit une épilepsie partielle, deux affections qui sont les principaux diagnostics différentiels de l'AIT.

▶ Examens complémentaires :

Ils seront effectués rapidement, en hospitalisation le plus souvent, ou de façon ambulatoire lorsque le « plateau technique local le permet » :

* LE SCANNER est indispensable pour éliminer une autre cause de déficit neurologique bref (tumeur, malformation vasculaire) mais dans les AIT il est le plus souvent normal – aux séquelles près d'AIC précédents.

* LE BILAN ULTRASONIQUE (Doppler cervical + échotomographie) est le second examen à demander : il évalue l'existence ou non d'une sténose athéromateuse sur les axes extra – crâniens, cause du plus grand nombre des AIT, et permet d'apprécier l'étendue (nombre d'axes pathologiques) et la sévérité des lésions.

* EEG, RADIOS DU CRÂNE n'ont pas d'intérêt diagnostique.

* L'ARTÉRIOGRAPHIE « CLASSIQUE » ARTÉRIELLE, ou numérisée par voie artérielle, est fonction de l'âge et des résultats du bilan ultrasonique : sa principale indication ces dernières années était le bilan pré-chirurgical, mais parce que les techniques sont devenues à la fois plus simples et plus sûres, les indications sont parfois étendues au simple diagnostic des lésions, et bien sûr d'autant plus largement que le sujet est plus jeune. Elle permet d'étudier les trajets à la fois extra-et intracrâniens, et doit permettre de comparer les deux côtés.

Il faut se méfier des risques liés à l'artériographie, en particulier du risque d'allergie à l'iode, d'un diabète, ou d'une déshydratation qui peuvent rendre l'examen dangereux (insuffisance rénale).

▶ Poursuite des investigations et schémas thérapeutiques :

Nous allons schématiser plusieurs situations :

* LE BILAN A MONTRÉ UNE LÉSION ATHÉROMATEUSE SUR LA CAROTIDE AU COU, que l'on peut tenir pour responsable de l'AIT, avec des artères sus – jacentes de bon calibre, le sujet est jeune, ou du moins en bon état général, et on n'a retrouvé aucune autre cause d'AIT et pas de facteurs de risque majeurs ni d'atteinte coronarienne.

L'intervention chirurgicale (« endartérectomie », avec ouverture de l'artère, curage de l'athérome, puis suture) se discute alors, mais sera fonction du degré de la sténose ; elle peut être proposée pour une sténose serrée, « à haut risque » d'accident ultérieur. De très grandes études sont en cours actuellement pour évaluer le bénéfice respectif des traitements chirurgicaux ou simplement médicaux des AIT carotidiens, et il faut savoir que la chirurgie comporte dans les premières semaines postopératoires – et ceci même dans d'excellentes unités –, un risque certain d'accidents vasculaires cérébraux postopératoires et/ou d'infarctus du myocarde. Même si l'endartérectomie est un geste simple,

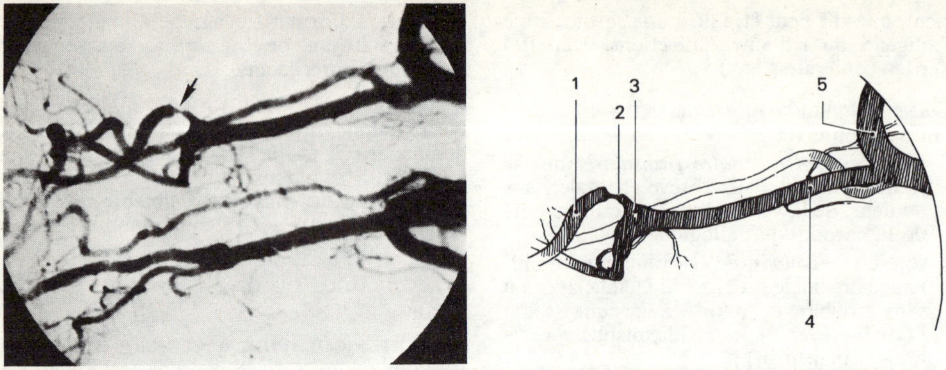

Angiographie numérisée des vaisseaux du cou. La flèche indique une sténose serrée de la carotide interne gauche peu après le bulbe carotidien. 1) Carotide interne gauche ; 2) Sténose ; 3) Bulbe carotidien ; 4) Carotide primitive ; 5) Sous-clavière.

ce n'est nullement un geste anodin. Enfin, le traitement antiagrégant (voir *infra*) suivra toujours la chirurgie.

∗ SOIT LA LÉSION RESPONSABLE DE L'AIT N'EST PAS ACCESSIBLE car siégeant sur une artère vertébrale, ou en intracrânien, soit encore le réseau artériel d'aval est de mauvaise qualité avec des sténoses étagées, multiples, bilatérales, et enfin le sujet peut être trop âgé, en mauvais état général, grand insuffisant coronarien ou refuser l'intervention : celle ci doit être abandonnée au profit d'un traitement antiagrégant plaquettaire (Aspirine, 300 à 500 mg/jour en l'absence d'ulcère ou d'allergie, ou *Ticlid* 2 cps/j) poursuivi à vie. Ce traitement s'ajoute à celui des facteurs de risque cérébro – vasculaire, et en tout premier lieu de l'HTA.

∗ SOIT AUCUNE CAUSE ARTÉRIELLE CLASSIQUE N'A ÉTÉ RETROUVÉE, et il faut alors reprendre un bilan, sur le plan cardiaque d'abord (échographie cardiaque, ou écho-doppler cardiaque), mais aussi hématologique (anomalies de la coagulation), ou à la recherche de causes rares.

▶ Évolution, pronostic :

Un AIT doit être considéré comme un indicateur de « haut risque vasculaire » au sens large, c'est-à-dire non seulement d'accidents vasculaires cérébraux, mais aussi et surtout des autres accidents liés à l'insuffisance coronarienne ou à l'artérite. Le pronostic est donc lié à la diffusion de l'athérome et au traitement des facteurs de risques associés (HTA +++, tabac, obésité, cardiopathies rythmiques, etc.).

Savoir aussi que : 1) le traitement anticoagulant (Héparine ou antivitamines K) n'est pratiquement jamais indiqué au long cours, et 2) qu'une endartérectomie « préventive » sur une artère asymptomatique (qui n'aurait jamais entraîné ni AIT, ni AIC) est une faute – du moins sur le plan statistique –, car la chirurgie est plus risquée que le traitement médical seul dans ce cas.

ACIDOSE MÉTABOLIQUE

Voir *Équilibre acido-basique (Troubles de l')*

ACIDOSE TUBULAIRE

Voir *Tubulopathies chroniques*

ACIDOSE VENTILATOIRE

Voir *Équilibre acido-basique (Troubles de l')*

ACNÉ

▶ Définition :

L'acné est une affection chronique très fréquente, particulière par sa localisation au visage et sa survenue pendant la puberté. Bénigne, elle évolue spontanément vers la guérison, parfois après plusieurs années d'évolution. Le seul risque est celui de l'évolution cicatricielle locale dans les formes graves (visage « grêlé »).

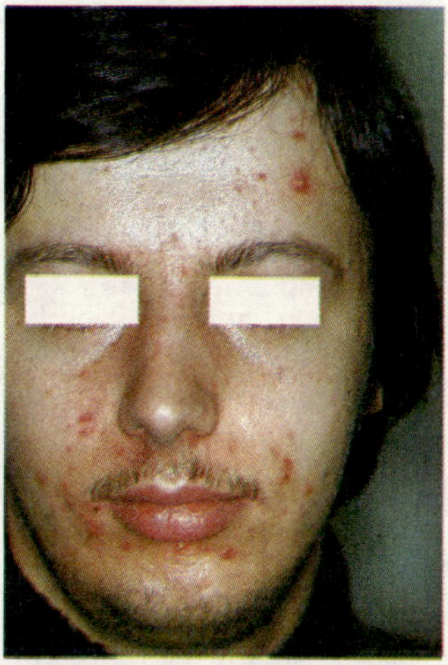

Acné polymorphe « juvénile ».

▶ Causes et mécanisme :

L'acné affecte la racine des poils (surtout du visage) et la glande sébacée attenante : c'est le follicule pilo-sébacé sur lequel vont intervenir plusieurs facteurs :

* GÉNÉTIQUE : transmission héréditaire sur un mode mal éclairci.

* SÉCRÉTION SÉBORRHÉIQUE : « Le sébum est le fuel de l'inflammation de l'acné. »

* HORMONAUX : essentiellement les androgènes, chez l'homme comme chez la femme.

* BACTÉRIENS : en particulier corynebacterium acnes, retrouvé en abondance dans le follicule pilo-sébacé.

* INDUCTEUR OU AGGRAVANT (à toujours rechercher) :

- certains médicaments (corticoïdes, vitamine B_{12}, androgènes, contraceptifs à activité androgénique, *Rimifon*, etc.) ;
- certaines professions exposées (goudron, chlore, etc.) ;
- pathologie endocrinienne (hypercorticisme, tumeurs virilisantes).

▶ Aspects cliniques :

L'acné associe, à des degrés variables :

- Les *comédons,* bouchons cornés de l'orifice du follicule pilo-sébacé : ce sont les points noirs.
- Les *microkystes :* La rétention du sébum dilate le follicule.
- Les *papules,* élevures rouges, traduisant l'inflammation autour de ce follicule bouché.
- Les *pustules*, traduisant la suppuration du follicule enflammé. Elles sèchent et desquament ou s'évacuent.
- Les *nodules,* très inflammatoires, pouvant laisser une cicatrice inesthétique, sont développés à partir de kystes profonds.

L'acné débutante se limite aux comédons et aux microkystes.

L'acné juvénile est dite « polymorphe » car elle associe ces diverses lésions.

L'atteinte du visage est prédominante et peut s'accompagner de lésions du dos, des épaules et de la région présternale.

▶ Évolution :

Se fait par poussées à partir de la puberté jusqu'à 25-30 ans où l'acné disparaît habituellement.

▶ Traitement :

Bien que bénigne, l'acné doit être traitée pour éviter :

- retentissement psychologique ;
- constitution de cicatrices inesthétiques.

Le traitement se propose trois buts :

* OUVRIR LES COMÉDONS ET VIDER LES MICROKYSTES : nettoyage de peau avec extraction mécanique des comédons, est un appoint utile aux applications locales de vitamine A acide (*Aberel, Ephederm*).

* ÉLIMINER LA PRÉSENCE DE CORYNEBACTERIUM ACNES ET SES EFFETS INFLAMMATOIRES :

- par une action locale antiseptique : le benzoyl peroxyde est le plus efficace (*Cutacnyl*) ;

– par une antibiothérapie générale : cyclines à faibles doses en cures prolongées.

∗ Réduire la séborrhée :
Le traitement anti-androgénique, utilisable seulement chez la femme, en l'absence de contre-indications, est le mieux mis au point : en particulier avec la cyprotérone (*Androcur*).

Schématiquement, on utilise la vitamine A acide dans les acnés débutantes et l'antibiothérapie générale associée au benzoyl péroxyde dans les acnés polymorphes ou nodulaires.

∗ Dans les formes sévères et rebelles aux traitements cités, on utilise désormais un dérivé synthétique de la vitamine A, le *Roaccutane* (1 cure de 6 mois) avec de très bons résultats.

ACNÉ ROSACÉE

▶ Définition :
L'acné rosacée est une dermatose chronique du visage caractérisée par l'association d'une rosacée (érythème permanent de la face avec ou sans couperose) et des lésions inflammatoires à type de folliculite évoquant l'acné, d'où le nom impropre d'acné rosacée.

▶ Causes et mécanisme :
Ils sont inconnus.
Le rôle de facteurs infectieux locaux (*Démodex*) ou régionaux, alimentaires (épices, alcool), psychologiques, climatiques (froid, vent, soleil, chaleur) ont pu être mis en cause : ils ne sont pas toujours retrouvés.

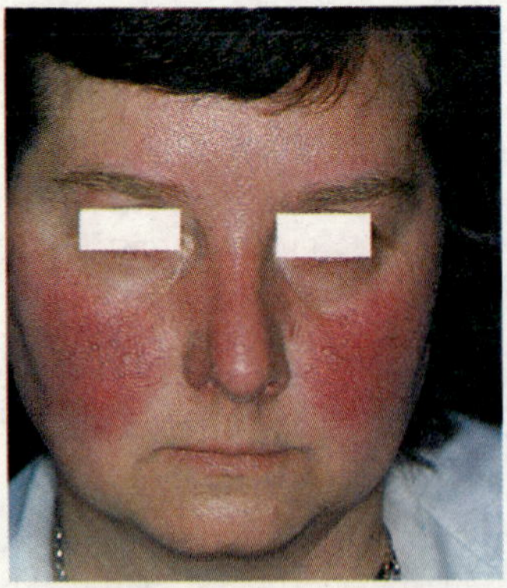

Acné rosacée.

▶ Aspects cliniques :
L'acné rosacée survient entre 30 et 60 ans dans les deux sexes, mais surtout chez la femme.

∗ L'érythème est le plus constant : cette rougeur du visage siège sur les joues, le nez, plus rarement sur le menton et le front. Elle est permanente, aggravée par des poussées congestives, notamment postprandiales.

∗ La couperose, télangiectasies et veinules ramifiées des pommettes et du nez, accentue l'érythème.

∗ Sur ce fond permanent surviennent :
- un œdème inflammatoire ;
- des papules hémisphériques rouges ;
- des pustules.

▶ Examens complémentaires :
Le diagnostic est clinique. La biopsie cutanée, rarement pratiquée, ne montre pas de lésions spécifiques.

▶ Évolution :

∗ Elle est chronique, ponctuée de poussées inflammatoires.

∗ Elle peut être aggravée par :
- un *rhinophyna*, le plus souvent chez l'homme, acné rosacée intense du nez ;
- l'apparition de *lésions oculaires* ; conjonctivite, kératite rosacée ;
- enfin et surtout, par une *thérapeutique intempestive* : les corticoïdes locaux après une amélioration transitoire accentuent les lésions : leur application continue doit être évitée.

▶ Traitement :

∗ Il est général avant tout :
- vitamine B_2 (*Béflavine* : 3 comp./j) prolongée ;
- antibiothérapie prolongée (tétracyclines à faibles doses).

∗ Il est local :
- antibiotiques locaux (lotion *Érythromycine*) ;
- applications adoucissantes (*Cold-Cream, Biafine, Dalibour*).

ACROCYANOSE

▶ **Définition :**
Acrosyndrome caractérisé par une cyanose permanente, indolore, des extrémités.

▶ **Causes - Mécanisme :**
L'acrocyanose survient de façon préférentielle chez la femme jeune. Elle serait en rapport avec un ralentissement du sang dans les plexus veineux sous-cutanés et dans un lit capillaire dilaté.

▶ **Signes :**

* CLINIQUES : Il existe une cyanose uniforme, permanente, indolore, prédominant aux extrémités. On note par ailleurs une hypothermie locale et une infiltration locale des téguments.

* PARACLINIQUES : *L'oscillométrie* est normale, *la capillaroscopie* montre des capillaires dilatés et l'*artériographie* ne montre aucune anomalie de remplissage.

▶ **Évolution :**
Permanence de la symptomatologie, absence de troubles trophiques ou de gangrène.

▶ **Traitement :**
Protection vis-à-vis du froid, réadaptation progressive au froid, vitaminothérapie B, dérivés de l'ergot de seigle.

▶ **Le pronostic** est bon du fait de l'absence de complications et la gêne est uniquement fonctionnelle.

ACROMÉGALIE

▶ **Définition :**
L'acromégalie correspond à l'hypersécrétion permanente et non freinable de l'hormone de croissance (GH ou STH) par une tumeur hypophysaire. Elle a donc deux composantes : d'une part, le syndrome tumoral, et, d'autre part, les effets morphologiques, viscéraux et métaboliques de la GH en excès.

▶ **Causes et mécanisme :**
L'adénome hypophysaire à cellule éosinophile est responsable de l'hypersécrétion de GH, mais la cause du développement de la tumeur hypophysaire est mal connue, soit primitivement hypophysaire et alors totalement autonome, soit le plus souvent secondaire à un dysfonctionnement hypothalamique, ce qui explique les résultats souvent incomplets de la chirurgie ou les rechutes (dans 1/3 des cas : hyperprolactinémie avec adénome mixte).

Les modifications morphologiques et les troubles métaboliques sont directement sous la dépendance des effets de la GH. Ainsi une distinction s'impose pour les manifestations osseuses, entre l'enfant et l'adulte ; en effet, *chez l'enfant* la GH en excès va provoquer une accélération de la croissance avec gigantisme tant que les cartilages de conjugaison ne seront pas soudés ; *chez l'adulte,* la croissance des os longs étant bloqués, il va se produire un épaississement des os courts et plats aboutissant au syndrome dysmorphique. Il y a également une augmentation de poids et de taille de tous les organes contenant du tissu conjonctif : splanchnomégalie.

▶ **Signes cliniques :**

* SYNDROME TUMORAL (→ TUMEURS HYPOPHYSAIRES) : Il peut se limiter à des céphalées frontales inconstantes, parfois associées à des signes d'hypertension intracrânienne. Il faut toujours contrôler le champ visuel, car la tumeur peut comprimer le chiasma et entraîner une hémianopsie bitemporale.

* SYNDROME DYSMORPHIQUE : D'évolution très progressive, il régresse rarement ; il est acquis (photos antérieures normales). Il comprend plusieurs éléments parfois dissociés : mains et pieds épaissis ayant nécessité un changement de pointure, peau infiltrée, prognathisme, écartement des dents, saillies des arcades sourcillières et des pommettes, sueurs abondantes, syndrome du canal carpien, arthropathies, cyphose.

Il s'y associe, à plus ou moins long terme hypertension artérielle et insuffisance cardiaque, qui en font toute la gravité.

On peut rencontrer également des insuffisances polyendocriniennes secondaires au développement de la tumeur (→ INSUFFISANCE ANTÉHYPOPHYSAIRE).

* LE SYNDROME MÉTABOLIQUE est dominé par le diabète souvent compliqué de rétinopathie. Des troubles des règles sont possibles chez la femme ainsi qu'une impuissance ou une baisse de la libido chez l'homme.

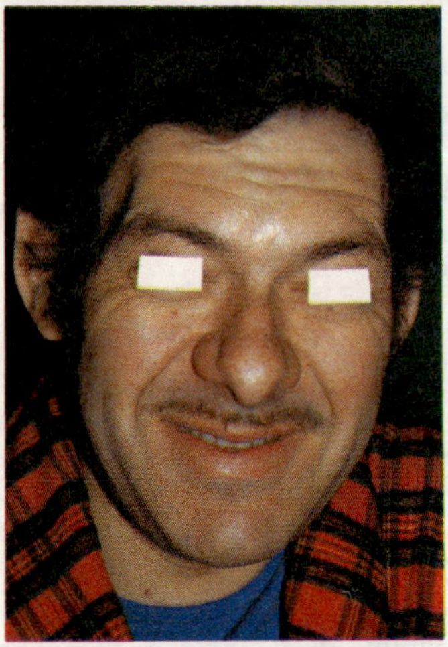

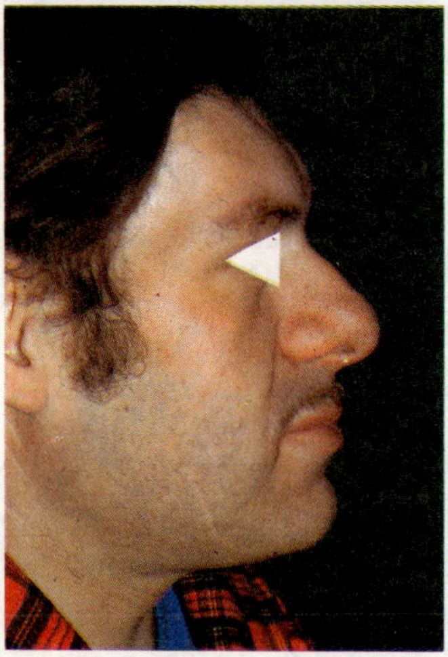

Acromégalie. Faciès de face et de profil.

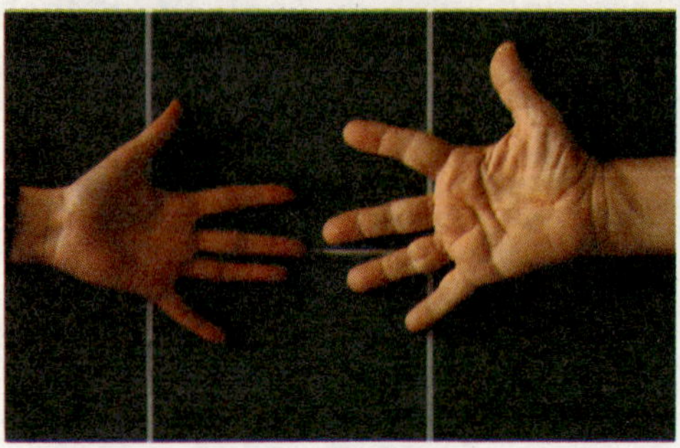

Main d'acromégale comparée à une main « normale ».

▶ **Examens complémentaires :**

Là encore, il faut distinguer les trois éléments : tumoral, dysmorphique, métabolique.

∗ SYNDROME TUMORAL :

– Radiographie de la selle turcique de face, de profil et en tomographie : Plusieurs aspects sont possibles depuis la selle normale ou à peine déformée jusqu'aux selles très augmentées de volume, ouvertes et avec destruction du contour osseux.

– Scanner, IRM (→ TUMEUR HYPOPHYSAIRE).

– Examen ophtalmologique : fond d'œil, champ visuel.

∗ SYNDROME DYSMORPHIQUE : Son diagnostic est aidé par les radiographies osseuses : radio du crâne, des mains et des pieds, du rachis, du thorax.

∗ SYNDROME MÉTABOLIQUE :

– glycémie à jeun et hyperglycémie provoquée orale montrent des chiffres élevés de type diabétique ;

– bilan lipidique normal ;

– étude de la volémie, qui montre une augmentation de tous les volumes plasmatique et globulaire ;

– hyperphosphorémie et hypercalciurie sont fréquentes (signes d'évolution) ; calcémie, souvent normale.

∗ BILAN ENDOCRINIEN AFFIRMANT L'ACROMÉGALIE :

– Le taux de GH sur plusieurs prélèvements de base est élevé, non freiné par l'épreuve d'hyperglycémie provoquée.

– Le test au *Parlodel* (bromocriptine) peut freiner la sécrétion de GH.

– Les résultats des autres tests dynamiques hypophysaires sont variables selon qu'il y a ou non un déficit d'autre secteur (→ TUMEUR HYPOPHYSAIRE et INSUFFISANCE ANTÉHYPOPHYSAIRE).

▶ **Éléments de surveillance :**

∗ CLINIQUES :
- syndrome dysmorphique qui régresse peu ;
- tension artérielle ;
- champ visuel.

∗ PARACLINIQUES :
- taux de STH ;
- glycémie ;
- radio de la selle turcique et scanner ;
- examen ophtalmologique (fond d'œil, champ visuel).

▶ **Traitement et pronostic :**

∗ LE PRONOSTIC est sévère en l'absence de traitement par évolution vers l'insuffisance cardiaque résistante au traitement et les complications tumorales, c'est pourquoi un traitement précoce et « agressif » s'impose. Autres complications : diabète, rhumatisme acromégalique.

∗ LE BUT DU TRAITEMENT EST DE DIMINUER LE TAUX DE GH.

Il est dominé par la *chirurgie hypophysaire par voie transphénoïdale* pour enlever la tumeur. Par cette voie, c'est une chirurgie peu traumatisante, mais qui peut entraîner une insuffisance hypophysaire postopératoire à compenser, ainsi qu'un diabète insipide.

L'intervention, toujours indiquée sauf contre-indication due à l'âge ou au terrain, est parfois insuffisante et il faut lui associer d'autres méthodes :

- cobaltothérapie hypophysaire postopératoire qui n'est pas sans risque vasculaire au-delà de 60 ans ;

- traitement freinateur par la bromocriptine *(Parlodel)* qui est souvent assez efficace à la dose de 10 mg environ. On peut prévoir son efficacité sur le test aigu s'il entraîne un freinage correct.

  Lorsque la chirurgie est contre-indiquée et la maladie évolutive, on peut proposer l'implantation d'isotopes radioactifs dans l'hypophyse. Enfin, le traitement doit comporter un traitement symptomatique, notamment du diabète, qui peut nécessiter l'insuline.

ACROPARESTHÉSIES

▶ **Définition :**

On appelle *acroparesthésies* des picotements ressentis dans les extrémités, mains et pieds.

▶ **Causes et mécanisme :**

En dehors de certaines causes générales (maladies nerveuses ou psychosomatiques, spasmophilie), les acroparesthésies sont dues à la compression d'un nerf périphérique en un point anatomique particulier.

∗ AUX MEMBRES SUPÉRIEURS :

- Le syndrome du canal carpien est réalisé par la *compression du nerf médian* par le ligament annulaire du poignet. On le voit le plus souvent chez les femmes autour de la ménopause. (Il existe des causes infiniment plus rares : compression du nerf par des tophus goutteux, polyarthrite rhumatoïde (→) ou amylose, myélome, ou myxœdème). De plus, l'éclosion du syndrome est parfois facilitée par des séquelles de fracture des os du poignet.

  Les *signes cliniques* essentiels sont représentés par des picotements survenant à la face palmaire des trois doigts médians surtout le deuxième et le troisième, de préférence au petit matin ou lors de travaux fins (aiguilles, tricots). Il peut s'y associer un œdème et une hypoesthésie ou au contraire une hyperesthésie du territoire touché. Les symptômes sont reproduits par la percussion au marteau à réflexes, ou à la palpation prolongée de la face palmaire du poignet, là où le nerf est comprimé (*signe de Tinel*).

  Les *examens paracliniques* essentiels sont :
  - la radiographie des mains ;
  - *l'électromyogramme,* qui précise éventuellement le diagnostic et oriente le traitement médical ou chirurgical selon la gravité de l'atteinte électrique.

  La vitesse de sédimentation est le plus souvent normale.

  Il n'y a pas de complication.

  Le *traitement* consiste en :
  - infiltrations cortisonées sous-ligamentaires (→) (deux doivent suffire) ;
  - sinon, et aussi si l'électromyogramme est très perturbé, on a recours à la chirurgie sous garrot (libération du nerf comprimé par section du ligament annulaire du poignet, dite *neurolyse*) dont les suites sont

très simples et ne nécessitent en principe pas de rééducation postopératoire

– *Le syndrome du cubital à la loge de Guyon* est dû à la compression de ce nerf lors de sa traversée du poignet. Les picotements sont ressentis dans les deux derniers doigts de la main. Les causes, les signes, les examens paracliniques et le traitement sont similaires à ceux du syndrome du canal carpien.

* AUX MEMBRES INFÉRIEURS :

Le nerf tibial postérieur peut être comprimé derrière la malléole tibiale (interne). Les picotements sont ressentis à la plante du pied et sur les orteils. Les causes sont plus souvent mécaniques qu'aux membres supérieurs (séquelles de fracture, troubles statiques de la cheville et du pied). Les signes sont superposables à ceux des acroparesthésies du membre supérieur, y compris le signe de Tinel (rapporté aux pieds) et les données de l'électromyogramme, ainsi que les modalités thérapeutiques.

► **Surveillance :**

Dans l'ensemble, tous ces syndromes évoluent favorablement sous traitement. Les éléments principaux à surveiller sont les douleurs de l'œdème local ou loco-régional.

ACROPATHIES ULCÉRO-MUTILANTES

► **Définition :**

Une acropathie ulcéro-mutilante est constituée par une ulcération de la peau sous-jacente à une lésion osseuse ou ostéo-articulaire. Cette affection siège le plus souvent, sinon toujours, au pied.

► **Causes, mécanisme :**

La cause réside en une neuropathie sensitive spéciale. Cette neuropathie est retrouvée dans *l'acropathie familiale de Thévenard,* dans *l'acropathie sporadique de Bureau-Barrière,* qui touche des sujets éthyliques ayant longtemps marché en sabots ; dans la *paramyloïdose portugaise ;* on retrouve aussi l'affection lors de certains *diabètes déséquilibrés* où elle réalise un mal perforant plantaire (→ ARTHROPATHIES NERVEUSES) dans le *tabès* (méningo-encéphalite syphilitique tertiaire) ; certaines *syringomyélies ;* la *lèpre nerveuse ;* les séquelles de certaines *compressions* ou *inflammations de la moelle épinière.*

► **Signes cliniques :**

Toutes ces causes réalisent à peu près le même syndrome : on est en présence d'une ulcération de la plante du pied, située en un point d'appui de l'avant-pied ou au talon. Cette ulcération est atone, creusée à pic, non douloureuse, avec un pourtour induré. Il n'y a pas d'hémorragie. Sous cette lésion siège le plus souvent une destruction osseuse ou ostéo-articulaire, pouvant toucher plus d'une articulation.

► **Signes paracliniques :**

Les radiographies montrent la destruction articulaire et ses limites (os fantôme). *Dans le sang,* les troubles dépendent de l'étiologie (diabète, syphilis, etc.)

► **Surveillance :**

Il faut à tout prix éviter l'infection. Toute manoeuvre est donc dangereuse, et ce d'autant plus qu'il peut exister, outre la neuropathie, un facteur artéritique surajouté. A tous moments, la gangrène est possible. Aussi, l'approche de l'arcropathie ulcéro-mutilante doit-elle être la plus *aseptique* possible, et la moins vulnérante.

Cependant, si une infection se déclare ou est soupçonnée, un prélèvement local peut s'avérer nécessaire afin d'établir un antibiogramme. A ce moment, la formule sanguine peut s'altérer, la fièvre s'allumer.

► **Traitement et pronostic :**

La première chose à faire est de supprimer l'appui sur le pied atteint. Outre le traitement de la cause qui est purement médical (diabète à rééquilibrer, tabès à blanchir, etc.), le traitement local se doit d'être le plus conservateur et abstentionniste possible. Des pansements secs ou une simple désinfection, à la rigueur une antibiothérapie locale, peuvent être amplement suffisants. Néanmoins, les complications infectieuses sont toujours possibles et redoutables. Elles peuvent conduire à la perte spontanée d'une partie du pied ou à l'amputation chirurgicale pure et simple.

C'est souligner l'importance des soins de propreté dans cette affection.

ACROSYNDROMES

► **Définition :**

Affections vasculaires intéressant les extrémités des membres.

► **Classification :**

On peut distinguer trois types d'acrosyndromes :

- le syndrome et la maladie de Raynaud (→) ;
- l'acrocyanose (→) ;
- l'érythromélalgie (→).

ACTINOMYCOSE

► **Définition :**

Infection suppurative non contagieuse due à un organisme anaérobie.

► **Causes et mécanisme :**

L'Actinomyces israeli est un organisme ramifié, gram positif, qui ne pousse pas sur milieu de Sabouraud mais sur gélose. On le trouve surtout dans la cavité buccale (cryptes amygdaliennes, dents cariées, etc.) et rarement dans l'intestin.

► **Signes essentiels :**

∗ CLINIQUE :

Il s'agit en règle générale d'une tuméfaction douloureuse se développant sur la mâchoire quelques jours après une extraction dentaire, ou un traumatisme facial ; il apparaît ensuite des points de suppuration puis des fistules. Il faut mentionner l'actinomycose pulmonaire et abdominale (souvent prise au début pour une appendicite ou un cancer).

∗ EXAMENS COMPLÉMENTAIRES :

Le diagnostic repose sur la découverte d'Actinomyces israeli dans les abcès ; il pousse sur milieu anaérobie.

► **Traitement :**

Il comprend drainage et antibiothérapie (les tétracyclines et surtout la pénicilline sont efficaces).

ADÉNOME A PROLACTINE

Voir *Hyperprolactinémies*

ADÉNOME DE LA PROSTATE

► **Définition :**

C'est l'hypertrophie bénigne des glandes péri-urétrales (partie crâniale) et du tissu fibro-musculaire de la prostate.

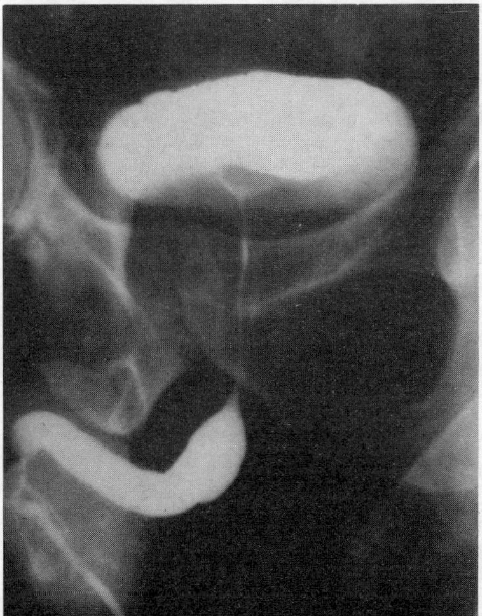

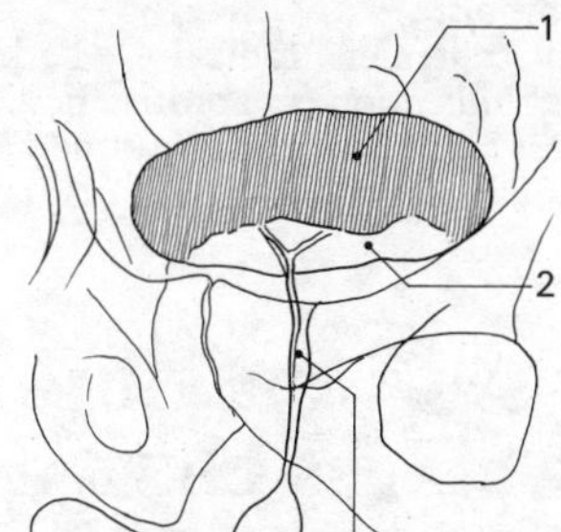

Cliché d'urétrocystographie rétrograde. Adénome du lobe médian de la prostate. 1) Vessie ; 2) Empreinte prostatique ; 3) Urètre.

Un tiers des hommes après 50 ans présente un adénome.

▶ **Causes et mécanisme :**

L'adénome est la conséquence d'une perturbation hormonale due à la sénescence. La tumeur refoule le reste de la glande dont elle reste séparée par un plan clivable.

▶ **Signes cliniques et paracliniques :**

C'est le développement vers le col vésical et vers le rectum et non le volume qui donne les signes cliniques : dysurie, pollakiurie nocturne, hématurie terminale ou complications. Au toucher rectal, la prostate est grosse, homogène, élastique.

L'U.I.V. avec l'urétrographie mictionnelle montre l'empreinte de l'adénome, le soulèvement des uretères en hameçon. Elle permet d'apprécier le résidu vésical postmictionnel, le retentissement sur la vessie (diverticule, hypertrophie de la paroi) et sur le haut appareil, typiquement toujours bilatéral.

L'échographie donne également d'excellents renseignements et permet d'apprécier le poids de la prostate.

▶ **Biologiquement :**

Le dosage des PSA (prostatic specific antigens) est indispensable : des taux élevés font penser à un carcinome.

▶ **Évolution :**

Les complications sont souvent révélatrices, elles sont liées à l'obstruction de l'écoulement de l'urine : rétention aiguë d'urines, rétention vésicale incomplète, mictions par regorgement, infections, lithiases vésicales. Il n'y a pas de cancérisation mais un cancer peut être associé à un adénome et être découvert à l'examen histologique de la pièce d'adénomectomie.

▶ **Traitement :**

Le seul traitement radical est l'adénomectomie dont l'indication est l'obstruction. Si l'intervention est contre-indiquée, la sonde à demeure est la seule solution.

ADÉNOPATHIES CERVICALES CHRONIQUES

Le terme générique d'adénopathies cervicales chroniques traduit la présence d'une ou plusieurs adénopathies cervicales évoluant depuis quelques semaines, voire quelques mois. Cette adénopathie relève de diverses étiologies de gravité variable et nécessite une démarche diagnostique précise. Toute erreur dans le diagnostic et la thérapeutique peut aggraver le pronostic.

▶ **Les étiologies sont nombreuses :**

* INFECTIEUSES : tuberculose cervicale surtout, syphilis, toxoplasmose, mononucléose infectieuse, tularémie, maladie des griffes du chat.

* HÉMATOLOGIQUES : maladie de Hodgkin, sarcomes, leucémies aiguës et chroniques.

* NÉOPLASIQUES : essentiellement les cancers de la région cervico-faciale.

▶ **Le diagnostic des adénopathies cervicales chroniques** repose donc :

- sur l'*examen clinique :* examens O.R.L. et stomatologique ;
- sur les *examens complémentaires :* cuti-réaction, examens sérologiques spécifiques, ponction ganglionnaire avec examen cytologique dont les résultats sont inconstants.

Lorsque le diagnostic étiologique reste incertain, il est nécessaire d'effectuer une exérèse chirurgicale de l'adénopathie avec examen histologique extemporané. En présence d'une métastase ganglionnaire cancéreuse l'intervention est immédiatement complétée par un curage ganglionnaire cervical.

ADIASTOLIE AIGUË

Voir *Tamponnade cardiaque ou Constriction aiguë du cœur*

AFFECTIONS NEUROLOGIQUES HÉRÉDO-DÉGÉNÉRATIVES

▶ **Dégénérescences dites « spino-cérébelleuses » :**

Il s'agit de la *maladie de Friedreich,* de *l'hérédo-ataxie de Pierre-Marie* et de la *maladie de Strumpell-Lorrain.*

Sur le plan anatomique, il existe une atteinte plus ou moins marquée des faisceaux pyramidaux, des cordons postérieurs de la moelle et des voies spino-cérébelleuses. Il s'agit d'une dégénérescence neuronale progressive avec, his tologiquement : démyélinisation, rétraction des corps cellulaires des axones et gliose.

Ces dégénérescences spino-cérébelleuses sont des affections voisines les unes des autres, *familiales* et *héréditaires, débutant chez le sujet jeune* et *d'évolution très lentement progressive.* Il n'y a pas de traitement spécifique.

* LA MALADIE DE FRIEDREICH, est de transmission *autosomique*, le plus souvent *récessive* et l'affection débute vers 15 ans, parfois plus tard, entre 20 et 30 ans. L'aggravation est lentement progressive. Les formes complètes associent des troubles dits *cordonnaux postérieurs ;* il existe des troubles de la sensibilité vibratoire et articulaire. Il en résulte une démarche talonnante et une instabilité de la station debout aggravée par l'occlusion visuelle (c'est le signe de Romberg).

L'existence associée des *signes cérébelleux* majore les troubles de la marche et de l'équilibre.

Les réflexes ostéo-tendineux sont souvent abolis, surtout aux membres inférieurs.

Les signes pyramidaux sont limités à un Babinski bilatéral et le déficit de la force musculaire est tardif. Les signes oculaires sont inconstants. Il existe dans 4 cas sur 5 des *pieds creux réductibles bilatéraux* et souvent une cyphoscoliose. L'épilepsie est plus fréquente que dans une population normale. Il existe fréquemment une *cardiomyopathie* (→) de gravité variable, conditionnant largement le pronostic.

La survie moyenne est de 15 à 20 ans dans les formes complètes, mais les formes frustes de la maladie où la longévité est normale, sont fréquentes.

* L'HÉRÉDO-ATAXIE DE PIERRE-MARIE est de transmission *autosomique dominante* et débute en moyenne vers 25-30 ans. Les *troubles cérébelleux* dominent le tableau avec troubles de la marche et de l'équilibre (démarche ébrieuse) et incoordination du mouvement volontaire (dysmétrie).

Ils sont associés à des *troubles pyramidaux* au niveau des membres inférieurs avec hyperréflectivité ostéo-tendineuse, Babinski bilatéral, spasticité responsable d'une démarche dite « cérébello-pyramidale ».

Les *atteintes oculaires* sont fréquentes (névrite optique rétrobulbaire, paralysie oculo-motrice, paralysies de fonction). La survie moyenne est de 15 ans.

* LA PARAPLÉGIE FAMILIALE DE STRUMPELL-LORRAIN est une affection de transmission *autosomique,* le plus souvent *dominante,* débutant en moyenne vers l'âge de 20 ans. Elle réalise une *paraparésie* très lentement évolutive, prédominant aux membres inférieurs. Le syndrome pyramidal est dominé par la *spasticité* alors que le déficit moteur est modéré. La longévité de ces malades est quasi normale.

▶ Du fait de recoupements cliniques, les dégénérescences spino-cérébelleuses peuvent être rapprochées d'autres affections neurologiques hérédo-dégénératives :

* ATTEINTES CORDONALES ANTÉRIEURES (et éventuellement du nerf périphérique) :

– *L'amyotrophie de Charcot-Marie* est caractérisée par une *amyotrophie* distale des deux membres inférieurs (on parle de mollets de coq), une abolition des réflexes ostéo-tendineux, des pieds creux non réductibles bilatéraux. Cette affection est à rapprocher de la maladie de Friedreich (alternance des deux maladies dans les mêmes familles).

* ATROPHIES CÉRÉBELLEUSES FAMILIALES : Il existe un syndrome cérébelleux lentement évolutif : il s'agit de *l'atrophie olivo-ponto-cérébelleuse* et de *l'atrophie cérébello-olivaire.* Ces deux affections sont à rapprocher de l'hérédo-ataxie de Pierre-Marie.

AGITATION

▶ Définition :

L'agitation psycho-motrice est un trouble du comportement. C'est l'expression motrice plus ou moins turbulente et désordonnée, qui réalise en actes dépourvus de plan réfléchi des pulsions instinctives et affectives variables selon les circonstances pathologiques où on l'observe.

▶ Causes et mécanisme :

Par ordre de fréquence, les causes essentielles sont :

– l'état confusionnel ;
– l'état déficitaire sénile ;
– les structures dites « caractérielles ;
– les états maniaques ;
– les états schizophréniques ;
– l'épilepsie ;
– des affections neurologiques diverses ;
– l'arriération mentale.

Les mécanismes sont bien entendu fonction de la cause (→).

▶ Signes cliniques :

Le sujet est agité, crie, est souvent violent dans ses paroles et dans ses actes, parfois dangereux.

L'agitation n'est que le signe d'un phénomène à rechercher, phénomène qui modifie le cortège symptomatique.

* L'ÉTAT CONFUSIONNEL , en particulier l'épisode confuso-onirique, est le plus fréquent. L'agitation commence au crépuscule, brusquement. L'anxiété est extrême avec malaise physique, insomnie, état comme somnambulique. Le sujet soliloque, devient rapidement incohérent.

Parfois, l'onirisme est franc, avec des hallucinations visuelles et auditives terrifiantes. L'ambiance est ressentie comme menaçante. Se sentant agressé, le malade peut devenir agressif pour lui-même ou pour autrui (→ DELIRIUM TREMENS). Les autres étiologies de confusion peuvent être en cause (→ CONFUSION).

* L'ÉTAT DÉFICITAIRE SÉNILE : l'élément dysmnésique (trouble de la mémoire) détermine l'apparition du comportement agité.

Ces malades ont une façade verbale stéréotypée, pouvant aller jusqu'à l'incohérence. Ils ont parfois des mouvements stéréotypés.

L'agitation est déclenchée par un détail de la vie quotidienne, avec souvent un sentiment d'hostilité de l'ambiance et des idées de préjudice.

Les malades valides tentent parfois de fuir, dévêtus et hagards.

Cette agitation s'accompagne d'insomnie, parfois de refus d'aliments et de boissons.

* LES STRUCTURES DITES « CARACTÉRIELLES » sont soit l'hystérie (agitation théâtrale, surtout verbale et agressive, accompagnée d'angoisse), soit la psychopathie. L'agitation est dans un cas comme dans l'autre une colère réactionnelle aux frustrations. Parfois le caractériel agité peut devenir dangereux, réaliser des actes médico-légaux.

* L'ÉTAT MANIAQUE : Dans une tenue extravagante, le malade crie, hurle, gesticule, menace. Mais il est changeant et ce sont rapidement chants et démonstrations érotiques.

Tout ce tableau donne une impression de ludisme (→ MANIE).

* LES ÉTATS SCHIZOPHRÉNIQUES : l'agitation est proche de la manie mais le maniérisme qui évoque l'hystérie est associé à l'incompréhensibilité, l'incohérence, la discordance (→ SCHIZOPHRÉNIE).

* L'ÉPILEPSIE : La fureur épileptique paroxystique peut conduire à des actes agressifs.

* TUMEURS CÉRÉBRALES, LÉSIONS VASCULAIRES CÉRÉBRALES sont accompagnées de signes neurologiques en rapport avec la localisation.

* DANS L'ARRIÉRATION MENTALE, l'agitation a un aspect psycho-moteur stéréotypé.

* LES SIGNES PARACLINIQUES sont en rapport avec l'étiologie mais aucun examen ne peut être pratiqué au cours d'un état d'agitation.

▶ Éléments de surveillance :

L'observation des gestes, des expressions et des propos facilite la compréhension de cet état (frustration, contrariété, etc.) et la recherche de sa cause.

La surveillance est clinique et permet aussi d'éviter des comportements violents vis-à-vis de lui-même, d'autres patients ou du personnel.

▶ Évolution et complications :

L'évolution est fonction de l'attitude de l'entourage, dans l'immédiat, mais bien sûr aussi de la cause. Elle peut se faire vers le retour à un état antérieur de calme, plus ou moins rapidement.

Ou bien l'agitation peut durer, se compliquer d'actes médico-légaux, ou être compliquée, par l'évolution de la maladie causale (intoxication, etc.).

▶ Traitement et pronostic :

Le traitement comporte deux volets :

* L'ATTITUDE DE L'ENTOURAGE (infirmier en particulier) qui doit :

- appeler un médecin ;
- séparer l'agité des tiers ou d'autres malades ;
- ne manifester ni crainte ni agitation malgré l'anxiété que le malade peut susciter, car il perçoit la peur qu'il inspire, ce qui aggrave la situation ;
- ne pas rester seul en face du malade sans qu'il le ressente comme une agression ;
- se comporter comme si le malade était conscient de son agitation et tenter au maximum d'établir un dialogue ;
- tenter d'instaurer un climat rassurant auquel la prise de la tension artérielle et du pouls peut contribuer ;

– préparer discrètement le matériel nécessaire à une injection intramusculaire d'un sédatif.

∗ La chimiothérapie sera donc administrée par voie injectable, en prévenant le malade des raisons pour lesquelles on la lui prescrit, afin qu'il ne la considère pas comme une sanction. Cela pourra être un neuroleptique sédatif ou un tranquillisant. Il est important de pouvoir susciter chez le malade l'expression verbale de ces difficultés au cours, mais surtout au décours d'accès d'agitation.

► **Le pronostic** est fonction de l'étiologie.

ALBRIGHT (SYNDROME D')

Voir *Tubulopathies chroniques*

ALCALOSE MÉTABOLIQUE ALCALOSE VENTILATOIRE

Voir *Équilibre acido-basique (Troubles de l')*

ALCOOLISME

► **Définition :**

L'alcoolique est un buveur excessif qui a perdu la possibilité de ne pas absorber de manière habituelle et importante des boissons alcoolisées. Chez un tel sujet, la dépendance psychique et physique à l'égard de l'alcool est telle qu'apparaissent des manifestations somatiques ou psychiatriques qui s'accompagnent d'une altération dans les relations avec autrui et dans le comportement social. « Il y a alcoolisme lorsqu'un individu a en fait perdu la liberté de s'abstenir d'alcool » (Fouquet). L'alcoolisme est une maladie qui se traduit par des manifestations aiguës ou durables.

► **Causes et mécanisme :**

L'alcoolisation est un phénomène social quasi universel. Les alcooliques ne représentent qu'une faible minorité (6 %). Les buveurs excessifs sont ceux qui consomment des quantités exagérées mais ne sont pas dépendants.

L'alcoolisme est un phénomène hétérogène. Des facteurs socioculturels favorisent les habitudes d'alcoolisation. Leur rôle est considérable si l'on considère la prévalence élevée de l'alcoolisme dans certaines professions, dans les pays où l'incitation est forte, dans les groupes sociaux défavorisés.

Des mécanismes psychologiques conditionnent les conduites alcooliques : impulsivité, compensation, auto-agressivité. Des traits de personnalité fréquemment rencontrés sont l'immaturité, la dépendance, l'intolérance aux frustrations mais il n'existe pas une personnalité préalcoolique spécifique.

Il n'y a pas d'hérédité alcoolique, mais il existe un spectre héréditaire incluant l'alcoolisme, les dépressions endogènes et les comportements antisociaux.

Chez les enfants d'alcooliques, le risque est plus élevé que dans la population générale : rôle de l'exemple, des mauvaises conditions éducatives.

L'alcoolisme féminin est très souvent un alcoolisme névrotique ou dépressif.

► **Signes essentiels :**

∗ Quatre grands types d'alcoolisme sont décrits :

– les *alcoolites*, 50 % des cas masculins en France, réalisent une intoxication par des quantités élevées de vin ou de bière ;
– les *alcoloses* ou *névroses alcooliques* : 40 % des cas masculins 80 % des cas féminins, avec consommation discontinue, souvent solitaire, d'apéritifs et de liqueurs fortes ; le sentiment de culpabilité est important ;
– les *dipsomanies* : crises brèves où le sujet absorbe clandestinement tout ce qu'il peut trouver comme boisson alcoolisée ;
– l'*alcoolisme symptomatique d'une névrose ou d'une psychose* est différent ; la dépendance est purement psychologique, l'alcool apaisant la souffrance psychique.

∗ Toutes ces formes finissent par aboutir au tableau d'imprégnation alcoolique chronique où les modifications psychologiques sont *constantes* :

– troubles du caractère ;
– troubles de l'affectivité ;
– troubles intellectuels, en particulier « trous de mémoire ».

Toute l'existence est organisée autour de la boisson.

* LES SYMPTÔMES SOMATIQUES : hépatiques, neurologiques, cardio-vasculaires, nécessitent un bilan complet.

* LES CONSÉQUENCES DE L'ALCOOLISME sont diverses : désinsertion sociale, surmortalité, suicides, accidents, complications psychiques, criminalité sont l'aboutissement de cette toxicomanie.

* L'INTOXICATION AIGUË entraîne *l'ivresse simple*, qui elle-même entraîne une modification de l'humeur, du comportement et une incoordination motrice.

* LE COMA ALCOOLIQUE s'observe avec des alcoolémies dépassant 87 mmol/l (4 g/l). Il faut toujours rechercher une *hypoglycémie.*

* L'IVRESSE COMPLIQUÉE :
- soit excito-motrice avec crise clastique grave ;
- soit hallucinatoire ;
- soit délirante avec des idées de jalousie et de persécution.

* LES COMPLICATIONS NEUROPSYCHIQUES seront traitées à la rubrique correspondante :
- delirium tremens (→) ;
- encéphalopathies alcooliques (→).

▶ Examens paracliniques :

Deux signes ont une valeur de dépistage :
- à la NFS découverte d'une macrocytose supérieure à 100 μ^3 ;
- le taux de γ GT augmenté.

Ils doivent faire partie du bilan, ainsi que le bilan hépatique, l'EEG, la radio pulmonaire. Des tests psychologiques permettent d'apprécier une détérioration mentale et la personnalité.

▶ Surveillance et évolution :

Lors d'une cure de désintoxication, il faut une surveillance somatique quotidienne en recherchant particulièrement tremblements, céphalées, insomnies, déshydratation.

Le malade ne doit pas sortir et ne doit pas avoir d'apport clandestin d'alcool.

Les inévitables rechutes demandent une compréhension importante. A ce prix, l'évolution peut être favorable, si les atteintes somatiques ne sont pas trop massives.

▶ Traitement :

* IL DEVRAIT ÊTRE PRÉVENTIF ET LE DÉPISTAGE PRÉCOCE. Il est essentiel de toujours considérer l'alcoolique comme un malade qui peut être soigné et savoir que ce traitement demande du temps, de la patience et de la compréhension.

Ce principe permet d'exclure le mépris, le rejet ou les propos moralisateurs.

* L'HOSPITALISATION est le plus souvent indispensable pour entreprendre une cure de désintoxication. Le traitement comporte la prescription systématique de tranquillisants *(Équanil)*, de vitamines B, de boissons abondantes (eau). Pendant cette période de sevrage total, on cherche à renforcer les motivations : déculpabilisation, explication, participation à des thérapies de groupe (rencontre avec les groupes d'anciens buveurs, élément primordial d'une abstinence ultérieure).

* UNE ACTION SUR L'ENTOURAGE doit être entreprise dès cette période afin que le patient retrouve un nouvel équilibre. Les cures de dégoût à l'apomorphine ou à l'*Espéral* sont peu utilisées.

* LA POSTCURE est basée sur l'abstinence totale et définitive. La prise régulière d'*Espéral* est une aide pour l'ancien buveur, averti des conséquences fâcheuses d'une ingestion d'alcool, même s'il n'y a pas eu auparavant de cure de dégoût. Des antidépresseurs sont souvent utiles ainsi que des doses filées de tranquillisants.

* LES ASSOCIATIONS D'ANCIENS BUVEURS sont la base du soutien psychologique. Les résultats sont de meilleur pronostic s'il existe une bonne insertion professionnelle, la collaboration du milieu de travail, l'implication positive de la famille, la participation à un groupe d'anciens buveurs.

ALCOOLISME (COMPLICATIONS NEUROLOGIQUES)

Les complications neurologiques de l'alcoolisme comprennent principalement :
- les polynévrites éthyliques (→ POLYNÉVRITES et MULTINÉVRITES) ;
- les ivresses aiguës ;
- le delirium tremens ;
- l'encéphalopathie de Gayet-Wernicke et le syndrome de Korsakoff ;
- les névrites optiques rétrobulbaires ;

– les atrophies cérébrales et cérébelleuses ;
– la comitialité.

▶ Ivresse aiguë :

C'est la conséquence d'une ingestion massive d'alcool.

⁎ Le diagnostic repose sur l'anamnèse et sur l'existence d'un taux *d'alcoolémie élevé.*

L'ivresse peut être *excito-motrice* avec agitation intense et des hallucinations. Des actes incontrôlés agressifs sont possibles.

Elle peut aussi être délirante : le malade est moins agité ; les propos sont incohérents avec des éléments délirants et des fabulations.

⁎ Conduite a tenir – Surveillance : Il faut hospitaliser ces malades. Un examen clinique rapide mais complet est indispensable.

L'infirmière devra surveiller la conscience du fait de fluctuations rapides possibles de l'état de conscience.

Il est préférable de perfuser ces malades par du sérum glucosé *du fait du risque d'hypoglycémie.* Le malade doit être mis dans un endroit calme mais il faut éviter les drogues sédatives, en particulier les neuroleptiques sédatifs qui peuvent majorer les troubles de la conscience ou faire chuter la tension artérielle. Enfin il faut se méfier *d'affections neurologiques ayant une traduction pseudo-ébrieuse :* hématome sous-dural aigu ; hémorragie méningée.

▶ Le délirium tremens est une urgence médicale :

⁎ Étiologie : Le délirium tremens survient chez des grands buveurs ingérant plus de 2 litres par jour, anciens buveurs depuis plusieurs années, âgés en règle générale de moins de 50 ans. Il est lié à un sevrage brutal 3 à 4 jours auparavant. Il semble s'agir plus d'un sevrage en liquide qu'en alcool.

Le délirium tremens peut être lié à un sevrage volontaire, à une infection intercurrente ou à une hospitalisation.

Le stade de prédélirium dure 24 à 48 heures : il comporte une insomnie et des cauchemars nocturnes, des sueurs profuses, des fluctuations de l'humeur et de la vigilance. Une crise comitiale est fréquente à ce stade.

Le délirium tremens comporte une *confusion mentale* avec obnubilation, désorientation temporo-spatiale, bradypsychie, propos incohérents, coupure complète avec le réel. Il existe un *onirisme* intense, de recrudescence vespérale, avec des *hallucinations* surtout visuelles (thèmes professionnels ou visions d'horreur). Le malade adhère au délire d'où découlent agitation et parfois actes autoagressifs.

Le tremblement est fin, rapide, réalisant un frissonnement généralisé.

Les signes généraux (importance de l'hyperthermie et de la déshydratation) ont valeur de pronostic.

⁎ Examens : Alcoolémie, hémogramme, ionogramme, urée, créatinine guident la réanimation.

Recherche d'un foyer infectieux associé : radiographies du thorax, hémoculture. Si doute de diagnostic : EEG, voire PL.

⁎ Surveillance infirmière de la conscience, de l'agitation. Attention aux chutes. Surveillance régulière du pouls, de la tension artérielle, de la température, de l'hydratation. Ionogrammes répétés pour guider la réanimation.

⁎ Traitement : *Il doit être établi en urgence.*

Le malade doit être au calme dans une pièce suffisamment éclairée en limitant la contention.

- Réhydratation massive par voie parentérale avec 3 à 4 litres par 24 heures au minimum avec apports d'électrolytes et de vitamines du groupe B.
- Méprobamate *(Équanil)* : 400 mg i.m. toutes les 4 heures.
- *Haldol fort injectable :* 1/2 à 1 ampoule 2 à 3 fois par jour.

⁎ Traitement préventif : En cas d'hospitalisation d'un alcoolique, prescription de méprobamate *per os* et de boissons abondantes (3 litres d'eau par jour).

▶ Encéphalopathie de Gayet-Wernicke :

Elle est liée à une carence en vitamine B_1. Elle survient chez des éthyliques volontiers âgés (plus de 50 ans), *anorexiques* et *dénutris.* La carence en vitamines B_1 peut être aggravée par une alimentation parentérale exclusivement glucidique (malades perfusés).

⁎ Le tableau clinique comprend : une confusion mentale, des troubles de la marche et de l'équilibre, une hypertonie, un nystagmus et des paralysies oculo-motrices quasi constantes.

- *Le diagnostic* est avant tout clinique.
- *La biologie* montre des signes de dénutrition, une hypoprotidémie et une augmentation de la pyruvicémie qui témoigne de la carence en vitamine B_1.

⁎ Le traitement est une urgence : Il repose sur la vitamine B_1 par voie intramusculaire à doses de 1 gramme par jour.

⁎ L'ÉVOLUTION, *spontanément mortelle,* se fait sous traitement vers l'amélioration progressive avec régression des paralysies oculo-motrices, puis des troubles du tonus et de l'équilibre, puis de la confusion.

Il peut y avoir guérison sans séquelles ou persistance d'un *syndrome de Korsakoff séquellaire* en cas de retard au traitement.

► **Syndrome de Korsakoff :**

C'est un tableau chronique marqué par des troubles de la mémoire de fixation et des faits récents. L'amnésie remonte jusqu'au début de la maladie (amnésie antérograde) et sur une période antérieure de 5 à 10 ans (amnésie rétrograde). La mémoire des faits anciens est conservée ainsi que l'intelligence et le jugement. Les troubles de la mémoire entraînent *une désorientation temporo-spatiale, des fabulations et des fausses reconnaissances.*

Traitement par la vitamine B_1 i.m. permettant d'espérer une amélioration partielle.

► **Névrites optiques rétrobulbaires :**

Elles sont la conséquence d'une intoxication mixte alcoolo-tabagique. Le malade présente une baisse bilatérale de l'acuité visuelle.

Le diagnostic nécessite un bilan ophtalmologique : Il faut quantifier la baisse de l'acuité visuelle. Il existe un scotome central au *champ visuel* et des *troubles de la vision des couleurs.*

Le fond d'œil peut montrer une décoloration du segment temporal de la papille.

Les troubles visuels ne peuvent être régressifs qu'après arrêt de la double intoxication.

► **Atrophies cérébrales et cérébelleuses :**

Elles surviennent chez des éthyliques anciens.

⁎ ATROPHIE CÉRÉBRALE avec détérioration intellectuelle et dilatation des sillons corticaux au scanner.

⁎ L'ATROPHIE CÉRÉBELLEUSE se traduit surtout par des troubles de la marche et de l'équilibre. Diagnostic confirmé au scanner.

► **Épilepsie :**

- L'alcoolisme peut aggraver une comitiabilité autonome et rendre celle-ci intraitable.
- Le diagnostic d'épilepsie par alcoolisme chronique est un diagnostic d'élimination.
- Les ivresses aiguës et le délirium tremens s'accompagnent souvent de crises comitiales. Dans ce cas l'EEG en dehors de la crise est normal et le traitement repose surtout sur le sevrage.

ALCOOLISME FŒTAL

► **Définition :**

Conséquences sur l'enfant de l'intoxication alcoolique de la mère pendant la grossesse.

► **Signes essentiels :**

- faciès particulier avec anomalie de la lèvre supérieure et des oreilles ;
- nanisme ;
- arriération mentale avec microcéphalie ;
- malformations viscérales (cœur, reins).

► **Pronostic** très défavorable.

ALGIES PELVIENNES EN GYNÉCOLOGIE

► **Définition :**

Douleurs localisées à l'hypogastre et aux fosses iliaques, irradiant vers la vulve et le vagin, parfois vers les lombes, et dont l'intensité paraît être hors de proportion avec les lésions trouvées à l'examen physique.

Les douleurs pelviennes sont un des motifs de consultation les plus fréquents en gynécologie. Il faut se rappeler qu'une douleur abdominale sous-ombilicale ou pelvienne chez une jeune femme n'a pas une origine uniquement gynécologique : douleur rhumatologique, digestive ou urinaire.

► **Signes essentiels :**

L'examen clinique, très complet et soigneux, recherche des arguments étiologiques et des contre-indications d'explorations complémentaires.

L'interrogatoire, s'il est patient, est riche en enseignement.

Il caractérise :

- vie professionnelle et mode de vie ;
- antécédents : infections génitales, interventions abdominales, rhumatologiques, digestifs ;
- les caractères de la douleur : douleurs pelviennes *chroniques* ou *périodiques.*

Dans les deux tableaux, il faut bien explorer le terrain psychosomatique et bien préciser

Douleur pelvienne en gynécologie	
Douleur pelvienne périodique (syndrome douloureux cyclique) 1. syndrome intermenstruel (→) 2. dysménorrhée (→) 3. endométriose (→)	*Douleur pelvienne non rythmée par le cycle menstruel* 1. kyste ovaire (→) 2. ovaires dystrophiques (→) 3. infection utéro-tubaire 4. statique : rétroversion, prolapsus, Masters et Allen, etc.

l'environnement conjugal, parental, la vie professionnelle et sociale.

► Enfin, **lorsque le diagnostic est fait, il faut envisager un geste thérapeutique,** et si l'on envisage une réparation chirurgicale, il faut se poser une double question :

- L'anomalie découverte est-elle responsable des douleurs ? Faut-il appeler ces phénomènes « psychogènes » ?
- La cure chirurgicale peut-elle les soulager ?

ALGIES VASCULAIRES DE LA FACE

Il s'agit de douleurs de type vasculaire proches de la migraine mais non identiques. La douleur est véhiculée par des fibres sensitives périvasculaires accompagnant les fibres sympathiques.

► **Diagnostic d'algie vasculaire de la face :** Il s'agit d'une affection débutant vers la trentaine, plus souvent chez l'homme que chez la femme. La douleur est orbitaire et/ou périorbitaire, toujours *strictement unilatérale.* Le malade a souvent une impression d'arrachement de l'œil.

L'affection évolue avec une périodicité caractéristique. Le malade souffre quelques semaines par an seulement avec un retour souvent saisonnier des douleurs. Pendant les périodes douloureuses, le patient souffre tous les jours et à la même heure, le plus souvent la nuit pendant environ 1 heure.

La douleur est volontiers accompagnée d'un larmoiement, d'une injection conjonctivale, *d'un signe de Claude Bernard-Horner.*

Diagnostic différentiel :

- certaines affections banales (douleur dentaire ou sinusienne) ;
- *un glaucome aigu ;*
- une névralgie du trijumeau essentielle ou secondaire (→).

► **Le traitement** repose sur le *Gynergène* comme traitement de la crise et/ou le *Désernil* comme traitement de fond (→ ANTIMIGRAINEUX) et/ou l'*Avlocardyl.* Dans les formes chroniques on peut prescrire des sels de lithium.

ALGODYSTROPHIES SYMPATHIQUES (A.D.S.)

► **Définition :**

On appelle algodystrophie sympathique une *ostéopathie* se manifestant par des douleurs survenant le jour, à l'usage du membre atteint, accompagnée de *troubles trophiques* à type d'œdème. Les radiographies montrent une ostéoporose spéciale décrite *infra.*

► **Causes et mécanisme :**

Les ADS touchent les membres. Dans près de la moitié des cas l'affection succède à un traumatisme (contusion, luxation, entorse, fracture). Dans 20 % des cas l'ADS est primitive, ou en tout cas sa cause n'est pas retrouvée. D'autres fois, la cause est d'ordre neurologique : névralgie cervico-brachiale (→), sciatique (→), zona, maladie de Parkinson, certaines tumeurs cérébrales. Certaines malformations, parfois des troubles vasculaires peuvent être incriminés. Selon le nombre d'articulations touchées, on distingue des ADS mono, bi ou tripolaires.

* AUX MEMBRES SUPÉRIEURS, les ADS réalisent le syndrome épaule-main. Outre les causes déjà indiquées l'affection peut être ici secondaire à un infarctus du myocarde, à certaines hyperthyroïdies, à certaines affections touchant les sommets pulmonaires (apex), à certaines collagénoses telles la périartérite noueuse (→),

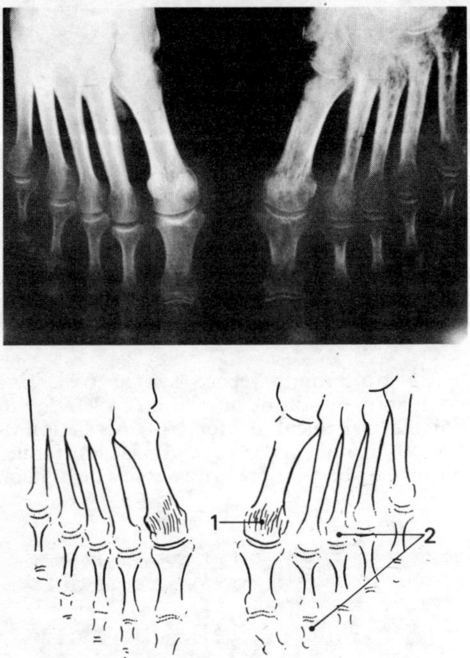

Algodystrophie du pied gauche. 1) Trame osseuse visible ; 2) Déminéralisation.

les thrombophlébites du membre supérieur. Enfin, on connaît les ADS du membre supérieur survenant après ingestion au long cours de phénobarbital (*Gardénal*) ou d'isoniazide (*Rimifon*).

* DEUX CAS SUR TROIS SONT FÉMININS et surviennent autour de la ménopause. La cause profonde de l'affection est représentée par un ralentissement important, sinon une stase du système circulatoire, au niveau de la jonction artério-capillaire intra-osseuse.

▶ Signes cliniques :

Les signes de début sont souvent intriqués avec ceux du traumatisme initial ou de l'affection neurologique en cause. *La douleur* est *mécanique,* donc diurne, ne se manifestant qu'à l'usage du membre atteint, provoquant une forte *impotence fonctionnelle.* Le segment du membre atteint (pied ou main, par exemple), est œdématié, rouge, avec fonte musculaire rapide. On note une hypersudation locale. La peau est succulente, le membre boudiné. Les ongles sont cassants, les poils tombants. Les articulations de voisinage sont enraidies, mais en réalité la limitation articulaire est dûe à l'oedème de voisinage, car l'articulation est intacte.

▶ Signes paracliniques :

* LES SIGNES RADIOLOGIQUES ont un *retard* de 3 à 6 semaines sur la clinique : ils sont dans les cas typiques constitués par une *ostéoporose* irrégulière, *inhomogène,* faite d'apposition de zones claires et de zones normalement calcifiées, donnant à l'os un aspect moucheté, tigré, dit en *sucre mouillé.* Parfois, une articulation est le siège d'une extension de l'ADS sans qu'il y en ait manifestation clinique. Les scintigraphies montrent une hyperfixation osseuse.

* Il n'y a par contre AUCUN SIGNE BIOLOGIQUE. La numération sanguine et la vitesse de sédimentation restent normales, de même que le bilan phosphocalcique.

▶ Évolution :

* SANS TRAITEMENT, l'ADS évolue vers la dystrophie chronique avec membre froid blafard, rétractions tendineuses. En tout cas, il n'y a jamais de fracture pathologique.

* SOUS TRAITEMENT, les douleurs s'amendent rapidement, la peau reprend une coloration normale, l'œdème régresse. L'os garde cependant parfois une certaine tendance à la décalcification, mais homogène.

▶ Traitement et pronostic :

Si le traitement est entrepris assez tôt, la *Calcitonine* et les bêta-bloquants sont des médicaments de choix. Malheureusement, le diagnostic est souvent tardif, et l'on est amené à se servir de *Griséfuline Rh,* d'anti-inflammatoires non-stéroïdiens (→), de calmants ou neuroleptiques, et de vaso-régulateurs type buflomédil (*Fonzylane*) ou *Hydergine.* Les infiltrations articulaires (→) sont réservées aux raideurs séquellaires et en tout cas inutiles au premier stade de la maladie.

La *kinésithérapie* est très importante. Mais, si d'un côté, il ne faut pas immobiliser le membre atteint, d'un autre côté, la rééducation ne doit pas être entreprise avant la cédation des douleurs. A ce moment elle doit être de plus en plus active et nécessite la *coopération* du malade.

Au total, l'affection évolue assez vite et doit pouvoir guérir en 6 à 9 mois sans séquelles.

Les *interventions chirurgicales sur le sympathique* sont réservées aux échecs thérapeutiques médicaux ou aux cas rebelles ainsi que les blocs à la guanéthidine.

ALOPÉCIE

L'alopécie est une chute des cheveux aboutissant à une raréfaction qui peut être localisée ou diffuse.

ALOPÉCIES LOCALISÉES

Une zone du cuir chevelu est mise à nu :

► **Pelade :**
Elle forme une ou plusieurs plaques glabres, bien limitées, lisses, propres. Elle peut atteindre au maximum tout le cuir chevelu et tous les poils du corps (pelade décalvante totale).
L'étiologie est mal connue mais on retrouve souvent un choc psycho-affectif récent. Un foyer infectieux ORL doit être recherché.
L'évolution est variable, la repousse est obtenue habituellement en 3 à 18 mois.
Le traitement est local : friction à la neige carbonique, application, voire infiltration *in situ* de corticoïdes.

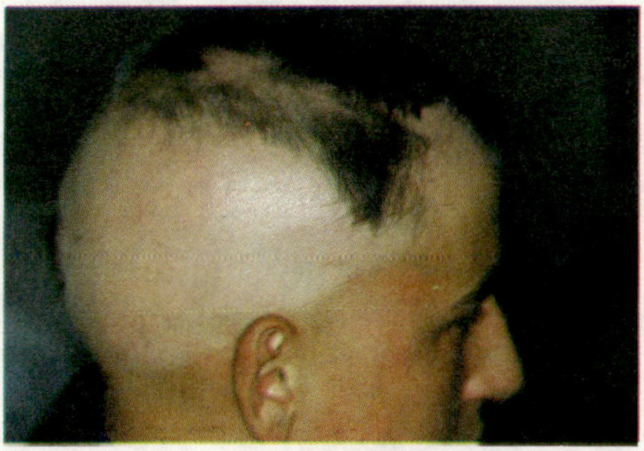

Pelade.

► **Alopécie cicatricielle :**
La plaque glabre a l'aspect d'une cicatrice fibreuse, lisse, brillante.
Une affection antérieure doit être recherchée, confirmée par la biopsie :
- traumatisme local ;
- favus (→ DERMATOPHYTIES) ;
- lupus érythémateux (→) ;
- sclérodermie (→) ;
- lichen plan (→) ;
- sans étiologie connue (pseudo-pelade de Brocq).

Le traitement est celui de la cause lorsque cela est possible. Il n'y a pas de repousse.

► **Teigne :** → DERMATOPHYTIES.

► **Tumeurs :**
La plaque glabre est épaissie, infiltrée : il s'agit d'un cancer local ou métastatique, sein en particulier.

ALOPÉCIES DIFFUSES

La perte des cheveux porte donc sur l'ensemble du cuir chevelu qui devient visible sans être mis à nu.

► **L'alopécie diffuse aiguë** doit orienter dans quatre directions :

∗ INFECTION RÉCENTE :
- Avant tout, la *syphilis :* l'alopécie apparaît après 3-6 mois d'évolution, prédomine aux régions temporo-pariétales, « en clairière ». La repousse est constante avec le traitement de la syphilis.
- Mais, également, les *infections microbiennes* (pneumonie, angine) ou *virales* (grippe). L'alopécie survient 2 à 3 mois plus tard, dure 6 semaines, puis repousse.

∗ CAUSE ENDOCRINIENNE :
- après un *accouchement ;*
- *hypothyroïdie :* la repousse se fait avec le traitement hormonal substitutif.

∗ CAUSE MÉDICAMENTEUSE :
- les antimitotiques ;
- les anticoagulants ;
- la radiothérapie locale.

∗ CAUSE PSYCHO-AFFECTIVE (surmenage, choc, syndrome dépressif).

► **Alopécie diffuse chronique :**
C'est une alopécie banale, dite *séborrhéique*, affectant bien des hommes et, de plus en plus, des femmes, avec atteinte du front, tempes, sommet du crâne (« tonsure »).
Le rôle des hormones mâles est indiscutable ainsi qu'un facteur héréditaire.
L'évolution se fait par poussées, le plus souvent inexorables.
Le traitement associe :
- des conseils d'hygiène capillaire non traumatisante, anti-séborrhéiques.

– une œstrogénothérapie chez la femme dans les cas sévères ;
– voire des greffons de cuir chevelu, prélevés dans la région occipitale.

ALPORT (SYNDROME D')

Voir *Néphropathies héréditaires urémigènes*

AMBIGUÏTÉS SEXUELLES

► **Définition :**

On désigne sous ce nom les états dans lesquels il existe :
– soit une *anomalie* des organes génitaux externes rendant difficile la détermination du sexe ;
– soit une *discordance* entre l'anatomie des organes génitaux et le sexe chromosomique et/ou gonadique.

► **Causes et mécanisme :**

Il existe 3 types d'anomalies dans la détermination du sexe :

* ANOMALIES PORTANT SUR LES CHROMOSOMES SEXUELS : syndromes de Turner ou de Klinefelter.

* ANOMALIES DE LA DIFFÉRENCIATION DES GONADES EN OVAIRE OU TESTICULE.

* ANOMALIES DANS LA FORMATION DES ORGANES GÉNITAUX, soit du fait d'une *anomalie hormonale :* hyperplasie surrénale congénitale (→), soit en raison d'une *anomalie de réceptivité des tissus aux sécrétions hormonales :* testicule féminisant.

C'est à ces dernières anomalies qu'on réserve le nom d'ambiguïtés sexuelles ou états intersexuels.

► **Signes essentiels :**

* SOIT PSEUDO-HERMAPHRODISME FÉMININ (masculinisation des organes génitaux d'une fille ayant un caryotype XX et des ovaires normaux). Le tableau réalisé va de la simple hypertrophie du clitoris jusqu'à la masculinisation totale avec cryptorchidie.

* SOIT PSEUDO-HERMAPHRODISME MASCULIN (féminisation des organes génitaux d'un garçon ayant un caryotype XY et des testicules normaux). Le tableau va de la féminisation incomplète avec hypospadias périnéal (abouchement anormal de l'urètre à la face inférieure de la verge) jusqu'à la féminisation totale avec testicules perçus sous forme de masse inguinale.

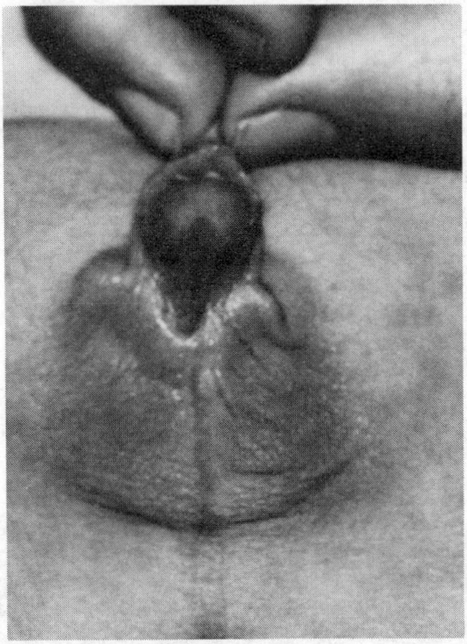

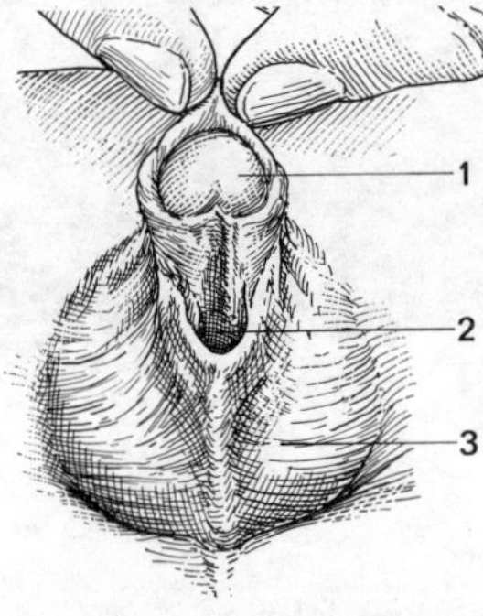

Pseudo-hermaphrodisme féminin par hyperplasie congénitale des surrénales. Clitoris hypertrophié en pseudo-verge ; grandes lèvres soudées en un pseudo-scrotum (3) à plis cutanés horizontaux ; orifices urétral et vaginal confondus en un sinus uro-génital (2) ouvert à la base du clitoris (1).

(d'après LAPLANE R., *Abrégé de Pédiatrie,* Masson, Paris, 1985.)

▶ **Les examens complémentaires ont deux buts :**

∗ LA DÉTERMINATION DU SEXE (à effectuer de façon urgente chez le nouveau-né présentant une ambiguïté sexuelle) par :

- la génitographie (dans le pseudo-hermaphrodisme féminin : elle montre l'existence d'un utérus et d'une cavité vaginale communiquant avec l'urètre) ;
- le sexe chromatinien ;
- le caryotype (→) ;
- éventuellement laparotomie exploratrice et biopsie des gonades.

∗ DES EXPLORATIONS HORMONALES POUR LE DIAGNOSTIC D'UNE HYPERPLASIE SURRÉNALE CONGÉNITALE (→).

▶ **Traitement et pronostic :**

En dehors de l'hyperplasie surrénale congénitale qui a ses risques propres et bénéficiera d'un traitement hormonal. LE PRONOSTIC est fonction d'une part, du retentissement psychologique d'autant plus grave que l'erreur dans la détermination du sexe aura été reconnue plus tard, d'autre part, des possibilités de chirurgie reconstructrice.

∗ LE TRAITEMENT CHIRURGICAL visera lorsque c'est possible à rétablir des organes génitaux en accord avec le sexe chromosomique et gonadique ; en cas d'impossibilité (d'ordre anatomique ou psychologique), on aura recours à la castration.

AMBLYOPIE

▶ **Définition :**

L'amblyopie se définit comme une vision anormalement basse. Elle peut être profonde (inférieure à 1/20) ou relative (de 3 à 6/10), uni ou bilatérale (les sujets amblyopes correspondent à la définition des mal-voyants).

Elle peut être d'origine *organique* : acquise ou congénitale (lésion rétinienne, cataracte congénitale, lésion de toxoplasmose), ou *fonctionnelle* : l'œil est apparemment sain, mais la vision est basse. Cette éventualité est souvent rencontrée dans le strabisme monoculaire où l'œil dévié a une vision faible.

▶ **Traitement**

∗ EN CAS DE CAUSE ORGANIQUE curable, la traiter le plus rapidement possible.

∗ EN CAS D'AMBLYOPIE FONCTIONNELLE : traitement possible chez le tout jeune enfant (occlusion, pénalisation, exercices orthoptiques), plus difficile à l'âge de l'école primaire, illusoire plus tard. D'où l'intérêt de dépister tôt l'amblyopie (dépistage dans les centres de P.M.I.) par des tests appropriés aux enfants.

AMÉNORRHÉES

▶ **Définition :**

L'aménorrhée est un syndrome et se définit comme l'absence de règles en dehors de l'état de grossesse, chez une femme en âge d'être réglée.

On en distingue deux groupes :

- les aménorrhées *primaires,* c'est-à-dire l'absence d'apparition des règles au-delà de la puberté ;
- les aménorrhées *secondaires,* c'est-à-dire la disparition des menstruations chez une femme antérieurement réglée.

▶ **Causes et mécanisme :**

Les aménorrhées peuvent être d'origine :

- vaginale ou utérine ;
- ovarienne ;
- hypothalamo-hypophysaire ;
- épiphénomène au sein d'un tableau endocrinologique ou d'une maladie générale.

▶ **Signes essentiels :**

∗ CLINIQUE :

L'examen clinique oriente le diagnostic et permet de demander les quelques examens complémentaires souvent suffisants.

- L' interrogatoire fait préciser :
  - dans les *aménorrhées primaires* : date d'apparition des règles dans la famille ; les antécédents personnels : méningo-encéphalite, tuberculose ; la date d'apparition d'un éventuel développement des caractères sexuels secondaires ; les traitements déjà suivis antérieurement ;
  - dans les *aménorrhées secondaires :* date des dernières règles ; les antécédents gynéco-obstétriques : fausses couches, curetage, intervention chirurgicale, les caractères des cycles antérieurs ;

- les signes d'accompagnement : signes sympathiques de grossesse, bouffées de chaleur, galactorrhée, obésité, trouble du sommeil, soif, frilosité, céphalée récente.

– L'examen clinique étudie : la taille, la morphologie, les caractères sexuels secondaires, l'existence d'une galactorrhée, l'intégrité des voies génitales basses.

Le toucher vaginal et l'examen au spéculum éliminent une grossesse et précisent la trophicité du vagin, la taille de l'utérus, du vagin et des annexes, l'existence d'une glaire.

L'hystérométrie, en dehors de la grossesse, apprécie la perméabilité cervicale et la taille utérine.

On termine par l'examen général avec étude particulière du champ visuel et de la motilité oculaire.

* EXAMENS PARACLINIQUES :

Orientés par la clinique, ils permettent le diagnostic étiologique :

– La *courbe thermique* est le meilleur test de la fonction lutéale.

– Le *test à la progestérone :* positif, il témoigne d'une imprégnation œstrogénique probable.

– Le *dosage des gonadotrophines plasmatiques* :
- *élevé,* il signe le déficit ovarien ;
- *bas,* il signe la perturbation hypothalamo-hypophysaire.

– *Dosage de la prolactine.*

– L'*épreuve au LH-RH :*
- *négative,* on recherche une perturbation hypophysaire ;
- *positive,* on recherche une perturbation hypothalamique.

– *Examen radiologique :*
- *radiographie du crâne :* face et profil, tomographie de la selle turcique, à la recherche de lésions hypophysaires ;
- *hystérosalpingographie,* à la recherche de synéchie utérine.

– La *biopsie d'endomètre* pour contrôler l'état hormonal et diagnostiquer une tuberculose génitale.

– *Fond d'œil* et *champ visuel* peuvent être nécessaires.

▶ Étiologie, traitement et pronostic :

* AMÉNORRHÉES PRIMAIRES :

Après l'examen clinique, il existe deux éventualités :

1. *Le diagnostic est évident,* il existe :

– des *anomalies de la différenciation müllérienne :*
- malformation utérine ou/et vaginale : syndrome de Rokitansky-Kuster ;
- imperforation hyménéale, responsable d'hématométrie, le traitement est chirurgical ;
- cloison vaginale transversale, le diagnostic est affirmé par une cœlioscopie et une urographie intraveineuse.

– des *anomalies de la différenciation sexuelle :*
- syndrome du testicule féminisant : vagin borgne, pas d'utérus, pilosité faible ; le diagnostic est affirmé par la cœlioscopie, le caryotype (XY), la recherche de chromatine sexuelle (négative), le dosage des œstrogènes (taux comparable à la normale pour un homme), l'existence de gonades mâles ;
- syndrome de Turner, qui associe : nanisme, cou palmé, cubitus valgus bilatéral, des malformations multiples, à la cœlioscopie des gonades réduites à l'état de bandelettes, un caryotype XO ; le traitement consiste à donner des cycles artificiels ou une hormonothérapie substitutive ;
- hypothyroïdies (→).

2. *Le diagnostic est moins évident,* l'aspect des caractères sexuels secondaires oriente.

– **Il existe un impubérisme,** le dosage des gonadotrophines oriente le diagnostic :
- *Les gonadotrophines sont élevées :* il s'agit de dysgénésies ovariennes d'origine :
  - *génétique :* syndrome de Turner fruste ;
  - *acquise :* ménopause précoce ;
  - *iatrogène.*

  Le traitement ne peut être que substitutif, par cycles artificiels.
- *Les gonadotrophines sont basses ou normales* ; il s'agit :
  - *D'aménorrhées primaires hypothalamo-hypophysaires* par :
- panhypopituitarisme réalisant un tableau d'infantilonanisme, les examens biologiques montrent le déficit de toutes les glandes périphériques ;
- hypogonadisme hypothalamo-hypophysaire conséquence d'un déficit isolé en gonadotrophines. Il s'agit de sujets longilignes, macroskèles ;
- syndrome adiposo-génital, qui associe hypogonadisme, obésité, diabète insipide et céphalée.

L'étiologie de ces trois tableaux peut être due à une tumeur de la base hypophysaire, une hydrocéphalie, des séquelles de méningo-encéphalite.

Le traitement est chirurgical pour les tumeurs et l'hydrocéphalie, substitutif pour les autres.

- *D'un retard pubertaire simple*, qui ne nécessite aucune thérapeutique. En sa faveur : autres cas familiaux, développement progressif des caractères sexuels secondaires. On l'affirme par l'âge osseux.

– **Il n'existe pas d'impubérisme, mais :**

. des *anomalies pilaires et morphologiques* (syndromes surréno-génitaux), il peut s'agir :

- hyperplasie congénitale des surrénales par déficit en 21 hydroxylase ; le traitement par *Dectancyl* permet de freiner la libération d'ACTH ;
- tumeurs cortico-surrénales, adénome ou cancer, le traitement est uniquement chirurgical.

. *aucune anomalie :*

- tuberculose génitale : elle agit en créant une symphyse de la cavité utérine ;
- blocage psychologique.

∗ AMÉNORRHÉES SECONDAIRES :

– *Aménorrhées épiphénomènes :*

. Le premier réflexe est d'éliminer une grossesse : réaction immunologique, échotomographie.

. Les causes sont nombreuses, elles témoignent d'une atteinte de l'état général ; elles guérissent spontanément quand l'état s'améliore :

- aménorrhée de dénutrition ;
- aménorrhée d'affections endocrino-métaboliques : hypothyroïdie, insuffisance surrénale, obésité, syndrome de Cushing.

– *Aménorrhées de cause précise :*

. *Aménorrhées hypothalamiques :*

Les plus fréquentes, elles succèdent à un changement de vie, de climat ou à un choc affectif. Elles guérissent parfois spontanément, souvent après psychothérapie associée ou non au *Clomifène.*

. *Aménorrhées après « pilule »* de durée variable de 3 mois à 3 ans.

. *Aménorrhées hypophysaires :*

- La lésion la plus fréquente est l'adénome chromophobe de l'hypophyse : mise en évidence d'un syndrome tumoral avec élargissement radiologique de la selle turcique et hémianopsie bitemporale.

Les autres tumeurs hypophysaires : craniopharyngiome, gliome du chiasma, sont rares, les adénomes à prolactine sont responsables d'aménorrhée associée à une galactorrhée.

- La lésion la plus caractéristique est le syndrome de Sheehan donnant une insuffisance pituitaire par nécrose de l'hypophyse, consécutive à un accouchement difficile avec hémorragie abondante, le traitement est purement substitutif.
- Aménorrhée associée à une galactorrhée observée après prise de tranquillisants : elle est aussi fréquente.

. *Aménorrhées ovariennes :*

Elles peuvent relever de tumeurs (rares) ou de dystrophies :

– tumeurs de l'ovaire : tumeur de la granulosa ou de la thèque sans aménorrhée durable, arrhénoblastome avec signe de virilisation ;

– les dystrophies donnent plus souvent des spanioménorrhées, mais l'anovulation peut être absolue dans le syndrome de Stein-Leventhal ;

– la ménopause précoce, diagnostiquée sur le contexte clinique : antécédents familiaux, bouffées de chaleur, dosages des gonadotrophines urinaires ou plasmatiques.

. *Aménorrhées utérines :*

Elles se caractérisent par l'absence de tout symptôme d'insuffisance ovarienne. Deux grandes causes se partagent ce type d'aménorrhée : la tuberculose utérine, les synéchies.

. *Aménorrhées de causes générales,* parmi lesquelles deux sont assez fréquentes : la tuberculose, les cirrhoses.

AMÉTROPIES

▶ Astigmatisme :

Dans l'astigmatisme, le système optique de l'œil n'est plus constitué par des surfaces de révolution ; la réfraction n'est plus la même dans tous les méridiens. C'est une anomalie congénitale et héréditaire. Il existe en général deux méridiens perpendiculaires pour lesquels la réfraction est maximale et minimale. La gêne porte de loin et de près (confusion de certaines lettres, fatigue visuelle). La correction se fait par des verres cylindriques ou des lentilles cornéennes, elle doit être portée pour la vision de loin et de près. Dans certains cas, possibilité de chirurgie réfractive.

▶ Hypermétropie :

L'œil hypermétrope a un axe antéro-postérieur plus court que la normale. L'image d'un objet vu à l'infini se forme en arrière de la rétine. Seul un effort d'accommodation, qui augmente la puissance de convergence du cristallin, permet au sujet jeune de voir net, mais au prix d'un effort.

La correction se fait par des lentilles convergentes (verres convexes) à porter en permanence (surtout lunettes).

▶ Myopie :

L'œil myope a un axe antéro-postérieur trop long et l'image d'un objet vu à l'infini se forme en avant de la rétine, donc est vue floue.

Pour obtenir une image nette, un verre divergent (concave) doit être interposé (lunettes ou lentilles cornéennes). Le myope n'est gêné que de loin, sa vision de près est excellente en général, à condition de se placer très près. La chirurgie réfractive est une bonne indication pour la myopie supérieur à – 3 dioptries.

Il faut distinguer la myopie banale de quelques dioptries, où l'acuité visuelle corrigée est de 10/10, des myopies graves où l'acuité visuelle reste très faible et où la rétine présente de graves lésions de dégénérescence périphérique susceptibles de provoquer des déchirures et des décollements de la rétine.

▶ Presbytie :

C'est un phénomène inéluctable de vieillissement : c'est la diminution de l'amplitude d'accommodation lors de la vision de près. Elle apparaît vers 45 ans environ et est corrigée par des verres convexes, à ne porter que pour la vision rapprochée.

Vers 60 ans, la vision à quelques mètres devient également floue et il faut une double correction (verres à doubles foyers ou à foyer variable).

A noter que chez le myope, les deux corrections s'annulent en valeur algébrique. Pour voir de près, le myope âgé enlève ses lunettes et n'a pas besoin de correction.

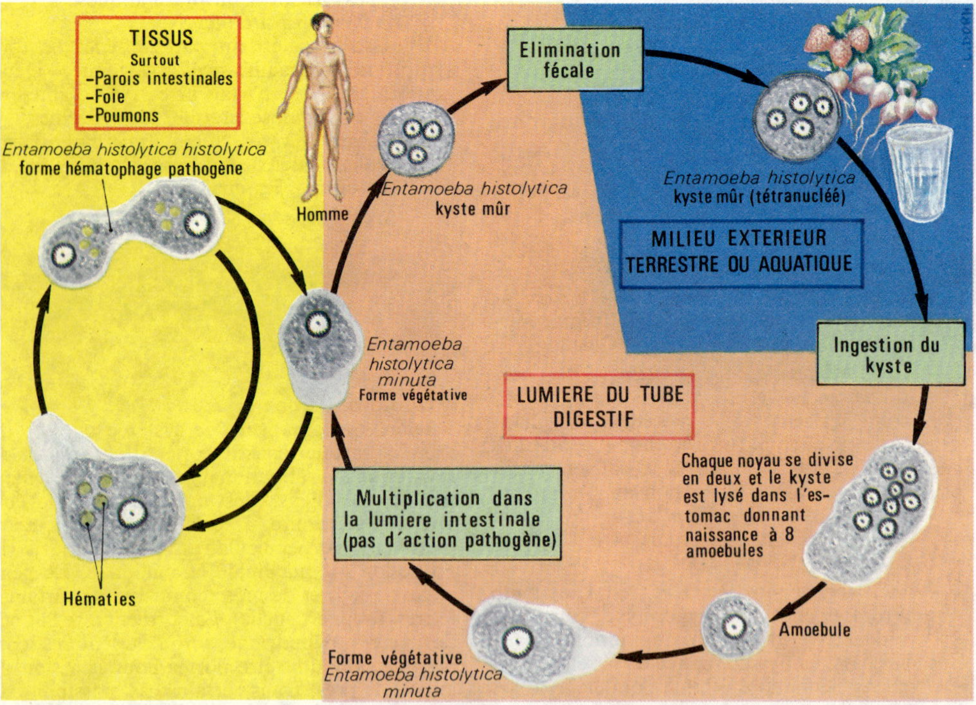

Cycle de l'amibe dysentérique.

AMIBIASE INTESTINALE

▶ **Définition :**

C'est une colite parasitaire due à un protozoaire : Entamœba histolytica (amibe dysentérique). Les autres amibes ne sont, en principe, pas pathogènes.

▶ **Causes et mécanisme :**

Cette amibe peut évoluer selon deux cycles :

* L'UN aboutit à des kystes à quatre noyaux retrouvés chez les porteurs sains, source de contamination.

* L'AUTRE aboutit à l'amibe hématophage, mobile, pathogène. La répartition est mondiale et prédomine dans les zones tropicales et subtropicales. La transmission est fécale.

▶ **Signes essentiels :**

* PLUSIEURS TABLEAUX CLINIQUES sont possibles :

- *syndrome dysentérique :* diarrhée sanglante et glaireuse avec ténesme et épreintes,
- *diarrhée d'allure banale* plus ou moins chronique ;
- *colopathie postamibienne* (il n'y a plus ni amibes, ni kystes dans les selles).

* EXAMENS COMPLÉMENTAIRES : Recherche d'amibes dans les selles (sur selles fraîches) ou sur glaire prélevée en rectoscopie (après préparation prudente ou même nulle) ; celle-ci peut montrer des ulcérations rectales (en coup d'ongle) et permet la biopsie. L'immunologie amibienne est moins utile que dans l'abcès hépatique.

▶ **Surveillance :**

État d'hydratation, diurèse, urée, ionogrammes, etc. Précautions d'hygiène.

▶ **Évolution et complications :**

L'amibiase suraiguëe expose à la colectasie, à l'hémorragie, voire à la perforation. Des migrations viscérales sont possibles, au foie (→ ABCÈS AMIBIEN HÉPATIQUE), exceptionnellement au poumon ou au cerveau. L'amœbome (tumeur amibienne du côlon) est rare.

▶ **Traitement et pronostic :**

On distingue :

- les amœbicides tissulaires *(Déhydroémétine, Flagyl, Fasigyne, Tibéral)* ;
- les amœbicides de contact *(Direxiode, Bémarsal, Entobex,* ect).

Les premiers sont indiqués dans la dysenterie amibienne et l'abcès du foie, les seconds chez les porteurs sains.

AMINO-ACIDOPATHIES EN PÉRIODE NÉO-NATALE

▶ **Définition :**

Maladies secondaires à l'accumulation anormale d'un acide aminé ou de l'un de ses dérivés.

▶ **Causes et mécanisme :**

Ce sont des maladies héréditaires dont la transmission est habituellement autosomique récessive (1 enfant sur 4 atteint).

▶ **Signes essentiels :**

Après un intervalle de quelques jours : troubles respiratoires, vomissements, hypo ou hypertonie, troubles de la conscience, convulsions, odeur particulière des urines, hépatomégalie.

Les examens à effectuer sont :

- *Au lit du malade :* recherche d'une cétonurie, réaction à la DNPH.
- *Au laboratoire :* glycémie, cétonémie, ionogramme sanguin, recherche d'une acidose métabolique, dosage de l'acide lactique, de l'ammoniémie.

Conservation au congélateur de 4 à 5 ml de plasma et de la totalité des urines des 24 premières heures d'hospitalisation (pour examens spécialisés ultérieurs et confirmation du diagnostic).

▶ **Évolution et complications :**

En l'absence de traitement et souvent, malgré le traitement, évolution vers la mort. Risque d'arriération mentale.

▶ **Traitement et pronostic :**

Le traitement symptomatique comporte une perfusion de sérum glucosé à 10 % (100 à 150 ml/kg), le réchauffement, la correction de l'acidose par du soluté de bicarbonate semimolaire à 42 ‰.

La poursuite du traitement se fait en milieu spécialisé (épuration extra-rénale, exsanguinotransfusion, mise en route d'une diététique appropriée).

Certaines aminoacidopathies à révélation néo-natale ont un pronostic fatal mais d'autres évolueront favorablement si le régime spécifique est entrepris tôt.

Dans les formes mortelles, il est indispensable de confirmer le diagnostic pour donner aux parents un conseil génétique (dépistage anténatal possible).

AMYGDALECTOMIE

▶ **La technique opératoire utilisée** pour effectuer l'ablation des amygdales palatines varie suivant les opérateurs et suivant l'âge de l'opéré.

* IL EXISTE DEUX TECHNIQUES DIFFÉRENTES :

- *l'ablation à la guillotine de Sluder-Ballanger,* qui s'effectue en position assise le plus souvent et sans intubation trachéale et qui a l'avantage de la rapidité ;
- *la méthode par dissection avec intubation naso ou orotrachéale,* qui permet d'effectuer une hémostase chirurgicale.

La première méthode est utilisée uniquement chez l'enfant. Elle est pratiquée sous une anesthésie générale très courte.

La seconde permet une anesthésie plus profonde. Elle est utilisée chez l'enfant et chez l'adulte.

L'opération nécessite une hospitalisation d'au moins 24 heures chez l'enfant, plus prolongée chez l'adulte.

* LES SUITES OPÉRATOIRES sont marquées par une dysphagie douloureuse et une otalgie bilatérale. Un léger saignement est habituel dans les premières heures, ainsi qu'une hématémèse de faible abondance le soir. La dysphagie est améliorée par l'ingestion précoce de glaces, et éventuellement un traitement anti-inflammatoire, et surtout un traitement antalgique.

L'examen dans les premiers jours montre des loges amygdaliennes recouvertes de fausses membranes blanchâtres.

▶ **La surveillance** doit être très attentive dans les premières heures postopératoires, à la recherche d'un saignement persistant qui imposerait l'appel au chirurgien pour assurer l'hémostase.

* LES COMPLICATIONS HÉMORRAGIQUES DE L'AMYGDALECTOMIE peuvent, dans des cas certes exceptionnels, être fatales si la surveillance est négligée.

* L'HÉMORRAGIE DU 8e JOUR, à la chute d'escarre, est classique mais habituellement peu abondante.

AMYGDALITE AIGUË

L'amygdalite aiguë que l'on désigne souvent par le terme d'*angine aiguë* traduit une affection aiguë inflammatoire et infectieuse des amygdales palatines.

Elle est de nature bactérienne ou virale.

▶ **Le tableau clinique** associe :

- une douleur pharyngée aiguë avec dysphagie et irradiation vers le conduit auditif externe ;
- une élévation thermique ;
- à l'examen, on constate un aspect érythémateux (angine *rouge*) ou érythématopultacé (angine *blanche*) du pharynx et l'existence d'adénopathies cervicales douloureuses.

Les examens effectués à ce stade sont la N.F.S., la V.S., éventuellement un prélèvement de gorge. A distance, la recherche d'une albuminurie.

▶ **Le germe habituellement à l'origine de l'amygdalite aiguë** est le *streptocoque bêtahémolytique.* Le but du traitement est d'éviter les complications streptococciques ; il fait donc appel à la pénicillinothérapie, associée aux antiseptiques pharyngés, voire aux anti-inflammatoires et antalgiques par voie générale.

AMYGDALITE CHRONIQUE (INDICATIONS DE L'AMYGDALECTOMIE)

L'amygdale palatine a un rôle de défense immunitaire. Dans certaines conditions, elle perd cette propriété et peut au contraire se transformer en un gîte microbien réalisant alors une amygdalite chronique. C'est là l'indication essentielle de l'ablation chirurgicale des amygdales palatines : l'*amygdalectomie.*

▶ **Le diagnostic d'amygdalite chronique** est porté dans diverses circonstances :

- amygdalites aiguës à répétition ;
- infections à distance : glomérulo-néphrite, cardites, foyers ostéo-articulaires, etc.
- fièvre au long cours, syndrome inflammatoire chronique.

▶ **L'amygdalite chronique** résume pratiquement toutes les indications de l'amygdalectomie. L'hypertrophie des amygdales, fréquente chez l'enfant, ne justifie pas une intervention sauf dans des cas exceptionnels où elle serait responsable d'une gêne respiratoire.

▶ **Il existe quelques contre-indications,** absolues ou relatives :

- proximité d'une amygdalite aiguë (un délai d'un mois est souhaitable) ;
- primo-infection tuberculeuse récente ;
- maladies hémorragiques ;
- antécédents personnels ou familiaux d'asthme bronchique.

ANÉMIES (CLASSIFICATION)

▶ **Définition :**

C'est l'abaissement au-dessous du niveau habituel de la quantité normale d'hémoglobine circulante.

En pratique courante, un sujet est anémique lorsqu'il a moins de 12 g/l chez la femme et 13 g/l chez l'homme d'hémoglobine fonctionnelle pour un volume sanguin total normal. La numération globulaire donne une moins bonne appréciation de l'existence ou du degré d'anémie, car pour un même chiffre d'hémoglobine, le nombre des globules rouges peut être normal ou diminué suivant le volume des hématies et la quantité d'hémoglobine qu'elles contiennent.

▶ **Mécanisme – Physiopathologie :**

Une anémie peut relever d'une cause *périphérique* ou *centrale.*

∗ CAUSES PÉRIPHÉRIQUES : La moelle réagit en augmentant sa production mais la capacité de régénération est dépassée par l'importance de la perte périphérique. *L'anémie régénérative* est donc affirmée sur le taux de réticulocytes augmenté, l'hyperplasie de la lignée érythroblastique visible sur le myélogramme.

∗ CAUSES CENTRALES : Il existe une insuffisance quantitative ou qualitative de production médullaire. *L'anémie arégénérative* est donc affirmée sur le taux de réticulocytes bas et l'aspect du myélogramme.

▶ **Symptomatologie :**

∗ ELLE EST FONCTION du degré, de la rapidité d'installation de l'anémie, du terrain sur lequel elle survient.

∗ QUELLE QUE SOIT LA CAUSE DE L'ANÉMIE, les premiers signes sont la pâleur cutanée et muqueuse, la polypnée, la tachycardie d'effort, l'asthénie, et à un degré plus avancé la polypnée et la tachycardie permanente, un souffle systolique, des œdèmes des membres inférieurs, des signes d'anoxie cérébrale, céphalées, vertiges, acouphènes, phosphènes.

∗ LE DIAGNOSTIC d'une anémie posé sur la **baisse du taux d'hémoglobine circulante,** c'est l'examen clinique et les renseignements fournis par l'hémogramme complet qui permettent de s'orienter vers l'origine de cette anémie.

∗ L'HÉMOGRAMME précise 3 éléments :

- La *teneur corpusculaire moyenne en hémoglobine* (→) : On distingue des anémies *normochromes* (T.C.M.H. = 27 à 34 pg) et des anémies *hypochromes* (T.C.M.H. < 27 pg).
- *Le volume globulaire moyen* (→) : On distingue les anémies *normocytaires* (V.G.M. = 80 à 100 μ^3), les anémies *macrocytaires* (V.G.M. > 100 μ^3), et les anémies *microcytaires* (V.G.M. < 80 μ^3).
- Le *taux de réticulocytes :* Pour une valeur donnée de l'hémoglobine, un taux élevé de réticulocytes traduit une *anémie régénérative* et donc une cause *périphérique,* un taux de réticulocytes diminué ou insuffisant est le témoin d'un défaut de production, c'est-à-dire une anémie de cause *centrale.*

∗ DES EXPLORATIONS COMPLÉMENTAIRES pour aboutir au diagnostic étiologique seront dès lors indiquées : fer sérique, saturation de la sidérophiline, ferritinémie, myélogramme, biopsie médullaire, étude de la durée de vie des hématies, étude du métabolisme du fer radioactif, dosage enzymatique, bilan immunologique, etc. (→).

ANÉMIES ARÉGÉNÉRATIVES

Voir *Anémies centrales (arégénératives)*

ANÉMIE DE BLACKFAN-DIAMOND

▶ **Définition :**
Appelée également *anémie congénitale hypoplastique idiopathique, anémie arégénérative congénitale,* il s'agit d'une défaillance congénitale de l'érythropoïèse (c'est-à-dire de la formation de globules rouges par la mœlle).

▶ **Causes et mécanisme :**
Le mécanisme est inconnu.

▶ **Signes essentiels :**

∗ CLINIQUES : Elle débute avant 6 mois, souvent dès les premières semaines. Les signes sont : une pâleur cutanéo-muqueuse, une anorexie, une hypotrophie. L'examen clinique est négatif.

∗ PARACLINIQUES : La NFS montre une anémie normochrome (chiffre des globules rouges $< 2\,000\,000/mm^3$), arégénérative (chiffre de réticulocytes $< 50\,000$). Le taux des globules blancs et des plaquettes est normal.

La moelle sanguine montre une absence d'érythroblastes.

Avant toute transfusion, il faut faire une détermination du groupe sanguin avec phénotype Rh complet.

▶ **Évolution :**
Très variable : elle peut se faire vers la guérison spontanée. Le plus souvent, sous traitement, atténuation ou disparition de l'anémie.

▶ **Traitement :**
La corticothérapie à la dose de 1 à 2 mg/kg/24 heures est le plus souvent efficace.

En cas d'anémie sévère ou de non-réponse aux corticoïdes, transfusions en sang phénotypé isogroupe isoRh.

ANÉMIES CENTRALES (ARÉGÉNÉRATIVES)

▶ **Aplasie des érythroblastes :**
- pure,
- insuffisances médullaires (→) globales.

▶ **Anomalies qualitatives de l'érythropoïèse :**
- carence en acide folique ou en vitamine B_{12} (→ ANÉMIES MÉGALOBLASTIQUES) ;
- carence en fer (→ ANÉMIES HYPOCHROMES HYPOSIDÉRÉMIQUES) ;
- → THALASSÉMIES ;
- troubles d'utilisation du fer (→ ANÉMIES RÉFRACTAIRES).

▶ **Causes diverses :** insuffisances rénales, endocriniennes.

ANÉMIE FERRIPRIVE DU NOURRISSON

▶ **Définition :**
Diminution du nombre des globules rouges et/ou du taux de l'hémoglobine (valeurs normales à interpréter en fonction de l'âge), secondaire à une carence en fer.

▶ **Causes et mécanisme :**
Elle s'explique par les besoins importants de fer jusqu'à l'âge de 2 ans (surtout chez les jumeaux et les prématurés) et par la quantité insuffisante de fer dans le lait artificiel. Plus rarement, elle est due à un saignement digestif.

▶ **Signes essentiels :**
- pâleur ;
- anorexie ;
- dyspnée ;
- stagnation de la courbe de poids ;
- sensibilité aux infections ;
- souffle cardiaque.

▶ **Signes paracliniques :**
- chiffre des globules rouges normal ou diminué ;

- abaissement très important du taux de l'hémoglobine ;
- volume globulaire moyen (VGM) diminué ;
- concentration corpusculaire en hémoglobine (CCHM) effondré ;
- taux de réticulocytes normal ;
- abaissement du fer sérique, de la saturation de la sidérophylline (protéine transporteuse du fer) ;
- effondrement de la ferritine (fer de réserve).

▶ **Éléments de surveillance :**
- courbes de poids et de taille ;
- hémogramme.

▶ **Évolution :**
Très favorable après traitement.

▶ **Traitement :**

* PRÉVENTIF : diversification de l'alimentation dès l'âge de 3 mois ; supplémentation en fer systématique chez les jumeaux et les prématurés.

* CURATIF : fer 5 à 10 mg/kg/jour pendant 2 mois ; transfusion en cas de mauvaise tolérance.

ANÉMIES HÉMOLYTIQUES ACQUISES SANS AUTOANTICORPS

▶ **Définition :**
Ce sont des anémies dues à une hyperdestruction des globules rouges en rapport avec un facteur acquis au cours de la vie, et qui n'est pas un autoanticorps.

▶ **Étiologie :**

* CAUSES IMMUNOLOGIQUES : → MALADIE HÉMOLYTIQUE DU NOUVEAU-NÉ (post-transfusionnel).

* CAUSES INFECTIEUSES :
- *bactérienne :* septicémies à perfringens, à streptocoques, autres ;
- *parasitaire :* paludisme.

* CAUSES TOXIQUES :
- benzène, phénacétine ;
- pénicilline, sulfamide, rifampicine (mécanisme immunologique) ;
- venin de serpent.

* CAUSES MÉCANIQUES :
- prothèses cardiaques, valvulopathies ;
- circulation extra-corporelle ;

* AUTRES CAUSES :
- microangiopathie (→) ;
- hypersplénisme ;
- maladie de Marchiafava-Micheli.

▶ **Signes cliniques et paracliniques :**
- Le tableau clinique est celui d'une hémolyse intravasculaire ou extra-vasculaire aiguë ou subaiguë plus ou moins noyée par les signes de l'infection causale.
- Les recherches d'autoanticorps, d'anomalies de l'hémoglobine, de la membrane du globule rouge, d'un déficit enzymatique érythrocytaire sont négatives.

ANÉMIES HÉMOLYTIQUES PAR AUTOIMMUNISATION (AHAI)

▶ **Définition :**
Ce sont des anémies par hyperhémolyse dues à la production par un sujet d'anticorps dirigés contre les antigènes de ses propres hématies.

▶ **Causes :**
- lymphopathies malignes : lymphomes, leucémies lymphoïdes chroniques, Waldenström ;
- lupus érythémateux disséminé ;
- virus : cytomégalovirus, mycoplasme, mononucléose infectieuse ;
- cirrhose ;
- médicaments : *Aldomet* ;
- AHA idiopathiques avec ou sans agglutinines froides.

▶ **Signes cliniques :**
Ce sont des anémies hémolytiques aiguës ou chroniques acquises. La microsphérocytose et

l'autoagglutination spontanées des globules rouges sont évocatrices.

- Le *diagnostic* repose sur le test de Coombs direct positif.
- L'étude de la nature et de la spécificité de l'anticorps permet d'affirmer qu'il s'agit bien d'autoanticorps et oriente le diagnostic.

► **Évolution :**
Elle dépend de la cause.

► **Traitement :**

⁎ TRAITEMENT SYMPTOMATIQUE : Les transfusions sont nécessaires en cas d'anémie sévère, mais leur efficacité est limitée par les anticorps.

⁎ CORTICOTHÉRAPIE : Débutée à forte dose (1 à 1,5 mg/kg), elle est progressivement réduite jusqu'à rémission complète.

Dans certains cas, il y a *corticodépendance* imposant la prise continue d'une dose minimale de corticoïdes.

En cas de *corticorésistance,* une splénectomie peut être pratiquée.

⁎ IMMUNOSUPPRESSEURS : Leur utilisation est indiquée après échec des autres thérapeutiques (*Chloraminophène, Imurel, Purinéthol* sont utilisés).

⁎ LE TRAITEMENT ÉTIOLOGIQUE s'impose chaque fois qu'une affection associée est retrouvée.

ANÉMIE HÉMOLYTIQUE PAR DÉFICIT EN G6PD

► **Définition :**
C'est le déficit enzymatique le plus fréquemment observé dans la population mondiale. Les races atteintes sont les mêmes que pour la thalassémie, mais il existe des formes isolées. le déficit est plus grand chez les blancs et chez les hommes car le gène est porté par le chromosome X.

► **Mécanisme :**
Le déficit G6PD entraîne un déficit du système maintenant à l'état réduit la molécule d'hémoglobine et produisant de l'énergie nécessaire à ce maintien. Il en résulte une précipitation de l'hémoglobine et une fragilité accrue du globule rouge. **Les crises hémolytiques aiguës surviennent lors de l'absorption d'agents oxydants (antipaludéens, sulfamides, chloramphénicol, phénacétine, vitamines K, fèves).**

► **Signes cliniques et paracliniques :**
- C'est une anémie hémolytique survenant brutalement après la prise d'un agent oxydant. Une forme chronique peut être également observée.
- *Le diagnostic* repose sur la constatation d'amas d'hémoglobine (corps de Heinz) et le dosage de l'activité enzymatique en dehors de la période d'hémolyse effondré.

► **Évolution :**
Elle est rarement mortelle lors d'une crise aiguë. L'hémolyse cesse en quelques jours après l'arrêt du médicament et se stabilise si le médicament est poursuivi.

► **Traitement :**
C'est la prévention des accidents médicamenteux, et des transfusions si besoin.

ANÉMIE HÉMOLYTIQUE PAR DÉFICIT EN PYRUVATE-KINASE

► **Définition :**
C'est le déficit enzymatique congénital le plus fréquemment observé en France.

► **Mécanisme :**
Le déficit en pyruvate-kinase entraîne une anomalie de la membrane des globules rouges d'où une autohémolyse accélérée. L'anomalie ne s'exprime qu'à l'état homozygote.

► **Signes cliniques et paracliniques :**
C'est une anémie hémolytique survenant précocement dans un contexte familial, avec parfois présence d'hématies en oursins, d'une splénomégalie. Le dosage de l'activité pyruvatekinase est effondré.

► **Évolution et traitement :**
L'anomalie est chronique, les transfusions sont nécessaires. La splénectomie peut être indiquée.

ANÉMIES HYPOCHROMES HYPOSIDÉRÉMIQUES

► Définition :

Ce sont des anémies caractérisées par la diminution de la concentration en hémoglobine et l'existence d'une hyposidérémie.

► Causes et mécanisme :

* CARENCE VRAIE EN FER :
  - saignement chronique (90 % des cas) ;
  - carence alimentaire du petit enfant ;
  - grossesses rapprochées et répétées.

* RÉTENTION DE FER DANS LES CELLULES MACROPHAGIQUES : Syndrome inflammatoire.

► Signes cliniques et paracliniques :

* CE SONT LES SIGNES DE L'ANÉMIE (→), accompagnés parfois de fissures des commissures labiales, d'altération des ongles, de glossite, de dysphagie, et ce sont ceux de la maladie causale.

* LE DIAGNOSTIC D'ANÉMIE PAR CARENCE EN FER se fait sur la diminution du taux d'hémoglobine, l'hypochromie (→ TENEUR CORPUSCULAIRE MOYENNE EN HÉMOGLOBINE), la microcytose (→ VOLUME GLOBULAIRE MOYEN), le taux de réticulocytes (→) diminué ; le fer sérique effondré (→), la capacité de saturation de la sidérophiline (→) augmentée, la ferritinémie diminuée. Le myélogramme montrerait une baisse de sidéroblastes (→) et des cellules réticulaires dépourvues de fer.

* L'ENQUÊTE ÉTIOLOGIQUE commence chez les enfants par une étude de leur alimentation, chez la femme par la recherche d'une cause gynécologique. Le saignement digestif est à rechercher par la fibroscopie gastrique, la colonoscopie et le lavement baryté en double contraste ; en cas d'échec par un transit du grêle, une artériographie, une scintigraphie par des hématies marquées, voire une laparotomie exploratrice.

L'ankylostomiase est à rechercher chez les Antillais et les mineurs.

* LE DIAGNOSTIC D'ANÉMIE INFLAMMATOIRE se fait devant un syndrome inflammatoire après avoir éliminé toutes causes de saignement, car l'anémie inflammatoire reste le plus souvent normochrome, normocytaire, arégénérative. Le fer sérique et la capacité de saturation de sidérophilline (→) sont bas. Le myélogramme montrerait une hypoplasie érythroblastique, un équilibre normal des lignées, une diminution des sidéroblastes, une accumulation de fer dans les cellules réticulaires.

► Évolution – Complications :

* ANÉMIES PAR CARENCE : L'évolution est favorable en quelques semaines sous traitement martial. Les complications sont fonction de la cause.

* ANÉMIES INFLAMMATOIRES : La guérison du syndrome inflammatoire est suivi rapidement de celle de l'anémie.

► Surveillance :

La guérison est suivie sur les taux d'hémoglobine, du fer sérique, de la sidérophiline et la normalisation des réserves par la ferritinémie.

► Traitement :

* ANÉMIES PAR CARENCE :
  - Prescription de fortes doses de fer jusqu'à normalisation de l'Hb et 3 mois après ; l'apparition d'une réticulocytose franche les 15 premiers jours signe l'efficacité de ce traitement. La coloration noire des selles empêche toute recherche clinique de saignement digestif.
  - Traitement de la maladie causale.

* ANÉMIES INFLAMMATOIRES :
  - Absence de prescription de fer car les réserves sont pleines.
  - Traitement du syndrome inflammatoire.

ANÉMIES MÉGALOBLASTIQUES

► Définition :

Ce sont des anémies normochromes arégénératives dues à un trouble de production médullaire en rapport avec une carence en acide folique ou/et en vitamine B_{12} et dont l'expression caractéristique est la présence dans la moelle d'érythroblastes anormaux appelés *mégaloblastes*.

Une anémie mégaloblastique peut être également le reflet d'un état préleucémique. Elle est le plus souvent liée à l'alcoolisme.

▶ Causes :

* CARENCE EN VITAMINE B_{12} (réserve forte) :
- absence de facteur intrinsèque (Biermer, gastrectomie totale) ;
- malabsorption élective de vitamine B_{12} (Immerslund) ;
- consommation de vitamine B_{12} : botriocéphale, syndrome de l'anse borgne.

* CARENCE EN ACIDE FOLIQUE (réserve faible) :
- grande résection digestive ;
- malabsorption (sprue) ;
- grossesses répétées ;
- malnutrition, alcoolisme ;
- médicaments antifoliques (méthotrexate).

▶ Signes cliniques et paracliniques de la maladie de Biermer :
- C'est une anémie chronique d'installation lente très profonde.
- *L'hémogramme* montre une anémie normochrome, macrocytaire, arégénérative, une neutropénie et une thrombopénie.
- *Le myélogramme* révèle la mégaloblastose.
- D'autres symptômes traduisent la carence en vitamine B_{12} : glossite atrophique, discrets signes neurologiques à type d'atteinte cordonale postérieure ou pyramidale.
- *Le diagnostic* d'anémie de Biermer est posé après avoir éliminé les causes évidentes de carence en acide folique ou mixte par le dosage de la vitamine B_{12} (→), le dosage de facteur intrinsèque dans le liquide gastrique, la recherche d'anticorps anti-estomac, le test de Schilling (→) avec et sans facteur intrinsèque. Gastrite atrophique, endoscopie systématique

▶ Surveillance :
- Celle du traitement : la crise réticulocytaire de la première semaine signe l'efficacité du traitement.
- Dépistage des cancers de l'estomac.

▶ Évolution - Complications :
- Elle est favorable sous traitement.
- Il existe 2 risques : la survenue d'atteinte neurologique, sévère en cas de rechute irréversible après un certain laps de temps sans traitement, la fréquence des cancers de l'estomac ultérieurement.

▶ Traitement :
- Carence en acide folique ou mixte : traitement de la cause.
- Acide folique et vitamine B_{12}.
- Les traitements doivent être répétés car les réserves en acide folique sont faibles.
- *Biermer :* Hydroxocobalamine par voie parentérale : 1000 gammas hebdomadaires pendant 10 semaines, puis 1000 gammas tous les mois. Un traitement martial est associé si nécessaire. Les transfusions doivent être évitées dans la mesure du possible.

ANÉMIES DU NOUVEAU-NÉ

▶ Définition :

Elles se définissent par un taux d'hémoglobine inférieur à 14 g/100 ml.

▶ Causes et mécanisme :

* HÉMORRAGIE : Celle-ci a pu se produire avant la naissance (transfusion fœto-maternelle, entre jumeaux), pendant l'accouchement (placenta praevia, rupture d'un vaisseau placentaire), après la naissance (maladie hémorragique du nouveau-né).

* HÉMOLYSE : soit par incompatibilité de groupe entre la mère et l'enfant, soit révélation néo-natale d'une anémie hémolytique chronique (Minkowski-Chauffard, drépanocytose, thalassémie, déficit en G6PD, etc), soit infections bactérienne, virale ou parasitaire.

▶ Signes essentiels :

* ANÉMIE AIGUË : pâleur intense, choc (tension artérielle abaissée, tachycardie, temps de recoloration capillaire allongé).

* ANÉMIE DE CONSTITUTION PROGRESSIVE (*anténatale*) : pâleur, parfois ictère, hépatosplénomégalie, œdèmes, insuffisance cardiaque.

▶ Examens paracliniques :

* ANÉMIE AIGUË : chiffre de globules rouges et taux d'hémoglobine normaux ou peu abaissés. Acidose métabolique. Radio : petit cœur.

* ANÉMIE DE CONSTITUTION PROGRESSIVE : chiffre de globules rouges et taux d'hémoglobine effondrés. Taux élevé de réticulocytes et d'érythroblastes. Radio : gros cœur. Hyperbilirubinémie (hémolyse).

Dans un but étiologique : test de Kleihauer (recherche d'hématies fœtales chez la mère) ; étude des groupes sanguins ; test de Coombs ; sérodiagnostic de toxoplasmose, syphilis, rubéole ; cytomégalovirus ; prélèvements bactériens ; électrophorèse de l'hémoglobine ; résistance globulaire ; dosage des enzymes du GR : G6PD, etc.

▶ Éléments de surveillance :
- tension artérielle ;
- pouls ;
- fréquence respiratoire ;
- diurèse ;
- hémogramme ;
- bilirubine.

▶ Évolution et complications :

* DANS L'ANÉMIE AIGUË, l'évolution est favorable si le traitement est mis en route d'urgence. Sinon, risque d'anoxie aiguë.

* DANS L'ANÉMIE DE CONSTITUTION PROGRESSIVE, les complications sont :
- l'insuffisance cardiaque avec œdème pulmonaire (due aux mécanismes de compensation de l'anémie) ;
- la souffrance cérébrale d'origine anoxique ;
- l'ictère nucléaire en cas d'hémolyse.

▶ Traitement :

* DANS L'ANÉMIE AIGUË : transfusion de sang total O rhésus négatif (ou à défaut de solutés macromoléculaires).

* DANS L'ANÉMIE DE CONSTITUTION PROGRESSIVE, suivant la gravité : soit *transfusion de culot globulaire* (en appliquant les règles de compatibilité transfusionnelle de la période néo-natale), soit *exsanguinotransfusion à bilan négatif.*

ANÉMIES PÉRIPHÉRIQUES (RÉGÉNÉRATIVES)

▶ Hémorragies aiguës abondantes.

▶ Hyperhémolyse :

* D'ORIGINE CORPUSCULAIRE :
- déficit enzymatique (→) ;
- anomalie de l'hémoglobine (→ DRÉPANOCYTOSE) ;
- anomalie de la membrane (→ ÉLLIPTOCYTOSE FAMILIALE, MINKOWSKI-CHAUFFARD, maladie de) ;
- Marchiafava-Micheli (→ HÉMOGLOBINURIES PAROXYSTIQUES NOCTURNES).

* D'ORIGINE EXTRA-CORPUSCULAIRE (→ ANÉMIES HÉMOLYTIQUES) :
- toxique ;
- parasitaire ;
- mécanique ;
- immunologique.

ANÉMIES RÉFRACTAIRES

▶ Définition :

Ce sont des anémies chroniques dues à l'incapacité des érythroblastes à incorporer le fer, présent en quantité normale dans l'hème. Elles sont insensibles aux thérapeutiques vitaminiques et aux androgènes. L'avortement intramédullaire des érythroblastes pathologiques (sidéroblastes) entraîne une surcharge générale de l'organisme en fer non utilisé mais toujours absorbé, aboutissant à une hémochromatose.

▶ Signes cliniques et paracliniques :

* IL S'AGIT D'UNE ANÉMIE D'INSTALLATION PROGRESSIVE, souvent macrocytaire, normochrome ou hypochrome. Le taux de réticulocytes est bas. Le fer sérique et la saturation de la sidérophiline sont élevés. Une neutropénie est fréquente, une thrombopénie est plus rare.

* LE MYÉLOGRAMME montre une moelle riche, avec un taux de sidéroblastes (→) supérieur à 60 % avec une disposition en couronne des grains de fer ; les érythroblastes présentent des anomalies morphologiques. Dans la lignée granuleuse, la proportion des cellules jeunes est augmentée, les mégacaryocytes sont présents.

Cet examen permet de distinguer 2 variétés d'anémies réfractaires :
- *Les anémies réfractaires sidéroblastiques* sont caractérisées par la présence en grand nombre d'érythroblastes pathologiques, avec une forte augmentation du nombre des sidéroblastes d'aspect normal.
- *Les anémies réfractaires avec myéloblastose partielle* sont caractérisées par un pourcentage d'érythroblastes normal ou augmenté, une augmentation des sidéroblastes et

surtout l'existence d'un pourcentage élevé (6 à 40 %) de cellules jeunes dans la moelle (myéloblastes et promyélocytes).

► **Évolution :**
L'hémochromatose, favorisée par les transfusions répétées, l'absence de réponse à tout traitement, la survenue d'une leucémie myéloïde aiguë vont entraîner le décès en quelques années.

ANÉMIES RÉGÉNÉRATIVES

Voir *Anémies périphériques (régénératives)*

ANÉVRISMES DE L'AORTE ABDOMINALE

► **Définition :**
Dilatation de l'aorte abdominale avec perte de parallélisme des bords. L'implantation des artères rénales permet de distinguer les anévrismes inter et sous-rénaux et les anévrismes sous-rénaux ; les plus fréquents, qui seront seuls envisagés.

► **Causes – Mécanisme :**
La cause principale est la maladie athéromateuse, les autres étiologies, telle la syphillis, étant beaucoup plus rares. Le mécanisme de départ est une altération localisée des fibres élastiques de la média.

► **Signes :**
* CLINIQUES : Les anévrismes de l'aorte abdominale sous-rénale sont latents, pouvant se manifester par des douleurs épigastriques ou par une complication. L'examen clinique retrouve une masse abdominale épigastrique, dont le caractère vasculaire est affirmé sur la pulsatilité et l'expansivité. Le siège sous-rénal est traduit par le signe de De Bakey : la palpation est possible entre le pôle supérieur de la tumeur et l'auvent costal gauche. L'auscultation peut retrouver un souffle systolique. Le reste de l'examen clinique aura pour but de dépister d'autres localisations de la maladie athéromateuse.
* PARACLINIQUES :
- *Radiographiques :* Les clichés d'abdomen sans préparation montrent l'ombre mal limitée de l'anévrisme, parfois des calcifications linéaires des parois avec perte de parallélisme des bords lorsqu'ils sont visibles tous les deux.
- *Échographiques :* Une échotomographie permet de préciser le diagnostic, de même qu'un scanner dont les coupes à différents niveaux apportent de nombreux renseignements sur l'anévrisme et sa topographie.
- *Angiographiques :* L'angiographie numérisée est un examen essentiel pour visualiser l'importance et la diffusion des lésions. L'indication de l'aortographie doit être discutée, elle précise surtout l'état de l'aorte sus-jacente et la perméabilité du réseau d'aval.
- *D'autres examens* seront demandés selon les cas pour apprécier la diffusion de la maladie athéromateuse : radiographie thoracique, électrocardiogramme, Doppler des membres inférieurs ou cervical, bilan biologique avec étude de la fonction rénale.

► **Évolution :**
Les complications sont parfois révélatrices : compression des organes voisins, complications thrombo-emboliques, et surtout la rupture le plus souvent mortelle.

► **Traitement :**
Il est chirurgical : on pratique le plus souvent une mise à plat-greffe de l'anévrisme.

► **Le pronostic** est favorable en cas d'anévrisme non compliqué (mortalité de l'ordre de 5 %), il est par contre très mauvais en cas d'anévrisme rompu dont l'opération représente de toute façon la seule chance de survie.

L'indication opératoire est fonction du volume de l'anévrisme, de l'âge et du terrain du malade.

ANÉVRISMES DE L'AORTE THORACIQUE

► **Définition :**
Dilatation de l'aorte thoracique avec perte de parallélisme des bords.

► **Causes – Mécanisme :**
Les anévrismes d'origine athéromateuse sont les plus fréquents, les autres causes étant : la syphilis, les anévrismes congénitaux, les anévrismes traumatiques.

Quelle que soit l'étiologie, le mécanisme de la formation d'un anévrisme est une altération des fibres élastiques de la média en une zone plus ou moins localisée.

▶ **Signes :**

∗ CLINIQUES : Le plus souvent, l'anévrisme est latent et peut se traduire par des douleurs thoraciques ou des signes de compression. L'examen peut retrouver un deuxième foyer de battements au-dessus du cœur, des modifications des pouls en rapport avec l'atteinte d'une branche de l'aorte.

∗ PARACLINIQUES :

- *Radiographiques :* image de tumeur médiastinale faisant corps avec l'aorte, parfois calcifiée. Le scanner, voire l'I.R.M. permettent un diagnostic lésionnel topographique précis.
- *Radioscopiques :* L'examen en amplificateur de brillance ou en radioscopie affirme la nature vasculaire de l'image sur sa pulsatilité et surtout son expansivité.
- *Angiographiques :* L'angiographie numérisée est l'examen qui permet d'affirmer l'anévrisme, d'en préciser le siège exact et la taille ainsi que l'état de l'aorte sous-jacente ; l'aortographie a perdu l'essentiel de ses indications.

▶ **Évolution :**

Les complications peuvent parfois être révélatrices : phénomènes de compression, embolies artérielles périphériques, et surtout la rupture qui est la principale complication car le plus souvent mortelle.

▶ **Traitement :**

Il est chirurgical : le plus souvent on pratique une résection de l'anévrisme suivie d'un rétablissement de la continuité par une prothèse synthétique.

Les indications sont fonction du type de l'anévrisme, de l'âge du malade et du terrain.

ANÉVRISMES ARTÉRIELS DES MEMBRES

▶ **Définition :**

Les anévrismes sont des dilatations sur les trajets artériels. On distingue les vrais anévrismes développés aux dépens de la paroi artérielle et limités par celle-ci, et les faux anévrismes développés aux dépens d'un hématome organisé.

▶ **Causes – Mécanisme :**

Le bilan d'un anévrisme artériel comprend la recherche d'un certain nombre de causes : la maladie athéromateuse souvent responsable de plusieurs localisations, la syphilis, les septicémies, la périartérite noueuse, les anévrismes d'origine congénitale, les anévrismes en aval d'une sténose ou succédant au traitement d'une artérite, les anévrismes d'origine traumatique qui sont de faux anévrismes développés aux dépens d'un hématome.

▶ **Signes :**

∗ CLINIQUES : L'examen clinique comparatif fait le diagnostic : tuméfaction siégeant sur un trajet artériel, battante et expansive, inconstamment soufflante à l'auscultation. Le reste de l'examen apprécie le retentissement d'aval et recherche d'autres localisations.

∗ PARACLINIQUES : bilan du terrain (fonction rénale, surveillance de la tension, fond d'œil, électrocardiogramme, réactions sérologiques de la syphilis, recherche d'un diabète). L'angiographie numérisée doit toujours être pratiquée, elle renseigne sur l'anévrisme : siège exact, forme et taille, nombre de collatérales intéressées, et sur l'état des troncs sus et sous-jacents.

▶ **Évolution :**

Des complications peuvent s'observer, parfois révélatrices : thrombose, rupture, infection, compression de voisinage.

▶ **Traitement :**

Il est chirurgical. Le plus souvent, résection de l'anévrisme avec rétablissement de la continuité par greffon synthétique ; en cas de difficultés, on pratique une endo-anévrismorraphie oblitérante.

▶ **Le pronostic** est fonction d'un diagnostic précoce, avant l'apparition des complications, offrant un terrain favorable à la chirurgie.

ANÉVRISMES CÉRÉBRAUX

Voir *Malformations vasculaires cérébrales*

ANÉVRISME VENTRICULAIRE

▶ **Définition :**

Ectasie pariétale du cœur s'accompagnant d'une perte de la contractibilité de la zone anévrismale.

▶ **Causes et mécanisme :**

L'anévrisme est le plus souvent secondaire à un infarctus du myocarde. Le tissu cicatriciel de la paroi du ventricule gauche s'est laissé distendre, déformant le contour du ventricule. La cavité anévrismale peut être thrombosée.

Très rarement l'anévrisme ventriculaire est de cause traumatique.

▶ Signes cliniques :

∗ L'ANÉVRISME EST DÉCOUVERT :
- lors de la surveillance de l'évolution d'un infarctus du myocarde ;
- ou lors de complications :
  - insuffisance ventriculaire gauche ;
  - trouble du rythme ventriculaire ;
  - embolie artérielle systémique ;
  - rupture, gravissime, mais exceptionnelle.

∗ L'EXAMEN CLINIQUE montre typiquement à la palpation un soulèvement systolique paradoxal.

▶ Signes paracliniques :

∗ L'EXAMEN RADIOLOGIQUE :
- Associe la radiographie du cœur sous quatre incidences et l'examen à l'amplificateur de brillance ou radioscopique (→).
- Les anévrismes antérieurs sont seuls bien visibles, avec une expansion systolique à l'examen dynamique. Des calcifications sont recherchées.

∗ L'ÉLECTROCARDIOGRAMME montre la présence d'un courant de lésion sous-épicardique (sus-décalage de ST) dans les dérivations faisant face au territoire atteint.

∗ L'ÉCHOGRAPHIE CARDIAQUE montre le plus souvent des images caractéristiques.

∗ LA VENTRICULOGRAPHIE GAUCHE (→ ANGIOCARDIOGRAPHIE) confirme le diagnostic et précise la taille, le siège, la présence de thrombus intracavitaire.

∗ AUTRES EXAMENS COMPLÉMENTAIRES non invasifs parfois utilisés : échocardiogramme et ventriculographie isotopique.

▶ Évolution et complications :

∗ CERTAINES FORMES SONT BIEN TOLÉRÉES, peu volumineuses.

∗ D'AUTRES SONT MAL TOLÉRÉES avec les complications décrites, mettant en jeu le pronostic vital.

▶ Traitement :

∗ FORMES BIEN TOLÉRÉES : surveillance régulière, traitement de l'insuffisance coronaire, traitement anticoagulant.

∗ FORMES MAL TOLÉRÉES : elles peuvent bénéficier, quand elle est possible, de la résection chirurgicale sous circulation extra-corporelle.

ANGINES AIGUËS

▶ Définition :

C'est l'inflammation aiguë, virale ou bactérienne, touchant les formations lymphoïdes du pharynx et notamment les amygdales.

▶ Causes et mécanisme :

Les principales étiologies peuvent être classées selon le tableau ci-dessous :

▶ Signes essentiels :

∗ CLINIQUE :

Les symptômes comprennent dysphagie, picotements pharyngés, fièvre et parfois des signes en faveur d'une étiologie virale (coryza, laryngite, conjonctivite, bronchite, myalgies). L'examen permet de noter un des quatre aspects décrits ci-dessous (v. tableau) et recherche des adénopathies, une splénomégalie (mononucléose infectieuse).

∗ EXAMENS COMPLÉMENTAIRES :

Deux sont systématiques : NFS et prélèvement de gorge ; d'autres sont fonction des

Angines aiguës

ANGINES ÉRYTHÉMATO-PULTACÉES	ANGINES PSEUDO-MEMBRANEUSES	ANGINES ULCÉRO-NÉCROTIQUES	ANGINES VÉSICULEUSES
. streptocoque . autres bactéries – staphylocoque – pneumocoque . virus	. diphtérie . germes banals . mononucléose infectieuse	. association fuso-spirillaire (angine de Vincent)	. herpès . coxsackie A (herpangine du jeune enfant) . zona

étiologies envisagées : dosage des antistreptolysines (ASLO) à répéter 15 jours plus tard (streptocoque), M.N.I. test (mononucléose infectieuse), etc.

► **Éléments de surveillance :**
Ce sont l'examen local et général, l'état d'hydratation, les ASLO, la NFS et la recherche de complications propres à une étiologie particulière : protéinurie, rhumatisme articulaire aigu pour le streptocoque, par exemple.

► **Évolution et complications :**
Voir tableau et éléments de surveillance.

► **Traitement et pronostic :**
Ils sont fonction de la cause. Compte tenu de la fréquence des angines streptococciques la pénicilline est souvent prescrite (*Oracilline*) ; en cas d'allergie les macrolides (*Josacine, Rovamycine*) sont également efficace. Des gargarismes au sérum salé peuvent être faits. Des angines répétées peuvent conduire à une amygdalectomie après avis spécialisé.

ANGINE DE POITRINE OU ANGOR

► **Définition :**
L'angine de poitrine réalise un syndrome douloureux, généralement rétrosternal, traduisant une ischémie myocardique.

► **Causes et mécanisme :**
L'angine de poitrine est due à l'inadaptation momentanée du débit coronaire aux besoins énergétiques du myocarde.
Elle est due le plus souvent à l'athérosclérose (→) coronarienne, qui induit des sténoses artérielles et l'insuffisance coronarienne.
Mais elle peut survenir en cas :
- d'insuffisance ou rétrécissement aortique ;
- de troubles du rythme paroxystique ;
- de cardiomyopathie obstructive ;
- de sténose ostiale syphilitique des coronaires.

En cas de coronarographie normale, un spasme artériel coronaire est évoqué.

► **Signes cliniques :**
La douleur est recherchée par l'interrogatoire, qui permet de définir :

∗ L'ANGOR D'EFFORT TYPIQUE :
- douleur rétrosternale, en barre, intense, constrictive, angoissante, pouvant irradier dans les mâchoires, dos, bras, poignets.
- survenant à l'effort, disparaissant à son arrêt ;
- calmée par la trinitrine.

∗ L'ANGOR DE REPOS : La douleur (avec les mêmes caractères) survient en dehors de l'effort, souvent déclenchée par : l'émotion, le primodécubitus, le froid.

∗ L'ANGOR DE PRINZMÉTAL (→).

∗ L'ANGOR INVALIDANT, état de mal angineux (→ SYNDROME DE MENACE).

► **Examens paracliniques :**

∗ L'ÉLECTROCARDIOGRAMME :
- *En dehors des crises :*
  - L'électrocardiogramme peut être strictement normal.
  - Ailleurs il existe des signes de lésion sous-endocardique (sous-décalage du segment ST) et d'ischémie sous-épicardique (onde T négative et symétrique).
  - Ces signes sont dans le territoire de l'artère coronaire lésée.
- *Au moment des crises :*
  - L'électrocardiogramme confirme le diagnostic en montrant les signes décrits.
  - Un électrocardiogramme normal, inchangé, pendant une crise élimine le diagnostic.

∗ UN ÉLECTROCARDIOGRAMME D'EFFORT (→) peut être indiqué en cas de problèmes diagnostiques difficiles.

∗ LA CORONAROGRAPHIE (→) permet d'affirmer les sténoses des artères coronaires et d'en faire le bilan. Elle est indiquée quand le diagnostic est incertain, lorsqu'un pontage aorto-coronaire (→) est envisagé, ou pour indiquer une angioplastie (→).

► **Surveillance clinique :**
Elle dénombre les crises angineuses, apprécie les modifications éventuelles de la fréquence cardiaque et de la tension artérielle et permet de commencer immédiatement le traitement (trinitrine).

► **Surveillance électrocardiographique :**
Un électrocardiogramme doit être fait au cours de toute douleur lorsque le diagnostic n'est pas certain, ou en cas de douleur prolongée, ne cédant pas à la trinitrine.
L'angine de poitrine peut s'aggraver, devenir invalidante, donner un syndrome de menace (→).

Elle peut se compliquer de mort subite, d'infarctus du myocarde, d'insuffisance cardiaque ischémique, de trouble du rythme paroxystique.

▶ **Traitement :**

∗ DE LA CRISE :

– arrêt de l'effort éventuel ;
– trinitrine que le patient doit croquer et laisser fondre sous la langue (les prises peuvent être répétées au cours de la journée).

∗ TRAITEMENT PRÉVENTIF DES CRISES (→ ANTIANGINEUX) :

– dérivés nitrés retard ;
– bêta-bloquants ;
– inhibiteurs calciques ;
– amiodarone (*Cordarone*) ;
– maléate de perhexilline (*Pexid*).

∗ DILATATION DES ARTÈRES CORONAIRES si la coronarographie l'indique (→ ANGIOPLASTIE).

∗ TRAITEMENT CHIRURGICAL (PONTAGE AORTO-CORONAIRE : →) :

Il est indiqué :

– Lorsque l'angor résiste au traitement médical correct et entraîne une gêne majeure socio-professionelle
– Lorsque la coronarographie l'indique.

ANGIOKÉRATOMES

De petites dilatations vasculaires (angiomes) se recouvrent d'une épaisse couche cornée (kératose) d'où le nom d'angiokératome.

Les angiokératomes surviennent isolément ou s'intègrent dans un contexte particulier.

▶ **Angiokératomes isolés :**

∗ ANGIOKÉRATOME DE MIBELLI :

– Le rôle du froid y paraît net, de même qu'un facteur familial.
– Les lésions apparaissent entre 10 et 15 ans et forment de petites élevures rouges et kératosiques sur les mains et les pieds souvent cyanosés.
– *Le traitement* est local et fait appel à l'azote liquide ou à l'électrocoagulation.

∗ LES ANGIOKÉRATOMES DES ORGANES GÉNITAUX EXTERNES sont très fréquents chez l'homme (scrotum).

▶ **Angiokératomes marqueurs d'une affection dysmétabolique :**

Il s'agit essentiellement de la maladie de Fabry, affection héréditaire touchant l'homme, transmise par la femme.

Les angiokératomes sont disposés en caleçon, à partir de l'adolescence. Ils s'associent à une anomalie des phospholipides, mortelle entre 30 et 50 ans.

Il n'y a pas de traitement.

ANGIOMES

Les angiomes sont des hyperplasies des petits vaisseaux cutanés, voire cutanéo-viscéraux.

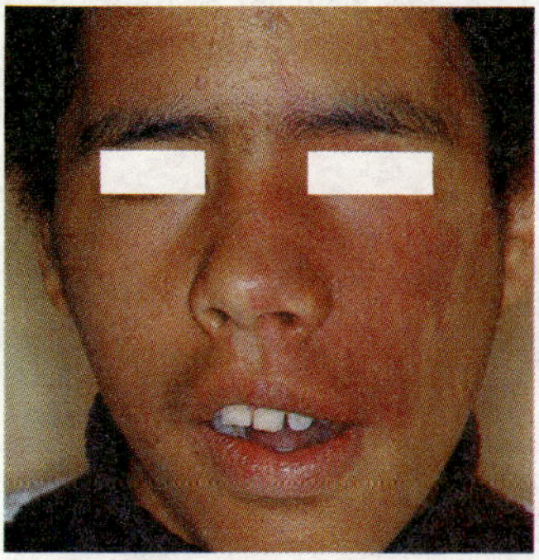

Angiome plan « tache de vin ».

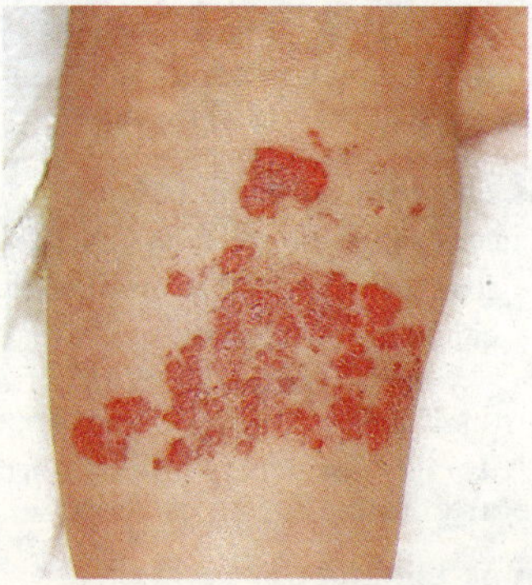

Angiome tubéreux dermique.

ANGIOMES CUTANÉS

▶ **Les angiomes plans** sont des taches rouges ou violacées, existant dès la naissance. On distingue :

* LES ANGIOMES MÉDIANS : touchant le front, la nuque, régressifs spontanément dans les premières années de la vie ; *ils ne doivent donc pas être traités.*

* LES ANGIOMES NON SYMÉTRIQUES : ce sont les classiques « envies », plus foncées, « tache de vin ». Ils ne sont pas spontanément régressifs. On pourra organiser à l'âge adulte un traitement par le laser argon.

▶ **Les angiomes tubéreux dermiques :** saillies fermes, rouge vif, grenues, « en fraise ». La régression spontanée est habituelle. Sinon, *neige carbonique et électrocoagulation* sont efficaces.

▶ **Les angiomes sous-cutanés :** tuméfactions profondes, molasses et froides, recouvertes d'une peau normale, légèrement bleutée, voire d'un angiome plan ou tubéreux (angiome mixte).

Injection sclérosante ou *traitement chirurgical* sont efficaces.

Certains sont aigus, rapidement extensifs, chez un nouveau-né : une *corticothérapie* associée ou non à une *radiothérapie* doit alors être envisagée, malgré leurs inconvénients.

▶ **Les angiomes stellaires :** points rouge vif d'où partent « en étoile » des fines veinules apparaissant à tout âge, en particulier au cours des cirrhoses éthyliques, de la grossesse.

Électrocoagulation fine et *neige carbonique* sont efficaces mais, parfois, suivies de récidives.

▶ **Les angiomes séniles :** petits nodules rouge vif, fermes, enchâssés dans la peau, ce sont les taches rubis, fréquemment rencontrées dans le grand âge, sans signification pathologique ; ne nécessitent *pas de traitement.*

ANGIOMES CUTANÉO-VISCÉRAUX

▶ **Angiome ostéo-hypertrophique** de Klippel-Trenaunay, avec atteinte osseuse d'un membre.

▶ **Angiomes encéphalo-trigéminés :** angiome plan hémifacial et atteinte neurologique (épilepsie).

▶ **Angiomatose de Rendu-Osler :** affection héréditaire avec angiomes cutanés, muqueux et viscéraux.

ANGIOMES CÉRÉBRAUX

Voir *Malformations vasculaires cérébrales*

ANGOR

Voir *Angine de poitrine*

ANGOR DE PRINZMETAL

▶ **Définition :**

L'angor de Prinzmétal réalise une forme particulière d'angine de poitrine, caractérisée par l'apparition à l'électrocardiograme, lors d'une crise douloureuse, d'un courant de lésion sous-épicardique transitoire, sans constitution de nécrose.

▶ **Causes et mécanisme :**

L'angor de Prinzmétal est dû à un spasme transitoire d'une artère coronaire.

▶ **Signes :**

* DOULEUR ANGINEUSE TYPIQUE, spontanée, survenant souvent à la même heure.

* A L'ÉLECTROCARDIOGRAMME : sus-décalage du segment ST dans les dérivations concernant le territoire atteint.

* DISPARITION DES SIGNES ÉLECTRIQUES avec la douleur.

▶ **Évolution et complications :**

* ASSOCIATION FRÉQUENTE DES TROUBLES DU RYTHME OU DE LA CONDUCTION cardiaque lors des crises.

* RISQUE D'ÉVOLUTION VERS UN INFARCTUS.

* RISQUE DE MORT SUBITE.

* LA CORONAROGRAPHIE est indiquée pour faire le bilan des sténoses et éventuellement prouver le spasme coronaire, en faisant un test au *Méthergin* (→).

▶ **Traitement :**

- Indication privilégiée des *inhibiteurs calciques* (→)
- Parfois associés aux autres antiangineux.
- *La chirurgie* (pontage aorto-coronaire) est indiquée en cas de sténose serrée isolée et de spasme localisé sur la sténose, résistant au traitement médical.

ANGUILLULOSE

Voir figure ci-dessous.

▶ Définition :

C'est une parasitose due à la présence dans l'intestin d'un ver rond : Strongyloides stercoralis.

▶ Causes et mécanisme :

La vaste répartition géographique et l'auto-infestation expliquent la difficulté d'éradication de cette parasitose.

▶ Signes essentiels :

∗ CLINIQUE :

Il existe des manifestations :

– lors de la *pénétration cutanée* (souvent à partir d'eau infestée) : prurit, érythème, éruption papuleuse ;

– lors de la *migration larvaire* : toux, expectoration riche en éosinophiles ;

– lors de la *phase intestinale* (développement larvaire duodénal) : douleurs, diarrhée, altération de l'état général.

∗ EXAMENS COMPLÉMENTAIRES :

NFS (à la recherche d'une éosinophilie), examen parasitologique des selles (mise en

Cycles des ankylostomes et des anguillules
Ankylostomes (Ankylostoma duodenale) et necators (Necator americanus). *(Stongyloïdes stercoralis)*

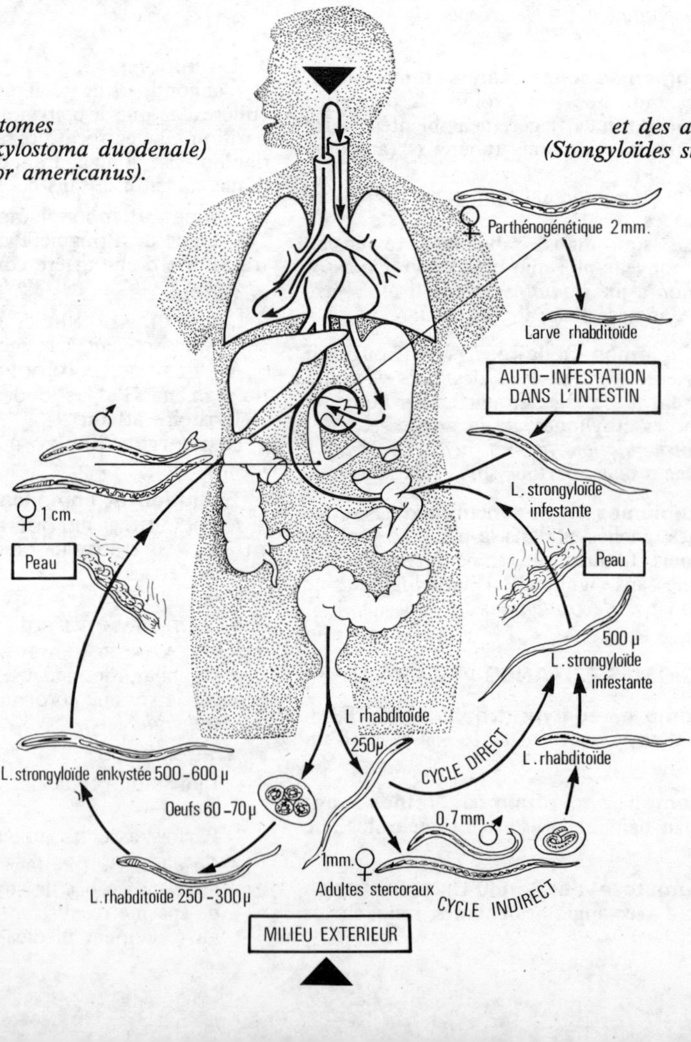

évidence de larves rhabtidoïdes ; technique d'extraction de Baermen, M.I.F. concentration).

▶ Surveillance, évolution, complications :
Des formes graves, voire mortelles, sont possibles, en particulier chez des malades traités par corticoïdes.

▶ Traitement :

∗ LE TRAITEMENT PROPHYLACTIQUE consiste en mesures d'assainissement des eaux et pour les travailleurs des mines par le port de bottes.

∗ LE TRAITEMENT CURATIF est la prise de thiabendazole (*Mintezol*) : soit une dose unique de 40 à 50 mg/kg ou bien 25 mg/kg 2 jours de suite.

ANKYLOSTOMOSE

▶ Définition :
C'est une parasitose due à des vers nématodes hématophages (Ankylostoma duodénale ou Necator americanus).

▶ Causes et mécanisme :
Cette affection strictement humaine s'observe dans les régions tropicales (Afrique centrale, Amérique, Asie, Océanie) et dans certaines mines. Ces nématodes vivent dans la partie supérieure du grêle.

▶ Signes essentiels :

∗ CLINIQUE :
Il existe des manifestations :
- lors de la *pénétration cutanée* (lésions rampantes serpigineuses, sillons rougeâtres),
- lors de la *phase trachéo-pulmonaire* (toux, laryngite) ;
- lors de la *phase digestive* : dysphagie puis douleurs épigastriques (souvent pseudo-ulcéreuses), nausées, troubles du transit.

∗ EXAMENS COMPLÉMENTAIRES :
La NFS recherche une éosinophilie (maximale au 3e mois) et une anémie hypochrome microcytaire (par perte digestive de fer). L'examen parasitologique des selles recherche des œufs dans les selles (si besoin par méthode d'enrichissement).

▶ Traitement :

∗ LE TÉTRACHLORÉTHYLÈNE (*Didakène*) est efficace sur les deux types d'ankylostomes (chez l'adulte : 6 capsules le matin à jeun, 1 toutes les 5 mn, et 6 heures après 30 g de sulfate de soude).

∗ L'HYDROXYNAPHTOATE DE BÉPHÉNIUM (*Alcopar*), atoxique, est aussi moins efficace (1 paquet de 5 g le matin à jeun chez l'adulte).

∗ LE FLUBENDAZOLE (*Fluvermal*) se donne à raison de 100 mg 2 fois par jour pendant 3 jours.

∗ LA PROPHYLAXIE est la même que celle de l'anguillulose (→). C'est une maladie professionnelle (No 28).

ANOMALIES CONGÉNITALES DE LA PAROI ABDOMINALE

▶ Définition :
Défaut de fermeture de la paroi abdominale antérieure, de siège variable.

▶ Signes essentiels :

∗ ANOMALIES OMBILICALES :
- Soit *omphalocèle :* large orifice ombilical par lequel fait hernie un sac translucide sur lequel s'implante le cordon, contenant des anses intestinales, parfois le foie.

Fréquentes malformations associées.
- Soit *hernie dans le cordon,* de petite taille : tuméfaction arrondie à la base du cordon.

∗ ANOMALIES PARAOMBILICALES (*laparoschisis*) :
Extériorisation par un orifice distinct de l'ombilic d'une partie des anses intestinales, qui sont épaissies.

∗ ANOMALIES INFRA-OMBILICALES (*extrophie vésicale*) :
La vessie est ouverte, à nu. Il existe des malformations génitales associées.

∗ APLASIE DE LA MUSCULATURE ABDOMINALE :
Chez le garçon seulement.
Uropathie malformative sévère associée.

▶ Traitement et pronostic :
Le traitement chirurgical est le plus souvent très difficile et la mortalité est élevée, due, d'une part, aux difficultés de traitement, d'autre part, aux malformations associées.

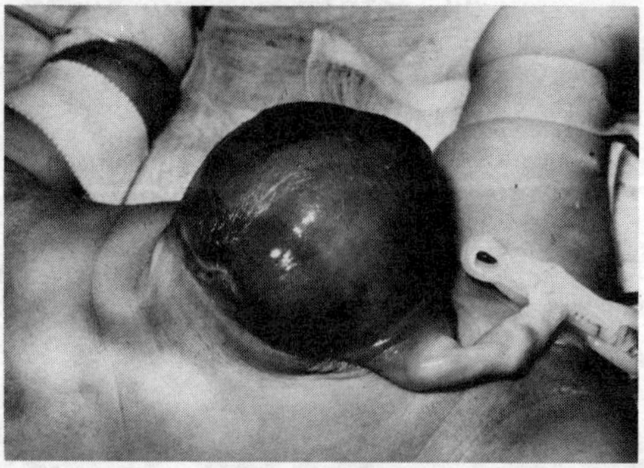

Omphalocèle
(d'après LAUGIER J., *Abrégé de néonatologie,* Masson, Paris, 1980).

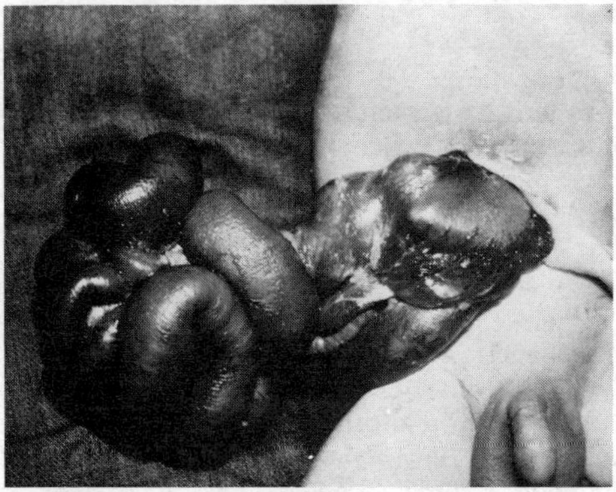

Laparoschisis
(d'après LAUGIER J., *Abrégé de néonatologie,* Masson, Paris, 1980).

ANO-RECTITES

Voir *Rectites*

ANOREXIE

▶ **Définition :**
Refus de manger ; à distinguer d'un trouble ou d'une gêne à la déglutition.

▶ **Causes et mécanisme :**

* CHEZ LE NOURRISSON : anorexie d'opposition due à un conflit entre la mère et l'enfant souvent déclenché par un incident mineur (épisode infectieux, sevrage) ayant conduit la mère à forcer l'enfant à manger.

* CHEZ L'ADOLESCENTE : anorexie mentale (→) maladie psychiatrique.

▶ **Signes essentiels :**

* CHEZ LE NOURRISSON : conservation d'un bon état général, soif normale, excellent éveil psychomoteur, vomissements provoqués.

* CHEZ L'ADOLESCENTE : amaigrissement de plus en plus marqué, constipation, aménorrhée.

▶ **Évolution et complications :**
Les complications ne sont à craindre que dans l'anorexie mentale de l'adolescente : cachexie ; mortalité 5 à 10 %. Le premier signe de guérison est le retour des règles.

▶ **Traitement et pronostic :**

* CHEZ LE NOURRISSON : modifier l'attitude de l'entourage ; dédramatiser ; ne pas parler de nourriture devant l'enfant ; ne jamais utiliser la force ou la ruse pour l'alimenter.
Exceptionnellement psychothérapie.
Pronostic habituellement favorable.

* CHEZ L'ADOLESCENTE : traitement en milieu psychiatrique.
Pronostic réservé : rechutes fréquentes, persistance de troubles névrotiques.

ANOREXIE MENTALE

▶ **Définition :**
Le terme d'anorexie mentale est réservé à un syndrome caractérisé par trois symptômes principaux : l'*anorexie,* l'*amaigrissement* et l'*aménorrhée.* Elle survient avec prédilection chez de jeunes adolescentes.

▶ **Causes et mécanisme :**
Elle représente un des exemples les plus saisissants de la médecine psychosomatique.
L'anorexie mentale est mal nommée ; il n'y a pas anorexie mais lutte contre la faim.
Il n'y a pas d'étiologie neuro-endocrinienne à l'heure actuelle. Tous reconnaissent l'origine mentale de l'affection. L'accord n'est pas fait entre ceux qui voient dans la conduite anorexique un symptôme que l'on peut rencontrer dans

nombre d'affections psychiatriques et ceux qui tentent d'individualiser une entité clinique et psychodynamique spécifique.

▶ Signes cliniques :

Le début passe souvent inaperçu. Il survient généralement chez une adolescente de 15 à 20 ans de niveau intellectuel souvent important, avec une restriction alimentaire où dominent la négation et la dissimulation, entraînant un amaigrissement.

Souvent l'hospitalisation n'a lieu qu'à la phase d'état où le diagnostic est évident, si on y pense.

* L'ANOREXIE : Le refus d'aliment est souvent massif après l'accentuation des restrictions alimentaires qui deviennent bientôt le centre des préoccupations familiales.

* L'AMAIGRISSEMENT est considérable ; en moyenne de 20 à 30 % du poids du corps, avec des signes somatiques : déshydration, bradycardie et hypotension.

* L'AMÉNORRHÉE est constante, le plus souvent secondaire, mais parfois primitive, précédant la restriction alimentaire.

* L'ATTITUDE PSYCHOLOGIQUE est assez stéréotypée :

- La méconnaissance systématique de symptômes est habituelle.
- Une hyperactivité est fréquente qui contraste de façon saisissante avec l'altération de l'état général, avec deux domaines préférentiels : hyperinvestissement scolaire et culinaire (préparer les plats d'autrui).
- Parfois une perception « délirante » de l'image de soi existe, avec un idéal esthétique de la maigreur.
- Les difficultés relationnelles majeures existent toujours, les relations sociales sont toujours pauvres, la vie sexuelle est nulle.

* D'AUTRES ÉLÉMENTS peuvent s'associer :

- vomissements provoqués ;
- prises répétées de laxatifs.

▶ Examens paracliniques :

Ils servent à apprécier le retentissement biologique et endocrinien de l'état de dénutrition, et à éliminer une cause organique, jamais retrouvée dans la forme typique.

On retrouve :

- une hypoglycémie ;
- un retard dans l'élimination de l'eau ;
- le cholestérol est élevé ;
- l'anémie modérée.

Lors des dénutritions massives, on constate une hypoprotéinémie, des perturbations électrolytiques, l'hypokaliémie fait suspecter l'abus de laxatifs. Il existe des troubles non spécifiques de l'ensemble des fonctions hypophysogonadiques secondaires.

Le bilan EEG, radios du crâne, FO est normal ; au moindre doute une scanner doit être demandé ; il a été décrit des anomalies réversibles dues à la déshydratation

▶ Éléments de surveillance :

La surveillence somatique est quotidienne à la phase aiguë. Les courbes du pouls, de TA et de température sont quotidiennes. Au début, le poids est pris tous les jours à la même heure et la courbe est placée dans la chambre.

Une vigilance constante doit s'exercer, au début, afin d'éviter les comportements de dissimulation de la malade :

- jeter la nourriture ;
- vomir ;
- abuser des laxatifs.

De même, il faut éviter toute entorse à ce qui a été prévu ; il faut demeurer extrêmement strict quant au programme établi : ainsi, l'isolement, utilisé au début parfois, doit être strict, et rompu sous aucun prétexte.

Il faut veiller à réduire l'activité de la patiente toujours trop disposée à aider.

▶ Évolution :

Elle dure souvent des années. Le pronostic est sérieux. La régression spontanée n'est pas habituelle, bien au contraire, la conduite anorexique tend à se fixer. Le risque vital existe ; les améliorations, centrées exclusivement sur le poids, sont temporaires.

Le retour des règles est considéré souvent comme le seul critère d'une véritable guérison.

Le pronostic ultérieur est variable :

- une patiente sur trois guérit définitivement avec insertion sociale habituelle ;
- une patiente sur trois guérit incomplètement ; il persiste des fluctuations pondérables avec des accès de boulimie et d'anorexie ; des difficultés sexuelles ;
- une patiente sur trois s'aggrave, avec chronicisation des troubles, ou évolution vers la dissociation schizophrénique.

▶ Traitement :

Il semble qu'il devrait être précoce ; or le diagnostic est souvent porté tardivement. De plus, il existe une certaine hésitation à adresser les anorexiques en psychiatrie.

L'hospitalisation s'impose d'urgence devant les états cachectiques, même si l'activité semble respectée.

Au début on a fréquemment recours à un contrat comportant l'isolement avec séparation totale de la famille. L'isolement sera maintenu jusqu'à la reprise d'un poids satisfaisant, fixé à l'avance.

L'emploi d'antidépresseurs peut être utile étant donné la fréquence des syndromes dépressifs avec inhibition observés au cours de l'évolution.

La relation avec l'anorexique est personnalisée au maximum et fondée sur une attitude très douce, très calme, et aussi très ferme.

Tout ce qui a trait à l'alimentation est formulé au début de l'hospitalisation.

La psychothérapie est une dimension fondamentale du traitement. Adaptée à chaque cas, parfois difficile à instaurer devant l'absence de demande, elle utilise des techniques variées (psychothérapie directive, analytique, psychodrame, relaxation). Une intervention psychothérapique au niveau des parents est indispensable pour éviter des décisions intempestives et pour modifier une dynamique familiale propre à pérenniser le symptôme (thérapie familiale). Risque vital : 2 %.

ANOSMIES

L'anosmie est la perte de l'odorat.

Elle peut être complète ou partielle, uni ou bilatérale.

Ses étiologies sont :

► **Anosmies aiguës :**

- traumatismes crâniens avec fracture de l'étage antérieur de la base du crâne ;
- rhino-sinusites aiguës ; l'anosmie est alors habituellement régressive.
- postopératoires : neurochirurgie.

► **Anosmies progressives :**

- tumeurs de l'étage antérieur de la base du crâne.

► **Anosmie congénitale :** Syndrome de Kallman-de Morsier par atrophie de la zone du cerveau qui normalement intègre les odeurs (rhinencéphale). Ce syndrome s'associe à un hypogonadisme (→).

ANTHRAX

► **Définition :**

C'est un agglomérat de furoncles (dont le siège habituel est la nuque ou le dos).

► **Signes essentiels :**

C'est un placard rouge, surélevé, douloureux, qui se couvre de cratères furonculeux évoluant en plusieurs poussées, avec formation de bourbillons et confluence, puis suppuration avec évacuation de sphacèles ; la cicatrisation est lente. Il est de règle de rechercher un diabète ou une anomalie immunitaire.

► **Traitement :**

Ce sont les antibiotiques antistaphylococciques et les soins locaux.

ANURIE

► **Définition :**

C'est la défaillance brutale et totale des fonctions rénales traduite cliniquement par l'absence d'émission d'urine et par un sondage vésical qui ne ramène pas d'urine. On rapproche les insuffisances rénales aiguës (I.R.A.) à diurèse conservée.

► **Causes et mécanisme :**

L'anurique est rencontré dans deux conditions bien différentes :

* L'ANURIQUE EN MILIEU CHIRURGICAL :

Il s'agit :

- d'une insuffisance rénale *fonctionnelle* (→) ;
- d'une insuffisance rénale *organique* ; il existe un état de choc dû à :
  - une *infection sévère* : anurie postopératoire de la chirurgie des voies urinaires, biliaires, digestives, en état septicémique ;
  - une *hémolyse aiguë* : septicémies, accidents transfusionnels (donneur dangereux, agglutinines irrégulières) ;
  - un *choc hémorragique*, un *choc obstétrical.*
- des *brûlures étendues, de pancréatite*, de *syndrome de Bywaters* (→).

* LE MALADE VIENT A L'HOPITAL PARCE QU'IL N'URINE PLUS.

Il s'agit :

- d'un *obstacle sur la voie excrétrice* : lithiase, tumeur, sclérose rétropéritonéale (→) ;
- d'une *cause toxique* (tubulonéphrite aiguë) : médicaments (Antibiotiques : kanamycine, céphaloïdine, méthane sulfonate de colistine, sulfamides. Analgésiques : *Glifanan.* Produits de contraste iodé). Tétrachlorure de carbone, Bichlorure de mercure. Éthylène glycol (antigel) ;
- d'une *cause allergique* (tubulonéphrite aiguë) : phénindione, méthicilline, phénylbutazone, rifampicine ;

– d'un *syndrome néphritique aigu* (→ GLOMÉRULONÉPHRITES AIGUËS) ;
– d'une *H.T.A. maligne* (→ NÉPHROPATHIES VASCULAIRES).

▶ **Signes cliniques et paracliniques :**

∗ LE SYNDROME D'I.R.A. associe des éléments cliniques et biologiques dont l'appréciation permet de juger si une épuration extra-rénale est immédiatement nécessaire ou si des explorations complémentaires peuvent être poursuivies.

Ce sont :

– des urines dont les concentrations en urée et en sodium sont effondrées ;
– une hyperhydratation globale appréciée sur le poids, la T. A., le ionogramme sanguin (hyponatrémie), l'hématocrite, la protidémie ;
– une rétention azotée d'autant plus rapide qu'il existe un hypercatabolisme (péritonite) ;
– une élévation régulière de la créatininémie et de l'uricémie ;
– une hyperkaliémie favorisée par l'hypercatabolisme protidique et l'acidose, appréciée sur le ionogramme et l'E.C.G. ;
– une insuffisance métabolique par rétention d'acide responsable d'une hyperventilation.

∗ L'ÉCHOGRAPHIE précise la morphologie et surtout la taille des reins, l'existence d'un obstacle.

∗ L'UROGRAPHIE INTRAVEINEUSE avec néphrotomographies précoces et clichés tardifs peut être faite même avec des chiffres d'urée élevés. Seul le diabète ou le myélome déshydraté sont des contre-indications.

Elle montre :

– deux petits reins : il s'agit d'une *néphropathie chronique* passée inaperçue jusque-là ;
– deux gros reins symétriques : les cavités sont fines, il s'agit d'une *néphropathie aiguë* ; les cavités sont dilatées, il s'agit d'un *obstacle* visible ou non sur les clichés ;
– un petit rein muet, un gros rein controlatéral : il s'agit d'un *obstacle* ayant détruit à bas bruit un rein et atteignant maintenant l'uretère opposé.

∗ L'URÉTÉRO-PYÉLOGRAPHIE RÉTROGRADE confirme dans le doute l'obstacle et est le premier geste opératoire.

▶ **Surveillance d'un malade anurique :**

Une surveillance clinique et biologique sur les éléments du syndrome déjà cité jusqu'à la reprise de diurèse permet de poser l'indication de séances d'hémodialyse. La surcharge hydrique, l'hyperkaliémie, la polyurie et la fuite potassique à la phase de reprise de diurèse d'une tubulonéphrite aiguë, le syndrome de levée d'obstacle (→) sont les complications principales à éviter.

▶ **Évolution :**

∗ ELLE DÉPEND DE LA MALADIE CAUSALE ET DU TYPE D'ATTEINTE RÉNALE.

Une tubulopathie, une néphropathie tubulo-interstitielle aiguë régressent généralement en 3 semaines, de même qu'un syndrome néphritique aigu.

∗ UNE NÉCROSE CORTICALE mais aussi une NÉCROSE TUBULAIRE sévère peuvent être définitives.

∗ UN OBSTACLE LEVÉ PRÉCOCEMENT en l'absence d'infection est suivi d'une récupération rapide.

▶ **Traitement des I.R.A. organiques :**

Le traitement des anuries compliquant un choc aigu est avant tout celui du choc avec restauration d'une masse sanguine efficace et d'une bonne tension artérielle assurant la perfusion rénale.

L'épuration extra-rénale aujourd'hui essentiellement par l'hémodialyse maintient l'urée en dessous de 50 mmol/l. Elle permet un apport calorique et protéique élevé en évitant la surcharge hydrique ; elle diminue le risque d'hémorragie digestive due à la rétention azotée ; elle maintient un équilibre électrolytique correct.

ANXIÉTÉ

Voir aussi *Névrose d'angoisse*

L'anxiété est transnosographique et se retrouve dans toute la pathologie psychiatrique avec des intensités variables et elle aussi liée à la pathologie somatique.

▶ **Les troubles anxieux peuvent être séparés en différents chapitres** dont surtout les troubles paniques ou crises d'anxiété aiguë et, d'autre part, l'anxiété généralisée sont les plus importants. Les attaques de panique sont à peu près équivalentes à la crise d'angoisse aiguë avec le sentiment de danger imminent, des signes de dépersonnalisation et de nombreux signes somatiques (tachycardie, dyspnée, tremblements, sueurs).

* IL FAUT ÉLIMINER une pathologie organique (hypoglycémie, angor, etc.), une pathologie psychiatrique (dépressive ou psychotique) et une pathologie de sevrage (alcoolique, aux benzodiazépines).

* ACTUELLEMENT LES ATTAQUES DE PANIQUE sont considérées comme un sous-groupe distinct de l'anxiété chronique. En particulier la prévention repose plus sur les antidépresseurs que sur les benzodiazépines.

► **Ces troubles sont souvent associés à des phobies.** D'où l'intérêt des thérapies comportementales chez ces patients.

AORTITE SYPHILITIQUE

► **Définition :**

L'aortite syphilitique représente une complication à long terme de la syphilis avec des localisations essentiellement sigmoïdiennes aortiques et coronaires.

► **Causes - Mécanisme :**

La localisation aortique de la maladie syphilitique réalise 20 à 30 ans après l'infection initiale un épaississement de l'aorte dont la face interne est couverte de plaques fibreuses parfois calcifiées et ulcérées de siège toujours sus-sigmoïdien. L'extension des lésions aux commissures aortiques entraîne une insuffisance aortique ; l'extension aux orifices coronaires peut entraîner une occlusion ostiale.

► **Signes :**

* CLINIQUES :

L'aortite peut n'avoir aucune traduction clinique, peut entraîner une insuffisance aortique particulière par son souffle diastolique perçu au foyer aortique et par un clangor du deuxième bruit, peut encore entraîner une insuffisance coronaire sans caractéristique particulière.

* PARACLINIQUES :

- *Radiologiques :* dilatation de l'aorte ascendante avec liseré calcaire, éventuelle cardiomégalie avec signe de la sonnette en radioscopie en cas de fuite aortique.
- *Électriques :* hypertrophies auriculaire et ventriculaire gauches en cas de fuite, ischémie-lésion sous-endocardique en cas d'insuffisance coronaire.
- *Échocardiographiques :* évaluation du retentissement des lésions sur le ventricule gauche.
- *Hémodynamiques :* On pratique un cathétérisme gauche avec coronarographie afin de préciser l'importance d'une éventuelle fuite aortique et le mécanisme d'une éventuelle insuffisance coronaire.
- *Biologiques :* réactions sérologiques positives.

► **Évolution :**

Aggravation progressive d'une insuffisance aortique avec risques particuliers de greffe bactérienne et de mort subite, aggravation d'une insuffisance coronaire avec parfois état de mal angineux et rareté de l'infarctus.

► **Traitement :**

* TRAITEMENT ÉTIOLOGIQUE par pénicilline à doses croissantes afin d'éviter une réaction d'Herxheimer particulièrement dangereuse en cas d'angine de poitrine.

* TRAITEMENT SYMPTOMATIQUE habituel d'une insuffisance cardiaque ou de douleurs angineuses.

* En cas de résistance à un traitement médical bien conduit, EXCISION CHIRURGICALE du tissu fibreux obstruant les orifices coronaires ou remplacement valvulaire aortique.

APHTOSE

► **Définition :**

- Les aphtes sont des ulcérations le plus souvent muqueuses, buccales ou génitales, douloureuses, volontiers récidivantes.
- Exceptionnellement, ils s'intègrent dans une maladie générale : la maladie de Behçet.

► **Causes et mécanisme :**

- Ils sont inconnus : rôle d'un virus ?
- Un facteur génétique est probable.
- Certains aliments sont réputés favoriser les poussées (noix, raisin, gruyère, etc.).

► **Aspects cliniques :**

- Les aphtes sont des ulcérations, de 2 à 10 mm de diamètre, à bords nets, à fond

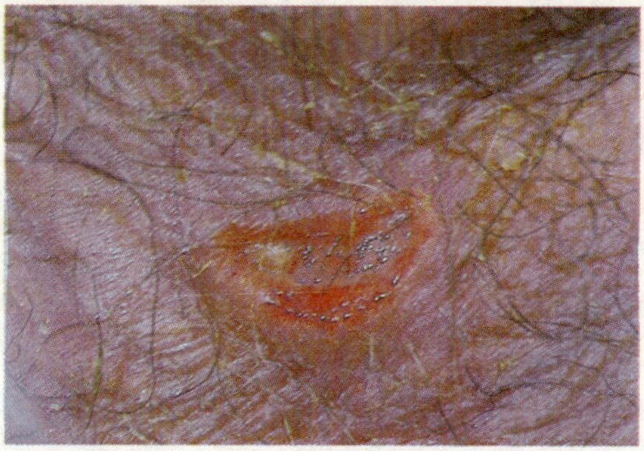

Aphte scrotal.

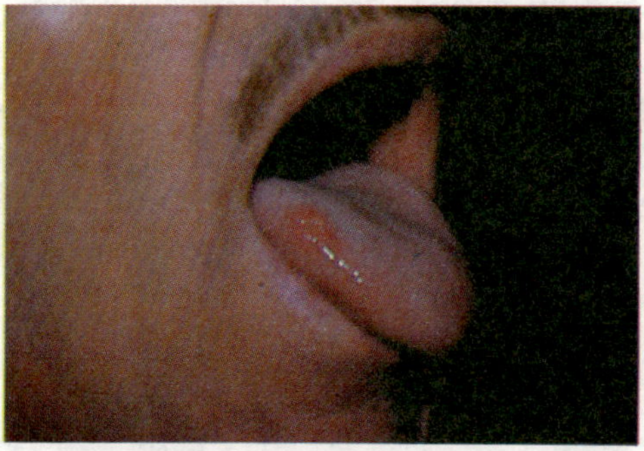

Aphte buccal.

jaune « beurre frais », entourées d'un halo rouge vif.
- Ils sont multiples au cours d'une poussée.
- Ils siègent souvent dans la cavité buccale avec une prédominance sur les muqueuses mobiles : leur caractère douloureux gêne la parole et la mastication.

► **Examens complémentaires :**
Le diagnostic est clinique.

► **Évolution :**

∗ LA POUSSÉE guérit spontanément en 10 à 15 jours mais les récidives sont fréquentes à partir de la puberté pour décroître ensuite.

∗ A la poussée buccale peuvent s'associer des LÉSIONS GÉNITALES : c'est l'*aphtose bipolaire,* le plus souvent bénigne.

∗ Rarement à cette aphtose bipolaire s'associent des MANIFESTATIONS GÉNÉRALES, parfois très graves : atteintes oculaires neurologiques, phlébites, arthrites ; c'est la *maladie de Behçet* dont le pronostic est beaucoup plus réservé.

► **Traitement :**
Il n'y a pas de traitement véritablement efficace.
On utilise : applications locales d'antalgique (*Aspirine*), d'anesthésiques (*Xylocaïne*), d'antiseptiques, voire d'antibiotiques (cyclines) ou de corticoïdes.

APLASIES MÉDULLAIRES

Voir *Insuffisance médullaire*

APPENDICITE

► **Définition :**
C'est l'inflammation aiguë de l'appendice. C'est la plus fréquente des affections chirurgicales aiguës, elle nécessite l'intervention d'urgence.

► **Causes et mécanisme :**
Il peut s'agir d'une infection favorisée par la stase, d'une obstruction par un coprolithe.

∗ CLINIQUE :
- *Forme typique :* Elle survient brutalement chez un sujet jeune par une douleur aiguë de siège volontiers épigastrique ou périombilical au début, puis dans la fosse iliaque droite (F.I.D.). Elle peut s'accompagner de nausées, vomissements, trouble du transit. La fièvre est modérée (38 °C), le pouls en rapport. Il y a une douleur à la compression (et/ou à la décompression) de la F.I.D., une défense au point de Mac Burney et une douleur à droite au toucher rectal. L'hyperleucocytose à polynucléaires est habituelle.
- *Formes trompeuses :*
  - *appendicite rétrocaecale* avec parfois psoïtis ;
  - *appendicite pelvienne,* qui simule une affection urinaire ou gynécologique ;
  - *appendicite sous-hépatique,* qui simule une cholécystite ;
  - *appendicite du vieillard* à forme d'occlusion fébrile ou pseudo-tumorale.

∗ LES EXAMENS COMPLÉMENTAIRES comprennent NFS, abdomen sans préparation, bilan préopératoire, culot urinaire, voire U.I.V., en cas de doute diagnostique

▶ **Éléments de surveillance :**
État du transit intestinal, vomissements, courbes de pouls, température, T.A., diurèse, NFS (en pré et postopératoire), puis aspect de la cicatrice, retour du transit, etc.

▶ **Évolution et complications :**
Ces dernières sont, en principe, évitées par l'intervention d'urgence ; il s'agit de :

∗ PERFORATION EN PÉRITOINE LIBRE, source de *péritonite aiguë généralisée* avec contracture et iléus paralytique.

∗ PERFORMATION EN PÉRITOINE CLOISONNÉ, souvent masquée par des antibiotiques, donnant un empâtement douloureux ou *plastron appendiculaire.*

∗ D'UN TABLEAU TOXIQUE, en cas d'appendicite gangréneuse, avec choc, tachycardie, prostration, etc.

▶ **Traitement :**
C'est l'appendicectomie d'urgence.

ARACHNODACTYLIE OU MALADIE DE MARFAN

Maladie héréditaire comportant :
- une longueur anormale des membres, des doigts et des orteils ;
- des anomalies oculaires ;
- des anomalies cardiaques ;
- une cyphoscoliose.

ARRÊT CIRCULATOIRE

▶ **Définition :**
Cessation de contractions cardiaques efficaces, entraînant un effondrement du débit cardiaque, l'abolition de toute pression artérielle, et réalisant un état de mort apparente.

▶ **Causes et mécanisme :**
Si la réanimation n'intervient pas, en 3 à 4 minutes, des lésions cérébrales anoxiques définitives seront constituées.

De nombreuses causes sont possibles, avec un mécanisme commun : l'anoxie myocardique. Seul un électrocardiogramme fait en urgence, pendant les manoeuvres de réanimation, permet un traitement adapté.

▶ **Signes cliniques :**
Le patient est sans connaissance, en apnée, sans pouls fémoraux ou carotidiens, sans bruits du cœur à l'auscultation. Les pupilles doivent être en myosis (la mydriase étant très péjorative).

▶ **Conduite à tenir :**

∗ DOIVENT ÊTRE COMMENCÉS IMMÉDIATEMENT :
- le massage cardiaque externe (→) ;
- la ventilation par le bouche-à-bouche, masque à oxygène, ou au mieux intubation trachéale et ventilation au ballon.

∗ UNE VOIE VEINEUSE CENTRALE doit être mise en place, avec perfusion de solutés alcalins.

∗ L'ÉLECTROCARDIOGRAMME peut montrer :
- une fibrillation ventriculaire (→) nécessitant un choc électrique externe ;
- une bradycardie importante, un bloc auriculo-ventriculaire complet, nécessitant la perfusion d'*Isuprel,* puis éventuellement un entraînement électrosystolique externe :
- une dissociation électromécanique, un tracé plat.

▶ **Pronostic :**
Grave. Lorsque l'activité cardiaque efficace réapparaît, il faut continuer la surveillance, du fait d'une récidive possible. Deux éléments essentiels sont à surveiller :
- le retour de la conscience :
- la reprise de la diurèse.

La cause de l'arrêt circulatoire devra être traitée lors de la récupération.

ARTÉRIOPATHIE OBLITÉRANTE DES MEMBRES INFÉRIEURS

▶ Définition :

L'artériopathie chronique oblitérante des membres inférieurs est la conséquence des lésions artérielles causées par l'athérosclérose.

▶ Causes - Mécanisme :

Sous l'influence d'un certain nombre de facteurs de risque, l'athérosclérose va entraîner une rigidité de la paroi artérielle avec diminution du calibre et irrégularité de la lumière. La plaque d'athérome va ensuite se calcifier, s'étendre en superficie et en profondeur, puis s'ulcérer vers la lumière pour finalement entraîner un caillot sanguin.

▶ Signes :

* CLINIQUES : L'interrogatoire recherche la claudication intermittente qui est une crampe survenant à la marche, toujours pour la même distance, le plus souvent au mollet, et obligeant à l'arrêt de la marche. On recherche également des douleurs de décubitus, permanentes, entraînant une insomnie et de plus sombre pronostic. Enfin à un stade de plus apparaissent des troubles trophiques très douloureux. L'examen recherche des troubles trophiques, apprécie la température cutanée et surtout l'existence ou non des pouls à tous les niveaux, que la prise des oscillations artérielles viendra confirmer.

* PARACLINIQUES :

- *Biologiques :* dépistage d'un diabète, d'un trouble du métabolisme des lipides, d'une hyperuricémie. A côté de ces facteurs de risque biologiques, il faut également rechercher une obésité, un tabagisme, une hypertension artérielle, un facteur héréditaire.
- *Examen Doppler des membres inférieurs :* Il met en évidence l'existence d'une réduction des flux ou d'une sténose et permet d'en préciser le siège sur la hauteur de l'axe artériel.
- L'échographie artérielle et l'analyse spectrale du Doppler pulsé précisent encore les données obtenues.
- *L'angiographie numérisée :* Pratiquée essentiellement lorsqu'une intervention chirurgicale est envisagée, elle permet un bilan précis des lésions, apprécie l'état des parois artérielles, et permet également un contrôle postopératoire en cas d'intervention ; l'artériographie a perdu l'essentiel de ses indications.

▶ Surveillance :

L'efficacité du traitement est jugée sur la persistance ou non des douleurs, de la réapparition d'un pouls, de la coloration et de la température cutanée. Les soins de nursing sont également très importants afin d'éviter l'apparition de troubles trophiques.

▶ Évolution :

En l'absence de traitement l'évolution se fait par poussées : pouvant parfois se stabiliser, le plus souvent s'aggravant soit de façon aiguë dans le cadre d'une ischémie aiguë, soit de façon plus progressive avec apparition de douleurs de décubitus ou apparition d'une gangrène de très mauvais pronostic.

▶ Traitement :

* DANS TOUS LES CAS, il faut supprimer les facteurs de risque de la maladie athéromateuse.

* LE TRAITEMENT MÉDICAL comporte toujours la marche afin de développer la circulation collatérale de suppléance ; on pourra y adjoindre selon les cas un traitement anticoagulant, anti-inflammatoire, vasodilatateur.

* LE TRAITEMENT CHIRURGICAL comporte, d'une part, la sympathectomie lombaire qui améliore surtout la circulation cutanée, et, d'autre part, la chirurgie de revascularisation par désobstruction artérielle (thromboendartériectomie) et par pontage avec un matériel prothétique ; en cas d'échec du traitement seule demeure la possibilité de l'amputation.

ARTÉRIOSCLÉROSE

Voir *Athérosclérose et ses facteurs de risque (artériosclérose, athérome)*

ARTÉRITE GIGANTO-CELLULAIRE OU ARTÉRITE TEMPORALE (MALADIE DE HORTON)

▶ Définition :

Il s'agit d'une maladie artérielle touchant surtout les femmes après la soixantaine. C'est une collagénose assez rare, dont les rapports avec la pseudo-polyarthrite rhizomélique (→) sont bien connus. Les trois tuniques de l'artère sont touchées, c'est donc une panartérite (→ POLYARTHRITES).

▶ Signes cliniques :

L'affection débute le plus souvent lentement, avec des douleurs diffuses, de type inflammatoire (nocturnes), une asthénie de plus en plus profonde, un amaigrissement, une baisse de l'état général. La fièvre s'allume, mais reste modérée. Il existe surtout des céphalées temporales, lancinantes, pulsatiles. Parfois les douleurs sont plutôt localisées aux racines des membres, et peuvent constituer des formes de passage vers la pseudo-polyarthrite rhizomélique. Le diagnostic est affirmé par la palpation de la région douloureuse : l'artère temporale ne bat pas, ou peu, et la région est tuméfiée et douloureuse.

▶ Signes paracliniques :

Il existe une anémie modérée, une discrète leucocytose à réaction neutrophile, et surtout la vitesse de sédimentation est très franchement accélérée, dépassant souvent 100 mm à la première heure. L'électrophorèse montre une hyperalpha-2 et une hypergammaglobulinémie.

Il n'y a pas de lésion radiologique spéciale mais la *biopsie de l'artère temporale* montre l'artérite giganto-cellulaire.

▶ Évolution et surveillance :

* La complication la plus redoutable est constituée par une CÉCITÉ IRRÉVERSIBLE (l'artérite gagne de proche en proche) parfois précédée d'une simple amaurose transitoire. Les examens ophtalmologiques doivent donc impérativement être répétés. Mais la maladie est spontanément guérissable en 6 mois à 2 ans.

* LA SURVEILLANCE est donc celle de toute atteinte de l'état général (fièvre, poids, force physique, etc.) et de l'intensité des céphalées.

▶ Traitement :

Malgré les guérisons spontanées, la gravité des complications ophtalmologiques fait que toute malade porteuse de l'affection doit être mise d'urgence sous *dérivés cortisonés* par voie générale. Les doses sont dégressives mais à condition de vérifier souvent la vitesse de sédimentation qui constitue un excellent test de surveillance évolutive.

ARTHRITES (GÉNÉRALITÉS)

▶ Définition :

On appelle arthrite une lésion articulaire inflammatoire quelle qu'en soit la cause (→ POLYARTHRITES, CLASSIFICATION).

▶ Causes et mécanisme :

Le point de départ d'une arthrite se fait toujours à partir d'une inflammation de la *synoviale,* qui va gagner de proche en proche.

Les causes en sont extrêmement variées et peuvent schématiquement être classées en trois catégories.

* CAUSES INFECTIEUSES à germes divers, pyogènes ou non (→), tuberculeuses (→) mélitococciques (→) virales (→) et parasitaires,

* CAUSES « RHUMATISMALES », d'origine le plus souvent inconnue au cours de la polyarthrite rhumatoïde ou chronique évolutive (→), de la spondylarthrite ankylosante (→) des diverses collagénoses (→), du psoriasis (→), etc.

* CAUSES MÉTABOLIQUES : arthrites de la goutte (→) ou de la chondrocalcinose articulaire diffuse (→).

▶ Signes cliniques :

En dehors de certaines particularités propres à chaque maladie, les arthrites se manifestent toujours par les signes suivants : douleur et impotence fonctionnelle. La douleur est maximale pendant la nuit, surtout dans la deuxième partie, et se prolonge assez tard dans la matinée. Par contre, le soir, les malades souffrent moins. La douleur du petit matin, réveillant le malade et l'empêchant de se rendormir, est typique de l'inflammation.

Les articulations touchées sont rouges, tuméfiées, chaudes ; l'examen met le plus souvent en évidence un épanchement articulaire.

▶ Signes paracliniques :

* LES RADIOGRAPHIES mettent en évidence divers signes parfois variables en fonction de la maladie en cause, mais où l'on retrouve toujours :
– un *pincement de l'interligne articulaire ;*
– une *irrégularité des surfaces* en présence ;
– une *déminéralisation* locale ou locorégionale, parfois microgéodique.

* DANS LE SANG, le stigmate majeur est représenté par *l'accélération de la vitesse de sédimentation* avec ses corollaires : hyperalpha-2 et/ou hypergammaglobulinémie sanguines. Les autres signes d'inflammation sont en rapport avec la maladie causale et seront donc détaillées à chaque occasion.

▶ Éléments de surveillance :

L'articulation enflammée doit être mise au repos, soit que le malade garde le lit, soit que l'articulation soit immobilisée par un plâtre ou un bandage. Des ponctions ou infiltrations articulaires (→) peuvent être éventuellement faites. Mais l'essentiel est de manipuler le membre atteint avec la plus grande douceur. Bien entendu, l'état général (température, poids, courbe d'urines, appétit) est aussi à surveiller.

▶ Évolution et complications :

Il est rare aujourd'hui qu'une inflammation articulaire s'abcède. Par contre, le passage à la chronicité est toujours désagréable. De plus, s'installe rapidement une atrophie des muscles de voisinage, qui augmente encore l'impotence fonctionnelle. L'inflammation peut évoluer vers la cédation spontanée, au prix de séquelles à type de raideurs articulaires et de rétractions tendineuses.

▶ Traitement :

∗ LES ANTALGIQUES ET SURTOUT LES ANTI-INFLAMMATOIRES (→) sont le traitement de choix. On les administre par voie générale ou par voie locale (pommades, infiltrations). Selon la cause, des antibiotiques peuvent y être associés.

∗ On peut avoir recours à des PLÂTRES DE POSTURE, surtout pendant la nuit.

∗ LA KINÉSITHÉRAPIE (→) est prescrite à la fin, lorsque les douleurs se sont suffisamment amendées pour permettre la mobilisation de l'articulation. Mais des contractions isométriques peuvent être entreprises très rapidement.

∗ Enfin, on peut avoir recours aux CURES THERMALES (→).

ARTHRITES INFECTIEUSES NON TUBERCULEUSES

▶ Définition :

Ce sont des arthrites dues à la localisation articulaire d'un germe infectieux. Le diagnostic est fait lors de la découverte du microbe dans l'articulation par ponction synoviale. Ce sont des maladies de plus en plus rares depuis l'avènement des antibiotiques.

▶ Signes cliniques communs :

Ce sont les signes de l'arthrite, mais il s'y ajoute de la fièvre, une baisse de l'état général, et les ganglions satellites sont engorgés.

▶ Signes paracliniques communs :

Dans le sang, outre l'accélération de la vitesse de sédimentation, il existe une discrète anémie et surtout une hyperleucocytose avec réaction polynucléaire neutrophile à plus de 75 % (→ *Liquide synovial*).

▶ Causes :

∗ On distingue des ARTHRITES À STREPTOCOQUES, qui surviennent au cours des septicémies, et sont facilitées par certaines affections telles que cancers ou diabète décompensés. Il ne faut pas les confondre avec les rhumatismes streptococciques dont l'exemple majeur est le rhumatisme articulaire aigu.

∗ Les ARTHRITES À STAPHYLOCOQUES se voient surtout lors des fautes d'asepsie au cours des infiltrations articulaires.

∗ TOUS LES GERMES peuvent être rencontrés (colibacilles, proteus, etc.).

▶ Surveillance et traitement :

Un phlegmon articulaire est une urgence médico-chirurgicale. On doit drainer l'articulation par lavages et mettre le malade sous antibiothérapie massive (→ aussi ARTHRITES, GÉNÉRALITÉS).

ARTHRITES MÉLITOCOCCIQUES

▶ Définition et causes :

Il s'agit de la localisation ostéo-articulaire d'un des germes de la brucellose (fièvre de Malte). La maladie est plus fréquente dans certaines professions (vétérinaires, équarisseurs, bouchers, bergers). Les localisations se font surtout sur le rachis et les hanches.

▶ Signes cliniques :

Si les douleurs osseuses, articulaires et musculaires font partie de la brucellose elle-même, il existe par ailleurs :

- des *arthrites aiguës :*
  - polyarthrite (pseudo-rhumatisme méditerranéen), qui ressemble un peu au rhumatisme articulaire aigu ;
  - monoarthrite touchant une grosse articulation avec une allure pseudo-phlégmoneuse.
- des *ostéoarthrites chroniques,* les plus fréquentes, survenant lors de la convalescence de la mélitococcie. Elles touchent les

les articulations coxo-fémorales sacro-iliaques, le rachis, et ont un aspect qui rappelle beaucoup celui de la tuberculose ostéo-articulaire (d'où, par exemple, le terme de pseudo-coxalgie méditerranéenne).

▶ **Signes paracliniques :**

* LES SIGNES RADIOLOGIQUES sont en général retardés de 3 à 6 semaines. Les lésions constructives prédominent.

* LES SIGNES BIOLOGIQUES montrent : une leucopénie avec lymphocytose, une accélération de la vitesse de sédimentation ; l'hémoculture est parfois positive, le sérodiagnostic de Wright doit être positif au moins 1/80e pour être valable, l'intradermoréaction à la mélitine est positive, parfois le germe est retrouvé dans les articulations.

▶ **Évolution et surveillance :**

Sans traitement, l'évolution se fait vers l'abcédation et la suppuration. La maladie dure en général 5 à 6 mois. Il faut éviter les raideurs articulaires séquellaires (→ aussi ARTHRITES, GÉNÉRALITÉS).

▶ **Traitement :**

Antibiothérapie spécifique (tétracycline) et antigénothérapie.

Le repos au lit est essentiel, mais l'immobilisation est rarement nécessaire.

Le pronostic est la plupart du temps bon.

ARTHRITE RHUMATOÏDE DE L'ENFANT

▶ **Définition :**

Appelée également *maladie de Still,* elle comporte des atteintes articulaires (proches de celles de la polyarthrite chronique de l'adulte) et une atteinte générale.

▶ **Causes et mécanisme :**

Inconnus. Rôle de certains virus ?

▶ **Signes essentiels :**

- fièvre ;
- éruptions ;
- polyadénopathie ;
- hépatosplénomégalie ;
- atteintes articulaires unique ou multiples (genoux, chevilles, mains), avec gonflement, douleur.

Il n'y a pas de signes biologiques caractéristiques : anémie, hyperleucocytose, accélération de la VS ; parfois test au latex positif ; à la radio : atteinte du rachis cervical, de l'articulation temporo-maxillaire.

▶ **Éléments de surveillance :**

- température ;
- état oculaire ;
- vitesse de sédimentation.

▶ **Évolution et complications :**

* LES COMPLICATIONS peuvent être *oculaires* (inflammation : iridocyclites, uvéites), à rechercher systématiquement ; *cardiaques* (péricardites) ; *secondaires au traitement corticoïde* (retard de croissance, etc.).

* L'ÉVOLUTION DES ATTEINTES ARTICULAIRES se fait par poussées plus ou moins fréquentes et longues avec risque d'ankylose et déformation.

▶ **Traitement et pronostic :**

* LE TRAITEMENT associe : les anti-inflammatoires, surtout l'acide acétyl salicylique ; en cas d'échec ou de signes généraux importants, la corticothérapie (2 à 3 mg/kg/jour ; diminution rapide jusqu'à la dose minimale efficace) ; la rééducation ; une prise en charge psychologique.

* LE PRONOSTIC est favorable dans la moitié des cas.

ARTHRITES TUBERCULEUSES

▶ **Définition et causes :**

Il s'agit de la tuberculose ostéo-articulaire. Le mal de Pott et la coxalgie sont étudiés à part (→).

L'arthrite tuberculeuse survient en général 2 ou 3 ans après primo-infection. Le diagnostic repose sur la ponction synoviale qui permet de voir des lésions histologiques spéciales et de mettre en culture le bacille de Koch.

▶ **Signes cliniques :**

Ce sont ceux de toutes les arthrites. Mais la gravité des séquelles fait que la maladie doit être diagnostiquée le plus tôt possible, en fait au stade synovial, avant l'arthrite proprement dite.

En outre, il existe de la fièvre et des adénopathies satellites (axillaires pour les tuberculoses du membre supérieur, inguinales au membre inférieur).

▶ Évolution et surveillance :
Sans traitement, la tuberculose ostéo-articulaire évolue vers l'abcédation et la suppuration, sous forme de tumeur blanche (la tumeur blanche du genou est la plus fréquente des arthrites tuberculeuses des membres inférieurs ; celle du coude est la plus fréquente au membre supérieur). Puis survient une ankylose, c'est-à-dire un blocage de l'articulation en plus ou moins bonne position (→ ARTHRITES, GÉNÉRALITÉS). On doit donc veiller à ce que le membre atteint soit toujours en position de relâchement.

▶ Traitement :

∗ LES ANTIBIOTIQUES ANTITUBERCULEUX : ont révolutionné et raccourci l'évolution qui doit maintenant pouvoir se faire sans séquelles. Néanmoins, les rechutes sont toujours possibles et la surveillance locale et générale doit être poursuivie longtemps.

∗ LE PRONOSTIC dépend donc de la précocité du diagnostic.

ARTHRITES VIRALES

▶ Définition :
Elles sont dues à la localisation du virus sur l'articulation ou à une réaction synoviale au cours d'une virose.

▶ Causes :
On les voit surtout au cours de la rubéole, des oreillons, des hépatites, de la mononucléose infectieuse, etc., qu'elles peuvent précéder.

▶ Signes cliniques :
Ce sont de simples synovites, c'est-à-dire des épanchements articulaires sans destruction articulaire visible aux radiographies. Seules sont touchées les articulations des membres.

▶ Signes paracliniques :
La vitesse de sédimentation est modérément accélérée. On note une leucopénie. La ponction articulaire peut permettre soit la mise en évidence du virus (ce qui est rare), soit plutôt les réactions immunologiques spécifiques.

▶ Évolution :
Elle suit celle de la maladie causale et est donc le plus souvent rapide et sans séquelles. Il n'y a donc pas de surveillance particulière à exercer.

▶ Traitement et pronostic :
Le traitement est celui de la virose de départ. Il n'y a jamais de séquelles.

ARTHROGRYPOSE

▶ Définition :
Blocage congénital de plusieurs articulations avec atrophie et paralysie des muscles commandant ces articulations.

▶ Causes et mécanisme :
Étiologie inconnue.

▶ Traitement et pronostic :

∗ TRAITEMENT ORTHOPÉDIQUE associé à une rééducation fonctionnelle précoce.

∗ PRONOSTIC TRÈS SOMBRE : handicap moteur majeur.

ARTHROPATHIES HÉMOPHILIQUES

▶ Définition :
Ce sont des lésions ostéo-articulaires dues à la répétition d'épanchements hémorragiques intra-articulaires au cours de l'hémophilie (→), maladie sanguine héréditaire et familiale, ne touchant que les hommes.

▶ Mécanisme :
L'épanchement hémorragique constitue une hémarthrose dont la caractéristique est d'être la plupart du temps spontanée, ce qui est très évocateur, en particulier chez un enfant.

▶ Signes cliniques :
Ce sont ceux de tous les épanchements ; l'articulation (le genou le plus souvent) est gonflée, douloureuse, en demi-flexion. Mais il existe des formes bénignes, qui ne sont que de simples crises arthralgiques.

► **Signes paracliniques :**

* LES RADIOGRAPHIES, muettes au début, finissent par montrer au bout de plusieurs crises les signes révélateurs : déminéralisation et hypertrophie épiphysaire, signes d'arthrose (condensation, pincement, géodes, ostéophytes) d'autant plus frappants que cela survient chez un enfant, où le cartilage de conjugaison est encore individualisé.

* DANS LE SANG, un signe est révélateur : l'allongement considérable du temps de coagulation, alors que le temps de saignement reste normal.

* LA PONCTION ARTICULAIRE (→) ramène du sang pur.

► **Évolution et surveillance :**

La résorption se fait en principe en 15 à 20 jours. Mais les récidives peuvent finir par amener une ankylose en rétraction (position vicieuse), d'où la nécessité d'immobiliser le membre atteint en position de relâchement.

► **Traitement :**

Outre le traitement spécifique de l'hémophilie, on fait une immobilisation plâtrée. Les gestes traumatisants doivent être évités au maximum. Il faut éviter et traiter l'amyotrophie.

ARTHROPATHIES MÉTABOLIQUES (GÉNÉRALITÉS)

La goutte et la chondrocalcinose articulaires sont traitées à part.

► **Définition :**

Les arthropathies sont en rapport avec un trouble génétique du métabolisme d'un élément essentiel.

► **Causes :**

Les plus fréquentes (en dehors de la goutte et de la chondrocalcinose) sont :

* L'OCHRONOSE, secondaire à une alcaptonurie, c'est-à-dire à l'augmentation de l'excrétion urinaire de l'alcaptone, elle-même déchet métabolique d'acides aminés. Les urines noircissent lors de l'exposition à l'air. L'ochronose touche surtout le rachis, où elle se manifeste par des signes d'arthrose précoce. Les douleurs sont banales : lombalgies, lombosciatiques (→).

* LA MALADIE DE WILSON (dégénérescence hépato-lenticulaire) touche plutôt les membres et est en rapport avec le métabolisme du cuivre. Elle ressemble à la chondrocalcinose articulaire (→).

* L'HÉMOCHROMATOSE ou cirrhose bronzée avec diabète se manifeste par des crises de chondrocalcinose (→) et est en rapport avec le métabolisme du fer.

ARTHROPATHIES NERVEUSES

► **Définition :**

Ce sont des arthropathies qui surviennent au cours de certaines maladies nerveuses, ou au cours des complications nerveuses de certaines maladies.

► **Mécanisme :**

La cause de ces arthropathies est une *lésion neurologique* qui provoque une *perte de la sensibilité profonde,* sans paralysie, mais avec troubles de la régulation vaso-motrice locale. Les microtraumatismes locaux répétés et la perte du contrôle de la trophicité articulaire par le système nerveux lésé finissent par conduire à l'arthropathie.

► **Arthropathies diabétiques :**

Ce sont les plus fréquentes des arthropathies nerveuses. Elles touchent la plupart du temps le pied, plus rarement la cheville. La plupart du temps, elles sont indolores. Il peut s'agir de fractures spontanées, par *raréfaction osseuse.* D'autres fois, on est en présence de *lésions constructives* à type d'arthrose. Mais s'il s'y adjoint des troubles trophiques des parties molles, un mal perforant plantaire peut apparaître, qui réalise une *acropathie ulcéro-mutilante* (→) avec ostéolyse des orteils, et plaie atone du talon ou de l'avant-pied. Les lésions surviennent plus facilement lorsque le pied est déformé (pied creux avec avant-pied plat et durillon d'appui forcé). Le danger est celui de l'infection (gangrène si artérite surajoutée) et de la perte du pied, soit spontanée, soit par amputation.

D'autres articulations peuvent être touchées, en particulier le rachis où est alors souvent réalisé un tableau d'hyperostose engaînante.

► **Arthropathies syringomyéliques :**

Ici les arthropathies touchent le membre supérieur. L'articulation touchée présente des signes inflammatoires (rougeur, chaleur, gonfle-

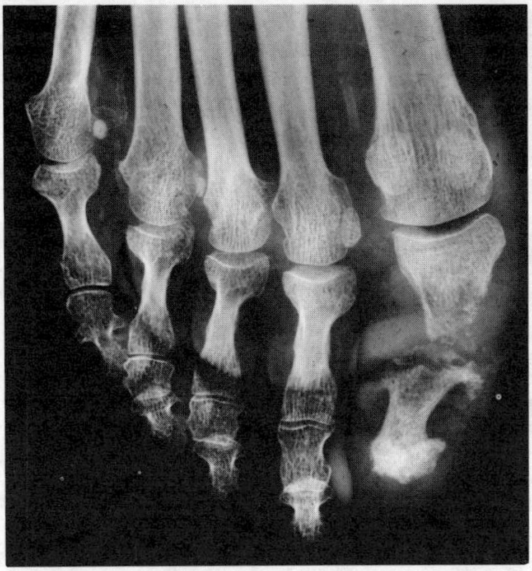

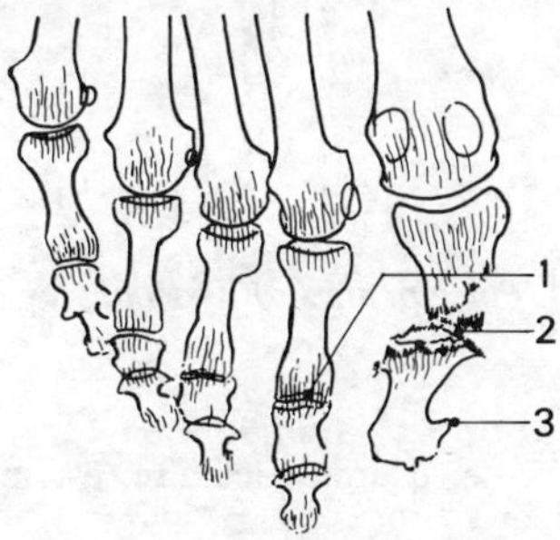

Arthropathie diabétique du pied :
1) Déminéralisation ; 2) Destruction ;
3) Ostéophyte.

ment) mais *aucune douleur.* Les radiographies montrent : à *l'épaule,* une destruction importante, pouvant littéralement « gommer » les os ; *au coude,* au contraire, on est en présence de lésions à type d'arthrose exubérante. La *main* peut être touchée de façon complexe.

► **Arthropathies tabétiques :**

Elles reproduisent au membre inférieur les lésions de la syringomyélie.

- A la *hanche,* les lésions sont lytiques, intensément destructrices.
- Au *genou,* il se crée une énorme arthropathie indolente, déformant le genou comme un sac de noix, avec aux radiographies des signes d'arthrose exubérante.
- Le *pied* prend parfois l'aspect du pied cubique de Charcot.
- Le *rachis* est le signe d'une arthrose exubérante et envahissante.

► **Divers :**

Des lésions similaires à celles décrites *supra* peuvent aussi se voir au cours de l'analgésie congénitale généralisée, de la lèpre nerveuse, etc.

Certains paraplégiques ou hémiplégiques alités peuvent développer des « ponts osseux » formés par des ossifications péri-articulaires dits *paraostéo-arthropathies neurogènes,* qui bloquent plus ou moins l'articulation touchée.

► **Éléments de surveillance, traitement et pronostic :**

∗ LE TRAITEMENT est d'abord celui de la cause. Le traitement local doit parfois être chirurgical, mais en tout cas il faut à tout prix éviter les surinfections.

∗ LA RESTITUTION « ad integrum » est rare mais possible dans les cas pris à temps. Elle doit être la règle dans les maux perforants plantaires du diabète, mais elle se fait alors au prix d'enraidissements articulaires ou d'ankylose.

∗ LA SURVEILLANCE consiste donc avant tout à éviter l'infection locale, par l'asepsie rigoureuse de la moindre excoriation cutanée.

ARTHROSES
(GÉNÉRALITÉS SUR LES)

► **Définition :**

Les arthroses sont des arthropathies dues à la destruction lente du cartilage d'enrobement osseux intra-articulaire, avec prolifération de l'os sous-chondral et manifestations de sclérose osseuse locale.

► **Causes et mécanisme :**

∗ LES CAUSES CHIMIQUES sont mal connues et font intervenir des modifications de certains corps tels que les protéoglycanes, et la dessication de certains acides de la substance fondamentale, par fuite des molécules d'eau, ainsi que des troubles circulatoires locaux, sans oublier le rôle des chrondrocytes, cellules cartilagineuses soumises aux mêmes règles de vieillissement que celles des autres tissus.

∗ LES CAUSES PHYSIQUES sont mieux définies, troubles statiques et mécaniques, microtraumatismes, obésité pour les articulations portantes,

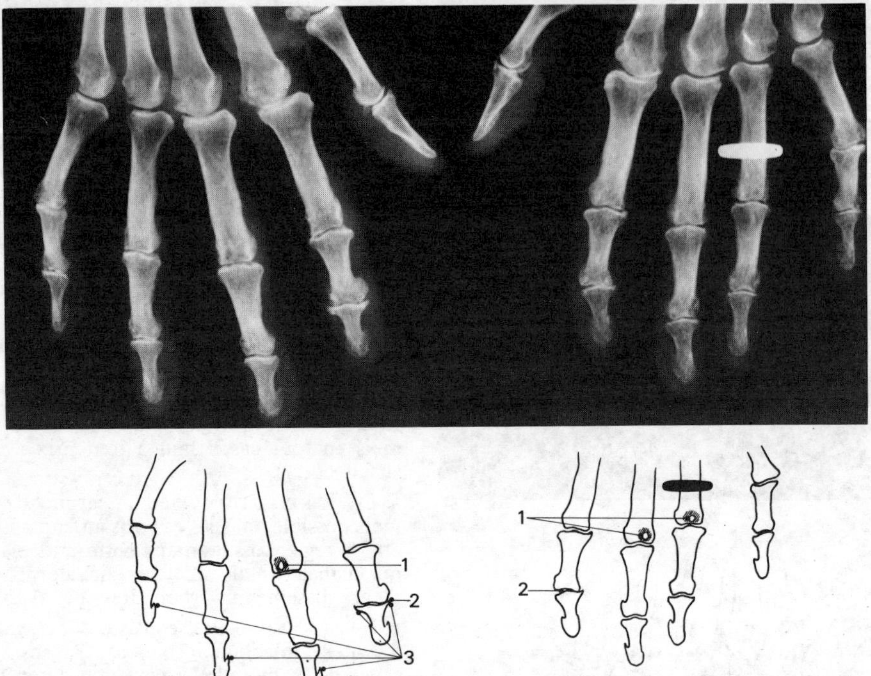

Arthrose des mains et des doigts : 1) Géodes ; 2) Pincements ; 3) Ostéophytes.

séquelles de fracture, séquelles d'affections articulaires chroniques (goutte, arthrites chroniques).

▶ Signes cliniques :

Le maître symptôme est constitué par une *douleur* d'usage du membre, c'est-à-dire *mécanique :* peu importante le matin, elle est augmentée dans la journée et est maximale le soir, où elle peut gêner les premières heures du sommeil. Cette douleur provoque une *impotence fonctionnelle* qui limite les mouvements articulaires. Il peut s'y ajouter des signes d'épanchement synovial, mais en principe, il n'y a aucun signe d'inflammation, et l'état général est parfaitement conservé.

▶ Signes radiologiques :

L'interligne articulaire est pincé (puisque l'épaisseur du cartilage est diminuée). Il existe une ostéocondensation périarticulaire avec ostéophyte (bourgeonnement osseux) et parfois des microgéodes.

▶ Signes biologiques :

La vitesse de sédimentation est normale. Le sang n'est pas altéré. Le liquide synovial est pauvre en éléments figurés (même en cas de crise congestive).

▶ Évolution et surveillance :

L'arthrose, usure articulaire, est inéluctable et survient toujours.

Certaines arthroses sont plus évolutives ou plus mal supportées que d'autres.

Cela dépend alors du sujet atteint : obèse, travailleur de force, etc. De toute façon, l'évolution ne peut se faire que vers l'aggravation lente et progressive du blocage articulaire. C'est l'apparition de cette impotence fonctionnelle qui constitue l'élément majeur de surveillance, et on se doit de vérifier l'intensité de la douleur et le plus ou moins bon fonctionnement de l'articulation atteinte.

▶ Traitement et pronostic :

Le traitement a pour but de ralentir l'évolution, plutôt que pour l'empêcher, car il n'y a pas de vraie thérapeutique de l'arthrose ; il n'y a que des moyens palliatifs destinés à soulager le malade et à empêcher des complications trop douloureuses.

On emploie l'acide acétylsalicylique (→) ou d'autres antalgiques, les anti-inflammatoires non stéroïdiens (→), les infiltrations intra-articulaires (→), auxquelles on peut adjoindre des médicaments antirhumatismaux (→), type iode, soufre ou extraits cartilagineux, parfois efficaces.

La kinésithérapie (→) et les cures thermales jouent un grand rôle, de même que l'hygiène et le mode de vie, les cures d'amaigrissement si nécessaire, etc.

De toute façon, les arthroses, si elles sont très fréquentes (il n'y a pas un être humain qui après cinquante ans ne soit pas porteur d'une arthrose, même s'il n'en souffre pas), sont bénignes, et sauf cas exceptionnel le pronostic vital est toujours bon.

ARTHROSE CERVICALE

La cervicarthrose touche surtout les femmes à partir de 35 ans. Les hommes sont plus rarement touchés, vers la cinquantaine.

▶ **Les signes cliniques** (→ ARTHROSE) sont banals. La douleur est surtout postérieure, et peut irradier vers l'occiput et le front, ou vers les épaules et les bras (→ NÉVRALGIE CERVICO-BRACHIALE) ou le haut du dos.

Il existe souvent des phénomènes sympatho-vasculaires associés (vertiges aux changements de position de la tête, bourdonnements d'oreille, petits troubles de la vue) par gêne à la circulation artérielle dans le cou.

▶ **Les radiographies** montrent des pincements discaux siégeant le plus souvent entre la 5e et la 6e vertèbre cervicale, et/ou les articulations inter-apophysaires postérieures. Les clichés en oblique peuvent montrer une uncarthrose dont la prolifération osthéophytique (« becs de perroquet ») vient plus ou moins fermer les trous de conjugaison et y gêner le passage des éléments vasculo-nerveux.

▶ **Traitement :**
→ ARTHROSES, GÉNÉRALITÉS.
La *kinésithérapie* est très efficace.

ARTHROSE DU COUDE

C'est une affection rare, qui touche surtout les hommes, et en particulier ceux ayant travaillé au marteau piqueur ou instruments assimilés.

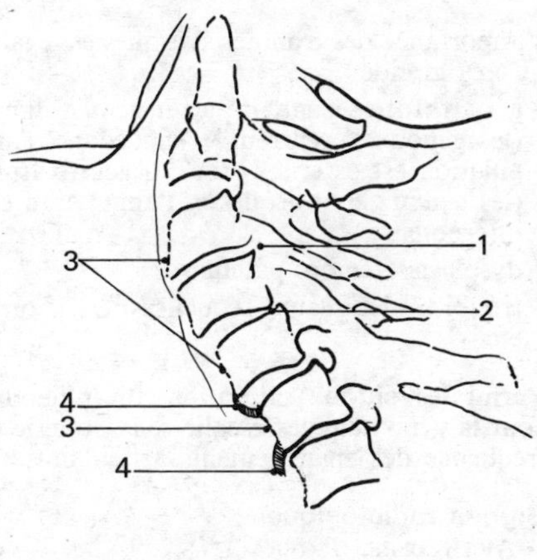

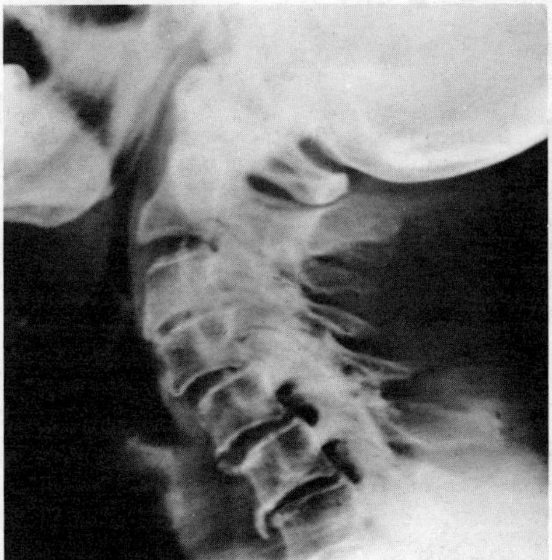

Cervicarthose C3-C4 et C6-C7. 1) Arthrose interapophysaire ; 2) Pincement ; 3) Listhésis ; 4) Ostéophyte (« bec de perroquet »).

► **Signes cliniques :**
La flexion-extension du coude est limitée et douloureuse. Parfois existe une petite déformation articulaire. Il peut parfois s'y associer des signes d'épicondylite (→) ou d'épitrochléite (→).

► **Signes radiologiques :**
→ ARTHROSES, GÉNÉRALITÉS.

► **Traitement :**
Infiltrations intra-articulaires (→) et kinésithérapie (→).

ARTHROSE DU DOS

► **La dorsarthrose** est le plus souvent indolente car le dos est en fait très peu mobile. Les douleurs hautes du dos viennent le plus souvent du cou, les dorsalgies basses viennent le plus souvent des lombes. La dorsarthrose est la plupart du temps secondaire à une épiphysite de Scheuermann (→), à une spondylodiscite (→) ou à une fracture traumatique vertébrale.

► **Signes radiologiques :**
On retrouve les ostéophytes (becs de perroquet) et les pincements discaux.

ARTHROSE DE L'ÉPAULE

► **L'arthrose de l'épaule** est rare et succède le plus souvent à un traumatisme (fracture, luxation ou rupture de la coiffe des rotateurs).
On distingue l'*omarthrose* (arthrose omo-humérale), l'*arthrose acromio-claviculaire* (plus fréquente) et l'*arthrose acromio-humérale.*

► **Les infiltrations articulaires** (→) **et la kinésithérapie rapide** (→) sont le traitement de choix.

ARTHROSE DU GENOU

► **La gonarthrose** est l'une des plus fréquentes et des plus banales des arthroses. 3 cas sur 4 sont féminins et surviennent chez des sujets obèses et porteuses de varices des membres inférieurs.

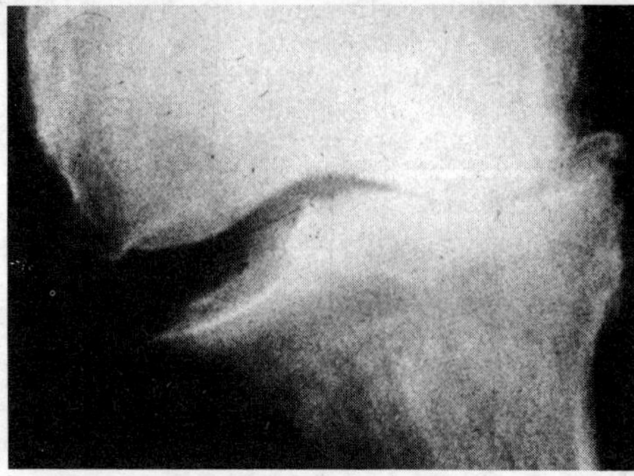

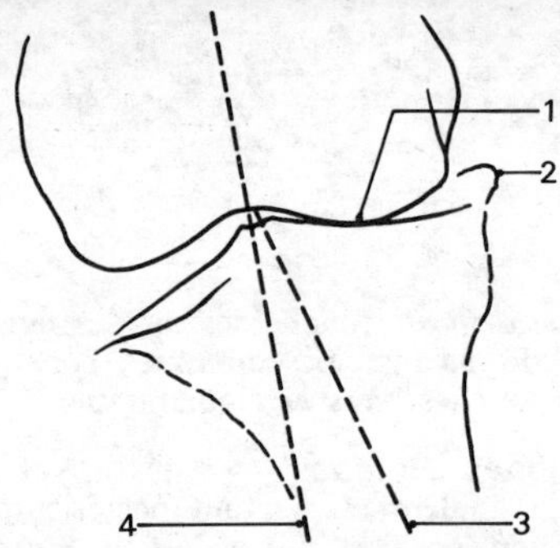

Gonarthrose sur genu varum : 1) Pincement ; 2) Ostéophyte ; 3) Axe de la cuisse ; 4) Axe de la jambe : désaxation.

L'importance des troubles statiques est également très grande :

- gonarthrose secondaire à un genu valgum (les genoux « rentrent » en dedans, l'angulation est externe) ou à un genu varum (les genoux sont arqués et l'angulation est interne) ;
- dysplasies fémoro-patellaires ;
- troubles méniscaux, séquelles de fracture, etc.

► Parmi les **signes cliniques**, on retiendra surtout la gêne dans les escaliers, la boiterie et la fréquence des épanchements articulaires.

► **Signes radiologiques :**
→ ARTHROSES, GÉNÉRALITÉS.

► **Dans le traitement,** les infiltrations intra-articulaires (→) sont essentielles, à condition de ne pas trop en faire. Certains cas relèvent le plus souvent de la chirurgie correctrice des troubles statiques, ou de la mise en place de prothèse.

▶ **La surveillance** porte sur la flexion-extension du genou, la douleur, l'épanchement éventuel et la qualité de la marche, ainsi que sur la réduction d'un éventuel surpoids, et le traitement des varices, quand elles existent.

ARTHROSE DE LA HANCHE

La *coxarthrose,* en tant qu'arthrose, ne serait pas plus grave qu'une autre arthrose si la hanche, de par son anatomie, ne posait des problèmes mécaniques spéciaux (la hanche est, en effet, une articulation en porte-à-faux).

▶ **Causes, mécanisme :**

Près de 60 % des coxarthroses sont secondaires :

- à une dysplasie coxo-fémorale (→) dans 40 % des cas (malformation statique proche de la luxation congénitale de la hanche, dont elle est une forme très mineure) ;
- à une protrusion acétabulaire (7 %), malformation où la tête du fémur est trop enfoncée dans le bassin ;
- à une maladie osseuse de Paget (3 %) ;
- à des coxopathies de l'enfance (coxa plana, coxa vara, etc.) ;
- à des ostéites ou à des traumatismes ;
- à l'ostéonécrose aseptique de la tête fémorale, etc.

▶ **Signes cliniques :**

* LA DOULEUR siège à la fesse, ou à l'aine, diffusant sur la face antérieure de la cuisse, ou aussi au grand trochanter.

* LES RADIOGRAPHIES montrent les signes classiques des arthroses (→ ARTHROSES, GÉNÉRALITÉS) et identifient éventuellement le trouble statique originel.

▶ **Traitement :**

* Une place de choix est réservée à la CHIRURGIE dominée par le problème des prothèses totales (le cotyle et la tête du fémur sont enlevés et remplacés par un matériel en métal et plastique). Les interventions sont réalisées le plus tard possible, car d'une part la convalescence en est longue (2 à 4 mois minimum) et donc il vaut mieux avoir affaire à un malade à la retraite.

D'autre part, ces interventions ne sont réalisées que depuis une vingtaine d'années et l'on manque de recul pour en apprécier les résultats très lointains.

D'autres interventions moins vulnérantes sont parfois proposées selon les cas (butées ostéoplastiques, ostéotomies de redressement, etc.).

* Dans tous les cas L'HYGIÈNE ARTICULAIRE est capitale à observer, et l'infirmière devra participer à la mise en condition du malade : nécessité de l'amaigrissement, postures, marche, bicyclette et en général vie active et saine. La marche devra souvent être aidée par le port d'une canne anglaise du côté opposé au côté atteint.

* Les INFILTRATIONS INTRA-ARTICULAIRES sont pratiquement récusées, mais la KINÉSITHÉRAPIE et la CRÉNOTHÉRAPIE (→ CURES THERMALES) ont un très grand rôle.

Bien entendu, les MÉDICAMENTS ANTALGIQUES sont très importants, mais ils ne doivent pas masquer une évolution rapide qui ferait avancer l'heure de la chirurgie.

▶ **Évolution et pronostic :**

Le pronostic de la coxarthrose n'est pas bon, car les malades risquent d'être confinés chez eux, voire même *immobilisés* en chaise ou au lit. C'est dire l'importance de la *surveillance régulière* de ces malades, et de la qualité du traitement à appliquer. La surveillance porte sur l'intensité des douleurs et la qualité de la marche, c'est-à-dire sur l'usage de l'articulation comme d'ailleurs pour toute arthrose.

ARTHROSE LOMBAIRE

La lombarthrose est la plus fréquente des arthroses. Pas un être humain n'y échappe, même si tout le monde n'en souffre pas.

▶ **Causes :**

Les travailleurs de force, certaines professions ou activités (chauffeurs, sportifs), les obèses font des lombarthroses plus précoces. L'affection touche le plus souvent le disque charnière L5/S1, mais les autres disques peuvent être atteints, ainsi que très souvent les articulations interapophysaires postérieures, surtout en cas d'hyperlordose.

▶ **Signes cliniques :**

Les douleurs sont lombaires ou lombofessières, d'allure mécanique. Il peut y avoir des crises (lumbago), avec ou sans irradiations radiculalgiques. Les irradiations sont très fréquentes (→ LOMBOSCIATIQUE et NÉVRALGIE

CRURALE) et se produisent dans plus de la moitié des cas.

▶ **Signes radiologiques :**
La discarthrose atteint le plus souvent le disque L5/S1, plus rarement L4/L5. Les signes classiques sont au complet : pincement articulaire et ostéophytose (« becs de perroquet »). Les clichés de profil permettent d'apprécier l'importance de la cambrure lombaire. Éventuellement, des clichés de 3/4 (obliques) individualisent une arthrose interapophysaire postérieure, parfois mal visible autrement.

▶ **Traitement :**
Outre les antalgiques locaux ou généraux, les cures d'amaigrissement et surtout la kinésithérapie occupent ici une place capitale pour empêcher le malade de souffrir et lui permettre de reprendre son travail.

ARTHROSE DES PIEDS

Elle est (en dehors de celles qui surviennent comme séquelles de fractures) toujours secondaire à un trouble statique du pied : pieds plats, pieds creux, avant-pied plat.

L'arthrose de la première métatarsophalangienne peut se développer aux dépens d'un *hallux valgus,* qui est parfois fort douloureux.

Le *traitement* peut être chirurgical, mais il faut aussi d'abord essayer le port de semelles orthopédiques de soutien (orthèses).

ARTHROSE DU POIGNET ET DE LA MAIN

▶ **L'arthrose radiocarpienne** est toujours secondaire à une fracture locale ou à une arthrite éteinte (polyarthrite chronique évolutive, par exemple).

▶ **L'arthrose interphalangienne proximale** (nodosités de Bouchard) est le plus souvent associée à une *arthrose interphalangienne distale* (nodosité d'Heberden). Ces affections sont surtout féminines, survenant vers la ménopause, de même que la *rhizarthrose du pouce* (arthrose trapézo-métacarpienne). Mais des traumatismes peuvent être retrouvés dans les antécédents ou la goutte (→) ou une arthrite éteinte.

Les désaxations secondaires des axes digitaux (subluxations) ne sont pas rares.

▶ **Les signes radiologiques** sont banals (→ ARTHROSES, GÉNÉRALITÉS).

▶ **Les traitements** sont souvent décevants.

ARTHROSE TIBIO-TARSIENNE

Elle est très rare et ne survient que dans les séquelles de fracture de la cheville, ou après certains cas de diabète ou de goutte, ou encore de chondrocalcinose.

Les signes radiologiques n'ont rien de particulier.

Les infiltrations intra-articulaires (→) sont un bon traitement.

ARYTHMIE COMPLÈTE PAR FIBRILLATION AURICULAIRE

▶ **Définition :**
L'arythmie complète par fibrillation auriculaire (AC/FA) est une arythmie ventriculaire désordonnée, liée à la disparition de la systole auriculaire, qui est remplacée par des trémulations musculaires permanentes, rapides, irrégulières, inefficaces.

Sur le tracé électrocardiographique, les ondes P sont remplacées par des irrégularités, de forme et amplitude variables, ondes « F », qui donnent à la ligne iso-électrique un aspect tremblé.

▶ **Causes et mécanisme :**
La recherche de l'étiologie est essentielle car elle influence la conduite thérapeutique.

* RÉTRÉCISSEMENT MITRAL : La fibrillation auriculaire marque un tournant dans l'évolution de la sténose mitrale, car elle fait disparaître le renforcement présystolique et favorise la thrombose auriculaire gauche.

* CARDIOPATHIES ISCHÉMIQUES ET HYPERTENSIVES.

* CARDIOTHYRÉOSES.

* AUTRES ÉTIOLOGIES MOINS FRÉQUENTES : cardiopathies valvulaires aortiques, péricardites aiguës ou constrictives, myocardiopathies, myxome de l'oreillette gauche, affection extra-cardiaque (pleurésie, etc).

* FIBRILLATION AURICULAIRE IDIOPATHIQUE : retenue après élimination des causes possibles.

▶ **Signes cliniques :**

Ils sont variables selon le degré de tolérance :

- Découverte fortuite d'une fibrillation auriculaire chronique asymptomatique.
- Signes fonctionnels dus à la fréquence ventriculaire rapide : palpitations, oppression, dyspnée.
- Découverte dans le contexte d'une insuffisance cardiaque congestive ou devant des signes de tachycardie paroxystique.
- L'auscultation cardiaque révèle un rythme irrégulier, avec un premier bruit variable en intensité. Elle permet de compter la fréquence cardiaque.
- Autres signes cliniques en relation avec l'étiologie.

▶ **Signes électrocardiographiques :**

L'électrocardiogramme permet d'affirmer le diagnostic :

- Les complexes QRS sont irréguliers.
- Les ondes P ont disparu dans toutes les dérivations.

▶ **Surveillance :**

La détermination de la fréquence cardiaque doit toujours être faite par l'auscultation cardiaque (les pulsations périphériques sont de force inégale).

▶ **Évolution et complications :**

Les complications sont graves et peuvent révéler la fibrillation auriculaire.

* MANIFESTATIONS THROMBO-EMBOLIQUES : embolie systémique témoin de la migration d'un caillot parti de l'oreillette gauche.

* AGGRAVATION DE LA TOLÉRANCE CLINIQUE des cardiopathies, passage en insuffisance cardiaque, baisse du débit cardiaque.

▶ **Traitement :**

Le traitement a une triple orientation :

* RALENTIR LA FRÉQUENCE VENTRICULAIRE, en freinant la conduction dans le nœud de Tawara : les digitaliques sont utilisés, le traitement anticoagulant instauré.

* RESTAURER LE RYTHME SINUSAL quand l'indication est légitime : On utilise actuellement le plus souvent le choc électrique externe, après avoir mis le patient sous traitement anti-coagulant efficace, et avoir arrêté les digitaliques au moins 3 jours avant.

Si une étiologie est trouvée il faudra d'abord la traiter.

* PRÉVENIR LES RÉCIDIVES dans les fibrillations auriculaires paroxystiques ou réduites : On utilise les anti-arythmiques (quinidine et dérivés) au long cours.

ARYTHMIE SINUSALE

▶ **Définition :**

Irrégularité du rythme sinusal.

▶ **Causes et mécanisme :**

L'arythmie sinusale ou respiratoire est considérée comme physiologique chez l'enfant et le sujet jeune. Elle n'a aucun caractère pathologique.

▶ **Signes cliniques :**

L'auscultation cardiaque révèle un rythme irrégulier, mais qui se régularise en apnée.

▶ **Signes électrocardiographiques :**

- Il faut examiner un long enregistrement d'une dérivation où les ondes P sont bien visibles.
- Il n'existe aucune anomalie des ondes P, espace PR et complexe QRS qui sont semblables, mais l'espace séparant deux complexes QRS varie. Le rythme devient régulier en apnée.

ASBESTOSE

▶ **Définition :**

L'asbestose est une fibrose pulmonaire, entrant dans le cadre des pneumoconioses dues à l'amiante.

▶ **Causes et mécanisme :**

L'amiante est un silicate qui forme de longs filaments très fins. Ils sont inhalés et ils provoquent au niveau du tissu interstitiel une réaction avec synthèse de collagène qui crée une fibrose avec épaississement de la membrane alvéolo-capillaire. Le pouvoir de pénétration des filaments est très important expliquant leur passage possible dans la plèvre où ils sont responsables d'épanchement et de tumeur maligne.

Tous les sujets ayant travaillé l'amiante et les habitants proches d'une usine en cause peuvent faire une asbestose.

▶ Signes cliniques :

Ils sont latents très longtemps après plusieurs années d'exposition à la poussière d'amiante (20 à 40 ans en moyenne).

La fibrose pulmonaire se manifeste par une dyspnée progressivement croissante, une toux, une cyanose, un hippocratisme digital, des douleurs thoraciques, parfois des râles crépitants.

Les manifestations pleurales peuvent être asymptomatiques (calcification) ou se manifester par une pleurésie (douleur, dyspnée, toux).

▶ Examens complémentaires :

La *radiographie du thorax* montre une fine réticulation en verre dépoli, puis secondairement l'aspect en rayon de miel. La plèvre est épaissie et parfois calcifiée, en dehors d'un épanchement pleural.

L'*examen des crachats* montre des corps asbestosiques (on dit aussi ferrugineux).

Les *épreuves fonctionnelles respiratoires* montrent d'abord une diminution de la diffusion du CO, puis une insuffisance respiratoire restrictive avec hypoxie et hypocapnie.

▶ Éléments de surveillance :

- *Cliniques :* la dyspnée, la cyanose.
- *Radiologiques.*

▶ Évolution, complications :

Elle se fait progressivement vers l'insuffisance respiratoire chronique aggravée par les infections et l'insuffisance cardiaque.

Le cancer bronchique est plus fréquent.

Dans les formes pleurales, il faut craindre le mésothéliome malin.

▶ Traitement et pronostic :

C'est une maladie professionnelle donnant droit à une réparation médico-légale.

* LE TRAITEMENT est surtout préventif par une bonne surveillance et une protection des sujets exposés.

Le traitement des cancers dus à l'amiante (chimiothérapie) est particulièrement peu efficace.

* LE PRONOSTIC est celui de l'insuffisance respiratoire chronique aggravé par le risque de cancer bronchique ou pleural.

ASCARIDIOSE

Voir figure page suivante.

▶ Définition :

C'est une parasitose commune en Europe, due à un nématode strictement humain : Ascaris lumbricoïdes.

▶ Causes et mécanisme :

Le ver adulte vit dans l'intestin : le mâle mesure 15 cm × 0,5 cm et la femelle 20 à 25 cm. Les œufs sont absorbés avec une eau polluée, la larve traverse la paroi digestive puis le foie, les poumons, la trachée, et par le pharynx passe dans le tube digestif où elle se développe.

▶ Signes essentiels :

* CLINIQUE :

On peut observer :

- au stade larvaire : manifestations allergiques, syndrome de Löffler, éosinophilie ;
- au stade adulte : entérocolite, troubles neurologiques chez l'enfant.

* EXAMENS COMPLÉMENTAIRES :

Le diagnostic repose sur la recherche d'œufs dans les selles (la femelle pond 60 jours après l'infestation).

▶ Complications :

Selon le siège du ver, on peut observer notamment : invagination intestinale (chez l'enfant), appendicite, ictère, pancréatite, etc.

▶ Traitement :

Ce sont :

- les sels de pipérazine ;
- le L-tétramisole (*Solaskil*) : une prise unique de 5 comp. à 30 mg après le petit déjeuner chez l'adulte. Chez l'enfant : 1 comp./10 kg.
- le Fluoromébendazole (*Fluvermal*) : 100 mg matin et soir × 3 jours.

ASCITE

▶ Définition :

C'est la présence de liquide dans le péritoine.

▶ Causes et mécanisme :

* CERTAINES SONT ASSOCIÉES A UNE AFFECTION PÉRITONÉALE : tuberculose ; infection péritonéale spontanée (pneumocoque, strepto-

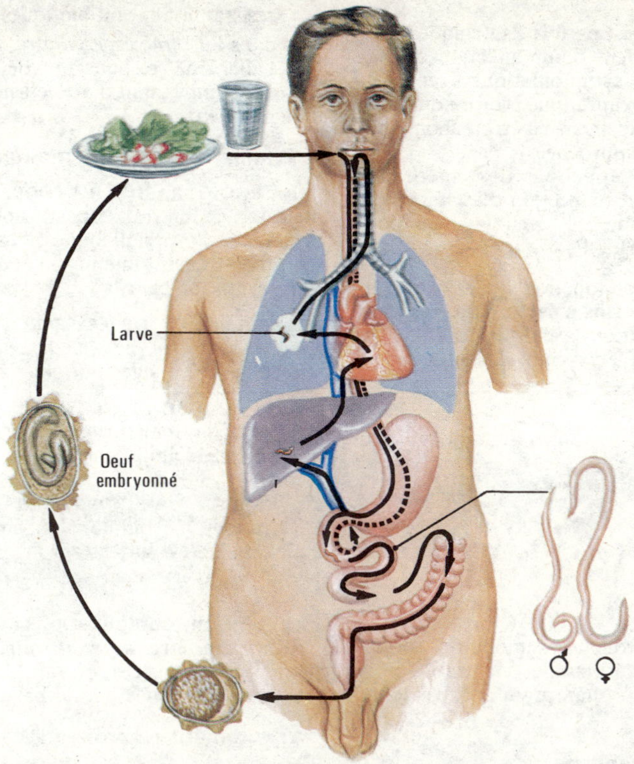

Cycle de l'Ascaris.

coque) ou iatrogène (après ponction) ; métastases péritonéales avec souvent une ascite hémorragique, exceptionnellement mésothéliome malin.

* D'AUTRES ONT UNE CAUSE EXTRA-PÉRITONÉALE. L'hypertension portale (HTP) (→) est souce d'un transsudat (mécanique) pauvre en albumine ; la cause habituelle d'HTP est la cirrhose du foie, en règle générale alcoolique.

Une ascite se voit également lors d'affections cardiaques (insuffisance cardiaque droite, péricardite constrictive) ; rénales (syndrome néphrotique) ; pancréatique (elle est alors riche en amylase) ; ovarienne. Elle peut compliquer une hypoalbuminémie (dénutrition, entéropathie exsudative). Elle peut révéler une obstruction lymphatique (néoplasique, par exemple) et être chyleuse (d'aspect laiteux, riche et lymphocytes et lipides).

▶ Signes essentiels :

* CLINIQUE : La percussion révèle une matité déclive, mobile selon la position du malade. Une ascite importante déforme l'abdomen et déplisse l'ombilic.

* LES EXAMENS COMPLÉMENTAIRES sont dominés par la paracentèse qui confirme la présence de liquide, son aspect (jaune citrin habituel) ou au contraire hémorragique (faisant craindre une néoplasie), trouble (faisant craindre une infection) ou laiteux (voir supra). La ponction d'ascite (→) permet une étude bactériologique, cytologique et chimique. L'asepsie doit être rigoureuse.

▶ Éléments de surveillance :

Il faut surveiller la peau (point de ponction, hernie ombilicale, état d'hydratation) et dresser des courbes de périmètre abdominal, poids, diurèse, tension artérielle (pour apprécier la tolérance cardio-respiratoire, l'efficacité du traitement). Si un régime sans sel est prescrit, il faut surveiller son application correcte. Urée et ionogrammes répétés, sanguins et urinaires, sont souvent nécessaires (risque d'hypo et d'hyperkaliémie, d'hyponatrémie, d'insuffisance rénale).

▶ **Traitement et pronostic :**

⁎ LE TRAITEMENT est parfois étiologique (antituberculeux, traitement d'une affection cardiaque), ailleurs il est symptomatique : repos au lit, régime sans sel, diurétique, voire ponctions évacuatrices [classiquement pas trop abondante (2 litres), ni trop rapprochées].

Il fait parfois appel à des méthodes complexes : ponction-réinjection d'ascite, shunt péritonéo-jugulaire de Le Veen (→) ou cure chirurgicale d'une H.T.P.

⁎ LE PRONOSTIC est fonction de la cause ; il est péjoratif dans les causes habituelles : cirrhose (ou la décompensation ascitique marque un tournant évolutif défavorable) et cancers.

ASPERGILLOSE BRONCHO-PULMONAIRE

▶ **Définition :**

L'aspergillose broncho-pulmonaire correspond aux manifestations secondaires à une infection par un champignon du genre aspergillus.

▶ **Causes et mécanisme :**

L'aspergillus est très répandu et se développe dans les milieux humides, mais il est habituellement éliminé par les mécanismes de défense bronchique. Lorsqu'il est inhalé par un sujet dont les défenses locales ou générales sont déficientes (cavités, antibiotiques, corticoïdes, immunosuppresseurs), il devient pathogène.

L'aspergillus fumigatus est le plus répandu en France. Lorsqu'une greffe aspergillaire se fait dans une cavité (caverne tuberculeuse, séquelle d'abcès, poche pleurale) on parle d'aspergillome.

▶ **Signes cliniques :**

Ils sont très variables :

- L'hémoptysie est presque constante.
- L'aspergillome peut être découvert à l'occasion d'une suppuration broncho-pulmonaire traînante avec altération de l'état général.

A part, il faut signaler que :

- l'*aspergillose pulmonaire invasive* (« septicémie » à aspergillus) survient chez des patients immunodéprimés et se manifeste par une pneumopathie aiguë extensive, résistante aux antibiotiques usuels ;
- dans l'*asthme aspergillaire*, l'aspergillus est l'allergène responsable de crises graves, s'accompagnant d'atélectasie par bouchons muqueux.

▶ **Examens complémentaires :**

⁎ LA RADIOGRAPHIE DU THORAX est variable : atélectasie, infiltrat, opacité pleine. L'image typique de l'aspergillome est l'aspect en « grelot » comprenant une image opaque surmontée d'un croissant clair.

⁎ L'ISOLEMENT DE L'ASPERGILLUS DANS LE CRACHAT a peu de valeur, car il peut être présent chez le sujet normal.

⁎ Seul le DIAGNOSTIC SÉROLOGIQUE permet d'affirmer la maladie en montrant au moins 3 arcs de précipitations.

▶ **Éléments de surveillance :**

Radiographie pulmonaire, clinique (hémoptysie), mais c'est surtout sur la sérologie que l'on affirme la guérison.

▶ **Évolution, complications :**

Elle peut être *traînante,* marquée par des hémoptysies répétées, ou plus *rapide,* aggravée par une infection à germe banal.

▶ **Traitement et pronostic :**

⁎ L'ASPERGILLOME EST TRAITÉ par exérèse chirurgicale.

⁎ DANS LA FORME INVASIVE, on peut utiliser l'amphotéricine B par voie générale intraveineuse.

⁎ LE TRAITEMENT DE L'ASTHME ASPERGILLAIRE est la corticothérapie.

⁎ LE PRONOSTIC EST VARIABLE, fonction du terrain, de la gravité du tableau et de la tolérance au traitement qui comporte de nombreux effets secondaires.

ASTHME

▶ **Définition :**

L'asthme est un syndrome clinique caractérisé par des accès intermittents de dyspnée sibilante, liés à un rétrécissement diffus, réversible, des bronches.

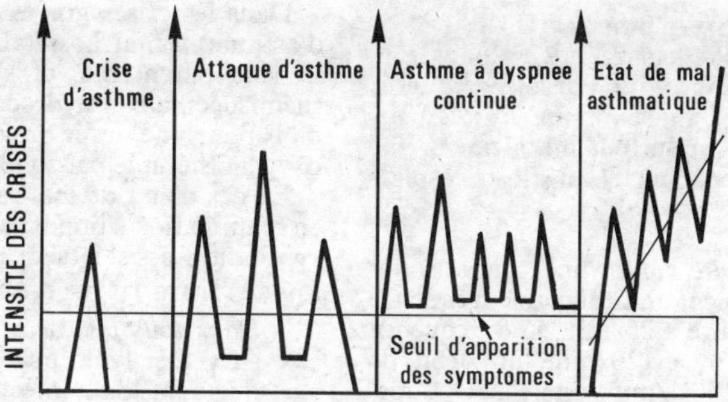

Les différents aspects de l'asthme

► Causes et mécanisme :

Le rétrécissement des bronches est secondaire à l'intrication de 3 éléments : l'*œdème*, l'*hypersécrétion des glandes à mucus* et le *bronchospasme.* Au début de l'évolution, ces manifestations sont passagères, mais il peut, à la longue, persister un certain degré de rétrécissement bronchique entre les crises.

La cause déclenchante d'une crise d'asthme est variable.

* PARFOIS, ON RETROUVE UN FACTEUR ALLERGIQUE et des antécédents d'urticaire, d'eczéma, de rhinite spasmodique. Il faut rechercher l'allergène responsable des crises, il pénètre habituellement l'organisme par voie *aérienne* (poussière, plume, pollen, poils d'animaux), plus rarement par voie *digestive* (aliments, médicaments).

* Mais TOUS LES ASTHMES NE SONT PAS ALLERGIQUES : asthme d'effort, facteur psychologique, pouvant s'ajouter à une allergie. Il faut enfin insister sur le rôle important de l'infection bronchique ou des voies aériennes dans le déclenchement et l'entretien d'un asthme.

► Signes cliniques :

Typiquement les symptômes de l'asthme sont représentés par la crise d'asthme paroxystique.

Quelques prodromes peuvent la précéder : toux, éternuements répétés.

La crise débute brutalement, le plus souvent la nuit, par une dyspnée intense expiratoire avec bradypnée, pâleur, sueurs, angoisse, mais habituellement sans fièvre, ni douleur. L'auscultation permet d'entendre des râles sibilants.

Ensuite la dyspnée se calme et apparaît une expectoration peu abondante, adhérente, blanche, contenant des particules opaline (crachats perlés). Puis la crise se termine après une durée totale de quelques heures. Entre les crises l'examen clinique est normal. Lorsqu'un facteur infectieux est surajouté l'expectoration est purulente et la température s'élève.

Souvent la crise se renouvelle plusieurs jours de suite réalisant l'attaque d'asthme.

L'autre tableau clinique de la maladie asthmatique correspond à l'asthme à dyspnée continu. Son évolution est émaillée de crises paroxystiques, mais entre les crises persiste une dyspnée expiratoire permanente et des râles sibilants à l'auscultation. Ces malades sont particulièrement sensibles à l'infection.

► Examens complémentaires :

* CERTAINS SERVENT A AFFIRMER LE DIAGNOSTIC :

- La radiographie pulmonaire montre un blocage expiratoire avec côtes horizontales pendant les crises, elle est normale en dehors des paroxysmes, sauf dans l'asthme intriqué.
- Les épreuves fonctionnelles respiratoires sont impossibles en crise et normales de base entre les crises, mais l'acétylcholine, à faible dose, provoque un syndrome obstructif qui régresse sous bêta-mimétiques. Dans l'*asthme intriqué*, le syndrome obstructif est constant, mais il s'améliore, au moins au début, sous bêta-mimétiques d'au moins 50 %.

* LES AUTRES EXAMENS ONT UN INTÉRÊT ÉTIOLOGIQUE :

- recherche d'argument en faveur d'une allergie : éosinophilie sanguine et des crachats, taux des IgE plasmatiques élevé, tests cutanés avec différents allergènes ;
- recherche de foyers infectieux dentaires et O.R.L.

▶ **Éléments de surveillance :**
Ils sont essentiellement *cliniques* lors de la crise : fréquence respiratoire, conscience, pouls, tension, température, mais aussi *biologiques* sur les gaz du sang qui montrent initialement une hypoxie avec hypocapnie et alcalose respiratoire.

Les indices de gravité sont : une cyanose, des troubles de conscience, un tirage, une fréquence respiratoire supérieure à 25/min, une fréquence cardiaque supérieure à 120/min, un débit de pointe inférieur à 150 l/min, une $PaCO_2$ supérieure à 35 mmHg avec une PaO_2 inférieure à 60 mmHg, ou une $PaCO_2$ supérieure à 40 mmHg avec une $PaCO_2$ inférieure à 70 mmHg.

▶ **Évolution, complications :**

* HABITUELLEMENT, la crise cède en quelques heures, hâtée par le traitement, mais elle peut se répéter pendant plusieurs jours réalisant une attaque d'asthme.

* DES COMPLICATIONS IMMÉDIATES sont possibles :
- pneumothorax, infiltrat labile, troubles du rythme cardiaque ;
- mais surtout, l'état de mal asthmatique qui correspond à la persistance de la dyspnée au-delà des délais normaux. C'est une urgence médicale. Le tableau est celui d'une insuffisance respiratoire aiguë avec polypnée, cyanose, silence auscultatoire et parfois troubles de conscience.

* BIOLOGIQUEMENT, les gaz du sang montrent une hypoxie, mais avec hypercapnie supérieure à 50 mm de mercure. Le transfert en réanimation s'impose.

* A PLUS LONG TERME, l'évolution d'un asthme paroxystique peut se faire vers l'*asthme intriqué* et vers l'*insuffisance respiratoire chronique.*

▶ **Asthme de l'enfant (→)**

▶ **Traitement et pronostic :**
Il faut distinguer le traitement de l'accès et le traitement de fond.

* TRAITEMENT DE L'ACCÈS :
Il repose sur la théophylline et ses dérivés par voie orale, rectale ou mieux parentérale, et les bêta-sympathomimétiques en aérosols, type *Ventoline* ou *Bérotec*, ou en injection sous-cutanée (*Bricanyl*).
Contrairement à une idée reçue, l'utilisation des bêta-mimétiques ne peut être dangereuse.
On ajoute un traitement antibiotique à large spectre en évitant l'érythromycine.

Dans les crises graves et résistantes (attaque d'asthme) il faut hospitaliser le malade, utiliser la voie parentérale et s'aider des corticoïdes (hémisuccinate d'hydrocortisone) à forte dose mais pour une durée brève le plus souvent. Une oxygénothérapie par sonde nasale sera prescrite.
En cas d'état de mal asthmatique le transfert en réanimation s'impose et dans certains cas une ventilation assistée sera nécessaire.

* TRAITEMENT DE FOND :
- *Dans tous les cas*, il faut :
  - surveiller l'état infectieux et traiter énergiquement toute infection ORL ou dentaire ;
  - instituer une kinésithérapie respiratoire efficace, surtout dans l'asthme à dyspnée continue ;
  - proposer des cures thermales et climatiques.
- *Dans l'asthme difficile à traiter*, on propose une auto-surveillance par utilisation du débit de pointe (Peek-flow) permettant au malade de chiffrer sa dyspnée et de tester l'effet du traitement.
- *Lorsqu'une cause allergique est retrouvée :*
  - éliminer si possible l'allergène ;
  - faire des essais de désensibilisation ;
  - faire des cures de *Lomudal.*
- *Dans l'asthme à dyspnée continue*, il faut essayer de repousser le plus possible l'heure de la corticothérapie générale en utilisant la théophylline, les sympathomimétiques en aérosols, suivis d'une inhalation d'un aérosol aux corticoïdes (*Bécotide 250*). Si la corticothérapie est indispensable elle doit être prescrite dans le souci du meilleur rapport dose/efficacité.
- *Dans tous les cas, il faut cesser toute intoxication tabagique.*

* LE PRONOSTIC est difficile à porter, dominé par le risque IMMÉDIAT d'*état de mal asthmatique* et LOINTAIN d'*insuffisance respiratoire chronique.*

ASTHME DE L'ENFANT

▶ **Définition :**
Syndrome d'obstruction bronchique intermittente et réversible.

▶ **Causes et mécanismes :**
Deux facteurs principaux sont à l'origine de l'asthme :
- allergie respiratoire ;
- infection.

Certains asthmes sont déclenchés par l'effort.

► **Signes essentiels :**

∗ Lors de la crise :
- dyspnée haute (bradypnée) à prédominance expiratoire ;
- distension thoracique ;
- râles sibilants ;
- parfois fièvre.

∗ ENTRE LES CRISES :
- soit aucun signe ;
- soit persistance d'une toux chronique, de râles sibilants.

► **Signes paracliniques :**

∗ LORS DE LA CRISE :
- *Radio de thorax :* distension et hyperaération pulmonaire, parfois images en foyer.
- *Gaz du sang :* baisse de la paO2 et de la pCO2.

∗ ENTRE LES CRISES :
- Exploration fonctionnelle respiratoire : soit normale, soit obstruction bronchique réversible sous broncho-dilatateurs, soit obstruction bronchique permanente.
- *Bilan allergologique :* hémogramme (éosinophilie). Augmentation des IgE globulines. Tests cutanés. Dosage des IgE spécifiques (Rast). Test de provocation aux allergènes respiratoires lors de l'exploration fonctionnelle respiratoire.

► **Éléments de surveillance :**

∗ PENDANT LA CRISE :
- cyanose, sueurs ;
- fréquence respiratoire et cardiaque ;
- tension artérielle, température ;
- état de conscience ;
- gaz du sang.

∗ ENTRE LES CRISES :
- exploration fonctionnelle respiratoire ;
- cycle théophyllinique (en cas de traitement continu par la Théophylline).

► **Évolution et complications :**

∗ LORS DE LA CRISE :

L'aggravation ou la résistance au traitement bronchodilatateur réalise l'état de mal asthmatique (cyanose, asphyxie, troubles de conscience, anoxie, hypercapnie) avec risque de mort.

∗ ENTRE LES CRISES :

La gravité d'un asthme se juge sur la fréquence des crises ; le retentissement sur la croissance, la scolarité, la vie familiale, le psychisme ; l'existence d'altérations permanentes de la fonction respiratoire, d'une déformation thoracique.

► **Traitement :**

∗ LES MÉDICAMENTS UTILISÉS PENDANT LA CRISE sont essentiellement :
- la Théophylline en respectant la posologie ;
- les bêta-mimétiques (*Ventoline, Bricanyl*) en nébulisation et éventuellement par voie générale ; en cas d'échec les corticoïdes en cure brève ; des antibiotiques en cas d'infection respiratoire ; en cas d'état de mal asthmatique, transfert en réanimation.

∗ LE TRAITEMENT DE FOND comprend :
- la désensibilisation spécifique ;
- la prévention des réactions allergiques par le Cromoglycate disodique (*Lomudal*) ou le *Zaditen ;*
- l'éviction des allergènes (plume, poussière, etc.) ;
- la kinésithérapie respiratoire.

∗ DANS LES FORMES GRAVES, traitement au long cours par *Théophylline Retard ;* cures climatiques.

∗ UNE PRISE EN CHARGE PSYCHOLOGIQUE est souvent ncessaire.

ASTIGMATISME

Voir *Amétropies*

ATÉLECTASIE

► **Définition :**

L'atélectasie est plus un symptôme qu'une maladie proprement dite. Il s'agit d'une condensation rétractile d'un segment pulmonaire drainé par une bronche segmentaire ou lobaire. Elle peut intéresser l'ensemble d'un poumon.

► **Causes et mécanisme :**

La cause principale est représentée par une obstruction bronchique qui supprime la ventilation dans son territoire. Toutes les obstructions bronchiques peuvent être responsables : tumeur bronchique, corps étrangers, bouchons muqueux ou purulents (exemple : en postopératoire d'une intervention avec intubation), compression extrinsèque, sténose cicatricielle ou inflammatoire. Plus rarement, l'atélectasie est secondaire à une atteinte pleurale ou à une fibrose pulmonaire.

L'hypoventilation dans un territoire entraîne un aplatissement des alvéoles qui explique l'aspect radiologique opaque. La surinfection est fréquente.

► **Signes cliniques :**

Ils dépendent de l'étiologie et de l'importance de l'atélectasie. Les symptômes propres n'existent que dans les formes massives : dyspnée, douleur, cyanose, tachycardie.

L'examen clinique trouve une matité avec silence auscultatoire et augmentation des vibrations vocales.

► **Examens complémentaires :**

Variables selon l'étiologie.

Dans tous les cas, la radiographie pulmonaire montre une image dense, rétractile, avec pincement des espaces intercostaux et attraction du médiastin du côté atteint.

Le reste du poumon paraît plus clair, car il est distendu par compensation.

La bronchofibroscopie doit être systématique.

► **Éléments de surveillance :**

Surtout radiologiques, surveillant la régression de l'image.

► **Évolution, complications :**

Le risque majeur est représenté par la surinfection et à plus long terme la fibrose.

► **Traitement et pronostic :**

* Le traitement doit être étiologique levant l'obstacle (corticoïdes, endoscopie, chirurgie) et symptomatique par les antibiotiques en cas de surinfection.

* Le pronostic dépend de la cause.

ATHÉROME

Voir *Athérosclérose et ses facteurs de risque (artériosclérose, athérome)*

ATHÉROSCLÉROSE ET SES FACTEURS DE RISQUE (ARTÉRIOSCLÉROSE, ATHÉROME)

► **Définition :**

L'athérosclérose frappe essentiellement les artères de type élastique, et se caractérise initialement par une altération dégénérative de l'intima avec dépôts lipidiques, réaction histiocytaire, sclérose périfocale.

Secondairement : les lésions peuvent se calcifier.

Le processus commence tôt dans la vie.

L'athérosclérose est une des principales causes de morbidité et de mortalité dans les pays « riches ». Les plaques athéroscléreuses réduisent ou obstruent les artères, et induisent une pathologie ischémique.

► **Les facteurs de risques** sont les suivants :

1. Tabagisme.
2. Hyperlipidémies (hypercholestérolémie, hypertriglycéridémies endogènes).
3. Hypertension artérielle permanente.
4. Diabète sucré.
5. Hyperuricémie.
6. Obésité.
7. Sédentarité.
8. Anxiété.

Les sujets à haut risque associent plusieurs facteurs de risque.

Seule la réduction à un âge précoce de la vie de ces facteurs de risque permet de prévenir efficacement la maladie athéroscléreuse et ses conséquences.

ATHLETIC-FOOT

Voir *Dermatophyties*

ATRÉSIE DES CHOANES

► **Définition :**

Fermeture totale ou partielle de l'orifice postérieur des fosses nasales.

► **Signes essentiels :**
- détresse respiratoire néo-natale majorée par la prise des biberons ;
- impossibilité de passer une sonde de la narine dans le pharynx.

► **Traitement :**
- mise en place d'une canule de Mayo (qui améliore immédiatement l'état de l'enfant) ;
- alimentation par gavage ;
- traitement chirurgical.

ATRÉSIE DE L'ŒSOPHAGE ET FISTULE TRACHÉO-ŒSOPHAGIENNE

► **Définition :**

Interruption complète de la continuité œsophagienne, associée le plus souvent à une fistule trachéo-œsophagienne (communication entre trachée et œsophage).

Rarement, la fistule est isolée.

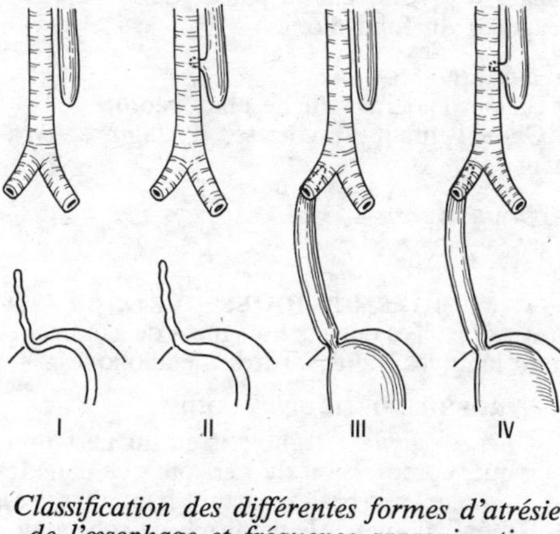

Classification des différentes formes d'atrésie de l'œsophage et fréquence approximative. Type I : forme sans fistule (8 %). Type II : forme sans fistule du bout inférieur avec fistule du bout supérieur (3 %). Type III : forme avec fistule du bout inférieur sans fistule du bout supérieur (85 %). Type IV : forme avec fistule du bout supérieur et du bout inférieur (4 %).

(d'après *Traité de radiodiagnostic*, Tome 18, *Radiopédiatrie*, Masson, Paris).

► **Signes essentiels :**
- *Avant la naissance :* hydramnios.
- *À la naissance :* impossibilité de passage d'une sonde dans l'estomac (la sonde bute à 10 cm de l'arcade dentaire) ; absence de perception de bruit aérique à l'auscultation de l'épigastre quand on injecte de l'air dans la sonde ; confirmation du diagnostic par la radio.
- *Après la naissance :* hypersalivation ; encombrement ; dyspnée ; cyanose, majorée par les essais d'alimentation.
- *En cas de fistule isolée :* signes respiratoires lors de l'alimentation ; pneumopathies à répétition. *Le diagnostic* est fait à l'endoscopie le plus souvent.

► **Évolution et complications :**

L'évolution est favorable si le diagnostic de l'atrésie est fait avant toute tentative d'alimentation, sinon risque de complications pulmonaires graves.

► **Traitement et pronostic :**

* TRAITEMENT CHIRURGICAL EN MILIEU SPÉCIALISÉ, réalisé en un ou deux temps. Avant et pendant le transfert au centre de chirurgie néo-natale, l'enfant est placé en position demi-assise (baby-relax) avec aspiration continue du cul-de-sac supérieur de l'atrésie par une sonde de bon calibre.

* LE PRONOSTIC est fonction de la précocité du diagnostic (mortalité beaucoup plus élevée s'il y a eu des tentatives alimentaires), de la prématurité, des malformations associées (cardiopathies).

ATRÉSIE PULMONAIRE

► **Définition :**

Cardiopathie congénitale grave caractérisée par une imperforation de l'orifice pulmonaire. Le septum interventriculaire est intact ; le ventricule droit est hypertrophié, sa cavité est réduite. L'oreillette droite est dilatée et il existe une communication interauriculaire constante.

► **Causes – Mécanisme :**

Le sang qui arrive dans le ventricule droit reflue dans l'oreillette droite puis dans l'oreillette gauche par la communication interauriculaire. Le sang mêlé gagne l'aorte, et la circulation pulmonaire est assurée par les artères bronchiques ou par un canal artériel.

▶ Signes :

∗ CLINIQUES : cyanose majeure précoce, insuffisance cardiaque droite ; à l'auscultation : le plus souvent souffle continu.

∗ PARACLINIQUES :

- *Radiologiques :* cardiomégalie, hypovascularisation pulmonaire.
- *Électriques :* hypertrophie auriculaire droite, déviation axiale droite de l'axe de QRS, hypertrophie biventriculaire.
- *Échocardiographiques :* l'examen BD montre l'hypoplasie pulmonaire, un canal artériel large avec un flux continu de vitesse élevée en doppler pulsé.
- *Hémodynamiques :* Seule l'angiocardiographie permet d'affirmer le diagnostic par l'absence d'opacification de l'artère pulmonaire.

▶ Traitement chirurgical :

Il n'existe pas de traitement satisfaisant de cette malformation et le pronostic reste très sombre.

ATRÉSIE TRICUSPIDIENNE

▶ Définition :

L'atrésie tricuspidienne réalise une cardiopathie congénitale cyanogène peu fréquente liée à l'imperforation de l'appareil valvulaire tricuspide.

▶ Causes - Mécanisme :

Les valves tricuspides sont remplacées par un voile membraneux blanchâtre ; il existe une communication interauriculaire constante à l'origine du shunt droit-gauche et le ventricule droit est hypoplasique, une communication interventriculaire assurant son remplissage.

▶ Signes :

∗ CLINIQUES : cyanose dès la naissance, malaises anoxiques. A l'auscultation : souffle systolique au bord gauche du sternum, pas de signes d'insuffisance cardiaque habituellement.

∗ PARACLINIQUES :

- *Radiologiques :* bord droit rectiligne, arc moyen gauche concave, bord inférieur gauche convexe et hypovascularisation pulmonaire.
- *Électriques :* hypertrophie auriculaire droite, déviation axiale gauche de QRS.
- *Échocardiographiques :* L'examen BD apprécie la taille du ventricule droit et de l'artère pulmonaire et met en évidence le voile immobile qui remplace la tricuspide ; le doppler pulsé avec éventuel codage couleur analyse les flux de la C.I.A. et de la C.I.V.
- *Hémodynamiques :* Le cathétérisme confirme le diagnostic, la sonde ne pouvant pénétrer dans le ventricule droit ; *l'angiocardiographie* par voie veineuse est également incapable d'opacifier le ventricule droit.

▶ Traitement chirurgical :

La mauvaise tolérance précoce impose une intervention dès le plus jeune âge, de type palliatif : anastomose systémique-pulmonaire ou anastomose cavo-pulmonaire.

ATROPHIE OPTIQUE

▶ Définition :

C'est la dégénérescence des fibres optiques visuelles (en avant du tubercule quadrijumeau).

Elle se traduit par la pâleur de la papille à l'examen du fond d'œil.

▶ Découverte :

Baisse d'acuité visuelle chez l'adulte.

Chez l'enfant : mydriase, nystagmus, strabisme.

▶ Causes :

∗ GLAUCOME.

∗ ATROPHIES OPTIQUES HÉRÉDO-FAMILIALES : isolées ou accompagnées de syndromes neurologiques, de désordres métaboliques, etc.

∗ ATROPHIES OPTIQUES ACQUISES :

- *neurologiques :* traumatisme du nerf optique, compression du nerf optique dans les tumeurs cérébrales, surtout hypophysaires, méningiomes de la petite aile du sphénoïde ;
- *vasculaires :* anévrismes ou thromboses de la carotide, maladie de Horton, thrombose de l'artère centrale de la rétine ;
- *inflammatoires :* infections orbitaires ou O.R.L., zona ;
- *dégénératives :* sclérose en plaques ;
- *toxiques :* névrites optiques rétrobulbaires toxiques (→), diabète.

AUTISME INFANTILE

► **Définition :**

L'autisme infantile est une psychose précoce qui se manifeste habituellement avant 4 ans. Il est aussi nommé « psychose infantile de développement ».

► **Étiologie - mécanisme :**

Les étiologies sont inconnues ; elles sont certainement multifactorielles. Parfois affection isolée, de fréquence rare (2 à 4 pour 10 000). On retrouve des formes proches de l'autisme dans certaines anomalies génétiques (trisomie 21, phénylcétonurie) et dans certaines atteintes neurologiques (encéphalopathies).

En fait, cette atteinte est assez typique dans son tableau clinique. Elle est différente des psychoses discordantes précoces et des psychoses de destructuration ou schizophrénies infantiles et bien sûr des déficiences mentales.

► **Clinique :**

Le tableau est constitué vers l'âge de 3 ans et est très impressionnant.

* LE RETRAIT AUTISTIQUE est le fait que l'enfant n'a pas de contact avec l'autre. Il se comporte comme s'il était seul, en permanence. De même l'enfant se comporte comme s'il n'entendait pas certains sons, et comme s'il ne pouvait pas voir son environnement.

* Il présente des STÉRÉOTYPIES GESTUELLES : mouvements répétitifs des mains, des doigts, des bras, balancements du tronc, des rituels alimentaires ou d'habillage.

* LES TROUBLES DU LANGAGE sont constants. Le langage est soit absent, soit sans valeur communicative. En particulier, la non-utilisation du pronom « je », l'enfant parle de lui à la 2e ou la 3e personne, est un signe de gravité.

Ces troubles traduisent une évolution psychotique relativement avancée. Or, c'est beaucoup plus tôt qu'il convient de faire le diagnostic.

* IL FAUT RECHERCHER :

- les troubles très précoces de l'alimentation, difficulté de succion, anorexie, vomissements ;
- des insomnies ;
- l'absence d'attitude anticipatrice : l'enfant ne tend pas les bras ;
- l'absence d'ajustement postural : il n'a aucune tendance à s'aggriper ;
- la non-apparition du sourire et de l'angoisse du 8e mois.
- le désintérêt de ces enfants pour le jeu.

► **Les examens paracliniques** servent à éliminer un déficit sensoriel (audiogramme), et à vérifier l'absence de toute pathologie organique (EEG, scanner, bilans thyroïdien, enzymatique, caryotype).

► **Évolution :**

C'est une maladie très grave, dont le pronostic est dans l'ensemble très défavorable. Aucun critère valable de pronostic ne peut être retenu hormis le développement du langage. Quelques cas exceptionnels de guérison ont été signalés. Sinon la plupart des enfants n'acquièrent pas une insertion relationnelle satisfaisante et leur développement cognitif demeure très incomplet.

► **Traitement :**

C'est de la précocité du diagnostic et donc du début des soins que dépendra le pronostic. Les chimiothérapies, en particulier les neuroleptiques, n'ont qu'un intérêt très limité. Les thérapies par le maternage, l'abord corporel et l'aménagement du cadre de vie sont les bases du traitement. Elles sont complétées par l'action éducative et un rôle auprès des parents. On peut ainsi obtenir une relative stabilisation du processus.

AVITAMINOSES K (TROUBLES DE L'HÉMOSTASE DANS LES)

La vitamine K indispensable pour la synthèse des facteurs de la coagulation II, VII, IX, X, provient de l'alimentation et de la synthèse par la flore intestinale.

► **Causes d'avitaminose K :**

* CARENCE D'APPORT : Nouveau-né dans les 3 premiers jours.

* CARENCE D'ABSORPTION : Maladies intestinales avec malabsorption chronique, ictère rétentionnel.

* CARENCE DE PRODUCTION : Traitement antibiotique (tétracycline) détruisant la flore.

* TRAITEMENT ANTICOAGULANT PAR ANTIVITAMINES K : Dicoumariques et phénylindanedione (*Pindione*).

▶ Signes cliniques et paracliniques :

– *Le déficit* peut être latent ou se manifester par des hémorragies provoquées.

– *Le diagnostic* repose sur l'interrogatoire, les tests de l'hémostase primaire normaux, les temps de Quick et de céphaline-kaolin (→) allongés et de test d'Owren abaissés alors que le temps de thrombine et celui de fibrinogène sont normaux.

– *L'insuffisance hépatique* est recherchée sur la diminution du facteur V et l'inefficacité de l'injection parentérale de vitamine K.

▶ Surveillance :

Un traitement antivitamines K doit être surveillé d'une part par le temps de Quick (→) ou le thrombo-test d'Owren (→).

▶ Traitement :

∗ AVITAMINOSE K : Vitamine K_1, agissant en quelques heures, *per os* ou i.v., jamais i.m., PFC ou fraction PPSB en attendant.

∗ ANTIVITAMINES K : Arrêt du traitement généralement suffisant. En cas d'hémorragie, sang frais et fraction PPSB.

AVORTEMENTS SPONTANÉS

▶ Définition :

Ce sont les expulsions du contenu utérin avant la fin de la 28e semaine (6 mois écoulés).

▶ Causes et mécanisme :

Il faut distinguer, suivant leurs causes et leur pronostic :

∗ LES AVORTEMENTS DU 1er TRIMESTRE, éventuellement uniques et sans lendemains, d'origine surtout ovulaire : 40 à 60 % d'anomalie chromosomique. Ils ne peuvent être évités.

∗ LES AVORTEMENTS DU 2e TRIMESTRE, d'origine utérine : béance de l'isthme, malformation utérine, fibrome. Ils sont dans ce cas récidivants et peuvent être évités par le traitement adéquat.

∗ LES AVORTEMENTS A RÉPÉTITION, qui nécessitent des investigations particulières se situant aussi bien pendant la grossesse qu'en dehors d'elle (après 2 avortements) : diabète, hypertension artérielle, iso-immunisation rhésus.

AVORTEMENTS DU 1er TRIMESTRE

▶ Signes essentiels :

∗ CLINIQUE :

Il faut savoir reconnaître les deux phases, qui se succèdent :

– menace, d'abord, qui peut régresser ;

– avortement en cours, ou inéluctable.

Reconnaître la deuxième évite des examens inutiles et du temps perdu.

1. Menace d'avortement :

– Les saignements sont peu importants.

– Les douleurs pelviennes n'ont pas les caractères de contractions.

– Le col est long et fermé avec un volume utérin correspondant à l'âge de l'aménorrhée.

– Des bruits du cœur présents au-delà de 8 semaines à l'échotomographie.

2. Avortement inéluctable :

– Les métrorragies abondantes s'accompagnent de contractions utérines et vont en s'accentuant.

– Le col se modifie, devient court et perméable.

– La recherche des bruits du cœur est négative, l'évolution se fait vers l'expulsion.

Il faut éliminer :

- une lésion cervicale par l'examen au spéculum ;
- une grossesse extra-utérine ;
- une môle,
- des métrorragies en cours de grossesse : chorioamniotite, l'avortement provoqué ;
- des métrorragies non gravidiques : kystes de l'ovaire, annexite.

∗ EXAMENS PARACLINIQUES :

– *Dans l'avortement inéluctable :* aucun examen n'est indiqué.

– *Dans la menace d'avortement :*

- L'*échographie* est le plus important, elle date la grossesse, montre son siège, sa vitalité ou sa mort, et fait éventuellement le diagnostic de décollement placentaire, de môle.
- Les *dosages hormonaux* n'ont pratiquement plus d'intérêt. Ils ne sont indiqués que lors de grossesse inférieure à 7 semaines.
- *Dosage de HCG* (2 000 à 3 000 UI) : ils indiquent une grossesse arrêtée ; plus élevés, ils laissent dans l'incertitude et doivent être recommencés une semaine plus tard.

▶ **Évolution – pronostic :**

L'expulsion se fait sans complication dans les avortements spontanés précoces.

Dans les autres cas, les complications sont :

- la *rétention d'œuf entier :* ceci est souvent favorisé par les traitements visant à empêcher son expulsion, entrepris sans s'assurer qu'il est vivant ;
- *rétention partielle de débris ovulaires :* les métrorragies persistant, de la fièvre parfois associée à un utérus qui reste gros et un col ouvert en sont le tableau clinique ; l'échographie retrouve les débris ovulaires dans l'utérus ;
- *l'infection ovulaire et annexielle* est la complication de la précédente description ;
- *le déclenchement d'une iso-immunisation* est possible si la femme est de groupe rhésus négatif.

▶ **Traitement :**

Il est déterminé suivant la phase.

* EN PHASE DE MENACE, ou lorsque la vitalité de l'œuf est incertaine, la tendance actuelle est l'abstention, parfois avec du repos associé à un antispasmodique.

* L'AVORTEMENT EST INÉLUCTABLE ou l'œuf a été expulsé ; le curetage se discute :

- en pratique *avant 10 semaines,* il est possible de ne pas cureter si l'œuf paraît complet, l'utérus vide et le col fermé, sinon on fera une aspiration ;
- *après 10 semaines,* le curetage est indispensable car existe un risque de rétention. Il se fera soit par curage digital, soit par aspiration.

* UNE PRÉVENTION DU TÉTANOS doit toujours être faite (sérum ou rappel d'anatoxine) si l'avortement paraît provoqué.

* UNE ADMINISTRATION DE SÉRUM ANTI-D doit toujours être faite, même s'il ne s'agit que d'une menace d'avortement, si la femme est de groupe rhésus négatif.

* UN EXAMEN ANATOMO-PATHOLOGIQUE DES DÉBRIS OVULAIRES doit toujours être demandé pour éliminer une môle, une grossesse extra-utérine, et parfois pour affirmer une chorioamniotite, etc.

AVORTEMENTS DU 2ᵉ TRIMESTRE

▶ **Signes essentiels :**

Il existe deux tableaux différents suivant que le fœtus est *vivant* ou *mort.*

* AVORTEMENT AVEC FŒTUS VIVANT : Métrorragies, contractions, modification du col, sont plus ou moins importantes suivant qu'il s'agit d'une menace d'avortement ou d'un avortement inéluctable. S'il y a rupture de la poche des eaux, l'avortement est souvent inéluctable.

L'étiologie la plus fréquente est la béance cervico-isthmique.

* AVORTEMENT APRÈS MORT DE L'ŒUF : Il entraîne des métrorragies, des contractions et l'expulsion de l'œuf ; l'état du fœtus dépend de l'époque de la grossesse à laquelle il est mort (pendant le 4ᵉ mois : momification ; au-delà : macération).

▶ **Examens complémentaires :**

* LE FŒTUS EST VIVANT : s'il s'agit d'une menace (→), si l'avortement est inévitable, l'expulsion du fœtus est conduite comme un petit accouchement, suivi, pour certains, par une révision utérine.

* LE FŒTUS EST MORT : il existe des risques de troubles de la coagulation, d'infection grave si les membranes sont rompues, de réactions psychologiques de la patiente. Le spécialiste choisira entre l'expectative ou le déclenchement de l'accouchement. Dans le premier cas, la surveillance de la coagulation est nécessaire à partir de 3 semaines après le décès.

Dans tous les cas

Il faut :

▶ **Administrer du sérum anti-D** si la patiente est de groupe Rh négatif, même si le fœtus n'est pas expulsé.

▶ **Faire l'examen bactériologique, anatomo-pathologique, radiographique** des annexes et du fœtus.

▶ **Rechercher l'étiologie** de cet avortement, les principales causes étant :

* POUR LES AVORTEMENTS DU 1ᵉʳ TRIMESTRE :

- une *anomalie chromosomique de l'œuf :* faire un caryotype des parents après conseil génétique s'il existe des avortements à répétition ;
- une *infection ovulaire et de l'appareil génital* (endométrite, cervicite) ;
- dans les *avortements à répétition,* la recherche de l'étiologie se fera par prélèvements bactériologiques : placenta, fœtus, col, endocol et biopsie d'endomètre après avortement ;

– une *cause maternelle :* myxœdème fruste (par les dosages hormonaux).

∗ POUR LES AVORTEMENTS DU 2e TRIMESTRE :

– une *cause mécanique :*

. *utérine* : béance cervico-isthmique, fibrome, par l'hystérographie 3 mois après avortement et calibrage du col ;

. *ovulaire* : grossesse gemellaire, hydramnios.

– une *cause infectieuse* : listériose, par CBU et hémoculture.

– une *cause maternelle.*

BARTHOLINITE

► **Définition :**

La bartholinite, ou infection des glandes de Bartholin, est une affection fréquente de faible gravité, mais fort gênante par sa tendance récidivante si le traitement n'a pas été suffisant.

► **Causes et mécanisme :**

La bartholinite peut être due à de nombreux germes : gonocoque, staphylocoque doré, colibacille, etc.

► **Clinique :**

De début brutal, ou insidieux, elle se caractérise par des douleurs de la région vulvaire postérieure et de la fièvre.

L'examen clinique constate une tuméfaction souvent unilatérale occupant la moitié de la grande lèvre. Toute la région vulvaire est rouge, tendue, très douloureuse.

► **Pronostic et évolution :**

La bartholinite passe à la chronicité et une surinfection peut survenir à tout moment.

► **Traitement :**

Le seul satisfaisant est l'exérèse de la glande au stade collecté. Les soins postopératoires : irrigations vaginales et ovules antiseptiques, maintiendront propre la région.

L'hématome est la complication postopératoire.

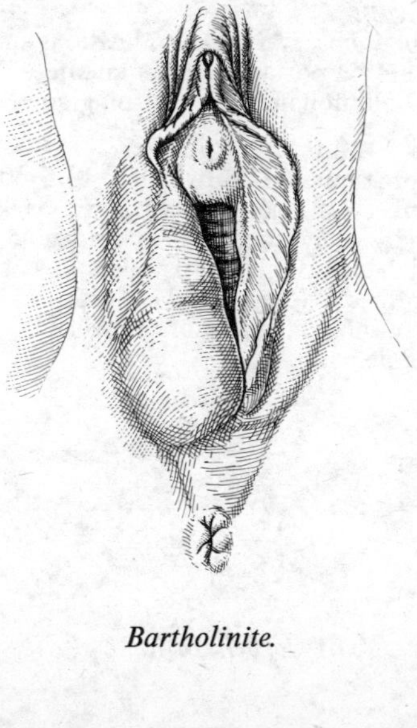

Bartholinite.

BARTTER (SYNDROME DE)

Voir *Tubulopathies chroniques*

BARYTOMES

Voir *Fécalome*

BEC-DE-LIÈVRE

Voir *Fente palatine – Bec-de-lièvre*

BIENS DES MALADES MENTAUX (PROTECTION DES)

La loi sur les incapables majeurs va s'appliquer chaque fois que les facultés mentales sont altérées.

Le régime de protection des biens est totalement indépendant de l'internement. Il peut s'appliquer à des malades non hospitalisés. Il existe 3 régimes :

► **La sauvegarde de justice :** mesure simple, souple, rapidement acquise, demandée par le médecin.

C'est une mesure transitoire, d'urgence, protectrice.

Le juge des tutelles peut désigner un mandataire.

Ce régime prend fin par une nouvelle déclaration indiquant la fin de la période d'incapacité, ou par la mise sous tutelle ou curatelle.

► **La tutelle** est un régime de protection durable et en principe totale. Les malades sont représentés de manière continue, et dans tous les actes de la vie civile, par un tuteur. La tutelle est prononcée par le juge des tutelles après une expertise. Le tuteur peut être un membre de la famille, une association.

Le majeur sous tutelle perd ses droits civiques, ne peut se marier sans l'avis du conseil de famille.

La tutelle cesse après une expertise.

▶ **La curatelle** est une mesure de protection moins complète. Le patient peut administrer ses biens, mais doit obtenir l'accord du curateur pour disposer de son patrimoine (vente, emprunt). Il peut voter.

BIERMER (MALADIE DE)

Voir *Anémies mégaloblastiques*

BILHARZIOSES

Voir page ci-contre le schéma du cycle des schistosomes.

▶ **Définition :**

Ce sont des affections parasitaires dues à des vers du genre Schistosoma à l'origine d'affections urinaires, intestinales et hépato-spléniques.

▶ **Causes et mécanisme :**

Les vers adultes (trématodes) vivent dans les veines du système porte, mésentérique, ou vésical ; leur taille est de l'ordre de 15 mm × 1 mm. Schistosoma haematobium est cause de la bilharziose urinaire ; on le trouve dans le Bassin méditerranéen, en Afrique, à Madagascar, dans l'île de la Réunion. Schistosoma mansoni est cause de la bilharziose intestinale ; on le trouve en Amérique Centrale et du Sud et en Afrique tropicale. Les œufs peuvent former un bilharziome, source de sclérose secondaire (cirrhose bilharzienne). Schistosoma japonicum est plus rare.

▶ **Signes essentiels :**

∗ CLINIQUE :

Il existe :

– des *accidents cutanés* : prurit, érythème, urticaire (*phase de pénétration*) ;
– puis des *accidents généraux* : fièvre, céphalée, arthralgies, délire, manifestations broncho-pulmonaires, hépatomégalie ;
– enfin une *période d'état* différente selon l'espèce :
  . *bilharzioze urinaire :* les symptômes sont l'hématurie terminale et la cystite.
  . *bilharzioze intestinale ou hépato-splénique :*

On observe des crises douloureuses abdominales, de la diarrhée, parfois une hépato-splénomégalie.

∗ EXAMENS COMPLÉMENTAIRES :

– *Bilharziose urinaire :* A l'U.I.V. la présence d'un liseré calcaire pathognomonique entourant la vessie fait le diagnostic. La cystoscopie montre un aspect caractéristique. La recherche d'œufs se fait dans les urines et par la biopsie rectale.
– *Bilharzioze intestinale* : recherche d'œufs de S. Mansoni dans les selles et par biopsie rectale. Lavement baryté, coloscopie. Réactions immunologiques. En cas d'atteinte hépatique : bilan hépatique (souvent peu perturbé), biopsie hépatique, étude d'une hypertension portale (→).

▶ **Surveillance, évolution, complications :**

∗ BILHARZIOSE URINAIRE :

Ce sont les conséquences de la sclérose péri-urétérale avec son retentissement sur le haut appareil : *vésicale* avec petite vessie scléreuse, *urétrale* à type de rétrécissement et de fistules périnéales, *génitale* à type de prostatite, de vésiculites, d'épididymites.

L'urétrographie mictionnelle et la cystographie rétrograde évaluent les lésions.

– *La surinfection* par des germes banaux.
– *La cancérisation* des lésions exophytiques bilharziennes.

∗ BILHARZIOSE INTESTINALE OU HÉPATO-SPLÉNIQUE :

On peut observer les complications suivantes : hypertension portale avec hématémèse, manifestations pulmonaires ou neurologiques.

▶ **Traitement :**

Le praziquantel (Biltricide), 40 à 60 mg/kg pendant 1 ou 2 jours, actif sur tous les types de bilharziose, a supplanté le niridazole (Ambilhar) beaucoup plus toxique. Les séquelles urologiques relèvent de la chirurgie. La prophylaxie n'est pas encore réalisable en pays d'endémie.

BLACKFAN-DIAMOND (MALADIE DE)

Voir *Érythroblastopénies*

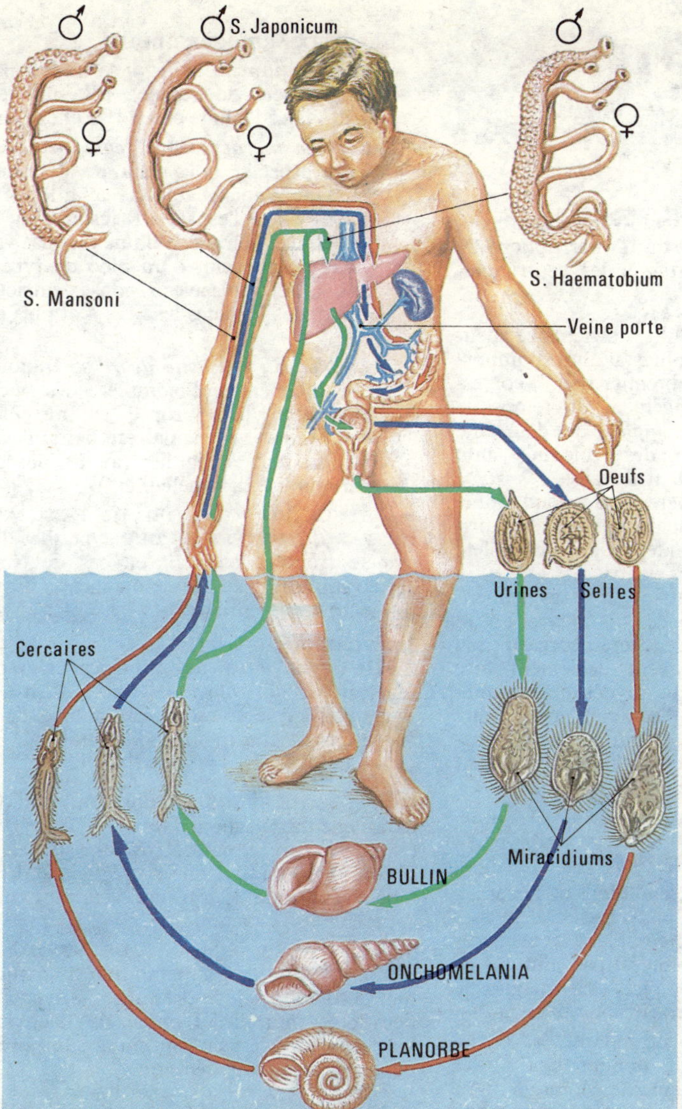

Cycle des Schistosomes.

BLÉPHARITES

► Définition :

Inflammation des paupières. Associée ou non à une conjonctivite, elle se traduit par un œdème palpébral avec rougeur du bord ciliaire, souvent croûtes à la racine des cils. Souvent prurigineuse.

► Étiologie :

Troubles de réfraction non corrigés (astigmatisme), hétérophorie, mais aussi allergies, séborrhée, acné rosacée, mycoses, parasitoses, eczéma, impétigo.

► Traitement :

Suppression du facteur déclenchant si on le retrouve, hygiène locale, pommades corticoïdes et antibiotiques.

BLOC AURICULO-VENTRICULAIRE

▶ Définition :

Le terme de bloc auriculo-ventriculaire désigne le ralentissement ou l'interruption de l'influx entre les oreillettes et les ventricules.

▶ Causes – Mécanisme :

La conduction auriculo-ventriculaire peut être touchée de façon plus ou moins importante : le *bloc fruste,* de premier degré, correspond à un simple allongement du temps de conduction ; le *bloc incomplet,* de deuxième degré, correspond à des ondes P bloquées, non suivies de complexes ventriculaires ; le *bloc complet,* de troisième degré, correspond à une interruption complète de la conduction auriculo-ventriculaire avec indépendance complète entre les oreillettes et les ventricules.

Les blocs auriculo-ventriculaires surviennent dans différentes conditions : ils peuvent être *idiopathiques,* liés à une dégénérescence du tissu de conduction ; ils peuvent également être *secondaires :* infarctus du myocarde, rhumatisme articulaire aigu, diphtérie, endocardite bactérienne, intoxication digitalique, valvulopathies aortiques, myocardiopathies, ils peuvent également avoir une *origine congénitale.*

▶ Signes :

∗ CLINIQUES :

- Le bloc peut être bien toléré et l'examen ne retrouvera qu'un pouls très lent, permanent en cas de bloc complet ; et un pouls plus rapide (autour de 50 par minute) en cas de bloc incomplet. Le diagnostic reposera sur l'électrocardiogramme.
- Le bloc auriculo-ventriculaire est également susceptible de donner lieu à des accidents aigus par anoxie cérébrale aiguë secondaire à un bloc complet paroxystique (syndrome d'Adams-Stokes). Ces accidents aigus se manifestent par un arrêt circulatoire brutal pouvant réaliser un simple malaise lipothymique (arrêt de quelques secondes), une syncope à l'emporte-pièce (arrêt de 10 à 15 secondes), risque de syncope prolongée mortelle si l'arrêt se prolonge.

En dehors des accidents d'Adams-Stokes peuvent également survenir des manifestations d'insuffisance cardiaque et d'ischémie cérébrale chronique.

∗ ÉLECTROCARDIOGRAPHIQUES :

- *Le bloc du premier degré* se traduit par un allongement de l'espace PR supérieur à 0,20 s chez l'adulte et à 0,18 s chez l'enfant.
- *Le bloc du deuxième degré* peut revêtir deux aspects : soit celui de périodes de Luciani-Wenckebach avec allongement progressif de l'espace PR jusqu'à une onde P bloquée, non suivie d'une réponse ventriculaire, soit celui d'un bloc de type 2/I, 3/I, 4/I et pouls avec réponse ventriculaire aux ondes P toutes les 2, 3, 4 et plus ondes P.
- *Le bloc du troisième degré* se traduit par une indépendance complète des ondes P battant à leur propre rythme et des complexes ventriculaires battant à un rythme lent et régulier (au-dessous de 40 par minute habituellement).

∗ L'ÉTUDE DU POTENTIEL DU FAISCEAU DE HIS PAR CATHÉTÉRISME DROIT permet d'affirmer le trouble conductif en cas de troubles paroxystiques ou en cas de diagnostic incertain sur le tracé de surface.

▶ Évolution :

Elle est suivie sur des électrocardiogrammes répétés car un bloc de faible degré peut s'aggraver et se transformer en bloc de haut degré faisant courir un risque vital.

▶ Traitement :

∗ EN CAS DE SYNCOPES, outre la réanimation habituelle devant un arrêt cardiaque, le rythme cardiaque peut être accéléré par une perfusion d'isopropylnoradrénaline en réglant le débit de telle façon que le rythme ventriculaire soit supérieur à 50 par minute.

∗ A DISTANCE D'UN ÉPISODE AIGU, le problème est celui de l'implantation d'un stimulateur cardiaque afin de prévenir une syncope qui peut être mortelle. L'étude de l'activité du faisceau de His est souvent un appoint précieux pour prendre cette décision.

BLOCS DE BRANCHE

▶ Définition :

Trouble de la conduction entraînant un retard d'activation ventriculaire. Ce retard peut intéresser le ventricule droit ou le ventricule gauche, ou les deux à la fois. Un bloc de branche peut être complet ou incomplet. Le diagnostic est électrocardiographique.

▶ Causes – Mécanisme :

L'onde de dépolarisation électrique est conduite aux ventricules par le faisceau de His qui se divise en deux branches, droite et gauche, chacune destinée au ventricule homologue. Un bloc de branche correspond à une interruption de la conduction dans une des branches du faisceau de His en cas de bloc complet, à un simple ralentissement en cas de bloc incomplet. La branche gauche du faisceau de His se divise elle-même en deux hémi-branches dont la conduction peut être atteinte de façon isolée, ce qui amène à distinguer des hémi-blocs gauches antérieurs ou postérieurs.

Les blocs de branche peuvent être l'aboutissement d'une dégénérescence du tissu de conduction, mais peuvent jalonner l'évolution de nombreuses cardiopathies au premier rang desquelles il faut citer : les cardiopathies ischémiques, hypertensives et valvulaires gauche.

▶ Diagnostic :

Il repose uniquement sur l'électrocardiogramme.

* BLOC DE BRANCHE DROIT : En dérivations VI et D3 le complexe ventriculaire prend un aspect en « M » de type rSR, avec une sous-dénivellation du segment S-T et une inversion de l'onde T négative et asymétrique. En dérivations V6 et DI la morphologie est de type qRS avec une onde S large et empâtée.

Le bloc est complet si la durée du complexe ventriculaire est supérieure à 0,12 s, incomplet si inférieure à 0,12 s.

* BLOC DE BRANCHE GAUCHE : En dérivations V6 et DI le complexe ventriculaire prend un aspect de positivité exclusive de type R avec sous-dénivellation du segment S-T et inversion de l'onde T, négative et asymétrique. En dérivations VI et D3 la morphologie est de type QS (miroir de R exclusif en V6), parfois de type rS.

Le bloc est complet si la durée du complexe ventriculaire est supérieure à 0,12 s, incomplet si inférieure à 0,12 s.

* HÉMI-BLOCS GAUCHE :

- *Hémi-bloc antérieur gauche :* déviation de l'axe de QRS au-delà de – 30°, aspect qR en aVL et rs en D3.
- *Hémi-bloc postérieur gauche :* déviation de l'axe de QRS au-delà de + 90°, aspect rS en aVL et qR en D3.

* BLOCS DE BRANCHE BILATÉRAUX : Il peut s'agir d'un bloc simultané des deux branches avec aspect de bloc auriculo-ventriculaire complet, ou d'un bloc complet alternant des deux branches ou enfin d'un bloc de branche droit avec bloc auriculo-ventriculaire du premier degré.

* BLOCS BIFASCICULAIRES : C'est l'association d'un bloc de branche droit avec un hémi-bloc gauche.

* BLOCS TRIFASCICULAIRES : C'est l'association d'un bloc de branche droit avec un hémi-bloc antérieur gauche et postérieur gauche.

▶ Évolution :

Elle est surveillée sur l'électrocardiogramme répété.

Les blocs de branche peuvent rester stables très longtemps et ne donner lieu à aucune complication. Dans certains cas, le trouble de conduction peut s'aggraver du fait de la survenue d'une autre atteinte de la conduction. La surveillance doit alors être plus stricte en particulier à la recherche d'épisodes syncopaux qui doivent faire évoquer la possibilité d'un bloc auriculo-ventriculaire paroxystique.

▶ Traitement :

Il n'existe pas de traitement des blocs de branche, en dehors de la mise en place d'un stimulateur cardiaque en cas d'évolution vers un bloc auriculo-ventriculaire paroxystique avec accidents syncopaux. La constatation d'un bloc de branche à l'électrocardiogramme doit faire proscrire l'utilisation de drogues déprimant la conduction susceptibles d'aggraver le trouble conductif préexistant.

BLOC SINO-AURICULAIRE

▶ Définition :

Ralentissement de la conduction entre le nœud sinusal et les oreillettes. L'électrocardiogramme permet de définir trois degrés de bloc sino-auriculaire.

▶ Causes et mécanisme :

* LA CAUSE IATROGÈNE est la plus fréquente, du fait de l'action dromotrope négative (déprimant la conduction) de certains antiarythmiques : digitaliques, quinidine, procaïnamide, etc.

L'arrêt de l'antiarythmique responsable entraîne habituellement la guérison.

* UNE HYPERRÉFLECTIVITÉ VAGALE peut entraîner des troubles de la conduction sino-auriculaire ; ils sont le plus souvent passagers.

⁎ DIVERSES CARDIOPATHIES peuvent s'accompagner de bloc sino-auriculaire :
- cardiopathie hypertensive du sujet âgé ;
- ischémie myocardique ;
- myocardite : du rhumatisme articulaire aigu, de la diphtérie.

⁎ Parfois le bloc sino-auriculaire est IDIOPATHIQUE.

▶ **Signes cliniques :**
- Le bloc sino-auriculaire est le plus souvent bien toléré.
- Parfois il s'accompagne de faux vertiges, lipothymies, syncopes.
- Cliniquement, il existe une arythmie avec tantôt des pauses, tantôt un rythme régulier.

▶ **Signes électro-cardiographiques :** Ils font le diagnostic.

⁎ BLOC DU PREMIER DEGRÉ : Il n'est pas visible sur le tracé de routine. L'influx du nœud sinusal prend un temps plus long pour activer l'oreillette.

⁎ BLOC DU DEUXIÈME DEGRÉ : Un ou plusieurs influx ne peuvent passer. Les intervalles séparant les ondes P sont variables.

⁎ BLOC DU TROISIÈME DEGRÉ : Aucun influx n'est transmis ou formé. Il n'y a pas d'onde P.

▶ **Le traitement** est fonction de la cause.

⁎ EN CAS DE CAUSE IATROGÈNE : L'arrêt du médicament s'impose. L'atropine peut être utilisée transitoirement.

⁎ EN CAS DE BLOC SINO-AURICULAIRE CHRONIQUE, avec syncopes, on est conduit à mettre en place un entraînement électrosystolique.

BLOCAGE INTERMAXILLAIRE

Les fractures du maxillaire supérieur, les disjonctions cranio-faciales et les fractures du maxillaire inférieur, après leur réduction, voire une ostéosynthèse, nécessitent une contention qui est assurée par le blocage intermaxillaire. Ce blocage présente l'intérêt essentiel de contenir ces fractures en bon articulé dentaire.

▶ **Technique :**
Le blocage intermaxillaire est réalisé par la mise en place d'arcs métalliques sur les maxillaires supérieurs et inférieurs. Ces arcs sont fixés à chacune des dents par une ligature au fil d'acier 4/10, puis les deux arcs sont solidarisés par des ligatures au fil d'acier 3/10.

⁎ DANS CERTAINS CAS, les arcs peuvent être remplacés par des ligatures au fil d'acier placées sur les prémolaires (ligatures d'Ivy).

⁎ DES CAS PARTICULIERS, difficiles peuvent se présenter, notamment chez les sujets édentés. Les arcs sont alors remplacés par les prothèses dentaires du patient.

⁎ LE BLOCAGE INTERMAXILLAIRE EST HABITUELLEMENT MAINTENU pendant un délai variant de 1 à 2 mois. La nutrition est assurée par une alimentation semi-liquide.

▶ **Les soins de bouche** doivent être effectués avec soin après chaque repas. De plus le patient doit pouvoir disposer de ciseaux permettant à tout moment de sectionner les ligatures intermaxillaires, notamment en cas de vomissements.

BOTULISME

▶ **Définition :**
C'est une intoxication grave due à une exotoxine d'origine alimentaire, sécrétée par Clostridium botulinum, germe anaérobie strict.

▶ **Causes et mécanisme :**
Les spores répandues dans le sol et les intestins d'animaux sont très résistantes ; la toxine est thermolabile à 100°. Le germe élabore la toxine dans l'aliment ; sont responsables : les conserves artisanales, la charcuterie, les conserves de poissons. La toxine imprègne le système neuromusculaire.

▶ **Signes essentiels :**
Quelques heures ou jours après l'ingestion surviennent douleurs abdominales et vomissements. L'atteinte du système nerveux se traduit alors par :
- des *troubles oculaires* (paralysie de l'accommodation, mydriase, paralysie de la musculature extrinsèque) ;
- des *troubles bucco-pharyngés* (bouche sèche, dysphagie).

On recherche la toxine et les germes dans les aliments (en règle générale plusieurs personnes sont atteintes).

▶ **Surveillance, évolution, complications :**
Sont possibles : l'atteinte des membres inférieurs, des troubles respiratoires ou cardiaques (à traiter en réanimation) ; les formes mortelles sont rares actuellement.

▶ **Traitement :**

* PROPHYLACTIQUE :
Se méfier des conserves familiales, faire cuire ces aliments, rejeter toute boîte de conserve bombée.

* CURATIF :
En centre spécialisé : sérothérapie, repos, apports hydro-électrolytiques, prostigmine (contre la parésie intestinale), si besoin assistance ventilatoire.

BOUCHON DE CÉRUMEN

▶ **L'obstruction du conduit auditif externe** par un bouchon de cérumen est un fait fréquent. Le cérumen est constitué par des sécrétions glandulaires et des produits de desquamation cutanée. L'utilisation de « coton-tiges » facilite la formation de ces bouchons.

L'obstruction se traduit par une sensation d'oreille bouchée, une hypoacousie, parfois des bourdonnements, voire des vertiges.

▶ **L'extraction** est effectuée soit par lavage à l'énéma à 37 °C, éventuellement après instillations de solutions dissolvantes, soit à sec au crochet.

BOUFFÉE DÉLIRANTE AIGUË OU PSYCHOSE DÉLIRANTE AIGUË

▶ **Définition :**
C'est l'explosion brutale d'un délire aux thèmes polymorphes, associé à des troubles de l'humeur, qui évolue favorablement à court terme sous traitement neuroleptique.

▶ **Causes et mécanisme :**
Ce peuvent être :

– des intoxications : alcool, haschish, chloral, LSD, amphétamines, etc. ;
– des psychoses puerpérales : délire survenant dans les suites de couches ;
– une pathologie du présénium ;
– une réaction à une affection cérébrale (lésion temporale, par exemple) ;
– les chocs émotionnels graves ;
– souvent aucune cause n'est retrouvée.

▶ **Signes cliniques essentiels :**
Brutalement, sans symptômes préalables, apparaît une expérience délirante polymorphe et variable associant délire, perturbations de l'humeur et troubles de la conscience chez un sujet jeune à hérédité psychopathique parfois chargée.

* L'EXPÉRIENCE DÉLIRANTE : Le délire est la croyance irréductible et inébranlable à une conception fausse de la réalité.

Ici, il apparaît brusquement chez un sujet apparemment sain jusque-là. Il est polymorphe dans ses thèmes : persécution, grandeur, possession, empoisonnement, richesse, etc., et dans ses mécanismes : les hallucinations (perceptions sans objet) sont habituelles avec interprétation, intuition, imagination. L'automatisme mental est fréquent. Ce délire est variable, avec une aggravation le soir, peu systématisé (c'est-à-dire peu organisé dans un système cohérent) mais entraîne une conviction totale de la part du malade.

* L'HUMEUR est constamment altérée. Elle peut l'être dans le sens de la dépression, de l'exaltation ou des deux à la fois. L'humeur est très variable dans la journée.

* LA CONSCIENCE paraît normale. Mais le sujet est parfois confus, ou simplement obnubilé.

* L'INSOMNIE est fréquente. Il n'existe aucun autre trouble somatique. L'examen neurologique est normal (sauf en cas de lésion neurologique).

▶ **Signes essentiels paracliniques :**
Les examens complémentaires servent à orienter la recherche étiologique :

* RECHERCHE DE TOXIQUES AVEC ALCOOLÉMIE en particulier.

* ÉLECTRO-ENCÉPHALOGRAMME dans le but de rechercher une comitialité temporale, ou une lésion localisée qui entraînerait la nécessité d'autres examens complémentaires. Les autres examens biologiques (NFS – VS, ionogramme sanguin) permettent de noter le retentissement somatique d'éventuels troubles du comportement alimentaire.

▶ Éléments de surveillance :

L'hospitalisation est nécessaire dans une chambre calme. La contention est proscrite. La surveillance est essentiellement clinique et repose sur l'établissement d'un contact le meilleur possible avec un malade souvent persécuté.

On notera son comportement, les thèmes et la variété de son délire, ses possibilités de s'enrichir au gré des facteurs d'environnement (interprétations du comportement de ses voisins, etc.), d'éventuelles attitudes d'écoute (le malade interrompt son activité, sa mimique se fige dans l'attitude de quelqu'un qui écoute). On surveillera les variations de l'humeur craignant les passages à l'acte qui pourraient les accompagner. L'état de conscience est important à remarquer. La prise régulière de la tension artérielle et du pouls peut permettre d'établir un contact et de surveiller le malade. Il faut veiller à ce que le malade ait une alimentation et une hydratation correctes.

▶ Évolution et complications :

L'évolution est habituellement rapidement favorable (quelques jours à quelques semaines) : l'humeur se normalise, l'état délirant disparaît et souvent le malade « critique » son délire ; il reconnaît le caractère pathologique de l'épisode qu'il vient de présenter. Le plus souvent, il n'y a aucune séquelle. Mais les récidives sont à craindre, plusieurs mois ou plusieurs années après.

Plus rarement la bouffée délirante aiguë évolue vers un délire chronique, en particulier schizophrénique. Certains éléments cliniques sont de pronostic défavorable (évolution probable vers la schizophrénie) :

– importance de l'automatisme mental ;
– de l'angoisse avec une humeur assez stable ;
– un polymorphisme des thèmes moins nets ;
– une durée plus prolongée.

▶ Traitement et pronostic :

Le traitement repose sur la chimiothérapie neuroleptique. Il doit être instauré rapidement par voie intramusculaire. On emploie de préférence un seul neuroleptique, sédatif (si l'angoisse est importante) : *Largactil,* ou *Haldol.* Les doses sont élevées d'emblée : 150 mg de *Largactil* i.m. ou 15 mg d'*Haldol.* Au bout de quelques jours, si l'état psychique le permet, on poursuit le traitement *per os.*

Les posologies ne sont diminuées que lorsque l'état du malade est amélioré. Le traitement d'entretien sera poursuivi pendant au moins 1 an. Le malade sera suivi en consultation tous les mois, même après interruption éventuelle du traitement.

BOULIMIES

▶ Définition :

Troubles du comportement alimentaire définis par la survenue d'épisodes répétitifs de suralimentation excessive et incontrôlable en dehors des repas.

Il faut éliminer l'hyperphagie aux repas, la gourmandise, le grignotage, le « snack feeding ».

▶ Signes essentiels :

La clinique est très caractéristique. Les accès répétés ont lieu souvent en fin de journée avec des nutriments caloriques. L'ingestion a lieu en cachette, le plus souvent à la hâte. La fin des accès est marquée par des douleurs abdominales, une culpabilité importante, souvent un endormissement. Les vomissements surviennent dans presque 50 % des cas, provoqués ou spontanés.

Sur le plan du poids, 70 % des boulimiques ont un poids normal avec des fluctuations assez importantes (± 5 Kg) et veulent avoir un poids idéal plus faible mais réaliste. Rarement, il existe une obésité et les crises boulimiques chez les obèses sont peu nombreuses.

Par contre, un certain nombre de boulimiques sont d'anciennes anorexiques mentales. Ainsi, il faut rappeler que près de la moitié des anorexiques sont boulimiques.

▶ Causes ét étiologie :

∗ Cette pathologie s'observe presque exclusivement au sein des sociétés occidentales et prédomine très largement chez les jeunes femmes de niveau socio-économique moyen ou élevé.

∗ L'image corporelle est souvent insatisfaisante et l'alternance de régimes drastiques et de crises de boulimie est fréquente.

∗ Le syndrome dépressif est souvent associé mais il existe aussi une instabilité thymique et émotionnelle sans épisode dépressif majeur.

∗ Les abus médicamenteux ont pour but d'assurer une régulation artificielle de l'absorption calorique et du poids. Les laxatifs sont les produits les plus utilisés.

▶ Traitement :

Les traitements sont souvent associés, la coopération et l'observance du traitement sont parfois difficiles. Les médicaments les plus utilisés sont les antidépresseurs. Les psychothérapies, qu'elles soient d'inspiration analytique, cognitive ou comportementale sont indispensables. L'évolution des troubles comme la réponse au traitement sont très variables et très marquées (très bonnes ou très mauvaises).

BOWEN (MALADIE DE)

▶ Définition :

La maladie de Bowen est une affection cancéreuse cutanée ou muqueuse, d'évolution très lente, longtemps strictement localisée à l'épiderme.

Elle peut accompagner un cancer général. Non traitée, elle évolue vers l'épithélioma spino-cellulaire (→ ÉPITHÉLIOMAS CUTANÉS).

▶ Causes et mécanisme :

- Ils sont mal connus.
- On a incriminé l'arsenic, présent dans de nombreux médicaments.

▶ Aspects cliniques :

La lésion apparaît entre 30 et 60 ans chez l'homme comme chez la femme.

* SUR LA PEAU : Une plaque apparaît, en peau couverte comme en peau exposée à la lumière, petite au début, lentement extensive avec un bord net, saillante, souple, souvent polychrome (rouge, blanche squameuse, jaunâtre croûteuse).

Elle est unique ou multiple.

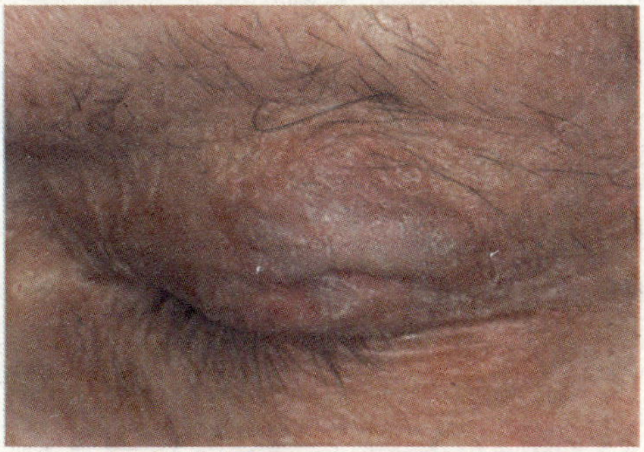

Bowen cutané.

* SUR LES MUQUEUSES : La plaque y est rouge vernissé, bien limitée, à contours arrondis, chronique, rebelle aux différents traitements, siégeant sur le gland ou sur la vulve.

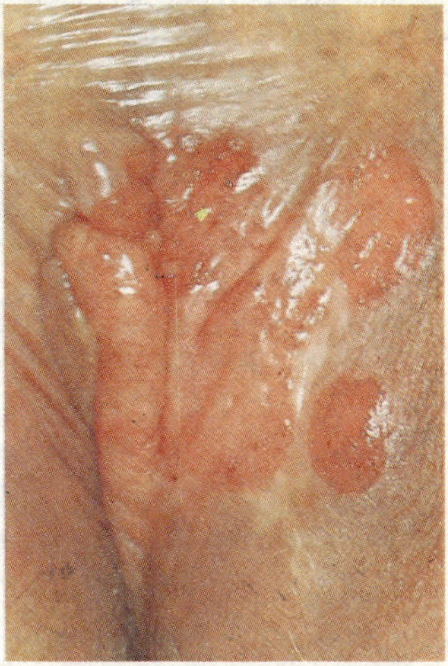

Bowen vulvaire.

▶ Évolution :

Après 5 à 10 ans l'évolution, jusque-là lente, se précipite : un nodule bourgeonnant ou une ulcération apparaît sur la plaque initiale : c'est désormais un cancer invasif, de type spino-cellulaire, avec son pouvoir métastatique.

Le traitement précoce est donc indispensable.

▶ Examens complémentaires :

La biopsie cutanée s'impose : l'image histologique est caractéristique.

▶ Traitement :

Il doit détruire toute la lésion :

- exérèse chirurgicale : c'est la meilleure technique car elle permet le contrôle histologique attestant une exérèse complète.
- radiothérapie ou chimiothérapie locale.

BRADYCARDIE SINUSALE

▶ Définition :

Rythme cardiaque, d'origine sinusale, inférieur à 60 par minute.

▶ **Causes et mécanisme :**

* Bradycardie sinusale symptomatique :

– Chez le cardiaque traité, la bradycardie sinusale traduit le plus souvent une surcharge digitalique ou en drogue bêta-bloquante.

– Une bradycardie sinusale est fréquente à la phase initiale de l'infarctus du myocarde, surtout dans sa localisation postérieure.

– Une bradycardie sinusale peut s'observer au cours d'affections variées : ictères rétentionnels, hypertension intracrânienne, hémorragie méningée, hypothermie, insuffisance thyroïdienne.

* Bradycardie sinusale « constitutionnelle » chez des sujets vagotoniques :

– *paroxystique,* parfois responsable de malaises lipothymiques ou même de syncopes vraies.

– *permanente :* chez les sportifs entraînés, ou de caractère familial.

▶ **Signes cliniques :**

– Asymptomatique le plus souvent.

– Parfois sensations vertigineuses, épisodes lipothymiques.

– L'examen clinique montre : une bradycardie modérée, un rythme régulier qui s'accélère à l'effort.

▶ **L'électrocardiogramme** affirme le diagnostic.

– Examen d'un long tracé dans une dérivation où les ondes P sont bien visibles.

– Intervalle régulier entre les ondes P, espace PR constant et normal, morphologie normale des ondes P et complexes QRS.

▶ **Traitement :**

* Les bradycardies secondaires relèvent du traitement de l'affection causale.

* Les bradycardies sinusales responsables de signes fonctionnels gênants bénéficient de l'administration de parasympathycolytiques (atropine) ou de sympathomimétiques (éphédrine). Un entraînement électrosystolique peut parfois être indiqué.

BRONCHECTASIES

Voir *Dilatation des bronches*

BRONCHIOLITE

▶ **Définition :**

Infection aiguë des bronches responsable, en particulier, d'une obstruction bronchique chez l'enfant de moins de 2 ans.

▶ **Causes et mécanisme :**

L'origine virale est la plus fréquente.

▶ **Signes essentiels :**

– peu ou pas de fièvre ;
– écoulement nasal, toux ;
– dyspnée avec expiration longue et sifflante (asthmatiforme) ;
– tirage ;
– *signes radiologiques :* hyperclarté diffuse ; parfois signes en foyer, atélectasie ;
– gaz du sang normaux dans les formes moyennes ;
– hypoxie, hypercapnie dans les formes graves.

▶ **Éléments de surveillance :**

Fréquence respiratoire, régularité de la respiration (gravité des pauses), cyanose et troubles de conscience (traduisant une anoxie), sueurs, agitations, élévation de la tension artérielle (traduisant une hypercapnie).

▶ **Évolution et complications :**

On doit craindre l'épuisement de l'enfant si l'évolution se prolonge, s'il est âgé de moins de 3 mois. Les complications principales sont les surinfections (otites), la survenue de troubles de ventilation, d'une hypoxie sévère.

▶ **Traitement et pronostic :**

– humidification par aérosols ;
– kinésithérapie respiratoire ;
– aspiration ;
– oxygénation par enceinte de Hood ou sonde nasale si nécessaire ;
– apport nutritionnel suffisant (par perfusion ou gavage si nécessaire) ;
– bronchodilatateurs : *Théophylline* en respectant la posologie ;
– antibiotiques en cas de surinfection ;
– ventilation assistée dans les formes graves.

Le pronostic est le plus souvent favorable mais risque d'apnée mortelle chez le petit nourrisson. Séquelles fonctionnelles respiratoires possibles.

BRONCHITE AIGUË INFECTIEUSE

▶ Définition :

C'est une inflammation aiguë de la muqueuse bronchique en rapport avec une infection bactérienne ou virale.

▶ Causes et mécanisme :

L'agent infectieux provoque une réaction de la muqueuse bronchique avec œdème, congestion et infiltration de polynucléaires. Cela explique les signes d'infiltration bronchique.

▶ Signes cliniques :

Ils sont limités à une toux sèche, puis ramenant une expectoration muqueuse ou mucopurulente. Il s'y associe parfois une pharyngite ou une laryngite.

L'auscultation met en évidence des râles bronchiques diffus. L'atteinte de l'état général est très variable. La fièvre est typiquement absente (< 38 °C).

▶ Examens complémentaires :

La *radiographie du thorax* est normale.

La *numération formule sanguine* peut montrer une hyperleucocytose et la *VS* est augmentée.

▶ Éléments de surveillance :

Cliniquement : toux et expectoration.

▶ Évolution – Complications :

L'évolution est bénigne en quelques jours. Rarement elle peut se compliquer d'une pneumopathie (infection des alvéoles péribronchiques).

Chez l'insuffisant respiratoire et le sujet fragile (diabète, vieillard, etc.) le pronostic peut être plus sévère, risquant d'entraîner une dédécompensation aiguë.

▶ Traitement et pronostic :

* LE TRAITEMENT REPOSE SUR L'ARRÊT DU TABAC, les antitussifs type codéine, les fluidifiants bronchiques (*Bisolvon, Mucomyst*) et les antibiotiques (pénicilline G, tétracycline, macrolides).

Le traitement doit être PRÉVENTIF en traitant les infections ORL et dentaires et en arrêtant l'intoxication tabagique chez les sujets prédisposés.

* LE PRONOSTIC dépend du terrain.

BRONCHITE CHRONIQUE

▶ Définition :

C'est une définition clinique. On parle de bronchite chronique lorsqu'un malade présente une toux et une expectoration pendant 3 mois consécutifs depuis au moins 2 années successives.

▶ Causes et mécanisme :

La bronchite chronique est une maladie très fréquente, survenant plus souvent chez l'homme d'âge mûr.

Elle est provoquée par le tabac, la pollution atmosphérique, les poussières, le climat froid et humide et surtout les infections respiratoires de l'enfance, mais on ne connaît pas son origine précise. Dans certains cas, on trouve un déficit en alpha-1-antitrypsine.

Initialement, il existe seulement une hypersécrétion bronchique, puis après un certain temps d'évolution, le calibre des bronchioles diminue (inflammation) conduisant au syndrome obstructif et à l'emphysème centrolobulaire secondaire. A ce stade ultime, c'est l'insuffisance respiratoire chronique.

▶ Signes cliniques :

* AU STADE INITIAL, les symptômes se limitent à la toux et à l'expectoration muqueuse. Lors des phases d'infection l'expectoration devient purulente, épaisse, mais les signes fonctionnels restent discrets, limités à une dyspnée inconstante.

* AU STADE DE BRONCHITE CHRONIQUE OBSTRUCTIVE, le tableau est plus riche : dyspnée d'effort, majorée lors des poussées de surinfection, expectoration purulente. L'examen clinique note une distension thoracique avec freinage expiratoire, râles diffus, cyanose modérée.

* Enfin, LORSQUE L'INSUFFISANCE RESPIRATOIRE CHRONIQUE S'INSTALLE, la dyspnée est quasi permanente avec expectoration purulente, cyanose, freinage expiratoire important.

▶ Examens complémentaires :

* LA RADIOGRAPHIE PULMONAIRE est normale au début, puis montre des signes de distension avec côtes horizontales, diaphragme aplati, une hypertrophie des parois bronchiques, de artères pulmonaires.

* LA NUMÉRATION FORMULE SANGUINE montre une hyperleucocytose à polynucléaires, lors des surinfections, et une polyglobulie à un stade avancé.

* LES ÉPREUVES FONCTIONNELLES RESPIRATOIRES sont subnormales au début, puis montrent ensuite un syndrome obstructif permanent, non amélioré par la Ventoline, et une augmentation du volume résiduel.

* LES GAZ DU SANG évoluent vers l'hypoxie avec hypercapnie.

* LES EXAMENS DE CRACHAT doivent être systématiques à la recherche de germe et de BK.

* DANS CERTAINS CAS, on fait d'autres examens : fibroscopie, scintigraphie, voire bronchographie lipiodolée en dehors des périodes infectées.

▶ Éléments de surveillance :

* CLINIQUEMENT, la surveillance de l'aspect des crachats est primordiale pour traiter dès le début toute surinfection.

L'appréciation du retentissement se fait sur la dyspnée qu'il faut s'efforcer de mesurer (nombre d'étages, au repos).

* BIOLOGIQUEMENT, l'étude des gaz du sang est un bon reflet du retentissement, ainsi que les épreuves fonctionnelles respiratoires.

▶ Évolution, complications :

Les poussées de surinfection font partie intégrante de la maladie, mais elles peuvent provoquer une décompensation respiratoire aiguë avec dyspnée, cyanose, troubles de conscience, encombrement bronchique majeur et insuffisance ventriculaire droite.

D'autres complications sont possibles : pneumothorax, embolie pulmonaire.

Toutes les bronchites chroniques n'évoluent pas vers l'insuffisance respiratoire chronique obstructive, un certain nombre de sujets restent peu gênés en dehors des poussées infectieuses.

▶ Traitement et pronostic

* LE TRAITEMENT DE FOND REPOSE AVANT TOUT SUR DES RÈGLES D'HYGIÈNE :

- arrêt du tabac ;
- réduction pondérale en cas d'obésité ;
- kinésithérapie respiratoire pour apprendre au malade à cracher et à ventiler ;
- « toilette » bronchique matinale pour évacuer les sécrétions par des mouvements respiratoires et une parfaite technique d'expectoration ;
- surveillance et traitement de toute infection ORL ou dentaire.

* LE TRAITEMENT MÉDICAMENTEUX associe :

- des *bronchodilatateurs :*
  - dérivés de la théophylline, en général, forme Retard en adaptant la posologie (dosage de la théophyllinémie) ;
  - des bêta-2-mimétiques sauf forme d'aérosol (*Ventoline, Berotec*) ou injectable (*Bricanyl*).
- un *antibiotique dès* l'apparition de crachats purulents pour une durée de 10 jours ;
- un *traitement digitalique* ou *diuretique* est sans intérêt dans la plupart des cas ;
- les*fluidifiants bronchiques* sont préconisés par certains.

* LE TRAITEMENT NON MÉDICAMENTEUX :

- *La saignée* est utile chez les patients polyglobuliques.
- *L'oxygénothérapie au long cours à domicile* améliore la survie des patients dont la PaO2 est <55 mmHg à l'état stable. Il est nécessaire de prescrire une oxygénothérapie d'une durée au moins égale à 15 h/24 h.

* LORS DES POUSSÉES, le traitement repose sur les antibiotiques, la kinésithérapie et l'oxygénothérapie prudente.

* DANS TOUS LES CAS, LA PRESCRIPTION DE TRANQUILLISANTS ET DE SOMNIFÈRES DOIT ÊTRE PROSCRITE, ou effectuée sous surveillance, car ils risquent de provoquer une décompensation aiguë.

* LE PRONOSTIC A LONG TERME est souvent assez sombre, d'où l'importance d'appliquer les mesures d'hygiène très précocement.

BRUCELLOSE

▶ Définition :

C'est une maladie infectieuse, commune à certains animaux et à l'homme, et due à des bactéries gram négatif du genre Brucella.

▶ Causes et mécanisme :

Les réservoirs de ces coccobacilles sont des caprins et ovins (B. Melitensis), bovins (B. abortus bovis), porcins (B. abortus suis). Chez l'animal, on observe des avortements et des mammites. L'homme s'infecte au contact des animaux ou de leurs produits (lait, fromage).

∗ Clinique :

La forme septicémique ou *fièvre sudoro-algique* est l'aspect habituel, avec fièvre ondulante, sueurs, arthralgies, myalgies. A l'examen on peut noter : splénomégalie et parfois adénopathies et hépatomégalie, rarement une localisation ostéo-articulaire ou neurologique, voire une orchite.

∗ Examens complémentaires :

La NFS peut orienter lorsqu'elle montre une leuco-neutropénie. Les *hémocultures* sont capitales (incubées en atmosphère enrichie en CO_2 et gardées longtemps) au début de la maladie. Le *sérodiagnostic de Wright* est positif à partir du 15e jour (il faut une positivité de 1/80 et une élévation du taux des anticorps à 2 prélèvements). Les *réactions d'immunofluorescence* sont très spécifiques.

▶ **Surveillance, évolution, complications :**

On peut observer des complications sous formes de localisations viscérales : hépatiques, cardiaques (endocardite), ostéo-articulaires, neuro-méningées.

▶ **Traitement :**

∗ Brucellose aiguë : repos, antibiotiques (tétracyclines 2 g/jour + rifampicine 10 mg/kg/jour pendant 3 à 6 semaines.

∗ Autres formes : On utilise parfois une antigénothérapie, la corticothérapie.

Il s'agit d'une maladie professionnelle (sujets exposés) à déclaration obligatoire, et nécessitant l'isolement.

∗ La prophylaxie repose sur l'éradication du réservoir animal (vaccinations, abattage) ; il faut faire bouillir le lait, se méfier de certains fromages frais.

BRÛLURES OCULAIRES

Fréquentes et graves. En fait, le pronostic est surtout mauvais en cas de brûlures chimiques.

▶ **Brûlures thermiques :** par retour de flamme, vapeur chaude, explosion. Le traitement d'urgence comporte : l'instillation d'un collyre anesthésique, puis d'un antibiotique avec atropine et pansement, injections sous-conjonctivales de *Nicyl*, tulle gras sur les paupières. Ultérieurement, en cas de séquelle importante : kératoplastie.

▶ **Brûlures chimiques :** fréquentes, en particulier produits domestiques chez les enfants ; d'autant plus graves qu'il s'agit d'un produit concentré et d'une base. Les gaz lacrymogènes donnent également des lésions cornéennes graves. Chaque minute compte.

∗ Le traitement comporte : sur les lieux même de l'accident un lavage répété des yeux à l'eau ; au sérum physiologique à l'arrivée à l'hôpital (après instillation d'un anesthésique au préalable si besoin) ; en cas d'ulcération cornéenne (épreuve à la fluorescéine) : atropine, collyres antibiotiques + pansement occlusif. Jamais de pommade dans les premiers jours, car risque de solubilisation des particules résiduelles de caustique.

∗ En cas de lésion cornéenne grave, ou de projection de base, ponction évacuatrice de la chambre antérieure en salle d'opération (si l'accident est récent) et injections sous-conjonctivales de *Priscal*.

∗ En cas de brûlures par la soude et l'amoniaque, le pronostic reste sombre : opacification secondaire de la cornée avec vascularisation. Échec de la kératoplastie.

BULBITE

Voir *Duodénite*

BULLES

▶ **Définition :**

- La bulle est une lésion élémentaire, réalisant un soulèvement épidermique de plus de 1 mm de diamètre, contenant de la sérosité parfois mêlée de pus (bulle purulente) ou du sang (bulle hémorragique).
- La bulle est tendue ou flasque, elle peut atteindre plusieurs centimètres de diamètre.
- Lorsqu'elle se rompt spontanément ou à l'excision de son toit, elle laisse une zone érodée ronde et suintante, parfois recouverte d'une croûte.

▶ **Causes et mécanisme** sont multiples.

∗ INFECTIEUX : c'est *l'impétigo* bulleux (→).

∗ TOXIQUES : par brulûres thermiques, caustiques.

∗ TOXIDERMIQUES : *érythème polymorphe* bulleux (→).

∗ PORPHYRIE CUTANÉE TARDIVE (→).

∗ BULLES HÉRÉDITAIRES : ce sont les *dermatoses bulleuses congénitales* (→).

∗ LES DERMATOSES BULLEUSES AUTONOMES pour lesquelles un mécanisme immunologique est soupçonné. On distingue essentiellement :
- pemphigoïde bulleuse (→) ;
- dermatite herpétiforme (→) ;
- pemphigus (→).

▶ **Examens complémentaires :**

∗ L'EXAMEN HISTOLOGIQUE à partir de la biopsie cutanée d'une bulle récente est indispensable. Il précise essentiellement le niveau de décollement bulleux (plancher de la bulle) :
- intra-épidermique (par exemple, pemphigus) ;
- jonction dermo-épidermique (par exemple, pemphigoïde bulleuse) ;
- sous-épidermique (par exemple, porphyrie cutanée tardive).

∗ LES EXAMENS IMMUNOLOGIQUES sont indispensables dans le dernier groupe d'affections bulleuses :
- immunofluorescence directe ;
- immunofluorescence indirecte.

▶ **Traitement :**
- *local :* à visée antiseptique (→) ;
- *général :* il est fonction de l'étiologie.

BURSITES

Voir *Tendinites, ténosynovites et bursites*

BYWATERS (SYNDROME DE)

C'est une insuffisance rénale aiguë due à la libération de myoglobine par des tissus nécrosés après un écrasement prolongé. *Le pronostic* demeure sévère.

CACCHI ET RICCI (MALADIE DE)

▶ Définition :
C'est une dilatation de la partie terminale des tubes collecteurs des deux reins. Le rein en éponge est congénital, il existe des formes familiales.

▶ Signes cliniques et paracliniques :
C'est sur l'U.I.V. faite après une colique néphrétique que le diagnostic est généralement posé : elle montre des dilatations sous forme d'opacités arborescentes au niveau des papilles rénales avec présence de calcifications.

▶ Évolution :
Cette affection fréquente est bénigne. Les coliques néphrétiques ne sont pas rares. L'évolution vers l'insuffisance rénale est rare.

CANAL ARTÉRIEL

▶ Définition :
Persistance après la naissance du canal artériel qui réunit la crosse aortique à l'origine de l'artère pulmonaire gauche.

▶ Causes – Mécanisme :
Le canal artériel s'oblitère normalement lors de la 2e semaine de la vie. Lorsqu'il persiste, il entraîne un shunt gauche-droit entre l'aorte et l'artère pulmonaire dont l'importance dépend de la taille du canal et des résistances pulmonaires.

▶ Signes :

∗ CLINIQUES : A l'auscultation, souffle continu sous-claviculaire gauche qui résume la symptomatologie dans les canaux de débit modéré.

∗ PARACLINIQUES :

- *Radiologiques :* La radiographie pulmonaire est le plus souvent normale, dans les canaux importants, on note une cardiomégalie avec hypervascularisation pulmonaire.
- *Électriques :* surcharge diastolique du ventricule gauche, surcharge systolique du ventricule droit.
- *Échocardiographiques :* L'examen BD permet la visualisation directe du canal et apprécie le degré de dilatation des cavités gauches.
- Le doppler pulsé permet d'enregistrer directement le flux sanguin dans le canal ou dans le tronc de l'artère pulmonaire où il est toujours présent, le codage couleur du doppler pulsé peut faciliter les recherches.
- *Hémodynamiques :* Dans tous les cas le cathétérisme droit confirme le diagnostic par le passage de la sonde dans le canal, il évalue l'importance du shunt par l'oxymétrie.

▶ Évolution :
Elle dépend de l'existence ou non d'une hypertension artérielle pulmonaire qui peut devenir autonome, par lésions d'artériolite, irréversible.

L'évolution est marquée par ailleurs par le risque d'une endocardite bactérienne et d'une insuffisance cardiaque progressive.

▶ Traitement :
Il est chirurgical : section-suture systématique du canal vers l'âge de 1 an, voire plus tôt dans les formes malignes du nourrisson. Une hypertension artérielle pulmonaire irréversible constitue une contre-indication formelle à l'intervention.

CANAL ATRIO-VENTRICULAIRE

▶ Définition :
Le canal atrio-ventriculaire réalise une cardiopathie complexe qui associe dans sa forme complète étudiée ici une communication interauriculaire basse de type ostium primum, une communication interventriculaire haute en continuité avec la précédente, une malformation complexe des valves mitrale et tricuspide qui sont remplacées par deux valves communes.

▶ Causes – Mécanisme :
Le canal atrio-ventriculaire correspond à une anomalie de développement des bourgeons endocardiques auriculo-ventriculaires. Cette malformation entraîne un shunt gauche-droit responsable d'une hypertension pulmonaire, une insuffisance mitrale et une discrète insuffisance tricuspide.

► **Signes :**

* Cliniques : Dans les formes sévères, dyspnée d'effort, retard staturo-pondéral, et à l'auscultation : souffle systolique au foyer pulmonaire, souffle holosystolique apexo-axillaire d'insuffisance mitrale ; éclat du deuxième bruit au foyer pulmonaire.

* Paracliniques :
 - *Radiologiques :* cardiomégalie globale, saillie de l'arc moyen gauche, hypervascularisation pulmonaire avec artères pulmonaires dilatées et expansives en scopie.
 - *Électriques :* importante déviation gauche de l'axe de QRS, bloc de branche droit, hypertrophie ventriculaire gauche, allongement de l'espace PR.
 - *Échocardiographiques :* L'examen BD confirme facilement le diagnostic en montrant la C.I.A. ou la C.I.V. Le doppler pulsé avec éventuel codage couleur analyse les flux de shunts et les régurgitations valvulaires. Il est précieux dans la surveillance post-opératoire.
 - *Hémodynamiques :* Le cathétérisme droit et surtout l'angiocardiographie permettent d'affirmer le diagnostic en montrant une image en accolade sur le bord droit de la cavité ventriculaire gauche.

► **Évolution :**

Le canal atrio-ventriculaire complet est menacé d'hypertension pulmonaire définitive, d'insuffisance cardiaque, de fibrillation auriculaire qui peuvent entraîner la mort dans l'enfance.

► **Traitement :**

L'intervention sous circulation extra-corporelle consiste en une réparation valvulaire et en une fermeture des communications anormales.

CANAL CARPIEN (SYNDROME DU)

Voir *Acroparesthésies*

CANCER ANAL

► **Définition :**

Il s'agit en règle générale de cancers bas situés de type épidermoïde. Les cancers glandulaires s'apparentent aux cancers du rectum.

► **Signes essentiels :**

* Clinique : Il peut se révéler par un suintement séro-sanglant, une douleur, une incontinence. L'examen exo-anal peut montrer une ulcération indurée, saignotante. On recherche des adénopathies inguinales.

* Examens complémentaires : L'examen capital est l'anuscopie. Les biopsies sont indispensables.

► **Traitement et pronostic :**

* Le traitement comprend l'amputation abdomino-péritonéale et/ou la radiothérapie (les cancers épidermoïdes sont radiosensibles).

* Le pronostic est fonction du volume tumoral et de l'extension lymphatique.

CANCER BRONCHIQUE PRIMITIF

► **Définition :**

Le cancer bronchique correspond au développement dans la muqueuse bronchique d'une population de cellules malignes.

► **Causes et mécanisme :**

La cause précise de son apparition est inconnue, mais on connaît le rôle favorisant certain du tabac et de la pollution (toxiques professionnels et/ou polluants industriels).

Il est très fréquent, concerne essentiellement l'homme mais sa fréquence augmente aussi chez la femme.

On compte actuellement environ 20 000 nouveaux cas par an en France.

Au cours de son évolution, la tumeur se développe autour et dans la bronche, formant un bourgeon ou entraînant un rétrécissement. Il en résulte une sténose de la bronche, avec le risque d'atélectasie ou d'infection pulmonaire.

Sur le plan histologique on distingue : les carcinomes anaplasiques à petites cellules (20 %) et les carcinomes non à petites cellules (80 %), comprenant le cancer épidermoïde, l'adénocarcinome, le cancer à grandes cellules, le carcinoïde. Les autres formes sont plus rares.

► **Signes cliniques :**

Ils sont très variables, le cancer pouvant être asymptomatique au début de son évolution et découvert lors d'une radiographie systématique.

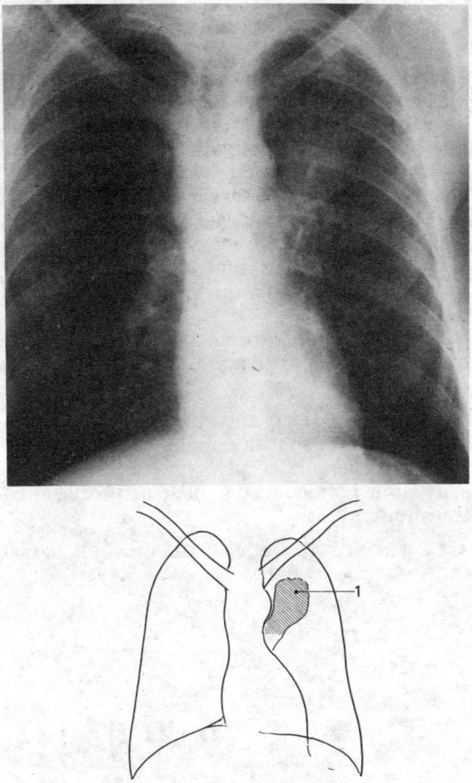

Cancer bronchique primitif visible dans le lobe supérieur gauche sous forme d'une image ronde, opaque. 1) Opacité tumorale.

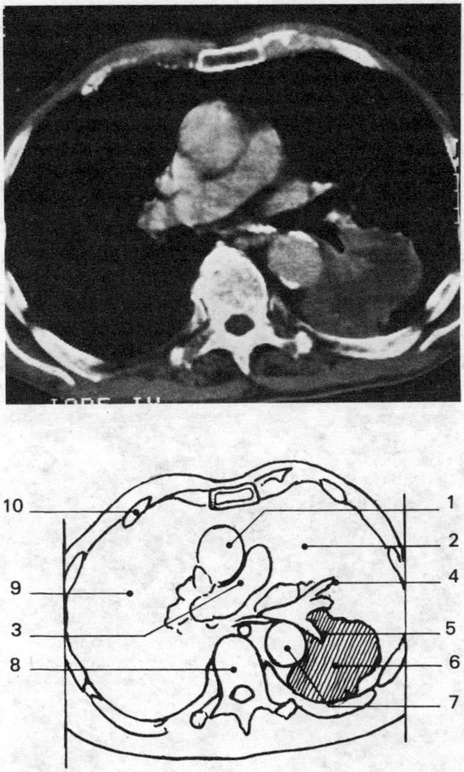

Coupe tomodensitométrique passant au niveau de la 4e vertèbre dorsale ; elle met en évidence une volumineuse masse tumorale dans le lobe pulmonaire inférieur gauche. 1) Artère pulmonaire ; 2) Poumon gauche ; 3) Crosse de l'aorte ; 4) Bronche lobaire supérieure gauche ; 5) Bronche segmentaire apicale de la lobaire inférieure gauche ; 6) Masse tumorale ; 7) Aorte thoracique descendante ; 8) Vertèbre ; 9) Poumon droit ; 10) Côte.

Certains symptômes doivent le faire suspecter : toux et expectoration d'apparition récente et tenace, hémoptysie, dyspnée, pneumopathie récidivante dans le même territoire, dysphonie, syndrome de compression cave supérieure, douleur thracique, alteration de l'état général.

A l'examen, il faut rechercher une adénopathie, des signes de métastase (osseuse, hépatique, cérébrale, cutanée), un épanchement pleural, un hippocratisme digital, un début de syndrome cave supérieur.

▶ Examens complémentaires :

* LA RADIOGRAPHIE PULMONAIRE montre l'image directe sous forme d'une opacité arrondie de siège variable. Cette image peut être masquée par les signes indirects : atélectasie, épanchement pleural, abcès.

* LA TOMODENSITOMÉTRIE peut également donner des renseignements très utiles sur le volume, les rapports de la lésion et sur l'atteinte ganglionnaire médiastinale.

* LA FIBROSCOPIE montre la lésion, sauf dans les formes distales, et apporte les signes de certitude par l'examen *histologique* (biopsies), ou *cytologique* (aspiration).

* IL FAUT PRATIQUER UN BILAN FONCTIONNEL RESPIRATOIRE (E.F.R., gaz du sang, éventuellement scintigraphie) et cardiaque, et

un bilan d'extension à la recherche de métastases.

► Éléments de surveillance :

* CLINIQUEMENT : état général, fonction respiratoire, recherche de métastases.

* EXAMENS COMPLÉMENTAIRES : surtout par la radiographie.

► Évolution, complications :

L'évolution est le plus souvent sombre, malgré les traitements, avec des complications générales (métastases, infection) et pulmonaires (atélectasie, abcès, asphyxie).

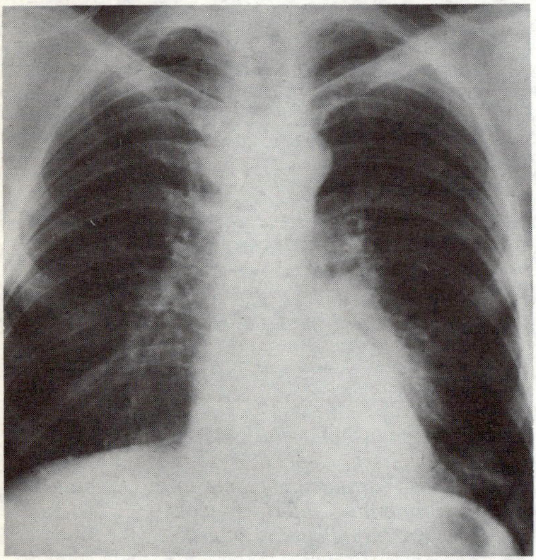

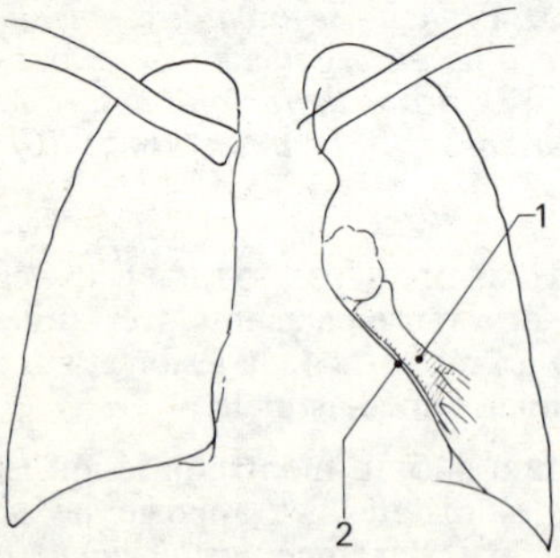

Cancer bronchique primitif de la lobaire inférieure gauche. L'opacité de la tumeur (1) déborde le bord gauche du cœur réalisant un signe de la silhouette (2).

► Traitement et pronostic :

* LE TRAITEMENT DES CARCINOMES NON À PETITES CELLULES repose sur la chirurgie d'exérèse, si elle est possible, à laquelle on peut associer une radiothérapie quand il existe un envahissement ganglionnaire. La chirurgie avec exérèse satisfaisante est actuellement la seule chance d'obtenir une survie prolongée ; celle-ci pouvant atteindre 50 % à 5 ans dans les formes localisées opérées précocement.

Quand ces cancers sont inopérables on peut proposer une chimiothérapie associée à la radiothérapie.

La désobstruction bronchique par laser n'est qu'un traitement palliatif dont les indications sont limitées.

* LE TRAITEMENT DES CARCINOMES À PETITES CELLULES est la chimiothérapie associée à la radiothérapie. Il permet d'obtenir le plus souvent une rémission complète mais celle-ci est transitoire.

* LE PRONOSTIC GLOBAL DU CANCER BRONCHIQUE reste sombre.

CANCER BRONCHO-PULMONAIRE SECONDAIRE

► Définition :

Ce sont les métastases pulmonaires d'un cancer localisé sur un autre viscère.

► Causes et mécanisme :

Ils sont plus fréquents chez la femme, c'est la localisation la plus fréquente des métastases après le foie et les ganglions.

L'atteinte pulmonaire par les cellules néoplasiques peut se faire par plusieurs voies : sanguine, lymphatique, aérienne (cancers bronchique et ORL), voire par contiguïté (œsophage, sein). Presque tous les cancers peuvent donner des métastases pulmonaires. Lorsque le primitif est inconnu, il faut rechercher un cancer génital (sein, ovaire, col utérin, testicule, prostate), un cancer du rein, un cancer digestif (estomac, côlon, rectum, pancréas, œsophage), un cancer thyroïdien, un cancer ORL. Dans certains cas, même un bilan soigneux ne retrouve pas de primitif.

► Signes cliniques :

Ils sont très variables : dyspnée, altération de l'état général, toux, douleur thoracique.

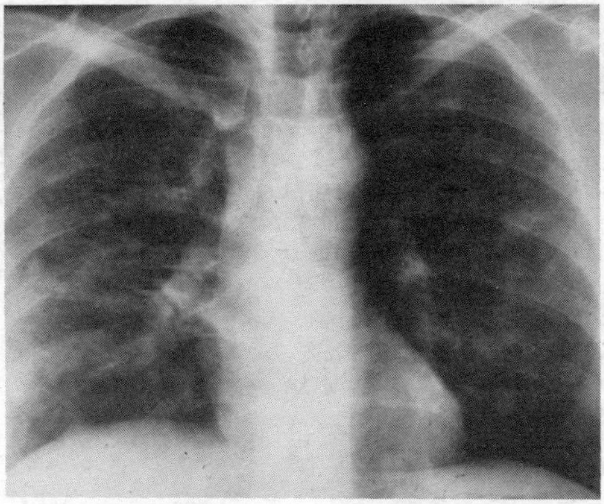

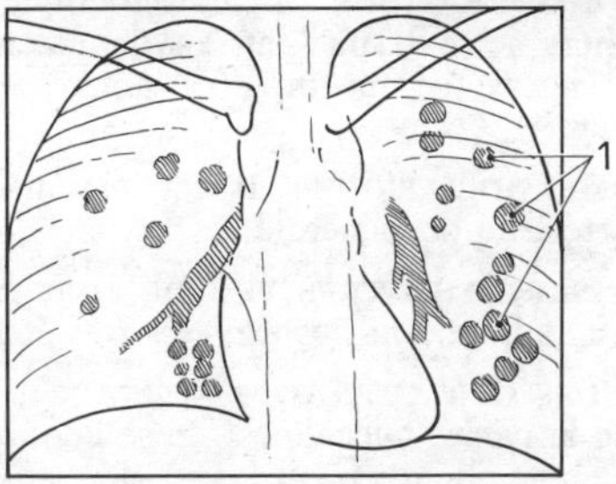

Métastases pulmonaires. Image de lâcher de ballons bilatérale. Les deux poumons sont occupés par des opacités rondes de 1 centimètre de diamètre.

Leur découverte est bien souvent radiologique, soit lors de la surveillance d'un cancer connu, soit lors d'un bilan systématique.

▶ Examens complémentaires :

∗ LA RADIOGRAPHIE PULMONAIRE STANDARD ET LA TOMODENSITOMÉTRIE permettent d'individualiser plusieurs types d'image :

- opacité arrondie dense unique, ou multiple en lâcher de ballons ;
- images nodulaires ou macronodulaires atteignant les bases, puis l'ensemble du poumon réalisant la miliaire carcinomateuse ;
- images réticulaires diffuses de la lymphangite carcinomateuse.

∗ LA BRONCHOFIBROSCOPIE a moins d'intérêt que dans les cancers primitifs.

▶ Éléments de surveillance :

Ils sont essentiellement radiologiques sur la modification des images sous traitement.

▶ Évolution-Complications :

L'évolution se fait vers l'asphyxie et la mort dans des délais variables.

▶ Traitement et pronostic :

∗ LE TRAITEMENT MÉDICAL dépend du cancer primitif. Il fait appel à la chimiothérapie, à l'hormonothérapie (sein, prostate), à l'iode radioactif (thyroïde).

En cas de *métastase unique*, l'ablation chirurgicale peut se discuter après un bilan soigneux vérifiant l'absence d'autres localisations.

∗ LE PRONOSTIC est de toute façon sombre, fonction de la gravité du cancer primitif.

CANCERS DE LA CAVITÉ BUCCALE

Toute ulcération de la muqueuse buccale présentant une certaine durée doit toujours être suspectée de dégénérescence maligne.

La précocité du traitement étant l'élément essentiel de son succès, le dépistage de cette affection à ce stade sera donc essentiel.

▶ Étiologie :

Le carcinome buccal s'observe le plus souvent chez l'homme vers la cinquantaine. Le *tabagisme* et l'*alcoolisme* y sont fréquemment associés. Chacun des deux facteurs peut se rencontrer isolément mais s'ils sont réunis le pourcentage de sujets atteints s'accroît considérablement. Une cause locale (absence d'hygiène, prothèse mal adaptée, irritation par lésion dentaire) est souvent un facteur déclenchant.

▶ Signes cliniques :

On a l'habitude de décrire un certain nombre de lésions qui précèdent la transformation maligne de la muqueuse :

- *leucoplasie :* surface blanche, nacrée ;
- *lichen plan :*

Cependant le cancer apparaît parfois sur une surface saine. Très souvent les signes fonctionnels sont inexistants ou très discrets : sensation d'irritation par les mets épicés, les boissons alcoolisées. Les douleurs notables correspondent souvent à un stade avancé de la maladie.

La présence d'une adénopathie peut être causée par l'infection qui ne manque pas de se produire au niveau de l'ulcération ou signer un stade plus avancé avec envahissement ganglionnaire.

* FORME ULCÉREUSE :
C'est la plus fréquente. L'ulcération a un contour irrégulier, ses bords étant surélevés. En profondeur la palpation révèle une induration.

* FORME FISSURAIRE :
Une masse indurée présente une fissure.

* FORME VÉGÉTANTE :
Il s'agit d'un bourgeon multilobé, entouré d'une muqueuse saine.

* FORME ULCÉRO-VÉGÉTANTE :
La lésion a l'aspect de la précédente avec une ulcération en son milieu.

▶ Évolution et pronostic :

Sans traitement la lésion après avoir envahi les ganglions peut essaimer localement au niveau des maxillaires ou engendrer des métastases (poumon).

Le pronostic dépendra de la dimension de la tumeur, de l'envahissement lymphatique, de l'absence de métastases.

▶ Formes cliniques :

La muqueuse linguale peut être atteinte :

* Au niveau des GENCIVES : L'évolution se fait en profondeur avec envahissement des maxillaires.

* Au niveau de la LANGUE : fréquemment sur le bord de la partie mobile au contact des arcades dentaires.

* Au niveau du PLANCHER DE LA BOUCHE : On y trouve le plus souvent des lésions ulcéreuses. Dans la région postérieure, l'envahissement des structures voisines est fréquent et rapide.

* Au niveau des LÈVRES : Ils ont une forme ulcéro-végétante avec une croûte.

* Sur la FACE INTERNE DES JOUES : C'est en général une lésion végétante sauf dans la partie postérieure où les ulcérations se rencontrent.

Ces lésions de nature épithéliomateuse peuvent évidemment envahir les maxillaires. La mandibule est en général la plus souvent concernée. C'est l'examen radiographique qui permet le diagnostic. Il faut se méfier des formes *pseudo-ostéitique* et *pseudo-parodontique.* Les extractions pratiquées sans examen complémentaire peuvent avoir des conséquences désastreuses.

▶ Cas particuliers :

* Beaucoup moins fréquents sont les SARCOMES DE LA CAVITÉ BUCCALE, nés à partir du tissu conjonctif et notamment osseux. Cette tumeur survient durant la croissance (enfant et adolescent) ou après 50 ans. L'évolution d'abord interne ne s'extériorise qu'ultérieurement. Les chances de survie sont très réduites.

* On décrit enfin au niveau de la cavité buccale un certain nombre de TUMEURS MALIGNES AYANT LEUR ORIGINE EN D'AUTRES TERRITOIRES. On pourra rencontrer l'extension d'un cancer du sinus maxillaire ou des métastases de lésions plus éloignées : corps thyroïde, sein, prostate, rein.

▶ Traitement :

Le traitement des épithéliomas pourra être :

* CHIRURGICAL : ayant souvent recours à l'électrocoagulation.

* RADIOTHÉRAPIQUE : la curiethérapie et la radiothérapie externe par rayonnements de haute énergie seront utilisées séparément ou associées.

* CHIMIOTHÉRAPIQUE : Il est régional (par voie artérielle ou générale).

* LES SARCOMES TRÈS PEU OU NON RADIOSENSIBLES imposent des exérèses très étendues.

* UN DES CARACTÈRES PRINCIPAUX des cancers de la cavité buccale est de se confondre à leur début cliniquement avec des affections dentaires banales. Les traitements conventionnels de ces lésions ont alors des conséquences néfastes pour le malade.

CANCERS DU CAVUM (RHINO-PHARYNX)

Les tumeurs malignes du cavum se distinguent des autres tumeurs malignes par 3 caractères particuliers :

- leur répartition géographique (Afrique du Nord, Chine) ;
- la possibilité de les reconnaître par un séro-diagnostic (non utilisé encore en pratique courante) ;
- la responsabilité très probable d'un virus dans leur déterminisme.

▶ Symptomatologie :

Les cancers du cavum frappent souvent les sujets jeunes.

* LE TABLEAU CLINIQUE associe :

- une obstruction nasale unilatérale ;

- une rhinorrhée purulente et des épistaxis unilatérales ;
- une otite séreuse ;
- des céphalées ;
- des adénopathies cervicales.

∗ LE DIAGNOSTIC repose sur :
- l'examen au miroir (rhinoscopie postérieure) ;
- les radiotomographies du cavum ;
- la tomodensitométrie crânienne.
- la certitude est fournie par la biopsie qui peut montrer deux types histologiques différents :
  - le *carcinome de type rhino-pharyngé,* le plus fréquent et dont la répartition géographique est particulière ;
  - le *carcinome épidermoïde.*

▶ Le traitement :

Il est confié au radiothérapeute. Au traitement par le cobalt peut être associé la chimiothérapie.

Les résultats immédiats du traitement sont souvent bons, mais les récidives restent très fréquentes et sont alors au-dessus de toute ressource thérapeutique.

CANCER DU COL UTÉRIN

▶ Définition :

Le cancer du col de l'utérus est un épithélioma qui débute, en règle générale, à la jonction de l'épithélium malpighien (exocervical) et de l'épithélium cylindrique (endocervical).

L'épithélioma *in situ* est un cancer qui n'a pas dépassé la membrane basale de l'épithélium.

Le cancer invasif a franchi cette basale et est plus ou moins étendu.

▶ Causes et mécanisme :

On insiste actuellement sur le véritable état précancéreux que réaliseraient les états dysplasiques et inflammatoires du col, d'où la possibilité d'une véritable prophylaxie.

Ces trois états se succéderaient dans le temps : dysplasie – épithélioma *in situ* – cancer invasif. Ils ont les mêmes moyens de dépistage et de diagnostic : *frottis* et *biopsie.*

C'est, avec le cancer du sein, le plus fréquent des cancers de la femme. Son évolution est essentiellement loco-régionale. La proximité du bas appareil urinaire explique la fréquence avec laquelle il va poser, tant lors de son évolution que de son traitement, des problèmes d'ordre urologique.

▶ Signes essentiels :

∗ CLINIQUE :

Il n'existe des signes que pour les cancers invasifs déjà évolués : la patiente consulte pour des métrorragies, souvent provoquées, isolées ou associées, à des leucorrhées indolores.

L'examen gynécologique est pratiqué de façon systématique.

La mise en place du spéculum sans lubrifiant révèle une lésion cervicale ou non :
- *La lésion est évidente :* Le problème n'est plus diagnostique mais pronostique. La tumeur est bourgeonnante, friable, ou ulcérée, saigne au contact, sa base est indurée. La biopsie faite confirme le diagnostic.
  On recherche les signes d'envahissement des organes de voisinage par :
  - le *toucher bidigital* qui apprécie la mobilité de l'utérus, l'état des paramètres, des ligaments utéro-sacrés et l'état de la cloison recto-vaginale ;
  - les *examens paracliniques :* cystoscopie, rectoscopie et lavement baryté, urographie intraveineuse, lymphographie, cystoscopie permictionnelle.
- *La lésion est moins spectaculaire :* petite ulcération d'une lèvre, saignant au moindre contact.
- Souvent il n'y a *pas de signes.*

∗ LES EXAMENS COMPLÉMENTAIRES SONT INDISPENSABLES : frottis cervico-vaginaux montrant des cellules de classe IV ou V, une colposcopie avec test de Schiller orientera les biopsies faites à cheval sur la zone saine et la zone iodo-négative.

Au terme de ces examens, on s'efforce d'évaluer le stade de la tumeur.

▶ Évolution et pronostic :

∗ DANS L'ÉPITHÉLIOMA *in situ*, le pronostic est bon.

∗ LE PRONOSTIC est relativement bon dans les *cancers invasifs de faible extension* ; la survie à 5 ans est de 80 % dans les stades I.

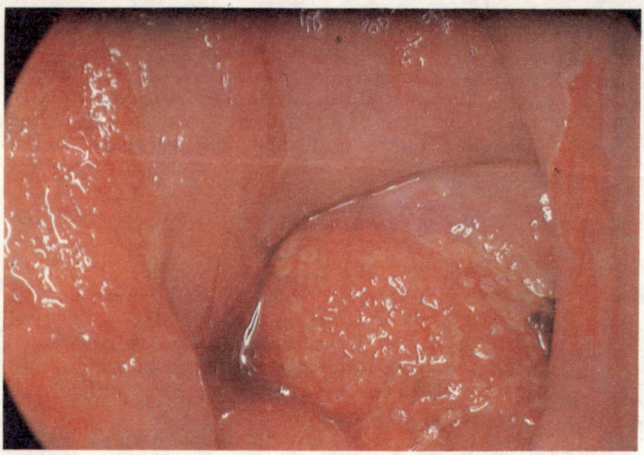

Cancer invasif.

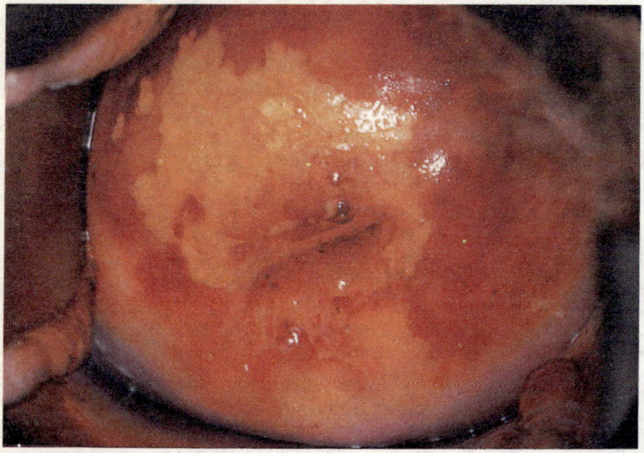

Cancer du col après Lugol.

▶ **Traitement dans les cancers invasifs :**

∗ TRAITEMENT CURATIF :

Deux méthodes sont surtout utilisées : la chirurgie et la radiothérapie.

- *Aux stades I et II proximal :* curiéthérapie préopératoire, colpohystérectomie élargie 6 semaines après, complétée par une radiothérapie transcutanée si nécessaire.
- *Aux stades II et III non urinaire :* radiothérapie transcutanée avec surdosage suivant la taille de la tumeur, puis chirurgie de la tumeur.
- *Au stade III urinaire* : radiothérapie transcutanée.
- *Au stade IV :* chirurgie de propreté.

∗ TRAITEMENT PRÉVENTIF :

Dépistage par les frottis cervico-vaginaux et le traitement de toutes les lésions du col.

CANCER DU CÔLON

▶ **Définition :**

C'est actuellement le plus fréquent des cancers digestifs. Il s'agit habituellement d'un adénocarcinome. Lymphomes malins, carcinoïdes, etc., sont comparativement très rares.

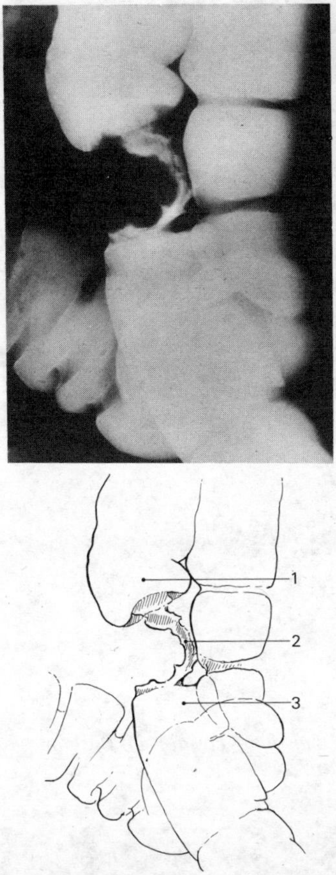

Rétrécissement typique, en trognon de pomme, d'un cancer colique sténosant : 1) Côlon ; 2) Rétrécissement ; 3) Côlon.

▶ Causes et mécanisme :

Différents facteurs pathogéniques sont envisagés : prédisposition génétique, déficit en fibres, quantité de graisses ingérées et d'acides biliaires pénétrant dans le côlon, action de la flore bactérienne dans la production de produits concérigènes... Plusieurs facteurs de risque sont connus :

* LA SÉQUENCE POLYPE-CANCER PARAÎT EN CAUSE DANS LA MAJORITÉ DES CAS. On sait que les polypes peuvent être multiples et que d'autres peuvent apparaître ultérieurement d'où la nécessité d'une polypectomie et d'une surveillance prolongée. Les antécédents personnels (et sans doute familiaux) d'adénome ou de cancer sont donc un facteur de risque. Il semble en être de même des cancers épidémiologiquement liés comme les cancers du sein, de l'ovaire, de l'utérus, de la prostate, de la vessie.

* LA DÉGÉNÉRESCENCE EST DE 100 % DANS LA POLYPOSE RECTO-COLIQUE FAMILIALE DIFFUSE.

* LE RISQUE AUGMENTE DANS LA RECTO-COLIQUE HÉMORRAGIQUE (dans les pancolites après 10 ans d'évolution) et dans la maladie de Crohn.

* LES MÉTHODES DE DÉPISTAGE (des polypes et des cancers au début) sont l'endoscopie chez les sujets à risque et les recherches chimiques de sang dans les selles (*Hémoccult*) répétées chaque année après 45 ans.

▶ Signes essentiels :

* CLINIQUE :
Il peut s'agir de :
- douleurs abdominales intermittentes et épisodes subocclusifs ;
- apparition récente de troubles du transit ;
- méléna, rectorragie ou anémie ferriprive ;
- découverte d'une masse abdominale (tumeur ou métastases hépatiques).

Le toucher rectal, la recherche d'un ganglion de Troisier sont systématiques.

* EXAMENS PARACLINIQUES :
Ils sont :
- *Radiologiques :* lavement baryté (→), radio pulmonaire (éventuellement scanner ou échotomographie pour rechercher des métastases hépatiques).
- *Endoscopiques :* rectoscopie (biopsies indispensables) ou mieux coloscopie qui permet une exploration de la totalité du côlon et peut donc détecter un polype ou un cancer associé à la tumeur principale, rarement laparoscopie (recherche de métastases hépatiques).
- *Biologiques et préopératoires habituels,* et antigène carcino-embryonnaire.

▶ Évolution, complications :

Les complications comprennent : occlusion, surinfection, perforation en péritoine libre (rare et gravissime) ou fistulisation dans un organe de voisinage (vessie, estomac).

▶ Traitement et pronostic :

* LE TRAITEMENT est avant tout chirurgical après préparation générale (réhydratation vei-

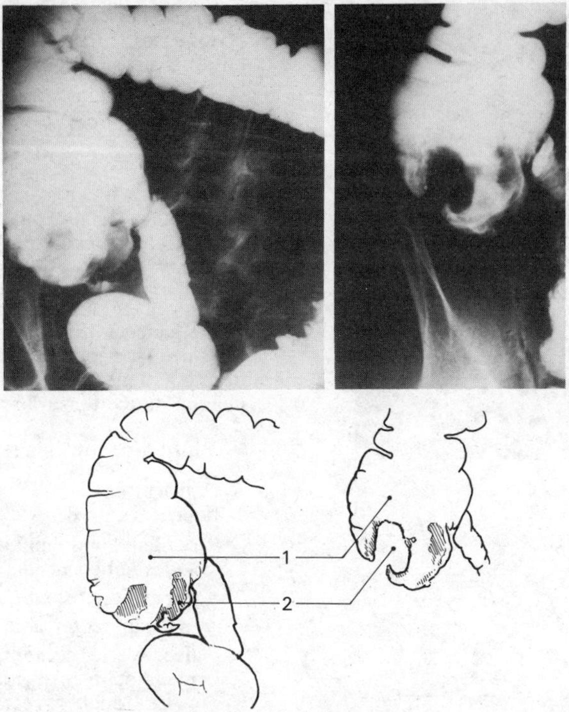

Image lacunaire ulcérée d'un cancer ulcéro-végétant du bas fond cæcal : 1) Bas fond cæcal ; 2) Image de la tumeur.

neuse et transfusions si besoin, etc.) et locale (régime sans résidu, désinfection colique, lavements évacuateurs, etc.).

La chirurgie à visée curative enlève d'un bloc le côlon (colectomie droite, gauche, ou transverse), son méso, sa vascularisation et ses ganglions lymphatiques. Le rétablissement de la continuité est fait si possible dans le même temps.

La chirurgie palliative comprend une exérèse « de propreté » ou une dérivation (interne, ou externe, c'est-à-dire avec colostomie d'amont).

Radiothérapie et/ou chimiothérapie sont parfois associées ; elles sont surtout efficaces dans les lymphomes malins.

La survie à 5 ans est de l'ordre de 50 %.

* LE PRONOSTIC est fonction de l'extension locale, ganglionnaire et générale, d'où l'intérêt du dépistage des sujets à risques, de leur surveillance, et de la polypectomie percoloscopique qui assure la prophylaxie du cancer « habituel » (→ COLOSCOPIE).

CANCER DU CORPS DE L'UTÉRUS

► Définition :

Tumeur développée à partir de la muqueuse du corps utérin. Il s'agit en règle générale d'adénocarcinome glandulaire.

► Causes et mécanisme :

Il se rencontre chez les femmes ménopausées, souvent à ménopause tardive, chez qui existent avec une fréquence relative : une hypertension, un diabète, une obésité.

► Signes essentiels :

* CLINIQUES :

– Les patientes consultent pour :
- des *hémorragies utérines*, isolées et spontanées, d'autant plus significatives qu'elles

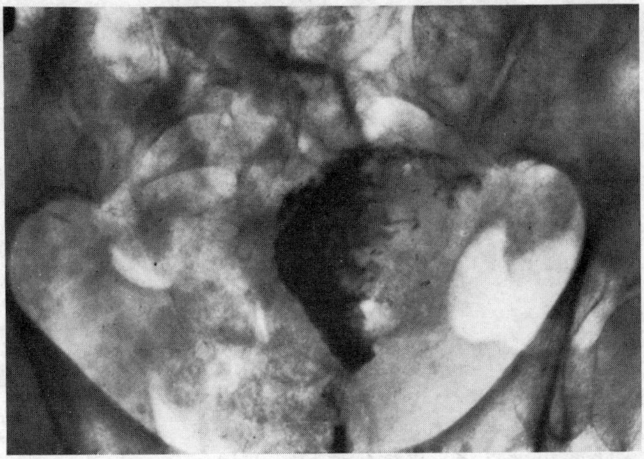

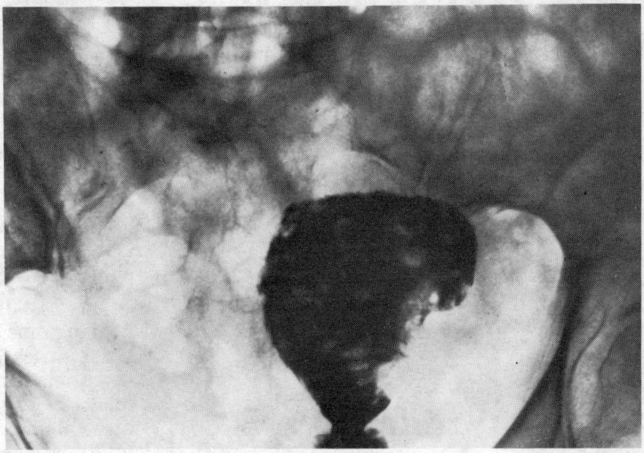

Hystérographie montrant une image typique : lacunaire, irrégulière, marécageuse, déformant la cavité utérine, se développant au niveau du bord gauche de la cavité.

atteignent une femme ménopausée, mais elles peuvent être confondues, plus tôt, avec des troubles ménopausiques,

des *leucorrhées*, caractéristiques lorsqu'elles sont purulentes et fétides (pyométrie) ou séreuses.

– L'examen apporte peu d'éléments pour le diagnostic, l'utérus est souvent de taille normale, ce qui doit attirer l'attention chez une femme ménopausée. Il peut être aussi augmenté de volume et trop mou.

* PARACLINIQUES :

Ils sont de cinq ordres :

– Le *frottis endo-utérin* est d'exécution facile mais les cancers du corps desquament peu et seuls comptent les résultats positifs.

– *L'échotomographie pelvienne* qui peut montrer une déformation et des images pathologiques.

– L'*hystérographie* (voir figures ci-dessus) montre une image lacunaire à contours irréguliers, anfractueux. Elle situe la tumeur par rapport au col et apprécie sa diffusion, mais il existe un risque d'infection et d'essaimage.

– Le *curetage biopsique* est l'examen essentiel ; sous anesthésie générale, il comporte le curetage étagé de toute la cavité utérine, endocol puis endocorps ; il permet d'affirmer le diagnostic.

– L'*hystéroscopie* permet d'orienter la biopsie.

Au terme de cet examen, on classe le cancer en différents stades :

- stade I : cancer limité au corps ;
- stade II : cancer envahissant le corps et le col ;
- stade III : extension extra-pelvienne et génitale ;
- stade IV : extension extra-pelvienne et envahissement rectal et vésical.

▶ **Évolution et pronostic :**

Longtemps localisée à l'endomètre, l'extension se fait vers le col, le vagin.

Le pronostic est d'autant plus mauvais qu'il y a atteinte des paramètres, des ganglions ou du myomètre.

▶ **Traitement :**

∗ STADE I : Chirurgie première par colpohystérectomie et suivant l'examen peropératoire de la pièce opératoire, soit *cancer localisé à l'endomètre* : on en reste là, soit *atteinte du myomètre* : lymphadénectomie iliaque externe et irradiation externe complémentaire par cobalt ou bêtatron.

∗ STADE II : Même attitude que pour le cancer du col : radium puis colpohystérectomie plus lymphadénectomie, plus irradiation complémentaire à extension lymphatique.

∗ STADE III : Irradiation externe pré et postopératoire suivant le cas avec chirurgie élargie.

∗ LES TRAITEMENTS HORMONAUX PAR PROGESTATIFS DE SYNTHÈSE n'ont qu'un rôle d'appoint sur les métastases.

CANCERS DE L'ETHMOÏDE ET DES SINUS

Les tumeurs malignes de l'ethmoïde et des sinus ont un mauvais pronostic et nécessitent souvent des interventions chirurgicales mutilantes.

▶ **Symptomatologie clinique :**

- Rhinorrhée purulente unilatérale,
- obstruction nasale,
- épistaxis,
- douleurs de l'hémiface,
- déformation de la région sous-orbitaire,

sont les signes révélateurs habituels de ces tumeurs qui sont souvent découvertes à un stade évolué.

∗ LE DIAGNOSTIC est confirmé par la radiographie, la tomodensitométrie et par une biopsie effectuée par voie nasale, ou lors de l'intervention en extemporané.

∗ CES TUMEURS ONT DEUX VARIÉTÉS HISTOLOGIQUES PRINCIPALES : *glandulaire* ou *épidermoïde.* Elles ont de plus un caractère professionnel, car très fréquentes chez les travailleurs du bois.

▶ **Le traitement est mixte.** Il associe la *chirurgie* et la *radiothérapie*, éventuellement associés à la *chimiothérapie.*

L'extension habituelle de ces tumeurs oblige à effectuer des interventions chirurgicales mutilantes. Malgré le traitement, le pronostic des tumeurs de l'ethmoïde et des sinus est sombre.

CANCER PRIMITIF DU FOIE

▶ **Définition :**

On distingue :

∗ LES TUMEURS ÉPITHÉLIALES : *hépatome (cancinome hépato-cellulaire, développé à partir des hépatocytes, fréquent) ou cholangiome* (développé à partir de l'endothélium biliaire, rare). Il existe des formes mixtes (hépatocholangiome).

∗ LES TUMEURS MÉSOTHÉLIALES : sarcomes, hémangiomes, qui sont rares. Chez l'enfant, on observe des hépatomes (grand enfant) et des hépatoblastomes (petit enfant). Macroscopiquement, ce cancer est nodulaire, unique, central ou envahissant, plus rarement nodulaire multiple.

▶ **Causes et mécanisme :**

Certains facteurs épidémiologiques sont connus : l'hépatome est plus fréquent en Afrique et en Extrême-Orient (habituellement sur cirrhose posthépatitique à virus B, ou nutritionnelle). En France il est plus rare, mais se développe cependant habituellement sur une cirrhose (posthépatitique, éthylique, ou de l'hémochromatose).

▶ **Signes essentiels :**

∗ CLINIQUE :

Il peut se révéler par :

- des douleurs de l'hypocondre droit, un amaigrissement massif, une décompensation ictéro-ascitique, voire un hémopéritoine chez un cirrhotique.

- une hépatomégalie douloureuse et parfois fébrile, stimulant un abcès hépatique.

∗ EXAMENS PARACLINIQUES :

- *Biologie :* On peut observer une *cholestase* (augmentation des phosphatases alcalines, des gamma glutamyl transpeptidases, des 5' nucléotidases, associée ou non à une augmentation de la bilirubine conjuguée).
- On recherche des marqueurs tumoraux dans le sérum : alpha-fœtoprotéine dont l'élévation est inconstante (75 % des cas) mais pathognomonique lorsqu'elle est très élevée et plus récemment décarboxy-prothrombine.

∗ LES EXAMENS MORPHOLOGIQUES sont dominés par l'*échographie* et le *scanner* qui permettent aussi de diriger une biopsie ou une cyto-ponction et donc d'obtenir une preuve histologique ou cytologique. La *laparoscopie* est rarement nécessaire actuellement, elle peut montrer une tumeur polychrome et hypervascularisée et guider une biopsie prudente. L'*artériographie* est surtout utile à titre préopératoire.

▶ Surveillance :
C'est celle d'une cirrhose, d'une ascite, d'une laparoscopie ou d'une artériographie, de l'alphafœtoprotéine après traitement.

▶ Évolution, complications : Voir supra Signes essentiels.

▶ Pronostic et traitement :
Le pronostic est très grave. Le seul traitement laissant quelque espérance est chirurgical, il n'est pas fréquemment réalisable. Différentes modalités de chimiothérapie sont en cours d'évaluation.

CANCER SECONDAIRE DU FOIE

▶ Définition :
Le cancer métastatique du foie est beaucoup plus fréquent que le cancer primitif (→). Il peut s'agir aussi d'une localisation au cours d'un lymphosarcome ou d'une maladie de Hodgkin (il s'agit alors d'un stade IV).

▶ Causes et mécanisme :
La tumeur primitive peut être digestive, pulmonaire, etc. Le mélanosarcome est secondaire à une tumeur de la choroïde ou à un naevocarcinome cutané ; des urines noircissant à l'air (mélanurie) ou des métastases pigmentées en laparoscopie sont évocatrices.

▶ Signes essentiels :

∗ CLINIQUE : Il s'agit en règle générale d'une hépatomégalie dure, bosselée (foie marroné), douloureuse. L'état général est souvent altéré, l'ictère possible.

∗ EXAMENS PARACLINIQUES : On peut observer une cholestase comme dans le cancer primitif (→). On recherche des marqueurs tumoraux dans le sérum tels l'antigène carcino-embryonnaire (cancer colique, etc.) et les marqueurs du carcinome hépato-cellulaire (alpha-fœtoproétéine et décarboxy-prothrombine) qui sont en principe négatifs. L'échographie et le scanner sont les méthodes d'imagerie les plus employées ; elles ont de plus en plus le mérite de pouvoir souvent guider une biopsie ou une cyto-ponction et donc de permettre d'apporter une preuve anatomo-pathologique d'intérêt capital. L'artériographie et la laparoscopie sont de moins en moins utilisées. D'autres examens sont parfois réalisés pour trouver la tumeur primitive, souvent digestive.

▶ Traitement et pronostic :
La chirurgie est parfois possible (métastase unique et peu volumineuse, etc.) ; la chimiothérapie est assez décevante ; une hormonothérapie est parfois possible. L'embolisation artérielle hépatique est parfois indiquée en cas de douleurs hépatiques et dans certaines formes étiologiques (carcinoïde).

CANCER GASTRIQUE

▶ Définition :
Le cancer de l'estomac est fréquent, c'est un *épithélioma glandulaire* dans 95 % des cas. Les différents aspects macroscopiques : *ulcéré, bourgeonnant, infiltrant,* peuvent s'intriquer.

La linite est une forme infiltrante pouvant atteindre la totalité de l'estomac. On distingue l'adénocarcinome glandulaire (habituel), l'adénocarcinome lieberkühnien (plus rare). Le cancer *muco-érosif* (longtemps localisé à la muqueuse) est de bon pronostic.

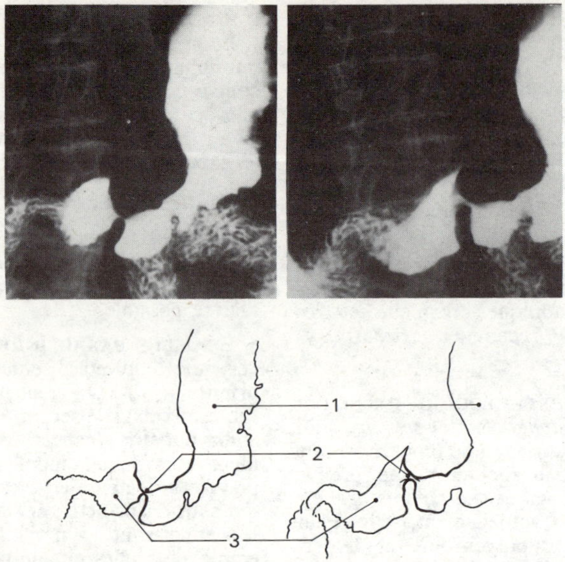

Rétrécissement de l'antre traduisant un cancer gastrique infliltrant : 1) Corps de l'estomac ; 2) Rétrécissement cancéreux ; 3) Duodénum.

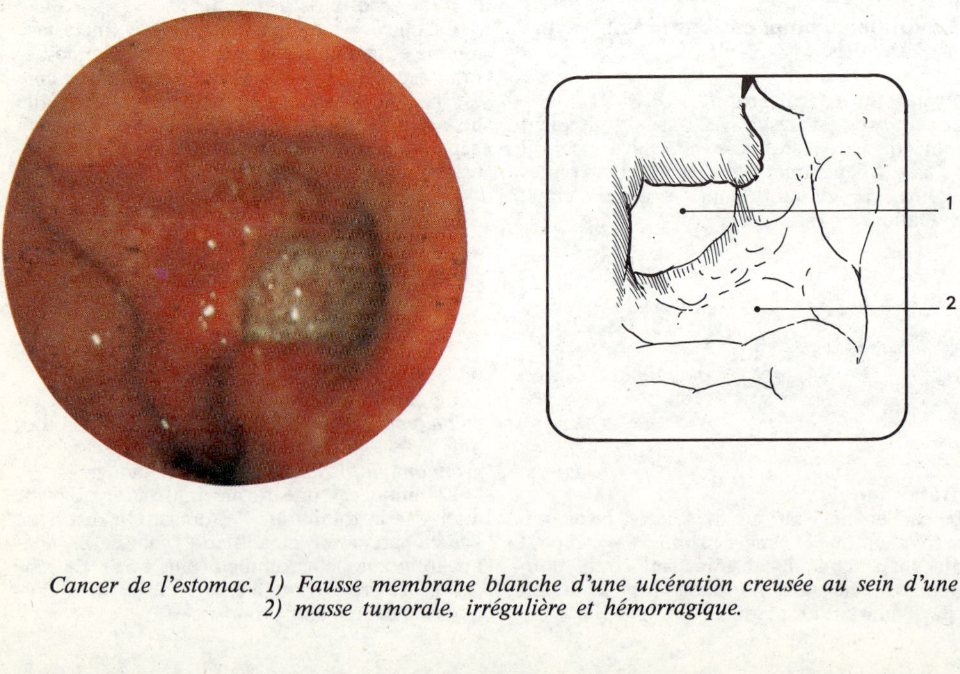

Cancer de l'estomac. 1) Fausse membrane blanche d'une ulcération creusée au sein d'une 2) masse tumorale, irrégulière et hémorragique.

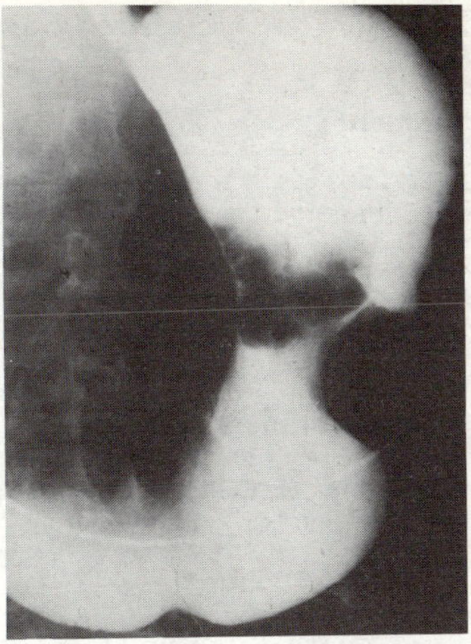

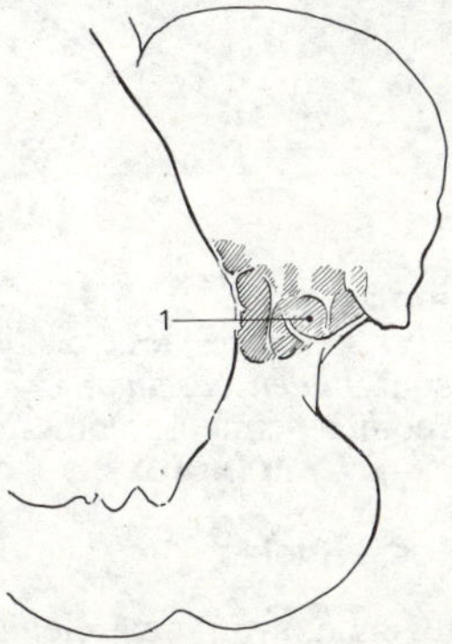

Forme végétante, exophytique, d'un cancer de l'estomac se traduisant par une lacune irrégulière à la partie moyenne du fundus gastrique. 1) Lacune cancéreuse.

A côté des épithéliomas glandulaires, il faut citer les *sarcomes* (lymphosarcomes, leiomyosarcomes, etc.) et les métastases gastriques.

▶ Causes et mécanisme :

L'étude des carcinogènes « alimentaires » est en cours. Certaines affections prédisposantes sont connues :

- *gastrite* atrophique et maladie de Biermer ;
- *polypes* adénomateux ;
- *gastrectomie* partielle ;
- *ulcère gastrique* (où il faut distinguer l'ulcère dégénéré – assez peu fréquent – du cancer ulcériforme, cancer se présentant comme un ulcère bénin d'où la nécessité des biopsies).

▶ Signes essentiels :

∗ CLINIQUE :
On peut observer :

- des douleurs vagues ou ulcériformes ;
- une dyspepsie avec nausées ou vomissements ;
- une altération de l'état général, avec parfois anémie ;
- hématémèse ou méléna ; l'examen recherche notamment une masse épigastrique (rare), une hépatomégalie (métastase), un ganglion de Troisier, etc.

∗ EXAMENS PARACLINIQUES :
Ils sont :

- *radiologiques :* transit gastro-duodénal (→), radio pulmonaire ;
- *endoscopiques :* la fibroscopie gastrique (→ GASTROSCOPIE) est indispensable, qu'il s'agisse d'une lésion radiologiquement suspecte (ulcéro-végétante) ou d'aspect bénin (ulcère) ; les biopsies doivent être nombreuses (une dizaine) ;
- *préopératoires* et comprennent parfois la recherche de métastases hépatiques par la biologie (bilan hépatique), l'échotomographie ou le scanner voire une laparoscopie (→ ces termes).

▶ Éléments de surveillance :

On surveille en pré et postopératoire l'état d'hydratation (anorexie, vomissements), le pouls, la T.A., la couleur des selles (possibilité d'hémorragie digestive, de méléna). Après l'intervention la surveillance de l'antigène carcinoembryonnaire est utile (→).

▶ Évolution, complications :

L'hémorragie digestive a été vue ; une localisation antro-pylorique entraîne un tableau de sténose du pylore (→), une localisation juxtacardiale entraîne une dysphagie. La perforation d'un cancer ulcéré, source de péritonite, est rare. Les métastases, surtout hépatiques, sont fréquentes.

▶ Traitement et pronostic :

∗ LE TRAITEMENT est essentiellement chirurgical (sauf dans les « lymphosarcomes » où radiothérapie et chimiothérapie sont assez efficaces). On distingue les *exérèses partielles* (polaire supérieure ou inférieure selon le siège de la lésion) et la *gastrectomie totale,* voire *élargie* (à la rate, à une partie du côlon ou du pancréas). Ailleurs on ne peut faire qu'une dérivation palliative *(gastro-entérostomie).*

La chimiothérapie (5.F.U., *Endoxan,* etc.) reste encore décevante.

* LE PRONOSTIC du cancer habituel est mauvais (10 % de survie à 5 ans), d'où la nécessité de détecter le cancer gastrique à un stade précoce grâce à la gastroscopie et aux biopsies nombreuses et systématiques. Elle est par ailleurs indispensables dans la surveillance d'états prédisposants comme la maladie de Biermer.

CANCER HÉPATIQUE

▶ **Définition :**

On distingue :

* LE CANCER PRIMITIF DU FOIE, qui survient habituellement sur une cirrhose, et est assez rare sous nos climats (→ CANCER PRIMITIF DU FOIE).

* LE CANCER SECONDAIRE DU FOIE, métastatique, beaucoup plus fréquent (→ CANCER SECONDAIRE DU FOIE).

CANCERS DE L'HYPOPHARYNX (OU SINUS PIRIFORME)

Le cancer du sinus piriforme est assorti d'un mauvais pronostic. Il atteint surtout l'homme et reconnaît deux facteurs favorisants : l'alcool et le tabac.

▶ **Signes cliniques :**

* LES SIGNES DE DÉBUT sont discrets, négligés par le malade, et le diagnostic souvent fait à un stade évolué :

- otalgie ;
- dysphagie d'intensité croissante ;
- dysphonie et dyspnée (très tardives) ;
- adénopathies cervicales qui peuvent être révélatrices.

* LE DIAGNOSTIC est fait par l'examen en laryngoscopie indirecte puis directe sous anesthésie générale.

Les radiographies standards, les tomographies, les radiographies avec contraste peuvent aider à préciser l'extension.

La biopsie est nécessaire avant tout traitement.

▶ **Traitement :**

* Dans certains cas, le traitement comporte une phase de chimiothérapie préopératoire.

* LE PRONOSTIC DU CANCER DU SINUS PIRIFORME est mauvais. Les meilleurs résultats sont obtenus par l'association chirurgie-radiothérapie.

* LE GESTE CHIRURGICAL dépend de l'extension de la tumeur : pharyngo-laryngectomie ou pharyngectomie partielle, qui sont toujours associées à un curage ganglionnaire.

CANCERS DE L'INTESTIN GRÊLE

▶ **Définition :**

Ces tumeurs sont rares, les trois types les plus fréquents sont l'*adénocarcinome,* les *sarcomes* (lymphosarcomes, leimyosarcomes, etc.) et les *carcinoïdes* (→ CARCINOÏDES DU GRÊLE).

▶ **Signes essentiels :**

* CLINIQUE : La symptomatologie n'est pas spécifique : douleurs abdominales médianes, avec parfois syndrome de Koenig (coliques, météorisme localisé, sédation après borborygmes et sensation de filtration), nausées et vomissements, hémorragie digestive, etc.

* EXAMENS PARACLINIQUES : Ce sont le transit baryté du grêle, et si besoin l'artériographie mésentérique supérieure, voire la jéjunoscopie fibroscopique.

En cas de lymphome malin le bilan est plus complexe avec notamment une lymphographie lombo-aortique par voie pédieuse et/ou un scanner abdominal.

▶ **Complications :**

Ce sont l'occlusion (invagination, volvulus, etc.), l'hémorragie, la perforation.

▶ **Traitement :**

Une résection chirurgicale est la règle, radiothérapie et chimiothérapie sont parfois utiles (notamment dans les lymphomes malins).

CANCERS DE LA LANGUE

Les tumeurs malignes de la langue doivent être distinguées en tumeurs de la *langue mobile* et tumeurs de la *base de la langue.* Cette distinction anatomique se retrouve au plan pronostique.

▶ Les tumeurs de la langue mobile :

Les cancers de la langue reconnaissent les mêmes facteurs favorisants que les autres cancers des voies aérodigestives supérieures : l'alcool et le tabac.

Ils atteignent donc surtout l'homme, dans la deuxième moitié de sa vie.

* SIGNES CLINIQUES :
– douleur à l'alimentation ;
– otalgie ;
– hémorragies buccales ;
– adénopathies cervicales.

L'examen buccal fait rapidement le diagnostic qui est confirmé par la biopsie.

* TRAITEMENT :

Il peut faire appel à diverses techniques :
– *chirurgie :* glossectomie partielle, électrocoagulation ;
– *radiothérapie* au « cobalt » ou *curiethérapie* à l'iridium 92 ;
– les *aires ganglionnaires* sont traitées par le curage ganglionnaire ou la radiothérapie ou leur association.
– *chimiothérapie pré ou postopératoire.*

Lorsque la tumeur n'est pas trop étendue, la guérison est possible dans près de la moitié des cas.

▶ Les tumeurs de la base de la langue :

Les cancers de la base de la langue sont souvent découverts à un stade plus tardif. Ils ne sont pas accessibles à la chirurgie et sont traités essentiellement par la radiothérapie au cobalt. Les résultats du traitement sont beaucoup plus décevants.

CANCERS DU LARYNX

Les cancers du larynx sont très fréquents et sont presque exclusivement liés à l'intoxication tabagique.

▶ Signes cliniques :

La dysphonie (altération de la voix) est le symptôme majeur de ces cancers ; cette dysphonie s'aggrave progressivement.

Elle peut s'associer à :
– une otalgie ;
– une dysphagie (tardive) ;
– une dyspnée laryngée qui traduit une tumeur déjà étendue ;
– des adénopathies cervicales métastatiques.

Le diagnostic est fait par :
– la *laryngoscopie indirecte* complétée par la *laryngoscopie directe* avec *biopsie* sous anesthésie générale, en l'absence de dyspnée (dans les formes dyspnéiques, l'endoscopie est réalisée après la trachéotomie) ;

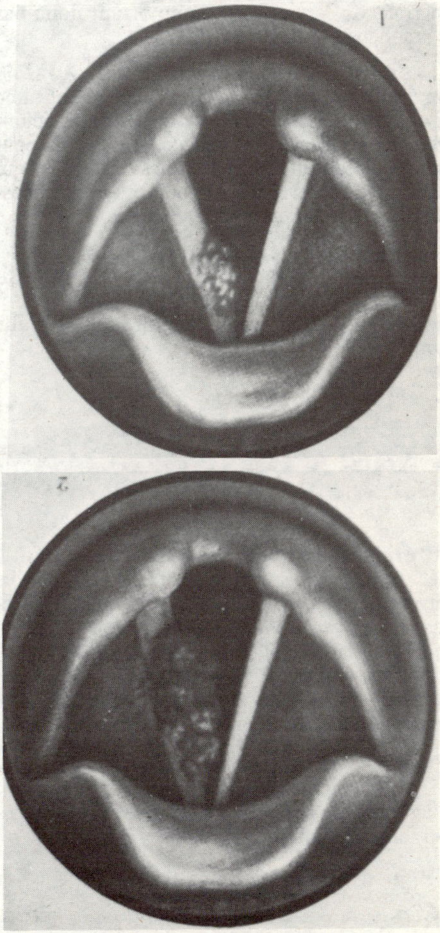

Cancer des cordes vocales.

– les radiotomographies du larynx ;
– dans certains cas, la tomodensitométrie.

► **Le traitement :**

Il est fonction du siège de la tumeur, de son extension, de la présence d'adénopathies.

⁎ LE CANCER DE LA CORDE VOCALE peut être traité par une intervention simple, *la cordectomie*, ou par la radiothérapie. Les résultats sont très bons d'autant plus que cette forme de cancer est indemne de métastases ganglionnaires.

⁎ LES CANCERS DE L'ÉPIGLOTTE, les cancers strictement limités à une moitié du larynx peuvent souvent bénéficier d'une laryngectomie partielle conservant habituellement toutes les fonctions du larynx et ne comportant donc pas de trachéostomie définitive.

⁎ LES CANCERS ÉTENDUS AUX CARTILAGES ou aux deux côtés du larynx nécessitent une laryngectomie totale avec trachéostomie définitive. Dans certains cas encore rares, on peut tenter de réaliser des techniques nouvelles, qui même si elles n'évitent pas toujours la trachéostomie, autorisent une voix correcte.

⁎ En dehors des cancers de la corde vocale, TOUTES LES AUTRES LOCALISATIONS nécessitent un traitement des aires ganglionnaires et une radiothérapie post-opératoire, voire une chimiothérapie.

CANCER DE L'ŒSOPHAGE

► **Définition :**

C'est un cancer grave et fréquent, le plus souvent c'est un *épithélioma épidermoïde*, rarement un *adénocarcinome*. L'extension se fait de façon loco-régionale (fistule bronchique, adénopathie médiastinale) mais des métastases sont également fréquentes (foie, poumon, etc.). Les sarcomes sont rares.

► **Causes et mécanisme :**

La fréquence est plus grande chez l'alcoolo-tabagique, en cas d'œsophagite ou de méga-œsophage et après ingestion de caustiques.

► **Signes essentiels :**

⁎ CLINIQUE : Le maître symptôme est la *dysphagie* (→) qui doit toujours faire évoquer le diagnostic.

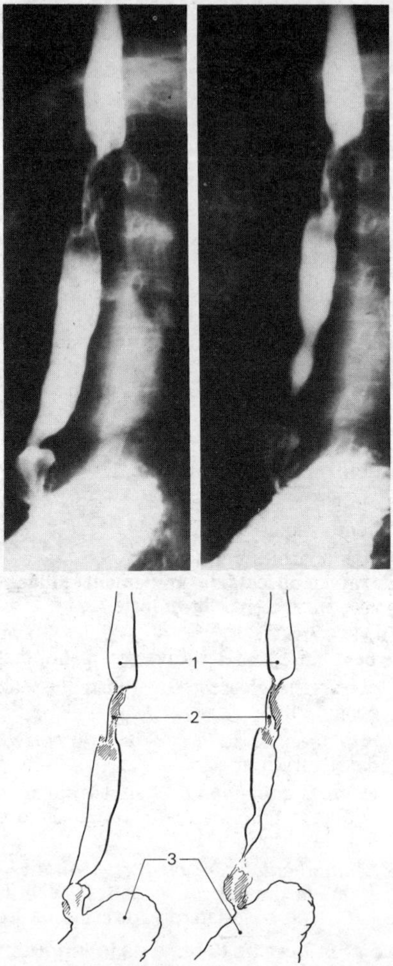

Cancer ulcéro-végétant (épidermoïde) à la jonction 1/3 supérieur 1/3 moyen de l'œsophage : rétrécissement irrégulier. 1) Œsophage ; 2) Rétrécissement cancéreux ; 3) Estomac.

⁎ EXAMENS PARACLINIQUES :

Ils sont :

– *Radiologiques :* Le *transit œsophagien* (à la baryte ou à la gastrographine) sera d'autant plus prudent que l'on craint une fistule œsobronchique. Il montre habituellement une lacune irrégulière, souvent ulcérée, ou un défilé irrégulier avec dilatation d'amont.

La radio pulmonaire est systématique.

- *Endoscopiques :* La *fibroscopie* montre une tumeur irrégulière, une sténose irrégulière à bords végétants ou ulcérés, et permet des biopsies. Le bilan d'extension comprend, outre l'examen O.R.L., une bronchoscopie et rarement maintenant une laparoscopie.
- *Les méthodes modernes d'imagerie* sont surtout utilisées lorsque l'on envisage une résection chirurgicale : scanner thoracique et abdominal, parfois écho-endoscopie.
- *Biologiques :* bilan hépatique, urée et ionogrammes sanguins et urinaires (déshydratation fréquente), NFS, VS, albuminémie.

▶ Surveillance :

Elle est *clinique* (état d'hydratation, poids, diurèse, fausses routes, fièvre, etc.), *biologique* (urée, ionogrammes, NFS, etc.) et *radiologique* (radio pulmonaire).

▶ Évolution et complications :

Les complications locales sont dominées par la fistule bronchique annoncée par une toux lors de la déglutition et compliquée d'infection pulmonaire.

▶ Traitement et pronostic :

La décision thérapeutique est fonction du terrain et du bilan d'extension. Seul le traitement chirurgical est actuellement reconnu comme susceptible d'entraîner une guérison. La survie est de 10 à 20 % à 5 ans. Les mesures palliatives sont diverses : chirurige (coloplastie, jejunostomie), radiothérapie, chimiothérapie, endoscopie (dilatation, laser, prothèse).

CANCERS OSSEUX

Voir *Tumeurs osseuses malignes primitives et secondaires*

CANCERS DE L'OVAIRE

▶ Définition :

Les cancers de l'ovaire se caractérisent par un triple polymorphisme : la clinique est au début déroutante, non caractéristique, l'étude histologique difficile et les moyens thérapeutiques insuffisants.

▶ Causes et mécanisme :

L'organogenèse complexe des gonades explique la multiplicité des tumeurs de l'ovaire. Les cancers de l'ovaire sont soit *primitifs*, soit *secondaires.*

∗ CANCERS PRIMITIFS (15 % des tumeurs de l'ovaire) :

On peut différencier de façon simpliste :

1. Les cancers primitifs de la femme âgée, représentés surtout par les *cystadéno-carcinomes séro-papillaires* kystiques ou non, surtout bilatéraux, présentant des végétations endo et exokystiques. Ils s'entourent rapidement d'adhérences péritumorales et sont à l'origine de greffes péritonéales s'accompagnant d'ascite.

2. Les cancers primitifs de la femme jeune, rares, dont trois aspects méritent d'être connus :

- les séminomes de l'ovaire, généralement unilatéraux, donnant des métastases précoces très radio-sensibles, tumeur arrondie, médiane, non adhérente, souvent volumineuse et augmentant très rapidement de volume ;
- les tératomes malins, très rares, provenant d'un kyste dermoïde ;
- les chorio-épithéliomes primitifs de l'ovaire, exceptionnels.

∗ CANCERS SECONDAIRES :

Ils peuvent l'être :

- à un adéno-carcinome de l'endomètre ;
- à un cancer du sein ;
- surtout, à un cancer digestif : tumeurs de Krukenberg, tumeurs ovariennes bilatérales et solides associées à un cancer digestif. Elles se rencontrent surtout entre 40 et 50 ans, mais peuvent se voir chez la femme après la ménopause.

▶ Signes essentiels :

∗ CLINIQUE :

Les femmes consultent pour des métrorragies, des lourdeurs pelviennes ou des douleurs franches, des signes de compression au niveau de la vessie et du rectum, parfois par une augmentation rapide du volume de l'abdomen liée à l'ascite.

L'examen met en évidence parfois une ascite, presque toujours une série de nodules durs, irréguliers, localisés au pelvis ou s'étendant à tout l'abdomen, fixés.

L'examen gynécologique précise les caractéristiques de la masse annexielle. L'examen général recherche des signes de compression ou de métastases.

✳ EXAMENS PARACLINIQUES :

– Les *frottis cervico-vaginaux* renseignent rarement sur les cellules ovariennes desquamées, mais peuvent montrer un cancer de l'endomètre associé.
– L'*hystéro-salpingographie* montre la déformation et le refoulement de la cavité utérine, la déviation de la trompe lorsqu'elle est injectée, dont le trajet circonscrit la tumeur.
– L'*échographie*, valable seulement dans des mains expertes.
– La *cœlioscopie* affirme la tumeur ovarienne, précise son aspect kystique ou solide, présume sa nature.
– Le *scanner* précise l'extension locale.
– L'*étude cytologique du liquide péritonéal* recherche des cellules néoplasiques par ponction du Douglas.
– Le diagnostic de tumeur maligne de l'ovaire est le plus souvent confirmé par l'*histologie postopératoire.* Lors de l'intervention, on classe les lésions en différents stades suivant la nomenclature en vigueur.
– Des *études immunologiques*, pour l'appréciation du pronostic et la surveillance post-thérapeutique : intradermoréaction à la tuberculine, BCG-test, immuno-électrophorèse et dosage des immunoglobulines, tests de transformation à la phytohémagglutinine. Lorsque les tests montrent une baisse des défenses immunitaires avant ou pendant le traitement, l'évolution est bien souvent mauvaise.

▶ **Évolution et complications :**
L'évolution spontanée se fait vers l'augmentation de volume de la tumeur avec troubles de compression.

▶ **Traitement :**
Exérèse chirurgicale aussi large que possible et comportant toujours l'ablation du grand épiploon. En postopératoire : cobaltothérapie et chimiothérapie.

Le pronostic est franchement mauvais, les survies à 5 ans s'échelonnent de 37 % à 13 % suivant les différents auteurs.

CANCER DU PANCRÉAS

▶ **Définition :**
Il s'agit en règle générale de cancers excréto-pancréatiques (adénocarcinomes), plus rarement de cancers endocrines (insulinome, gastrinome du syndrome de Zollinger et Ellison, Verner-Morrison, et les exceptionnels glucagonomes et somatostatinomes) non envisagés ici.

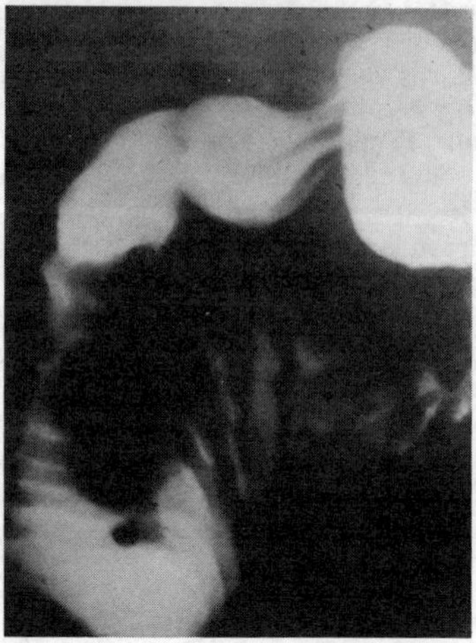

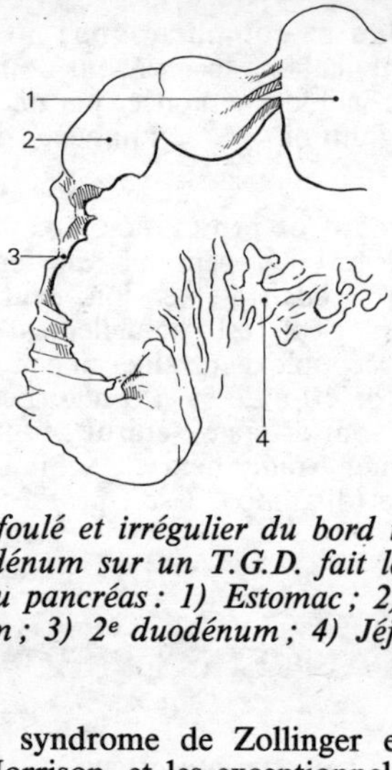

Aspect refoulé et irrégulier du bord interne du 2ᵉ duodénum sur un T.G.D. fait lors d'un cancer du pancréas : 1) Estomac ; 2) 1ᵉʳ duodénum ; 3) 2ᵉ duodénum ; 4) Jéjunum.

▶ **Causes et mécanisme :**
L'étiologie est inconnue. Il s'observe surtout après 40 ans et chez l'homme. Il semble plus fréquent chez le diabétique et en cas de pancréatite chronique.

▶ **Signes essentiels :**
On distingue deux séries de troubles : les uns sont des *troubles de compression* des organes de voisinage [voie biliaire, estomac et duodénum, plexus nerveux (douleurs), vaisseaux (hypertension portale)] ; les autres sont dus à l'*insuffisance exocrine* (diarrhée et stéatorrhée) *ou endocrine* (diabète).

⁎ CLINIQUE :

Trois symptômes dominent : *ictère* et palpation d'une grosse vésicule distendue (cancer de la tête) ; *douleurs* souvent violentes à irradiation dorsale ou vers l'hypocondre gauche, parfois calmées par l'antéflexion du tronc ou l'aspirine (cancer du corps) ; *amaigrissement* (souvent le signe dans le cancer de la queue).

⁎ EXAMENS PARACLINIQUES :

- *Les examens biologiques* peuvent comprendre : glycémie et hyperglycémie provoquée *per os,* amylasémies et amylasurie (souvent normales), dosage du CA 19-9 sérique (marqueur tumoral), bilan hépatique (une cholestase peut traduire soit l'obstacle sur le cholédoque pancréatique, soit des métastases hépatiques).
- *Les examens morphologiques* cherchent à montrer des signes de compression par la tumeur (radiographies des voies biliaires, de l'estomac et du duodénum, etc.) ou surtout la tumeur elle-même (échotomographie, scanner, artériographie, parfois wirsungographie rétrograde par cathétérisme endoscopique de l'ampoule de Vater : → CATHÉTÉRISME DE LA PAPILLE DUODÉNALE). La laparoscopie peut montrer un gros foie vert de cholestase et une grosse vésicule, voire des métastases hépatiques.

▶ **Surveillance :**

Poids, hydratation, apparition d'un prurit, surveillance des urines (quantité, glycosurie, etc.).

▶ **Évolution et complications :**

L'évolution se fait vers l'ictère avec prurit, la cachexie douloureuse, parfois l'apparition d'une ascite riche en amylase ou chyleuse, etc.).

▶ **Traitement et pronostic :**

⁎ LE TRAITEMENT CHIRURGICAL est souvent trop tardif. Il s'agit de :

- *duodéno-pancréatectomie* céphalique (D.P.C.) [cancer de la tête] avec anastomoses au jéjunum de l'estomac, du cholédoque, du Wirsung ;
- *pancréatectomie caudale* avec splénectomie (cancer de la queue) ;
- *pancréatectomie totale rarement.*

⁎ LES MÉTHODES PALLIATIVES sont diverses : endoscopie (sphinctérotomie et pose de prothèses, notamment pour supprimer l'ictère et le prurit), radiothérapie (qui peut aussi être faite en peropératoire), chimiothérapie.

⁎ LE PRONOSTIC reste dans l'ensemble très mauvais. On utilise à visée palliative des procédés chirurgicaux (dérivation biliaire et/ou gastro-entérostomie) ; médicamenteux : antalgiques, cholestyramine *(Questran)* contre le prurit, extraits pancréatiques, chimiothérapie ; radiothérapie à visée antalgique.

CANCERS DE LA PAROTIDE

Le carcinome parotidien est une tumeur rare mais de pronostic redoutable.

▶ **Signes cliniques :**

Le cancer de la parotide se manifeste par l'existence d'une tuméfaction intraparotidienne.

Trois caractères permettent de suspecter la malignité :

- la tumeur est d'apparition récente, et augmente rapidement de volume ;
- elle s'accompagne d'une paralysie faciale périphérique ;
- des adénopathies cervicales métastatiques peuvent être retrouvées à l'examen.

La distinction clinique du caractère bénin ou malin d'une tumeur parotidienne peut être très difficile. Ceci justifie la nécessité devant toute tumeur parotidienne d'un abord chirurgical avec examen histologique extemporané.

▶ **Traitement :**

Le traitement du cancer de la parotide est la *parotidectomie totale.* Le sacrifice du nerf facial lorsqu'il est nécessaire est réparé par une greffe immédiate. Curage ganglionnaire et radiothérapie postopératoire.

CANCERS DU PHARYNX

Les tumeurs malignes du pharynx (en dehors des cancers de la langue) sont relativement fréquentes. Elles sont observées surtout chez l'homme adulte dans les cinquième et sixième décades de la vie et sont liées à l'intoxication alcoolo-tabagique. Elles se répartissent en diverses localisations anatomiques :

▶ **Les cancers du plancher de la bouche :**

Ils sont situés entre la face inférieure de la langue et la gencive du maxillaire inférieur ; ils s'étendent d'ailleurs souvent à ces deux structures.

* CLINIQUEMENT, ils se révèlent par des douleurs et une limitation à la protraction de la langue, des hémorragies, voire une adénopathie cervicale.

* LEUR TRAITEMENT fait appel à la *chirurgie*, électrocoagulation ou résection chirurgicale, ou à la *curiethérapie*. Le traitement est complété éventuellement par la radiothérapie sur le lit tumoral et les aires ganglionnaires. La chimiothérapie peut être proposée en pré ou postopératoire.

▶ **Les cancers de l'amygdale et du voile du palais :**
Ces cancers atteignent souvent un volume important avant d'être traités.

* ILS SE RÉVÈLENT par des douleurs à la déglutition, une otalgie, une limitation à l'ouverture buccale, voire une adénopathie cervicale.

* LE TRAITEMENT comporte soit l'*électrocoagulation*, soit surtout la *résection chirurgicale* par voie buccale ou par voie externe (pharyngectomie transmaxillaire), soit la *radiothérapie* sur la tumeur et les aires ganglionnaires.
Certains cancers amygdaliens, de type lymphome, sont traités par la chimiothérapie.

▶ **Le pronostic des cancers du pharynx** est habituellement mauvais en dehors des formes très limitées.

CANCER DE LA PROSTATE

▶ **Définition :**
C'est un adénocarcinome (épithélioma glandulaire) plus ou moins différencié, développé à partir de la partie caudale de la prostate. Il touche 25 % des hommes en France à 80 ans.

▶ **Signes cliniques et paracliniques :**
Outre les complications du cancer, ce sont souvent les troubles mictionnels : dysurie, pollakiurie, rétention, hématurie et la découverte au toucher rectal d'une prostate dure, irrégulière qui font le diagnostic.
L'échographie montre l'hypertrophie irrégulière de la glande.
L'U.I.V. montre l'empreinte prostatique irrégulière, une stase urétéro-pyélique unilatérale

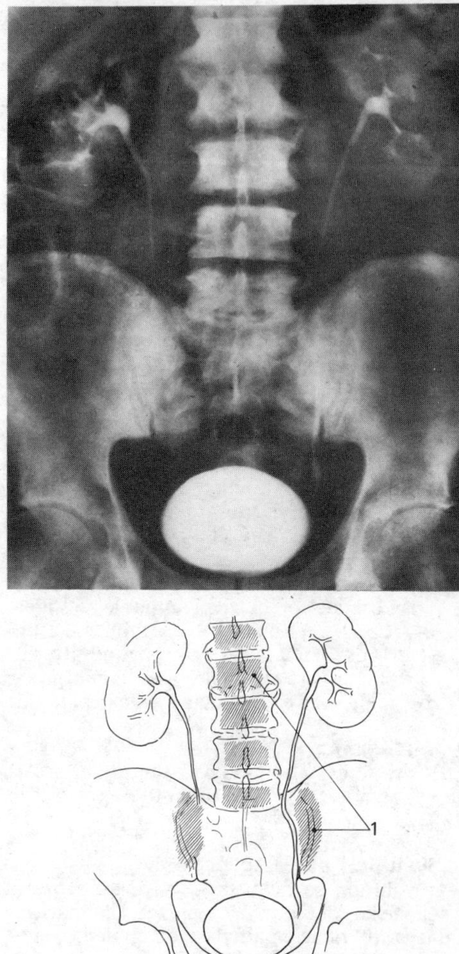

Métastases osseuses condensantes d'un cancer de prostate. Cliché d'urographie intraveineuse. 1) Métastases osseuses.

(cette atteinte asymétrique est très évocatrice du cancer). *L'urétrographie rétrograde* montre un canal rétréci rigide. L'élévation des phosphatases acides et du taux des P.S.A. (antigène prostatique spécifique) signe les métastases. *La biopsie transpérinéale* permet la confirmation histologique, indispensable pour débuter le traitement.

▶ **Évolution et complications :**
L'évolution est triple : *loco-régionale* : reste de la glande, urètre, trigone, uretère avec à

l'U.I.V. un aspect caractéristique de sténose en bec de flûte et de dilatation urétéro-pyélique d'abord unilatérale ; *lymphatique* vers les ganglions iliaques et lombaires ; *veineuses* avec métastases osseuses et pulmonaires. Une C.I.V.D. peut être observée.

▶ Traitement :

∗ LE TRAITEMENT CURATIF par prostatectomie ou radiothérapie à haute énergie ne s'adresse qu'aux tumeurs limitées à la glande.

∗ LE TRAITEMENT PALLIATIF repose : sur les hormones (œstrogènes de synthèse, les anti-androgènes, les analogues de la LH.RH), les interventions urologiques, l'irradiation des métastases. Il permet une survie de quelques années dans de bonnes conditions.

CANCER DU RECTUM

▶ Définition :
C'est dans la majorité des cas un épithélioma glandulaire. Les autres cancers sont très rares (lymphome malin, carcinoïde, etc.).

▶ Causes et mécanisme :
Certaines affections sont prédisposantes : polypes, tumeur villeuse, recto-colite hémorragique (→ CANCER DU CÔLON).

▶ Signes essentiels :

∗ CLINIQUE : Les signes majeurs sont les rectorragies et les faux besoins. Sont aussi à citer le ténesme, les troubles du transit, l'altération de l'état général. Le toucher rectal trouve souvent une lésion évidente, indurée, ulcérée, saignant au contact, il est faussement rassurant dans les tumeurs haut situées.

∗ EXAMENS PARACLINIQUES : La rectoscopie confirme le diagnostic et permet les indispensables biopsies. Les autres examens permettent le bilan d'extension : lavement baryté, ou coloscopie (polypes associés possibles), échographie ou scanner ; U.I.V., voire cystoscopie chez l'homme ; examen gynécologique chez la femme ; radio pulmonaire.

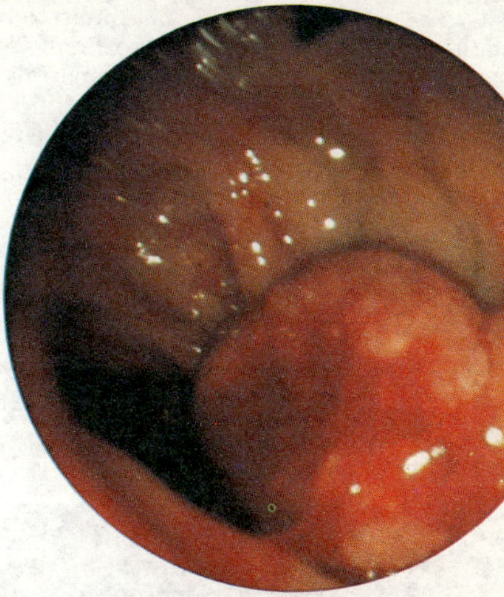

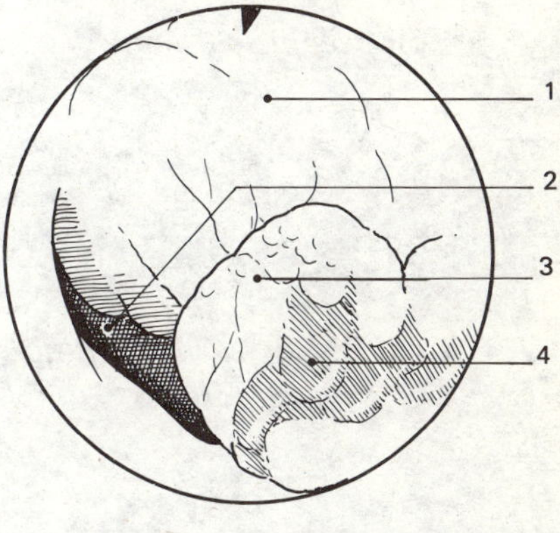

Cancer du rectum. 1) Paroi rectale normale ; 2) Lumière rectale ; 3) Cancer polypoïde du rectum ; 4) Sang.

▶ Surveillance :
Elle est importante en postopératoire (colostomie, antigène carcino-embryonnaire, etc.).

▶ Évolution, complications :
Les complications sont l'occlusion, et plus rarement la péritonite (par perforation tumorale ou à distance dite « diastatique »).

▶ Traitement et pronostic :
Le pronostic est relativement bon pour les petites tumeurs (certaines peuvent être traitées par radiothérapie de contact, c'est rare). L'exérèse chirurgicale est le traitement de base. Elle

comprend selon le siège de la tumeur par rapport à la marge de l'anus une résection par voie abdominale avec rétablissement de la continuité ou l'amputation par voie abdomino-périnéale suivie d'anus artificiel. Une cobaltothérapie est parfois associée (en pré et/ou postopératoire). La chimiothérapie (palliative ou complémentaire) est encore décevante. Le laser utilisé par voie endoscopique peut soulager certains patients.

CANCER DU REIN

Voir *Tumeurs du rein*

CANCER DU REIN DE L'ENFANT

Voir *Néphroblastome*

CANCERS DU RHINO-PHARYNX

Voir *Cancers du cavum (rhino-pharynx)*

CANCER DU SEIN

► **Définition :**

Cancer fréquent, survenant essentiellement chez la femme entre 40 et 65 ans, le cancer du sein a un pronostic imprévisible et une thérapeutique discutée. La majorité des cancers du sein sont des adénocarcinomes.

► **Causes et mécanisme :**

Cancer hormonodépendant, survenant dans une population à haut risque : femmes à niveau culturel élevé, n'ayant jamais allaité, nullipare, présentant une mastose scléro-kystique avec antécédents familiaux du cancer du sein.

Il se localise un peu plus souvent dans les quadrants externes.

L'extension se fait à l'intérieur du galactophore : le cancer est dit *intracanalaire* ; dès qu'il franchit les parois du canal, il devient *infiltrant.*

L'extension ganglionnaire peut atteindre les trois relais : axillaire, sus-claviculaire, mammaire interne.

Quel que soit le siège du cancer, le taux de survie dépend de l'atteinte ganglionnaire.

► **Signes essentiels cliniques :**

Quel que soit le motif de la consultation, l'inspection peut retrouver :

- une fossette ou un capiton d'attraction cutanée ;
- une rétraction récente du mamelon ;
- ou encore un signe d'une peau d'orange ;
- au maximum, une ulcération cutanée.

La palpation de la tumeur apprécie ses caractères : dure, mal limitée, non douloureuse, adhérente ; recherche un écoulement mamelonnaire et l'envahissement ganglionnaire,

On termine par un schéma daté de la lésion et de son atteinte ganglionnaire possible.

► **Examens paracliniques :**

Le diagnostic repose sur :

∗ LA MAMMOGRAPHIE apporte les critères de malignité en montrant :

- une opacité irrégulière, stellaire, spiralée ou en nébuleuse, un épaississement ou une rétraction de la peau du mamelon en regard de la tumeur ;
- des microcalcifications anarchiques, un environnement clair, peu nodulaire, des opacités ganglionnaires dans l'aisselle.

∗ L'ÉCHOTOMOGRAPHIE dans des mains expérimentées peut montrer des images très suspectes.

∗ LA THERMOGRAPHIE montre un point chaud avec un aspect vasculaire anormal.

∗ LA CYTO-PONCTION doit être systématique pour affirmer le diagnostic.

► **Pronostic et évolution :**

Le pronostic est établi sur le bilan carcinologique, cardio-pulmonaire, bilan hépatique, radio du bassin, à la recherche de métastases ; hormonal sur la présence ou non d'une activité œstrogénique, et général.

Il convient ensuite de classer la tumeur dans le système TNM pour la décision thérapeutique.

► **Traitement :**

∗ MÉTHODES :

- La *chirurgie :*
  - mammectomie radicale, opération de Haldstedt, enlève en monobloc le sein, la

Quelques signes cliniques du cancer du sein :
1) Vascularisation aberrante ;
2) Sillon, méplat, rétraction de la peau ;
3) Rétraction du mamelon.

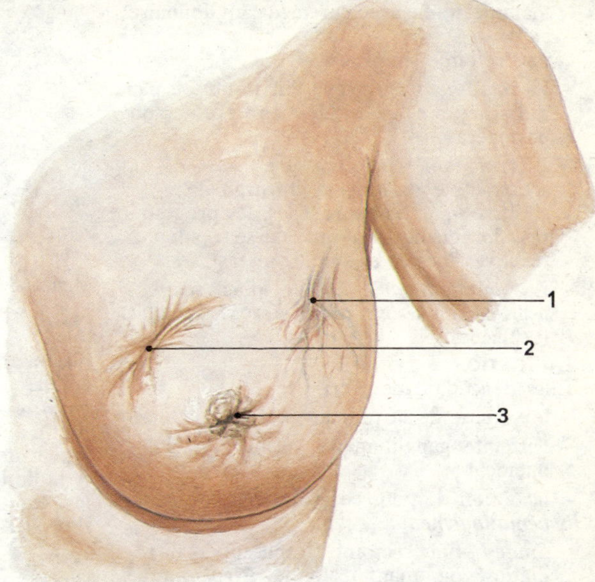

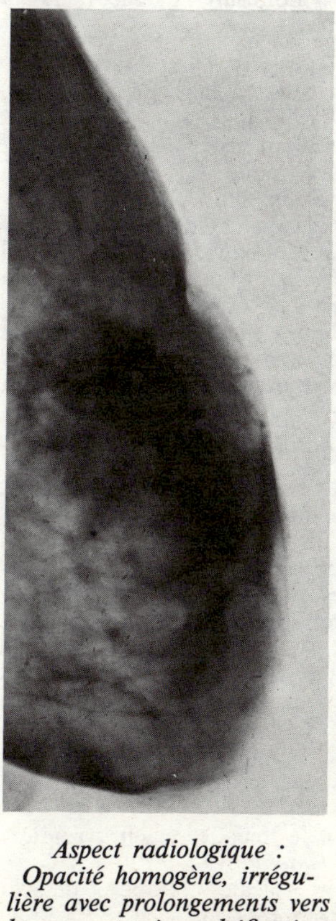

Aspect radiologique :
Opacité homogène, irrégulière avec prolongements vers la peau et microcalcification.

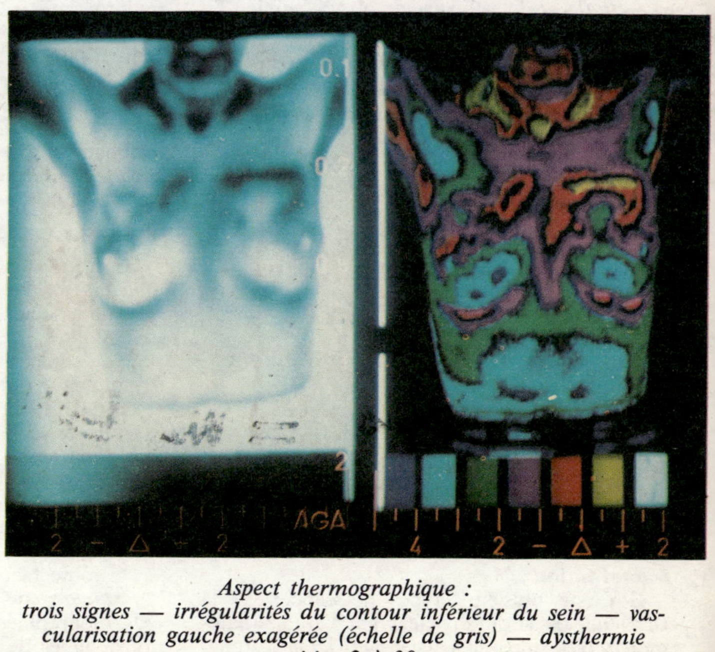

Aspect thermographique :
trois signes — irrégularités du contour inférieur du sein — vascularisation gauche exagérée (échelle de gris) — dysthermie positive 2 à 30.

peau, les muscles pectoraux et le tissu cellulo-ganglionnaire de l'aisselle ;
- mammectomie avec curetage ganglionnaire axillaire ;
- mastectomie simple.

– La *radiothérapie* : par fil d'irridium ou par radiothérapie classique, en pré et/ou postopératoire.

– L'*hormonothérapie* peut être :
- soustractive : castration chirurgicale ;
- additive : par les œstrogènes, les progestatifs, les corticoïdes qui agissent sur les récidives locales et sur les métastases.

– La *chimiothérapie* est le plus souvent utilisée dans les cas où les stéroïdes restent inefficaces.

* INDICATIONS :

Elles dépendant de 3 critères :
– le volume de la tumeur ;
– l'atteinte ganglionnaire vérifiée histologiquement ;
– la notion de poussée évolutive.

Schématiquement ;
– *Stade I ;* tumorectomie simple suivie d'irradiation ou mammectomie avec curage ganglionnaire respectant les pectoraux (intervention de Patay) ;
– *Stade II* : intervention de Patay ;
– *Stade III* : chirurgie large suivie de télécobaltothérapie ;
– *Stade IV :* Télécobaltothérapie suivie éventuellement d'une chirurgie de propreté ;

La chirurgie est contre-indiquée d'emblée dans les formes aiguës.

CANCERS DES SINUS

Voir *Cancers de l'ethmoïde et des sinus*

CANCER DE LA THYROÏDE

▶ Définition :

Il existe plusieurs types de cancer de la thyroïde. Ils se différencient par l'étude anatomopathologique : en cancer *indifférencié* (anaplasique), cancer *différencié* (papillaire, vésiculaire ou trabéculo-vésiculaire) et cancer *médullaire* à stroma amyloïde se développant à partir de cellules C à thyrocalcitonine. Selon le type histologique le tableau clinique peut varier. A la limite des cancers thyroïdiens, il faut citer les infiltrations lymphosarcomateuses de la thyroïde.

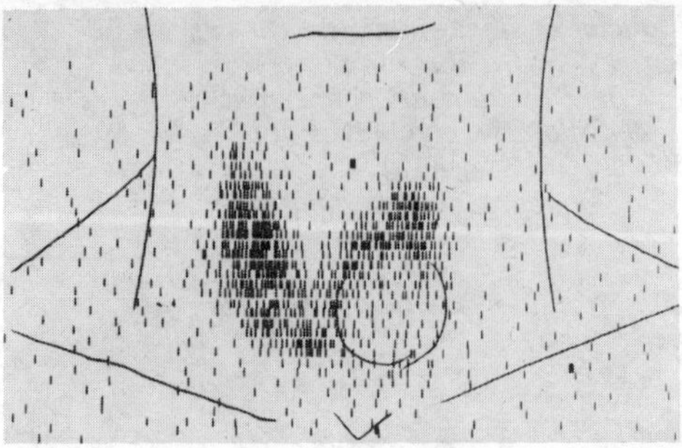

Aspect scintigraphique d'un cancer thyroïdien.

▶ Causes et mécanisme :

0,5 à 1 % de tous les cancers, prédominance féminine. Âge 40 à 60 ans.

Comme pour la plupart des cancers la cause précise de leur survenue est inconnue. La radiothérapie cervicale dans l'enfance est reconnue comme une cause favorisante à rechercher. Il faut opposer les cancers différenciés qui sont hormonodépendants, et donc sensibles à la TSH, des cancers indifférenciés et médullaires qui sont indépendants de la TSH. Ceci aura une incidence sur le traitement. Le cancer médullaire sécrète de la thyrocalcitonine à partir des cellules C.

▶ Signes cliniques et paracliniques :

* CANCER DIFFÉRENCIÉ : Le plus souvent le *tableau clinique* se limite à un nodule thyroïdien isolé ou associé à des adénopathies satellites qui sont alors évocatrices.

A un stade plus évolué on palpe une tumeur thyroïdienne dure irrégulière, avec adénopathie et entraînant des signes de compression locale (dyspnée, dysphagie, circulation veineuse collatérale, paralysie récurentielle). Il peut donner des métastases osseuses, pulmonaires.

T3, T4, et TSH sont normaux. Le taux de thyroglobuline est élevé (il sera un élément de surveillance probant).

De toute façon, le malade est euthyroïdien.

Examens complémentaires :

Radiographies cervicales : microcalcifications, signes de compression.

– La scintigraphie à l'iode ou au technétium montre un nodule froid (10 à 15 % des nodules froids sont des cancers).

Un nodule isofixant est considéré comme froid.

– La ponction peut vider un kyste ;
– Surtout la cytoponction à l'aiguille fine permet, entre des mains expertes, de faire la distinction entre tumeur bénigne et maligne dans plus de 70 % des cas.
– De même, thermographie et échographie ne permettent pas d'affirmer le cancer. Seul l'examen anatomopathologique permet un diagnostic précis.

▶ Évolution :

– *locale :* intra ou extra-capsulaire ; très importante pour les indifférenciés ;
– *locorégionale :* trachée (dyspnée), œsophage (dysphagie), nerf récurrent (dysphonie) veineuse (circulation collatérale superficielle) ;
– *ganglionnaire* (papillaire : adénopathies palpables) ;
– *artérielle* (vésiculaire) ;
– *métastasique :* osseux (rachis : lyse osseuse), pulmonaire (radio+++), hypercalcémie.

* CANCER MÉDULLAIRE (moins de 1 % des nodules froids) : Cliniquement, on palpe un nodule thyroïdien. Il faut rechercher une diarrhée motrice, des flushs qui sont dus à l'hypersécrétion de thyrocalcitonine.

Enfin, une enquête familiale est souhaitable étant donné le caractère héréditaire de cette tumeur.

Examens complémentaires :

Nodule froid à la scintigraphie, dosages de thyrocalcitonine et d'antigène carcino-embryonnaire (ACE) élevés.

Il faut toujours rechercher un phéochromocytome et un hyperparathyroïdisme dans le cadre d'une polyadénomatose (syndrome de Sipple).

* CANCER INDIFFÉRENCIÉ (moins de 1 % des nodules froids) : Cliniquement, la thyroïde est dure, infiltrée en masse, adhérente aux autres plans. Les signes de compression sont souvent présents, ainsi qu'une altération de l'état général.

La scintigraphie montre une fixation hétérogène faible. La ponction peut confirmer le diagnostic.

▶ Éléments de surveillance :

La plus importante est la surveillance postopératoire à vie :

– palpation thyroïdienne et des ganglions ;
– dosage de thyroglobuline (un taux élevé signe une récidive ou une métastase) ;
– calcémie ;
– radio osseuse ;
– radio pulmonaire une fois par an ;
– T3, T4, TSH sous traitement substitutif ;
– balayage corporel à l'iode radio-actif après arrêt des hormones thyroïdiennes (recherche d'un reliquat ou d'une métastase) ;
– cancer médullaire : thyrocalcitonine et ACE.

Dans tous les cas, surveillance postopératoire de la cicatrisation, de la calcémie (hypoparathyroïdie) et de la voix (paralysie récurentielle).

▶ Traitement et pronostic :

* LE PRONOSTIC est sombre pour le *cancer anaplasique :* moyenne de survie de 6 à 8 mois. Il est très variable pour le *cancer à stroma amyloïde.* Pour le *cancer différencié,* il dépend du type histologique (gravité croissante : papillaire, vésiculaire et trabéculo-vésiculaire), mais il est globablement assez bon (surtout avant 40 ans) ; enfin ce sont des cancers hormonodépendants.

* LE TRAITEMENT repose sur la chirurgie, le plus souvent thyroïdectomie totale guidée par l'examen extemporané. On associe le traitement hormonal substitutif et freinateur par thyroxine.

Dans les *cancers différenciés,* on peut faire un traitement complémentaire par l'iode radioactif à dose forte. Pour le *cancer à stroma amyloïde,* on ajoute le plus souvent une cobaltothérapie externe.

Seul le *cancer anaplasique* ne relève pas de la chirurgie, mais seulement de la radiothérapie externe étant donné son potentiel évolutif.

CANCER DES VOIES BILIAIRES

▶ Définition :

On entend sous ce terme les cancers de la vésicule et des voies biliaires extra-hépatiques. Ces cancers sont peu fréquents.

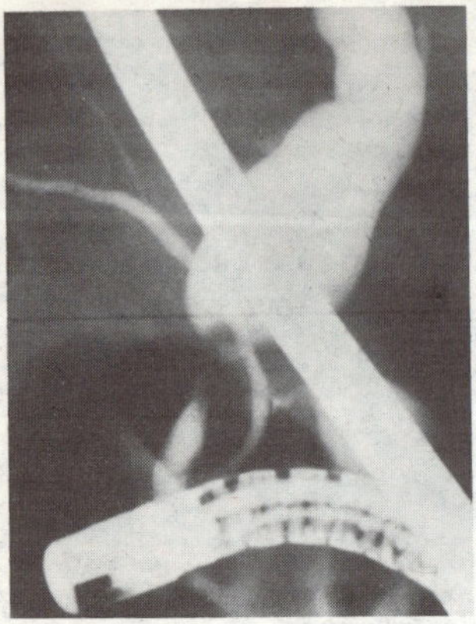

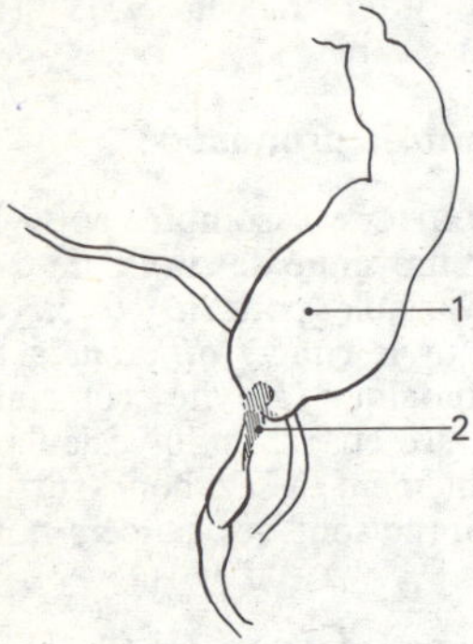

Au cours d'un ictère le cathétérisme de la papille montre un canal de Wirsung normal, un cholédoque normal dans sa partie terminale, puis un rétrécissement avec dilatation majeure au-dessus. Cancer du cholédoque confirmé à l'intervention ; 1) Cholédoque dilaté ; 2) Rétrécissement.

► Causes et mécanisme :

Le cancer de la vésicule touche surtout la femme âgée, il est fréquemment associé à une lithiase. On parle de « calculo-cancer ». Les cancers de la voie biliaire sont plus rares.

► Signes essentiels :

Le cancer de la vésicule est souvent découvert lors d'une intervention pour « cholécystite chronique » ou pour masse de la région hépato-vésiculaire. C'est parfois une découverte histologique sur pièce de cholécystectomie pour lithiase. Le cancer de la voie biliaire donne un ictère rétentionnel d'allure néoplasique (avec prurit, amaigrissement) et l'on pense à un cancer du pancréas à moins qu'une opacification biliaire (par cathétérisme de la papille ou cholangiographie transcutanée transhépatique) ne le mette en évidence.

Les examens paracliniques sont selon les cas : échographie, scanner, laparoscopie, opacification biliaire par les méthodes sus-décrites.

► Traitement et pronostic :

Le traitement comporte suivant le cas une cholécystectomie, une cholécysto-jéjunostomie, une hépatico-jéjunostomie ; l'exérèse tumorale n'est pas toujours possible et une atteinte hépatique est fréquente. Les survies à 1 an sont rares.

Lorsqu'une intervention chirurgicale à visée curative n'est pas possible on a souvent recours aux méthodes endoscopiques : sphinctérotomie et pose d'endoprothèse de « gros calibre » pour supprimer l'ictère et le prurit.

CANDIDOSES

► Définition :

Les candidoses sont les manifestations cutanées, voire viscérales, provoquées par des levures du type Candida.

► Causes et mécanisme :

Une présence candidosique discrète saprophyte sur les muqueuses est normale. Cette présence ne devient une maladie, et donc une candidose, qu'en fonction du terrain réceptif : Candida albicans est le plus souvent en cause.

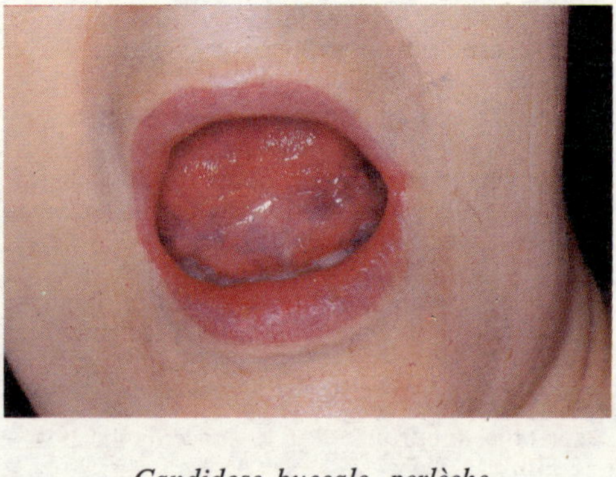

Candidose buccale, perlèche.

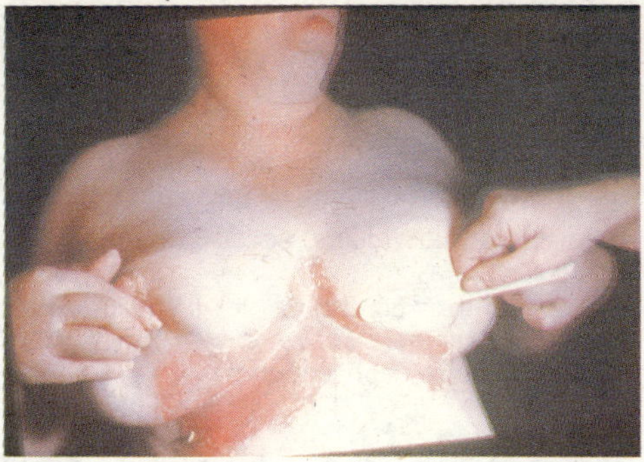

Candidose des grands plis.

Plusieurs facteurs sont incriminés :

∗ LOCAUX :
- macération (plis) ;
- irritation, pH acide (muqueuses).

∗ GÉNÉRAUX :
- le très jeune âge ;
- altération de l'état général ;
- influences hormonales (grossesse, diabète).

∗ MÉDICAMENTEUX :
- antibiotiques à large spectre ;
- œstroprogestatifs ;
- corticoïdes, immunodépresseurs.

▶ Aspects cliniques :

∗ CANDIDOSES MUQUEUSES :

- *Buccales et péribuccales :*
  - le « muguet », dépôts blancs crémeux « lait caillé », surtout chez le nourrisson ;
  - la langue rouge, dépapillée, sèche, douloureuse ;
  - la langue noire (Candida albicans) ;
  - la perlèche, érythème fissuraire des coins de la bouche.
- *Anales et périanales :* La candidose est une des causes les plus fréquentes de prurit anal. Une anite douloureuse peut l'accompagner. Elle s'associe souvent à un foyer digestif.
- *Vagino-vulvaire :* cause la plus fréquente de prurit vulvaire avec vaginite douloureuse.
- *Génitale masculine :* avec atteinte du gland, rouge vernissé, parfois érosif, parfois associé à une urétrite.

∗ CANDIDOSES CUTANÉES :
Touchent essentiellement les plis.

- *les grands plis :* nappes érythémateuses humides, recouvertes d'un enduit blanchâtre, symétriques de part et

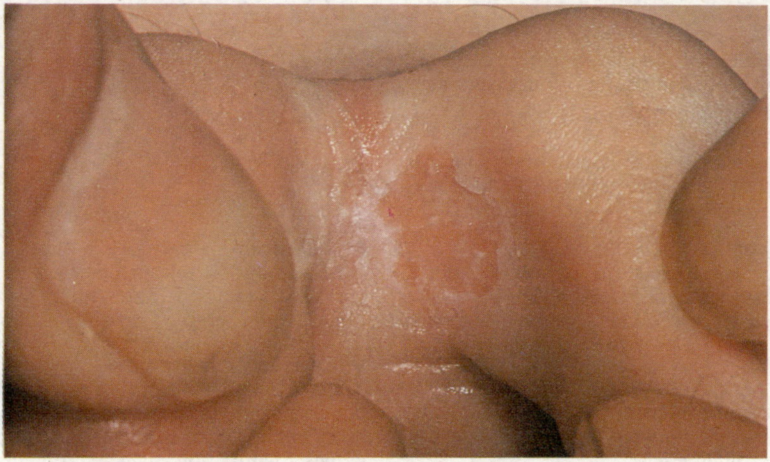

Candidose interdigitale : un intertrigo blanchâtre peut être dû à une trichophytie, à une candidose ou à une association (pied d'athlète)
(d'après TOURAINE R. et REVUZ J., *Dermatologie clinique et vénéréologie,* Masson, Paris, 1984).

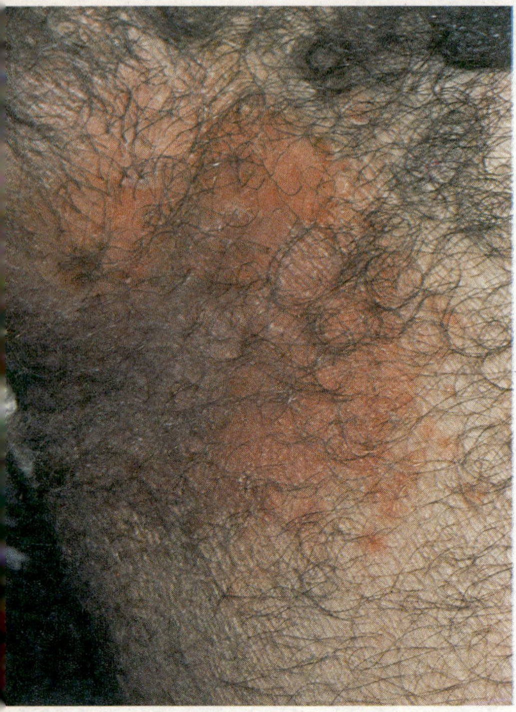

Candidose des plis : intertrigo inflammatoire à bords émiettés avec quelques pustules
(d'après TOURAINE R. et REVUZ J., *Dermatologie clinique et vénéréologie*, Masson, Paris, 1984).

d'autre du fond du pli (en feuillet de livre), à limites périphériques émiettées, avec semis de pustulettes.

– *les petits plis :*
  - interdigitaux des mains, notamment chez la ménagère (rôle favorisant de l'humidité) ;
  - interorteils.

* CANDIDOSE UNGUÉALE :
La région périunguéale est d'abord atteinte, c'est le *périonyxis.* Un léger décollement grisâtre apparaît sur les bords latéraux ou à la racine de l'ongle, lequel peut être atteint ensuite dans son ensemble.

▶ Examens complémentaires :
Le prélèvement mycologique est pratiqué avant tout traitement.

L'examen direct montre la présence de levure.

La culture précise le nombre de colonies et le type de Candida en cause. Candida albicans est le plus pathogène.

▶ Évolution :
– Sous traitement : elle est le plus souvent favorable.
– L'existence de récidives doit faire rechercher outre une cause favorisante un foyer méconnu, non traité, en particulier digestif.

Certaines candidoses sont chroniques sur certains terrains.

Dans d'autres conditions, les levures de type Candida peuvent induire des manifestations viscérales, voire septicémiques.

▶ Traitement :
– Le préalable indispensable est la recherche d'une cause favorisante, avec si possible son exclusion.
– Les candidoses des plis seront traitées localement :
  - application locale de solution de Milian sur une compresse ;
  - nystatine (*Mycostatine pommade*).
– Les candidoses muqueuses nécessitent un traitement par la *Mycostatine (per os :* 9 comp./j/1 mois) associé au traitement local (ovules et comprimés gynécologiques, par exemple).
– Les candidoses viscérales septicémiques sont traitées par les antimycosiques, par voie générale. Le kétoconazole (*Nizoral*) apporte ici un atout considérable et est utile dans toutes les candidoses graves.

CANDIDOSE BRONCHO-PULMONAIRE

▶ Définition :
Les candidoses broncho-pulmonaires résultent de l'atteinte de l'appareil respiratoire par des Candida albicans devenus pathogènes.

▶ Causes et mécanisme :
Le Candida albicans est habituellement un hôte saprophyte des muqueuses, notamment bronchiques. Dans certaines conditions pathologiques (dénutrition, diabète, traitement immunosuppresseur, corticoïdes, antibiotiques, cathéter veineux), il peut devenir pathogène et contaminer le poumon, soit par contiguïté, soit par voie sanguine.

▶ **Signes cliniques :**
Il existe deux formes :

∗ Candidose bronchique, qui se manifeste par une toux quinteuse, douloureuse et une expectoration purulente ou hémoptoïque.

∗ Candidose pulmonaire :
- Soit *aiguë*, prenant l'aspect d'une pneumopathie fébrile résistante aux antibiotiques et souvent sévère.
- Soit *subaiguë* ou *chronique*, faisant évoquer une tuberculose.

▶ **Examens complémentaires :**
La radiographie pulmonaire peut montrer une atélectasie dans les formes bronchiques et un aspect de pneumopathie dans les autres formes.

Le diagnostic repose sur la mise en évidence du Candida dans l'expectoration à condition qu'il soit trouvé en grande abondance et isolément. Dans les formes septicémiques on peut le trouver dans le sang et les urines.

La recherche sérologique permet de confirmer le diagnostic.

▶ **Éléments de surveillance :**
- *Cliniques* sur la fièvre, la toux et l'expectoration. Mais aussi en fonction de l'état antérieur de ce patient, souvent précaire.
- Radiologiques et bactériologiques.

▶ **Évolution – Complications.**

∗ L'évolution est souvent bonne dans les formes bronchiques, alors que les formes pulmonaires peuvent se compliquer d'insuffisance respiratoire aiguë.

∗ Une crise d'asthme peut être provoquée par le Candida qui se comporte alors comme un allergène.

▶ **Traitement et pronostic :**

∗ Le traitement repose sur la *Mycostatine*, l'*Ancotil* ou l'amphotéricine B *(Fungizone)* par voie locale (forme bronchique) ou intraveineuse (forme pulmonaire) pendant plusieurs semaines.

∗ Le pronostic dépend essentiellement du terrain.

CAPSULITE RÉTRACTILE

Voir *Épaule douloureuse*

CARCINOÏDE DU GRÊLE

▶ **Définition :**
La tumeur carcinoïde se développe à partir des cellules argento-chromaffines de Kulchitsky-Masson dans la sous-muqueuse du grêle. Cette tumeur endocrine fait partie en raison de son origine embryologique et de ses possibilités biologiques [(*A*mine *P*recursor *U*ptake and *D*ecarboxylation)] du système APUD et des « apudomes ». Le siège habituel est l'iléon terminal, mais elle ubiquitaire (tube digestif, appendice notamment, pancréas, ovaire, poumons). La malignité est « modérée », mais attestée par la possibilité de métastases, en particulier hépatiques.

▶ **Signes essentiels :**

∗ Clinique : A côté des signes de toute tumeur du grêle (→ Cancers du grêle), il peut exister un syndrome endocrinien (essentiellement en cas de métastases hépatiques qui libèrent sérotonine, histamine, bradykinine) appelé *syndrome carcinoïdien.* Il peut comporter : flush avec bouffée vaso-motrice, télangiectasies, diarrhée, manifestations cardiaques, etc.

∗ Examens paracliniques : Ils ont été décrits (→ Cancers du grêle). Le transit du grêle montre typiquement une petite lacune associée à une angulation iléale. Surtout on dose la sérotonine sanguine, ou plus habituellement un de ses métabolites urinaires, l'acide 5 hydroxy indol acétique ou 5 HIAA (→).

▶ **Traitement et pronostic :**
C'est habituellement la résection chirurgicale ; le pronostic est bon dans les formes limitées. En cas de métastases hépatiques on peut tenter : métastasectomie, embolisation artérielle, chimiothérapie, antisérotoniniques.

CARDIOMYOPATHIE NON OBSTRUCTIVE

▶ **Définition :**
Les cardiomyopathies non obstructives regroupent un ensemble d'affections responsables d'une atteinte prédominante du muscle cardia-

que sans que l'on puisse retrouver de lien avec une valvulopathie, une coronaropathie ou une maladie hypertensive.

▶ Causes – Mécanisme :

On peut distinguer deux groupes de cardiomyopathies non obstructives :

- *Primitives :* Aucune cause ne peut être retrouvée. Il semble en exister des formes familiales.
- *Secondaires,* pour lesquelles il existe trois causes prédominantes : l'amylose, l'hémochromatose et les affections neuromusculaires.

▶ Signes :

* CLINIQUES : Les circonstances de découverte sont soit fortuites soit à l'occasion de survenue de troubles du rythme ou de signes d'insuffisance cardiaque. L'examen est le plus souvent normal ou retrouve des signes d'insuffisance ventriculaire gauche ou d'insuffisance cardiaque globale.

* PARACLINIQUES :

- *Biologiques :* Ils vont dépendre de la nature de l'enquête étiologique.
- *Radiologiques :* surcharge vasculaire pulmonaire, cardiomégalie, diminution de la cinétique cardiaque en radioscopie.
- *Électriques :* surcharge ventriculaire gauche, troubles de la conduction, fréquence de l'arythmie complète par fibrillation auriculaire.
- *Échocardiographiques :* Les tracés TM et B permettent d'apprécier la dilatation ventriculaire gauche, l'épaisseur du septum et de la paroi postérieure du ventricule gauche, la cinétique de la valve mitrale et la cinétique ventriculaire gauche.
- *Mécanographiques :* L'apexogramme met en évidence une grande onde A.
- *La scintigraphie myocardique* permet d'apprécier la fonction cardiaque de façon non invasive.
- *Hémodynamiques :* Le cathétérisme ainsi que l'angiocardiographie permettent d'apprécier de façon précise la fonction myocardique et permettent la pratique en cours de cathétérisme d'une biopsie dans le cadre du diagnostic étiologique.

▶ Évolution :

Elle se fait par l'aggravation progressive de l'insuffisance cardiaque qui devient de plus en plus résistante au traitement. Des complications peuvent émailler l'évolution : insuffisance cardiaque aiguë, embolies, troubles du rythme ventriculaire.

▶ Traitement :

* MÉDICAL : Il repose sur le régime désodé, le repos, et, selon les cas : oxygénothérapie, diurétiques, antiarythmiques, anticoagulants. Dans tous les cas, prévention efficace des infections. L'utilisation des digitaliques ou des vaso-dilatateurs sera fonction de chaque cas.

* CHIRURGICAL : La transplantation cardiaque reste dans certains cas, devenus résistants à toute thérapeutique, le dernier recours possible.

CARDIOMYOPATHIE OBSTRUCTIVE

▶ Définition :

La cardiomyopathie obstructive réalise une obstruction de la chambre de chasse du ventricule gauche liée à une hypertrophie septale.

▶ Causes – Mécanisme :

La cardiomyopathie obstructive est déterminée par une hypertrophie des parois cardiaques prédominant au niveau du septum interventriculaire qui fait alors saillie dans la chambre de chasse du ventricule gauche et en gêne l'éjection systolique. Une protusion de l'appareil mitral dans la chambre de chasse s'ajoute au mécanisme précédent pour perturber l'éjection ventriculaire.

▶ Signes :

* CLINIQUES : L'examen est dominé à l'auscultation par un souffle mésosystolique de type éjectionnel maximal aux 3e-4e espace intercostal gauche.

* PARACLINIQUES :

- *Radiologiques :* ventricule gauche augmenté de volume.
- *Électrocardiographiques :* hypertrophie ventriculaire gauche systolique, bloc incomplet gauche, aspect de « pseudonécrose ».
- *Phonomécanographiques :* Le phonocardiogramme confirme la nature éjectionnelle du souffle systolique et le carotidogramme peut montrer un tracé très évocateur de cardio-

myopathie obstructive caractérisé par l'existence d'un double sommet (aspect de bulge).

– *Échocardiographiques :* Les tracés TM et B affirment le diagnostic en montrant l'hypertrophie septale et les anomalies de cinétique de la grande valve mitrale sous la forme d'un mouvement antérieur systolique (appelé *SAM*). Le doppler continu permet d'apprécier l'importance du gradient intraventriculaire gauche, éventuellement en le sensibilisant par des épreuves pharmacodynamiques. Le doppler pulsé recherche la fréquente fuite mitrale associée.

– *Hémodynamiques :* Le cathétérisme gauche et l'angiocardiographie viendront éventuellement confirmer le diagnostic en retrouvant un gradient de pression intraventriculaire et en visualisant les déformations de la cavité ventriculaire gauche.

▶ **Évolution :**

La cardiomyopathie obstructive peut rester longtemps asymptomatique, toutefois plusieurs types de complications peuvent s'observer : insuffisance cardiaque globale, accidents thrombo-emboliques, endocardite bactérienne, troubles du rythme, bloc auriculo-ventriculaire, mort subite possible.

▶ **Traitement :**

* MÉDICAL : Il repose essentiellement sur l'utilisation des médicaments bêta-bloquants et des inhibiteurs calciques qui diminuent l'importance de l'obstruction.

* CHIRURGICAL : résection de l'hypertrophie septale, indiquée en cas d'inefficacité du traitement médical ou devant une aggravation clinique.

CARDIOPATHIE CARCINOÏDE

▶ **Définition :**

La cardiopathie carcinoïde correspond aux modifications endocardiques entraînées par la sécrétion hormonale d'une tumeur carcinoïde.

▶ **Causes – Mécanisme :**

La tumeur responsable est généralement digestive (intestin grêle) avec de fréquentes métastases hépatiques. La localisation cardiaque intéresse le cœur droit, et en particulier les valves tricuspides et pulmonaires, par des dépôts de fibrose probablement provoqués par les hormones sécrétées par la tumeur (sérotonine, bradykinine).

▶ **Signes :**

* CLINIQUES : Le tableau est celui d'une insuffisance tricuspide parfois associée à une sténose pulmonaire pouvant elle-même être isolée. La cardiopathie est généralement révélée par une insuffisance ventriculaire droite.

* PARACLINIQUES : Les examens radiographiques, électriques, phonocardiomécanographiques, échocardiographiques et hémodynamiques auront pour but d'affirmer la cardiopathie et d'apprécier son retentissement. Des examens biologiques spéciaux mettront en évidence la sécrétion tumorale : dosage de l'acide 5-hydroxyindolacétique urinaire après un régime de 48 heures supprimant banane, tomate, ananas et noix de l'alimentation. Une élimination supérieure à 10 mg par 24 heures est pathologique. Dans certains cas, on peut doser la sérotonine sanguine et urinaire, ainsi que les kinines plasmatiques.

▶ **Évolution :**

Elle est imprévisible, la survie pouvant atteindre 5 à 20 ans.

▶ **Le pronostic** dépend surtout de l'existence ou non de métastases hépatiques, mais également de la cardiopathie carcinoïde souvent responsable de la mort du fait d'une grande insuffisance tricuspide rebelle au traitement médical.

▶ **Traitement :**

* TRAITEMENT MÉDICAL antihormonal, antitumoral, de l'insuffisance cardiaque.

* TRAITEMENT CHIRURGICAL : ablation d'une tumeur primitive, de métastases, remplacement valvulaire tricuspidien.

* LES DEUX TYPES DE TRAITEMENT SONT GÉNÉRALEMENT ASSOCIÉS en fonction de chaque tableau.

CARDIOTHYRÉOSES

▶ **Définition :**

Le terme de cardiothyréoses correspond aux complications cardiaques de l'hyperthyroïdie : l'arythmie complète par fibrillation auriculaire et l'insuffisance cardiaque.

▶ **Causes – Mécanisme :**

Les complications cardiaques de l'hyperthyroïdie s'observent surtout dans l'adénome toxique et prédominent chez la femme. Elles surviennent au-delà de 40 ans et sont fréquemment associées à une cardiopathie hypertensive, coronarienne ou postrhumatismale dont la tolérance paraît diminuée par l'hyperthyroïdie.

▶ **Signes :**

∗ CLINIQUES :

- *Les troubles du rythme :* Accès de tachycardie paroxystique, extrasystoles, flutter auriculaire sont rares ; le trouble majeur est représenté par l'arythmie complète par fibrillation auriculaire, paroxystique chez le sujet jeune et permanente chez le sujet de plus de 50 ans.
- *L'insuffisance cardiaque de l'hyperthyroïdie* est particulière par sa résistance à la digitaline et aux diurétiques, par ailleurs on note une vitesse circulatoire normale ou accélérée et un débit cardiaque normal ou élevé, inhabituels dans un tableau d'insuffisance cardiaque.

∗ PARACLINIQUES : Les examens complémentaires devront permettre de rattacher les manifestations cardiaques à l'hyperthyroïdie : dosages des hormones thyroïdiennes T3 et T4, de la TSH, épreuve à la TRH, exploration isotopique avec étude de la fixation de l'iode radio-actif et scintigraphie thyroïdienne.

▶ **Surveillance :**

∗ EN CAS DE TROUBLE DU RYTHME, surveillance régulière du pouls et de la tension artérielle avec électrocardiogrammes répétés.

∗ EN CAS D'INSUFFISANCE CARDIAQUE, surveillance classique de toute insuffisance cardiaque.

▶ **Évolution :**

Elle se fait vers une aggravation progressive en l'absence d'un traitement spécifique de l'hyperthyroïdie, les thérapeutiques cardiologiques habituelles se montrant inefficaces.

▶ **Traitement :**

Il faut dans un premier temps traiter l'hyperthyroïdie, et en attendant l'efficacité du traitement, on peut utiliser les médicaments bêtabloqueurs dans les troubles du rythme et instaurer un traitement symptomatique de l'insuffisance cardiaque.

CARDITE RHUMATISMALE

Voir *Rhumatisme articulaire aigu (Manifestations cardiaques du)*

CARENCES AFFECTIVES

▶ **Définition :**

Troubles engendrés chez l'enfant par le manque d'affection maternelle.

▶ **Causes et mécanisme :**

- séparation d'avec la mère (hospitalisation), surtout si l'enfant est jeune (6 à 18 mois), si la séparation est brutale, totale (visites impossibles) et prolongée ;
- carence de soins et d'affection dans le milieu familial (mère débordée sur le plan matériel ; enfant victime de sévices).

▶ **Signes essentiels :**

- lors de la séparation soit agitation, cris ; soit indifférence, inertie ;
- troubles du comportement : balancement, rotation de la tête ;
- anorexie, mérycisme.

▶ **Évolution et complications :**

- régression des acquisitions motrices, du langage ;
- retentissement sur la courbe staturo-pondérale.

▶ **Traitement :**

∗ EN MILIEU HOSPITALIER, lors de la séparation d'avec la mère : « materner » les enfants lors des repas, de la toilette ; possibilité de jeux ; faciliter au maximum les visites des parents, leur participation aux soins.

∗ EN MILIEU FAMILIAL, prise en charge analogue à celle de l'enfant victime de sévices.

CARENCES IMMUNITAIRES

▶ **Définition :**

Maladies entraînant des perturbations graves des systèmes de défense contre l'infection.

▶ **Causes et mécanismes :**

Le déficit porte soit sur *l'immunité humorale* (agammaglobulinémie), soit sur l'*immunité cellulaire* (absence de thymus, lymphopénie), soit sur le *nombre* ou la *fonction des polynucléaires* (phagocytose), soit sur des *facteurs non spécifiques* (complément).

La plupart du temps, ces déficits sont *héréditaires.* Ils peuvent être *secondaires :* à une splénectomie, à certaines thérapeutiques (corticothérapie, traitement des leucémies et des cancers), à des maladies virales (rougeole), (SIDA : syndrome immuno-déficitaire acquis) (→).

Le nouveau-né et surtout le prématuré ont également des fonctions immunitaires imparfaites.

▶ **Signes essentiels :**

∗ CLINIQUES :

- infections fréquentes à germes figurés des voies respiratoires (otites, rhino-pharyngites) et digestives (diarrhée) ;
- septicémies (avec gravité particulière de certains germes : pneumocoques) ;
- infections mycosiques (candida albicans) ;
- infections pulmonaires dues à des agents habituellement peu pathognes (pneumocystis carinii) ;
- infections graves, souvent mortelles, provoquées par des vaccins vivants (BCG, vaccine) ou certaines maladies virales (varicelle).

∗ BIOLOGIQUES :

- numération formule sanguine : lymphopénie (normalement taux supérieur à 2 000/mm^3).
- radio de thorax : absence d'image thymique.
- dosage des immunoglobulines (IgG, IgA, IgM) ;
- étude des groupes sanguins (absence d'anticorps naturels) ;
- recherche des anticorps après vaccination ;
- tests cutanés (absence de réaction après mise en contact avec certains antigènes très répandus : test à la phytohémagglutinine ou PHA) ;
- étude de la fonction des leucocytes (test au NBT) ;
- test de transformation lymphoblastique (étudie la sensibilité des lymphocytes à certains antigènes très répandus, tels que la phytohémagglutinine ou PHA).

▶ **Évolution et complications :**

Ce sont des maladies graves, le plus souvent mortelles dans les premiers mois ou les premières années de la vie.

▶ **Traitement :**

Suivant le type du déficit en cause :

- injections répétées de gammaglobulines 16,5 % : 0,7 ml/kg/mois ;
- perfusion de plasma frais 5 ml/kg (déficit en complément) ;
- transfusion de leucocytes (neutropénie).

Certains traitements sont encore du domaine expérimental (greffe de thymus).

Enfin, des *précautions* sont à prendre chez tout sujet atteint ou suspect de déficit immunitaire :

- transfusion de sang *irradié ;*
- vaccinations par vaccin vivant à proscrire.

CARIE DENTAIRE

I. RÔLE DES ALIMENTS

Le rôle des dents est capital dans la mastication, leur perte et surtout la diminution du nombre des couples en antagonisme ont un retentissement sur l'estomac, l'assimilation et l'état général.

L'alimentation devenue « trop molle » au cours des siècles est surtout la cause des lésions carieuses et de lésions du parodonte qui sont apparues avec la civilisation. Les peuples anciens, qui se nourrissaient d'aliments durs, ne présentaient que des usures des dents. Deux actions principales sont à retenir :

▶ **Action locale des aliments sur les dents :**

Il s'agit de certains glucides qui, par leur caractère collant, vont stagner dans les espaces interdentaires et être le siège d'hydrolyse. Par leur inclusion dans la plaque dentaire, ils se montrent très cariogènes par production d'acides. De nombreuses expériences, tant sur les humains (Gustafsson et coll.) que dans des expérimentations animales (Kite, Schaw, etc.), sont irréfutables, d'où le rôle du brossage des dents plusieurs fois par jour.

▶ **Action générale des aliments sur la denture :**

∗ LES GLUCIDES :

La consommation de sucre ne cesse d'augmenter dans le monde (40 kg/an/habitant en Grande-Bretagne, 60 kg aux États-Unis). Le raffinage du sucre augmente le pouvoir cariogène. Dans l'ordre de croissance, les plus cariogènes sont les sucres contenus dans le miel, le pain, la confiture, le caramel.

Les sucreries consommées entre les repas sont les plus nocives.

⁎ LES PROTIDES :

Contrairement aux précédents, ils ont un rôle cariostatique. Les Esquimaux qui ont un régime essentiellement carné n'ont pas de carie.

On attribue ce rôle à un des neuf acides aminés indispensables à l'homme : la lysine (rôle étayé par des expérimentations animales).

⁎ LES GRAISSES :

Elles auraient une action protectrice contre la carie, due surtout à leurs propriétés physiques.

⁎ LE CALCIUM :

Il intervient surtout au moment de la minéralisation des dents. Le calcium doit surtout être considéré dans ses rapports avec le phosphore. Chez l'adulte, la dent est pratiquement en dehors du cycle du calcium.

⁎ LES VITAMINES :

- *La vitamine A :* Les résultats des travaux sont discordants, cette vitamine aurait un rôle plus important dans les parodontopathies plutôt que dans l'étiologie des caries.
- *Les vitamine du groupe B :* seule la vitamine B_6 aurait une action bénéfique sur les lésions carieuses.
- *La vitamine C* : elle est sans action sur le développement des caries.
- *La vitamine D* : Sa carence occasionne une augmentation des caries et une moins bonne fixation du calcium durant la formation des dents. Il est courant de rencontrer beaucoup de lésions carieuses chez des enfants atteints de rachitisme.

⁎ LES OLIGO-ÉLÉMENTS :

Le rôle des oligo-éléments est important surtout durant la formation des dents. De nombreuses expériences épidémiologiques montrent l'action de certains oligo-éléments (Mo, F, Bo, etc.) contenus dans les sols de certaines régions du globe. Ceux-ci se retrouvent dans l'eau et les légumes de consommation et ont un rôle qui tend à diminuer la carie dentaire.

Parmi les principaux il faut citer:

- *Le sélénium :* Il occasionne une forte tendance à la carie (Hadjimarkos).
- *Le molybdène :* Les expérimentations tant épidémiologiques (Adler, Anderson, Ludwig), animales (Grippaudo, Lener) que sur les enfants (Bertrand) soulignent son action cariostatique.
- *Le vanadium :* Autre élément anti-carie (Winker), a aussi une action sur l'ossification et serait peut-être responsable de l'équilibre calcium-phosphore-vitamine D.
- *Le fluor* : son absorption régulière et continue de la naissance à l'adolescence augmente la résistance de l'émail. Il a beaucoup été étudié et il faut savoir que la dose optimale est de 1,5 mg/litre d'eau potable. Des excès (Bloder) peuvent occasionner le darmous (ostéose fluorée) et des états de carence occasionnent l'apparition de polycaries.

L'eau, les poissons de mer, le thé, les lentilles sont des aliments très riches en fluor.

Son utilisation prophylactique se fait par l'adjonction d'ions fluor dans les pâtes dentifrices et par pénétration directe à l'aide de moyens électrolytiques. Outre à l'eau de boisson, on peut aussi l'incorporer au sel de cuisine.

- *Actions synergiques et interactions du fluor avec les autres oligo-éléments :*

L'association fluor-molybdène est bénéfique et la rétention fluorique est meilleure dans le squelette. Par contre, la présence dans des rations de sélénium fait perdre le bénéfice de l'action du fluor.

Ces phénomènes sont très difficiles à étudier, car la mosaïque des oligo-éléments de par leurs interréactions probables n'est pas encore connue.

II. LÉSIONS ET TRAITEMENT

La carie dentaire est une destruction localisée des tissus dentaires qui débute par une dislocation des structures calcifiées.

► La plaque dentaire :

A l'origine de cette affection des modifications locales de l'acidité du milieu. La salive dépose à la surface de l'émail une mince pellicule qui y adhère intimement.

En l'absence d'hygiène ou dans les zones inaccessibles au brossage, les micro-organismes de la cavité buccale (→ FLORE BUCCALE) l'envahissent et s'y développent rapidement. Parmi les résidus de leur métabolisme se rencontrent notamment du dextran (polymère du glucose) très adhésif, qui fait adhérer la plaque dentaire à la surface de l'émail, des acides qui déstabilisent la cohésion des tissus durs.

► Carie du 1er degré :

Elle est limitée aux caries les plus superficielles de l'émail. A sa surface apparaît une petite tache jaunâtre ou brune. La pointe d'une sonde pique à son niveau. Cette lésion est indolore.

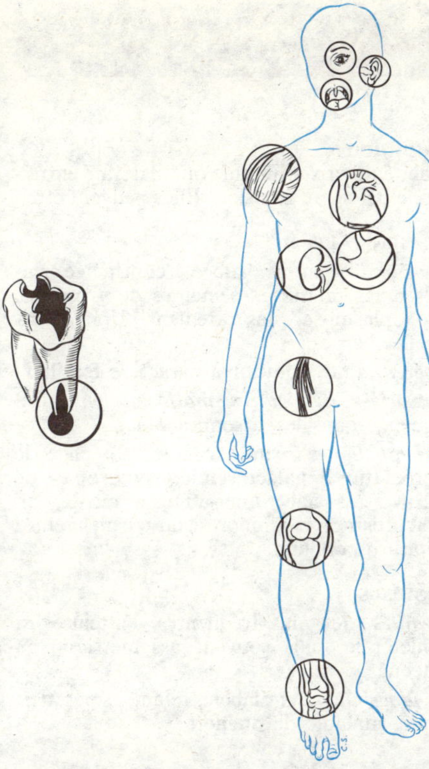

Maladies provoquées par des dents malades. Des dents malades dont la pulpe est morte et qui présentent un abcès à la pointe de la racine sont un danger pour le corps humain. De là, des bactéries peuvent entrer dans le circuit sanguin. L'illustration montre quels sont les organes ou parties du corps qui peuvent être atteints. Les affections qui en découlent le plus souvent sont : le rhumatisme, les maladies du cœur et des articulations, la sciatique et la goutte.

Le traitement consiste à éliminer le tissu de carie avec une fraise ronde, à rendre la cavité rétentive avec une fraise cône renversé puis à compenser la perte de substance par un ciment ou un amalgame.

▶ Carie du 2e degré :

La lésion est plus profonde, la dentine est atteinte. La perte de substance est plus importante. Il n'y a aucune douleur spontanée mais le contact des aliments sucrés, du froid, sont souvent désagréables.

On traite par ablation des tissus ramollis qui doivent être éliminés en totalité. On place au fond de la cavité un ciment isolant ; on rend celle-ci rétentive puis on obture comme pour le premier degré.

▶ Carie du 3e degré :

La propagation de la lésion s'est étendue jusqu'à la pulpe ce qui aboutit à une inflammation de celle-ci (pulpite) puis à sa dégénérescence.

* PULPITE AIGUE :

La chambre pulpaire a conservé son intégrité mais du fait des phénomènes inflammatoires dans cette cavité inextensible la douleur est spontanée, très intense, exacerbée par les variations thermiques, irradiant au périodonte, aux dents voisines et même à toute l'hémiface.

Le traitement consistera à extirper les tissus pulpaires sous anesthésie (biopulpectomie) ou après application d'une substance nécrosante arsénieuse.

Dans le premier cas, l'obturation des canaux par une pâte radioopaque et non résorbable sera immédiate.

Dans le second, elle est réalisée en plusieurs séances car l'application d'un second arsénieux est souvent nécessaire.

* GANGRÈNE PULPAIRE :

Après quelques jours de réaction aiguë l'hyperhémie intrapulpaire bloque les phénomènes circulatoires au niveau de l'étroit orifice apical, les tissus dégénèrent, les germes microbiens passés à travers la dentine provoquent une gangrène. La douleur moins intense que précédemment est accrue par la chaleur.

Le traitement sera le même que précédemment mais l'alésage et la désinfection des canaux par antiseptiques précéderont leur obturation.

▶ Carie du 4e degré :

L'infection se propage au-delà des limites de l'âpex dentaire si aucun traitement n'a été réalisé au stade précédent. Diverses complications peuvent en résulter :

* PÉRIODONTITE (arthrite alvéolo-dentaire qui peut être aiguë ou chronique).

La dent semble plus longue que les autres, légèrement mobile, douloureuse à la percussion. Il ne s'agit que d'un premier stade des complications.

* CELLULITE :

L'inflammation envahit le tissu cellulaire (tissu conjonctif de remplissage entre les muscles, les os, etc.). C'est la fluxion marquée par une tuméfaction externe ou interne du pharynx) plus ou moins importante.

∗ Abcès dentaires :

Les phénomènes inflammatoires peuvent, spontanément ou suite à un traitement antibiotique insuffisant, passer à la chronicité. Une collection purulente de volume variable se constitue, qui peut s'ouvrir au niveau de la muqueuse ou plus rarement de la peau.

∗ Ostéite :

L'infection peut demeurer limitée au tissu osseux. Une zone de décalcification plus ou moins étendue est radiologiquement visible autour de la dent.

∗ Granulome :

L'inflammation s'est limitée à l'espace périapical où elle provoque une réaction hyperplasique du tissu conjonctif avec participation épithéliale qui refoule légèrement le tissu osseux.

∗ Kyste :

Le granulome peut s'étendre et aboutir à la formation d'un kyste constitué par une membrane avec un contenu liquide. Un processus d'ostéité raréfiante permet à la lésion de se développer parfois considérablement. Toutefois après l'exérèse la reconstitution est totale et rapide.

L'ablation chirurgicale du kyste comme du granulome s'accompagne le plus souvent de l'ablation de l'extrémité radiculaire : il s'agit de la *résection apicale.*

∗ Sinusite :

A l'arcade supérieure, les apex dentaires ont des rapports étroits avec la cavité du sinus maxillaire. C'est pourquoi une infection apicale peut être à l'origine d'une sinusite.

∗ Adénite :

Toutes les lésions précédentes peuvent se répercuter au niveau des chaînes ganglionnaires sous-maxillaires et cervicales. L'adénite peut être aiguë ou chronique, parfois compliquée sous forme d'adéno-phlegmon.

∗ Trismus :

Très souvent les complications de la pulpite sont à l'origine d'une contraction réflexe de la musculature masticatrice. Ce symptôme relativement fréquent est d'ailleurs très souvent une entrave au traitement.

∗ Infection focale :

Des bactéries d'origine dentaire peuvent essaimer dans le torrent circulatoire. Un organisme sain réagit en général favorablement et cette bactériémie est sans conséquence. Cependant se trouvent parfois ainsi créés des foyers infectieux au niveau de l'endocarde, des articulations, de rein.

La carie dentaire est donc une affection qui peut être à l'origine non seulement de la perte de l'organe dentaire, mais encore de multiples complications locales, régionales et même générales.

CATARACTES

► **Définition :**

Opacité du cristallin unie ou bilatérale entraînant une baisse de la vision. Elles peuvent être :

∗ Congénitales :

- *par embryopathie* : rubéole contractée pendant les premières semaines de grossesse, toxoplasmose, plus rarement grippe, varicelle, herpès ;
- *héréditaires*, souvent à caractère familial ;
- *associées à d'autres malformations* (fréquence dans les trisomies 21) ;
- *métaboliques* : surcharge en 0_2 chez le prématuré, galactosémie, syndrome de Lowe associant une atteinte rénale, un rachitisme vitaminorésistant, un retard staturo-pondéral.

∗ Acquises :

- *séniles* : les plus fréquentes, l'atteinte est bilatérale mais souvent assymétrique au début ;
- *endocriniennes* : diabète, tétanie, sclérodermie, maladie de Steinert ;

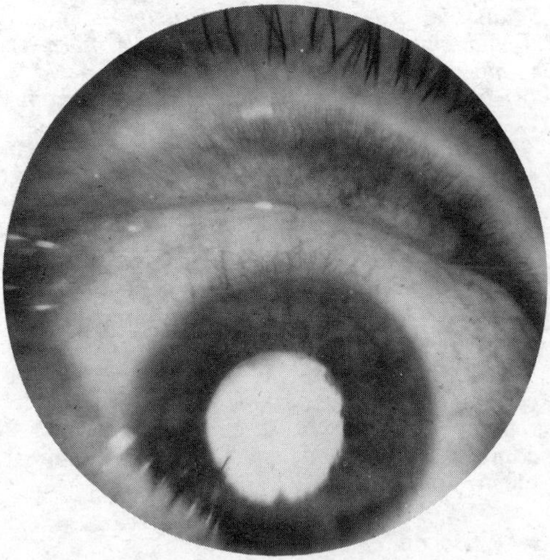

Cataracte totale
(d'après Saraux H., *Précis d'ophtalmologie,* Masson, Paris).

– *par agents physiques* (rares actuellement) : rayons X, rayons UV, fulguration, cataracte des verriers ;
– *traumatiques* : souvent chez l'enfant (fléchette, caillou, plaie ouverte du globe oculaire) ; elles peuvent se constituer immédiatement ou plus tardivement.

▶ **Clinique :**
Le diagnostic est évoqué devant une baisse de la vision avec au début fausse myopie et photophobie. L'examen à la lampe à fente confirme le diagnostic devant l'aspect opalescent, blanc ou brunâtre du cristallin.
Chez le jeune enfant, devant un strabisme convergent, un nystagmus, un comportement anormal avec retard psychomoteur.

▶ **Traitement :**

⁎ CHIRURGICAL : ablation du cristallin et pose d'un « implant » ou cristallin artificiel chaque fois que possible. Sinon, port d'une lentille corrective ou de verres correcteurs.

⁎ LE TRAITEMENT MÉDICAL (collyres iodés) vise à ralentir l'évolution de la cataracte : il est de plus en plus contesté.

CATARRHE TUBAIRE

▶ **Le catarrhe tubaire** est dû à un trouble de fonctionnement de la trompe d'Eustache.
Le catarrhe tubaire fait suite habituellement à une rhino-pharyngite ou à une rhino-sinusite aiguës.
Il se traduit par une hypoacousie, une sensation d'oreille bouchée et une résonance particulière de la voix (autophonie).
A l'examen, le tympan apparaît rétracté, l'audiogramme (→)montre une surdité de transmission de 10 à 20 décibels. La courbe du tympanogramme est décalée vers les pressions négatives, confirmant un défaut de ventilation des cavités de l'oreille moyenne.

▶ **Le traitement** est d'abord *médical*, surtout les anti-inflammatoires par voie générale ; il peut être au besoin complété par une insufflation de la trompe d'Eustache.
En cas de complications, tel qu'un épanchement séreux dans l'oreille moyenne, on peut parfois recourir à la paracentèse.

CÉPHALÉES

▶ **Généralités :**
Il s'agit d'un symptôme très courant.
Le diagnostic étiologique et de gravité qui en découle repose avant tout sur l'interrogatoire et l'examen neurologique.
Les causes sont multiples et la démarche diagnostique est parfois difficile. Il faut savoir que le cerveau lui-même, la boîte crânienne et une partie des méninges sont insensibles ; les structures sensibles comprennent la peau, le tissu cellulaire sous-cutané, les vaisseaux, les muqueuses de la face et le périoste.

⁎ LE MÉCANISME PRÉCIS DES CÉPHALÉES EST INCONNU, ce qui rend les classifications difficiles et on distingue classiquement des mécanismes artériels, veineux, nerveux et musculaires.

⁎ LE DIAGNOSTIC REPOSE AVANT TOUT SUR L'INTERROGATOIRE par le médecin, complété par les renseignements que l'infirmière tiendra directement du malade s'il est hospitalisé : antécédents, contexte général, siège type et *surtout profil évolutif* des céphalées. *La sévérité de la douleur* est un critère difficile à apprécier. Le retentissement sur la vie du malade et sur son comportement à l'hôpital est un fait à noter soigneusement. *Examen neurologique* complet, prise de la pression artérielle, auscultation des vaisseaux du cou, palpation des artères temporales et *fond d'œil systématique* pour rechercher un œdème papillaire qui traduirait une *hypertension intracrânienne. Dans les cas simples* (clinique rassurante, examen neurologique normal), *le bilan doit être limité* (radiographies du crâne, et éventuellement EEG).
Souvent, en plus du traitement médical, *il faudra rassurer le malade.*
Par contre, une hospitalisation et un bilan neuroradiologique seront nécessaires :
– en cas de céphalée récente inquiétante ;
– en cas d'anomalies de l'examen neurologique ;
– en cas d'atypies de la sémiologie ou de l'évolution.
Le scanner cérébral est dans ces cas difficiles l'examen le plus précieux. Le médecin devra déterminer cas par cas l'ordre et le nombre d'examens complémentaires.

⁎ CÉPHALÉES CHRONIQUES CONTINUES :
1. *Syndrome subjectif des traumatismes crâniens.* Diagnostic : clinique. Traitement : PSYCHOTROPES (→).

► Essai de classification des causes essentielles des céphalées (voir tableaux) :

⁎ CÉPHALÉES RÉCENTES DE DÉBUT BRUTAL.

	DIAGNOSTIC	TRAITEMENT
Hémorragie méningée	PL-Scanner	Transfert en neuro-chirurgie
Hémorragie cérébrale (hémiplégie massive associée)		Pronostic grave
Méningite surtout bactérienne	PL	Antibiotiques
HTA maligne	TA – FO	Antihypertenseurs par voie injectable + éventuellement anticomitiaux

⁎ CÉPHALÉES RÉCENTES DE DÉBUT PROGRESSIF :

	DIAGNOSTIC	TRAITEMENT
Méningite surtout tuberculeuse mais aussi virale voire bactérienne	PL	
Hypertension intracrânienne (abcès, tumeurs, hématome intracérébral ou sous-dural)	FO (œdème papillaire) Scanner	Neurochirurgical de l'œdème cérébral
Maladie de Horton	Contexte > 60 ans Syndrome inflammatoire Biopsie artère temporale	Corticoïdes

⁎ CÉPHALÉES CHRONIQUES INTERMITTENTES.

	DIAGNOSTIC	TRAITEMENT
Migraine Accès intermittent Clinique évocatrice	Clinique	Crise : *Gynergène* Fond : ↔ Antimigraineux
Algies vasculaires de la face *Blocages circulation du LCR (tumeur ventriculaire)*	Clinique Scanner	Antimigraineux Neurochirurgical

Causes proposées fréquemment mais dont l'entière responsabilité dans les céphalées ne peut être certaine :
- *anomalies oculaires ;*
- *sinusite chronique ;*
- *cervicarthrose ;*
- *névralgie du nerf grand occipital d'Arnold.*

2. *Céphalées psychogènes* volontiers sous-jacentes aux causes précédentes. Diagnostic clinique, parfois tests psychométriques. Traitement : psychotropes.

Elles représentent environ 50 % des céphalées.

Il est nécessaire pour le médecin :
- *d'éliminer une pathologie organique ;*
- de limiter les examens complémentaires à l'indispensable ;
- de rassurer le malade et de lui faire accepter un traitement médicamenteux psychotrope et un traitement psychothérapique.

Elles appartiennent à trois cadres :
- manifestations anxieuses, voire névrose d'angoisse : anxiolytiques, psychothérapie ;
- signes de conversion hystérique ;
- syndrome dépressif (forme hypochondriaque et/ou du sujet âgé) : antidépresseurs.

CÉRUMEN

Voir *Bouchon de cérumen*

CERVICALGIES (GÉNÉRALITÉS SUR LES)

▶ Définition :

Une cervicalgie est une douleur du cou. Cette douleur du cou peut diffuser vers l'occiput et la région haute du dos. Si elle irradie vers les épaules ou les bras, il s'agit d'une névralgie cervico-brachiale (→). Elle s'accompagne la plupart du temps d'une impotence fonctionnelle.

▶ Causes et signes :

* CERVICALGIES SPONTANÉES ET MÉCANIQUES : Ici la douleur est d'apparition progressive, modérée, postérieure, se manifestant pendant la journée, plus forte le soir (→ DOULEUR EN RHUMATOLOGIE). On la dit « mécanique » et elle peut se prolonger tard le soir.

Il s'agit le plus souvent d'une arthrose cervicale (→) où la vitesse de sédimentation est normale, et où les radiographies montrent un ou des pincements discaux à l'étage cervical, avec ou sans rétrécissement des trous de conjugaison.

Si la douleur est d'apparition brutale, il s'agit d'un cervicago ou torticolis, où la raideur rachidienne est maximale. Ici, l'examen devra être doux, toute manipulation intempestive réveillant la douleur. La vitesse de sédimentation est normale. Souvent les douleurs sont mixtes et l'on est amené à penser à des troubles de la sphère psychologique ou à une dystonie neurovégétative.

* LES CERVICALGIES INFLAMMATOIRES sont celles dont le maximum est au contraire nocturne, et en particulier dans la deuxième partie de la nuit, au petit matin. La vitesse de sédimentation est le plus souvent accélérée, les radiographies montrent la lésion causale : spondylodiscite rhumatismale (→) ou infectieuse avec fièvre (→), cancer osseux (→), etc.

* LES CERVICALGIES POST-TRAUMATIQUES (après accident de voiture, par exemple) ressemblent beaucoup aux cervicalgies des dystonies neurovégétatives, mais dans ces cas, la cause est immédiatement retrouvée.

▶ Évolution :

Les cervicalgies sont souvent difficiles à soigner mais en général les associations anti-inflammatoires (→), décontracturants et kinésithérapie (→) en ont raison.

Le pronostic est bien évidemment fonction de la gravité de la cause.

CERVICARTHROSE

Voir *Arthrose cervicale*

CHALAZION

▶ Définition :

Petit kyste palpébral, unique ou multiple, susceptible de surinfection. C'est un granulome inflammatoire dû à la rétention des glandes annexées aux cils.

▶ Traitement :

Pommade au zinc, associée ou non à une pomade anti-inflammatoire en cas de surinfection.

En cas d'échec : exérèse chirurgicale.

Recherche d'une cause en cas de récidives (hétérophorie, astigmatisme).

CHANCRE MOU

▶ Définition :

C'est une maladie vénérienne due au bacille de Ducrey (Haemophilus ducreyi).

▶ Signes essentiels :

* CLINIQUE :

L'incubation dure 3 à 5 jours, puis apparaît une papule inflammatoire qui s'ulcère en 2 ou 3 jours. Le chancre est superficiel, de 1 mm à 2 cm, à bords déchiquetés ; le fond est tapissé d'un exsudat nécrotique. Il est douloureux et

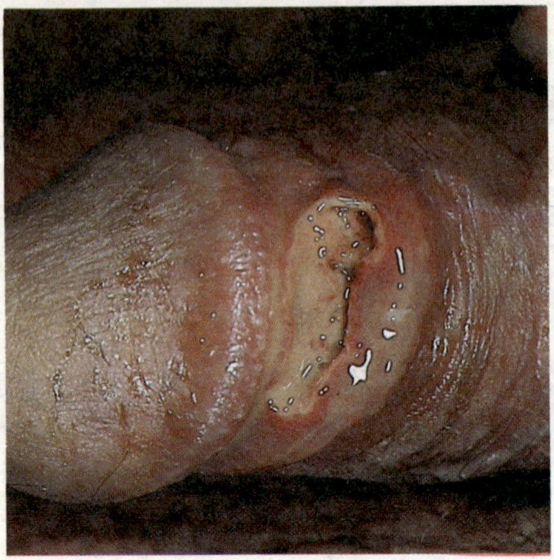

Chancre mou.

ne repose pas sur une base indurée (caractère différentiel avec la syphilis). *Chez l'homme*, il siège en règle générale sur le prépuce ou le frein ; *chez la femme*, sur les lèvres, la fourchette, il peut être multiple. Des adénopathies sensibles sont associées, elles peuvent suppurer et s'ulcérer.

* EXAMENS COMPLÉMENTAIRES :

C'est l'isolement du bacille gram négatif au niveau du chancre. Il est parfois associé à des anaérobies et à des spirochètes.

▶ **Traitement :**

Bactrim forte, 1 comp. 3 fois par jour × 10 jours.

CHARBON

▶ **Définition :**

C'est une toxi-infection d'origine bactérienne due au Bactéridium anthracis (bacille gram positif sporulant).

▶ **Causes et mécanisme :**

L'infection se transmet, à partir de cadavres d'animaux contaminés, aux herbivores ; l'homme s'infecte au contact de ceux-ci (laine, peaux).

▶ **Signes essentiels :**

On observe : une « pustule maligne » au niveau de la porte d'entrée cutanée, puis une vésicule suivie d'une escarre indolore, noire et sèche.

▶ **Surveillance, évolution, complications :**

On peut voir : des formes septicémiques, une méningo-encéphalite, un œdème malin, débutant aux paupières, un charbon pulmonaire.

▶ **Pronostic et traitement :**

Le pronostic est lié à la précocité de l'antibiothérapie (pénicilline, streptomycine, cyclines, chloramphénicol) qui doit être instituée dès les prélèvements faits. La sérothérapie est utilisée dans les formes graves.

C'est une maladie professionnelle, la déclaration est obligatoire.

CHÉLOÏDE

▶ **Définition :**

Une chéloïde est une hypertrophie fibreuse, cicatricielle, cutanée localisée, le plus souvent post-traumatique (cicatrice chirurgicale ou plaies diverses).

▶ **Causes et mécanismes :**

On incrimine des facteurs :

* LOCAUX :

- incrustation de corps étrangers dans une plaie ;
- sites corporels exposés à la formation de chéloïde (présternal, nuque, lobes des oreilles, épaules).

* GÉNÉRAUX : La femme, entre 15 et 30 ans, d'origine africaine, présente volontiers ces lésions.

▶ **Aspects cliniques :**

C'est l'aspect d'un fibrome cutané, induration ferme à surface lisse, blanche, ou rosée, très noire sur peau pigmentée, allongée ou ovalaire, à bords nets ou « en pattes de crabes ».

▶ **Évolution :**

La lésion se constitue 1 mois après le traumatisme local, puis s'étend pendant 3 ou 4 mois, enfin se stabilise et, en règle générale, persiste indéfiniment.

Des douleurs locales sont fréquentes ainsi qu'un prurit traduisant l'inflammation locale.

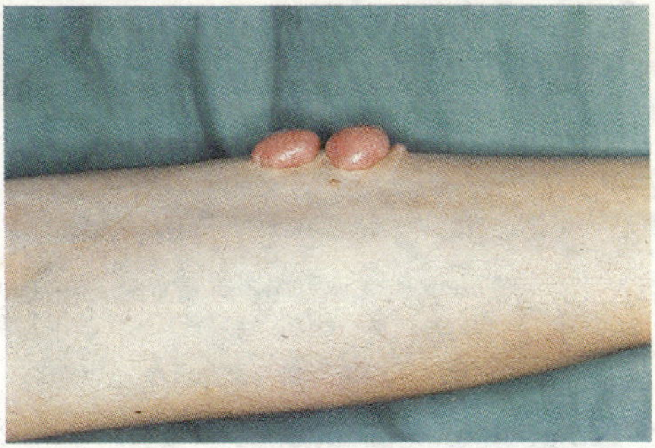

Chéloïdes.

▶ **Traitement :**

– Institué dès l'apparition du caractère hypertrophique de la cicatrice, il est en règle efficace : application locale de corticoïdes puissants ou infiltration *in situ.*

– Le traitement des chéloïdes constituées est plus décevant : l'exérèse chirurgicale est toujours suivie de récidive. On s'aidera d'infiltrations de corticoïdes souvent avec succès dans les formes mineures.

CHÉMODECTOMES

▶ **Les chémodectomes** sont des tumeurs vasculaires développées sur le trajet des paraganglions.

Dans la région de la tête et du cou, les localisations les plus fréquentes sont situées dans le rocher et à la bifurcation carotidienne.

Ces tumeurs sont *bénignes* mais leur caractère vasculaire et les rapports anatomiques qu'elles contractent en font toute la gravité.

∗ L'ASPECT CLINIQUE varie avec la localisation ; tumeur vasculaire rétrotympanique accompagnée d'un bourdonnement systolique, tumeur latéro-cervicale pulsatile.

∗ LE DIAGNOSTIC DE CERTITUDE ET D'EXTENSION repose sur l'*artériographie carotidienne.*

▶ **Les traitements** font appel essentiellement à la *chirurgie*, éventuellement précédée d'une embolisation radiologique.

Dans les chémodectomes du rocher, en présence d'une *contre-indication opératoire*, il peut être fait appel à la *radiothérapie.*

CHEVILLE (AFFECTIONS DE LA)

Voir *Pieds et chevilles (Affections des)*

CHOC (ÉTAT DE)

▶ **Définition :**

Syndrome clinique traduisant une insuffisance circulatoire aiguë, avec baisse brutale et importante du débit cardiaque entraînant anoxie et souffrance viscérale. C'est une urgence thérapeutique, le pronostic vital est mis en jeu.

▶ **Causes et mécanisme :**

∗ CHOC CARDIOGÉNIQUE : insuffisance aiguë de l'éjection ventriculaire, la pression veineuse centrale est élevée.

– Les causes sont de fréquences inégales :
– *essentiellement :* l'infarctus du myocarde, l'embolie pulmonaire ;
– *autres causes :* Tamponnade, troubles du rythme cardiaque paroxystiques, insuffisance cardiaque au stade terminal.

∗ CHOC HYPOVOLÉMIQUE : réduction du retour du sang veineux.

La pression veineuse centrale est abaissée.

– par chute de la masse circulante : hémorragie aiguë, déshydratations extra-cellulaires sévères ;
– du fait de phénomènes vasculaires surajoutés : choc infectieux, choc anaphylactique.

▶ **Signes cliniques :**

– *Le sujet* est prostré, pâle, très angoissé.
– *L'examen clinique* montre :
  - une pâleur de la peau et des muqueuses, refroidissement des extrémités avec cyanose, sueurs froides, polypnée superficielle ;
  - tachycardie, tension artérielle abaissée, imprenable (collapsus cardio-vasculaire) ;
  - oligurie, voire anurie ;
  - et recherche des signes en faveur de l'étiologie.

▶ **Conduite à tenir en urgence :**

∗ FAIRE UN PRÉLÈVEMENT DE SANG pour déterminer essentiellement : le groupe sanguin, l'hématocrite, les enzymes sériques.

⁎ METTRE EN PLACE UN CATHÉTER VEINEUX de bon calibre et central ; sonde gastrique (recherche de l'hémorragie digestive), sonde urinaire.

⁎ FAIRE UN ÉLECTROCARDIOGRAMME.

⁎ COMMENCER UN TRAITEMENT ORIENTÉ et transférer en milieu spécialisé (en ambulance de réanimation).

- *Choc hémorragique :* transfusion de grosses molécules puis de sang et transfert en milieu chirurgical.
- *Choc infectieux :* perfusion de plasma, drogues vaso-actives, cardiotoniques, recherche du germe (hémocultures, etc.).
- *Choc cardiogénique :* traitement de la cause, au mieux en milieu spécialisé.
- *Choc anaphylactique :* corticoïdes et remplissage vasculaire.

▶ Pronostic :
Il dépend de la précocité du traitement et de l'étiologie.

CHOLÉCYSTITE AIGUË

▶ Définition :
Il s'agit de l'inflammation aiguë de la vésicule.

▶ Causes et mécanisme :
Elle est en règle générale la conséquence d'une obstruction du cystique par un *calcul.* Il faut citer les cholécystites de la *typhoïde, postopératoires,* etc.

▶ Signes essentiels :

⁎ CLINIQUE :
Les signes sont : douleur (signe de Murphy) et défense de l'hypocondre droit (→ COLIQUE HÉPATIQUE), nausées ou vomissements, fièvre.

⁎ EXAMENS PARACLINIQUES :
Ils comprennent :
- *NFS* (polynucléose), *bilan hépatique, amylasémie.*
- *Radio d'abdomen sans préparation* (A.S.P.) où l'on peut voir le calcul s'il est radio-opaque (15 % des cas) ; et souvent une cholécystographie orale qui habituellement n'opacifie pas la vésicule ; une *cholangiographie intraveineuse* permet alors souvent d'affirmer l'« exclusion vésiculaire » (cholédoque visible, vésicule non opacifiée) qui est très en faveur d'une cholécystite lithiasique. L'échotomographie peut visualiser une lithiase et montrer un épaississement des parois vésiculaires.

▶ Surveillance :
Elle est clinique : état abdominal, du transit, de la diurèse, de la température (hémocultures), et paraclinique : NFS, ASP, urée et ionogramme sanguin, amylase, etc. Elle a lieu en milieu chirurgical.

▶ Évolution, complications :
Sous antibiotiques l'évolution peut être favorable en 7 à 10 jours. Les complications possibles sont : perforation en péritoine cloisonné donnant un plastron, perforation en péritoine libre avec péritonite biliaire très grave, fistule cholécysto-digestive source d'occlusions par le calcul migrateur (→ ILÉUS BILIAIRE).

▶ Traitement et pronostic :

⁎ LE TRAITEMENT est *double* :
- *médical :* antibiotiques, antalgiques, réhydratation.
- *chirurgical,* et la date de la cholécystectomie est fonction du cas particulier.

⁎ LE PRONOSTIC est dans l'ensemble bon sauf dans les formes compliquées.

CHOLÉRA

▶ Définition :
C'est une maladie infectieuse aiguë due au développement dans l'intestin du vibrion cholérique (bacille gram négatif flagellé).

▶ Causes et mécanisme :
Le vibrion produit une entérotoxine qui entraîne l'excrétion par l'intestin d'électrolytes. Le choléra sévit à l'état épidémique dans le sud et le sud-est de l'Asie. L'éclosion d'épidémies majeures provient en règle générale de l'eau polluée et de mauvaises conditions sanitaires.

▶ Signes essentiels :

⁎ CLINIQUE :
Après une incubation de 6 à 48 h, s'installe une diarrhée aqueuse associée à des coliques,

elle peut atteindre plusieurs litres/jour et conduire au collapsus. Vomissements et crampes musculaires, tachycardie, hypotension, pli cutané en sont les signes d'accompagnement. En l'absence de rééquilibration hydro-électrolytique la mort peut survenir dans un tableau de choc hypovolémique avec acidose.

∗ EXAMENS COMPLÉMENTAIRES :
Le diagnostic repose sur l'examen direct des selles au microscope (après coloration ou par immunofluorescence à l'état frais). Urée et ionogramme doivent être répétés, la diurèse surveillée, etc. (risque d'insuffisance rénale fonctionnelle).

► **Surveillance, évolution, complications :**
Voir *supra.*

► **Traitement et pronostic :**
Voir *supra*. Il faut d'urgence compenser les pertes hydro-électrolytiques (apport de NaCl, KCl, bicarbonates). Une antibiothérapie orale (tétracyclines) est de règle.

La prophylaxie est difficile, tout cas doit être isolé en milieu hospitalier et déclaré. Les sujets contacts non vaccinés doivent être isolés pendant 5 jours et on doit rechercher le vibrion dans leurs selles.

La vaccination est faite en sous-cutané (2 injections à 1 semaine d'intervalle), sa validité n'excède pas 6 mois.

CHONDROCALCINOSE ARTICULAIRE DIFFUSE (C.A.D.)

► **Définition :**
La CAD est un syndrome causé par le *dépôt de sels de calcium* sur les *cartilages* d'enrobement intra-articulaires. C'est une arthropathie métabolique (→).

► **Causes :**
Il existe des CAD familiales ou cryptogénétiques. D'autres fois, l'arthropathie s'insère dans le cadre d'une hyperparathyroïdie (→), d'une goutte (→), d'une hémochromatose ou d'une maladie de Wilson (→ ARTHROPATHIES MÉTABOLIQUES).

En tout cas, les deux sexes sont également touchés surtout après 40 ans.

► **Signes cliniques :**
De très nombreux cas sont latents. On ne les découvre qu'au cours d'examens systématiques.

Sinon il existe 3 types d'atteintes :

∗ LA FORME AIGUË, dite *pseudo-goutte,* qui provoque une crise articulaire aiguë (→) touchant les genoux ou les chevilles, les poignets

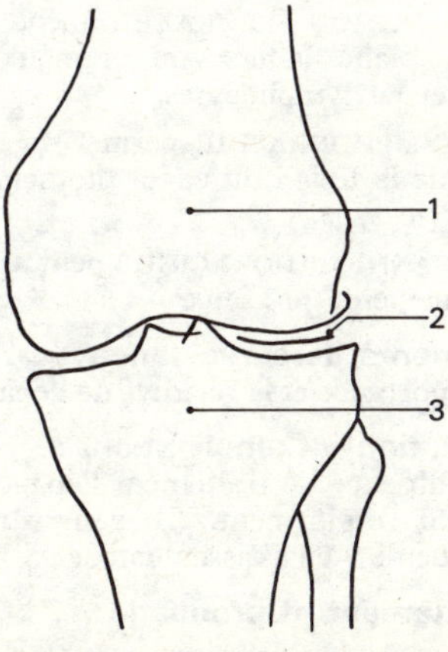

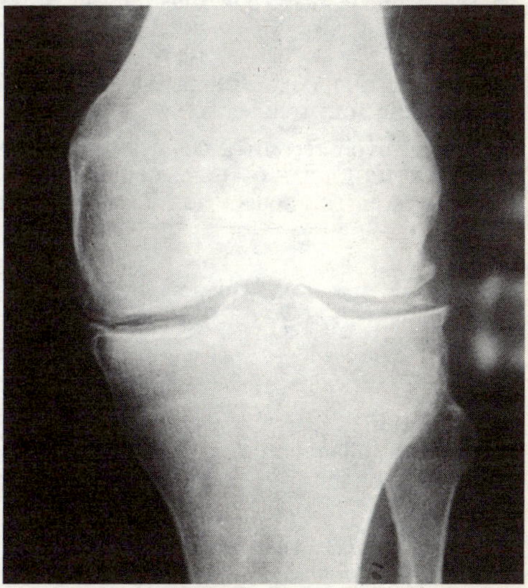

Chondrocalcinose articulaire du genou : 1) Fémur ; 2) Chondrocalcinose ; 3) Tibia.

ou les épaules. A ce moment sont réalisés les signes de l'inflammation articulaire.

* LES FORMES SUBAIGUËS sont plus traînantes.

* LES FORMES CHRONIQUES peuvent n'être que de simples arthralgies mécaniques. Il existe des localisations extra-articulaires, ligamentaires le plus souvent.

▶ **Signes paracliniques :**

* LES RADIOGRAPHIES montrent un signe pathognomonique : l'*incrustation calcique des cartilages articulaires.* Ce signe doit être systématiquement recherché à toutes les articulations, aux poignets, aux épaules et aux chevilles.

* DANS LE SANG, on note au moment des crises une accélération modérée de la vitesse de sédimentation avec hyperalpha-2-globulinémie. Mais en dehors des crises il n'y a rien d'évocateur et le bilan phosphocalcique (→) reste normal.

* DANS LE LIQUIDE SYNOVIAL (→), on découvre des cristaux de pyrophosphate de calcium, visibles en lumière polarisée.

▶ **Évolution :**

C'est celle de toute crise articulaire aiguë lorsqu'elle s'est produite : sédation spontanée ou sous traitement. Les formes chroniques évoluent vers l'arthrose de l'articulation touchée. *Une complication est redoutable,* c'est l'arthropathie destructrice, plus ou moins rapide, rare, mais qui peut grever l'avenir articulaire. La surveillance est donc la même que celle d'une arthrose.

▶ **Traitement :**

* LES ANTI-INFLAMMATOIRES et en particulier la colchicine sont très actifs.

* On peut avoir recours à des INFILTRATIONS INTRA-ARTICULAIRES (→), mais en choisissant des dérivés en solution et non en suspension.

CHOROÏDITES

▶ **Définition :**

Atteintes inflammatoires de la partie postérieure de l'uvée.

▶ **Étiologie :**

Septicémies, tuberculose, toxoplasmose +++, maladie de Besnier-Bœck-Shaumann, syphilis, allergie tuberculeuse ou bactérienne, rickettsioses.

▶ **Signes cliniques :**

Baisse de l'acuité visuelle par trouble vitréen souvent associé et selon le siège de la lésion.

▶ **Traitement :**

Corticoïdes, traitement de l'étiologie : *Rovamycine + Malocide* en cas de toxoplasmose, désensibilisation dans les allergies.

CHYLOTHORAX

▶ **Définition :**

Épanchement de liquide lymphatique dans la plèvre.

▶ **Causes et mécanisme :**

L'épanchement se constitue à partir du canal thoracique ou de ses branches collatérales. Il s'agit le plus souvent d'une cause traumatique (contusion, plaie chirurgicale ou par balle), plus rarement il est secondaire à une compression ou à un envahissement tumoral du canal thoracique le long de son trajet ou à son abouchement dans la sous-clavière gauche. Il s'agit parfois d'une complication de la radiothérapie thoracique.

Une atteinte basse entraîne un épanchement à droite, et une atteinte haute un épanchement à gauche. C'est une affection rare.

▶ **Signes cliniques et paracliniques :**

* LES SIGNES CLINIQUES ET RADIOLOGIQUES sont ceux d'un épanchement pleural (matité, abolition du murmure vésiculaire, opacité déclive à la radiographie).

* LA PONCTION PLEURALE ramène un liquide chyleux blanc laiteux ou crémeux riche en lipides et en lymphocytes.

* LA LYMPHOGRAPHIE permet de localiser le niveau de la lésion du canal thoracique et d'en préciser le type.

* LE SCANNER THORACIQUE peut apporter des renseignements précieux.

▶ **Éléments de surveillance :**

L'importance et la récidive de l'épanchement.

▶ **Évolution – Complications :**

En l'absence de traitement l'épanchement se reproduit rapidement. Il peut s'infecter et provoquer un épaississement de la plèvre.

▶ **Traitement et pronostic :**

* DANS UN PREMIER TEMPS, il faut drainer l'épanchement et apporter une alimentation

glucido-protidique associée à des perfusions de lipides. Si les pertes sont inférieures à 1,500 l et la réanimation facile, on peut traiter médicalement quelques jours en espérant une fermeture spontanée du canal thoracique. Le régime alimentaire comporte un apport de triglycérides à chaînes moyennes.

∗ UNE SYMPHYSE PLEURALE CHIMIQUE peut être nécessaire.

∗ SI LE TRAITEMENT MÉDICAL EST IMPOSSIBLE ou si le drainage ne se tarit pas, il faut intervenir pour ligaturer le canal thoracique.

∗ LE PRONOSTIC dépend de la cause.

CHYLURIE

C'est la présence de lymphe dans les urines signant une communication entre le système lymphatique et la voie excrétrice. Elle est le plus souvent due à une filariose.

CINQUIÈME MALADIE

Voir *Érythème infectieux*

CIRRHOSE HÉPATIQUE

▶ Définition :

La cirrhose associe :

– une fibrose hépatique désorganisant l'architecture hépatique ;

– des nodules de régénération.

Une nécrose hépatocytaire accompagne ou précède ces lésions.

▶ Causes et mécanisme :

La cirrhose est une réponse à une agression hépatique. Les nodules de régénération favorisent l'hypertension portale, source de varices œsophagiennes.

La cirrhose est irréversible, son aspect terminal est assez monomorphe quelle que soit la cause. Les principales étiologies sont indiquées dans le tableau page suivante.

▶ Signes essentiels :

∗ CLINIQUE : L'hépatomégalie est fréquente, le bord antérieur est dur et tranchant, indolore.

Les signes d'insuffisance hépatique sont : angiomes stellaires, érythrose palmaire, subictère.

Les signes d'hypertension portale sont : splénomégalie, circulation veineuse collatérale, ascite.

Des signes d'imprégnation éthylique (faciès, tremblement) orientent souvent vers une étiologie alcoolique.

Etiologie des cirrhoses hépatiques

ÉTIOLOGIES	ASPECT MACROSCOPIQUE	ASPECT HISTOLOGIQUE
ALCOOLIQUE (85 % des cas)	Hypertrophique Atrophique (de Laennec) Micronodulaire (en règle générale)	Possibilité de : – stéatose – corps de Mallory
POST-HÉPATITIQUE (virus B et non A non B)	Macronodulaire (en règle générale)	Possiblité de : – signes d'hépatite chronique active
AUTO-IMMUNE		
HÉMOCHROMATOSE	Hypertrophique Foie de couleur rouille	Surcharge ferrique
MALADIE DE WILSON		Surcharge en cuivre
BILIAIRE a) primitive b) secondaire à un obstacle		
CARDIAQUE		Cirrhose centro-lobulaire

∗ EXAMENS COMPLÉMENTAIRES :
Ils sont :

– *Biologiques :* bilan hépatique (→) ; crase sanguine (surtout si l'on prévoit une laparoscopie et/ou une biopsie hépatique) et souvent antigène Australie, marqueurs du virus B (→) ; α-fœto-protéine (→), fer sérique avec saturation (→).
– *Morphologiques :*
· *Laparoscopie et/ou biopsie hépatique (→)* pour :
– affirmer le diagnostic en cas de doute ;
– rechercher une hépatite active associée ;
– confirmer une étiologie particulière (hémochromatose, cirrhose biliaire primitive, maladie de Wilson, etc.) ;
– détecter une complication (hépatome, tuberculose péritonéale).
· *Transit gastro-duodénal et/ou gastroscopie* (recherche de varices œsophagiennes, d'un ulcère associés, etc.).
· *La scintigraphie hépatique* (→), non indispensable, d'interprétation difficile, montre souvent une importante fixation extra-hépatique (rachidienne et splénique).
· *L'échotomographie* (→) est utile pour la recherche d'un hépatome ou d'un obstacle biliaire.

▶ **Surveillance :**
C'est celle d'un régime sans alcool ou celle des complications :
– *En cas d'ascite :* poids, diurèse, périmètre abdominal, régime désodé, urée, ionogrammes sanguins et urinaires.
– *En cas d'hémorragie digestive :* sonde gastrique, couleur des selles, pouls, TA, NFS.

▶ **Évolution, complications :**
La cirrhose peut rester longtemps asymptomatique.

Deux complications fréquentes marquent un tournant évolutif et assombrissent le pronostic : l'ascite (→) et l'hémorragie digestive ; cette dernière est habituellement due à une rupture de varices œsophagiennes, ailleurs il s'agit d'un ulcère gastro-duodénal ou d'ulcérations aiguës.

Les autres complications sont :
– *l'ictère,* de mécanisme multiple, parfois terminal ;
– *les infections* (de l'ascite, ou pulmonaires, dont la tuberculose, etc) ;
– *l'encéphalopathie hépatique* (→) ;
– *l'hépatome* (→), parfois détecté par un dosage systématique d'α-fœto-protéine, ailleurs révélé par des douleurs hépatiques ou une ascite hémorragique, etc.

▶ **Pronostic et traitement :**
∗ LE TRAITEMENT est :
– soit celui de *la cause* (cure de désintoxication alcoolique, traitement d'une hémochromatose ou d'une maladie de Wilson : (→), d'une cause cardiaque (péricardectomie en cas de péricardite constrictive par exemple) ;
– soit celui des *complications* : hémorragie digestive haute (→), ascite (→), encéphalopathie hépatique (→).

∗ LE PRONOSTIC est très variable d'un cas à l'autre, mais la mortalité globale est de 50 % à 5 ans.

COAGULATION INTRAVASCULAIRE DISSÉMINÉE

PRINCIPES. – C'est un syndrome de connaissance relativement récente et qui explique la plupart des fibrinolyses observées en clinique. Sa physiopathologie doit être connue pour envisager le traitement.

Une coagulation intra-vasculaire disséminée (C.I.V.D.) est l'apparition de thrombi-fibrineux dans des territoires capillaires étendus.

Ces thrombi-fibrineux sont à l'origine d'une consommation très importante de fibrinogène sanguin, des plaquettes et de certains facteurs de la coagulation. D'autre part, les thrombi-fibrineux activent la fibrinolyse qui lyse les coagulums. La coagulation se reproduit sans cesse sous l'effet d'un stimulus primaire qui est l'existence d'une activité thromboplastique circulante.

▶ **Les conséquences sur l'organisme** sont d'intensité variable selon les causes et peuvent être rangées en deux types de troubles :

∗ TROUBLES ISCHÉMIQUES DANS LES FOYERS DE COAGULATION.
– Nécrose corticale du rein.
– Accidents d'ischémie cérébrale.
– Nécrose hémorragique des surrénales.
– Infarctus hépatiques, intestinaux.

∗ SYNDROME HÉMORRAGIQUE PROFUS dû à l'effondrement des facteurs de la coagulation, et des plaquettes.

– Hématurie.
– Hémorragies digestives.
– Purpura en plaques écchymotiques étendues « en carte de géographie ».

► Souvent ces troubles sont **cliniquement mineurs.**

► **Le diagnostic** repose sur une étude complète de la coagulation et est affirmé devant un ensemble très significatif.
– Baisse du fibrinogène.
– Baisse des plaquettes.
– Baisse des facteurs V, VIII et II.
– Augmentation des produits de dégradation de la fibrine.
– Présence de « complexes solubles ».

► Ce syndrome fait presque toujours partie d'un tableau grave. Peuvent être à l'origine de ce syndrome :
– Toutes les septicémies.
– Tous les états de choc.
– Les interventions chirurgicales, en particulier vasculaires ou portales.
– Les cirrhoses.
– Les leucémies aiguës myéloblastiques et surtout promyélocytaires.
– Les cancers métastatiques médullaires, en particulier prostatiques.
– Certaines microangiopathies.

Rarement, on les rencontre à l'état de syndromes chroniques, dus alors à des formations angiomateuses (syndrome de Kassabach-Merrit).

► **Traitement :**
C'est un problème de réanimation d'urgence. Le traitement est d'abord celui de la cause, du choc et de l'acidose. L'héparinothérapie, le plasma frais, l'exanguino-transfusion, l'*Iniprol* en cas de fibrinolyse aigüe associée, sont utilisés.

COARCTATION AORTIQUE

► **Définition :**
La coarctation aortique réalise un rétrécissement de l'isthme de l'aorte.

► **Causes – Mécanisme :**
Cardiopathie congénitale, la coarctation aortique entraîne un obstacle sur l'aorte entre l'origine de l'artère sous-clavière gauche et le ligament artériel. Les conséquences en sont une hypertension artérielle aux membres supérieurs et une absence ou une diminution des pouls fémoraux.

► **Signes :**
∗ CLINIQUES : L'examen retrouve une hypertension artérielle permanente aux membres supérieurs, une absence ou une diminution des pouls fémoraux ; l'auscultation retrouve un souffle systolique discret maximal au 3e espace intercostal gauche irradiant dans le dos ; une circulation collatérale thoracique est visible ou palpable dans les espaces intercostaux.
∗ PARACLINIQUES :
– *Radiologiques :* érosions costales au bord inférieur des côtes, image en cheminée du pédicule aortique, refoulement antérieur de l'œsophage en oblique antérieur gauche.
– *Électriques :* signes inconstants (bloc de branche incomplet droit, hypertrophie ventriculaire gauche modérée).
– *Mécanographiques :* Le carotidogramme montre parfois un aspect « en pince de crabe ».
– *Échocardiographique :* L'examen BD par voie suprasternale ou sous-costale montre le rétrécissement, le doppler pulsé ou continu permet d'apprécier l'importance du retentissement.
– *Angiocardiographiques :* L'angiocardiographie met en évidence le siège, l'étendue et le calibre du rétrécissement ainsi que le calibre aortique.

► **Évolution :**
En l'absence de traitement, l'évolution est grave avec un risque de mort subite vers l'âge de 35-40 ans et marquée par des complications : endocardite bactérienne, hémorragie cérébro-méningée, rupture aortique, insuffisance cardiaque.

► **Traitement :**
Il est chirurgical, pratiqué entre 10 et 20 ans. On pratique une résection avec suture bout à bout et parfois nécessité d'une prothèse.

COCCIDIOIDOMYCOSE

► **Définition :**
Elle est due à l'inhalation de Coccidioides immitis, champignon mycélien.

► **Causes et mécanisme :**
Après inhalation les spores se logent dans les bronchioles terminales, source possible de broncho-pneumonie puis d'hypersensibilité.

▶ **Signes essentiels :**

∗ CLINIQUE :

– Dans la *forme bénigne* apparaissent après une incubation de 3 semaines : syndrome « grippal », toux et douleurs thoraciques.

– La *forme disséminée* (rare) se fait vers la peau, les méninges, les os ; l'évolution est en règle générale finalement létale.

∗ EXAMENS COMPLÉMENTAIRES :

Ce sont radio pulmonaire, recherche de spores et culture sur milieu de Sabouraud, intradermo à la coccidioïdine (qui reste positive des années), recherche d'anticorps spécifiques.

▶ **Traitement :**

C'est l'amphotéricine B (*Fungizone*) en perfusion i.v. avec les précautions habituelles.

COCCYDYNIE OU COCCYGODYNIE

▶ **Définition :**

La coccydynie est une douleur du coccyx qui ne se manifeste qu'à la pression sur celui-ci, c'est-à-dire en position assise, soit sur des sièges mous, soit sur des sièges durs.

▶ **Causes :**

L'affection peut succéder (même longtemps après) à un traumatisme direct et local (chute, coup de pied). Plus rarement on incrimine des hémorroïdes.

▶ **Signes cliniques :**

La pression du doigt sur le coccyx et la palpation de la région péricoccygienne réveillent la douleur qui est parfois très vive. En même temps existe une très importante contracture du releveur de l'anus, appréciable au toucher rectal.

▶ **Signes paracliniques :**

Il n'y en a aucun.

▶ **Évolution :**

Celle-ci est lente, désespérante et peut s'étaler sur plusieurs années.

▶ **Traitement :**

Massages transrectaux des muscles ischio-coccygiens. On a proposé des manipulations. Mais on fait surtout des infiltrations cortisonées locales.

En cas d'échec, section chirurgicale du raphé coccy-anal.

CŒUR PULMONAIRE AIGU

▶ **Définition :**

Insuffisance cardiaque droite aiguë secondaire à une obstruction brutale de l'artère pulmonaire ou de l'une de ses branches pulmonaires principales (→ EMBOLIE PULMONAIRE).

▶ **Signes cliniques :**

– début brutal ;

– tachycardie, cyanose, turgescence des jugulaires ;

– collapsus cardio-vasculaire.

▶ **Signes paracliniques :**

∗ L'ÉLECTROCARDIOGRAMME montre une modification par rapport aux tracés antérieurs (si l'on en dispose) : rotation de l'axe de QRS à droite, aspect SI Q3, bloc de branche droit, bloc incomplet droit, troubles de la repolarisation, troubles du rythme supraventriculaire.

Ces signes sont inconstants, fugaces, se modifient au cours de l'évolution.

∗ RADIOGRAPHIE PULMONAIRE (→ EMBOLIE PULMONAIRE).

∗ LE CATHÉTÉRISME CARDIAQUE DROIT précise le retentissement hémodynamique.

∗ L'ANGIOGRAPHIE PULMONAIRE est l'examen essentiel. Elle permettra d'indiquer le traitement thrombolytique ou éventuellement chirurgical.

▶ **Évolution :**

∗ ELLE EST SUIVIE sur les signes cliniques, les gaz du sang, le débit urinaire.

∗ LE PRONOSTIC est réservé à la période aiguë.

▶ **Traitement :**

→ EMBOLIE PULMONAIRE.

CŒUR PULMONAIRE CHRONIQUE

▶ **Définition :**

Ensemble de manifestations cardiaques droites secondaires aux maladies chroniques de l'appareil respiratoire.

Il se développe une hypertension artérielle pulmonaire et une hypoxémie chronique.

▶ Causes :

∗ BRONCHO-PNEUMOPATHIES CHRONIQUES OBSTRUCTIVES :
- bronchite chronique ;
- asthme ;
- emphysème panlobulaire.

∗ SYNDROMES D'HYPOVENTILATION ALVÉOLAIRE :
- pneumomectomie ;
- troubles de la mécanique ventilatoire thoracique ;
- déformations thoraciques ;
- syndrome de Pickwick des obèses.

∗ FIBROSE PULMONAIRE AVEC BLOC ALVÉOLO-CAPILLAIRE.

∗ CŒUR PULMONAIRE CHRONIQUE POSTEMBOLIQUE.

∗ HYPERTENSION ARTÉRIELLE PULMONAIRE PRIMITIVE.

▶ Signes cliniques :
Signes d'insuffisance cardiaque droite (→) associés aux signes de la maladie causale.

▶ Signes paracliniques :
Le diagnostic est affirmé par le cathétérisme droit qui montre l'élévation des pressions dans l'artère pulmonaire et les cavités cardiaques droites.

▶ Traitement :

∗ SYMPTOMATIQUE :
- oxygénothérapie prudente, à faible débit ;
- traitement tonicardiaque prudent.

∗ ÉTIOLOGIQUE.

▶ Le pronostic est grave : évolution vers l'insuffisance cardiaque droite irréductible et défaillance respiratoire.

CŒUR SPORTIF

▶ Définition :
Modifications durables du cœur et de la fonction circulatoire induites par la pratique habituelle d'activités sportives.

▶ Causes – Mécanisme :
Le cœur du sportif présente un certain nombre de caractéristiques : hypertrophie myocardique et dilatation des cavités, augmentation du volume d'éjection systolique, bradycardie de repos et tension artérielle de repos abaissée.

▶ Signes :

∗ CLINIQUES : L'auscultation cardiaque peut retrouver un souffle systolique anorganique, infundibulo-pulmonaire, fréquent chez les adolescents.

∗ PARACLINIQUES :
- *Radiologiques :* cardiomégalie fréquente de type globuleux ou gauche dominant.
- *Électriques :* fréquents troubles de la repolarisation dont le caractère bénin ne pourra parfois être déterminé que par un électrocardiogramme d'effort.
- *Phonomécanographiques :* La pratique d'un phonocardiogramme avec éventuelles épreuves pharmacodynamiques, associée à l'enregistrement du carotidogramme, pourra permettre d'affirmer l'anorganicité d'un souffle.
- *Échocardiographiques :* l'enregistrement d'un échocardiogramme permet de contrôler l'intégrité cardiaque.

Les examens complémentaires pratiqués dans le bilan d'un cœur de sportif sont aussi souvent que possible atraumatiques.

▶ Évolution :
Les modifications cardio-vasculaires entraînées par la pratique prolongée du sport sont en général réversibles à l'interruption de celle-ci.

COL VÉSICAL (MALADIE DU)

▶ Définition :
Il s'agit d'une anomalie du col vésical gênant la vidange de la vessie au cours de la miction.

▶ Causes :
Elle peut être congénitale avec hypertrophie musculaire du col, acquise, séquelle d'inflammation.

▶ Signes cliniques et paracliniques :
La dysurie, l'infection urinaire, une rétention aiguë d'urine amènent à pratiquer l'*U.I.V.* et l'*urétrocystographie rétrograde* qui permettent le diagnostic.

▶ Évolution :
Une urétérohydronéphrose bilatérale est la conséquence de l'obstacle non traité.

▶ **Traitement :**
Il est chirurgical : plastie ou résection endoscopique.

COLIQUE HÉPATIQUE

▶ **Définition :**
C'est un syndrome douloureux abdominal aigu, durant plusieurs heures, siégeant à l'épigastre et surtout à l'hypocondre droit, irradiant volontiers vers le dos et l'épaule droite, et pouvant inhiber la respiration.

▶ **Causes et mécanisme :**
La colique hépatique est due en règle générale à un obstacle sur les voies biliaires extrahépatiques : calcul le plus souvent, parfois cancer (ampullome vatérien, etc.) ou pancréatite, plus rarement parasite (ascaris, douve) ; dans les autres cas, on parle d'oddite ou de dyskinésies biliaires.
On retrouve parfois certains éléments déclenchants : repas gras, œufs, chocolat, etc.

▶ **Signes essentiels :**

* CLINIQUE : Les signes fonctionnels (voir *supra* Définition), le terrain (femme obèse), l'horaire (début de nuit) sont assez évocateurs. L'examen recherche fièvre, ictère et défense. La manœuvre de Murphy consiste à reproduire la douleur en appuyant le pouce dans l'hypocondre droit lors d'une inspiration profonde.

* EXAMENS PARACLINIQUES :
  - *Les examens biologiques* cherchent surtout une polynucléose, une élévation de la bilirubine et des phosphatases alcalines. Urée et amylasémie sont utiles, de même que la recherche de sels et pigments biliaires dans les urines.
  - *Les méthodes d'imagerie* sont nombreuses. La radiographie d'abdomen sans préparation (ASP) cherche des calculs radio-opaques. L'échographie est souvent réalisée en première intention, elle est supérieure à la cholécystographie par voie orale dans la détection d'une microlithiase. La cholangiographie par voie veineuse permet une meilleure étude du cholédoque mais est supplantée pour cela par la cholangiographie rétrograde endoscopique (→ CATHÉTÉRISME DE LA PAPILLE DUODÉNALE) ou la cholangiographie transcutanée transhépatique. C'est ces 2 dernières méthodes qu'il faut habituellement utiliser en cas d'ictère.

▶ **Éléments de surveillance :**
Ce sont courbe de température (hémocultures), couleur et abondance des urines (risque d'angiocholite urémigène dans la lithiase du cholédoque), état digestif (défense, nausées, vomissements, transit, etc.), NFS, urée sanguine, etc.

▶ **Évolution, complications :**
Dans la colique hépatique simple, l'évolution est en règle générale bénigne, les complications éventuelles sont fonction de la cause (habituellement une lithiase biliaire : (→).

▶ **Traitement et pronostic :**
Ils sont fonction de la cause (voir *supra*) ; le traitement de la douleur utilise des antispasmodiques soit parasympatholytiques *(Atropine, Buscopan,* etc.*)*, soit spasmolytiques *(Spasfon, Viscéralgine, Avafortan)* par voie i.m. ou i.v. lente. Les anti-inflammatoires (ex : *Voltarène* ou *Profénid* I.M.) ont souvent un effet favorable.
Les opiacés (qui ferment le sphincter d'Oddi) sont en principe contre-indiqués.

COLIQUE NÉPHRÉTIQUE

▶ **Définition :**
C'est un syndrome douloureux lombaire secondaire à une distension aiguë du bassinet en amont d'un obstacle.

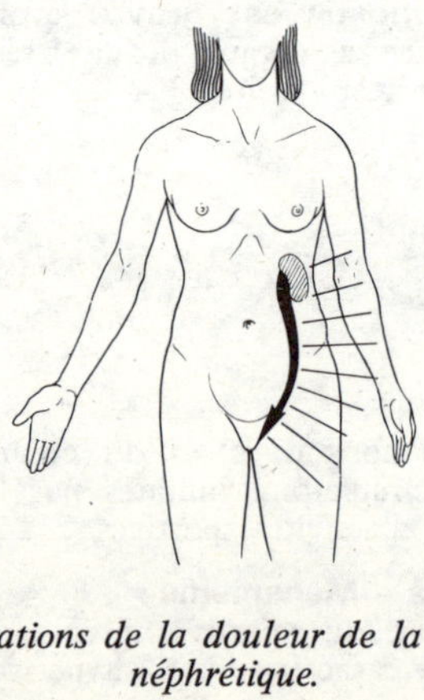

Irradiations de la douleur de la colique néphrétique.

▶ Causes :

Il s'agit d'une lithiase urétérale dans 90 % des cas, de caillots, de tumeur ou d'une sténose extrinsèque de l'uretère.

▶ Signes cliniques et paracliniques :

C'est une douleur d'apparition brutale, paroxystique sans position antalgique, irradiant le long du trajet de l'uretère vers les organes génitaux externes. Des signes urinaires (dysurie, ténesme), des vomissements, une tachycardie et un iléus réflexe sont associés. Une hématurie macro ou microscopique est présente. L'U.I.V. montre une absence ou un retard de sécrétion avec dilatation en amont de l'obstacle.

▶ Surveillance :

Toute colique néphrétique impose une U.I.V. car la disparition de la douleur ne signifie pas l'élimination de l'obstacle. Une fièvre (surveillance de la température), une infection urinaire (examen cytobactériologique des urines), une colique néphrétique sur rein unique, une résistance au traitement antalgique ou un diagnostic incertain imposent une U.I.V. en urgence. Le tamisage des urines permet le recueil et l'analyse du calcul.

▶ Traitement :

Il repose sur les antalgiques majeurs et les antispasmodiques, la chirurgie en cas d'échec ou surtout de complications. Les anti-inflammatoires non stéroïdiens sont souvent très efficaces *(Profénid)*.

COLITES

▶ Définition :

Ce sont des affections coliques non cancéreuses, mais qui s'opposent aux colopathies fonctionnelles (→) par l'existence d'une inflammation de la paroi colique. On peut les classer selon leur étiologie, comme l'indique le tableau ci-après, en cinq grandes rubriques.

COLITES INFECTIEUSES

Voir *Entéro-colites infectieuses*

COLITES ISCHÉMIQUES

▶ Définition :

Elles sont dues à une baisse brutale de l'irrigation sanguine de la paroi colique et peuvent réaliser trois tableaux : colite gangréneuse grave, colite aiguë transitoire et colite ischémique suivie de sténose.

Classification des colites

ÉTIOLOGIE	MALADIE	VOIR
INFECTIEUSE	. Entéro-colite infectieuse . Sigmoïdite diverticulaire . Dysenterie bacillaire (shigelle) . Colite tuberculeuse . Entéro-colite aiguë nécrosante	. ce terme . ce terme . ce terme . TUBERCULOSE DIGESTIVE . ce terme
PARASITAIRE	. Amibiase intestinale . Bilharziose intestinale	. ce terme . ce terme
INFLAMMATOIRE (inconnue)	. Recto-colite hémorragique . Maladie de Crohn	. ce terme . ce terme
VASCULAIRE	. Colite ischémique . Entéro-colite aiguë nécrosante (ou pseudo-membraneuse)	. ce terme . ce terme
IATROGÈNE	. Colite post-antibiotique . Colite post-radiothérapique . Maladie des laxatifs	. ce terme . COLITE RADIQUE . ce terme

▶ **Causes et mécanisme :**

La réduction du flux sanguin colique peut relever :

– d'une occlusion artérielle (athérome, embolie) ;
– d'une chute de débit (choc, vaso-constriction, etc.).

▶ **Signes essentiels :**

∗ CLINIQUE : Initialement, c'est souvent un tableau de colite aiguë avec douleurs abdominales et diarrhée sanglante. Dans les formes graves (gangréneuses) s'ajoutent des signes de péritonite et de choc imposant la laparotomie.

∗ EXAMENS PARACLINIQUES : Ils sont *radiographiques* : abdomen sans préparation (pneumopéritoine), lavement baryté (empreintes digitiformes souvent à l'angle gauche, et ultérieurement, possibilité d'une sténose régulière) et *endoscopiques* (lésions hémorragiques, « polypoïdes »).

▶ **Surveillance :**

Elle doit avoir lieu en milieu chirurgical.

▶ **Évolution, complications :**

Voir *supra* ; on observe soit restitution *ad integrum* (40 %), soit gangrène secondaire (5 %), soit l'apparition d'une sténose ischémique (45 %).

▶ **Pronostic et traitement :**

∗ COLITE ISCHÉMIQUE TRANSITOIRE : alimentation parentérale plus antibiotiques.

∗ FORME GANGRÉNEUSE : résection, le pronostic est grave.

∗ LES STÉNOSES ISCHÉMIQUES NE SONT OPÉRÉES que si elles sont symptomatiques.

COLITE POST-ANTIBIOTHÉRAPIE

▶ **Définition :**

Il s'agit de troubles coliques (diarrhée, etc.) observés pendant, ou au décours d'une antibiothérapie.

▶ **Causes et mécanisme :**

Tous les antibiotiques fongiques, surtout à large spectre, peuvent être en cause. Une forme particulière, la colite pseudo-membraneuse, s'observe surtout avec la *Dalacine* et la *Lincocyne* ; on isole dans cette forme le clostridium difficile que l'on traite par *Flagyl* ou *Vancomycine, per os.*

▶ **Signes essentiels :**

∗ CLINIQUE :

On peut individualiser 3 tableaux :

– *diarrhée simple,* bénigne, non douloureuse, où l'examen coprologique montre une disparition de la flore iodophile et de la cellulose digestible en abondance ;
– *entérocolites graves,* dont la colite pseudo-membraneuse (voir *supra*) et les diarrhées à candida ;
– *syndrome cholériforme,* où la coproculture retrouve souvent un staphylocoque.

∗ EXAMENS PARACLINIQUES : Ils sont dominés par la coproculture (→) ; l'urée et l'ionogramme sanguins et urinaires. Endoscopie et lavement baryté sont parfois nécessaires.

▶ **Éléments de surveillance :**

Ce sont l'importance (poids par 24 h) et l'aspect de la diarrhée, la température, l'état d'hydratation (pli cutané, T.A., diurèse, ionogrammes).

▶ **Pronostic et traitement :**

L'antibiothérapie, quand elle est nécessaire, doit être la plus spécifique possible (fonction du diagnostic étiologique, des résultats de la coproculture). Diététique et réhydratation sont des éléments importants. Il semble actuellement que l'*Ultra-levure,* d'efficacité jusque-là discutée, soit utile.

COLITE POST-RADIOTHÉRAPIE

Voir *Colite radique*

COLITE PSEUDO-MEMBRANEUSE

Voir *Colite post-antibiothérapie*

COLITE RADIQUE

▶ **Définition :**
C'est une lésion colique (ou rectale) secondaire à un traitement radiothérapique.

▶ **Causes et mécanisme :**
Elle s'observe surtout après une irradiation pour une affection gynécologique (utérus) ou une hémopathie.

▶ **Signes essentiels :**

∗ CLINIQUE : Rectorragies, émissions glaireuses et troubles du transit peuvent survenir des mois ou des années après l'irradiation.

∗ EXAMENS PARACLINIQUES : Ce sont l'endoscopie et le lavement baryté. Urographie intraveineuse et transit du grêle sont souvent nécessaires dans le bilan.

▶ **Traitement et pronostic :**
Il est symptomatique (un peu comme pour une recto-colite hémorragique), l'intervention n'est envisagée que la main forcée (sténose, etc.) car elle est difficile et non sans danger (lâchage de suture).

COLITE ULCÉREUSE

Voir *Recto-colite hémorragique*

COLLAPSUS CARDIO-VASCULAIRE

▶ **Définition :**
Abaissement rapide de la pression artérielle systolique au-dessous de 80 mm, chez un sujet jusque-là normotendu. Lorsqu'il est prolongé, il s'observe au cours des états de choc (→).

COLOPATHIES FONCTIONNELLES

▶ **Définition :**
Il s'agit d'anomalies motrices et/ou sécrétoires du côlon sans lésion organique décelable. C'est le « côlon irritable » des Anglo-Saxons, cause extrêmement fréquente de consultation.

▶ **Causes et mécanisme :**
On peut distinguer 3 grandes formes (en sachant les intrications possibles), selon le tableau ci-dessous :

▶ **Signes essentiels :**

∗ CLINIQUE :
On observe trois grands symptômes isolés, associés, ou en alternance, et existant souvent depuis de nombreuses années :
- *douleurs* (en cadre, en barre, ou dans une fosse iliaque, souvent soulagées par les gaz ou les selles) ;
- *constipation ;*
- *diarrhée* (sans pus ni sang) ; c'est parfois une fausse diarrhée (dilution de selles dures) avec bouchon initial et diarrhée hétérogène (présence de scybales dures).

L'association à des troubles dyspeptiques (météorisme, éructations, etc.) est fréquente. L'état général est conservé.

∗ EXAMENS COMPLÉMENTAIRES : Examen coprologique (→), lavement baryté, rectoscopie ont pour but essentiel d'éliminer une cause organique.

Colopathies fonctionnelles

COLOPATHIES MOTRICES	COLOPATHIES SÉCRÉTOIRES	ENDO-COLOPATHIES
HYPERSPASMODIQUES . côlon irritable . dystonie neuro-végétative ATONIQUES DYSCHÉSIQUES (trouble de l'évacuation rectale)	HYPERSÉCRÉTOIRES . colopathie muco-membraneuse COLON SEC	DYSMICROBIENNES avec : . soit une diarrhée de fermentation avec selles de pH acide . soit une diarrhée de putréfaction avec selles de pH alcalin

▶ **Pronostic et traitement :**

C'est souvent une affection chronique.

Les bases du traitement sont :

– une attitude compréhensive et rassurante du médecin ;
– une diététique appropriée ;
– un traitement symptomatique de la constipation : son, huiles, mucilages (→ CONSTIPATION) ; des douleurs (antispasmodiques) ; de la diarrhée (→).

Les pansements digestifs et la crénothérapie (Plombières, Châtel-Guyon) peuvent être utiles.

Un traitement sédatif ou psychothérapique est parfois nécessaire.

COLOPATHIE POST-ANTIBIOTHÉRAPIE

Voir *Colite post-antibiothérapie*

COLOPATHIE SPASMODIQUE

Voir *Colopathies fonctionnelles*

COMA HÉPATIQUE

Voir *Encéphalopathie hépatique*

COMMUNICATION INTERAURICULAIRE

▶ **Définition :**

La communication interauriculaire réalise une communication anormale entre l'oreillette gauche et l'oreillette droite à travers le septum interauriculaire.

▶ **Causes – Mécanisme :**

Anomalie d'origine congénitale par insuffisance de développement du septum interauriculaire. Selon la localisation du défect, on distingue les *ostium secundum,* à distance des orifices auriculo-ventriculaires, et les *ostium primum,* qui atteignent le plan des orifices auriculo-ventriculaires.

Un shunt gauche-droit exclusif est ainsi réalisé du fait du gradient oreillette gauche-oreillette droite et de la différence entre les résistances pulmonaires et systémiques.

▶ **Signes :**

∗ CLINIQUES : à l'auscultation, souffle systolique de type éjectionnel associé à un dédoublement du deuxième bruit au foyer pulmonaire.

∗ PARACLINIQUES :

– *Radiologiques :* saillie de l'arc moyen gauche avec hypervascularisation pulmonaire et en radioscopie expansion systolique des artères pulmonaires.
– *Électriques :* bloc incomplet droit constant avec déviation droite de l'axe de QRS.
– *Échographiques :* signes indirects au Tm, parfois mise en évidence du défect au B. Le doppler pulsé avec éventuel codage couleur met en évidence le flux du shunt et le rapport des mesures de débit systémique et pulmonaire précise l'importance du shunt.
– *Hémodynamiques :* Le cathétérisme droit confirme le diagnostic par le passage de la sonde à travers le défect et évalue l'importance du shunt par l'oxymétrie. Il permet également de dépister une anomalie associée : retour veineux pulmonaire anormal.

▶ **Évolution :**

Tolérance parfaite chez l'enfant et l'adolescent ; risque d'hypertension artérielle pulmonaire et d'insuffisance ventriculaire droite.

▶ **Traitement :**

Il est chirurgical ; pratiqué idéalement vers l'âge de 6-10 ans par fermeture de la communication interauriculaire sous circulation extracorporelle par un patch.

L'indication est toujours posée dans l'enfance du fait d'une morbidité plus grande à l'âge adulte.

COMMUNICATION INTERVENTRICULAIRE

► **Définition :**

La communication interventriculaire réalise une communication anormale de taille variable entre ventricule gauche et ventricule droit à travers le septum interventriculaire.

► **Causes – Mécanisme :**

Cardiopathie le plus souvent d'*origine congénitale* par insuffisance de développement du septum interventriculaire ; parfois d'*origine acquise* par rupture septale au cours de l'infarctus du myocarde. Un shunt gauche-droit est réalisé du fait du gradient entre ventricule gauche et ventricule droit, dont l'importance est fonction de la taille du défect.

► **Signes** (seule la communication interventriculaire de moyenne importance est envisagée) :

* CLINIQUES : souffle systolique intense maximal aux 4e, 5e espace intercostal gauche avec irradiation en rayons de roue.

* PARACLINIQUES :

– *Radiologiques :* cardiomégalie, hypervascularisation pulmonaire.
– *Électriques :* surcharge ventriculaire gauche diastolique et droite systolique.
– *Échographiques :* parfois visualisation directe du défect, surcharge ventriculaire droite. Le doppler pulsé permet de confirmer le défect par la présence d'un flux anormal et le codage couleur peut permettre le diagnostic des formes multiples. Le rapport des mesures de débit systémique et pulmonaire permet d'évaluer l'importance du shunt.
– *Hémodynamiques :* Le cathétérisme droit avec angiocardiographie confirme le diagnostic et évalue l'importance du shunt grâce à l'oxymétrie.

► **Formes cliniques :**

* COMMUNICATIONS INTERVENTRICULAIRES DE PETITE TAILLE : encore appelées *maladie de Roger* et dont le tableau se résume au souffle décrit.

* COMMUNICATIONS INTERVENTRICULAIRES IMPORTANTES avec retentissement sur la circulation pulmonaire et hypertension artérielle pulmonaire pouvant devenir autonome et irréversible.

* COMMUNICATIONS INTERVENTRICULAIRES ASSOCIÉES A UNE STÉNOSE PULMONAIRE qui sont dites « à poumons protégés ».

► **Évolution :**

Les communications de petite taille peuvent parfois se fermer spontanément alors que les communications avec hypertension artérielle pulmonaire peuvent s'aggraver. L'évolution est émaillée de complications : infections bronchopulmonaires, greffes bactériennes, insuffisance cardiaque.

► **Traitement :**

Chez le nourrisson de moins de 6 mois, intervention palliative à type de cerclage de l'artère pulmonaire suivie d'une cure radicale à partir de l'âge de 1 an. Celle-ci consiste en une fermeture de la communication interventriculaire sous circulation extra-corporelle par un patch.

Les communications avec hypertension artérielle pulmonaire simple sont opérées mais lorsque l'hypertension devient irréversible, il s'agit en principe d'une contre-indication opératoire.

COMPRESSIONS MÉDULLAIRES NON TRAUMATIQUES

► **Généralités :**

Le tableau neurologique est la conséquence d'un refoulement de la moelle avec souffrance des grandes voies longues de la moelle, pyramidales et sensitives.

* Par contre, LES ÉTIOLOGIES sont très nombreuses et le tableau clinique sera largement fonction de l'étiologie et du siège de la compression.

* L'ÉVOLUTION peut être très lente dans les tumeurs bénignes, par exemple, ou subaiguë, voire aiguë, dans certaines causes infectieuses ou tumorales. Enfin, une aggravation brutale, pouvant aboutir à un déficit sensitivo-moteur complet sous la lésion, peut survenir par un mécanisme vasculaire associé.

Une compression médullaire est une urgence et la démarche diagnostique, les indications opératoires et le traitement seront établis en service de neurochirurgie.

* Enfin, LE PRONOSTIC fonctionnel et les possibilités de récupération du malade seront

d'autant favorables que le diagnostic et le traitement auront été précoces.

▶ Clinique :

⁎ SIGNES D'ALARME : Il s'agit dans 75 % des cas de *douleurs radiculaires* plus ou moins caractéristiques mais progressivement croissantes et pouvant se bilatéraliser. Il peut s'agir de douleurs rachidiennes là aussi progressivement croissantes et volontiers de recrudescence nocturne. Le malade peut consulter pour maladresse et/ou fatigabilité à la marche pouvant s'effacer après un bref repos et réalisant une *claudication intermittente médullaire non douloureuse* (contraitement aux claudications vasculaires).

Enfin, le malade peut consulter pour une *atteinte génito-sphinctérienne* (impuissance, rétention d'urine, mictions impérieuses) précoce dans les atteintes de la moelle lombo-sacrée.

A un stade plus évolué, il s'agit d'une *paraplégie spasmodique* avec hypertonie prédominant aux membres inférieurs sur les muscles fléchisseurs et déficit moteur prédominant sur les muscles extenseurs.

L'examen recherchera l'association *très évocatrice de syndromes lésionnel, sous-lésionnel* et *rachidien.*

⁎ LE SYNDROME LÉSIONNEL traduit la souffrance essentiellement des racines au niveau « métamérique » de la compression : la douleur de type radiculaire domine le syndrome lésionnel mais peut être associée à une hypoesthésie en bande, d'une amyotrophie limitée et, surtout à l'étage cervical, à l'abolition ou à l'inversion d'un réflexe ostéo-tendineux.

Le syndrome lésionnel détermine cliniquement la limite supérieure de la compression.

⁎ LE SYNDROME SOUS-LÉSIONNEL traduit la souffrance des faisceaux ascendants et descendants en dessous de la compression. Il est très discret à un stade précoce et il faut un examen neurologique soigneux pour mettre en évidence des troubles pyramidaux ou sensitifs discrets.

Les troubles sensitifs remontent jusqu'au niveau de la compression, prédominent sur la sensibilité thermique et douloureuse.

On recherchera l'importance des troubles sphinctériens.

⁎ LE SYNDROME RACHIDIEN est plus facile à mettre en évidence au niveau cervical ou lombaire qu'au niveau dorsal : on pourra observer une douleur rachidienne provoquée, une raideur ou une déformation localisée du rachis (cyphose ou cyphoscoliose).

Le risque d'une aggravation neurologique brutale doit être présent à l'esprit. Cette aggravation peut aboutir à un tableau dit « de section médullaire » avec hypotonie, abolition des réflexes, déficit moteur et sensitif complet, rétention d'urine.

▶ Examens complémentaires :

⁎ L'I.R.M. (IMAGERIE PAR RÉSONANCE MAGNÉTIQUE) est le meilleur, sinon le seul examen à pratiquer, avec des coupes sagittales du rachis et de la moelle, dont l'étage aura été déterminé par le médecin selon l'examen clinique.

Malheureusement, cet examen simple, non « invasif », et rapide n'est encore disponible que dans quelques centres. Il permet d'identifier l'étage et le siège (osseux, épidural, vertébral, etc.) de la lésion. Les résultats de cet examen sensible (c'est-à-dire capable de déterminer de petites lésions) sont assez peu spécifiques (c'est-à-dire qu'il persiste assez souvent un doute sur la nature exacte du processus pathologique) mais qu'importe puisque le patient va être opéré.

⁎ LES RADIOGRAPHIES DU RACHIS (face, profil, 3/4) permettent de préciser la nature d'une lésion osseuse éventuelle.

⁎ LA PONCTION LOMBAIRE (P.L.) est inutile, voire dangereuse depuis l'I.R.M. ; elle montrerait une élévation de la protéinorrachie. On réalise parfois cependant une P.L. lorsque l'I.R.M. n'est pas réalisable ou que pour des motifs neurochirurgicaux doit être pratiquée une *myélographie* (dite encore *Amipaque*, selon le nom du produit utilisé).

⁎ LE SCANNER RACHIDIEN en coupes transversales (sans et avec injection intraveineuse d'iode) peut enfin compléter le diagnostic et rajouter à la spécificité du diagnostic préopératoire, notamment préciser les rapports entre le rachis lui-même et la moelle.

▶ Surveillance infirmière :

Surveillance de l'état neurologique ; l'infirmière doit signaler toute majoration du déficit moteur ou sensitif. Cette surveillance sera accrue après une PL ou un examen neuroradiologique qui peuvent aggraver.

▶ Étiologies et traitement :

Ne sont évoquées que les principales étiologies avec leur traitement.

⁎ MÉTASTASES OSSEUSES D'UN CANCER VISCÉRAL : cause très fréquente, surtout dans les cancers du poumon, du rein, du sein, de la prostate, de la thyroïde. La compression résulte soit d'un effondrement osseux, soit plus souvent d'une épidurite métastatique.

Traitement par *laminectomie* en urgence ± radiothérapie.

∗ ENVAHISSEMENT DES ESPACES ÉPIDURAUX, fréquent dans les lymphomes, la maladie de Hodgkin ou de Kahler.

Traitement par laminectomie et radiothérapie.

∗ TUMEURS PRIMITIVES BÉNIGNES OU MALIGNES DES VERTÈBRES.

∗ LES CAUSES INFECTIEUSES peuvent donner une compression médullaire par atteinte du disque intervertébral (discite), du corps vertébral (spondylite) ou des deux (spondylodiscite).

Le traitement est surtout médical par une antibiothérapie adaptée : atteintes *staphylococciques, tuberculeuses surtout chez le transplanté.*

∗ HERNIES DISCALES au niveau cervical, parfois secondaires à un traumatisme ; association avec une névralgie cervico-brachiale.

Traitement chirurgical, le plus souvent abord antérieur avec disectomie et greffons antérieurs.

∗ LES TUMEURS INTRADURALES ET EXTRAMÉDULLAIRES *(neurinome, méningiome)* ont une évolution lente. Ce sont des tumeurs bénignes. Le pronostic postopératoire est excellent sauf en cas de *maladie de Recklinghausen* où il existe des neurinomes multiples.

∗ LES TUMEURS INTRAMÉDULLAIRES *(astrocytome, épendymome)* sont de traitement chirurgical difficile et ont un pronostic plus réservé.

CONFUSIONS MENTALES

▶ Définition :

Une confusion mentale peut se définir comme une obnubilation globale de la conscience avec diminution de toutes les fonctions supérieures, désorientation temporo-spatiale et souvent onirisme. La confusion mentale est la conséquence d'une souffrance cérébrale aiguë non spécifique et transitoire.

Le pronostic est lié à l'affection en cause et devant une confusion mentale il faut *réaliser un bilan étiologique médical et neurologique complet.*

▶ Diagnostic de confusion mentale :

Il est en règle générale aisé : il existe *une entrave globale à l'activité psychique du malade,* la désorientation temporo-spatiale est évidente, le déficit mnésique majeur, portant à la fois sur les faits anciens et récents. Le malade ne reconnaît pas ses proches et ne peut réaliser les gestes de la vie courante (manger seul, toilette). Le niveau de conscience fluctue dans la journée avec une aggravation vespérale des troubles. Le malade est perplexe vis-à-vis de son état et peut passer d'états de torpeur à des phases d'agitation. *L'onirisme* est un état de rêve pathologique vécu et agi éveillé. Il est fait *d'hallucinations* visuelles et auditives sur des scènes d'épouvante ou professionnelles. L'adhésion au délire est pleine et des actes auto ou hétéroagressifs sont possibles.

Le diagnostic différentiel peut se poser avec une *aphasie, une démence débutante.*

▶ Bilan étiologique d'une confusion mentale :

∗ UN EXAMEN NEUROLOGIQUE COMPLET ET UN EXAMEN GÉNÉRAL SOIGNEUX mais difficile sont nécessaires. Il faut rechercher les circonstances (notion de traumatisme crânien, de prise médicamenteuse) de survenue de la confusion mentale, l'existence éventuelle d'un syndrome infectieux, l'importance de la déshydratation et de l'altération de l'état général.

∗ LE BILAN BIOLOGIQUE *comprendra :* NFS, glycémie, calcémie, urée, créatinine, ionogramme sanguin, des radiographies du crâne et du thorax, un bilan infectieux si nécessaire et un bilan neurologique : EEG et éventuellement ponction lombaire ou scanner cérébral.

▶ Principales étiologies des confusions mentales :

∗ LES CAUSES INFECTIEUSES : *Toute infection sévère* peut créer une confusion mentale surtout *chez le sujet âgé ou chez l'alcoolique.* Il peut s'agir aussi d'une *méningite tuberculeuse ou non,* d'une typhoïde, d'une encéphalite, d'un paludisme (accès pernicieux), etc.

∗ LES CAUSES MÉTABOLIQUES :
- alcoolisme, fréquemment en cause (délirium tremens, ivresse aiguë, encéphalopathie de Gayet-Wernicke) ;
- hypoglycémie chez le diabétique ;
- hypercalcémie, hyponatrémie, hypercapnie aiguë chez l'insuffisant respiratoire ;
- porphyrie aiguë ; intoxication au monoxyde de carbone (CO) ;
- certaines endocrinopathies graves : insuffisance surrénalienne aiguë, myxœdème grave, thyréotoxicose grave.

∗ LES CAUSES NEUROLOGIQUES SONT NOMBREUSES : *hémorragie méningée,* traumatismes crâniens, *hématome sous-dural chronique,* tumeur cérébrale, accident vasculaire cérébral, phase postcritique des crises comitiales.

∗ LES CAUSES MÉDICAMENTEUSES SONT FRÉQUENTES et doivent toujours être recherchées. L'arrêt du ou des médicaments en cause est indispensable. On peut citer comme médicaments en cause : les corticoïdes, neuroleptiques, antiparkinsoniens, antiépileptiques, digitaline, anti-dépresseurs tricycliques, INH, etc.

▶ **Surveillance :**
Elle portera sur le pouls, la tension artérielle, la température, l'hydratation, la conscience, l'état neurologique. Il faut répéter les contrôles du ionogramme et éventuellement l'EEG.

▶ **Traitement :**
En plus du traitement de l'étiologie, *il existe des mesures symptomatiques à prendre devant un malade confus :* mettre le malade *au calme,* en sécurité pour lui-même et autrui, éviter l'obscurité.

Les soins de nursing sont importants ainsi que la *réhydratation* par voie orale ou veineuse. Au besoin on pourra faire appel aux neurosédatifs et en cas d'onirisme à l'*Haldol,* ceci en dehors de toute contre-indication.

CONJONCTIVITES

▶ **Définition :**
Inflammation de la muqueuse conjonctivale, aiguë, subaiguë ou chronique.

▶ **Clinique :**
Photophobie, écoulement avec agglutination des cils, qui peut être muqueux, muco-purulent ou purulent. Hyperhémie de la conjonctive, parfois suffusions hémorragiques.

▶ **Évolution :**
Très variable selon les formes.

▶ **Formes étiologiques et traitement :**
Le germe sera mis en évidence par un frottis fait avant tout traitement avec mise en culture et antibiogramme.

CONJONCTIVITES MICROBIENNES

▶ **Conjonctivites catarrhales** (à écoulement muqueux ou muco-purulent) :

∗ A GERMES BANALS (staphylo, strepto, pneumo) ; évolution en 48 h sous traitement local (collyre aux antibiotiques).

∗ A BACILLES DE WEEKS : guérison en quelques jours sous collyre antibiotique.

∗ A BACILLES DE MORAX (rare) : guérison en 15 jours par collyre au sulfate de zinc.

∗ A BACILLES DE PFEIFFER (épidémique) : guérison en quelques jours par collyre antibiotique.

▶ **Conjonctivites purulentes :**

∗ A GERMES BANALS : guérison en 8 jours par antibiothérapie locale et générale.

∗ A GONOCOQUES (ophtalmie purulente du nouveau-né) : survient au 3e jour après la naissance : chémosis, sécrétions purulentes jaune-verdâtre, danger de panophtalmie. A différencier d'une réaction au nitrate d'argent (sécrétions blanches), d'une conjonctivite à inclusions (survient du 8e au 10e jour), d'une imperméabilité des voies lacrymales.

Traitement :
- *curatif* : local et général par antibiotiques, isolement du nourrisson ;
- *préventif* : instillation à la naissance d'un collyre dilué au nitrate d'argent ou d'un collyre antibiotique (moins sûr).

▶ **Conjonctivites pseudo-membraneuses :**

∗ DIPHTÉRIQUE : traitement étiologique.

∗ STREPTOCOCCIQUE : antibiothérapie générale et locale.

CONJONCTIVITES VIRALES

▶ **Conjonctivites à inclusions :**
- *du nouveau-né* : antibiothérapie locale et générale longtemps poursuivie ;
- *type piscine* : bénigne, traitement par cyclines.

▶ **Trachome** (conjonctivite folliculaire), à l'état endémique en Afrique du Nord, en Asie. Redoutable par ses complications notamment cornéennes.

Traitement très prolongé par antibiothérapie locale et générale (cyclines).

▶ **Conjonctivites à adénovirus**, en général bénignes, mais pouvant laisser des séquelles cornéennes. Traitement : corticoïdes, *Rifamycine*.

▶ **Conjonctivites herpétiques** : traitement par collyre *Iduviran*.

CONJONCTIVITES ALLERGIQUES

Très fréquentes, elles nécessitent une recherche de l'agent causal avec désensibilisation générale, avec ou non une corticothérapie locale d'appoint.

CONJONCTIVITES MYCOSIQUES

Rares, justiciables de la nystatine.

CONN (SYNDROME DE)

▶ **Définition :**
Le syndrome de Conn correspond à l'hypersécrétion primitive par la cortico-surrénale d'aldostérone.

▶ **Causes et mécanisme :**
L'aldostérone est responsable de retention sodée et élimination potassique.

Le plus souvent, il s'agit d'une tumeur bénigne faite de cellules de la glomérulée, on parle alors d'*adénome de Conn.* Plus rarement, on peut rencontrer une polyadénomatose uni ou bilatérale. Un carcinome malin est exceptionnellement en cause. Le diagnostic différentiel de l'adénome est surtout l'hyperplasie bilatérale des surrénales dont l'étiopathogénie n'est pas claire.

Il faut distinguer le syndrome de Conn, ou hyperaldostéronisme primaire, des hyperaldostéronismes secondaires que l'on rencontre dans d'autres pathologies.

▶ **Signes cliniques :**
La prédominance féminine est indiscutable.

Le tableau clinique est dominé par l'hypertension artérielle permanente, modérée et bénigne le plus souvent. Il s'y associe d'autres symptômes (signes d'hypokaliémie) : accès de faiblesse musculaire, paresthésies, crises tétaniques, syndrome polyuro-polydipsique. En revanche, il n'y a pas d'œdème.

▶ **Examens complémentaires :**
Ils doivent être faits avant tout traitement et régime.

L'*ionogramme sanguin* montre une hypokaliémie (inférieure à 3 mmol/l) avec une kaliurèse élevée (rapport Na/K inférieur à 1). La *natrémie* peut être normale ou élevée. L'alcalose métabolique est très fréquente. Il peut exister un trouble de la régulation glycémique.

Le diagnostic est confirmé par les *dosages d'aldostérone plasmatique* et *de tétrahydroaldostérone urinaire,* qui sont élevées, associées à un taux de rénine plasmatique effondré.

La localisation de la tumeur est assurée par l'*urographie intraveineuse* avec néphrotomographie et surtout par la *scintigraphie au iodocholestérol* faite sous freinage par la dexaméthasone et par le *scanner abdominal.*

Ces examens peuvent permettre de différencier adénome et hyperplasie bilatérale.

▶ **Éléments de surveillance :**
En dehors de la pression artérielle, ils sont surtout biologiques, dominés par le ionogramme sanguin et urinaire. L'électrocardiogramme peut révéler des signes d'hypokaliémie (allongement de QT, trouble de la repolarisation).

▶ **Évolution et complications :**
Bien qu'il s'agisse habituellement d'une hypertension modérée, on pourra voir se développer, en l'absence de traitement, une rétinopathie, une cardiomégalie, une atteinte rénale, un accident vasculaire cérébral.

▶ **Traitement et pronostic :**

∗ EN CAS D'ADÉNOME : surrénalectomie unilatérale.

∗ LE TRAITEMENT EST CHIRURGICAL, préparé par un traitement médical basé sur la recharge potassique et les antialdostérones (spironolactone). En postopératoire, il faut mettre le malade sous hydrocortisone au moins provisoirement.

∗ L'ABLATION DE LA TUMEUR PERMET après plusieurs mois un retour à une pression artérielle normale. Dans 25 % des cas, environ, l'hypertension, persiste, probablement en raison des lésions rénales irréversibles.

∗ EN CAS D'HYPERPLASIE BILATÉRALE DES SURRÉNALES : pas de traitement chirurgical, traitement médical (spironolactone).

CONSTIPATION

► **Définition :**

C'est le retard d'évacuation de selles dont le séjour dans l'intestin se prolonge trop.

► **Causes et mécanisme :**

On distingue les constipations *fonctionnelles* (constipation-maladie) et les constipations *secondaires* (constipation-symptôme) selon le schéma ci-dessous.

► **Signes essentiels :**

∗ CLINIQUE : L'anamnèse doit faire préciser la date d'apparition, la fréquence et l'aspect des selles, l'existence de symptômes associés (ballonnement, douleurs, rectorragies, etc.), d'une altération de l'état général, la prise éventuelle de laxatifs irritants. L'examen clinique comprendra toujours un examen de la marge anale et un toucher rectal ; la présence de matières dans le rectum est anormale si le patient ne ressent pas le besoin d'exonérer, elle témoigne alors d'une dyschésie.

∗ EXAMENS COMPLÉMENTAIRES : Ils recherchent une cause organique (voir *supra*), ce sont le *lavement baryté* et la recto-sigmoïdoscopie. Quant à l'*examen coprologique* fonctionnel, il a le mérite de rapporter certaines diarrhées (fausses diarrhées) à leur vraie cause : la constipation, en montrant des signes de stase colique avec surdigestion ; l'hypersécrétion colique réactionnelle expliquant l'aspect liquide de la selle.

Mécanismes des constipations

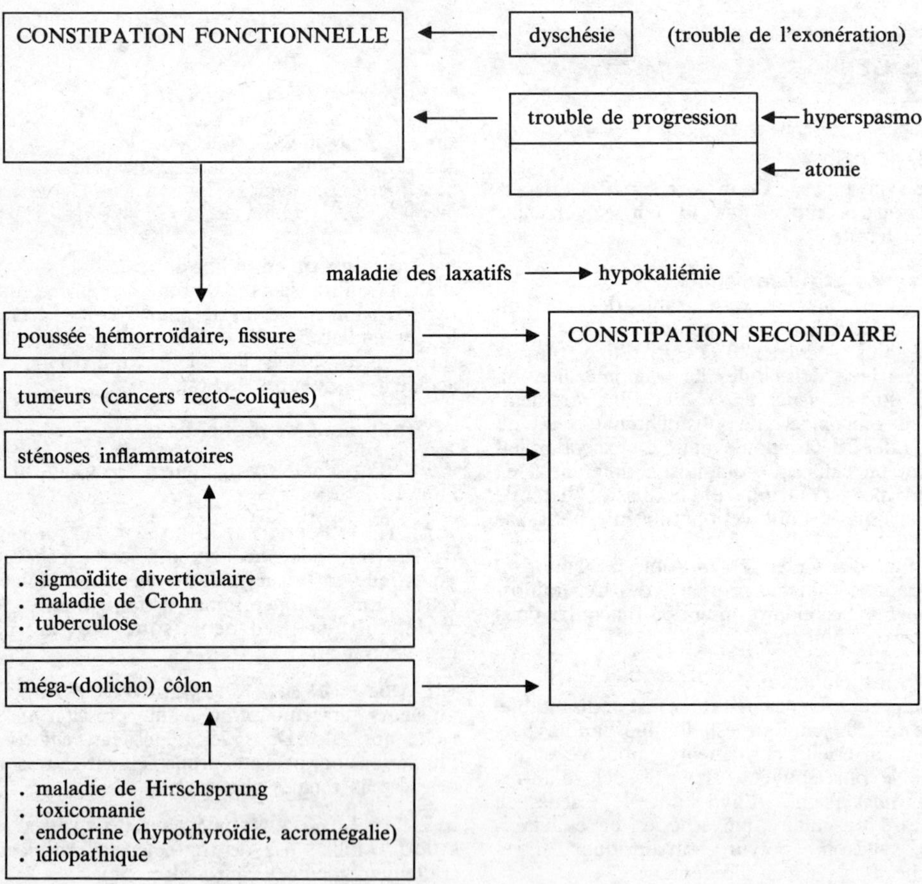

▶ **Surveillance, évolution, complications :**
Il faut éviter d'une part l'abus de laxatifs irritants (voir *infra*), d'autre part l'apparition d'un fécalome ou d'un barytome rectal. Ces complications se voient surtout chez les patients âgés et/ou grabataires.

▶ **Pronostic et traitement :**
Le pronostic est fonction de la cause. La constipation fonctionnelle est habituellement chronique. L'important est d'éviter un usage continu des laxatifs irritants (séné, bourdaine, phénolphtaléine, etc. : → MALADIE DES LAXATIFS) ou toxiques (oxyphénisatine).

On dispose de :

⁎ RÈGLES HYGIÉNO-DIÉTÉTIQUES : sport (marche, etc.), repas réguliers et équilibrés, riches en fibres, boissons abondantes, présentation régulière à la garde-robe.

⁎ PRODUITS DIÉTÉTIQUES OU MÉDICAMENTEUX :

- Dans la *dyschésie :* suppositoires à la glycérine ou à dégagement gazeux *(Éductyl),* petits lavements.
- Dans les *constipations de progression :* accroissement du bol fécal grâce au son (→ SON). On peut également utiliser des mucilages (*Coréine, Spagulax,* etc.) et des lubrifiants (huile de paraffine, *Lubentyl, Lansoyl gelée, Transitol,* etc.). Il faut citer aussi un laxatif d'action osmotique, le lactulose (*Duphalac*).

CONSTIPATION DE L'ENFANT

▶ **Définition :**
Émission rare de selles plus dures et moins abondantes que normalement dont l'évacuation est difficile et parfois douloureuse.

▶ **Causes et mécanisme :**

- erreurs diététiques ;
- mégacôlon ou maladie de Hirschprung (→) ;
- hypothyroïdie ;
- causes neurologiques (encéphalopathies).

Le plus souvent, on ne retrouve pas de cause à la constipation qui est d'origine psychologique (éducation sphinctérienne trop précoce et trop rigide ; obsession des parents).

▶ **Signes essentiels :**

- ballonnement abdominal ;
- encoprésie (émission involontaire de selles) dans les constipations d'origine psychologique ;
- fissure anale.

▶ **Examens paracliniques :**
Lavement baryté et recherche du réflexe anal inhibiteur ont pour but d'éliminer une maladie de Hirschprung.

▶ **Évolution et complications :**
Risque de survenue d'épisodes occlusifs ou subocclusifs.

▶ **Traitement :**
En dehors d'une étiologie particulière, conseils diététiques et entretiens avec les parents.

Éventuellement médicaments favorisant le transit (à base d'huile de paraffine).

Éviter les suppositoires et les microlavements.

En cas de rétention majeure, lavement évacuateur avec une solution salée isotonique.

CONSTRICTION AIGUË DU CŒUR

Voir *Tamponnade cardiaque ou Adiastolie aiguë*

CONVULSIONS ET ÉPILEPSIE DU NOURRISSON ET DE L'ENFANT

▶ **Définition :**
Phénomènes paroxystiques d'origine cérébrale survenant :

- soit de façon *occasionnelle :* on parle alors de *convulsions ;*
- soit de façon *durable et répétée :* on parle alors d'*épilepsie ;* elle peut être secondaire à une lésion du système nerveux central, ou essentielle, sans étiologie décelable.

▶ Causes et mécanisme :

Les causes à rechercher sont :

∗ CHEZ LE NOURRISSON : méningites aiguës, hypoglycémie, hypocalcémie, encéphalopathie de toute origine, hématome sous-dural.

∗ CHEZ LE GRAND ENFANT : tumeur, intoxication, hypertension artérielle, glomérulonéphrite.

Savoir que le plus souvent de 6 mois à 3 ans, les convulsions sont déclenchées par la fièvre.

Au-delà de 6 ans, il s'agit le plus souvent d'épilepsie essentielle.

▶ Signes essentiels :

∗ CRISES GÉNÉRALISÉES CONVULSIVES :

– *Chez le nourrisson :* crise atypique le plus souvent : accès d'hypertonie ou d'hypotonie ; secousses cloniques des membres généralisées ou localisées ; perte de conscience avec regard fixe, révulsion oculaire.

– *Chez le grand enfant :* crise typique (ou grand mal) avec 4 stades successifs : phase tonique avec perte de conscience, phase clonique, coma postcritique avec hypotonie, amnésie postcritique.

∗ CRISES NON CONVULSIVES :

– *Chez le nourrisson* (6 mois) : spasmes en flexion (secousse clonique brève de la tête, du tronc et des membres se répétant plusieurs fois par jour, s'accompagnant d'une régression psychomotrice).

– *Chez le grand enfant :*
- absences (ou petit mal) : suspension brève de la conscience sans chute ;
- crises akinétiques : perte brutale et brève du contrôle postural entraînant une chute ;
- crises psychomotrices : hallucinations visuelles, auditives, olfactives ; accès de comportement anormal ;
- crises viscérales : douleurs abdominales à début et fin brutaux.

∗ SIGNES PARACLINIQUES :

L'EEG confirme la crise qui se traduit par des bouffées de pointes-ondes généralisées. Les signes électriques peuvent être localisés. Ils peuvent être absents.

La maladie des spasmes en flexion s'accompagne d'un tracé électrique particulier, appelé *hypsarythmie.*

Les autres examens paracliniques sont pratiqués dans un but étiologique : ponction lombaire ; calcémie ; glycémie ; fond d'œil et radio du crâne (signes d'hypertension intracrânienne ; signes évocateurs de certaines encéphalopathies) ; éventuellement échotomographie cérébrale, scanner (causes neurochirurgicale, etc.).

▶ Éléments de surveillance :

∗ AU DÉCOURS DE LA CRISE : conscience ; état respiratoire (encombrement) ; tension artérielle ; état neurologique (paralysie).

∗ A DISTANCE : développement psychomoteur ; surveillance de la thérapeutique par dosage dans le sang des médicaments antiépileptiques. La surveillance de l'EEG est habituelle mais non indispensable.

▶ Évolution et complications :

La prolongation de la crise pendant 15 minutes ou la succession de crises très rapprochées réalise l'état de mal, grave par l'anoxie qu'il entraîne et donc les séquelles possibles. L'évolution à la suite d'une première crise est imprévisible ; en l'absence d'étiologie, la gravité d'une épilepsie essentielle est très variable d'un sujet à l'autre.

▶ Traitement et pronostic :

∗ TRAITEMENT DE LA CRISE ELLE-MÊME : *Valium,* par voie rectale de préférence (0,5 mg/kg) ; désobstruction des voies respiratoires supérieures.

∗ TRAITEMENT DE LA CAUSE, en particulier d'une éventuelle hyperthermie.

∗ LA PRÉVENTION DES RÉCIDIVES SE FAIT PAR UN TRAITEMENT AU LONG COURS. Il n'est pas systématique dans les convulsions hyperpyrétiques.

Dans l'épilepsie généralisée, le traitement habituel est le *Gardénal* (0,005 g/kg ou 150 mg/m^2) en 1 seule prise, le Dipropylacétate (*Dépakine*) : 30 mg/kg en 2 prises ;

En cas d'échec ou d'intolérance on peut avoir recours à d'autres médicaments (diphénylhydantoïne, *Gabrene*).

Certaines thérapeutiques particulières peuvent être utilisées :

– dans le petit mal (absences) :
- Éthosuximide (*Zarontin*) : 15 à 30 mg/kg ;
- Diazépam (*Valium*) : 0,5 à 2 mg/kg ;
- Clonazépam (*Rivotril*) : 0,1 à 0,2 mg/kg ;
- Nitrazépam (*Mogadon*) : 0,1 à 0,5 mg/kg.

– dans les épilepsies psychomotrices : Carbamazépine (*Tégretol*), 15 à 25 mg/kg.

– dans la maladie des spasmes en flexion : ACTH et corticoïdes.

Le but du traitement est la suppression des crises cliniques sans surdosage thérapeutique. La surveillance du taux sérique du médicament est donc utile, surtout chez l'adolescent. Lorsque le traitement est bien équilibré, l'enfant doit mener une vie normale.

Certaines vaccinations sont contre-indiquées (vaccin anticoquelucheux).

∗ LE PRONOSTIC EST FONCTION :

- de l'existence ou non d'une atteinte cérébrale sous-jacente ;
- du type de la crise : la maladie des spasmes en flexion aboutit habituellement à une dégradation psychomotrice majeure ;
- du caractère rebelle ou non des crises vis-à-vis de la thérapeutique.

COQUELUCHE

▶ **Définition :**

C'est une maladie contagieuse de l'enfant due au bacille de Bordet-Gengou ou Bordetella pertussis (petit bacille gram négatif immobile, encapsulé).

▶ **Causes et mécanisme :**

Le bacille se transmet par contage direct (dans les gouttes de salive émises lors de la toux) et diffuse facilement dans les communautés enfantines (crèches, écoles).

▶ **Signes essentiels :**

∗ CLINIQUE :

Après une incubation de 1 semaine, commence la *période catarrhale* : fébricule, toux sèche, spasmodique, à prédominance nocturne ; puis vient la *période des quintes*. La quinte, précédée de prodromes (agitation, anxiété), débute par une série de secousses de toux expiratoires, suivie d'une apnée brève, puis une inspiration prolongée et bruyante, la reprise (chant du coq) survient suivie d'une autre série de secousses de toux, et ainsi de suite. Une expectoration glaireuse apparaît alors et termine la quinte ; celle-ci est souvent émétisante.

∗ EXAMENS COMPLÉMENTAIRES :

La NFS montre une hyperleucocytose (10 à 30 000) avec hyperlymphocytose (60 à 90 %) ; la formule s'inverse en cas de surinfection. La confirmation bactériologique (en faisant tousser l'enfant dans une boîte de Petri est inconstante). Radio pulmonaire.

▶ **Surveillance, évolution, complications :**

Le nombre de quintes/jour doit être noté ; la température reste subnormale (examens : voir *supra*). *La coqueluche du nouveau-né et du nourrisson est une maladie grave* : les quintes sont atypiques ; quintes asphyxiantes et apnée sont à craindre. Si l'on n'intervient pas immédiatement, un état asphyxique avec cyanose, perte de connaissance et arrêt respiratoire peut survenir, d'où la nécessité d'hospitalisation en *milieu spécialisé*. La répétition des quintes émétisantes expose également à la déshydratation.

Les complications sont encore : des broncho-pneumonies (surinfection), des bronchites purulentes ou asthmatiformes, des convulsions, voire une encéphalopathie aiguë (rare, mais grave), mécaniques (ulcération du frein de la langue, épistaxis, etc.).

▶ **Traitement et pronostic :**

Voir *supra*. On dispose d'antitussifs et d'antispasmodiques, de sédatifs à doses filées ; l'antibiothérapie prévient surtout les surinfections. Les broncho-pneumonies, les quintes asphyxiantes du nourrisson justifient l'hospitalisation en réanimation.

Prophylaxie : maladie à déclaration obligatoire (N° 21) ; isolement, éviction scolaire (30 jours après le début des quintes, 20 jours pour les frères et sœurs) ; séroprophylaxie (gammaglobulines humaines spécifiques) pour les sujets contacts (nourrissons et nouveau-nés) ; vaccination. *Il faut vacciner le plus tôt possible ;* la protection est assez bonne.

CORPS ÉTRANGERS DE L'OREILLE

▶ **Les corps étrangers de l'oreille** sont très fréquents en pratique pédiatrique. Le corps étranger, de nature très variable, siège dans le conduit auditif externe.

▶ **L'extraction** doit être effectuée avec patience sous contrôle de la vue au moyen d'un crochet mousse ou par un lavage à l'énéma. Il faut proscrire l'usage de la pince qui refoule vers le tympan.

∗ Dans quelques cas, très rares, il peut être nécessaire de recourir à l'ANESTHÉSIE GÉNÉRALE.

* Certains corps étrangers vulnérants (allumettes) peuvent créer des lésions graves : perforation tympanique, surdité, vertiges, paralysie faciale, et nécessiter une INTERVENTION CHIRURGICALE.

CORPS ÉTRANGERS INTRA-OCULAIRES

La projection d'un corps étranger dans l'œil est un accident fréquent :

► **Superficiel :**
Grain d'émeri, poussière de verre, corps étranger végétal, évoqué devant une photophobie, un larmoiement et le contexte. Le corps étranger fiché dans la cornée ou sous la paupière supérieure sera extirpé après instillation de collyre *Novésine.*

► **Profond :**
Fiché profondément dans la cornée ou ayant traversé la cornée, le corps étranger devra être extrait en salle d'opération sous anesthésie générale sous microscope opératoire, car il existe le plus souvent une plaie du globe oculaire à parer.
En cas de corps étranger intravitréen, on utilise l'électro-aimant si le corps étranger est aimantable.

► **Dans tous les cas :** sérothérapie antitétanique, antibiotiques par voie locale et générale.

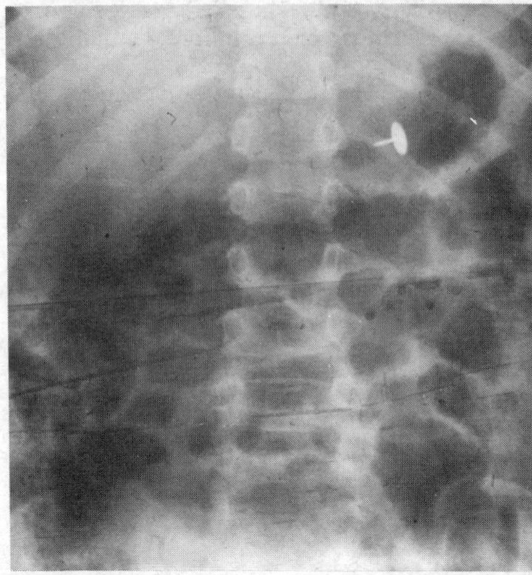

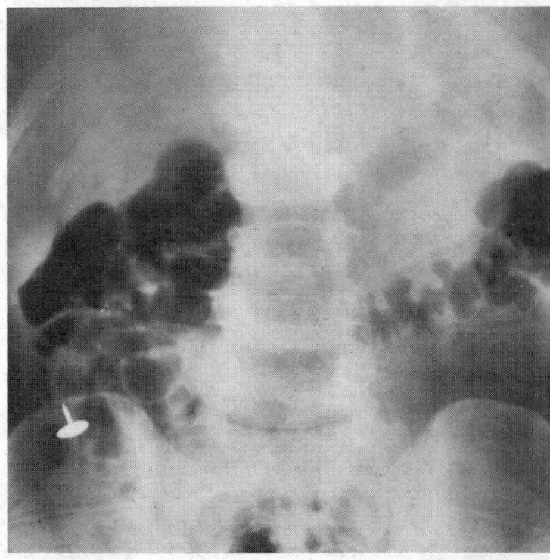

Corps étranger vulnérant de l'œsophage. Migration spontanée dans les voies digestives puis évacuation spontanée.

CORPS ÉTRANGERS DES VOIES AÉRO-DIGESTIVES SUPÉRIEURES

Les corps étrangers des voies aéro-digestives supérieures sont des urgences. Ils mettent souvent en jeu le pronostic vital.

► **Les corps étrangers des fosses nasales :**
Ils sont très fréquents chez les enfants. Le diagnostic est habituellement évident. *L'exérèse* est effectuée au crochet, la difficulté est fonction du volume et de la forme de l'objet. Ils peuvent être méconnus, le diagnostic étant alors évoqué secondairement devant une rhinorrhée purulente unilatérale.

► **Les corps étrangers du pharynx :**
Le plus fréquent est l'arête de poisson, fichée dans l'amygdale palatine ou la base de langue. Elle est extraite à la pince sous anesthésie locale.

► **Les corps étrangers du larynx :**

Les corps étrangers peuvent se bloquer dans le larynx, ceci s'observe notamment en cas d'éthylisme aigu. La dyspnée est immédiate et suraiguë, seule une intervention immédiate, rarement praticable, peut rétablir la respiration.

► **Les corps étrangers trachéo-bronchiques :**

Les corps étrangers trachéo-bronchiques sont de nature variable, métalliques, plastiques (fragments de jouets) ou végétaux (cacahuètes). Le corps étranger se bloque habituellement dans la bronche souche droite.

La dyspnée est de gravité variable, parfois menaçante. La radiographie du thorax montre le corps étranger s'il est radio-opaque et son retentissement sur la ventilation broncho-pulmonaire.

L'extraction du corps étranger est effectuée le plus rapidement possible dans un centre O.R.L. spécialisé par une bronchoscopie sous anesthésie générale.

► **Les corps étrangers de l'œsophage :**

Il peut s'agir de corps étrangers alimentaires (arête de poisson, os de poulet ou de mouton), ou chez l'enfant de pièces de monnaie.

La présence du corps étranger dans l'œsophage se traduit par des douleurs postérieures, une dysphagie plus ou moins complète.

L'extraction doit être réalisée très rapidement sous anesthésie générale par œsophagoscopie.

La complication redoutable des corps étrangers de l'œsophage est la *perforation œsophagienne*, responsable d'une médiastinite gravissime.

COUDE (AFFECTIONS DU)

► **Signes cliniques :**

Une affection du coude se manifeste par une impotence fonctionnelle plus ou moins douloureuse, gênant donc la flexion et l'extension de cette articulation.

► **Causes :**

∗ LORSQUE LES RADIOGRAPHIES ET LES EXAMENS DE LABORATOIRE SONT NORMAUX :

– *L'épicondylite* (→) est la plus fréquente des affections du coude. Elle se manifeste par une douleur lors des mouvements de supination de la main avec préhension (verser le contenu d'une casserole, par exemple). L'examen retrouve un point douloureux épicondylien à la palpation et à la supination contrariée.
– *L'épitrochléite* (→) correspond à l'atteinte du muscle pronateur de la main (inverse de la supination). La douleur siège sur la partie interne du coude à l'examen et la pronation contrariée la réveille.
– *La bursite rétro-olécrânienne* est plus rare.

∗ LA CHONDROMATOSE SYNOVIALE nécessite une arthrographie opaque pour être diagnostiquée.

∗ LORSQUE LES RADIOGRAPHIES SONT ANORMALES (mais la vitesse de sédimentation non accélérée) on peut voir une arthrose du coude (→) (avec pincement, ostéophytose, ostéosclérose) qui limite les mouvements de l'articulation. Il peut aussi s'agir d'une arthropathie nerveuse (→), syringomyélique le plus souvent, qui réalise le tableau d'une énorme arthrose caricaturale, exubérante, mais indolente.

∗ LORSQUE LA VITESSE DE SÉDIMENTATION EST ACCÉLÉRÉE :

– On peut évoquer une *infection :* soit la tuberculose dont l'atteinte du coude est la plus fréquente des localisations du membre supérieur (→ ARTHRITES TUBERCULEUSES), soit n'importe quel germe. Le tableau est celui de toutes les arthrites infectieuses (→).
– *L'hygroma* est une bursite rétro-olécrânienne inflammatoire et infectieuse qui doit être incisée.
– *Les grands rhumatismes inflammatoires* (→POLYARTHRITES) peuvent toucher le coude, aussi bien la polyarthrite chronique évolutive (→) que le rhumatisme psoriasique (→) ou la goutte (→) et les cancers ne sont pas impossibles.

► **Évolution et traitement :**

Ils dépendent de la cause de l'affection. Pour les épicondylites, épitrochléites ou arthroses, les infiltrations (→) jouent un très grand rôle. Pour les autres affections, c'est le traitement général et approprié qui est de mise.

COXALGIE

▶ Définition :

On appelle coxalgie l'ostéoarthrite tuberculeuse de la hanche (→ARTHRITES TUBERCULEUSES).

▶ Causes :

La localisation articulaire se fait 2 ou 3 ans après la primo-infection et se voit surtout actuellement chez les transplantés, les travailleurs immigrés et les sujets mal ou non vaccinés par le B.C.G.

▶ Signes cliniques :

* LE DIAGNOSTIC doit être fait le plus tôt possible *avant* le stade des destructions osseuses et visibles aux radiographies.

* LES SIGNES GÉNÉRAUX sont assez discrets : petite altération générale, décalage thermique.

* LOCALEMENT, le malade se plaint de douleurs inguino-fessières plutôt nocturnes, mais également mécaniques, avec impotence fonctionnelle, boiterie, amyotrophie, limitation des mouvements de la hanche. Il existe des adénopathies rétro-crurales.

▶ Signes paracliniques :

* LES RADIOGRAPHIES ne montrent au début qu'une simple décalcification de la hanche. Plus tard existent en plus un pincement articulaire avec flou général, quelques géodes. Ce n'est qu'en fin d'évolution que se produisent des lésions constructives, scléreuses.

* SIGNES BIOLOGIQUES : La vitesse de sédimentation est modérément accélérée. L'intradermoréaction à la tuberculine est franchement positive. Surtout, la *ponction articulaire* (→) permet de rechercher le germe sur place, et de pratiquer des cultures sur milieux spéciaux. L'examen microscopique de la synoviale montrent les lésions tuberculeuses typiques. Au besoin, la *scintigraphie* montre une hyperfixation osseuse.

▶ Évolution et surveillance :

Autrefois l'évolution se faisait vers une ankylose en plus ou moins bonne position. L'abcédation tuberculeuse était très fréquente. Cela ne doit plus se voir, grâce au traitement. La surveillance de la température et celle de l'état général sont de bons éléments. Il faut également vérifier l'état pulmonaire et génito-urinaire.

▶ Traitement :

C'est le traitement médical de la tuberculose (→) qui prime, avec mise en décharge de l'articulation.

Le traitement permet de racourcir l'évolution, empêche les complications, et permet une reprise rapide de la marche. Il sera complété par de la *kinésithérapie* (→).

COXA PLANA

▶ Définition :

La coxa plana (ou maladie de Legg-Perthes-Calvé, ou ostéochondrite de la hanche) est une *épiphysite* (→) *de la tête fémorale* qui survient pendant la *deuxième enfance.*

▶ Causes :

Elles sont mal connues, mais on fait intervenir des facteurs vasculaires et des microtraumatismes.

▶ Signes cliniques :

L'enfant se plaint d'une douleur fessière et/ou inguinale. Il existe une impotence fonctionnelle qui se traduit par une *boîterie.* On note une amyotrophie quadricipitale précoce.

▶ Signes paracliniques :

Les *examens sanguins* restent normaux. Par contre, la *radiographie* est très évocatrice : le noyau de la tête fémorale est fragmenté avec alternance de zones claires et opaques. La tête fémorale est aplatie, mais l'interligne articulaire est respecté sinon élargi.

▶ Évolution :

Elle se fait sur 2 ou 3 ans et aboutit à la reconstruction d'une tête fémorale aplatie, en tampon de wagon. La *coxarthrose,* plus ou moins tardive, représente la complication lointaine de l'affection. La surveillance porte sur la marche, mais elle est surtout radiologique.

▶ Traitement :

C'est l'immobilisation plâtrée, avec interdiction de l'appui sur le membre malade. La reprise de la marche doit être très lente et prudente.

COXARTHROSE

Voir *Arthrose de la hanche*

COXOPATHIES (GÉNÉRALITÉS)

▶ Définition :

On appelle *coxopathie* une *affection de la hanche,* c'est-à-dire de l'articulation coxo-fémorale.

▶ Signes :

Une affection de la hanche se manifeste toujours par des douleurs de la fesse et/ou de l'aine, diffusant à la cuisse, et parfois au genou. Ces douleurs, quand elles se manifestent le jour, entraînent une boiterie et un déhanchement. Elles peuvent aussi gêner le sommeil.

▶ Causes :

C'est la radiographie qui permet le diagnostic des différentes affections de la hanche.

∗ LORSQUE L'INTERLIGNE ARTICULAIRE EST PINCÉ :

– *Avec vitesse de sédimentation normale :*

- *L'arthrose de la hanche* (→) est la coxopathie la plus fréquente.
- *La coxopathie pagétique* a les mêmes signes que la coxarthrose mais la radiologie révèle la maladie de Paget (→).
- *Les arthropathies nerveuses* (→) sont très destructrices mais peu douloureuses.
- *La luxation de la hanche* est diagnostiquée à la naissance.

– *Avec vitesse de sédimentation accélérée :*

- *Les coxites rhumatismales* peuvent se voir au cours de la polyarthrite rhumatoïde (→), de la spondylarthrite ankylosante (→), du rhumatisme psoriasique (→), etc.
- *Les coxites infectieuses* peuvent être dues à n'importe quel germe depuis la tuberculose (→ COXALGIE) jusqu'au staphylocoque. La *ponction articulaire (*→) joue un grand rôle dans tous les cas de coxites.
- *La chondrocalcinose articulaire* (→) peut toucher la hanche (→ POLYARTHRITES).

∗ LORSQUE L'INTERLIGNE ARTICULAIRE RESTE NORMAL :

On pense le plus souvent alors à *l'ostéonécrose aseptique de la tête fémorale (*→).

D'autres fois, il peut s'agir d'une chondromatose synoviale, d'un céphalolisthésis (glissement de la tête fémorale chez un sujet jeune, véritable urgence chirurgicale), ou de douleurs provoquées par des affections de voisinage, y compris pelviennes. Les cancers osseux doivent toujours être évoqués.

∗ LORSQUE LES OS DU BASSIN RESTENT NORMAUX :

On pense alors aux tendinites (→), périarthrite de la hanche, bursite ischiatique ou tendinite des adducteurs.

▶ Évolution et traitement :

Ces éléments sont fonction des affections en cause et sont donc traités séparément, à chaque entrée particulière.

COXSACKIE (INFECTIONS À VIRUS)

▶ Définition :

Les virus Coxsackie appartiennent aux entérovirus, ils se divisent en 2 groupes (A et B).

▶ Signes essentiels :

On distingue :

∗ LA MALADIE DE BORNHOLM (ou myalgie épidémique) comporte un syndrome myalgique des muscles thoraciques, abdominaux, nuchaux et fessiers dans un climat fébrile avec pharyngite, exanthème maculeux, micro-adénopathies. Il y a parfois une leucopénie modérée.

L'évolution est en règle générale favorable. Une atteinte méningée, myocardique ou hépatique est possible.

∗ LES ENCÉPHALOMYOCARDITES A COXSACKIES donnent chez le nourrisson un tableau de défaillance cardio-respiratoire avec syndrome encéphalique et hémorragique mortel.

∗ LES MÉNINGITES AIGUËS sont des méningites à liquide clair, hyperlymphocytaire avec protéinorachie peu élevée et glycorachie normale.

L'évolution est bénigne.

∗ L'HERPANGINE est une angine bénigne de l'enfance.

CRANIOPHARYNGIOME

▶ Définition :

Tumeur de la région hypophysaire d'origine embryonnaire.

▶ **Signes essentiels :**
Ils associent :
- des signes *endocriniens :* retard statural, diabète insipide, hypoglycémie ;
- des signes *oculaires :* baisse de l'acuité visuelle ;
- des signes *d'hypertension intracrânienne.*

▶ **Éléments de surveillance :**
- *examen ophtalmologique* recherchant un œdème papillaire au fond d'œil, une amputation du champ visuel ;
- *radio du crâne* (érosion de la selle turcique, calcifications intratumorales) complétée par des explorations neuroradiologiques.

▶ **Traitement et pronostic :**

⁎ LE TRAITEMENT EST CHIRURGICAL. Il nécessite une réanimation attentive en raison des désordres endocriniens transitoires mais graves postopératoires (diabète insipide, insuffisance surrénale, hypoglycémie).

⁎ A LONG TERME, des récidives tumorales peuvent survenir. Les séquelles sont d'ordre visuel et surtout endocrinien (les déficits endocriniens apparaissant à distance de l'intervention sont multiples : insuffisance thyroïdienne, diabète insipide, nanisme et impubérisme).

CRANIOSTÉNOSE

▶ **Définition :**
Ossification prématurée d'une ou de plusieurs sutures crâniennes, provoquant des déformations du crâne et souvent un défaut d'expansion cérébrale avec hypertension intracrânienne.

▶ **Causes et mécanisme :**
Il est parfois héréditaire.

▶ **Signes essentiels :**
- déformation du crâne ;
- fermeture précoce de la fontanelle, parfois retard psychomoteur ;
- insuffisance du périmètre crânien.

▶ **Examens complémentaires :**
- radio de crâne (signes d'hypertension intracrânienne, suture précocement fermée et ossifiée) ;
- fond d'œil (recherche de signes d'hypertension intracrânienne).

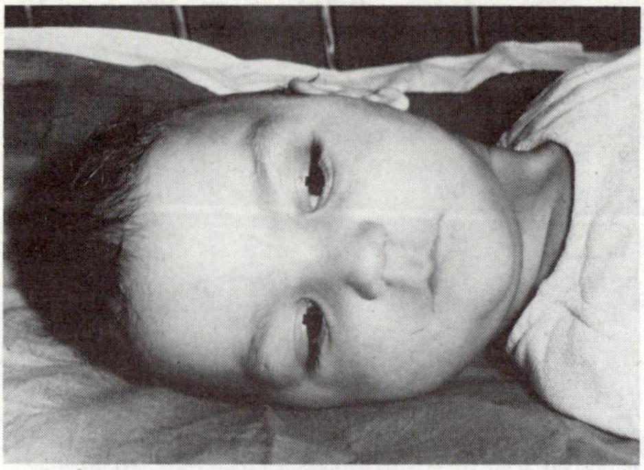

Craniosténose des sutures sagittale et coronale (oxycéphalie)
(d'après LAPLANE R., *Abrégé de pédiatrie,* Masson, Paris, 1985).

▶ **Éléments de surveillance :**
- périmètre crânien ;
- développement psychomoteur ;
- signes d'hypertension intracrânienne ;
- fond d'œil.

▶ **Évolution et complications :**
Le risque majeur est la cécité.

▶ **Traitement et pronostic :**

⁎ LE TRAITEMENT EST NEUROCHIRURGICAL ; il est impératif en cas de signes oculaires ou de signes d'hypertension intracrânienne.

⁎ LE PRONOSTIC est fonction de l'atteinte cérébrale sous-jacente.

CRÉNOTHÉRAPIE O.R.L.

Voir figure page suivante.

▶ **La pratique des cures thermales** est couramment répandue. Elle s'adresse essentiellement aux infections O.R.L. récidivantes, rebelles aux traitements médicaux ou chirurgicaux habituels.

Il existe des eaux sulfurées et non sulfurées.

▶ Schématiquement, les eaux sulfurées s'adressent aux maladies à composante infectieuse

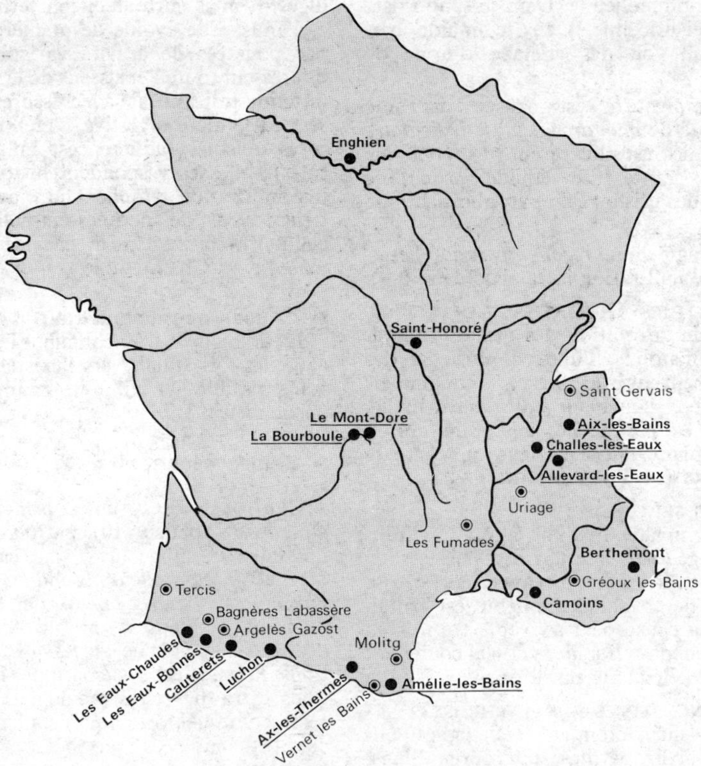

Carte des principales stations françaises utilisées en O.R.L.
Points ● : stations sulfurées
Points ◉ : stations non sulfurées
(d'après « *Encyclopédie médico-chirurgicale* »).

prédominante, les eaux non sulfurées aux affections récidivantes non infectieuses telle que l'allergie naso-sinusienne.

► Il est utile pour obtenir un résultat stable que la cure soit répétée plusieurs années de suite.

CRISES ARTICULAIRES AIGUËS

► Définition :

La *crise articulaire aiguë* est définie par l'*inflammation* ou la congestion *brutale* ou très rapide d'une *articulation.*

► Signes cliniques :

L'inflammation se manifeste par une *douleur* dite « inflammatoire », c'est-à-dire *nocturne,* de la *deuxième partie de la nuit,* réveillant le malade, et se prolongeant longtemps pendant la matinée. On note une impotence fonctionnelle. L'articulation atteinte est rouge, chaude, tuméfiée.

► Signes paracliniques :

S'il est rare que les radiographies montrent quelque chose de typique, *la vitesse de sédimentation est presque toujours accélérée.* La ponction articulaire (→) permet l'examen cytobactériologique et clinique du liquide articulaire, ainsi que l'examen histologique de la synoviale.

► Causes :

* ARTHROPATHIES MICROCRISTALLINES :

– Au premier rang on trouve la *goutte* (→) qui touche surtout une articulation du pied chez un homme jeune. Dans le sang existe une hyper-uricémie. Dans le liquide articulaire on voit des cristaux d'urate de sodium.

- La *pseudo-goutte* est causée par une crise aiguë de *chondrocalcinose articulaire* (→). Le pied est plus rarement touché que dans la goutte. Le liquide articulaire contient des cristaux de pyrophosphate de calcium.
- Il peut s'agir d'une *réaction pseudo-allergique* à une infiltration intra-articulaire (→).

⁎ ARTHROPATHIES RHUMATISMALES :
Au cours de l'évolution des grands rhumatismes inflammatoires, l'une ou plusieurs des articulations peuvent brusquement s'enflammer. Il est rare que ce soit inaugural de la maladie. Le diagnostic est plus facile dans la mesure où la crise articulaire survient dans un contexte défini et connu (→ POLYARTHRITES).

⁎ ARTHRITES SEPTIQUES :
Elles s'accompagnent d'une altération franche de l'état général avec fièvre. Dans le sang existent des signes d'infection (hyperleucocytose avec réaction neutrophile). Le début est brutal. Le microbe en cause peut souvent être mis en évidence au sein d'un liquide synovial contenant du pus ou des éléments puriformes.

⁎ CRISES CONGESTIVES DES ARTHROSES :
Elles simulent volontiers les signes cliniques des arthropathies microcristallines, mais la vitesse de sédimentation reste normale, ou, en tout cas, très peu accélérée.

▶ Évolution et surveillance :

⁎ L'ÉVOLUTION se fait vers la sédation de la crise, après un à plusieurs jours de maladie, qui constituent l'attaque.

⁎ LA SURVEILLANCE est surtout celle de l'état général (température, urines, etc.) dans la mesure où la crise guérit rapidement sous traitement adéquat.

▶ Traitement :
Il est fonction de la cause de la crise.

CROHN (MALADIE DE)

▶ Définition :
« La maladie de Crohn est une affection inflammatoire touchant l'ensemble du tube digestif, mais surtout l'iléon terminal, le côlon et l'anus. Elle évolue de manière imprévisible, par poussées de gravité variable. Les lésions intéressent toute l'épaisseur de la paroi digestive (atteinte transmurale avec fissures) ; elles sténosent la lumière digestive, s'étendent aux structures voisines (adhérences, inflammation, fistules) ; elles correspondent histologiquement à une infiltration lymphocytaire avec, dans deux tiers des cas, des nodules épithélioïdes giganto-cellulaires pratiquement caractéristiques de la maladie » (Ch. DEBRAY).

▶ Causes et mécanisme :
L'étiologie est inconnue. Les recherches actuelles s'orientent vers l'existence d'un agent transmissible et d'un terrain immunitaire particulier.

▶ Signes essentiels :

⁎ CLINIQUE : Les signes principaux sont la *diarrhée* (8 fois sur 10), parfois remplacée par un tableau subocclusif (en cas de sténose marquée), les *douleurs* (coliques, syndrome de Kœnig), l'*amaigrissement.* On sent fréquemment un empâtement sensible de la fosse iliaque droite. La recherche de *lésions anales* (ulcérations, fistules) est systématique. Des manifestations extra-digestives (analogues à celles de la recto-colite hémorragique) sont possibles : articulaires, cutanées (érythème noueux, etc.), oculaires.

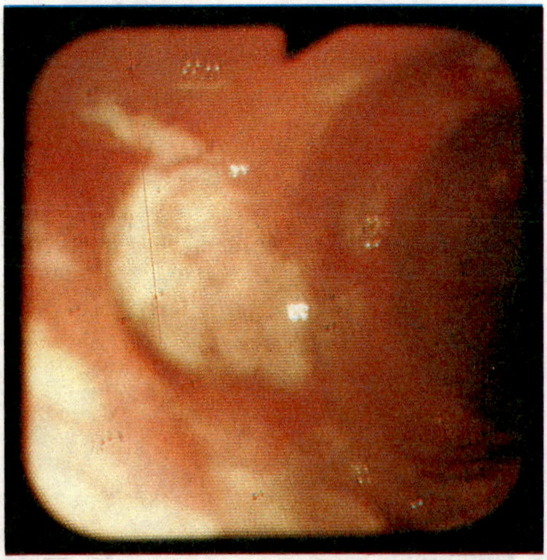

Ulcération colique vue lors d'une coloscopie au cours d'une maladie de Crohn.

⁎ Examens complémentaires :

– *Le bilan biologique* comprend NFS, VS, plaquettes, ionogramme, cholestérol, électrophorèse des protéines, fer sérique avec saturation, taux de prothrombine, bilan phosphocalcique ; d'autres examens sont éventuellement demandés en fonction de chaque cas : stéatorrhée ou fécalogramme, test de Schilling, test au xylose, test à l'albumine au chrome ou à l'apha-1-antitrypsine, etc. (→).

– *Le bilan radiologique* comprend un transit du grêle (au moins lors du bilan initial) et souvent un lavement baryté, parfois un transit gastro-duodénal. Ces opacifications sont précédés d'une radiographie d'abdomen sans préparation pour éliminer notamment une colectasie.

– *Le bilan endoscopique* comprend habituellement un examen proctologique et une coloscopie et souvent une gastroscopie, voire une jéjunoscopie.

▶ **Éléments de surveillance :**

Ils sont :

⁎ Cliniques : état général (poids) et digestif (nombre, aspect, poids des selles).

⁎ Biologiques : examens sanguins, plus ou moins nombreux selon l'état du malade, examens de selles.

⁎ Radiologiques (dont on évitera la répétition abusive dans cette maladie chronique) et endoscopiques.

▶ **Évolution, complications :**

L'évolution se fait en règle générale par poussées successives, elle est imprévisible. Les complications possibles sont schématisées dans le tableau ci-dessous.

Crohn (Maladie de)

Complications intestinales	Complications générales
Occlusion +	Dénutrition + + +
Fistules (externes ou internes) + + +	Retard staturo-pondéral
Perforations	Stérilité (25 %)
Dilatation aiguë du côlon	Ostéomalacie
Hémorragies	Amylose
Abcès	Lithiase biliaire, cholangite, etc.
Cancer (rare)	Lithiase rénale

▶ **Traitement, pronostic :**

⁎ Le traitement chirurgical est indiqué devant certaines complications (occlusion, perforation, fistule, colectasie aiguë, cancer) et en cas d'échec du traitement médical. Il va de la résection segmentaire (iléon) à la coloprotectomie totale (dans certaines formes coliques). Des récidives s'observent dans 40 à 70 % des cas selon les séries et la durée d'évolution.

⁎ Le traitement médical comprend deux volets : symptomatique d'une part, à visée pathogénique d'autre part :

– *Traitement symptomatique :*

- de la *diarrhée :* diététique, ralentisseurs du transit *(Diarsed, Imodium), Questran* (qui chélate les sels biliaires mal réabsorbés), cyclines (en cas de pullulation microbienne en amont d'une sténose du grêle) ;
- des *douleurs :* antispasmodiques et antalgiques ;
- des désordres *nutritionnels :* diététique (hypercalorique et hyperprotidique), apports vitaminiques, alimentation entérale par pompe, perfusion de sang et d'albumine, alimentation parentérale (notamment dans les cas graves et/ou en préopératoire) ;

– *Anti-infectieux : Salazopyrine* (qui a aussi une action anti-inflammatoire), *Flagyl* (actif sur les anaérobies), voire antibiothérapie à large spectre.

– *Traitement à visée pathogénique :* corticoïdes, immunodépresseurs (Azathioprine ou *Imurel*).

Il ne semble pas exister de traitement au long cours capable d'éviter les rechutes.

CRURALGIE

▶ **Définition :**

On appelle cruralgie la *névralgie du nerf crural,* issu des 3ᵉ et 4ᵉ racines lombaires.

▶ **Causes :**

Le plus souvent, il s'agit d'une *cruralgie essentielle* ou rhumatismale, survenant chez un homme de 50 ans, où l'on retrouve un *conflit disco-radiculaire,* comme pour les sciatiques (→). Dans 3 % des cas, un diabète est à l'origine de l'affection, d'où la nécessité de le rechercher systématiquement. Enfin, il faut aussi rechercher une spondylodiscite (→), un cancer osseux (→), une métastase.

▶ **Signes cliniques :**

Une lombalgie (→) est le plus souvent associée à la cruralgie. La douleur descend ensuite le long de la face antérieure de la cuisse, atteignant le genou (et le dépassant parfois). L'extension de la cuisse réveille la douleur (signe de A. Thomas). On note une amyotrophie quadricipitale, et le réflexe rotulien est diminué ou aboli, avec hypoesthésie dans le territoire L4.

► Signes paracliniques :
Les radiographies montrent le plus souvent un pincement L3-L4 de type arthrosique (avec ostéophytes et sclérose osseuse), plus ou moins prononcé d'un côté ou de l'autre. Il faut aussi rechercher les causes plus rares (cancers, infection, etc.).

► Évolution, surveillance et traitement :
L'évolution spontanée peut se faire vers le passage à la chronicité, mais le plus souvent, la guérison survient en 2 ou 3 semaines. On l'aide et on l'accélère avec une mise au repos, au lit, et un traitement strictement comparable à celui de la sciatique (→).

CRYPTOCOCCOSE

► Définition :
C'est une infection due à une levure encapsulée, Cryptococcus neoformans, ayant un tropisme pour le système nerveux central et le poumon.

► Signes essentiels :
On observe au début céphalée, vomissements, raideur méningée ; des crises bravais-jacksoniennes ou des paralysies oculo-motrices sont possibles. Sont également possibles : toux et infiltration des bases pulmonaires à la radio ; dissémination avec atteinte cutanée papulaire. Il est de règle de rechercher chez ces malades une hémopathie sous-jacente. Le LCR contient des cellules mononucléées, la protéinorachie est augmentée, la glycorachie diminuée ; le cryptocoque est isolé sur milieu de Sabouraud (où il pousse en 1 à 2 semaines) ou est retrouvé à l'examen direct.

► Traitement et pronostic :
L'amphotéricine B (*Fungizone*) est utilisée en perfusion i.v. (0,25 à 1 mg/kg/j, dose atteinte par paliers), elle peut si besoin être administrée en intrathécale. La 5-fluocytosine (*Ancotil*) n'est pas toxique ; on administre 150 mg/kg/j.

Le *pronostic* est réservé.

CRYPTORCHIDIE

► Définition :
C'est l'absence de l'un ou des deux testicules dans les bourses.

► Causes :
Il s'agit soit d'un retard à la descente des testicules dans le scrotum, soit d'un obstacle mécanique, soit d'une pathologie endocrinienne.

► Signes cliniques et paracliniques :
L'examen recherche en fait une anomalie associée : génitale (hypospadias), ou somatique (anomalie chromosomique). Une U.I.V. est faite systématiquement.

Le retentissement endocrinien (→HYPOGONADISME) doit être évalué si la découverte de la cryptorchidie est faite aux environs de la période pubertaire.

► Évolution :
Outre les risques de stérilité, il existe celui de cancérisation des testicules restés intra-abdominaux après la puberté.

► Traitement :
L'indication d'un traitement hormonal (gonatrophines chorioniques) peut précéder l'exploration chirurgicale. L'âge optimal de cette exploration n'est pas clairement déterminé.

CUSHING (SYNDROME DE)

► Définition :
Le syndrome de Cushing correspond à l'hypersécrétion par les corticosurrénales de glucocorticoïdes (cortisol), sécrétion non freinable : cette définition exclut les hypercorticismes exogènes dus à la prise de corticoïdes. Dans certains cas, il peut s'y associer une hypersécrétion d'androgènes ou plus rarement de minéralocorticoïdes (aldostérone).

► Causes et mécanisme :
La prédominance féminine est très importante. Il faut distinguer les syndromes de Cushing primitivement surrénaliens des hypersécrétions secondaires.

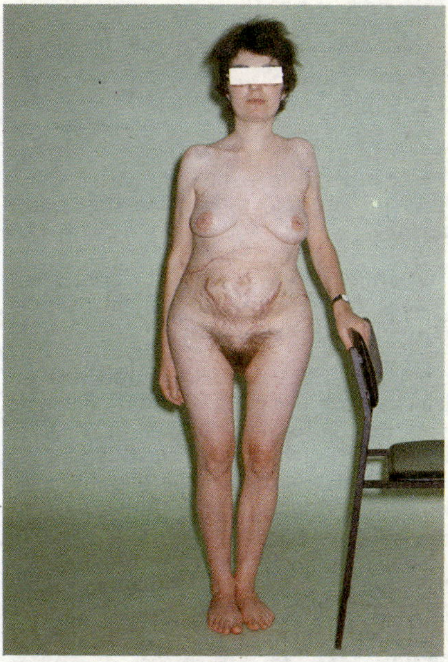

Maladie de Cushing.

∗ ORIGINE SURRÉNALIENNE :

Ce sont :

- les *tumeurs surrénales bénignes* (adénomes), responsables d'un tableau pur d'hypercortisolisme ;
- les *corticosurrénalomes malins,* sécrétant à la fois du cortisol et des androgènes. Leur tableau comportent en plus des signes de virilisation.

Dans ces deux étiologies la sécrétion d'ACTH est freinée.

∗ ORIGINE EXTRA-SURRÉNALIENNE :

La première cause est la *maladie de Cushing par hyperplasie bilatérale des surrénales,* secondaire, typiquement, à un adénome hypophysaire à ACTH. En fait l'adénome hypophysaire n'est pas toujours lui-même primitif et il s'agit alors d'un dérèglement du système hypothalamo-hypophysaire d'origine inconnue avec perte de la régulation par rétrocontrôle. Le taux de l'ACTH est de toute façon peu élevé.

Plus rarement, il s'agit d'un *syndrome de Cushing paranéoplasique,* secondaire à la sécrétion d'une substance ACTH-like par une tumeur maligne (bronche, thymus, pancréas).

▶ **Signes cliniques :**

Il faut distinguer les signes d'hypercortisolisme purs, tels qu'on les rencontre dans l'adénome surrénalien et la maladie de Cushing, des signes de virilisation qui viennent s'y ajouter dans les corticosurrénalomes malins et les syndromes paranéoplasiques.

∗ SIGNES D'HYPERCORTISOLISME : Ils associent une répartition facio-tronculaire des graisses, une érythrose du visage, des vergetures pourpres, une amyotrophie des membres, une fragilité cutanée avec fragilité capillaire et hématome, une ostéoporose avec douleurs rachidiennes. D'autres symptômes moins spécifiques sont fréquents et évocateurs : hypertension artérielle, aménorrhée et troubles de la libido, troubles psychiques, surtout de type dépressif, mycose unguéale, chute des cheveux. Enfin, les signes de virilisme sont très discrets. En cas d'ACTH très élevée (maladie de Cushing, syndrome paranéoplasique) : mélanodermie.

∗ SIGNES DE VIRILISATION : Ils sont surtout visibles chez la femme : hypertrophie clitoridienne, acné, hirsutisme, modification de la voix. Ils peuvent masquer une partie des signes de catabolisme, notamment au niveau de la peau et des muscles. Parfois syndrome tumoral hypophysaire (céphalées, hémianopsie bitemporale) si microadénome dans la maladie de Cushing.

▶ **Examens complémentaires :**

∗ EXAMENS PERMETTANT LE DIAGNOSTIC POSITIF :

- 17 cétostéroïdes, 17 OH stéroïdes des urines de 24 heures ;
- cortisol libre urinaire ;
- cycle du cortisol plasmatique.

Tous ces dosages montrent des chiffres élevés avec perte du cycle nycthéméral du cortisol (normalement élevé à 8 h diminué à 20 h) ici valeur du cortisol élevé à 20 h..

Le caractère non freinable de l'hypercorticisme est confirmé par la négativité des tests de freinage minute et standard par la dexaméthasone.

∗ EXAMENS PERMETTANT UN DIAGNOSTIC ÉTIOLOGIQUE :

- épreuve de freinage fort par la dexaméthasone, négative en dehors de la maladie de Cushing où un freinage partiel peut se voir ;
- test à la métopirone, négatif dans les tumeurs surrénaliennes et les syndromes paranéoplasiques, très positif dans la maladie de Cushing ;
- dosage de l'ACTH de base et sous stimulation (→) ;

– test au *Synacthène,* d'interprétation parfois difficile.

A côté de ces examens hormonaux, le diagnostic étiologique s'appuie sur des examens :

– *hypophysaire :* en cas de suspicion de maladie de Cushing avec adénome, bilan hormonal et morphologique des tumeurs hypophysaires ;
– *surrénalien :* en cas de suspicion de tumeur surrénalienne : échographie et scanner surrénaliens. Éventuellement tomographie aux temps néphrographiques de l'U.I.V., scintigraphie surrénalienne au iodocholestérol après freinage thyroïdien par du Lugol ;
– *en cas de syndrome paranéoplasique :* recherche du cancer primitif.

* AUTRES EXAMENS :
Hyperleucocytose à la numération formule sanguine, diabète chimique ou patent.

Modifications hydro-électrolytiques.

Mais aussi radiographie du rachis (ostéoporose) et bilan endocrinien complet, étudiant notamment les androgènes surrénaliens et l'aldostérone.

▶ Éléments de surveillance :

* CLINIQUES : syndrome dysmorphique, état psychique, signe d'hypercatabolisme, pression artérielle, vie génitale. Recherche de métastase en cas de tumeur maligne.

* BIOLOGIQUES : dosages hormonaux, radiographie osseuse.

▶ Évolution et complications :

Spontanément, l'évolution est fatale avec des complications vasculaires (thrombose, hémorragie), des accidents hypertensifs, une cachexie et parfois des manifestations psychiatriques graves (automutilation, suicide).

Traité, le pronostic dépend de l'étiologie. Il reste sombre pour les corticosurrénalomes malins, car la tumeur est souvent déjà très volumineuse et les métastases sont précoces. De même le pronostic des Cushing paranéoplasiques dépend de la gravité du cancer primitif.

Dans la maladie de Cushing traitée uniquement à l'étage surrénalien, il peut apparaître un adénome hypophysaire à ACTH (syndrome de Nelson).

▶ Traitement et pronostic :

Dans la plupart des cas le traitement, s'il est efficace, aboutit à l'insuffisance surrénale au moins passagère, qui doit être traitée préventivement.

Les méthodes et les indications dépendent de la cause :

* ADÉNOME SURRÉNALIEN : La chirurgie d'exérèse donne de bons résultats.

* CORTICOSURRÉNALOME MALIN : Chirurgie si elle est possible associée aux anticortisoliques (OP'DDD ou *Éliptène*) et à la radiothérapie surrénalienne.

* SYNDROME PARANÉOPLASIQUE : Traitement de la tumeur originelle si possible, sinon anticortisoliques de synthèse.

* MALADIE DE CUSHING : Son traitement est actuellement très discuté. L'attitude actuelle comprend une préparation par l'OP'DDD associée à un geste chirurgical sur l'hypophyse pour éliminer un microadénome hypophysaire éventuel. En cas d'échec avec rechutes, on peut proposer une surrénalectomie bilatérale associée à une radiothérapie hypophysaire pour éviter un syndrome de Nelson. L'action est donc possible à deux niveaux surrénalien (OP'DDD, chirurgie) ou hypophysaire (chirurgie ou radiothérapie).

CYSTITES

▶ Définition :

C'est un syndrome associant : pollakiurie (→), dysurie (→), pyurie.

▶ Causes :

On distingue les fausses cystites, avec urines limpides, il s'agit d'urétrite chez la femme secondaire à une infection génitale, et les vraies cystites avec urines troubles et bactiurie supérieure à 10^5 germes.

Les principales causes des cystites à urines troubles sont :

– *vésicales* : tumeurs, corps étrangers, infections bactériennes et parasitaires, traumatismes, radiothérapie ;
– *sous-vésicales* : maladie du col, lésions prostatiques, lésions urétrales ;
– *extra-vésicales* : foyers infectieux juxta-vésicaux : colique, appendiculaire, génital ;
– *rénales* : La tuberculose rénale est la seule maladie du haut appareil qui se révèle par les signes vésicaux.

▶ Examens paracliniques :

Ce sont les examens bactériologiques avec cultures sur milieux spécifiques, les examens radiologiques (U.I.V. et urétrocystographie rétrograde) et les examens endoscopiques (urétrocystoscopie) dont l'indication et la réalisation reposent sur le résultat de l'examen clinique, l'anamnèse, la stérilité des urines.

▶ Traitement :

Il est symptomatique (douleurs, infections) et étiologique.

DACRYO-ADÉNITE

C'est l'inflammation aiguë ou chronique des glandes lacrymales.

DACRYOCYSTITES

► **Définition :**
Inflammation du sac lacrymal ; elle peut être aiguë (phlegmon du sac) ou chronique :
- due à une obstruction d'un canal lacrymal, à une infection de voisinage, plus rarement à une imperforation du canal lacrymal ;
- se traduit par une tuméfaction rouge et douloureuse de l'angle interne de l'œil avec larmoiement.

► **Traitement :**
Antibiothérapie. Incision, drainage, puis dacryocystorhinostomie (dérivation du canal lacrymo-nasal dans les fosses nasales).
Chez le vieillard on se contente de l'ablation du sac.

DÉCALCIFICATIONS OSSEUSES

► **Définition et mécanisme :**
La *décalcification* consiste en une *diminution de la teneur osseuse en calcium,* métalloïde de renforcement.

* IL N'EXISTE QUE DEUX GRANDS MÉCANISMES DE DÉCALCIFICATION :
- soit par *raréfaction du tissu calcifié ;*
- soit par *diminution de la fixation calcique* sur le tissu ostéoïde (non minéralisé).

On rappelle qu'il existe normalement un équilibre entre formation et destruction osseuses, et que ce remaniement continu est le fait des ostéoblastes (constructeurs) et ostéoclastes (destructeurs). La vitamine D et la thyrocalcitonie stimulent les ostéoblastes. L'hormone parathyroïdienne stimule les ostéoclastes.

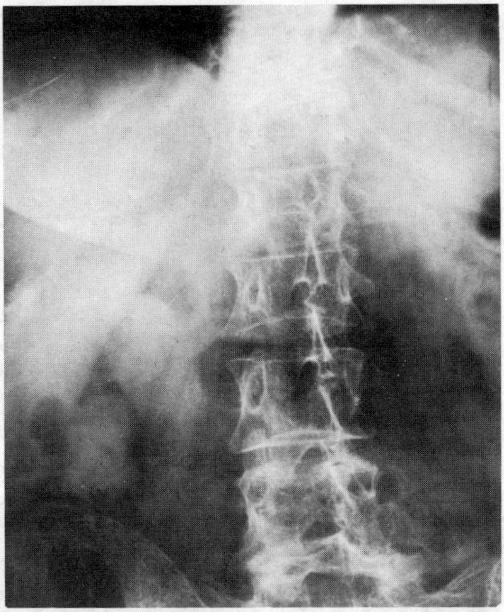

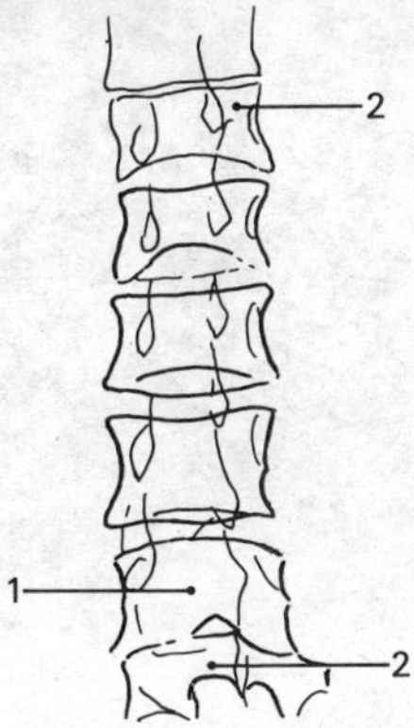

Tassements vertébraux ostéoporotiques :
1) Trame osseuse anormalement visible ;
2) Tassement.

* A côté de ces deux grands mécanismes, viennent s'ajouter les PHÉNOMÈNES D'OSTÉOLYSE HORMONALE OU TUMORALE.

* Ceci permet de distinguer 4 GRANDS TYPES DE DÉCALCIFICATIONS OSSEUSES :
- *les ostéoporoses ;*
- *les ostéomalacies ;*
- *les ostéoses cancéreuses ou malignes ;*
- *l'hyperparathyroïdie.*

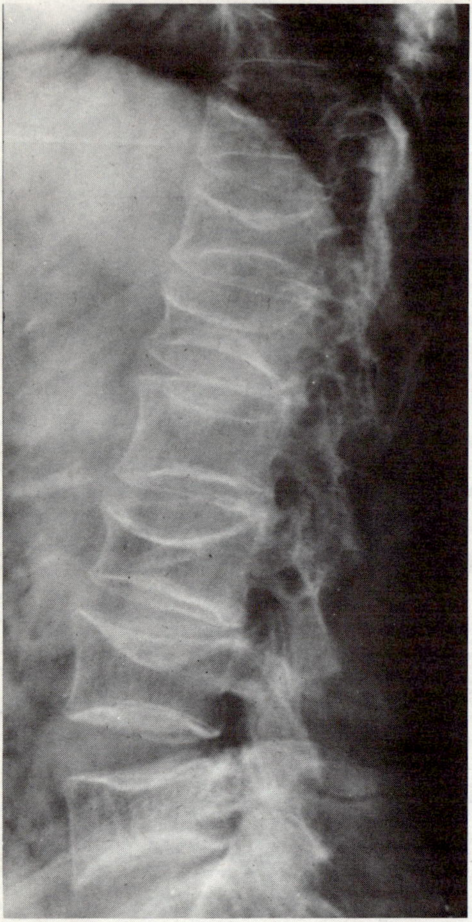

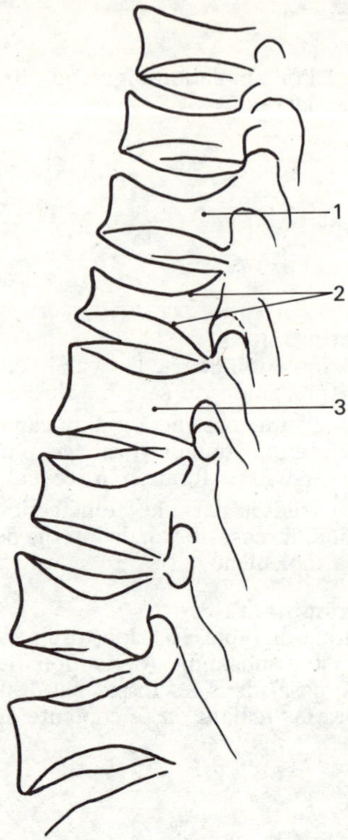

Déminéralisation diffuse (vertèbre en diabolo) : 1) Tassement ; 2) Bords trop visibles ; 3) Transparence exagérée.

▶ **Signes cliniques** communs à toutes les décalcifications :

Ce sont essentiellement des *douleurs* (mécaniques ou inflammatoires). Ces douleurs sont diffuses et touchent tout le rachis ou tout un membre, ou l'ensemble du corps. Elles s'accompagnent souvent de myalgies. Les déformations et tuméfactions sont rares (sauf les déformations rachidiennes). Les fractures spontanées et microfractures sont fréquentes, et responsables des douleurs.

▶ **Les signes paracliniques** sont détaillés à chaque cause envisagée mais il faut souligner dans tous les cas l'importance capitale de la *ponction-biopsie osseuse.*

▶ **Causes et traitement :**

⁎ OSTÉOPOROSE :

. *Définition :*

L'*ostéoporose* est définie par la *baisse de la quantité de tissu osseux,* prouvée par la ponction-biopsie osseuse. La trame protéique est en diminution.

. *Signes cliniques :*

Ils sont banals (cf. *supra*).

– *Les radiographies* montrent des os pâles, où la trame est anormalement visible, avec diminution de l'épaisseur de la corticale et déformation plus ou moins tardives (aplatissement vertébral, par exemple).
– *Les examens biologiques* sont sensiblement normaux. Mais les tests dynamiques montrent que l'on fixe difficilement le calcium.

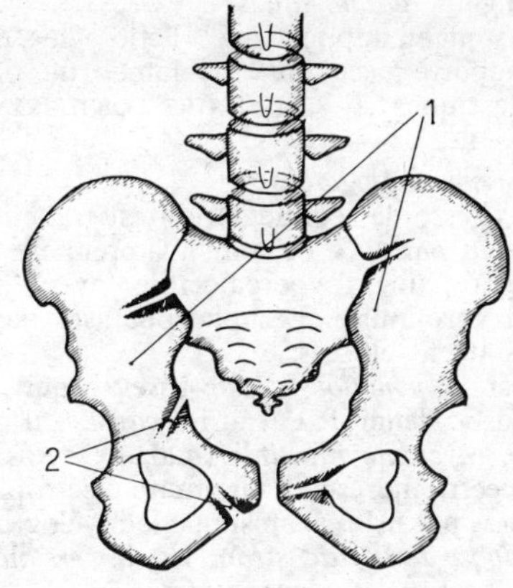

Image radiologique de bassin ostéomalacique.
1) Transparence généralisée.
2) Stries de Looser-Milkman.

. *Formes cliniques.*

On distingue :

– *l'ostéoporose commune ou d'involution sénile,* la plus fréquente, survenant après la ménopause chez les femmes, vers la soixantaine chez les hommes ;
– *l'ostéoporose idiopathique de l'homme jeune ;*
– *les ostéoporoses endocriniennes* (par hyperthyroïdie, ou hypercorticisme, maladie de Cushing, acromégalie, hypogonadismes, hémochromatose, diabète sucré) ;
– *les ostéoporoses digestives ;*
– *les ostéoporoses rénales ;*
– *les ostéoporoses* survenant au cours des grandes maladies rhumatismales (tels la polyarthrite chronique évolutive (→) ou le rhumatisme psoriasique (→), etc.) ;
– *les ostéoporoses d'immobilisation* survenant chez les grabataires, ou, par exemple, chez les premiers cosmonautes.
– *les ostéoporoses retrouvées au cours des cirrhoses éthyliques* et celles en rapport avec certains traitements, dont en particulier l'héparinothérapie prolongée.

. *Surveillance et évolution :*

Il faut bien entendu éviter les fractures.

. *Traitement :*

On a recours aux anabolisants protidiques, au calcium, au phosphore et au fluor en traitement séquentiel. On peut ainsi ralentir sinon stopper l'évolution. Mais il est difficile de revenir en arrière.

∗ OSTÉOMALACIE :

Celle-ci est caractérisée par un *ramollissement osseux* par *défaut de minéralisation de la trame protéique,* en rapport avec une insuffisance en vitamine D. Ceci permet de distinguer les ostéomalacies vitamino-sensibles et les ostéomalacies vitamino-résistantes.

– *L'ostéomalacie vitamino-sensible* est la plus commune. L'hypovitaminose D correspond au rachitisme (→) chez l'enfant et a ici chez le vieillard les mêmes causes (carence d'apport alimentaire et/ou solaire). Mais la cause la plus fréquente est un défaut d'absorption intestinale de la vitamine D. Ce défaut peut avoir une cause digestive (diarrhées chroniques, entéropathies, suites de gastrectomies ou d'affections hépato-biliaires). L'ostéoporomalacie combine une ostéoporose commune et une ostéomalacie.

Le traitement fait appel à la vitamine D aux doses habituelles.

– *Les ostéomalacies vitamino-résistantes* sont appelées ainsi parce qu'elles résistent aux doses usuelles de vitamine D. Les plus fréquentes sont d'origine rénale.

. *Signes radiologiques :*

L'os a un aspect flou, délavé, pâle. Les vertèbres sont biconcaves. Il existe des fractures d'un type spécial dites stries de « Looser-Milkmann ».

. *Signes biologiques :*

Ils montrent tous (sang et os) que l'os est avide de calcium.

∗ OSTÉOSES MALIGNES :

. *Signes cliniques :*

Ici les douleurs sont essentiellement inflammatoires, nocturnes, très vives. L'état général s'altère rapidement, avec ou sans fièvre.

- *Signes radiologiques :*

Ils sont en rapport avec l'étiologie : géodes à l'emporte-pièce du myélome, ou images métatastiques (→ TUMEURS OSSEUSES SECONDAIRES).

- *Signes biologiques :*

La vitesse de sédimentation est franchement accélérée, parfois à 100 mm à la première heure. On note une hypercalcémie avec hyperhydroxyprolinurie. Les phosphatases alcalines sont souvent élevées.

C'est la *ponction-biopsie osseuse* qui fait le diagnostic définitif. Parmi les *causes* on remarque le *myélome multiple* (maladie de Kahler) où l'électrophorèse et l'immuno-électrophorèse sont très perturbées, ainsi que le myélogramme, la *maladie de Waldenström,* les *cancers métastatiques* (→) et les *hémopathies.*

- *Le traitement* est bien entendu celui de la cause de décalcification. L'état général est l'élément de surveillance capital.

∗ HYPERPARATHYROÏDIES :

- *Signes cliniques :*

Outre les douleurs osseuses, avec ou sans tuméfaction et/ou fractures, il existe une polyurie-polydipsie, une asthénie, des troubles psychiques parfois, des troubles digestifs souvent (nausées, anorexie). Des signes de chondrocalcinose articulaire (→) peuvent se manifester.

- *Signes radiologiques :*

Ce sont des encoches osseuses ou des géodes pseudo-kystiques.

- *Signes biologiques :*

Il existe une hypercalcémie, une hypophosphorémie, une hypercalciurie, une hyperphosphaturie et une hyperhydroxyprolinurie. La ponction-biopsie osseuse montre des lésions fibro-ostéo clastiques.

- *L'évolution* se fait vers *l'insuffisance rénale.*
- *Le traitement* consiste en l'ablation chirurgicale de l'adénome parathyroïdien responsable du syndrome (les cancers sont très rares).

► **Dans tous les cas,** la surveillance est celle de l'état général (température, pouls, urines, poids, appétit, etc.).

DÉCOLLEMENT DE RÉTINE

► **Définition :**

Affection fréquente et grave, compromettant le pronostic visuel.

Le traitement, lorsqu'il est possible, est chirurgical. Il reste difficile malgré les progrès techniques récents. En fait, il s'agit d'un dédoublement des feuillets internes et externes de la rétine. La présence de liquide entre les deux feuillets arrête le faisceau lumineux avant qu'il ne touche les cellules sensorielles.

► **Causes :**

∗ MYOPIE SÉVÈRE AVANT TOUT (plus de 10 dioptries) :

Le décollement se fait à partir d'une déchirure ou d'un trou rétinien, d'où l'intérêt d'une surveillance régulière systématique attentive de la périphérie rétinienne des grands myopes. Les formes bilatérales successives ne sont pas rares.

∗ TUMEURS :

Les tumeurs choroïdiennes créent en fait dans un premier temps un soulèvement de la rétine, puis un vrai décollement avec présence de liquide sous-rétinien.

Il peut s'agir :

- d'un mélanosarcome choroïdien ou de métastases choroïdiennes d'un cancer à distance (sein, thyroïde, prostate) ; l'origine tumorale suspectée sur l'aspect au fond d'œil est confirmée par l'échographie oculaire, l'angiographie fluorescéinique ;
- d'un rétinoblastome (→) chez l'enfant.

∗ TRAUMATISMES OCULAIRES :

Le décollement de rétine peut survenir plusieurs mois après une contusion oculaire ou une plaie du globe (surtout en cas d'issue du corps vitré). On peut en rapprocher les décollements de rétine survenant chez les opérés de cataracte.

∗ AUTRES CAUSES :

Hypertension artérielle, diabète (rétinopathie diabétique au stade terminal), suroxygénation chez le prématuré, kystes rétiniens congénitaux, décollements de rétine « familiaux ».

► **Clinique :**

En cas de décollement idiopathique (non tumoral), les signes de début sont en fait la traduction de la déchirure rétinienne : éclairs lumineux répétés dans un secteur fixe, mouches volantes. Ultérieurement, le décollement de rétine se traduit par une baisse de la vision, avec impression de rideau, limitation du champ visuel.

► **Évolution :**

En l'absence de traitement rapide, le décollement s'étend, avec soulèvement de la macula, ce qui entraîne la perte de la vision centrale. Au stade terminal : décollement total avec rétraction fibreuse du vitré.

► **Traitement :**

⁎ Décollement idiopathique :

– *Au stade de déchirure*, sans décollement : coagulation immédiate des bords de la déchirure au photocoagulateur ou par la cryocoagulation.

– *Dès qu'est apparu le décollement*, un traitement chirurgical s'impose sous anesthésie générale. Après quelques jours d'immobilisation pour réappliquer au maximum la rétine, on associe une cryocoagulation de la déchirure à une indentation localisée (éponge de Lyncoff) ou étendue (cerclage au silastic). Parfois tamponnement interne par gaz ou silicone injectés dans la cavité vitréenne pour réappliquer la rétine.

Le pronostic reste réservé en raison des complications possibles et surtout des récidives.

⁎ En cas de décollement tumoral :

– *Mélanosarcome* : énucléation presque toujours, parfois on discute la photocoagulation.

– *Tumeur métastatique* : chimiothérapie.

DÉFICIENCES INTELLECTUELLES

► **Définition :**

Les déficiences intellectuelles sont des insuffisances du développement de l'intelligence. Ce n'est pas un concept abstrait mais une réalité de la vie socioculturelle. Il faut les distinguer d'une instabilité motrice, d'une inhibition affective ou d'une psychose.

► **Causes et étiologie :**

Les causes ne sont retrouvées que dans 50 % des cas.

Ce sont :

– le plus souvent des facteurs anténataux : malformation cérébrale, erreurs chromosomiques, enzymopathies, infections intra-utérines ;

– parfois un accident périnatal : anémie, hémorragie cérébrale ;

– enfin des lésions acquises plus tardivement : par exemple, méningite, encéphalite, traumatisme crânien.

Il importe de rechercher une cause curable et des facteurs associés : une atteinte motrice, un déficit sensoriel.

► **Signes essentiels :**

On distingue en se basant sur un chiffre de quotient intellectuel global quatre degrés, résumés dans le tableau ci-dessous :

Il ne faut pas se contenter d'une appréciation globale mais faire un bilan complet des aptitudes et rechercher une intelligence hétérogène.

Les examens paracliniques en dehors des tests d'intelligence doivent rechercher un déficit sensoriel (audiogramme au moindre doute) ; une atteinte neurologique (EEG, radio du crane, Scanner) ; une étiologie orientée par la clinique : enzymopathies, hypothyroïdie, hypoglycémie, hypercalcémie.

► **Traitement :**

⁎ Il est avant tout préventif : avec la surveillance des grossesses, l'amélioration des soins périnataux, la prophylaxie de l'embryopathie rubéoleuse et toxoplasmique, le dépistage néo-natal de la phénylcétonurie, de l'hypothyroïdie.

⁎ Le traitement étiologique n'est possible que dans un petit nombre d'arriérations (Thyroxine dans l'hypothyroïdie, régime sans phénylalanine dans la phénylcétonurie, etc.).

⁎ Dans les autres cas, la détection et la prise en soins de l'arriéré, aussi précoce que possible, demeurent essentiels.

Déficiences intellectuelles

	Q.I.	Langage	Autonomie	Scolarité
Arriération profonde	< 30	0	0	0
Débilité profonde	< 50	ébauché	2-6 ans	Centre d'Aide par le travail
Débilité moyenne	< 70	oui	oui	Tâche routinière
Débilité légère	< 80	oui	oui	Travail normal

Il faut s'efforcer de développer la maturité sociale. De plus, il faut considérer la famille, qui mérite l'attention médicale, pour aider au mieux l'enfant atteint.

Parfois, les neuroleptiques à petites doses ou les tranquillisants peuvent diminuer les troubles caractériels.

Enfin, la qualité des échanges affectifs, la richesse de l'environnement en stimulations et la tolérance à l'égard des conduites du sujet entraînent des résultats objectifs très différents.

DÉFICITS CONSTITUTIONNELS EN FACTEUR PLASMATIQUE DE LA COAGULATION

▶ **Définition :**

Ce sont des déficits héréditaires d'un facteur plasmatique de la coagulation du sang.

▶ **Signes cliniques :**

Survenue d'hémorragies provoquées survenant plus ou moins tôt dans la vie.

▶ **Déficits entraînant des anomalies de l'hémostase primaire (→) :**

* DÉFICIT EN FIBRINOGÈNE : L'afibrinogénie se révèle dès la naissance, les dysfibrinogénies avec présence d'un fibrinogène anormal peuvent être cliniquement discrètes.

* DÉFICIT EN FACTEURS WILLEBRAND à transmission dominante.

▶ **Déficits entraînant des anomalies de la coagulation :**

* DÉFICITS ISOLÉS EN FACTEURS X, V, VII, II : Ce sont des tares récessives rares entraînant une anomalie qualitative traduite par un temps de Quick allongé. La gravité du syndrome hémorragique est variable. *Le traitement est substitutif :* PPSB (II, VII, X), plasma frais.

* DÉFICITS ISOLÉS EN FACTEURS XII, XI, IX, VII, VIII : Ils se traduisent par un temps de céphaline-kaolin allongé et un temps de Quick normal. Les déficits en facteurs IX et VIII représentant 90 % des déficits constitutionnels (→ HÉMOPHILIE). *Le traitement est substitutif.*

DÉFICITS IMMUNITAIRES

▶ **Définition :**

Ce sont des déficits, héréditaires ou acquis, des mécanismes des réponses immunitaires : Immunité cellulaire (déficit en lymphocytes T, atteinte de l'immunité retardée), immunité humorale (déficit en plasmocytes, défaut de formation des anticorps), ou les deux types d'immunité.

▶ **Signes cliniques et paracliniques :**

* CE SONT LA RÉPÉTITION ET LA GRAVITÉ D'ÉPISODES INFECTIEUX survenant chez un enfant qui vont conduire au diagnostic.

Les infections à germes gram + : pneumopathies, méningites, infections O.R.L. et cutanées, infections à Hemophilus influenzae, sont plus fréquentes dans les déficits de l'*immunité humorale.*

La sensibilité au B.K., aux salmonelles, aux brucelles, aux mycoses, aux levures et à de nombreux virus est plus fréquente dans les déficits de l'*immunité cellulaire.*

Au cours de certaines maladies acquises (ex. : myélome), les déficits immunitaires sont recherchés de principe.

* LES PRINCIPAUX EXAMENS permettant d'apprécier les fonctions immunitaires sont les suivants :

- *Immunité humorale :* Électrophorèse, immunoélectrophorèse du sérum, dosage pondéral des immunoglobulines. Titrage de certains anticorps : antistreptolysines, après vaccinations antipoliomyélite, antitétanique. Recherche de plasmocytes, biopsie ganglionnaire.
- *Immunité cellulaire :* Réaction d'hypersensibilité retardée (tuberculine, candidine). Comptage des lymphocytes T du sang circulant. Test de transformation lymphoblastique *in vitro* en présence de phytohémaglutinine.
- *L'enquête génétique :* Les examens cités peuvent être pratiqués chez les ascendants et les collatéraux.

▶ **Principaux déficits immunitaires :**

* DÉFICITS DE L'IMMUNITÉ HUMORALE :

- γ-globulinémie liée au sexe (type Bruton) touchant les garçons, de pronostic grave.
- Déficit en IgA.

– Hypogammaglobulinémie passagère du nourrisson, de bon pronostic.

* DÉFICITS DE L'IMMUNITÉ CELLULAIRE :
– Aplasie thymique (Di George) pouvant être traitée par greffe du thymus.
– Syndrome de Wiskott-Aldrich évoluant vers un réticulosarcome.

* DÉFICITS DES DEUX TYPES D'IMMUNITÉ :
Les greffes de moelle peuvent éviter l'évolution fatale en quelques semaines.

* DÉFICITS ACQUIS :
Hémopathies malignes (myélome, Hodgkin, leucémie lymphoïde chronique), radiations, antimitotiques, immunosuppresseurs.

* SIDA : Syndrome de déficit immunitaire d'origine virale.

▶ Traitement :

* PRÉVENTION DES INFECTIONS (chambre stérile pour les nourrissons en attente de traitement spécifique).

* TRAITEMENT DES INFECTIONS par antibiothérapie adaptée à l'antibiogramme.

* VACCINATIONS polio, tétanos, diphtérie, typhoïde. Les vaccins vivants sont proscrits.

* TRAITEMENT SUBSTITUTIF par immunoglobulines humaines polyvalentes ou hyperimmunes spécifique de certaines infections (rougeole, tétanos).

* GREFFES DE TISSU LYMPHOÏDE (thymus, moelle) dans certains déficits primitifs.

DÉGÉNÉRESCENCES TAPÉTORÉTINIENNES ET CHORIORÉTINIENNES

▶ Dégénérescences tapétorétiniennes :

* DÉFINITION :
Ce sont des dégénérescences héréditaires de la rétine et de l'épithélium pigmenté. La plus fréquente est la rétinopathie pigmentaire qui touche l'adulte jeune, la transmission est récessive ou dominante (plus rare).

* SIGNES CLINIQUES :
Héméralopie (gêne à la vision crépusculaire) qui augmente progressivement ; à l'examen du fond d'œil aspect pigmenté caractéristique. Le diagnostic est confirmé par l'étude du champ visuel (scotome annulaire), l'électrorétinographie, l'électro-oculographie, l'étude de la vision des couleurs qui sont perturbées.

Le pronostic visuel est très grave : l'acuité visuelle devient très faible par atrophie optique ; le malade ne devient cependant pas complètement aveugle.

* TRAITEMENT :
Psychothérapie, vitamines E et P.

▶ Hérédo-dégénérescences à prédominance choroïdienne :

Ce sont :

* LES DÉGÉNÉRESCENCES MACULAIRES SÉNILES, qui sont les plus fréquentes. Le facteur génétique y joue un rôle important, elles sont responsables de la baisse de la vision centrale, la plupart du temps bilatérale avec quelques mois ou années de décalage. La vision de près est effondrée, mais le malade garde un champ visuel périphérique.

* LES STRIES ANGIOÏDES (retrouvées essentiellement dans les maladies du tissu élastique).

DÉLIRES PARANOÏAQUES

▶ Définition :

Le délire paranoïaque est une psychose chronique caractérisée par le développement insidieux d'un système délirant durable, inébranlable, allant de pair avec la conservation de la clarté, de l'ordre dans la pensée, le vouloir et l'action.

Il survient, sur un caractère paranoïaque (→ PERSONNALITÉS PATHOLOGIQUES), essentiellement interprétatif (les perceptions, exactes, révèlent une signification sans rapport avec la réalité).

▶ Causes et mécanisme :

Aucune cause ni mécanisme n'a pu être prouvé. Mais le délire paranoïaque survient toujours sur une personnalité paranoïaque.

▶ Signes cliniques essentiels :

C'est un délire logique, partant toujours du réel et gardant un caractère vraisemblable. Il est stable et bien construit.

Il en existe plusieurs types :

∗ Le délire d'interprétation : après une phase de perplexité et de doute apparaissent les convictions délirantes, basées sur des interprétations. La perception est exacte, le concept erroné. Les principaux thèmes sont la persécution (variée : police, politique, etc.) et souvent la mégalomanie (idées de grandeur).

A partir de ces postulats faux, le sujet raisonne de façon logique et plausible.

Le malade est sthénique : combatif, revendicatif et très souvent procédurier. Tout le système de relations du sujet devient délirant.

∗ Les délires passionnels sont au contraire « en secteur » : il n'y a qu'un secteur de la réalité qui est infiltré par les croyances délirantes du malade.

Il en existe trois grands types :

- *Le délire de revendication :* Le malade a la conviction d'avoir subi une injustice, ou un préjudice, pour lesquels il demande une réparation. Cette revendication peut se situer au niveau de la loi (quérulents processifs), de la santé (délirants hypocondriaques), de la métaphysique (idéalistes passionnés), du savoir (inventeurs délirants).
- *Le délire de jalousie* est essentiellement imaginaire. Pendant longtemps, le délirant jaloux cherche la certitude. Parfois, il devient persécuteur, s'en prenant au rival supposé, ou même à l'être aimé. Il peut être dangereux.
- *Le délire érotomaniaque :* Le malade a la ferme conviction d'être aimé par une personne de rang plus élevé que le sien. Leurs relations se font sur le mode de la communication de pensées, d'interprétations, d'hallucinations. De l'espoir, il passe à la haine, parfois dangereuse.

∗ Le délire sensitif ou délire de relation apparaît chez des sujets au caractère paranoïaque passif. Ce sont des hypersensibles, dont le délire est centré sur l'impression d'hostilité de l'entourage. Ils sont plus dépressifs qu'agressifs.

▶ Signes paracliniques :

Aucun signe paraclinique n'est spécifique.

▶ Éléments de surveillance :

La surveillance est clinique et concerne la conviction délirante, l'humeur, le comportement. L'infirmière doit être très vigilante, toute son attitude et ses propos étant interprétés par le paranoïaque, le plus souvent comme l'expression d'une hostilité. Elle doit éviter les discussions interminables. Sans s'opposer directement aux initiatives du paranoïaque, elle doit lui rappeler les droits et le respect des autres. Dans les conflits qu'il suscite, l'infirmière (qui s'est présentée comme la collaboratrice du médecin) dira au malade de s'adresser à son médecin.

▶ Évolution et complications :

L'évolution se fait vers la chronicité, mais un détachement affectif du délire peut être obtenu.

Les actes médico-légaux hétéro-agressifs voire auto-agressifs sont une éventualité.

▶ Traitement :

Le traitement est long et difficile. L'attitude des thérapeutes est importante : ils doivent rester neutres mais attentifs. L'hospitalisation en milieu spécialisé est le plus souvent impérative, mais difficile car le patient ne se sent pas malade. Lorsque le patient devient dangereux, et surtout lorsqu'il désigne son persécuteur, l'hospitalisation s'impose, contre le gré du malade.

Le traitement comporte des *neuroleptiques majeurs*, par voie intramusculaire, *Largactil, Moditen, Nozinan, Haldol*, à doses importantes, réparties en 2 ou 3 prises. Le traitement est poursuivi *per os* ou par neuroleptiques à durée d'action prolongée, en i.m. pendant longtemps.

La postcure doit être poursuivie indéfiniment.

DÉMENCES

▶ Définition :

Les démences sont un affaiblissement global, progressif et spontanément irréversible de toute l'activité psychique.

A la profonde altération du fonctionnement intellectuel, de la vie affective et des conduites sociales, se joint plus ou moins rapidement une détérioration de l'état somatique.

La démence résulte d'un processus organique, acquis, déficitaire, progressif, évoluant vers la mort.

▶ Étiologie :

∗ Il faut d'abord rechercher une étiologie curable, malheureusement les plus rares :

- tumeur cérébrale ;
- paralysie générale ;

– hématome sous-dural ;
– hydrocéphalie à pression normale.

* LE PLUS SOUVENT IL S'AGIT DE DÉMENCES NON CURABLES :
– maladie de Pick et d'Altzheimer ;
– démence sénile ;
– démence artériopathique ;
– chorée de Huntington.

► **Clinique :**

* LE DÉBUT peut être marqué par la survenue :
– d'un état dépressif ;
– de troubles du caractère ;
– d'un délire chronique de persécution ;
– et surtout la baisse du rendement intellectuel.

* A LA PÉRIODE D'ÉTAT, le tableau associe :
– les troubles de la mémoire, surtout de fixation, sont précoces et ne manquent jamais ;
– la désorientation temporo-spatiale ;
– les troubles du comportement avec négligence de soi et les actes illogiques et absurdes ; sans aucune conscience du caractère pathologique du comportement ;
– le déficit acquis de l'intelligence constitue le noyau de l'état démentiel ; le cours de la pensée et le raisonnement sont très perturbés ;
– les troubles du début peuvent être associés.

Il faut préciser l'âge de survenue des premiers troubles : entre 50 et 70 ans, le plus souvent ; l'état intellectuel antérieur et l'existence d'affaiblissement démentiel chez des ascendants ou collatéraux.

► **Les examens paracliniques** vont rechercher une étiologie, faire un bilan somatique. Les examens sanguins comporteront une exploration habituelle (NFS, ions, enzymes) avec une sérologie syphilitique. Bien sûr, un bilan cardio-vasculaire permettra de rechercher une origine vasculaire.

* LES TESTS PSYCHOMÉTRIQUES ont un intérêt au début en mettant en évidence un facteur d'organicité et un indice de détérioration.

* L'EEG montre un tracé plus ou moins désorganisé. Les radios du crâne recherchent des calcifications, des séquelles de traumatisme crânien.

* LE FO renseigne sur l'état artériel et élimine un œdème papillaire.

* LE SCANNER confirme le diagnostic, permet la localisation des zones atrophiées et élimine une étiologie curable.

► **Surveillance :**
Lorsque l'hospitalisation est décidée, elle permet le bilan et le mise en place de mesures d'assistance. Il faut veiller à éviter les accidents par désorientation lors du changement d'habitude de ces patients. Les soins corporels doivent être assurés.

► **L'évolution** est dramatique car l'aggravation se fait de quelques mois à quelques années, dans un tableau de cachexie mais l'assistance d'un milieu stimulant, familial ou hospitalier, retarde l'apparition du gâtisme et de la déchéance physique.

► **Traitement :**

* L'ÉRADICATION DE LA CAUSE EST PARFOIS POSSIBLE, exérèse tumorale, antibiotiques dans la paralysie générale, mais le plus souvent le traitement n'est que symptomatique. Le traitement vitaminique et à visée vasculaire est complété par les psychotropes à doses modérées, en surveillant l'apparition d'effets secondaires.

* L'ANXIÉTÉ ET LES TROUBLES CARACTÉRIELS LÉGERS relèvent des tranquillisants.

* UN ÉTAT DÉPRESSIF doit toujours être traité par les antidépresseurs, voire l'électro-convulsivo-thérapie.

* LES IDÉES DÉLIRANTES ET LES TROUBLES CARACTÉRIELS MAJEURS nécessitent des neuroleptiques.

* LES MESURES D'ASSISTANCE sont indispensables, en particulier la protection des biens et l'aide au maintien à domicile, afin de reculer l'échéance de l'hospitalisation.

DENTITION

La dentition est un ensemble de phénomènes complexes dans le temps et dans l'espace comprenant deux étapes distinctes (dents temporaires et définitives) très interdépendantes. Chaque dent a, à son origine, un bourgeon charnu qui se calcifie secondairement. L'éruption a lieu avant que ne soit terminée la calcification radiculaire. La résorption de la racine temporaire accompagne la croissance des dents permanentes.

► **Il existe des rapports entre cette croissance dentaire et la croissance générale.**

– Durant la vie intra-utérine et jusqu'à 6 mois, cette dernière est très rapide, tandis que la dentition traverse une période de repos apparent.
– De 6 à 30 mois, la croissance est un peu plus lente : c'est l'éruption des dents temporaires.
– De la fin de cette période, jusqu'à 6 ans, importante étape de la vie, aucune dent n'apparaît.
– De 6 à 12 ans, alors que la croissance générale est moins importante, la plupart des dents définitives apparaissent.
– L'adolescence, période de grand bouleversement morphologique, n'est marquée par aucune étape dentaire.
– C'est à l'ultime étape de la croissance qu'apparaissent les dents de sagesse.

► **Minéralisation de la dent :**
Chaque germe dentaire se minéralise à une époque particulière. La connaissance de la chronologie de cette minéralisation permet de rechercher la date et la durée des affections susceptibles d'avoir pu retentir sur l'édification minérale des dents (→ HYPOPLASIE).

► **La chronologie de l'éruption des dents temporaires est variable** puisque la première, en général l'incisive centrale inférieure, peut être présente à la naissance ou n'apparaître que 1 an après.

Les avances ou les retards dans certaines limites n'ont aucune conséquence pratique.

En moyenne, une dent apparaît tous les 6 mois sur chaque hémi-arcade. Elles apparaissent dans un ordre successif, d'avant en arrière, sauf la canine qui fait son éruption après la première molaire de lait.

► **Éruption des dents permanentes :**

En moyenne, une dent évolue tous les ans sur chaque demi-arcade, sauf pour la canine supérieure qui évolue entre 9 et 13 ans et le plus souvent tard que tôt.

Chaque dent est une entité qui a ses problèmes propres. Du fait de sa localisation et de son rang de naissance elle a une personnalité et des problèmes particuliers dans sa lutte pour trouver sa place sur l'arcade.

La première dent permanente, la molaire de 6 ans, a une très grande importance.

Elle se situe en arrière des dents de lait sans en provoquer la chute.

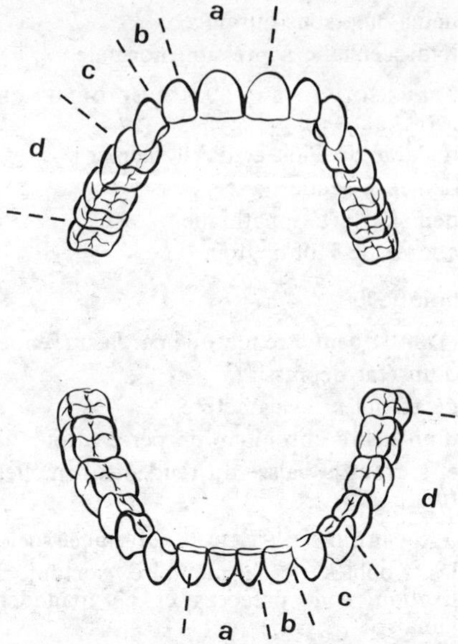

La dentition complète de l'adulte compte 32 dents. On les appelle : a) les incisives ; b) les canines ; c) les prémolaires ; d) les molaires.

Elle limite les possibilités d'extension de l'arcade dentaire à ses deux extrémités car elle ne peut se distaler.

Toutes les dents qui pousseront en avant d'elle devront se contenter de la place disponible et cette place est souvent insuffisante.

En effet les dents permanentes évoluant en avant de la dent de 6 ans sont en nombre égal aux dents temporaires mais elles sont légèrement plus larges. La croissance de l'arcade alvéolaire en avant des dents de 6 ans ne compense souvent pas.

► **Articulé au cours de la croissance :**

L'articulé définitif n'existe pas avant la 11e ou la 12e année. A l'éruption des premières molaires définitives, celles-ci se placent derrière les molaires de lait dont les faces distales sont équidistales. Leurs faces mésiales se placent dans un même plan vertical. Cet articulé molaire peut durer jusqu'au remplacement des molaires de lait. Lors de l'éruption des prémolaires les dents de 6 ans effectuent une mésiogression plus importante à la mandibule. Il en résulte une différence de 2 mm environ au profit de la dent de 6 ans inférieure.

DÉPRESSIONS

► Définition :

L'état dépressif est une perturbation pathologique de l'humeur dans le sens négatif, celui de la tristesse, de la souffrance intérieure. Ce sont des syndromes fréquemment rencontrés.

► Causes et mécanisme :

Les états dépressifs sont des syndromes que l'on peut rattacher à diverses maladies dont les causes sont variées et discutées.

* LA MÉLANCOLIE est le type même de l'état dépressif. Elle entre dans le cadre de la psychose maniaco-dépressive (→ PSYCHOSE MANIACO-DÉPRESSIVE).

* LES ÉTATS DÉPRESSIFS NÉVROTIQUES : Tous les névrotiques sont en immanence de dépression, mais surtout lorsque la névrose est mal structurée.

* LES ÉTATS DÉPRESSIFS RÉACTIONNELS : Immédiatement secondaires à un événement douloureux.

* LES ÉTATS DÉPRESSIFS ATYPIQUES : Dans le cadre d'une schizophrénie.

* ÉTAT DÉPRESSIF AU COURS DE L'ÉVOLUTION D'UNE PSYCHOSE CHRONIQUE.

* ÉTAT DÉPRESSIF SECONDAIRE :
- à une intoxication (alcool, cortisone, etc.) ;
- à une infection, un traumatisme, une tumeur cérébrale.

► Signes cliniques :

Deux symptômes sont au premier plan :
- *L'humeur dépressive* implique une vision pessimiste du monde et de soi-même, un désintérêt.
- *L'inhibition :* diminution des forces pulsionnelles, des processus intellectuels et de l'activité motrice, allant de la fatigue et du ralentissement à l'inhibition.

Souvent sont associés :
- anxiété, parfois très intense ;
- troubles somatiques :
  - troubles du sommeil quasi constants ;
  - anorexie avec amaigrissement ;
  - constipation ;
  - troubles sexuels.
- parfois modifications du caractère : irritabilité.

Certains signes cliniques sont particuliers à l'étiologie :

* MÉLANCOLIE : *Le début* est souvent masqué par des troubles du sommeil et une tristesse. On trouve parfois une circonstance déclenchante chez un sujet de 18 à 40 ans, aux antécédents personnels ou familiaux similaires.

A la période d'état :
- L'inhibition psychomotrice est intense, le geste lent, la pensée et la parole très ralenties.
- L'inertie peut être accompagnée d'incurie.
- La tristesse est profonde, avec un sentiment de douleur morale intense. Le malade est dégoûté de tout, ne peut envisager l'avenir.
- Les idées délirantes, même à l'arrière-plan, ne manquent pratiquement jamais : dépréciation de soi, indignité, auto-accusation, incurabilité, ruine, culpabilité, hypocondrie.
- Les idées de mort peuvent être un désir passif ou des idées de suicide. Les tentatives de suicide peuvent survenir à n'importe quel moment, parfois sous forme impulsive.
- Les troubles organiques sont fréquents :
  - insomnie matinale : réveils précoces ;
  - anorexie et amaigrissement.

Les symptômes sont prédominants le matin, avec une amélioration en fin de journée.

* LES ÉTATS DÉPRESSIFS NÉVROTIQUES ont souvent une cause déclenchante et ont pour caractéristiques :
- une organisation névrotique, parfois avec des symptômes patents ;
- la recherche du contact ;
- le sentiment de frustration et le rejet de la responsabilité sur autrui ;
- les difficultés d'endormissement et la prédominance des troubles au crépuscule.

* LES ÉTATS DÉPRESSIFS RÉACTIONNELS, secondaires à un événement, sont dominés par l'asthénie, la tristesse, l'anxiété. Il n'y a pas d'idée délirante.

* LES ÉTATS DÉPRESSIFS ATYPIQUES associent au tableau dépressif des signes discrets de dissociation (→ SCHIZOPHRÉNIE).

* CERTAINS ÉTATS DÉPRESSIFS surviennent au cours de l'évolution d'une psychose chronique, souvent au décours d'un épisode délirant. Ils n'ont pas de caractéristique sémiologique.

▶ **Signes paracliniques :**
Aucun signe paraclinique n'est particulier. On étudiera le retentissement somatique des troubles organiques (anorexie, etc.) par NFS – VS, ionogramme sanguin.
Un ECG sera pratiqué en vue d'éliminer une contre-indication à la prescription d'antidépresseur tricycliques. D'autres examens sont demandés en fonction de l'étiologie soupçonnée.

▶ **Les éléments de surveillance** sont essentiellement cliniques :
- comportement du malade : activités, intérêts éventuels ou clinophilie ;
- contact : facile et recherché, ou au contraire replié, mutisme, idées de mort ;
- anxiété ;
- sommeil : difficultés d'endormissement, réveils nocturnes ou précoces ;
- appétit et poids ;
- TA ;
- et essentiellement la surveillance des actes du malade avec la crainte d'un passage à l'acte suicidaire, toujours possible.

▶ **Évolution et complications :**
L'évolution dépend de la cause, la complication principale est le suicide.

▶ **Traitement :**
Le traitement peut être effectué en ambulatoire, mais l'hospitalisation se justifie souvent.
Quelle que soit la cause, le traitement comporte :
- La prescription d'antidépresseurs, le plus souvent tricycliques, *Anafranil* ou *Laroxyl*, à des doses rapidement progressives jusqu'à 150 mg pendant une durée de 3 semaines. La surveillance de la tension artérielle couchée et debout est nécessaire.
- On associe presque toujours un anxiolytique, à des doses variables (→ TRANQUILLISANTS).
- Parfois l'association de neuroleptiques est nécessaire (schizophrénie, psychoses chroniques, etc.).

⁎ Dans certains cas rebelles au traitement antidépresseur ou de contre-indication de ces traitements, on est amené à pratiquer des SISMOTHÉRAPIES.

⁎ LES PSYCHOTHÉRAPIES peuvent être indiquées dans certains cas (dépressions névrotiques ou réactionnelles en particulier) mais ne traitent pas l'accès aigu.

DERMATITE HERPÉTIFORME

▶ **Définition :**
Cette dermatose bulleuse est une affection chronique, prurigineuse, atteignant surtout l'adulte. Une atteinte digestive associée et à la présence de dépôts dermiques d'immunoglobulines A caractérisent cette maladie.

▶ **Causes et mécanismes :**
Des mécanismes de type autoimmun sont probablement en cause dans cette affection cutanéo-intestinale mais ils restent actuellement inconnus.

▶ **Signes essentiels :**

⁎ CLINIQUES :
De façon symétrique sur le tégument, au niveau des fesses, des lombes, des épaules, de la face d'extension des membres, apparaissent des placards papulo-érythémateux, prurigineux, mal limités, avec en périphérie des éléments vésiculeux plus que bulleux d'où le nom d'herpétiforme.

⁎ PARACLINIQUES :
- *La biopsie cutanée* permet d'étudier l'aspect histologique : bulle sous-épidermique, épiderme intact, infiltrat dermique riche en polynucléaires neutrophiles (micro-abcès au sommet des papilles dermiques). L'immunofluorescence directe du prélèvement montre en peau saine et en peau lésée des dépôts d'IgA au sommet des papilles dermiques. Il n'y a pas d'anticorps circulants.
- *La biopsie jéjunale* met en évidence une atrophie villositaire plus ou moins intense, proche de celle de la maladie cœliaque avec ou sans traduction clinique (malabsorption).

▶ **Évolution :**
La chronicité de cette affection impose un traitement d'entretien très prolongé sous peine de récidive.

▶ **Traitement :**
Il repose sur la *Disulone* qui par son efficacité immédiate constitue un véritable test diagnostique.

La dose d'attaque est de 100 à 200 mg par jour en surveillant la numération (risque d'hémolyse) et la méthémoglobinémie. Le régime sans gluten permet de diminuer les doses mais est difficile à observer.

Un traitement d'entretien est longtemps poursuivi à une dose variable d'un sujet à l'autre (50 mg par jour en moyenne).

DERMATOMYOSITES

Voir *Polymyosites et Dermatomyosites*

DERMATOPHYTIES

► **Définition :**

Les dermatophyties sont des dermatoses dues à des champignons : les dermatophytes, qui se développent exclusivement dans la couche cornée (peau, poils et ongles).

► **Causes et mécanismes :**

* LA CONTAMINATION EST SOIT INTERHUMAINE PAR CONTACT :
  - direct (petites épidémies familiales ou scolaires) ;
  - indirect (linge, sols des douches, piscines, etc.).

* SOIT ANIMALE : chat, cheval, etc.

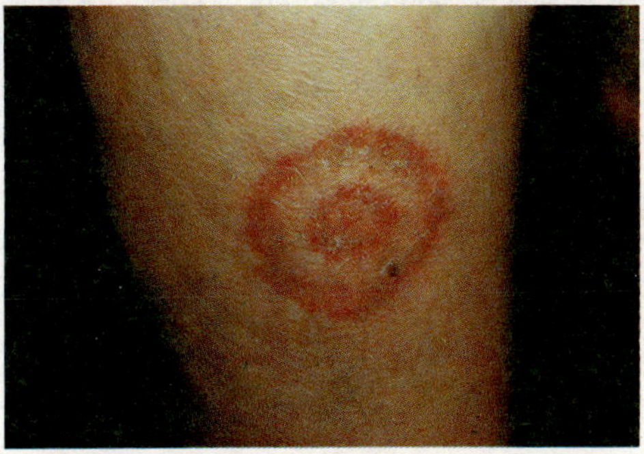

Herpès circiné : teigne de la peau glabre.

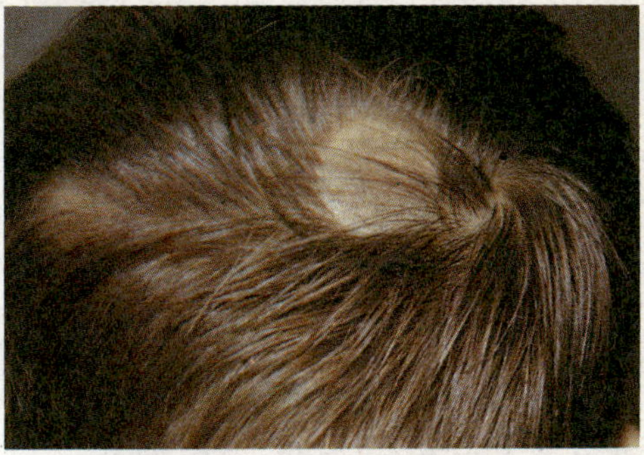

Teigne du cuir chevelu.

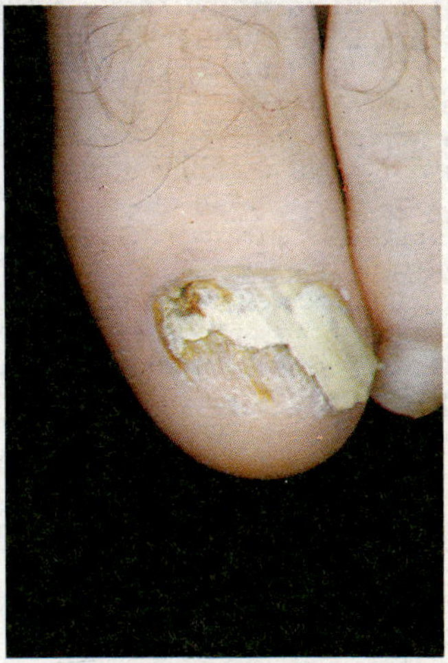

Onychomycose.

► **Aspects cliniques :**

* L'ATTEINTE CUTANÉE :
  - *La peau glabre :*
  - Le dermatophyte réalise ici l'herpès circiné, lésion caractéristique en plaque unique ou multiple, très prurigineuse, ronde ou ovalaire, de 1 à plusieurs centimètres de diamètre, avec une bordure rouge, vésiculeuse, extensive, parfaitement limitée et un centre plus pâle, érythémato-squameux, parfois quasi normal.
  - *Les plis :*
  - *Le pli inguinal :* c'est l'eczéma marginé de Hébra, atteint éventuellement les hommes après la puberté. Son aspect est celui d'un grand herpès circiné des plis inguinaux avec sa bordure nette, vésiculeuse sur la face interne des cuisses, très prurigineux.

- *Au niveau des petits plis interorteils :* l'intertrigo dermatophytique : la localisation réalise un pied d'athlète, desquamation blanche et sèche du bord des plis, puis macération blanche et douloureuse.

  Puis peuvent survenir des lésions érythémato-vésiculeuses des bords latéraux des orteils, de la plante du dos du pied, prurigineuse. Une atteinte unguéale est fréquemment associée.

∗ L'ATTEINTE DES POILS :

– *Teignes du cuir chevelu :*

- *Les teignes tombantes* affectent les enfants de 4 à 10 ans et réalisent des plaques de taille variable sur lesquelles les cheveux sont cassés court. Le cuir chevelu y est squameux. Elles peuvent guérir spontanément à la puberté. La repousse est constante.
- *Les teignes suppurées* ou *kérions* sont plus rares : il s'agit de folliculites trichophytiques du cuir chevelu qui réalisent un ou plusieurs placards croûteux, épais, bien limités, de plusieurs centimètres de diamètre, indolores, sans fièvre, ni adénopathies. Les cheveux y sont cassés et les restants s'enlèvent sans résistance. La guérison spontanée est obtenue en quelques semaines avec une repousse complète.
- *Le favus,* exceptionnel, s'observe chez des patients originaires d'Afrique du Nord : une alopécie cicatricielle du cuir chevelu est réalisée sans repousse possible.

– *Au niveau de la barbe :* c'est le sycocis trichophytique dont l'aspect se rapproche de celui du kérion.

∗ L'ATTEINTE DES ONGLES :

– Elle est souvent associée à un intertrigo, en particulier au niveau des orteils.

– Elle réalise une atteinte du bord libre de l'ongle, soulevé par un épaississement grisâtre qui progresse vers la matrice de l'ongle, lequel devient brun jaune, puis l'ongle est totalement envahi et friable. La matrice est respectée de même que la peau périunguéale (contrairement aux candidoses).

► **Examens complémentaires :**

C'est le prélèvement mycologique pratiqué sur la zone atteinte avec examen direct et culture.

► **Traitement :**

Il associe toujours un traitement local et un traitement général.

∗ LOCALEMENT : antifongiques (→ ANTIFONGIQUES) très efficaces sur les dermatophytes des plis (athletic foot) ; cependant la récidive est fréquente.

∗ GÉNÉRAL : griséofuline, 1 g/j/1 mois, voire 3 à 6 mois en cas d'atteinte unguéale. Le *Nizoral,* antifongique systémique majeur, peut être indiqué dans certaines formes sévères de trichophyties.

DERMATOSES BULLEUSES CONGÉNITALES

Il s'agit de dermatoses transmises génétiquement et débutant dans l'enfance.

Il n'existe *aucun traitement spécifique.*

► **Épidermolyse bulleuse simple :**

– C'est une affection bénigne.

– Les bulles sont toujours provoquées par un traumatisme local, en particulier le frottement : elles apparaissent dès l'enfance, au début de la marche surtout.

– Elles guérissent sans cicatrice.

– Elles représentent une gêne, la vie durant.

– Le traitement est local : il vise à prévenir la surinfection des lésions bulleuses. Excision aux ciseaux stériles, NO_3Ag 1%.

► **Épidermolyses bulleuses dystrophiques :**

Ces lésions bulleuses laissent une cicatrice et peuvent s'accompagner d'une atteinte des muqueuses, de dysplasies diverses.

La forme la plus grave est récessive : elle est rapidement mortelle chez un enfant couvert de bulles hémorragiques, sur la peau et les muqueuses : dans les formes mortelles, après conseil génétique, un diagnostic anténatal par biopsie cutanée in utero peut parfois être proposé.

DERMITE SÉBORRHÉIQUE

► **Définition :**

Il s'agit d'une dermatose très fréquente d'étiologie inconnue. Elle touche l'adulte surtout de sexe masculin. Elle réalise des plaques rouge-jaunâtre, grasses (« séborrhéiques »), parfois

prurigineuses, caractéristiques par leur distribution symétrique sur les zones séborrhéiques :
- *le visage,* avec les lésions médio-faciales (régions intersoucillières, ailes du nez, menton) ;
- *le cuir chevelu,* avec un érythème squameux et gras, qui peut déborder sur la lisière du cuir chevelu, en particulier sur le front, volontiers prurigineux ;
- *la région présternale,* avec un aspect en médaillon plus ou moins géographique ;
- *la gouttière dorsale,* plus rarement.

▶ Causes et mécanismes :

* Il existe des facteurs locaux aggravants :
- toilette, « agressive » avec des savons ou des shampooings trop détersifs ;
- « tics » de grattage du visage ;
- un germe local pourrait jouer un rôle, en particulier pityrosporon ovale.

* Et généraux :
- recherche de foyers infectieux O.R.L. ou dentaires ;
- rôle de l'environnement (pollution des villes, consommation excessive d'alcool et de tabac) ;
- terrain neurotonique, anxieux, surmenage professionnel et rôle du stress : ainsi, une amélioration spontanée est souvent observée pendant les vacances même en l'absence d'exposition solaire par ailleurs bénéfique.

▶ Traitement :

* Il n'y a pas de traitement spécifique dans l'ignorance des causes de cette affection. Toutefois 4 grandes classes de produits sont utilisés avec des résultats intéressants, mais purement suspensifs, ce qui impose de conserver un traitement d'entretien :
- les pommades réductrices type pâte icthyolée ;
- les corticoïdes de classe 3 (toujours éviter ici un corticoïde fluoré en raison du risque de dermite aux corticoïdes sur le visage) ;
- les antifongiques topiques (voire généraux) ;
- le benzoyl peroxyde qui peut donner, lorsque la tolérance est bonne, d'excellents résultats.

* On s'aidera de diverses mesures complémentaires :
- cure d'un foyer infectieux ;
- sédatifs, si besoin, type *Témesta, Lexomil,* voire *Dogmatil* ;
- réduction du tabac et de l'alcool, du stress.

DÉSHYDRATATIONS AIGUËS DU NOURRISSON

▶ Définition :

Situation d'urgence due à la perte rapide d'eau et d'électrolytes.

▶ Causes et mécanisme :
- pertes digestives le plus souvent : diarrhée et/ou vomissements ;
- pertes cutanées : fièvre, plus rarement perte de sel au niveau de la peau (mucoviscidose) ;
- parfois pertes urinaires (uropathie, insuffisance surrénale).

Les pertes sont souvent aggravées par un manque d'apport (anorexie, restriction hydrique).

▶ Signes essentiels :
- *Perte de poids* (grave si elle est supérieure ou égale à 10 % du poids du corps).
- *Signes de déshydratation extra-cellulaire :* pli cutané, yeux creux, fontanelle déprimée.
- *Signes de déshydratation intracellulaire :* fièvre, soif, sécheresse de la langue.
- *Les signes de gravité* sont : le collapsus (tachycardie, pouls mal perçu, extrémités froides, allongement du temps de recoloration capillaire) et les signes neurologiques (troubles de la conscience, convulsions).
- *Signes biologiques :* perturbations du ionogramme sanguin (hypernatrémie le plus souvent) ; acidose métabolique. Les examens ne seront prélevés qu'après correction du collapsus.

▶ Éléments de surveillance :
- le poids toutes les 6 heures ;
- la tension artérielle toutes les heures ;
- la diurèse toutes les 3 heures ;
- les pertes digestives ;
- le ionogramme sanguin et urinaire toutes les 6 heures ;
- le pH sanguin et urinaire.

► **Évolution et complications :**

⁎ L'ÉVOLUTION est favorable si la réhydratation a été entreprise précocement.

⁎ LES COMPLICATIONS se voient surtout si le collapsus a été sévère ou prolongé.

- *complications rénales* (thrombose des veines rénales, nécrose corticale) dont les signes d'alarme sont une oligoanurie, une hématurie ; elles peuvent être responsables d'une insuffisance rénale définitive ;
- *complications neurologiques :* convulsions (souvent dues à une chute de la natrémie en raison d'une perfusion trop rapide), hématome sous-dural, encéphalopathie due à des hémorragies intracrâniennes ou à des thromboses).

► **Traitement et pronostic :**

⁎ LE TRAITEMENT comporte :

- *la levée immédiate du choc* par perfusion rapide de solutés macromoléculaires (*Plasmion, Albumine à 10 %*) à la dose de 10 à 20 ml/kg) ;
- *la correction de l'acidose,* si le pH est inférieur à 7,20 après déchocage, par la perfusion de soluté bicarbonaté à 14 ‰ : 10 à 20 ml/kg ;
- *la réhydratation* se fait ensuite avec un soluté glucosé à 5 ou 10 % enrichi en électrolytes :
  NaCl : 2 à 3 g/l
  KCl : 1,50 à 2 g/l
  gluconate de calcium : 1,50 g/l
  ou à l'aide d'un soluté prêt à l'emploi (*B27* ou *B22*).

Il existe plusieurs schémas de réhydratation :

- soit perfusion de glucosé à 10 % à débit absolument constant (pompe électrique) apportant un volume égal à 3 l/m²/24 heures ;
- soit perfusion rapide de glucosé à 5 % en 4 à 6 heures, apportant un volume égal à la moitié de la perte de poids, puis perfusion en 20 heures d'un volume égal à l'autre moitié de la perte de poids, additionné des besoins quotidiens (100 ml/kg) sans dépasser 150 ml/kg au total.

  En fait, le rythme et le volume des perfusions sont adaptés suivant les éléments de la surveillance (poids, diurèse, pertes digestives).

⁎ LE PRONOSTIC est favorable si le traitement est entrepris tôt et qu'il est correctement surveillé. A l'opposé, certains collapsus peuvent être mortels (2 à 4 %).

Le risque de complications et donc de séquelles est d'autant plus grand que l'enfant est plus jeune (moins de 1 mois).

DE TONI-DEBRÉ-FANCONI (SYNDROME DE)

Voir *Tubulopathies chroniques*

DÉTRESSES RESPIRATOIRES D'ORIGINE MÉDICALE CHEZ LE NOUVEAU-NÉ

► **Causes et mécanisme :**

- retard de résorption du liquide pulmonaire (présent dans les alvéoles au cours de la vie fœtale) ;
- maladie des membranes hyalines chez le prématuré par insuffisance de surfactant (substance nécessaire à une bonne expansion alvéolaire) ;
- inhalation de liquide amniotique ou méconial lors d'un accouchement difficile ;
- infection pulmonaire ;
- pneumothorax ou pneumomédiastin.

► **Signes essentiels :**

- Cyanose ; polypnée ; signes de lutte (balancement thoraco-abdominal, geignement expiratoire, battement des ailes du nez, entonnoir sternal, tirage intercostal) mesurés par l'indice de Silvermann.
- *Signes radiologiques :* opacités en mottes ou images interstitielles ou aspect réticulogranité avec bronchogramme ou épanchement gazeux.
- *Le bilan biologique* comporte : étude des gaz du sang (hypoxie ; acidose gazeuse ou mixte) ; dosage des protides sanguines ; numération et étude de l'hémostase ; prélèvements bactériologiques.

Indice de rétraction (Silverman).

	0	*1*	*2*
Balancement thoraco-abdominal à l'inspiration	Absent (respiration synchrone) 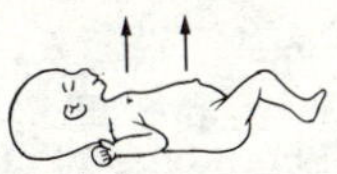	Thorax immobile (abdomen seul se soulève) 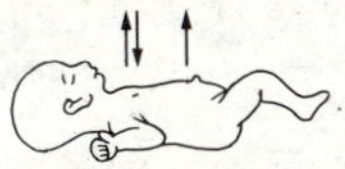	Respiration paradoxale 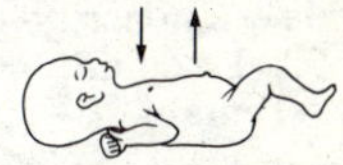
Tirage	Absent	Intercostal discret	Intercostal + sus et sous-sternal
Entonnoir xyphoïdien	Absent	Modéré	Intense
Battement des ailes du nez	Absent	Modéré	Intense
Geignement expiratoire	Absent	Perçu au stéthoscope	Audible continu

(d'après AMIEL TISON C., *ABC de médecine néo-natale,* Masson, Paris, 1980).

▶ Éléments de surveillance :

– Température, fréquence et régularité respiratoires, signes de lutte, cyanose, rythme cardiaque, tension artérielle, *Dextrostix.*

– *Signes de gravité :* cyanose rebelle sous oxygène ; collapsus ; pauses respiratoires ; acidose gazeuse.

▶ Évolution et complications :

∗ UNE PRISE EN CHARGE PRÉCOCE PERMET UNE ÉVOLUTION FAVORABLE même chez le prématuré.

∗ COMPLICATIONS LIÉES A UNE ANOXIE PROLONGÉE : hémorragie intraventriculaire, entérocolite.

∗ COMPLICATIONS IATROGÈNES : rétinopathie chez le prématuré en cas de suroxygénation ; « maladie des ventilés » (dysplasie bronchopulmonaire) en cas de ventilation assistée prolongée.

▶ Traitement et pronostic :

– désobstruction narines, pharynx ;

– aspiration gastrique ;

– oxygénation dans une enceinte de Hood avec un gaz réchauffé et humidifié en contrôlant la FIO_2 (concentration d'oxygène dans l'air inspiré) et la PaO_2 ; intubation et ventilation assistée en cas de signes de gravité ;

– maintien d'une température centrale supérieure à 36 °C, d'une glycémie normale (perfusion de glucosé à 10 %), d'une volémie efficace (perfusion d'albumine humaine à 10 %), d'un taux d'hémoglobine normal.

Éventuellement traitement antibiotique, drainage pleural.

Le pronostic vital à l'heure actuelle est habituellement favorable dans l'immédiat en dehors des complications. A long terme, risque de séquelles respiratoires et neurologiques.

DÉVELOPPEMENT AFFECTIF DE L'ENFANT

▶ Période néo-natale :

Alternance de périodes de tension et de détente ; celle-ci est assurée par la satisfaction orale (succion et satiété).

Relation mère-enfant instinctive permettant à la mère de percevoir les besoins de l'enfant et d'y répondre.

▶ De 3 à 12 mois :

Établissement progressif d'une relation élective avec la mère ; à partir de 8 mois, angoisse à la vue de l'étranger, au départ de la mère ; difficultés psychologiques si une séparation est nécessaire.

► **Pendant la deuxième année :**
Dépendance affective étroite vis-à-vis de la mère mais début de l'autonomie ; anxiété déclenchée par l'accession à l'indépendance.

► **De 2 à 6 ans (période œdipienne) :**
Relation privilégiée entre le garçon et sa mère, la fille et son père ; agressivité vis-à-vis de l'autre parent. Le conflit œdipien est source d'angoisse pour l'enfant.

► **De 6 ans à l'adolescence (période de latence) :**
La crise d'adolescence est marquée par une instabilité psychique, la remise en cause de l'équilibre affectif ; une inquiétude devant les modifications corporelles de la puberté ; angoisse et culpabilité face aux problèmes sexuels ; l'opposition aux adultes et l'agressivité résultent à la fois de l'anxiété et d'un retour en arrière sur le plan affectif avec reviviscence du conflit œdipien.

DÉVELOPPEMENT PSYCHOMOTEUR (PRINCIPAUX REPÈRES)

Sourire – Réponse	6-8 semaines
Poursuite oculaire	2 mois
Tête maintenue droite	3 mois
Préhension des objets dans la paume de la main	6 mois
Station assise sans soutien	7 mois
Passage des objets d'une main dans l'autre	7 mois
Fait les marionnettes, au revoir, bravo	9 mois
Station debout	10 mois
Premiers pas Premiers mots Préhension des objets entre le pouce et l'index	1 an
Boit seul à la tasse Association de 2 mots Sait retourner un flacon pour extraire une pastille Propre le jour	18 mois
Imite un trait vertical Monte et descend l'escalier	2 ans
Utilise le « je »	30 mois
Langage constitué Dessine une croix, un cercle Monte un escalier en alternant le pied Propre la nuit Mange seul ; se déshabille seul	3 ans

DIABÈTE INSIPIDE

► **Définition :**
Le diabète insipide est défini par l'élimination d'urine hypotonique en quantité importante et incompressible. Il est dû à une disparition de l'hormone antidiurétique (ADH). Le déficit est partiel ou complet. Le diabète insipide doit être bien différencié de la potomanie : trouble du comportement hydrique.

► **Causes et mécanisme :**
L'ADN stockée au niveau de la posthypophyse permet une réabsorption d'eau au niveau du tube collecteur rénal avec augmentation de l'osmolarité urinaire. Son absence entraîne une polyurie hypotonique.

Causes : acquises le plus souvent, traumatisme crânien ou chirurgical, tumeur hypothalamo-hypophysaire (méningiome), gliome (craniopharyngiome), séquelles de méningite.

Le diabète insipide idiopathique est un diagnostic d'élimination.

► **Signes cliniques :**
Ils sont dominés par la polyurie pouvant dépasser 8 l/24 h, avec une polydypsie secondaire.

D'autres symptômes peuvent s'y associer : déshydratation, amaigrissement, céphalée, sans reprendre les signes propres à chaque étiologie.

Dans la potomanie : polydipsie primaire, polyurie secondaire.

► **Examens complémentaires :**
Lorsqu'il y a équilibre hydrique les examens courants (NFS, ionogrammes sanguins et urinaires sont normaux). La densité urinaire est basse (< 1010). Reste les tests dynamiques à pratiquer sous surveillance hospitalière qui permettent de différencier le diabète insipide et potomanie :

- Épreuve de restriction hydrique, test de Carter et Robbins et épreuve à la vasopressine.
- L'épreuve de déconditionnement utilise le *Diapid* ou *Minirin* ou carbamazépine (*Tégrétol*) remplacés progressivement par du placebo. Elle permet de différencier avec certitude potomanie, diabète insipide induit et diabète insipide organique.

  Les examens complémentaires habituels permettent d'éliminer un diabète sucré ou une néphropathie.

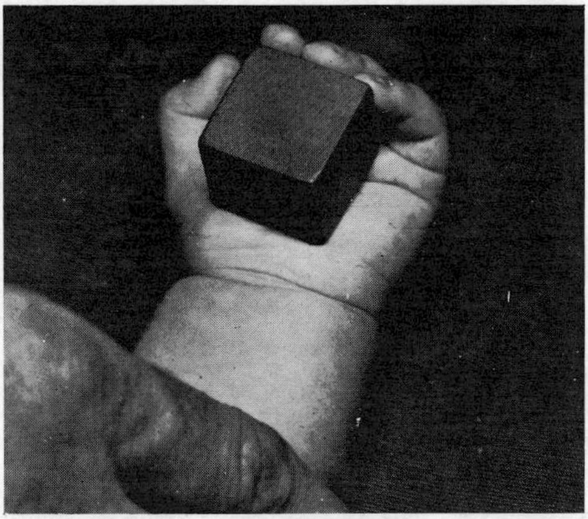

Manipulation, 6 mois. Agrippement palmaire immature du cube

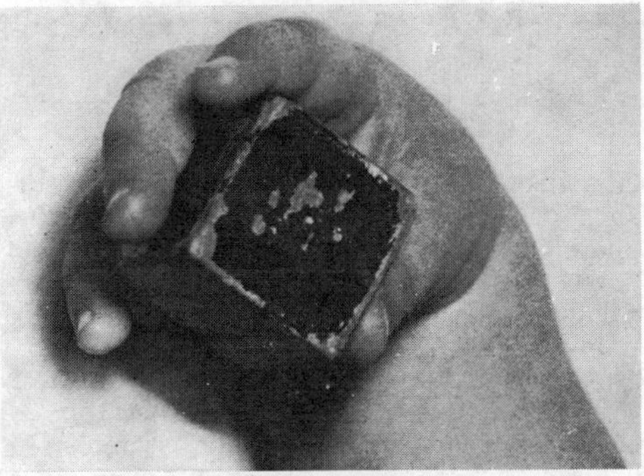

Manipulation, 8 mois. Agrippement, stade intermédiaire

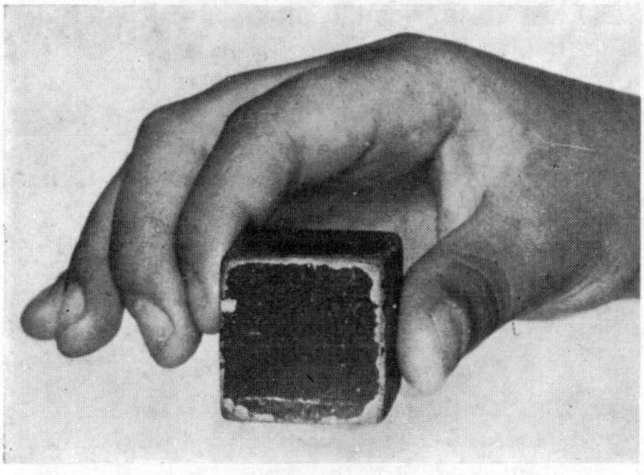

Manipulation, 1 an. Agrippement mature du cube

(d'après ILLINGWORTH, *Abrégé du développement psychomoteur de l'enfant*, Masson Paris, 1978).

▶ Éléments de surveillance :

C'est essentiellement le volume de la diurèse.

▶ Traitement et pronostic :

Deux types de médicaments peuvent être utilisés :

- *Médicaments agissant par l'intermédiaire de l'ADH :* clofibrate, chlorpropamide, carbamazépine.
- *Hormones posthypophysaires : Diapid,* poudre de posthypophyse, utilisée par voie nasale 3 à 6 fois par jour.

Le traitement étiologique peut entraîner une disparition du diabète insipide.

Tout diabète insipide organique idiopathique impose une surveillance régulière car il peut précéder les symptômes propres d'une tumeur hypothalamo-hypophysaire.

DIABÈTE INSIPIDE NÉPHROGÉNIQUE

Voir *Tubulopathies chroniques*

DIABÈTE RÉNAL

Voir *Tubulopathies chroniques*

DIABÈTE SUCRÉ

▶ Définition :

Le diabète sucré est une maladie due à une carence en insuline. Cette hormone sécrétée par le pancréas endocrine a pour rôle de faire pénétrer le glucose dans les cellules de l'organisme : le glucose est en effet le « carburant » qui permet le fonctionnement des cellules. Cette carence en insuline entraîne donc des conséquences qui peuvent être très graves à court ou à long terme.

Il faut cependant insister sur le fait que le déficit en insuline peut être en rapport avec deux phénomènes différents :

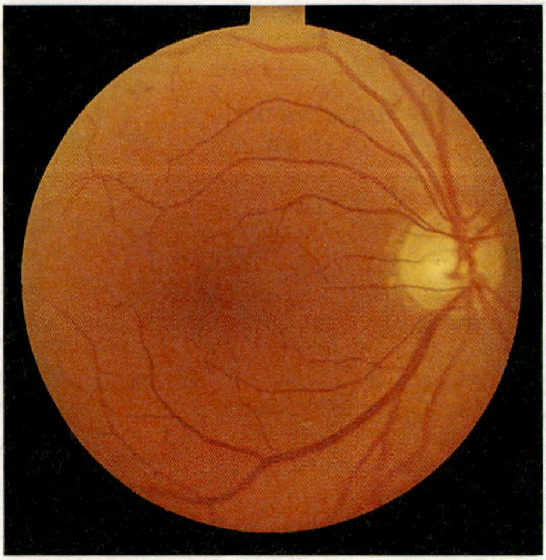

Rétinopathie diabétique : microanévrismes, exsudats, hémorragies au secteur nasal de la rétine.

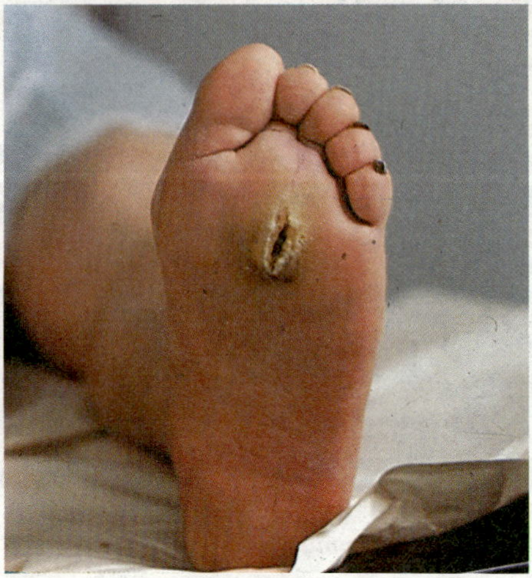

Pied diabétique montrant un mal perforant plantaire.

- ou bien le pancréas est incapable de fabriquer de l'insuline en quantité suffisante : il s'agit alors d'un diabète insulino**prive** ou insulino**dépendant** ;
- ou bien l'insuline est sécrétée, mais est incapable d'exercer son action sur les cellules de l'organisme (par manque de « récepteurs de l'insuline » par exemple). Dans ce cas le diabète n'est pas insulinodépendant.

Ces deux mécanismes expliquent les deux formes essentielles de diabète sucré observées en clinique :

- LE DIABÈTE INSULINODÉPENDANT (de type I) que l'on rencontre essentiellement chez le sujet jeune, habituellement avant 40 ans.
- LE DIABÈTE DE LA MATURITÉ NON INSULINODÉPENDANT (de type II) que l'on observe surtout chez le sujet avec surpoids (diabète gras de la maturité). Ce diabète peut dans un certain nombre de cas évoluer vers la forme précédente et devenir insulinodépendant, mais surtout il peut s'améliorer, voire guérir totalement avec le retour au poids normal.

► Causes et mécanismes :

Les deux formes de diabète ne se développent pas de la même manière.

1°) LE DIABÈTE INSULINODÉPENDANT (D.I.D.). Il survient chez l'enfant ou le sujet jeune. On sait actuellement qu'il existe des facteurs héréditaires, des anticorps contre les cellules pancréatiques qui fabriquent l'insuline (cellules de Langerhans) et des facteurs qui déclenchent la maladie : infections (en particulier les virus), traumatismes physiques ou psychiques.

2°) LE DIABÈTE NON INSULINODÉPENDANT (D.N.I.D.). Il survient chez des sujets obèses parce que l'insuline, bien que sécrétée en quantité suffisante ou élevée ne peut plus produire son action sur les cellules : ce diabète peut également être favorisé par les agressions ou les médicaments qui s'opposent à l'action de l'insuline. Il survient le plus souvent chez des patients obèses de plus de 40 ans avec sécrétion normale, voire élevée d'insuline mais il existe une résistance à son action. On peut observer un D.N.I.D. chez des patients non obèses mais avec une sécrétion insulinique insuffisante lors des hyperglycémies.

Les facteurs de risque du D.N.I.D. sont :

- obésité ;
- femmes accouchant d'un enfant de plus de 4 kilos ;
- antécédents familiaux de D.N.I.D.

3°) Il existe des DIABÈTES SECONDAIRES à certaines maladies qui s'opposent à l'action de l'insuline (acromégalie, syndrome de Cushing, hyperthyroïdie) ou qui détruisent le pancréas (pancréatites, hémochromatose).

▶ Conséquences du diabète sucré :

∗ Les conséquences aiguës de la carence en insuline : le D.I.D.

Le manque d'insuline provoque l'absence de pénétration du glucose dans les cellules. Le glucose s'accumule d'abord dans le sang (*hyperglycémie*) puis passe dans les urines à partir d'une glycémie de 1,80 g/l (11 mmol/l) (*glycosurie*). Cette glycosurie entraîne de l'eau (*polyurie*) et une déshydratation progressive qui est compensée par une absorption d'eau (*polydipsie*) due à la soif.

D'autre part l'organisme ne pouvant brûler les sucres brûle les graisses ce qui provoque une accumulation de déchets acides (*acidose*). Les muscles sont également atteints : l'ensemble entraîne un amaigrissement important et rapide. En l'absence de traitement la mort pourrait survenir par déshydratation et acido-cétose.

∗ Les conséquences à long terme de la carence en insuline : D.I.D. et D.N.I.D.

Ces conséquences peuvent s'observer dans les deux types de diabète. Elles sont en rapport avec deux mécanismes principaux :

- L'impossibilité de construire correctement les parois des petits vaisseaux : *il s'agit d'une microangiopathie* ; les organes les plus touchés sont : les yeux (rétinopathie diabétique), les reins (néphropathie diabétique) et le système nerveux. L'atteinte neurologique est en réalité également en rapport avec les troubles métaboliques.
- Les troubles métaboliques (hyperglycémie, hyperlipidémie) expliquent aussi l'atteinte des moyens et des gros vaisseaux qui « s'encrassent ». Cette athérosclérose est responsable des artérites, des coronarites et des accidents vasculaires cérébraux fréquents et assez précoces lorsque le diabète n'est pas correctement traité. L'hypertension artérielle est également particulièrement fréquente.

  Il faut insister sur le fait que le traitement bien conduit et bien surveillé du diabète sucré permet de retarder ou même d'éviter que ces complications ne se développent. Il faut bien reconnaître cependant que la plupart des diabétiques présentent au bout de 10 à 15 ans une ou plusieurs complications de leur diabète.

▶ Le diabète insulinodépendant :

Le D. I. D. en dehors des accidents aigus

∗ Clinique :

Le diabète insulinodépendant du sujet jeune peut débuter brutalement ou progressivement. Il est toujours marqué par des signes importants : soif, polyurie, polydipsie, et surtout amaigrissement rapide de plusieurs kg. A noter aussi une fatigue plus ou moins importante.

Les signes généraux et fonctionnels que nous venons de voir contrastent avec un état général assez bien conservé (en particulier l'appétit) et l'absence habituelle de signes physiques.

Le diagnostic est assuré sur deux gestes :

- La mise en évidence de l'hyperglycémie au moyen de bandelettes d'*Haemoglukotest* ou de *Visidex*.
- La mise en évidence d'une glycosurie massive au moyen du *Clinitest* et éventuellement d'une cétonurie.

  Ces deux examens sont faits *au lit du malade*.

  Dès lors l'examen clinique recherche des signes pouvant témoigner d'une atteinte des organes, en particulier les artères périphériques.

∗ Biologie :

Les examens biologiques n'ont pas pour but de faire le diagnostic mais d'évaluer la gravité du diabète et de décider du traitement.

Ce sont essentiellement :

- le dosage de la glycémie en laboratoire ;
- l'ionogramme sanguin (en particulier les bicarbonates) ;
- la créatinine ;
- les triglycérides et le cholestérol.

∗ Examens complémentaires :

Ils ont essentiellement pour but de connaître la gravité du diabète, au niveau des organes, susceptible de se compliquer :

- examen du fond d'œil avec angiographie à la fluorescéine ;
- recherche de la protéinurie des 24 heures, examen du culot urinaire et microalbuminurie ;
- éventuellement examen électrique nerfs-muscles ;
- électrocardiogramme ;
- examen à l'appareil de Doppler en cas d'artériopathie périphérique.

∗ Traitement par l'insuline :

L'insulinothérapie est décidée dès lors que le diabétique a un amaigrissement avec fonte musculaire, des complications oculaires ou rénales, ou encore qu'il s'agit d'une femme enceinte. Dans tous ces cas le poids est normal ou diminué, la carence en insuline très profonde.

– **Types d'insuline** :

Les insulines que l'on utilise son fabriquées à partir de pancréas de bœuf ou de porc car les insulines de ces animaux son très proches de celles de l'homme. Depuis 1980 on a commercialisé des insulines humaines (soit fabriquée par hémisynthèse – Laboratoires Novo, Nordisk, Organon – soit par génie génétique – Laboratoires Lilly) : flacon de 10 ml à 400 UI/ml.

Les insulines que l'on utilise sont de trois types :

- *Celles qui ont une action rapide* : elles agissent au bout de quelques minutes et leur durée d'action est de 3 à 6 heures par voie sous-cutanée. Elles peuvent aussi être utilisées par voie intramusculaire ou veineuse.
- *Celles qui ont une action intermédiaire* : elles durent environ 12 à 18 heures. Il en faut en général deux injections par jour.
- *Celles qui ont une action lente ou très lente* : elles durent de 24 à 36 heures. On peut traiter certains diabétiques par une seule injection par jour.

Il y a 2 types d'insuline à action intermédiaire : au zinc et à la protamine (NPH).

Toutes les NPH ont la même durée d'action : 18 heures. Les insulines au zinc sont variables.

On peut être amené à mélanger les insulines. Ne pas mélanger zinc et protamine. En cas de mélange insuline ordinaire/insuline retard utiliser de préférence les mêmes marques d'insuline et de préférence une NPH (protamine) pour l'insuline semi-lente. Commencer toujours le mélange par l'insuline rapide.

– **Besoins en insuline** :

Les besoins en insuline chez un adulte qui n'en sécrète plus du tout sont d'environ 0,7 à 0,9 unité par kg. Mais ces besoins augmentent lors des agressions et diminuent en cas d'effort physique. Certains diabétiques qui ont encore quelques réserves ont des besoins moindres. D'autres au contraire ont des besoins supérieurs car certains phénomènes (anticorps, par exemple) s'opposent à l'action de l'insuline.

– **Répartition de l'insuline** :

De plus il faut répartir l'insuline pour la journée et la nuit : le médecin doit trouver le système le plus efficace tout en conservant le confort du diabétique. Il n'existe donc pas de méthode universelle valable pour tous les diabétiques. Le plus souvent un mélange d'insulines d'action rapide et intermédiaire, à raison de deux injections par jour, permet de maintenir les glycémies à des niveaux acceptables.

– **Nouvelles techniques d'administration** :

De nouvelles techniques d'administration de l'insuline sont apparues pour les cas difficiles :

- Les « pompes » portables qui débitent de l'insuline de façon continue et qu'on peut programmer pour des doses supplémentaires au moment des repas. Ces pompes s'adressent surtout aux diabètes instables, aux femmes enceintes et aux nouveaux diabétiques chez lesquels on essaie d'obtenir une guérison provisoire ou définitive du diabète (rémissions).
- Les stylos (*Novopen*) contiennent des cartouches d'insuline rapide, simplifiant la technique d'injection pour les malades ayant plusieurs injections/jour. On pratique 3 injections au stylo et une insuline d'action lente ou ultralente le soir.

∗ ÉDUCATION ET ÉLÉMENTS DE SURVEILLANCE :

Le traitement du diabète insulinodépendant repose sur les injections d'insuline. Il faudra donc enseigner au diabétique :

. *La technique des injections d'insuline*. Elle est remarquablement facilitée par l'emploi des seringues jetables avec aiguilles montées (*Plastipak* microfines II, par exemple). Le geste est tout à fait simple : le diabétique après avoir rempli sa seringue se pique avec la même aiguille, verticalement, en prenant soin de changer de place à chaque injection.

. *Les techniques de lecture des glycémies*.

Il est absolument essentiel pour que le diabétique puisse se prendre en charge lui-même qu'il sache faire ses dosages de glycémie en faisant ses prélèvements au bout du doigt. Cette technique parfaitement indolore est la seule qui puisse lui permettre d'adapter ses doses d'insuline en fonction des besoins, sachant qu'en cas de 2 injections journalières intermédiaires : la

Insulines ordinaires

VOIE D'INJECTION	DÉBUT D'ACTION	PIC D'ACTION	FIN D'ACTION
IV	2 à 3 mn	20 mn	40 à 60 mn
IM	5 mn	40 mn	90 mn
Sous-cutané	15 mn	2 heures	4 à 6 heures

Insulines d'action rapide

Nom du médicament	Labo	Origine	Flac. (ml)	Prix
Insulines d'action rapide à 40 U./ml				
Actrapid	Novo	Humaine hémisyn.	10	60,70
Endopancrine 40	Organon	Porc	10	43,10
Insuline ordin.	Choay	Porc ou bœuf	5	15,60
Orgasuline ordin.	Organon	Humaine hémisynth.	10	54,20
Umuline ordin.	Lilly	Humaine biosynth.	10	61,10
Velosuline	Nordisk	Humaine hémisynth.	10	53,40
Velosuline	Nordisk	Porc	10	39,70
Insulines d'action rapide à 100 U./ml pour pompes				
Actrapid 100	Novo	Humaine hémisyn.	10	N.C.
Actrapid Penfill	Novo	Humaine hémisyn.	1,5	30,70
Endo. lyophilisée	Organon	Porcine lyophilisée	5	77,40
Velosuline cart.	Nordisk	Porcine	4	87,40
Insulines d'action rapide et de faible concentration				
Actrapid 5	Novo	Porcine	2	N.C.
Endopancrine 10	Organon	Porcine	1	1,63

Insulines à durée d'action intermédiaire

Nom du médicament	Labo	Origine support	Flac. (ml)	Prix
Insulines à durée d'action intermédiaire non mélangées				
Durée d'environ 12-14 heures				
Semilente	Novo	Porc – zinc	10	29,50
Semitardum	Organon	Porc – zinc	10	43,10

Insulines à durée d'action intermédiaire (suite)

Nom du médicament	Labo	Origine support	Flac. (ml)	Prix
Insulines à durée d'action intermédiaire non mélangées (suite)				
Durée d'environ 14-18 heures				
Rapitard	Novo	Porc + bœuf – zinc	10	27,10
Durée d'environ 18-20 heures				
Endopanc. NPH	Organon	Porc, Prot. NPH	10	43,10
Insulatard	Nordisk	Porc, Prot. NPH	10	39,70
Monotard	Novo	Humaine – zinc	10	60,70
Orgasuline NPH	Organon	Humaine, Prot. NPH	10	54,20
Protaphane	Novo	Humaine, Prot. NPH	10	57,30
Umuline NPH	Lilly	Humaine, Prot. NPH	10	61,10
Insulines à durée d'action intermédiaire mélangées				
Actraphane	Novo	NPH. 70 % + Ord. 30 %	10	53,30
Mixtard	Nordisk	NPH. 70 % + Ord. 30 %	10	39,70
Mixtard humaine	Nordisk	NPH. 70 % + Ord. 30 %	10	53,40
Profil 20	Lilly	NPH. 80 % + Ord. 20 %	10	56,00
Profil 30	Lilly	NPH. 70 % + Ord. 30 %	10	56,00
Profil 40	Lilly	NPH. 60 % + Ord. 40 %	10	56,00

Insulines d'action lente et ultra lente

Nom du médicament	Labo	Origine support	Flac. (ml)	Prix
Insulines d'action prolongée sur 24 heures				
Durasuline	Organon	Bœuf, Prot. + Zn	10	17,70
Lente MC	Novo	Porc + Bœuf, Zn	10	35,80
Tardum MX	Organon	Porc, Zn	10	29,00
Zinc-protamine	Choay	Bœuf, Prot. + Zn	5	10,60
Insulines de durée d'action ultra prolongée > 24 heures				
Ultralente MC	Novo	Bœuf, Zn	10	29,30
Ultratard HM	Novo	Hum. 1/2 syn. Zn	10	52,30
Ultratardum	Organon	Bœuf, Zn	10	28,00

glycémie du matin reflète l'insuline du soir (donc en cas d'anomalie, l'insuline sera adaptée le soir suivant), la glycémie du soir reflète l'insuline du matin (en cas d'anomalie la correction se fera le lendemain matin).

En cas d'injection d'insuline ordinaire, la glycémie de 11 h reflète son action. On ne pourra corriger les doses que le lendemain matin, si nécessaire.

On lui apprend donc à utiliser les bandelettes *BM test glycémie 20800* → glycémies capillaires) qui peuvent être lues seules ou au besoin avec l'appareil de lecture (*Reflolux*). Les bandelettes de *Glucostix* doivent obligatoirement être lues au moyen d'un appareil (*Glucometer*).

- *Les techniques de recherche de la glycosurie et de la cétonurie.*

Normalement il ne doit pas y avoir de glucose dans l'urine. Cette recherche a fait place à la glycémie capillaire dans la surveillance quotidienne.

La cétonurie s'apprécie au moyen de *Kéto-Diastix* et *Kéto-Diabur.*

- *La diététique.*

Le but de la diététique n'est pas de priver le diabétique des douceurs de la vie. Il est d'éviter les variations des doses d'insuline qui sont proportionnelles aux variations de l'apport alimentaire en glucides. Il faut donc apprendre au diabétique à établir ses menus de façon à absorber à peu près la même quantité de glucides tous les jours. La suppression des sucres d'absorption rapide (bonbons, caramels, esquimaux, chocolat) a pour but d'éviter les pics sanguins de glucose qui à la longue sont nocifs.

Médecins et diététiciennes s'efforcent donc de calculer avec le diabétique la diététique qui, tout en lui permettant de mener une vie normale, lui assure un équilibre glycémique correct.

Les règles générales de la diététique conseillée au diabétique sont les suivantes :

- absorber une quantité régulière d'hydrates de carbone chaque jour ;
- ne pas sauter de repas ;
- répartir l'alimentation en 5 repas afin d'éviter les « trous » dans la journée et donc les accidents hypoglycémiques

Les accidents aigus hyperglycémiques

Ils sont devenus rares depuis que les diabétiques sont éduqués pour se surveiller eux-mêmes. Cependant ils surviennent lorsque ces sujets sont en carence insulinique.

∗ L'ACIDO-CÉTOSE : Il s'agit d'un état favorisé par une agression (infection, traumatisme, chirurgie, etc.) ou encore lorsque le diabétique ne se surveille pas, et ne s'injecte pas suffisamment d'insuline.

La glycémie augmente et apparaît une glycosurie massive avec soif et déshydratation. L'organisme brûle ses graisses (amaigrissement) dont les déchets sont acides. L'ensemble, en l'absence de traitement, peut conduire au coma acido-cétosique. Le traitement consiste en une réhydratation massive, réparation des désordres ioniques (apport potassique) et apport d'insuline d'action rapide par voie IV ou IM jusqu'au retour à la normale.

Les **éléments de surveillance sont** :
- *cliniquement* : les signes d'hydratation, la pression artérielle, la diurèse ;
- *biologiquement* : la glycémie capillaire, la glycosurie et la cétonurie, l'ionogramme sanguin : bicarbonates et potassium + + +.
- E.C.G.

∗ LE COMA HYPEROSMOLAIRE : ici l'hyperglycémie est massive (8 à 10g/l ou 44 à 55 mmol/l) déclenchée par une déshydratation (fièvre, prise de diurétiques) ou prise de corticoïdes. La déshydratation est extrême et le pronostic très mauvais.

Les accidents hypoglycémiques

Ce sont les plus fréquents et les plus craints des diabétiques.

- *Ils sont favorisés* avant tout par une erreur de traitement, chez des patients mal éduqués. La plupart du temps il s'agit d'un repas sauté ou insuffisant, parfois de l'injection d'insuline en excès. Ailleurs de l'interférence avec certains médicaments (bêta-bloquants) ou d'alcool.
- *Les signes* sont soit en rapport avec le manque de glucose cérébral : troubles psychiques de tous ordres – surtout agressivité –, troubles de la conscience, avec au maximum perte de connaissance ; soit liés à la décharge d'adrénaline : sueurs, tachycardie, bouffées vaso-motrices, tremblement, crampes douloureuses de l'estomac avec faim. L'apparition des signes est progressive ou brutale. L'administration de sucre fait disparaître tous les symptômes.
- *Le traitement est urgent*, l'infirmière devant resucrer le malade et vérifier ensuite son éducation pour que l'hypoglycémie ne se reproduise pas.

∗ LE RESUCRAGE :

Chez un diabétique conscient : 15 g de sucre par la bouche suffisent à faire passer le malaise :

3 morceaux de sucre habituels, ou 3 cuillerées à soupe de sirop de sucre à 300 g p. 1000. Dès que le malaise a disparu il est prudent de rajouter une tartine de pain et un fruit.

Chez un diabétique ne pouvant absorber de sucre par la bouche : injection intramusculaire de 1 mg de Glucagon (Novo). Le produit est actif en 30 secondes et peut être renouvelé. Il ne peut agir en cas d'atteinte hépatique (alcoolisme, hépatite).

* EN CAS D'HYPOGLYCÉMIE PROFONDE, l'injection IV de 20 cm^3 de sérum glucosé hypertonique à 30 % est indispensable. La mise en place d'une perfusion de sérum glucosé à 10 % n'est utile que dans les cas où l'hypoglycémie est susceptible de se prolonger. Dans les autres cas un resucrage par la bouche est suffisant.

En cas d'hypoglycémie, l'insuline doit être adaptée mais jamais arrêtée.

* LA RECHERCHE DES CAUSES D'HYPOGLYCÉMIE :

L'infirmière doit noter :

- Comment la diététique a été suivie (repas sauté, insuffisant).
- S'il y a eu un effort inhabituel (sport, fatigue, voyage) non compensé par une bonne alimentation.
- S'il y a eu excès d'alcool.
- Si le sujet a pris de nouveaux médicaments.
- S'il y a eu un choc émotif.
- Si le diabétique sait modifier ses doses d'insuline en fonction des circonstances.

Dans la plupart des cas il s'agit en effet d'un problème d'ÉDUCATION DU DIABÉTIQUE et de son entourage (injection de Glucagon).

► Le diabétique non-insulinodépendant : diabète de type II.

* CARACTÈRES :

Le plus souvent il s'agit de sujets *obèses* d'où le non de *Diabète gras* que l'on donne à cette forme de diabète sucré. On l'appelle *Diabète de type II*.

Ici l'hyperglycémie est due au fait que l'insuline, bien qu'en quantité suffisante voire même en excès, n'agit que peu ou mal. C'est la graisse qui s'oppose à l'action de l'insuline. Ces malades sont exposés aux risques de complication à long terme du diabète sucré mais les complications aiguës ne surviennent pas puisqu'ils ont de l'insuline en quantité suffisante.

Ces diabètes sont les plus fréquents (60 à 70 % de la totalité des diabètes) et frappent 2,5 % de la population.

* DIAGNOSTIC :

Ces diabètes sont le plus souvent découverts parce qu'on les recherche chez des obèses, des personnes ayant des maladies exposant au diabète ou faisant partie de familles de diabétique.

L'*hyperglycémie* (dépassant 1,40 g/l ou 8 mmol/l à jeun) est le signe essentiel. Dans certains cas (glycémies entre 1,20 et 1,40 à jeun) on a recours à l'épreuve d'*hyperglycémie provoquée par voie orale* (HGPO) (→ Examens complémentaires).

* TRAITEMENT ET SURVEILLANCE :

- L'amaigrissement est le problème essentiel : la plupart de ces diabétiques guérissent totalement de leur diabète après avoir recouvré un poids normal.
- Dans d'autres cas on ajoute des médicaments aidant à faire baisser la glycémie tels les biguanides (metformine) (→ Médicaments et soins).

  En revanche on n'ajoute des *sulfamides hypoglycémiants* que si le surpoids est modéré ou si le poids est normal (→ Médicaments et soins).
- La surveillance est identique à celle du diabète insulinodépendant et se fait au moyen des glycémies capillaires, à un rythme un peu moins soutenu.

* ÉVOLUTION :

S'il est vrai que la plupart des diabètes gras guérissent après amaigrissement, il en est d'autres qui évoluent vers une aggravation avec perte de poids, puis vers l'insulinodépendance. Surtout, le diabète gras peut se compliquer, au fur et à mesure que les années passent, surtout s'il est mal traité (v. plus loin : complications du diabète). Une complication aiguë est à redouter chez le diabétique obèse sous biguanides : l'acidose lactique favorisée par l'insuffisance rénale.

► Complications du diabète sucré :

Il est devenu commun de dire que le diabète ne tue plus mais qu'il rend infirme. En effet les complications aiguës du diabète (coma acidocétosique en particulier) ne provoquent qu'exceptionnellement la mort (1 % des cas).

En revanche le diabète sucré provoque progressivement des altérations des petits et des gros vaisseaux et des nerfs.

* COMPLICATIONS VITALES :

- *Complications rénales* : chez le sujet jeune, avant 30 ans, une seule complication vitale : L'INSUFFISANCE RÉNALE.

Annoncée par une protéinurie, puis par une détérioration progressive des fonctions rénales (clairances de l'urée, de la créatinine), l'insuffisance rénale est le terme ultime de la destruction des glomérules rénaux par le diabète.

L'insuffisance rénale peut également se voir chez le sujet plus âgé, au bout d'un certain temps d'évolution, au cours de diabètes mal équilibrés.

L'insuffisance rénale est une glomérulopathie (→) avant tout. Cependant des infections urinaires peuvent aussi provoquer une atteinte interstitielle car elles sont très fréquentes chez le diabétique mal équilibré.

- *Complications vasculaires* : Chez le sujet plus âgé les complications se produisent au niveau des artères coronaires et cérébrales entraînant la mort par *infarctus du myocarde* ou *accident vasculaire cérébral.* Il faut savoir que la pathologie coronarienne chez le diabétique est atypique, voire asymptomatique.

Ces deux complications sont dues à une artériosclérose souvent précoce et à une hypertension artérielle fréquente.

∗ COMPLICATIONS FONCTIONNELLES :

Le diabète sucré atteint les *yeux, le système nerveux, les artères des membres inférieurs.*

Les complications surviennent au bout de 10 à 15 ans. Elles sont d'autant plus fréquentes et graves que le diabète est mal contrôlé.

– **La rétinopathie diabétique** :

– *Symptômes :* elle se manifeste au début sur les artérioles du fond d'œil par de petites lésions que l'on appelle microanévrismes. Ils sont d'abord visibles à l'angiographie à la fluorescéine (v. Examens). Plus tard la rétinopathie évolue vers des exsudats, des hémorragies et une gliose, c'est-à-dire une rétraction fibreuse de la rétine (rétinopathie proliférante).

Au cours de cette évolution la vision diminue progressivement, parfois brutalement en cas d'hémorragies, pour aboutir à la cécité.

– *Traitement* : outre le contrôle des glycémies, le plus strict possible, le traitement le plus efficace est le *laser.*

– **La neuropathie diabétique** :

– *Symptômes* : les troubles peuvent être sensitifs, moteurs ou mixtes. Ils peuvent se grouper en polynévrites (→ POLYNÉVRITES).

A l'examen cc sont les abolitions des réflexes et les troubles de la sensibilité profonde qui sont les plus fréquentes.

Plus particulière est la neuropathie végétative qui frappe la sensibilité et la motricité automatique et donne des troubles gastriques, tensionnels et génitovésicaux avec impuissance.

L'ensemble de ces phénomènes peut réaliser *le pied diabétique* : les lésions atteignent tous les plans du pied. La peau s'ulcère ainsi que les aponévroses. Les os sont déminéralisés puis détruits. La lésion devient creusante, donnant le mal perforant plantaire, qui reste cependant indolore.

Outre l'examen clinique, les radiographies du pied et surtout l'examen neurophysiologique permettent le diagnostic précoce de la neuropathie.

– *Traitement* : D'une manière générale il n'y a pas de traitement curatif de la neuropathie diabétique. Elle doit être prévenue par un bon contrôle des glycémies. Les douleurs sont souvent rebelles au traitement.

Quant au pied diabétique, le traitement est surtout préventif :

- Propreté des pieds, lavés à l'eau pas trop chaude. Eviter les bouillottes.
- Chaussettes en laine afin d'éviter la macération.
- Chaussures confortables, souples en cuir.
- Semelles orthopédiques en cas de déformation des pieds.
- Désinfectants et antimycosiques saupoudrés le matin et le soir.
- Soins des ongles *non traumatiques.*

– Si des lésions s'installent il faut immobiliser le pied, éviter l'appui au sol et bien traiter le diabète par l'insuline.

– **Les artérites diabétiques** :

L'atteinte des artères des membres, surtout des jambes, est très fréquente au cours du diabète sucré. Elle est facilitée par le tabac. L'artérite n'a rien de spécifique (→ ARTÉRITES), mais elle est plus précoce que chez le non-diabétique.

Le traitement de l'artérite ne peut être que préventif. Une fois installée elle se développe progressivement, conduisant à des gangrènes distales des orteils et des pieds, nécessitant l'amputation.

▶ Cas particuliers :

∗ LE DIABÈTE DE L'ENFANT :

Il s'agit toujours d'un diabète insulinodépendant. Le traitement est toujours délicat car il implique une participation de la famille, tant que l'enfant ne sait se prendre en charge lui-même.

∗ LA FEMME ENCEINTE :

La grossesse chez la diabétique doit toujours être suivie de façon très assidue : la nécessité d'obtenir des glycémies normales est impérative. Dans certains cas un régime est suffisant. La plupart du temps il faut recourir à une insulinothérapie, soit au moyen de plusieurs injections par jour, soit de préférence par pompe portable.

∗ LE SUJET ÂGÉ :

L'évolution vers des complications dégénératives à long terme est moins à craindre que chez le sujet jeune. Le traitement peut longtemps se faire à l'aide d'hypoglycémiants oraux. Lorsqu'une insulinothérapie est indispensable pour éviter l'évolution vers une acido-cétose, on se contente d'un système le plus confortable possible (1 injection par jour) quitte à garder des glycémies plus élevées.

► Surveillance générale du diabète et éducation des diabétiques :

Le personnel médical et paramédical, outre les activités de soins, a pour mission d'éduquer les diabétiques afin que ces derniers puissent se prendre en charge et assurer leur traitement eux-mêmes.

1°) *Les bilans périodiques :* ils ont pour rôle de vérifier que le traitement est efficace et que des complications n'apparaissent pas.

- *Tous les jours :* autocontrôle glycémique, éventuellement glycosurie
- *Tous les trois à quatre mois.* hémoglobine glycosylée
- *Tous les ans :* examen du fond d'œil avec angiographie. Protéinurie des 24 heures, clairances rénales. Examen du système nerveux. Examen des artères, E.C.G., examen au Doppler.

2°) *Les vérifications de l'autonomie thérapeutique des diabétiques.*

- Capacité à établir la diététique. Suppression du tabagisme.
- Capacité à faire correctement les injections.
- Connaissances correctes de l'adaptation des doses d'insuline en fonction de l'activité physique et de l'alimentation.
- Réactions thérapeutiques en cas d'hyper et d'hypoglycémie.

DIABÈTE SUCRÉ INFANTILE

► Définition :

Diabète débutant avant l'âge de 16 ans (habituellement après 2 ans).

► Causes et mécanisme :

Il est toujours dû à une carence en insuline. On lui reconnaît des facteurs génétiques (fréquence de certains types HLA) et des facteurs déclenchants infectieux, viraux, ainsi qu'une structure immunologique spéciale (anticorps anti-îlots de Langerhans).

► Signes essentiels :

Soif vive, asthénie, polyurie, amaigrissement, déshydratation, infections répetées. Glycémies très supérieures à la normale (mais variables). Glycosurie supérieure à 1 g/kg/jour. Cétonurie à rechercher systématiquement.

► Éléments de surveillance :

Soif, diurèse, malaise (pâleur, sueurs, faim), le taux de sucre à l'acétone dans les urines apprécié 3 fois par jour (*Clinitest* et *Acétest*), est moins précis que l'autosurveillance de la glycémie capillaire qui doit être utilisée chaque fois que cela est possible *(Hæmoglukotest)*.

Cette surveillance est faite par l'enfant et/ou ses parents et consignée dans un cahier.

Une ou 2 fois par an : fonction rénale, fond d'œil.

► Évolution et complications :

∗ TANTÔT BRUTALES : coma hypoglycémique par surdosage en insuline ; coma acido-cétosique pouvant révéler la maladie, parfois déclenché par une infection, une intervention.

∗ TANTÔT À LONG TERME : lipodystrophies aux points d'injection ; complications dégénératives rénales ou oculaires, surtout en cas de diabète mal soigné.

► Traitement :

∗ EN DEHORS DES COMPLICATIONS :

- *Injection quotidienne d'insuline.* Les techniques de l'insulinothérapie sont très discutées. L'essentiel est d'obtenir un contrôle glycémique presque normal. Deux injections par jour au minimum sont souhaitables mais pas toujours possibles.
- Régime régulier normalement équilibré.
- Éducation des parents et de l'enfant lors de l'hospitalisation initiale puis des consultations (tenue du cahier de surveillance, examens d'urines, injections, adaptation des doses d'insuline, traitement de l'hypoglycémie).
- Prise en charge psychologique à l'adolescence.

∗ TRAITEMENT DES COMPLICATIONS :

- *Hypoglycémie :* absorption de sucre si la conscience le permet ; injection i.m. de Glucagon 1 mg ou injection i.v. de glucose hypertonique à 30 %.
- *Coma acido-cétosique :* réhydratation par du sérum glucosé à 10 % avec des électrolytes (3 l/m² de surface corporelle), insuline soit en injections discontinues, 1/4 d'unité/kg toutes les 3 heures, soit à la pompe en perfusion continue au rythme de 3 à 6 unités/heure.
- Au prix d'une surveillance régulière et d'un traitement quotidien astreignants, l'enfant diabétique peut mener une vie normale.
- Risque malgré un traitement correct de *complications dégénératives* après 10 à 15 ans d'évolution (→ DIABÈTE SUCRÉ).

DIARRHÉES AIGUËS

► Définition :

Sont ainsi définies des diarrhées de début brutal et d'évolution courte (toxi-infections alimentaires, infections intestinales, etc.).

► Causes et mécanisme :

On peut en schématiser les causes dans le tableau ci-dessous :

► Signes essentiels :

* CLINIQUE : Elle est fonction de l'étiologie (→ ENTÉROCOLITE INFECTIEUSE). La présence de sang dans les selles n'est pas spécifique de l'amibiase et se voit aussi dans certaines

Diarrhées aiguës

ÉTIOLOGIES	
TOXI-INFECTIONS ALIMENTAIRES	Fréquentes en période estivale et dans les collectivités
. Salmonelloses	Aliments contaminants : viande (mal cuite), œuf, lait et dérivés ; clinique : → *Entéro-colite infectieuse*
. Staphylocoques	Aliments contaminants : crème, charcuterie ; clinique : → *Entéro-colite infectieuse*
INFECTIONS INTESTINALES . Shigelles . Escherichia coli . Vibrio cholerae	 → *Dysenterie bacillaire* → *Diarrhées aiguës de l'enfant* → *Choléra*
PARASITOSE	→ *Amibiase intestinale*
DIARRHÉES IATROGÈNES . Antibiotiques . Autres médicaments	 → *Colite post-antibiothérapie* Colchicine, digitaline, phénylbutazone, laxatifs irritants (→ *Maladie des laxatifs*)
INTOXICATIONS . Champignons . Produits domestiques	
ENTÉRO-COLITE AIGUË NÉCROSANTE	→ *Diarrhées aiguës de l'enfant*
DIARRHÉES VIRALES	→ *Diarrhées aiguës de l'enfant*

TRAITEMENT SYMPTOMATIQUE	TRAITEMENT ÉTIOLOGIQUE
1. DIÈTE HYDRIQUE En compensant les pertes par : infusions, eau de riz, potages salés, perfusions si besoin	1. ANTI-INFECTIEUX A ACTION LOCALE *Thiacyl, Néomycine, Kamycine per os. Ercéfuryl*, etc.
2. ANTISPASMODIQUES *Buscopan, Spasfon*, etc.	2. ANTIBIOTHÉRAPIE A ACTION GÉNÉRALE Seulement si indispensable et si possible selon l'antibiogramme
3. RALENTISSEURS DU TRANSIT Avec prudence : *Diarsed, Imodium*, etc.	3. ANTIMYCOSIQUES En cas de levures en abondance
4. PANSEMENTS INTESTINAUX *Actapulgite*, etc.	4. ANTIPARASITAIRE *Flagyl* en cas d'amibiase aiguë
TRAITEMENT PROPHYLACTIQUE (selon les cas)	Précautions d'hygiène Isolement Coprocultures de contrôle, etc.

shigelloses ou salmonelloses. L'interrogatoire recherche une prise médicamenteuse, la notion d'autres cas dans l'entourage et d'un séjour outre-mer. On recherche des signes de déshydratation.

* EXAMENS COMPLÉMENTAIRES : Ils sont dominés par coproculture (→), hémocultures (salmonellose, etc.), examen parasitologique des selles. Urée et ionogrammes sanguins guideront la réhydratation. La NFS est utile (leucocytose ? éosinophilie ? anémie ?).

▶ **Surveillance :**
Elle porte sur l'aspect et le nombre des selles, la température, l'état d'hydratation et les courbes de pouls, T.A., diurèse, l'état hydro-électrolytique (urée, ionogramme).

▶ **Évolution, complications :**
La principale complication est la déshydratation avec insuffisance rénale fonctionnelle, voire risque de collapsus (enfant, vieillard, choléra, etc.).

▶ **Pronostic et traitement :**

* LE PRONOSTIC est fonction de la cause (grave dans l'entéro-colite aiguë nécrosante et le choléra), du terrain, d'une déshydratation soignée avec retard.

* LE TRAITEMENT comprend deux versants qui sont schématisés dans le tableau ci-dessous.

DIARRHÉES AIGUËS DU NOURRISSON

▶ **Définition :**
Évacuation de selles anormalement fréquentes et anormalement liquides.

▶ **Causes et mécanisme :**
- *erreurs diététiques ;*
- *infections intestinales* bactériennes (colibacille, salmonelles, shigelles), virales, parasitaires (amibes, giardia) ;
- *infections parentérales* (otites, infections urinaires).

▶ **Signes essentiels :**
Souvent troubles digestifs associés : vomissements, refus d'alimentation, ballonnement abdominal.

La recherche de signes de déshydratation (fièvre, pli cutané, yeux creux, fontanelle déprimée) est systématique.

▶ **Examens paracliniques :**

* DANS UN BUT ÉTIOLOGIQUE : coproculture, examen cytobactériologique d'urines.

* EN CAS DE DÉSHYDRATATION : ionogramme sanguin.

▶ **Éléments de surveillance :**
- poids + + + ;
- troubles digestifs associés ;
- nombre et aspect des selles ;
- température ;
- comportement de l'enfant ;
- signes de déshydratation ;
- tension artérielle ;
- pouls.

▶ **Évolution et complications :**
L'évolution est bénigne dans l'immense majorité des cas.
Le risque immédiat le plus important est celui de déshydratation.
A moyen terme, chez le petit nourrisson, l'évolution se fait parfois vers la diarrhée rebelle.

▶ **Traitement :**

* DANS LA DIARRHÉE BÉNIGNE (sans vomissements ou anorexie) :
- suppression de toute alimentation lactée remplacée par une solution de réhydratation orale (glucose-électrolytes) type OMS.
- au-delà de 6 mois, régime antidiarrhéique à base de riz, carotte, viande, banane, coing, pomme ; réintroduction progressive du lait.

* EN CAS D'IMPOSSIBILITÉ D'ALIMENTATION OU DE DÉSHYDRATATION avec signes de gravité : hospitalisation et perfusion.

* TRAITEMENT ANTIBIOTIQUE dans les diarrhées à salmonelles et shigelles.

DIARRHÉES CHRONIQUES

▶ **Définition :**
C'est l'augmentation du débit fécal quotidien d'un ou de plusieurs constituants de la selle (eau, électrolytes, graisses, etc.) évoluant soit de façon continue, soit par poussées.

► **Causes et mécanisme :**
Les causes habituelles sont coliques. Les étiologies sont en fait fort nombreuses, les principales sont indiquées dans le tableau ci-dessous :

Diarrhées chroniques

ÉTIOLOGIES GASTRIQUES	1 – Post-opératoire : gastrectomie, vagotomie 2 – Maladie de Biermer 3 – Cancer
CAUSES BILIO-PANCRÉATIQUES	1 – Cancer du pancréas (+) 2 – Pancréatite chronique (+)
MALADIES DU GRÊLE	1 – Malabsorptions (maladie cœliaque, maladie de Whipple, sprue tropicale, pullulations microbiennes, etc.) 2 – Maladies inflammatoires (maladie de Crohn) 3 – Cancer (adénocarcinome, lymphomes, carcinoïdes) 4 – Insuffisance mésentérique (→ ANGOR INTESTINAL)
MALADIES DU CÔLON (+++)	1 – Cancers (++) 2 – Maladies inflammatoires (recto-colite hémorragique, maladie de Crohn, etc.) 3 – Maladies infectieuses (amibiase, tuberculose, etc.) 4 – Colites iatrogènes (colite post-antibiothérapie, colite radique) 5 – Colopathies fonctionnelles (+++)
ÉTIOLOGIES ENDOCRINIENNES	1 – Maladie de Basedow, diabète 2 – Apudomes : tumeurs endocrines, carcinoïde : (sérotonine, 5 HIAA), syndrome de Zollinger et Ellison (gastrine), syndrome de Vernner-Morrison (V.I.P.), cancer médullaire de la thyroïde (T.C.T.)

Examen des diarrhées chroniques

EXAMENS DES SELLES Ils doivent être faits avant les examens barytés	1 – EXAMEN COPROLOGIQUE (+++) [→] Il élimine les fausses diarrhées et peut orienter vers l'étiologie d'une diarrhée (maldigestion pancréatique, malabsorption du grêle, diarrhée motrice, colite, etc.) 2 – COPROCULTURE (++) 3 – EXAMEN PARASITOLOGIQUE (++) 4 – STÉATORRHÉE des 24 heures (→) 5 – TEST AU CARMIN
EXAMENS RADIOLOGIQUES Lorsque plusieurs d'entre eux sont programmés il faut commencer par le côlon	1 – LAVEMENT BARYTÉ (+++) 2 – TRANSIT GASTRO-DUODÉNAL 3 – TRANSIT DU GRÊLE 4 – ARTÉRIOGRAPHIE DIGESTIVE réservée à des cas particuliers (tumeur endocrine, angor abdominal, etc.)
EXAMENS ENDOSCOPIQUES	1 – RECTOSCOPIE (+++) 2 – COLOSCOPIE 3 – GASTROSCOPIE (avec biopsies duodénales) 4 – Jéjunoscopie (plus rarement)
EXAMENS BIOLOGIQUES	1 – LES UNS SONT SYSTÉMATIQUES : NFS, VS, urée, glycémie, ionogramme, bilan hépatique, calcémie, lipides 2 – LES AUTRES SONT ORIENTÉS : test au xylose, test de Schilling, indicanurie, tubage duodénal pour étude de la sécrétion pancréatique, dosages hormonaux (voir *supra* tableau des étiologies)

► **Signes essentiels :**

∗ CLINIQUE : L'interrogatoire précisera notamment l'évolution, les traitements suivis (médicaux et chirurgicaux), les séjours outre-mer, l'horaire et l'aspect des selles (graisseuses ?, présence de sang, de glaires, de pus, d'aliments ?), les signes d'accompagnement (douleur ? amaigrissement ? alternance avec de la constipation ?). L'examen doit être complet appréciant l'état somatique et psychologique.

∗ EXAMENS COMPLÉMENTAIRES : Les principaux sont indiqués dans le tableau de la page précédente.

► **Surveillance :**

Elle doit porter sur l'état général (poids, hydratation, diurèse) et les selles (nombre, aspect, courbe pondérale). NFS et ionogrammes doivent parfois être répétés.

► **Évolution, complications :**

Une diarrhée hydro-électrolytique expose à la déshydratation, une stéatorrhée à la dénutrition, une entéropathie exsudative (→) aux œdèmes et à l'anasarque par hypoalbuminémie.

► **Pronostic et traitement :**

Il comprend deux volets ;

∗ SYMPTOMATIQUE, il recoupe un peu celui des diarrhées aiguës (→).

∗ FONCTIONS DE L'ÉTIOLOGIE, il peut alors être :

- *chirurgical* (résection d'un cancer) ;
- *médical* (régime pauvre en graisses, en cas de stéatorrhée, extraits pancréatiques en cas d'atteinte pancréatique, régime sans gluten d'une maladie cœliaque, etc.) ;
- voire *psychothérapique* (colopathies fonctionnelles).

DIARRHÉES CHRONIQUES DU NOURRISSON

► **Définition :**

Évacuation de selles anormalement fréquentes et/ou abondantes, anormalement liquides, en permamence ou par périodes depuis plusieurs semaines.

► **Causes et mécanisme :**

- erreurs diététiques ;
- malnutrition ;
- accidents thérapeutiques (antibiothérapie) ;
- infections parasitaires (amibiase, giardiase) ;
- intolérances alimentaires (gluten, sucre, protéines du lait de vache) ;
- mucoviscidose.

► **Signes essentiels** (absents si la diarrhée est bien tolérée) :

- stagnation ou cassure de la courbe de poids ;
- cassure de la courbe de taille ;
- œdèmes ;
- disparition du pannicule adipeux ;
- fonte des masses musculaires (fesses) ;
- déshydratation ;
- troubles du comportement : tristesse, apathie ;
- teint pâle, cheveux secs et cassants.

► **Examens paracliniques :**

∗ POUR ÉTUDIER LE RETENTISSEMENT DE LA DIARRHÉE :

- *Hémogramme :* anémie.
- *Fer sérique* abaissé.
- *Protides totaux, lipides, cholestérol :* taux bas.
- *Hémostase :* hypoprothrombinémie.
- *Ionogramme :* hypokaliémie, hypocalcémie, hypophosphorémie.
- *Radio de tibia :* ostéoporose.

∗ ENQUETE ÉTIOLOGIQUE (si l'état de l'enfant le permet) : Elle est souvent orientée par un examen coprologique : selles avec glaires, sang, pus (colites).

Examen parasitologique, coproculture, éventuellement lavement baryté, rectoscopie.

Selles liquides à pH acide : intolérance aux sucres.

Selles graisseuses, de poids anormalement élevé : malabsorption (intolérance au gluten ou au lait), dosage des graisses dans les selles (stéatorrhée), test au xylose, biopsie du grêle. Le test de la sueur est systématique (diagnostic de la mucoviscidose).

► **Éléments de surveillance :**

- poids ;
- taille ;
- aspect des selles ;
- comportement de l'enfant ;
- état d'hydratation.

▶ Complications :

Elles sont à craindre lorsque l'enfant est très dénutri : infections, déshydratation.

▶ Traitement et pronostic :

Si l'état de l'enfant le permet, il est initialement laissé sous régime normal pendant l'enquête étiologique.

∗ LE TRAITEMENT est fonction de l'étiologie ; si l'enquête a été négative, on instaure souvent un régime sans lait et/ou sans gluten à titre d'épreuve diagnostique. Si l'état de l'enfant est inquiétant, la renutrition est urgente (avant toute exploration), soit alimentation parentérale totale (éventuellement par cathéte central), soit administration par voie digestive à débit constant (sonde gastrique) d'une alimentation excluant le lactose, les protéines du lait de vache et le gluten (« mixture » synthétique, *Nutramigen, Progestimil*). Avec ces techniques de nutrition, le décès par malnutrition est exceptionnel.

∗ LE PRONOSTIC est fonction de l'étiologie.

DILATATION DES BRONCHES (BRONCHECTASIES)

▶ Définition :

La dilatation des bronches correspond à une augmentation permanente du calibre des bronches.

▶ Causes et mécanisme :

Il existe des formes congénitales (arrêt du développement de l'arbre bronchique durant la vie fœtale) et des formes acquises dans l'enfance à la suite d'infections virales des voies aériennes (bronchiolites). La mucoviscidose en est un exemple.

Chez l'adulte, les dilatations des bronches sont parfois secondaires.

Elles sont le plus souvent secondaires à une cause locale : corps étrangers, tuberculose pulmonaire, tumeur, adénopathie, abcès du poumon. Le rôle de l'infection est prédominant. Les sécrétions mal drainées favorisent l'infection de voisinage et l'extension aux parois bronchiques qui perdent leur souplesse et se dilatent, l'ossature musculo-cartilagineuse se disloque. Les bronches devenues flasques ont tendance à se collaber à l'expiration.

Le plus souvent, les bronchectasies prédominent aux lobes inférieurs et moyens.

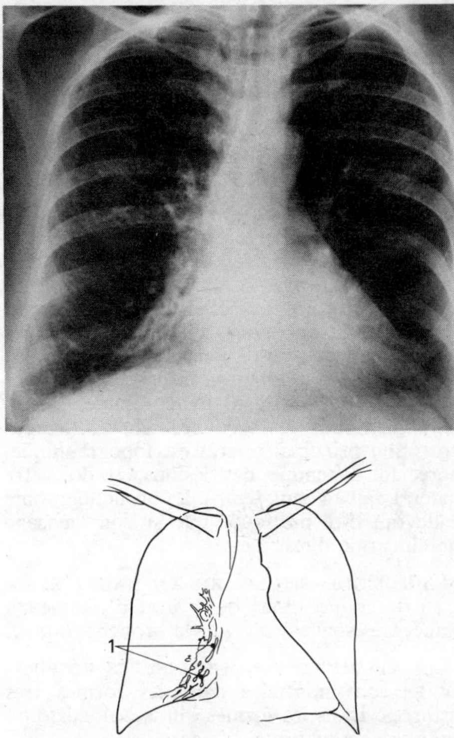

Dilatation des bronches du segment paracardiaque du lobe inférieur droit. L'angle cardio-phrénique droit est comblé par une opacité inhomogène dans laquelle on voit des images claires correspondant aux bronches. 1) Bronches dilatées.

▶ Signes cliniques :

Ils sont dominés par l'expectoration abondante muco-purulente prédominant le matin. Les hémoptysies ne sont pas rares. La toux accompagne l'expectoration.

Dans les formes diffuses ou évoluées, on voit une cyanose, un hippocratisme digital, une dyspnée.

A l'examen, on trouve des râles bronchiques souvent prédominant aux bases.

Les signes infectieux (fièvre) sont inconstants.

▶ Examens complémentaires :

∗ LA NUMÉRATION FORMULE SANGUINE montre une hyperleucocytose lors des surinfections.

∗ L'EXAMEN DES CRACHATS recherche un germe prédominant et vérifie l'absence de BK.

∗ LA RADIOGRAPHIE PULMONAIRE STANDARD est le plus souvent pathologique : opacités linéaires partant des hiles, images claires arrondies, groupées en grappes, qui correspondent aux bronches dilatées. On peut voir des images d'atélectasie localisée ou des anomalies en rapport avec le facteur causal (abcès, tumeur, etc.).

∗ LA BRONCHOGRAPHIE doit être faite après la fibroscopie qui apprécie l'état de la muqueuse et recherche une cause. Le malade doit être drainé et asséché avant l'examen pour permettre une bonne lecture des clichés. Il s'agit d'un examen éprouvant pour le malade, dont les indications doivent être bien pesées. A la place de l'ancien « lipiodol » on utilise actuellement un liquide de contraste hydrosoluble, mieux toléré. Il montre les bronches dilatées, irrégulières. Son principal intérêt est topographique, appréciant l'étendue des lésions. Il doit être bilatéral, fait en deux temps. La bronchographie ne devrait être pratiquée que si l'on envisage une chirurgie d'exérèse.

∗ LA TOMODENSITOMÉTRIE EN HAUTE RÉSOLUTION (coupes fines de 1 mm d'épaisseur), permet très souvent d'éviter la bronchographie.

∗ LES ÉPREUVES FONCTIONNELLES RESPIRATOIRES sont normales dans les formes très localisées. Dans les formes diffuses il existe un syndrome restrictif.

∗ LES GAZ DU SANG montrent une atteinte variable.

▶ Éléments de surveillance :

L'importance de l'expectoration est l'élément primordial. Lors des poussées, il est souhaitable d'en faire une courbe.

▶ Évolution, complications :

∗ L'ÉVOLUTION est fonction de l'importance des lésions et des épisodes de surinfection.

∗ LES COMPLICATIONS, en dehors de l'infection, sont dominées par les hémoptysies. A un stade évolué, c'est l'insuffisance respiratoire chronique avec risque de décompensation aiguë.

▶ Traitement et pronostic :

∗ LE TRAITEMENT MÉDICAL repose sur :

- l'éducation de la toux et de l'expectoration par la kinésithérapie ;
- le drainage de posture ;
- la prophylaxie infectieuse dentaire et ORL ;
- les cures climatiques ;
- les antibiotiques dès l'apparition d'une surinfection.

∗ LE TRAITEMENT CHIRURGICAL ne se discute que dans les formes localisées, après un bilan d'extension très complet et un essai de traitement médical bien conduit. Il repose sur l'exérèse du segment ou du lobe atteint.

∗ LE PRONOSTIC est fonction de l'étendue des bronchectasies et des résultats de traitement.

DIPHTÉRIE

▶ Définition :

C'est une toxi-infection due au bacille de Klebs-Loffler (Corynebacterium diphteriae), rare actuellement du fait de la vaccination.

▶ Causes et mécanisme :

La diphtérie touche plus souvent l'enfant que l'adulte : Elle se caractérise par une angine à fausses membranes et un syndrome toxique général (avec complications neurologiques et myocardiques) liés à la sécrétion d'une toxine neurotrope par les germes pharyngés.

▶ Signes essentiels :

On distingue trois formes :

∗ L'ANGINE COMMUNE est une affection essentiellement pharyngée. L'incubation est de 3 à 7 jours, puis apparaissent fièvre, asthénie et dysphagie. Les amygdales sont tuméfiées, avec un enduit opalin qui se bilatéralise ; cet aspect doit faire isoler le patient, rechercher un contage et vérifier la vaccination. Si la suspicion est suffisante la sérothérapie est instituée après avoir fait le prélèvement de gorge. A la phase d'état, les fausses membranes sont blanc nacré, adhérentes, cohérentes et tendent à recouvrir amygdales, piliers et luette. On recherche une extension laryngée et nasale ; il existe des adénopathies sensibles, un coryza, une pâleur et une asthénie.

∗ LA DIPHTÉRIE MALIGNE réalise un tableau toxi-infectieux gravissime marqué par une fièvre à 39°-40 °C chez un malade prostré et pâle. Il existe un jetage nasal séro-sanglant, le cou est déformé par les adénopathies, la voix est faible et nasonnée. Les fausses membranes, extensives, sont épaisses, recouvertes d'une sanie sanglante.

L'évolution peut être rapidement fatale ou améliorée par le traitement. L'aggravation peut survenir au 8e-10e jour (syndrome secondaire de Marfan), annoncée par une paralysie vélopalatine et marquée par un tableau de défaillance cardiaque mortelle ; elle peut être plus tardive.

∗ LE CROUP (ou diphtérie laryngée) débute par une dysphonie avec toux rauque et voix éteinte. L'examen laryngoscopique montre des fausses membranes laryngées qui sont prélevées. En l'absence de traitement l'évolution se ferait vers la mort par asphyxie.

▶ **Surveillance, évolution, complications :** Voir *supra*. Les complications sont de deux ordres :

∗ LES PARALYSIES DIPHTÉRIQUES comprennent :

- *La paralysie vélopalatine* avec troubles de la phonation, nasonnement, troubles de la déglutition et, à l'examen : paralysie et anesthésie du voile.
- *La paralysie de l'accommodation* (qui suit chronologiquement la paralysie du voile). L'évolution est régressive mais annonce :
- *La paralysie des membres inférieurs*, bilatérale, flasque, avec d'importants troubles sensitifs.
- *La paralysie des membres supérieurs* touche les petits muscles de la main, elle peut accompagner celle des membres inférieurs et surtout celle du tronc avec risque de *paralysie respiratoire.*

∗ LA MYOCARDITE, redoutable, apparaît à la fin de la 1re semaine.

▶ **Traitement :**

∗ CETTE MALADIE A DÉCLARATION OBLIGATOIRE nécessite l'isolement et le repos absolu jusqu'à disparition des signes toxiques. Le traitement de l'*angine diphtérique* est urgent : sérothérapie (chez l'enfant 10 000 à 80 000 unités par la méthode de Besredka en s.c. ou i.m.) et antibiothérapie (pénicilline G ou macrolides).

Les paralysies *vélopalatines* imposent l'arrêt de l'alimentation orale et le passage en *réanimation*, de même que les *complications cardiaques.* Il faut rechercher les porteurs de germes dans l'entourage et instituer un traitement préventif (macrolides). L'éviction scolaire est de 30 jours après la guérison clinique.

∗ LA VACCINATION constitue la seule prophylaxie efficace.

DISJONCTIONS CRANIO-FACIALES

▶ **Les disjonctions cranio-faciales** résultent de traumatismes directs violents du massif facial (accidents de voiture) et peuvent être associées à des lésions encéphaliques.

Les traits de fracture peuvent siéger en diverses régions du massif facial, ce qui permet de distinguer 3 types de disjonctions cranio-faciales.

Ces fractures ont en commun une disjonction d'une partie plus ou moins importante du massif facial à partir de ses attaches crâniennes ; elles entraînent donc des déformations de la face et des modifications de l'articulé dentaire. Ces déplacements doivent être corrigés rapidement par une intervention chirurgicale afin d'éviter des séquelles esthétiques et fonctionnelles souvent graves.

▶ **La disjonction cranio-faciale haute ou fracture de Lefort III :**
L'ensemble du massif facial est détaché du crâne au niveau de la racine du nez. Cette fracture peut se compliquer d'une fuite de liquide céphalo-rachidien et crée donc un risque de méningite septique.

▶ **La disjonction cranio-faciale basse ou fracture de Lefort II :**
Le trait de fracture passe sous les orbites.

▶ **La fracture de Lefort I détache l'arcade dentaire du maxillaire supérieur.**

▶ **Toutes les fractures** peuvent s'associer à d'autres fractures faciales, notamment des fractures mandibulaires.

▶ **Le traitement des disjonctions cranio-faciales** est chirurgical. Il comporte des ostéosynthèses au niveau des traits de fracture, une suspension du massif facial à des structures crâniennes solides et presque toujours un blocage intermaxillaire maintenu entre 1 et 2 mois afin d'éviter un déplacement secondaire et de maintenir un bon articulé dentaire.

DISSECTION AORTIQUE

▶ **Définition :**
La dissection aortique réalise un clivage de la paroi aortique par un hématome consécutif à la rupture de l'intima et de la média.

▶ Causes - Mécanisme :
La dissection aortique débute par une rupture de l'intima qui permet au sang de s'engager dans la paroi aortique et de cliver celle-ci au niveau de la média. Ainsi est réalisé un décollement de la paroi dans le sens de la circonférence et dans le sens de la longueur de façon plus ou moins étendue. On aboutit donc à un double canal dont les parois sont très fragiles. L'hypertension artérielle et la maladie de Marfan sont des facteurs favorisants à la survenue d'une dissection aortique.

▶ Signes :

∗ CLINIQUES : douleur thoracique brutale, violente, maximale dans la région rétrosternale avec irradiation dans le dos ou les lombes. On peut noter également un état de choc, des troubles neurologiques, une ischémie aiguë d'un membre, une oligo-anurie. A l'examen : inégalité des pouls, constatation d'une insuffisance aortique d'apparition récente.

∗ PARACLINIQUES :
- *Radiologiques :* élargissement du médiastin supérieur à la radiographie thoracique avec cardiomégalie fréquente secondaire à l'hypertension.
- *Électriques :* absence de signes évoquant une nécrose soupçonnée sur la clinique, hypertrophie ventriculaire gauche électrique.
- *Échocardiographiques :* L'échocardiographie permet parfois de montrer l'existence d'une paroi aortique dédoublée. Le doppler pulsé à codage couleur permet parfois de visualiser le flux du canal disséqué ; on recherche par ailleurs un flux anormal diastolique de fuite aortique.
- *L'angiographie numérisée :* permet le diagnostic en montrant l'élargissement de l'aorte et la séparation des parois.

▶ Surveillance :
Elle repose sur la tension artérielle, le pouls, la diurèse, l'état de conscience, la persistance de douleurs.

▶ Évolution :
L'évolution spontanée est le plus souvent mortelle du fait de complications : hémopéricarde par rupture de l'aorte dans le péricarde, complications neurologiques et rénales.

▶ Traitement :
Parfois médical dans un premier temps afin de faire baisser la pression artérielle, le seul traitement sinon est chirurgical et grevé d'une lourde mortalité : il consiste sous circulation extra-corporelle en une fermeture de l'orifice d'entrée et une oblitération du plan de dissection.

DISTOMATOSES

▶ Définition :
Il s'agit d'affections parasitaires dues à des douves (trématodes) : vers plats, hématophages, fixés par des ventouses.

▶ Causes et mécanisme :
Les douves adultes pondent des œufs éliminés dans les selles. L'embryon libéré au contact de l'eau trouve un hôte intermédiaire (mollusque). L'homme s'infeste en consommant végétaux ou poissons mal cuits.

▶ Signes essentiels, évolution, traitement :
On distingue trois sortes de distomatose :

∗ DISTOMATOSE A FASCIOLA HEPATICA :
C'est la plus répandue des distomatoses hépatiques ; elle se contracte en consommant du *cresson* sauvage cru. Le parasite crée des granulomes hépatiques et vit dans les voies biliaires.
- A la *phase d'invasion* on note : asthénie, fièvre, douleurs de l'hypocondre droit. On peut observer : arthralgies, éruptions urticariennes. L'éosinophilie est très importante, les réactions sérologiques sont positives ; la scintigraphie hépatique peut montrer des lacunes (à ce stade il n'y a pas d'œufs dans les selles).
- La *phase d'état* débute 3 à 6 mois après le contage : douleurs et poussées angiocholitiques, éosinophilie moins marquée la caractérisent. La recherche d'œufs dans les selles (ou la bile) est positive.
- Le *traitement* comprend :
  - à la *phase d'invasion*, une cure de déhydroémetine (comme dans l'amibiase) ;
  - à la *phase d'état*, on alterne avec des cures d'*Entobex*.

∗ DOUVES INTESTINALES :
On distingue : Fasciolopsis buski, grande douve fréquente en Asie (absorption de végétaux crus) et Hétérophyes hétérophyes, petite douve fréquente en Afrique du Nord (absorption de

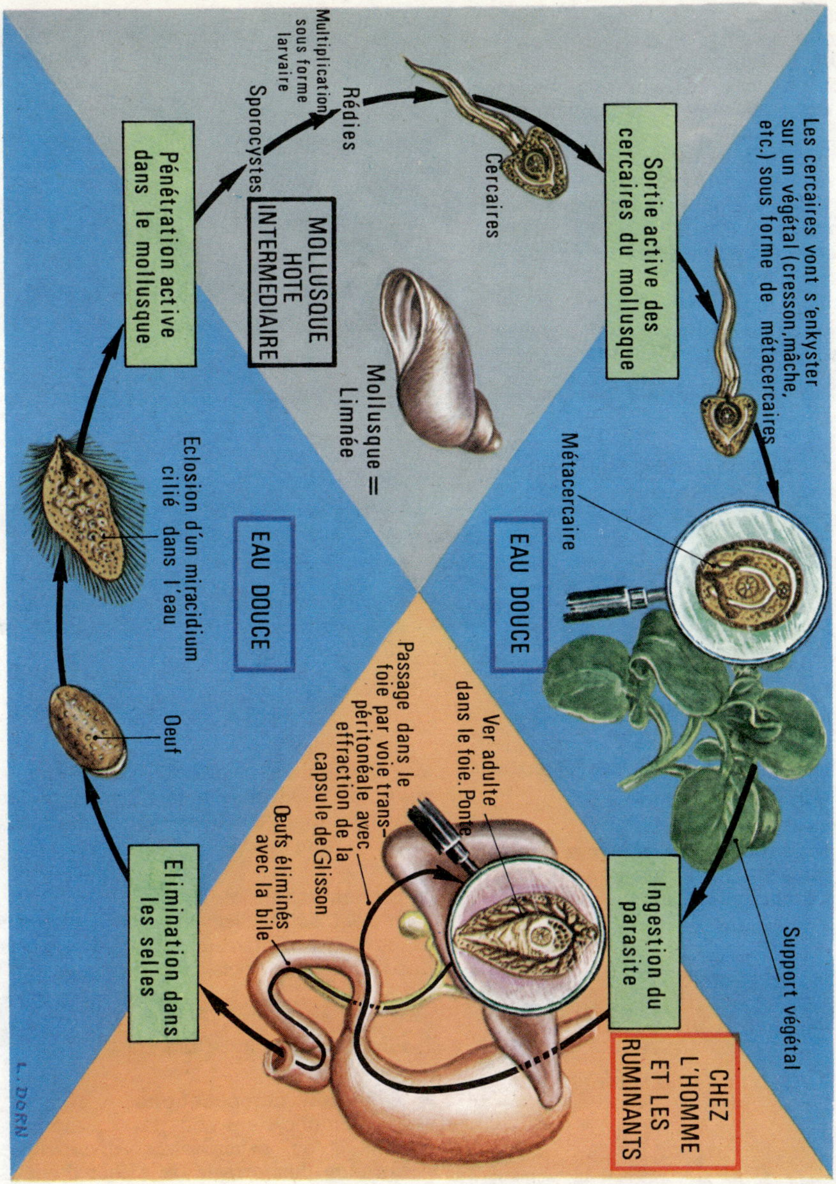

Cycle de la grande douve (Fasciola Hepatica).

poisson). En cas de *parasitisme important* on observe : douleurs, diarrhée, avec altération de l'état général, anémie et éosinophilie. Des œdèmes apparaissent ensuite.

Le *diagnostic* repose sur la découverte d'œufs dans les selles.

Le *traitement* comprend l'*Entobex* et les antihelminthiques utilisés dans l'ankylostomose (→).

∗ DOUVE DU POUMON :

Paragomimus ringeri est fréquente en Extrême-Orient (absorption de crabes). On observe une toux avec expectoration hémoptoïque. Des localisations extra-pulmonaires sont possibles.

Le diagnostic repose sur la découverte d'œufs dans l'expectoration ; il peut être aidé par les réactions immunologiques ; la radio pulmonaire peut montrer des kystes.

On utilise la déhydroémétine.

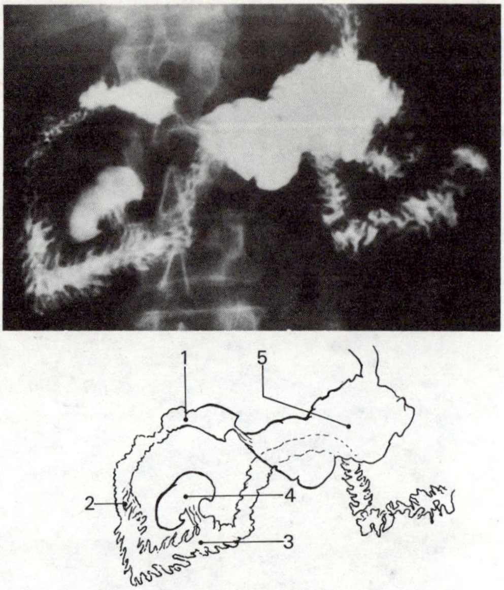

L'aspect en champignon qui naît du 3e duodénum par un collet est dû à un diverticule duodénal : 1) 1er duodénum ; 2) 2e duodénum ; 3) 3e duodénum ; 4) diverticule ; 5) estomac.

DIVERTICULE DE MECKEL

▶ **Définition :**

C'est la persistance anormale du canal vitellin. Il siège sur le dernier mètre de l'iléon ; une métaplasie gastrique y est fréquente.

▶ **Signes essentiels :**

∗ CLINIQUE : C'est le plus souvent une découverte fortuite, lors d'une appendicite, par exemple.

∗ EXAMENS COMPLÉMENTAIRES : Parfois demandés devant une complication ; ce sont :

- le transit du grêle (souvent négatif) ;
- l'artériographie digestive ou la scintigraphie au technétium en cas d'hémorragie intestinale.

▶ **Traitement :**

C'est la résection segmentaire faite soit lors d'une complication, soit préventivement lors d'une laparotomie faite pour une autre raison.

DIVERTICULE DE ZENKER

Voir *Diverticules œsophagiens*

DIVERTICULES DU DUODÉNUM ET DU GRÊLE

▶ **Définition :**

Ce sont des expansions sacculaires implantées sur l'intestin (par un collet) et communiquant avec la lumière digestive. Ils sont banals au niveau du duodénum (notamment au niveau du bord interne du deuxième duodénum au voisinage de l'ampoule de Vater).

▶ **Signes essentiels :**

Ils sont habituellement asymptomatiques et découverts fortuitement sur un transit gastroduodénal ou un transit du grêle.

▶ **Surveillance :**

Elle n'est pas nécessaire.

▶ **Évolution, complications :**

Les complications sont rares : compression biliaire et/ou pancréatique, diverticulite et perforation, hémorragie (se méfier d'une autre cause associée), pullulation microbienne source de malabsorption (des lipides, de la vitamine B^{12}), rare.

▶ **Pronostic et traitement :**

Le pronostic est bon.

Le traitement n'est nécessaire qu'en cas de complications (chirurgie, antibiotiques).

DIVERTICULES ŒSOPHAGIENS

► **Définition :**

Ce sont des dilatations sacculaires reliées à la lumière œsophagienne par un collet plus ou moins étroit. On distingue :

- le diverticule de *Zenker* (de pulsion), de siège pharyngo-œsophagien, souvent volumineux ;
- les diverticules siégeant à la *partie moyenne* au niveau de la bifurcation trachéale ;
- les diverticules *épiphréniques* (au-dessus du diaphragme).

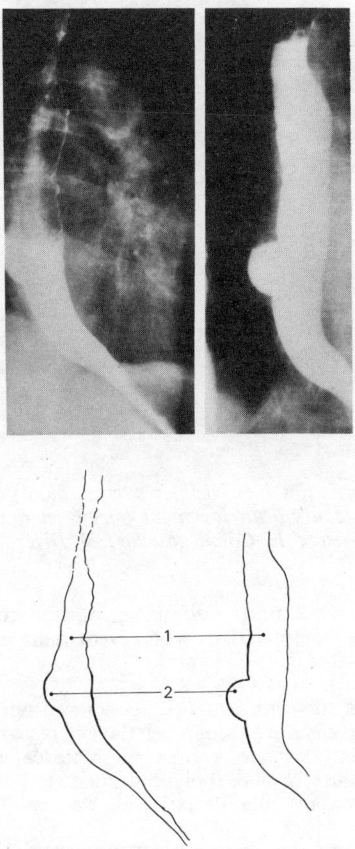

Image d'addition, mieux visible en oblique (bord droit de l'œsophage) traduisant un diverticule : 1) Œsophage ; 2) Diverticule.

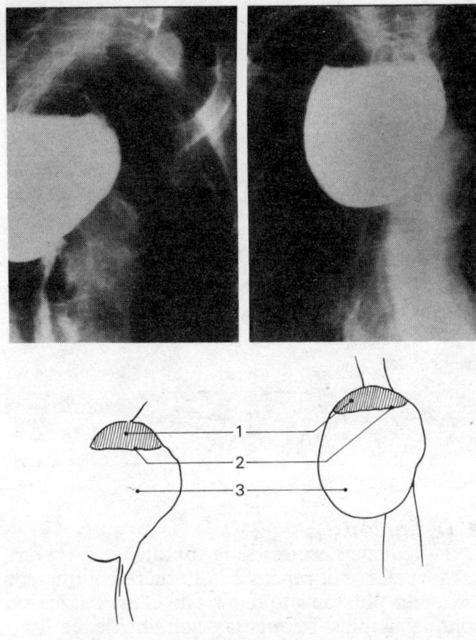

Image arrondie avec niveau liquide, se projetant en arrière de l'œsophage sur le profil : diverticule de Zenker. 1) Gaz ; 2) Niveau liquide ; 3) Diverticule.

► **Signes essentiels :**

Le diverticule de Zenker peut entraîner dysphagie et régurgitations. Les autres sont en règle générale asymptomatiques et de découverte fortuite sur un transit œso-gastro-duodénal. La fibroscopie, qui doit être prudente (risque de perforation), n'est pas toujours indispensable.

► **Surveillance, évolution, complications :**

C'est essentiellement le diverticule de Zenker qui expose à des complications : surinfection pulmonaire (régurgitation nocturne) et dénutrition.

► **Traitement :**

C'est l'exérèse chirurgicale, essentiellement pour le diverticule de Zenker.

DIVERTICULES DE LA VESSIE

► **Définition :**

Il s'agit d'une hernie de la muqueuse à travers une déhiscence du muscle vésical (détrusor).

▶ Causes :
Le plus souvent, il est la conséquence d'une vessie de lutte en amont d'un obstacle.

▶ Conséquences :
De volume variable, allant jusqu'à plus d'un litre, il entretient une stase urinaire source d'infection, de lithiase, d'hématuries. Il peut être le siège d'une tumeur.

▶ Traitement :
C'est celui de la cause et l'ablation des gros diverticules.

DIVERTICULOSE COLIQUE

▶ Définition :
Il s'agit de hernies de la muqueuse à travers la musculeuse et reliées à la lumière colique par un collet plus ou moins étroit. C'est l'affection colique la plus fréquente ; son incidence augmente avec l'âge (40 % à 80 ans). Le siège le plus fréquent est sigmoïdien.

▶ Causes et mécanisme :
Certains diverticules (unique, du côlon droit) sont peut-être congénitaux, la majorité sont acquis sans doute en rapport avec une hyperpression intracolique due au manque de « ballast » intestinal (résidus, son) dans l'alimentation dite « civilisée », qui est également source de constipation.

▶ Signes essentiels :

* CLINIQUE : La diverticulose est souvent latente. Des troubles du transit (constipation et/ou diarrhée), douleur (en cadre, et/ou de la fosse iliaque gauche) peuvent ne traduire qu'une colopathie sous-jacente ; il semble en effet que, dans bien des cas, le côlon irritable (→ COLOPATHIE FONCTIONNELLE) fasse le lit de la diverticulose.

* EXAMENS PARACLINIQUES : Le diagnostic repose sur le lavement baryté ; celui-ci doit parfois être différé en cas de complication infectieuse (risque de perforation) et les lavements évacuateurs doivent être administrés sous faible pression. La coloscopie est surtout indiquée lorsqu'on suspecte une lésion associée (polype, cancer, etc.) ; elle doit être prudente (risque de perforation, en fait sans doute surestimé).

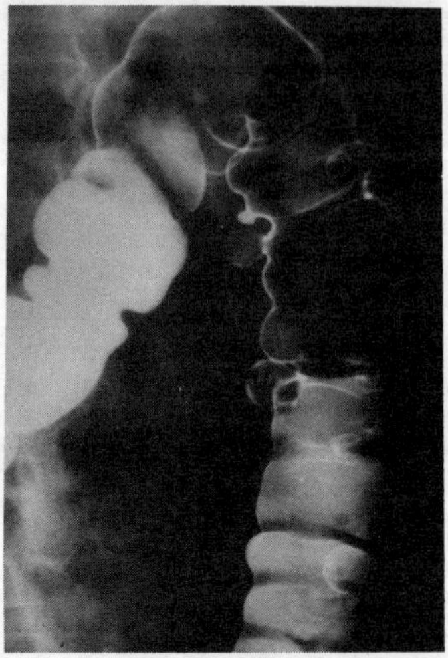

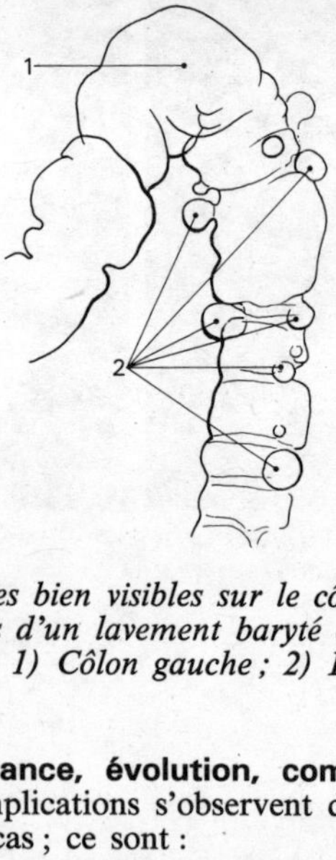

Diverticules bien visibles sur le côlon gauche au cours d'un lavement baryté en double contraste : 1) Côlon gauche ; 2) Diverticules.

▶ Surveillance, évolution, complications :
Des complications s'observent dans environ 20 % des cas ; ce sont :

* LES HÉMORRAGIES : Elles sont en fait rares, et doivent faire rechercher (lavement baryté en double contraste, rectoscopie, coloscopie : →) une cause associée (polype, cancer, etc.) que l'on trouve dans plus de la moitié des cas.

* LES COMPLICATIONS INFECTIEUSES, les plus fréquentes.
Il faut distinguer :
– la *sigmoïdite diverticulaire simple :* tableau

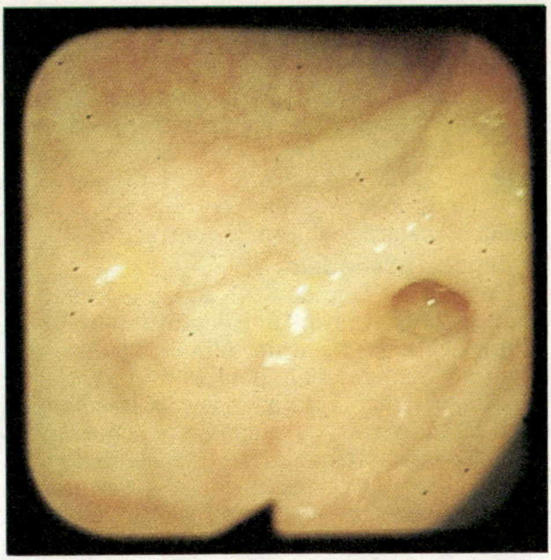

Petit diverticule vu en coloscopie.

d'appendicite à gauche (douleur, fièvre, trouble du transit) ;

– l'*abcès péridiverticulaire :* masse exquisement douloureuse, syndrome infectieux marqué. Il expose à :
– la *perforation,* source de péritonite localisée (plastron) ou généralisée (gravissime) ;
– la *fistulisation dans un organe de voisinage* (vagin et surtout vessie, source de pneumaturie et fécalurie) ;
– la *pseudo-tumeur inflammatoire* avec une image de rétrécissement colique (souvent en « entonnoir allongé » ce qui aide à la différencier de celui du cancer avec son aspect en « culotte de golf » (→ LAVEMENT BARYTÉ). Le risque est ici l'occlusion.

▶ **Pronostic et traitement :**

* LE TRAITEMENT DES FORMES NON COMPLIQUÉES EST MÉDICAL et rejoint celui des colopathies fonctionnelles (mucilages, paraffine, son, antispasmodiques, parfois sulfamides ou antibiotiques en cas d'infection). Anticoagulants, corticoïdes, fruits à pépins sont autant que possible à éviter.

* LE TRAITEMENT CHIRURGICAL S'ADRESSE AUX FORMES COMPLIQUÉES, soit en urgence, la main forcée (occlusion, péritonite), soit si possible après refroidissement médical (antibiotiques, glace sur le ventre, etc.) et à distance de l'épisode aigu, ce qui permet une chirurgie moins risquée et le rétablissement immédiat de la continuité dans de bonnes conditions.

DOIGT À RESSAUT DOIGT À RESSORT

Voir *Tendinites, ténosynovites et bursites*

DORSALGIES (GÉNÉRALITÉS)

▶ **Définition :**

La dorsalgie est une douleur du dos. Cette douleur peut aussi diffuser à partir du cou ou des lombes.

▶ **Causes :**

* AVEC VITESSE DE SÉDIMENTATION NORMALE :

Les dorsalgies sont ici mécaniques et surtout diurnes.

– *Chez le sujet jeune :*

· Il s'agit le plus souvent d'une *épiphysite de Scheuermann* avec cyphose haute. Les *radiographies* montrent un aspect feuilleté des plateaux vertébraux avec hernies intraspongieuses.
· Les *scolioses* sont le plus souvent bien supportées, d'autant qu'il s'agit plus d'attitudes scoliotiques que de scolioses vraies (dont la définition comporte obligatoirement une *rotation des vertèbres* et un aspect plus ou moins *sinueux* du rachis).
· L'*insuffisance musculaire douloureuse* des jeunes femmes existe souvent dans un contexte psychologique spécial, où les situations conflictuelles sont dominantes. Les radiographies sont normales. Souvent cette affection s'inscrit au sein d'une spasmophilie.

– *Chez l'adulte :*

L'arthrose dorsale (→) est rarement douloureuse. Les dorsalgies post-traumatiques sont plus fréquentes.

– *Chez le sujet âgé :*

C'est surtout l'ostéoporose (→ DÉCALCIFICATIONS OSSEUSES) qui est en cause, avec ses douleurs mécaniques, l'hypertransparence osseuse à la radiographie, et parfois des fractures-tassements vertébrales.

∗ AVEC VITESSE DE SÉDIMENTATION ACCÉLÉRÉE :

Les douleurs sont plutôt nocturnes, inflammatoires (→ POLYARTHRITES).

- *La spondylarthrite ankylosante* (→) est systématiquement soupçonnée chez le sujet jeune ou le jeune adulte. Bien que les dorsalgies y soient plutôt rares, la raideur est un signe capital. Il faut radiographier le bassin mais aussi le dos, à la recherche d'une sacro-ïléite et d'une spondylite.
- *Le mal de Pott* (→) est une spondylodiscite (→) tuberculeuse. La raideur est discrète. L'état général est altéré avec fièvre. L'affection est plus fréquente chez les transplantés et travailleurs immigrés. Les radiographies montrent un pincement discal avec érosion des plateaux en regard. On ne doit plus voir aujourd'hui d'image d'abcès, mais les fuseaux paravertébraux (gonflement des parties molles) sont présents.
- Les autres types de spondylodiscites infectieuses sont rares à l'étage dorsal du rachis.
- *Les localisations dorsales des tumeurs malignes* (→) sont fréquentes. La radiographie est essentielle montrant une lyse vertébrale plus ou moins avancée, l'atteinte d'un ou deux pédicules (vertèbre borgne ou aveugle).

▶ **Évolution et traitement :**

Ils dépendent de l'affection en cause.

DORSARTHROSE

Voir *Arthrose du dos*

DOULEUR ABDOMINALE

▶ **Définition :**

Symptôme révélant de nombreuses maladies (intra mais aussi extra-abdominales), un interrogatoire bien mené peut souvent orienter vers l'organe en cause.

▶ **Causes et mécanisme :**

Les stimuli sont la distension, l'étirement, l'inflammation, l'ischémie, etc. Les voies de conduction empruntent le système nerveux autonome. Le seuil de perception douloureuse est variable selon les individus (facteurs psychologiques). Les étiologies les plus fréquentes et les signes d'orientation correspondant sont indiqués dans le tableau ci-contre :

▶ **Signes essentiels :**

∗ CLINIQUE : Une douleur aiguë, d'apparition brutale, doit faire avant tout éliminer une urgence chirurgicale ou médicale. L'interrogatoire précise les caractères de la douleur : type (crampe, torsion, pesanteur, brûlure), siège et irradiations, facteurs calmants ou aggravants, signes d'accompagnement (troubles mictionnels ou du transit, nausées ou vomissements). L'examen est complet : aspect des téguments (pâleur, ictère, pli cutané, langue sèche, etc.), palpation et auscultation abdominales, touchers pelviens, etc.

∗ EXAMENS PARACLINIQUES : Examens sanguins de routine (N.F.S., urée, ionogramme, groupe sanguin, etc.) et selon les cas : amylasémie et amylasurie, bilirubine, transaminases, T.P., réaction immunologique de grossesse. La radio d'abdomen sans préparation est quasi systématique à la recherche d'un pneumopéritoine, de niveaux liquides d'une lithiase radio-opaque, de calcifications pancréatiques, etc. Les autres radiographies sont demandées en fonction de l'orientation clinique. Radio pulmonaire et E.C.G. sont presque toujours demandés (bilan préopératoire ; douleur abdominale révélant une affection thoracique).

▶ **Éléments de surveillance :**

∗ CLINIQUES : État abdominal, vomissements, transit, diurèse, TA, température.

∗ BIOLOGIQUES : Selon les cas, amylase, calcémie, urée, ionogrammes, N.F.S., etc.

∗ RADIOLOGIQUES : Radios d'abdomen sans préparation, etc.

▶ **Évolution, complications :**

On craint, selon le cas, l'apparition d'une péritonite, d'une occlusion, d'une septicémie et/ou d'une insuffisance rénale (lithiase biliaire ou urétérale). L'important dans les affections chirurgicales est de pouvoir opérer au bon moment (ni trop tard, ni trop tôt) et après, si nécessaire, une réanimation correcte.

▶ **Pronostic et traitement :**

Ils sont fonction de l'étiologie et d'un traitement adapté à la cause, et donné suffisamment tôt. Il ne faut pas, quand elle est nécessaire, laisser passer l'heure de la chirurgie.

Douleur abdominale

ÉTIOLOGIES	SIGNES D'ORIENTATION
A) *Urgences*	
PÉRITONITE GÉNÉRALISÉE . *Perforation d'ulcère (+++)* . *Péritonite biliaire* . *Perforation colique (diverticulite compliquée)* . *Rupture de kyste de l'ovaire*	*Défense, puis contracture abdominale. Douleur aux T.R. et T.V.* *Pneumopéritoine à l'A.S.P.* *Antécédents gynécologiques, pas de pneumopéritoine*
IRRITATION PÉRITONÉALE LOCALISÉE . *Appendicite* . *Cholécystite* . *Pancréatite* . *Grossesse extra-utérine*	 *Douleur au point de Mac Burney, fièvre* *Douleur de l'hypocondre droit, signe de Murphy* *Douleur irradiant en arrière et à gauche. Hyperamylasémie* *Masse annexielle douloureuse au T.V., retard des règles, pertes brunâtres, anémie*
DOULEUR DE TENSION VISCÉRALE . *Occlusion intestinale* . *Obstruction biliaire* . *Obstruction urétérale*	 *Arrêt des matières et des gaz, météorisme, niveaux liquides sur la radio (A.S.P.)* *Colique hépatique, ictère* *Colique néphrétique, signes urinaires*
DOULEUR PAR ISCHÉMIE . *Infarctus intestinal* . *Infarctus du myocarde*	 *« Ventre chirurgical bâtard », choc* *Forme à expression abdominale, E.C.G.*
B) *En dehors des urgences*	
ULCÈRE GASTRO-DUODÉNAL GASTRITE COLOPATHIES	Crampes épigastriques postprandiales tardives calmées par l'alimentation ; périodiques dans l'année Brûlures épigastriques postprandiales précoces, aliments déclenchants Douleurs en cadre, en barre, ou dans une fosse iliaque, troubles du transit
C) *Divers :*	
NEUROLOGIQUES SATURNISME PORPHYRIE	Compression radiculaire, douleur en bande, accentuée par la toux Tabès Notion d'exposition au plomb, constipation, liséré de Burton Coloration porto des urines

DOULEURS ABDOMINALES RÉCIDIVANTES

► **Causes et mécanisme :**

Multiples :

∗ CAUSES GÉNÉRALES : drépanocytose, maladie périodique, porphyrie, saturnisme, hypoglycémie.

∗ CAUSES DIGESTIVES : hernie hiatale, ulcère, parasitose intestinale, tumeurs, malformations du tube digestif, constipation chronique, colite, pancréatite, lithiase biliaire.

* CAUSES URINAIRES : infection, lithiase.

* CAUSES GÉNITALES : tumeur de l'ovaire, hématocolpos, règles douloureuses.

* CAUSES NEUROLOGIQUES : tumeur cérébrale, épilepsie. 90 à 95 % sont d'origine psychique.

▶ **Signes essentiels :**

Douleurs de siège périombilical, à type de crampes. Signes associés variables suivant la cause : vomissements ; diarrhée chronique, constipation (causes digestives).

Masse abdominale (tumeur, malformation). Dysurie, brûlures, urines troubles (causes urinaires).

▶ **Examens paracliniques :**

- hémogramme (drépanocytose, tumeur, infections) ;
- vitesse de sédimentation (tumeur, infections) ;
- examen cytobactériologique d'urines ;
- examen parasitologique des selles.

En fonction de l'orientation étiologique :

- échographie et/ou scanner ;
- cycle glycémique, amylasémie ;
- urographie intraveineuse ;
- lavement baryté ;
- transit œso-gastro-duodénal ou gastroscopie ;
- transit du grêle ;
- radios du crâne ;
- fond d'oeil ;
- électro-encéphalogramme ;
- tomodensitométrie cérébrale.

DOULEURS ANO-RECTALES

▶ **Elles sont habituellement en rapport** avec des *hémorroïdes* (thrombose, etc.), une *fissure anale* (→) ou un *abcès* (qu'il faut inciser).

▶ **Les douleurs ano-rectales essentielles** (où l'examen ne retrouve rien), seuls envisagées ici, s'observent souvent chez des femmes d'âge moyen au psychisme particulier.

On distingue :

* LES PROCTALGIES FUGACES : Il s'agit de douleurs rectales profondes, volontiers nocturnes et de durée courte. L'examen est négatif, la pathogénie mal connue.

* LA COCCYGODYNIE : Elle associe douleurs rectales et coccygienne, avec souvent un facteur positionnel (assis).

L'interrogatoire retrouve parfois un traumatisme du coccyx antérieur.

Le traitement peut comporter : infiltrations locales, massage des releveurs, psychothérapie, etc.

* LES NÉVRALGIES ANO-RECTALES : Elles sont de siège imprécis ont des irradiations variables. On retrouve parfois une intervention gynécologique ou proctologique dans les antécédents, le contexte névrotique est fréquent.

DOULEUR CHRONIQUE

▶ **Définition :**

A côté de la douleur aiguë qui est le symptôme d'une affection aiguë et le plus souvent curable (par ex., angine), la douleur chronique réalise parfois une véritable maladie qu'il faut reconnaître et traiter comme telle : on nomme douleur chronique une douleur « qui survient quotidiennement depuis plus de 6 mois », à cette définition peuvent s'ajouter les douleurs cancéreuses terminales ou non. Schématiquement, la douleur peut être causée soit par un excès d'influx nociceptifs (influx nerveux de la douleur), soit par l'altération de l'équilibre qui existe normalement entre les différentes sensibilités douleurs « désafférentation »). Le retentissement des douleurs chroniques est immense, et le handicap socioprofessionnel en rapport, avec un risque d'accidents médicamenteux si l'on ne la traite pas avec rigueur, et des conséquences psychiques graves (dépression, suicide) pour le patient et l'entourage.

▶ **Quelques étiologies :**

- *Cancers :* envahissement nerveux, métastases osseuses, distension d'un organe creux, fibrose radique, etc.
- *Rhumatologie :* arthrites chroniques, arthrose invalidante, lombalgies.
- *Neurologie :* zona (en particulier chez le vieillard), séquelles d'accidents vasculaires thalamiques, céphalées chroniques.
- *Chirurgie :* douleurs des amputés (syndrome du membre fantôme).
- *Psychiatrie.*

▶ **Mécanisme :**

La douleur survient lorsque les systèmes de contrôle qui existent normalement dans l'organisme (dans la mœlle, dans certaines structures cérébrales riches en endorphines ou en un neuromédiateur particulier, la sérotonine) sont dépassées ou détruites.

▶ **Le traitement** repose sur :

- le traitement de la cause quand il est possible,
- les antalgiques communs (mais ils peuvent rarement être utilisés au long cours sans inconvénients) ;
- les morphiniques peros (*Moscontin* en particulier) qui doivent être donnés non « à la demande » mais de façon continue (pour éviter l'angoisse de la réapparition de la douleur), à doses progressives et suffisantes. Éventuellement par « pompes » ou « capsules » rechargeables qui instillent l'antalgique en continu.
- l'utilisation des antidépresseurs tricycliques à fortes doses (*Anafranil, Laroxyl* en perfusions) et/ou des neuroleptiques sédatifs (*Nozinan, Largactil*) ;
- certaines méthodes de stimulation électrique externe, voire d'acupuncture, etc.

Dans de rares cas, des interventions neurochirurgicales, peuvent être proposées, avec sections de certaines voies nerveuses spécifiques.

Le système de soins français, longtemps en retard commence ces dernières années à s'adapter au traitement de la douleur en tant que telle, en développant la notion bien connue des anglo-saxons de « soins palliatifs ».

DOULEURS PELVIENNES EN GYNÉCOLOGIE

Voir *Algies pelviennes*

DOULEUR EN RHUMATOLOGIE

Les caractères de la douleur, tels que les expose le malade au cours de son interrogatoire, sont absolument capitaux à définir. En effet, ces caractères vont orienter le diagnostic et l'enquête médicale. Il existe deux grands types de douleurs rhumatismales : douleur mécanique et douleur inflammatoire.

▶ **La douleur mécanique** est une douleur ressentie à l'usage de l'articulation, quelle qu'en soit l'intensité. Elle est le plus souvent diurne ou pas assez intense pour réveiller le malade lors des changements de position pendant son sommeil. Il faut encore préciser son maximum d'intensité dans la journée : soit *matinale* avec une raideur un « dérouillage » jamais long, et en tout cas ne réveillant pas le malade, soit au contraire *vespérale* (dite alors *arthrosique*) et pouvant se prolonger tard jusque dans la première partie de la nuit et gêner l'endormissement. La douleur mécanique est le plus souvent ressentie lors des arthroses (→) et des tendinites (→) mais elle est également présente dans les rhumatismes inflammatoires.

▶ **La douleur inflammatoire** est une douleur spontanée qui se manifeste surtout pendant la deuxième partie de la nuit, au *petit matin,* et qui *réveille* le malade. Elle est souvent assez intense pour obliger le malade à se lever et faire quelques mouvements ou prendre un médicament. Elle se prolonge par une *raideur matinale longue,* mais en fin d'après-midi, en principe, le malade ne souffre plus ou presque. Ce type de douleur se rencontre surtout dans les *rhumatismes inflammatoires* ou *infectieux* (→ POLYARTHRITES, MONOARTHRITES, ESIOLS ARTICULAIRES AIGUËS) et les *affections néoplasiques.* On peut cependant l'observer pendant les crises congestives des arthroses, mais là, en quelques jours, tout rentre dans l'ordre.

▶ **Un troisième type** est dit *douleur mixte* lorsque le malade souffre jour et nuit, ou que les caractères mécaniques sont imprécis et prennent une allure pseudo-inflammatoire.

▶ **Surveillance :**

La surveillance de la douleur se fait par l'interrogatoire du malade et l'appréciation de la fonction articulaire.

DOUVES INTESTINALES DOUVE DU POUMON

Voir *Distomatoses*

DRACUNCULOSE

Voir *Filarioses*

DRÉPANOCYTOSE

▶ Définition :

La drépanocytose ou hémoglobinose S est une tare génétique touchant les populations noires d'Afrique équatoriale et tropicale et les populations qui en sont issues (Antilles, États-Unis).

▶ Étiologie :

Il s'agit d'une anomalie qualitative de l'hémoglobine. L'hémoglobine se gélifie quand l'atmosphère est pauvre en oxygène. Seuls les sujets homozygotes sont gravement atteints.

▶ Signes cliniques et paracliniques :

Ils ne se voient que chez le sujet homozygote. Il existe une anémie hémolytique (↦) et des épisodes :

* DE THROMBOSES, traduits par des douleurs osseuses et abdominales,

* DE SÉQUESTRATION SPLÉNIQUE AIGUË, provoquant une anémie sévère et brutale,

* D'INFECTION

Le diagnostic repose sur l'étude des globules rouges au microscope, le test de falciformation (↦), l'électrophorèse de l'hémoglobine (montrant la présence d'hémoglobine S).

▶ Évolution :

* L'HOMOZYGOTE a des complications fréquentes pendant l'enfance, pouvant occasionner le décès. A l'âge adulte, les complications aiguës sont plus rares et ce sont surtout des manifestations liées à la répétition des thromboses (osseuses) ou à la chronicité de la maladie (cardiaques, pulmonaires). Les grossesses sont difficiles.

* L'HÉTÉROZYGOTE présente rarement des thromboses lors d'hypo-oxygénation majeure.

▶ Traitement :

Chez l'homozygote, ce sont les transfusions et le traitement des complications. Les modifications génétiques seraient le traitement d'avenir.

DUODÉNITE

▶ Définition :

C'est selon, les cas un aspect radiologique, endoscopique, et/ou mieux histologique d'inflammation duodénale (en règle générale sur des biopsies faites lors d'une fibroscopie).

▶ Causes et mécanisme :

Les étiologies sont nombreuses :

- Le plus souvent elle précède, accompagne, ou succède à un ulcère du bulbe. Elle s'observe au cours du syndrome de Zollinger et Ellison.
- Elle peut accompagner une affection du voisinage (pancréatopathie, cirrhose, gastrite).
- Elle peut être « spécifique » (lambliase, maladie de Crohn, tuberculose, etc.).
- Elle peut s'observer en cas de stress, ou de prises médicamenteuses (anti-inflammatoires) et est alors volontiers hémorragique.

▶ Signes essentiels :

* CLINIQUE : Brûlures épigastriques, dyspepsie, etc.

* PARACLINIQUE : TGD et/ou surtout fibroscopie sont toujours pratiqués.

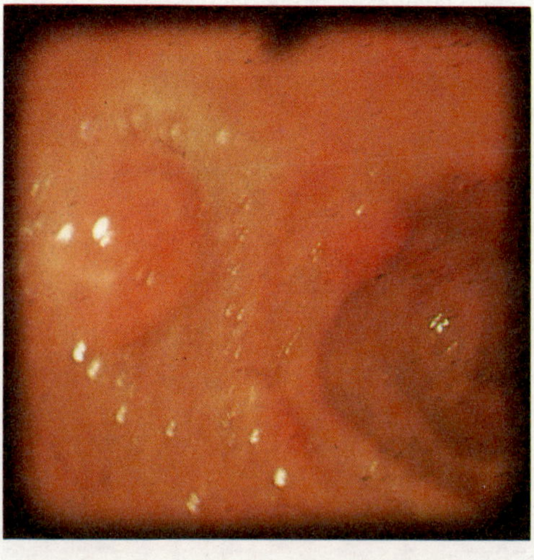

Il existe en fibroscopie des soulèvements arrondis, rouges, inflammatoires confirmant l'existence d'une bulbite.

▶ Pronostic et traitement :
Le traitement est souvent antiulcéreux, mais, comme le pronostic, dépend de l'étiologie.

DUPLICATION URÉTÉRO-PYÉLO-CALICIELLE

▶ Définition :
C'est le dédoublement complet de la voie excrétrice. L'uretère du pyélon supérieur croise un nombre impair de fois l'uretère du pyélon inférieur pour s'aboucher à la vessie en dessous de lui.

▶ Complications :
C'est l'anomalie de l'abouchement vésical souvent associée qui fait la gravité de cette malformation par elle-même totalement bénigne.

DUPUYTREN (MALADIE DE)

▶ Définition :
La maladie de Dupuytren est due à une sclérose rétractile de l'aponévrose palmaire moyenne de la main.

▶ Causes :
Les causes sont mal connues, mais on a remarqué que l'affection survenait surtout chez les hommes entre 30 et 60 ans après certains microtraumatismes professionnels (menuisier, par exemple), certaines affections nerveuses telles que syringomyélie, zona, névrites ou certaines algodystrophies (→). La maladie est souvent associée à un diabète sucré qu'il faut systématiquement rechercher.

▶ Signes cliniques :
Il n'y a aucune douleur. Il se forme au creux de la main, sur un tendon, une tuméfaction dure (nodule), palpable, et petit à petit le doigt touché se replie sur lui-même. Cette flexion est inéluctable et peut intéresser plusieurs doigts. Le pouce est toujours respecté.

▶ Signes paracliniques :
Il n'y en a aucun, ni radiologique, ni biologique.

▶ Évolution et surveillance :
La main peut se refermer complètement. Des photographies peuvent être utiles d'année en année donnant ainsi des points de repère dans le temps.

▶ Traitement :
On peut tenter des *infiltrations cortisonées,* mais tôt ou tard on est forcé de recourir à la *chirurgie.*

DYSGÉNÉSIES GONADIQUES

Voir *Troubles de la différenciation sexuelle*

DYSIDROSE

▶ Définition :
La dysidrose est une dermatose vésiculo-bulleuse, proche de l'eczéma (→), affectant les pieds et les mains.

▶ Causes et mécanismes :

* ON DISTINGUE QUATRE CAUSES :
  - une mycose locale à toujours rechercher ;
  - une infection microbienne locale ou régionale ;
  - un eczéma de contact, volontiers professionnel ;
  - une atopie sur l'association avec un eczéma, un asthme, une rhinite allergique, etc.

* LE PLUS SOUVENT AUCUNE CAUSE N'EST RETROUVÉE, et on fait jouer un rôle à la chaleur, la transpiration.

▶ Aspects cliniques :
Sur les paumes, les plantes, les bords latéraux des doigts et des orteils apparaissent les vésicules dures, profondes, donnant un aspect

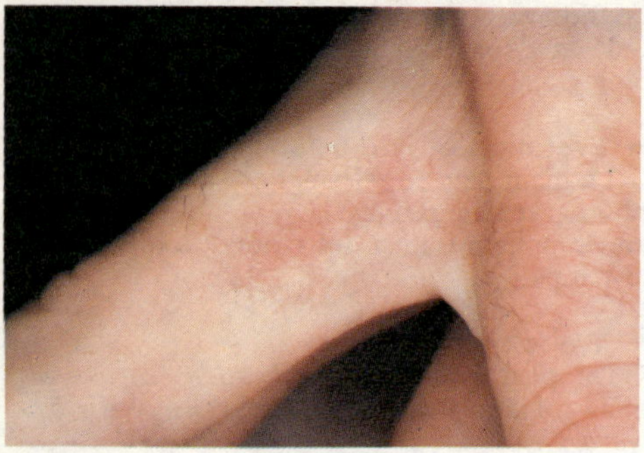

Dysidrose.

granité à la peau. Elles peuvent confluer pour former des bulles ou rester isolées.

Elles peuvent sécher sur place avec une desquamation, ou se rompre et suinter.

▶ **Examens complémentaires :**

Ils sont dirigés essentiellement sur la recherche d'une étiologie, orientée par le contexte clinique :

- une enquête allergologique avec tests épicutanés, pratiqués à distance de la poussée ;
- les prélèvements mycologiques, en particulier sur les pieds, surtout en cas d'association avec des lésions d'intertrigo interorteils ;
- prélèvements bactériologiques ;
- dosage du taux des IgE, élevé dans l'atopie.

▶ **Évolution :**

Elle est dominée par les risques :

- de surinfection lors d'une poussée ;
- de récidives lorsque l'étiologie n'est pas retrouvée.

▶ **Traitement :**

* OUTRE LE TRAITEMENT DE LA CAUSE (exclusion d'un facteur de contact, par exemple).

* LE TRAITEMENT DE LA POUSSÉE ASSOCIE :

- la *prévention de la surinfection* par :
  - ouverture et excision des bulles avec ciseaux stériles ;
  - antisepsie locale.
- *pâte à l'eau* sur lésions suintantes ;
- voire *corticothérapie locale.*

DYSKINÉSIE BILIAIRE

▶ **Définition :**

Troubles fonctionnels des voies biliaires.

▶ **Causes et mécanisme :**

Mal connus, on distingue : les dyskinésies vésiculaires (atonie vésiculaire), les siphopathies et anomalies du canal cystique, les hypertonies vésiculaires, etc.

▶ **Signes essentiels :**

* CLINIQUE : L'anomalie est découverte à l'occasion de colique hépatique, de dyspepsie, voire de migraine (il s'agit sans doute de coïncidence).

* EXAMENS COMPLÉMENTAIRES : L'un est fréquemment réalisé : cholécystographie orale et étude de la contraction vésiculaire après repas de Boyden (le volume vésiculaire diminue normalement de 50 % en 15 minutes après le repas gras). L'autre est rarement réalisé : le tubage duodénal minuté qui comporte 5 temps (temps cholédocien, temps de l'Oddi fermé, écoulement de bile A, temps vésiculaire, temps hépatique).

▶ **Traitement :**

Il est en règle générale médical avec selon les cas : un cholagogue *(Sorbitol)* en cas d'hypotonie, des antispasmodiques. La cholécystectomie ne doit être indiquée qu'avec circonspection, parfois lorsque certains tests (repas gras, injection de cholécystokinine) reproduisent la douleur.

DYSLEXIE

▶ **Définition :**

C'est une difficulté anormale d'apprentissage de la lecture portant sur l'une ou plusieurs des opérations mentales exigées pour la lecture :

- incompréhension du système d'écriture alphabétique (l'enfant ne fait pas de rapport entre le signe écrit et le son qu'il symbolise) ;
- difficultés à différencier les sons (confusion entre f, s, ch, par exemple) ;

– difficultés de différenciation visuelle (confusion entre b et d, p et q) ;
– difficultés à distinguer l'ordre de succession des lettres ou des syllabes (pla, pal, lap) ;
– difficultés d'évocation rapide de la réalité symbolisée par les sons écrits (lecture ânonnée, hachée, hésitante).

▶ Traitement :

Le traitement consiste en une rééducation orthophonique précoce dès le cours préparatoire. Un dépistage peut être fait dès la maternelle : les enfants dyslexiques présentant souvent des difficultés motrices, des difficultés d'organisation dans l'espace, des troubles de la parole.

DYSMÉNORRHÉE

▶ Définition :

On entend par dysménorrhée la douleur pelvienne ou lombaire survenant pendant les règles ou immédiatement avant.

Il existe deux types de dysménorrhées (primaire et secondaire) dont l'étiologie, les circonstances d'apparition et le traitement sont extrêmement différents.

▶ Causes et mécanisme :

⁎ LES DYSMÉNORRHÉES PRIMAIRES sont presque toujours essentielles. Elles disparaissent généralement après la première grossesse. Elles seraient un spasme de l'isthme utérin et un asynchronisme entre les contractions utérines et l'ouverture de l'isthme.

⁎ LES DYSMÉNORRHÉES SECONDAIRES sont presque toujours organiques.

▶ Clinique :

⁎ LA DYSMÉNORRHÉE PRIMAIRE se manifeste dès les premières règles ou dans les 18 mois qui les suivent, lorsque les cycles sont ovulatoires. Les douleurs pelviennes, parfois intenses, s'accompagnent souvent de nausées ou de vomissements, condamnant ces femmes à garder le lit pendant 12 à 24 heures.

⁎ LA DYSMÉNORRHÉE SECONDAIRE peut être liée à :

– une *lésion anatomique* :
  - sténoses du col consécutives à une diathermocoagulation endocervicale ou à un curetage ;
  - rétroversion utérine ; nombreuses sont les rétroversions cliniquement silencieuses, nombreuses les récidives après hystéropexie pour dysménorrhée. Il faut rechercher une autre étiologie associée.
– au *syndrome de « Masters et Allen »* de la déchirure du ligament large ; seule la cœlioscopie en fait le diagnotic, le traitement est chirurgical ;
– une *infecion génitale chronique :* paramétrite et douglassite diagnostiquées par la cœlioscopie ; le traitement anti-infectieux polyvalent est associé à une vaccinothérapie ;
– une *endométriose* (→).

▶ Traitement :

⁎ DYSMÉNORRHÉE PRIMAIRE :

– antalgiques, sédatifs et antiprostaglandines ; leur action est efficace si leur prescription commence 48 h avant les règles ;
– thérapeutiques hormonales :
  - progestatifs de synthèse, prescrits du 15e au 25e jour : *Duphaston* (2 comp./j), *Farlutal* (2 comp./j), *Norluten* (1 ou 2 comp./j), *Primolut Nor*, *Lutométrodiol* (1 comp./j), *Orgamétril* (1 comp./j), *Lutérant 2 mg* (1 comp./j) ;
  - œstroprogestatifs inhibiteurs de l'ovulation.

Le traitement est interrompu au bout de 4 à 6 mois. Souvent l'amélioration persiste de façon définitive.

⁎ DYSNÉNORRHÉE SECONDAIRE : étiologique.

DYSPAREUNIE

▶ Définition :

La dyspareunie se caractérise par toutes les sensations douloureuses locales provoquées par les rapports sexuels.

▶ Causes et mécanisme :

Il convient d'éliminer une cause organique avant de parler de dyspareunie d'origine psychique.

Les nombreuses causes peuvent être :

⁎ VULVO-VAGINALES :

– vaginite à trichomonas ou mycosique, bartholinite ;

- atrésie vulvo-vaginale congénitale ou acquise ;
- lésions cicatricielles : obstétricale après épisiotomie ou chirurgicale après cure de prolapsus.

⁎ CERVICALES :
- ectropion infecté ;
- déchirures du col allant jusqu'au cul-de-sac.

⁎ PELVIENNES :
- rétroflexion utérine ;
- endométriose ;
- séquelle infectieuse.

► Pronostic et évolution :
Non traité, ce trouble met en jeu l'harmonie sexuelle de la patiente.

► Traitement :
Le traitement de la cause guérit la dyspareunie, après plusieurs semaines, voire plusieurs mois.

DYSPEPSIE

► Définition :
C'est l'impression de « digérer mal » ou « lentement », ou encore une sensation de pesanteur épigastrique ou de météorisme postprandial. Elle accompagne parfois une colopathie fonctionnelle (→).

► Causes et mécanisme :
Ils sont schématisés dans le tableau ci-contre :

► Signes essentiels :

⁎ CLINIQUE : Voir *supra.* Définition. L'examen doit être complet, appréciant l'état général (habituellement conservé), une éventuelle neurotonie.

⁎ EXAMENS COMPLÉMENTAIRES : Transit gastro-duodénal au besoin complété par une fibroscopie ; tubage gastrique à la pentagastrine parfois ; rarement étude de la vidange gastrique par scintigraphie.

► Traitement :
Régime équilibré, horaires réguliers ; pansements gastriques ; *Vogalène* ou *Primpéran ;* traitement d'une constipation associée, d'une dyskinésie biliaire *(Sorbitol).*

Dyspepsies

DYSPEPSIES SÉCRÉTOIRES : → hypochlorhydriques (gastrite atrophique fréquente) → hyperchlorhydrique (hypertonie vagale)
DYSPEPSIES MOTRICES : → reflux œsophagien (pendant le repas et non postural) → vomissements alimentaires → vomissements bilieux et brûlures postprandiaux (reflux bilieux duodéno-gastrique) → ballonnement et lenteur de digestion (hypotonie gastrique)
ERREURS DIÉTÉTIQUES : → excès de farineux, de graisses, d'alcool, etc.
TOUJOURS ÉLIMINER UNE CAUSE ORGANIQUE (âge, dyspepsie récente) : → gastrite, cancer, ulcère, sténose du pylore → affection digestive de voisinage

DYSPHAGIE

► Définition :
Maître symptôme de la pathologie œsophagienne (à ne pas confondre avec une anorexie), c'est une sensation d'arrêt, de blocage, ou de ralentissement du bol alimentaire au niveau de l'œsophage.

► Causes et mécanisme :
Le tableau ci-dessous indique les principales étiologies, qui sont dominées par le cancer, l'œsophagite peptique (hernie hiatale) ou caustique et le méga-œsophage (ou cardiospasme) (→).

► Signes essentiels :

⁎ CLINIQUE : L'interrogatoire précise l'ancienneté et l'évolution de la dysphagie, la notion d'un pyrosis (→) antérieur ou d'une ingestion de caustique, l'existence de régurgitations ou d'hypersialorrhée, etc. L'examen est complet (ganglion de Troisier, état du foie, etc.).

⁎ EXAMENS PARACLINIQUES :
Ils sont dominés par la radiologie (transit œsophagien, radio pulmonaire, parfois radiocinéma) et la fibroscopie avec biopsies. La manométrie œsophagienne est utile dans cer-

Dysphagie

OBSTRUCTIONS ŒSOPHAGIENNES	TROUBLES MUSCULAIRES	AFFECTIONS NEUROLOGIQUES	AFFECTIONS CONGÉNITALES
. cancer +++ . œsophagite peptique . œsophagite caustique . corps étranger . compression médiastinale	. méga-œsophage idiopathique (achalasie) . maladie des spasmes étagés . diverticule de Zenker . dermatomyosite . sclérodermie	. poliomyélite . diphtérie . syndrome pseudo-bulbaire . Parkinson	. atrésies . fistules trachéo-œsophagiennes

tains cas (méga-œsophage idiopathique, sclérodermie).

▶ **Éléments de surveillance :**
Ce sont l'état général et d'hydratation (poids, diurèse, urée et ionogramme, N.F.S., albuminémie), la radiographie pulmonaire (surinfection par régurgitations nocturnes, métastases, etc.).

▶ **Évolution et complications :**
Dénutrition, déshydratation et infections pulmonaires sont à craindre (voir *supra*).

▶ **Pronostic et traitement :**
Les armes thérapeutiques comprennent selon les cas :

– la diététique (alimentation hachée ou semi-liquide) ;
– des méthodes de dilatation instrumentale et/ou de pose de prothèse (tube intra-œsophagien), le laser sous contrôle fibroscopique ;
– la chirurgie, la radiothérapie (pour certains cancers), la chimiothérapie.

Le pronostic est fonction de l'étiologie. Il est très mauvais dans les cancers.

DYSPLASIE COXO-FÉMORALE

▶ **Définition :**
La dysplasie coxo-fémorale est la forme mineure de la luxation ou de la subluxation congénitale de la hanche.

Ce trouble statique est fréquent chez certaines populations celtiques (Bretagne, pourtour du Massif Central). C'est une tare génétiquement transmissible.

▶ **Signes cliniques :**
Le seul signe est représenté par une hyperlaxité coxo-fémorale.

▶ **Signes paracliniques :**
Les radiographies montrent que la tête fémorale est mal centrée dans le cotyle. Des mesures par rapporteur spécial sont nécessaires.

▶ **Évolution :**
Elle se fait inéluctablement vers la coxarthrose (→), d'où l'importance de dépister cette tare le plus tôt possible.

DYSPNÉES LARYNGÉES

▶ **La dyspnée laryngée** est une bradypnée inspiratoire.

Elle reconnaît des causes nombreuses : laryngites aiguës, tumeurs du larynx, corps étrangers, traumatismes du larynx. (→)

▶ **Le traitement** est fonction de l'étiologie ; toutefois lorsque la dyspnée est responsable d'une hypoxie importante le *traitement symptomatique* doit être entrepris immédiatement. Le *traitement médical* comporte essentiellement les corticoïdes par voie intraveineuse, et très rapidement en cas d'inefficacité il faut effectuer une trachéotomie ou une intubation naso-trachéale.

DYSURIE

C'est la difficulté d'uriner. Elle traduit un obstacle au niveau du col de la vessie, de la prostate ou de l'urètre.

ÉCHINOCOCCOSE ALVÉOLAIRE

Voir *Kyste hydatique*

ÉCOULEMENTS MAMMAIRES ANORMAUX

► **Définition :**

Est anormal tout écoulement en dehors de l'allaitement ou des suites de couches, ou qui n'est pas fait de lait.

► **Causes et mécanisme :**

Les écoulements mamelonnaires peuvent être d'origine mammaire ou extra-mammaire ;

Les causes mammaires sont au nombre de trois :

- les dystrophies des galactophores ;
- les kystes fistulisés dans les galactophores ;
- le cancer du sein dans toutes ses formes par effraction dans le galactophore.

► **Signes essentiels :**

∗ CLINIQUES :

Les dystrophies des galactophores ont deux causes principales :

- les ectasies ou dilatations galactophoriques ;
- les tumeurs végétantes intracanalaires, véritables papillomes internes de 1 à 10 mm de diamètre, qui peuvent dégénérer en véritable épithélioma.

La palpation recherche : l'écoulement anormal avec ses caractéristiques, une tumeur associée, une adénopathie.

∗ PARACLINIQUES :

- l'examen cytologique et bactériologique du liquide recueilli, étalé sur lames ;
- la mammographie associée à la galactographie du galactophore « perlant ».

Elles montrent : soit une ectasie des galactophores en branche de bois mort, soit une amputation régulière traduisant une tumeur intracanalaire bénigne, soit une tumeur irrégulière évoquant une tumeur végétante.

► **Traitement :**

Il consiste en une exérèse exploratrice et biopsique de galactophore lorsque l'écoulement s'accompagne ou bien d'une tumeur, ou bien est unilatéral par un seul pore, ou bien présente des anomalies aux frottis et à la galactographie.

ECTOPIE TESTICULAIRE

Voir *Cryptorchidie – Ectopie testiculaire*

ECTROPION

► **Définition :**

Éversion en dehors, partielle ou totale, des bords libres de la paupière.

► **Causes :**

Ectropion spasmodique de l'enfant, ectropion atonique du vieillard, ectropion paralytique (paralysie faciale), ectropions cicatriciels (plaies, brûlures).

► **Traitement :**

Chirurgical : tarsorraphie, plasties.

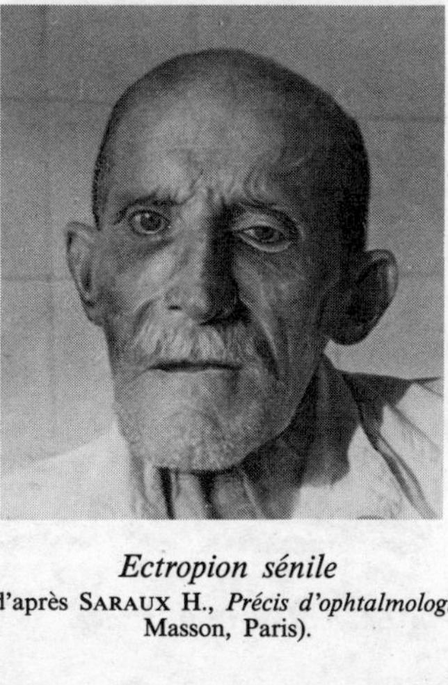

Ectropion sénile

(d'après SARAUX H., *Précis d'ophtalmologie*, Masson, Paris).

ECZÉMA

L'eczéma est une dermo-épidermite prurigineuse, érythémateuse et microvésiculeuse en nappes volontiers disséminées. Un mécanisme allergique est en cause. On distingue :
- l'eczéma de contact ;
- l'eczéma atopique ;
- l'eczéma microbien.

ECZÉMA DE CONTACT

► **Causes et mécanismes :**
il est provoqué par la sensibilisation allergique à un agent externe non caustique. Cette sensibilisation peut apparaître plusieurs années après le début du contact. Les lésions sont retardées de 48 h après application du produit.

► **Aspect clinique :**
Il s'observe essentiellement chez l'adulte.
- *La topographie* des lésions est évocatrice : elle dessine au moins au début la zone de contact.
- L'aspect est celui d'un *eczéma aigu :* placards inflammatoires œdématiés, rouges, chauds, à bordure émiettée croûteuse, très prurigineux et microvésiculeux.

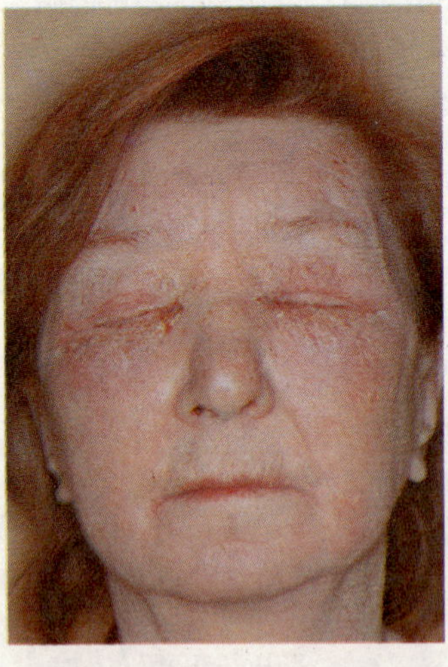

Eczéma aigu du visage.

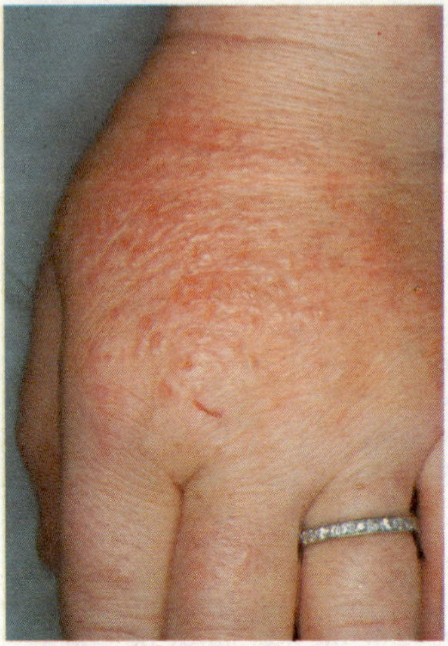

Eczéma aigu de la main.

- Ou celui d'un *eczéma chronique :* peau épaisse, sèche, rugueuse, squameuse, fissurée : c'est l'eczéma sec, craquelé plus ou moins lichénifié (→ LICHÉNIFICATION).

► **Évolution :**
Elle est rythmée par le contact avec l'allergène.
- Cliniquement, la guérison spontanée pendant les vacances ou les arrêts de travail évoque une origine professionnelle. La topographie initiale oriente aussi.
- *Les tests épicutanés* (→) guidés par ces notions confirment le diagnostic : ils seront pratiqués à distance d'une poussée. Médicaments, cosmétiques, produits ménagers, métaux sont éventuellement responsables.

► **Éléments de surveillance :**
Éviter la surinfection des lésions suintantes ou craquelées.

ECZÉMA ATOPIQUE

Appelé aussi *eczéma constitutionnel,* cette dermatose s'intègre dans un tableau déterminé génétiquement : le terrain allergique, qui comporte : asthme, rhume des foins, urticaire, migraine. Une classe particulière d'immunoglobulines interviendrait : les immunoglobulines E.

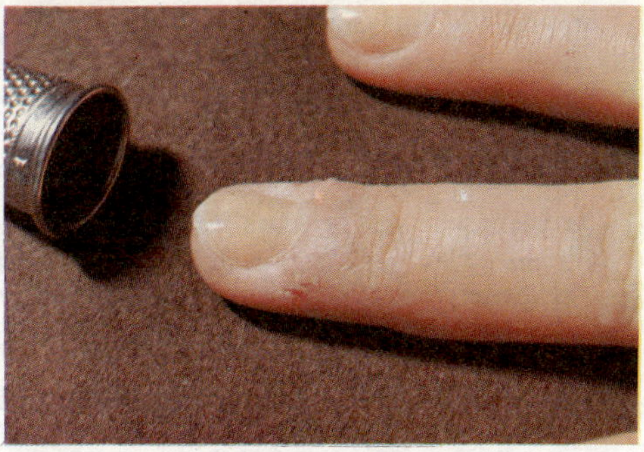

Eczéma de contact.

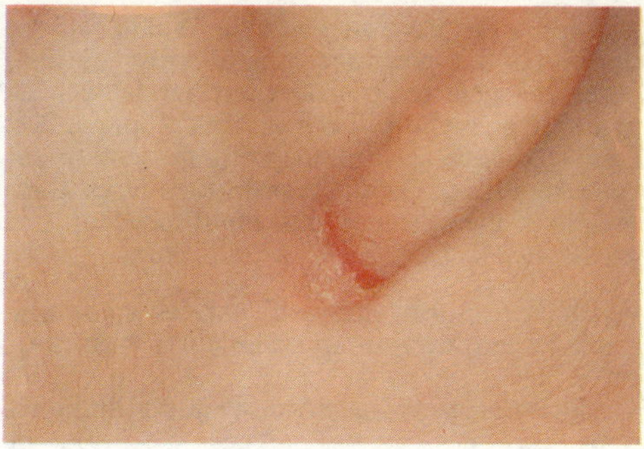

Eczéma atopique.

► **Aspects cliniques :**

⁎ Chez le nourrisson : L'eczéma apparaît vers l'âge de 3 mois sur les joues et le front, en plaques d'eczéma aigu respectant le nez.

Cet eczéma subit des poussées, guérit souvent vers l'âge de 18 mois.

Dans les cas défavorables, l'évolution est marquée :

- par une surinfection bactérienne mycosique ou virale ;
- par la persistance de l'eczéma.

⁎ Dans la seconde enfance : L'eczéma siège surtout aux plis de flexion. Il guérit souvent à la puberté, sinon c'est :

⁎ L'eczéma de l'adulte : de topographie mixte (plis et visage), souvent sec, lichénifié.

Il peut se manifester aussi par :

- une dysidrose (→) ;
- un eczéma nummulaire, plaques rondes en pièce de monnaie érythémato-vésiculeuses.

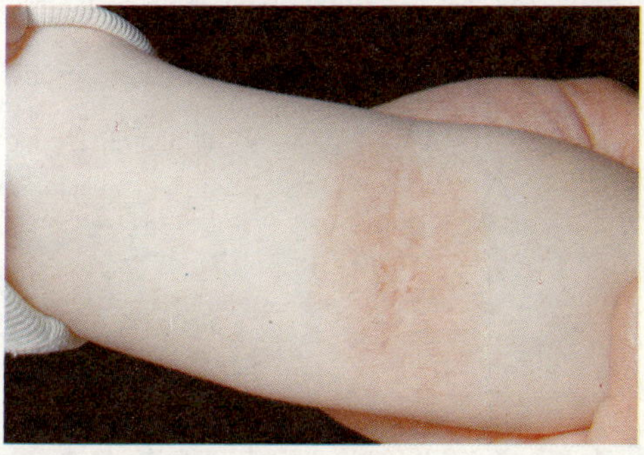

Eczéma atopique.

L'évolution est ici chronique avec des poussées déclenchées par différents facteurs (psychologiques, climatiques, etc.)

► **Examens complémentaires :**

⁎ L'hyperéosinophilie et l'évolution des taux des IgE ne sont pas spécifiques mais sont souvent retrouvés.

⁎ La biopsie cutanée pratiquée en cas de doute montre une image histologique caractéristique.

ECZÉMA MICROBIEN

C'est la dermo-épidermite microbienne de jambe observée chez l'adulte obèse ayant une insuffisance veineuse périphérique, voire des ulcères de jambe.

TRAITEMENT

► **Le traitement local de la poussée comporte :**

- *une prévention de la surinfection :* antiseptiques locaux (→) ;
- l'application de corticoïdes locaux (→) à espacer dès que possible avec arrêt sans sevrage brutal.

► **Le traitement de fond :**

⁎ Dans l'eczéma de contact : Il n'y a pas de désensibilisation possible ; l'exclusion définitive du contact est impérative.

⁎ Dans les eczémas microbiens : traitement de l'infection.

∗ Il n'y a pas de traitement de fond spécifique de L'ATOPIE : pourtant la sécheresse cutanée observée entre les poussées est un facteur de prurit et de rechute. La peau de l'atopique doit être « graissée » (huile de bain en onction sur peau mouillée, Cold Cream). Les cures thermales, le changement de climat peuvent être utiles.

► **Un traitement général** par les tranquillisants, les antihistaminiques, les cures thermales, est utile.

La *corticothérapie générale* peut être indiquée dans certaines formes aiguës d'eczéma de contact.

ECZÉMA DE L'OREILLE

► **L'eczéma de l'oreille** peut intéresser le pavillon ou le conduit auditif externe ou les deux.

Il évolue par poussées marquées par un prurit. A l'examen le conduit auditif est inflammatoire et montre une desquamation cutanée abondante. Les lésions de grattage peuvent déclencher une surinfection réalisant une otite externe.

L'interrogatoire recherche un éventuel facteur déclenchant dont l'éviction éviterait les récidives.

► **Le traitement** est essentiellement local : bains d'alcool ou de solutions anti-inflammatoires, nitrate d'argent.

ECZÉMATIDES

► **Définition :**

Nous verrons seulement, sous ce terme, les eczématides « sèches », communément dénommées *dartres*. Les eczématides séborrhéiques sont mieux dénommées *dermites séborrhéiques* (→).

► **Causes et aspects cliniques :**

Les eczématides s'observent sur peau sèche, sur un terrain atopique volontiers. Il s'agit d'un motif de consultation extrêmement fréquent où, le diagnostic souvent méconnu, s'égare vers une mycose. Elles réalisent des plaques ovalaires ou rondes, en général mal limitées, squameuses et discrètement prurigineuses. Elles siègent sur le visage (les joues en particulier chez l'enfant) mais aussi sur le tronc et les membres. Elles sont parfois achromiantes, dès lors bien visibles sur peau bronzée.

On recherche des facteurs déclenchants :

- *locaux :* les bains trop fréquents, les savons trop détersifs, l'eau trop calcaire, l'usage des assouplissants pour la lessive peuvent être en cause ;
- *généraux :* outre le terrain atopique familial souvent associé, on s'attachera à retrouver des foyers infectieux O.R.L. (en particulier streptococcique, les « eczématides microbiennes ») ou dentaires.

► **Traitement :**

∗ CURATIF :

- *Une corticothérapie locale de faible puissance* (grade 3) est en règle efficace, en cures brèves, utilisée après désinfection locale (*Hexomédine* ou *Nisasol*). Une préparation faiblement salicylée peut aider en début de traitement. Le relais doit être assuré par un « graissage » cutané avec *Dermocuivre* ou *Avibon pommade.*
- *Ces traitements dits « réducteurs »* peuvent être également utiles type *pâte icthyolée à 2 ou 5 %,* goudron type *Dermatofilm.*

∗ PRÉVENTIF :

Cette étape est indispensable pour éviter les récidives fréquentes en l'absence de traitement d'entretien :

- Utiliser des savons surgras pour la toilette, et des huiles pour le bain (*Aveenoderm*).
- Éviter les bains fréquents et prolongés et surtout les bains moussants.
- Éviter les assoupplissants pour la lessive.
- Traiter les foyers infectieux.
- « Graissage » régulier de la peau : crème *Nutraplus, Xéroderm,* etc.

ELLIPTOCYTOSE FAMILIALE

C'est une anomalie héréditaire de la membrane de l'hématie transmise selon le mode autosomique dominant.

Les signes cliniques, l'évolution, les indications thérapeutiques sont identiques à celles de la maladie de Minkovski-Chauffard (→).

Le diagnostic repose sur la présence d'elliptocytes, la fragilité accrue des globules rouges aux solutions hypotoniques, l'autohémolyse à 37 °C augmentée et corrigée en présence d'A.T.P. et de glucose, la séquestration splénique des globules rouges, l'enquête familiale.

EMBOLIE PULMONAIRE

▶ Définition :

L'embolie pulmonaire réalise une obstruction brusque de l'artère pulmonaire ou de l'une de ses branches par un corps étranger circulant.

▶ Causes et mécanisme :

C'est une affection très fréquente.

Le plus souvent, elle est due à la migration d'un caillot sanguin à partir d'une thrombose veineuse (→), avec les mêmes circonstances étiologiques.

Plus rarement, il s'agit d'une migration : gazeuse, graisseuse, septique, parasitaire, néoplasique.

Le corps étranger se bloque dans l'arbre artériel pulmonaire. Une partie plus ou moins importante du poumon est exclue au plan circulatoire, entraînant une perturbation de l'hématose. En amont de l'embolie se crée une hypertension artérielle pulmonaire, avec surcharge ventriculaire droite et risque d'insuffisance cardiaque droite aiguë (→ CŒUR PULMONAIRE AIGU).

L'importance du retentissement clinique est fonction de la taille de l'embol. Mais le risque principal est la récidive.

Au bout de quelques jours peut se constituer un infarctus pulmonaire.

L'embol est souvent lysé par le tissu pulmonaire, mais la récidive à court terme peut aboutir au cœur pulmonaire chronique (→).

▶ Signes cliniques :

L'embolie pulmonaire est une urgence mettant en jeu le pronostic vital.

* LE DÉBUT est brutal, avec une douleur thoracique, polypnée, angoisse. Il s'agit souvent d'un patient alité en postopératoire.

* L'EXAMEN CLINIQUE

recherche : des signes de phlébothrombose (argument diagnostique capital), des signes d'insuffisance ventriculaire droite (appréciant le retentissement clinique), des signes d'état de choc.

* TOUTES LES FORMES CLINIQUES SONT POSSIBLES, de la forme fruste à la forme suraiguë avec collapsus.

▶ Signes paracliniques :

* L'ÉLECTROCARDIOGRAMME recherche des signes de cœur pulmonaire aigu (→).

* LA RADIOGRAPHIE PULMONAIRE montre typiquement :

- une zone pulmonaire hypovascularisée ;
- une amputation de l'artère pulmonaire :
- l'ascension d'une coupole diaphragmatique.

Mais la radiographie est le plus souvent normale.

* LES GAZ DU SANG, montrent une hypoxie et une hypocapnie.

* LA SCINTIGRAPHIE PULMONAIRE peut mettre en évidence un défaut de perfusion pulmonaire, et permet de suivre l'évolution.

* LE SEUL EXAMEN DE CERTITUDE DIAGNOSTIQUE EST L'ANGIOGRAPHIE ARTÉRIELLE PULMONAIRE : Elle montre l'obstruction brutale d'un vaisseau, l'absence de vascularisation pulmonaire. Elle permet de quantifier l'importance de l'obstruction.

* LE PATIENT DOIT ETRE GROUPÉ, le bilan de la coagulation de référence fait en urgence avant le traitement.

▶ Évolution et complications :

Traitée, l'évolution de l'embolie pulmonaire est souvent favorable.

Mais une aggravation est toujours possible, parfois mortelle.

▶ Traitement :

* C'EST UNE URGENCE MÉDICALE. On dispose :

- de l'héparinothérapie, de l'oxygénothérapie (éventuellement traitement d'un état de choc) ;
- dans les formes graves se discutent :
  - *les thrombolytiques :* urokinase ou streptokinase ;
  - la chirurgie : embolectomie.

∗ En fait, LE TRAITEMENT DOIT ETRE PRÉVENTIF :

- traitement de toutes les phlébites, prévention chez les sujets alités ou à haut risque (cardiaques, etc.) ;
- traitement des phlébites récidivantes (interruption de la veine cave inférieure).

EMPHYSÈME PULMONAIRE

► Définition :

L'emphysème pulmonaire se caractérise par une augmentation des espaces aériens situés au-delà de la bronchiole terminale.

► Causes et mécanisme :

Il faut distinguer deux types d'emphysème :

∗ L'EMPHYSÈME CENTRO-LOBULAIRE dont la cause la plus fréquente est la bronchite chronique (→). La destruction n'intéresse que la partie centrale des acini alors que la partie périphérique (alvéole et vascularisation) est conservée ce qui explique l'effet shunt : le sang veineux n'est pas oxygéné.

∗ L'EMPHYSÈME PANLOBULAIRE OU PRIMITIF dont l'origine est mal connue en dehors du déficit en alpha-1-antitrypsine. La destruction intéresse tout l'acinus y compris les alvéoles et la vascularisation. Il n'y a donc pas d'effet shunt et les gaz du sang ne seront perturbés que dans les atteintes diffuses sévères et à l'effort. La symptomatologie de l'emphysème centro-lobulaire ne se distinguant pas de la bronchite chronique, nous envisagerons plutôt l'emphysème panlobulaire.

► Signes cliniques :

Il s'agit de sujets, homme ou femme, d'âge variable (plus typiquement 5e décade) habituellement maigre.

Le symptôme dominant est la dyspnée d'effort puis de repos de type asthmatiforme (expiratoire). En revanche, il n'y a ni toux, ni expectoration, ni cyanose, ni hippocratisme digital. A l'examen le thorax est sonore, avec diminution du murmure vésiculaire.

Il n'y a pas de retentissement cardiaque droit.

► Examens complémentaires :

∗ LA RADIOGRAPHIE PULMONAIRE STANDARD montre une distension thoracique (côtes horizontales, diaphragme aplati) avec hyperclartés des champs pulmonaires et diminution de la vascularisation. Sur le cliché standard ou mieux sur la tomodensitométrie, on peut voir des bulles d'emphysème hyperclaires dépourvues de vaisseaux et finement cerclées.

∗ LA RADIOSCOPIE montre une diminution de la mobilité diaphragmatique.

∗ LES ÉPREUVES FONCTIONNELLES RESPIRATOIRES trouvent un syndrome obstructif associé à une distension avec augmentation de la capacité pulmonaire totale. La capacité de diffusion du CO est abaissée de façon proportionnelle à la destruction du parenchyme.

∗ LES GAZ DU SANG sont subnormaux au début puis une hypoxie avec hypercapnie apparaît à l'effort et ensuite au repos.

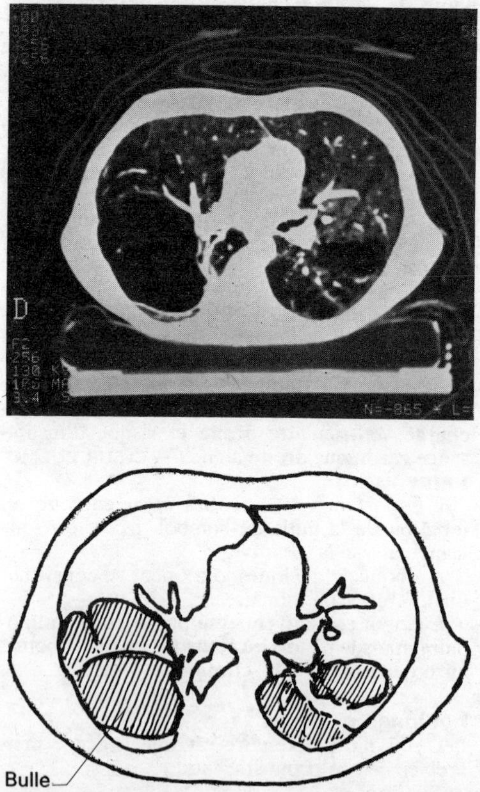

Examen tomodensitométrique mettant en évidence les zones d'emphysème. il existe une volumineuse bulle du côté droit.

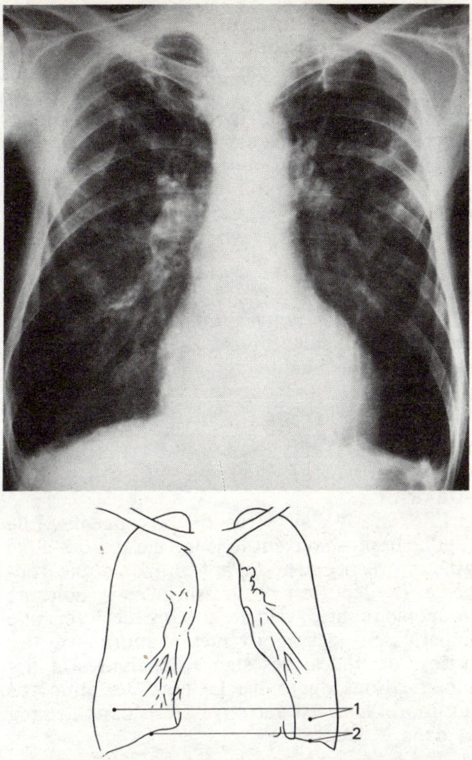

Emphysème pulmonaire (en 1) chez un insuffisant respiratoire chronique par bronchopathie obstructive. Les champs pulmonaires sont hyperclairs et les coupoles diaphragmatiques horizontales (2).

* La scintigraphie pulmonaire ou l'angiographie montre une raréfaction de la vascularisation.

▶ Éléments de surveillance :

* Cliniquement : l'intensité de la dyspnée et l'apparition d'une surinfection.

* Biologiquement : la radiographie et les épreuves fonctionnelles avec gaz du sang.

▶ Évolution et complications :

* L'évolution de l'emphysème panlobulaire diffus est progressive et irréversible aboutissant à l'insuffisance respiratoire sévère. La sévérité de la maladie dépend de l'âge de survenue, en effet, l'évolution est rapide et grave chez le jeune, plus lente et bénigne chez le sujet âgé.

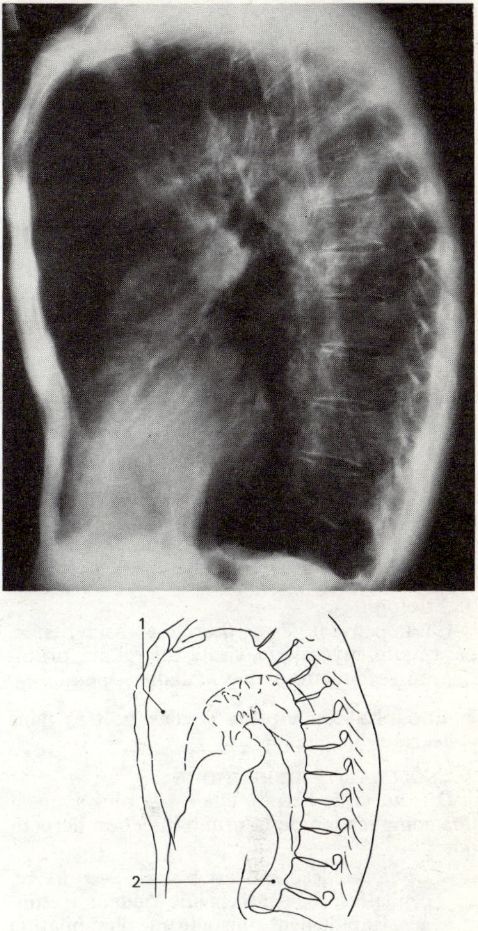

De profil on remarque l'augmentation des triangles rétrosternaux (1) et rétrocardiaque (2).

* Les complications (pneumothorax, infection bronchique, embolie pulmonaire) peuvent écourter l'évolution qui se fait habituellement sur 15 à 20 ans. Elles détruisent un équilibre précaire en diminuant les surfaces d'échange gazeux.

▶ Traitement et pronostic :

* Il n'existe aucun traitement spécifique. Il faut se limiter aux mesures d'hygiène :

- arrêt du tabac et des irritants bronchiques ;
- traitement des foyers infectieux ORL ou dentaires ;

– traitement par antibiotiques de toute surinfection.

La kinésithérapie doit être prudente pour ne pas provoquer de pneumothorax par rupture de bulle.

Dans les *formes bulleuses localisées,* on peut proposer la chirurgie sous réserve d'un bilan d'extension très soigneux.

∗ Le pronostic est sévère, l'évolution se faisant inexorablement vers la mort. Il est possible que dans les années à venir, les progrès de la greffe cœur-poumon modifient ce pronostic très péjoratif.

ENCÉPHALITES

▶ Définition :

C'est l'inflammation, sans suppuration, d'une partie plus ou moins étendue de l'encéphale.

▶ Étiologie :

Elles peuvent être d'origine bactérienne, parasitaire, mycosique, virale, allergique, primitive ou secondaire à une maladie générale.

▶ Encéphalites virales (seules traitées dans cette rubrique) :

∗ Encéphalite herpétique :

Due au virus herpès, elle est le plus souvent une complication de la primo-infection herpétique.

- *Clinique :* le début est brutal, avec fièvre, céphalées, à l'examen une raideur méningée. Rapidement s'installe une obnubilation ou une confusion.
- *Topographie des lésions :* Elles prédominent au niveau des lobes temporaux.
- *Examens complémentaires :*
  - A la ponction lombaire, existe une hyperlymphocytose avec une hyperalbuminorachie modérée.
  - L'EEG montre des ondes lentes à prédominance bitemporale.
  - Le scanner recherche des modifications de densité au niveau des lobes temporaux.
- *Traitement :* Il repose sur les antiviraux : *Acyclovir,* à administrer le plus rapidement possible.
- *Le pronostic* est d'autant meilleur que le traitement est précoce, mais le risque de troubles de la mémoire est extrêmement élevé.

∗ Encéphalite rabique :

Due au virus de la rage (rhabdovirus). L'homme s'infecte par morsure d'un animal contaminé.

Une fois déclarée, la maladie est toujours mortelle. Le tableau associe des spasmes pharyngés et une hydrophobie.

Le traitement est uniquement préventif : sérum hyperimmun et vaccination dès que la maladie est confirmée chez l'animal infectant.

∗ Encéphalite des inclusions cytomégaliques :

Elle frappe le nouveau-né qui est contaminé par voie transplacentaire. Il s'agit soit d'un tableau d'encéphalite aigu, soit des séquelles d'une infection précoce du fœtus (hydrocéphalie). Elle survient aussi dans le Sida.

∗ Panencéphalite sclérosante subaiguë ou leucoencéphalite sclérosante subaiguë :

Elle est due au virus de la rougeole. Elle touche le plus souvent le jeune garçon qui a été atteint précocement (avant 2 ans) d'une rougeole. Le début est progressif, avec troubles de la personnalité, déficit intellectuel ; ensuite apparaissent des mouvements anormaux, des crises comitiales, des signes déficitaires et des modifications du tonus. Le taux des anticorps antimorbilleux est retrouvé élevé dans le sang et dans le LCR.

∗ Encéphalites par piqûre d'insecte :

Essentiellement par piqûre de tiques, mais aussi d'hyménoptères.

Les premières donnent une atteinte des nerfs crâniens et de la mœlle cervicale. Les secondes entraînent parfois des foyers de nécrose cérébrale.

∗ Causes très rares :

- *leuco-encéphalopathie multifocale progressive,* complication terminale des déficits immunitaires (hémopathies) ;
- *maladie de Creutzfeld-Jakob,* infection à virus lent avec l'apparition d'une démence.

ENCÉPHALOPATHIE HÉPATIQUE

▶ Définition :

Il s'agit des manifestations neuro-psychiques de l'insuffisance hépatique grave. Elles s'obser-

Encéphalopathie hépatique

STADE I	STADE II	STADE III
Hypersomnie diurne Sommeil agité	Confusion mentale Propos incohérents	Coma agité au début
Flapping tremor[1]		Hyperventilation
Troubles de la marche et de l'écriture		
Hypertonie extra-pyramidale		
Fœtor hepaticus[2]		

1. Flapping tremor ou asterixis : chute brusque du tonus musculaire sutout observé au niveau des mains, en hyperextension.
2. Fœtor hepaticus : odeur de l'haleine évoquant le fruit pourri.

vent dans un contexte aigu (hépatite virale, etc.) ou chronique (cirrhose, anastomose porto-cave, etc.).

▶ Causes et mécanisme :

L'insuffisance hépatique (défaut de synthèse, défaut d'épuration) et/ou les anastomoses porto-caves sont les 2 grandes causes.

L'ammoniac n'est qu'un des éléments de l'encéphalopathie et certaines amines jouant un rôle de faux neuro-transmetteurs seraient également en cause.

▶ Signes essentiels :

∗ CLINIQUE :

Elle est classée en 3 stades comme l'indique le tableau ci-dessous :

∗ EXAMENS COMPLÉMENTAIRES :

– Certains traduisent l'encéphalopathie [ammoniémie, EEG (parfois évocateur)].
– D'autres sont indispensables à la surveillance.

▶ Éléments de surveillance :

Ce sont ceux d'un coma (→). Parmi les examens complémentaires sont à citer : glycémie (risque d'hypoglycémie), ammoniémie, facteurs de la coagulation, ionogrammes, pH, EEG.

▶ Évolution et complications :

Ce sont celles d'un coma (→). Il est souvent variable dans son intensité avec de plus un risque d'hypoglycémie et d'hémorragie.

▶ Pronostic et traitement :

∗ IL FAUT DISTINGUER PLUSIEURS CAS :

– *Au cours des cirrhoses,* on observe :
  • des formes aiguës souvent déclenchées par une hémorragie, une infection, un traitement diurétique ou sédatif ; la mortalité est de l'ordre de 50 % ;
  • des encéphalopathies au cours de l'insuffisance hépatique terminale ;
  • des formes chroniques, notamment en cas d'anastomoses porto-caves à gros débit (spontanée ou chirurgicale), qui engagent rarement le pronostic vital.
– *Au cours des hépatites* (virales ou toxiques), l'encéphalopathie aboutit à la mort dans 80 % des cas.

∗ LE TRAITEMENT COMPORTE SUIVANT LE STADE :

– un régime hypercalorique mais pauvre en protides (50 g/jour) ;
– des méthodes visant à diminuer la stase fécale et la production d'ammoniac : lavements, *Duphalac* (*per os* ou en lavement), *Néomycine ;*
– des méthodes de réanimation, avec parfois, en cas d'hépatite grave, des techniques sophistiquées réservées à des centres spécialisés.

ENCÉPHALOPATHIES DU NOURRISSON ET DE L'ENFANT

▶ Définition :

Le terme d'encéphalopathie est un terme imprécis qui recouvre un ensemble de maladies neurologiques comportant à des degrés divers des troubles moteurs, une déficience mentale, des troubles sensoriels (vue, audition), des troubles du comportement, une épilepsie.

Il existe deux grandes catégories d'encéphalopathies bien distinctes par leurs étiologies et leur évolutivité.

LES ENCÉPHALOPATHIES DÉGÉNÉRATIVES

Habituellement héréditaires, elles sont dues à des anomalies métaboliques : galactosémie, amino-acidopathies (phénylcétonurie, par exemple) ; maladie de surchage telles que les mucopolysaccharidoses, les neurolipidoses, etc. Leur diagnostic étiologique exact permet un conseil génétique et pour certaines d'entre elles un dépistage anténatal.

▶ **Signes essentiels :**

Après un laps de temps variable (quelques jours à quelques années), arrêt puis régression des acquisitions psychomotrices. Anomalies associées suivant la maladie causale : retard statural, dysmorphie, hépatosplénomégalie, etc.

▶ **Examens paracliniques à visée étiologique :**

- Fond d'œil.
- Recherche de signes de surchage par l'examen de la cornée à la lampe à fente.
- Myélogramme.
- Chromatographie des acides aminés sanguins et urinaires.
- Dosage des mucopolysaccharides urinaires.
- Dosage des enzymes leucocytaires.
- Éventuellement biopsie cutanée, biopsie conjonctivale.

▶ **Évolution ;**

* LE PRONOSTIC EST HABITUELLEMENT TRÈS DÉFAVORABLE aboutissant à un état grabataire et au décès dans la 2e enfance.

Évolutivité très lente de certaines maladies (mucopolysaccharidoses).

* PRONOSTIC FAVORABLE si un régime d'exclusion est réalisable (galactosémie, phénylcétonurie) à condition qu'il soit institué précocement.

ENCÉPHALOPATHIES NON PROGRESSIVES (LÉSIONS CÉRÉBRALES FIXÉES)

▶ **Causes multiples :**

- soit *origine anténatale :* embryofœtopathies (rubéole, toxoplasmose, infection à cytomégalovirus), anomalies chromosomiques, malformations cérébrales ;
- soit *origine pernatale* : anoxie, ischémie cérébrale d'origine obstétricale, leucomalacie (nécrose ischémique de la substance blanche) ou hémorragie intraventriculaire sévère chez un prématuré ; ictère nucléaire ;
- soit *origine postnatale* : traumatisme crânien ; méningites, encéphalites ; déshydratation grave ; convulsions prolongées.

▶ **Signes essentiels :**

* TROUBLES MOTEURS (lorsqu'ils prédominent, on parle d'infirmité motrice cérébrale) : soit hémiplégie cérébrale infantile dont l'atteinte prédomine au membre supérieur ; soit maladie de Little ou diplégie spastique (atteinte des membres inférieurs associée à une maladresse des mains, à des troubles de la coordination, à une hypotonie du tronc) ; soit choréo-athétose (mouvements anormaux involontaires touchant les membres supérieurs et la face).

* DÉFICIENCE MENTALE.

* TROUBLES SENSORIELS touchant la vue (acuité visuelle ; troubles de l'oculomotricité) ou l'audition.

* TROUBLES DU COMPORTEMENT : instabilité psychomotrice, trouble profond de la relation (autisme).

▶ **Le bilan paraclinique comporte deux types d'examens :**

* A VISÉE ÉTIOLOGIQUE : radio de crâne, fond d'œil, E.E.G., scanner cérébral, voir I.R.M. (imagerie par résonnance magnétique), caryotype.

* POUR COMPLÉTER LE BILAN LÉSIONNEL : tests psychomoteurs, examen ophtalmologique, audiométrie, étude des potentiels évoqués visuels et auditifs.

▶ **Éléments de surveillance :**

- mesure du périmètre crânien ;
- tests de développement psychomoteur (quotient de développement ; quotient intellectuel) ;
- surveillance clinique et radiologique du rachis et des hanches.

▶ **Évolution :**

L'évolution dépend de l'importance des lésions cérébrales ; les possibilités de rééducation sont conditionnées par l'existence ou non de troubles du comportement, l'importance du retard intellectuel.

▶ **Les complications sont :**

- l'épilepsie non contrôlée (risque d'aggravation de l'atteinte cérébrale) ;
- en l'absence de stimulation, la survenue de troubles psychotiques ;

– l'apparition d'attitudes vicieuses, de luxation de hanches, de scoliose ;
– dans les atteintes les plus sévères (enfants grabataires) : infections pulmonaires, difficultés d'alimentation avec risque de fausse route, constipation opiniâtre.

PRISE EN CHARGE

▶ **Les grandes lignes** en sont les mêmes quelque soit le type d'encéphalopathie :
– rééducation motrice la plus précoce possible en évitant la surstimulation ;
– prévention des déformations des membres ;
– traitement de la comitialité ;
– traitement approprié des déficits sensoriels.

Une action auprès des parents et de la fratrie est par ailleurs indispensable : aide psychologique, conseils éducatifs, conseil génétique.

▶ **Cette prise en charge** est réalisée :

* A L'ÂGE PRÉSCOLAIRE, dans des structures type C.A.M.S.P. (Centre d'action médico-sociale précoce).

* A L'ÂGE SCOLAIRE, par des équipements médico-sociaux spécialisés : classe de perfectionnement (Q.I. 65 à 80). Externats ou internats médico-pédagogiques où sont associées techniques pédagogiques particulières, rééducation et prise en charge psychologique. Hôpital de Jour pour les débiles avec troubles caractériels ou évolution psychotique.

* POUR LES ARRIÉRÉS PROFONDS, prise en charge de l'enfant et de sa famille au sein d'organismes type C.E.S.A.P. (Centre d'études et de soins pour les arriérés de la Région parisienne). L'aide des associations de parents (U.N.A.P.E.I.) est importante pour les familles.

ENCOPRÉSIE

▶ **Définiton :**
L'encoprésie est la défécation « involontaire » dans la culotte ou au lit, d'un enfant de plus de 3 ans.

▶ **Étiologie-mécanisme :**
L'origine psychologique est constante, semble-t-il. Le mécanisme est initialement une rétention fécale ; l'enfant encoprétique retient sa selle (par opposition à sa mère). Bien sûr, il n'y a pas de cause d'incontinence. L'encoprésie est plus souvent secondaire que primaire.

▶ **Clinique :**
L'encoprésie est presque toujours diurne. L'âge moyen du début se situe autour de 6 ans. Des facteurs déclenchants sont souvent retrouvés : traumatismes affectifs, modifications des conditions de vie.

La fréquence et l'abondance sont variables. Il faut rechercher un côlon encombré et le toucher rectal doit être systématique. Le plus souvent on retrouve un rectum plein, avec un fécalome.

Il existe des troubles de l'affectivité chez ces enfants normalement intelligents, presque constamment retrouvés aux tests. Les difficultés relationnelles, avec souvent punition des parents, aggravent encore ce trouble du comportement.

▶ **L'évolution** est imprévisible. La plupart des formes rebelles semblent guérir entre 10 et 15 ans.

▶ **Traitement :**
Il associe : un traitement local ; évacuation d'un éventuel fécalome ; un reconditionnement de la défécation : l'hospitalisation est le plus souvent indispensable ; et surtout la recherche d'un meilleur équilibre affectif, nécessitant une participation active des parents à la prise en soin psychologique.

ENDOCARDITES INFECTIEUSES

▶ **Définition :**
L'endocardite infectieuse est une affection générale d'allure septicémique, dans laquelle l'agent pathogène (bactérie ou champignon), greffé sur un endocarde sain ou préalablement altéré, provoque des lésions végétantes et destructrices.

Actuellement on ne distingue plus l'endocardite lente d'Osler et les endocardites aiguës.

▶ **Causes et mécanisme :**

* Le plus souvent, les lésions cardiaques préexistent :
– d'origine rhumatismale plus que dégénératives (aortiques plus souvent que mitrales) ;

– prothèses valvulaires (de grave pronostic) ;
– cardiopathies congénitales.

* Parfois, IL S'AGIT D'ENDOCARDITE « PRIMITIVE », le plus souvent sur une lésion muette cliniquement ou passée inaperçue.

* TOUS LES GERMES PEUVENT ETRE EN CAUSE (mais les hémocultures peuvent rester négatives).

* LA PORTE D'ENTRÉE (dentaire, ORL, cathéter, etc.) permet l'inoculation du germe dont la greffe au niveau de l'endocarde reprend à son compte la dissémination infectieuse :
– *au niveau endocardique :* végétations (risque d'embolie), destruction (conséquences hémodynamiques) ;
– *au niveau périphérique :* anévrismes artériels (risque d'hémorragies cérébro-méningées) ou d'embolies septiques pouvant toucher tous les territoires (risque d'infarctus viscéraux, ischémie des membres).

► **Signes cliniques :**
– Association de :
fièvre, altération de l'état général ;
– anomalie de l'auscultation cardiaque ou modification ;
– recherche de : splénomégalie, faux panaris d'Osler, purpura pétéchial (signes inconstants et tardifs).

► **Examens paracliniques :**
Essentiellement :
– les hémocultures avant toute antibiothérapie ; elles sont capitales pour le diagnostic et l'adaptation du traitement.
– prélèvements aux portes d'entrée.
– l'échocardiographie, examen capital, pouvant montrer l'existence de végétations sur les valves.

► **Évolution :**

* FAVORABLE SOUS TRAITEMENT ANTIBIOTIQUE bien conduit, avec normalisation des signes cliniques. Mais une surveillance prolongée s'impose dans tous les cas.

* LES COMPLICATIONS SONT MULTIPLES et parfois révélatrices :
– persistance d'un état infectieux ;
– insuffisance cardiaque (parfois brutale et gravissime) ;
– troubles du rythme ou de la conduction (atteinte myocardique) ;
– embolies artérielles ;
– complications neurologiques (abcès du cerveau, ramollissement, hémorragie) ;
– infarctus viscéraux.

► **Traitement :**

* ANTIBIOTHÉRAPIE : après les hémocultures et adaptée en fonction des résultats du laboratoire. Les doses doivent être bactéricides, avec l'association de deux antibiotiques. La durée est en moyenne de 6 semaines.

Les antibiotiques le plus souvent utilisés sont la pénicilline G en perfusion intraveineuse continue (40 millions U. par jour) associée à la streptomycine en intramusculaire (1 g par jour).

* LE TRAITEMENT CHIRURGICAL DES LÉSIONS VALVULAIRES est fonction de l'état hémodynamique ; il est parfois indiqué à court terme.

* LE TRAITEMENT PROPHYLACTIQUE est essentiel chez tous les sujets porteurs d'une cardiopathie acquise ou congénitale : examens systématiques ORL et stomatologiques ; traitement sous couverture antibiotique.

* « L'ÉDUCATION » DES PATIENTS est impérative.

ENDOMÉTRIOSE

► **Définition :**
L'endométriose est la présence en dehors de la cavité utérine d'une muqueuse endométriale constituée par des tubes glandulaires, du chorion, et parfois des fibres musculaires lisses.

Elle peut siéger soit au niveau des organes génitaux *(endométriose interne),* soit à distance des organes génitaux *(endométriose externe).*

► **Causes et mécanisme :**
Ces tubes glandulaires miniatures forment ainsi des « utérus miniatures » qui vont réagir aux sécrétions hormonales, sécréter du mucus et saigner à l'époque des règles, en s'entourant d'une réaction inflammatoire conjonctive avec fibrose.

La grossesse améliore l'endométriose. La ménopause naturelle ou artificielle atrophie les différents îlots.

► **Clinique :**
La multiplicité des gîtes possibles de l'endométriose en fait une maladie douée d'un grand polymorphisme clinique.

La femme viendra consulter pour :
- des douleurs pelviennes, classiquement des dysménorrhées d'apparition secondaire et progressive, s'aggravant de mois en mois et d'exacerbation tardive et progressive aux derniers jours de la menstruation, intense et rebelle aux thérapeutiques habituelles ;
- parfois des ménométrorragies ;
- souvent une stérilité ;
- plus rarement une dyspareunie, du ténesme ou de la dysurie.

Le signe le moins infidèle du syndrome commun d'endométriose est sans doute la variabilité du volume des foyers perceptibles et de leur douleur au palper suivant que la patiente est examinée avant, pendant ou après les règles.

▶ Examens paracliniques :

∗ DEUX EXAMENS COMPLÉMENTAIRES ONT UN INTÉRÊT PARTICULIER :
- *L'hystérosalpingographie* montre au niveau :
  - de l'utérus (adénomyose) : une cavité agrandie, à bords plus ou moins rigides, portant de petites digitations perpendiculaires à la cavité, de petites cryptes ;
  - des trompes : des images en « boule de gui » dans la région isthmique ou à la corne.
- *La cœlioscopie* montre directement les foyers sous forme de petits grains enchâssés, bleutés ou non, siégeant sur les trompes, les ovaires (kystes « goudron »), les ligaments utéro-sacrés, surtout le douglas. Les lésions sont particulièrement nettes avant les règles.

∗ L'HISTOLOGIE est seule capable d'apporter la preuve scientifique formelle de l'endométriose.

▶ Traitement :

Il a pour but d'empêcher les réactions de cet utérus miniature, source de douleurs. Il peut être purement médical, ou purement chirurgical, ou plus souvent mixte.

∗ LE TRAITEMENT MÉDICAL supprime l'ovulation et utilise :
- les progestatifs ; on les administre soit sur le mode discontinu, soit, surtout, sur le mode continu, pendant 6 à 9 mois, provoquant une aménorrhée prolongée, avec atrophie de l'endomètre ;
- les analogues de la LHRH.

∗ LE TRAITEMENT CHIRURGICAL ne se discute qu'en cas d'échec (1 fois sur 3 environ) ; deux méthodes :
- la castration, qui ne peut être envisagée qu'après 40 ans ;
- la chirurgie conservatrice ou une exérèse des seuls nodules endométriosiques et faite avec conservation des ovaires est le fait d'indication limite ;
- le laser pour la vaporisation des petites lésions endométriosiques en évolution.

ENFANTS VICTIMES DE SÉVICES

▶ Causes et mécanisme :

On retrouve fréquemment chez les parents maltraitants une enfance très perturbée (carence affective, dissociation familiale, parents rejetants), d'où une incapacité d'aimer et un passage à l'agression, souvent déclenché par les difficultés socio-économiques (mais les sévices à enfants peuvent se voir dans tous les milieux).

▶ Signes essentiels :

Enfant d'âge préscolaire ; parfois aspect triste, apeuré, négligé ; ecchymoses et hématomes d'âge différent, disséminés ; cicatrices de griffures, striction par des liens ; brûlures ; fractures des membres, multiples ou répétées ; hématome sous-dural.

∗ RADIO DE SQUELETTE : fractures anciennes et/ou récentes ; arrachements épiphysaires ; décollements périostés.

∗ FOND D'ŒIL : hémorragies rétiniennes.

▶ Évolution et complications :

Si le sévice est méconnu, risque de récidives, de séquelles neurologiques, orthopédiques, psycho-affectives, de lésions viscérales mortelles (mortalité 10 à 20 %).

▶ Traitement et pronostic :

Signalement des enfants victimes de sévices soit auprès de la D.A.S.S., soit auprès du juge des enfants.

Séparation temporaire (hospitalisation ou pouponnière) et prise en charge des parents sur le plan socio-économique et psychologique, avant d'envisager :

- soit le retour de l'enfant au foyer avec assistance éducative en milieu ouvert ;
- soit le placement temporaire ;
- soit le placement définitif (envisager adoption après déchéance parentale).

ENTÉROCOLITES INFECTIEUSES

▶ **Définition :**

Ce sont des infections de l'intestin grêle et du côlon.

▶ **Causes et mécanisme :**

∗ LES ENTÉROCOLITES INFECTIEUSES (ECI) PRIMITIVES sont favorisées par des conditions d'hygiène défectueuse et souvent secondaires à une contamination alimentaire ou interhumaine.

∗ LES ECI SECONDAIRES sont favorisées par la stase ou l'ischémie ou une antibiothérapie. Selon le germe responsable on distingue, selon le tableau page suivante.

▶ **Signes essentiels :**

∗ CLINIQUE : Diarrhée fébrile ou non, douleur, vomissements, etc.

∗ EXAMENS PARACLINIQUES : Ils sont dominés par la coproculture (→), les hémocultures, les sérodiagnostics (typhoïde). Radiographies (abdomen sans préparation, lavement baryté) et endoscopie (rectoscopie, etc.) sont parfois nécessaires (colite pseudo-membraneuse, tuberculose digestive).

▶ **Surveillance :**

C'est celle de l'hydratation, de l'état abdominal, de la température, des selles, de la conscience (typhoïde).

▶ **Évolution, complications :**

Elle est fonction de l'étiologie et du terrain (nourrisson et vieillards sont plus sensibles à la déshydratation).

▶ **Traitement et pronostic :**

Le traitement est fonction de l'étiologie. Réhydratation et antibiothérapie adaptées aux germes sont les bases.

ENTÉRO-COLITES A STAPHYLOCOQUES

Voir *Staphylococcies intestinales*

ENTÉROCOLITE ULCÉRO-NÉCROTIQUE DU NOUVEAU-NÉ

▶ **Définition :**

Maladie du prématuré touchant le côlon et la partie terminale de l'intestin grêle qui sont le siège d'ulcérations et de nécrose.

▶ **Causes et mécanisme :**

Plusieurs facteurs interviennent : facteur vasculaire (choc, anoxie, cathétérisme artériel ombilical) ; facteur infectieux (pullulation microbienne) ; stase digestive.

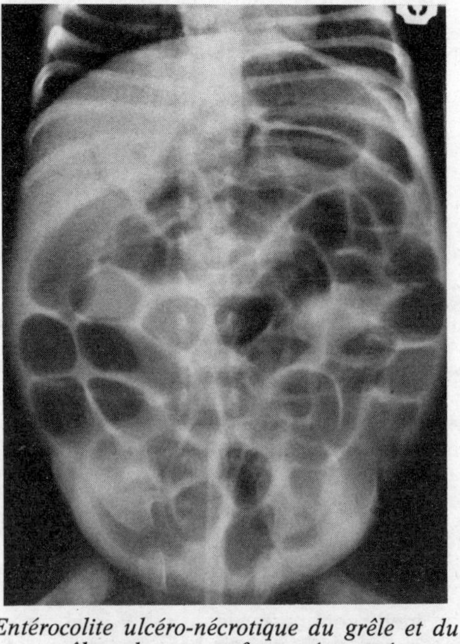

Entérocolite ulcéro-nécrotique du grêle et du côlon chez un enfant prématuré
(d'après *Traité de radiodiagnostic*, tome 18, *Radiopédiatrie*, Masson, Paris).

Entéro-colites infectieuses

GERMES	TABLEAU CLINIQUE	VOIR
SALMONELLES S. typhimurium S. enteritidis	. *Toxi-infection alimentaire* (gastro-entérite) : nausées, vomissements, coliques, fièvre, 8 à 12 h après le repas contaminant . *Gastro-entérite du nourrisson :* petites épidémies, risque de déshydratation	. *Diarrhées aiguës*
S. typhi S. parathyphique A ou B	. *Fièvre typhoïde*	. ce terme
STAPHYLOCOQUE	. *Toxi-infection alimentaire* (gastro-entérite) : vomissements, douleurs, diarrhée, sans fièvre, 2 à 3 h après le repas contaminant . *Entéro-colite à staphylocoque :* complication d'une antibiothérapie qui a détruit la flore normale	
SHIGELLES	. *Dysentérie bacillaire*	. ce terme
ESCHERICHIA COLI	. Certaines diarrhées du nourrisson et de l'adulte	
VIBRION CHOLÉRIQUE	. *Choléra*	. ce terme
CLOSTRIDIUM DIFFICILE	. Colite pseudo-membraneuse post-antibiotiques	. *Colite post-antibiothérapie*
BACILLE DE KOCH		. *Tuberculose digestive*
VIRUS	. Diarrhée de l'enfant, etc.	
CANDIDA	. Post-antibiothérapie le plus souvent	

▶ **Signes essentiels :**

∗ AU DÉBUT : ballonnement abdominal, diarrhée, résidus gastriques.

∗ A LA PHASE D'ÉTAT : subocclusion avec résidus verts, selles sanglantes. Altération de l'état général (teint gris, pauses respiratoires, chute de la tension artérielle).

∗ SIGNES RADIOLOGIQUES : distension gazeuse de l'iléon et du côlon, images de péritonite ; pneumatose pariétale (bulles dans la paroi digestive).

▶ **Éléments de surveillance :**
- température ;
- teint ;
- rythme respiratoire ;
- tension artérielle ;
- résidus gastriques ;
- selles ;
- ballonnement ;
- surveillance clinique et radiologique de l'abdomen.

▶ **Évolution et complications :**

∗ A LA PHASE INITIALE : risque de septicémie à point de départ digestif et de péritonite par perforation.

∗ ULTÉRIEUREMENT : risque de sténose cicatricielle, d'intolérance au lait.

▶ **Traitement et pronostic :**

∗ LE TRAITEMENT EST D'ABORD MÉDICAL : arrêt de l'alimentation ; aspiration digestive ; alimentation parentérale pendant 10 jours ; antibiotiques.

∗ TRAITEMENT CHIRURGICAL en cas de complications.

∗ LE PRONOSTIC est grave en cas de lésions très étendues ou de complications.

ENTÉROPATHIE EXSUDATIVE

► **Définition :**
Il s'agit d'affections digestives où l'on note un passage des protéines plasmatiques et/ou lymphatiques dans le tube digestif.

► **Causes et mécanisme :**
Ils sont schématisés dans le tableau ci-dessous.

► **Signes essentiels, surveillance :**

∗ CLINIQUE : Diarrhée et dénutrition sont fréquentes, avec souvent œdèmes, voire épanchements des séreuses (parfois chyleux).

∗ EXAMENS COMPLEMENTAIRES : Hypoprotidémie, hypoalbuminémie, parfois lymphopénie, hypolipémie, hypocalcémie, stéatorrhée, créatorrhée. Radios et/ou endoscopies digestives. Test à l'albumine marquée au chrome ou clearance de l'alpha 1 anti-trypsine (→).

► **Pronostic et traitement :**
Fonction de l'étiologie. Les perfusions d'albumine ou les triglycérides à chaîne moyenne *(Liprocil)* absorbés par voie porte (et non lymphatique) peuvent être utiles.

Entéropathie exsudative

FUITES PLASMATIQUES
Estomac : maladie de Ménétrier, cancer, certaines gastrites (varioliforme, etc.)
Grêle : maladie de Crohn, maladie cœliaque, etc.
Côlon : Crohn, recto-colite hémorragique, etc.
FUITES LYMPHATIQUES
Obstacle fonctionnel au retour lymphatique : péricardite constrictive Cardiopathies droites
Obstacle organique du retour lymphatique : lympho-sarcome, Hodgkin, maladie de Whipple, Crohn, atteinte mésentérique, processus pancréatique
Idiopathique : lymphangiectasies intestinales primitives ou maladie de Waldmann

ENTROPION

► **Définition :**
Retournement en dedans du bord libre des paupières.

► **Causes :**
Entropion spasmodique, entropions sénile, cicatriciel.

► **Traitement :**
Chirurgical.

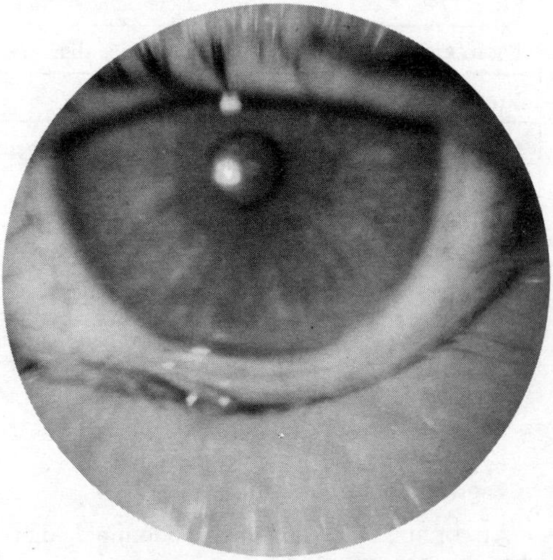

Entropion spasmodique
(d'après SARAUX H., *Précis d'ophtalmologie*, Masson, Paris).

ÉNURÉSIE

► **Définition :**
Émission involontaire d'urine chez un enfant âgé de plus de 4 ans. Soit *primaire*, l'enfant n'a jamais été propre, soit *secondaire* après un intervalle libre de propreté totale d'au moins

12 mois. On élimine toutes lésions anatomiques : on parle alors d'*incontinence.*

▶ Étiologie :

Maladie fréquente (10 % de la population), elle touche 2 garçons pour 1 fille.

⁎ L'ÉNURÉSIE PRIMAIRE n'a pas une étiologie connue.

Certains en font un trouble d'origine constitutionnelle : immaturité plus ou moins prolongée de l'automatisme neuro-vésico-sphinctérien. Les autres explications n'ont pu être vérifiées (sommeil profond, capacité vésicale insuffisante ; explications analytiques).

Mais la pérennisation exagérée du trouble peut être le fait d'un remaniement psychologique secondaire.

⁎ L'ÉNURÉSIE SECONDAIRE est d'origine psychologique, les traumatismes psycho-affectifs déclenchants sont presque toujours retrouvés, mais parfois minimes.

▶ Évolution :

Le plus souvent, la guérison est obtenue en quelques mois. Il est difficile de faire acquérir la propreté urinaire à l'enfant avant l'âge moyen auquel les différents membres de la famille y ont accédé.

▶ Traitement :

La participation de l'enfant est essentielle. L'apprentissage de miction interrompue est utile. Il faut proscrire tous les appareils de protection utilisés par la mère.

⁎ LES ANTIDÉPRESSEURS (imipramine, amitriptyline) sont souvent efficaces.

⁎ Parfois, UNE PSYCHOTHÉRAPIE EST UTILE, surtout dans l'énurésie secondaire.

ÉOSINOPHILIES (CAUSES DES)

L'hyperéosinophilie (présence de plus de 600 éosinophiles par mm^3) n'est qu'un symptôme d'une maladie causale. Les principales causes sont citées dans le tableau ci-contre :

▶ Affections allergiques :
- asthme ;
- eczéma, urticaire ;
- réaction à des médicaments : pénicilline, érythromycine, streptomycine, etc.

▶ Parasitoses :

⁎ En France :
- ascaris ;
- oxyure ;
- douve ;
- tænia.

⁎ En pays d'endémie :
- ankylostome ;
- filaire ;
- trichine ;
- bilharziose.

▶ Périartérite noueuse.

▶ Dermatoses.

▶ Hémopathies malignes et cancers :
- Hodgkin ;
- cancer du foie, de l'ovaire, etc.

▶ Rarement, il peut s'agir d'une leucémie à éosinophiles.

ÉPANCHEMENTS SOUS-DURAUX

Voir *Hématome sous-dural du nourrisson – Épanchements sous-duraux*

ÉPAULE (CLASSIFICATION DES AFFECTIONS DE L')

▶ Selon le type de la douleur (→ DOULEUR EN RHUMATOLOGIE) on distingue plusieurs types d'affection de l'épaule.

▶ Douleurs mécaniques de l'épaule :

* Les plus fréquentes sont les PÉRIARTHRITES SCAPULO-HUMÉRALES, affections touchant la deuxième articulation de l'épaule, faite de muscles, tendons et bourses séreuses.

* L'ÉPAULE DOULOUREUSE SIMPLE est l'affection douloureuse la plus fréquente à l'épaule. Elle peut être due à :

- une *tendinite du sus-épineux* (douleur sous-acromiale externe, et douleur à l'abduction contrariée dès 10°) ;
- une *tendinite du deltoïde* (douleur sous-acromiale et douleur à l'abduction contrariée à partir de 45°) ;
- à *une tendinite du long biceps* (douleur dans la coulisse bicipitale et à la rotation externe contrariée de l'épaule.)

Toutes ces affections n'ont aucune traduction radiologique ou biologique.

* LA CAPSULITE RÉTRACTILE est caractérisée par une diminution des mouvements passifs et actifs de l'épaule, douloureuse en masse. Si la vitesse de sédimentation est normale, les radiographies montrent souvent une déminéralisation de la tête humérale, parfois de type algodystrophique (→). L'arthrographie opaque montre une diminution du volume articulaire.

L'évolution se fait vers un blocage de l'épaule de plus en plus serré.

* LA COIFFE DES ROTATEURS est souvent le siège d'une dystrophie (passé la soixantaine) mais elle peut subir une *rupture traumatique.* Les douleurs sont pratiquement absentes. Les mouvements actifs sont quasi nuls, mais les mouvements passifs sont normaux.

Dans les cas typiques, les radiographies montrent une ascension de la tête humérale vers l'acromion, avec rupture du cintre omo-huméral. L'arthrographie opaque montre une communication entre l'articulation et la bourse séreuse sous-acromio-deltoïdienne.

▶ L'arthrose omo-humérale (→ ARTHROSE DE L'ÉPAULE) est rare. La radiographie montre un pincement articulaire et un ostéophyte capital.

* L'OSTÉONÉCROSE ASEPTIQUE DE LA TÊTE HUMÉRALE est rare.

* LA SYRINGOMYÉLIE peut toucher l'épaule (→ ARTHROPATHIES NERVEUSES).

▶ L'épaule hyperalgique :

* C'EST UNE AFFECTION due le plus souvent à la migration d'une calcification contenue dans la bourse sous-acromio-deltoïdienne, ou une calcification tendineuse. Les douleurs sont très vives, inflammatoires, mais la vitesse de sédimentation reste normale. Les radiographies mettent en évidence la calcification (mais cette calcification est le plus souvent asymptomatique et peut se voir, accompagnant les épaules douloureuses simples).

* LA CHONDROCALCINOSE ARTICULAIRE (→) touche souvent l'épaule et peut y déterminer des crises de pseudo-goutte.

▶ L'épaule inflammatoire (→ POLYARTHRITE) :

Ici, dans tous les cas, les douleurs sont non seulement diurnes, mais surtout nocturnes, inflammatoires, et la vitesse de sédimentation est accélérée.

* LA PSEUDO-POLYARTHRITE RHIZOMÉLIQUE (→) touche les gens âgés. Les radiographies sont normales.

* LA POLYARTHRITE CHRONIQUE ÉVOLUTIVE (→) peut toucher l'épaule de même que la spondylarthrite ankylosante (→).

* LES ARTHRITES SEPTIQUES sont graves et peuvent être secondaires à une infiltration intra-articulaire.

* Il peut aussi s'agir de MÉTASTASES OSSEUSES.

* DANS TOUS CES CAS, on n'insistera jamais assez sur l'importance de la ponction-biopsie synoviale (→) et sur l'étude du liquide synovial (→).

ÉPICANTHUS

L'épicanthus est un repli de peau tendu à l'angle interne de l'œil, entre les paupières supérieure et inférieure. Un léger épicanthus est physiologique chez les sujets de race jaune. Ce peut être également une malformation se transmettant sur le mode héréditaire.

S'il est discret dans l'enfance, il s'atténue souvent par la suite lors de la croissance de la racine du nez.

Il peut faire partie d'un syndrome malformatif (mongolisme, → TRISOMIE 21).

Il peut donner lieu à un faux diagnostic de strabisme convergent ou faire surestimer la déviation.

ÉPICONDYLITES, ÉPITROCHLÉITES

▶ Définition :

On appelle *épicondylite* l'inflammation de l'insertion tendineuse des muscles *supinateurs* de la main, sur l'épicondyle huméral, au coude.

On appelle *épitrochléite* l'inflammation de l'insertion tendineuse des muscles *pronateurs* de la main sur l'épitrochlée humérale, au coude.

▶ Signes cliniques :

∗ L'ÉPICONDYLITE (ou tennis elbow) est caractérisée par une douleur à la *pression* des muscles supinateurs et lors de la *supination contrariée* de la main.

∗ L'ÉPITROCHLÉITE est caractérisée par une douleur à la *pression* des muscles pronateurs et lors de la *pronation contrariée* de la main.

▶ Signes paracliniques :

Il n'y en a en principe pas. Mais ces tendinites (→) peuvent s'intégrer au sein d'un cadre plus vaste, masquant ou révélant un rhumatisme inflammatoire.

▶ Évolution et surveillance :

Sans traitement l'évolution est lente, désespérante, et se fait par crises vers une fonte musculaire.

▶ Traitement :

En général quelques *infiltrations cortisonées* (→) péritendineuses suffisent à la guérison. L'*électrothérapie* est parfois utile. La *chirurgie* est réservée aux échecs thérapeutiques.

ÉPIDIDYMITES AIGUËS ET ÉPIDIDYMITES CHRONIQUES

▶ Causes :

Elles sont hématogènes ou secondaires à une infection urétro-prostatique, le plus souvent à gram – ou à staphylocoque.

▶ Signes cliniques :

Il s'agit d'une grosse bourse aiguë. Il n'est pas toujours possible de diagnostiquer à la

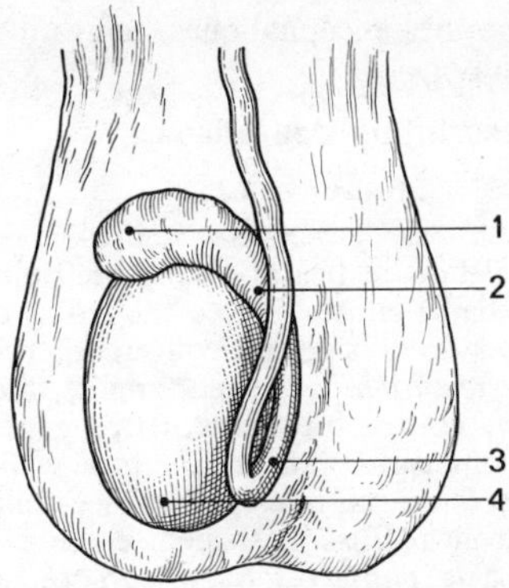

L'épididyme : 1) Tête ; 2) Corps ; 3) Queue ; 4) Testicule.

palpation un noyau de la queue de l'épididyme, ou un épididyme globalement augmenté de volume à côté d'un testicule sain. La présence d'un écoulement urétral aide au diagnostic. Une U.I.V. fait partie du bilan urologique indispensable ainsi que la recherche d'une prestative.

▶ Évolution :

Elle est généralement favorable, mais il peut persister un noyau froid indolore. Une suppuration avec fistulisation est possible.

▶ Traitement :

Il associe le repos, les antibiotiques et les anti-inflammatoires non stéroïdiens.

▶ Épididymites chroniques :

Il peut s'agir d'un noyau épididymaire froid. Le diagnostic de tuberculose auquel il faut toujours penser peut être affirmé cliniquement devant la double localisation caudale et céphalique.

ÉPIGLOTTITES

Voir *Laryngites – Épiglottites*

ÉPILEPSIE

L'épilepsie répond à la survenue épisodique de décharges électriques, excessives, brusques, paroxystiques et hypersynchrones d'un groupe de neurones encéphaliques, pouvant ou non se généraliser.

▶ Description des crises :

∗ CRISES GÉNÉRALISÉES :

1. *La crise généralisée tonico-clonique :*

Le début est brutal avec perte de conscience immédiate, chute. Durée moyenne de 5 à 10 minutes de la crise qui comprend trois phases : *une phase tonique* avec apnée, morsure de langue, contracture musculaire généralisée en hyperextension, puis *une phase clonique* avec secousses musculaires généralisées bilatérales et synchrones. Elles s'espacent ensuite pour faire place à *la phase résolutive* caractérisée par un coma, une respiration stertoreuse, avec hypotonie généralisée, émission éventuelle d'urines. Le retour à la conscience est progressif avec une confusion postcritique.

Les crises peuvent être atypiques sans phénomènes toniques ou cloniques ou sans aucun phénomène convulsif.

Quand on n'a pas assisté à la crise, *les éléments d'interrogatoire les plus évocateurs* sont la perte de connaissance totale et brutale, la morsure de langue, la perte d'urine, l'obnubilation postcritique.

2. *Le petit mal :* forme de l'enfant, associé ou non au grand mal.

On distingue :

- *Les absences :* Ce sont des suspensions brèves de la conscience (pendant quelques secondes l'enfant cesse son activité, son regard se fige, il ne répond plus) sans chute ni phénomènes convulsifs, souvent répétées dans la journée. *Le petit mal typique toujours essentiel a des critères stricts à l'EEG :* décharges prolongées de pointes ondes bilatérales et synchrones à un rythme de 3 cycles par seconde.
- *Le petit mal myoclonique* (enfant et adulte) : Les myoclonies surviennent surtout au réveil : ce sont des salves de secousses musculaires bilatérales et synchrones survenant sans perte de connaissance, essentiellement aux membres supérieurs.
- *Le petit mal akinétique :* chute sans perte de connaissance par relâchement brutal du tonus musculaire.
- Gravité particulière des *spasmes en flexion ou syndrome de West* chez l'enfant.

∗ ÉPILEPSIES PARTIELLES :

Elles traduisent la souffrance d'une zone localisée du cortex et peuvent ou non se généraliser secondairement.

1. L'épilepsie motrice de type Bravais-Jackson (B.J.) : la crise survient en pleine conscience ; elle a un début très localisé, une extension progressive et régulière, chaque groupe musculaire faisant une crise tonique brève puis clonique. Elle débute le plus souvent au niveau du pouce puis gagne le membre supérieur, puis la face et le membre inférieur. Parfois la crise débute au niveau de la face ou au niveau du membre inférieur. Les crises B.J. traduisent une atteinte du cortex moteur prérolandique controlatéral.

2. *Les crises frontales ou adversives* se marquent par une déviation conjuguée de la tête et des yeux suivie d'une chute et d'une crise généralisée.

3. *Les crises sensitives à marche bravais-jacksonienne* consistent en paresthésies d'extension progressive et traduisent une souffrance du cortex pariétal sensitif.

4. *Les crises sensorielles* se manifestent par des *hallucinations simples* pouvant être visuelles, auditives ou olfactives.

5. *Les crises temporales ont une sémiologie complexe :* Elles mettent en jeu les structures profondes du lobe temporal et des circuits sous-corticaux et corticaux (amygdale, lobe limbique, insula). L'expérience associe une *activité psychomotrice* inconsciente dont le sujet ne garde aucun souvenir et un *contenu d'illusons et d'hallucinations* dont le sujet se souvient.

Les phénomènes sensoriels comprennent des *hallucinations auditives ou visuelles élaborées* (air de musique, scènes ou paysages), des illusions avec modification des perceptions visuelles et auditives (éloignement, effacement, distorsion), des modifications de la qualité du vécu (sensation d'étrangeté ou de « déjà-vu » avec une résonance affective de l'ensemble le plus souvent pénible et anxieuse.

L'activité psychomotrice est inadaptée, faite de mouvements stéréotypés, répétitifs. Ce comportement est rarement agressif. Il existe des troubles du langage (suspension du langage, phrases stéréotypées, parfois aphasie). La durée de la crise est d'environ quelques minutes. La crise temporale est parfois difficile à distinguer du petit mal et *d'affections psychiatriques* (bouffée délirante aiguë ou hystérie).

▶ Apports de l'EEG dans l'épilepsie :

Après une crise généralisée, l'EEG montre des ondes lentes généralisées avec quelques pointes bilatérales. L'EEG intercritique peut être normal chez un épileptique. Il peut montrer soit spontanément, soit après stimulation (hyperpnée, stimulation lumineuse intermittente), des signes intercritiques de comitialité : bouffées de pointes ou pointes ondes bilatérales.

En cas d'épilepsie focale ou secondairement généralisée, l'EEG peut montrer des ondes lentes en foyer, *traduction sur le tracé du foyer épileptogène.*

▶ Bilan étiologique d'une épilepsie débutante :

Il faut opposer l'épilepsie essentielle débutant en règle générale dans l'enfance et les épilepsies secondaires symptomatiques d'une lésion encéphalique. Devant toute épilepsie débutante il faut faire un bilan étiologique complet avant de poser, lorsque ce bilan est négatif, le diagnostic d'épilepsie essentielle. La probabilité de trouver une étiologie sera d'autant plus grande qu'il s'agit d'un adulte sans antécédents comitiaux ou d'une première crise comitiale et que la crise a un début focal ou qu'il existe un foyer d'ondes lentes à l'EEG.

Ce bilan comprendra :

- un examen neurologique et général complet ;
- un fond d'œil + radiographies du crâne et EEG ;
- un bilan biologique simple (ionogramme, glycémie, NFS, VS) ;
- un bilan neuroradiologique de principe, avec *scanner cérébral.*

▶ Énumération des principales étiologies d'une épilepsie :

∗ TUMEURS CÉRÉBRALES (1/10 des épilepsies débutant après l'âge de 20 ans) : méningiomes mais surtout métastases, astrocytomes, oligodendro-gliomes et par analogie abcès du cerveau.

∗ MALFORMATIONS VASCULAIRES CÉRÉBRALES : fistule artério-veineuse *(angiomes).*

∗ DANS LE CADRE D'UNE MALADIE GÉNÉRALE : lupus érythémateux disséminé, encéphalites, maladies congénitales (dyslipidoses, phacomatoses), démences (maladie d'Alzheimer).

∗ TROUBLES MÉTABOLIQUES +++ : hypoglycémie, hyponatrémie, hypocalcémie, convulsions hyperthermiques chez l'enfant.

∗ LES ÉPILEPSIES SECONDAIRES A UN ÉTHYLISME CHRONIQUE sont fréquentes mais c'est un diagnostic d'élimination.

∗ LE DIAGNOSTIC D'ÉPILEPSIE POST-TRAUMATIQUE représente 5 % des épilepsies, surtout secondaire à un traumatisme crânien pénétrant ou grave avec coma initial. L'épilepsie est souvent tardive par rapport au traumatisme.

∗ L'ÉPILEPSIE ESSENTIELLE débute en règle générale dans l'enfance ou dans l'adolescence. Il existe une incidence familiale sans hérédité vraie. Il faut rechercher à l'interrogatoire un *problème obstétrical à la naissance du malade.*

▶ Conduite à tenir chez un sujet épileptique connu hospitalisé pour une crise d'épilepsie :

Le malade hospitalisé, il faut surveiller l'apparition éventuelle de nouvelle crise, connaître *le risque d'état de mal, rechercher un facteur déclenchant :* arrêt brutal du traitement, consommation même modérée d'alcool, surmenage ou insomnie, télévision (épilepsie photosensible), infection intercurrente. Il faut effectuer *un bilan métabolique en urgence* (glycémie, ionogramme), prendre un rendez-vous rapide pour un *EEG de contrôle.*

Il faut se renseigner sur le traitement du malade, sur l'adhésion de celui-ci à ce traitement.

On aura recours au besoin à *des dosages sanguins des différents anticomitiaux* pour réajuster le traitement. Il faut injecter par *voie i.m. un anticomitial d'action rapide (Rivotril,* 1/2 mg, ou *Valium,* 10 mg, à renouveler si besoin) pour éviter l'apparition de nouvelles crises.

▶ Éléments de surveillance au long cours d'un épileptique :

Il faut se renseigner sur la fréquence des crises : un épileptique correctement traité ne doit pas faire de crises.

L'EEG est un autre élément de surveillance mais s'effaçant devant la clinique.

Il faut s'assurer de la *bonne adhésion du malade* au traitement. Un réajustement du traitement nécessite souvent une hospitalisation et des dosages sanguins des anticomitiaux utilisés. Apprécier *le retentissement socio-professionnel de la maladie.* Apprécier le *retentissement psychique de l'affection.*

Les complications psychiques de l'épilepsie sont inconstantes, néanmoins on peut observer un retentissement intellectuel, voire une détérioration, des troubles de la personnalité également inconstants : viscosité intellectuelle et émotive, instabilité, susceptibilité, impulsivité.

Les comportements paroxystiques et amnésiques de type pathologique et pseudo-psychotique sont rares et compliquent surtout les épilepsies temporales.

Une prise en charge psychiatrique est parfois nécessaire chez certains épileptiques.

ÉPILEPSIE DU NOURRISSON ET DE L'ENFANT

Voir *Convulsions et épilepsie du nourrisson et de l'enfant*

ÉPIPHYSITES OSSEUSES

► **Définition :**

Ce sont des affections qui atteignent les sujets jeunes ou les enfants et qui touchent les os dans leur partie articulaire. L'épiphyse se fragmente car elle est le siège d'une nécrose réversible. On les appelle encore *ostéo-chondrites juvéniles* ou *apophysites de croissance.*

► **Causes :**

On incrimine sans certitude des troubles vasculaires et lipidiques et les microtraumatismes locaux.

Sont traitées à part l'épiphysite vertébrale (→), l'ostéochondrite disséquante du genou (→) et la coxaplana (→).

► **Signes cliniques :**

Quelle que soit la localisation, il existe une *douleur mécanique* avec *boiterie* et impotence fonctionnelle. Il n'y a pas d'adénopathie satellite.

► **Signes paracliniques :**

- La vitesse de sédimentation est *toujours normale.*
- Les radiographies montrent une fragmentation irrégulière et une densification du noyau épiphysaire non encore rattaché à l'os lui-même.

► **Éléments de surveillance :**

Ils sont basés sur l'évolution de l'impotence fonctionnelle et de la douleur car il n'y a aucune atteinte de l'état général, ni de troubles trophiques.

► **Localisations :**

N'importe quel os (sauf le crâne et la face) peut être touché.

► **Évolution et traitement :**

∗ L'ÉVOLUTION se fait vers la guérison avec ou sans séquelles.

∗ LE TRAITEMENT est fait d'antalgiques simples et d'interdictions de l'appui.

La chirurgie est rarement utilisée.

ÉPIPHYSITE VERTÉBRALE OU MALADIE DE SCHEUERMANN

► **Définition :**

La maladie de Scheuermann est la localisation vertébrale d'une *épiphysite de croissance.* C'est une dystrophie rachidienne qui se manifeste pendant l'*adolescence* et guérit à l'âge adulte.

► **Signes cliniques :**

L'épiphysite vertébrale touche le plus souvent le dos, où elle détermine une *cyphose haute* et douloureuse, où les *douleurs* ont une allure *mécanique.* Les mouvements dorsaux et la percussion des épineuses réveillent les douleurs.

► **Signes paracliniques :**

∗ Il n'y a AUCUN SIGNE BIOLOGIQUE.

∗ LES RADIOGRAPHIES montrent que les plateaux vertébraux ont un aspect irrégulier, feuilleté. Parfois la vertèbre est déformée, en forme de coin. Il existe souvent des encoches sur les plateaux qui sont des hernies intra-spongieuses dites « hernies de Schmorl ». Mais les vertèbres sont bien minéralisées et les parties molles sont intactes.

► **Évolution :**

Elle se fait vers la dorsarthrose, laquelle ne se manifeste que rarement par des douleurs. La guérison clinique est en tout cas la règle.

► **Traitement :**

On peut avoir recours à une coquille plâtrée dans les cas aigus. Mais cela est rare. Les antalgiques et la kinésithérapie (→) sont suffisants lorsqu'ils sont correctement appliqués.

ÉPISCLÉRITES

Voir *Sclérites et épisclérites*

ÉPISTAXIS

► **L'épistaxis est une hémorragie provenant des fosses nasales.** Elle peut s'extérioriser par les orifices narinaires : *épistaxis antérieure ;* par le rhino-pharynx et la bouche : *épistaxis postérieure*, ou si elle est abondante par les deux.

On distingue schématiquement :

* L'ÉPISTAXIS ANTÉRIEURE ESSENTIELLE, due à la rupture d'une artériole de la tache vasculaire de la cloison nasale.

Elle est fréquente chez les enfants et les sujets jeunes, déclenchée par des manœuvres de grattage, un effort, une exposition au soleil, parfois inopinée.

* L'ÉPISTAXIS POSTÉRIEURE, souvent plus abondante, survenant chez le sujet âgé, hypertendu ou atteint de troubles de l'hémostase, notamment d'origine hépatique, hématologique ou médicamenteuse.

* IL EXISTE D'AUTRES ÉTIOLOGIES : tumeurs des fosses nasales bénignes ou malignes, traumatismes cranio-faciaux, etc.

* LA CONDUITE A TENIR face à une épistaxis est d'interrompre l'hémorragie, puis d'apprécier et de corriger éventuellement ses conséquences.

► **Le traitement des épistaxis** fait appel aux techniques de tamponnement :

* LE TAMPONNEMENT ANTÉRIEUR est utilisé dans la quasi-totalité des cas. Il est effectué au moyen d'une mèche ou d'une gaze grasse de préférence après décaillotage et anesthésie locale de la fosse nasale. Pour être efficace, il est nécessaire que la mèche soit portée assez loin dans la fosse nasale au moyen d'une pince coudée (pince de Lubet ou de Politzer).

* LE TAMPONNEMENT POSTÉRIEUR est rarement utilisé, il peut néanmoins être indispensable dans certaines épistaxis postérieures rebelles.

* DANS LES DEUX CAS, le méchage est maintenu en place 24 à 48 heures avec un traitement antibiotique prophylactique.

* DANS DES CAS EXCEPTIONNELS, la récidive de l'épistaxis peut conduire à une *intervention chirurgicale* : la ligature de l'artère sphénopalatine, voire son embolisation radiologique.

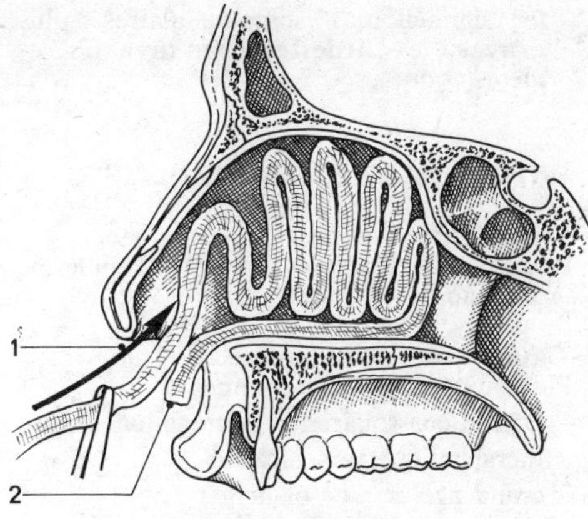

Epistaxis. Tamponnement antérieur bloqué : 1) La mèche est tassée d'avant en arrière ; 2) Extrémité servant au blocage.

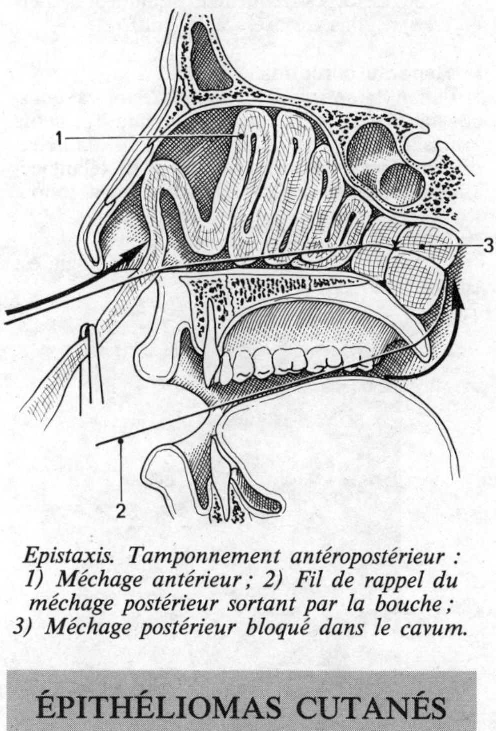

Epistaxis. Tamponnement antéropostérieur : 1) Méchage antérieur ; 2) Fil de rappel du méchage postérieur sortant par la bouche ; 3) Méchage postérieur bloqué dans le cavum.

ÉPITHÉLIOMAS CUTANÉS

Les tumeurs épithéliales malignes comprennent :

– les épithéliomas baso-cellulaires à malignité purement locale ;

– les épithéliomas spino-cellulaires, plus graves, éventuellement invasifs et métastatiques.

ÉPITHÉLIOMAS BASO-CELLULAIRES

► **Définition :**
Ils dérivent des cellules basales de l'épiderme d'où leur nom.

► **Causes et mécanismes :**
Plusieurs facteurs interviennent :
- expositions solaires, radiations ionisantes ;
- thérapeutiques arsénicales ;
- grand âge et race blanche ;
- préexistence de lésions cutanées dites d'ailleurs *préépithéliomateuses,* en particulier les kératoses solaires : petites plaques rouges sèches fréquement squameuses dans les régions exposées à la lumière.

► **Aspects cliniques :**
Ils sont très variables mais une lésion est quasi constante : la perle épithéliomateuse ; petits grains translucides de 1 à 5 mm de diamètre, opalins, fermes, parfois parcourus de télangiectasies, retrouvés à la périphérie de la lésion.

► **Examen complémentaire :**
La biopsie cutanée s'impose : l'histologie est caractéristique.

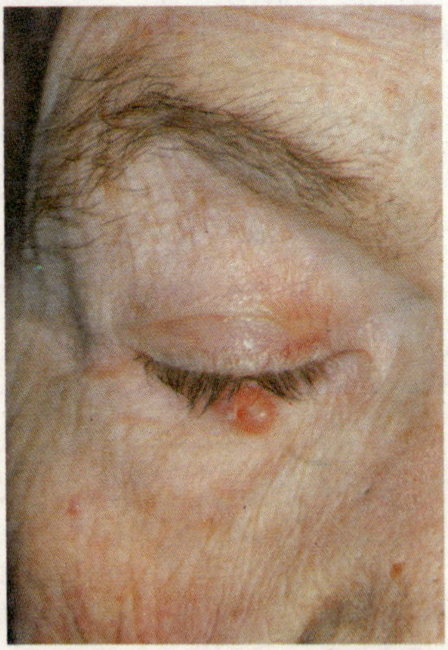

Epithélioma baso-cellulaire.

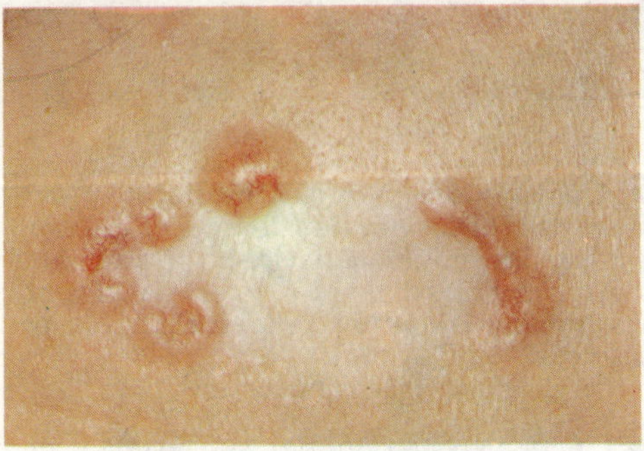

Épithélioma baso-cellulaire.

► **Évolution :**
- *Spontanée :* Elle est lentement extensive en surface, sans invasion, ni métastases.
- *Sous traitement :* elle est favorable.
- *Des récidives locales* parfois mutilantes sont le fait de traitements mal conduits.

► **Le traitement** doit donc être précoce : exérèse complète de la lésion ou radiothérapie.

ÉPITHÉLIOMAS SPINO-CELLULAIRES

► **Définition :**
Il s'agit de cancers épidermoïdes plus rares mais plus graves.

► **Causes et mécanisme :**
Ils sont identiques à ceux des épithéliomas baso-cellulaires, mais des facteurs supplémentaires sont possibles :
- dégénérescence maligne de cicatrices anciennes (brûlures), de plaies chroniques (ulcères de jambe) ;
- dégénérescence d'une maladie de Bowen (→).

► **Aspects cliniques :**
Il s'agit parfois de lésions manifestement malignes sur leur caractère bourgeonnant, ulcère saignant au contact. Mais le plus souvent, l'aspect est plus anodin surtout au début : la biopsie s'impose au moindre doute.

► **Évolution :**
C'est celle d'une tumeur maligne : extension locale, régionale (adénopathie), générale (métastases).

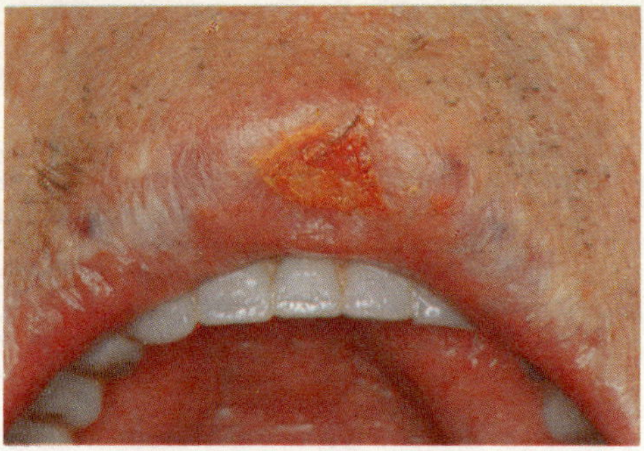

Épithélioma spino-cellulaire.

▶ **Traitement :**

- exérèse chirurgicale large, associée si besoin à un curage ganglionnaire ;
- radiothérapie,
- chimiothérapie des formes métastatiques.

ÉPITROCHLÉITES

Voir *Épicondylites, Épitrochléites*

ÉQUILIBRE ACIDO-BASIQUE (TROUBLES DE L')

▶ **En état normal et stationnaire,** le pH sanguin et le taux des bicarbonates sont stables : à pH artériel = 7,38 à 7,40 et bicarbonates = 24-27 mEq/l (CO_2 total = bicarbonate + CO_2 dissous), ceci grâce à la neutralisation et à l'élimination rénale des 80 mEq d'ions H^+ apportés par l'alimentation chaque jour.

▶ **Il existe des substances tampons** cellulaires et extra-cellulaires qui permettent de lutter contre l'excès d'acides ou de bases et de maintenir le pH constant. Dans le plasma, le principal tampon est le système bicarbonate – acide carbonique. Le taux d'acide carbonique (H_2CO_3) est proportionnel à la PCO_2 artérielle, il se dissocie en H_2O et CO_2 éliminé par le poumon alors que le rein régénère les bicarbonates (HCO_3^-), laissant un pH urinaire acide (6-7).

▶ **L'équation** s'écrit :

$$pH = 6,1 + \log \frac{HCO_3^-}{aPCO_2}$$

▶ Ainsi, **l'analyse d'un trouble de l'équilibre acido-basique** repose sur la détermination et le calcul du pH, du bicarbonate, de la PCO_2, ainsi que sur les ionogrammes sanguin et urinaire.

ACIDOSE MÉTABOLIQUE

▶ **Définition :**

C'est l'abaissement du rapport CO_3H^-/PCO_2 dû à un déficit en bicarbonate.

▶ **Causes :**

Agression acide : *exogène* (exemple : intoxication salicylée), *endogène* (acidose diabétique, lactique).

▶ **Signes :**

La baisse de la PCO_2 va compenser la chute du bicarbonate. Les urines sont alcalines en cas d'acidose tubulaire (→).

ACIDOSE VENTILATOIRE

▶ **Définition :**

C'est la baisse du rapport CO_3H^-/PCO_2 due à l'accumulation de CO_2 (Pa CO_2 supérieure à 42 mm de mercure).

▶ **Causes :**

Il peut s'agir :

- d'une *affection pulmonaire* : hypoventilation alvéolaire liée à un syndrome obstructif ou restrictif ;
- d'un *trouble mécanique de ventilation* : paralysie, pleurésie ;
- d'un *trouble de la commande* : médicaments, atteinte bulbaire, etc.

▶ **Signes :**

L'élévation du bicarbonate va compenser l'élévation de la PCO_2 : acidose ventilatoire dite *compensée.* Les urines sont acides et ne contiennent pas de bicarbonate.

ALCALOSE MÉTABOLIQUE

▶ **Définition :**

C'est l'élévation du rapport CO_3H^-/PCO_2 dû à un excès de bicarbonate (supérieur à 27 mEq).

► **Causes :**

Il peut s'agir :

- d'une *surcharge alcaline* : *exogène* (bicarbonate), *endogène* (métastases osseuses) ;
- d'une *fuite acide* : *digestive* (vomissements, aspiration gastrique), *rénale* (diurétiques).

► **Signes :**

Une hypoventilation élève la PCO_2 et tend à corriger l'alcalose, ceci est rapidement limité car l'élévation de la PCO_2 va entraîner à son tour une hyperventilation.

Les urines sont *alcalines* en cas de surcharge alcaline, *acides* en cas de fuite acide.

ALCALOSE VENTILATOIRE

► **Définition :**

C'est l'élévation du rapport HCO_3^--PCO_2 due à la diminution de la $PaCO_2$.

► **Causes :**

L'hyperventilation relève de plusieurs mécanismes :

- *primitive* : tumeurs cérébrales, métabolique, toxique ;
- *secondaire à une baisse de l'hémoglobine* ;
- *secondaire à une hypoxie* : embolie pulmonaire, fibrose pulmonaire ;
- *défaut d'excrétion d'ions :* néphropathie interstitielle, insuffisance rénale, durétiques ;
- *fuite de bicarbonate :* diarrhée, fistule digestive.

► **Signes :**

L'hyperventilation abaisse la PCO_2, les bicarbonates baissent, les urines sont alcalines. Le pH sanguin s'élève dans les alcaloses décompensées. Une PO_2 basse est souvent la cause de l'hyperventilation, l'apport excessif d'O_2 peut être alors dangereux parce qu'il supprime le stimulus de l'hyperventilation.

ÉRYSIPÈLE

► **Définition :**

C'est une dermite œdémateuse d'origine streptoccique.

► **Signes essentiels, surveillance, évolution :**

On distingue :

∗ L'ÉRYSIPÈLE DE LA FACE. Après une incubation de 2 à 8 jours, le début est brutal : fièvre à 40 °C, frissons, céphalées, courbatures. Il existe une tuméfaction rouge autour d'un orifice naturel ou d'une excoriation, avec adénopathie ; puis apparaît un placard rouge, douloureux, avec un bourrelet œdémateux caractéristique et des phlyctènes. Il y a une polynucléose neutrophile. Les complications (surtout chez l'éthylique ou le diabétique) sont rares : septicémie et glomérulonéphrite aiguë.

∗ L'ÉRYSIPÈLE DES MEMBRES fait suite à une plaie cutanée ; les limites en sont moins bien définies.

► **Traitement et pronostic :**

On utilise la pénicilline G I.V. ou I.M. ou l'amoxicilline *per os*.

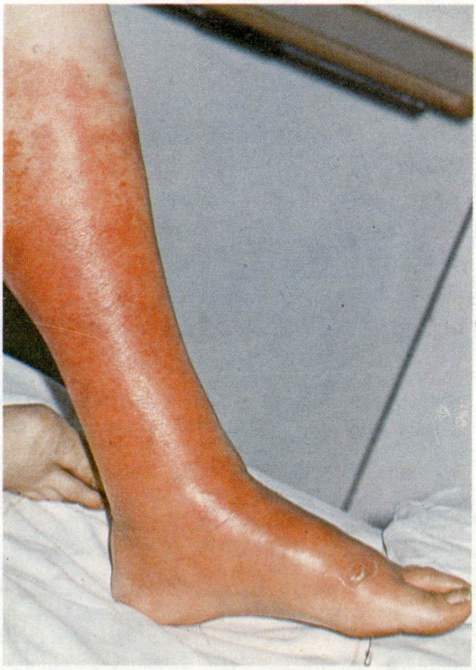

Érysipèle de jambe : grosse jambe rouge, fébrile, sans bourrelet net

(d'après TOURAINE R. et REVUZ J., *Dermatologie clinique et vénéréologie*, Masson, Paris, 1984).

Quel qu'en soit le siège l'érysipèle récidive assez souvent (repère microbien cutané ou sous-cutané). On fait alors des soins locaux, voire une vaccinothérapie spécifique.

ÉRYTHÈME FESSIER DU NOURRISSON

▶ Causes et mécanisme :

Les facteurs favorisant l'érythème fessier sont :

- des facteurs *mécaniques :* occlusion et macération par une culotte imperméable : frottement des langes ;
- des facteurs *infectieux ;*
- des facteurs *irritants* (diarrhée acide ; lessive ; certains antiseptiques).

Un facteur aggravant fréquent est *la corticothérapie locale.*

▶ Signes essentiels :

On distingue :

- les *dermites péri-orificielles :* l'érythème est au début centré par un orifice puis s'étend essentiellement aux plis ;
- les *dermites des convexités* intéressant toutes les zones de frottement des couches.
- les *dermites en culotte.*

L'aspect suintant et le prurit traduisent une surinfection à Candida.

Le seul examen complémentaire est un prélèvement bactériologique.

▶ Traitement et pronostic :

⁎ LE TRAITEMENT comporte :

- la désinfection locale :
  - savonnage avec un savon antiseptique type *Septivon* suivi de rinçage ;
  - application d'une solution antiseptique non alcoolisée type éosine aqueux à 2 %.
- la suppression des culottes imperméables et couches en cellulose ;
- éventuellement, traitement antifongique (*Mycostatine*).

⁎ LE PRONOSTIC est bon mais on assiste souvent à des récidives. Le seul risque est la surinfection.

ÉRYTHÈME INFECTIEUX

▶ Définition, causes et mécanisme :

C'est une maladie éruptive peu fréquente, sans doute virale, également appelée *cinquième maladie* ou *mégalérythème épidémique.* Elle survient plus souvent chez l'enfant, parfois par petites épidémies.

▶ Signes essentiels :

L'éruption, constituée de maculo-papules confluentes, débute à la face, en ailes de papillon. Au niveau des membres, elle se propage de la racine vers l'extrémité et respecte paumes et plantes. Le tronc peut être touché. Fièvre et signes généraux restent discrets.

▶ Traitement et pronostic :

L'évolution est bénigne et il n'y a pas de traitement spécifique.

ÉRYTHÈME POLYMORPHE

▶ Définition :

L'érythème polymorphe est un syndrome éruptif aigu, représentant un mode de réaction de l'organisme vis-à-vis d'agressions variées, non retrouvées dans la moitié des cas.

▶ Causes et mécanisme :

⁎ UNE CAUSE EST PARFOIS RETROUVÉE :

- *Infectieuse :*
  - *virale :*
    - l'herpès récurrent surtout qui peut précéder chaque poussée d'érythème polymorphe ;
    - mais aussi de nombreux autres virus.
  - ou *bactérienne* (mycoplasmes, chlamydia, streptocoque).
- Une *prise médicamenteuse* à toujours rechercher dans les jours qui précèdent la poussée (antibiotiques, antiépileptiques).
- Un *agent physique* (froid, soleil, radiothérapie).
- Un *contexte pathologique particulier* (collagénose, hémopathies malignes ou cancer viscéral).

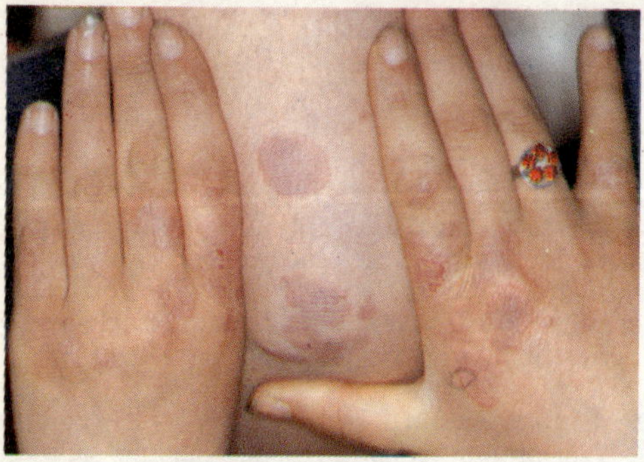

Érythème polymorphe.

∗ DANS PRÈS DE LA MOITIÉ DES ÉRYTHÈMES POLYMORPHES, malgré une recherche attentive, on ne retrouve aucun de ces éléments.

▶ **Aspects cliniques :**

L'érythème polymorphe associe à des degrés divers des lésions cutanées et des lésions muqueuses.

Une fièvre, des arthralgies accompagnent les poussées intenses.

∗ LES LÉSIONS CUTANÉES : Des papules rouges, de petite taille, s'étalent pour réaliser l'image caractéristique en cocarde, avec un centre livide et un anneau périphérique lisse, rouge, saillant.

Au centre de cette cocarde peut survenir une vésicule ou une bulle parfois hémorragique d'où le nom d'érythème polymorphe. Les lésions peuvent confluer pour former des plaques.

Les éléments siègent de façon symétrique sur les membres, en particulier aux mains et aux pieds, mais peuvent survenir n'importe où.

∗ LES LÉSIONS MUQUEUSES apparaissent isolément dans certaines formes d'érythème polymorphe (ectodermose pluriorificielle), ou accompagnent les lésions cutanées :

- *Dans la bouche :* Les bulles se rompent rapidement laissant des érosions multiples et des croûtes hémorragiques très douloureuses.
- *L'atteinte oculaire,* avec conjonctivite, doit être surveillée : sa surinfection chronique pourrait conduire à la cécité.

Elles peuvent être absentes.

∗ DES MANIFESTATIONS RESPIRATOIRES peuvent exister dans les formes fébriles. Il semble que ces pneumonies et ces bronchites provoquent l'apparition de l'érythème polymorphe dans certains cas.

▶ **Évolution :**

Elle est variable :

∗ L'ÉRUPTION ÉVOLUE PAR POUSSÉES SUCCESSIVES, SPONTANÉMENT RÉGRESSIVES en 2 à 3 semaines dans les formes bénignes, 4 à 8 semaines dans les formes fébriles.

∗ IL EXISTE DES FORMES RÉCIDIVANTES.

▶ **Traitement :**

∗ LORSQU'UNE CAUSE EST RETROUVÉE, elle doit être traitée (antibiothérapie d'une infection pulmonaire, par exemple) ou éliminée (cas d'une forme toxique).

∗ Sinon, et dans tous les cas, LES SOINS LOCAUX sont entrepris : ils sont à visée symptomatique :

- prévenir la surinfection par bains de bouche au bicarbonate ;
- permettre l'alimentation, régime liquide et *Xylocaïne visqueuse* avant les repas.

∗ Il n'y a pas de TRAITEMENT SPÉCIFIQUE de l'érythème polymorphe de cause inconnue.

ÉRYTHRASMA

▶ **Définition :**

L'érythrasma est une infection cutanée superficielle chronique, bénigne, due à une bactérie : corynebacterium minutissimum.

▶ **Causes et mécanisme :**

Ils sont mal connus :

- L'homme est plus souvent atteint que la femme, tous deux à l'âge adulte.
- La contagion est faible, souvent indirecte (vêtements de corps, etc.).

▶ **Aspects cliniques :**

L'érythrasma réalise deux plaques symétriques du haut des cuisses, sous les plis inguinaux jaunes rosées ou brunes, à contours nets, arrondis. La peau y est un peu frippée, farineuse, non prurigineuse.

L'atteinte des aisselles est possible.

▶ **Évolution :**

Elle est chronique, par un étalement lent des plaques, sans tendance spontanée à la guérison.

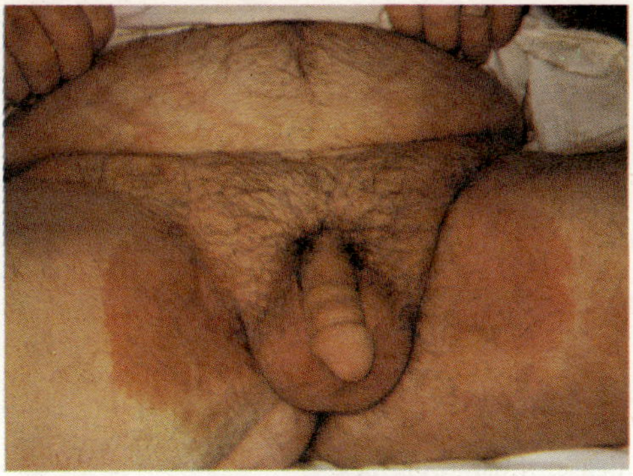

Érythrasma.

► **Examens complémentaires :**

– *L'examen en lumière de Wood* (→) montre une fluorescence rouge orangé très caractéristique, « corail ».

– *L'examen bactériologique direct* montre la présence du germe.

– *La biopsie cutanée,* rarement pratiquée, retrouverait le germe dans la couche cornée à l'examen histologique.

► **Traitement :**

– *Le traitement local* employé seul peut être suivi de récidives. On utilise un dérivé imidazolé (traitement antifongique)

– *Le traitement général* repose sur une antibiothérapie (*Erythromycine :* 1 g/j pendant 15 jours).

ÉRYTHROBLASTOPÉNIES

► **Définition :**

C'est une insuffisance élective de production des érythroblastes. L'érythroblastopénie peut être aiguë ou chronique, congénitale ou acquise.

► **Causes :**

∗ ÉRYTHROBLASTOPÉNIE AIGUË :

– crise aiguë des anémies hémolytiques chroniques (ex. : Minkowski-Chauffard) ;
– intoxication par le chloramphénicol, l'arsenic, un antituberculeux ;
– infections virales ;
– insuffisance rénale aiguë ;
– idiopathiques.

∗ ÉRYTHROBLASTOPÉNIE CHRONIQUE :

– maladie de Blackfan-Diamond ;
– tumeur du thymus ;
– leucémies aiguës, cancers ;
– idiopathiques.

► **Signes cliniques et paracliniques :**

C'est une anémie normochrome, normocytaire arégénérative (absence de réticulocytes), dont la gravité explique les signes cliniques. Les lignées blanches et plaquettaires sont normales. Le myélogramme montre une importante diminution des érythroblastes, les autres lignées sont augmentées relativement.

► **Évolution et traitement :**

∗ FORME AIGUË : La guérison est observée spontanément en moins de 6 semaines, les transfusions sont faites si nécessaire.

∗ FORME CHRONIQUE :

– L'ablation d'un thymome peut être suivie d'une guérison, la survenue d'une hémopathie maligne est à craindre en cas d'échec.

– Les enfants atteints de la maladie de Blackfan-Diamond bénéficient de transfusions et de la corticothérapie, une guérison peut survenir au bout de plusieurs années.

ÉRYTHRODERMIES

► **Définition :**

L'érythrodermie réalise une dermatose généralisée : toute la peau du corps, visage compris, est rouge et squameuse. Ce symptôme répond à de nombreuses causes.

► **Causes et mécanismes :**

– *médicamenteuses :* (pénicilline, streptomycine, etc.) ;

– *infectieuse :* streptocoque notamment ;

– *secondaire à une dermatose préexistante,* qui subit alors une poussée particulière dans son évolution : psoriasis et eczéma sont les plus fréquemment retrouvés ;

– *certaines hémopathies* peuvent se compliquer d'érythrodermies, en particulier les hématodermies (→) ;

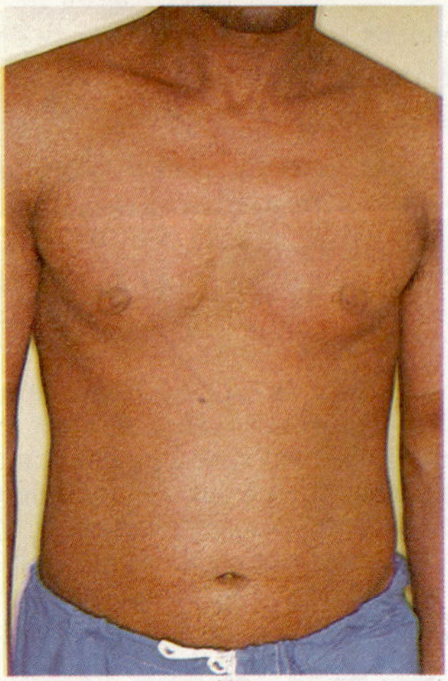

Érythrodermie (hématodermie).

– *chez le nourrisson et le nouveau-né :* érythrodermie ichtyosiforme congénitale ;
– *il arrive qu'aucune cause ne soit retrouvée :* Il faut se méfier de l'évolution vers une hématodermie qui peut faire sa preuve après plusieurs poussées.

▶ Aspects cliniques :

– L'ensemble de la peau est rouge, chaud : la fièvre est volontiers élevée au début de la poussée.
– L'érythrodermie est :
  - sèche, avec de petites squames fines, discrètes, ou au contraire abondantes ;
  - suintante et prurigineuse : il s'agit alors volontiers d'une érythrodermie d'eczéma.

▶ Examens complémentaires :

La biopsie cutanée est utile lorsque le contexte étiologique n'est pas évocateur.

▶ Évolution :

⁎ LA POUSSÉE EST HABITUELLEMENT RÉGRESSIVE.

La prévention de la surinfection doit être soigneuse dans les formes suintantes.

⁎ LE PRONOSTIC vital immédiat peut être intéressé dans certaines formes : surveillance des fonctions vitales.

⁎ LE RISQUE DES RÉCIDIVES domine le pronostic : elles doivent être évitées par :
– l'exclusion définitive d'un toxique ;
– le traitement d'un foyer streptococcique ;
– le traitement d'une dermatose préexistante :
  - l'érythrodermie psoriasique réagit bien à l'*Éosine :*
  - l'érythrodermie d'eczéma, outre les bains antiseptiques, est traitée par la corticothérapie locale.
– le traitement d'une hématodermie (→).

▶ Traitement :

Il n'existe pas de traitement spécifique de l'érythrodermie, seul le traitement de la cause est possible. Le prurit, souvent associé, relève des antihistaminiques.

ÉRYTHRODERMIE DESQUAMATIVE DU NOURRISSON

▶ Définition :

Appelée également *maladie de Leiner-Moussous,* il s'agit d'une affection cutanée touchant le nourrisson de moins de 6 mois, comportant un érythème et une importante desquamation. Elle prédomine au niveau du siège et du cuir chevelu.

▶ Causes et mécanisme :

La physiopathologie est inconnue ; on la considère comme d'origine microbienne ou mycosique.

▶ Signes essentiels :

Ils apparaissent entre 3 semaines et 2 mois.

Au début : érythème fessier péri-orificiel et des plis, desquamation grasse du cuir chevelu,

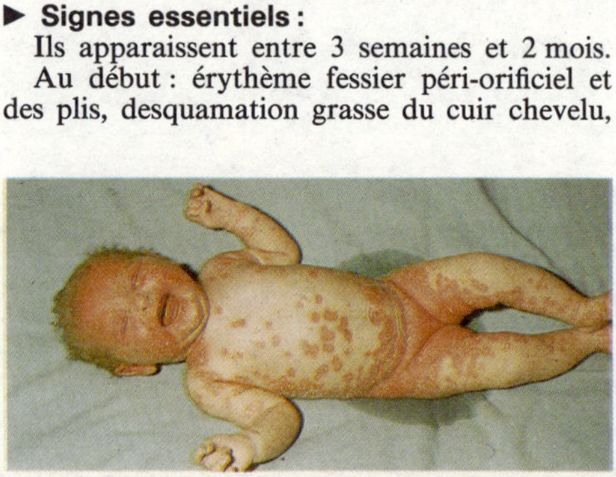

Maladie de Leiner-Moussous

(d'après LAPLANE R., *Abrégé de pédiatrie,* Masson, Paris, 1985).

appelée *eczéma séborrhéique,* puis extension avec apparition de médaillons érythémato-squameux (la desquamation produit des squames grasses en laissant à nu des zones très rouges).

Atteinte de tous les plis (axillaires, rétro-auriculaires).

Il n'y a aucun autre signe d'accompagnement (pas de prurit, pas de fièvre).

Aucun examen complémentaire n'est nécessaire.

► **Éléments de surveillance :**
La surveillance portera sur :
- l'évolution des lésions cutanées ;
- l'apparition de fièvre, de prurit (surinfection).

► **Évolution et complications :**

* L'ÉVOLUTION est toujours bénigne en 2 à 6 semaines.

* LES COMPLICATIONS que l'on peut observer sont dues :
- soit à une surinfection bactérienne ou mycosique ;
- soit à une corticothérapie locale (à proscrire).

► **Traitement :**
- savonnage au savon antiseptique ou bain au *Septivon* (1 bouchon dans 10 litres d'eau) suivi de rinçage ;
- séchage ;
- application d'une solution antiseptique non alcoolisée type *éosine à 2 %* ou *Hexomédine* acqueuse ;
- éventuellement application d'un produit antimycosique type *Pévaryl* ou *Daktarin.*

ÉRYTHROMÉLALGIE

► **Définition :**
Acrosyndrome caractérisé par des accès de rougeur, de chaleur et de douleur au niveau des extrémités des membres.

► **Causes – Mécanisme :**
L'érythromélalgie atteint de la même façon les femmes et les hommes. Les accès sont déclenchés par l'élévation de la température cutanée et semblent en rapport avec un trouble sympathique.

► **Signes :**

* CLINIQUES : L'accès débute lorsque la peau dépasse une température critique et prédominent aux membres inférieurs. La douleur domine le tableau, à type de brûlure et de tension pulsatile, avec rougeur et chaleur de la peau, dilatation veineuse.

* PARACLINIQUES : reproduction de l'accès par élévation de température et éventuel test à l'aspirine.

► **Évolution :**
Les crises surviennent en été, d'abord de courte durée, elles deviennent de plus en plus longues, pouvant durer jusqu'à plusieurs jours et entraîner une véritable infirmité avec retentissement psychique.

► **Traitement :**
Protection contre le chaud, réadaptation progressive à la chaleur, sédatifs et surtout aspirine souvent très active et qui a été proposée comme test diagnostique.

ÉTAT DE CHOC

Voir *Choc (État de)*

ÉTAT LIMITE

► **Définition :**
Les états limites ou « Border line » se définissent par exclusion : ni normalité, ni névrose, ni psychose. Ils se différencient des schizophrénies pseudo-névrotiques et incipiens.

Il existe un tableau clinique particulier, dont aucun symptôme n'est pathognomonique mais où le groupement de certains symptômes est évocateur.

► **Causes et mécanisme :**
Les théories concernant les états limites sont nombreuses et variées. Aucune n'a pu confirmer sa validité.

► **Clinique :**
Il n'y a pas un seul symptôme qui ne pourrait se rencontrer chez un patient limite.

Les éléments les plus spécifiques sont :

∗ L'ANGOISSE qui est un trait constant, allant de la grande crise d'angoisse jusqu'au simple malaise existentiel permanent, avec surtout un manque de tolérance à l'angoisse.

∗ LES SYMPTÔMES D'APPARENCE NÉVROTIQUE :

- Les *phobies* touchent surtout le corps avec une tonalité persécutive ou des efforts de rationalisation.
- Les *idées obsédantes* se caractérisent par une apparente absence de lutte.
- Les *symptômes hystériques* sont des conversions multiples, changeantes, bizarres.
- Les *symptômes hypocondriaques* sont aussi fréquents.

∗ LA DÉPRESSION : Quel que soit son aspect clinique, le risque suicidaire est d'autant plus fréquent que la tendance au passage à l'acte est grande.

Il représente un des risques évolutifs majeurs.

∗ LE PASSAGE A L'ACTE ET LES CONDUITES ANTISOCIALES : souvent il existe une instabilité professionnelle notable, de même qu'une série de ruptures affectives.

∗ LA RELATION DE DÉPENDANCE VIS-A-VIS DE LA DROGUE et DE L'ALCOOLISME : elle apparaît souvent dans un contexte impulsif sans sentiment de culpabilité.

∗ LES CONDUITES SEXUELLES DÉVIANTES sont très fréquentes avec un aspect impulsif, chaotique, imprévisible.

∗ LES ÉPISODES PSYCHIATRIQUES AIGUS nécessitent de brèves hospitalisations. Soit ils prennent l'aspect d'état d'angoisse aiguë isolée, soit l'aspect de pseudo-confusion. Les tentatives de suicide sont aussi très fréquentes comme motifs d'hospitalisation. La labilité de ces états semble être un trait caractéristique.

∗ Parmi LES EXAMENS PARACLINIQUE , les tests psychologiques projectifs sont essentiels.

► **L'évolution** est très variable.

L'adaptation sociale est souvent satisfaisante, malgré des relations affectives instables ou de dépendance. Le risque majeur est le suicide réussi et les hospitalisations répétées.

► **Traitement :**

Les états limites, terme souvent utilisé en psychiatrie, parfois abusivement, correspondent à un certain nombre de patients, présentant une symptomatologie variée.

Il est encore plus important pour ce type de patients que pour d'autres qu'il existe une collaboration étroite entre les différents soignants. Il faut éviter les demandes paradoxales.

Les *psychothérapies* d'inspiration analytique sont difficilement réalisables devant le risque de la création d'une psychose de transfert.

► **Médicaments :**

Certains neuroleptiques, benzamides subsitués, sulpiride.

ETHMOÏDITES AIGUËS DE L'ENFANT

Le développement tardif des sinus de la face explique la rareté des sinusites, exception faite dans certains cas des sinusites maxillaires. On peut observer parfois l'infection des cellules ethmoïdales : l'*ethmoïdite aiguë.*

► **La symptomatologie clinique** est marquée par un syndrome infectieux, un œdème inflammatoire à l'angle interne de l'œil qui s'étend aux deux paupières. Les radiographies confirment l'opacité ethmoïdale.

► **L'évolution** est rapidement favorable sous traitement antibiotique et anti-inflammatoire.

En l'absence de traitement des complications graves peuvent survenir : abcédation puis fistulisation, phlegmon de l'orbite.

ÉVENTRATIONS

► **Définition :**

Elles traduisent une zone de faiblesse de la paroi abdominale, où s'exerce la pression abdominale formant une tuméfaction qui contient un viscère ; il n'y a pas d'interruption pariétale comme dans les hernies.

► **Causes et mécanisme, signes essentiels :**

Acquises (postopératoires, post-traumatiques) ou dues à une déficience pariétale (congénitale), les principales éventrations sont schématisées dans le tableau page suivante :

► **Éléments de surveillance, complications :**

Risque de striction d'un viscère, d'occlusion, etc.

Eventrations

ÉVENTRATIONS ANTÉRIEURES	ÉVENTRATIONS DIAPHRAGMATIQUES
. *Traumatiques :* – après une plaie – au niveau d'une cicatrice de laparotomie . *Spontanées :* – grossesses multiples – obèse, vieillard – aplasie musculaire – rachitisme	. *Traumatiques :* . *Congénitales :* → troubles cardiaques ou respiratoires possibles → souvent découvertes forfuitement sur une radio pulmonaire Elles s'observent surtout à gauche (faiblesse de la zone centrale, fibreuse, du diaphragme)

▶ **Pronostic, traitement :**

Ils sont fonction de l'importance de l'éventration, du terrain (risque de récidive chez l'obèse, le sujet âgé), des plasties sont parfois nécessaires, utilisation de plaques de Mersylène, etc.

EXANTHÈME SUBIT

▶ **Définition, causes et mécanisme :**

C'est une fièvre éruptive bénigne fréquente, également appelée *rougeole infantile* ou *sixième maladie* ; l'origine est probablement virale.

▶ **Signes essentiels, évolution, surveillance :**

Il y a de la fièvre, parfois une pharyngite, des adénopathies cervicales, rarement une splénomégalie. La *défervescence* se produit au 4e jour, et est suivie d'une éruption de macules rose pâle sur le tronc, le cou, parfois les membres. Elle disparaît en 1 à 2 jours (et peut passer inaperçue). Il y a une leuconeutropénie. Des complications sont possibles : gastro-entérite, manifestations neurologiques (convulsions surtout).

▶ **Traitement et pronostic :**

Le traitement est symptomatique (aspirine, phénobarbital).

L'évolution est bénigne dans la majorité des cas.

EXOPHTALMIES

▶ **Définition :**

L'exophtalmie est la protusion du globe oculaire en avant. Si elle est importante ou unilatérale, elle est en général évidente ; sinon on peut utiliser l'exophtalmomètre de Hertel pour la mesurer.

▶ **Étiologie :**

* MALADIE DE BASEDOW :

L'exophtalmie est souvent modérée et s'accompagne d'une rétraction de la paupière supérieure. Elle peut apparaître ou augmenter après le traitement et est souvent rebelle à toute thérapeutique.

Parfois, c'est une exophtalmie œdémateuse maligne nécessitant les traitements par les corticoïdes, la radiothérapie ou la chirurgie décompressive de l'orbite, une tarsorraphie pour protéger la cornée et sauver le globe oculaire.

* CAUSES INFECTIEUSES :

Cellulite orbitaire par infection sinusienne, ostéomyélite du maxillaire supérieur, ostéopériostites.

* AU COURS DE CERTAINES MALADIES GÉNÉRALES :

Réticuloses, maladie de Recklinghausen.

* EXOPHTALMIES VASCULAIRES :

Angiomes et varices de l'orbite.

* PAR MÉNINGIOMES DES PAROIS ORBITAIRES.

* TUMEURS DE L'ORBITE (→).

EXTRACTIONS DENTAIRES

L'extraction dentaire ne peut être considérée comme un acte purement mécanique. Il s'agit d'une intervention chirurgicale avec tous les problèmes d'ordre psychologique, pathologique et thérapeutique que celle-ci comporte.

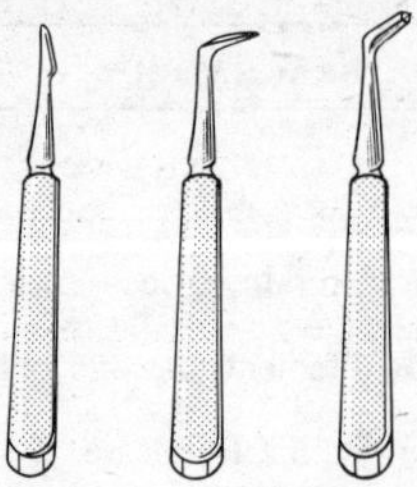

Syndesmotome. Syndesmotomes coudés et droit.

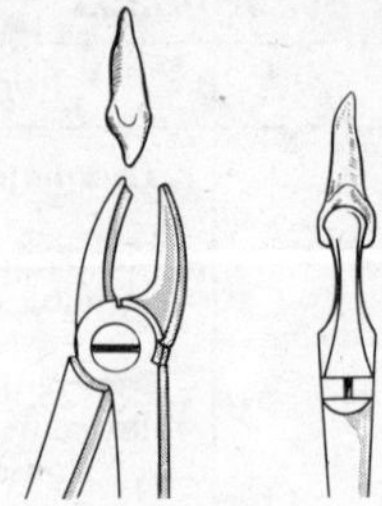

Davier à incisives et canines supérieures.

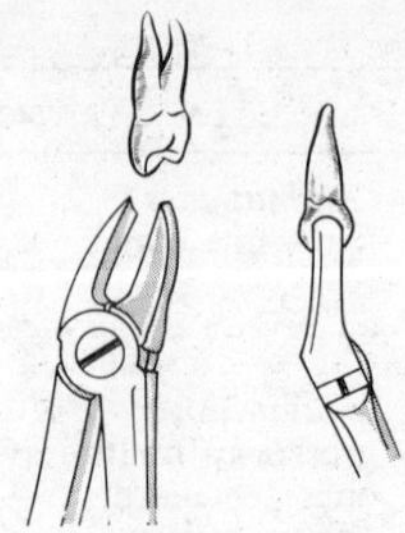

Davier à prémolaires supérieures.

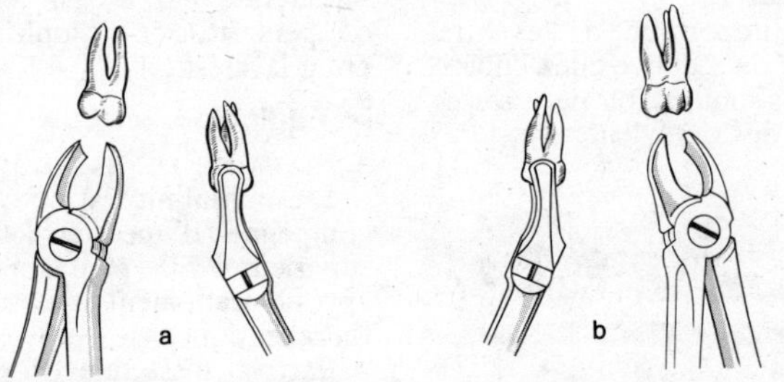

Davier à molaires supérieures : droites (a), gauches (b).

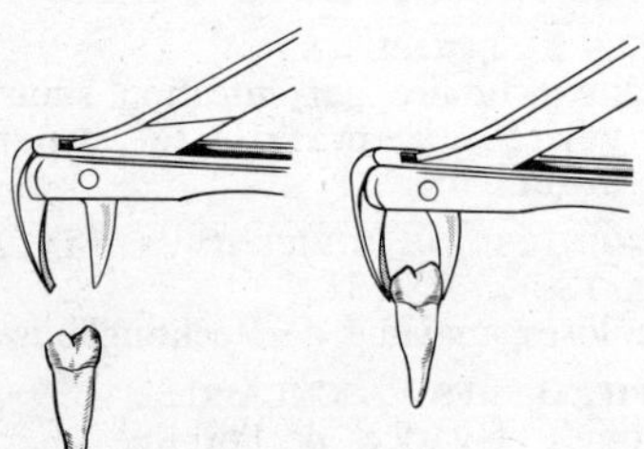

Davier à incisives canines inférieures.

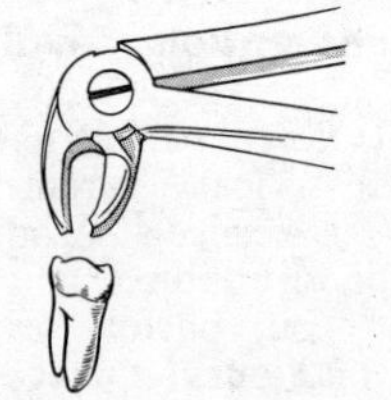

Daviers à molaires inférieures.

On distingue deux types d'extraction :
- celles qui concernent les dents en *situation normale* sur l'arcade ;
- celles qui nécessitent au préalable l'*ouverture de la muqueuse ou du plan osseux.*

▶ **Indications :**

Elles varient selon qu'il s'agit de la denture temporaire ou définitive.

∗ Dents temporaires :

- Lorsque celles-ci persistent anormalement sur l'arcade et entravent l'éruption de la dent définitive correspondante.
- Lorsqu'une anomalie des bases osseuses existe (souvent dans le cadre d'un traitement orthodontique), il est nécessaire d'aider à la mise en place des dents définitives par des extractions des dents temporaires.
- Lorsqu'elles sont infectées, impossibles à traiter et présentent un risque local ou général pour l'enfant.

∗ DENTS DÉFINITIVES :

- Dents *délabrées* au point de ne plus présenter aucune possibilité de restauration.
- Dents rendues *mobiles* par une affection périodontale et non récupérables.
- Dent *ne pouvant être conservée* dans le cadre d'une restauration prothétique ou en malposition manifeste.
- Dent *à l'origine d'accidents infectieux*, soit loco-régionaux graves, soit même d'essaimage microbien à distance (endocardite, néphrite, etc.).

▶ **Traitement préopératoire :**

Comme tout acte chirurgical, l'extraction ne peut s'envisager que dans le cadre physiologique et pathologique du sujet. Un examen clinique et paraclinique du sujet (radiographie, examens de laboratoire) très minutieux permet de choisir le mode d'anesthésie, de décider de la nécessité d'une prescription sédative, antibiotique, anti-inflammatoire, antihémorragique, etc.

La préparation locale (notamment détartrage) ne peut non plus être négligée.

On s'attache par ailleurs aux problèmes psychologiques souvent posés pour les interventions stomatologiques.

▶ **Instrumentation :**

Outre le matériel d'anesthésie (seringue et aiguilles), les principaux instruments nécessaires sont :

∗ LES SYNDESMOTOMES, instruments de forme variable, droits ou coudés, tranchants, utilisés pour dissocier les racines de la dent par rapport à l'os alvéolaire.

∗ LES DAVIERS, dont la forme est adaptée à celle des dents.

∗ LES ÉLÉVATEURS, dont le rôle est de luxer la dent.

▶ **Intervention :**

∗ ELLE DÉBUTE PAR L'ANESTHÉSIE. Si celle-ci n'est pas générale, elle est locale (péridentaire) ou régionale (anesthésie d'un tronc nerveux).

∗ LE DAVIER n'intervient en principe que pour « sortir la dent de son alvéole ».

Toutefois, lorsque l'état de la couronne ou une anomalie morphologique des racines ne permet pas d'envisager l'extraction sans fracture de celle-ci, il est souvent nécessaire de morceler la dent (le plus souvent de séparer les racines) à l'aide d'une fraise.

∗ DIVERS INCIDENTS OPÉRATOIRES PEUVENT SURVENIR :

- fracture de la dent ;
- luxation ou fracture des dents voisines ;
- fracture de l'os alvéolaire ;
- ouverture d'une communication avec le sinus qui se cicatrise facilement, sauf si un fragment radiculaire a été introduit dans la cavité.

▶ **Soins postopératoires :**

Ils sont choisis en fonction des difficultés opératoires et de la pathologie particulière du patient mais seront toujours utiles car les patients ont fréquemment tendance à minorer l'importance de l'intervention subie. L'absence de précautions élémentaires peut être à l'origine de complications :

∗ HÉMORRAGIE.

∗ ACCIDENTS INFECTIEUX :

- *Alvéolite :* Une douleur intense apparaît 2 à 3 jours après l'extraction, la plaie opératoire est inflammatoire.
- *Ostéite*, avec élimination de séquestres.
- *Cellulite :* L'infection a gagné le cadre régional (c'est la fluxion post-opératoire).
- *Infection focale :* Une bactériémie permet aux germes de se fixer en d'autres territoires (cœur).

▶ **Les extractions,** quelles que soient les absences de difficultés rencontrées, demeurent une intervention chirurgicale. Le fait qu'elles se pratiquent sur des patients ambulatoires invite ceux-ci à en minimiser l'importance. Il y a là une source indiscutable de complications.

EXTRASYSTOLES

▶ **Définition :**

Une extrasystole est une contraction cardiaque prématurée.

▶ **Causes et mécanisme :**

∗ UNE EXTRASYSTOLE EST DUE à la décharge d'un foyer d'excitation ectopique. Elle réalise une anomalie rythmique fréquente, et souvent anodine.

∗ L'ASPECT ÉLECTROCARDIOGRAPHIQUE DES EXTRASYSTOLES permet de les classer selon leur point de départ. On distingue : les extrasystoles supraventriculaires et ventriculaires.

* SUR UN CŒUR SAIN, les extrasystoles n'ont pas de signification pathologique et sont favorisées par :

- l'état neurotonique ;
- l'émotion ;
- la prise de boissons excitantes.

* ASSOCIÉES A UNE CARDIOPATHIE VALVULAIRE, elles ne représentent pas un facteur aggravant.

Mais certaines extrasystoles ont une valeur pronostique et imposent des mesures thérapeutiques précises :

- Des extrasystoles supraventriculaires en salves, polymorphes, annoncent souvent l'installation d'une fibrillation auriculaire.
- Extrasystoles ventriculaires de l'intoxication digitalique (souvent multi-focales, en salves, ou déterminant un rythme bi ou trigéminé).
- Extrasystoles ventriculaires des hypokaliémies.
- Extrasystoles ventriculaires au cours de l'infarctus du myocarde.
- Extrasystoles ventriculaires très précoces, survenant au sommet ou sur la partie descendante de l'onde T du complexe précédent. Elles peuvent déclencher une tachycardie ou fibrillation ventriculaire.

▶ Signes cliniques :

- perception au pouls d'une irrégularité intermittente des battements artériels ;
- l'auscultation cardiaque confirme la contraction prématurée.

▶ Électrocardiogramme :

Il affirme l'extrasystole et définit son origine :

* AURICULAIRE : complexe QRS de l'extrasystole identique aux complexes sinusaux, mais précédé d'une onde P de morphologie altérée avec un PR plus court.

* NODALE : complexe QRS de l'extrasystole normale mais sans onde P ou avec une onde P négative précédant ou suivant le QRS.

* VENTRICULAIRE : complexe QRS déformé, élargi, à type de bloc de branche.

* L'extrasystole peut ou pas être suivie d'un REPOS COMPENSATEUR.

▶ Éléments de surveillance paraclinique :

C'est essentiellement l'électrocardiogramme, ou le scope si le patient est sous « surveillance » continue, ou l'enregistrement continu de l'électrocardiogramme sur 24 heures (méthode de Holter) qui permet de compter et d'analyser les extrasystoles.

▶ Traitement :

* SI L'EXAMEN EST NORMAL, il faut rassurer le patient, prescrire des sédatifs.

* EXTRASYSTOLES SUPRAVENTRICULAIRES ANNONÇANT LE PASSAGE EN FIBRILLATION AURICULAIRE : prescription de quinidine ou dérivés.

* EXTRASYSTOLES VENTRICULAIRES de caractère grave :

- *dans l'intoxication digitalique :* arrêter les digitaliques, normaliser la kaliémie, prescrire la diphénylhydantoïne ;
- *dans l'infarctus du myocarde :* surveiller sous scope et prescrire de la *Xylocaïne* en perfusion intraveineuse.

FANCONI (MALADIE DE)

▶ **Définition :**
C'est une aplasie médullaire (→ INSUFFISANCE MÉDULLAIRE), génétique, à transmission récessive.

▶ **Signes cliniques :**
Aplasie survenant entre 4 et 20 ans touchant plusieurs membres de la famille, elle est associée à des polymalformations : osseuse, rénale, cutanée.

▶ **Évolution :**
L'inefficacité habituelle du traitement sur le déficit en globules blancs et en plaquettes explique la mortalité très élevée.

▶ **Traitement :**
C'est celle d'une insuffisance médullaire (→).

FAUX KYSTE DU PANCRÉAS

▶ **Définition :**
C'est une cavité développée dans le pancréas (mais pouvant le déborder) et contenant du suc pancréatique et des débris nécrotiques.

Ils sont à différencier des kystes congénitaux ou parasitaires (hydatiques) et des cystadénomes.

▶ **Causes et mécanisme :**
On distingue :
- les *kystes nécrotiques* suivant une poussée de pancréatite aiguë ;
- les *kystes par distension canalaire* avec ou sans obstacle sur le Wirsung ;
- les *kystes post-traumatiques.*

▶ **Signes essentiels :**

∗ CLINIQUE : A côté des signes dus à l'affection causale (→ PANCRÉATITES AIGUËS et CHRONIQUES), on peut noter une masse palpable, un ictère, des vomissements, un épanchement (plèvre, péritoine) riche en amylase.

∗ EXAMENS PARACLINIQUES (→ PANCRÉATITES CHRONIQUES). L'échotomographie est un excellent moyen diagnostique, il en est de même du scanner.

▶ **Éléments de surveillance :**
État digestif et abdominal, température, A.S.P., courbes d'amylasémie et amylasurie, N.F.S., etc.

▶ **Évolution, complications :**
Hémorragie intrakystique, fissuration, suppuration, compression d'organes de voisinage (estomac et duodénum, cholédoque).

▶ **Pronostic et traitement :**
Il s'agit d'une pathologie assez sévère justifiant un geste chirurgical réalisé au bon moment : drainage du kyste (kysto-jéjunostomie, par exemple) associé éventuellement au traitement de l'affection causale (lithiase biliaire, pancréatite chronique). Une kysto-gastrostomie (ou une kysto-duodénostomie) peut parfois être réalisée par voie endoscopique.

FÉCALOME

▶ **Définition :**
C'est un « bouchon » dur et volumineux de matières fécales, siégeant en règle générale dans l'ampoule rectale qu'il obstrue. On peut rapprocher les *barytomes* que l'on peut observer chez des personnes âgées ou des colopathes après une radiographie digestive.

▶ **Causes et mécanisme :**
Il complique certaines constipations atoniques (sujets âgés, paralysés, grabataires, etc.) ou certaines dyschésies (→ CONSTIPATION), voire certaines thérapeutiques médicamenteuses.

▶ **Signes essentiels :**
C'est un tableau de constipation opiniâtre avec gêne rectale, ou au contraire un tableau de fausse diarrhée avec écoulement de matières liquides (le toucher rectal fait le diagnostic et permet d'éviter deux erreurs : parler « d'incontinence » ou donner des antidiarrhéiques).

▶ **Traitement :**
C'est l'évacuation au doigt en s'aidant de petits lavements huileux ou de *Microlax.* Le véritable traitement doit être préventif (→ CONSTIPATION).

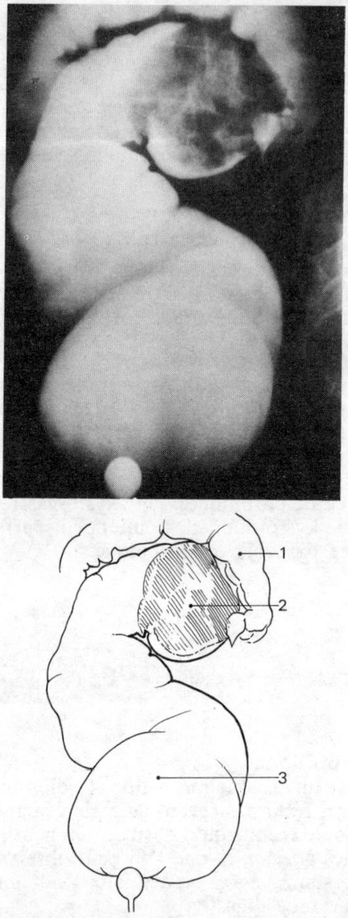

Image lacunaire, arrondie, régulière, d'un fécalome siègeant à la partie basse du sigmoïde. 1) Sigmoïde ; 2) Fécalome ; 3) Rectum.

FENTE PALATINE BEC-DE-LIÈVRE

► Définition :

On distingue :

⁎ LA DIVISION PALATINE : fente médiane, siégeant sur le voile du palais ou se prolongeant au niveau du palais osseux jusqu'à l'arcade dentaire.

⁎ LE BEC-DE-LIÈVRE : fente siégeant sur la lèvre à gauche ou à droite de la ligne médiane, pouvant s'étendre jusqu'à la gencive et au palais antérieur.

► Causes et mécanisme :

- soit associés à d'autres malformations ; origine héréditaire possible ;
- soit élément d'un syndrome malformatif avec aberration chromosomique ;
- le plus souvent isolé : parfois familial.

► Traitement et pronostic :

⁎ LE TRAITEMENT nécessite la collaboration d'un chirurgien plasticien (intervention vers 6 mois et 18 mois), d'un stomatologiste et d'un orthophoniste.

⁎ LE PRONOSTIC est le plus souvent excellent.

FIBRILLATION VENTRICULAIRE

► Définition :

La fibrillation ventriculaire est définie par l'existence de contractions ventriculaires anarchiques, désynchronisées et très rapides.

► Causes – Mécanisme :

⁎ LA FIBRILLATION VENTRICULAIRE SE RENCONTRE DANS UN CERTAIN NOMBRE DE CIRCONSTANCES :

- Au cours des *coronaropathies* et en particulier dans l'infarctus du myocarde, au cours des cardiopathies décompensées ;
- au cours des *troubles du rythme :* fibrillation auriculaire dans le syndrome de Wolff-Parkinson-White, tachycardie ventriculaire, torsades de pointe ;
- au cours des *intoxications médicamenteuses :* digitalique, antyarythmiques ;
- au cours des *déséquilibres hydro-électrolytiques :* déplétion potassique.

⁎ LA FIBRILLATION VENTRICULAIRE EST DUE A UN ASYNCHRONISME DE LA REPOLARISATION VENTRICULAIRE favorisé par l'anoxie myocardique ou les brusques variations du milieu ionique.

▶ **Signes :**

∗ CLINIQUES : La fibrillation ventriculaire entraîne un arrêt circulatoire qui se manifeste par une syncope brutale avec perte de connaissance, état de mort apparente au bout d'une minute, respiration agonique au bout de deux minutes et demi, et arrêt circulatoire définitif du fait des lésions cérébrales au bout de la cinquième minute.

∗ ÉLECTRIQUES : La fibrillation ventriculaire se caractérise par une disparition de l'activité électrique normale (ondes P et complexes QRS) qui est remplacée par des activités désordonnées, anarchiques, d'abord à grandes ondes rapides et amples, puis à petites ondes, et enfin tracé plat de l'asystolie.

▶ **Traitement :**

La fibrillation ventriculaire est une urgence extrême dont le traitement repose sur la cardioversion par choc électrique externe qui réalise une défibrillation. L'intensité électrique délivrée sera de l'ordre de 200 à 300 joules. En attendant la défibrillation il faut mettre en route un massage cardiaque externe, une respiration artificielle et une correction intraveineuse de l'acidose par bicarbonate.

En cas de succès du choc, un traitement de consolidation sera entrepris, en fonction du mécanisme de production du trouble du rythme.

FIBRINOLYSE

▶ **Définition :**

C'est une activation brutale ou subaiguë du système fibrinolytique par libération dans la circulation d'activateurs de la fibrinolyse.

▶ **Causes :**

- intervention chirurgicale sur le cœur, les poumons, le foie ;
- complications obstétricales ;
- cirrhose avec hypertension portale ;
- cancer : prostate, poumons, pancréas, estomac.

▶ **Signes cliniques et paracliniques :**

Il s'agit de saignement en nappe, incoercible, du champ opératoire, du point de ponction, de l'utérus. Le diagnostic repose dans les *formes aiguës* sur l'incoagulabilité du sang en présence d'un excès de thrombine, l'aptitude à rendre un sang témoin incoagulable ou à dissoudre le caillot témoin, le fibrinogène plasmatique effondré, le nombre de plaquettes normal et le taux de facteur V normal, dans les *formes latentes* sur le temps de lyse du caillot ou des euglobulines (→) raccourci, la mise en évidence de produit de dégradation du fibrinogène (P.D.F.) ; la mise en évidence de complexes solubles (→) signe une coagulation intravasculaire disséminée associée.

▶ **Pronostic :**

Le pronostic dépend du siège et de l'importance du syndrome hémorragique et de la rapidité de la mise en route du traitement.

▶ **Traitement :**

∗ FORMES AIGUËS : Administration d'*Iniprol* inhibant la plasmine circulante du sang total et/ou du fibrinogène.

∗ FORMES LATENTES ET TRAITEMENT PRÉVENTIF : Inhibiteurs retardés de la fibrinolyse tel l'*Hémocaprol.*

FIBROME NASO-PHARYNGIEN

▶ **Le fibrome naso-pharyngien** est une tumeur histologiquement bénigne située dans le rhino-pharynx ou cavum, qui comporte une forte composante vasculaire.

Cette tumeur atteint presque exclusivement les enfants et l'adulte jeune.

Elle se manifeste par des épistaxis récidivantes parfois très abondantes. L'évolution se fait vers un accroissement progressif du volume tumoral.

▶ **Le traitement** de cette tumeur est essentiellement chirurgical. L'intervention s'accompagne d'une hémorragie très abondante qui peut mettre en jeu le pronostic vital. La radiothérapie n'y trouve que de très rares indications.

FIBROMES UTÉRINS

▶ **Définition :**

Tumeurs bénignes développées aux dépens du muscle utérin, le myomètre.

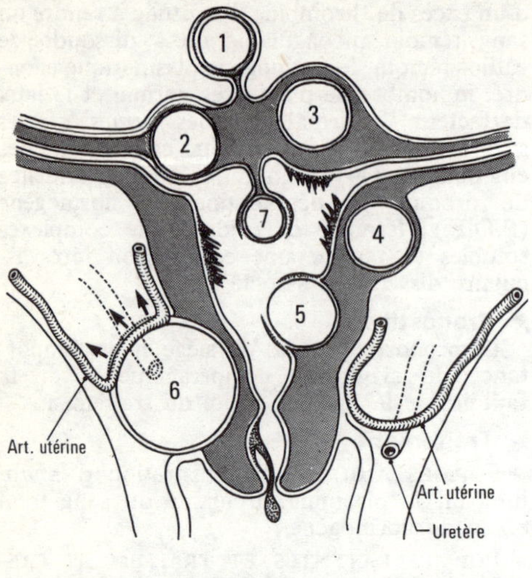

Caractères topographiques des fibromes :

A – Par rapport au muscle utérin :
en 1 : fibrome sous-séreux pédiculé,
en 2 : fibrome sous-séreux sessile,
en 3 : fibrome intramural,
en 2, 5 et 7 : fibromes sous-muqueux.

B – Par rapport aux différentes parties de l'utérus :
en 1, 2 et 3 : fibromes du fond de l'utérus,
en 4 et 5 : fibromes du corps,
en 6 : fibromes de l'isthme et du col.

De ces différentes localisations découlent les signes par lesquels se manifestent les fibromes.

▶ Causes et mécanisme :

La cause exacte des fibromes demeure inconnue, mais leur développement est influencé par les œstrogènes, ce qui explique :

- leur accroissement en cours de grossesse ou lors de la prise d'œstro-progestatifs, et leur involution lors de la ménopause ;
- les hémorragies, leur principal symptôme, sont liées, la plupart du temps, à l'hyperplasie de l'endomètre, conséquence du climat d'hyperœstrogénie ;
- le traitement sera donc les progestatifs pour obtenir une atrophie de l'endomètre.

Le siège du fibrome est variable, quelquefois sur le corps utérin : interstitiel, sous-muqueux, sous-séreux, simulant, lorsqu'il est pédiculisé, une tumeur annexielle.

▶ Signes essentiels :

∗ Cliniques :

Les fibromes sont découverts lors d'hémorragies génitales : ménorragie, métrorragie ou ménométrorragie.

Les autres signes sont dus à la compression : douleurs pelviennes, troubles urinaires (pollakiurie), augmentation de volume de l'abdomen, stérilité.

Les fibromes peuvent encore se révéler par une complication : compression mécanique, nécrobiose aseptique, écoulement leucorrhéique, ou lors d'un examen gynécologique systématique.

∗ Paracliniques :

- *L'hystérographie* est essentielle ; elle donne :
  - une image directe du fibrome lui-même, lacune régulière, à bords nets, marginale ou centrale, le cliché sans préparation pouvant montrer des calcifications ;
  - des images indirectes de la cavité utérine et des trompes :
    - cavité agrandie et déformée ;
    - trompes refoulées et moulées par un myome extra-cavitaire.
- *Hystérométrie* si la profondeur de la cavité utérine est supérieure à 8 cm.
- *Échographie.*
- *NFS* à la recherche d'une anémie.
- *Frottis et dosages hormonaux* à la recherche d'une imprégnation œstrogénique.

▶ Éléments de surveillance :

∗ Cliniques :

Par le TV combiné au palper abdominal et au TR appréciation de la taille et de la consistance du fibrome, recherche des signes de compression : urinaire, vasculaire (état veineux), rectale, des signes de torsion, d'infection, de nécrobiose : le fibrome devient sensible, ramolli, avec fébricule.

∗ Paracliniques :

- Échographie, valable seulement entre des mains expertes.
- NFS.

▶ Traitement et pronostic :

Le fibrome est une tumeur bénigne, l'attitude thérapeutique devra être la plus conservatrice possible :

* ABSTENTION SI ABSENCE DE SIGNE FONCTIONNEL, surveillance régulière.

* TRAITEMENT MÉDICAL :
- les œstrogènes à fortes doses pour arrêter une hémorragie importante, surtout les progestatifs dans la deuxième moitié du cycle ;
- accessoirement ocytociques et vasoconstricteurs ;
- analogues de la LHRH pour lesquels on manque de recul.

* TRAITEMENT RADICAL CHIRURGICAL, indiqué en cas :
- d'hémorragies rebelles au traitement médical ;
- de gros fibrome atteignant ou dépassant le volume d'un pamplemousse :
  . fibrome compliqué ;
  . fibrome inclus ou enclavé dans le ligament large ;
  . diagnostic douteux (cancer, kyste de l'ovaire).

Technique :
- avant 40 ans : myomectomie par résection endo-utérine si elle est possible ;
- après la ménopause : hystérectomie, avec conservation annexielle sauf si les ovaires sont en mauvais état.

Cas particulier :
- fibrome praevia découvert pendant la grossesse : césarienne avec myomectomie ;
- dégénérescence ou association avec un cancer de l'utérus : c'est le traitement du cancer.

FIBROSE PULMONAIRE INTERSTITIELLE DIFFUSE

▶ Définition :

Il s'agit d'un syndrome dont les étiologies sont variées. La définition est anatomique : hypertrophie et fibrose du tissu interstitiel de soutien du poumon.

▶ Causes et mécanisme :

* LES CAUSES SONT NOMBREUSES :
- *Pneumoconioses* minérales dues à des silicates (asbestose) ou à des métaux (bérylium, fer).
- *La silicose* est la plus fréquente des pneumoconioses, rencontrée essentiellement chez les mineurs (charbon, fer, or, uranium).
- *Alvéolites allergiques extrinsèques :* poumon de fermier, poumon d'éleveur d'oiseaux, et d'autres causes plus rares, en particulier médicamenteuses.
- *Histiocytoses* dont il existe plusieurs variétés cliniques : granulome éosinophile des os, maladie de Hand-Shuller-Christian, maladie de Letterer-Siwe, histiocytose "X" ; cette dernière s'observe chez le sujet jeune, fumeur ; le diagnostic est fait par la découverte de corps "X" dans le liquide de lavage bronchiolo-alvéolaire, en microscopie électronique.
- *Collagénose :* sclérodermie, lupus érythémateux disséminé, polyarthrite rhumatoïde, dermatomyosite, angéites (périartérite noueuse).
- *Sarcoïdose.*
- *Atteinte primitives :* dans 30 à 40 % des cas, l'origine de la fibrose ne peut être déterminée.

* L'HYPERTROPHIE ET LA FIBROSE DU TISSU INTERSTITIEL entraînent une diminution de l'élasticité pulmonaire et une réduction de la surface d'échange air-sang, ce qui explique les anomalies des gaz du sang. L'épaississement de la membrane alvéo-capillaire provoque une diminution de la diffusion du gaz carbonique.

▶ Signes cliniques :

Le tableau est dominé par la dyspnée d'effort puis de repos associée à une cyanose et à un hippocratisme digital. D'autres symptômes sont plus inconstants : toux sèche, invalidante.

Chaque étiologie complète la symptomatologie de ses signes propres.

L'examen pulmonaire trouve des râles crépitants aux bases.

▶ Examens complémentaires :

* LA RADIOGRAPHIE PULMONAIRE STANDARD montre un aspect réticulo-micronodulaire bilatéral. A un stade plus évolué les hyperclartés microkystiques apparaissent réalisant l'image en nid d'abeilles.

* LES ÉPREUVES FONCTIONNELLES RESPIRATOIRES révèlent un syndrome restrictif sans distension avec diminution de la capacité pulmonaire totale.

* LES GAZ DU SANG permettent de mesurer l'hypoxie alors que la capnie est normale ou basse. Elle s'aggrave à l'effort et régresse sous inhalation d'oxygène.

La diffusion de l'oxyde de carbone est diminuée.

La compliance statique est diminuée.

Mais il n'y a pas de parallélisme entre la clinique et l'atteinte des gaz du sang et les images pulmonaires et l'atteinte des gaz du sang.

* L'ÉTUDE DU LAVAGE BRONCHIO-ALVÉOLAIRE montre une hypercellularité et une richesse en polynucléaires neutrophiles.

* Le diagnostic de certitude repose sur la BIOPSIE PULMONAIRE.

▶ **Éléments de surveillance :**
Ils reposent sur la dyspnée et les gaz du sang.

▶ **Évolution et complications :**

* L'ÉVOLUTION est fonction de la cause et des possibilités thérapeutiques qu'elle offre.

Dans les *formes primitives* l'évolution est progressive vers l'insuffisance respiratoire avec retentissement cardiaque droit.

* DES COMPLICATIONS peuvent survenir : pneumothorax, infection, cancérisation.

▶ **Traitement et pronostic :**

* LES TRAITEMENTS sont très limités, le plus souvent, en dehors de l'arrêt d'un produit toxique.

La *corticothérapie* et les *immunosuppresseurs* donnent de bons résultats dans certains cas (sarcoïdose, collagénose, Goodpasture).

Le traitement symptomatique repose sur :
– l'oxygénothérapie ;
– la prophylaxie de foyers dentaire et ORL ;
– l'antibiothérapie dès la moindre infection.

* LE PRONOSTIC est souvent sombre, mais fonction de l'étiologie.

FIESSINGER-LEROY-REITER (SYNDROME OCULO-URÉTRO-SYNOVIAL DE)

▶ **Définition :**
Le syndrome de Fiessinger-Leroy-Reiter est une oligo-arthrite touchant les grosses articulations et qui survient chez l'homme jeune (→ POLYARTHRITES).

▶ **Causes :**
L'affection survient 1 semaine après une diarrhée à un germe de la famille des chlamydiae (chlamydiae trachomatis).

▶ **Signes cliniques :**
Les signes sont souvent dissociés dans le temps, ou l'un d'entre eux peut manquer.
– Il existe une *diarrhée,* parfois épidémique, à coproculture négative.
– *L'urétrite* est banale, sans gonococcie.
– L'œil est touché sous forme d'*iritis* ou de *conjonctivite.*
– L'oligo-arthrite est plutôt une *synovite* car il n'y a pas de destruction articulaire visible à la radiographie. Ce sont les grosses articulations qui sont touchées : genoux surtout, chevilles, épaules ou coudes, sur un mode inflammatoire. Les talalgies et les atteintes sacro-iliaques sont fréquentes.
– Très souvent existent une balanite érosive et une kératodermie plantaire pseudo-blénorragique ou psoriasiforme.

▶ **Signes biologiques :**
– La *vitesse de sédimentation est accélérée.*
– Le liquide synovial est inflammatoire, aspécifique.
– Le test de transformation lymphoblastique avec l'antigène bedsonien est positif.

▶ **Surveillance :**
C'est celle de l'état général et de la généralisation de l'atteinte articulaire.

▶ **Évolution :**
Elle se fait par poussées, les articulations étant touchées les unes après les autres, en 3 semaines à 6 mois. Le risque majeur est l'éclosion d'une spondylarthrite ankylosante (→).

▶ **Traitement :**
Très efficace, il comprend des antibiotiques du groupe des tétracyclines et des anti-inflammatoires.

FIÈVRE JAUNE

▶ **Définition :**
C'est une maladie aiguë due au virus amaril (arbovirus).

▶ **Causes et mécanisme :**
Elle sévit à l'état endémique dans les zones intertropicales d'Afrique et d'Amérique. C'est une maladie animale (singe) transmise par des moustiques.

▶ Signes essentiels :

∗ CLINIQUE :

La forme sévère réalise une *hépato-néphrite aiguë*. Après une incubation de 5 jours le début est brutal : fièvre à 40 °C, céphalées, courbatures, vomissements, altération de l'état général. A la *phase dite « rouge »* (faciès congestif, injection conjonctivale), fièvre, céphalées et vomissements persistent.

Une accalmie précède la *phase dite « jaune »* avec ictère, vomissements sanglants (vomito negro) et oligurie avec protéinurie. La mort est fréquente.

∗ EXAMENS COMPLÉMENTAIRES : Le diagnostic est confirmé par l'isolement du virus dans le sang (3 premiers jours) et l'élévation des anticorps à des prélèvements successifs.

▶ Traitement et pronostic :

Le pronostic est grave. Il n'y a pas de traitement spécifique. Il faut : isoler le malade et les sujets contacts, déclarer la maladie, faire une enquête épidémiologique et vacciner la population. La *vaccination* doit être faite dans les centres agréés par l'O.M.S., elle est obligatoire pour se rendre dans certains pays d'endémie.

FIÈVRES PROLONGÉES

▶ Définition :

Il s'agit de fièvres dont la durée excède 3 semaines.

▶ Causes et mécanisme :

La fièvre est liée à un dérèglement des centres régulateurs hypothalamiques en rapport avec la libération des substances agissant à ce niveau. La pyrexie peut témoigner d'un processus infectieux, inflammatoire, nécrotique (d'origine bactérienne, immunologique, tumorale) qui libère ces substances. Le diagnostic est grandement aidé lorsqu'il existe des signes d'accompagnement. C'est pourquoi sont envisagées surtout ici les *fièvres prolongées apparemment isolées.* Une fois éliminées les hyperthermines *métaboliques* (déshydratation, hyperthyroïdie) et les *simulations* (d'où l'intérêt de la prise de la température devant l'infirmière ou le médecin), les principales étiologies peuvent être classées en 4 catégories :

I. *Maladies infectieuses.*

II. *Parasitoses.*

III. *Hémopathies malignes et cancers profonds.*

IV. *Maladies inflammatoires et immunitaires.*

▶ Signes essentiels :

I. *Maladies infectieuses :*

Elles sont responsables d'environ 30 % des fièvres prolongées ; on peut distinguer les infections à pyogènes banals et les infections « leucopéniantes ».

A. *Infections à pyogènes banals :*

∗ CLINIQUE : Le début est en règle générale rapide, la fièvre assez élevée. Le point fondamental est la découverte d'une *porte d'entrée* ou d'un *foyer infectieux* ; les plus fréquents sont : les voies aéro-digestives supérieures (dents, sinus, amygdales), les poumons, le cœur (endocardite), les voies biliaires (lithiase) et urinaires, la peau.

∗ EXAMENS COMPLÉMENTAIRES : La NFS indique une hyperleucocytose avec polynucléose neutrophile. Examen cytobactériologique des urines. Les hémocultures sont systématiques et répétées. Les radiographies sont demandées en fonction du contexte : poumons, panoramique dentaire, sinus, vésicule, urographie intraveineuse.

B. *Infections leucopéniantes (ou sans hyperleucocytose) :*

Il peut s'agir :

∗ D'INFECTIONS A PYOGÈNES (voir *supra*) DÉCAPITÉES par une antibiothérapie mal adaptée ou insuffisante (en posologie et/ou durée).

∗ LA TUBERCULOSE est évoquée devant : l'absence de vaccination, la notion d'antécédents tuberculeux familiaux ou personnels, chez les travailleurs immigrés, la découverte d'un foyer pulmonaire ou urinaire (pyurie aseptique), la forte positivité des réactions cutanées à la tuberculine.

∗ LES BRUCELLOSES sont suspectées devant : la notion d'exposition (mouton, chèvre, porc, bovin, absorption de fromage de chèvre de production artisanale), une fièvre ondulante sudoro-algique. Les examens complémentaires comprennent hémocultures (au début) et surtout séro-diagnostic de Wright.

∗ DES SALMONELLES ET LA FIÈVRE TYPHOÏDE (→).

∗ LES INFECTIONS VIRALES sont évoquées après un début brutal, devant un état général conservé, la notion de contage (ornithose, psittacose) et/ou la notion d'une porte d'entrée (angine, « grippe », syndrome méningé résolutif), alors que le reste du bilan est négatif. La positivité des réactions virales et la montée des anticorps à 15 jours d'intervalle peuvent conforter le diagnostic.

II. *Parasitoses* :

∗ LA TOXOPLASMOSE est évoquée devant les adénopathies, des manifestations oculaires ou neurologiques. Les réactions immunologiques (Dye-test) confirment le diagnostic.

∗ LES PARASITOSES TROPICALES sont évoquées en cas de séjour en pays d'endémie : paludisme, leishmanioses (→).

III. *Hémopathies malignes et cancers profonds* :

Certains examens complémentaires peuvent rapporter ici une fièvre isolée à sa cause : *ponction sternale, lymphographie, urographie intraveineuse* (maladie de Hodgkin, leucémies, maladie de Kahler, lymphosarcomes, cancer du rein, etc.).

IV. *Maladies inflammatoires et immunitaires* :

On rencontre ici : rhumatismes inflammatoires, réactions allergiques, connectivites (lupus érythémateux disséminé – L.E.D. –, périartérite noueuse, dermatomyosite, sclérodermie, artérite temporale – maladie de Horton –.

FIÈVRE Q

► Définition, causes et mécanisme :

La fièvre du Queensland due à une rickettsie (Rickettsia burnetii) est une zoonose (ovin, bovin) ; elle est transmise par des tiques.

► Signes essentiels :

∗ CLINIQUE :

Après une incubation de 20 à 30 jours, le début est brutal : fièvre à 40 °C, céphalées, myalgies, sueurs. Le pouls peut être dissocié. Des *manifestations pulmonaires* sont possibles avec à la radio des opacités mal limitées, en verre dépoli.

∗ EXAMENS COMPLÉMENTAIRES :

Le diagnostic (souvent orienté par la notion de contage rural) est confirmé par l'augmentation des taux des anticorps à 2 prélèvements (microagglutination de Giroud).

► Traitement et pronostic :

L'antibiothérapie (tétracycline) hâte l'évolution de cette maladie bénigne.

FIÈVRE TYPHOÏDE

► Définition :

C'est une toxi-infection généralisée à point de départ lymphatique mésentérique due aux bacilles typhique et paratyphiques.

► Causes et mécanisme :

C'est une maladie strictement humaine, due au *bacille d'Eberth* et aux *bacilles paratyphiques* A, B, C. La dissémination est liée à l'*élimination fécale* des germes (malades ou porteurs sains) ; la transmission peut aussi être *indirecte* (ingestion d'eau, de coquillages, de légumes pollués). Les germes ingérés traversent la muqueuse et parviennent aux *ganglions mésentériques*, puis sont déversés dans la circulation générale, ensuite ils repassent dans l'intestin par les voies biliaires et sont éliminés par les selles et les urines. *L'endotoxine* (libérée au niveau des ganglions) imprègne le système sympathique abdominal, les centres nerveux centraux et aussi le myocarde et le tissu rénal.

► Signes essentiels :

∗ CLINIQUE : Après une incubation de 2 semaines, le début est progressif, marqué par : céphalées, insomnie, vertiges, épistaxis, troubles digestifs et une fièvre qui s'élève en *oscillations ascendantes* ; le *pouls est dissocié*, l'abdomen est *météorisé*, la *fosse iliaque droite* gargouillante, une *splénomégalie* est possible. Au 2e septenaire la fièvre est en *plateau à 40 °C*, le *tuphos* peut comprendre un délire onirique et des mouvements stéréotypés (carphologiques), il existe une *diarrhée* ocre. Des *taches rosées*, évoluant par poussées, peuvent se voir sur l'abdomen et la base du thorax ; on observe parfois une ulcération de l'amygdale (angine de Duguet). En fait les formes atypiques, notamment frustes et atténuées, sont fréquentes.

∗ EXAMENS COMPLÉMENTAIRES :

- La *NFS* montre une leucopénie (une hyperleucocytose accompagne les principales complications).
- Les *hémocultures* sont positives (90 % la 1re semaine et 75 % des cas la 2e).
- La *coproculture* est positive la 1re semaine ; l'isolement est levé après 2 coprocultures négatives.
- Les *sérodiagnostics* de Widal-Félix confirment le diagnostic lorsqu'ils montrent un taux significatif d'anticorps 0.

▶ **Surveillance, évolution, complications :** Les malades doivent être attentivement surveillés (clinique, biologie, A.S.P., ECG, etc.), car ils sont exposés à des complications :

– *Complications digestives* : hémorragies intestinales et perforations (sthénique ou asthénique).
– *Complications cardio-vasculaires* : myocardite typhique et collapsus cardio-vasculaire.
– *Complications méningées, rénales, ostéo-articulaires.*

▶ **Traitement :**

* TROIS ANTIBIOTIQUES PEUVENT ÊTRE UTILISÉS : chloramphénicol, trimétoprime-sulfaméthoxazole *(Bactrim, Eusaprim)*, ampicilline. On débute par des doses faibles progressivement croissantes (pour éviter une libération trop brutale d'entotoxine) ; le traitement est poursuivi 2 semaines après l'apyrexie. On associe repos au lit et une alimentation liquide ou semi-liquide au début.

* LE TRAITEMENT PROPHYLACTIQUE comprend : la déclaration obligatoire (Nº 1), l'éviction de 20 jours après guérison clinique (qui est abrégée si 2 coprocultures sont négatives à 8 jours d'intervalle) ; le dépistage des porteurs sains (coprocultures) ; la vaccination T.A.B. (protection relativement inconstante).

FILARIOSES

Elles sont dues à des *vers nématodes* de la famille des filaridés. Leur transmission requiert l'intermédiaire d'un hôte vecteur. On distingue : les filarioses dites *lymphatiques*, l'onchocercose, la filariose à Loa Loa et la filariose de Médine.

FILARIOSES DITES « LYMPHATIQUES »

▶ **Définition, causes, mécanisme :** On distingue :

* LA FILARIOSE DE BANCROFT (Asie, Afrique, Madagascar, Réunion, Guyane, Antilles) due à Wuchereria Bancrofti. La femelle émet des *microfilaires* qui circulent dans la lymphe et le sang la *nuit*.

* LA FILARIOSE DE MALAISIE (Extrême-Orient).

▶ **Signes essentiels :**

* CLINIQUE :

– Les *manifestations aiguës* comprennent : lymphangite scrotale, funiculite, orchite ; lymphangites aiguës des membres ; lymphangites des troncs lymphatiques profonds avec fièvre et douleurs thoraciques ou abdominales ; adénites, et dans la filariose de Malaisie : adénopathies, prurit, bronchite asthmatiforme, éosinophilie.
– Les *manifestations chroniques* comprennent : orchiépididymite, adénolymphocèle de l'aine, hydrocèle, varices lymphatiques, chylolymphurie. L'*éléphantiasis* (hypertrophie sclérofibreuse du derme et de l'hypoderme) se voit aux membres supérieurs et inférieurs, au scrotum où la « tumeur » peut peser plusieurs kilos.

* EXAMENS COMPLÉMENTAIRES :
La NFS montre une *éosinophilie.*
On recherche :

– des *microfilaires* dans le sang (prélèvements *nocturnes* entre 22 h et 3 h) et dans les épanchements chyleux ;
– des *anticorps sériques.*

▶ **Traitement :**
On utilise la diéthylcarbamazine (*Notézine*) : 6 mg/kg par cures de 10 jours séparées par un intervalle de 10 jours. Des accidents allergiques (fièvre, anthralgies, urticaire, céphalées) sont possibles, on les traite par les corticoïdes. Les filaires adultes peuvent être éliminées par le *Trimélarsan* (composé arsenical non dénué de danger). La chirurgie s'oppose aux lésions chroniques.

ONCHOCERCOSE :

▶ **Définition, causes, mécanisme :**
Onchocerca volvulus (régions intertropicales d'Amérique Centrale et d'Afrique) est transmise à l'homme par un moucheron. La filaire adulte vit dans des nodules sous-cutanés. La femelle expulse des microfilaires qui se répandent dans le tissu dermique et l'œil.

▶ **Signes essentiels :**

* CLINIQUE :
La maladie peut être latente, ailleurs on observe :

– des *nodules kystiques sous-cutanés* ou d'autres lésions cutanées (œdème dans les

formes aiguës ; « peau de lézard » dans les lésions chroniques et « gale filarienne » due aux lésions de grattage) ;
- des *lésions oculaires* qui font toute la gravité de la maladie : conjonctivite et œdème des paupières évoluant par poussées. Puis, les troubles deviennent chroniques atteignant cornée, iris, rétine et aboutissent à la *cécité*.

∗ EXAMENS COMPLÉMENTAIRES :

Les éléments du diagnostic sont : éosinophilie, sérologie, biopsie cutanée exsangue à la recherche de microfilaire, examen oculaire au biomicroscope.

▶ Traitement :

Il comprend :
- l'extirpation des nodules sous-cutanés tous les 6 mois ;
- la *Notézine* (6 mg/kg × 10 jours tous les 3 mois) associée à la corticothérapie ;
- en cas de troubles oculaires des substances actives sur les vers adultes : *Trimélarsan, Moranyl.*

FILARIOSE A LOA LOA

▶ Définition, causes, mécanisme :

Elle sévit en Afrique Centrale. Les vers adultes siègent dans le tissu cellulaire sous-cutané ; les microfilaires ont une périodicité diurne.

▶ Signes essentiels :

∗ CLINIQUE :

On observe : des œdèmes prurigineux et parfois de fins cordons mobiles, des arthralgies. Les filaires peuvent passer sous la conjonctive, la paupière. Les complications sont méningo-encéphaliques, rénales, pulmonaires, cardiaques.

∗ EXAMENS COMPLÉMENTAIRES :

Le diagnostic repose sur l'éosinophilie, la sérologie, la découverte des microfilaires dans le sang (le jour) ou des vers adultes dans la peau ou l'œil.

▶ Traitement :

C'est la *Notezine* utilisée très progressivement du fait d'accidents de sensibilisation (surtout si la microfilarémie est intense) : 1/8 de comp., en augmentant par 1/4 de comp./j jusqu'à 1 comp., puis par 1 comp./j jusqu'à 4 comp./j associée à la corticothérapie. La durée est de 3 semaines.

FILARIOSE DE MÉDINE

▶ Définition, causes, mécanisme :

La dracuncolose est répandue en Afrique, Asie, Amérique Centrale. La contamination se fait par l'intermédiaire de crustacés infestés. Seule la femelle est pathogène (1 mm × 1 m), elle siège dans le tissu sous-cutané des membres inférieurs.

▶ Signes essentiels :

On peut observer : des accidents allergiques, un cordon induré puis une vésicule et une ulcération cutanée d'un membre où l'on voit la tête de la filaire.

Des complications sont possibles : phlegmon, gangrène, arthrite, septicémie. On peut voir des filaires calcifiés (parfois de siège aberrant) sur des clichés radiographiques. L'éosinophilie est variable.

▶ Traitement :

C'est l'extirpation du ver adulte de façon progressive et aseptique. La séroanatoxinothérapie antiténatique et les antibiotiques sont souvent utilisés, la chirurgie parfois.

FISSURE ANALE

▶ Définition :

C'est une perte de substance grossièrement ovalaire allant de la ligne des cryptes à la marge anale.

▶ Causes et mécanisme :

Les facteurs favorisant sont :
- *mécaniques* (constipation, selles dures, abus de laxatifs irritants) ;
- *histologiques* (dystrophie muqueuse).

▶ Signes essentiels :

La douleur est le signe principal, déclenchée par la défécation, elle se calme quelques minutes pour reprendre après. Une constipation « réflexe » est habituelle, de petites rectorragies sont possibles. Douleurs et contractures sphinctériennes empêchent toucher rectal et anuscopie ; le diagnostic est fait à l'inspection de la marge anale en écartant les plis radiés : raquette fissuraire située habituellement à midi en position genu-pectorale. La recherche d'une adénopathie, une réaction sérologique de la syphilis, voire la biopsie sont faits en cas de fissure atypique pour éliminer cancer, syphilis, tuberculose ou maladie de Crohn.

▶ Traitement :

Les moyens sont médicaux (antalgique, traitement de la constipation, infiltrations locales) et chirurgicaux (résections fissuraires, sphinctérotomie interne).

FISTULES ANALES

▶ Définition, étiologie :

Elles résultent de l'ouverture spontanée ou chirurgicale d'abcès péri-anaux. Ces derniers ont le plus souvent un point de départ cryptique (intra-anal). Elles ont un trajet plus ou moins complexe (notamment par rapport au sphincter) et peuvent être multiples. Certaines sont dues à une maladie de Crohn, voire à une tuberculose, etc.

▶ Signes essentiels :

Elles succèdent à un abcès (douleur cuisante, exagérée par la défécation, avec tuméfaction douloureuse et fièvre) et réalisent un écoulement purulent, indolore, tachant le linge. L'inspection recherche l'orifice externe, l'anuscopie, le T.R. et l'utilisation d'un stylet recherchent l'orifice interne (au niveau des cryptes). On s'aide parfois de l'injection de bleu de méthylène ou d'une fistulographie (à l'air ou lipiodolée).

▶ Traitement :

Il doit être prudent, le risque étant la section incontrôlée du sphincter externe, source d'incontinence. Il est chirurgical ou proctologique (drainage prolongé et section lente du sphincter à l'aide d'un fil élastique).

FISTULES ARTÉRIO-VEINEUSES DES MEMBRES

▶ Définition :

La fistule artério-veineuse est une communication directe entre une artère et une veine sans l'intermédiaire du réseau capillaire. Elle peut être acquise et d'origine traumatique, ou congénitale.

▶ Causes – Mécanisme :

Les fistules congénitales résultent d'un développement anormal du système vasculaire embryonnaire. *Les fistules traumatiques* sont la conséquence d'une plaie atteignant simultanément une artère et sa veine satellite.

L'existence d'une fistule entraîne une baisse de la pression artérielle moyenne et du débit artériel en aval de celle-ci. Il se produit en compensation une augmentation du volume sanguin, de la fréquence cardiaque et du débit cardiaque. Ces conséquences sont en rapport avec l'importance du débit de la fistule.

▶ Signes :

∗ CLINIQUES :

- *Les fistules acquises* présentent un thrill continu à la palpation et un souffle continu à renforcement systolique à l'auscultation ; l'examen local montre un œdème de stase veineuse et des dilatations veineuses importantes. L'auscultation cardiaque peut retrouver une tachycardie supprimée par compression locale de la fistule.
- *Les fistules congénitales* se manifestent par des dilatations variqueuses des veines, des lésions tégumentaires et une augmentation de la longueur du membre atteint. L'existence d'un thrill et d'un souffle continu est inconstante. Le retentissement cardiaque est rare.

∗ PARACLINIQUES :

- *Dans les fistules acquises,* on retrouvera une élévation de la pression veineuse, une augmentation du débit cardiaque et du volume sanguin. La radiographie sans préparation peut montrer des corps étrangers, l'examen essentiel est l'angiographie numérisée qui montre la fistule, le remplissage précoce des veines dilatées et l'image d'un éventuel anévrisme.
- *Dans les fistules congénitales,* l'angiographie numérisée permet un bilan précis.

▶ Évolution :

En l'absence de traitement, survenue de complications locales (troubles trophiques), générales (insuffisance cardiaque et surinfection bactérienne).

▶ Traitement :

Il est chirurgical : suppression de la fistule avec réparation vasculaire. Bon résultats dans les fistules acquises, inconstants dans les fistules congénitales.

FISTULE TRACHÉO-ŒSOPHAGIENNE

Voir *Atrésie de l'œsophage et fistule trachéo-œsophagienne*

FLORE BUCCALE

La bouche humaine réunit les meilleures conditions de température et d'humidité pour favoriser la croissance de germes qui y pénètrent en nombre considérable avec la plus grande facilité. Quinze à quarante millions de germes par centimètre cube sont dénombrés habituellement.

▶ **Presque toutes les espèces connues y sont retrouvées.** L'oxygénation favorise les germes aérobies (les germes anaérobies prolifèrent dans les replis muqueux et les espaces interdentaires). La nourriture (débris alimentaires) en abondance intervient dans le même sens.

▶ **La répartition de la flore de base** (cocci aérobies, flore de Veillon, spirochètes, lactobacilles, bactéries chromogènes) varie selon les circonstances (alimentation, état de santé, hygiène, âge et même heure).

Cependant cette flore garde un certain équilibre grâce à :
- l'antagonisme entre les familles microbiennes ;
- l'action de la salive : mécanique et chimique.

Cette dernière renferme en effet certaines substances : des anticorps, le lysozyme, les inhibines et mutines, le sulfocyanate de Zeeland.

La rupture locale de cet équilibre aboutit à la formation de la plaque dentaire (→ CARIE DENTAIRE).

FLUTTER AURICULAIRE

▶ **Définition :**

Trouble du rythme caractérisé par une accélération régulière du rythme des oreillettes battant à 300 par minute.

▶ **Causes et mécanisme :**

∗ LE BLOCAGE DES ONDES DU FLUTTER DANS LE NŒUD DE TAWARA (1 fois sur 2 ou 1 fois sur 3, etc.) fait que la fréquence ventriculaire est la moitié ou le tiers des oreillettes (flutter 2/1 ou 3/1, etc.).

Le flutter est rarement observé sur cœur sain.

∗ LES CAUSES HABITUELLES sont :
- les cardiopathies mitrales ;
- certaines maladies infectieuses (diphtérie, RAA) avec atteinte myocardique ;
- les cardiopathies ischémiques ;
- certaines cardiopathies congénitales ;
- l'hyperthyroïdie ;
- l'intoxication digitalique.

▶ **Signes cliniques :**

∗ L'INTERROGATOIRE retrouve :
- des accès de tachycardie paroxystique, d'une durée plus ou moins longue ;
- ou une installation insidieuse.

∗ L'EXAMEN montre :
- un pouls rapide, régulier ;
- une tachycardie régulière à l'auscultation.

▶ **Signes électrocardiographiques caractéristiques :**

∗ ONDES DE FLUTTER :
- donnant un aspect en « dents de scie » ;
- cadence régulière 300 par minute.

∗ COMPLEXES VENTRICULAIRES :
- fins, réguliers (tous les 2, 3 ou 4 battements auriculaires) ;
- ou irréguliers si le blocage auriculo-ventriculaire est variable.

▶ **Traitement :**

Du fait de la fréquence ventriculaire élevée, le risque de décompensation cardiaque est grand.

Le choc électrique externe est le traitement de choix.

La quinidine prévient les récidives.

FOLLICULITES TRICHOPHYTIQUES

Voir *Dermatophyties*

FRACTURES DE FATIGUE

▶ **Définition :**

Ce sont des fractures qui se produisent sur un os sain, à l'occasion d'efforts répétés et inhabituels : on les appelle encore *fractures de marche.*

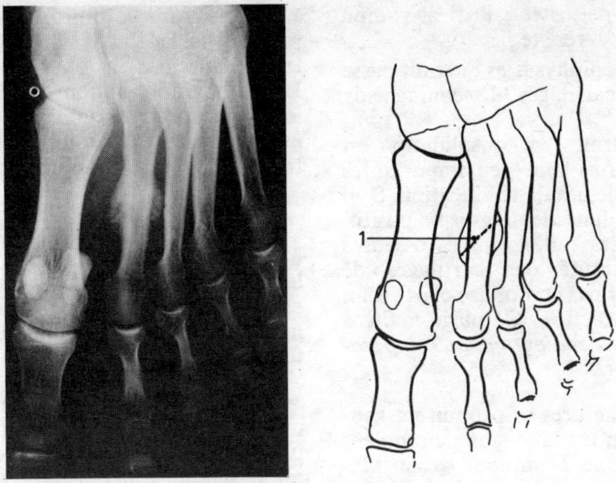

Fractures de fatigue du 2e métatarsien (en 1).

► **Causes :**

Chaque effort appliqué à l'os est trop faible pour le casser, mais la somme arithmétique des efforts est suffisante pour provoquer la fracture. Les os les plus touchés sont dans l'ordre : les deuxième et troisième métatarsiens, le tibia, le péroné, le fémur et les branches ischio-pubiennes. On peut les rapprocher des fractures costales à la toux.

► **Signes cliniques :**

L'os touché est le siège d'une douleur uniquement mécanique, retrouvée à la palpation. Il n'y a aucun autre signe.

► **Signes paracliniques :**

– Il n'y a aucun signe biologique.
– *Les signes radiologiques sont en retard de 3 semaines sur les signes cliniques.* La fracture n'est donc vue qu'au stade de consolidation où elle se manifeste par un *cal* en *bulbe d'oignon* régulier, soufflant la diaphyse, mais sans *aucune interruption de la corticale et sans décalcification même locale.* Les parties molles restent normales.

► **Évolution et surveillance :**

L'évolution se fait vers la guérison en 3 à 6 semaines, sans complications. Le seul élément à surveiller est la douleur avec impotence fonctionnelle.

► **Traitement :**

L'interdiction de l'appui est suffisante. On est parfois amené à immobiliser avec une bande légère. La prévention est possible : c'est l'entraînement progressif à tout effort.

FRACTURES FERMÉES

La fracture est une solution de continuité osseuse.

ÉTIOPATHOGÉNIE

► **Mécanisme.**

∗ CHOC DIRECT. A la suite d'un choc direct, l'os se brise transversalement, réalisant parfois une facture comminutive au point d'impact. La contusion des parties molles peut provoquer la constitution d'un hématome, parfois volumineux avec signes d'hypovolémie (fracture diaphysaire du fémur).

∗ CHOC INDIRECT. A la suite d'un choc indirect (compression, traction, torsion), l'os cède en un point faible selon un trait oblique ou spiroïde. Le déplacement des deux fragments est fréquent ; ceux-ci peuvent embrocher ou blesser les vaisseaux et/ou les nerfs.

► **Terrain.**

∗ ENFANT. Les fractures sont souvent incomplètes du fait de la « souplesse » osseuse. On distingue :

– la fracture en « bois vert » qui n'intéresse qu'une seule corticale ;

- la fracture sous-périostée : l'os est rompu mais le périoste a résisté ;
- les décollements épiphysaires : le trait passe au niveau des cartilages de conjugaison encore actifs.

Dans toutes ces formes, la consolidation est rapide, les déformations sont peu importantes et il n'y a pas de problèmes de rééducation. Seul point délicat chez l'enfant : le diagnostic positif. En effet, la lecture des radiographies osseuses est difficile à proximité des cartilages de conjugaison. Il ne faut pas confondre clarté d'un cartilage et trait de fracture. Ce piège invite à toujours pratiquer des *radiographies comparatives* des deux membres.

∗ VIEILLARD. Les fractures se produisent souvent à l'occasion d'un traumatisme peu violent du fait de l'ostéoporose. L'immobilisation plâtrée ou au lit, prolongée, est à éviter le plus possible : elle est responsables en effet de la plupart des *complications générales graves* (maladie thrombo-embolique, infections, escarres...). Ce risque explique l'attitude volontiers « chirurgicale » sur ce terrain, les interventions ayant pour but une reprise précoce de la marche.

∗ FRACTURES PATHOLOGIQUES. Elles sont évoquées chaque fois que le traumatisme est minime. Elles imposent la recherche de maladies osseuses congénitales (chez l'enfant) et surtout acquises : *métastases* cancéreuses.

► **Fractures articulaires.** Le pronostic est fonctionnel car il existe un risque d'ankylose ou de raideur articulaire, ou au minimum d'arthrose post-traumatique.

DIAGNOSTIC POSITIF

► **Étape clinique.** Les signes d'appel sont une douleur spontanée très vive au niveau du foyer de fracture, une déformation du membre, une impotence fonctionnelle absolue. Souvent le blessé a entendu un bruit de « craquement » au moment du traumatisme. Dans l'immédiat il faut immobiliser provisoirement le membre pour éviter des mouvements intempestifs pendant le transport. Un rapide examen vérifie l'intégrité des vaisseaux (pouls d'aval) et des nerfs (motricité, surtout sensibilité). Un examen attentif du revêtement cutané recherche une excoriation dont l'existence fait redouter l'ouverture du foyer de fracture. Le blessé doit être dirigé en milieu chirurgical. Toute absorption *per os* doit être interdite afin de ne pas retarder une éventuelle anesthésie générale.

► **Étape radiologique.** Les clichés sont demandés de face et de profil de telle façon que les articulations sus et sous-jacentes y figurent. Les radiographies montrent le trait de fracture, le nombre de fragments, les déformations, éventuellement la prolongation articulaire d'un trait de fracture (fracture articulaire).

ÉVOLUTION – COMPLICATIONS

Elles varient suivant le type de fracture, la localisation, le traitement institué. Certaines complications doivent être dépistées précocement par le praticien chez des sujets ambulatoires.

► **Compression sous plâtre.** La surveillance doit être particulièrement attentive pendant les premiers jours, période où cette complication est fréquente (du fait de l'œdème). Les extrémités d'un membre plâtré doivent rester de coloration normale, indolores. Le moindre doute impose l'ouverture immédiate en bivalve afin de ne pas provoquer de déplacement. Cette ouverture doit être réalisée avant que n'apparaissent des douleurs vives, une insensibilité des doigts ou des orteils, un refroidissement, une coloration violacée qui signent l'ischémie. La forme la plus redoutable est le « syndrome de Volkman » qui s'observe avec prédilection chez l'enfant, après fracture de l'extrémité inférieure de l'humérus immobilisée par un plâtre circulaire maintenant l'articulation du coude à angle aigu.

► **Complications septiques.** En dehors des fractures ouvertes, elles s'observent après abord chirurgical du foyer de fracture. Les signes de début sont habituellement locaux : douleur, inflammation localisée ou fistulisation, état fébrile inconstant. L'hospitalisation en milieu chirurgical spécialisé est indispensable. L'évolution est longue, le traitement difficile. Aucun antibiotique ne doit être administré sans données bactériologiques précises.

► **Décompensation d'une maladie associée.** Il peut s'agir d'une agitation avec confusion annonçant un delirium tremens. Ailleurs, la fracture provoque une poussée d'acido-cétose chez un diabétique insulinoprive ou non. Dans ces deux éventualités, un traitement urgent s'impose (sédatifs et boissons abondantes dans le premier cas, insulinothérapie adaptée dans le second).

► **Complications thrombo-emboliques.** Elles doivent être suspectées devant l'apparition de douleurs sous le plâtre, une fièvre modérée avec dissociation du pouls, des crampes. Leur fréquence élevée, leur risque vital (embolie pulmonaire) justifie un traitement anticoagulant systématique préventif : celui-ci peut faire appel aux antivitamines K administrées de telles façon que le temps de Quick soit compris entre 20 et 30 %. D'autres utilisent l'héparinate de calcium ou de magnésium (*Calciparine, Cuthéparine*) par voie s.c. à faibles doses (0,05 ml pour 10 kg de poids corporel).

▶ **Déplacements sous plâtre.** Ils doivent être particulièrement redoutés pour les fractures spiroïdes. Ils sont reconnus sur des clichés de contrôle réalisés habituellement 8, 15, 21 et 30 j après la réduction.

▶ **Troubles de la consolidation.** Si les fragments osseux consolident en position anormale, on parle de *cal vicieux :* le retentissement sur les articulations sus et sous-jacentes peut être rapide et sévère. Une correction sanglante chirurgicale est souvent nécessaire pour préserver l'avenir fonctionnel. Si la consolidation fait défaut, le délai habituel étant dépassé, il faut évoquer une *pseudarthrose* (absence de cal osseux remplacé par un cal fibreux). Elle peut se manifester par une douleur lors de la reprise de la marche (pseudarthrose du membre inférieur) ou par une mobilité anormale. Elle est affirmée par l'étude radiologique qui montre l'élargissement des extrémités fragmentaires anormalement condensées et séparées par un intervalle clair.

▶ **Rééducation.** Son rôle est toujours essentiel avec un double but : permettre une reprise de fonction aussi précoce que possible, éviter les séquelles fonctionnelles. Elle doit être confiée à un kinésithérapeute. Elle lutte contre l'atrophie musculaire et la raideur articulaire. *Les massages sont contre-indiqués car il favorisent les ostéomes.* La mobilisation passive forcée est également proscrite.

TRAITEMENT

La bonne consolidation d'une fracture nécessite deux conditions : une réduction correcte assurant le contact des foyers fracturaires, une immobilisation en position adaptée pour reconstituer un axe fonctionnel.

▶ **Principes généraux.** Il existe deux grandes méthodes thérapeutiques : orthopédique et chirurgicale.

∗ TRAITEMENT ORTHOPÉDIQUE. Il comporte une réduction par manœuvres externes suivie d'immobilisation plâtrée en position de fonction. Il est nécessaire d'immobiliser les articulations sus et sous-jacentes. La confection du plâtre doit être particulièrement soigneuse en évitant notamment les points de compression. Ce type de traitement comporte peu de risques en dehors des raideurs articulaires et des troubles trophiques.

∗ TRAITEMENT CHIRURGICAL. Il ne se justifie que par sa perfection : perfection de la réduction, perfection de l'immobilisation. L'immobilisation par ostéosynthèse doit être suffisamment solide pour éviter la confection d'un plâtre. Les résultats sont souvent remarquables mais l'abord chirurgical du foyer de fracture introduit un risque redoutable : l'*infection osseuse.*

▶ **Indications et conduite du traitement.**

∗ FRACTURE DE LA CLAVICULE. Le traitement orthopédique est indiqué dans la majorité des cas. Son principe est d'immobiliser la clavicule en préservant la mobilité de l'épaule, ce qui est difficilement compatible. En pratique le simple bandage élastique en bretelle est le plus souvent réalisé.

∗ FRACTURES DU COL DU FÉMUR. Il faut distinguer les fractures cervicales vraies et les fractures trochantériennes.

– **Fractures cervicales vraies.** L'évolution est dominée par le risque de 2 complications : la *pseudarthrose* et la *nécrose de la tête fémorale* (du fait de sa dévascularisation). Chez le sujet jeune c'est l'indication d'une ostéosynthèse. Chez le sujet âgé on recourt à une arthroplastie.

– **Fractures trochantériennes.** Le trait de fracture traverse le massif trochantérien. Ces fractures surviennent surtout chez le *sujet âgé.* Le diagnostic clinique est évoqué devant la déformation caractéristique (comme pour les fractures cervicales vraies) : rotation externe, raccourcissement, adduction. Le pronostic vital est en jeu du fait du terrain (escarres, accidents thrombo-emboliques, etc.). La réduction suivie de la mise en place sanglante d'un clou-plaque ou d'un clou d'Ender permet une mobilisation précoce, mesure qui limite considérablement la fréquence des complications de décubitus.

∗ FRACTURE DE L'EXTRÉMITÉ SUPÉRIEURE DE L'HUMÉRUS. Si la fracture est engrenée, une immobilisation de courte durée est suffisante. La contention est assurée par un bandage de Dujarier.

∗ FRACTURE DE LA DIAPHYSE HUMÉRALE. Il existe deux complications majeures : la pseudarthrose et la paralysie radiale. Le traitement tend à être chirurgical car la contention de ces fractures est difficile par la méthode orthopédique.

* Fractures du coude. Elles se rencontrent surtout chez l'enfant. Le risque évolutif principal du traitement orthopédique est la *compression de l'artère humérale :* la surveillance doit porter plus particulièrement sur les pouls radiaux et cubitaux, la coloration des doigts. Une telle surveillance doit permettre d'éviter l'installation du catastrophique « syndrome de Volkmann ». Chez l'adulte jeune, on peut discuter un traitement sanglant de ces fractures. La fracture de l'olécrâne doit être l'objet d'une ostéosynthèse s'il existe un déplacement.

* Fracture des deux os de l'avant-bras. Elle compromet la fonction essentielle de *pronosupination.*

Chez l'adulte la consolidation est longue (2 à 3 mois) : cal vicieux et pseudarthrose doivent être évités. Les résultats du traitement orthopédique sont souvent décevants, si bien que les chirurgiens préfèrent l'ostéosynthèse qui garantit une meilleure récupération de la pronosupination.

Chez l'enfant, elle est très fréquente et souvent en « bois vert ». L'immobilisation plâtrée pendant 60 j assure habituellement la guérison.

* Fracture de l'extrémité inférieure du radius. Très fréquente, elle expose à des séquelles articulaires. La plus habituelle est la fracture de Pouteau-Colles avec bascule en arrière du fragment distal : déformation en dos de fourchette, ascension de la styloïde cubitale évoquent cliniquement ce diagnostic, confirmé par la radio. L'immobilisation plâtrée est difficile. On tend actuellement à maintenir la réduction avec des broches. Ostéoporose et raideur articulaire sont des séquelles fréquentes.

* Fracture du scaphoïde. Même bien traitée, cette fracture se complique très souvent de pseudarthrose. En outre elle est volontiers méconnue. Un œdème et une douleur de la tabatière anatomique après traumatisme du poignet doit la faire rechercher par un cliché radiologique en incidence élective d'immobilisation de 90 jours.

* Fractures du bassin. Elles sont souvent graves pour deux raisons : la violence du traumatisme causal, souvent responsable de lésions viscérales associées (polytraumatisme), les complications urinaires fréquentes. Le traitement est essentiellement orthopédique sauf s'il existe une fracture du cotyle : l'ostéosynthèse chirurgicale est souvent indispensable.

* Fracture de la diaphyse fémorale. Elle s'observe souvent dans un contexte de polytraumatisme (accident de la voie publique). Un choc hémorragique est possible par hématome volumineux de la cuisse (transfusions souvent nécessaires). L'évolution à long terme de cette fracture est habituellement favorable, à condition de prévenir la raideur du genou par une mobilisation précoce appropriée. L'enclouage centromédullaire ou la plaque vissée sont deux méthodes thérapeutiques souvent utilisées.

* Fracture de la rotule. Le diagnostic clinique est facile : dépression de la face antérieure du genou, extension de la jambe sur la cuisse impossible. L'ostéosynthèse chirurgicale est indispensable. L'évolution est dominée par le risque de raideur du genou et d'amyotrophie quadricipitale. La sévérité de ces séquelles est limitée par une rééducation précoce et correcte.

* Fractures de jambe. Très fréquentes, elles intéressent le tibia et le péroné. De nombreuses complications sont possibles. Les unes sont précoces : ouverture cutanée, infection, lésions vasculo-nerveuses. D'autres sont retardées : retard de consolidation, pseudarthrose, cal vicieux.

Les fractures ouvertes imposent un traitement chirurgical (v. *Fractures ouvertes*). Dans les autres cas le traitement orthopédique donne souvent de bons résultats à condition que la réduction soit de bonne qualité. L'ostéosynthèse chirurgicale est souvent pratiquée : elle fournit une reconstitution anatomique pratiquement parfaite.

* Fractures de la pince malléolaire. Elles menacent la stabilité de l'articulation tibio-tarsienne et se compliquent souvent d'arthrose post-traumatique. Le traumatisme responsable est indirect : rotation externe forcée. Le trait de fracture du péroné est situé plus ou moins haut (la radiographie doit prendre le genou pour ne pas méconnaître un trait haut situé sur le péroné). Le diagnostic clinique repose sur la déformation : pied déporté en dehors et en arrière (fracture de Dupuytren) avec dépression palpable sur le péroné. Le bilan radiologique doit rechercher plus particulièrement l'existence d'un diastasis tibio-péronier.

Le traitement est essentiellement orthopédique : réduction manuelle sous anesthésie générale suivie de contention plâtrée. La présence d'un diastisis impose une ostéosynthèse.

FRACTURES DU MALAIRE

L'os malaire, pair et symétrique, est un des constituants de la partie latérale de la face. Il détermine notamment le relief de la pommette, et est, de ce fait, particulièrement exposé dans les traumatismes cranio-faciaux.

▶ **Certains** *signes cliniques* sont caractéristiques de cette fracture :

– l'hématome sous-orbitaire ;

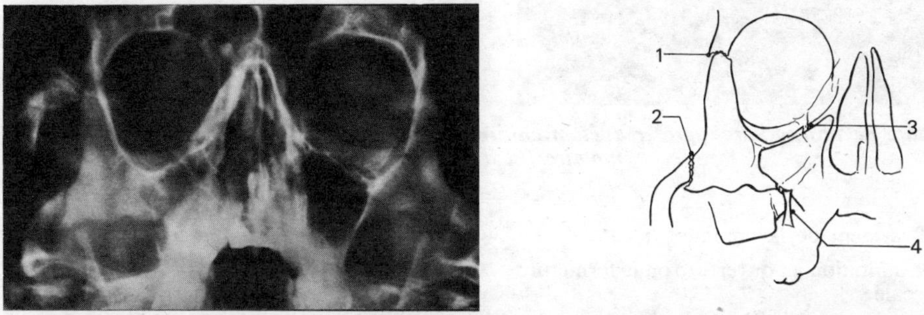

Fractures de l'os malaire : 1) Disjonction fronto-malaire ; 2) Fracture disjonction zygomato-malaire ; 3) Fracture du plancher de l'orbite ; 4) Fracture du pied de l'os malaire.

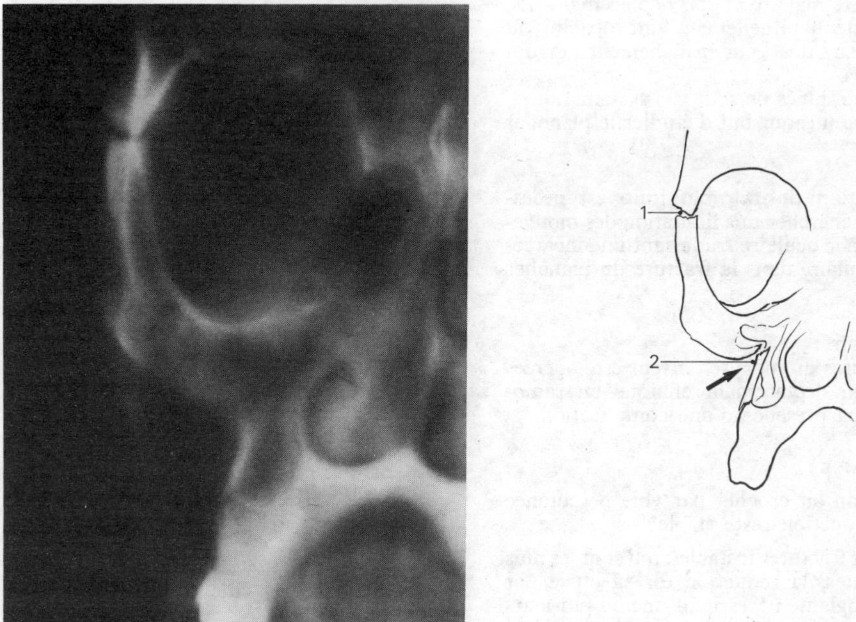

Fracture de l'os malaire droit (tomographie) : 1) Disjonction fronto-malaire ; 2) Fracture déplacée du malaire.

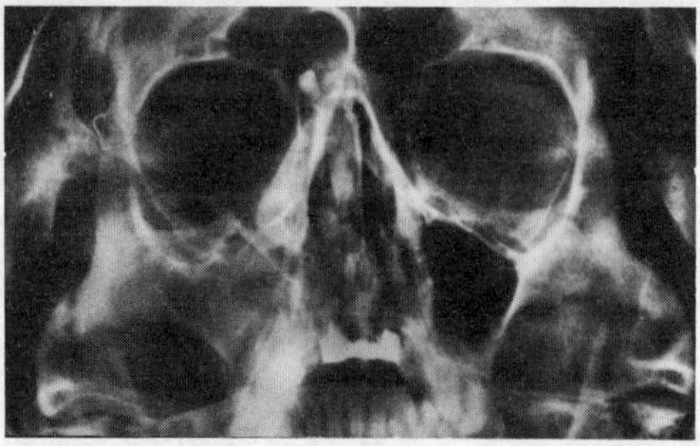
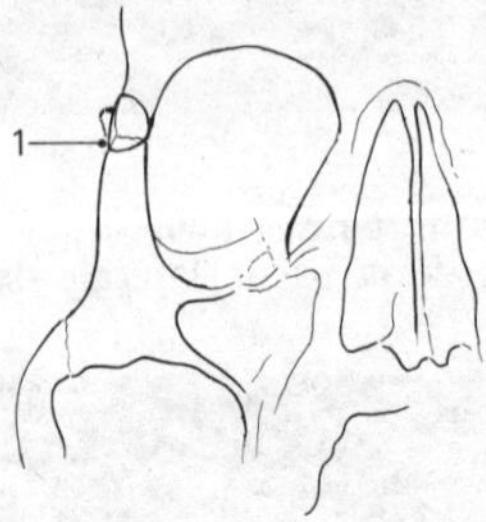

Fracture de l'os malaire, après réduction chirurgicale de la fracture et ostéosynthèse fronto-malaire (fil d'acier) (1).

- l'effacement de la pommette ;
- une limitation à l'ouverture ou la fermeture buccale ;
- une anesthésie sous-orbitaire ;
- une diplopie.

► **Examens radiographiques :**
Ils montrent l'existence de plusieurs traits de fracture sur le malaire et son déplacement. De plus, il existe habituellement une opacité du sinus maxillaire due à un épanchement sanguin dans le sinus.

Les tomographies ne sont pas systématiques, elles ont surtout pour but d'étudier le plancher de l'orbite.

► **Un examen ophtalmologique** est nécessaire pour rechercher une limitation des mouvements du globe oculaire traduisant une incarcération musculaire dans la fracture du plancher d'orbite.

► **Traitement :**
Les fractures du malaire doivent être opérées s'il existe un déplacement clinique ou radiologique, et en présence d'une complication.

► **Techniques :**

- réduction au crochet par voie percutanée si la réduction reste stable ;
- dans les fractures instables, qui sont les plus fréquentes, la réduction est effectuée par voie sanglante nécessitant une ou plusieurs incisions :
  - incision sourcillière ;
  - incision sous-palpébrale inférieure ou transconjonctivale ;
  - incision endo-buccale.

Les ostéosynthèses sont effectuées au fil d'acier ou grâce à des plaques métalliques miniaturisées.

Le traitement chirurgical a pour but d'éviter les séquelles :

- esthétiques : effacement de la pommette ;
- douloureuses : compression du nerf sous-orbitaire ;
- oculo-motrices : diplopie, énophtalmie.

FRACTURES DE LA MANDIBULE

Les fractures de la mandibule sont fréquentes, isolées ou associées à d'autres fractures de la face.

Elles nécessitent un traitement parfait afin d'éviter des séquelles graves : pseudarthrose, troubles de l'articulé dentaire, arthrose temporo-maxillaire.

► **Signes cliniques :**

- hématomes, plaies en regard de la mandibule ;
- troubles de l'articulé dentaire ;
- douleurs à la pression du menton et à la mastication ;
- limitation de l'ouverture buccale ;
- mobilité des fragments fracturaires.

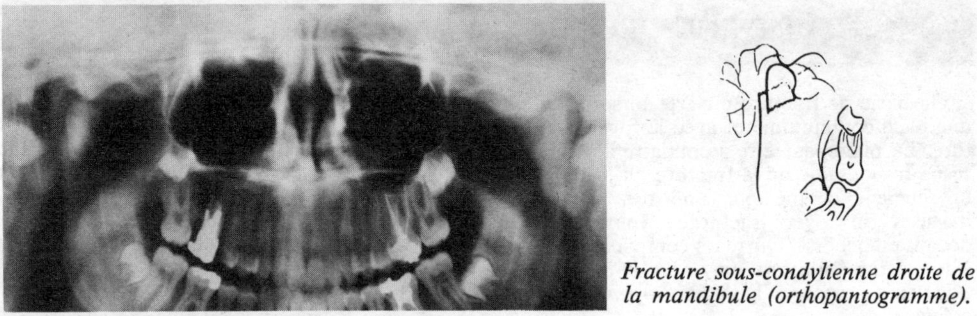

Fracture sous-condylienne droite de la mandibule (orthopantogramme).

► Examens radiographiques :

Un seul cliché permet d'étudier l'ensemble du maxillaire inférieur : l'*orthopantogramme* (panoramique). A défaut, plusieurs incidences seront nécessaires mais parfois insuffisantes : maxillaire défilé, face basse, incidence de Parma, incidence de Schuller pour les condyles.

Les tomographies sont rarement nécessaires.

► Traitement :

Le but du traitement est d'assurer une immobilisation des fragments et de restaurer l'articulé dentaire antérieur.

∗ DANS LES FRACTURES SANS DÉPLACEMENT, le blocage intermaxillaire est souvent suffisant.

∗ DANS LES FRACTURES AVEC DÉPLACEMENT, le blocage est associé à une réduction fixée par ostéosynthèse par plaque métallique ou au fil d'acier.

∗ LES FRACTURES CONDYLIENNES créent un risque particulier d'ankylose temporo-maxillaire redoutable, de plus elles sont souvent bilatérales. Dans ce cas le temps de blocage intermaxillaire doit être raccourci.

∗ LES ÉDENTÉS posent des problèmes souvent difficiles toutefois les défauts de réduction s'ils sont légers peuvent être corrigés par une prothèse mise en place ultérieurement.

FRACTURES DU NEZ

Les fractures du nez sont très fréquentes.

► Signes cliniques :

– hématome et œdème nasal ;
– douleur locale spontanée et provoquée ;
– épistaxis ;
– déformation visible dans les premières heures et ensuite masquée par l'œdème ;
– plaie de l'arête nasale : fracture ouverte.

∗ LES RADIOGRAPHIES, notamment l'incidence des os propres du nez et l'incidence de Gosserez, montrent l'existence du ou des traits de fracture et les déplacements.

∗ L'EXAMEN O.R.L. systématique :

En période œdémateuse, l'appréciation clinique de la déformation est difficile. L'examen peut donc être repris après quelques jours de traitement anti-inflammatoire.

Seules les fractures du nez vues immédiatement après l'accident peuvent bénéficier d'un traitement immédiat.

L'examen initial doit rechercher l'existence d'un hématome de la cloison nasale qui nécessiterait l'incision et l'évacuation en urgence.

► Traitement :

∗ DANS LA GRANDE MAJORITÉ DES CAS LE TRAITEMENT DE LA FRACTURE DU NEZ EST ORTHOPÉDIQUE. Sous anesthésie générale, la réduction des os propres est effectuée par un instrument introduit par les fosses nasales. La réduction est complétée par un méchage maintenu 24 à 48 heures et un plâtre.

∗ DANS DE RARES CAS, notamment si les fractures sont multiples, LA RÉDUCTION EST EFFECTUÉE PAR VOIE SANGLANTE.

FRACTURES OUVERTES

On parle de fracture ouverte lorsqu'il existe une plaie communiquant avec le foyer de fracture. La plaie peut être secondaire au traumatisme responsable de la fracture ou liée à l'embrochement cutané par une des extrémités osseuses du foyer fracturaire (ouverture de dedans en dehors). Outre les complications liées à la fracture, il existe un *risque infectieux* qui domine le pronostic. Il s'agit d'*urgences chirurgicales.*

CONDUITE A TENIR

Le diagnostic de fracture repose sur les déformations (v. *Fractures fermées*). Le diagnostic d'ouverture est fait par l'examen rapide du revêtement cutané. Il peut s'agir d'une plaie punctiforme ou d'une large perte de substance.

Il n'est pas question de pratiquer un examen complet sur le lieu de l'accident ou dans un cabinet de ville. Il faut immobiliser provisoirement le membre, recouvrir la plaie d'un pansement stérile et diriger le blessé vers un centre chirurgical. Un rapide bilan initial vérifie l'état vasculo-nerveux (palpation des pouls, chaleur du membre, sensibilité).

TRAITEMENT – ÉVOLUTION

Le traitement est souvent complexe. L'examen détaillé est fait en salle d'opération avec des conditions d'asepsie chirurgicale. Deux problèmes doivent être résolus : la réduction et la contention de la fracture, orthopédique ou chirurgicale suivant le cas, le parage de la plaie et son occlusion qui peuvent poser des problèmes de chirurgie plastique. Le fixateur externe peut rendre ici des services. Le délai de consolidation est deux fois plus long que pour une fracture fermée.

L'évolution est dominée par le risque septique : *ostéite* particulièrement difficile à juguler et faisant peser le danger d'une *pseudarthrose infectée.* Les séquelles trophiques sont fréquentes et l'avenir fonctionnel souvent menacé. Ceci explique l'importance d'un traitement conduit d'emblée en milieu spécialisé.

FRACTURES DU ROCHER

Le rocher est l'un des éléments de l'os temporal. Les fractures de la voûte du crâne peuvent irradier vers la base du crâne et

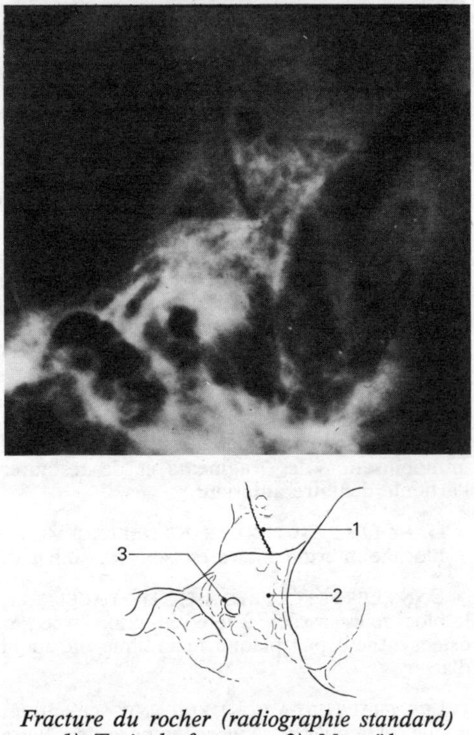

Fracture du rocher (radiographie standard)
1) Trait de fracture ; 2) Mastoïde ;
3) Conduit auditif externe.

intéresser le rocher qui contient l'ensemble des éléments de l'oreille moyenne et de l'oreille interne.

▶ Signes cliniques :

L'*otorragie*, l'*hématome mastoïdien et tympanique* sont les signes essentiels de la fracture du rocher.

▶ Signes radiologiques :

Les radiographies du crâne et les incidences spéciales du rocher montrent un trait de fracture de la voûte du crâne irradiant au rocher.

Le trajet du trait de fracture peut être précisé par les tomographies.

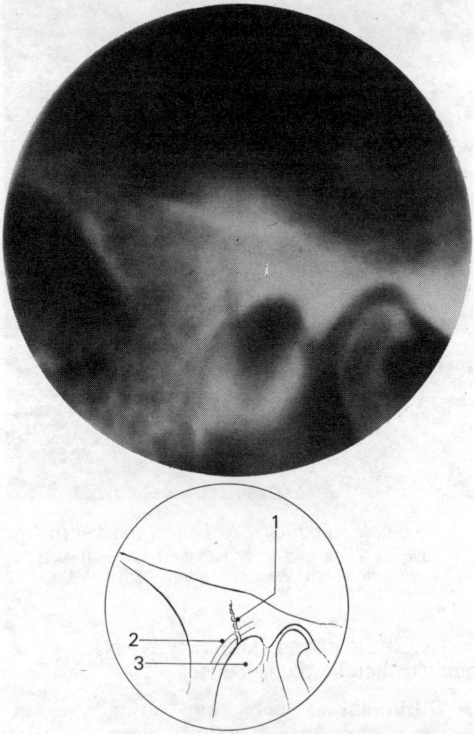

Fracture du rocher (tomographie) : 1) Trait de fracture ; 2) Nerf facial ; 3) Conduit auditif externe.

▶ **Complications :**

La gravité des fractures du rocher tient à leurs complications :

∗ La paralysie faciale périphérique, immédiate ou secondaire, nécessite parfois un traitement chirurgical.

∗ La fuite de liquide céphalo-rachidien par le conduit auditif externe doit être suspectée lorsque l'écoulement est rosé (L.C.-R. + sang). Elle expose au risque de méningite.

∗ La surdité et les vertiges. Le trait de fracture peut atteindre l'*oreille moyenne* et déterminer une *surdité de transmission* ou l'*oreille interne : surdité de perception* irréversible et vertiges.

▶ **Traitement :**

L'antibiothérapie doit être instituée en urgence. Au moindre doute sur une complication neurologique un examen tomodensitométrique est nécessaire.

Les complications peuvent nécessiter un traitement différé.

FRACTURES DU SINUS FRONTAL

Les fractures du sinus frontal peuvent être isolées ou associées à des fractures de l'étage antérieur de la base du crâne nécessitant alors un traitement neuro-chirurgical.

▶ **Signes cliniques :**

– hématome frontal ;
– plaies frontales ou fronto-palpébrales ;
– épistaxis.

▶ **Signes radiologiques :**

Les radiographies du crâne face et profil demandées systématiquement montrent souvent plusieurs traits de fracture. Les tomographies ou la tomodensitométrie sont très importantes pour rechercher l'existence d'une fracture de la paroi postérieure du sinus frontal qui comporte un risque de lésion méningée ou du plancher du sinus frontal (toit de l'orbite).

▶ **Traitement :**

∗ Les fractures de la paroi antérieure du sinus frontal risquent de se compliquer de déformations frontales très inesthétiques. Elles nécessitent donc une intervention chirurgicale. Seules les fractures non déplacées justifient l'abstention opératoire.

∗ Les fractures de la paroi postérieure ou du plancher sont très souvent associées à des lésions méningées ou méningo-cérébrales et sont traitées par abord neurochirurgical.

FRIGIDITÉ

▶ **Définition :**

On entend par frigidité l'absence de sensations sexuelles voluptueuses (orgasme) lors du coït.

▶ **Clinique :**

Il faut distinguer les frigidités *primaires* (la femme n'a jamais eu d'orgasme) et les frigidités *secondaires* (l'orgasme a existé mais a disparu depuis un temps plus ou moins long).

∗ EN CAS DE FRIGIDITÉ SECONDAIRE, on vérifie :
- l'intégrité de l'appareil génital ;
- la trophicité vaginale chez la femme castrée ou ménopausée ;
- la prise de médicaments : neuroleptiques, œstroprogestatifs ;
- un changement de vie.

∗ EN CAS DE FRIGIDITÉ PRIMAIRE, on s'enquiert :
- du milieu familial ;
- du choix du mari ;
- des conditions sociales du couple, etc.

▶ **Traitement :**

Le traitement de la frigidité est très délicat :
- Il faut traiter tout d'abord les lésions locales génitales si elles existent.
- Il faut ensuite rechercher un défaut technique de l'acte amoureux.
- Cette analyse est difficile et nécessite souvent le recours d'un médecin entraîné à ce genre de problèmes.
- Le traitement symptomatique médicamenteux est très controversé.

FURONCLE

▶ **Définition, causes et mécanisme :**

C'est l'infection du follicule pileux due au staphylocoque doré.

▶ **Signes essentiels :**

∗ CLINIQUE : On observe, au niveau d'une région pileuse, une *papule rouge*, puis une tuméfaction conique, rouge, chaude, douloureuse, centrée par un poil ; 2 à 3 jours après apparaît une *pustule jaunâtre* qui laisse évacuer vers le 7e jour le *bourbillon*, résultat de la nécrose folliculaire.

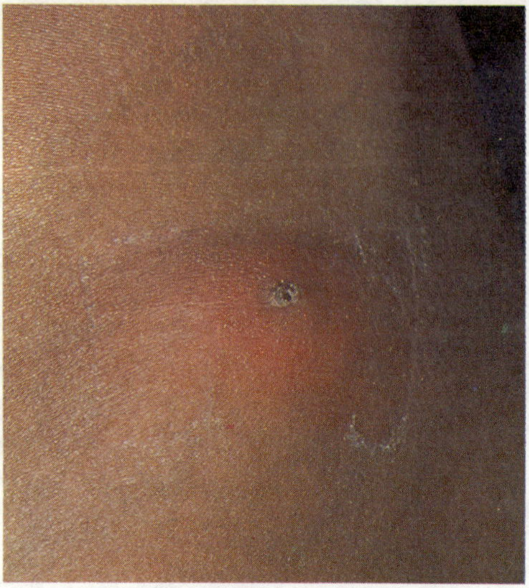

Furoncle : ébauche de bourbillon central
(d'après TOURAINE R. et REVUZ J., *Dermatologie clinique et vénéréologie*, Masson, Paris, 1984).

∗ EXAMENS COMPLÉMENTAIRES : NFS, glycémie (recherche d'un diabète).

▶ **Surveillance, évolution, complications :**

Les complications (fréquentes surtout après manipulations) sont : abcès, lymphangite, adénite, staphylococcie généralisée, septicémie (hémocultures). *Le furoncle de la lèvre supérieure* demande une surveillance particulièrement attentive : risque de staphylococcie maligne de la face.

▶ **Traitement :**

Il ne faut pas manipuler les furoncles au début : une désinfection locale suffit. Au stade de cratère on peut appliquer une pommade antibiotique active sur les staphylocoques (pas de corticoïdes). Au 6e jour on peut retirer le bourbillon à l'aide d'une pince stérile et poursuivre la désinfection locale.

GALACTORRHÉE

▶ **Définition :**

La galactorrhée est l'écoulement par le mamelon d'un liquide lactescent ou colostral, apparaissant en dehors de la lactation physiologique.

▶ **Causes :**

La galactorrhée est souvent un symptôme d'une grande banalité, elle peut être provoquée par des médications neurologiques *(Dogmatil, Largactil,* etc.) ou par les œstrogènes. Elle peut s'observer au cours d'affections gynécologiques et endocriniennes très diverses : dysfonctionnement ovarien, acromégalie, Cushing, myxœdème, etc. Elle traduit vraisemblablement un déséquilibre hormonal, notamment stéroïdien, mais peut être la conséquence d'une *hyperprolactinémie* en relation avec une affection tumorale de l'hypophyse elle peut être encore observée chez des femmes qui souffrent d'une irritation mamelonnaire et mammaire.

▶ **Signes essentiels :**

* CLINIQUE :

Observée chez une jeune fille ou une femme, spontanée ou provoquée, isolée ou accompagnée de troubles menstruels, la constatation d'une galactorrhée doit toujours être prise en considération en dehors de la gravido-puerpéralité.

* EXAMENS COMPLÉMENTAIRES :

- dosage de la prolactine : normale inférieure à 20 ng/ml de sang ;
- test au TRH (→).
- radiotomographie de la selle turcique ;
- fond d'œil et champ visuel.
- scanner (tomodensitométrie).

▶ **Traitement :**

Il est étiologique :

* La suppression d'un médicament, cause de l'hyperprolactinémie, doit être pesée en tenant compte de l'indication du produit.

* LA CHIRURGIE est indiquée en cas de syndrome tumoral clinique et/ou radiologique.

* LA BROMOCRIPTINE *(Parlodel)* est efficace à la dose de 5 à 10 mg/jour. Dans tous les cas où une hyperprolactinémie a été mise en évidence la durée du traitement est difficile à déterminer.

GALACTOSÉMIE

▶ **Définition :**

Maladie due à un défaut d'utilisation du galactose avec accumulation d'un dérivé toxique.

▶ **Causes et mécanisme :**

Héréditaire. Transmission autosomique récessive (1 enfant sur 4 atteint).

▶ **Signes essentiels :**

- hypotrophie staturo -pondérale ;
- ictère ;
- hépatomégalie ;
- syndrome hémorragique ;
- cataracte ;
- hypoglycémie.

Le diagnostic est fait par le dosage de l'activité galactotransférasique des hématies (activité nulle dans la galactosémie).

▶ **Traitement et pronostic :**

* TRAITEMENT DIÉTÉTIQUE : régime sans galactose (excluant en particulier le lactose dont dérive le galactose).

* EN L'ABSENCE DE TRAITEMENT : évolution fatale (cirrhose).

* GRÂCE AU RÉGIME, évolution favorable sur le plan oculaire et hépatique ; plus réservé en ce qui concerne le développement intellectuel.

GALE

▶ **Définition :**

La gale est une parasitose cutanée externe, universelle, due à un acarien : le sarcopte. La fréquence de cette parasitose est actuellement en recrudescence.

▶ **Causes et mécanismes :**

Le contage est interhumain direct (familial, personnel soignant), voire indirect (vêtements, draps, etc.).

▶ **Aspects cliniques :**

- *Le prurit* est constant, féroce, à renforcement nocturne.

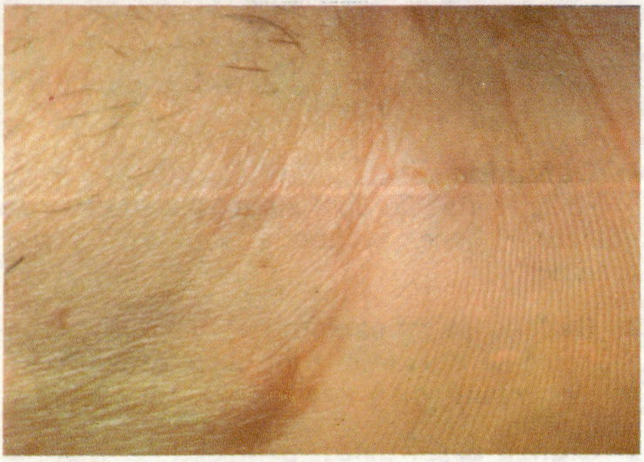

Gale : sillon.

– *La plupart des lésions cutanées* sont aspécifiques (lésions de grattage eczématiformes), mais leur siège sur la face antérieure du corps, la notion d'un prurit familial doivent faire rechercher attentivement des signes cliniques spécifiques, en particulier le sillon de gale : petit trait fin, sinueux, finement squameux, entre les doigts et à la face antérieure des poignets.

▶ **Examens complémentaires :**
Le diagnostic est avant tout clinique : la confirmation est apportée par la disparition du prurit et des lésions cutanées après traitement.

▶ **Évolution :**
– Chez les malades immunodéprimés, la gale peut prendre un caractère très extensif, hautement contagieux : c'est la *gale norvégienne.*
– A l'opposé, la gale peut être très discrète.

▶ **Éléments de surveillance :**
Ils sont dominés par deux impératifs :
– éviter la contagion, par un traitement précoce ;
– éviter la surinfection des lésions suintantes.

▶ **Traitement :**

∗ IL EST PUREMENT LOCAL.

∗ LE CORPS, sauf le visage, est badigeonné avec une solution de DDT à 6 % (Benzochloryl) ou du benzoate de benzyl (*Ascabiol*) après un bain chaud.

Le badigeonnage est refait 24 h plus tard. Un bain le 3e jour élimine le produit.

∗ LE LINGE DE CORPS, LA LITERIE sont traités par le DTT (poudrage dans un sac en plastique fermé).

On peut utiliser également une pyréthrine en pulvérisations sur le corps (*Sprégal*) et *Spray Apar* pour la literie.

∗ EN CAS D'ÉCHEC (rare), on pratique une deuxième cure 8 jours plus tard, avec nouvelle désinfection du linge.

L'irritation cutanée secondaire au traitement de la gale peut être responsable de la pérennisation du prurit et rend souhaitable la prescription pendant quelques jours d'une corticothérapie locale, après le traitement spécifique.

GAMMAPATHIE MONOCLONALE BÉNIGNE

▶ **Définition :**
Il s'agit d'une prolifération monoclonale bénigne, modérée, de plasmocytes sécrétant une immunoglobuline. Il s'agit d'une anomalie biologique découverte fortuitement, chez les personnes âgées.

▶ **Examens complémentaires :**
On retrouve les mêmes anomalies que dans le myélome multiple (↦) à l'électrophorèse ou immuno-électrophorèse des protides. Il peut exister une anémie et une légère prolifération de plasmocytes, le plus souvent normaux, au myélogramme. Par contre, on ne retrouve pas de lésion osseuse ou d'insuffisance rénale. Il est parfois difficile d'éliminer un myélome, et seule l'évolution permet de faire la distinction.

▶ **Évolution :**
Si un faible pourcentage de malades développent un myélome, le plus souvent, même si l'immunoglobuline augmente, cette pathologie reste bénigne.

GANGRÈNE GAZEUSE

▶ **Définition :**
C'est une toxi-infection à anaérobies (dont la fréquence a diminué avec l'apparition des antibiotiques).

▶ **Causes et mécanisme :**

Elle est due à des anaérobies stricts d'origine tellurique : les *clostridies* (Cl. perfringens, Cl. septicum ; Cl. œdématiens, etc.). Localement les germes produisent une nécrose tissulaire et des gaz ; des manifestations générales sont dues à des toxines et aux produits de dégradation tissulaire. Les portes d'entrée sont : les plaies souillées délabrées, les avortements (provoqués) et les interventions chirurgicales.

▶ **Signes essentiels :**

* CLINIQUE :

Dans la gangrène gazeuse d'un membre on observe au niveau de la plaie : douleurs, tension, œdème expansif sans signe de suppuration ; la peau prend un aspect brun marbré ; la fièvre élevée, l'état général altéré. Une odeur nauséabonde, la crépitation gazeuse sont des signes tardifs, souvent accompagnés d'un syndrome général alarmant (fièvre très élevée ou hypothermie, collapsus, oligo-anurie).

* EXAMENS COMPLÉMENTAIRES : Prélèvement bactérien et culture en milieu adéquat, bilan biologique (urée, ionogramme, etc.).

▶ **Traitement :**

Il associe selon les cas :

- *Les antibiotiques* : Pénicilline G (10 millions U i.v./24 h) et métronidazole (*Flagyl*, 1,5g/jour en association).
- *La correction de l'hypovolémie* (transfusions).
- *Le débridement chirurgical.*
- *L'oxygénothérapie hyperbare* (1 à 2 heures en caisson toutes les 8 à 12 heures jusqu'à guérison) qui inhibe la croissance des germes.

GASTRECTOMIES (SUITES DE)

▶ **Définition :**

Il faut distinguer une période postopératoire précoce en milieu chirurgical et une période tardive qui concerne le médecin traitant ou le spécialiste.

▶ **Causes, mécanisme, signes essentiel, surveillance**

▶ **Complications, traitement :** Voir tableau page suivante.

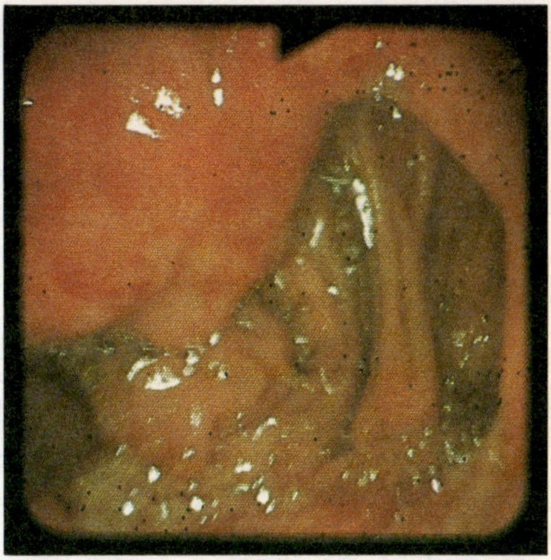

Fibroscopie 15 ans après une gastrectomie : à droite anse afférente, à gauche l'anse efférente, en haut soulèvement suspect, malin sur les biopsies (la fréquence du cancer gastrique est multipliée par 6 après gastrectomie).

GASTRITES

▶ **Définition :**

Le terme de gastrite est souvent employé sans preuve endoscopique ou histologique, il est alors synonyme de dyspepsie (→). Les gastrites (aiguës ou chroniques) se définissent par des critères endoscopiques, sécrétoires (tubage) et histologiques, parfois dissociés et sans parallèle anatomo-clinique net.

▶ **Causes et mécanisme :**

Les étiologies des gastrites aiguës sont rarement infectieuses, souvent alcooliques ou médicamenteuses, parfois dues au stress et alors souvent révélées par une hémorragie digestive.

Les gastrites chroniques (antrales et/ ou fundiques) se classent schématiquement en :

- gastrite superficielle ;
- gastrite atrophique ;
- atrophie gastrique.

Les étiologies peuvent être exogènes (alcoolisme, médicaments), endogènes (reflux biliaire duodéno-gastrique, auto-immunes dont le type est la maladie de Biermer : →).

Gastrectomies

SYNDROMES PRÉCOCES	COMMENTAIRES
DILATATION AIGUË DE L'ESTOMAC	. atonie gastrique, vomissements, météorisme . risque de lâchage de suture . aspiration digestive, réhydratation
HÉMORRAGIES	. intrapéritonéales → collapsus . intraluminales → hématémèse et/ou méléna . gastroscopie, intervention si besoin
FISTULES	. déhiscence du moignon duodénal . le drain ramène un liquide abondant, bilieux
ABCÈS	. sous-phréniques ou intra-abdominaux
PANCRÉATITE AIGUË	. rare, grave
SYNDROMES TARDIFS	
SYNDROME DU PETIT ESTOMAC	. sensation de plénitude postprandiale . fractionner les repas
DUMPING SYNDROME	. dû à l'irruption rapide d'un liquide hyperosmolaire dans le jéjunum (surtout après gastro-jéjunostomie) . malaise digestif postprandial, troubles vaso-moteurs, lipothymie cédant souvent au décubitus
DUMPING TARDIF	. hypoglycémie réactionnelle à un pic d'hyperglycémie transitoire . diminution des hydrates de carbone et si besoin hypoglycémiants oraux à faibles doses avant les repas
MALABSORPTIONS – DIARRHÉE	. stéatorrhée par stimulation inadéquate des sécrétions bilio-pancréatiques (gastro-jéjunostomie) ou par pullulation microbienne dans l'anse afférente (syndrome de l'anse borgne, achlorhydrie) . neurogène (→ *Vagotomie*)
STOMITE GASTRITE ŒSOPHAGITE ULCÈRE PEPTIQUE CANCER DU MOIGNON	. le diagnostic est habituellement fait par la fibroscopie . diagnostic radiologique et/ou endoscopique . 6 fois plus fréquent que sur estomac entier Fibroscopie au moindre doute

► Signes essentiels :

∗ CLINIQUE : Des brûlures épigastriques, postprandiales précoces, provoquées par des mets acides ou sucrés, l'alcool ou les épices, sont évocatrices ; ailleurs, c'est un tableau de dyspepsie.

Il faut citer les formes hémorragiques ou avec altération de l'état général.

∗ EXAMENS COMPLÉMENTAIRES :
Trois sont importants :

– Le *transit gastro-duodénal,* surtout parce qu'il contribue à éliminer un ulcère ou un cancer.

– La *fibroscopie,* qui permet parfois d'évoquer une forme particulière : gastrite varioliforme, gastrite hypertrophique géante de Ménétrier (source de gastropathie exsudative), gastrite atrophique. En fait seules les biopsies affirmeront la gastrite et son type.

– Le *tubage à la pentagastrine,* surtout utile dans les gastrites atrophiques (dont la maladie de Biermer où l'achlorhydrie est totale).

► Éléments de surveillance :

La N.F.S. (anémie macrocytaire de la maladie de Biermer) et la fibroscopie (polype et cancers se développant électivement sur la gastrite

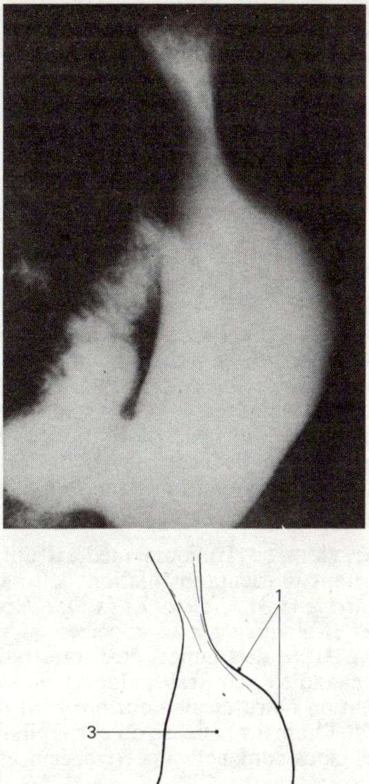

L'absence de plissement, notamment au niveau de la grande courbure, est évocateur d'une gastrite atrophique. Ce diagnostic a été confirmé par la fibroscopie avec biopsies : 1) Absence de plis ; 2) Grande courbure ; 3) Estomac ; 4) Petite courbure.

chronique) sont à citer. Il est de règle d'endoscoper annuellement les sujets atteints de maladie de Biermer.

► Évolution, complications :

Ce sont l'hémorragie dans la gastrite aiguë, les polypes et le cancer dans les gastrites atrophiques chroniques, la perte de protéines (par hypersécrétion de mucus) et le cancer dans la maladie de Ménétrier. Enfin, l'ulcère gastrique apparaît souvent sur un fond de gastrite et s'accompagne d'une hypochlorhydrie contrairement à l'ulcère duodénal.

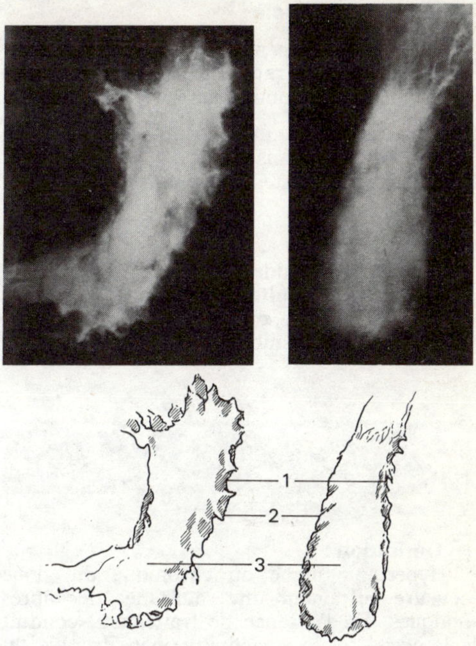

Le transit gastro-duodénal (face et profil) montre de très gros plis, notamment fundiques, compatibles avec le diagnostic de gastropathie hypertrophique géante (maladie de MENETRIER*), qui a été confirmé par une biopsie à l'anse diathermique au cours d'une fibroscopie : 1) Grande courbure ; 2) Plis hypertrophiés ; 3) Corps de l'estomac.*

► Pronostic et traitement :

Dans les cas habituels, le traitement repose sur des conseils diététiques, la suppression des anti-inflammatoires, des cures médicamenteuses (*Primpéran* ou *Vogalène,* antihistaminiques, et surtout pansement gastriques).

GIARDIASE

► Définition, causes et mécanisme :

La giardiase ou *lambliase* est une affection parasitaire due à un protozoaire flagellé qui parasite le duodénum et le jéjunum.

► **Signes essentiels :**

∗ CLINIQUE : On peut observer diarrhée, douleurs abdominales, rarement une malabsorption avec douleurs abdominales.

∗ EXAMENS COMPLÉMENTAIRES : Le diagnostic repose sur la mise en évidence de formes végétatives ou kystes dans les selles ou par tubage duodénal.

► **Traitement :**

C'est le métronidazole (*Flagyl*) : 750 mg/j × 7 jours chez l'adulte, en répétant la cure après 10 jours d'intervalle, ou le tinidazole (*Fasigyne*) : 2 g en une prise unique.

GLAUCOMES

► **Définition :**

Hypertonie aiguë ou chronique du globe oculaire entraînant une souffrance des fibres optiques. En l'absence de traitement, conduit à la cécité totale et définitive par atrophie du nerf optique.

GLAUCOME DE L'ADULTE

Hypertonie plus ou moins importante, survenant surtout vers 50 ans. Souvent familial, héréditaire. Dû à un obstacle à l'excrétion normale de l'humeur aqueuse au niveau de l'angle irido-cornéen. On distingue :

► **Le glaucome à angle étroit :**

La fermeture spontanée ou déclenchée d'un angle irido-cornéen congénitalement étroit (atropinisation, obscuration) entraîne un blocage pupillaire avec augmentation rapide de la pression intra-oculaire (normalement inférieure à 20 mm de mercure) qui atteint de 60 à 100 mm d'Hg.

∗ CLINIQUE : Crise de glaucome aigu qui réalise un tableau bruyant : douleurs rétro-oculaires, céphalées unilatérales, baisse de la vision avec halos colorés autour des lumières ; souvent vomissements, accélération du pouls, malaise général. La crise le plus souvent unilatérale peut être bilatérale.

∗ TRAITEMENT : C'est une urgence médicale. Sédatifs, injection intraveineuse lente de 1 ampoule de *Diamox I.V.*, puis perfusion de *Mannitol* à 25 % en 3/4 d'heure. Ultérieurement, instillation prudente de collyre à la *Pilocarpine* dans les deux yeux.

Une fois la crise passée, quelques jours plus tard, intervention (iridectomie chirurgicale ou au laser) sur les deux yeux pour éviter la récidive.

► **Le glaucome chronique à angle large :**

Très différent, il est dû à un ralentissement à l'écoulement de l'humeur aqueuse au niveau du trabéculum scléral.

∗ CLINIQUE : Évolution insidieuse, souvent découvert lors de la prise systématique de la tension oculaire au cours d'un examen, ou devant des céphalées ou un larmoiement. En l'absence de traitement, l'évolution se traduit par l'apparition de scotomes dans le champ visuel, avant l'atrophie optique qui conduit à la cécité.

∗ TRAITEMENT : Toujours médical au début, comportant plusieurs instillations journalières : *Glaucadrine* (x 3), *Glauposine* (x 3), *Pilocarpine*, collyres β-bloquants x 2, associées ou non au *Diamox*. Il ne doit jamais être interrompu.

En cas d'échec : trabéculoplastie au laser intervention chirurgicale pour créer un passage direct de l'humeur aqueuse du corps ciliaire aux espaces sous-conjonctivaux (trabéculectomie).

GLAUCOME DE L'ENFANT

Affection redoutable, c'est la cause la plus fréquente de cécité infantile. Transmis de façon héréditaire récessive, il apparaît souvent dès la naissance et est le plus souvent bilatéral. Dû à la présence anormale d'un tissu embryonnaire au niveau du fond de l'angle irido-cornéen, qui entraîne un mauvais écoulement d'humeur aqueuse.

► **Clinique :** Suspecté devant une irritation oculaire chronique avec larmoiement, augmentation du diamètre de la cornée, trouble cornéen.

► **Évolution :** En l'absence de traitement, elle est dramatique : augmentation du volume des globes oculaires (buphtalmie), lésions cornéennes et atrophie optique.

► **Traitement :** Uniquement chirurgical, il est impératif dès que le diagnostic est posé (trabéculotomie, trabéculectomie), mais reste très difficile.

► **Le pronostic** demeure sombre.

GLOMÉRULONÉPHRITE AIGUË

▶ **Définition :**
C'est une atteinte glomérulaire transitoire survenant chez un sujet, enfant ou adolescent le plus fréquemment, indemne jusque-là de lésions rénales.

▶ **Causes :**
Elle est secondaire à une infection bactérienne ou virale. La G.N.A. post-infectieuse due au streptocoque hémolytique A est la plus typique.

▶ **Signes cliniques et paracliniques :**
Il existe un syndrome néphritique aigu : protéinurie non sélective d'abondance variable, hématurie le plus souvent microscopique, œdèmes et H.T.A. dus à la rétention hydrosodée, insuffisance rénale parfois anurique. Une asthénie et des douleurs abdominales sont associées. Ces signes sont parfois dissociés. Biologiquement, le complément est abaissé et les antistreptolysines sont élevées.

▶ **Surveillance :**
Elle se fait sur le poids, la courbe de diurèse, la tension artérielle. L'O.A.P. chez le vieillard et l'œdème cérébro-méningé chez le nourrisson sont des manifestations classiques de la G.N.A.

▶ **Évolution :**
Par définition, elle se fait toujours par la guérison : disparition des œdèmes, de l'H.T.A., de l'insuffisance rénale en quelques jours, de la protéinurie et de l'hématurie en quelques semaines, remontée du complément au premier mois. Cette évolution favorable explique pourquoi la biopsie rénale n'est pas faite systématiquement chez le sujet jeune présentant un syndrome néphritique aigu.

▶ **Traitement :**
C'est le repos, la restriction hydro-sodée au début, l'éradication des foyers infectieux.

GLOMÉRULONÉPHRITES CHRONIQUES PRIMITIVES

▶ **Définition :**
Il s'agit d'une atteinte glomérulaire primitive et évoluant plus ou moins rapidement vers l'insuffisance rénale chronique. La ponction biopsie rénale (P.B.R.) est indispensable au diagnostic, à l'établissement d'un pronostic et du traitement.

▶ **Signes cliniques et paracliniques :**
Un syndrome néphritique aigu (→ GLOMÉRULONÉPHRITE AIGUË) peut inaugurer la maladie. C'est l'absence de régression des signes qui amène à pratiquer la P.B.R. Le plus souvent c'est un des éléments du syndrome glomérulaire qui amène à consulter : découverte d'une protéinurie supérieure à 2 g pouvant être responsable d'un syndrome néphrotique (→), d'une hématurie macroscopique ou microscopique, d'une H.T.A., d'œdèmes des membres inférieurs. Enfin il n'est pas rare que le diagnostic soit posé lors du bilan étiologique d'une insuffisance rénale chronique. A l'U.I.V. les deux reins sont symétriques, atrophiés harmonieusement.

▶ **Formes anatomo-cliniques :**
Les lésions peuvent être diffuses ou n'intéresser que quelques glomérules *(focales)* ou une partie des glomérules *(segmentaires)*. Les lésions peuvent être minimes, visibles seulement au microscope électronique (→ SYNDROME NÉPHROTIQUE), ne comporter que des dépôts, ou asssocier aux dépôts une prolifération cellulaire.

Les formes à lésions minimes ou à dépôts s'accompagnent généralement d'un syndrome néphrotique sans hématurie. Une hématurie macroscopique signe une prolifération cellulaire. Il existe une exception : la maladie de Berger (1/4 des glomérulonéphrites chroniques en France) caractérisée par des dépôts d'IgA et d'IgG dans le glomérule et se révélant par des épisodes d'hématurie macroscopique survenant le lendemain d'épisodes infectieux.

▶ **Surveillance :**
Les malades sont suivis *cliniquement* sur le poids, la diurèse, les chiffres tensionnels ; *biologiquement* sur la créatinine, les ionogrammes sanguin et urinaire, la protéinurie des 24 heures qui va diminuer au fur et à mesure que s'aggrave l'insuffisance rénale.

Les maladies à dépôts évoluent plus lentement vers l'insuffisance rénale chronique que les formes prolifératives.

▶ **Traitement :**
Il vise à ralentir l'évolution vers l'insuffisance rénale et à éviter les complications de la rétention hydro-sodée : contrôle strict de la tension artérielle, restriction sodée, etc.

GLOMÉRULONÉPHRITES MALIGNES

Il s'agit de glomérulopathies particulièrement graves dues à la destruction du glomérule par une prolifération cellulaire et des dépôts de fibrine.

► **Signes cliniques :**
Au début ce sont ceux d'une G.N.A. sévère, puis rapidement survient une insuffisance rénale anurique.

► **Évolution :**
Elle se fait vers la destruction du rein, parfois une récupération partielle de la fonction rénale est observée.

► **Traitement :**
Il associe les plasmaphérèses, les traitements immuno-suppresseurs et l'héparine.

GLOMÉRULONÉPHRITES SECONDAIRES

Un quart des glomérulonéphrites (G.N.M.) peuvent être actuellement rattachées à une cause. Ce pourcentage va en augmentant et un mécanisme immunologique est le plus souvent avancé mais très rarement démontré, ceci cependant laisse espérer une approche thérapeutique des G.N.M. plus précoce et plus efficace.

► **G.N.M. accompagnant des maladies générales :**
Les possibilités thérapeutiques concernent moins les maladies à dépôts (diabète, amylose) que les maladies immunologiques (lupus, P.A.N., pourpura rhumatoïde).

► **G.N.M. accompagnant une pathologie infectieuse :**
Bactérienne (Osler, foyer de suppuration à pyogènes, syphilis, lèpre), virale (rougeole, herpès, hépatite B, mononucléose), parasitaire (bilharziose, paludisme).

► **G.N.M. accompagnant une lésion maligne :**
Cancers viscéraux, hémopathie (myélome, Waldenström, Hodgkin).

► **G.N.M. accompagnant une pathologie toxique :**
Médicaments (sel d'or, D-pénicillamine), leur arrêt est suivi de la guérison ; drogues (héroïne, cocaïne).

► **G.N.M. accompagnant une pathologie hépatique :**
Cirrhose, hépatite Hbs.

GLYCOGÉNOSES

► **Définition :**
Maladies secondaires à l'accumulation de glycogène dans le foie et/ou les muscles.
Il en existe plusieurs variétés de gravité très différente.

► **Causes et mécanisme :**
Maladies héréditaires à transmission autosomique récessive.

► **Signes essentiels**

∗ DANS LES GLYCOGÉNOSES A PRÉDOMINANCE HÉPATIQUE : date de début variable : de la naissance à 2-3 ans ; hépatomégalie ; retard statural ; obésité ; hypoglycémie, insensible à l'injection de Glucagon ; parfois acido-cétose.
Le diagnostic repose sur la biopsie de foie avec étude enzymatique.

∗ DANS LES GLYCOGÉNOSES A PRÉDOMINANCE MUSCULAIRE :
- Soit l'atteinte est généralisée (maladie de Pompe) : début précoce (premier mois de la vie) ; hypotonie ; cardiomégalie, défaillance cardiaque ; hépatomégalie.
- Soit atteinte purement musculaire : début tardif (adolescence, adulte) ; crampes ; fatigabilité.

Le diagnostic repose sur la biopsie musculaire, avec étude enzymatique.

► **Éléments de surveillance :**
- Glycémie ; croissance staturo-pondérale.

► **Évolution et complications :**
- Évolution mortelle de la glycogénose généralisée (maladie de Pompe).
- Insuffisance respiratoire dans certaines atteintes musculaires.

- Complications fréquentes des glycogénoses hépatiques : accidents hypoglycémiques ; nanisme ; infections ; hémorragies ; cirrhose.
- Très bonne tolérance des glycogénoses musculaires.

▶ Traitement et pronostic :

⁎ LE TRAITEMENT a uniquement pour but de prévenir les accidents hypoglycémiques : repas fractionnés ; supplémentation en glucides.

⁎ LE PRONOSTIC est variable suivant les variétés.

GOITRE

▶ Définition :

C'est l'augmentation diffuse de volume du corps thyroïde sans signes d'hyper ou d'hypothyroïdie et sans nodules. Il peut être homogène ou hétérogène, comprenant alors un ou plusieurs noyaux.

▶ Causes et mécanisme :

Théoriquement, l'hypertrophie de la glande suppose une hyperstimulation hypophysaire, cependant bien souvent le taux de TSH plasmatique est normal.

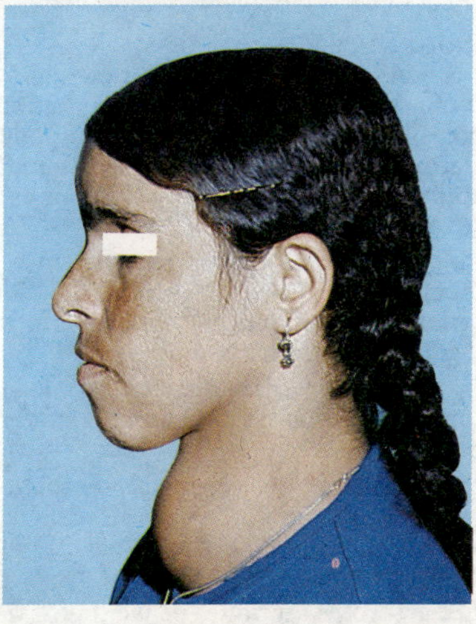

Goitre simple.

Plusieurs causes doivent être recherchées : un trouble de l'hormonogenèse (rare), une origine dans une zone d'endémie goitreuse (Alsace, Massif central, Pyrénées, Alpes, Bretagne), un terrain familial, une thyroïdite, une surcharge iodée.

▶ Signes cliniques :

Ils sont limités au goitre simple, avasculaire, parfois nodulaire. Il faut en rechercher l'ancienneté, le mode évolutif, notamment lors d'épisode de la vie génitale. Il n'y a pas de signe d'hyper ou d'hypothyroïdie. Les signes de compression sont rares (dyspnée, dysphagie, douleur). Il n'y a pas d'adénopathie.

▶ Signes paracliniques :

⁎ LES DOSAGES HORMONAUX sont normaux ainsi que la TSH le plus souvent.

⁎ LA RADIOGRAPHIE DU COU ET DU THORAX recherche un goitre plongeant ou des signes de compression, ou des calcifications.

⁎ LA SCINTIGRAPHIE THYROÏDIENNE montre une thyroïde augmentée de volume ; la fixation est variable : augmentée dans les troubles de l'hormonogenèse, normale ou diminuée dans les autres cas.

⁎ L'ÉCHOGRAPHIE montre bien le volume du goitre.

▶ Éléments de surveillance :

Ce sont essentiellement le volume du goitre et les signes de compression.

▶ Évolution et complications :

En dehors du goitre nodulaire dont un nodule peut être un cancer, il s'agit d'une affection bénigne.

▶ Traitement et pronostic :

Trois attitudes thérapeutiques sont possibles :

⁎ L'ABSTENTION sous surveillance pour les petits goitres isolés.

⁎ L'OPOTHÉRAPIE FREINATRICE PAR THYROXINE, qui peut faire diminuer le goitre s'il n'est pas fibreux. Elle est indiquée systématiquement dans les troubles de l'hormonogenèse.

⁎ LA CHIRURGIE, si le goitre est volumineux, compressif ou gênant et ne réagissant pas au traitement médical.

⁎ LES ANTITHYROÏDIENS de synthèse n'ont aucune indication et sont même dangereux.

GONALGIES
(GÉNÉRALITÉS)

▶ **Définition :**

Les gonalgies sont des douleurs du genou. L'interrogatoire du malade permet de distinguer les gonalgies mécaniques et les gonalgies inflammatoires (→ DOULEUR EN RHUMATOLOGIE).

▶ **Classification :**

∗ GONALGIES MÉCANIQUES :

Ici la vitesse de sédimentation est toujours normale.

- *La gonarthrose* (→ ARTHROSE DU GENOU) est l'affection la plus fréquente du genou. Elle se manifeste par des douleurs mécaniques, surtout dans les escaliers, et une impotence fonctionnelle qui fait parfois boiter le malade.

Les clichés montrent un pincement, des ostéophytes, une ostéosclérose. On retrouve parfois une lésion associée, en particulier des varices des membres inférieurs. Souvent on incrimine un trouble statique (genu varum, genu valgum) ou des séquelles traumatiques.

La gonarthrose peut faire une poussée congestive avec hydarthrose. La ponction articulaire met alors en évidence un liquide articulaire pauvre, non inflammatoire.

- *La chondromalacie rotulienne* se voit chez les sujets jeunes. Elle n'a pratiquement pas de traduction radiologique. Elle est souvent post-traumatique, et se voit mieux en arthroscopie.
- *L'ostéochondrite disséquante* (→) se manifeste radiologiquement par une encoche au bord inférieur du condyle fémoral interne.
- *L'ostéochondromatose synoviale* (→) est très fréquente au genou. On est souvent amené à pratiquer une arthrographie opaque pour l'authentifier. Elle évolue toujours vers la gonarthrose.
- *Les dysplasies fémorales* ou *rotuliennes* ne sont pas rares.
- *Les lésions méniscales* sont très fréquentes (chutes de ski, accidents de la voie publique). Elles se manifestent par des blocages du genou, des dérobements et des crises d'hydarthrose. Seule l'arthrographie et/ou l'arthroscopie peut mettre la lésion en évidence, et la solution chirurgicale est la seule valable.
- *Parmi les arthropathies nerveuses,* c'est le *tabès* qui touche le plus souvent le genou. Il provoque une espèce d'arthrose énorme, exubérante, caricaturale, mais indolente.
- *Les tendinites* (→) sont fréquentes au genou, en particulier la tendinite de la patte d'oie (située aux insertions musculaires sur la face interne du plateau tibial).
- *Les kystes poplités* sont souvent inclus au sein d'une gonarthrose.
- *L'ostéochondrite de l'apophyse tibiale antérieure* touche les adolescents (→ ÉPIPHYSITES OSSEUSES).

∗ GONALGIES PSEUDO-INFLAMMATOIRES :

Il existe des signes locaux d'inflammation (rougeur, chaleur, tuméfaction) mais la vitesse de sédimentation reste normale, et la ponction articulaire ramène un liquide non inflammatoire.

- *Les poussées congestives* de gonarthrose ont déjà été évoquées ;
- *L'hydrarthrose essentielle* y ressemble, mais les clichés sont normaux.
- *Les arthropathies hémophiliques* (→) touchent surtout les jeunes garçons.
- *Des hémarthroses* peuvent être provoquées par des traumatismes.
- *La synovite pigmentée villo-nodulaire* ne peut être diagnostiquée que par la ponction-biopsie synoviale.
- *Les algodystrophies sympathiques* (→) touchent très fréquemment les genoux ou plus exactement les parties osseuses du genou, l'articulation elle-même étant intacte.

∗ GENOUX INFLAMMATOIRES :

Le genou est alors porteur des signes de l'inflammation. La vitesse de sédimentation est accélérée, la ponction synoviale et la ponction articulaire ramènent un liquide inflammatoire en rapport avec la cause de l'inflammation (→ POLYARTHRITES).

- *La polyarthrite chronique évolutive* (→) touche très souvent le genou. Le liquide articulaire contient des ragocytes. La sérologie rhumatoïde est positive.
- *La spondylarthrite ankylosante* (→) ne touche le genou qu'au cours de ses formes périphériques.
- *Le syndrome de Fiessinger-Leroy-Reiter* (→) atteint très souvent le genou. Le syndrome oculo-entéro-synovial est plus ou moins dissocié.
- Les arthroses septiques peuvent être *virales* (rubéole, hépatite virale) ou *microbiennes,*

en particulier staphylococciques surtout après injections cortisonées intra-articulaires, mais aussi au cours des septicémies. L'atteinte *tuberculeuse* ne doit pas pouvoir dépasser le stade synovitique. La ponction articulaire permet la mise en culture sur milieux spéciaux pour recherche de BK.

– *Les arthropathies métaboliques* (→) atteignent très souvent le genou.

– La *goutte* (→) peut y faire une crise inaugurale, nocturne et dramatique. Le liquide articulaire contient des cristaux uratiques. Les radiographies sont peu parlantes au début.

. La *chondrocalcinose articulaire* (→) se manifeste par des crises de pseudo-goutte ou par des douleurs plus chroniques. Les radiographies montrent une lésion calcique d'encroûtement des cartilages articulaires. Le liquide articulaire contient des cristaux de pyrophosphate de calcium.

∗ GONALGIES STATIQUES :

– Le *genu valgum* (angulation du genou vers l'intérieur) et le *genu varum* (angulation vers l'extérieur) sont souvent douloureux. Ils conduisent le plus souvent à la gonarthrose (*Cf. supra*).

– L'arthropathie de la *maladie de Paget* (→) est rare au genou.

GONARTHROSE

Voir *Arthrose du genou*

GONOCOCCIES

▶ Définition :

C'est une infection d'origine vénérienne due à Neisseiria gonorrhoeae (diplocoque gram négatif).

▶ Causes et mécanisme :

Le seul réservoir de germes est l'homme ; souvent les sujets infectés (notamment les femmes) n'ont aucune symptomatologie et répandent la maladie.

▶ Signes essentiels :

∗ CLINIQUE :

– Chez **l'homme**, après une incubation de 2 à 6 jours, apparaissent un *écoulement urétral*, une dysurie et une *pollakiurie*. En l'absence de traitement les signes peuvent durer 2 mois et une *épididymite* peut survenir.

– Chez **la femme**, on peut noter dysurie et leucorrhées. L'infection touche l'endocol, l'urètre, parfois les trompes ; la *salpingite aiguë* est la complication majeure.

– **Le nouveau-né** peut être contaminé lors de l'accouchement (conjonctivite, tractus respiratoire).

– Chez **l'homosexuel** peuvent se voir des infections ano-rectales (ténesme, muco-pus) et pharyngiennes.

∗ EXAMENS COMPLÉMENTAIRES : Recherche du germe dans les écoulements et mise en culture, éventuellement (cf. *infra*) : hémocultures, culture de liquide synovial, réactions immunologiques.

▶ Surveillance, évolution, complications :

Devenues rares, elles peuvent être :

∗ LOCO-RÉGIONALES : abcès prostatique, épididymites, phimosis et plus tard rétrécissement urétral ; vulvo-vaginite, bartholinite, annexite (source possible de stérilité).

∗ GÉNÉRALES : mono ou polyarthrite et (chez le nouveau-né) ophtalmie purulente prévenue par l'instillation obligatoire d'un collyre au nitrate d'argent.

▶ Traitement :

Divers antibiotiques (pénicilline, ampicilline, érythromycine) et divers protocoles (traitements « minute » par spiramycine, thiophénicol ou spectinomycine) ont été proposés. Il faut traiter le(s) ou la (les) partenaires ; interdire tout rapport même protégé, et faire une sérologie de la syphilis avant puis 3 mois après traitement. A la fin du traitement on réactive par voie locale (instillation de nitrate d'argent) ou générale (absorption de bière) et l'on fait un nouveau prélèvement.

GOUGEROT-SJÖGREN (SYNDROME DE)

▶ Définition :

Le syndrome de Gougerot-Sjögren ou syndrome sec, est une *collagénose* qui fait partie du groupe des polyarthopathies rhumatoïdes, et qui se manifeste par un *tarissement* ou une diminution importante des *sécrétions lacrymales, nasales et salivaires.* Cette affection est associée dans plus de 70 % des cas à une *polyarthrite chronique évolutive* (→) ou à une autre collagénose, et touche souvent les femmes après la quarantaine (→POLYARTHRITES).

▶ Signes cliniques :

∗ A L'ŒIL est réalisée une kératite sèche avec photophobie, rougeur conjonctivale et érosions cornéennes. Le *test de Schirmer* est pathologique. Les larmes sont absentes ou rares.

∗ AU NIVEAU DE LA BOUCHE, il y a sécheresse par hypo ou asialorrhée et soif intense.

∗ D'AUTRES GLANDES EXCRÉTRICES peuvent être atteintes : *naso-phagyngiennes,* pancréatiques, vaginales, voire même sudorales.

▶ Signes paracliniques :

La vitesse de sédimentation est accélérée et il y a une leucopénie. Les *facteurs rhumatoïdes* (→) sont presque toujours retrouvés dans le sang, même s'il n'y a pas de signe d'atteinte articulaire. Souvent on retrouve des cellules de Hargraves.

▶ Surveillance :

Il faut éviter l'infection des muqueuses atteintes.

▶ Évolution et traitement :

L'évolution se fait vers l'ulcération de l'organe atteint avec surinfection. La polyarthrite si elle existe, évolue pour son propre compte.

Les *dérivés cortisonés* sont souverains pour rétablir les sécrétions salivaires.

On peut également prescrire des collyres et bains de bouche pour humidifier les régions atteintes.

GOUTTE

▶ Définition :

La goutte est une dyspurinie métabolique d'origine génétique touchant les hommes dans 90 % des cas. Chez les femmes la goutte n'apparaît qu'après la ménopause.

▶ Causes :

∗ LA GOUTTE PRIMITIVE est due à un excès d'acide urique dans le sang circulant. Cette hyperuricémie peut être due à une surproduction d'acide urique (lui-même déchet du métabolisme des protides), soit à un défaut d'élimination urique urinaire, soit aux deux. L'influence de la sédentarité et du régime alimentaire est bien connue.

∗ LA GOUTTE SECONDAIRE est due à certaines intoxications au plomb, à certaines hémopathies (polyglobulie de Vaquez, leucoses), à des anémies hémolytiques, à la maladie de Lesch-Nyhan, aux brûlures étendues, à certains traitements (diurétiques, corticoïdes) et en général à tout excès de catabolisme nucléoprotidique.

▶ Signes cliniques :

On distingue la crise de goutte aiguë et la maladie goutteuse.

∗ LA CRISE DE GOUTTE AIGUË (→ aussi CRISES ARTICULAIRES AIGUËS) survient classiquement en pleine nuit chez un homme jeune, touchant la première articulation métatarsophalangienne, ou la cheville, plus rarement le genou. Parfois ont existé des prodromes, la veille. L'articulation est le siège d'une inflammation aiguë, rouge, chaude, très douloureuse, empêchant tout sommeil, avec petit œdème local et fébricule à 38 °C. Au petit matin la crise se calme ; sa répétition constitue *l'accès de goutte.* Fait absolument capital, cette crise est *colchicino-sensible.* De même les anti-inflammatoires non stéroïdiens sont très efficaces.

∗ LA MALADIE GOUTTEUSE est due à l'accumulation d'acide urique dans les tissus, par répétition des crises. Il se produit plusieurs types de phénomènes : Les tophus sont des masses blanchâtres siégeant principalement dans les articulations, mais aussi à l'hélix de l'oreille, aux coudes, pieds et mains. Ils peuvent être le siège d'une inflammation aiguë.

Les arthropathies uratiques sont dues à la présence de tophus intrasynoviaux. Elles touchent surtout les mains et les pieds, les genoux et les chevilles. Les lésions sont asymétriques et inégales. Les articulations sont parfois très déformées.

La goutte viscérale est surtout caractérisée par l'atteinte des reins (10 à 30 % des gouttes) où se produisent des crises de *coliques néphrétiques* et où peut survenir une insuffisance rénale hypertensive, due à une *néphropathie interstitielle,* parfois surinfectée.

▶ Signes paracliniques :

∗ RADIOLOGIE :

- La goutte aiguë ne possède pas de signe radiologique propre.

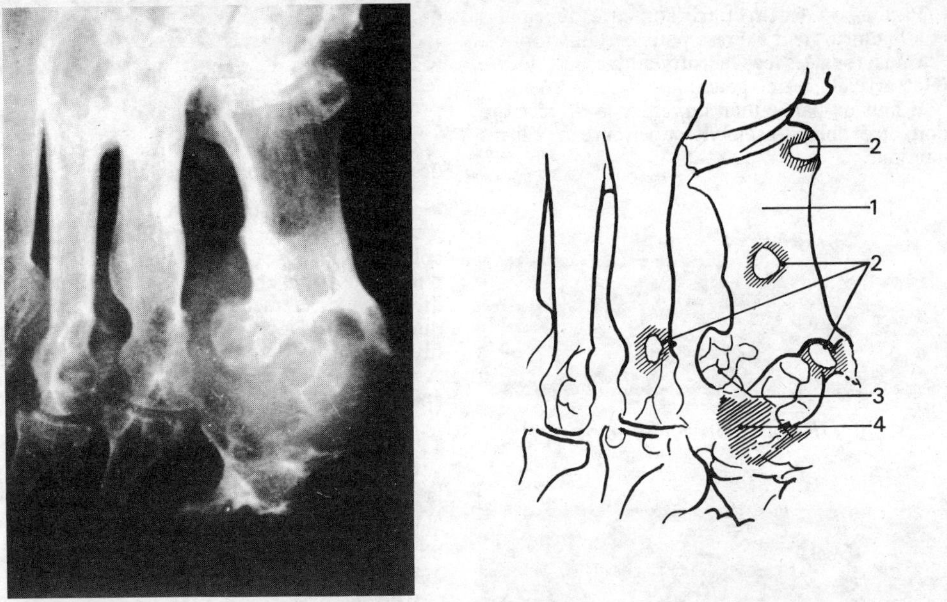

Arthropathie goutteuse des orteils : 1) 1er métacarpien ; 2) Géodes ; 3) Déminéralisation ; 4) Destruction articulaire.

– Les arthropathies uratiques montrent des images d'arthrose avec des géodes taillées à l'emporte-pièce sur le bord des os, dites « en hallebarde » et qui sont des tophus, lesquels peuvent avoir un siège centro-osseux. Il faut également chercher systématiquement une atteinte rénale (abdomen sans préparation).

∗ BIOLOGIE :

– Lors d'une *crise de goutte* on note une *vitesse de sédimentation accélérée,* une hyperpolynucléose neutrophile et une hyperuricémie, au-delà de 0,080 g/l (476 μmol/litre).
– Dans la *goutte chronique,* outre l'hyperuricémie, on cherche à connaître le taux d'excrétion urinaire qui est variable selon les malades.
– Dans le *liquide synovial,* on voit les cristaux d'acide urique, ainsi que dans les tophus.
– La *fonction rénale* doit être surveillée de près.

▶ Évolution :

Si la crise de goutte aiguë finit par guérir, sa répétition conduit à la goutte chronique ou maladie goutteuse, qui elle-même provoque une invalidité puis une insuffisance rénale terminale.

▶ Traitement et surveillance :

∗ LA CRISE AIGUË se soigne par le repos, la cure de diurèse, supérieure à 2 litres/jour, et la *colchicine :* 3, puis 2, puis 1 mg/j. La colchicine peut être remplacée par des anti-inflammatoires non stéroïdiens (→) : phénylbutazone, *Profénid,* dont l'action est quelquefois plus brillante que celle de l'anti-inflammatoire goutteux spécifique.

∗ LA GOUTTE CHRONIQUE nécessite une vie saine et active, une cure d'amaigrissement pour les obèses, une diurèse supérieure à 2 l/j (en mélangeant eau simple et eau gazeuse), un régime hypopurinique.

Lorsque la goutte est due à un *excès de fabrication d'acide urique* on le combat avec Allopurinol, *Zyloric* (→) ou *Thiopurinol* (→).

Lorsque la goutte est due à un *défaut d'élimination urique,* on prévoit des urico-éliminateurs (*Ampliuril*).

∗ LE TRAITEMENT DE LA GOUTTE EST DÉFINITIF, car la tare causale est génétique, comme celle du diabète.

Parfois, on peut recourir aux cures thermales et à la chirurgie d'exérèse pour certains tophus.

Dans tous les cas la surveillance est locale (état articulaire) et générale.

Il faut en particulier surveiller la *diurèse* qui doit être obligatoirement supérieure à 2 litres par jour.

GRANULOMATOSE DES OS GRANULOME ÉOSINOPHILE DES OS

Voir *Histiocytaires (Syndromes)*

GRIFFES DU CHAT (MALADIE DES)

► Définition, causes et mécanisme :

C'est une adénite régionale (pour laquelle on incrimine des micro-organismes du genre Chlamydia) secondaire à une lésion cutanée par griffure de chat (mais aussi d'autres animaux) ou d'épine, écharde, etc. (On l'appelle aussi lymphoréticulose bénigne d'inoculation.)

► Signes essentiels :

* CLINIQUE : Après une incubation de 1 à 2 semaines (durant laquelle la lésion cutanée, le plus souvent minime, a habituellement cicatrisé) la maladie débute parfois par un malaise général avec fièvre et céphalée. Dans les cas typiques on a pu noter la lésion primaire : papule ou vésico-pustule. En règle générale on observe que *l'adénopathie régionale* est unilatérale (relais épitrochléen et creux axillaire, par exemple), parfois légèrement inflammatoire. L'évolution dure plusieurs semaines. Ramollissement et fistulation sont possibles.

* EXAMENS COMPLÉMENTAIRES : Ce sont NFS et surtout intradermo-réaction avec antigène spécifique, sérodiagnostic.

► Pronostic et traitement :

L'évolution est bénigne même en l'absence de traitement. Celui-ci peut comprendre l'aspiration du pus ganglionnaire, voire des antibiotiques (cyclines).

GRIPPE

► Définition :

C'est une maladie infectieuse très contagieuse des voies respiratoires due à un Myxovirus.

► Causes et mécanisme :

Le virus grippal (Myxovirus influenzae) comprend 3 types : A, B et C. Il n'y a pas d'immunisation croisée. La contamination est directe et strictement interhumaine. L'infection due au virus A réalise les grandes épidémies hivernales ; les mutations antigéniques du virus A rendent compte du retour périodique de ces épidémies.

► Signes essentiels :

* CLINIQUE : Après une incubation de 24-48 h la *grippe commune* débute brutalement : malaise général avec frissons, fièvre élevée, douleurs diffuses et catarrhe des voies respiratoires.

* EXAMENS COMPLÉMENTAIRES :

Ce sont :

- L'*isolement du virus* à partir d'un prélèvement pharyngé (lors des 3 premiers jours de la maladie) et l'inoculation *in ovo* (peu employée en pratique).
- Le *sérodiagnostic* (2 titrages sont nécessaires à 10 jours d'intervalle).
- La *radiographie pulmonaire* peut montrer des opacités hilifuges.
- La *NFS*, une *leucopénie*.

► Surveillance, évolution, complications :

Le pronostic est habituellemment bénin malgré l'importance de l'abattement ou l'existence d'une image pulmonaire.

* LES FORMES GRAVES OU MALIGNES se caractérisent essentiellement par une insuffisance respiratoire aiguë dont l'évolution peut être mortelle malgré les mesures de réanimation respiratoire.

Elles sont plus fréquentes chez les sujets tarés (insuffisants respiratoires chroniques, cardiaques, alcooliques) et aux âges extrêmes de la vie (nourrissons, vieillards) mais peuvent se voir chez des sujets jeunes et sains. On note dyspnée et cyanose, parfois une expectoration sanglante. Les *gaz du sang* montrent une hypoxie généralement sans hypercapnie ; la radiographie, des signes d'œdème pulmonaire.

* LES FORMES COMPLIQUÉES comprennent essentiellement les *surinfections* bactériennes de voies respiratoires supérieures et pulmonaires.

► **Traitement :**

Il comprend :

- *l'isolement*, le repos, des médications symptomatiques ;
- *l'antibiothérapie* chez les sujets fragiles (nourrissons, vieillards, insuffisants respiratoires, cardiaques) ;
- *la réanimation respiratoire* dans les formes graves ;
- *la vaccination* (sujets exposés et surtout sujets fragiles) ; la protection est de 6 mois à 1 an.

GROSSESSE
(SURVEILLANCE MÉDICALE)

► **Définition :**

C'est la surveillance de la mère et du fœtus pendant les 38 à 42 semaines d'aménorrhée de la conception.

Cette surveillance est basée sur 4 visites médicales obligatoires.

► **Première visite** : consultation de début de grossesse.

Buts :

* FAIRE LE DIAGNOSTIC de la grossesse :
  - début de l'aménorrhée, date des dernières règles normales ;
  - existence des signes sympathiques de grossesse ;
  - augmentation de volume de l'utérus.

* CALCULER LE TERME, c'est-à-dire la date prévue de l'accouchement.

Il y a deux façons de calculer le terme :

- *en mois* à partir de la date présumée de l'ovulation ; c'est la façon qui a été longtemps classique et qui reste celle de la Sécurité Sociale ;
- *en semaines d'aménorrhée,* à partir de la date des dernières règles normales ;
- *Correspondance approximative entre ces deux modes de calcul :*

. mois :	1	2	*3*	4	5	*6*	7	8	*9*
. semaines :	6	10	*15*	19	24	*28*	32	36/37	*41*

* DIAGNOSTIQUER LES ANOMALIES de début de grossesse :
  - à l'interrogatoire : leucorrhées, douleur spontanée, métrorragies ;
  - à l'examen : anomalie du volume utérin, masse annexielle, douleur des culs-de sac ;
  - . diagnostic : vaginite, grossesse extra-utérine, avortement, fibrome, môle, gémellité.

* RECHERCHER DES SIGNES PLUS TARDIFS : HTA, toxémie, hypotrophie, prématurité, diabète.

* DEMANDER DIVERS EXAMENS COMPLÉMENTAIRES :
  - Certains sont exigés par la loi : recherche de protéinurie ou glycosurie, réaction de Bordet-Wassermann, groupe sanguin standard et Rhésus, recherche d'agglutinines irrégulières si la patiente est de groupe Rhésus négatif, quel que soit le groupe du conjoint.
  - D'autres sont conseillés :
  - . agglutinines irrégulières si la patiente a déjà été transfusée, même si elle est de groupe Rhésus positif ;
  - . test pour la recherche du SIDA, si consentement de la femme ;
  - . sérodiagnostic de rubéole, à moins que la patiente n'ait déjà un sérodiagnostic > 1/20 ;
  - . sérodiagnostic de toxoplasmose, à moins que la patiente n'ait déjà un sérodiagnostic positif ;
  - . frottis de dépistage, sauf s'il y en a de moins de 2 ans ;
  - . examen cytobactériologique des urines s'il existe des antécédents d'infection urinaire ;
  - . échographie à prévoir entre la 18e et la 22e semaine.

* FORMALITÉS ADMINISTRATIVES : la déclaration de grossesse doit être faite.

* INFORMER ET CONSEILLER LA PATIENTE :
  - sur les règles d'hygiène ;
  - poids : prise de 10 à 12 kg pendant toute la grossesse ;
  - urines : recherche de glucose et protéines tous les 15 jours ;
  - revenir consulter régulièrement et surtout si une anomalie survient.

► **Visites au cours de la grossesse :** Buts :

* DÉPISTER LES ANOMALIES QUI APPARAISSENT EN COURS DE GROSSESSE, surveiller et éventuellement traiter celles qui sont déjà connues : la menace d'accouchement prématuré et l'hypotrophie sont les principales.

Grossesse

Évolution de la grossesse normale. Calendrier résumant les principaux faits cliniques et la surveillance.

1	Règles dernières	
2	Ovulation : début de la grossesse	
3		
4	Aménorrhée : règles manquantes : la femme se doute	
	Signes «sympathiques» de grossesse (nausées, vomissements) amaigrissement	
6	Le test de grossesse est positif : la femme sait	
7	Anémie ferriprive vraie (à traiter)	
8	Possibilité de diagnostic clinique de la grossesse	
9		
10		
11		
12	Perception des battements cardiaques foetaux (ultra-sons)	
13		**Tension 12/8**
14	Hauteur utérine : 10 cm, utérus palpable	**Poids+ 2 ou 3 kg**
15		
16	Fin des signes sympathiques de grossesse	
17	Perception des mouvements du foetus (multigeste)	
18		
19		
20	Perception des mouvements actifs du foetus (primigeste)	
21		
22		
23	Modification des principales constantes biologiques	
24	Fausse anémie par hémodilution	
25	Perception des battements cardiaques à l'oreille	
26	Présentation du siège fréquente	**Poids+ 6 kg**
27		**Tension 12/8**
28	Hauteur utérine 24 cm	*Limites de l'avortement légal*
29		*Début de l'accouchement prématuré*
30	Coloration brune des zones pigmentées : ligne brune, face, aréoles des seins	
31		
32	Version spontanée des foetus en présentation du siège	
33		
34	La tête foetale reste basse chez la primigeste	
35	Le segment inférieur se déplisse polyurie	
36	La tête foetale s'élève chez la multipare	
37	Modifications du col de l'utérus	*Fin de l'accouchement prématuré*
38	Possibilité d'une lactosurie	**Tension 11/7**
39		**Poids+ 9 kg**
40	Hauteur utérine 30, 32 cm	*Accouchement 90 % des cas*

Éléments de surveillance de la grossesse : dépistage de la toxémie gravidique par la prise de la tension artérielle, la pesée, la recherche d'une protéinurie, la recherche d'œdèmes des membres inférieurs.

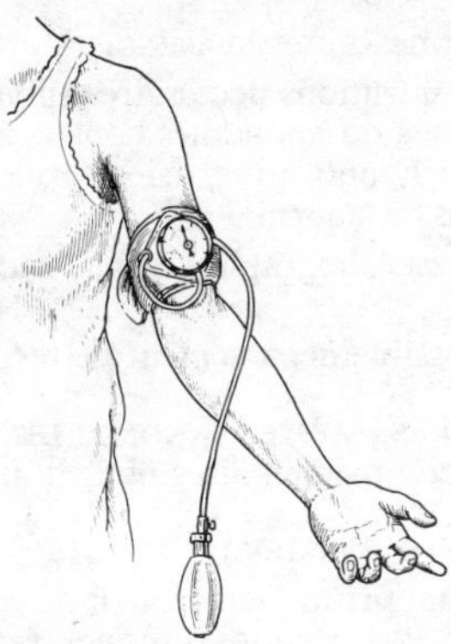

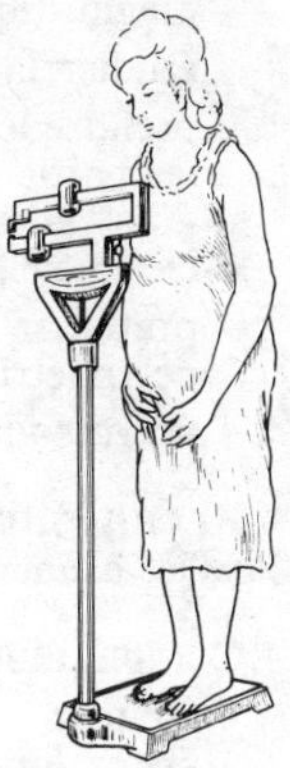

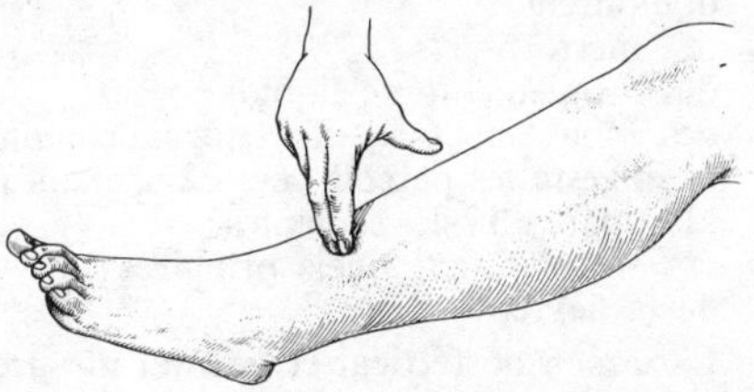

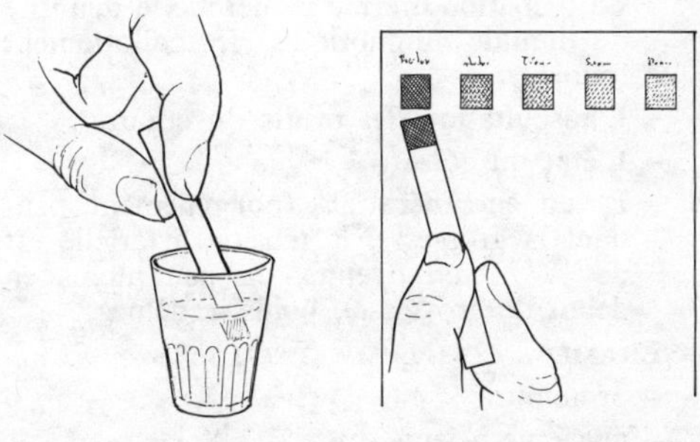

La constatation : d'une tension artérielle supérieure à 13 ; d'une prise de poids supérieure à 1 kg par mois ; d'œdème prétibial ; d'une albuminurie sur les urines du matin ; doit conduire à deux prescriptions : arrêt d'activité et repos en cas d'échec ; régime désodé.

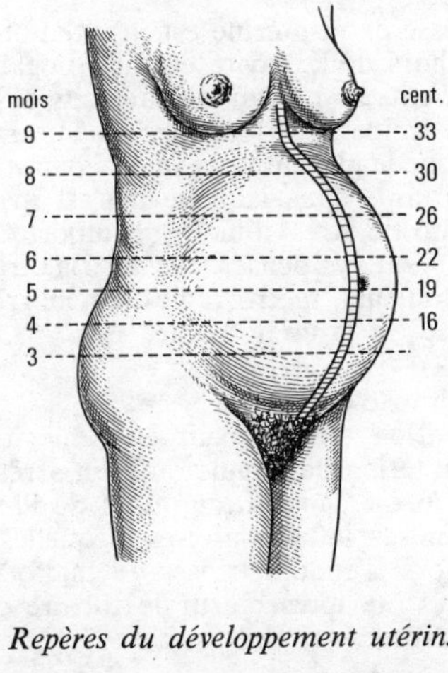

Repères du développement utérin.

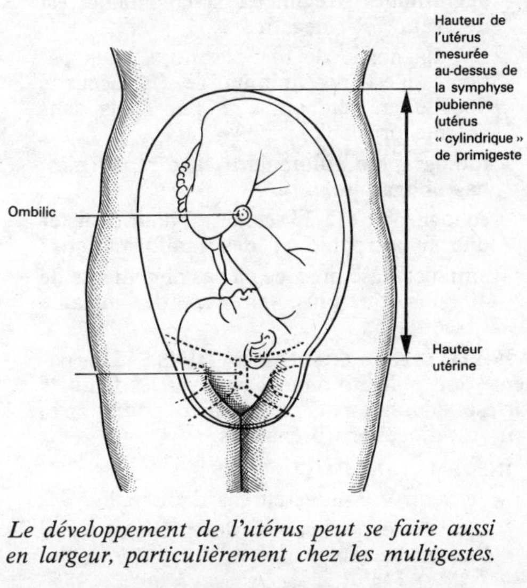

Le développement de l'utérus peut se faire aussi en largeur, particulièrement chez les multigestes.

– On recherchera, par l'interrogatoire, l'existence :
- des contractions anormales si elles sont d'une fréquence supérieure à 10 par jour, ou si elles sont rapprochées, intenses et/ou douloureuses ;
- des métrorragies ;
- des écoulements de liquide ;
- des mouvements actifs : normalement, la primigeste les perçoit vers 22 semaines, la multipare : 17-19 semaines ;
- des signes fonctionnels urinaires ;
- de la fièvre.

– L'examen obstétrical et général mesure la hauteur utérine :
- 4 mois : 16 cm ;
- 5 mois : 20 cm ;
- 6 mois : 24 cm ;
- 7 mois : 28 cm ;
- 8 mois : 32 cm ;
- 9 mois : 40 cm.

– La palpation utérine recherche la quantité de liquide amniotique, le ballottement fœtal.
– L'auscultation des bruits du cœur.
– L'état du col.
– L'examen général TA (normalement, pendant la grossesse, la tension artérielle est de 12/7 en moyenne, un peu moins en début de grossesse), poids, œdèmes.

∗ EXAMENS COMPLÉMENTAIRES :
– protéinurie ;
– glycémie à jeun ;
– agglutinines irrégulières si la patiente est de groupe Rh négatif ;
– sérodiagnostic de toxoplasmose, si la patiente n'est pas immunisée (la Sécurité Sociale en rembourse 1 par mois sans entente préalable) ;
– radiographie pulmonaire : à 6 mois (n'est pas obligatoire) ;
– échographie (32-33 semaines) pour dépister une hypotrophie et des malformations ;
– amniocentèse précoce en cas de patiente de 40 ans ou plus, en cas de maladie héréditaire.

∗ FORMALITÉS ADMINISTRATIVES : La patiente doit obligatoirement envoyer les feuillets correspondants aux 2e-3e examens pour percevoir ses allocations prénatales.

∗ INFORMATION ET CONSEILS :
– de venir consulter en cas d'anomalie ;
– de suivre les cours de préparation à l'accouchement.

► **Dernière visite 8e-9e mois :**
Buts :

∗ PRÉVOIR L'ACCOUCHEMENT :
– diagnostiquer la présentation ;
– étudier la perméabilité du bassin ;
– prendre les dispositions nécessaires suivant les particularités ou anomalies constatées : gros enfant, hypotrophie, siège utérus cicatriciel, bassin anormal ;
– pratiquer une échographie, une radiopelvimétrie ;
– prévoir un possible dépassement de terme.

∗ RECHERCHER LES MÊMES ANOMALIES et faire les examens complémentaires obligatoires.

∗ CONSEILLER ET INFORMER :
– au moment opportun pour partir accoucher : lors de contractions utérines régulières fréquentes toutes les 5 à 10 minutes, pendant au moins une heure ;
– de consulter en milieu obstétrical, s'il existe : des métrorragies, la perte des eaux, la diminution des mouvements actifs du fœtus, un terme dépassé de un jour.

GROSSESSE EXTRA-UTÉRINE

► **Définition :**
La grossesse extra-utérine est la nidation de l'œuf en dehors de la cavité utérine. Localisée le plus souvent au niveau de la trompe, elle entraîne des accidents redoutables d'hémorragie interne lorsque le placenta par sa croissance fait éclater la trompe dans laquelle il s'est inséré.

Son diagnostic, très difficile, comporte des pièges. On doit y penser devant la triade classique : douleurs, métrorragies, aménorrhée. Le diagnostic est la cœlioscopie.

► **Mécanisme d'action :**
Cette nidation tubaire peut être due à un retard de captation de l'ovule ou à un arrêt ou un ralentissement dans la migration de l'œuf : lors des sténoses inflammatoires, séquelles de salpingite, lors d'endométriose, de malformations tubaires ou après chirurgie tubaire quel que soit le motif.

Anomalies de la migration et de la nidation.

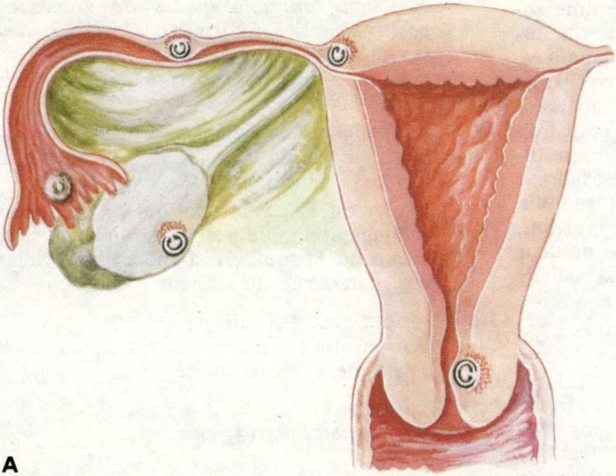

A

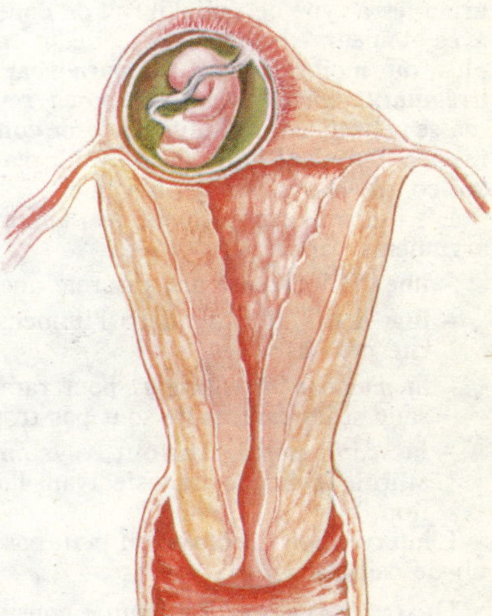

B

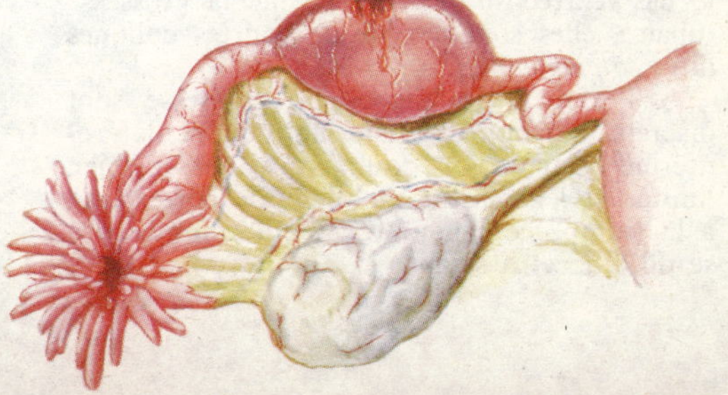

C

▶ Clinique :

On distingue, schématiquement, 3 tableaux :

⁎ INONDATION PÉRITONÉALE sous la forme catasclysmique : il s'agit d'une jeune femme qui présente un tableau d'hémorragie interne intense, pâleur du visage et des conjonctives, refroidissement des extrémités, soif vive, pouls très rapide, tension artérielle très abaissée, température normale ou abaissée. La palpation de l'abdomen révèle une défense et une sensibilité hypogastrique, mais le diagnostic est fait par le toucher vaginal : le col utérin est ramolli, l'utérus peut être un peu mou et gros, surtout, le cul-de-sac de Douglas réveille une douleur atroce, c'est le « cri du Douglas ». La malade groupée et réanimée, l'intervention ne souffre aucun retard.

⁎ L'HÉMATOCÈLE RÉTRO-UTÉRINE se discute dans une ambiance fort différente. Il s'agit d'une femme qui vient consulter pour un syndrome abdomino-pelvien fait de douleurs hypogastriques irradiant vers les jambes, de troubles urinaires à type de pollakiurie, de constipation avec douleurs de défécation, de métrorragies plus ou moins foncées, apparues après une irrégularité menstruelle. L'examen révèle une masse pelvienne sans limite nette, de consistance inégale, refoulant l'utérus en avant, plaquant le col contre la symphyse pubienne.

Les examens complémentaires apportent des arguments variables :

- une *NFS* évoque une discrète anémie ;
- une *R.I.G.* positive dans l'immense majorité des cas ;
- la *ponction du Douglas* peut ramener du sang si les caillots ne sont pas trop épais ;
- la *cœlioscopie* surtout, systématique, affirme le diagnostic juste avant l'intervention.

L'intervention découvre un petit bassin rempli de caillots.

⁎ HÉMATOSALPINX : La femme consulte pour des troubles des règles et des douleurs. Après un retard de règles de quelques jours ou une simple irrégularité, des hémorragies sont apparues, peu importantes, distillantes, continues, de sang noirâtre ou sépia, les douleurs siègent dans le bas-ventre, du côté où évolue la grossesse tubaire, elles sont à type de courtes coliques dites *salpingiennes.*

A l'examen, les signes de grossesse sont discrets, surtout il existe une masse latéro-utérine unilatérale, douloureuse, assez bien limitée et légèrement mobile. Elle correspond à la trompe contenant l'œuf qui commence à se décoller et à saigner.

Le diagnostic de grossesse extra-utérine non rompue est un des plus difficiles de la gynécologie, aussi on s'aidera de :

- *Réactions immunologiques de grossesse :*
  - *positives,* elles affirment l'origine des symptômes ;
  - *négatives,* elles ne permettent en rien d'éliminer le diagnostic.
- l'*échotomographie* met en évidence la vacuité ou non de la cavité utérine ainsi que la masse annexielle ;
- mais c'est la *cœlioscopie* qui est l'examen fondamental : elle permet le diagnostic en montrant la soufflure d'une trompe violacée, parcourue de vaisseaux dilatés.

▶ Pronostic et évolution :

Son pronostic est grave, mettant en jeu la vie de la patiente et sa fécondité.

▶ Traitement :

Il est toujours chirurgical.

⁎ LA CHIRURGIE CONSERVATRICE peut être envisagée dans deux circonstances :

- *hématosalpinx de petit volume,* par salpingotomie linéaire, véritable petite césarienne tubaire ;
- *avortement tubo-abdominal en cours,* où la technique est l'expression de la trompe, sans incision de la paroi.

⁎ LA CHIRURGIE RADICALE doit être faite dans les autres cas : c'est la *salpingectomie* avec conservation de la vascularisation ovarienne.

⁎ Quelle que soit la forme anatomique, PRÉVENIR LA PATIENTE DU DANGER DE RÉCIDIVE. Une ampoule de sérum anti-D doit être injectée si la malade est de groupe Rhésus négatif.

GROSSESSE PROLONGÉE

Voir *Terme dépassé (Grossesse prolongée)*

GYNÉCOMASTIE

▶ Définition :

La gynécomastie est une hyperplasie non tumorale de la glande mammaire chez l'homme.

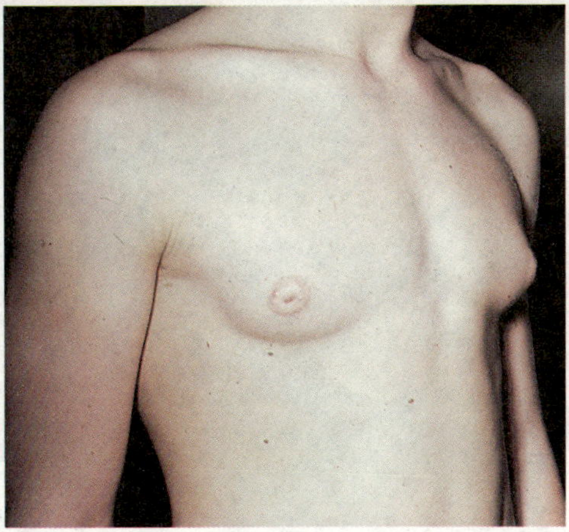

Gynécomastie.

► Causes et mécanisme :

C'est le problème essentiel mais le mécanisme n'est pas univoque, il reste parfois obscur.

⁎ GYNÉCOMASTIE PAR EXCÈS D'ŒSTROGÈNES :

- tumeurs testiculaires : leydigome, chorioépithéliome, T. de Sertoli ;
- prise d'œstrogènes ;
- tumeurs surrénaliennes féminisantes ;
- cirrhose du foie (défaut de catabolisme et d'excrétion des œstrogènes) ;
- hyperthyroïdie rare.

⁎ GYNÉCOMASTIE PAR DÉFAUT D'ANDROGÈNES :

- hypogonadisme primaire : Klinefelter, traumatisme (chirurgie, séquelles d'orchite) ;
- traitement par antiandrogène ;
- andropause.

⁎ GYNÉCOMASTIE MÉDICAMENTEUSE :

Digitaline, isoniazide, spironolactone, sulpiride, OP'DDD, réserpine, amphétamines, phénothiazine, cimétidine.

⁎ AUTRES CAUSES :

- hyperprolactinémies ;
- dénutrition ;
- hémodialyse ;
- syndromes paranéoplasiques.

Chez l'adolescent, la gynécomastie peut apparaître lors de la puberté de façon transitoire.

La gynécomastie est le plus souvent bilatérale, parfois accompagnée d'une galactorrhée ; une erreur possible : l'adipomastie. Lorsqu'elle est unilatérale il s'agit toujours d'une gynécomastie parapubertaire.

► Clinique :

En dehors de la gynécomastie, il faut rechercher des signes évocateurs d'une étiologie (hypogonadisme, anomalies des testicules, impuissance, etc.).

Il faut toujours contrôler la gynécomastie par une mammographie bilatérale.

Le tableau biologique et l'évolution sont variables selon les cas.

Biologiquement on demande selon les cas : prolactinémie à jeun, estradiol, progrestérone, FSH/LH, bêta-HCG, testostérone.

Radiologiquement radio pulmonaire, et mammographie (élimination d'une tumeur au moindre doute) : biopsies.

► Traitement :

Il n'y a pas de traitement médical. Ou bien on peut supprimer la cause et la gynécomastie guérit, ou on recourt à la chirurgie plastique. L'intervention est bénigne et très efficace.

HALLUX RIGIDUS
HALLUX VALGUS

Voir *Arthrose des pieds* et *Pieds et chevilles (Affections des)*

HAND-SCHULLER-CHRISTIAN (MALADIE DE)

Voir *Histiocytaires (Syndromes)*

HEINE-MEDIN (MALADIE DE)

Voir *Poliomyélite antérieure aiguë*

HÉMATÉMÈSE

Voir *Hémorragies digestives d'origine haute*

HÉMATODERMIES

DÉFINITION

Elle est contenue dans le nom : il s'agit de la prolifération dans la peau de cellules dérivées de certaines lignées sanguines. Cette prolifération est le plus souvent maligne.

HÉMATODERMIES DES LYMPHOMES

► **Parmi les lymphomes non hodgkiniens, le plus important est le mycosis fungoïde :** de cause inconnue, la prolifération débute et prédomine dans la peau et affecte une sous-population des lymphocytes, les lymphocytes T.

∗ ASPECTS CLINIQUES :

– *Le début* est lent et progressif chez un adulte parfois jeune. Il est marqué par un prurit parfois longtemps isolé, puis associé à des lésions trompeuses eczématiformes ou psoriasiformes.

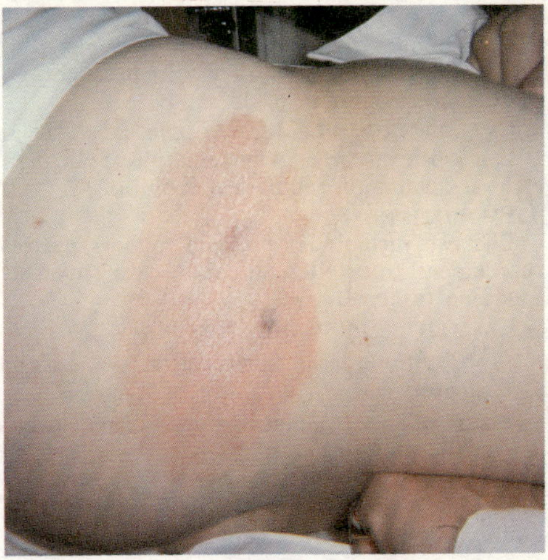

Parapsoriasis en plaques.

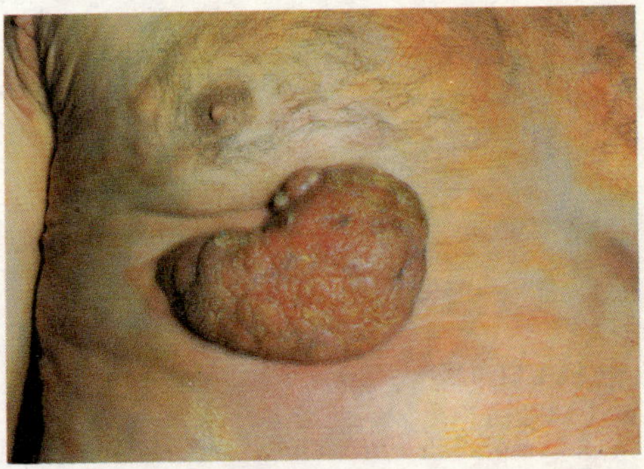

Mycosis fungoïde.

Le parapsoriasis en plaques ou lichénoïde (→) peut également être un mode de début. Ces stades sont ceux du prémycosis.

– *Les lésions* tenaces vont s'amplifier, se multiplier, devenir plus prurigineuses : l'histologie indique la présence de cellules caractéristiques du mycosis fungoïde ; les cellules de Sezary, également retrouvées dans le sang : c'est le stade du mycosis fungoïde confirmé.

– Enfin, *de véritables tumeurs cutanées se constituent :* bourgeonnantes, ulcérées, manifestement malignes. Elles sont associées à des adénopathies métastatiques : c'est le stade tumoral du mycosis fungoïde.

– D'autres aspects cliniques sont possibles en particulier *la forme érythrodermique* (→) où les cellules de Sezary sont précoces, en grand nombre dans le sang.

∗ EXAMENS COMPLÉMENTAIRES :

La biopsie cutanée est systématique : elle peut être en défaut au début de l'évolution.

∗ ÉVOLUTION :

Elle est variable, imprévisible, mais parfois rapidement mortelle au stade du mycosis fungoïde tumoral.

∗ ÉLÉMENTS DE SURVEILLANCE :

– prévention de la surinfection des lésions ulcérées ;

– surveillance hématologique d'une éventuelle chimiothérapie.

∗ TRAITEMENT :

Il associe corticothérapie locale et générale, chimiothérapie locale et générale, radiothérapie.

► **La maladie d'Hodgkin,** d'étiologie inconnue : l'atteinte cutanée est toujours secondaire à l'atteinte ganglionnaire.

∗ ASPECTS CLINIQUES :

– Le prurit est très fréquent, violent, parfois initial ou accompagnant les poussées.

– Zona, herpès, urticaire, érythrodermie peuvent se voir ainsi que :

– Des lésions infiltrées riches en cellules de Sternberg, en particulier nodules présternaux.

∗ ÉVOLUTION ET TRAITEMENT sont ceux de la maladie d'Hodgkin.

LEUCÉMIES

► **Lésions infiltrées** par des cellules de leucémies lymphoïde chronique, de leucémie myéloïde chronique, de leucémies aiguës, en particulier monoblastique.

► **Purpura** de mécanisme variable, *zona, herpès,* peuvent se voir et sont aspécifiques.

► **Le traitement** est celui de la leucémie en cause.

MYÉLOME

L'infiltration cutanée par des plasmocytes malins est rare.

HÉMATOME EXTRA-DURAL

Voir *Traumatismes crâniens*

HÉMATOME SOUS-DURAL CHRONIQUE

► **Définition et étiologies :**

C'est une collection hydrique et hémorragique qui se constitue entre la dure-mère et l'arachnoïde. Le saignement est initialement peu important, d'origine veineuse. L'hématome est longtemps bien toléré mais peut se décompenser rapidement du fait soit d'une reprise du saignement, soit de phénomènes osmotiques.

Le traumatisme crânien en cause est souvent minine, il peut ne pas être retrouvé à l'interrogatoire, surtout quand l'hématome se décompense et se révèle souvent quelques semaines ou quelques mois après le traumatisme. Il existe souvent un ou plusieurs facteurs prédisposant à la constitution d'un hématome sous-dural chronique : *âge avancé* (+++), *éthylisme, anticoagulants,* troubles de l'hémostase, déshydratation importante chez le nourrisson.

► **Tableau clinique :**

Il peut être évocateur surtout si le traumatisme crânien est retrouvé à l'interrogatoire et/ou s'il existe un terrain prédisposant.

∗ LE TABLEAU CLASSIQUE se constitue et s'aggrave progressivement.

Ce tableau associe des *céphalées,* qui sont un signe fidèle : elles s'aggravent progressivement et vont s'accompagner secondairement d'une *altération* elle aussi progressive *des fonctions supérieures* et/ou de la conscience. Enfin il peut apparaître des signes de localisation et en particulier une *hémiplégie* d'aggravation progressive. L'hémiplégie est située du côté opposé à l'hématome mais peut aussi être homolatérale à celui-ci. Dans les formes négligées, l'évolution peut se faire vers une hypertension intracrânienne (→) avec risque d'engagement cérébral et risque vital.

∗ LE TABLEAU CLINIQUE EST EN RÉALITÉ SOUVENT ATYPIQUE et parmi les formes trompeuses il faut citer :

– *les formes psychiatriques* pures avec altération globale des fonctions supérieures et parfois éléments dépressifs, et où le diagnostic différentiel est alors celui d'une détérioration par un processus démentiel ;

– les formes marquées par des *céphalées isolées,* puis par des signes *isolés d'hypertension intracrânienne ;*

– les formes simulant une *tumeur cérébrale évolutive.*

Il faut également connaître *les formes bilatérales.*

En pratique il faut savoir que l'hématome sous-dural chronique réalise souvent un *tableau trompeur* et du fait de sa curabilité par un geste chrirurgical simple, il faut savoir y penser devant toute pathologie neurologique et/ou psychiatrique récente, *a fortiori* si on a la notion d'un traumatisme crânien antérieur.

▶ Examens complémentaires :

∗ LES RADIOGRAPHIES DU CRÂNE rechercheront non pas tant un trait de fracture peu probable, mais un éventuel *déplacement de l'épiphyse* si elle est calcifiée.

∗ LE FOND D'ŒIL ne montrera pas souvent d'œdème papillaire vu l'âge avancé de ces malades.

∗ L'ÉLECTRO-ENCÉPHALOGRAMME ne peut que montrer des signes de souffrance cérébrale localisés, non spécifiques, mais invitant à la pratique des examens neuroradiologiques nécessaires à la confirmation du diagnostic.

∗ LA SCINTIGRAPHIE CÉRÉBRALE est un examen *performant* pour le diagnostic d'hématome sous-dural, montrant un croissant d'hyperfixation caractéristique ; c'est une de ses dernières indications.

∗ LE SCANNER CÉRÉBRAL met en évidence un décollement cérébral, le cerveau étant refoulé par une collection liquidienne spontanément hyperdense (mais on peut avoir un aspect hypodense, voire temporairement isodense).

▶ Surveillance :

∗ ELLE SERA NEUROLOGIQUE : conscience, déficit moteur, pupilles. Il existe un risque *de décompensation brutale,* surtout dans les formes évoluées.

∗ ELLE ASSURERA LA PRÉVENTION DES COMPLICATIONS de décubitus chez les malades âgés.

▶ Principes du traitement :

∗ IL EST NEUROCHIRURGICAL. Ce traitement consiste à évacuer l'hématome généralement par deux trous de trépan, au besoin sous seule anesthésie locale. C'est une intervention simple pouvant être proposée à des malades âgés (plus de 70 ans). L'hématome sous-dural chronique est une affection potentiellement curable.

∗ TRAITEMENT MÉDICAL ASSOCIÉ : Il faut assurer une correction des troubles de l'hémostase et une bonne hydratation avec l'intervention. En postopératoire, un traitement par les corticoïdes est utile.

∗ LA SURVEILLANCE POSTOPÉRATOIRE (clinique et tomodensitométrique) est nécessaire du fait du risque, surtout chez le sujet âgé, de mauvaise réexpansion cérébrale et/ou de récidives postopératoires.

HÉMATOME SOUS-DURAL DU NOURRISSON ÉPANCHEMENTS SOUS-DURAUX

▶ Définition :

Ce sont des collections de sang ou de liquide riche en albumine, situées sous la dure-mère.

▶ Causes et mécanisme :

Le traumatisme est la cause la plus fréquente (souvent peu important ; parfois inavoué : enfants victimes de sévices). Beaucoup plus rarement : méningites, déshydratation.

▶ Signes essentiels :

- augmentation rapide du périmètre crânien ;
- convulsions ;
- altération de l'état général.

▶ Signes paracliniques :

- *Hémogramme :* anémie.
- *Fond d'œil :* hémorragies rétiniennes.
- *Transillumination :* zone de diffusion de la lumière au niveau de l'hématome.
- *Ponction bilatérale de l'angle de la fontanelle :* ramène un liquide plus ou moins sanglant, très riche en albumine.
- *Radio du crâne et du squelette :* à la recherche de fractures.
- *Scanner cérébral.*

▶ Éléments de surveillance :

- périmètre crânien ;
- état de conscience.

▶ Évolution et complications :

Elle peut se faire vers le passage à la chronicité. Le pronostic est fonction de l'étiologie, de l'importance des lésions cérébrales sous-jacentes.

▶ Traitement et pronostic :

∗ PONCTIONS RÉPÉTÉES aussi souvent que nécessaire, à l'angle de la fontanelle ou par l'intermédiaire d'un trou de trépan si la fontanelle est fermée. En cas de passage à la chronicité, traitement neurochirurgical.

∗ LE PRONOSTIC est réservé. Risque de comitialité et de séquelles psychomotrices.

HÉMATURIE

▶ Définition :
C'est la présence macroscopique ou microscopique de sang dans l'urine.

▶ Signes cliniques et paracliniques :
L'épreuve des 3 verres (→) renseigne sur l'origine de l'hématurie : Une hématurie *initiale* est urétro-prostatique, une hématurie *terminale* est vésicale, par contre une hématurie *totale* est simplement abondante. L'U.I.V. et la cystoscopie en période hématurique si le saignement n'est pas trop abondant sont les premiers examens à pratiquer, l'indication d'autres explorations sera posée suivant les étiologies.

▶ Causes des hématuries :

∗ TRAUMATIQUES :
- rein ;
- vessie ;
- urètre.

∗ ORIGINE URÉTRO-PROSTATIQUE :
- adénome ;
- cancer de la prostate ;
- prostatites.

∗ ORIGINE VÉSICALE :
- tumeurs ;
- cystites ;
- bilharziose ;
- lithiases.

∗ ORIGINE RÉNO-URÉTÉRALE :
- lithiase ;
- cancer du rein et de la voie excrétrice ;
- polykystose ;
- tuberculose ;
- glomérulonéphrites.

∗ AUTRES CAUSES :
- trouble de la coagulation (malades sous anticoagulants, C.I.V.D.), qui doivent toujours faire rechercher une cause sous-jacente.

∗ AUCUNE CAUSE CERTAINE N'EST RETROUVÉE :
- dans 20 % des cas.

▶ Surveillance :
Une hématurie est une hémorragie. A ce titre la surveillance doit comprendre :
- *Cliniquement :* pouls, pression artérielle, coloration des conjonctives, de la peau.
- *Biologiquement :* NFS, groupe sanguin, éventuellement surveillance des paramètres de la coagulation.

▶ Traitement :
C'est celui de la cause.

HÉMIPLÉGIE DE L'ADULTE

▶ Définition :
Une hémiplégie est par définition la paralysie d'un hémicorps traduisant une atteinte encéphalique ou du tronc cérébral du côté opposé.

Les causes des hémiplégies sont dominées par les *accidents vasculaires constitués* (AVC). D'autres causes devront être recherchées, en particulier tumorale. L'enquête étiologique sera dominée par la recherche d'une cause curable, et le nombre et l'importance des examens demandés dépendront largement de l'âge et de l'état général du malade.

Le pronostic dépendra largement de la qualité du nursing, de la rééducation et de la réhabilitation du malade. Les soins infirmiers seront particulièrement importants.

▶ Signes cliniques :
Le diagnostic est en général facile.

∗ L'INTERROGATOIRE DU MALADE, s'il peut s'exprimer, ou de son entourage, est fondamental : *survenue progressive,* avec un déficit s'aggravant en tache d'huile, évoquant une tumeur, *survenue très brutale,* évoquant une embolie d'origine cardiaque ou une hémorragie cérébrale ; *survenue rapidement progressive,* évoquant une thrombose (carotide interne ou artère sylvienne), ou un hématome intracérébral s'aggravant.

* ÉTUDE DES ANTÉCÉDENTS : recherche d'un traumatisme crânien récent ou non, recherche d'une cardiopathie, d'une HTA, d'un traitement anticoagulant, d'accidents vasculaires transitoires antérieurs →, d'un contexte infectieux, d'un diabète (attention au diagnostic d'hypoglycémie).

* CHEZ UN SUJET CONSCIENT : le déficit peut être évident, le sujet ne pouvant bouger un hémicorps. Le tonus diminue au début du côté touché, flaccidité précédant dans les hémiplégies brutales la phase d'hypertonie (spasticité). Il y aura toujours un signe de Babinski du côté hémiplégié, généralement une augmentation des réflexes ostéo-tendineux qui sont vifs, voire diffusés et polycinétiques (réponse multiple). Il y a une asymétrie faciale par *paralysie faciale centrale* touchant essentiellement le facial inférieur, c'est-à-dire les muscles péribuccaux avec déviation de la bouche du côté sain. La répartition du déficit entre face-membres supérieurs, membre inférieur peut être homogène ou non ; prédominance brachio-faciale dans les atteintes de l'artère cérébrale moyenne, prédominance crurale dans celles de l'artère cérébrale antérieure.

En cas d'atteinte de l'hémisphère majeur, on aura une *aphasie,* c'est-à-dire en cas d'hémiplégie droite chez un droitier. Une aphasie est un trouble du langage écrit et oral touchant à la fois l'élocution (le sujet ne sait plus parler) et/ou la compréhension. On recherchera enfin une atteinte du champ visuel, un déficit de la sensibilité, des signes méningés ou d'hypertension intracrânienne, l'atteinte de la déglutition.

* LE MALADE PEUT ÊTRE VU DANS LE COMA : Le déficit hémiplégique est retrouvé par l'étude comparative du tonus, des réflexes, de la réaction à un stimulus douloureux, par la recherche d'un signe de Babinski, d'une asymétrie faciale, d'une déviation conjuguée de la tête et des yeux (vers le côté de la lésion).

* A L'OPPOSÉ, L'HÉMIPLÉGIE PEUT ÊTRE FRUSTE et ne sera retrouvée qu'après un examen soigneux : ROT asymétriques, Babinski unilatéral, petit déficit moteur, démarche évocatrice du malade « en fauchant » avec sa jambe atteinte.

▶ Enquête diagnostique :

Les examens sont en général pratiqués en milieu hospitalier, hormis dans les hémiplégies débutantes ou frustes, où les premiers examens peuvent être pratiqués « en ville ».

* LE SCANNER CÉRÉBRAL EST CAPITAL, pratiqué sans injection dans tous les cas, et surtout lorsque les signes cliniques évoquent une origine vasculaire : il permet alors d'évaluer son caractère ischémique, ou hémorragique, en cas de présence de sang. Lorsque le mode d'installation, ou les ATCD évoquent une origine tumorale, l'injection d'iode permet de préciser le siège, l'étendue, et le nombre des prises de contraste suspectes.

* L'EEG a un intérêt modéré depuis l'apparition du scanner, sauf en cas d'épilepsie associée.

* LA PONCTION LOMBAIRE EST LOIN D'ÊTRE SYSTÉMATIQUE, et elle est bien sûr contre-indiquée en cas d'hypertension intracrânienne lorsque le fond d'œil (systématique lui) révèle un œdème papillaire.

* LE DOPPLER + ÉCHOTOMOGRAPHIE est indiqué en cas d'ischémie cérébrale, pour identifier et chiffrer une lésion athéromateuse éventuelle des artères cervicales.

* L'ARTÉRIOGRAPHIE est affaire de cas particuliers, par exemple, dans un bilan de tumeur ou de malformation vasculaire éventuellement opérables, ou dans certaines pathologies ischémiques (→ AIT).

* LES EXAMENS BIOLOGIQUES USUELS seront systématiques (NFS, hémostase, iono, glycémie, etc.), de même la radiographie thoracique (cardiomégalie hypertensive, cancer pulmonaire primitif, pneumopathie d'inhalation précoce d'un malade encombré, etc.).

* LES EXAMENS CARDIOLOGIQUES – en dehors de l'ECG systématique – sont indiqués en cas d'embolie cérébrale présumée d'origine cardiaque, soit chez un sujet jeune avec bilan artériel négatif, soit chez un sujet plus âgé porteur de facteurs de risque d'embolies cérébrales (valvulopathies, infarctus, etc.), et l'on peut être amené à demander selon les cas des enzymes cardiaques (CPK, LDH, transaminases), un Holter (enregistrement ECG des 24 h), ou une échographie cardiaque.

Cependant, il faut bien comprendre que chacun de ces examens devrait être prescrit par les médecins dans un ordre logique, selon les signes cliniques et l'état du patient : il n'est pas question de réaliser de principe toute la panoplie des examens possibles.

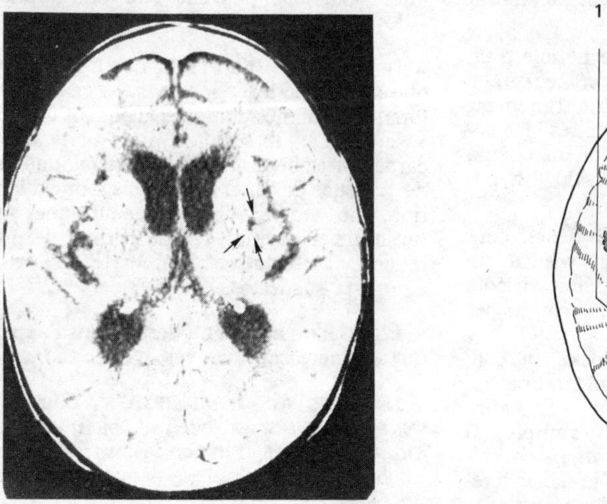

Scanner cérébral : image de lacune chez un hypertendu, (flèches). 1) Ventricule latéral, corne occipitale ; 2) Lacune ; 3) Corne frontale.

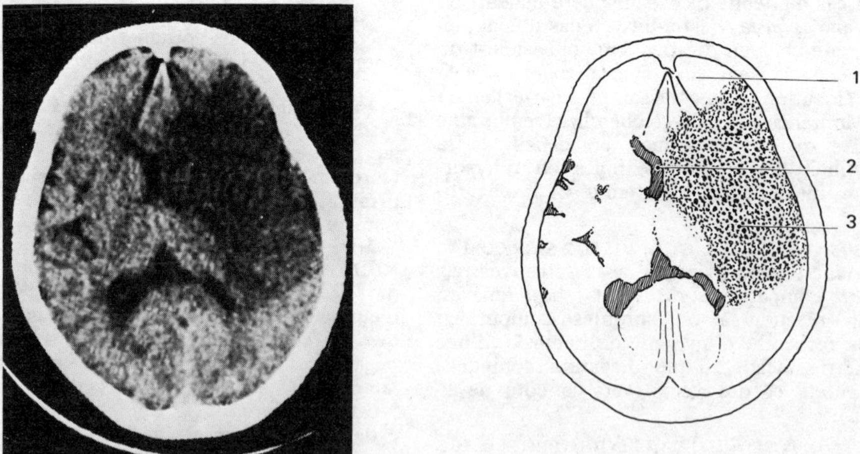

Scanner cérébral : infractus sylvien gauche réalisant une hypodensité étendue (zone grise) avec œdème cérébral déplaçant les ventricules vers le côté sain, la cause de cet infractus étendu est une embolie d'origine cardiaque.

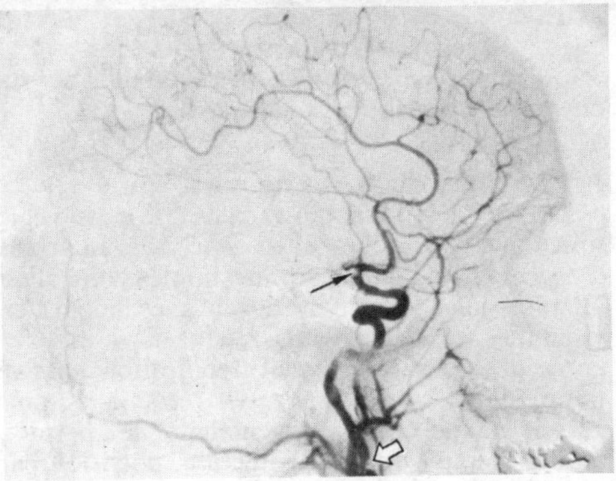

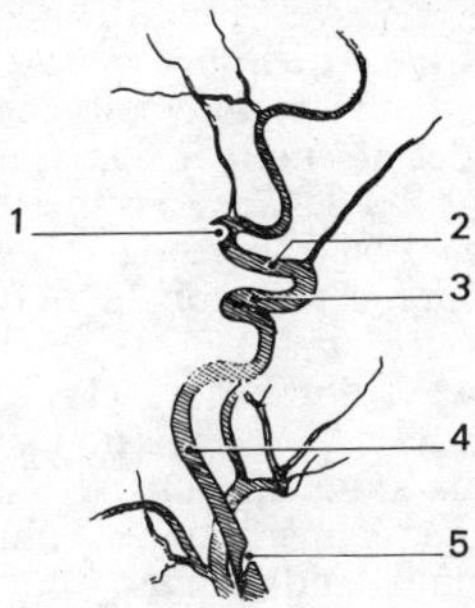

Artériographie carotidienne : image d'embolie (petite flèche) à l'origine de l'artère sylvienne provenant d'une sténose (flèche large) de la carotide peu avant son entrée dans le crâne. 1) Embolie sylvienne ; 2) Artère sylvienne ; 3) Siphon carotidien ; 4) Artère carotide interne ; 5) Sténose carotidienne.

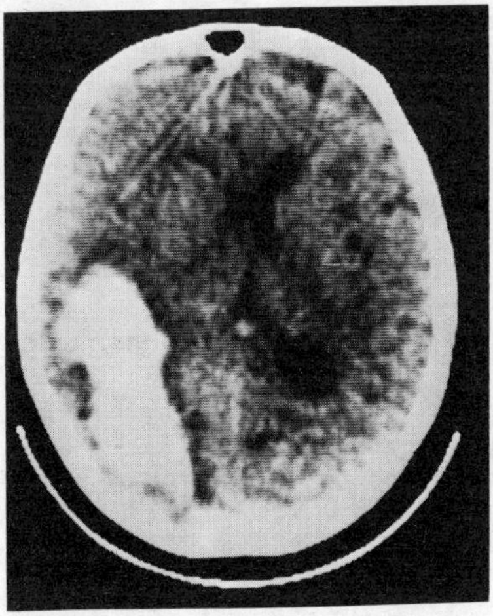

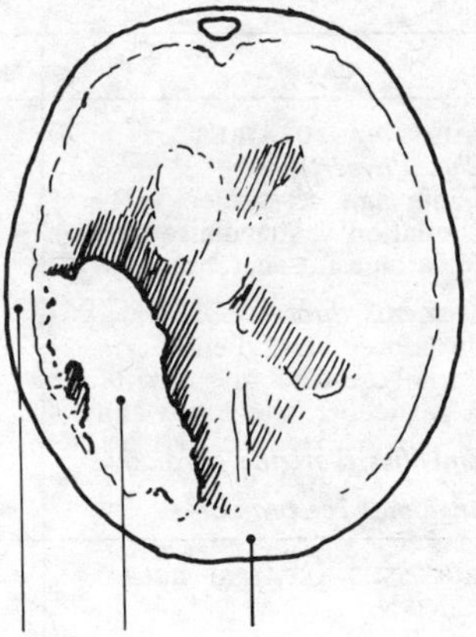

Scanner cérébral : hémorragie cérébrale étendue, de siège pariéto-occipital droit par rupture d'une malformation. Œdème cérébral associé avec déplacement des ventricules cérébraux (effet de masse). 1) Os pariétal ; 2) Hémorragie ; 3) Os occipital.

▶ Énumération des principales causes d'hémiplégies : voir tableau.

▶ Surveillance infirmière :

Elle portera sur l'état de conscience, l'importance du déficit moteur, la possibilité de vomissements, ou de fausses routes responsables d'aggravations, ou encore de crises comitiales lorsque la lésion est encéphalique (touchant les hémisphères cérébraux).

Également : diurèse et TA, respiration, température, tests de coagulation si les malades sont mis sous anticoagulants, etc.

Au stade de récupération, ce sont les progrès du patient qu'il faudra aider, tout en sachant dépister au plus tôt les fréquents états dépressifs que l'on peut observer à cette période, et qu'il faut traiter pour aider le malade à progresser.

Si le patient est grabataire, les soins de nursing sont capitaux : prévention d'escarres, de phlébites, fécalomes, soins de sonde d'alimentation ou urinaire, aspiration endo-trachéale en cas d'encombrement. **Mais la limite des soins et de la « réanimation » sont aussi un point qu'il faut aborder avec le médecin : on ne s'acharnera bien évidemment pas de la même façon après une hémorragie méningée ou un hématome extra-dural chez un sujet jeune, et devant l'hémiplégie massive du grand vieillard : c'est souligner l'importance de cette double notion du pronostic vital et fonctionnel.**

▶ Principes du traitement :

Les premiers jours qui suivent une hémiplégie sont souvent critiques, et en dehors de situations d'urgence, les soins les plus simples sont aussi les plus efficaces : hydratation avec apport en vitamines et électrolytes, rééducation motrice après quelques jours avec mobilisation passive pour éviter les ankyloses et les rétractions, puis active quand l'état du malade le permet, antibiothérapie en cas d'infection, nutrition par sonde ou par la bouche afin d'éviter une trop sévère dénutrition, anticoagulants à dose iso- (quand le malade ne peut être levé : *Calciparine* ou *Fraxiparine*), ou hypocoagulante (si phlébite ou embolie pulmonaire) selon les indications.

À chaque cause par ailleurs correspondent un traitement étiologique fonction du bilan initial et des examens complémentaires, mais dans tous les cas, c'est de la qualité des soins dès le début de l'hémiplégie que dépend en grande partie le pronostic à long terme.

Hémiplégie de l'adulte

CAUSES	DIAGNOSTIC	TRAITEMENT
✳ CAUSES VASCULAIRES :		
– *Chez l'hypertendu*		
. Hémorragie cérébrale . Inondation ventriculaire (coma) . Hématome intracérébral	HTA Traitement anticoagulant Scanner	Chirurgie parfois
– *Accidents thrombotiques*		
. Thrombose carotidienne . Thrombose cérébrale *in situ*, en particulier artère sylvienne	Artériographie	Indication chirurgicale exceptionnelle (premières heures)
– *Embolies d'origine cardiaque*	Examen cardio-vasculaire	Anticoagulants parfois
– *Angiomes cérébraux* →	Artériographie	
✳ PROCESSUS EXPANSIF INTRACRÂNIEN :		
– Abcès – Tumeur supratentorielle – Hématome sous dural	Scanner	Antibiotique ou Neurochirurgie
✳ CAUSES PLUS RARES :		
– Méningite tuberculeuse	PL	Antituberculeux
– Sclérose en plaques	PL	
– Maladie d'Osler	Hémoculture	
– Maladies générales : Horton, lupus, sarcoïdose, Behcet	Échocardiographie	

HÉMOCHROMATOSE

▶ Définition :

C'est une surcharge ferrique polyviscérale et notamment hépatique avec réaction scléreuse. On distingue deux grands cadres : l'hémochromatose *primitive* (où il existe un facteur génétique) et les hémochromatoses *secondaires.*

▶ Causes et mécanisme :

* L'HÉMOCHROMATOSE PRIMITIVE est génétiquement transmise ; l'absorption du fer au niveau de la muqueuse intestinale est excessive.

* LES HÉMOCHROMATOSES SECONDAIRES se voient notamment au cours d'anémies chroniques, surtout polytransfusées. La cirrhose éthylique s'accompagne parfois d'une hépatosidérose secondaire.

▶ Signes essentiels :

Est décrite l'hémochromatose idiopathique.

* CLINIQUE : Elle est dominée par une triade : *hépatomégalie, pigmentation cutanée, diabète,* à laquelle peuvent s'associer des atteintes cardiaques et endocriniennes (en particulier gonadiques), enfin une atteinte articulaire est possible (chondrocalcinose, etc.).

* EXAMENS COMPLÉMENTAIRES : Le fer sérique est augmenté, le coefficient de saturation de la sidérophiline est supérieur à 80 %. La ferritine est augmentée. Le test au *Desféral* (injection i.m. de desferrioxamine) entraîne une sidérurie proportionnelle au stock martial et aide à faire la part entre hémochromatoses primitive et secondaire. La laparoscopie montre un foie dur de couleur rouille et permet la biopsie qui montre une fibrose et une surcharge ferrique (coloration de Perls). Une biopsie gastrique ou rectale permet également d'apprécier la surcharge en fer. Sont également faits : bilan hépatique, glycémie, glycosurie, ou hyperglycémie provoquée *per os,* bilan endocrinien (gonades, surrénale, hypophyse, etc.) et E.C.G., parfois un typage HLA.

▶ Éléments de surveillance :

En résumé, surveillance de l'hémoglobine et du fer sérique au cours des saignées répétées ; surveillance d'un diabète ; surveillance du cœur et de l'état hépatique (risque d'hépatome).

▶ Évolution, complications :

Non traitée, l'hémochromatose expose à la mort par cachexie, diabète, insuffisance cardiaque. Sous l'influence des saignées la pigmentation s'efface progressivement, l'état hépatique et le diabète se stabilisent. Trois complications peuvent cependant se voir : : *surinfection* (tuberculose) et surtout *hépatocarcinome* et *insuffisance cardiaque.*

▶ Pronostic et traitement :

Près de 30 % des malades meurent en dépit du traitement.

Celui-ci comprend :

- un régime pas trop riche en fer et surtout sans alcool ;
- les saignées répétées, qui permettent de soustraire des quantités importantes de fer : 400 ml toutes les semaines tant que la sidérémie ne baisse pas, puis plus espacées ;
- la desferrioxamine *(Desféral),* agent adjuvant parfois utile qui agit en chélatant le fer ;
- il faut faire une enquête familiale.

HÉMOGLOBINURIES PAROXYSTIQUES NOCTURNES

▶ Définition :

C'est une anomalie intracorpusculaire acquise responsable d'anémie hémolytique intravasculaire. Les globules rouges sont anormalement fragiles en milieu acide et se détruisent notamment la nuit.

▶ Cause :

Elle est inconnue. En fait il s'agirait d'une maladie acquise de la moelle atteignant les trois lignées sanguines dont au premier plan la lignée érythroblastique.

▶ Signes cliniques et paracliniques :

C'est une anémie hémolytique chronique (→). Les crises douloureuses abdominales, l'hémoglobinurie nocturne orientent vers le diagnostic qui va être affirmé par le test de Ham Dacie (→) et le test au sucrose (→). Les signes d'atteinte des autres lignées peuvent être présents, traduits par une granulopénie et une thrombopénie.

▶ **Évolution, complications :**

Elles sont le plus souvent graves, évoluant vers la mort en quelques années. Les principales complications accompagnant l'évolution sont les crises hémolytiques, la sensibilité aux infections, les thromboses veineuses profondes (veines porte ou cérébrales), l'évolution vers la leucémie aiguë myéloblastique, l'insuffisance médullaire globale.

▶ **Traitement :**

La possibilité d'aggravation par les transfusions, le fer, l'héparine rend le traitement symptomatique difficile : culots globulaires lavés, antivitamines K, dicoumariniques.

HÉMOPHILIE

▶ **Définition :**

C'est un déficit congénital en facteur VIII (hémophilie A : 85 %) ou en facteur IX (hémophilie B : 15 %) dû à une tare récessive liée au chromosome X. Les hommes sont atteints, les femmes hétérozygotes transmettent la tare, les femmes hémophiles (homozygotes) sont exceptionnelles. Les hémophilies *majeures* (facteur VIII ou IX ⩽ 1 %) sont symptomatiques spontanément. Les hémophilies *modérées* (facteur VIII ou IX entre 2 et 15 %) ne saignent qu'après chirurgie.

▶ **Causes :**

Il s'agit en fait non d'un déficit mais de la synthèse d'un facteur inactif.

▶ **Signes cliniques et paracliniques :**

∗ C'EST LA SURVENUE D'HÉMORRAGIES PROVOQUÉES dès le plus jeune âge :

- hématomes des membres pouvant être compressifs, du psoas, du plancher de la bouche pouvant être asphyxiants ;
- hémarthroses, source d'ankylose et d'attitude vicieuse des genoux, des coudes, des hanches ;
- plaies vasculaires, par exemple après la chute d'une dent ;
- hématurie abondante ;
- hémorragies viscérales plus rares.

∗ LE DIAGNOSTIC repose sur l'allongement du TCK avec un temps de Quick normal et sur le dosage des facteurs VIII et IX.

▶ **Surveillance :**

- C'est la *prévention des hémorragies :* limitation des risques de choc, proscription des injections intramusculaires, intervention ou extraction dentaire en milieu spécialisé.
- *Inscription à l'Association des hémophiles.*
- *Dépistage* des porteurs de tares et *conseil génétique.*
- C'est d'assurer l'insertion sociale du malade par les centres d'éducation pour hémophiles.

▶ **Évolution :**

- L'hémophile atteint l'âge adulte et donc est capable de transmettre la tare.
- Le risque permanent d'hémorragie, les séquelles des hémarthroses, les problèmes psychologiques et sociaux dominent l'évolution.
- L'apparition chez certains malades (forts répondeurs) d'un anticorps anti-facteur VIII va compliquer le traitement en cas d'hémorragie.

▶ **Traitement :**

Outre le traitement préventif, les transfusions, le plasma frais, les concentrés de facteurs anti-hémophilies permettent chez le malade sans anticorps de passer le cap des hémorragies et de rendre possibles les interventions chirurgicales.

HÉMOPTYSIE

▶ **Définition :**

Expectoration de sang provenant des voies aériennes sous-glottiques.

▶ **Causes et mécanisme :**

L'hémoptysie est un symptôme parfois révélateur dont il faut s'efforcer de retrouver la cause :

∗ BRONCHO-PULMONAIRE : Toutes les maladies broncho-pulmonaires peuvent entraîner une hémoptysie, mais il faut surtout évoquer : la tuberculose, les tumeurs bronchiques malignes ou bénignes, la dilatation des bronches, les pneumopathies, les mycoses et surtout l'aspergillose, les bronchites aiguës ou chroniques.

∗ CARDIO-VASCULAIRE : Embolie pulmonaire, œdème pulmonaire, rétrécissement mitral. Les anticoagulants peuvent jouer un rôle déclenchant, mais imposent la recherche d'une cause.

* BEAUCOUP PLUS RAREMENT, L'ORIGINE EST TRAUMATIQUE, soit traumatisme *thoracique*, soit traumatisme *bronchique* (bronchofibroscopie avec biopsie, corps étrangers, inhalation d'un corps toxique).

* PARFOIS LE BILAN RESTE NÉGATIF et impose une surveillance.

▶ Signes cliniques :

On distingue les hémoptysies en fonction de leur abondance :

* HÉMOPTYSIE DE FAIBLE ABONDANCE, se limitant à un crachat sanglant ou à des stries sanglantes dans une expectoration.

* HÉMOPTYSIE DE MOYENNE ABONDANCE : elle peut être précédée d'une gêne laryngée, puis c'est le rejet, dans des efforts de toux de crachats rouges, aérés en quantité variable.

* HÉMOPTYSIE DE GRANDE ABONDANCE, d'apparition brutale avec hypotension, voire collapsus nécessitant une réanimation immédiate.

Il est parfois difficile de faire le diagnostic avec une hématémèse ou une hémorragie buccale ou ORL.

▶ Examens complémentaires :

* LA RADIOGRAPHIE, en dehors d'une image en rapport avec l'étiologie, peut montrer un aspect de granité posthémoptoïque.

* L'EXAMEN DES CRACHATS recherche le BK ou un germe.

* LA BRONCHOFIBROSCOPIE est indispensable.

* L'ÉLECTROCARDIOGRAMME S'IMPOSE ET LA SCINTIGRAPHIE PULMONAIRE sera pratiquée si l'on suspecte une embolie pulmonaire.

* EN URGENCE, il faut prélever une numération formule sanguine, un groupe et un taux de prothrombine.

▶ Éléments de surveillance :

– *Cliniquement* : pouls, tension artérielle, importance et surtout récidive de l'hémoptysie.

▶ Évolution – Complications :

Elle peut être mortelle dans les formes foudroyantes. Habituellement l'hémoptysie se tarit, les crachats deviennent noirâtres réalisant la queue de l'hémoptysie, puis ils disparaissent.

▶ Traitement :

De façon *symptomatique* : repos au calme, éventuellement sédatif de la toux et réanimation dans les formes graves. Le traitement doit être *étiologique* lorsqu'il est possible.

HÉMORRAGIES DIGESTIVES D'ORIGINE HAUTE

▶ Définition :

Il s'agit d'hémorragie dont le siège est œsophagien, gastrique ou duodénal. Il peut s'agir d'une hématémèse (à différencier d'une hémoptysie ou d'une épistaxis déglutie) ou d'un méléna (à différencier de la présence de fer dans les selles en cas de traitement martial).

▶ Causes et mécanisme :

Il s'agit soit d'une rupture d'un vaisseau (varice œsophagienne, érosion artérielle par un ulcère), soit d'une congestion vasculaire, localisée (périulcéreuse) ou diffuse (certaines gastrites hémorragiques). Les principales étiologies sont indiquées dans le tableau page suivante.

▶ Signes essentiels :

* CLINIQUE : Ce sont les hématémèses et/ou méléna. Le saignement n'est parfois pas encore extériorisé et devant des signes d'anémie aiguë (pâleur, tachycardie, chute tensionnelle, angoisse, dyspnée) il faut penser à faire un toucher rectal (qui peut montrer le méléna) et mettre une sonde gastrique (qui peut ramener du sang). L'anamnèse et l'examen clinique peuvent de plus orienter vers une étiologie (voir *supra*).

* EXAMENS COMPLÉMENTAIRES :

Ils sont réalisés en urgence, en milieu hospitalier :

– Groupe sanguin, munération formule sanguine, ionogramme, étude de l'hémostase (T.P., T.C.K.).

– Fibroscopie œso-gastro-duodénale. Elle peut être réalisée au lit du malade. Elle permet de voir une ou plusieurs lésions et le plus souvent d'affirmer laquelle a saigné (par exemple, un ulcère centré par un caillot chez un malade par ailleurs cirrhotique et ayant des varices œsophagiennes, voire en plus une banale hernie hiatale associée).

Hémorragies digestives d'origine haute

ÉTIOLOGIES	SIGNES D'ORIENTATION, COMMENTAIRES
HYPERTENSION PORTALE (H.T.P.) [rupture de varice œsophagienne]	. Cirrhose (→), alcoolique ou d'autre origine : – circulation collatérale, splénomégalie, lame d'ascite mais toute hématémèse chez un cirrhotique n'est pas d'origine œsophagienne . Autres causes d'H.T.P. (→ Hypertension portale)
LÉSIONS GASTRO-DUODÉNALES	
1. ulcère gastrique ou duodénal	. Notion de crampes épigastriques postprandiales, tardives, calmées par l'alimentation . Parfois, hémorragie révélatrice, notamment après prise d'anti-inflammatoires (aspirine)
2. ulcères aigus	. Médicamenteux, de stress
3. gastrite hémorragique	
4. tumeurs bénignes ou malignes	. Notion de dyspepsie, d'altération de l'état général, d'anémie chronique
5. hernie hiatale	. Notion de pyrosis, se méfier d'une cause associée
6. Mallory-Weiss	. Déchirure du cardia et du bas œsophage à la suite d'efforts de vomissements répétés

– Le transit gastroduodénal est difficilement réalisable en période hémorragique et ses résultats souvent insuffisants.

– L'artériographie digestive peut être utile lorsque les autres méthodes ont échoué (elle n'est pas réalisable immédiatement après un T.G.D. à cause des résidus barytés).

▶ Éléments de surveillance :

La surveillance doit se faire chez un malade hospitalisé, si possible en réanimation. Elle repose sur : le pouls, la T.A., l'aspiration gastrique, le taux d'hémoglobine. C'est surtout le rythme des transfusions nécessaires qui permet d'apprécier l'abondance de l'hémorragie.

▶ Évolution, complications :

L'évolution de l'hémorragie est parfois cataclysmique imposant la laparotomie exploratrice d'urgence, avant l'installation d'un choc hémorragique grave (risque d'anurie, de complications cérébrales, etc.). D'autres complications sont à craindre : fausses routes, complications en rapport avec une sonde de Blakemore (→).

▶ Pronostic et traitement :

* LE PRONOSTIC est fonction de la cause, du terrain, de l'abondance et de l'évolution de l'hémorragie, de l'importance d'une éventuelle intervention chirurgicale.

* LE TRAITEMENT est d'abord symptomatique : correction d'un choc éventuel, transfusions. Des méthodes d'hémostase endoscopique peuvent être employées dans certains cas. Elles sont variées : laser, coagulation mono- ou bipolaire, injections d'adrénaline et/ou de produits sclérosants. Cette dernière méthode est très employée pour les varices œsophagiennes (sclérose de VO). Elle peut être faite en urgence ou au décours immédiat de l'hémorragie (la plupart des endoscopistes préfèrent que l'on essaye d'abord d'obtenir l'hémostase avec une sonde à ballonnet. Celles-ci sont de plusieurs types : Blakemore (classique pour les varices de siège œsophagien), de Linton ou apparentées, mises au point pour les varices gastriques. Les autres méthodes sont radiologiques (embolisations artérielle ou veineuse) et bien sûr chirurgicales.

Enfin, chez le cirrhotique, on luttera contre l'apparition d'une encéphalopathie par les lavages digestifs, le *Duphalac* ou la *Néomycine.*

HÉMORRAGIE MÉNINGÉE NON TRAUMATIQUE

▶ Définition :

C'est un saignement dans les espaces sous-arachnoïdiens (méninges) provoqué par une malformation vasculaire cérébrale et/ou une

HTA. C'est une *urgence fréquente* pouvant survenir à tout âge, nécessitant un *transfert immédiat en neurochirurgie* vue la gravité de *la situation.*

▶ Clinique :

Le tableau est de début brutal, dominé par des céphalées atteignant rapidement un caractère diffus, une intensité importante ou intolérable ; un début unilatéral doit être noté. Le tableau s'enrichit souvent de nausées, de vomissements et de photophobie. Le malade a une petite obnubilation de la conscience associée à une agitation caractéristique.

Il n'y a pas de fièvre élevée mais volontiers une fébricule (38 °C), il existe en règle générale une tachycardie et une hausse tensionnelle. Le médecin retrouve à l'examen un *syndrome méningé* (nuque raide et douloureuse, signe de Kernig), les réflexes sont vifs. Il existe souvent un signe de Babinski bilatéral, parfois des paralysies oculo-motrices.

Le diagnostic est difficile dans les formes atypiques où le problème essentiel est de ne pas méconnaître l'hémorragie méningée (et donc de poser l'indication de la ponction lombaire et du scanner). La céphalée n'est pas si intense, la nuque peu raide, et l'hémorragie méningée peut être confondue avec une *céphalée banale ou une migraine.* L'agitation peut être au premier plan, et alors il y a risque d'erreur avec une *simple ivresse ;* inversement le malade *est dans le coma* et il faut penser à l'hémorragie méningée parmi les autres causes de coma et recourir à la PL (Le pronostic est très grave dans ces cas).

▶ Diagnostic :

∗ LE MÉDECIN réalise un *fond d'œil, des radiographies du crâne,* pour éliminer un traumatisme récent, un scanner s'il est possible et sinon une *ponction lombaire en urgence.* Le liquide est hypertendu et rosé ou franchement hémorragique, ceci dans les 3 tubes (pour éliminer une piqûre vasculaire) ; on fera une étude cytologique, biochimique et bactériologique – pour éliminer une méningite – : nécessité de trois tubes de prélèvement.

Transfert par le SAMU, le malade réanimé, dans le service de neurochirurgie.

∗ EN SERVICE SPÉCIALISÉ :

- *Le scanner en urgence* confirme l'hémorragie (sang dans les espaces ventriculaires et méningés), recherche un éventuel hématome intracérébral qui peut être menaçant et rend le traitement chirurgical plus urgent.
- *Mise en route du traitement médical.*
- *Bilan artériographique* recherchant une malformation vasculaire cérébrale. Il faudra explorer les deux axes carotidiens et le système vertébro-basilaire. Ce bilan est pratiqué souvent 1 ou 2 jours après l'accident hémorragique, l'état du malade s'étant amélioré, rarement en urgence, chez un malade qui s'aggrave (hématome intracérébral) et chez qui le geste chirurgical doit être précipité.

Ce bilan sera récusé chez les malades ne pouvant être opérés :

- malade dans le coma ne s'améliorant pas ;
- hypertension artérielle non corrigée ;
- sujets âgés, antécédents pathologiques multiples.

- *On saura apprécier la gravité immédiate* (liée à l'importance des signes déficitaires et des troubles de la conscience) et *débuter une surveillance étroite.*

▶ Énumération des étiologies :

- anévrismes artériels (→) surtout ;
- angiomes cérébraux (→) ;
- hypertension artérielle ;
- accidents des traitements anticoagulants ;
- hémopathies et troubles de l'hémostase ;
- endocardite bactérienne d'Osler.

▶ Surveillance infirmière :

Elle sera particulièrement vigilante du fait du *risque d'aggravation brutale de ces malades.* Elle portera sur la conscience, le pouls et la pression artérielle, l'apparition ou l'aggravation d'un déficit moteur, l'apparition de crises convulsives, l'apparition d'une mydriase, les fonctions vitales (respiration, tension artérielle, température), ionogramme, gaz du sang.

Dans les cas favorables, il y a amélioration de l'état en quelques jours. En cas d'anévrisme, il faut connaître le risque de récidive hémorragique maximal entre le 6e et le 10e jour. Un nouveau saignement devra être redouté (appeler le médecin d'urgence) devant la reprise des céphalées, un nouveau décalage thermique, une accélération du pouls, une hausse de la tension artérielle, une reprise de l'agitation, une aggravation des troubles de la conscience.

▶ Traitement symptomatique :

- Contrôler toute hausse tensionnelle.
- Mettre le malade au calme dans la pénombre, le rassurer.
- Traitement antalgique et sédatif.

– Assistance respiratoire : indications larges, importance fondamentale de la surveillance de la respiration du malade, des gaz du sang, de la spirométrie du ventilateur.
– Rééquilibration hydro-électrolytique.
– Anticonvulsivants si nécessaire.

HÉMORROÏDES

▶ **Définition :**
Ce sont des dilatations variqueuses du plexus sous-cutanéo-muqueux ano-rectal. Elles peuvent être internes (détectées par l'anuscopie) ou « externes », visibles et palpables à la marge anale.

▶ **Causes et mécanisme :**
Les facteurs favorisants sont multiples : familiaux, troubles du transit, grossesse, hypertension portale, etc.

▶ **Signes essentiels :**

* CLINIQUE :
Elles sont asymptomatiques ou s'accompagnent de :
– *rectorragies* (dues plus à des anomalies du réseau capillaire qu'à une rupture de « varice ») survenant classiquement après la selle qu'elles « arrosent » et « tachant » le papier hygiénique ;
– *procidence* avec prolapsus intermittent ou permanent, voire étranglé et risquant de se thromboser et de s'ulcérer ;
– *anite hémorroïdaire,* soit diffuse, rouge (source de rectorragies), soit avec cryptite ou papillite ;
– *thrombose,* soit externe, très douloureuse, avec une tuméfaction bleutée, dure, qui se flétrira en donnant une marisque, soit interne, soit thrombose d'hémorroïdes procidentes, appelée alors « étranglement hémorroïdaire ».

* EXAMENS COMPLÉMENTAIRES : L'examen proctologique est indispensable (examen de la marge, T.R., anuscopie, rectoscopie) pour le diagnostic positif et différentiel (cancer ano-rectal, recto-colite hémorragique, etc.). La préparation consiste en 1 ou 2 lavements évacuateurs à l'eau ou à l'aide de solutés du commerce *(Normacol-lavement).*

▶ **Traitement :**
On dispose selon les cas de :
– régularisation du transit ;
– pommades et suppositoires veinotropes ;
– injections sclérosantes sous-muqueuses (rectorragies surtout) ;
– ligature élastique (procidences) ;
– cryothérapie ;
– chirurgie (qui doit être bien faite si l'on veut éviter des séquelles pénibles comme l'incontinence).

Une thrombose hémorroïdaire peut être immédiatement soulagée par l'incision et le curetage du caillot. Une thrombose sur prolapsus étranglé peut être traitée par la radiothérapie ou la chirurgie.

HÉMOSPERMIE

Une éjaculation sanglante relève dans l'immense majorité des cas d'une lésion anodine, exceptionnellement d'une tuberculose, d'une lésion prostatique ou vésicale.

HÉPATITES (CLASSIFICATION)

▶ **Définition :**
Il s'agit d'affections atteignant l'ensemble du parenchyme hépatique et s'accompagnant d'une réaction inflammatoire.

▶ **Causes et mécanisme :**
Les principales étiologies sont indiquées dans le tableau page ci-contre.

HÉPATITE ALCOOLIQUE AIGUË

▶ **Définition, causes et mécanisme :**
Relativement rare, l'hépatite alcoolique aiguë complique une intoxication alcoolique aiguë et souvent massive, elle peut être sévère.

Hépatites

ÉTIOLOGIES	SIGNES D'ORIENTATION, COMMENTAIRES
INFECTIEUSES 1. *Virales* . virus A, B, non A non B, Delta . mononucléose infectieuse (M.N.I.) . cytomégalovirus . herpès virus . fièvre jaune 2. *Bactériennes* . leptospirose . listeria . septicémies	Les plus fréquentes, contage, phase préictérique, transaminases très élevées (> 10 fois la normale) → *Hépatites virales* Angine, adénopathie, splénomégalie (M.N.I.)
MÉDICAMENTEUSES 1. *Cytolytiques* 2. *Cholestatiques* 3. *Mixtes* 4. *Hépatites actives*	Par hépatotoxicité directe ou indirecte (anomalie métabolique, immuno-allergie) *Rimifon,* IMAO, etc. *Largactil,* dérivés de la testostérone alkylés en 17, etc. *Phénylbutazone, Diabinèse, Glucidoral,* etc. *Aldomet* (rare), *Pexid, Rimifon,* oxyphénisatine (dans certains laxatifs)
TOXIQUES 1. *Alcool* 2. *Amanite phalloïde* 3. Phosphore, CCl 4, benzène	L'hépatite alcoolique aiguë ressemble parfois à une poussée de cholécystite (→ *Hépatite alcoolique aiguë*)
AUTO-IMMUNES	→ Hépatites chroniques

► **Signes essentiels :**

∗ CLINIQUE : Ictère, vomissements, fièvre, hépatomégalie douloureuse peuvent se voir.

∗ EXAMENS PARACLINIQUES : On peut observer une augmentation des transaminases et des phosphatases alcalines, parfois une polynucléose, parfois une augmentation franche des lipides qui peut s'associer à une anémie hémolytique transitoire (syndrome de Zieve). La radiographie de vésicule ou l'échographie ont pour mérite essentiel d'éliminer une lithiase. La biopsie hépatique, si la crase le permet, montre typiquement une stéatose et une nécrose avec corps hyalins de Mallory.

► **Éléments de surveillance :**

Ce sont ceux d'une hépatite aiguë (→ HÉPATITES VIRALES).

► **Évolution, complications :**

On peut observer coma, ascite, hémorragies digestives, voire une pancréatite aiguë.

► **Pronostic, traitement :**

C'est l'arrêt de l'intoxication, le repos, la rééquilibration hydro-électrolytique.

HÉPATITES CHRONIQUES

► **Définition :**

Ce sont des hépatopathies à composante inflammatoire d'évolution prolongée (la plupart des auteurs exigent 6 mois).

► **Causes et mécanisme :**

Trois ordres d'étiologies sont connus :

∗ VIRALES : Virus B, virus non A non B ; 10 % des hépatites aiguës évoluent vers la chronicité, mais parfois l'épisode initial passe inaperçu (hépatite anictérique, etc.)

∗ MÉDICAMENTEUSES : *Aldomet, Rimifon, Pexid,* oxyphénisatine, etc.

∗ AUTO-IMMUNES, qui s'observent surtout chez la femme.

Mais d'autres étiologies sont responsables d'un tel tableau (maladie de Wilson, par exemple).

► **Signes essentiels :**

∗ CLINIQUE : C'est soit la prolongation d'une hépatite aiguë qui semblait banale, ailleurs la découverte d'une atteinte hépatique devant une asthénie, un subictère, un amaigrissement. Hépatomégalie et/ou splénomégalie, angiomes stellaires, érythrose palmaire peuvent se voir. Des manifestations extra-digestives sont possibles : atteintes articulaires, éruptions, pleurésie, etc.

⁎ EXAMENS COMPLÉMENTAIRES : Le bilan hépatique montre en particulier une augmentation des *transaminases* et des *gammaglobulines.* On recherche les marqueurs sériques du *virus B* (voir sérologie virale B), des *auto-anticorps* (anti-muscle lisse, nucléaires et mitochondries, etc.), des cellules L.E. (en cas de positivité on parle d'hépatite lupoïde). On peut encore observer la présence d'un facteur rhumatoïde ou d'une cryoglobuline. L'examen histologique (parfois par *ponction hépatique* au cours d'une *laparoscopie*) est capital (après étude de la crase sanguine). Ces examens permettent en effet le diagnostic d'hépatite persistante (bon pronostic), d'hépatite agressive, voire de cirrhose déjà constituée.

▶ Éléments de surveillance :
Il sont :

⁎ CLINIQUES : État du foie ? Ictère ? Angiomes stellaires ? etc.

⁎ BIOLOGIQUES : Transaminases, électrophorèse des protéines, TP, sérologie virale B et D (→), etc.

⁎ HISTOLOGIQUES : Biopsie hépatique, etc.

▶ Évolution, complications :
Des manifestations extra-hépatiques sont possibles (voir *supra* Clinique). Le risque évolutif d'une hépatite *agressive* est la *cirrhose* (très fréquente sans traitement), voire l'hépatome (alpha-fœto-protéine, etc.). L'hépatite chronique *persistante* ne justifie pas de traitement et n'évolue pratiquement jamais vers la cirrhose.

▶ Pronostic, traitement :
Le pronostic d'une hépatite persistante est bon ; elle ne justifie pas de traitement. Une hépatite chronique active, agressive au plan histologique, expose à la survenue d'une cirrhose (voire d'un carcinome) hépato-cellulaire (en cas d'étiologie virale B) et doit donc faire envisager un traitement. Celui-ci est dépendant de la cause. Les corticoïdes (associés ou non aux immuno-suppresseurs) sont utiles dans les hépatites auto-immunes. Les antiviraux (vidarabine) sont proposés dans l'hépatite B (parfois après une courte corticothérapie) lorsqu'une réplication virale a été mise en évidence (antigène e, ADN viral dans le sérum et/ou le foie, ADN polymérase).

HÉPATITES VIRALES

▶ Définition :
Plusieurs virus sont hépatotoxiques (→ HÉPATITES, Classification), mais l'on entend habituellement par hépatites virales celles dues au virus A, au virus B, et plus récemment au virus C (ou non A non B) qui n'est d'ailleurs peut être pas unique.

▶ Causes et mécanisme :
Les principales caractéristiques de ces virus sont indiquées dans le tableau page suivante.

⁎ VIRUS A :Le génome est constitué de RNA ; le motif antigénique HA est porté à la surface de la particule virale. La virémie débute 1 semaine avant l'ictère et disparaît quelques jours après son apparition ; l'élimination du virus A dans les selles est parallèle à la période de virémie. La contamination se fait en ingérant de l'eau ou des aliments souillés par des matières fécales de sujets malades. En France 50 % des habitants âgés de 20 ans ont rencontré le virus et 95 % de ceux âgés de 40 ans. Il n'y a pas d'hépatite chronique à virus A.

⁎ VIRUS B : Le génome est constitué de DNA. Il est entouré d'une nucléocapside portant en surface l'antigène HBc. La nucléocapside est constituée de fragments ayant l'antigène HBe quand ils sont isolés et HBc quand ils sont agencés. Elle contient une enzyme appelée DNA polymérase. Elle est entourée d'une enveloppe qui porte HBsAG. Lors de la réplication virale on retrouve dans le sérum des patients : HBsAg (car l'enveloppe virale est fabriquée en excès), l'antigène HBe (fragments de nucléocapside fabriqués en excès), le DNA viral, la DNA polymérase et aussi des particules virales complètes. Le virus est également présent dans les sécrétions sexuelles, la salive, la sueur. Chez 10 % des sujets la virémie est prolongée : c'est la portage chronique. En Europe Occidentale la prévalence du portage chronique est de 0,2 à 0, 4 %.

⁎ VIRUS D OU DELTA : C'est un virus défectif qui a besoin de la présence du virus B pour se multiplier. Le génome est constitué de RNA, il est entouré d'une nucléocapside portant l'antigène delta. Cette nucléocapside est elle-même entourée d'une enveloppe portant l'antigène HBs (l'enveloppe est codée par le virus B). Il peut y avoir coinfection (infection simultanée par B et D) ou surinfection. Elle touche particulièrement les toxicomanes.

Hépatites virales (principales étiologies)

	VIRUS A hépatite infectieuse	VIRUS B hépatite sérique	VIRUS NON A NON B
ÉPIDÉMIOLOGIE Incubation Incidence Terrain Contamination	 15 à 60 jours Petites épidémies Sujets jeunes Fécale, orale surtout	 50 à 150 jours Sporadique . Personnel hospitalier . Hémodialysés . Transfusés* Parentérale surtout, mais aussi la salive, le sperme, etc.	 en règle générale 5 à 12 semaines Sporadique Transfusés Post-transfusionnelle Fécalo-orale en Afrique et Asie
SÉROLOGIE	Sérologie du virus A (→)	Sérologie du virus B (→)	Non découverte
IMMUNITÉ . Active . Passive (séro-prévention) . γ – globulines standard . γ – globulines spécifiques . Vaccination	 Non croisée + +	 Non croisée + — + + (récente)	

** En nette diminution depuis la recherche systématique de l'HBs Ag.*

∗ VIRUS NON A NON B : Il en existe deux types. Le (ou les) virus non A non B de type B lui ressemble par le mode de contamination (sujets transfusés ou recevant des dérivés du sang, hémodialysés, hémophiles) et le risque d'évolution chronique (20 à 40 % des cas). Les virus non A non B de type A ressemblent au virus A par le mode de transmission et l'absence d'infection chronique. En France ils peuvent s'observer chez des voyageurs revenant d'Afrique ou d'Asie.

∗ LES HÉPATITES DUES AUX VIRUS DU GROUPE HERPÈS comprennent la mononucléose infectieuse, la cytomégalovirus (CMV), l'herpès et la varicelle.

∗ IL FAUT AUSSI CITER LES INFECTIONS VIRALES TROPICALES : fièvre jaune, dengue, fièvre de Lhassa, maladie de Marburg, fièvre d'Ébola.

▶ Signes essentiels :

∗ CLINIQUE :

L'hépatite aiguë commune (bénigne) est la règle (90 % des cas) : c'est la banale « jaunisse ». L'ictère est précédé pendant 1 semaine environ de troubles variés : *phase préictérique,* de bonne valeur d'orientation devant un ictère, mais qui peut manquer. Elle peut comprendre : arthralgies, céphalées, anorexie, asthénie, nausées, douleurs abdominales. L'ictère est variable, parfois prurigineux, les urines sont rares et foncées, l'asthénie est marquée. L'évolution est favorable en 2 à 6 semaines, mais l'asthénie peut persister quelques mois.

Les *autres formes de l'hépatite virale* sont :
- *cholestatiques,* posant le problème d'un obstacle sur la voie biliaire, avec prurit, augmentation franche des phosphatases alcalines et du cholestérol ;
- *anictériques,* trompeuses ;
- *prolongées* (2 à 3 mois) ou polyphasiques ;
- *compliquées* (voir *infra*).

∗ EXAMENS COMPLÉMENTAIRES :
- *Biologiques* : bilan hépatique [transaminases souvent supérieures à 10 fois la normale, augmentation de la bilirubine à prédominance conjuguée, des phosphatases alcalines (habituellement modérée), baisse du TP (en règle générale légère), sérologie des virus A, B etc.
- *Radiologiques* (pour éliminer une lithiase, ou un obstacle) : A.S.P., échotomographie, etc.).
- *Laparoscopie* et/ou *biopsie hépatique* en cas de doute diagnostique ou d'évolution anormale.

▶ **Éléments de surveillance :**

Pour le Virus A : isolement, précautions d'hygiène (selles, couverts, etc.).

Pour le virus B : attention à la contamination sanguine (infirmière, personnel de laboratoire, etc.).

L'évolution est suivie sur la clinique (voir signes de gravité ci-dessous), les courbes de transaminases, de biliburine, le T.P., etc.

▶ **Évolution, complications :**

L'évolution est envisagée ci-dessus ; un épisode polyurique annonce souvent le déjaunissement. Anorexie et/ou vomissements entraînent souvent la perte de plusieurs kilos. Les formes compliquées comprennent les formes *graves* et le passage à la *chronicité* (10 % des cas : → HÉPATITES CHRONIQUES). Les formes graves sont rares (1 %) mais la mortalité dépasse alors 80 %. Elles s'observent dès le début *(hépatite fulminante)* ou après une quinzaine de jours d'évolution *(hépatite aggravée).*

Elles sont marquées :

- *cliniquement,* par une encéphalopathie hépatique (→) et un syndrome hémorragique (purpura, hématémèse, etc.) ;
- *biologiquement,* par un effondrement des facteurs de la coagulation, une hyperammoniémie, la possibilité d'hypoglycémie, de troubles acido-basiques, etc.

▶ **Pronostic, traitement :**

∗ PRONOSTIC : Voir Signes essentiels et Évolution.

∗ LE TRAITEMENT d'une forme commune comprend le repos, une alimentation équilibrée, la suppression des boissons alcoolisées. Les formes graves doivent être hospitalisées en milieu spécialisé. Pour l'hépatite chronique : →.

HÉPATOMÉGALIES

▶ **Définition :**

Ce sont les augmentations de volume du foie. En clinique, on parle d'hépatomégalie lorsque sa hauteur mesurée au niveau d'une verticale passant par le milieu de la clavicule dépasse 12 cm.

▶ **Causes et mécanisme :**

Deux causes dominent : la cirrhose et le cancer (surtout secondaire). Les principales étiologies sont indiquées dans les tableaux page suivante.

▶ **Signes essentiels :**

∗ CLINIQUE : Le bord supérieur du foie est apprécié par la percussion thoracique, le bord inférieur par la palpation en cours d'inspiration (le diaphragme s'abaisse, et avec lui le foie) ; on doit étudier sa taille, sa consistance, sa régularité, sa sensibilité ; l'auscultation est systématique à la recherche d'un souffle (tumeur hypervascularisée, etc.). Il est utile de prendre un calque. L'examen doit être complet (recherche de signes de cirrhose, d'un cancer primitif, etc.).

∗ EXAMENS COMPLÉMENTAIRES :

- *Examens biologiques :* Le bilan hépatique peut montrer un syndrome rétentionnel, une cytolyse, mais est parfois normal. Peuvent-être encore utiles : gamma-glutamyl-transpeptidases ; fer sérique (hémochromatose) ; alpha-fœto-protéine (hépatome) ; crase sanguine (notamment si l'on prévoit laparoscopie et/ou P.B.H.).
- *Examens radiologiques et assimilés :* Radios pulmonaires (métastases ? cardiomégalie ?) et d'abdomen sans préparation (kyste hydatique calcifié) sont systématiques. Scintigraphie hépatique qui peut montrer un aspect de cirrhose (avec fixation extra-hépatique splénique et rachidienne) et/ou des lacunes ; l'échotomographie, les masses pleines ou liquidiennes. Le scanner, outre le volume global du foie peut préciser l'aspect des lésions. Parfois artériographie du foie (cathéter introduit par voie fémorale dans le tronc cœliaque ou l'artère hépatique elle-même).
- *Laparoscopie et P.B.H. :* Après avoir éliminé un kyste hydatique (risque de dissémination) et étude de la crase sanguine. L'aspect du foie est parfois très évocateur (→ LAPAROSCOPIE) ; l'étude histologique (en l'absence de contre-indications à type de cholestase extra-hépatique ou de lésion hypervascularisée) est souvent décisive.

▶ **Éléments de surveillance :**

Ils sont cliniques (taille du foie, calques) et paracliniques (bilan hépatique, échotomographie si nécessaire).

▶ **Évolution, complications, pronostic, traitement :**

Fonction de l'étiologie.

Hépatomégalies

HÉPATOMÉGALIES DIFFUSES	COMMENTAIRES, SIGNES D'ORIENTATION
• CIRRHOSE	– Si elle est hypertrophique : bord antérieur tranchant, dur – Signes associés : angiomes stellaires, érythrose palmaire, circulation veineuse collatérale
• FOIE « CARDIAQUE » • SYNDROME DE BUDD-CHIARI	– A bord mousse, sensible, reflux hépato-jugulaire, etc. – Insuffisance cardiaque droite – Thrombose des veines sus-hépatiques
• FOIE DE SURCHARGE – Stéatose – Hémochromatose – Amylose – Glycogénoses, etc.	 – Foie mou, variant rapidement de taille, éthylisme – Mélanodermie, diabète, hypogonadisme associés – Atteinte hépato-spléno-rénale – Chez le jeune
• FOIE DE CHOLESTASE – Intrahépatique – Extra-hépatique	 – Hépatite, médicaments, etc. – Lithiase du cholédoque, cancer de la tête du pancréas
• INFILTRATIONS HÉPATIQUES	– Sarcoïdose, tuberculose, etc. – Hodgkin, lymphosarcomes, leucoses, etc.

LÉSIONS HÉPATIQUES LOCALISÉES	COMMENTAIRES, SIGNES D'ORIENTATION
• MALIGNES – Secondaires – Primitives	– Hépatomégalie souvent dure et irrégulière (foie marroné) ; notion d'un cancer primitif – Souvent sur cirrhose, α – fœto-protéine
• BÉNIGNES – Kyste – Abcès	 – Parasitaire (hydatidose, échinococcose alvéolaire) – Non parasitaire (foie polykystique) – Hépatomégalie douloureuse et fébrile (abcès amibien, à pyogènes)

HÉPATOMES (BÉNINS ET MALINS)

Développés à partir des hépatocytes, ce sont les plus fréquentes des tumeurs hépatiques ; mais il faut opposer les hépatomes bénins, très rares, et les hépatomes malins beaucoup plus fréquents et de très mauvais pronostic.

HÉPATOMES BÉNINS (adénomes solitaires du foie)

► Causes et mécanisme :

Il s'agit de tumeurs hépatocytaires entourées d'une coque conjonctive. Un facteur hormonal est possible comme en témoignent les adénomes observés lors de la prise de contraceptifs oraux.

► Signes essentiels :

* CLINIQUES : La latence est fréquente et c'est parfois un examen systématique qui découvre une hépatomégalie ou une masse hépatique. D'autres se révèlent par une douleur et/ou un hémopéritoine.

* EXAMENS COMPLÉMENTAIRES : L'α-fœto-protéine est négative. La coupole diaphragmatique peut être surélevée. La scintigraphie montre une lacune, l'échotomographie élimine un kyste liquidien ou un abcès ; les deux examens capitaux sont la *laparoscopie* (qui permet la biopsie) et l'*artériographie* sélective. En dernier ressort c'est la laparotomie exploratrice qui tranchera.

▶ **Traitement et pronostic :**
Le traitement est en règle générale chirurgical. *Le pronostic* est bon.

HÉPATOMES MALINS

▶ **Causes et mécanisme :**
Ce sont les plus fréquents des cancers primitifs du foie, ils s'observent le plus souvent sur foie pathologique [cirrhose posthépatitique (virus B) ou éthylique, hémochromatose, etc.].

▶ **Signes essentiels :**

* CLINIQUE : On y pensera devant une hépatomégalie dure, grossissant rapidement, avec parfois un souffle à l'auscultation, ou devant des signes inhabituels chez un cirrhotique connu : douleurs de l'hypocondre droit, décompensation ictéro-ascitique ou amaigrissement inexpliqués, ascite hémorragique.

* EXAMENS COMPLÉMENTAIRES : Ce sont la recherche d'alpha-fœto-protéine et son dosage dans le sang et les mêmes examens que pour l'adénome bénin (voir *supra*). Parfois une élévation majeure avec ou sans ictère, des phosphatases alcalines et des gamma-glutamyl-transpeptidases fait évoquer le diagnostic.

▶ **Traitement et pronostic :**
Le traitement est décevant ; selon le terrain et l'état hépatique : chirurgie, embolisation, chimiothérapie. *Le pronostic* est très sombre.

HERMAPHRODISME

Voir *Troubles de la différenciation sexuelle*

HERNIE CRURALE

▶ **Définition :**
C'est une hernie empruntant l'orifice crural, fréquente surtout chez la femme.

▶ **Causes et mécanisme :**
C'est une hernie de faiblesse qui se fait à la partie interne de l'anneau crural, habituellement en dedans des vaisseaux fémoraux. La nature fibreuse et serrée de l'anneau explique le risque important d'étranglement. Elle peut contenir du grêle ou de l'épiploon.

▶ **Signes essentiels :**
Il s'agit soit d'une tuméfaction apparue lors d'efforts de toux ou du port de charges lourdes, soit de douleurs de l'aine irradiant vers la cuisse. L'examen montre une tuméfaction de l'arcade crurale, impulsive à la toux.

▶ **Évolution :**
Elle est dominée par le risque d'étranglement. Celui-ci est suspecté devant l'irréductibilité de la hernie, des douleurs vives du collet, des signes d'occlusion.

▶ **Traitement :**
Il est chirurgical et systématique (en raison du risque d'étranglement).

HERNIE DIAPHRAGMATIQUE CONGÉNITALE

▶ **Définition :**
Absence de fermeture du diaphragme au cours de la vie intra-utérine avec ascension intrathoracique d'une partie du tube digestif et hypoplasie pulmonaire. Siège à gauche le plus souvent.

▶ **Causes et mécanisme :**
Inconnus.

▶ **Signes essentiels :**
Dès la naissance : cyanose, détresse respiratoire, abdomen plat, silence respiratoire d'un hémithorax, déplacement des bruits du cœur.
Confirmation par la radio : images bulleuses d'un hémithorax ; refoulement médiastinal.

▶ **Évolution et complications :**
Risque d'hypoxémie réfractaire d'évolution fatale.

▶ **Traitement et pronostic :**

* TRAITEMENT CHIRURGICAL le plus rapidement possible.

Mise en condition pour le transfert en milieu chirurgical : aspiration gastrique ; intubation et

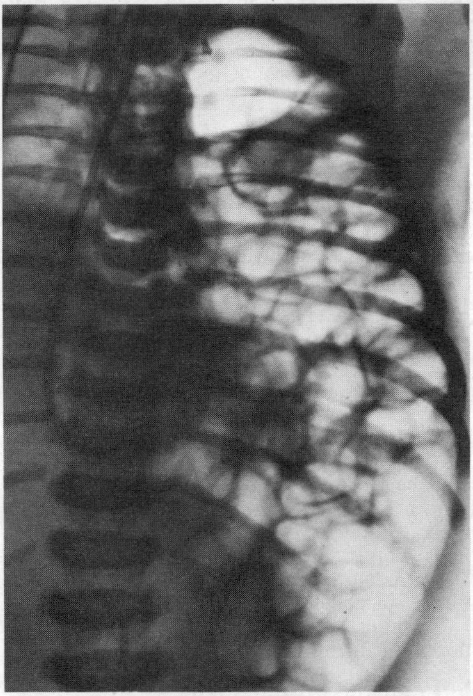

Hernie diaphragmatique gauche congénitale
(d'après LAUGIER J., *Abrégé de néo-natologie,* Masson, Paris, 1980).

ventilation assistée (jamais de ventilation au masque).

⁎ PRONOSTIC d'autant plus grave que l'enfant est de plus petit poids et que la détresse respiratoire est plus grave et plus précoce.

HERNIES DIAPHRAGMATIQUES TRAUMATIQUES

► Définition :
Il s'agit d'un éclatement du muscle diaphragmatique.

► Causes et mécanisme :
Elles succèdent à une hyperpression abdominale brutale, et siègent 9 fois sur 10 à gauche.

► Signes essentiels :
Au début, on y pensera chez un polytraumatisé thoraco-abdominal souvent choqué devant l'association de signes abdominaux (douleurs, vomissements) et thoraciques (douleur, dyspnée, cyanose, hoquet). L'auscultation thoracique révèle parfois des bruits hydro-aériques. Radiologiquement, on remarque l'absence de coupole gauche et la présence intrathoracique de tout ou partie de l'estomac (repéré au besoin par une sonde radio-opaque). Mais le diagnostic peut être fait avec retard (des mois après) devant l'association de troubles digestifs et respiratoires typiquement influencés par les repas et les positions. Il est alors confirmé par les radios sans préparation (R.P., A.S.P.) et le transit baryté.

► Éléments de surveillance :
Ceux d'un polytraumatisé, R.P., A.S.P.

► Évolution, complications :
Le risque est l'étranglement herniaire avec un tableau d'occlusion haute et une souffrance cardio-respiratoire.

► Traitement :
Le traitement est chirurgical :

⁎ PRÉCOCEMENT, par voie abdominale, qui permet une exploration viscérale complète.

⁎ TARDIVEMENT, la suture diaphragmatique sera plus aisée par voie thoracique.

HERNIE HIATALE

► Définition :
C'est le passage permanent ou intermittent d'une portion de la grosse tubérosité gastrique à travers l'orifice œsophagien du diaphragme.

► Causes et mécanisme :
La hernie n'est possible que s'il existe une défaillance des moyens de fixation de l'œsophage abdominal et de la grosse tubérosité, elle est favorisée par l'hyperpression abdominale.
On distingue :

⁎ LA HERNIE PAR GLISSEMENT, où le cardia remonte dans le thorax (80 %).

⁎ LA HERNIE PAR ROULEMENT, où une partie de la grosse tubérosité passe dans le thorax le long de l'œsophage (15 %).

Il est des hernies intermittentes ou mixtes.

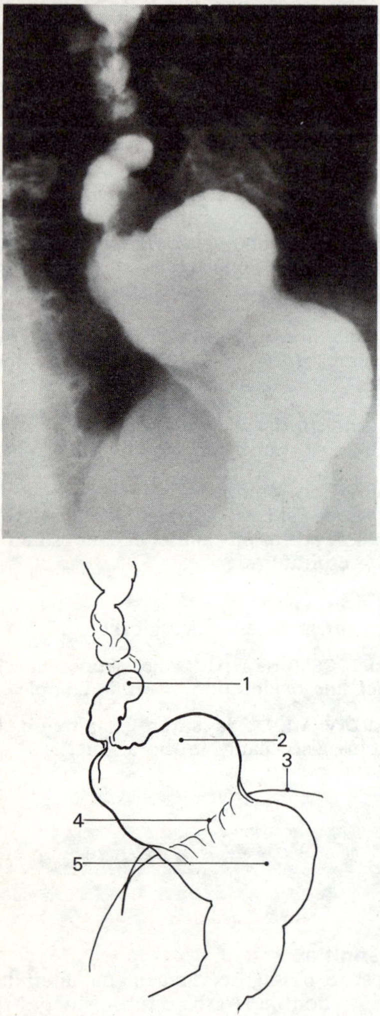

Hernie hiatale par glissement : il existe une poche arrondie sus-diaphragmatique séparée du reste de l'estomac par un large collet. Le cardia est ascensionné, l'œsophage au-dessus est flexueux (et dyskinétique) : 1) Œsophage ; 2) Hernie ; 3) Diaphragme ; 4) Collet ; 5) Estomac.

► Signes essentiels :

∗ CLINIQUE : Le syndrome de reflux gastro-œsophagien-brûlure ascendante rétrosternale (pyrosis) et régurgitations – est évocateur, surtout lorsqu'il existe un facteur postural (penché en avant, décubitus dorsal). Des douleurs épigastriques hautes, des éructations sont possibles. Des troubles cardiaques ou respiratoires (hernies par roulement surtout) sont plus rares.

∗ EXAMENS COMPLÉMENTAIRES : Le transit œso-gastrique baryté met la hernie en évidence surtout si elle est recherchée avec une technique correcte. La fibroscopie confirme ou découvre la hernie, et permet d'apprécier son retentissement sur la muqueuse œsophagienne ; elle recherche toujours une lésion associée.

► Éléments de surveillance :

La fibroscopie peut dépister une œsophagite (par reflux) et en cas de persistance de celle-ci pousser à l'intervention chirurgicale.

► Évolution, complications :

L'apparition d'une dysphagie évoque une œsophagite et/ou un ulcère peptiques, voire un cancer surajouté et impose l'endoscopie. Hémorragie digestive et/ou anémie sont possibles, mais doivent toujours faire rechercher une lésion associée (autre que gastrite herniaire ou ulcère du collet).

Phlébites et manifestations angineuses réflexes ou intrinquées sont enfin à citer.

► Pronostic et traitement :

Le risque majeur est la survenue d'une œsophagite peptique qu'il faut prévenir.

∗ LE TRAITEMENT MÉDICAL vise plusieurs objectifs :

– protéger la muqueuse œsophagienne du reflux : *Gaviscon* et divers antiacides ;
– favoriser la vidange gastrique et renforcer le tonus du sphincter œsophagien avec des modificateurs du comportement digestif (métoclopramide : *Primperan* ; domperidone : *Motilium, Peridys* ;
– cicatriser d'éventuels érosions ou ulcérations œsophagiennes en utilisant des anti-sécrétoires (→ ULCÈRE DUODÉNAL). Les règles hygiéno-diététiques ne doivent être omises d'autant qu'elles suffisent parfois : repas peu abondants et sans boissons gazeuses, notamment le soir, pas de sieste ni de jardinage postprandial, soulever si besoin la tête du lit, pas de gaine qui comprime l'abdomen, éviter le tabac, l'alcool, le chocolat.

∗ LE TRAITEMENT CHIRURGICAL est indiqué en cas d'échec du traitement médical et dans les hernies par roulement. Une récidive postchirurgicale s'observe dans 10 % des cas.

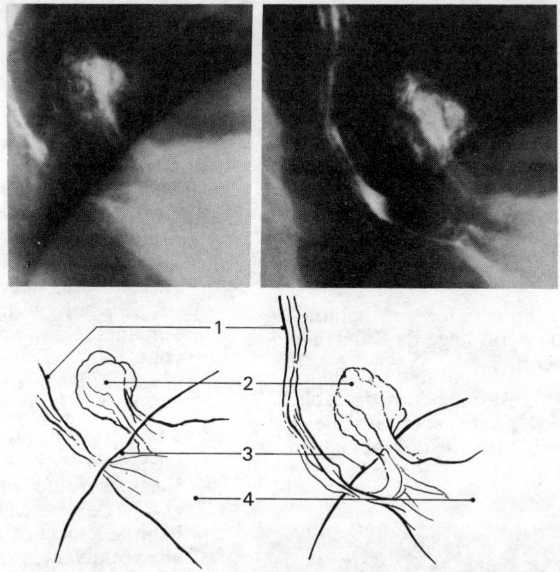

Hernie hiatale par roulement. Il existe une poche gastrique remplie de baryte au-dessus du diaphragme et à gauche de l'œsophage, le cardia n'est pas ascensionné : 1) Œsophage ; 2) Hernie ; 3) Diaphragme ; 4) Estomac.

HERNIE HIATALE DU NOURRISSON

Voir *Reflux gastro-œsophagien du nourrisson*

HERNIE INGUINALE

▶ Définition :

C'est la plus fréquente des hernies, surtout chez l'homme ; elle emprunte l'orifice inguinal selon deux modalités : hernie *oblique externe,* ou hernie *inguinale directe.* Elle peut contenir de l'intestin grêle ou de l'épiploon.

▶ Causes et mécanisme :

* La hernie inguinale oblique externe (H.I.O.E.) emprunte le chemin du cordon inguinal ; elle est congénitale (perméabilité anormale du canal inguinal) et s'observe surtout chez le sujet jeune ; elle s'étrangle facilement.

* La hernie inguinale directe (H.I.D.) est une hernie de faiblesse fréquente chez le sujet âgé.

▶ Signes essentiels :

Il s'agit d'une tuméfaction de l'aine, impulsive à la toux, facilement réduite, et se reproduisant lors d'hyperpression abdominale.

La H.I.O.E. peut être réduite par l'index coiffé du scrotum qui s'engage dans l'anneau superficiel du canal inguinal.

La H.I.D. ne descend pas dans la bourse, son trajet est en dedans de l'artère épigastrique.

▶ Évolution, complications :

Chez le nourrisson, elle peut guérir avant l'âge de 2 ans. Chez la petite fille on a décrit des étranglements de l'ovaire qui s'était engagé. La hernie externe expose à des lésions inflammatoires, l'irréductibilité et surtout l'étranglement, source d'occlusion, nécessitant l'intervention d'urgence.

▶ Traitement :

Il est chirurgical, et ne se discute que chez le nourrisson et le vieillard en mauvais état général. Les H.I.D. sont menacées de récidive en raison de la déficience de la paroi abdominale.

HERNIES OMBILICALES

On distingue 2 types :

► **Omphalocèles,** ou aplasies congénitales de la paroi ventrale : elles doivent être opérées immédiatement, le risque est en effet l'éviscération.

► **Hernies ombilicales vraies,** qui sont différentes chez l'enfant et chez l'adulte :

⁎ CHEZ L'ENFANT, elles se ferment habituellement spontanément avant l'âge de 5 ans ; après cet âge, il faut opérer.

⁎ CHEZ L'ADULTE, c'est une hernie de faiblesse (grossesses multiples, ascite, obésité). Elle doit en principe être opérée (risque d'étranglement).

HERPÈS

► **Définition :**

C'est une affection très répandue due au virus Herpès simplex appartenant au groupe des herpès-virus (dont font également partie le cytomégalovirus et le virus de la varicelle et du zona). Il en existe 2 types : le type I, responsable de l'herpès labial, et le type II, de l'herpès génital.

► **Causes et mécanisme :**

L'homme est le seul réservoir ; la contamination se fait par voie respiratoire, cutanée ou muqueuse. La primo-infection survient entre 2 et 4 ans et passe souvent inaperçue. Des manifestations récurrentes surviennent à tout âge dans diverses circonstances : fièvre, traumatisme, intoxication, etc.

► **Signes essentiels :**

⁎ CLINIQUE :

– La *primo-infection* peut être génitale ou non génitale et réaliser alors une *gingivostomatite* aiguë (fièvre, dysphagie, lésions buccales vésiculaires ou aphtoïdes, adénopathies) qui guérit spontanément en 1 à 2 semaines ; ou encore *angine herpétique* voire une *kérato-conjonctivite*, une *méningo-encéphalite*.
– Les *herpès secondaires* sont la conséquence d'une reviviscence d'un virus latent à l'occasion d'une agression quelconque.
– L'*herpès récidivant* réalise un bouquet vésiculaire de siège en règle générale, identique, habituellement cutané ; la kérato-conjonctivite récidivante peut être grave.

⁎ EXAMENS COMPLÉMENTAIRES :

Ce sont :

– prélèvements en vue d'isolement du virus (technique difficile) ;
– élévation des anticorps à 2 prélèvements (pour la primo-infection, après ils ne se modifient pas).

► **Traitement et pronostic :**

L'évolution spontanée est bénigne. L'herpès génital relève d'un traitement par acidovir *(Zovirax) per os.* La voie locale est utilisée lors des hératites *(Zovirax pommade ophtalmique).*

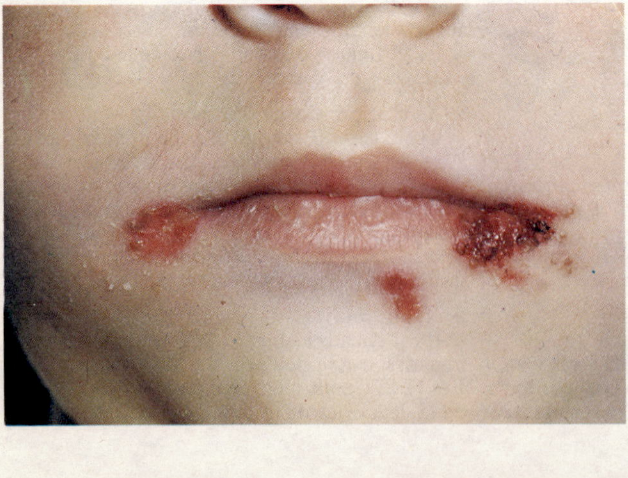

Herpès péribuccal : vésicules rompues laissant une zone inflammatoire puis incrustée.

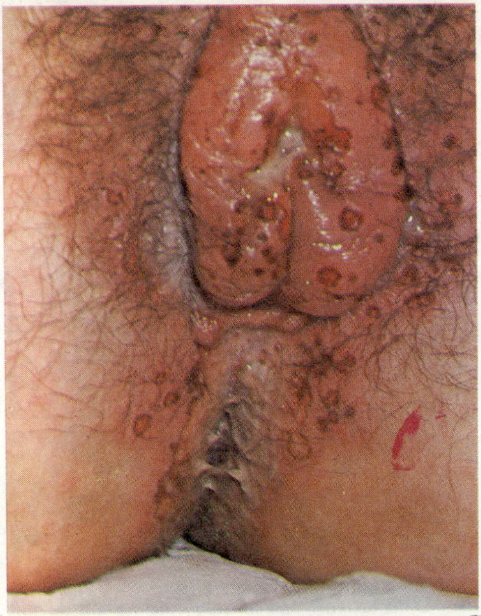

Herpès : les vésicules rompues réalisent des érosions arrondies et polycycliques. Il s'agit d'une primo-infection
(d'après TOURAINE R. et REVUZ, J., *Dermatologie clinique et vénéréologie*, Masson, Paris, 1984).

HÉTÉROPHORIE ET INSUFFISANCE DE CONVERGENCE

▶ **L'hétérophorie** est une déviation des axes visuels maintenue latente par la puissance de fusion ; la déviation apparaît par l'épreuve d'occlusion à l'écran.

- Si la déviation est en dedans : c'est *l'ésophorie*.
- Si la déviation se fait en dehors : c'est *l'exophorie* associée à une insuffisance de convergence.

* SIGNES CLINIQUES : Fatigue visuelle, larmoiement, céphalées, gêne à la lecture, difficultés de la vision panoramique (conduite automobile). Tous ces troubles variables augmentent en cas de déficit de l'état général.

* TRAITEMENT : Exercices de rééducation orthoptique.

▶ **L'insuffisance de convergence** est la difficulté à maintenir la fusion. Elle est fréquente, en particulier de près.

* SIGNES CLINIQUES : Ce sont les mêmes que ceux de l'hétérophorie.

* TRAITEMENT : Exercices orthoptiques.

HIDROSADÉNITES

▶ **Définition :**

L'hidrosadénite est la suppuration chronique des glandes apocrines (du sébum), en particulier axillaires.

▶ **Causes et mécanismes :**

Ils sont mal connus et feraient intervenir une anomalie de production sudorale, une macération locale, bouchant les orifices des canaux sudoraux.

▶ **Aspects cliniques :**

L'homme comme la femme sont atteints, à l'âge adulte.

* HIDROSADÉNITE AXILLAIRE : nodosités profondes, isolées ou regroupées, douloureuses, saillantes, sous une peau rouge.

Elles s'affaissent spontanément ou s'ulcèrent à la peau en émettant du pus.

L'hidrosadénite axillaire est souvent isolée.

* HIDROSADÉNITE ANO-GÉNITALE : Elle s'accompagne souvent d'une atteinte axillaire et peut réaliser des remaniements inflammatoires considérables, réalisant dès lors les aspects de la maladie de Verneuil.

▶ **Évolution :**

Elle est toujours chronique pendant des mois, récidivant constamment en l'absence de traitement.

▶ **Traitement :**

* DANS LES FORMES MINEURES :

Outre des *mesures préventives* (pas d'application antitranspiration, réduction d'une obésité, etc), le traitement repose sur des *soins locaux antiseptiques,* voire une *antibiothérapie prolongée* par les cyclines. On a pu proposer un traitement par le *Roaccutane* avec quelques bons résultats.

* DANS LES FORMES GRAVES :

Un évidement chirurgical du paquet sudoral axillaire ou génital, suivi de greffes, peut s'avérer nécessaire.

HIPPOCRATISME DIGITAL

► **Définition :**
Il s'agit d'une *dysacromélie* caractérisée par un bombement et épaississement en verre de montre des ongles, avec ou sans hypertrophie de la phalangette. L'hippocratisme digital est un des signes de *l'ostéo-arthropathie hypertrophiante pneumique* de Pierre-Marie (→).

► **Causes :**
Ce sont surtout les suppurations pulmonaires chroniques qui sont en cause (dilatation des bronches, bronchite chronique, abcès, pleurésie, etc.). On incrimine aussi les néo-formations intrapulmonaires, qu'elles soient bénignes (kystes, neurinomes, etc.) ou malignes (cancer broncho-pulmonaire). Plus rarement, il s'agit de cardiopathies chroniques congénitales, de cœur pulmonaire chronique ou de certaines affections abdominales chroniques.

► **Symptomatologie :**
Il n'y a pas d'autre signe clinique que ceux qui font la définition de l'affection.
Pas de douleur, pas d'atteinte radiologiquement décelable. Les signes biologiques sont fonction de l'affection en cause.

► **Évolution :**
Elle se fait vers la guérison lorsque l'affection causale est guérie.

HIRSUTISME

► **Définition :**
L'hirsutisme correspond à l'existence de poils dans des zones qui en sont normalement dépourvues chez la femme. On le distingue ainsi de l'augmentation de la pilosité normale qu'on appelle *hypertrichose.* L'hirsutisme peut ou non s'associer à des signes de virilisation.

► **Mécanismes :**
Deux mécanismes sont possibles :
– L'hypersécrétion d'androgènes par la surrénale ou les ovaires, qui entraîne une stimulation excessive des récepteurs pilaires. Il s'y associe alors, le plus souvent, d'autres signes d'hyperandrogénie.
– L'augmentation de la sensibilité des récepteurs du follicule pileux aux androgènes alors que leur sécrétion est normale. L'hirsutisme est alors isolé et on le dit *idiopathique.*

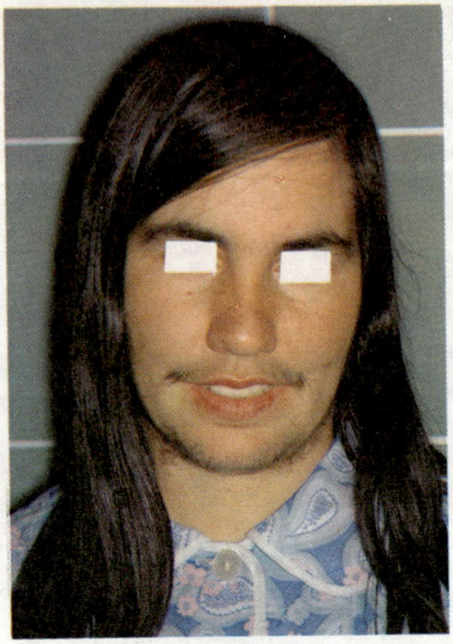

Hypertrichose.

On voit des hirsutismes dans l'acromégalie, des hirsutismes iatrogènes sont fréquents (danazol, corticoïdes, cyclosporine, traitements androgènes, etc.).

► **Signes cliniques :**
Les poils anormaux peuvent être présents au niveau du visage, des mamelons, du sillon intermammaire, de la ligne blanche abdominale avec une pilosité pubienne losangique, de la face interne des cuisses. Il faut rechercher des signes d'hyperandrogénie : raucité de la voix, acné, golfs fronto-temporaux, hypertrophie clitoridienne, troubles des règles surtout.
Le tableau clinique et les examens complémentaires sont variables selon les étiologies.

► **En fonction de l'étiologie :**
∗ Hirsutisme idiopathique :
C'est de loin le plus fréquent, il existe souvent une note familiale ou ethnique. Il n'y a pas d'hyperandrogénie, ni de troubles des règles. Biologiquement la testostérone est normale, la Δ4 androstenedione est normale, ou un peu élevée. L'élimination urinaire de 3α androstanediol est élevée signant l'hypersensibilité périphérique.
∗ Causes ovariennes :
– *Dystrophie ovarienne polykystique :* L'hyperandrogénie est modérée, mais il existe des troubles des règles avec spanioménorrhée ou aménorrhée et souvent stérilité.

Cliniquement, les ovaires sont augmentés de volume avec un aspect blanc nacré sans cicatrice à la cœlioscopie.

Biologiquement, la testostérone et surtout la delta-4 androstenedione sont augmentées. Les gonadotrophines hypophysaires FSH et surtout LH sont élevées soit de base, soit sous stimulation par LHRH.

- *Tumeur ovarienne :* le virilisme est très prononcé avec une aménorrhée.

Le diagnostic de localisation est suspecté à l'échographie et confirmé par la cœlioscopie, éventuellement associée à des prélèvements au niveau des veines ovariennes. Les tumeurs peuvent être bénignes ou malignes, l'hypertrichose correspond à une hypertrophie du stroma ovarien.

⁎ CAUSES SURRÉNALES :

- *hyperplasie des surrénales* (→) ;
- *tumeur surrénalienne* (→ CUSHING).

▶ Traitement :

Il comprend deux volets :

⁎ ÉTIOLOGIQUE :

- Chirurgie en cas de tumeurs ovariennes ou surrénaliennes.
- Traitement freinateur dans l'hyperplasie surrénale : *Dectancyl* : 0,5 à 1 mg/j pendant quelques mois.
- Traitement œstroprogestatif dans l'hypertrichose ou la dystrophie ovarienne en l'absence de désir de grossesse.
- On est amené à utiliser des antiandrogènes, dans les hirsutismes importants, type acétate de cyprotérone (*Androcur*). Son maniement délicat doit être réservé aux spécialistes. Très efficace : *Androcur*, 20 jours/mois, associé aux œstrogènes.

⁎ SYMPTOMATIQUE :

Il fait appel à l'épilation à la cire ou électrique, à la décoloration.

HISTIOCYTAIRES (SYNDROMES) (MANIFESTATIONS OSSEUSES)

Syn. : *Histiocytose X.*

▶ Définition :

L'histiocytose X est une affection du système réticulo-endothélial, peut-être d'origine virale, et dont les modalités d'expression sont très variées (osseuses, ganglionnaires, pulmonaires, ophtalmologiques, etc.).

▶ Classification des formes osseuses :

Il existe des formes de passage entre les affections que nous allons décrire.

⁎ LE GRANULOME ÉOSINOPHILE DES OS se voit surtout chez l'enfant et se manifeste par des douleurs, des tuméfactions, voire des fractures spontanées, touchant les os plats (crâne, côtes) et parfois les vertèbres.

Les radiographies montrent une lyse osseuse nette, avec ostéosclérose de pourtour.

Dans le sang, un seul signe, : une hyperéosinophilie sanguine, intermittente. Souvent la cholestérolémie est élevée.

La cellule histiocytaire, prélevée par biopsie osseuse, montre des vacuoles lipidiques, avec infiltration éosinophile, et peut-être des inclusions virales.

L'évolution est le plus souvent favorable.

⁎ LA MALADIE DE HAND-SCHULLER-CHRISTIAN est faite de la multiplicité des granulomes éosinophiles, avec éruptions cutanées et diabète insipide. De plus, existent des signes méningés et de la fièvre.

Les radiographies montrent les granulomes. L'hypercholestérolémie est constante, au-delà de 3g/l (7,75 mmol).

L'évolution est lente et peut être mortelle. Le diabète insipide est aggravé par la corticothérapie.

⁎ LA MALADIE DE LETTERER-SIWE ne se voit que chez les nourrissons. Elle est faite de fièvre, amaigrissement, cachexie et signes de dissémination générale (surtout pulmonaire et ganglionnaire).

Radiologiquement, les images de lyse osseuse sont très nombreuses et disséminées.

Histologiquement, il s'agit d'une prolifération réticulo-histiocytaire.

L'évolution est mortelle.

⁎ IL EXISTE UNE FORME INTERMÉDIAIRE entre maladies de Hand-Schuller-Christian et Letterer Siwe, où *l'évolution* peut être soit mortelle, soit favorable en quelques années.

▶ Traitement :

Il n'y a pas de traitement spécifique. On utilise la radiothérapie, les dérivés cortisonés, les agents alkylants, etc.

HISTOPLASMOSE

► Définition, causes et mécanisme :
C'est une infection due à un champignon. L'histoplasmose classique, dite *américaine* ou *à petites formes*, est due à Histoplasma capsulatum. L'histoplasmose africaine est due à Histoplasma duboisii.

► Signes essentiels :

* HISTOPLASMOSE A HISTOPLASMA CAPSULATUM :
Elle évolue en 3 stades :
– La *primo-infection* est presque toujours *pulmonaire* (exceptionnellement cutanéodermique ou digestive). Elle peut être latente ou source de douleurs, dyspnée, hémoptysies. La radio pulmonaire montre un complexe ganglio-pulmonaire : adénopathie et infiltrats ou opacités miliaires ou nodulaires. Il faut isoler le champignon (ensemencement sur milieu de Sabouraud) et faire une intradermoréaction à l'histoplasmine. La guérison spontanée est la règle (possibilité de microcalcifications pulmonaires et spléniques).
– La *forme disséminée* ou stade II est rare mais mortelle en l'absence de traitement.
– La *forme chronique localisée* ou stade III est dominée par un fibro-emphysème avec images pulmonaires variées.

* HISTOPLASMOSE A HISTOPLASMA DUBOISII :
Cette mycose strictement africaine comporte :
– des formes localisées, touchant surtout les téguments, le squelette et les ganglions ;
– *des formes disséminées* : atteintes hépatosplénique, gastro-intestinale, uro-génitales.

► Traitement :
Seule l'amphotéricine B (*Fungizone*) par voie veineuse est efficace avec les précautions habituelles.

HODGKIN (MALADIE DE)

► Définition :
La maladie de Hodgkin ou lymphogranulomatose maligne est un lymphome caractérisé par la présence dans les organes atteints de cellules réticulaires dystrophiques : les cellules de Sternberg. Elle survient le plus souvent chez l'adulte jeune.

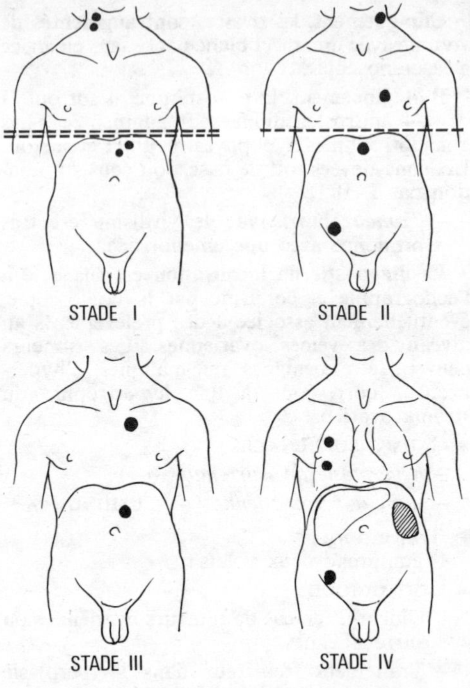

Stades de la maladie de Hodgkin.

► Signes cliniques :

* QUATRE GRANDS TABLEAUX CLINIQUES peuvent révéler la maladie :
– *Tableau le plus évocateur* associant la polyadénopathie ferme, indolore, non suppurative, pouvant intéresser tous les territoires ganglionnaires, la splénomégalie, la fièvre ondulante, un prurit généralisé, l'éosinophilie.
– *Adénopathies cervicales* ou *médiastinale isolée* chez un adulte jeune.
– *Manifestations viscérales* selon la localisation : plèvre, poumons, estomac, foie.
– *Fièvre de n'importe quel type* avec sueurs ; la présence d'un prurit est alors évocatrice.

* LE DIAGNOSTIC ÉVOQUÉ NE PEUT ÊTRE AFFIRMÉ que sur la mise en évidence de cellules de Sternberg. La biopsie est faite sur un ganglion cliniquement décelable, par endoscopie, au besoin par laparotomie ou thoracotomie.

L'étude histologique permet un classement (types I à IV) qui pour chaque stade d'extension prend une signification pronostique de plus en plus grave.

∗ LE DIAGNOSTIC POSÉ, on apprécie :

- *L'extension* par un bilan systématique : lymphographie, tomographie des médiastins, biopsie de moelle, ponction-biopsie-hépatique, scintigraphie osseuse, scanner.

  Quatre stades d'extension sont ainsi définis :

  - *Stade I :* atteinte d'un ou deux territoires ganglionnaires contigus du même côté du diaphragme.
  - *Stade II :* atteinte de deux territoires ganglionnaires non contigus du même côté du diaphragme.
  - *Stade III :* atteinte sus et sous-diaphragmatique.
  - *Stade IV :* atteinte viscérale associée (foie-cœur-poumon-tube digestif-os-moelle-système nerveux).
- *L'évolutivité clinique :* présence d'une fièvre, de sueurs, d'amaigrissement ; classifiant le stade A ou B s'il y a ou non évolutivité.
- *L'importance du syndrome inflammatoire :* vitesse de sédimentation élevée, hyperfibrinémie, hyposidérémie, hyper α 2 globulinémie, anémie sidéropénique, polynucléose neutrophile, hyperthrombocytose.
- Les *anomalies immunitaires :* anergie à la tuberculine, à la candidine, au DNCB.

▶ Évolution :

- Globalement 60 % des malades peuvent escompter une guérison ou une rémission complète prolongée.
- 97 % des stades I et 80 % des stades II correctement traités guériraient, les autres rechuteraient et décéderaient à cause des localisations viscérales et des surinfections ou des complications iatrogènes.
- Les stades III peuvent avoir des survies très prolongées (le pourcentage de guérisons est d'environ 60 %). Les formes très évolutives se rapprochent du stade IV dont 40 % seulement guérissent, malgré les traitements corrects associant chimiothérapie et radiothérapie.
- Des cas de leucémies ont été observés longtemps après la guérison.

▶ Surveillance :

Elle est impérative. Après le traitement, les malades sont surveillés sur les éléments cliniques, biologiques et radiologiques déjà cités.

▶ Traitement :

∗ STADE I ET II : cobaltothérapie intéressant également les aires adjacentes. En cas d'atteinte abdominale, la rate est irradiée ou enlevée. Une polychimiothérapie (MOPP) précède cette cobaltothérapie et peut la suivre.

∗ STADE III : MOPP par cure courte et répétée, cobaltothérapie sous, puis sus-diaphragmatique avec un intervalle de 2 mois.

∗ STADE IV : MOPP et irradiation sur les foyers initialement les plus importants.

∗ LA POLYCHIMIOTHÉRAPIE la plus communément utilisée est le MOPP qui comporte la séquence suivante étalée sur 14 jours :

- Jours 1 et 8 : *Oncovin* (1 mg/m^2 i.v.), *Caryolysine* (6 mg/m^2 i.v.) ;
- Jours 1 à 14 : *Solupred* (40 mg/m^2 *per os*), *Natulan* (100 mg/m^2 *per os*).

Cette séquence est répétée après un intervalle minimal de 28 jours. La *Prednisone* peut être administrée à chaque cycle ou seulement au 1er et au 4e cycle.On utilise de plus en plus souvent l'association avec l'ABVD (Adriablastine, Bléomycine, Vinblastine et DTIC).

HOQUET

▶ Définition :

C'est une contraction spasmodique du diaphragme avec secousse de l'abdomen et du thorax et émission d'un bruit rauque.

▶ Causes et mécanisme :

Le hoquet traduit une irritation du nerf phrénique, idiopathique ou secondaire à : une affection cardiotubérositaire (hernie hiatale, cancer du bas œsophage, etc.), une affection abdominale (pancréas, péritonite, carcinose péritonéale).

▶ Traitement :

Il comprend, outre la manœuvre de Valsava (compression du nerf phrénique au cou) ou l'absorption d'un verre d'eau froide : *Primpéran, Vogalène,* atropine, si besoin *Largactil* (1/2 ampoule de 25 mg i.m.).

L'indication d'une phrénicectomie est exceptionnelle.

HYDARTHROSE INTERMITTENTE

▶ **Définition :**

C'est un syndrome *d'épanchement articulaire* caractérisé par la *périodicité des rechutes.*

▶ **Causes et mécanisme :**

L'affection survient à tous âges et est parfois secondaire à un traumatisme. Le genou est l'articulation le plus souvent touchée.

▶ **Signes cliniques :**

L'épanchement a un début rapide sinon brutal. Les signes inflammatoires restent discrets. La sédation est complète en 2 ou 3 jours. Puis la *crise se répète* au bout d'un intervalle libre toujours identique.

▶ **Signes paracliniques :**

Il n'y a *pas de signe radiologique.* La *vitesse de sédimentation* est à peine accélérée. Le *liquide synovial* est un transsudat semi-inflammatoire. La *ponction-biopsie* montre au bout d'un certain temps une synoviale épaissie avec synovite aspécifique et sclérose vasculaire.

▶ **Évolution :**

L'affection peut guérir spontanément. Mais l'hydarthrose intermittente peut être la forme de début d'une polyarthrite chronique évolutive (→), d'un rhumatisme psoriasique (→) ou d'une spondylarthrite ankylosante (→).

La surveillance générale articulaire est donc importante tant que se manifeste le syndrome.

▶ **Traitement :**

Synovectomie chirurgicale ou synoviorthèse (chimique ou isotopique).

HYDATIDOSE HÉPATIQUE

Voir *Kyste hydatique*

HYDATIDOSE INTRATHORACIQUE

▶ **Définition :**

C'est le développement au niveau du poumon ou de la plèvre du ténia échinoccoque du chien qui aboutit à la formation d'un kyste hydatique.

▶ **Causes et mécanisme :**

Le chien élimine dans ses selles des œufs de ténia échinoccoque qui contaminent le mouton par l'intermédiaire de l'herbe et plus rarement l'homme par l'intermédiaire des végétaux ou par contact direct avec le pelage. L'œuf libère dans l'intestin l'embryon hexacanthe qui traverse la paroi intestinale. Normalement, les embryons sont arrêtés par le filtre hépatique, mais parfois ils gagnent la veine cave inférieure, le cœur droit et s'arrêtent dans le poumon. Il se forme alors un kyste limité par une membrane germinative, le parenchyme pulmonaire est refoulé et comprimé.

Actuellement, l'hydatidose se rencontre dans toutes les régions, mais surtout dans les régions d'élevage.

▶ **Signes cliniques :**

Lorsque le kyste est sain, les symptômes sont pauvres (toux sèche, dyspnée modérée) et c'est souvent une découverte radiologique. La rupture du kyste dans une bronche entraîne une hémoptysie avec expectoration abondante faite d'un liquide clair contenant des vésicules.

La localisation pleurale isolée est rare réalisant une pleurésie enkystée ou un épanchement sérofibrineux riche en éosinophiles.

▶ **Examens complémentaires :**

* LA NUMÉRATION FORMULE SANGUINE montre parfois une éosinophilie modérée, mais peut être normale.

* LA RADIOGRAPHIE PULMONAIRE est variable selon le stade : *opacité arrondie homogène* dans le kyste sain, *image hydro-aérique* avec croissant clair supérieur lorsque le kyste est rompu.

* LES RÉACTIONS SÉROLOGIQUES (immunoélectrophorèse, immunofluorescence) montrent des résultats inconstants, elles sont constamment négatives dans les formes non compliquées.

* LA RÉACTION DE CASONI n'a pas d'intérêt.

▶ **Évolution et complications :**

Lorsque le kyste est rompu il peut s'infecter réalisant un pyopneumokyste avec expectoration purulente.

La membrane germinative d'un kyste rompu peut provoquer des troubles de ventilation en obstruant une bronche.

La dissémination bronchogène est rare.

Parfois, le kyste peut involuer sans se rompre et se calcifier, mais il est toujours susceptible de s'infecter.

▶ Traitement et pronostic :

∗ LE TRAITEMENT EST UNIQUEMENT chirurgical en prenant des précautions pour ne pas rompre le kyste en peropératoire.

Dans les formes inextripables, on utilise le mébendazol en cure prolongée.

∗ LE PRONOSTIC dépend de la taille du kyste et de son état : *rompu* ou *sain.*

HYDROCÈLE VAGINALE

▶ Définition :

C'est un épanchement séreux dans la vaginale testiculaire.

▶ Causes :

Elle peut être due à un *défaut anatomique* (nourrisson) ; être *symptomatique* d'une infection, ou être *idiopathique.*

▶ Signes cliniques et paracliniques :

La transillumination permet d'affirmer la nature liquidienne de la tuméfaction. La ponction évacuatrice permet de mieux apprécier les lésions sous-jacentes.

▶ Évolution :

∗ CHEZ LE NOURRISSON, elle disparaît souvent avant 2 ans, spontanément.

∗ CHEZ L'ADULTE, l'hydrocèle idiopathique relève de la chirurgie.

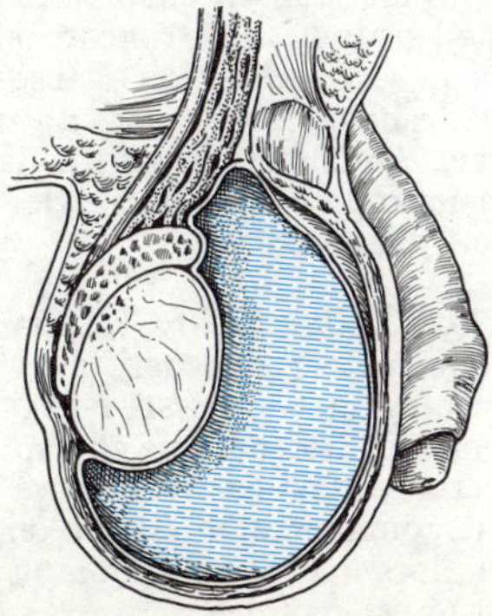

Hydrocèle vaginale.

HYDROCÉPHALIES DE L'ENFANT

▶ Définition :

Dilatation des espaces liquidiens intracrâniens (ventricules ou citernes) sous l'effet d'un excès de pression du liquide céphalo-rachidien.

▶ Causes et mécanisme :

Le plus souvent, elle est due à un blocage à la circulation du liquide céphalo-rachidien, soit d'origine inflammatoire (méningites, hémorragie méningée, toxoplasmose), soit par une tumeur, soit par une malformation.

▶ Signes essentiels :

– augmentation rapide du périmètre crânien ;
– front bombant ;
– fontanelle large et tendue ;
– disjonction des sutures ;
– yeux en coucher de soleil.

▶ Examens paracliniques :

– *Radio du crâne :* signes d'hypertension intracrânienne, calcifications de la toxoplasmose.
– *Fond d'œil :* choriorétinite toxoplasmique.
– *Transillumination et ponction sous-durale :* pour éliminer un hématome sous-dural.
– *Sérodiagnostic de toxoplasmose.*

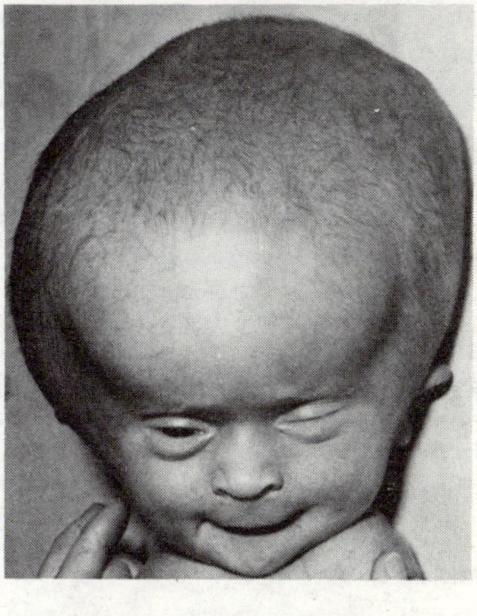

Hydrocéphalie majeure
(d'après LAPLANE R., *Abrégé de pédiatrie,* Masson, Paris, 1985).

- *Étude du liquide céphalo-rachidien.*
- *Échographie transfontanellaire* pour affirmer le diagnostic d'hydrocéphalie (augmentation du volume des cavités ventriculaires à deux examens successifs) et en surveiller l'évolution.
- *Examen tomodensitométrique cérébral* (scanner) pour préciser l'état du cortex cérébral, éventuellement l'étiologie.

▶ **Éléments de surveillance :**
- signes d'hypertension intracrânienne ;
- périmètre crânien ;
- développement psychomoteur ;
- échographie transfontanellaire.

▶ **Évolution et complications :**

∗ SPONTANÉMENT, une stabilisation est possible mais le plus souvent l'hydrocéphalie est évolutive aboutissant à la débilité mentale et à la mort.

∗ APRÈS INTERVENTION, qui consiste en une dérivation du liquide céphalo-rachidien en excès vers le péritoine, des complications sont possibles : rechute de l'hydrocéphalie par blocage du système de dérivation, infection généralisée, méningée ou péritonéale.

▶ **Traitement et pronostic :**
Le traitement est neurochirurgical. *Le pronostic* est lié aux lésions cérébrales sous-jacentes et à la survenue de complications postopératoires.

HYDROCÉPHALIE À PRESSION NORMALE DE L'ADULTE

▶ **Définition :**
Il s'agit d'un trouble de la résorption du LCR qui se constitue progressivement entraînant une dilatation du système ventriculaire sans élévation de la pression intracrânienne touchant le plus souvent des sujets âgés (> 60 ans).

▶ **Clinique :**

∗ LE TABLEAU comporte des troubles mentaux, des troubles de la marche et des troubles sphinctériens :
- *Le tableau mental est un tableau déficitaire pseudo-démentiel* avec désorientation temporo-spatiale, troubles mnésiques, diminution des fonctions idéatives et de l'ensemble des fonctions intellectuelles. Ce tableau est variable en intensité d'un jour à l'autre et d'un malade à l'autre.
- *Les troubles de la marche :* instabilité, marche à petits pas mal assurés, élargissement du polygone de sustentation, peuvent être importants et dominer le tableau réalisant une incapacité de marcher sans déficit moteur (astasie-abasie ou apraxie de la marche).
- *Les troubles sphinctériens :* mictions impérieuses et incontrôlables.

∗ L'EXAMEN NEUROLOGIQUE retrouve fréquemment et de manière évocatrice :
- des signes *pyramidaux* discrets (Babinski bilatéral, exagération des réflexes ostéotendineux) ;
- des signes *extra-pyramidaux* (hypertonie avec signe de la roue dentée).

Par contre, il n'existe pas de *signes d'hypertension intracrânienne.*

∗ L'ÉVOLUTION se fait spontanément vers l'aggravation progressive ; par contre, c'est une maladie curable, le tableau étant partiellement ou totalement régressif après la pose d'une dérivation ventriculo-atriale ou ventriculo-péritonéale ; l'amélioration postopératoire peut être rapide et spectaculaire mais il reste difficile de prévoir quelle sera la qualité de l'amélioration chez un malade donné.

▶ **Examens complémentaires :**

∗ LE SCANNER CÉRÉBRAL permet d'éliminer une tumeur et surtout un hématome sous-dural chronique pouvant réaliser un tableau voisin. L'aspect tomodensitométrique évocateur associe *une dilatation ventriculaire* et l'absence de dilatation des sillons corticaux. En cas de démence vraie, la dilatation ventriculaire est secondaire à l'atrophie cérébrale et les sillons corticaux sont dilatés.

∗ TRANSIT ISOTOPIQUE DU LCR : On suit la résorption d'un traceur radioactif injecté dans les espaces méningés (→ TRANSIT ISOTOPIQUE). Cet examen met en évidence une contamination importante et précoce des ventricules par le traceur. Cette contamination est prolongée (48 à 72 heures) alors que la résorption au niveau de la convexité est retardée.

⁎ PONCTION LOMBAIRE avec soustraction de 20 à 30 cm^3 de LCR, avec mesure de la pression qui est normale : Il peut y avoir une amélioration passagère et ceci constitue un test de diagnostic et permet de prévoir partiellement l'amélioration postopératoire.

▶ **Mécanisme et étiologies :**

Il existe des *hydrocéphalies à pression normale secondaires* à une hémorragie méningée, à une méningite purulente ou tuberculeuse, à un traumatisme crânien sévère, et *des formes primitives de moins bon pronostic.* Leur mécanisme est mal élucidé. La gêne à la résorption du LCR serait liée à une fibrose des espaces méningés sous-arachnoïdiens. Le tableau clinique serait lié à plusieurs causes : voies de résorption pathologiques transcérébrales du LCR, variations anormales de la pression du LCR, ischémie cérébrale par étirement des vaisseaux et souffrance des fibres pyramidales du fait de la dilatation ventriculaire.

▶ **Surveillance infirmière :**

Les soins de nursing seront importants chez ces malades de même que l'observation des troubles du comportement avant et après l'intervention. L'infirmière participera à la rééducation de la marche.

▶ **Le traitement est chirurgical** et consiste en une dérivation interne du LCR par une valve ventriculo-cardiaque ou ventriculo-péritonéale. L'amélioration est très variable d'un malade à l'autre mais peut être rapide et spectaculaire.

La pose d'une valve n'est pas totalement anodine. Des complications sont possibles (infection ou thrombose de la valve, hématome sous-dural). Pour éviter une hypotension brutale dans le LCR le malade doit rester en décubitus dans les jours qui suivent l'intervention.

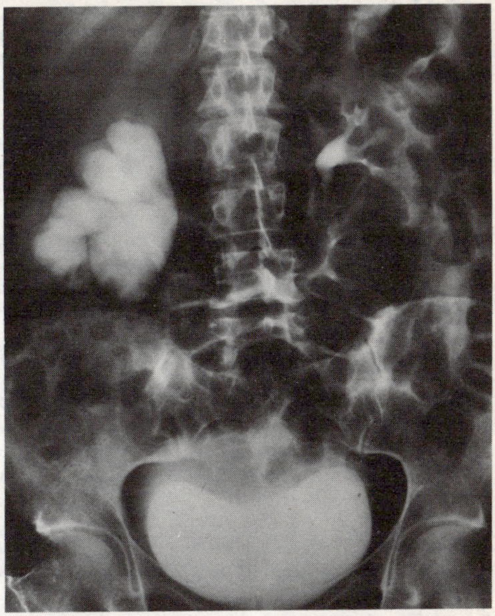

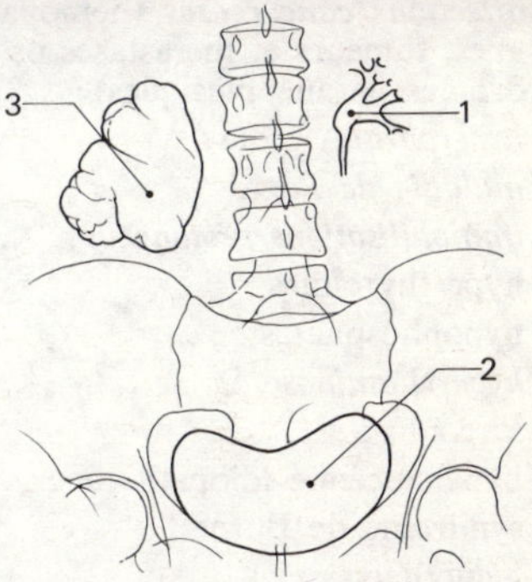

Hydronéphrose congénitale : sténose congénitale de la jonction pyélo-urétérale droite : 1) Cavités rénales normales ; 2) Vessie ; 3) Hydronéphrose. Cliché d'urographie intraveineuse.

HYDRONÉPHROSES

▶ **Définition :**

C'est la dilatation avec stase urinaire, du bassinet et des calices en amont d'un obstacle.

▶ **Causes :**

L'hydronéphrose *congénitale* est due à une anomalie de la jonction pyélo-urétérale. L'hydronéphrose *acquise* est la conséquence de tout obstacle sous-pyélique.

▶ **Signes cliniques et paracliniques :**

L'hydronéphrose peut être totalement asymptomatique ou simuler une tumeur, mais le plus souvent ce sont des lombalgies qui font demander une U.I.V. avec clichés tardifs. Il existe un retard de sécrétion, une dilatation des cavités pyélo-calicielles, un retard d'évacuation. Le risque majeur d'infection contre-indique les explorations par voie rétrograde.

► **Évolution :**
C'est la destruction du rein à bas bruit ou accompagnée de douleurs, d'infections, de lithiase.

► **Traitement :**
C'est celui de l'obstacle.

HYPERCALCÉMIES

► **Définition :**
La calcémie normale de l'adulte est comprise entre 0,095 et 0,105 g/l (2,37 à 2,63 mmol/l). Les hypercalcémies se manifestent au-delà de 0,115 g/l (2,86 mmol/l) et sont graves au-delà de 0,150 g/l (3,74 mmol/l).

► **Causes :**
On rencontre des hypercalcémies dans les affections suivantes :
- *affections cancéreuses* (hémopathies malignes, tumeurs et métastases osseuses, syndromes paranéoplasiques) ;
- *hyperparathyroïdie ;*
- *maladie de Paget ;*
- *immobilisations prolongées ;*
- hyperthyroïdies ;
- hypophosphatasie ;
- *hypervitaminose D ;*
- sarcoïdose ;
- hypercalcémie idiopathique ;
- syndrome de Burnett ;
- hémodialyses ;
- acromégalie, etc.

► **Symptomatologie :**
Il existe des :
- manifestations *digestives :* anorexie, constipation, nausées, amaigrissement ; les ulcères gastro-duodénaux sont fréquents ;
- manifestations *neuromusculaires,* avec asthénie physique et psychique ; hypotonie musculaire et hyporéflexie tendineuse ; parfois il y a des troubles psychiques ;
- manifestations *cardiaques* avec à l'électrocardiogramme un raccourcissement de QT.
- manifestations *rénales* avec *soif,* puis polydipsie-polyurie, tendance à l'alcalose ; néphrocalcinose et lithiase urinaire.

Les crises hypercalcémiques aiguës sont une urgence thérapeutique (hémodialyse).

► **Surveillance :**
Elle porte sur tous les éléments décrits *supra.*

HYPERKALIÉMIE

Voir *Kaliémie (Troubles de la)*

HYPERLIPIDÉMIES

► **Définition :**
On réunit sous le terme d'hyperlipidémie plusieurs troubles métaboliques se manifestant par l'élévation du taux plasmatique du cholestérol et/ou des triglycérides. Normalement, le cholestérol est compris entre 3,85 et 6,45 mmol/l (1,50 à 2,50 g/l) et les triglycérides entre 0,56 et 1,69 mmol/l (0,50 à 1,50 g/l).
L'hypercholestérolémie est athérogène. L'hypertriglycéridémie donne un risque de pancréatite aiguë.

► **Causes et mécanisme :**
En fait, le trouble primitif est une anomalie des lipoprotéines. Ce sont des protéines chargées du transport plasmatique des lipides. On distingue en fonction de leur migration électrophorétique : chylomicrons, LDL ou bêtalipoprotéines, VLDL ou prébêtalipoprotéines et HDL ou alphalipoprotéines. Les LDL contiennent une grande quantité de cholestérol alors que les chylomicrons et les VLDL sont surtout chargés de triglycérides. Les HDL assureraient le retour du cholestérol des tissus cibles vers le foie.
L'élévation du taux des lipoprotéines peut résulter de plusieurs mécanismes : défaut d'épuration, excès de production, qui peuvent être intriqués.
Il existe un facteur génétique très fréquemment retrouvé, mais dont l'expression est aggravé par l'environnement nutritionnel.
Enfin, certaines hyperlipidémies sont secondaires à des maladies tels l'hypothyroïdie, le diabète, l'alcoolisme, la rétention biliaire, etc.

► **Différents types d'hyperlipidémies :**
Le diagnostic d'hyperlipidémie repose sur trois bilans lipidiques à 3 semaines d'intervalle

dans le même laboratoire après 12 heures de jeûne avec :

– aspect du sérum ;

– dosage du cholestérol et des triglycérides.

Sérum clair dans les hypercholestérolémies, lactescent et opalescent si présence de triglycérides.

Elles sont classées selon la classification de Frederickson.

* HYPERCHOLESTÉROLÉMIE PRIMITIVE OU TYPE IIa : C'est la plus fréquente.

Elle se traduit biologiquement par une élévation du cholestérol et des bêtalipoprotéines, les triglycérides étant normaux.

Cliniquement, il peut exister des dépôts lipidiques : arc cornéen, xanthélasma, xanthomes tendineux, xanthome plan.

Elle est surtout dominée par le risque athéromateux précoce. Les LDL sont élevées.

* HYPERTRIGLYCÉRIDÉMIE ENDOGÈNE PRIMITIVE OU TYPE IV : Elle est un peu moins fréquente que la précédente.

Biologiquement, les triglycérides et les pré-bêtalipoprotéines sont élevés. Le cholestérol est normal ou un peu élevé dans les formes sévères mais le rapport : cholestérol/triglycérides est inférieur à 1/3. Le sérum est lactescent.

Cliniquement, on peut retrouver des dépôts lipidiques dont certains sont très évocateurs, mais présents dans les formes sévères, les xanthomes éruptifs. Les troubles digestifs sont fréquents : douleurs postprandiales, lithiase biliaire, pancréatite. L'association avec d'autres troubles métaboliques doit être recherché : goutte, obésité et surtout diabète. Le risque athéromateux existe à un moindre degré que dans l'hypercholestérolémie. Ce type d'hyperlipidémie est souvent glucido, alcoolo ou pondérodépendant. Les VLDL sont élevées.

* HYPERTRIGLYCÉRIDÉMIE PRIMITIVE MIXTE OU TYPE V : Leur distinction du type précédent est parfois difficile.

Biologiquement, les triglycérides sont très élevés avec augmentation des chylomicrons et des pré-bêtalipoprotéines. Le rapport cholestérol/triglycérides est inférieur à 0,4. Le sérum est lactescent avec un surnageant crémeux.

Cliniquement, on retrouve les mêmes éléments et les mêmes risques que dans le type IV.

* HYPERLIPIDÉMIES MIXTES : Le cholestérol et les triglycérides sont augmentés dans un rapport compris entre 0,7 et 1,6.

– Deux types sont possibles :
Type IIb, avec élévation des bêta et pré-bêtalipoprotéines, le plus fréquent. Cliniquement, on peut retrouver tous les types de dépôts lipidiques. Le risque athéromateux est très sévère.

– *Type III,* par apparition d'une lipoprotéine anormale. Il est exceptionnel.

* HYPERTRIGLYCÉRIDÉMIES EXOGÈNES OU TYPE I : Elles sont très rares et très bruyantes dès l'enfance avec douleurs abdominales, pancréatite, hépatosplénomégalie, mais sans potentiel athérogène.

Biologiquement les triglycérides et les chylomicrons sont très élevés. Le sérum est clair avec une couche crémeuse.

* HYPER-ALPHALIPOPROTÉINÉMIE : Elle est exceptionnelle. Elle protégerait contre l'athérome.

* HYPERLIPOPROTÉINÉMIES SECONDAIRES : Avant de conclure à une hyperlipidémie primitive, il faut rechercher les grandes causes d'hyperlipidémies secondaires : diabète, alcool, insuffisance rénale, goutte, grossesse, corticothérapie, qui donnent plutôt des hypertriglycéridémies ; hypothyroïdie, rétention biliaire, qui donnent plutôt des hypercholestérolémies.

▶ Traitement et pronostic :

* En dehors du traitement étiologique des formes secondaires, IL EST DOMINÉ PAR LE RÉGIME.

Il doit être hypocalorique chez l'obèse. Dans les hypertriglycéridémies, surtout de type IV, il faut rationner les hydrates de carbone et l'alcool. Dans les hypercholestérolémies, il faut diminuer les aliments riches en cholestérol et remplacer les graisses animales saturées par des graisses végétales polyinsaturées.

C'est seulement lorsque le régime ne suffit pas qu'il faut introduire les traitements médicamenteux : surtout fibrates, tiadenol, cholestyramine. Les effets secondaires sont nombreux.

Ce traitement (régime + médicaments) est seulement symptomatique mais non étiologique, il doit donc être poursuivi toute la vie.

* LE PRONOSTIC à long terme dépend de l'importance du trouble métabolique et de l'efficacité du traitement. Le pronostic dépend aussi des complication cardio-vasculaires (coronariennes, accidents vasculaires cérébraux, artérite des membres inférieurs, anévrismes de l'aorte), aggravées par les autres facteurs de risques qu'il faut traiter.

HYPERLORDOSES LOMBAIRES

▶ **Définition :**
L'hyperlordose lombaire est caractérisée par une *exagération* de la *cambrure naturelle du rachis,* ou si l'on préfère, par une augmentation de la concavité postérieure lombaire.

▶ **Causes :**
Il y a des hyperlordoses familiales ou ethniques. D'autres hyperlordoses sont secondaires aux luxations congénitales des hanches, aux insuffisances musculaires lombo-abdominales, aux hypercyphoses dorsales. La cause la plus fréquente est le *syndrome tropho-statique post-ménopausique* (→).

▶ **Signes cliniques :**
Le ventre pointe en avant. Les fesses, ou plus exactement le sacrum ont tendance à s'horizontaliser. L'hyperlordose se manifeste par des douleurs lombaires diffuses, surtout matinales, non inflammatoires (→ LOMBALGIES), qui sont dues à la principale complication, l'arthrose interapophysaire postérieure lombaire L5/S1.

▶ **Radiographie :**
Les clichés, surtout de profil, montrent que l'angle formé entre l'axe vertical de la 5e lombaire et celui de la première sacrée dépasse 140°. La verticale passant par le coin postérieur D12/L1, tombe en arrière du point identique en L5/S1.

▶ **Traitement :**
Repos sur plan dur. Antalgiques. Kinésithérapie (→) en cyphose.

HYPERMÉTROPIE

Voir *Amétropies*

HYPEROSTOSE VERTÉBRALE ENGAINANTE

▶ **Définition :**
Il s'agit d'un syndrome de définition radiologique, où existe une arthrose lombaire ou dorsale, avec de *très volumineux ostéophytes,* constituant comme une coulée osseuse descendant latéralement et antérieurement au rachis.

▶ **Causes :**
Le plus souvent, sinon toujours, le malade est également porteur d'un *diabète sucré.*

▶ **Signes cliniques :**
Souvent l'affection est muette. Sinon rien ne la distingue de l'arthrose lombaire (→) dont elle n'est qu'une variété.

▶ **Signes radiologiques :**
On note une coulée osseuse antérieure et latérale, provoquant des renflements intervertébraux, et qui est constituée d'ostéophytes exubérants. Le plus souvent les disques intervertébraux restent de hauteur normale, mais ils peuvent se calcifier. A l'étage dorsal, les signes sont maximaux sur le côté droit. Les sacro-iliaques sont normales.

▶ **Évolution et traitement :**
Ils sont identiques à ceux de l'arthrose lombaire (→).

HYPERPARATHYROÏDIE

▶ **Définition :**
On appelle hyperparathyroïdie une affection due à la surproduction *d'hormone parathyroïdienne* ou parathormone.

▶ **Causes :**
Le plus souvent, l'hyperparathyroïdie est *primaire*, et est due à une hyperplasie ou un adénome parathyroïdien. Rarement, il s'agit d'un cancer parathyroïdien. Plus rarement, l'hyperparathyroïdie est *secondaire* à une hypocalcémie et à une hyperphosphorémie, en particulier lors de l'insuffisance rénale chronique, ou dans certains rachitismes ou ostéomalacies, et en général dans toutes les avitaminoses D. L'hyperparathyroïdie peut également être secondaire à une gastrectomie, à une malabsorption intestinale, diarrhée, pancréatite, etc., ainsi qu'aux dialyses rénales mal contrôlées.

L'hyperparathyroïdie paranéoplasique est secondaire dans les cancers bronchiques épidermoïdes. L'hyperparathyroïdie est parfois associée à d'autres endocrinopathies : phéochromocytome, cancer médullaire de la thyroïde, gastrinome, insulinome. La PTH a surtout une

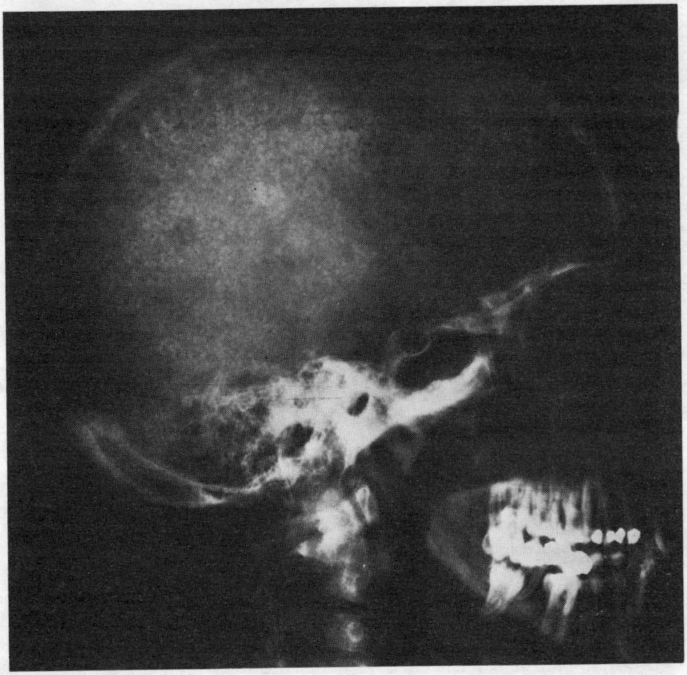

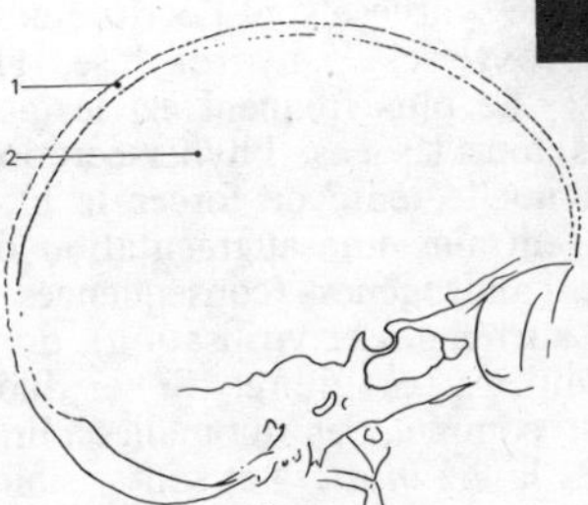

Localisation crânienne d'hyperparathyroïdie :
1) Flou de la voute crânienne ;
2) Microgéodes très nombreuses ;
3) Disparition de la lamina dura.

action osseuse (ostéolyse) responsable d'une hypercalcémie.

▶ Signes cliniques :

La symptomatologie est faite de la juxtaposition de plusieurs syndromes.

∗ LE SYNDROME OSSEUX est fait de douleurs osseuses, fixes ou erratiques, souvent intenses, accentuées par la pression des os. Des tuméfactions sont possibles. Les fractures spontanées sont plus rares (→ DÉCALCIFICATIONS OSSEUSES).

∗ SYNDROME RÉNAL : (→ HYPERCALCÉMIES) est fait de soif, de polyuropolydipsie due à : lithiase rénale calcique, néphrocalcinose, insuffisance rénale chronique.

∗ *Syndrome digestif* : nausée, constipation, ulcère gastro-duodénal, pancréatite calcifiante.

∗ *Syndrome général et neuropsychiatrique* : asthénie, amaigrissement, troubles psychiatriques variés (dépression, délire).

∗ *Syndrome hypercalcémique aigu* : troubles neuropsychiques, polyurie, vomissements, constipation, déshydratation.

▶ Signes paracliniques :

∗ RADIOLOGIQUEMENT, on aperçoit des lésions ostéolytiques, soit des géodes pseudo-kystiques, soit une ostéoporose plus diffuse.

Les aspects sont différents selon la localisation :

– *Au crâne,* aspect d'ostéoporose circonscrite.

– *Sur les os longs,* amincissement de la corticale, kystes, résorption sous-périostée des phalanges.

– *Aux dents,* disparition de la lamina dura.

Les lithiases rénales sont spontanément visibles aux rayons X (Abdomen sans préparation).

∗ BIOLOGIQUEMENT :
Faire 3 jours de suite calcémie, phosphorémie, protidémie, calciurie, phosphaturie des 24 heures. On a :

- hypercalcémie (> 2,6 mmol/1) ;
- hypophosphorémie (< 0,77 mmol/1) ;
- hypercalciurie (inconstante) ;
- hyperphosphaturie avec diminution du taux de réabsorption des phosphores et élévation de sa clearance ;
- V.S. normale ;
- E.C.G. : raccourcissement de l'onde T.

Examens spécialisés : augmentation de l'AMPc urinaire, de la créatinurie, de la clearance néphrogénique de l'AMPc (meilleur témoin de la PTH), dosage radio-immunologique de la PTH (élevée non fiable).

Les épreuves dynamiques ne sont que très rarement faites.

Enfin, la *biopsie osseuse* est capitale et montre le processus de résorption osseuse, et l'augmentation de l'activité ostéoblastique avec accentuation du tissu osseux. Pour localiser la tumeur en cas d'hyperparathyroïdie primaire : échographie, scanner (peu intéressant), cervicotomie exploratrice.

▶ Traitement et pronostic :

∗ LE TRAITEMENT EST UNIQUEMENT CHIRURGICAL par cervicotomie avec exploration des 4 parathyroïdes et ablation du tissu anormal. En cas d'hyperplasie, on laisse seulement un fragment d'une des parathyroïdes. En postopératoire, il peut y avoir une phase d'hypocalcémie habituellement régressive. Avant la chirurgie, il faut faire baisser la calcémie si elle dépasse 130 mg/l pour éviter les risques anesthésiques ; on utilise le *Lasilix,* la thyrocalcitonine ou la mithramycine.

∗ LE PRONOSTIC est bon à long terme avec régression des manifestations cliniques si elles ne sont pas trop évoluées. Seul le cancer peut poser des problèmes plus délicats.

▶ Évolution et complications :

Maladie chronique évoluant par poussées, les complications sont dominées par l'hypercalcémie aiguë avec vomissements, déshydratation, troubles du rythme cardiaque, prostration. Elle réclame un traitement d'urgence en réanimation.

A côté, il faut connaître les risques de pancréatite aiguë, d'insuffisance rénale, de fractures osseuses, d'ulcère gastrique.

HYPERPLASIE CONGÉNITALE DES SURRÉNALES

Voir *Troubles de la différenciation sexuelle*

▶ Définition :

L'hyperplasie congénitale des surrénales correspond à une hypersécrétion d'androgènes surrénaliens secondaire à un blocage de l'hormonosynthèse sur la voie des glucocorticoïdes.

▶ Causes et mécanisme :

Plusieurs types de déficit enzymatique responsable de blocage de synthèse sont décrits : bloc en 21-alpha-hydroxylase, 17-hydroxylase, 11-bêta-hydroxylase. Le plus fréquent est le bloc 21 alpha. Dans tous les cas, l'hypersécrétion d'ACTH réactionnelle tente de forcer le bloc enzymatique et entraîne une augmentation de la synthèse des androgènes (conséquences : hyperplasie des surrénales et virilisation), dont la voie de synthèse est libre. Si le bloc enzymatique est complet, les anomalies cliniques existent dès la vie *in utero* et sont visibles à la naissance ; dans les blocs incomplets le diagnostic peut n'être posé qu'à l'âge adulte, car l'hyperandrogénie est plus discrète.

Il s'agit d'une affection familiale transmise sur mode récessif. Prédominance féminine.

▶ Signes cliniques :

Description type : bloc en 21 alpha.

Chez les garçons, le tableau se résume à une pseudo-puberté précoce isosexuelle.

Chez les filles, il existe un pseudo-hermaphrodisme féminin avec malformation génitale (→ TROUBLES DE LA DIFFÉRENCIATION SEXUELLE).

Dans tous les cas, la maturation osseuse est accélérée et aboutit en dehors du traitement à une petite taille.

Dans les formes partielles découvertes chez l'adulte (uniquement la femme) le tableau associe : petite taille, hirsutisme, aménorrhée ou spanioménorrhée.

▶ **Examens complémentaires :**

Le stéroïdogramme urinaire montre des 17 cétostéroïdes élevés avec des 17 hydroxystéroïdes normaux ou abaissés ou parfois élevés. Le prégnanétriol, composé S urinaire, est augmenté en fonction du déficit.

Dans le plasma le cortisol plasmatique et le composé S sont bas alors que les précurseurs (17 hydroxyprogestérone) sont élevés. On peut accentuer la différence en faisant un test dynamique au *Synacthène. Les androgènes plasmatiques sont élevés (testostérone, androstédione, DHA). L'échographie surrénalienne montre l'hyperplasie des 2 surrénales.*

Le test de freinage par la dexaméthasone est positif. Pour les autres blocs, même principe : élévation des précurseurs en amont de l'enzyme de base déficient sous-*Synacthène.*

Dans le syndrome de Debré-Fissiger il y a un syndrome de perte d'eau et de sel avec hyponatrémie, hyperkaliémie et déshydratation. C'est une urgence chez le nourrisson.

▶ **Traitement et pronostic :**

* PRINCIPE : Remplacer l'hormone manquante :
- dans l'enfance : hydrocortisone 10 à 25 mg par jour, commencer le plus tôt possible chez la fille. Plus tard il sera impossible de féminiser une fille élevée en garçon ;
- chez l'adulte (bloc partiel à révélation tardive) l'hydrocortisone est remplacée par la dexaméthasone ;
- formes avec perte de sel du nourrisson : urgence, donner du chlorure de sodium et des minéralocorticoïdes (*Syncortyl*, 9-alpha-fludrocortisone).

* LE PRONOSTIC dépend de la rapidité du diagnostic et de l'importance des malformations.

* LE TRAITEMENT EST MÉDICAL, utilisant des glucocorticoïdes pour freiner l'axe hypothalamo-hypophyso-surrénal et donc faire disparaître l'hyperandrogénie. On utilise surtout la dexaméthasone, chez l'adulte.

L'efficacité du traitement est jugée sur la clinique et sur la normalisation du bilan endocrinien.

Il faut parfois donner un traitement supplétif par 9 alpha-fluorohydrocortisone si le déficit en aldostérone est important.

Enfin dans certaines virilisations le traitement chirurgical des anomalies génitales peut être nécessaire.

HYPERPROLACTINÉMIES

▶ **Définition :**

L'hyperprolactinémie est l'augmentation du taux circulant de la prolactine dans le sang. Cette hormone, sécrétée par des cellules spécialisées de l'antéhypophyse, a pour rôle de provoquer et de maintenir la lactation chez la femme enceinte. L'excès de prolactine entraîne, en dehors de la grossesse et chez l'homme des conséquences pathologiques importantes.

▶ **Causes :**

L'hyperprolactinémie peut être due à deux types de mécanismes :
- D'une part une hypertrophie des cellules sécrétantes de l'hypophyse qui peuvent réaliser une tumeur bénigne ou *adénome à prolactine.*
- D'autre part l'hyperprolactinémie peut être déclenchée par certains médicaments qui agissent au niveau de l'hypothalamus et *défreinent* la sécrétion de prolactine qui à l'état normal est inhibée par la *Dopamine.*

Les médicaments le plus souvent en cause sont donc : les neuroleptiques, en particulier le sulpiride (*Dogmatil*), la chlorpromazine (*Largactil*), la réserpine, certains antihypertenseurs centraux tels l'alpha-méthyl-dopa (*Aldomet*), les antidépresseurs tels la perphénazine (*Trilifan*).

Dans de nombreux cas l'hyperprolactinémie est due à l'action de « pilules » anticonceptionnelles contenant des œstrogènes de synthèse.

▶ **Signes cliniques :**
- *Chez la femme*, l'hyperprolactinémie provoque un arrêt des règles (aménorrhée secondaire) et un écoulement lactescent par les mamelons. Cette galactorrhée est d'abondance variable, elle peut être absente.
- *Chez l'homme* les symptômes sont l'impuissance et la gynécomastie (→).

Dans les deux sexes, lorsque l'hyperprolactinémie est en rapport avec un adénome on peut observer des signes liés à la tumeur : céphalées, troubles du champ visuel.

▶ **Examens paracliniques :**

Le diagnostic repose sur le dosage de la prolactinémie, largement au-dessus des taux habituels (normalement inférieurs à 30 ng/ml). Le test de stimulation au TRH montre des taux de réponse exagérés ou parfois « bloqués » en cas de tumeur.

En cas de suspicion d'adénome ou de tumeur hypothalamo-hypophysaire il faut :

– doser les autres hormones hypophysaires :
- FSH, LH basales et sous LHRH ;
- TSH ;
- ACTH ;
- GH (insuffisance antéhypophysaire).

– faire des radiographies et tomographies de la selle turcique, puis un scanner ;

– faire un examen ophtalmologique (acuité visuelle, champ visuel, fond d'œil).

Les radiographies de la selle turcique et la tomodensitométrie peuvent mettre en évidence l'adénome. Lorsque celui-ci est très petit on parle de microadénome.

► **Traitement :**

Dépend de la cause :

– *médicamenteuse* : arrêt du médicament et contrôle de la prolactinémie ;

– *adénome* : traitement médical ou chirurgical :
- médical : *Parlodel* (bromocriptine), 5 à 15 mg/jour. Stimule la dopamine, donc freine la prolactine ;
- chirurgical : adénomes volumineux neurochirurgie par voie rhinoseptale).

– *hypothyroïdie* : traitement de l'hypothyroïdie (hormones thyroïdiennes).

Attention : Ne porter de diagnostic d'hyperprolactinémie par médicaments ou fonctionnelles qu'après avoir éliminer une autre cause.

Pas d'œstrogènes en cas d'hyperprolactinémie.

HYPERSENSIBILITÉ

L'hypersensibilité de l'organisme déclenche des réactions allergiques. La classification de Gell et Coombs distingue 4 types d'hypersensibilité.

► **Hypersensibilité immédiate type I (anaphylaxie) :**

La fixation de l'antigène sur les cellules porteuses d'IgE spécifiques entraîne la libération de médiateurs qui vont agir sur les organes cibles et entraîner : une crise d'asthme, un urticaire, un œdème de Quincke.

► **Hypersensibilité cytotoxique type II :**

Les anticorps vont entraîner la destruction de la cellule porteuse de l'antigène (exemple : accidents transfusionnels).

► **Hypersensibilité semi-retardée type III (phénomène d'Arthus) :**

L'antigène et l'anticorps forment des immuncomplexes qui en présence du complément vont entraîner les dégâts cellulaires (exemple : glomérulonéphrite aiguë poststreptococcique, périartérite noueuse posthépatitique).

► **Hypersensibilité retardée type IV :**

Il s'agit d'une réponse immunitaire cellulaire (exemple : dermites de contact). On peut l'explorer par l'intradermoréaction à la tuberculine et à la candidine.

► En fait, **ces types d'hypersensibilités peuvent s'associer et se succéder** (exemple : une réaction de type I [IgE] va réaliser les conditions locales pour qu'une réaction de type III [immuncomplexes] entraîne des lésions tissulaires).

HYPERSPLÉNISME

► **Définition :**

Cytopénie sanguine portant sur une ou plusieurs lignées sanguines en rapport ou non avec une splénomégalie et réversible après splénectomie.

► **Causes et mécanisme :**

– Toutes les affections s'accompagnant d'une grosse rate peuvent entraîner une séquestration de cellules sanguines. L'hypertension portale peut occasionner des cytopénies avant l'apparition d'une splénomégalie.

– Il existe une réaction médullaire de compensation.

► **Signes cliniques et paracliniques :**

Il existe une cytopénie sanguine et une splénomégalie. Le myélogramme montre une hyperplasie compensatrice, les épreuves isotopiques (→) montrent une séquestration splénique.

► **Traitement :**

– C'est celui de l'affection causale.

– La splénectomie peut être indiquée après avoir démontré que la séquestration et son retentissement sont importants.

HYPERTENSION ARTÉRIELLE LABILE

► **Définition :**
Les chiffres tensionnels sont retrouvés en alternance élevés et normaux.

► **Causes et mécanisme :**
C'est une affection essentiellement observée chez le sujet jeune et bénigne à court terme.
Un bilan étiologique doit être entrepris (→ HYPERTENSION ARTÉRIELLE PERMANENTE) mais il est le plus souvent négatif, en dehors de la notion de neurotonie.
L'évolution doit être surveillée à la recherche d'une élévation permanente qui doit être traitée.

HYPERTENSION ARTÉRIELLE MALIGNE

► **Définition :**
Hypertension artérielle sévère s'accompagnant d'un retentissement viscéral important, en particulier œdème papillaire au fond d'œil.
Elle s'observe souvent chez le sujet jeune.

► **L'évolution** est très sévère, mortelle très rapidement si elle n'est pas traitée. → HYPERTENSION ARTÉRIELLE PERMANENTE pour les bilans étiologique et du retentissement.

HYPERTENSION ARTÉRIELLE PAROXYSTIQUE

► **Définition :**
Affection caractérisée par l'existence de poussées hypertensives entre lesquelles la tension artérielle est normale, voire abaissée. Elle s'observe dans le phéochromocytome (→) ou complique le traitement par les inhibiteurs de la monoamine oxydase.

► **En l'absence de traitement,** l'hypertension tend à devenir permanente (→).

HYPERTENSION ARTÉRIELLE PERMANENTE

► **Définition :**
Élévation permanente des chiffres tensionnels au repos au-dessus de 160 mm de mercure, pour la systolique et 95 mm de mercure pour la diastolique.

► **Causes et mécanisme :**

* LES CAUSES DE L'HYPERTENSION ARTÉRIELLE SONT MULTIPLES et doivent être recherchées pour être traitées. Mais le plus souvent aucune cause n'est retrouvée et l'hypertension artérielle est dite *essentielle.*

* LES CAUSES LES PLUS FRÉQUENTES sont les suivantes :
  - coarctation de l'aorte (→) ;
  - syndrome de Conn (hyperaldostéronisme primaire) (→) ;
  - syndrome de Cushing (→) ;
  - phéochromocytome (→) ;
  - sténose d'une artère rénale (→) ;
  - néphropathie chronique (→) ;
  - prise d'œstroprogestatifs (le plus souvent à titre contraceptif).

* L'AUGMENTATION PERMANENTE DES PRESSIONS SYSTÉMIQUES A POUR CONSÉQUENCE l'accélération du développement de l'athérosclérose et le retentissement sur essentiellement quatre organes : le système nerveux central, l'œil, le cœur, le rein.

► **Signes cliniques :**

* DÉCOUVERTE LORS D'UN EXAMEN SYSTÉMATIQUE.

* SIGNES FONCTIONNELS ÉVOCATEURS : vertiges, céphalées, brouillard devant les yeux.

* COMPLICATION RÉVÉLATRICE : coma, hémiplégie, œdème aigu du poumon.

∗ LA PRESSION ARTÉRIELLE DOIT TOUJOURS ETRE PRISE AU REPOS, sur un sujet allongé depuis 15 minutes. Il est indispensable de noter la pression aux deux bras, en position couchée et debout. Pour affirmer le caractère permanent de la tension artérielle, il faut retrouver des chiffres élevés, à plusieurs reprises, dans les mêmes conditions d'examen.

▶ Bilan du retentissement :

∗ AU PLAN OCULAIRE : L'examen du fond d'œil est capital. Les anomalies sont classées en 4 stades qui déterminent la sévérité de l'hypertension artérielle.

∗ AU PLAN CÉRÉBRAL : Le risque est l'accident vasculaire cérébral. L'examen neurologique complet recherche des séquelles éventuelles.

∗ AU PLAN CARDIAQUE : L'hypertension artérielle entraîne une hypertrophie ventriculaire gauche et l'insuffisance cardiaque gauche puis globale (appréciée par la clinique, l'électrocardiogramme, l'échocardiogramme, la radiographie thoracique). Elle augmente le développement de l'athérosclérose coronaire.

∗ AU PLAN RÉNAL : Le retentissement est apprécié par la créatininémie, la protéinurie des 24 heures, l'ionogramme sanguin et urinaire, l'urée sanguine, l'échographie rénale, l'urographie intraveineuse.

▶ Traitement :

∗ IL DOIT ETRE ÉTIOLOGIQUE chaque fois qu'une cause est trouvée.

∗ LE TRAITEMENT SYMPTOMATIQUE DE L'HYPERTENSION ARTÉRIELLE ESSENTIELLE, DOIT ETRE POURSUIVI INDÉFINIMENT. Il a pour but de normaliser les chiffres tensionnels et de prévenir les complications. On dispose :

– du régime sans sel ;
– des diurétiques ;
– des bêta-bloquants ;
– des autres antihypertenseurs :
  · dérivés de la réserpine ;
  · alpha-méthyl-dopa (*Aldomet*) ;
  · clonidine (*Catapressan*) ;
  · dihydralazine (*Népressol*) ;
  · guanéthidine, ganglioplégiques ;
  · inhibiteurs calciques ;
  · inhibiteurs de l'enzyme de conversion de l'angiotensinogène (*Lopril, Renitec*).

Le traitement doit être commencé par une monothérapie (par exemple, un diurétique). Puis, en cas d'échec, un autre antihypertenseur est associé (d'abord essai d'un bêta-bloquant). Chaque cas est particulier et le traitement sera adapté.

HYPERTENSION ARTÉRIELLE PULMONAIRE

▶ Définition :

C'est une définition hémodynamique. On parle d'hypertension artérielle pulmonaire (HTAP) lorsque la pression systolique de l'artère pulmonaire est supérieure à 25 mm de mercure ou la pression moyenne à 15 mm de mercure.

▶ Causes et mécanisme :

L'HTAP peut résulter de plusieurs mécanismes au moins théoriques : augmentation du débit cardiaque, augmentation du volume sanguin pulmonaire, augmentation de la pression capilaire, augmentation des résistances artériolaires.

L'artère pulmonaire se divise en branches de plus en plus fines pour aboutir aux artérioles auxquelles fait suite le capillaire artériel. On distingue 3 types d'HTAP : *postcapillaire, précapillaire* ou *artériolaire et mixte.*

Les causes principales sont :

∗ LES CARDIOPATHIES GAUCHES valvulaires, hypertensives, coronariennes ou toute autre cause. Elles entraînent une HTAP postcapillaire de façon passive par retentissement en amont.

∗ LE CŒUR PULMONAIRE CHRONIQUE (CPC), secondaire aux maladies broncho-pulmonaires, responsables d'hypoxie et d'effet shunt (bronchite chronique et bronchopathies obstructives, insuffisances respiratoires restrictives, troubles de la diffusion) mais aussi CPC postembolique.

∗ LE SHUNT ARTÉRIO-VEINEUX, notamment des cardiopathies congénitales. Une partie du sang artériel est dévié vers le sang veineux et la circulation pulmonaire. L'existence d'une HTAP modifie l'attitude thérapeutique.

∗ L'HTAP PRIMITIVE, où aucune cause n'est retrouvée : elle touche surtout les femmes vers 30-40 ans. Son pronostic est sévère.

∗ Enfin, il existe une HTAP PAROXYSTIQUE dans l'INSUFFISANCE CARDIAQUE GAUCHE AIGUË, l'EMBOLIE PULMONAIRE et l'INSUFFISANCE RESPIRATOIRE AIGUË.

▶ Signes cliniques :

Ils sont relativement indépendants de la cause de l'HTAP. L'aggravation des symptômes à l'effort est très évocatrice.

Les signes fonctionnels sont la dyspnée d'effort, les lipothymies, les douleurs thoraciques, les hémoptysies.

A l'examen on note une cyanose, des anomalies d'auscultation cardiaque (B2 augmenté et souffle systolique au foyer pulmonaire), des signes d'insuffisance cardiaque droite.

► **Examens complémentaires :**

* LA RADIOGRAPHIE PULMONAIRE montre des grosses artères pulmonaires, une cardiomégalie, une augmentation de la taille du ventricule droit.

* L'ÉLECTROCARDIOGRAMME révèle des signes d'hypertrophie auriculaire et ventriculaire droite parfois modifiés par la maladie causale.

* L'ANGIOCARDIOGRAPHIE avec prise des pressions est utile dans le cadre du bilan étiologique, mais elle n'est pas sans risque.

► **Éléments de surveillance :**

* CLINIQUEMENT, sur l'évolution des symptômes fonctionnels à l'effort.

* RADIOLOGIQUES.

► **Évolution et complications :**

* L'ÉVOLUTION est fonction de la cause et des possibilités thérapeutiques.

* LES COMPLICATIONS sont dominées par l'insuffisance cardiaque droite et le risque de thrombose veineuse ou pulmonaire qui aggravent le pronostic.

► **Traitement et pronostic :**

Le traitement est uniquement *étiologique* : traitement médical ou chirurgical d'une cardiopathie gauche, traitement d'affection bronchopulmonaire. L'apparition d'une HTAP dans l'évolution d'un shunt gauche droit limite les possibilités thérapeutiques. Dans l'HTA primitive, des substances vasodilatatrices sont parfois essayés.

HYPERTENSION INTRACRÂNIENNE (H.I.C.)

► **Définition :**

C'est une augmentation de la pression intracrânienne relevant de nombreux mécanismes. C'est une urgence neurochirurgicale du fait du risque vital qui est mis en jeu à tout moment par la possibilité d'*engagement cérébral.* Le *pronostic visuel* est également mis en jeu à brève échéance en l'absence de traitement.

Ces malades doivent être transférés en *milieu neurochirurgical.*

Enfin, fait capital, l'existence d'une *HIC contre-indique formellement la pratique d'une ponction lombaire.*

► **Clinique :**

Le diagnostic de l'HIC repose sur la triade céphalées, vomissements, œdème papillaire au fond d'œil.

* LES CÉPHALÉES peuvent être caractéristiques, elles sont récentes mais progressivement croissantes, mal calmées par les antalgiques usuels ; leur horaire est très évocateur : elles réveillent le malade dans la deuxième partie de la nuit, elles sont maximales au réveil pour s'amender partiellement dans la journée. Ces céphalées peuvent être d'aspect plus banal.

Il existera parfois une *raideur de nuque* à l'examen, avec parfois un aspect « guindé » du malade ou un pseudo-torticolis. Ces signes (raideur de nuque, torticolis) sont péjoratifs ; l'engagement peut être imminent.

* LES VOMISSEMENTS accompagnent les céphalées le plus souvent. Ils ont le même horaire. Il s'agit de vomissements en jets sans effort avec conservation de l'appétit. S'ils peuvent manquer, ils peuvent dominer le tableau clinique et surtout chez l'enfant s'accompagner de douleurs abdominales.

* EXAMEN OCULAIRE : Le fond d'œil va mettre en évidence un *œdème papillaire,* signe d'importance majeure, constant dans les HIC de l'enfant mais inconstant chez l'adulte, surtout après 50 ans.

L'apparition d'*éclipses visuelles,* c'est-à-dire de baisses transitoires de l'acuité visuelle, rend le traitement encore plus urgent. En effet, il y a un risque majeur de cécité brutale avec évolution vers une atrophie optique au fond d'œil.

► **Bilan et examens** seront pratiqués en milieu neurochirurgical :

- Radiographies du crâne. EEG.
- *Scanner en urgence :* Il donne souvent le diagnostic *étiologique,* montre des signes éventuels de gravité : déplacement du système ventriculaire (3e ou 4e ventricule) par rapport à la ligne médiane traduisant un engagement cérébral en cours de constitution.

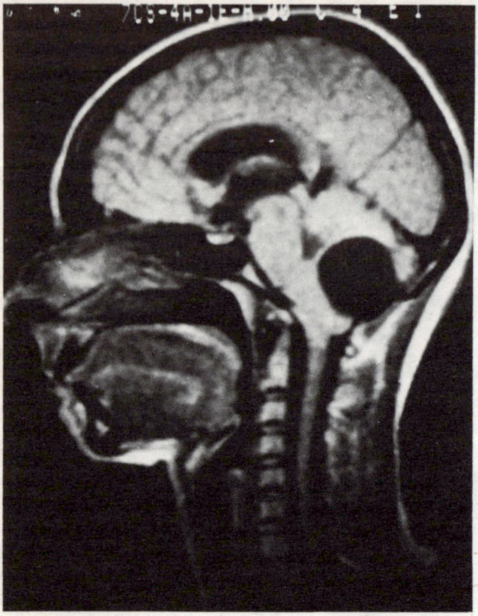

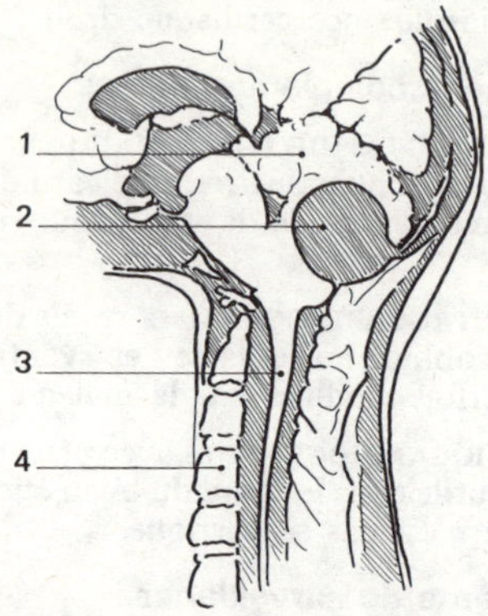

Volumineux kyste cérébelleux refoulant le tronc cérébral en avant. 1) Cervelet ; 2) Kyste ; 3) Moelle ; 4) Colonne cervicale.

– Mise en route parallèlement du bilan étiologique.

▶ Étiologies et mécanismes de l'HIC :

* L'HIC RÉPOND A TROIS MÉCANISMES PRINCIPAUX qui peuvent s'associer ; mécanisme volumétrique en cas de formation expansive intracrânienne, œdème cérébral et obstacles à l'écoulement du liquide céphalo-rachidien.

* ÉTIOLOGIES PRINCIPALES :

– *Tumeurs cérébrales,* surtout du fait de leur volume et d'autant plus qu'il existe une réaction œdémateuse importante *(métastases, glioblastomes).* Dans les cas des *tumeurs de la fosse postérieure* l'HIC est précoce : elle est liée à une compression du 4e ventricule et de l'aqueduc de Sylvius.

– *Abcès du cerveau, accidents vasculaires cérébraux* (ramollissement étendu du fait de l'œdème cérébral associé et hématomes intracérébraux).

– *Hématomes intracrâniens traumatiques* (extra-dural, sous-dural ou intracérébral) et hématome sous-dural chronique.

– *Hydrocéphalies non communicantes de l'enfant.*

– Spina bifida compliquée d'hydrocéphalie.

– Malformations d'Arnold-Chiari.

▶ Surveillance neurologique :

Elle est fondamentale du fait du risque de décompensation brutale :

– Surveillance des paramètres généraux (pouls, tension artérielle, *état respiratoire,* diurèse).

– Signaler au médecin *toute modification de la conscience.*

– Surveillance des pupilles. Une mydriase aréactive traduit un engagement temporal de ce côté.

– Accès d'hypertonie axiale avec mouvements d'enroulement au niveau des membres traduisant un engagement bulbaire.

– Dans les deux derniers cas mise en jeu immédiate du pronostic vital par apnée et arrêt cardio-respiratoire.

▶ Le traitement symptomatique de l'HIC est mené parallèlement au traitement de la cause :

– Cortcoïdes, ou Mannitol en perfusion.

– Traitement de la cause.

HYPERTENSION PORTALE

▶ Définition :

C'est une augmentation de pression dans le tronc porte et ses branches d'origine. On parle d'hypertension portale (H.T.P.) si la pression dans la veine porte (V.P.) est supérieure à 15 mm de Hg, ou si le gradient veine porte/veine cave inférieure est supérieur à 10 mm de Hg.

▶ Causes et mécanisme :

Selon le siège de l'obstacle ou « bloc », on parle :

- dans le foie, de *bloc intrahépatique* (cirrhose, etc.) ;
- sur la veine porte, de *bloc infrahépatique* (cavernome porte, etc.) ;
- sur les veines sus-hépatiques, de *bloc supra-hépatique* (Budd-Chiari).

Le siège des blocs est plus précisément défini par rapport aux sinusoïdes (espace vasculaire intrahépatique compris entre la terminaison des veines portes et l'origine des veinules sus-hépatiques).

On appelle *présinusoïdal* le secteur en amont du sinusoïde (V.P. et ses branches) et *postsinusoïdal* le secteur en aval (des veinules sus-hépatiques jusqu'à la veine cave inférieure). Les principales étiologies (qui restent dominées par la *cirrhose*) sont indiquées dans le tableau ci-dessus.

▶ Signes essentiels :

∗ CLINIQUE : Splénomégalie, circulation veineuse collatérale, ascite (en cas d'insuffisance hépatique associée).

∗ EXAMENS COMPLÉMENTAIRES :

- Le transit baryté œsophagien ou mieux la fibroscopie détectent les *varices œsophagiennes* (V.O.) et/ou gastriques (dues à l'hypertension dans les veines se jetant dans la veine porte et passage d'une partie du sang vers le système cave supérieur par ces plexus veineux sus-muqueux).
- La *laparoscopie* permet de voir une splénomégalie, une dilatation des veines du ligament rond (signes d'H.T.P.), d'apprécier l'état du foie et de le biopsier (cirrhose ?).
- *L'artériographie sélective* coeliaque et mésentérique supérieure permet au temps de

Hypertension portale

	COMMENTAIRES
BLOCS POSTSINUSOÏDAUX	(La pression sus-hépatique bloquée [dans le sinusoïde] est augmentée.)
A. SUPRA-HÉPATIQUES : . Syndrome de Budd-Chiari . Cardiopathie droite et péricardites constrictives	 . → (thrombose veines sus-hépatiques) . Diagnostic par prise des pressions dans l'oreillette droite, le secteur postsinusoïdal (pression sus-hépatique libre ou P.S.H.L.), le secteur sinusoïdal (pression sus-hépatique bloquée au P.S.H.B.), qui sont toutes augmentées
B. INTRA-HÉPATIQUES . Cirrhose (+++) . Maladie veino-occlusive	 . 90 % des H.T.P. . Antilles
BLOCS PRÉSINUSOÏDAUX	(La pression sus-hépatique bloquée est normale.)
C. INTRA-HÉPATIQUES . Bilharziose hépatique . Fibrose hépatique congénitale	 . Shistosoma Mansoni (→ *Bilharziose*) . Sujet jeune
D. INFRA-HÉPATIQUES . Thrombose portale . Cavernome portal . Thrombose veine splénique	 . Affection hépatique, hémopathie, etc. . Enfant . Affection pancréatique

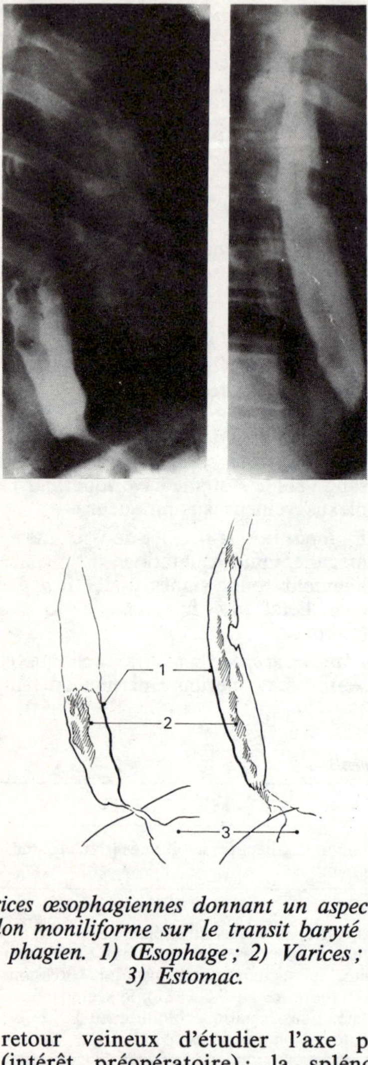

Varices œsophagiennes donnant un aspect de cordon moniliforme sur le transit baryté œsophagien. 1) Œsophage ; 2) Varices ; 3) Estomac.

retour veineux d'étudier l'axe portal (intérêt préopératoire) ; la splénoportographie est rarement utilisée ; l'opacification des veines sus-hépatiques est utile si l'on suspecte un syndrome de Budd-Chiari.

► Évolution, complications :

∗ La splénomégalie peut :

- entraîner un *hypersplénisme* avec thrombopénie, leucopénie et anémie ;
- se rompre, à la suite d'un traumatisme ou spontanément, c'est exceptionnel.

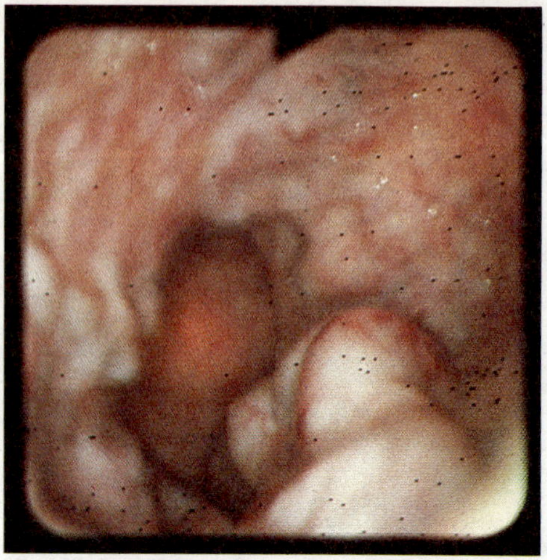

Varice œsophagienne vue en fibroscopie (en bas et à droite) au décours d'une hématémèse.

∗ Le risque majeur est *l'hémorragie digestive par rupture de varices œsophagiennes ou gastriques* (des varices digestives d'autre siège sont possibles, mais très rares).

∗ Pronostic et traitement :

Le pronostic est sévère, dominé par le risque d'hémorragie digestive et celui de l'affection causale. Une hémorragie par rupture de V.O. (confirmée par fibroscopie) peut-être traitée par compression par sonde à ballonnet (Blakemore, Linton), perfusions de vasopressine.

La sclérose des varices œsophagiennes se fait en urgence si nécessaire mais de préférence au décours immédiat de l'hémorragie. Il faut souvent 3 séances, espacées d'environ une semaine, pour obtenir une éradication des varices. Une surveillance ultérieure est nécessaire. L'emploi de bêta-bloqueurs (*Avlocardyl*), qui diminuent la pression portale, est proposé par certaines équipes pour diminuer la fréquence des récidives ou même prévenir les hémorragies chez certains sujets à risques.

Les dérivations porto-caves chirurgicales (porto-cave, spléno-rénale, mésentérico-cave, etc.) sont indiquées surtout en cas d'hémorragie récidivante ; elles exposent à une mortalité opératoire d'autant plus élevée que le sujet est en mauvais état général. Elles exposent aussi à l'encéphalopathie porto-cave.

HYPERTENSION RÉNO-VASCULAIRE

► **Définition :**

C'est une hypertension permanente due à une sténose du tronc ou d'une branche de division de l'artère rénale.

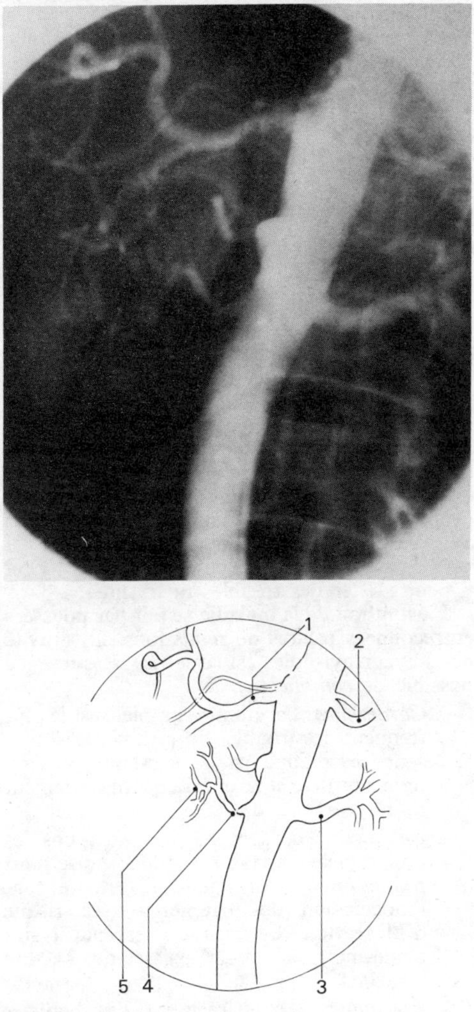

Sténose de l'artère rénale droite. 1) Tronc cœliaque ; 2) Artère splénique ; 3) Artère rénale gauche ; 4) Sténose ; 5) Artère rénale droite.

► **Causes et mécanisme :**

La sténose est soit athéromateuse, soit fibreuse, plus rarement il s'agit d'un anévrisme ou d'une dissection artérielle, d'une fistule artério-veineuse. Il existe une baisse de la perfusion rénale qui entraîne une stimulation de la production de rénine.

► **Signes cliniques et paracliniques :**

L'absence de facteurs de risque hypertensifs, l'apparition récente et/ou le caractère rebelle au traitement habituel de l'H.T.A., la notion de traumatisme lombaire, l'existence d'un souffle para-ombilical sont évocateurs et justifient la poursuite des explorations.

L'U.I.V. montre typiquement du côté de la sténose un retard de sécrétion, une diminution de la taille du rein, une densité plus forte de l'image des cavités pyélo-calicielles, un retard d'évacuation du produit opaque au « lavage » par le furosémide.

Le cathétérisme de la veine cave avec prélèvement sus et sous-rénal et dans chaque veine rénale permet la mesure de l'activité rénine plasmatique significativement plus élevée du côté de la sténose.

L'angiographie numérisée et *l'artériographie rénale globale et sélective* affirment la sténose, précisent son siège et son type.

► **Traitement :**

Les indications de la chirurgie tiennent compte, outre des éléments apportés par les examens complémentaires, des anomalies vasculaires associées, de l'âge du sujet, du contrôle médicamenteux de l'H.T.A. Une angioplastie transluminale peut parfois être réalisée au cours de l'artériographie.

HYPERTHERMIE DU NOURRISSON

► **Définition :**

Toute fièvre d'apparition récente supérieure à 38°5 C comporte des risques particuliers chez le nourrisson.

► **Causes et mécanisme :**

– infections virales ou bactériennes (otite, méningite, infection urinaire, etc.) ;
– déshydratation, coup de chaleur.

▶ **Signes essentiels à rechercher :**

Éruption, douleur osseuse, signes méningés, examen des tympans, etc.

Les examens à pratiquer, en l'absence d'étiologie, sont une numération de formule sanguine, une radio de thorax, un examen cytobactériologique d'urines, une ponction lombaire en cas de signes méningés ou neurologiques.

▶ **Évolution et complications :**

Quelle que soit l'étiologie de la fièvre : risque de convulsions ; lorsque la fièvre se prolonge, risque d'hyperthermie majeure (supérieure à 41° C), exceptionnelle mais très grave (collapsus, coma, convulsions, hémorragies digestives, anurie, troubles de coagulation).

▶ **Éléments de surveillance :**

Au cours de la fièvre :

- température toutes les 3 heures ;
- pertes digestives ;
- diurèse ;
- état d'hydratation ;
- chiffrer les apports hydriques.

▶ **Traitement et pronostic :**

Traitement symptomatique de la fièvre.

- refroidir l'enfant : le découvrir ; bain frais (à une température inférieure de 2 degrés à la température rectale) ; vessies de glace enveloppées dans un linge (talquer la peau au contact) ;
- donner à boire en abondance ;
- antithermiques : acide acétylsalicyclique (0,06 g/kg/24 heures en 4 prises), paracétamol (0,03 g/kg/24 heures en 4 prises).
- éventuellement anticonvulsivants.

HYPERTHYROÏDIE

▶ **Définition :**

L'hyperthyroïdie est définie par la sécrétion d'une trop grande quantité d'hormones thyroïdiennes dans l'organisme : ces hormones sont la thyroxine (T_4) et la triiodothyronine (T_3).

▶ **Causes et mécanismes :**

Il existe deux grands types d'hyperthyroïdie :

- LES HYPERTHYROÏDIES DIFFUSES : dans ces cas l'ensemble de la glande est hypersécrétant. Dans la majorité des cas il s'agit de la *maladie de Basedow* au cours de laquelle on trouve également une exophtalmie (saillie des globes oculaires), dans d'autres cas il s'agit d'un goitre ancien qui sécrète brusquement des quantités anormales d'hormones.

Les raisons pour lesquelles une glande thyroïde devient pathologique sont mal connues. Le terrain familial joue un rôle certain. De même la surcharge de l'organisme en iode (médicaments contenant de l'iode, radiographies iodées, etc.).

La maladie de Basedow est immunologique. La glande est stimulée par des immunoglobulines IGG.

Ces IGG sont de 2 types : TSI qui augmente la synthèse des hormones thyroïdiennes ; TGI qui sont responsable de l'apparition du goitre.

- LES HYPERTHYROÏDIES NODULAIRES : seule une partie de la glande est hypersécrétante soit parce qu'il existe un nodule unique (adénome toxique), soit parce qu'il existe plusieurs nodules pathologiques (goitres multinodulaires toxiques).

▶ **Signes cliniques :**

Tous les signes de la maladie sont en rapport avec l'accélération du fonctionnement de l'organisme : nervosité, tachycardie, amaigrissement, soif, thermophobie, diarrhée, faiblesse musculaire. A l'examen on trouve : un goitre plus ou moins important, soufflant et pulsatile, une exophtalmie (en cas de maladie de Basedow) avec un éclat tragique du regard. Le cœur est rapide, avec une fréquence supérieure à 100 et il peut exister des troubles du rythme.

L'évolution de la maladie se fait par poussées entrecoupées parfois de rémissions. La gravité de l'hyperthyroïdie est due à la survenue possible de *complications :*

- *Cardiaques :* l'arythmie complète est le plus fréquent des troubles du rythme. L'insuffisance cardiaque est de survenue plus ou moins tardive et ne cédera qu'au traitement de l'hyperthyroïdie.
- *Oculaires :* ce sont les complications les plus difficiles à traiter car leur cause n'est pas connue : les signes de gravité sont l'inocclusion des paupières avec risque d'ulcération cornéenne, les paralysies oculo-motrices et la baisse de l'acuité visuelle.
- *Psychiques :* elles réalisent des bouffées d'excitation et souvent des épisodes de confusion mentale. Au maximum on a décrit des tableaux de « folie basedowienne », avec délire.

– *Musculaires* (atrophie des muscles) et osseuses (déminéralisation avec ou sans hypercalcémie) : sont plus rares.

– *La crise aiguë thyroïdienne* est due à l'inondation de l'organisme par les hormones thyroïdiennes. Elle survient lorsqu'un malade a été opéré ou a subi un traitement par l'iode radioactif alors qu'il était encore en hyperthyroïdie. La règle formelle est donc de n'employer ces traitements que chez des malades préparés correctement auparavant.

Le tableau clinique comporte tous les signes de l'hyperthyroïdie tels qu'ils ont été décrits avec en plus une fièvre, une déshydratation et prostration profonde. L'évolution en est encore souvent mortelle.

▶ Examens complémentaires :

– LE DOSAGE DES HORMONES :
  – On dose :
  – la thyroxine (T4) totale ou libre ;
  – la triiodothronine (T3) totale ou libre ;
  – l'indice de thyroxine libre (FT4 ou ITL).

Ces dosages sont le reflet direct de l'augmentation du taux des hormones thyroïdiennes dans le sang.

– LE DOSAGE DE LA THYRÉOSTIMULINE (TSH) ultrasensible : elle est complètement freinée par l'augmentation de T4 et T3 : son taux est très bas.

– LES EXPLORATIONS ISOTOPIQUES :

• *Fixation de l'iode radioactif (IRA) :* la thyroïde capte une très forte proportion de l'iode administré : les chiffres dépassent largement 30 %, 40 % et 50 % respectivement à la 2e, 6e et 24e heure.

• *La cartographie :* il s'agit d'une véritable « photo » de la thyroïde. Elle peut être faite avec l'IRA ou un autre isotope (technétium). Elle montre la morphologie de la glande (diffuse ou nodulaire) et surtout son caractère fonctionnel ou non (fixant ou chaud, non fixant ou froid).

L'*échographie* permet dans la plupart des cas de donner des renseignements morphologiques plus précis que la scintigraphie (nombre et taille des nodules) mais ne permet pas de définir son caractère fonctionnel (chaud ou froid).

– LES AUTRES DOSAGES :

• *N.F.S. :* on recherche une leuconeutropénie fréquente au cours des hyperthyroïdies. Cet examen est indispensable pour la surveillance du traitement par les A.T.S. qui peuvent provoquer une agranulocytose (→).

• *La créatine phosphokinase (C.P.K.) :* elle est basse dans les hyperthyroïdies.

• *Le bilan phosphocalcique (calcémie, phosphorémie)* peut être perturbé.

• *Les anticorps antithyroïdiens :* ils sont le plus souvent normaux et parfois élevés dans le cas d'hyperthyroïdie due à une thyroïdite.

• *Le dosage de l'iode total* a été supplanté par le dosage des hormones thyroïdiennes pour faire le diagnostic. Il est cependant indispensable lorsqu'on suspecte une surcharge iodée de l'organisme (médicament contenant de l'iode, radiographie iodée etc.) car l'iode total est alors beaucoup plus élevé que l'iode des hormones thyroïdiennes.

• *Le dosage du L.A.T.S. :* immunoglobuline présente dans certains cas d'hyperthyroïdie.

– TESTS PARTICULIERS :

• *Test de Werner* : il est négatif.

• *Test au T.R.H.* : il est négatif dans toutes les hyperthyroïdies.

– AUTRES EXAMENS :

• *L'E.C.G.* est indispensable pour surveiller l'état cardiaque et sera répété régulièrement.

▶ Formes cliniques :

• *Adénome toxique :*

– hyperthyroïdie pure (pas de signes oculaires ni musculaires) avec nodule (et non goitre) ;

– scintigraphie : zone hyperfixante (nodule chaud) avec extinction du reste du parenchyme, celui-ci réapparaît sous TSH.

• *Goitre multinodulaire toxique :*

– hyperthyroïdie pure ;

– goitre nodulaire ;

– scintigraphie en damier : alternance de zone hyper et hypofixante.

• *Hypertyroïdie iatrogène :*

– thyroglobuline basse ;

– scintigraphie basse (hypofixation globale).

– TRAITEMENT : arrêt du médicament.

▶ Éléments de surveillance :

– CLINIQUES :

• courbe de poids ;
• fréquence et rythme cardiaque ;
• nombre de selles ;
• force musculaire ;
• tour de cou (en cm) ;
• saillie des globes oculaires ;
• état psychique (conscience, nervosité, sommeil).

– BIOLOGIQUES :

• taux des hormones thyroïdiennes ;

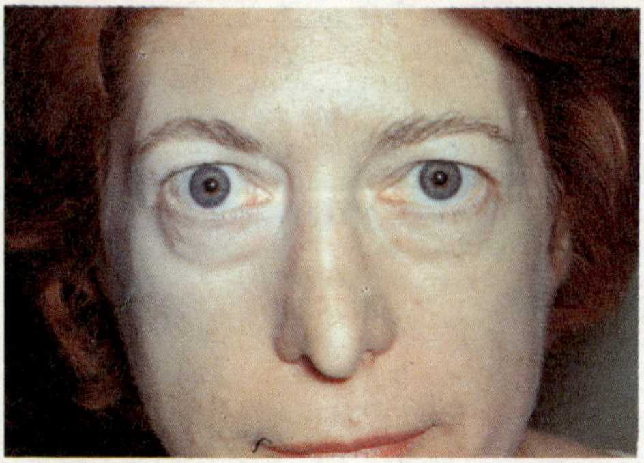

Exophtalmie basedowienne, vue de face.

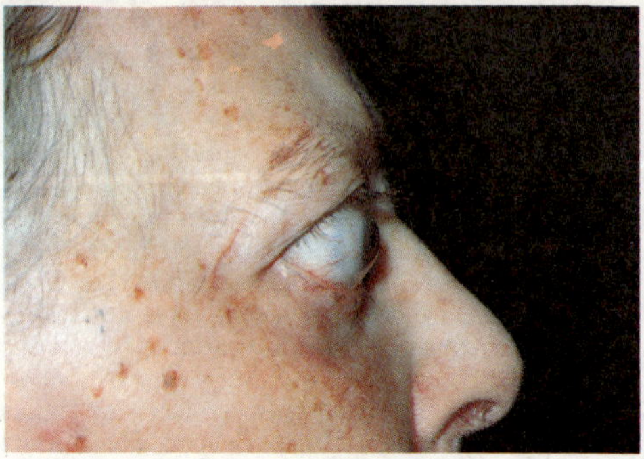

Exophtalmie basedowienne, vue de profil.

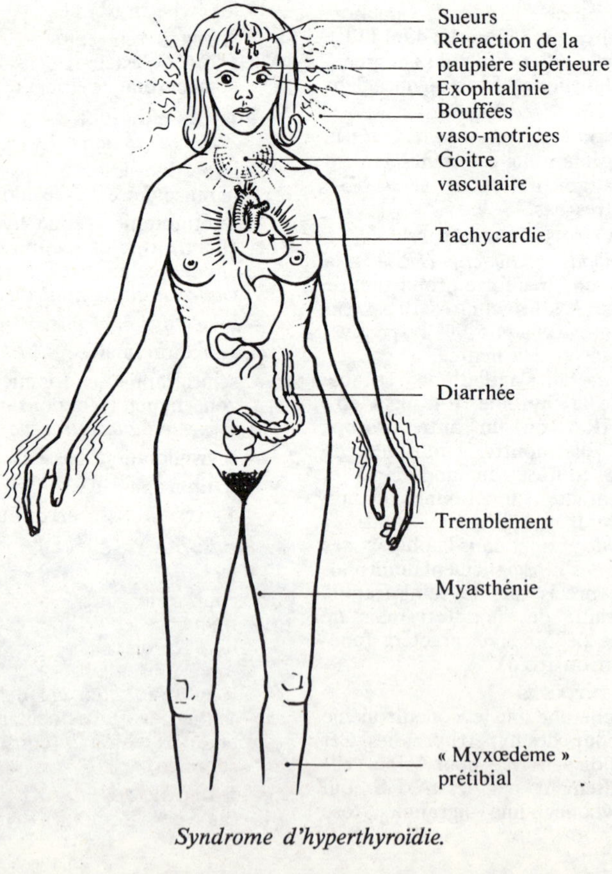

Syndrome d'hyperthyroïdie.

- électrocardiogramme ;
- N.F.S. en cas de traitement par antithyroïdiens de synthèse.

▶ **Traitement et pronostic :**

∗ Le BUT DU TRAITEMENT est de bloquer si possible la sécrétion de la glande thyroïde par des produits qui inhibent son fonctionnement en attendant que la régulation redevienne normale : on utilise pour cela :

– *Les antithyroïdiens de synthèse (A.T.S.)* tels le carbimazole (*Néomercazole*) ou le benzylthiouracile (*Basdène*).
– *La solution de Lugol forte.* N'est plus employée que dans certains cas pour préparer à la chirurgie.

Ces produits sont prescrits pendant 12 à 18 mois à doses dégressives en association avec des bêtabloquants (*Avlocardy*), anxiolytiques et repos.

∗ DANS UN CERTAIN NOMBRE DE CAS il est nécessaire de recourir à un traitement « radical » c'est-à-dire qui détruit la glande thyroïde.

– *La chirurgie* est indiquée avant quarante ans dans les hyperthyroïdies diffuses en cas d'échec du traitement médical. Elle est nécessaire de toute façon dans la plupart des hyperthyroïdies nodulaires. La chirurgie nécessite un malade euthyroïdien :
  - maladie de Basedow : thyroïdectomie bilatérale subtotale ;
  - hyperthyroïdie nodulaire : exérèse du nodule.
– *L'iode radioactif* est un bon traitement des hyperthyroïdies diffuses après quarante ans lorsque le traitement médical a échoué. Il peut être très utile dans certains cas inopérables du fait de l'âge avancé ou du mauvais terrain. Il y a risque d'hypothyroïdie à distance.

∗ LES HYPERTHYROÏDIES COMPLIQUÉES doivent dans un premier temps être traitées médicalement. Les complications oculaires peuvent dans un certain nombre de cas être améliorées : outre les soins confiés à l'ophtalmologiste on peut utiliser les corticoïdes à forte dose, les irradiations rétro-oculaires, la chirurgie décompressive de l'orbite.

∗ LE PRONOSTIC GÉNÉRAL des hyperthyroïdies dépend de la forme clinique :

– Les formes nodulaires (adénome toxique et goitres multinodulaires) sont rapidement guéris par la chirurgie.
– Les hyperthyroïdies diffuses posent plus de problèmes : le traitement médical permet d'obtenir la guérison dans plus de 50 % des cas (possibilité de rechute à l'arrêt du traitement). Les traitements « radicaux » obtiennent la guérison dans les autres cas au prix souvent d'une hypothyroïdie qu'il faudra ensuite compenser par l'administration d'hormones thyroïdiennes. La grossesse peut provoquer des poussées évolutives de maladie de Basedow. La contraception doit être abordée chez les femmes à traiter.

HYPERURICÉMIES
(CAUSES DES)

▶ **Définition :**

L'hyperuricémie est définie par une uricémie supérieure à 0,070 g/l chez l'homme (416 µmol/l) et à 0,060 g/l chez la femme (357 µmol/l). Toute hyperuricémie peut se traduire tôt ou tard par une crise de goutte (→) ou de coliques néphrétiques (→).

▶ **Causes :**

∗ HYPERURICÉMIE IDIOPATHIQUE par hyperuricogenèse et/ou hypo-urico-élimination. Elles sont à l'origine de la majorité des gouttes primitives (→).

∗ HYERURICÉMIE PAR DÉFAUT GÉNÉTIQUE du syndrome de Lesch-Nyhan.

∗ HYPERURICÉMIES DE LA SURALIMENTATION.

∗ HYPERURICÉMIES SECONDAIRES :

– *Constantes : polyglobulie de Vaquez,* leucoses, anémies hémolytiques, *insuffisance rénale,* hypertension artérielle, diabète déséquilibré, hyperparathyroïdie, myxoedème, psoriasis, cancers secondaires des os (→).
– *Transitoires :* dues à la prise de *diurétiques,* salicylés, cytotoxiques, dérivés cortisonés.

∗ HYPERURICÉMIES ASSOCIÉES : Le complexe hyperuricémie + diabète + hypertriglycéridémie constitue un trisyndrome métabolique. On rencontre l'hyperuricémie dans certaines athéroscléroses coronariennes, certaines ostéonécroses aseptiques de la tête fémorale (→), la chondrocalcinose (→) la sarcoïdose, le mongolisme, etc.

HYPOCALCÉMIE NÉO-NATALE

► **Définition :**

Elle est définie par une valeur de calcémie inférieure à 85 mg/l, qu'elle s'accompagne ou non de signes cliniques.

► **Causes et mécanisme :**

- carence en calcium (surtout fréquente chez le prématuré pendant les premiers jours de vie) ;
- insuffisance transitoire en parathormone (surtout fréquente chez le nouveau-né à terme à la fin de la première semaine), favorisée par une alimentation riche en phosphore (lait artificiel) et une carence en vitamine D chez la mère ;
- plus rarement absence de parathyroïdes, hypocalcémie réactionnelle à un hyperparathyroïdisme maternel.

► **Signes essentiels :**

Convulsions, agitation, hyperexcitabilité, trémulations, tachycardie, cyanose, pauses respiratoires.

Le bilan complémentaire comporte : calcémie ; phosphorémie (élevée en cas d'insuffisance parathyroïdienne) ; éventuellement dosage de la parathormone ; magnésémie (souvent abaissée) ; bilan phosphocalcique chez la mère ; radio de thorax (cardiomégalie) ; ECG (allongement de l'espace QT).

► **Éléments de surveillance :**

- rythme cardiaque ;
- fréquence respiratoire ;
- signes neurologiques ;
- dosage de la calcémie.

► **Évolution et complications :**

Risque d'apnée grave. Sous traitement, évolution habituellement favorable.

► **Traitement et pronostic :**

∗ SUPPLÉMENTATION EN CALCIUM par voie veineuse (1 000 mg de Ca-élément/m² ou 10 ml/kg de gluconate de calcium en 24 heures), puis par voie orale. Supplémentation en vitamine D ou en dérivés de la vitamine D (1.25 OH D_3 ou *Un-alpha*).

Alimentation par un lait pauvre en phosphore (ou mieux allaitement maternel).

∗ LE PRONOSTIC a long terme est favorable en dehors de l'agénésie des parathyroïdes (rare mais grave).

HYPODERMITES

DÉFINITION

Les hypodermites sont des inflammations du tissu cellulaire sous-cutané. Elles sont nodulaires le plus souvent (alors aiguës ou chroniques), plus rarement en plaques.

HYPODERMITES NODULAIRES

► **Aiguës :**

Les hypodermites nodulaires aiguës sont dénommées *érythèmes noueux* et répondent à de nombreuses étiologies.

∗ ASPECTS CLINIQUES :

L'éruption est constituée de nouures dermo-hypodermiques très caractéristiques, par :

- leur couleur qui suit l'évolution connue de celle des hématomes : rouge, puis jaune, vert, puis noir bleu : c'est la *dermatite contusiforme ;*
- leur caractère, chaud, douloureux, dans un contexte fébrile avec arthralgies ;
- leur volume, de la taille d'une noisette à celle d'une noix, parfois plus gros lorsque les nouures confluent ;
- leur siège bilatéral, le plus souvent sur les jambes ;
- leur nombre, très variable ;
- leur évolution enfin, totalement régressive en 6 à 8 semaines, sans cicatrice ni pigmentation, après plusieurs poussées.

∗ EXAMENS COMPLÉMENTAIRES :

La biopsie confirme le diagnostic et peut aider dans les orientations étiologiques.

∗ CAUSES ET MÉCANISMES :

L'érythème noueux est un symptôme aux multiples causes.

- Trois *causes sont fréquentes,* à toujours rechercher :
  - la *tuberculose* à la phase de primo-infection (→) ;
  - la *sarcoïdose* (→) à la phase de lymphome hilaire bilatéral ;

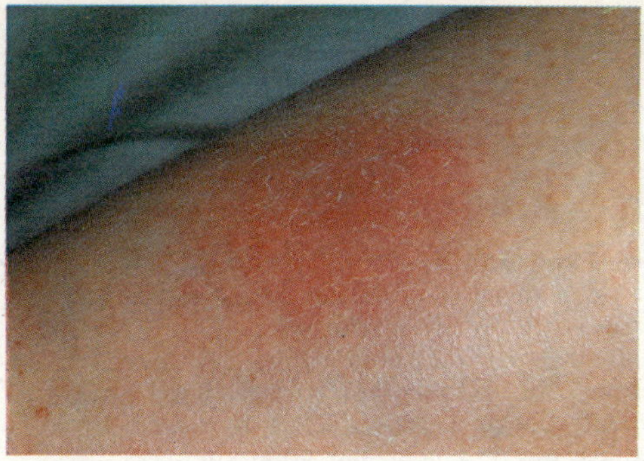

Érythème noueux.

- *infection streptococcique :* examens cliniques et prélèvements bactériologiques (ORL, stomato., urinaires, gynéco., etc.).

– *D'autres causes sont plus rares :*
- infection à Yersinia Enterolytica (coproculture, sérologie) ;
- colite ulcéreuse type recto-colite hémorragique (→) ou maladie de Crohn (→) ;
- maladie de Behcet (→ APHTOSE) ;
- une prise médicamenteuse (sulfamides, contraceptifs oraux).

– *On ne retrouve parfois aucun de ces éléments.*

∗ TRAITEMENT :
Le traitement, outre le repos au lit, est celui de la cause.

▶ Chroniques :
L'hypodermite évolue sur plus de 8 semaines et n'a pas les caractères distinctifs de l'érythème noueux.
On distingue :
– l'érythème induré de Bazin, signe d'appel pour une tuberculose méconnue ;
– la vascularite nodulaire, en rapport avec un foyer infectieux volontiers streptococcique.

HYPODERMITES EN PLAQUES

La stase veineuse chronique des membres inférieurs (postphlébitique, par exemple) réalise un état scléro-inflammatoire : c'est la guêtre scléreuse hypodermique des insuffisances veineuses chroniques.

HYPOGLYCÉMIES

▶ Définition :
L'hypoglycémie est définie comme la baisse de la glycémie en-dessous de 2,75 mmol/l (0,50 g/l), sans préjuger des manifestations cliniques. Par extension, on parle parfois, à tort, d'hypoglycémie devant l'association de symptômes évocateurs.

▶ Causes et mécanisme :
Il est habituel de séparer les causes en provoquées et spontanées.

∗ HYPOGLYCÉMIES PROVOQUÉES :
Elles sont secondaires à la prise de médicaments dominés par l'insuline, les sulfamides hypoglycémiants, les salicylés à forte dose, les IMAO, le maléate de perhexiline.
Les biguanides ne donnent qu'exceptionnellement des hypoglycémies. L'alcool à forte dose est également une cause fréquente d'hypoglycémie par blocage de la néo-glucogenèse hépatique.

∗ HYPOGLYCÉMIES SPONTANÉES :
On distingue les étiologies organiques et fonctionnelles.

– *Hypoglycémies organiques :*
Elles sont dominées par les tumeurs pancréatiques sécrétant de l'insuline qui sont le plus souvent bénignes. D'autres tumeurs extra-pancréatiques d'origine mésenchymateuse (rétropéritonéale, abdominale, thoracique), hépatique ou surrénalienne sont parfois retrouvées, leur mécanisme d'action est mal connu : sécrétion d'une insuline-like ou consommation excessive de glucose. Beaucoup plus rares sont les anomalies enzymatiques.

– *Hypoglycémies fonctionnelles :*
Elles ne s'observent jamais à jeun, mais toujours en période postprandiale. Parfois, on retrouve une cause : gastrectomie, troubles de la vidange gastrique, repas trop riches en hydrates de carbone d'absorption rapide. Ailleurs, on parle d'hyperinsulinisme fonctionnel ou de sensibilité accrue à l'insuline. Le terrain psychologique est souvent très particulier.

– *D'autres causes d'hypoglycémies spontanées sont difficiles à classer :* insuffisances antéhypophysaire et surrénalienne, insuffisance hépatique sévère, dénutrition, exercice physique intense.

▶ Manifestations cliniques :

Les hypoglycémies fonctionnelles donnent des accidents mineurs à distance des repas. Les hypoglycémies organiques donnent des accidents graves à jeun, on note également une prise de poids.

* MANIFESTATIONS MINEURES : sensation de fringale, faim, sueurs, tremblements, céphalées, sensation de malaise.

* MANIFESTATIONS SÉVÈRES : troubles psychiatriques pouvant entraîner à des actes dangereux et surtout coma hypoglycémique qui est agité, brutal, parfois accompagné de signes neurologiques déficitaires. Le caractère dominant de toutes ces manifestations est leur régression sous charge en glucose. Une hypoglycémie prolongée peut avoir des conséquences graves, surtout chez le sujet âgé.

▶ Examens complémentaires :

La constatation de chiffres de glycémie bas lors du malaise est le meilleur argument diagnostique. Il faut s'acharner à l'obtenir (glycémie capillaire confirmée par la glycémie au laboratoire).

Dans les hypoglycémies médicammenteuses pas d'examens complémentaires supplémentaires.

En cas d'hypoglycémie organique, test au *Synacthène* (éliminer une insuffisance surrénale) et dosage trois jours de suite à jeun de glycémies, insulinémie, un rapport insulinémie/glycémie > 0,75 est fortement évocateur d'insulinome.

– *Hyperglycémie provoquée par voie orale,* avec prélèvement sur 5 heures pour glycémie et insulinémie.
– *Épreuve de jeûne* sur 24 ou 48 heures, avec dosage de la glycémie et de l'insulinémie toutes les 6 heures, qui est mal tolérée dans les causes organiques. Elle nécessite l'hospitalisation.
– *Test au tolbutamide,* intéressant dans les insulinomes ; il nécessite une surveillance stricte.
– *Test au glucagon :* il a l'avantage d'être moins dangereux.
– De nombreux autres tests ont été proposés, tous ont pour but essentiel de séparer les causes organiques des causes fonctionnelles.
– *Le dosage du C peptide* au cours des différents tests est utile lorsqu'on veut éliminer une hypoglycémie factice provoquée, le malade s'injectant secrètement de l'insuline.
– La localisation d'une tumeur, si elle est évoquée, fera appel aux méthodes classiques : *échotomographie, scanner, artériographie.* Si ces examens sont négatifs : laparotomie exploratrice avec échographie peropératoire.

▶ Évolution et complications :

Elle dépend de l'étiologie en cause. L'hypoglycémie, en elle-même, est de bon pronostic si elle est traitée rapidement. En revanche, sa répétition fréquente ou une durée prolongée peut aboutir à des séquelles, surtout neurologiques, chez le sujet âgé notamment.

▶ Traitement et pronostic :

* LE TRAITEMENT DE L'ACCÈS AIGU se limite au resucrage *per os* par le sucre suivi d'hydrates de carbone d'absorption lente. Lorsque la prise orale est impossible, on utilise le glucosé à 30 % en i.v. ou le glucagon en i.m. à la dose de 1 à 2 ampoules suivi d'une prise d'hydrate de carbone d'absorption lente au réveil. Le glucagon est peu efficace dans les insuffisances hépatiques sévères.

* LE TRAITEMENT ÉTIOLOGIQUE est très variable : chirurgie, arrêt du produit toxique, traitement substitutif d'un déficit endocrinien.

Dans les hypoglycémies fonctionnelles la fragmentation des repas en plusieurs collations donne les meilleurs résultats.

En cas d'hypoglycémie tumorale non opérable, traitement médical : Diozoxide (*Proglicem*) : hyperglycémie par inhibition de l'insulinosécrétion.

HYPOGLYCÉMIES NÉO-NATALES

▶ Définition :

Glycémie inférieure à 0,30 g/l pendant les 2 premiers jours de vie ; inférieure à 0,40 g/l au-delà du 2e jour de vie.

▶ Causes et mécanisme :

– Soit insuffisance de réserves glucidiques (prématuré, hypotrophique, détresse respiratoire), soit hyperinsulinisme (nouveau-né de mère diabétique).
– Plus rarement, révélation néo-natale d'un trouble du métabolisme des glucides (glycogénose, galactosémie, intolérance au fructose) ou d'une hyperplasie pancréatique.

▶ **Signes essentiels :**

Le plus souvent, ils sont *absents.* Lorsqu'ils existent, il s'agit d'une hypoglycémie grave : irritabilité, trémulations, convulsions, accès de cyanose, pauses respiratoires.

▶ **Éléments de surveillance :**

La surveillance de la glycémie capillaire (*Haemo-glukotest* 20/800 ou *Dextrostix* avec appareil de lecture) doit être systématique toutes les 3 heures chez les nouveau-nés à risques pendant les 2 premiers jours de vie ; le contrôle au laboratoire par dosage de la glycémie peut être nécessaire.

Éventuellement, prélèvement pour insulinémie plasmatique.

▶ **Évolution et complications :**

Risque d'encéphalopathie avec séquelles cérébrales définitives dès que l'hypoglycémie a duré plus de 6 heures.

▶ **Traitement et pronostic :**

⁎ TRAITEMENT :

- prévention de l'hypoglycémie chez les nouveau-nés à risques par alimentation précoce à débit constant (gavage continu) ou fractionnée (8 à 12 repas) en lait enrichi en glucides (1 à 2 %) ;
- en cas d'hypoglycémie, perfusion i.v. à débit constant (pompe) apportant 0,25 à 0,75 g/kg/heure de glucose associée à l'alimentation ; les apports glucidiques seront après correction de l'hypoglycémie abaissés très progressivement ;
- en cas d'échec de ce traitement, injection de Glucagon (++ chez le nouveau-né de mère diabétique) : 0,5 à 1 mg/kg ;
- diazoxide : 7,5 à 15 mg/kg/24 heures.

⁎ LE PRONOSTIC est grave sur le plan cérébral, surtout si l'hypoglycémie a été dépistée tard, si elle a été durable, si elle s'est accompagnée de signes cliniques.

HYPOGONADISME

▶ **Définition :**

On appelle ainsi, de façon imprécise, des maladies comportant une insuffisance de fonctionnement des gonades sur le plan endocrine (hormones) et exocrine (reproduction).

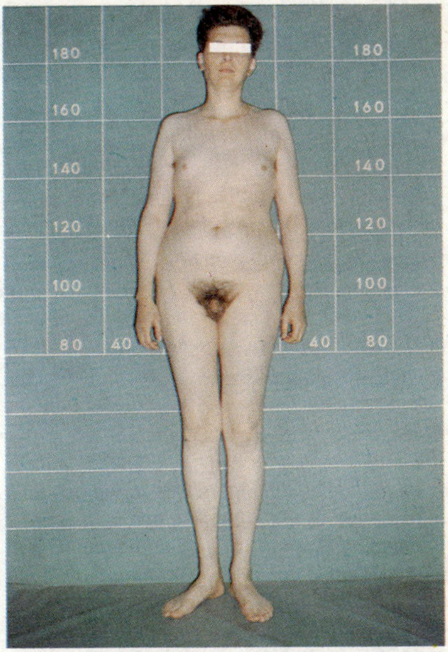

Syndrome de Klinefelter.

▶ **Causes et mécanisme :**

On distingue les hypogonadismes primaires par atteinte primitivement gonadique, d'origine chromosomique ou acquise, des hypogonadismes d'origine hypothalamo-hypophysaires où l'atteinte gonadique n'est que fonctionnelle, secondaire à une absence de stimulation.

La distinction entre les deux se fait notamment sur les taux de FSH et LH qui sont élevés dans l'hypogonadisme primaire et bas dans les atteintes hypothalamo-hypophysaires.

D'autre part, dans les hypogonadismes hypothalamo-hypophysaires les gonades sont stimulables par les gonadotrophines chorioniques, alors qu'elles ne le sont pas dans les hypogonadismes primaires.

▶ **Chez l'homme :**

⁎ TABLEAU CLINIQUE GÉNÉRAL :

- Si l'hypogonadisme débute *avant la puberté,* les symptômes se manifesteront par un impubérisme avec grande taille (sauf si s'associe un déficit GH ou TSH), pilosité pubienne faible et triangulaire, organes génitaux externes infantiles et parfois gynécomastie.

- Si le déficit survient *après la puberté,* le tableau s'installe lentement avec diminution de la libido, diminution de la pilosité et des testicules. L'examen clinique de l'hypogonadisme comporte : l'examen testiculaire (position, volume, consistance), la recherche d'anomalies somatiques, l'évaluation des caractères sexuels secondaires (morphologie) et du niveau intellectuel.

* BILAN COMPLÉMENTAIRE :

Il comprendra plusieurs éléments demandés de façon sélective selon le tableau clinique :
- chromatine sexuelle et caryotype ;
- dosage de testotérone, œstradiol, FSH, LH, prolactine ;
- spermogramme ;
- test à l'HCG et test au LHRH, en cas de suspicion d'hypogonadisme secondaire ;
- radiographie de la selle turcique et champ visuel ;
- dosage de STH ;
- olfactométrie.

* HYPOGONADISMES PRIMITIFS :

1. *Syndrome de Klinefelter :*

Il est dû une anomalie chromosomique avec caryotype 47 XXY. L'hypoandrogénie est variable, mais la taille est grande avec des testicules petits et une verge normale. La gynécomastie est fréquente. L'azoospermie est totale.

Biologiquement, la testostérone est basse, ne répondant pas à l'HCG, FSH et LH sont élevés.

Les troubles psychologiques sont fréquents. La thérapeutique repose sur les androgènes, mais la stérilité est définitive.

2. *Anorchidie :*

Elle est suspectée dès l'enfance devant la vacuité des bourses associée à l'élévation des taux de FSH et LH alors que le test à l'HCG est entièrement négatif. Son étiologie est inconnue.

Il existe des formes incomplètes avec résidu testiculaire et réponse faible à l'HCG (cryptorchidie). Le risque de dégénérescence impose une intervention, en cas d'échec du traitement médical (1 000 à 1 500 U.I./semaine d'HCG).

La monorchidie ne s'accompagne habituellement pas d'hypogonadisme.

3. *Maladie de Steinert :*

L'hypogonadisme survient tardivement dans le cadre de la maladie neurologique.

4. *Insuffisance testiculaire acquise :*

Radiothérapie, chimiothérapie, orchite ourlienne, castrations accidentelles ou traumatiques, hémochromatose, éthylisme.

5. *Hypogonadisme dissocié :*

Il s'agit surtout d'azoospermie ou d'oligospermie sans déficit en testostérone. La FSH est élevée alors que LH et testostérone sont normales. Il n'y a pas d'hypoandrogénie, mais seulement une stérilité.

Les causes les plus fréquentes sont les orchites, la chimio et la radiothérapie.

* HYPOGONADISME HYPOTHALAMO-HYPOPHYSAIRE :

1. *Dans le cadre d'une insuffisance antéhypophysaire globale* (→), il existe un hypogonadisme. Si la maladie survient chez l'enfant, la taille sera petite par déficit associé en TSH et hormone de croissance (GH).

2. *Il existe un déficit gonadotrope isolé* de cause inconnue mais probablement génétique.

Cliniquement, l'hypoandrogénie est complète, mais sans gynécomastie.

Biologiquement, la testostérone est basse, répondant à l'HCG, FSH et LH sont bas, répondant avec retard au LHRH, ce qui situe l'atteinte au niveau hypothalamique.

Les tumeurs hypothalamiques et notamment le craniopharyngiome entraînent un hypogonadisme de ce type, souvent associé à une obésité.

3. *Syndrome de De Morsier-Kallman :*

Il est dû à une aplasie des lobes olfactifs et à une lésion hypothalamique gonadotrope. L'hypophyse reste fonctionnelle. Il s'agit d'une maladie génétique. Au tableau d'hypogonadisme s'associe une anosmie ou une hypoosmie.

Traitement : pulses de HCG ; pompes pulsatiles au LHRH. Androgènes pour virilisation.

4. *Causes acquises :*

Tumeurs (craniopharyngiome), médicaments (neuroleptiques), maladies générales graves.

▶ Chez la femme :

Le tableau clinique général est superposable à celui de l'homme, l'hypogonadisme entraînant une aménorrhée. De même, les examens complémentaires sont voisins, on y ajoute le dosage de progestérone et, selon les cas, une cœlioscopie.

* HYPOGONADISMES HYPOTHALAMO-HYPOPHYSAIRES :

Ce sont les mêmes que chez l'homme.

* HYPOGONADISMES PRIMITIFS :

1. *Syndrome de Turner :*

C'est le plus fréquent. Son origine est chromosomique avec un caryotype 45 XO.

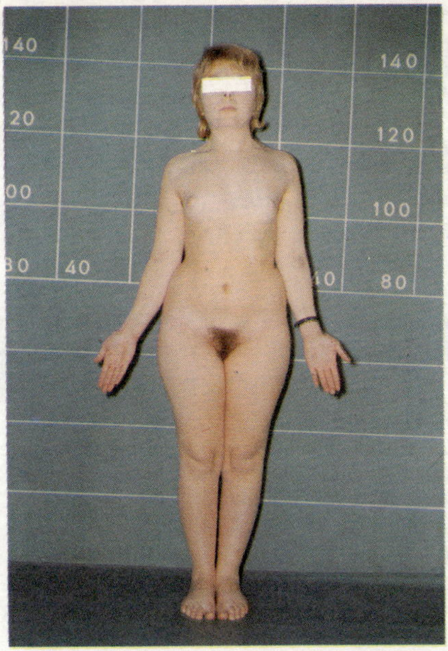

Syndrome de Turner.

Cliniquement, le tableau associe : aménorrhée primaire, stérilité, pilosité nulle, absence de seins, petite taille.

Les malformations complètent le tableau : cou palmé, cubitus valgus, brièveté du IVe métacarpien, naevi pigmentaires.

Biologiquement, la chromatine sexuelle est négative, FSH et LH sont élevés et l'œstradiol est bas. La cœlioscopie montre deux bandelettes ovariennes fibreuses et un utérus atrophique.

2. *Les autres causes sont superposables à celles rencontrées chez l'homme :* dysgénésie incomplète, formes acquises.

▶ Traitement et pronostic :

Le grand problème est de distinguer l'hypogonadisme du retard pubertaire simple, beaucoup plus fréquent, qui évoluera vers un développement normal. En faveur du retard pubertaire simple, on retient la notion familiale, l'étude de la maturation osseuse, l'absence de cause d'hypogonadisme. Il est inutile de faire un bilan complet trop précoce, car il ne permet pas toujours de trancher et de traiter.

Le traitement repose sur les stéroïdes à doses substitutives (androgènes ou cycles artificiels par œstradiol et progestérone). Mais leur efficacité sur les caractères sexuels secondaires est meilleure dans les hypogonadismes primaires que dans les causes hypothalamo-hypophysaires.

Le traitement dépend de l'âge : l'hypogonadisme prépubertaire est en général non traité jusqu'à la puberté. A la puberté le traitement n'est entrepris que si nécessaire (contexte psychosocial et intellectuel). Si le retard de croissance est important on traite le nanisme (STH humaine rare, mais efficace sur les nanismes hypothalamohypophysaires).

S'il existe une demande de fertilité, le traitement s'adresse alors à HCG ou HMG (pompes pulsatives à LHRH), pris en charge par des équipes spécialisées.

Il faut toujours éviter de mentionner au malade une éventuelle anomalie du caryotype.

HYPOKALIÉMIE

Voir *Kaliémie (Troubles de la)*

HYPOPARATHYROÏDIE

▶ Définition :

L'hypoparathyroïdie correspond à l'insuffisance de sécrétion de parathormone (PTH).

▶ Causes et mécanisme :

∗ Hypoparathyroïdie vraie avec insuffisance de sécrétion de PTH :

- *lors des thyroïdectomies :* parathyroïdectomie volontaire ou involontaire ou nécrose par atteinte vasculaire,
- *lors des parathyroïdectomies* pour traiter une hyperparathyroïdie ;
- *congénitale :* syndrome de Di George ;
- *immunologique :* auto-anticorps antiparathyroïdes ;
- *idiopathique.*

∗ Pseudo-hypoparathyroïdie :

- sécrétion de PTH normale mais non-réceptivité périphérique.

▶ Signes cliniques :

Ils sont dominés par les manifestations paroxystiques dues à l'hypocalcémie : crise de tétanie, paresthésies, palpitations. L'examen clinique recherche un signe de Chvostek, la positivité de la manœuvre de Trousseau, une cataracte sous-capsulaire postérieure, une sécheresse de la peau, des ongles striés et cassants, des anomalies dentaires.

Enfin, il peut exister des manifestations psychiatriques variés. Chez l'enfant, le retard statural et psychomoteur est possible.

► **Examens complémentaires :**

Biologiquement, le tableau typique associe hypocalcémie, hyperphosphorémie, hypocalciurie, hypophosphaturie.

Le dosage de la PTH de base montre des chiffres abaissés ou normaux dans la pseudo-hypoparathyroïdie, mais d'interprétation difficile étant donné la dispersion des valeurs normales vers le bas.

E.C.G. : allongement de QT.

L'électromyogramme montre des signes d'hyperexcitabilité neuromusculaire.

► **Éléments de surveillance et complications :**

La surveillance est basée sur la clinique et le taux de la calcémie, phosphorémie, protidémie, calciurie des 24 heures, en particulier sous traitement pour éviter un surdosage.

Hormis la cataracte et les troubles trophiques qui sont des complications à long terme, les complications aiguës sont celles de l'hypocalcémie (tétanie, tachycardie, convulsions, troubles psychiatriques).

► **Traitement :**

Il repose sur les dérivés de la vitamine D et notamment la vitamine D_3 *(Dédrogyl)*. On y associe des sels de calcium *per os.* Les aliments riches en calcium étant également riches en phosphore ne sont pas recommandés.

Traitement de la crise de tétanie : urgent en cas d'hypocalcémie aiguë (postopératoire), calcium par voie I.V. (gluconate de calcium), vitamine D à forte dose pendant 2 à 3 jours.

N.B. : Bien différencier la crise de tétanie de l'hypoparathyroïdie de celle de la spasmophilie (nettement plus fréquente) dont le traitement repose uniquement sur les tranquillisants.

HYPOPLASIES RÉNALES

Il peut s'agir d'un petit rein non fonctionnel (*aplasie rénale majeure*), d'un petit rein fonctionnel (*hypoplasie globale*).

► **L'hypoplasie rénale segmentaire** se traduit par une H.T.A. sévère. Le rein présente à l'U.I.V. des encoches où le fond des calices affleure la corticale. Un reflux vésico-urétéral souvent associé est à rechercher par une cystographie rétrograde. Le contrôle de l'H.T.A. par les bêta-bloquants évite la néphrectomie.

► **L'agénésie rénale unilatérale** est l'absence d'artère rénale et du rein.

HYPOSPADIAS

► **Définition :**

C'est une malformation de l'urètre antérieur dont le méat s'ouvre plus ou moins loin en arrière du méat du gland.

► **Traitement :**

Il est chirurgical. C'est celui également des autres malformations de l'appareil urinaire à rechercher systématiquement par une U.I.V.

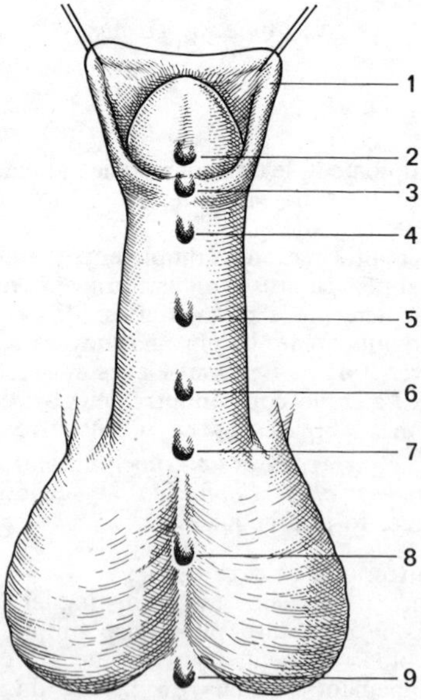

Variétés d'hypospadias : 1) Prépuce incomplet ; 2) Balanique ; 3) Balano-pénien ; 4) Pénien antérieur ; 5) Pénien moyen ; 6) Pénien postérieur ; 7) Péno-scrotal ; 8) Scrotal ; 9) Périnéal.

(d'après PELLERIN, BERTIN, *Technique de chirurgie pédiatrique, Masson, Paris, 1978.)*

HYPOTENSION ARTÉRIELLE

▶ Définition :

Diminution paroxystique ou durable de la pression artérielle systolique au-dessous de 100 mm de mercure.

On peut individualiser l'hypotension artérielle en : constitutionnelle, acquise, orthostatique, en dehors du collapsus cardio-vasculaire (→).

▶ Hypotension artérielle constitutionnelle :

Elle est le plus souvent asymptomatique, s'observant avec prédilection chez des femmes jeunes, en parfaite santé apparente.

Parfois existent tendances lipothymiques, contexte de « neurotonie vagale ».

Il faut éliminer une anémie et rassurer le patient.

▶ Hypotension artérielle acquise :

Le diagnostic est affirmé par comparaison avec les chiffres antérieurs. Ce symptôme est retrouvé dans de nombreuses affections (insuffisance cardiaque, anémie, rétrécissement aortique serré, déshydratation extra-cellulaire, insuffisance surrénale chronique, etc.).

Parfois le tableau clinique réalise un état de choc (→).

▶ Hypotension artérielle orthostatique :

C'est la chute de la pression artérielle du passage de la position couchée à la position debout. Elle peut s'accompagner d'un malaise, avec vertiges, troubles visuels.

Elle peut être *secondaire* (à des affections neurologiques, endocriniennes, métaboliques, à une prise médicamenteuse, etc.) ou *primitive.*

HYPOTHYROÏDIE

▶ Définition :

L'hypothyroïdie est la conséquence de l'insuffisance de sécrétion des hormones thyroïdiennes : thyroxine (T_4) et triiodothyroxine (T_3).

▶ Causes et mécanisme :

Plusieurs causes d'insuffisance thyroïdienne primitive ou myxœdème sont bien connues :

– *idiopathique,* secondaire à l'involution du corps thyroïde ;
– *post thyroïdite,* surtout Hashimoto, où les anticorps sont élevés ;

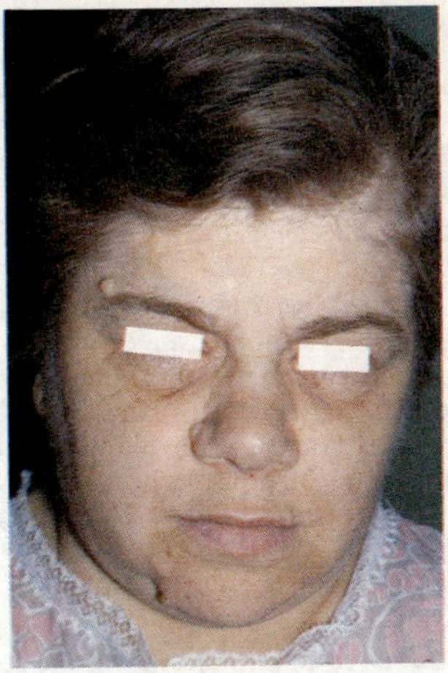

Myxœdème.

– *iatrogène,* par utilisation de produits iodés, d'iode radioactif, d'antithyroïdiens de synthèse ou après chirurgie ;
– *endémique,* par carence en iode, ou par trouble de l'hormonogenèse, elle s'accompagne alors d'un goitre ;
– *agénésie thyroïdienne totale,* avec scintigraphie « blanche », ou plus souvent agénésie partielle par trouble de la migration de la glande le long du tractus thyréoglosse (ectopie thyroïdienne) ; la scintigraphie montre une zone de fixation faible entre la base de la langue et la loge thyroïdienne qui ne fixe pas.

Dans tous ces cas, la TSH est élevée puisqu'il s'agit d'un *trouble thyroïdien primitif.*

En revanche, *l'hypothyroïdie secondaire* par insuffisance en TSH est peu fréquente, le plus souvent associée à d'autres déficits endocriniens.

▶ Signes cliniques :

∗ CHEZ L'ADULTE :

Il s'agit le plus souvent d'une femme.

Le tableau s'installe très progressivement pour aboutir au myxœdème classique avec : infiltration cutanéo-muqueuse, voix rauque, macroglossie, surdité, chute des cheveux et des sourcils, apathie, frilosité, teint cireux et érythrose des pommettes, sécheresse et fraîcheur de la peau, constipation, bradycardie, crampes, prise de poids.

Il faut essayer de faire le diagnostic avant l'installation de tous ces symptômes sur l'association de quelques-uns.

Sur le plan gynécologique, avant la ménopause, on peut rencontrer soit aménorrhée ou spanioaménorrhée, soit au contraire des ménorragies. L'insuffisance surrénale est par contre très rare, sauf en cas d'association auto-immune, par exemple.

Le goitre n'est pas constant, fonction de l'étiologie.

∗ CHEZ L'ENFANT :

Les étiologies sont dominées par les agénésies et les troubles de l'hormonogenèse.

Son pronostic est sévère si elle survient avant 2 ans, car le retard du développement cérébral ne pourra pas être rattrapé, en revanche, le retard de maturation osseuse sera récupérable sous traitement.

– *Dans le premier âge,* il faut être attiré par des troubles de déglutition, une apathie, un retard du développement psychomoteur (sourire, tenir sa tête, position assise, etc.), un cri rauque, un ralentissement de la croissance alors que le poids se maintient. Les radiographies montrent un retard d'apparition des points d'ossification.

L'évolution, en l'absence de traitement, se ferait vers la débilité irréversible avec retard de croissance et de maturation osseuse.

Cette forme devrait disparaître dans les années à venir grâce au développement du dépistage néo-natal systématique par dosage de la TSH sur une goutte de sang au 3 ou 4e jour.

– *Chez le grand enfant,* le pronostic est plus favorable car le développement cérébral est terminé et l'hypothyroïdie est le plus souvent partielle. Un des meilleurs signes est le ralentissement de la courbe de croissance avec retard de maturation et dysgénésie des points d'ossification épiphysaires à la radiographie. Par ailleurs, on retrouve une apathie, un fléchissement du rendement scolaire, une bradycardie, une constipation, une infiltration modérée des téguments.

▶ Examens complémentaires :

∗ DOSAGES DES HORMONES THYROIDIENNES : T_3 totale, T_4 libre sont plus ou moins basses mais l'élément qui a le plus de valeur dans les hypothyroïdies primitives est l'élévation de la TSH plasmatique de base ou sa forte augmentation sous TRH dans les formes frustes. Dans les formes hautes, en revanche, la TSH est basse et ne s'élève pas sous TRH.

∗ LES AUTRES EXAMENS COMPLÉMENTAIRES sont :

- cholestérol plasmatique élevé ;
- enzymes musculaires (CPK, LDH) élevés ;
- anémie à la numération formule sanguine ;
- ECG : bradycardie, aplatissement des ondes T, microvoltage ;
- radio du thorax : cardiomégalie globale.

∗ DANS LE CADRE DE LA RECHERCHE ÉTIOLOGIQUE :

- Les anticorps antithyroïdiens sont élevés dans les thyroïdites.
- La fixation de l'iode 131 est très basse dans les hypothyroïdies, l'image scintigraphique est de mauvaise qualité, elle montre :
  - une absence de fixation ou une zone ectopique lors des agénésies ;
  - une hypofixation en cas de thyroïdite ;
  - une avidité importante pour les goitres endémiques ou les troubles de l'hormonogenèse ;
  - dans les hypothyroïdies iatrogènes, les résultats sont très variables.
- La scintigraphie a peu d'intérêt dans l'hypothyroïdie sauf chez l'enfant si thyroïde ectopique.
- Le dosage de l'iode total ou de l'iodurie des 24 heures est élevé lors des surcharges iodées.

▶ Éléments de surveillance :

Cliniquement, ce sont le pouls, le poids, la sensation de bien-être du patient et la surveillance cardiologique (cf. *infra* complications).

Biologiquement, le taux de TSH est l'élément le plus fiable ; on peut s'aider par ailleurs du réflexogramme et du cholestérol plasmatique.

Radiologiques (points d'ossification) et psychologie chez l'enfant.

▶ Évolution et complications :

Deux complications dominent l'hypothyroïdie : cardio-vasculaire et le coma myxœdémateux.

∗ CŒUR MYXŒDÉMATEUX :

Il faut distinguer les manifestations cardiaques habituelles de l'hypothyroïdie, secondaire à une péricardite (cardiomégalie, assourdissement des bruits, modifications électriques), qui vont disparaître sous traitement, des manifestations coronariennes très fréquentes après la cinquantaine, qui vont poser de difficiles problèmes thérapeutiques. En effet, l'hypothyroïdie protège le cœur des coronariens en diminuant les activités physiques et le travail myocardique.

La recherche des signes d'angine de poitrine clinique ou électrique doit être très soigneuse lors du diagnostic.

Pendant le traitement, il faut guetter tous signes d'insuffisance coronarienne, qui imposerait une diminution des doses et/ou l'adjonction de bêta-bloqueurs.

⁎ COMA MYXŒDÉMATEUX :
Il est rare mais très grave. C'est un coma calme, hypothermique, bradycarde avec aréflexie ostéo-tendineuse. Le pronostic est dominé par les manifestations respiratoires avec bradypnée, pauses, encombrement trachéo-bronchique, épanchements pleuraux.
Il est souvent déclenché par une infection, un traumatisme, une intervention ou surtout un arrêt du traitement substitutif.
Le traitement repose sur l'opothérapie prudente par sonde gastrique ou par voie parentérale associée aux traitements symptomatiques. Malgré cela son pronostic est très sombre.

▶ Traitement et pronostic :

⁎ LE TRAITEMENT REPOSE SUR L'OPOTHÉRAPIE SUBSTITUTIVE :
- extraits thyroïdiens ;
- *Thyroxine (L-Thyroxine Roche ou Lévothyrox)*.
- triodothyronine (*Cynomel*) : la dose d'équilibre est à peu près de 150 µg/jour.

On préfère la thyroxine à la triodothyronine : 1 goutte de L-thyroxine = 5 microgrammes, *Lévothyrox* : cp à 50 microgrammes et à 100 microgrammes.

Le traitement doit être débuté à doses faibles, augmentées progressivement sous surveillance clinique et électrique surtout chez le sujet âgé. Une fois la dose d'équilibre obtenue, il s'agit d'un traitement à vie. Au cours de l'évolution, en fonction de l'étiologie, il faut adapter les doses selon l'état clinique et le dosage de TSH. Chez le sujet âgé, et lors d'antécédents coronariens, on associe souvent des bêta-bloquants *(Avlocardyl, Visken)*. Bien souvent, malgré tout, on doit se contenter d'un équilibre imparfait pour limiter les risques cardio-vasculaires.

Le traitement est identique que l'hypothyroïdie soit haute ou basse, mais en cas d'hypothyroïdie secondaire hypophysaire il faut d'abord traiter le déficit surrénalien.

⁎ En dehors du problème coronarien, LE PRONOSTIC à long terme d'une hypothyroïdie traitée est excellent, sauf chez l'enfant si le traitement est débuté trop tard. On utilise thyroxine ou extraits thyroïdiens. Pas de triodothyronine.

HYPOTHYROÏDIE DE L'ENFANT

▶ Définition :

Insuffisance totale ou partielle de fonctionnement de la glande thyroïde.

▶ Causes et mécanisme :

Soit absence totale de thyroïde (athyréose). Soit défaut de développement d'une thyroïde ectopique (en position anormale : base de la langue). Soit trouble de la synthèse des hormones thyroïdiennes (hypothyroïdie avec goitre).

▶ Signes cliniques :

Actuellement, l'hypothyroïdie fait l'objet d'un dépistage systématique en période néonatale conduisant à l'institution d'un traitement substitutif avant l'apparition de tout signe clinique. En l'absence de dépistage, les signes cliniques sont plus ou moins précoces, souvent peu évocateurs au début.

⁎ CHEZ LE NOUVEAU-NÉ : hypothermie, retard à l'élimination du méconium, difficultés respiratoires, ictère prolongé.

⁎ PENDANT LE PREMIER TRIMESTRE DE LA VIE : anorexie, constipation, ballonnement abdominal, hernie ombilicale, apathie, « sagesse » excessive, grosse langue, cri rauque.

⁎ ULTÉRIEUREMENT : infiltration des téguments, nanisme, retard intellectuel.

▶ Signes paracliniques :

- *Hémogramme :* anémie.
- *Radiographies de squelette :* retard de l'âge osseux, aspect morcelé des noyaux

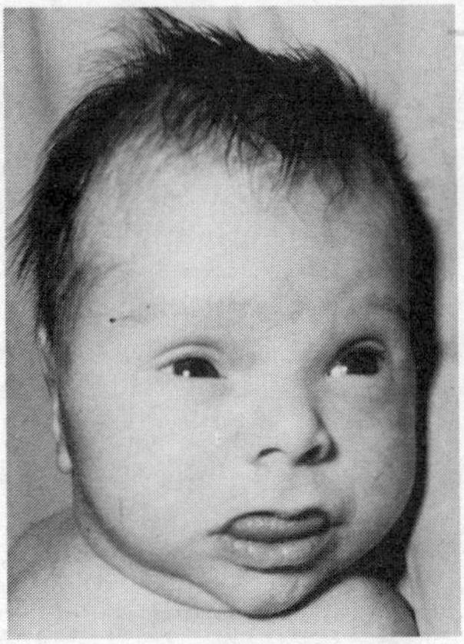

Myxœdème congénital. Aspect particulièrement évident : infiltration, langue épaisse à moitié sortie, grossièreté des traits, pâleur, cou court et trapu, mimique totalement inexpressive
(d'après LAPLANE R. *Abrégé de pédiatrie*, Masson, Paris, 1985).

d'ossification, densification de la base du crâne.

- *Dosages des hormones thyroïdiennes T3 et T4* (taux abaissés) *et de la TSH plasmatique* (taux élevé). En période néo-natale, dosage de la TSH le 5e jour de vie chez le nouveau-né à terme, le 10e jour chez le prématuré.
- *Scintigraphie thyroïdienne* (au technetium) : existence ou non d'une glande thyroïde, position.

▶ Éléments de surveillance :

* CLINIQUES : courbe de poids et de taille, transit intestinal, comportement de l'enfant, développement psychomoteur.

* BIOLOGIQUES : dosage de TSH, âge osseux.

▶ Traitement :

C'est un traitement substitutif permanent : extrait thyroïdien 10 cg/m² de surface corporelle (3 à 7 cg chez le nourrisson, 10 à 15 cg chez l'adolescent) ou mieux la L-Thyroxine : 2 à 10 gouttes chez le nourrisson, 20 à 25 gouttes chez l'adolescent.

▶ Pronostic :

* SANS TRAITEMENT : nanisme avec retard mental.

* TRAITÉE : L'évolution est fonction :

- de la précocité du diagnostic et donc du traitement ;
- de l'existence ou non d'une thyroïde (gravité de l'athyréose, début anténatal de l'atteinte cérébrale).

ICHTYOSE

Le terme d'*ichtyose,* issu d'un mot grec signifiant poisson, traduit bien l'impression « d'écaille » qu'évoque la peau ichtyosique. L'épaississement de la couche cornée qui en est responsable est le plus souvent héréditaire, parfois acquis.

ICHTYOSES HÉRÉDITAIRES

► L'ichtyose vulgaire :

∗ ASPECTS CLINIQUES : Elle est fréquente, atteint l'homme comme la femme, et se transmet en dominance. Elle n'apparaît jamais à la naissance mais seulement dans les premières années de la vie.

Des squames, sèches, blanches, plus ou moins épaisses, écailleuses, respectent les grands plis.

Les follicules pileux sont soulignés par un cône corné : c'est la *kératose pilaire* souvent associée.

∗ ÉVOLUTION : Elle s'étale sur toute la vie et réalise un état chronique de la peau surtout gênant et inesthétique.

∗ TRAITEMENT : Il doit être indéfiniment maintenu.

– *local :*
- vaseline salicylée (5 %) sauf le petit enfant ;
- pommade à l'urée (10 %) ;
- huiles diverses. Vitamine A acide topique *(Aberel).*

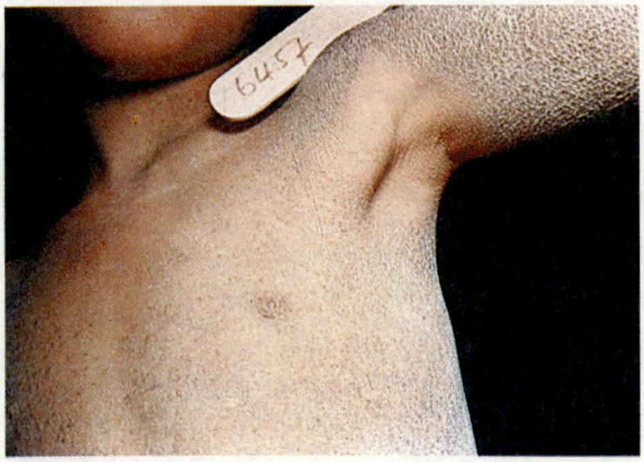

Ichtyose vulgaire.

– *général :* la vitamine A, *per os,* est utile chez l'adulte, avec amélioration transitoire pendant l'administration.

► L'ichtyose noire :

Elle atteint essentiellement le garçon car récessive, liée au chromosome X.

Les squames sont noirâtres sur le thorax (d'où le nom) et respectent les plis.

∗ ÉVOLUTION : marquée par le prurit, elle s'aggrave avec l'âge. D'autres troubles héréditaires peuvent apparaître.

∗ TRAITEMENT : identique à celui de l'ichtyose vulgaire.

► Les ichtyoses « rouges » ou érythrodermies ichtyosiformes congénitales : un érythème généralisé est associé à l'ichtyose. Ces formes sont plus graves :

– érythrodermies ichtyosiformes congénitales sèches ;
– érythrodermies ichtyosiformes bulleuses (aspect de bébé brûlé) ;
– le bébé-arlequin, rapidement mortel.

ICHTYOSES ACQUISES

L'apparition chez un adulte d'un état ichtyosiforme doit faire rechercher deux causes essentiellement :

► L'hypothyroïdie :

L'ichtyose se constitue sur peau blafarde, myxœdémateuse, et, régresse avec le traitement hormonal substitutif.

► Un cancer :

L'ichtyose peut être paranéoplasique. Elle doit faire rechercher un lymphome (en particulier maladie de Hodgkin) ou un cancer profond.

ICTÈRE

► Définition :

C'est une coloration jaune de la peau et des muqueuses liée à l'augmentation du taux de bilirubine dans le sang et les tissus.

► Causes et mécanisme :

L'atteinte peut siéger au niveau de n'importe quelle étape du métabolisme de la bilirubine schématisé page suivante :

Ictère

	COMMENTAIRES
BILIRUBINE NON CONJUGUÉE	Ou encore ictères à bilirubine libre ou indirecte
. Hémolyse (++) . ↓ Captation ou ↓ conjugaison hépatique	. Anémie hémolytique congénitale ou acquise, pas de décoloration des selles, bilan hépatique normal . Médicament . Médicament ; maladie de Gilbert ; ictère néo-natal (physiologique, par incompatibilité Rhésus, maladie de Criggler-Najjar)
BILIRUBINE CONJUGUÉE	Ou encore ictère à bilirubine directe
A. *Troubles de l'excrétion hépatique* . Hépatite (+++) . Cirrhose (+++) . Cancers du foie . Maladies familiales ou héréditaires . Ictère cholestatique de la grossesse	ICTÈRES DITS « MÉDICAUX » . Infectieuse, médicamenteuse, toxique . Ethylique ou autre . Primitifs ou secondaires . Syndromes de Rotor et de Dubin-Johnson (rares) . 3e trimestre, en rapprocher certains ictères sous pilule
B. *Obstacles sur la voie biliaire* . Lithiase cholédoque (+++) . Cancer du pancréas (++) . Cancer du hile hépatique, ampullome vatérien . Pseudo-kyste et pancréatite	ICTÈRES DITS « CHIRURGICAUX » . Douleur, fièvre, ictère variable . Ictère « nu », grosse vésicule En cas d'obstacle, l'échotomographie montre, en principe, des voies biliaires dilatées

Les principales étiologies peuvent être classées selon le tableau ci-dessus.

▶ Signes essentiels :

* CLINIQUE : L'interrogatoire peut orienter en précisant les *antécédents* (lithiase, transfusion, notion de contage, prise médicamenteuse, etc.) et en recherchant une *phase préictérique* (en faveur d'une hépatite) et des *signes d'accompagnements* (colique hépatique, fièvre, etc.). L'examen apprécie notamment la taille du foie et recherche une grosse vésicule (en faveur d'un cancer du pancréas).

* EXAMENS COMPLÉMENTAIRES :

Ils sont orientés différemment selon le type de l'ictère :

– *Ictères à bilirubine non conjuguée :* NFS, réticulocytes, fer sérique, test de Coombs, etc. (→ ANÉMIE HÉMOLYTIQUE).

– *Ictère à bilirubine conjuguée :*

. *Examens biologiques :* Le bilan hépatique recherche d'autres éléments du syndrome cholestatique (augmentation des phosphatases alcalines et du cholestérol ; abaissement du complexe prothrombique remontant après vitamine K parentérale), mais aussi des signes d'atteinte cellulaire hépatique (une augmentation très marquée des transaminases est en faveur d'une hépatite virale). L'existence d'un bloc $\beta\gamma$ à l'électrophorèse des protéines est très évocateur de cirrhose. La présence de l'antigène Australie (HBs Ag) est en faveur d'une hépatite, celle de l'alpha-protéine d'un hépatome.

. *Examens radiologiques et assimilés :* La radio d'abdomen sans préparation recherche une lithiase radio-opaque, des calcifications radio-opaques, un kyste hydatique calcifié. L'échographie est ensuite l'examen à faire de première intention. La seule existence de voies biliaires intrahépatiques dilatées permet d'affirmer un obstacle (alors que son absence ne permet pas de l'éliminer formellement, cas de certaines lithiases cholédociennes, par exemple). L'échographie et le scanner peuvent d'emblée orienter vers une étiologie particulière : aspect de foie métastatique, lésion tumorale de la tête du pancréas... Les techniques d'opacification directe des voies biliaires comprennent la cholangiographie rétrograde endoscopique (→ CATHÉTÉRISME DE LA PAPILLE DUO-

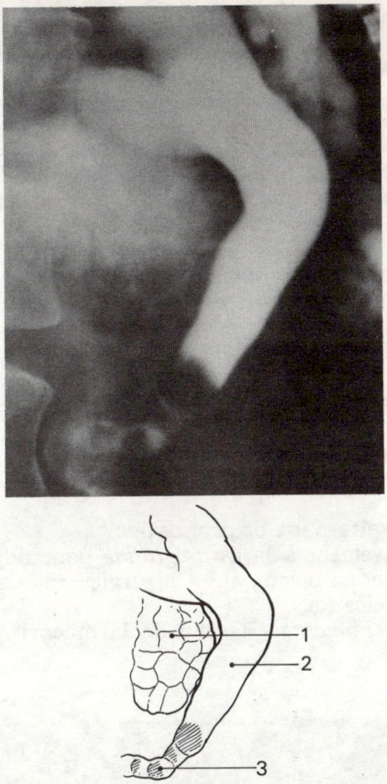

Au cours d'un ictère de diagnostic étiologique difficile la cholangiographie rétrograde par cathétérisme de la papille duodénale montre une lithiase du bas cholédoque (lacunes arrondies superposées, avec dilatation au-dessus) et une lithiase vésiculaire (multiples lacunes polyédriques) : 1) Lithiase vésiculaire ; 2) Cholédoque dilaté ; 3) Lithiase du cholédoque.

DÉNALE) et par voie transcutanée transhépatique.

▶ Éléments de surveillance, évolution et complications :

Sont fonction de l'étiologie.

▶ Pronostic, traitement :

Ils sont également fonction de la cause, la première question étant de savoir s'il s'agit d'un ictère médical ou chirurgical, et il faut parfois (mais rarement à l'heure actuelle grâce aux examens dont on dispose) aller jusqu'à la laparotomie exploratrice. Au plan médical on peut signaler les injections de vitamine K (en cas de chute du T.P.) et la cholestyramine (*Questran*) en cas de prurit.

ICTÈRES DU NOUVEAU-NÉ

▶ Définition de l'ictère simple ou physiologique :

Ictère à bilirubine indirecte, ne dépassant pas 150 mg/l, débutant après la 24e heure de vie, dont la durée n'excède pas 2 semaines.

▶ Causes et mécanisme des ictères pathologiques :

- troubles du métabolisme de la bilirubine (ictère au lait de mère, hypothyroïdie, etc.) ;
- hémolyse (incompatibilité fœto-maternelle dans le système rhésus ou ABO ; révélation néo-natale d'une hémolyse constitutionnelle) ;
- hépatite infectieuse ;
- malformation des voies biliaires.

▶ Signes essentiels :

∗ ICTÈRES CUTANÉO-MUQUEUX ; urines claires. Éventuellement : pâleur, hépatosplénomégalie, décoloration des selles.

∗ LES EXAMENS BIOLOGIQUES ont pour but :
- *la surveillance de l'ictère :* bilirubine ; protides totaux ; albuminémie ; bilirubine intra-érythrocytaire (cette dernière reflète le taux de bilirubine « toxique ») ;
- *la recherche d'une cause :* groupe de l'enfant et de la mère ; test de Coombs direct chez l'enfant ; recherche d'agglutinines irrégulières chez la mère ; numération ; prélèvements bactériologiques ; étude sérologique (rubéole, toxoplasmose, CMV, syphilis) ; bilans hépatique, thyroïdien, etc.

▶ Éléments de surveillance :
- poids ;
- troubles digestifs ;
- signes neurologiques ;
- coloration des selles et des urines ;
- dosage pluriquotidien de la bilirubine, éventuellement de la bilirubine intra-érythrocytaire.

► Évolution et complications :

La complication majeure est la survenue d'un ictère nucléaire (fixation sur les cellules cérébrales de la bilirubine en excès n'ayant pu se fixer sur l'albumine), à redouter surtout en cas d'hémolyse et chez le prématuré.

► Traitement et pronostic :

∗ TRAITEMENT :

Photothérapie (exposition permanente de l'enfant à un rayonnement qui dégrade la bilirubine au niveau de la peau). Éventuellement *Gardénal*, perfusion d'albumine à 10 % (1 g/kg). Lorsque la bilirubine totale ou la bilirubine intra-érythrocytaire atteignent des taux dangereux : exsanguinotransfusion.

∗ LE PRONOSTIC est le plus souvent favorable. L'ictère nucléaire responsable d'une encéphalopathie sévère avec arriération mentale et surdité ne doit plus se rencontrer.

ILÉUS BILIAIRE

► Définition, causes et mécanisme :

C'est une occlusion par un calcul ayant migré dans l'intestin à la suite d'une fistule cholécysto-entérique (en règle générale, cholécysto-duodénale).

Il faut y penser devant toute occlusion du vieillard (surtout chez la femme, après 70 ans, et en cas d'antécédents lithiasiques).

► Signes essentiels, éléments de surveillance, évolution.

∗ CLINIQUE : C'est celle d'une occlusion, évoluant parfois par à-coups.

∗ Examens paracliniques :

Le cliché d'abdomen sans préparation peut montrer, outre les niveaux hydro-aériques, un calcul radio-opaque, et surtout une *aéro-bilie* de grande valeur (pneumocholédoque, etc.).

En l'absence d'occlusion, un transit gastro-duodénal peut opacifier la fistule cholécysto-entérique.

Surveillance et évolution sont celles d'une occlusion (→).

► Traitement et pronostic :

Le traitement est chirurgical. Après réanimation (réhydratation), il faut lever l'obstacle par une entérotomie ; la cure de la fistule elle-même ne sera discutée que si l'état du malade le permet.

La mortalité est assez élevée (délai diagnostique, terrain, etc.).

ILÉUS MÉCONIAL

► Définition :

Occlusion intestinale néo-natale due à l'accumulation dans la partie terminale de l'intestin grêle d'un méconium anormalement dur.

► Causes et mécanisme :

Mucoviscidose (→).

► Signes essentiels :

Signes cliniques et radiologiques : ce sont ceux d'une occlusion intestinale néo-natale (→).

► Évolution et complications :

Volvulus, péritonite par perforation.

► Traitement et pronostic :

Lavement à la *Gastrografine* pour diluer le bouchon méconial. Chirurgie en cas de complications.

Le pronostic est celui de la mucoviscidose.

ILÉUS PARALYTIQUE

► Définition :

C'est une abolition du transit intestinal, sans obstacle organique, par perte de la fonction propulsive de l'intestin.

► Causes et mécanisme :

L'inhibition réflexe peut être secondaire :

- à une irritation péritonéale ou rétro-péritonéale ;
- à des perturbations métaboliques ;
- à une intoxication.

Les principales étiologies sont indiquées dans le tableau page suivante.

► Signes essentiels, surveillance :

Le tableau occlusif est moins marqué qu'en cas d'obstacle mécanique (vomissements minimes, arrêt incomplet du transit) ; les niveaux liquides intéressent souvent à la fois le grêle et le côlon.

Les signes locaux et parfois radiologiques (pneumopéritoine) orientent vers l'affection causale.

Iléus paralytique

Causes chirurgicales	Causes médicales
• *Péritonites :* – perforation d'ulcère, de diverticule et biliaire – appendicite – affections annexielles • *Post-opératoires*	• *Troubles hydro-électrolytiques :* – hypokaliémie, etc. • *Intoxication :* – médicaments (atropine, morphine, ganglioplégiques, etc.) – saturnisme • *Divers :* – colique néphrétique, hématome rétro-péritonéal

▶ Traitement et pronostic :

Ils sont fonction de la cause. Rééquilibration hydro-électrolytique, antispasmodiques ou stimulants du transit (*Prostigmine*) sont parfois utiles.

IMMUNISATION SANGUINE FŒTO-MATERNELLE

▶ Définition :

L'immunisation sanguine fœto-maternelle est un conflit entre le sang maternel, qui contient des anticorps susceptibles de traverser le placenta, et le sang fœtal dont les hématies sont détruites par les anticorps d'origine maternelle.

▶ Causes et mécanisme :

Dans 95 % des cas, il s'agit d'une iso-immunisation contre le facteur Rhésus standard D, déclenchée lors d'une grossesse antérieure ou par transfusion de sang Rhésus positif, chez une femme Rhésus négatif. L'immunisation contre d'autres facteurs du système Rhésus, c, C, e ou E ou dans les systèmes Kell, Kidd, Duffy, etc., est presque toujours consécutive à une transfusion sanguine.

Cette maladie n'entraîne aucun trouble chez la mère, mais est grave pour le fœtus (anasarque fœto-placentaire, décès *in utero*) ou le nouveau-né (ictère grave, ictère nucléaire avec, secondairement, séquelles psychomotrices).

L'immunisation Rhésus (anti-D) et ses accidents doivent disparaître si l'on respecte les indications et la technique de sa prévention par les gammaglobulines anti-D.

▶ Signes essentiels :

L'atteinte fœtale n'a pas de traduction clinique, à l'exception d'un hydramnios dans les formes sévères.

▶ Examens complémentaires :

∗ Recherche d'agglutinines irrégulières, par deux méthodes :

- *en milieu salin* (détection des anticorps complets IgM ne traversant pas le placenta, mais témoins précis de l'immunisation) ;
- *par le test de Coombs indirect* (détection des anticorps incomplets IgG, capables de traverser le placenta).

La découverte d'agglutinines chez une femme enceinte, quel que soit le taux, doit faire demander un contrôle et l'avis d'un laboratoire spécialisé qui pourra orienter vers un centre spécialisé.

∗ Le dosage de la bilirubine dans le liquide amniotique par amniocentèse à partir de 24 à 28 semaines, puis répété tous les 10 à 15 jours, reflète le degré de l'atteinte fœtale, les taux de bilirubine sont interprétés en fonction du terme.

A l'état physiologique, le taux de bilirubine s'abaisse progressivement en cours de grossesse. Le diagramme de Liley délimite au-dessus de la zone physiologique trois types d'atteinte fœtale ; légère, moyenne et sévère.

▶ Évolution et pronostic :

∗ Sans traitement :

- Chez la mère, existe un risque de toxémie.
- Le fœtus est menacé par une anémie hémolytique modérée ou grave, pouvant aboutir à :
  - la mort *in utero* ;
  - un anasarque fœto-placentaire.
- Le nouveau-né présente un ictère précoce, dès les premières heures, qui peut aboutir à un ictère nucléaire entraînant le décès ou des séquelles psychomotrices graves.

∗ Après traitement :

Le pronostic s'est amélioré, mais nombre d'iso-immunisations graves restent cependant au-dessus de toute ressource et aboutissent à des décès *in utero* répetés.

► **Traitement** :

∗ CURATIF :

– *Chez une femme immunisée pendant la grossesse :* C'est dans un centre spécialisé que seront choisies les indications, en fonction des tests de maturité ou de vitalité fœtales : abstention, extraction du fœtus pour éviter la mort *in utero*, ou transfusion *in utero* pour permettre de prolonger la survie jusqu'à la maturité fœtale *(transfusion in utero* : 100 à 150 cm^3 de sang Rh – injecté lentement dans la veine ombilicale du fœtus).

– *Chez le nouveau-né atteint :* Le traitement dépend de l'ictère et du taux de bilirubine sanguine. Si le taux atteint 180 mg/l, ou l'exanguino-transfusion extrait une partie de la bilirubine, réduit la quantité d'anticorps et compense l'anémie.

L'exanguino-transfusion est faite à l'aide d'un cathéter introduit dans la veine ombilicale du cordon, on emploie du sang iso groupe Rhésus négatif.

La photothérapie est utilisée dans les atteintes modérées ou en complément de l'exanguino-transfusion.

La transfusion est indiquée dans les anémies isolées.

∗ PRÉVENTIF :

Seule est possible la prévention contre l'iso-immunisation Rhésus standard anti-D.

On prévient l'immunisation en détruisant les hématies fœtales Rhésus positif dans le sang maternel grâce à une injection de gammaglobulines anti-D en intramusculaire ou intraveineux, dans les 72 heures suivant l'accouchement ou dans les autres cas cités ci-dessous.

Indications de cette prévention par gammaglobulines :

– Lors d'un accouchement, après recherche :
- sur le sang maternel : d'agglutinines irrégulières (test de Coombs indirect et test de Kleihauer) ;
- sur le sang fœtal au cordon : groupes A, B, O et Rhésus, agglutinines irrégulières, test de Coombs indirect.

Conduite à tenir suivant le résultat :
- *enfant Rhésus + et agglutinines –* : faire une dose standard de gammaglobulines anti-D dans les 72 heures suivant l'accouchement ; cette dose peut être augmentée en cas de passage important d'hématies fœtales déterminé par le Kleihauer ;
- *enfant Rhésus –* : pas de risque, ne rien faire ;
- *enfant Rhésus + et agglutinines + :* ne rien faire car l'immunisation est déjà installée.

– L'injection de gammaglobulines anti-D doit aussi être faite chez une femme Rhésus négatif en cas de :
- grossesse extra-utérine ;
- avortement spontané ou volontaire, IVG, quel que soit le terme ;
- traumatisme abdominal pendant la grossesse ;
- intervention sur l'abdomen pendant la grossesse ;
- version par manœuvre externe ;
- cerclage ;
- amniocentèse ;
- métrorragies abondantes ;
- rétention d'œuf mort.

IMPATIENCES DES MEMBRES INFÉRIEURS

► **Définition :**

Les impatiences des membres inférieurs, ou syndrome des jambes sans repos, sont caractérisées par des paresthésies vespérales ou nocturnes, touchant surtout les femmes. La cause en est circulatoire et neurovégétative.

► **Signes cliniques :**

Le malade dès le début de la nuit ressent des fourmillements pénibles d'une ou deux jambes et des cuisses. Les pieds sont respectés. Il n'y a pas de systématisation nerveuse possible. Ces fourmillements disparaissent à la marche ou à la mobilisation dont le besoin est impérativement ressenti.

Il n'y a aucun signe paraclinique.

► **Évolution :**

L'affection évolue par crises pouvant durer quelques jours à quelques semaines. La conséquence de la maladie est une insomnie souvent très gênante.

► **Traitement :**

Il fait appel aux vaso-dilatateurs et aux ganglioplégiques.

IMPERFORATION ANALE

► **Définition :**

Il s'agit d'une malformation ano-rectale avec agénésie rectale ou non. On distingue :

⁎ LES FORMES HAUTES où le cul-de-sac est situé au-dessus du plancher périnéal. Elles s'accompagnent souvent de fistule recto-urinaire chez le garçon, recto-vaginale chez la fille. Elles sont souvent associées à des malformations graves, digestives, rachidiennes ou uro-génitales.

⁎ LES FORMES BASSES où le cul-de-sac rectal est situé au-dessous du plancher périnéal, accompagnées ou non de fistule recto-périnéale.

▶ **Signes essentiels :**

La simple inspection permet de les reconnaître ; elle doit être soignée pour distinguer l'abouchement d'une fistule recto-périnéale d'un anus normal.

La méconiurie chez le garçon est le signe d'une fistule recto-urinaire.

▶ **Éléments de surveillance :**

La radiographie simple, tête en bas (pour que le cul-de-sac rectal se remplisse d'air) permet de différencier les formes hautes des formes basses.

▶ **Traitement et pronostic :**

⁎ LE TRAITEMENT EST CHIRURGICAL. Il est réalisé soit d'emblée, soit vers l'âge de 1 an ; dans ce cas, on pratique soit une colostomie, soit une dilatation de la fistule lorsqu'elle existe pour éviter une occlusion.

L'évolution est simple dans les formes basses, de cure chirurgicale facile.

Dans les formes hautes, le traitement est délicat.

Le risque postopératoire majeur est celui d'une incontinence qui peut être définitive.

⁎ LE PRONOSTIC est également fonction des malformations associées.

IMPÉTIGO

▶ **Définition :**

L'impétigo est une dermatose bulleuse, d'origine infectieuse.

▶ **Causes et mécanismes :**

⁎ L'IMPÉTIGO EST PROVOQUÉ par le streptocoque bêta-hémolytique, le straphyloccoque doré ou l'association de ces deux germes.

⁎ IL S'AGIT D'UNE AFFECTION CONTAGIEUSE :

– *pour le sujet lui-même par auto-inoculation ;*

– *pour son entourage :* avec des petites épidémies, en particulier dans les collectivités d'enfants.

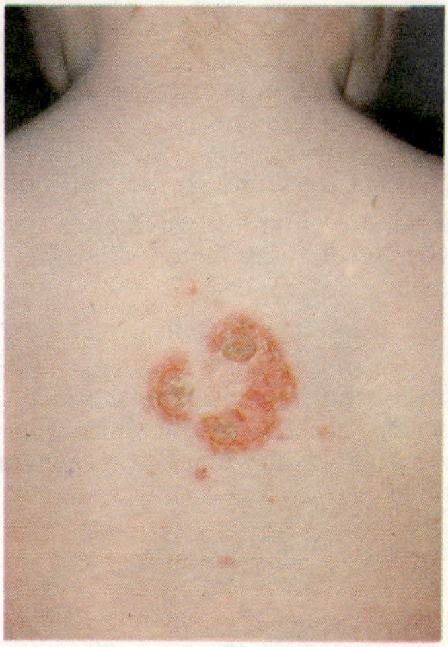

Impétigo.

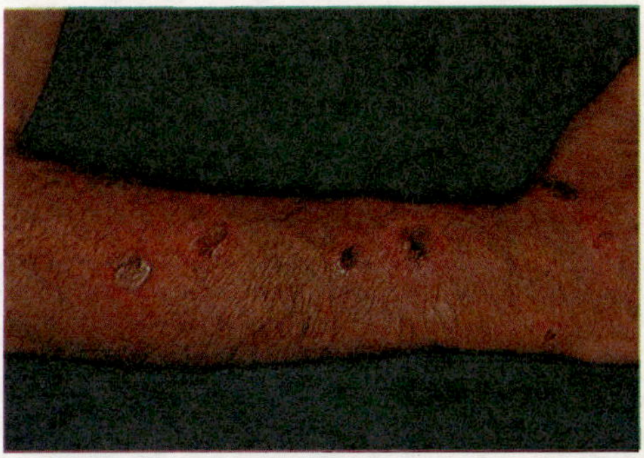

Ecthyma.

⁎ L'ENFANT EST EN EFFET ÉLECTIVEMENT ATTEINT PAR L'IMPÉTIGO :

L'atteinte de l'adulte est rare : elle doit faire rechercher un facteur :

– *local* (hygiène douteuse, macération, microtraumatismes, etc.) ;

– ou *général* (corticothérapie, diabète).

▶ **Aspects cliniques :**

⁎ L'IMPÉTIGO : Les lésions surviennent en peau saine : il s'agit de bulles éphémères reposant sur une base érythémateuse. Elles se troublent rapidement et se rompent. On voit donc l'impétigo plus souvent au stade d'érosions superficielles ou de croûtes jaune clair, couleur miel, translucides, rondes, bien limitées.

Il n'y a ni fièvre, ni prurit. Ces lésions siègent au visage, sur les membres.

* L'ECTHYMA : est une forme particulière :

- par sa survenue exclusive chez un adulte, favorisée par des facteurs locaux, sur les membres inférieurs ;
- par son caractère creusant et nécrotique.

▶ Examens complémentaires :

L'examen bactériologique pratiqué, avant toute antibiothérapie locale ou générale, est souhaitable.

▶ Évolution :

* SOUS TRAITEMENT :

Elle est favorable.

* EN L'ABSENCE DE TRAITEMENT :

Les lésions d'impétigo se multiplient et peuvent être responsables :

- de lymphangite fébrile ;
- de glomérulonéphrite, lorsqu'un streptocoque est en cause : une surveillance des urines (protéinurie, hématurie) s'impose en fin de traitement ;
- d'épidemies en collectivités.

▶ Traitement :

On associe toujours un traitement local et un traitement général.

* TRAITEMENT LOCAL :

A faire matin et soir :

- ramollir les croûtes :
  - pulvérisation d'eau, compresses humides voire bains antiseptiques ;
  - pommades antibiotiques (→ ANTIBIOTIQUES LOCAUX) ou même vaseline blanche ;
- ablation des croûtes, sans les arracher ;
- badigeonnage avec une solution antiseptique (→ ANTISEPTIQUES LOCAUX).

* LE TRAITEMENT GÉNÉRAL est indispensable pour prévenir les complications :

- *Oracilline* (1 à 2 millions par jour) dans une infection streptococcique.
- *Pyostacine* (50 mg/kg), ou mieux *Érythromycine* (50 mg/kg) dans une infection staphylococcique.

Une cure de 10 jours est habituellement suffisante.

IMPUISSANCE

▶ Définition :

L'impuissance est l'impossibilité pour l'homme d'avoir des rapports sexuels.

▶ Mécanisme :

L'acte sexuel est un phénomène complexe : l'excitation d'origine nerveuse déclenche un afflux de sang dans la verge (corps caverneux et corps spongieux). La verge entre alors en érection et permet à l'homme l'intromission (ou pénétration) de la partenaire. L'acte sexuel se termine par l'éjaculation du sperme et s'accompagne d'une sensation de plaisir intense (orgasme).

L'impuissance peut donc se situer à plusieurs niveaux : impossibilité d'éprouver nerveusement une excitation ; impossibilité d'afflux sanguin dans la verge par blocage des vaisseaux ; impossibilité de conduire à bien l'acte sexuel : érection insuffisante, éjaculation trop précoce, anorgasmie.

▶ Causes :

* CAUSES MÉDICAMENTEUSES : antihypertenseurs, neuroleptiques, tranquillisants etc...

* LES CAUSES ORGANIQUES sont les plus rares mais essentielles à trouver afin d'orienter le traitement :

- *Lésions du système nerveux* (par maladies primitives du système nerveux ou atteinte secondaire : diabète sucré, par exemple).
- *Lésions vasculaires* : atteinte du carrefour aortique ou des vaisseaux honteux internes (importance de l'artériographie).
- *Lésions traumatiques* de l'appareil génital (en particulier postopératoires, surtout lors des interventions sur la région pelvienne comme dans les cancers de la prostate).

* LES CAUSES PSYCHOLOGIQUES sont les plus nombreuses (60 à 70 %) : il s'agit en général d'inhibition avant ou pendant le rapport sexuel. Les symptômes les plus fréquents en sont l'anérection ou, si l'érection est possible, l'éjaculation précoce.

▶ Traitement :

* DANS LES IMPUISSANCES ORGANIQUES :

- *L'impuissance d'origine vasculaire* est parfois traitable par désobstruction chirurgicale des artères atteintes.
- *L'impuissance d'origine neurologique* est de mauvais pronostic car les lésions du système nerveux ne permettent plus de commander l'érection. Une prothèse pénienne peut être un bon recours.

* DANS LES IMPUISSANCES PSYCHOLOGIQUES une prise en charge psychiatrique est souvent nécessaire. Les thérapeutiques sexologiques suivant les méthodes de Masters et Johnson (éducation du couple) donnent parfois de bons résultats.

* EXAMENS COMPLÉMENTAIRES :
Les éléments diagnostiques sont anatomiques (biopsie hépatique ou rénale), la recherche de cellules à inclusions dans les urines (peu fidèle), la mise en évidence du virus dans les urines ou le sang, les réactions sérologiques avec recherche d'IgM (traduisant une affection récente).

INCLUSIONS CYTOMÉGALIQUES (MALADIE DES)

▶ **Définition :**
C'est une affection polymorphe due à un herpès-virus : le cytomégalovirus.

▶ **Causes et mécanisme :**
La contagion est interhumaine. La transmission transplacentaire est responsable de la maladie congénitale. La transmission lors de transfusions est possible. Lors d'affections malignes ou de traitement immunosuppresseur on peut observer le « réveil » d'un virus latent. Le virus réalise une lésion caractéristique : cellule géante au noyau excentrique avec une inclusion entourée d'un halo clair (aspect en œil d'oiseau).

▶ **Signes essentiels :**

* CLINIQUE :
Il faut distinguer :
- *La maladie congénitale*, qui réalise une hépatite grave.
- *Les formes acquises* de l'enfant et de l'adulte, où l'on observe manifestations respiratoires, hépatites, syndromes mononucléosiques (en particulier post-transfusionnels).

INCONTINENCE ANALE

▶ **Définition :**
C'est la perte du contrôle de l'exonération fécale.

▶ **Causes et mécanisme :**
Ils sont schématisés dans le tableau ci-dessous (des intrications sont possibles).

▶ **Signes essentiels :**
Il faut préciser si l'incontinence est totale ou limitée aux selles liquides et aux gaz. On apprécie la résistance et le tonus du sphincter lors de l'examen proctologique ; il est parfois complété par un examen manométrique et/ou électrique.

▶ **Traitement et pronostic :**

* AU PLAN MÉDICAL, on dispose de : régime pauvre en résidus, ralentissement du transit, gymnastique périnéale, bio-feedback, électrothérapie parfois.

* LE TRAITEMENT CHIRURGICAL est difficile et s'adresse surtout aux incontinences d'origine traumatique. On se résoud parfois à proposer une colostomie gauche facilement appareillable.

Incontinence anale

MUQUEUSE	MUSCULAIRE	NEUROLOGIQUE
– Amputation rectale et abaissement colique transanal – Rectites sévères (Crohn, R.C.H.) – Après certaines hémorroïdectomies	– Certaines cures de fistules avec section du sphincter – Certaines dilatations anales – Déchirures périnéales – Vieillard (félacome)	– Lésions médullaires – Atteinte des fonctions supérieures

MÉCANISME	ÉTIOLOGIE	CARACTÈRES	MOYENS DE DIAGNOSTIC
INCONTINENCE PERMANENTE Petite vessie	Tuberculose, bilharziose, cancer, irradiation	Dysurie, pollakiurie, goutte à goutte capricieux	U.I.V. Cystographie rétrograde Cystoscopie
Fistule vésico-vaginale ou vésico-utérine	Trauma obstétrical ou gynécologique	Miction conservée ou non selon l'importance de la fistule	U.I.V. Cystographie rétrograde Cystoscopie
Abouchement ectopique de l'uretère	Fistule urétéro-vaginale ou urétéro-urétrale congénitale ou postopératoire	Miction conservée	U.I.V. U.P.R.
MICTION PAR REGORGEMENT	Obstacle cervico-prostatique ou urétral	Goutte à goutte capricieux	U.I.V. Urétro-cystographie rétrograde Cystoscopie
RÉTENTION URÉTRALE	Urétrocèle	Incontinence intermittente postmictionnelle	Urétrographie rétrograde
INSUFFISANCE SPHINCTÉRIENNE	Trauma obstétrical, chirurgical	Incontinence d'effort	Examen clinique
ÉNURÉSIE		Incontinence nocturne	Interrogatoire

INCONTINENCE D'URINE

C'est l'émission involontaire d'urine. Les principales causes sont données dans le tableau ci-dessus. Le traitement est étiologique.

INFARCTUS MÉSENTÉRIQUE

► Définition :

C'est la nécrose ischémique aiguë d'un segment de l'intestin grêle.

► Causes et mécanisme :

Ils sont schématisés dans le tableau page suivante.

► Signes essentiels, surveillance, évolution, complications :

* CLINIQUE :

C'est l'apparition brutale d'une douleur abdominale intense, avec un tableau rapidement grave (hypotension, tachycardie, fièvre), contrastant avec l'absence de signe abdominal net (en dehors d'un silence à l'auscultation). Les signes d'occlusion viennent ensuite : arrêt du transit, vomissements ; l'extériorisation de sang est tardive (sonde gastrique, méléna au TR, etc.).

Non traité, c'est l'apparition d'une péritonite.

* Examens paracliniques : L'A.S.P. montre des niveaux liquides et parfois une anse distendue avec épaississement pariétal (anse infarcie) ; l'artériographie n'est que rarement indiquée (suspicion d'embolie).

► Traitement et pronostic :

* LE TRAITEMENT EST CHIRURGICAL, précédé d'une réanimation intensive et courte (aspiration gastrique, rééquilibration hydro-

Infarctus mésentérique

THROMBOSE	EMBOLIE	CHUTE DU DÉBIT SANGUIN MÉSENTÉRIQUE	OCCLUSION VEINEUSE
– Sur sténose athéromateuse (+++)	– Cardiopathie	– État de choc	– Compression
– Vascularite	– Trouble du rythme	– Infarctus du myocarde	– Hyperviscosité (polyglobulie, etc.)

électrolytique, etc.) ; c'est l'ablation de l'intestin infarci.

* LE PRONOSTIC EST TRÈS SÉVÈRE (sujet âgé, athéromateux, retard du diagnostic, etc.).

INFARCTUS DU MYOCARDE

▶ **Définition :**

L'infarctus du myocarde est défini comme la nécrose ichémique du muscle cardiaque, d'au moins 2 cm^2.

▶ **Causes et mécanisme :**

* L'INFARCTUS EST DU A L'ANOXIE PROLONGÉE DU MYOCARDE. Il siège pratiquement toujours au niveau du ventricule gauche. C'est l'une des principales complications de l'insuffisance coronaire par athérosclérose (→). La portion de tissu nécrosé correspond au territoire d'une artère coronaire sténosée ou thrombosée.

* L'INFARCTUS PEUT ÊTRE TRANSMURAL (le plus souvent), avec nécrose de toute la paroi ventriculaire, OU SOUS-ENDOCARDIQUE (localisé à la couche la plus profonde du muscle ventriculaire).

* AU PLAN ANATOMIQUE, la nécrose évolue en stades successifs jusqu'à la formation d'une cicatrice fibreuse.

▶ **Signes cliniques :**

Le signe clinique essentiel est la douleur thoracique.

* L'INTERROGATOIRE précise le mode de début :

- brutal ;
- ou précédé d'un syndrome de menace (→) ;
- il précise en outre dans les antécédents la présence d'angine de poitrine (→) ou d'infarctus du myocarde.

* LA DOULEUR THORACIQUE est très intense, typiquement rétrosternale, constrictive, pouvant irradier dans tout le thorax, les mâchoires, les épaules, les bras. Elle peut durer plusieurs heures, résiste à la trinitrine, est calmée par les antalgiques majeurs.

Elle s'accompagne d'angoisse, de sueurs, de nausées, d'éructations, mais en cas de douleur atypique, le diagnostic peut être difficile.

* L'EXAMEN CLINIQUE montre une chute tensionnelle précoce, la fièvre est retardée.

L'auscultation pulmonaire recherche des râles crépitants aux bases.

▶ **Signes paracliniques :**

* L'ÉLECTROCARDIOGRAMME CONFIRME HABITUELLEMENT LE DIAGNOSTIC. Il doit être fait en urgence puis répété régulièrement :

- D'abord onde T positive, pointue, symétrique.
- Puis très rapidement courant de lésion sous-épicardique (sus-décalage du segment ST convexe en haut).
- Après quelques heures apparaît l'onde Q de nécrose. Elle est habituellement définitive.
- Au bout de quelques jours apparaît une ischémie sous-épicardique (onde T négative, pointue), qui régressera de façon variable.

* L'ÉLECTROCARDIOGRAMME PERMET DE PRÉCISER LA TOPOGRAPHIE ET L'ÉTENDUE DE L'INFARCTUS, selon les dérivations atteintes :

- *infarctus antéro-septal :* V1 à V3 et *apical* V4, V5 (territoire de l'interventriculaire antérieure) ;
- *infarctus latéral :* D1, AVL, V6, V7 (territoire de la circonflexe) ;
- *infarctus postéro-inférieur :* D2, D3, VF (territoire de la coronaire droite) ; *postéro-basal :* V7, V8, V9.

* LES SIGNES BIOLOGIQUES sont un appoint au diagnostic :

- *non spécifiques :* hyperleucocytose à l'hémo-gramme, accélération de la vitesse de sédimentation ;

– *essentiellement l'élévation des enzymes sériques :*
  - CPK : élévation précoce et de courte durée (spécificité des CPK-MB) ;
  - SGOT : élévation secondaire, contrastant avec des SGPT normales ;
  - LDH : élévation plus tardive mais plus prolongée.

* LA SCINTIGRAPHIE MYOCARDIQUE peut aider en cas de diagnostic difficile.

▶ Éléments de surveillance :

* CLINIQUES :
- surveillance de la tension artérielle et de la fréquence cardiaque : gravité de l'installation d'un état de choc ;
- douleur thoracique : sa durée et récidive éventuelle ;
- mise en place d'une voie veineuse.

* SURVEILLANCE DE L'ÉLECTROCARDIOGRAMME : Surveillance permanente du scope en période aiguë : risque de troubles du rythme et ou de la conduction, d'où le transfert au mieux dans une unité de soins intensifs de cardiologie.

* RÉPÉTITION DES EXAMENS COMPLÉMENTAIRES SUIVANTS : enzymes, tests de coagulabilité, radiographie pulmonaire.

▶ Évolution et complications :

* RISQUE DE MORT SUBITE : surtout dans la période initiale.

* COMPLICATIONS PRÉCOCES, les plus graves, souvent mortelles :
- insuffisance cardiaque aiguë avec choc cardiogénique nécessitant le contrôle hémodynamique par cathétérisme droit ;
- insuffisance ventriculaire gauche avec œdème aigu du poumon ;
- syndrome d'hypertonie vagale avec bradycardie : fréquent dans les infarctus postérieurs ;
- troubles du rythme et de la conduction, dont le pronostic est tranformé depuis la surveillance continue sous scope, et la réanimation immédiate (risque en particulier d'extrasystoles ventriculaires, de tachycardie ou fibrillation ventriculaires, bloc auriculo-ventriculaire (→) ;
- extension ou récidive de l'infarctus, dans un autre territoire ;
- accidents thrombo-emboliques, rares depuis l'utilisation des anticoagulants ;
- rupture du cœur : précoce, habituellement mortelle ;
- insuffisance mitrale (par rupture de cordage ou infarcissement d'un pilier) ;
- péricardite aiguë.

* COMPLICATIONS TARDIVES :
- syndrome de Dressler (→) ;
- surtout développement d'une plaque dyskinétique et anévrisme ventriculaire (→) ;
- persistance de signes d'insuffisance cardiaque ou d'angine de poitrine.

* DANS LES MEILLEURS CAS, la cicatrisation de l'infarctus est obtenue vers le 2e mois, avec comme seules séquelles à l'électrocardiogramme, l'onde Q de nécrose et parfois l'ischémie.

▶ Traitement et pronostic :

* A LA PHASE AIGUË EN UNITÉ DE SOINS INTENSIFS :
- repos au lit, oxygénothérapie ;
- antalgiques majeurs et sédatifs ;
- héparinothérapie (→ ANTICOAGULANTS) ;
- éventuellement fibrinolyse ;
- prévention et traitement des troubles du rythme par la lidocaïne (*Xylocaïne*) en perfusion intra-veineuse (→ ANTIARYTHMIQUES) ;
- éventuellement traitement de l'insuffisance cardiaque aiguë, choc électrique externe (fibrillation ou tachycardie ventriculaire), entraînement électrosystolique (bloc auriculo-ventriculaire).

* A DISTANCE :
- mesures hygiéno-diététiques, rééducation progressive,
- traitement d'une éventuelle angine de poitrine ou insuffisance cardiaque ;
- discussion d'une coronarographie (quasi systématique si a eu lieu une fibrinolyse), afin d'indiquer le meilleur traitement : angioplastie ; pontage ; traitement médical.
- correction des facteurs de risque de l'athérosclérose (→).

* LE PRONOSTIC d'avenir reste réservé avec :
- les risques de l'insuffisance coronaire : mort subite, récidive de l'infarctus, reprise d'un angor, insuffisance cardiaque ;
- les autres manifestations de l'athérosclérose.

INFARCTUS RÉNAL

▶ Définition :

C'est la conséquence d'une thrombose ou d'une embolie dans le tronc ou dans une branche de l'artère rénale ou de la veine rénale (→ THROMBOSE DES VEINES RÉNALES).

▶ Causes :

Ce sont les cardiopathies emboligènes, les emboles septiques ou athéromateuses, les angéites.

▶ Signes cliniques et paracliniques :

C'est l'H.T.A. Une thrombose aiguë s'accompagne de douleurs lombaires, d'hématurie et d'une poussée hypertensive pouvant être fatale. L'U.I.V. montre une image d'amputation au temps néphrographique et plus tard une encoche de contour. Une scintigraphie et une artériographie sont utiles pour confirmer le diagnostic lorsque l'on soupçonne une embolie massive chirurgicalement curable.

▶ Traitement :

L'échec du traitement médical de l'hypertension conduit à la néphrectomie partielle ou totale. Il doit également être étiologique.

INFECTION BACTÉRIENNE NÉO-NATALE

▶ Causes et mécanisme :

Il y a deux principaux mécanismes d'infection du nouveau-né :

∗ LA CONTAMINATION MATERNO-FŒTALE : Le nouveau-né est infecté soit par *voie hématogène transplacentaire* à la suite d'une maladie fébrile, d'une infection urinaire de la mère, soit par *voie ascendante* à la suite d'une cervico-vaginite, d'une rupture prématurée des membranes.

∗ LA CONTAMINATION POSTNATALE, souvent iatrogène (ponction veineuse, capillaire, etc.), favorisée par l'antibiothérapie à large spectre qui sélectionne des germes résistants et en permet la pullulation. Sa fréquence et sa gravité s'expliquent par le déficit immunitaire du nouveau-né, particulièrement marqué chez le prématuré.

Les germes en cause sont essentiellement : les streptocoques du groupe B, listeria monocytogenes, les bacilles gram négatif.

▶ Signes essentiels :

Les anomalies du comportement sont les premiers signes d'alerte : geignement, pauses respiratoires, polypnée, difficultés pour boire, hypo ou hyperthermie. Les signes classiques de l'infection : ictère, teint gris, cyanose, éruption, purpura, hépatomégalie, splénomégalie, anomalies neurologiques, sont plus inconstants ou plus tardifs. Toute détresse respiratoire du nouveau-né peut être d'origine infectieuse, surtout s'il s'y associe des signes de choc.

▶ Examens paracliniques :

∗ L'HÉMOGRAMME : On recherche une neutropénie ou une polynucléose (d'interprétation difficile chez le nouveau-né), la présence de formes jeunes de globules blancs (myélémie), une thrombopénie.

∗ LE FIBRINOGÈNE : Il est supérieur à 3,40 g/l avant la 48e heure de vie chez le nouveau-né infecté.

∗ LA C REACTIVE PROTEINE est > 15 mg/l dans l'infection bactérienne.

∗ L'HÉMOSTASE peut être perturbée (CIVD).

∗ L'ÉTUDE DES GAZ DU SANG montre une acidose métabolique.

∗ LES EXAMENS BACTÉRIOLOGIQUES les plus importants sont : l'hémoculture, la ponction lombaire, l'uroculture et le liquide gastrique (avant la 6e heure de vie).

∗ LE FROTTIS PLACENTAIRE permet un diagnostic précoce.

▶ Éléments de surveillance :

∗ CLINIQUE : Elle porte sur la température, la fréquence respiratoire, les signes de lutte respiratoire, le teint, le pouls, la tension artérielle, l'existence de résidus gastriques, les selles, la diurèse.

∗ PARACLINIQUE : On surveille l'hémogramme, les gaz du sang, l'hémostase.

▶ Évolution et complications :

L'infection bactérienne du nouveau-né est grave ; elle est cause de près de la moitié des décès en période néo-natale.

∗ A LA PHASE INITIALE, les complications à craindre sont : les troubles respiratoires, les hémorragies et surtout les troubles hémodynamiques.

∗ ULTÉRIEUREMENT, les complications et les séquelles sont le fait de certaines localisations de l'infection : séquelles articulaires des ostéo-arthrites ; surtout séquelles neurologiques (hydrocéphalie, paralysie, troubles sensoriels, épilepsie, retard psychomoteur) des méningites.

▶ Traitement et pronostic :

∗ LE TRAITEMENT comporte :

- *un traitement antibiotique* associant habituellement l'ampicilline par voie intraveineuse et un antibiotique du groupe des aminosides pendant 2 à 3 semaines.
- *un traitement symptomatique :* oxygénation, si nécessaire ventilation assistée ; perfusion de solutés macromoléculaires et de drogues vaso-actives *(Dobutamide, Dopamine)* en cas de choc ; correction de l'acidose.
- éventuellement *traitements visant à renforcer les moyens de défense :* exsanguinotransfusion, gammaglobulines, plasma frais.

∗ LE PRONOSTIC est fonction du terrain (prématurité) et surtout de la précocité de la mise en route du traitement antibiotique.

INFECTIONS NÉO-NATALES NON BACTÉRIENNES

▶ Définition :

Infection transmise de la mère à l'enfant réalisant soit une *embryopathie* (malforma-

Infections néo-natales non bactériennes

SIGNES ESSENTIELS	TOXO-PLASMOSE	RUBÉOLE	CMV	HERPÈS	HÉPATITE B	SYPHILIS
ATTEINTE CÉRÉBRALE Microcéphalie		+	+			
Hydrocéphalie	+					
Calcifications intracrâniennes	+		+			
Hyperalbuminorachie	+	+	+	+		+
ATTEINTE OCULAIRE Cataracte		+				
Choriorétinite	+		+			
ATTEINTE AUDITIVE Surdité		+	+			
Retard de croissance intra-utérin		+	+			
ATTEINTE OSSEUSE Bandes claires métaphysaires		+	+			+
Ostéochrondite, périostite						+
Malformations cardiaques		+				
Hépatite (transaminases élevées)		+	+	+	+	+
Éruptions, rhinite			+			+
Purpura thrombopénique		+	+			

tions), soit une *fœtopathie* (atteinte du fœtus après le 3e mois de gestation) dont l'évolution se poursuivra après la naissance.

▶ Causes et mécanisme :

- infection contractée par la mère pendant la grossesse (séroconversion) ;
- virus : soit passage transplacentaire (rubéole, cytomégalovirus ou CMV, virus des inclusions cytomégaliques), soit contamination lors de l'accouchement ;
- syphilis mal traitée ou acquise en fin de grossesse ;
- toxoplasmose en cours de grossesse.

▶ Signes essentiels :

Dès la naissance ou d'apparition retardée (+ + toxoplasmose infraclinique, hépatite B, SIDA).

▶ Examens complémentaires :

- recherche de toxoplasmose au niveau du placenta ;
- présence d'IgM spécifiques ;
- comparaison des sérologies de la mère et de l'enfant (taux stable ou croissant d'anticorps chez l'enfant, persistance des anticorps après 6 mois).

▶ Éléments de surveillance :

- croissance du périmètre crânien ;
- examen du fond d'œil ;
- bilan auditif ;
- tests psychomoteurs ;
- surveillance très prolongée en cas de toxoplasmose.

▶ Évolution et complications :

Les formes généralisées d'emblée sont souvent rapidement mortelles. Évolution cirrhogène possible de l'hépatite. Évolution à bas bruit de la toxoplasmose. Séquelles cérébrales et sensorielles graves (rubéole, CMV, toxoplasmose). Évolution fréquente vers le SIDA avéré en cas de contamination néo-natale par le virus HIV.

▶ Traitement et pronostic :

- *Prévention :* vaccination contre la rubéole en dehors de la grossesse. Dépistage et traitement des séroconversions de toxoplasmose et syphilis en cours de grossesse. Prévention de l'hépatite à virus HB par injection de gammaglobulines spécifiques et vaccination(*Hévac B*) avant la 48e heure de vie des nouveau-nés de mère atteinte d'hépatite ou porteuse chronique de l'antigène HBs. Mesures prophylactiques lors de l'accouchement d'une femme porteuse de lésions d'herpès génital.
- Pas de traitement curatif de la rubéole congénitale et de la maladie des inclusions cytomégaliques.
- *Traitement curatif de la syphilis congénitale* par pénicilline G (50 000 à 100 000 unités/kg/jour) pendant 15 jours.
- *Traitement curatif de la toxoplasmose :*
  - forme asymptomatique, diagnostic non confirmé : *Rovamycine* (0,05 g/kg/jour)
  - toxoplasmose confirmée : *Sulfadiazine* (0,1 à 0,2 g/kg/jour), *Malocide* (1 mg/kg/jour).
- *Traitement curatif de l'Herpès* par l'acyclovin (*Zovirax*), 3 injections I.V. de 10 mg/kg en 1 h.

INFECTIONS À COXSACKIE VIRUS

Voir *Coxsackie virus (Infections à)*

INFECTION URINAIRE DE L'ENFANT

▶ Définition :

Association d'une leucocyturie (supérieure ou égale à 100 leucocytes par mm^3) et d'une bactériurie (supérieure ou égale à 10^5 germes par ml).

▶ Causes et mécanisme :

Rarement, infection urinaire d'origine septicémique (période néo-natale) ; le plus souvent, contamination par voie ascendante à partir du périnée (rôle favorisant d'une vulvo-vaginite d'une oxyurose) ; uropathie malformative à rechercher systématiquement.

▶ Signes essentiels :

* DANS L'INFECTION URINAIRE BASSE : signes vésicaux (dysurie, pollakiurie).

∗ DANS LA PYÉLONÉPHRITE : fièvre, douleurs lombaires, parfois hypertension artérielle, protéinurie.

∗ EXAMENS BIOLOGIQUES : examen cytobactériologique des urines ; numération (leucotytose) ; vitesse de sédimentation (augmentée en cas de pyélonéphrite) ; étude de la fonction rénale (urée, pouvoir de concentration du rein) ; urographie intraveineuse et cystographie (recherche d'une uropathie obstructive, d'un reflux vésico-rénal, étude de la croissance du rein).

∗ ÉCHOGRAPHIE RÉNALE (diagnostic d'une urétéro-hydronéphrose, d'une lithiase).

▶ **Éléments de surveillance :**
- courbe thermique ;
- tension artérielle ;
- examen d'urines 48 heures après le début du traitement puis contrôle après l'arrêt du traitement ;
- en cas d'infections récidivantes, surveillance urographique et échographique.

▶ **Évolution et complications :**
Habituellement, évolution favorable dans l'infection urinaire basse ; les complications possibles sont la pyélonéphrite chronique avec retentissement sur la croissance rénale, éventuellement l'atrophie rénale.

Récidives en cas de pyélonéphrite chronique, de reflux, d'uropathie malformative, de cystite chronique.

▶ **Traitement et pronostic :**

∗ TRAITEMENT :
- *Dans l'infection urinaire basse,* traitement antibiotique (ampicilline) pendant 10 jours.
- *Dans l'infection urinaire haute,* traitement par 2 antibiotiques (ampicilline-aminoside ou suivant antibiogramme) pendant 15 jours puis traitement antiseptique prolongé (*Nibiol*).
- Éventuellement, *cure chirurgicale* d'un reflux vésico-urétéral, d'une uropathie malformative. A long terme, les infections urinaires hautes sont potentiellement graves.

∗ LE PRONOSTIC est fonction du retentissement rénal, du type d'uropathie malformative s'il en existe une.

INFECTIONS URINAIRES

▶ **Définition :**
C'est la présence de plus de 100 000 bactéries par ml. dans les urines vésicales.

▶ **Causes :**
Il s'agit le plus fréquemment de germes intestinaux infectant la vessie par voie ascendante. Toute cause de stase urinaire, d'irritation locale (lithiase urétérale, lésions gynécologiques**), favorise la prolifération microbienne.

Les germes les plus fréquents sont : parmi les gram –, le colibaccille et le proteus, parmi les gram + : le streptocoque D (entérocoque). Les germes multirésistants : pyocyanique, serratia, providencia et la présence de candida ne sont pas rares en milieu hospitalier chez les malades de réanimation sondés ou ayant subi des explorations instrumentales. Le B.K. est recherché systématiquement dans les leucocyturies aseptiques ou en cas d'infection urinaire récidivante.

▶ **Signes cliniques et paracliniques :**
L'infection peut être asymptomatique ou au contraire être accompagnée d'un syndrome septicémique. La cystite (→) est fréquemment révélatrice, de même que les poussées de fièvre isolée chez l'enfant.

Le diagnostic repose sur l'examen cytobactériologique des urines (→) qui doit être fait dans de parfaites conditions. Une pyurie est presque toujours présente, l'hématurie fréquente.

▶ **Éléments de surveillance :**
L'infection urinaire est avant tout un symptôme. *Chez le nourrisson et l'enfant,* elle impose d'emblée une enquête urologique. *Chez l'adulte,* une infection chez un homme ou rebelle au traitement habituel fait rechercher toute cause de stase urinaire, de gîte infectieux (lithiase rénale ou vésicale, diverticule vésical, rétention chronique sur adénome, lésions gynécologiques.). L'U.I.V. et la cystographie pré, per et postmictionnelle sont alors indispensables.

▶ **Traitement :**
Il vise à stériliser les urines. Son échec ou la récidive de l'infection signifient la présence d'une cause urologique ou la persistance d'une infection du voisinage (gynécologique chez la femme) à traiter en priorité.

L'antibiothérapie est débutée après avoir fait l'E.C.B.U. ; elle sera modifiée éventuellement selon le résultat de l'examen et l'absence d'évolution favorable au bout de 48 heures. Le traitement est poursuivi une dizaine de jours. L'E.C.B.U. de contrôle est fait 8 jours après l'arrêt de celui-ci et répété éventuellement suivant le contexte clinique.

INSUFFISANCE ANTÉHYPOPHYSAIRE (I.A.H.)

▶ Définition :

On réunit sous ce terme tous les tableaux résultant de l'insuffisance de sécrétion d'une ou de plusieurs stimulines hypophysaires.

▶ Causes et mécanisme :

Il faut distinguer deux types de causes :

– les atteintes hypophysaires diverses telle une nécrose vasculaire, par exemple ;

– les atteintes suprahypophysaires ou hypothalamiques responsables d'I.A.H.
  - tumeurs : craniopharyngiome, gliome, pinéalome ;
  - infiltration : sarcoïde, tuberculose, histiocytose X.

Les causes peuvent ainsi être :

– *une nécrose vasculaire de l'hypophyse,* tel le syndrome de Sheehan dans les suites d'accouchement hémorragique ou de grande hémorragie ;

– *une tumeur hypophysaire* comprimant et détruisant l'hypophyse : soit tumeur non sécrétante donnant une insuffisance pure, soit tumeur sécrétante, le tableau comportant des signes d'hypersécrétion dans un secteur et une insuffisance dans les autres (→ TUMEUR HYPOPHYSAIRE) ;

– *d'autres tumeurs :* craniopharyngiome, méningiome ;

– *immunologique* par hypophysite auto-immune ;

– *postchirurgicale* après intervention pour adénome hypophysaire (radiothérapie) ;

– *d'autres causes* sont plus rares : tuberculose, sarcoïdose, anévrisme, hémochromatose.

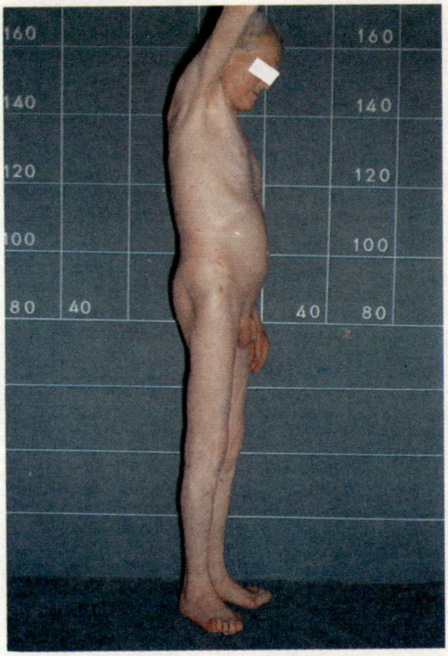

Insuffisance antéhypophysaire.

Parfois, on ne retrouve aucune étiologie, l'origine du dysfonctionnement pouvant être hypothalamique, organique ou fonctionnelle.

Le mécanisme de l'insuffisance antéhypophysaire passe par le relais des glandes cibles (thyroïde, surrénales, gonales), sauf pour la dépigmentation et les troubles de croissance chez l'enfant.

▶ Manifestations cliniques :

* CHEZ L'ENFANT, le tableau est dominé par un nanisme (→) et impubérisme.

* CHEZ L'ADULTE, le tableau complet est très évocateur :

– pâleur importante avec peau sèche fine et lisse, et cheveux très fins ;

– aménorrhée ou impuissance avec dépilation diffuse et atrophie des organes génitaux externes ;

– thermophilie, ralentissement psychomoteur, constipation mais sans infiltration cutanée ;

– asthénie, troubles digestifs, hypoglycémie, mais sans mélanodermie. Parfois galactorrhée si la prolactine est augmentée.

Dans les formes incomplètes, certains éléments vont manquer correspondant aux stimulines (FSH-LH, ACTH, TSH, prolactine, GH, MSH) épargnées.

Les symptômes propres à la cause, tels des troubles du champ visuel en cas d'adénome, ne sont pas envisagés ici.

▶ Examens complémentaires :

Les explorations doivent être menées avec prudence et sous surveillance, car il s'agit de malades fragiles.

L'anémie est presque constante.

L'axe thyréotrope est étudié par dosage de T3 T4 qui sont bas avec une TSH basse ne répondant pas à la TRH. Le réflexogramme est allongé.

L'axe gonadotrope est exploré par les dosages d'hormones périphériques : progestérone et œstradiol ou testostérone, qui sont bas, et par le test au LHRH qui montre une absence de réponse de FSH et LH de même que le test au *Clomid.*

L'axe corticotrope est étudié par le test à l'eau, les 17-cétostéroïdes et les 17-hydrostéroïdes, le cortisol plasmatique et les tests dynamiques : test au *Synacthène,* test à la métopirone, test à la lysine vaso-pressine.

En revanche, l'aldostérone est le plus souvent normale car indépendante en grande partie de l'ACTH.

L'hormone de croissance ne répond pas à la stimulation par l'arginine ou le glucagon, il faut proscrire le test à l'insuline qui est dangereux du fait de la sensibilité à l'hypoglycémie de ces malades.

La prolactine peut être augmentée (responsable d'aménorrhée, galactorrhée) soit par un adénome sécrétant de la prolactine, soit par atteinte suprasellaire avec rupture des connexions hypothalamo-hypophysaires. Dans les autres cas elle est normale ou basse.

Il faut toujours rechercher une atteinte de la posthypophyse dont le diabète insipide peut être masqué par l'insuffisance surrénale. Elle est en fait rare.

A ces explorations s'ajoutent les examens à visée étiologique : radio de selle turcique, scanner hypophysaire et hypothalamique, etc.

Dans les I.A.H. par atteinte suprasellaire : hypothalamique, les hormones antéhypophysaires (FSH/LH, TSH, ACTH) sont basses à l'état basal mais sont stimulables par les tests dynamiques ; TRH stimule TSH, LHRH stimule FSH-LH. Ces tests peuvent donc servir à distinguer les atteintes hypophysaires des atteintes suprahypophysaires.

▶ Évolution et complications :

L'évolution spontanée peut être très prolongée car le risque de décompensation surrénalienne est retardé par l'absence habituelle d'insuffisance en aldostérone et par le déficit thyréotrope qui diminue les besoins métaboliques.

Cependant une complication domine : c'est le *coma hypopituitaire.*

Il peut être déclenché par un stress, une affection intercurrente, un traitement diurétique, etc.

Cliniquement, le plus souvent, c'est un coma d'apparition rapide, calme, hypothermique, pâle, avec pouls rapide et hypotension. Cependant de nombreuses variantes sont possibles : hyperthermie, tension artérielle normale, coma hypoglycémique.

Biologiquement, les troubles hydro-électrolytiques dominent : hyponatrémie, hypochlorémie avec kaliémie élevée ou basse associées à une hypoglycémie.

Sous traitement l'évolution est favorable.

▶ Éléments de surveillance :

Ils reposent sur la clinique : l'état général et les symptômes propres à chaque axe.

Biologiquement, la surveillance se fait sur le ionogramme sanguin. Les dosages hormonaux permettent la surveillance du traitement.

▶ Traitement et pronostic :

⁎ LE TRAITEMENT EST SUBSTITUTIF A VIE :

Il faut toujours débuter par l'hydrocortisone, environ : 20 mg/j. Il est parfois nécessaire d'y adjoindre de la 9 alpha fluorohydrocortisone ou du *Syncortyl.* Ce traitement doit être adapté en cas de stress comme dans l'insuffisance surrénale primitive.

L'opothérapie thyroïdienne par extraits thyroïdiens ou *Thyroxine* ou *Euthyral* ne sera commencée qu'après obtention d'un bon équilibre surrénalien.

Le traitement substitutif gonadique dépend de l'âge, de la demande du malade et de l'étiologie. Il repose chez l'homme sur la testostérone retard *(Stérandryl)* et chez la femme sur les traitements œstroprogestatifs. En cas de désir de grossesse, induction de l'ovulation par gonadotrophines.

Le déficit en GH ne sera corrigé que chez l'enfant ayant un retard de croissance important. Il repose sur l'hormone de croissance humaine dont on dispose, de quantités très faibles.

Le traitement du coma hypopituitaire repose sur l'opothérapie surrénalienne par voie parentérale, puis thyroïdienne par sonde gastrique, si besoin associée au resucrage prolongé.

⁎ L'ÉDUCATION DU MALADE est le meilleur garant d'un bon pronostic à long terme.

INSUFFISANCE AORTIQUE

► **Définition :**

Valvulopathie caractérisée par un reflux du sang de l'aorte vers le ventricule gauche pendant la diastole.

► **Causes – Mécanisme :**

La cause la plus fréquente est le rhumatisme articulaire aigu ; les autres causes sont : l'endocardite infectieuse, la syphilis, le rétrécissement aortique calcifié, l'athérome, la dissection aortique, la spondylarthrite ankylosante, les traumatismes thoraciques, les dystrophies du tissu conjonctif et certaines cardiopathies congénitales. L'insuffisance aortique entraîne une surcharge diastolique du ventricule gauche.

► **Signes :**

* CLINIQUES : A l'auscultation est retrouvé le souffle diastolique de base qui signe le diagnostic, on peut également retrouver : un souffle systolique d'accompagnement, un claquement méso-systolique, un roulement présystolique de Flint. Le reste de l'examen retrouve des signes périphériques : hypotension diastolique ; pouls périphériques amples, bondissants ; « danse des artères » bien visible au cou.

* PARACLINIQUES :

- *Radiologiques :* hypertrophie ventriculaire gauche, dilatation modérée de la partie initiale de l'aorte, et en scopie : hyperpulsatilité systolique de l'aorte qui se traduit par un mouvement de « sonnette » ; enfin recherche de calcifications aortiques en amplificateur de brillance.
- *Électriques :* surcharge ventriculaire gauche de type diastolique, bloc de branche gauche incomplet et parfois bloc auriculo-ventriculaire du premier degré.
- *Mécanographiques :* au carotidogramme, diminution du temps de demi-ascension, allongement du temps d'éjection corrigé, sommet à double bosse et diminution de l'incisure catacrote.
- *Hémodynamiques :* Le cathétérisme gauche montre une forte élévation des pressions télédiastoliques ventriculaires gauches et l'angiocardiographie précise l'état des valvules aortiques et l'importance de la régurgitation dans le ventricule gauche.
- *Échographiques :* L'échographie montre essentiellement des signes indirects : fluttering mitral, dilatation ventriculaire gauche.

Les Doppler pulsé et continu enregistrent le flux anormal diastolique et en permettent une semiquantification. L'utilité du codage couleur est à l'étude.

► **Évolution :**

Marquée dans un premier temps par : angor et œdème pulmonaire ; puis elle se fait vers l'insuffisance cardiaque globale ; la mort subite peut survenir à n'importe quel moment.

► **Traitement :**

Il est chirurgical avec résection de l'appareil valvulaire suivi de l'implantation d'une prothèse valvulaire (valves à bille ou à disque, voire bioprothèses). Prophylaxie systématique de l'endocardite.

INSUFFISANCE CARDIAQUE GLOBALE

► **Définition :**

L'insuffisance cardiaque globale correspond à l'association d'une insuffisance ventriculaire gauche à une insuffisance ventriculaire droite.

► **Causes – Mécanisme :**

L'insuffisance cardiaque globale peut être réalisée par l'association d'une décompensation ventriculaire droite venant compliquer une insuffisance gauche (→) ; les étiologies étant alors celles de l'insuffisance ventriculaire gauche. Mais l'insuffisance cardiaque peut être d'emblée globale : c'est surtout le cas dans les cardiomyopathies non obstructives primitives ou secondaires, à débit cardiaque abaissé ou élevé.

► **Signes :**

* CLINIQUES : Le tableau clinique réalisé associe les signes de l'insuffisance ventriculaire gauche et droite, à un degré variable en fonction de l'étiologie.

* PARACLINIQUES : Les examens complémentaires sont les mêmes que dans les insuffisances isolées et les résultats associent également ceux des deux types de décompensations isolées.

► **Surveillance :**

Dans tous les cas, elle repose sur les courbes quotidiennes de poids, de pouls, de tension artérielle, de diurèse et de température. On pratiquera également de façon répétée des ionogrammes sanguins et urinaires, des électrocardiogrammes et des radiographies pulmonaires. Cette surveillance permet d'apprécier l'efficacité du traitement et de l'adapter en fonction des résultats.

▶ Évolution :
Elle est progressive, par poussées, souvent déclenchées par un trouble du rythme cardiaque, une infection, un arrêt intempestif du traitement ou une erreur de régime, enfin une embolie pulmonaire de diagnostic difficile sur ces terrains peut également précipiter l'évolution.

▶ Traitement :
Le traitement de base est le même que dans les insuffisances gauche ou droite isolées. Un traitement anticoagulant sera systématiquement entrepris. Un traitement étiologique sera pratiqué chaque fois que possible.

INSUFFISANCE CARDIAQUE DU NOURRISSON

▶ Causes et mécanisme :
Cardiopathies congénitales (shunt gauche-droite) ; myocardites ; troubles du rythme.

▶ Signes essentiels :
Détresse respiratoire, polypnée, tachycardie, hépatomégalie, prise de poids excessive.
Radio : cardiomégalie.

▶ Éléments de surveillance :
- fréquence respiratoire ;
- pouls ;
- diurèse ;
- courbe de poids ;
- surveillance du traitement par l'électrocardiogramme, le dosage de digoxinémie.

▶ Évolution et complications :
L'évolution est fonction de l'étiologie : rapidement favorable dans les troubles du rythme essentiels ; grave dans la myocardite ; dans les cardiopathies congénitales, elle varie suivant le caractère opérable ou non de la malformation.

▶ Traitement :
- digoxine par voie parentérale initialement ;
- diurétiques (furosémide) ;
- restriction des apports en eau et sodium ;
- oxygène, éventuellement assistance respiratoire.

INSUFFISANCE DE CONVERGENCE

Voir *Hétérophorie et insuffisance de convergence*

INSUFFISANCE HÉPATIQUE

▶ Définition :
Il s'agit des manifestations cliniques et biologiques traduisant l'incapacité fonctionnelle de la glande hépatique.

▶ Causes et mécanisme :
La plupart des affections hépatiques peuvent entraîner une insuffisance hépatique : cirrhose (→) ; hépatites (virales, toxiques, médicamenteuses) ; cholestases prolongées, etc.
Les aspects anatomiques sont variables : nécrose hépato-cellulaire majeure, ou au contraire minime.

▶ Signes essentiels :
Deux tableaux s'opposent :
- *un tableau aigu,* d'installation brutale et d'évolution souvent rapide comme dans l'hépatite virale grave (→).
- *un tableau chronique,* comme dans certaines cirrhoses, parfois déclenché par une infection, une erreur diététique ou thérapeutique.

∗ CLINIQUE : Des signes cutanés sont habituels, angiomes stellaires et érythrose palmaire surtout ; plus accessoirement ongles blancs et hippocratisme digital. Dépilation, atrophie testiculaire et gynécomastie sont fréquents chez l'homme. L'état général est altéré avec asthénie et anorexie. L'ictère est fréquent, d'intensité variable. Tachycardie et fièvre sont fréquentes

Insuffisance hépatique

BILAN HÉPATIQUE	AUTRES EXAMENS ÉVENTUELS
Albuminémie : ↓ Complexe prothrombique : ↓ Cholestérol : ↓	Urée (souvent basse), créatinine, ionogrammes sanguins et urinaires Ammoniémie (artérielle ou veineuse) α-fœto-protéine (au moindre doute) Hémocultures (en cas de fièvre) Ponction d'ascite exploratrice NFS (anémie et thrombopénie fréquentes) Crase sanguine
Bilirubine (surtout conjuguée) : ± ↑ Phosphatases alcalines : ± ↑	
Transaminases : ± ↑ Électrophorèse des protéines	

et ne traduisent pas toujours un foyer infectieux. Le fœtor hepaticus (odeur douceâtre, « fruit pourri », de l'haleine) peut également s'observer lors d'anastomose porte-cave. Des troubles neuropsychiques sont possibles (ENCÉPHALOPATHIE HÉPATIQUE). L'ascite s'observe lorsqu'une hypertension portale est associée à l'insuffisance hépatique. Des hémorragies digestives sont possibles ; leur mécanisme n'est pas univoque (hypertension portale, ulcères aigus ou chroniques, troubles de la coagulation).

* EXAMENS COMPLÉMENTAIRES : Ils peuvent être schématisés selon le tableau ci-dessus.

▶ Éléments de surveillance :

Ils sont *cliniques* (conscience ? flapping tremor ? hémorragie ? périmètre abdominal ? diurèse ?) et *biologiques* (TP ? urée ? ionogramme ? etc.).

▶ Évolution, complications :

Les principales complications sont l'infection, l'hémorragie, le coma, l'insuffisance rénale (parfois déclenchée par un abus de diurétiques ou des ponctions d'ascite trop abondantes).

▶ Traitement et pronostic :

* DANS LES FORMES AIGUËS, le traitement est symptomatique ; certaines méthodes d'« épuration » sont encore à l'étude dans des centres de réanimation spécialisés.

* DANS LES FORMES CHRONIQUES, le régime est si possible hypercalorique, mais pas trop riche en protides. On lutte contre l'hyperammoniogenèse par des antibiotiques intestinaux ou le *Duphalac*.

* LE PRONOSTIC EST SÉVÈRE, surtout dans les formes aiguës (85 % de mortalité dans l'hépatite virale grave).

INSUFFISANCE MÉDULLAIRE

▶ Définition :

C'est l'insuffisance de production des éléments myéloïdes, précurseurs des éléments figurés du sang.

L'insuffisance médullaire peut porter sur une lignée : érythroblastopénie (→), neutropénie centrale (→), thrombopénie centrale (→). Elle peut être purement quantitative (aplasie) ou qualitative et quantitative.

▶ Causes :

* APLASIE :
- toxique : médicament antinéoplasique, chloramphénicol, antiépileptique, sel d'or, arsenicaux, antithyroïdiens ;
- irradiation ;
- génétique : maladie de Fanconi (→) ;
- virale ;
- tuberculeuse ;
- complications d'une maladie de Marchiafava-Micheli (→) ;
- état préleucémique, thymome ;
- idiopathique.

* ENVAHISSEMENT :
- métastases cancéreuses ;
- leucémies aiguës ou chroniques ;
- sarcomes ;
- myélome ou Waldenström.

* FIBROSE : fibrose médullaire.

* INSUFFISANCE QUALITATIVE (exemple : maladie de Biermer).

► **Signes cliniques et paracliniques :**

Les signes sont ceux de la maladie en cause et ceux traduisant les déficits des lignées myéloïdes.

Le diagnostic repose sur :

- le caractère arégénératif (central) de l'anémie, l'absence de réticulocytes ;
- le myélogramme (→) et la biopsie médullaire (→) permettent de préciser la cause ;
- si besoin, l'épreuve au fer radio-actif (→), la mesure de la durée de vie des plaquettes (→) précisent si le trouble est uniquement quantitatif ou également qualitatif.

► **Pronostic :**

Le pronostic repose sur l'étiologie, les profondeurs de l'atteinte, l'effet du traitement.

► **Traitement :**

∗ SPÉCIFIQUE chaque fois que c'est possible : chimiothérapie anticancéreuse, antituberculeuse.

∗ SYMPTOMATIQUE : suppression des médicaments myélotoxiques.

∗ CONTRE L'ANÉMIE :

- transfusion isogroupes en connaissant les accidents ;
- hormones mâles.

∗ CONTRE LA GRANULOPÉNIE :

Un traitement lourd et adapté n'est nécessaire qu'en cas d'infection.

∗ CONTRE LA THROMBOPÉNIE :

- correction des hémorragies, transfusion de culot plaquettaire ;
- proscription des injections i.m. et des ponctions diverses.

∗ LA GREFFE DE MOELLE est envisagée lorsque le pronostic vital est en jeu, à plus ou moins brève échéance dans les aplasies primitives aiguës graves ou chroniques, secondaires ou non.

INSUFFISANCE MITRALE

► **Définition :**

Cardiopathie valvulaire définie par l'incontinence de la valve mitrale pendant la systole ventriculaire.

► **Causes et mécanisme :**

∗ CONGÉNITALES : présence d'une fente sur la grande valve, souvent associée à une communication interauriculaire de type ostium primum.

∗ PAR BALLONISATION DES VALVES (→ PROLAPSUS MITRAL).

∗ ACQUISES :

- rhumatisme articulaire aigu ;
- endocardites bactériennes ;
- cardiopathies ischémiques (infarctus du myocarde), rupture ou dysfonctionnement de pilier.

∗ FONCTIONNELLES : L'insuffisance mitrale est due à une dilatation de l'anneau, du fait d'une dilatation ventriculaire gauche.

∗ LES CONSÉQUENCES HÉMODYNAMIQUES d'une fuite mitrale importante sont :

- l'augmentation du volume diastolique intraventriculaire gauche (pour conserver l'éjection systolique aortique) ;
- l'augmentation de la pression intra-auriculaire gauche.

► **Signes cliniques :**

L'auscultation cardiaque révèle un souffle holosystolique à la pointe, irradiant vers l'aisselle.

► **Signes paracliniques :**

∗ LA RADIOGRAPHIE PULMONAIRE montre les signes de dilatation ventriculaire gauche et auriculaire gauche.

L'examen à l'amplificateur de brillance montre une oreillette gauche dilatée et expansive.

∗ L'ÉLECTROCARDIOGRAMME montre :

- une hypertrophie biventriculaire ou ventriculaire gauche ;
- et, en rythme sinusal, l'hypertrophie auriculaire gauche.

∗ L'ÉCHOCARDIOGRAMME ANALYSE LA VALVE MITRALE, précise l'insuffisance et la taille des cavités ventriculaires et auriculaires gauches.

∗ LE CATHÉTÉRISME précise les pressions droites (qui sont élevées), la pression capillaire pulmonaire : élevée et de morphologie caractéristique.

∗ L'ANGIOGRAPHIE VENTRICULAIRE GAUCHE visualise la régurgitation et permet de la chiffrer.

► **Complications :**

- œdème pulmonaire ;
- insuffisance cardiaque droite et dilatation ventriculaire gauche ;
- endocardite ;
- troubles du rythme et accidents thrombo-emboliques ;
- association à d'autres valvulopathies dans le cadre de la maladie rhumatismale.

► **Traitement :**

∗ INSUFFISANCE MITRALE PURE A RÉGURGITATION PEU VOLUMINEUSE : surveillance régulière et traitement d'un trouble du rythme éventuel.

∗ RÉGURGITATION VOLUMINEUSE :

- *Le traitement médical* prévient un œdème aigu pulmonaire (régime hyposodé et diurétiques).
- *Le traitement chirurgical* est indiqué, avec réalisation d'une plastie mitrale ou d'un remplacement valvulaire et mise en place d'une prothèse.

INSUFFISANCE RÉNALE AIGUË

Voir *Anurie*

INSUFFISANCE RÉNALE CHRONIQUE

C'est l'aboutissement de toutes les néphropathies chroniques. L'évolution vers le stade terminal de l'I.R.C. dépend de la néphropathie initiale : quelques mois ou années pour les glomérulopathies, plusieurs dizaines d'années pour les néphropathies interstitielles. Quelle que soit la cause, il existe des signes cliniques et des désordres humoraux complexes identiques réalisant le mal de Bright.

► **Signes biologiques :**

∗ LA RÉTENTION AZOTÉE : L'élévation de l'urée dépend, outre de la valeur fonctionnelle du rein, de la ration protidique, du catabolisme azoté, de l'état d'hydratation. C'est donc sur la clairance de la créatinine (→) que l'on apprécie la filtration glomérulaire. L'élévation parallèle du taux d'acide urique peut s'accompagner de crise goutteuse.

∗ L'HYPERKALIÉMIE : Une diurèse réduite, l'acidose, l'hypercatabolisme, un régime riche en potassium en sont la cause. La surveillance se fait sur l'E.C.G. et les ionogrammes (→ KALIÉMIE, TROUBLES DE LA).

∗ L'HYPOKALIÉMIE : Des pertes digestives, un traitement diurétique en sont la cause.

∗ LES TROUBLES DE L'EAU ET DU SODIUM : Une déshydratation extra-cellulaire ou une hyperhydratation globale sont dues à un mauvais équilibre entre entrées (apport alimentaire) et sorties (perte de sel obligatoire).

∗ L'ACIDOSE MÉTABOLIQUE : L'impossibilité d'éliminer les ions H^+ apportés par l'alimentation se traduit par une baisse du taux de bicarbonate puis du pH.

∗ TROUBLES DU MÉTABOLISME PHOSPHO-CALCIQUE : La rétention de phosphates, l'absence de synthèse de vitamine D active entraînent très précocement une hypocalcémie et une hyperphosphorémie d'où un hyperparathyroïdisme secondaire.

∗ TROUBLES DU MÉTABOLISME HYDROCARBONÉ ET LIPIDIQUE : L'insuffisant rénal présente une mauvaise tolérance à une surcharge glucidique, une sensibilité anormalement prolongée aux stimuli hypoglycémiants, une hypertriglycéridémie.

∗ L'ÉLIMINATION DES PROTÉINES URINAIRES : L'importance de la protéinurie n'est pas parallèle à la destruction rénale et n'a pas de valeur pronostique. Au stade avancé de l'I.R.C., elle devient très faible et le syndrome néphrotique régresse.

► **Signes cliniques :**

∗ LES SIGNES GÉNÉRAUX ET DIGESTIFS : L'asthénie, l'anorexie, les nausées, les vomissements n'apparaissent qu'au stade avancé de l'I.R.C.

∗ LES SIGNES CARDIO-VASCULAIRES : L'H.T.A. est plus fréquente et plus précoce dans les néphropathies glomérulaires. Elle se complique d'insuffisance cardiaque globale, favorise l'insuffisance coronarienne et la survenue d'accidents vasculaires cérébraux. La péricardite apparaît au stade terminal, elle est révélée par des douleurs, de la fièvre, un frottement, elle impose une dialyse itérative.

∗ SIGNES OSTÉO-ARTICULAIRES : C'est sur les radiographies du squelette que sont recherchés les signes d'ostéomalacie (→) et d'hyperparathyroïdisme. Les dépôts calcaires cornéens sont recherchés cliniquement et à l'examen à la lampe à fente.

∗ SIGNES NEUROLOGIQUES : C'est par la mesure de la vitesse de conduction nerveuse que l'on recherche et surveille une polynévrite. Les troubles de la conscience accompagnent les hyperazotémies importantes, les troubles hydro-électrolytiques, les H.T.A. malignes (→).

∗ SIGNES HÉMATOLOGIQUES : L'anémie normochrome, normocytaire, arégénérative, constante, majore l'asthénie. Elle est due à une insuffisance de production et à des pertes excessives (hémolyse, hémorragies, prélèvements sanguins).

∗ SIGNES ENDOCRINIENS : L'aménorrhée chez la femme, l'asthénie génitale et l'oligospermie chez l'homme sont fréquents.

► Traitement :

∗ CÔNTROLE DES APPORTS :

- *Apports protidiques* : La nécessité d'apporter un nombre de calories suffisant, d'acides aminés essentiels, impose le maintien d'un régime pratiquement normoprotidique, jusqu'à la mise en route de l'hémodialyse.
- *Apports en eau et sodium :* Ils sont calculés sur les sorties : diurèse, natriurèse.
- *Apports en potassium* : Sont proscrits les aliments riches en potassium, les diurétiques retenant le potassium et les sels de régime.
- *Apports en bicarbonate* : Lorsque c'est possible, l'eau de Vichy (1 litre = 4 g de bicarbonate) est utile en pratique courante pour contrôler l'acidose.

∗ TRAITEMENT DES TROUBLES ASSOCIÉS :

- *Anémie* : Prélèvement sanguin minimal, apport de fer, de foldine en cas de déficit.
- *Hypocalcémie – hyperphosphorémie* : Gel d'alumine inhibant l'absorption de phosphore, vitamine D, carbonate de calcium.
- *Hypertension artérielle* : Il est fondamental de contrôler l'H.T.A. de l'I.R.C. même si une diminution du flux rénal est possible. Les bêta-bloquants, les hypotenseurs centraux, les vaso-dilatateurs, le furosémide sont utilisés.

∗ PRÉCAUTIONS DANS L'EMPLOI DES MÉDICAMENTS CHEZ L'I.R.C. :

L'insuffisance rénale augmente la concentration plasmatique des médicaments éliminés totalement ou en partie par le rein. Cette accumulation conduit à une toxicité pour le rein ou pour d'autres organes, en particulier le nerf auditif.

Les principaux médicaments dangereux chez l'I.R.C. sont :

- *Les antibiotiques* : La *Fungizone*, la plupart des céphalosporines, et des aminosides, les tétracyclines, la vancomycine, l'éthambutol, le *Rimifon*. Des tables précises indiquent les doses en fonction de la clairance de la créatinine et la mesure des taux sériques permet l'adaptation des doses mais il faut tenir compte également de l'accumulation progressive dans les tissus (exemple : la *Gentalline* dans le rein).
- Les *tuberculostatiques*, les sulfamides, la *Furadoïne*, la bacitracine.
- *Les tonicardiaques* : Malgré une élimination rénale faible, le risque d'accumulation chez l'I.R.C. existe et conduit à utiliser les tonicardiaques dont la demi-vie est courte : *Digoxine, Acylanide, Cédilanide.*
- *Les anti-inflammatoires non stéroïdiens* : Leur emploi peut aggraver l'insuffisance rénale et majore le risque d'hémorragie digestive.
- *Les sédatifs, les tranquillisants, les neuroleptiques* : Leur accumulation peut entraîner chez l'I.R.C. des troubles neurologiques (syndrome extra-pyramidal) et psychiques, voire un état comateux dont le diagnostic étiologique n'est pas toujours évident. Dans le cas où il existe une indication au traitement, la dose est adaptée sur la réponse de chaque malade.

∗ TRAITEMENT SUPPLÉTIF :

L'hémodialyse périodique permet actuellement la survie d'un grand nombre d'I.R.C. et pour certains d'entre eux l'attente de la transplantation rénale.

INSUFFISANCE RÉNALE FONCTIONNELLE

► Définition :

C'est une insuffisance entièrement réversible coexistant avec un rein de taille normale exempt de lésions organiques.

▶ Causes et mécanisme :

Il existe une diminution de la filtration glomérulaire plus importante que celle de l'activité tubulaire, dont la cause peut être :

- une *hypotension artérielle* : hémorragique, microbienne ;
- des *désordres hydro-électrolytiques* : diminution du volume circulant (déshydratation extra-cellulaire, cirrhose, syndrome néphrotique), hypochlorémie, acidose gazeuse sévère, hypokaliémie, hypercalcémie (tous les désordres de l'eau et du sodium vont pouvoir jouer un rôle aggravant) ;
- une *insuffisance cardiaque*.

▶ Signes cliniques et paracliniques :

C'est une oligurie faite d'urines riches en urée, pauvres en sodium. Le rapport Na^+/K^+ urinaire est inférieur à 1. Le rapport urée sanguine / créatinine plasmatique est supérieur à 30.

▶ Traitement :

C'est assurer une bonne perfusion rénale en rétablissant un volume circulant efficace correct, un bon état hémodynamique, et en corrigeant les troubles hydro-électrolytiques aggravants.

INSUFFISANCE RESPIRATOIRE AIGUË

▶ Définition :

L'insuffisance respiratoire aiguë (IRA) correspond à un trouble brutal du fonctionnement de l'appareil pulmonaire entraînant une perturbation de l'hématose (échange air-sang).

▶ Causes et mécanisme :

Le plus souvent l'IRA survient chez un insuffisant respiratoire chronique, notamment par bronchite chronique, à l'occasion d'une infection, d'une erreur thérapeutique (somnifère, tranquillisant, opiacé, oxygénothérapie à trop fort débit), d'une intervention chirurgicale, d'un pneumothorax, d'une embolie pulmonaire ou toute autre cause déséquilibrant un état déjà précaire.

Parfois, l'IRA peut survenir chez un sujet antérieurement sain à l'occasion d'un pneumothorax à clapet, d'une embolie pulmonaire massive, d'une intoxication (CO, barbituriques), d'une paralysie respiratoire (poliomyélite, Guillain-Barré).

▶ Signes cliniques :

Ils sont nombreux, mais inconstamment associés : polypnée superficielle avec tirage, cyanose, sueurs, élévation de la tension artérielle, troubles psychiques avec somnolence, voire coma, mouvements anormaux (asterixis).

A l'examen clinique, on entend des râles diffus avec un murmure vésiculaire souvent diminué. Les signes d'insuffisance cardiaque droite sont fréquents.

Chaque étiologie ajoute à ce tableau ses propres symptômes.

▶ Examens complémentaires :

* LA RADIOGRAPHIE PULMONAIRE au lit montre des signes d'encombrement bronchique et recherche une cause (pneumopathie, pneumothorax, pleurésie).

* LES GAZ DU SANG sont indispensables. Ils apprécient l'importance de l'hypoxie et la saturation en O_2, mais aussi le degré de l'hypercapnie et de l'acidose partiellement compensée par l'élévation des bicarbonates. L'importance des anomalies des gaz du sang est un élément du pronostic.

* L'ECG montre des signes de surcharge droite.

* LA NFS recherche une polyglobulie et une hyperleucocytose à polynucléaires.

* L'IONOGRAMME SANGUIN met souvent en évidence une insuffisance rénale fonctionnelle (urée élevée).

▶ Éléments de surveillance :

* CLINIQUEMENT : Il faut tenir une courbe de la fréquence respiratoire, du pouls, de la TA, de la température et apprécier régulièrement l'état de conscience.

* Il faut se rappeler que la *cyanose* peut manquer en cas de choc ou d'anémie.

* BIOLOGIQUEMENT : La surveillance repose sur les gaz du sang.

▶ Évolution, complications :

L'évolution en dehors du traitement est constamment fatale. Sous traitement l'évolution peut se compliquer de troubles de conscience, d'accidents emboliques ou cardiaques.

▶ Traitement et pronostic :

* LE TRAITEMENT DOIT ÊTRE AVANT TOUT PRÉVENTIF CHEZ L'INSUFFISANT RESPIRATOIRE CHRONIQUE :

- prophylaxie infectieuse dentaire ou ORL ;

- kinésithérapie respiratoire ;
- interdiction absolue de tout médicament dépresseur respiratoire (hypnotique, tranquillisant, opiacé).

* LE TRAITEMENT CURATIF doit être assuré dans un service de réanimation respiratoire dans les formes graves. Il comprend alors l'intubation, voire la trachéotomie, la ventilation assistée, et le traitement étiologique.

* DANS LES FORMES MOINS SÉVÈRES, le traitement repose sur :
- l'oxygénothérapie par sonde nasale à faible débit (1 l/mn) en cas d'hypercapnie. En l'absence d'hypercapnie, le débit d'0_2 peut être élevé sans inconvénient. Le but est d'obtenir une Pa $O_2 \geqslant 50$ mmHg (5^a $O_2 \geqslant 50$ %). ;
- les antibiotiques ;
- la kinésithérapie respiratoire et l'aspiration bronchique pour évacuer les sécrétions ;
- la théophylline par voie veineuse ;
- les anticoagulants sous forme de *Calciparine* de *Fraxiparine* pour traiter ou prévenir les thromboses fréquentes ;
- d'autres thérapeutiques sont parfois utilisées en fonction de l'état du malade : saignées, corticoïdes ;
- en fonction de l'étiologie : drainage d'un pneumothorax ou d'une pleurésie.

* LE PRONOSTIC est fonction de la précocité du traitement, mais aussi et surtout de l'état antérieur du patient.

INSUFFISANCE RESPIRATOIRE CHRONIQUE

▶ Définition :

L'insuffisance respiratoire chronique (IRC) correspond à l'impossibilité d'assurer une oxygénation correcte du sang de façon prolongée et définitive et/ou à éliminer correctement le CO_2 produit par le métabolisme cellulaire.

▶ Causes et mécanisme :

Les causes sont multiples :
- *IRC restrictives :* déformation thoracique, séquelles de pleurésie et de pneumothorax, exérèse pulmonaire, obésité, bronchectasies ;
- *IRC obstructive :* bronchite chronique (cause la plus fréquente), asthme, emphysème panlobulaire ;
- *IRC des fibroses pulmonaires ;*
- *IRC d'origine vasculaire* : cœur pulmonaire embolique.

▶ Signes cliniques :

Quelle que soit l'étiologie, on note une dyspnée et une cyanose d'importance variable, parfois seulement à l'effort.

Il faut rechercher des signes de retentissement cardiaque droit : œdème des membres inférieurs, hépatomégalie.

Le reste du tableau clinique est fonction de l'étiologie.

▶ Examens complémentaires :

* LES GAZ DU SANG montrent une hypoxie avec ou sans hypercapnie.

* LES ÉPREUVES FONCTIONNELLES RESPIRATOIRES recherchent un syndrome obstructif ou restrictif ou mixte et une atteinte de la diffusion de l'oxyde de carbone.

* LA NFS montre parfois une polyglobulie avec hématocrite élevé.

* LA RADIOGRAPHIE PULMONAIRE ET LES AUTRES EXAMENS sont fonction de la cause.

▶ Éléments de surveillance :

* CLINIQUEMENT : Sur la tolérance à l'effort, l'apparition de signes cardiaques droit et les signes infectieux.

* BIOLOGIQUEMENT : Les gaz du sang sont le meilleur reflet du degré d'IRC.

▶ Évolution, complications :

* L'ÉVOLUTION est souvent progressive, scandée par des épisodes aigus.

* LES COMPLICATIONS sont dominées par l'infection et les accidents emboliques qui entraînent des poussées d'insuffisance respiratoire aiguë, de mauvais pronostic sur un tel terrain.

▶ Traitement et pronostic :

* C'EST UN TRAITEMENT DE FOND REPOSANT SUR DES MESURES D'HYGIÈNE :
- arrêt du tabac et des irritants bronchiques ;
- kinésithérapie respiratoire ;
- prophylaxie anti-infectieuse dentaire et ORL ;

– régime hypocalorique chez l'obèse ;
– vaccination préventive (antigrippe) ;
– de plus, lors de toutes infections :
• traitement antibiotique ;
• broncho-dilatateurs (théophylline) ;
• fluidifiants bronchiques dans certains cas.

Une grande prudence s'impose lors de l'oxygénothérapie, qui doit être faite à faible débit (1 l/mn) s'il existe une hypercapnie.

Les dépresseurs respiratoires (tranquillisants, hypnotiques, opiacés) sont interdits.

* LE PRONOSTIC est difficilement prévisible et dépend de l'étiologie.

INSUFFISANCE SURRÉNALE

▶ Définition :

Elle correspond à une baisse de la sécrétion des hormones surrénaliennes : cortisol et aldostérone. Il s'agit d'une affection sévère pouvant engager le pronostic vital et nécessitant une parfaite éducation du malade.

▶ Causes et mécanisme :

Il faut distinguer les insuffisances surrénales primitives et secondaires.

* INSUFFISANCE SURRÉNALE PRIMITIVE OU MALADIE D'ADDISON :

Elle est due à une destruction progressive des deux glandes surrénales.

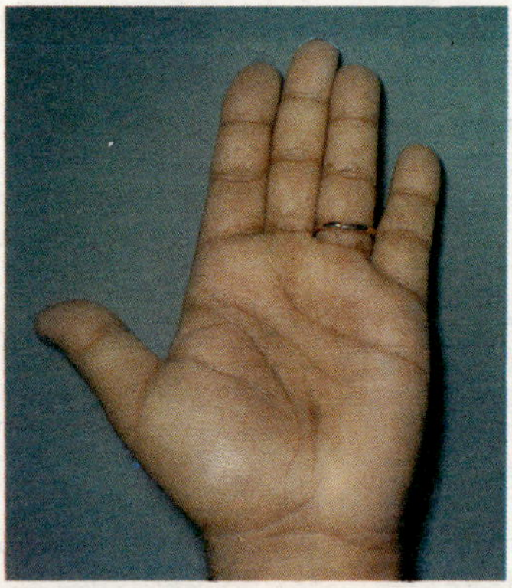

Maladie d'Addison (main).

Deux étiologies dominent :
– *La rétraction corticale,* qui correspond à une maladie auto-immune avec auto-anticorps antisurrénale. Elle peut s'associer à d'autres maladies auto-immunes (thyroïdite, Biermer).
– *La tuberculose,* qui passe maintenant au second rang. Elle peut survenir de nombreuses années après une autre localisation.

Les autres causes sont beaucoup plus rares : hémochromatose, amylose, métastases, sans oublier les surrénalectomies.

Dans tous ces cas, le déficit étant primitivement surrénalien, l'ACTH est élevé, il y a donc une mélanodermie. Au niveau surrénalien : déficit en gluco et minéralocorticoïdes.

* INSUFFISANCE SURRÉNALE SECONDAIRE :

Il faut distinguer :
– *Les causes hypophysaires,* où le déficit en ACTH est rarement isolé. Le tableau est alors celui d'une insuffisance antéhypophysaire avec pâleur.
– *Les causes deutéropathiques,* qui sont secondaires à des affections touchant indirectement l'axe hypothalamo-hypophyso-surrénalien, tels les anémies prolongées, les diarrhées chroniques, le myxœdème.
– *Les insuffisances surrénales iatrogènes :*
• *corticothérapie prolongée :* insuffisance surrénale par freinage de l'axe hypothalamo-hypophysaire (baisse de l'ACTH) ;
• *anticortisolique de synthèse ou surrénalectomie* (atteinte surrénalienne primitive, ACTH augmentée).

A part : insuffisance gluco et/ou minéralocorticoïdes des blocs enzymatiques congénitaux.

▶ Manifestations cliniques de la maladie d'Addison :

Trois symptômes dominent :

* LA MÉLANODERMIE ACQUISE atteint surtout les zones découvertes, les plis de flexion, les cicatrices, les mamelons. Elle s'associe à des taches ardoisées à la face interne des joues.

* L'ASTHÉNIE est sévère, s'aggravant dans la journée, pouvant réaliser une pseudomyopathie.

* LES SIGNES CARDIO-VASCULAIRES sont dominés par l'hypotension artérielle aggravée par l'orthostatisme.

* LES AUTRES SYMPTOMES sont nombreux : hypoglycémie, troubles digestifs à type d'anorexie et de diarrhée, impuissance, amaigrissement, myalgies, syndrome dépressif.

▶ Examens complémentaires :

∗ LE BILAN BIOLOGIQUE STANDARD peut montrer des anomalies :
- glycémie basse et hyperglycémie provoquée *per os* plate ;
- natrémie plutôt basse avec natriurèse et kaliémie élevées ;
- éosinophilie à la numération formule sanguine.

∗ LE DIAGNOSTIC DE CERTITUDE est apporté par :
- le test à l'eau, qui montre un retard d'élimination avec défaut de dilution des urines ;
- 17-OH stéroïdes, 17-cétostéroïdes et cortisol libre urinaires qui sont diminués ;
- cortisol plasmatique bas, ainsi que l'aldostérone et la tétrahydroaldostérone urinaire. L'élévation de l'activité rénine plasmatique est un bon reflet de l'hypoaldostéronémie primitive.

∗ DES TESTS DYNAMIQUES sont possibles dans les cas limites, mais ils doivent être faits sous surveillance hospitalière étant donné les risques de décompensation :
- test au *Synacthène* simple ou retard ;
- test à la métopirone qui montre une absence de réponse surrénalienne ;
- le dosage de l'ACTH, techniquement difficile, montre des chiffres élevés.

∗ Enfin, CERTAINS EXAMENS ONT UN INTÉRÊT ÉTIOLOGIQUE :
- recherche d'anticorps antisurrénales ;
- recherche de BK ;
- radiographie des loges surrénales à la recherche de calcification tuberculeuse ;
- radiographie du thorax ;
- radiographie du crâne et de la selle turcique.

▶ Éléments de surveillance :

Ils sont essentiellement *cliniques :* asthénie, mélanodermie, pression artérielle, mais aussi *biologiques :* ionogramme sanguin, glycémie, test à l'eau.

Le dosage sous traitement des hormones et de leurs catabolites a peu d'intérêt, le dosage de l'ACTH serait un meilleur reflet de l'équilibre, de même que l'activité rénine.

▶ Évolution et complications :

Non traitée l'évolution se fait vers la mort.

Sous traitement l'évolution est favorable, il faut éviter deux écueils :

∗ LE SURDOSAGE, qui peut se manifester par une hypertension artérielle, un diabète, un aspect d'hypercorticisme.

∗ Mais surtout les accidents d'INSUFFISANCE SURRÉNALE AIGUE, qui surviennent à l'occasion d'un stress, d'une infection, de troubles digestifs, d'une intervention ou d'un traumatisme. Cet accident peut être révélateur d'une insuffisance surrénale méconnue et poser alors des problèmes diagnostiques.

Cliniquement, le tableau est sévère : hypotension, voire collapsus, diarrhée, douleurs abdominales, asthénie extrême, crampes, fièvre, déshydratation.

Biologiquement, dès le ionogramme sanguin le profil est évocateur : hyponatrémie, hyperkaliémie, hypoglycémie.

L'évolution sera favorable grâce à la réhydratation et au traitement substitutif à forte dose.

▶ Traitement et pronostic :

Ce traitement a transformé le pronostic de l'insuffisance surrénale. Il est identique dans les formes primitives ou hypophysaires. C'est un traitement substitutif à vie.

∗ DANS L'INSUFFISANCE SURRÉNALE LENTE, il associe :
- un *glucocorticoïde,* l'hydrocortisone, 20 à 30 mg/jour réparti dans la journée ;
- un *minéralocorticoïde,* soit le *Syncortyl* en i.m., soit la 9 alpha-fluorohydrocortisone *per os,* 1 cp/j à 50µg.

Le régime doit être normalement salé : le régime sans sel est contre-indiqué chez ces malades, de même que les diurétiques, laxatifs et le potassium.

Dans le cas où une origine tuberculeuse est retenue, on associe un traitement triple par *Rimifon,* rifampicine, éthambutol pendant 1 an.

∗ CAS PARTICULIERS :
- En cas de stress, de maladie intercurrente, de chirurgie, le malade doit savoir de lui-même doubler ses doses de cortisone, voire passer momentanément à une forme injectable pour éviter la décompensation.
- *Insuffisance surrénale aiguë :*

C'est un traitement d'urgence, débuté sans attendre les résultats biologiques. Il se fait par voie parentérale :
- réhydratation par sérum salé et glucosé sans potassium initialement,
- hémisuccinate d'hydrocortisone, 100 mg en i.v. associé à l'acétate de cortisone, 100 mg en i.m. 3 à 4 fois par jour ;

- désoxycortone hydrosoluble, 25 à 50 mg en i.v. associé à 5 mg de *Syncortyl,* 1 fois par jour.

Ce traitement est maintenu pendant 3 ou 4 jours puis on diminue progressivement les doses pour retrouver les doses antérieures.

∗ L'ÉDUCATION DU MALADE est fondamentale pour qu'il puisse, de lui-même, adapter son traitement en cas de stress. Il doit être porteur d'une carte mentionnant son diagnostic, son traitement et le médecin qui le suit.

INSUFFISANCE TRICUSPIDE

▶ Définition :

Valvulopathie réalisant une régurgitation sanguine en cours de systole du ventricule droit vers l'oreillette droite.

▶ Causes – Mécanisme :

Dans la majorité des cas l'insuffisance tricuspide est dite *fonctionnelle,* liée à une dilatation ventriculaire droite secondaire à une cardiopathie gauche. Les insuffisances tricuspides dites *organiques* sont le plus souvent d'origine rhumatismale, mais dans ce cas rarement isolées ; les autres étiologies sont plus rares : endocardites bactériennes, tumeur carcinoïde, atteinte traumatique, myxome de l'oreillette droite, atteinte congénitale, assez rare.

L'insuffisance tricuspide entraîne une surcharge diatolique du ventricule droit et une distension auriculaire droite.

▶ Signes :

∗ CLINIQUES : A l'auscultation, souffle systolique maximal à la xyphoïde, se renforçant en inspiration profonde. Le reste de l'examen recherche : hépatomégalie sensible avec reflux hépato-jugulaire et expansion systolique, turgescence jugulaire, œdèmes des membres inférieurs.

∗ PARACLINIQUES :

- *Radiologiques :* hypertrophie et dilatation du ventricule droit et de l'oreillette droite.
- *Électriques :* fréquence de l'arythmie complète par fibrillation auriculaire, hypertrophie auriculaire droite si le rythme est sinusal, hypertrophie ventriculaire droite.
- *Mécanographiques :* Le jugulogramme montre une onde « v » importante.
- *Échocardiographiques :* L'examen BD montre la dilatation des cavités droites et de la veine cave inférieure. Le doppler pulsé permet une semiquantification en analysant l'extension du flux régurgitant dans l'oreillette droite ou la veine cave. La mesure de la vélocité du flux en doppler continu permet une estimation de pression artérielle pulmonaire systolique.
- *Hémodynamiques :* La courbe de pression auriculaire droite prend un aspect ventricularisé avec une grande onde positive, l'angiocardiographie montre le reflux du produit de contraste du ventricule vers l'oreillette droite.

▶ Évolution :

Dans les fuites isolées, l'évolution se fait vers l'insuffisance cardiaque droite irréversible.

▶ Traitement :

Les fuites tricuspidiennes importantes doivent être opérées, deux techniques sont possibles : le remplacement valvulaire prothétique et la chirurgie conservatrice avec annuloplastie.

INSUFFISANCE VENTRICULAIRE DROITE

▶ Définition :

Incapacité du ventricule droit à adapter son débit au retour veineux périphérique.

▶ Causes – Mécanisme :

L'insuffisance ventriculaire droite se rencontre au cours du cœur pulmonaire chronique, du rétrécissement mitral, de l'insuffisance tricuspide, de la sténose pulmonaire et des shunts gauche-droite. Elle peut également succéder à une insuffisance ventriculaire gauche, réalisant une insuffisance globale. Des insuffisances aiguës peuvent être provoquées par l'embolie pulmonaire et l'infarctus du myocarde.

▶ Signes :

∗ CLINIQUES : L'interrogatoire recherche les hépatalgies d'effort et les œdèmes des membres inférieurs. L'examen clinique recherche des signes périphériques : le foie cardiaque, augmenté de volume, douloureux, avec reflux hépato-jugulaire ; la turgescence jugulaire ; les œdèmes des membres inférieurs blancs et mous ; l'oligurie. L'auscultation retrouve une tachycardie, un bruit de galop et un éventuel souffle xyphoïdien d'insuffisance tricuspide.

∗ PARACLINIQUES :

- *Radiologiques :* hypertrophie des cavités droites avec transparence pulmonaire variable selon l'étiologie.
- *Électriques :* hypertrophie ventriculaire et auriculaire droite, bloc de branche incomplet droit et parfois troubles du rythme.
- *Échocardiographiques :* Les examens peuvent préciser l'étiologie et le degré de retentissement ventriculaire droit.
- *Hémodynamiques :* Le cathétérisme droit permet la mesure du débit cardiaque, en règle abaissé, et celui des pressions dans les cavités droites.

▶ Surveillance :

Elle repose sur des courbes de poids, de pouls, de tension artérielle, de diurèse et de température. Sur le plan biologique : ionogrammes sanguins et urinaires répétés, bilan hépatique. On pratiquera également des électrocardiogrammes et des radiographies pulmonaires régulièrement.

▶ Évolution :

Variable avec l'étiologie, elle est habituellement progressive évoluant par poussées, plus ou moins rapprochées selon l'efficacité du traitement.

▶ Traitement :

Il comprend dans un premier temps : repos, régime désodé, diurétiques et digitaliques, parfois anticoagulants. Un traitement étiologique sera entrepris chaque fois que possible.

INSUFFISANCE VENTRICULAIRE GAUCHE

▶ Définition :

Incapacité du myocarde ventriculaire gauche à répondre aux besoins en oxygène de l'organisme.

▶ Causes – Mécanisme :

L'insuffisance ventriculaire gauche peut émailler l'évolution des cardiopathies valvulaires aortiques et mitrales, des cardiopathies hypertensives et coronariennes, des myocardiopathies, et parfois les suites de la chirurgie cardio-vasculaire.

▶ Signes :

∗ CLINIQUES : L'interrogatoire recherche la dyspnée d'effort, la dyspnée de décubitus et les épisodes de dyspnée paroxystiques nocturnes pouvant aller jusqu'à l'œdème pulmonaire. L'examen clinique recherche des râles crépitants pulmonaires, une tachycardie, un bruit de galop et un éventuel souffle d'insuffisance mitrale fonctionnelle.

∗ PARACLINIQUES :

- *Radiologiques :* aspect de « poumon cardiaque » et silhouette cardiaque augmentée de volume.
- *Électriques :* surcharge ventriculaire gauche, parfois hypertrophie auriculaire gauche, troubles du rythme ou de la conduction.
- *Échocardiographiques :* Les tracés peuvent fournir une orientation étiologique et un reflet de la fonction ventriculaire gauche.
- *Hémodynamiques :* parfois utile pour préciser l'étiologie et orienter la thérapeutique.

▶ Surveillance :

Elle repose sur des examens cliniques répétés, les courbes de pouls, de poids, de tension artérielle, de diurèse et de température. Sur le plan biologique : ionogrammes sanguins et urinaires répétés, et autres examens en fonction de l'étiologie.

L'électrocardiogramme et les radiographies pulmonaires sont également indispensables à la surveillance d'une insuffisance cardiaque.

▶ Évolution :

Elle est habituellement progressive, faite de poussées successives, en fonction de l'étiologie et de l'efficacité du traitement.

▶ Traitement :

Dans un premier temps, il est médical et repose sur le repos, le régime désodé, les digitaliques et les diurétiques et éventuellement les vaso-dilatateurs. Une fois l'état clinique stabilisé, une solution chirurgicale peut être discutée dans certains cas (cardiopathies valvulaires essentiellement).

INTOLÉRANCE AU FRUCTOSE

▶ **Définition :**
Maladie due à un défaut d'utilisation du fructose.

▶ **Causes et mécanisme :**
Héréditaire.
Transmission autosomique récessive.

▶ **Signes essentiels :**
– vomissements ;
– hypotrophie staturo-pondérale ;
– hypoglycémie ;
– hépatomégalie ;
– protéinurie.

La charge en fructose entraîne une hypoglycémie grave (épreuve dangereuse).

Le diagnostic est fait sur la biopsie hépatique (dosage enzymatique au niveau du foie).

▶ **Traitement et pronostic :**

⁎ RÉGIME DÉPOURVU DE FRUCTOSE, poursuivi à vie.

⁎ LE PRONOSTIC est variable ; risque d'accès aigu mortel mais évolution favorable à long terme possible.

INTOLÉRANCE AUX SUCRES

▶ **Définition :**
Il s'agit d'un déficit enzymatique (au niveau des micro-villosités des entérocytes), le plus fréquent est le déficit en lactase.

▶ **Causes et mécanisme :**
Le déficit enzymatique (disaccharidase en règle générale) est le plus souvent congénital (déficit en lactase, sucrase, isomaltase), mais il peut être acquis, accompagnant alors habituellement une autre affection du grêle.

▶ **Signes essentiels :**
L'intolérance au lactose est évoquée devant une diarrhée acide avec une courbe d'hyperglycémie provoquée *normale* avec du glucose, *plate* avec du lactose.

INTOLÉRANCE AU LACTOSE

Voir *Intolérance aux hydrates de carbone*

INTOLÉRANCE AUX PROTÉINES DU LAIT DE VACHE

▶ **Définition :**
Accidents provoqués par l'ingestion de lait de vache.

▶ **Causes et mécanisme :**
Mal connus. Vraisemblablement d'origine allergique.

▶ **Signes essentiels :**

⁎ AU COURS DU PREMIER TRIMESTRE DE VIE :
– soit tableau aigu : choc, éruption, diarrhée sanglante ;
– soit tableau moins aigu : vomissements, refus de biberon, agitation et cris après le biberon, éruption eczématiforme ;
– soit diarrhée chronique avec malabsorption.

⁎ SIGNES BIOLOGIQUES : signes non spécifiques de malabsorption : (hypoprotidémie, atrophie villositaire partielle à la biopsie du grêle).

▶ **Éléments de surveillance :**
Lors de la réintroduction du lait ++ : coloration, vomissements, selles, tension artérielle, courbe de poids.

▶ **Évolution et complications :**
Guérison spontanée entre 12 et 18 mois.
Choc anaphylactique parfois mortel dans la forme aiguë.
Dénutrition dans la forme chronique.
Souvent intolérances multiples (gluten, soja).

▶ **Traitement :**
Suppression du lait de vache (test diagnostique et thérapeutique) remplacé par du lait de

femme ou un lait de régime sans protéines de lait de vache (*Nutramigen, Prégestimil*). La réintroduction du lait se fait sous contrôle médical et de façon très progressive.

INTOXICATIONS ACCIDENTELLES (chez l'enfant)

▶ **Définition :**

Toute suspicion d'intoxication chez l'enfant doit être considérée comme une intoxication réelle.

▶ **Causes et mécanisme :**

Soit intoxication connue par un produit identifié (médicaments, produits de ménage, etc.) soit intoxication dite « de poubelle » par un produit inconnu.

▶ **Signes essentiels :**

* VARIABLES SUIVANT LE TOXIQUE : coma, convulsions, troubles du rythme respiratoire, cyanose, collapsus, douleurs abdominales, vomissements, diarrhée.

* SIGNES BIOLOGIQUES :
  - *A rechercher au lit du malade :* hypoglycémie (*Dextrostix*), salicylés dans les urines (*Phénistix*).
  - *Au laboratoire :* ionogramme sanguin, recherche de toxiques dans les urines, le liquide gastrique ; éventuellement dosage sanguin.

▶ **Éléments de surveillance :**
- fréquence respiratoire ;
- coloration (cyanose) ;
- tension artérielle ;
- pouls ;
- pertes digestives ;
- diurèse ;
- état de conscience.

▶ **Évolution et complications :**

Le plus souvent évolution favorable, mais certaines intoxications sont très graves, d'évolution fatale rapide en l'absence de traitement (digitaline, théophylline, imipramine, trichloréthylène, colchicine, caustiques, etc.).

▶ **Traitement et pronostic :**

* CE QU'IL NE FAUT PAS FAIRE :
  - évacuer le contenu gastrique en cas d'intoxication par les caustiques, les dérivés de pétrole ; en cas de troubles de conscience.
  - faire boire du lait.

* CE QU'IL FAUT FAIRE :
  - évacuer le contenu gastrique, s'il n'existe pas de contre-indications : vomissements provoqués, lavage gastrique ; après intubation trachéale, en cas de troubles de conscience ;
  - mettre le malade en position de sécurité pour éviter les fausses routes ;
  - transférer en réanimation les intoxications graves et les malades présentant des signes de détresse vitale (respiratoires, cardiovasculaires) ;
  - garder en surveillance pendant 24 heures au moins les autres malades ; suivant le toxique en cause, traitement par un antidote s'il en existe (par exemple, *Mucomyst* dans l'intoxication au paracétamol) ; diurèse osmotique neutre ou alcaline (4 l/m^2/24 heures).

INTOXICATION AU PARACÉTAMOL

▶ **Définition :**

Ingestion accidentelle ou volontaire d'une dose importante de Paracétamol aux conséquences hépatiques graves si la quantité ingérée est supérieure à 150 mg par kg.

▶ **Signes essentiels :**

Début 12 à 24 heures après l'ingestion par des nausées et des vomissements ; puis douleurs abdominales et oligurie. 72 à 96 heures après l'ingestion, tableau d'hépatite ictérique sévère. Décès possible dans un tableau d'insuffisance hépatique et rénale. Sinon, récupération sans séquelles en 4 à 15 jours.

▶ **Signes biologiques :**

Le dosage de paracétamolémie est essentiel pour établir un pronostic : risque élevé de lésions hépatiques si le taux est supérieur à 300 μ g/ml à la 4e heure ou à 50 μ g/ml à la 12e heure. Bilan hépatique (hémostase, bilirubine, transaminases) perturbé à partir de la 24e heure. Élévation parfois considérable des transaminases. Étude de la fonction rénale.

► Traitement :

Évacuation gastrique par vomissements provoqués (Ipéca, Apomorphine), complétée par lavage jusqu'à la 10e heure suivant l'ingestion.

Administration précoce de Mucomyst (N-acétylcystéine, antidote spécifique du Paracétamol : dose de charge de 140 mg par kg puis 17 doses de 70 mg par kg toutes les 4 heures (on utilise les ampoules pour aérosol 5 ml = 1g). Il existe une forme intraveineuse à la Pharmacie centrale des Hôpitaux. Le traitement est interrompu après résultat de la paracétamolémie si celle-ci est inférieure aux taux hépatotoxique.

INVAGINATION INTESTINALE AIGUË

► Définition :

Occlusion intestinale due au retournement sur lui-même (en doigt de gant) de l'intestin (le plus souvent le grêle se déroule dans le côlon).

► Causes et mécanisme :

Mal connus. Souvent déclenchée par une adénolymphite mésentérique (inflammation des ganglions intrapéritonéaux).

► Signes essentiels :

∗ CLINIQUES : douleurs abdominales paroxystiques avec cris et agitation ; intervalle libre entre les crises ; vomissements ; refus de boire ; émission de sang rouge par l'anus ; palpation du « boudin » d'invagination.

∗ RADIOLOGIQUES : Sur le cliché sans préparation, niveaux liquides. Échographie : image en cible caractéristique. Lavement baryté (prudent, en présence de chirurgien) : arrêt de progression du lavement ; image en cocarde, en trident, en pince de homard.

► Évolution et complications :

∗ EN L'ABSENCE DE TRAITEMENT : occlusion grave avec déshydratation ; nécrose intestinale avec péritonite par perforation ;

∗ TRAITÉE : pas de complications.

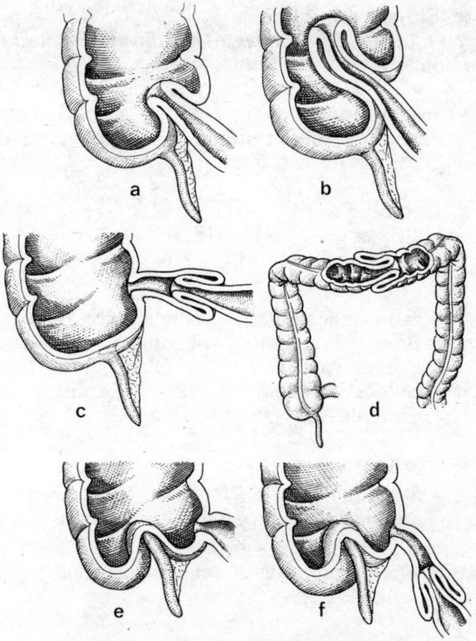

Schémas des différentes variétés d'invagination : a) Valvulo-colique ; b) Iléo-colique ; c) Iléo-iléale ; d) Colo-colique ; e) Cæco-colique ; f) Iléo-iléale compliquée d'invagination cæco-colique.

► Traitement et pronostic :

∗ TRAITEMENT :

Lavement baryté qui refoule le boudin d'invagination et entraîne la désinvagination.

Indications chirurgicales : contrôle de la désinvagination après lavement ; les échecs du lavement baryté.

Contre-indications du lavement : malade vu tard, signes de péritonite.

∗ LE PRONOSTIC est lié à la précocité du diagnostic.

IRITIS ET IRIDOCYCLITES

► Définition :

Inflammation de l'iris ou du corps ciliaire (cyclites) ; elle touche le plus souvent les deux organes.

► **Signes cliniques :**
Douleurs aux mouvements du globe, photophobie, brouillard visuel.

► **Évolution :**
Favorable sous traitement symptomatique, mais risque de récidives.

► **Étiologie :**
Multiples :
- causes focales : foyers dentaires, O.R.L., urinaires ;
- causes générales : maladie de Besnier-Bœck-Schaumann, tuberculose, maladies rhumatismales +++, spirochétose, brucellose, maladie de Behçet (Aphtose → généralisée).

► **Traitement :**
- *Symptomatique* : atropine, corticoïdes et antibiotiques en collyres et injections sous-conjonctivales.
- *Étiologique*, quand cela est possible.

ISCHÉMIE AIGUË DES MEMBRES

► **Définition :**
Oblitération aiguë de l'axe artériel d'un membre, l'ischémie aiguë est une urgence médico-chirurgicale du fait de la nécessité d'une amputation en cas de retard à une thérapeutique efficace.

► **Causes – Mécanisme :**
Il existe deux grandes causes d'ischémie aiguë des membres : l'embolie artérielle et la thrombose artérielle aiguë.

* L'EMBOLIE survient généralement sur des artères saines, chez des sujets jeunes, porteurs d'une valvulopathie mitrale, d'un anévrisme artériel, d'un myxome de l'oreillette gauche, d'une cardiopathie ischémique, d'une prothèse valvulaire ou d'une endocardite aiguë.

* LA THROMBOSE survient sur un terrain athéromateux, avec souvent des antécédents d'artériopathie chronique oblitérante et le début clinique de l'accident est souvent moins brutal que dans l'embolie.

* A COTÉ DE CES DEUX GRANDES CAUSES, IL FAUT CITER les ischémies aiguës post-traumatiques et par spasme artériel.

► **Signes :**

* CLINIQUES : L'examen affirme le diagnostic sur une douleur d'un membre, brutale, dont il faut noter l'heure, violente, avec impotence fonctionnelle. L'examen comparatif trouve un membre livide, glacé, insensible, aréflectique, et surtout une abolition complète des pouls d'aval. Le diagnostic topographique de l'obstruction repose sur le siège de la douleur initiale, le niveau de l'abolition des pouls et la limite supérieure des modifications cutanées ischémiques.

* PARACLINIQUES : C'est l'angiographie numérisée, et éventuellement l'artériographie en urgence, qui permet souvent seule de préciser le diagnostic étiologique et qui guide les indications thérapeutiques.

► **Surveillance :**
Elle est *locale :* recherche de critères d'irréversibilité (déficit sensitivo-moteur complet, dureté douloureuse des muscles), et *générale :* diurèse horaire, surveillance de la kaliémie, du pH et de l'urée sanguine, dépistage d'une insuffisance rénale aiguë.

► **Évolution :**
En l'absence de traitement rapide, mise en jeu du pronostic vital et du pronostic fonctionnel par le risque de gangrène imposant l'amputation.

► **Traitement – Pronostic :**

* LE TRAITEMENT MÉDICAL INITIAL associe une héparinothérapie, des antalgiques et une éventuelle réanimation en cas de problèmes hémodynamiques.

* LA SUITE DU TRAITEMENT dépend des délais écoulés et des résultats de l'artériographie : la désobstruction chirurgicale est indiquée en cas d'embolie proximale, opérée de façon précoce ; en cas d'embolie distale ou de thrombose sur une artère pathologique, on a le choix entre la chirurgie (lorsqu'elle est possible), les thrombolytiques et l'héparinothérapie. En cas de gangrène, ou si le malade est vu tardivement, l'amputation est souvent la seule solution.

* LE PRONOSTIC est donc d'autant meilleur que le diagnostic est porté de façon précoce et le traitement tout de suite engagé, et qu'il s'agit d'une embolie proximale sur artère saine.

KALA-AZAR

Voir *Leishmanioses*

KALIÉMIE (TROUBLES DE LA)

Le potassium extra-cellulaire représente 1 % du pool potassique, ses variations cependant peuvent menacer le pronostic vital. Le dosage de la kaliémie (→) fait dans de bonnes conditions et l'électrocardiogramme permettent d'apprécier ces variations.

► Hypokaliémie :

∗ SIGNES CLINIQUES :
Ce sont l'asthénie musculaire, un ralentissement du transit intestinal, des troubles du rythme cardiaque. L'E.C.G. montre un aplatissement de l'onde T, un sous-décalage du segment ST et l'apparition d'une onde U.

∗ CAUSES :
Ce peuvent être :
- une *insuffisance d'apport* ;
- les *pertes excessives* :
  - digestives : vomissements, diarrhée, fistules intestinales, tumeur villeuse, effet des laxatifs ;
  - rénales : diurétiques, hypercorticisme, alcaloses, reprise de diurèse après une tubulonéphrite aiguë.
- un *passage intracellulaire* : apport d'insuline et de sucre (exemple, correction d'une acido-cétose diabétique), alcaloses.

∗ TRAITEMENT :
L'apport de potassium doit toujours se faire lentement : soit en perfusion en quantités diluées, soit *per os*.

► Hyperkaliémie :

∗ SIGNES CLINIQUES :
Ce sont des signes électriques : ondes T amples, symétriques, positives, élargissement progressif de QRS, allongement du segment PR, puis tachycardie ventriculaire.

∗ CAUSES :
Ce peuvent être :
- Une rétention de potassium :
  - insuffisance rénale ;
  - diurétique d'épargne potassique ;
  - un hypocorticisme ;
  - une surcharge iatrogène.
- Un passage du potassium d'intra en extracellulaire : acidose, souffrance cellulaire (exemple : arrêt cardiaque).

∗ TRAITEMENT :
L'alcalinisation, l'insuline et le glucose, les résines échangeuses d'ions (*Kayexalate*) et l'épuration extra-rénale sont les moyens du traitement symptomatique.

KAPOSI (MALADIE DE)

► Définition :

La maladie de Kaposi réalise une pathologie tumorale des structures vasculaires dont la place, au sein des affections malignes, est encore discutée.

► Causes et mécanismes :

Ils sont mal connus.

On retient trois facteurs possibles, peut être associés :

∗ UN FACTEUR GÉNÉTIQUE : sujets originaires du pourtour du Bassin méditerranéen et d'Afrique Noire.

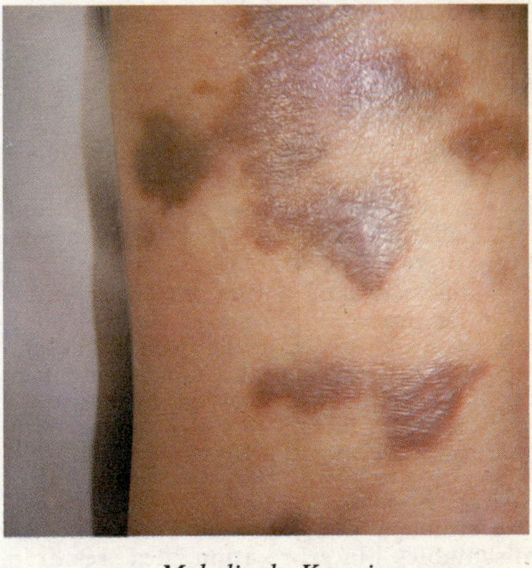

Maladie de Kaposi.

∗ UN FACTEUR INFECTIEUX : hypothèse non démontrée, reposant sur des études épidémiologiques.

∗ UN FACTEUR IMMUNOLOGIQUE : fréquence particulière chez des patients immunodéprimés (par exemple, au cours de cancers évolutifs et du syndrome immunodéficitaire acquis : S.I.D.A. →).

▶ Aspects cliniques :

L'homme âgé de 60 ans est, en Occident, le plus souvent concerné.

∗ LES LÉSIONS CUTANÉES sont constantes :
- *œdèmes* des membres inférieurs, isolés au début, douloureux, persistants ;
- *plaques* rouge vif ou violacées, bien limitées, vasculaires, plus ou moins infiltrées ;
- *nodules,* très sombres, saillants, fermes, isolés les uns des autres ou groupés en amas ;
- Ils siègent surtout sur les membres.

∗ LES LÉSIONS VISCÉRALES : plus rares, de même nature, elles affectent surtout le tube digestif et l'appareil respiratoire.

Elles sont révélées par une hémorragie ou découvertes au cours du bilan systématique. On pratique alors l'examen endoscopique, souvent en défaut ici, voire l'intervention chirurgicale à visée d'hémostase.

▶ Examens complémentaires :

L'image histologique obtenue par la biopsie cutanée est caractéristique, par la présence d'une double prolifération, endothéliale et fibroblastique, étroitement intriquée.

▶ Évolution :

Elle est imprévisible et très variable.
- *Plaques et nodules peuvent disparaître spontanément.*
- *La survenue de cancers* est possible (hémopathies malignes ou cancers cutanés ou viscéraux).
- *Ainsi,* certaines formes ont une évolution très prolongée (20 ans) et se confondent avec une mort naturelle. Ailleurs, l'évolution est beaucoup plus rapide, entraînant la mort en 1 à 2 ans. C'est le cas en particulier de sarcomes de Kaposi « agressifs » au cours du SIDA.

▶ Traitement :

L'évolution capricieuse de l'affection rend discutable l'interprétation des résultats thérapeutiques.

La chirurgie, la radiothérapie surtout dans les formes limitées, la chimiothérapie générale dans les formes étendues, ne permettent pas toujours d'induire des rémissions complètes et définitives.

KÉRATITES

▶ Définition :

Affections inflammatoires et dégénératives de la cornée, s'accompagnant ou non d'ulcération ; souvent gravissimes pour l'avenir de l'œil.

▶ Signes cliniques :

Douleurs oculaires, rougeur périkératique, larmoiement, photophobie, baisse de l'acuité visuelle.

▶ Étiologie :

∗ KÉRATITES INFECTIEUSES :
- ulcère cornéen post-traumatique ;
- ulcère cornéen secondaire à une conjonctivite microbienne (gonocoque, streptocoque, bacille diphtérique) ;
- ulcère mycosique ;
- kératites virales : herpès +++, zona, maladies infectieuses (rougeole, rubéole, varicelle, grippe) ;
- kératites spécifiques : tuberculose, syphilis.

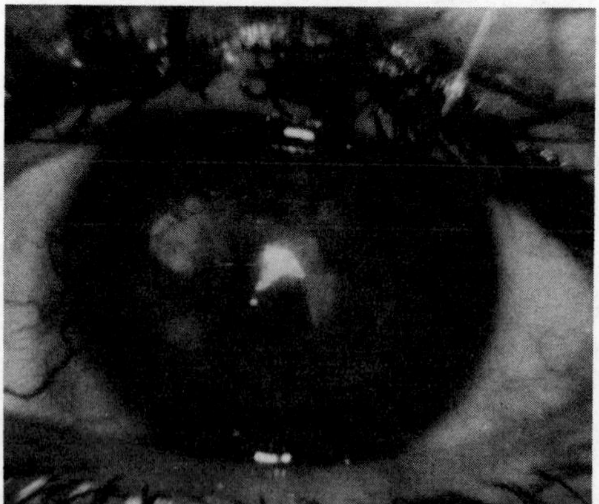

Kératite disciforme
(d'après SARAUX H., *Précis d'ophtalmologie,* Masson, Paris).

∗ KÉRATITES DES AVITAMINOSES :
- avitaminose A ;
- avitaminoses B_2.

∗ KÉRATITES DE L'ACNÉ ROSACÉE.

∗ KÉRATITES PAR TROUBLES TROPHIQUES DE LA CORNÉE :
- kératite neuro-paralytique par lésion du trijumeau ou après zona ;
- kératite sèche par lagophtalmie (sujets comateux) ;
- kérato-conjonctivite sèche (syndrome de Gougerot-Sjögren).

▶ **Évolution :**

Variable selon la cause. En l'absence de traitement, risque de perforation, de panophtalmie ou de taie cornéenne persistante.

Il faut distinguer les kératites *superficielles* des kératites *profondes* (beaucoup plus graves).

▶ **Traitement :**

Fonction de l'étiologie.

∗ EN CAS D'ULCÉRATION, jamais de collyre corticoïde : atropine, cicatrisants cornéens, antibiothérapie et pansements occlusifs.

∗ EN CAS D'HERPÈS : traitement antiviral (*Iduviran, Zovirax* ; en cas d'échec : pelage cornéen ou cryothérapie).

∗ KÉRATITES NEURO-PARALYTIQUES : tarsorraphie.

∗ AU STADE DES CICATRICES avec taie ou leucomes : kératoplastie.

KÉRATOCÔNE

▶ **Définition :**

Dystrophie cornéenne souvent familiale, caractérisée par une déformation conique de la cornée qui s'amincit progressivement. Au début, se traduit par un astigmatisme cornéen qui augmente progressivement pour devenir ensuite irrégulier ; en l'absence de traitement, la cornée s'amincit avec douleurs et risque de perforation.

▶ **Traitement :**

Au début, verre de contact, qui par action mécanique réduit l'astigmatisme, puis kératoplastie transfixiante qui donne d'excellents résultats.

KYSTES AÉRIENS DU POUMON

▶ **Définition :**

Ce sont des cavités intraparenchymateuses communicant avec une bronche.

▶ **Causes et mécanisme :**

Ils sont congénitaux. Ils proviennent d'une évagination intraparenchymateuse d'une ébauche bronchique.

▶ **Signes cliniques et paracliniques :**

Ils sont cliniquement latents, hormis les kystes géants qui peuvent entraîner une dyspnée.

∗ LA RADIOGRAPHIE PULMONAIRE permet de distinguer :
- les PETITS KYSTES, qui peuvent passer inaperçus ; lorsqu'ils sont nombreux, ils donnent un aspect d'image claire en grappe ;
- les KYSTES MOYENS donnent une image claire, avec parfois un niveau liquide, arrondie, finement cerclée ;
- les *kystes géants* peuvent faire évoquer un pneumothorax, mais la clarté est entourée de parenchyme pulmonaire au sommet et à la base.

∗ DANS TOUS LES CAS, LA BRONCHOGRAPHIE LIPIODOLÉE visualise le kyste en créant un niveau liquide radio-opaque dans le kyste.

▶ **Évolution, complications :**

Ils peuvent rester latents, mais aussi se compliquer de pneumothorax, d'hémoptysie ou surtout de surinfection.

▶ **Traitement et pronostic :**

∗ LES PETITS KYSTES ne nécessitent qu'une surveillance radiologique et une prophylaxie infectieuse ORL et dentaire.

∗ LES KYSTES PLUS VOLUMINEUX peuvent conduire à une intervention d'exérèse qui devra être le plus limité possible.

KYSTE HYDATIQUE

▶ **Définition :**

Il s'agit d'une parasitose due au développement chez l'homme de la forme larvaire (hydatique) d'un tœnia du chien : Echinococcus granulosus.

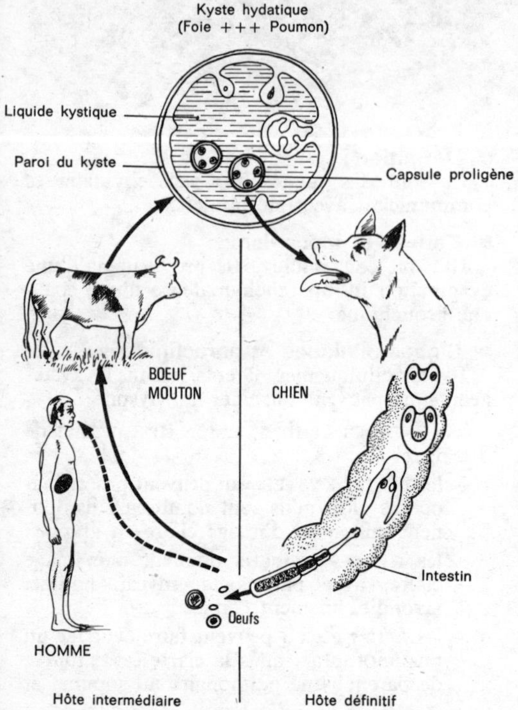

Cycle du Taenia échinoccoque (kyste hydatique)
(d'après KERBER S., *Cahiers de l'infirmière*, 10, *Pathologie infectieuse*, Masson, Paris, 1980).

▶ Causes et mécanisme :

E. granulosus parasite successivement l'intestin d'un canidé (chien, loup, etc.) et d'un herbivore (mouton, etc.) qui se contamine en broutant l'herbe. L'œuf donne alors un embryon hexacanthe qui gagne le foie ou plus rarement d'autres organes ; à ce niveau il se transforme en larve hydatique. Le chien s'infeste en dévorant les viscères (foie) du mouton. L'homme se contamine en ingérant des embryophores au contact d'un chien parasité. L'embryon traverse alors le tube digestif, gagne le foie (par voie porte) où il s'arrête dans 70 % des cas ; sinon il poursuit sa migration par voie sanguine et est arrêté dans le poumon (15 % des cas) ou bien s'embolise dans la grande circulation pouvant atteindre n'importe quel organe (rate, rein, squelette, cerveau, etc.). Le kyste comporte une paroi bimembranaire : cuticule externe et membrane proligère germinative ; celle-ci émet des prolongements internes donnant des vésicules proligères qui renferment des scolex (têtes des futurs tænias). Chaque scolex peut donner naissance à une hydatide fille. L'échinococcose sévit surtout dans les régions d'élevage : Amérique du Sud, Australie, Nouvelle-Zélande, Afrique du Nord, Péninsule ibérique ; pour la France : Pyrénées, Landes, Normandie, Champagne.

▶ Signes essentiels :

* CLINIQUE : *Le kyste hydatique du foie* est le plus fréquent. C'est souvent une découverte d'examen systématique : coupole droite surélevée sur une radio pulmonaire ; palpation d'une masse hépatique arrondie, indolore ; bilan d'une hépatomégalie.

* EXAMENS COMPLÉMENTAIRES : L'éosinophilie est inconstante et modérée en l'absence de complications. La radio de l'abdomen sans préparation montre souvent des calcifications arciformes. La laparoscopie est rentable, si le kyste affleure en avant ; la biopsie est contre-indiquée (risque de dissémination). Scintigraphie et échotomographie montrent une (ou des) lacunes ; cette dernière peut en affirmer le contenu liquidien. Le scanner peut en outre montrer d'autres localisations. Les opacifications vasculaires (spléno-portographie et surtout artériographies digestives sélectives) ont surtout un intérêt préopératoire. Les examens immunologiques confirment le diagnostic dans la plupart des cas.

▶ Surveillance, évolution, complications :

Les complications sont fréquentes et graves :

* FISSURATION DANS LES VOIES BILIAIRES, source de douleurs de l'hypocondre droit, urticaire, ictère, angiocholite.

* RUPTURE DANS LE PÉRITOINE avec péritonite et choc anaphylactique (ou plus latente et source d'échinococcose secondaire multiple du péritoine) ; rupture dans la plèvre ou les bronches.

* COMPRESSION DES VOIES BILIAIRES, DU SYSTEME PORTE (hypertension portale), DES VEINES SUS-HEPATIQUES (syndrome de Budd-Chiari).

▶ Pronostic et traitement :

Compte-tenu des complications possibles (voir *supra*) tout kyste diagnostiqué doit être opéré. La chirurgie est en règle générale faite après stérilisation (formol) du kyste : kystectomie si possible, sinon kystectomie partielle ou hépatectomie réglée. En cas d'exérèse incomplète et pour tenter de prévenir une éventuelle échinococcose secondaire on a proposé le proguanil (*Paludrine*), le mébendazole ou le flubendazole.

KYSTE DE L'OVAIRE

▶ **Définition :**

Tumeur théoriquement non fonctionnelle, développée aux dépens de l'ovaire, partiellement liquidienne, en principe bénigne.

Il existe trois grands types de kystes de l'ovaire :

- les *kystes muqueux*, les plus fréquents, multiloculaires, contenant un liquide onctueux ;
- le *kyste séreux*, contenant un liquide clair, présentant souvent des végétations endo ou exokystiques, posant de très délicats problèmes d'interprétation histologique ;
- les *kystes dermoïdes* de contenu hétérogène avec présence de dérivé ecto, méso et endodermique.

▶ **Signes essentiels :**

Les circonstances de découverte sont variables :

- troubles des règles, aménorrhée, oligoménorrhée, dysménorrhée ;
- vagues signes de compression vésicale ou rectale ;
- quelques pesanteurs pelviennes.

L'examen gynécologique montre un utérus dévié latéralement par une *masse pelvienne* ou abdomino-pelvienne régulière, tendue, indolore, que l'on perçoit dans un cul-de-sac indépendant de l'utérus, dont elle est plus ou moins séparée par un sillon et dont elle ne suit pas les mouvements. L'utérus, en dehors d'une lésion associée, est normal et le col propre.

▶ **Examens complémentaires :**

∗ CLICHÉ SANS PRÉPARATION DE L'ABDOMEN pouvant objectiver des calcifications d'un kyste dermoïde.

∗ L'HYSTÉROSALPINGOGRAPHIE montre une cavité utérine normale ou plus ou moins déplacée avec une trompe laminée.

∗ L'ÉCHOTOMOGRAPHIE dans des mains expertes donne les mêmes renseignements que la *cœlioscopie*.

▶ **Évolution et pronostic :**

L'évolution spontanée peut être émaillée de multiples complications expliquant la règle de l'intervention systématique :

– *Torsion aiguë ou subaiguë :* Elle se produit dans les kystes séreux à long pédicule, parfois aussi dans les kystes dermoïdes qui sont lourds.

Elle débute par une vive douleur pelvienne brutale. Au toucher vaginal, on retrouve une masse latéro-utérine extrêmement douloureuse.

– *Dégénérescence cancéreuse,* complication la plus redoutable.

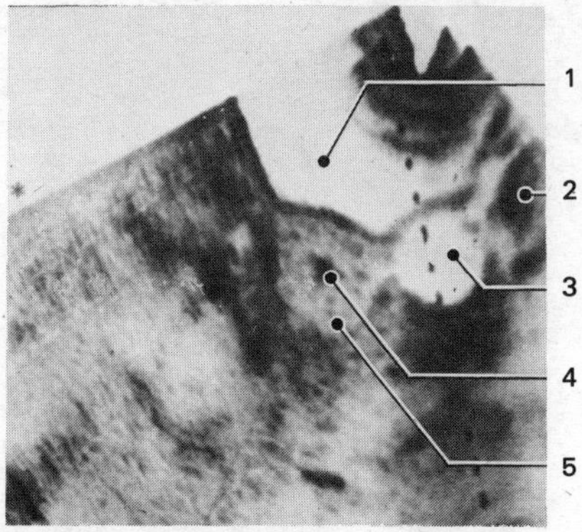

Kyste fonctionnel chez une femme porteuse d'un stérilet
1) Vessie ;
2) Psoas ;
3) Kyste ;
4) Stérilet ;
5) Utérus.

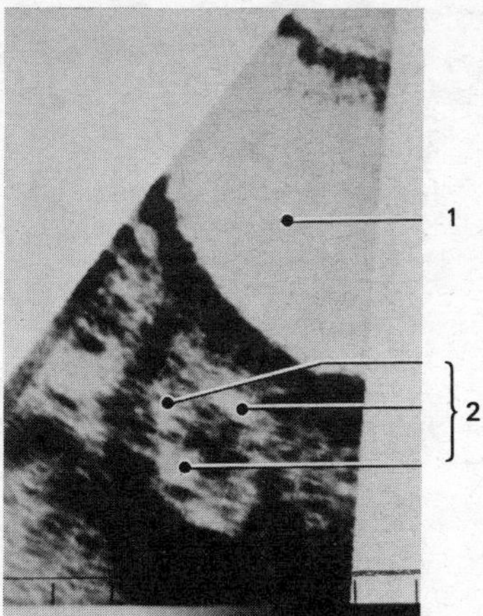

Ovaire polykystique
1) Vessie ;
2) Microkystes.

Anatomiquement, des végétations se développent à l'intérieur du kyste puis à l'extérieur et gagnent les viscères voisins. Elle est suspectée devant une augmentation anormale, rapide et progressive du volume de l'abdomen (ascite +++ contenant des cellules néoplasiques) et un amaigrissement rapide.

– *Hémorragie intra-kystique* à l'occasion d'une torsion subaiguë.

– *Rupture.*

► Traitement :

Le traitement d'un kyste de l'ovaire ne peut être que chirurgical au-delà de 5 cm de diamètre. En deçà, un traitement médical par progestatifs peut être essayé sur les kystes liquidiens.

KYSTE DU PANCRÉAS

Voir *Faux kyste du pancréas*

KYSTES SYNOVIAUX

► Définition :

Ce sont des hernies, constituées par des franges synoviales et contenant plus ou moins de liquide articulaire.

Elles sont particulièrement fréquentes au poignet et au genou (kyste poplité).

► Signes cliniques :

Le kyste ou hernie est fait d'une tuméfaction plus ou moins douloureuse, fermée et rénitente, parfois assez volumineuse. C'est une véritable hydarthrose extériorisée à l'articulation, et qui peut être le siège de phénomènes congestifs.

Les mouvements articulaires sont également douloureux.

► Évolution :

La résorption spontanée est très rare.

► Traitement :

Ponction à l'aiguille, injections locales de dérivés cortisonés et surtout exérèse chirurgicale.

LACTATION

► Définition :

La lactation est la sécrétion de lait par les glandes mammaires dans le post-partum.

► Mécanisme :

La lactation est préparée dès le début de la grossesse par la transformation progressive de la glande mammaire. La mammogenèse, commencée dès la puberté, sous l'effet synergique des œstrogènes et de la progestérone va se compléter par la lactogenèse.

La montée laiteuse se réalise sous l'influence d'un complexe hormonal lactogénique (prolactine et chute des œstrogènes et de la progestérone).

L'entretien de la lactation ou galactopoïèse nécessite la présence de prolactine mais aussi la vidange des acinis par la succion du mamelon qui entraîne la libération d'ocytocine et d'ACTH (mécanisme neuro-hormonal).

► Clinique :

La montée laiteuse se produit le 3e jour qui suit l'accouchement. Les seins deviennent durs, turgescents, douloureux. Céphalées et fébricule aux alentours de 38 °C existent souvent.

L'entretien de la lactation se fait par la succion du mamelon qui entraîne l'évacuation périodique des seins.

► Les incidents et leurs traitements :

* ENGORGEMENT MAMMAIRE :

Les seins sont durs, douloureux, le lait s'écoule mal.

Traitement : injection intramusculaire d'ocytocine *(Syntocinon)*, 5 UI 2 fois par jour 20 minutes avant les tétées.

* CREVASSES :

Traitement préventif : maintien des seins propres et secs, tétées inférieures à 10 minutes.

Traitement curatif : suppression provisoire des tétées, traite au tire-lait, pommade aux antibiotiques.

* LYMPHANGITE AIGUË :

Le sein est marqué par un placard rouge, chaud et douloureux, sans adénopathie, sans infiltration profonde.

Traitement : compresses chaudes alcoolisées ou vessie de glace sur le sein.

* ABCÈS DU SEIN :

Les antibiotiques, la glace ou les compresses antiphlogistiques évitent la suppuration ; *le traitement* est chirurgical au stade de collection.

* BLOCAGE DE LA LACTATION :

- *Traitement :* deux seront retenus : les œstrogènes percutanés : *Percutacrine œstrogénique* (XXX gouttes 2 fois par jour pendant 1 semaine) ; un antiprolactinique : *Parlodel* (2 comp. à 2,5 mg par jour pendant 15 jours).

LAMBLIASE

Voir *Giardiase*

LA PEYRONIE (MALADIE DE)

C'est l'induration plastique des corps caverneux. Elle est le plus souvent observée chez les diabétiques. *Le traitement* repose sur les anti-inflammatoires et la chirurgie des déformations acquises.

LARYNGECTOMIES (Techniques et surveillance)

Les diverses techniques de laryngectomie s'adressent au cancer du larynx. Suivant la situation et l'extension du cancer laryngé et de ses métastases ganglionnaires cervicales, différentes techniques peuvent être utilisées :

► La laryngectomie totale :

* LA LARYNGECTOMIE TOTALE CLASSIQUE comporte l'exérèse de la totalité du larynx. Ceci a pour conséquence :

- l'interruption de la filière respiratoire et donc une trachéotomie définitive (abouchement de la trachée à la peau) ;
- la suppression de l'organe vocal, ce qui nécessite la création d'une voix œsophagienne par une rééducation appropriée (phoniatrie) ;
- la création d'une brèche pharyngée, fermée par une suture étanche sur une sonde naso-gastrique laissée en place 8 à 10 jours.

A l'exérèse laryngée, s'ajoute dans la grande majorité des cas un curage ganglionnaire uni ou bilatéral.

La fermeture de la voie d'abord comporte habituellement un drainage aspiratif et un pansement cervical compressif.

En dehors de la surveillance commune à tout opéré, certains points sont particuliers à la chirurgie pharyngo-laryngée :

– L'existence d'un trachéostome ou d'une trachéotomie nécessite des aspirations fréquentes et aseptiques. Il importe surtout de prévenir la formation de « bouchons muqueux » trachéaux responsables d'accidents asphyxiques qui peuvent être mortels par l'instillation de produits huileux (exemple : *Oléosorbate*).

– L'opéré doit pendant la période postopératoire initiale rejeter toute sécrétion salivaire en permanence.

La reprise de l'alimentation orale peut s'effectuer vers le 8e, 10e jour après vérification de l'étanchéité des sutures pharyngées.

* IL EXISTE D'AUTRES TYPES DE LARYNGECTOMIE TOTALE qui ont pour but de tenter de rétablir une fonction vocale utilisable avec une déglutition normale et une ventilation assurée par une trachéotomie, voire même sans trachéotomie (création d'un fistule vocale, crico-hyoïdo-pexie).

► **Les laryngectomies partielles :**

Lorsque la localisation et l'extension de la lésion le permettent on peut utiliser diverses techniques de laryngectomie partielle conservant les 3 fonctions de *déglutition,* de *ventilation* et *phonation* par les voies normales :

– cordectomie ;
– laryngectomie fronto-latérale ;
– laryngectomie sus-glottique ;
– hémilaryngo-pharyngectomie ;
– etc.

Ces diverses interventions nécessitent une surveillance postopératoire très stricte, les complications sont plus fréquentes qu'après la laryngectomie totale classique.

LARYNGITES AIGUËS

Les laryngites aiguës se définissent par une atteinte infectieuse et inflammatoire de la muqueuse laryngée. Le tableau clinique réalisé est très différent suivant qu'il s'agit de l'adulte ou de l'enfant :

► **La laryngite aiguë de l'adulte :**

Elle apparaît habituellement dans les suites d'une rhino-pharyngite infectieuse ou grippale et se traduit par une dysphonie (voix éteinte) ou une aphonie complète.

L'évolution est toujours favorable sous traitement anti-inflammatoire, éventuellement antibiotique, et le repos vocal.

► **La laryngite aiguë de l'enfant :**

Chez l'enfant les laryngites aiguës ont une gravité toute particulière : en effet, l'étroitesse du larynx est à l'origine, dans les formes graves, d'une dyspnée qui peut être fatale.

* La forme clinique habituelle est la LOCALISATION SOUS-GLOTTIQUE (en dessous des cordes vocales). Au décours d'une rhino-pharyngite apparaissent brutalement une dysphonie mais surtout une dyspnée dont l'intensité est variable.

– *Dans les cas où la dyspnée reste de gravité modérée,* le traitement peut être effectué à domicile : antibiotiques, anti-inflammatoires et humidification de l'air inspiré. En l'absence d'amélioration il est nécessaire d'hospitaliser l'enfant, l'aggravation pouvant survenir brutalement.

– *Dans les formes graves,* l'enfant doit être hospitalisé rapidement en service d'O.R.L. ou de réanimation pédiatrique, la ventilation étant assurée par intubation naso-trachéale pendant 24 à 48 heures.

* LA LARYNGITE AIGUË SUS-GLOTTIQUE OU ÉPIGLOTTITE AIGUË (→) est plus rare, la dyspnée est souvent menaçante.

Lorsque l'intubation n'est pas réalisable il peut être nécessaire d'effectuer une trachéotomie.

* LA LARYNGITE STRIDULEUSE se définit par des épisodes de laryngite aiguë spontanément régressifs mais récidivants.

LARYNGITES CHRONIQUES

► **Les laryngites chroniques** se définissent par des altérations chroniques de la muqueuse du larynx et plus particulièrement des cordes vocales.

Les formes cliniques sont très nombreuses, de la laryngite érythémateuse aux hyperkératoses, mais la symptomatologie leur est commune : la *dysphonie.*

Ce type de laryngite s'observe le plus souvent chez les fumeurs.

► **Le traitement de la dysphonie** est essentiellement *chirurgical* sous laryngoscopie directe. Dans certains cas il est possible d'utiliser le laser. Le point essentiel est la surveillance de ces laryngites chroniques dont l'évolution maligne est fréquente.

LARYNGITES ÉPIGLOTTITES

► **Définition :**
Obstruction inflammatoire et œdemateuse du larynx réalisant une dyspnée obstructive haute.

► **Causes et mécanismes :**
Infection virale dans la laryngite sous-glottique (siégeant en-dessous des cordes vocales). *Infection bactérienne* (hémophilus influenzœ) dans l'épiglottite.

► **Signes essentiels :**

⁎ Dans la laryngite : signes d'apparition progressive : toux rauque, voix rauque, tirage inspiratoire, cornage.

⁎ Dans l'épiglottite : début brutal ; fièvre élevée, dysphagie, dyspnée sévère, voix étouffée, hypersialorrhée ; attitude particulière : position assise, tête penchée en avant.

► **Évolution et complications :**
Risque d'asphyxie et d'arrêt cardiaque brutal dans l'épiglottite. Décompensation plus lente mais possible dans la laryngite.

► **Éléments de surveillance :**
- *Fréquence respiratoire :* importance des signes de lutte.
- *Signes de gravité :* cyanose, troubles de conscience, sueurs, agitation, hypertension artérielle ; pauses respiratoires + + + ; absence d'amélioration sous corticoïdes.

► **Traitement et pronostic :**

⁎ Dans la laryngite : humidification ; aérosol ; injection de corticoïdes à répéter 1/2 heure plus tard en l'absence d'amélioration ; intubation trachéale s'il existe des signes de gravité.

⁎ Dans l'épiglottite : respecter la position de l'enfant + + + (risque d'arrêt cardiaque brutal lors de la mise en décubitus) ; injection de corticoïdes ; antibiotiques ; intubation trachéale ou trachéotomie.

LARYNGOCÈLES

La laryngocèle est une hernie développée à partir de la cavité ventriculaire du larynx.

On distingue deux types de laryngocèles :

► **Les laryngocèles congénitales,** apparaissant chez le sujet jeune, de traitement chirurgical.

► **Les laryngocèles acquises,** habituellement liées à l'existence d'un cancer du larynx, et qui partagent son traitement et son pronostic.

LAXATIFS (MALADIE DES)

Voir *Maladie des laxatifs*

LEISHMANIOSES

► **Définition, causes et mécanisme :**
Il s'agit de parasitoses, communes à l'homme et à certains animaux, dues à des protozoaires flagellés (les leishmanies) et transmises par des insectes (des phlébotomes). Ceux-ci vivent dans les régions tropicales et même tempérées (sud de la France) et piquent la nuit.

► **Signes essentiels :**

⁎ Leishmanioses cutanées :
On distingue :
- *Le bouton d'Orient* (Asie, Afrique, pourtour du Bassin méditerranéen, midi de la France) débute par une lésion papulonodulaire qui finit par s'ulcérer et se recouvrir d'une croûte. La guérison survient après plusieurs mois.

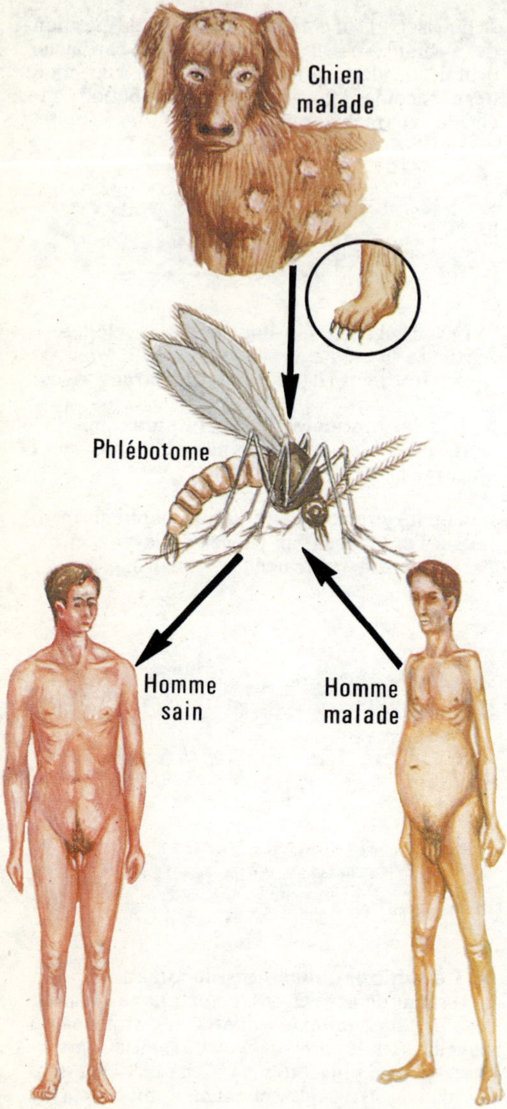

Cycle de la leishmaniose.

– *La leishmaniose cutanée américaine* (Amérique latine) prend souvent un aspect humide, extensif, souvent associé à une lymphangite.

⁎ LEISHMANIOSE VISCÉRALE OU KALA-AZAR :
C'est une affection du système réticulo-endothélial qui s'observe en Afrique centrale ou orientale, en Amérique du Sud et centrale, dans le Bassin méditerranéen. La phase d'état associe fièvre et altération de l'état général avec pâleur et un syndrome spléno-hépato-ganglionnaire. Des signes cutanés sont possibles notamment chez l'adulte.

Les *examens complémentaires* montrent : pancytopénie, syndrome inflammatoire avec très forte hypergammaglobulinémie. Le diagnostic repose sur des réactions sérologiques et surtout sur la découverte de leishmanies à la ponction médullaire, hépatique, voire ganglionnaire.

▶ **Traitement :**

⁎ LEISHMANIOSES CUTANÉES : On utilise selon les cas *Glucantime, Lomidine, Flagyl* ou *Fungizone* (leishmaniose américaine).

⁎ LEISHMANIOSE VISCÉRALE : On utilise habituellement le *Glucantime* (dérivé de l'antimoine) ou le *Pentastan*, en cas d'échec la *Lomidine* (risque d'hypotension et de diabète) ou même la *Fungizone*.

LÈPRE

▶ **Définition :**
C'est une maladie infectieuse due au bacille d'Hansen, bacille acido-alcoolo-résistant ayant des analogies avec le bacille de Koch.

▶ **Causes et mécanisme :**
Le bacille d'Hansen n'est pas cultivable. L'homme malade constitue l'unique réservoir. Seuls les sujets atteints d'une forme lépromateuse (ou border line) sont contagieux, car ils éliminent de nombreux bacilles dans leur jetage nasal, les gouttelettes de Pflügge. Il y a 15 millions de lépreux répartis dans les pays de la zone intertropicale.

▶ **Signes essentiels :**

⁎ CLINIQUE :
La lèpre débute par une *lépride indifférenciée* (lésions cutanées limitées) qui selon la résistance du sujet évolue vers :

– La *lèpre tuberculoïde* (ou forme de résistance avec allergie cutanée à la lépromine). Les *léprides maculoanesthésiques* ressemblent aux léprides indéterminées (mais leur histopathologie est différente (infiltrat tuberculoïde) ; on observe aussi des *léprides papulonodulaires* arrondies, hypopigmen-

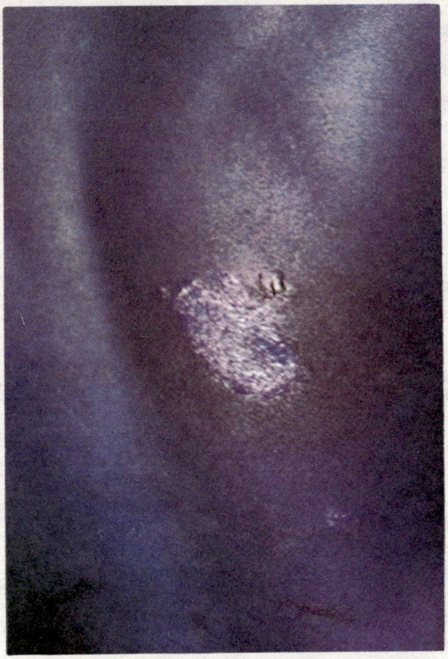

Lèpre tuberculoïde.

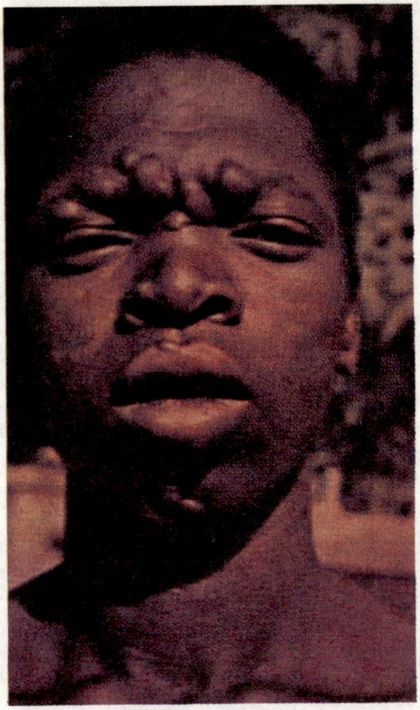

Lèpre lépromateuse (Coll. Langillon et Carayon).

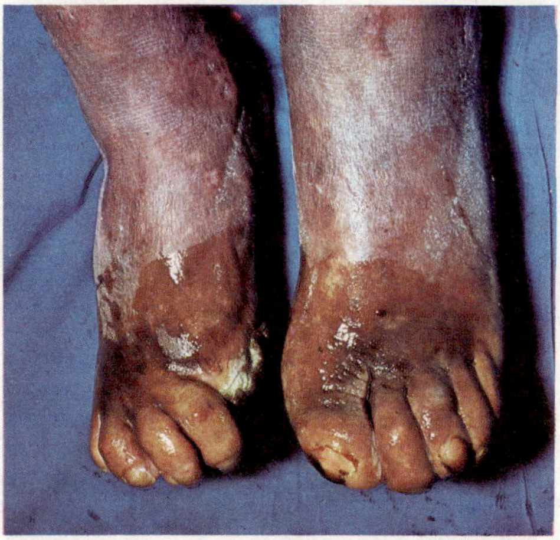

Troubles trophiques : amputations, ulcérations torpides.

tées. Les *névrites périphériques* dominent le pronostic ; elles intéressent électivement : le cubital (au coude), le sciatique poplité externe, le facial, le radial, le médian, les branches du plexus cervical superficiel. Ce sont des névrites hypertrophiques. Les troubles sensitifs sont au premier plan, les troubles moteurs sont plus tardifs (griffe cubitale au niveau de la main). Des troubles trophiques (maux perforants plantaires, altérations squelettiques) sont possibles.

La lèpre lépromateuse (la réaction de Mitsuda à la lépromine est négative). Les lésions cutanées sont les *lépromes* : macules infiltrées et luisantes, lépromatose diffuse, lépromes papulo-nodulaires (front, arcades sourcillières, sillon naso-génien, bord libre des oreilles, membres, etc.). Les *atteintes neurologiques* rappellent celles de la lèpre tuberculoïde : névrites hypertrophiques et douloureuses. L'atteinte aéro-digestive supérieure est la règle : *rhinite lépreuse* avec jetage purulent et hémorragique ; cartilage et os peuvent être atteints. Les *atteintes viscérales* sont nombreuses mais le plus souvent asymptomatiques.

* EXAMENS COMPLÉMENTAIRES :

Ce sont : réaction de Mitsuda à la lépromine, biopsie cutanée ou nerveuse, recherche de bacilles d'Hansen dans le mucus nasal et le suc dermique.

► **Traitement :**

Les médicaments antilépreux sont les sulfones (*Disulone, Dapsone*), les sulfamides (*Sultirène, Fanasil*), la clofazimine (*Lamprène*), voire la rifampicine. Le traitement est très long et la surveillance doit être très prolongée.

LEPTOSPIROSES

► **Définition :**

Ce sont des infections dues à des germes du genre Leptospira touchant l'animal et transmises accidentellement à l'homme.

► **Causes et mécanisme :**

La leptospirose ictéro-hémorragique est transmise par le rat. L'infestation se fait par les bains de rivière ; elle touche aussi les travailleurs des égouts. Les autres formes étiologiques sont : la leptospirose grippo-typhosique (sans syndrome ictérique ni rénal), la maladie des jeunes porchers et la leptospirose canicolaire.

► **Signes essentiels :**

* CLINIQUE : La leptospirose ictéro-hémorragique réalise le tableau d'un *ictère infectieux à rechute fébrile.* Après une semaine d'incubation apparaît une *phase préictérique* fébrile et douloureuse, avec azotémie, protéinurie, hyperleucocytose. L'*ictère* apparaît au 5e jour, alors que le *syndrome rénal* s'intensifie, il y a un syndrome *méningé* (méningite lymphocytaire). Les symptômes s'amendent alors, sauf le syndrome rénal. *Une recrudescence fébrile* survient vers le 15e jour.

Les formes compliquées comprennent : insuffisance rénale aiguë, signes neurologiques, syndrome hémorragique, complications cardiaques.

* EXAMENS COMPLÉMENTAIRES : Les 5 premiers jours on peut isoler le leptospire (hémocultures, LCR) ; vers le 12e jour on le trouve dans les urines. Le sérodiagnostic de Martin et Pettit montrant une augmentation des anticorps à 2 prélèvements est de grande valeur.

► **Traitement et pronostic :**

Le pronostic est bon sous nos climats. Le traitement utilise la pénicilline G (5 à 10 millions/j × 10 jours) ; les tétracyclines sont également efficaces. C'est une maladie à déclaration obligatoire (No 18) qui fait partie des maladies professionnelles.

LESCH – NYHAN (SYNDROME DE)

C'est un trouble héréditaire du métabolisme de l'acide urique à transmission récessive lié au sexe. Il associe une hyperuricémie entraînant une néphropathie interstitielle chronique, des troubles neurologiques et mentaux avec tendance à l'automutilation.

LÉSIONS ÉLÉMENTAIRES EN DERMATOLOGIE

► **Définition :**

Les lésions élémentaires sont à la dermatologie ce que les lettres sont à l'alphabet : leur association entre elles permet de reconnaître une dermatose. Une terminologie précise doit être connue et reconnue cliniquement.

► **Aspects cliniques :**

* MACULE :

La macule est une simple modification de la coloration de la peau, sans anomalies épidermiques (pas de squames, pas de vésicules) ni infiltration palpable. Cette modification peut être de dimension et de couleur variables.

* ÉRYTHÈME :

L'érythème réalise une couleur rouge congestive de la peau, s'effaçant à la pression.

* SQUAME :

La squame correspond à l'élimination de la couche cornée. Elle peut être très fine : ce sont les pityriasis. Elle peut être épaisse, nacrée et brillante dans le psoriasis.

* PAPULE :

Les papules sont de petites lésions saillantes, palpables, de moins de 1 cm de diamètre, ne refermant pas de liquide.

Bien circonscrites, de la taille d'une tête d'épingle à celle d'une lentille, elles peuvent être isolées ou confluentes :

- Leur surface est lisse ou rugueuse, squameuse.
- Leur coloration est variable.

Les éléments particuliers à ces papules, associés à l'image histologique fournie par la biopsie cutanée, permettent de distinguer :

– Les papules strictement épidermiques. Peu saillantes, « posées sur la peau », grisâtres ou jaunâtres : le type en est la verrue plane.

• Les papules dermo-épidermiques :
rosées ou blanchâtres (piqûres d'ortie), souvent en nappes, élastiques, d'évolution fugace : ce sont les papules œdémateuses de l'*urticaire* (→) ;

• sèches, dures, violines : ce sont les papules du *lichen plan* (→) ;

• jaunâtres, alignées ou confluant en nappes hémisphériques : ce sont les *papules de surcharge* liées aux dépôts dans le derme d'une substance anormale (amylose, mucinose, par exemple).

– Les papules folliculaires :

Petites saillies centrées par un poil, dures, sèches, rapeuses : ce sont les papules folliculaires de la kératose pilaire (→ ICHTYOSE)

Traitement : le traitement est fonction de l'étiologie.

∗ NODULE :

Le nodule réalise une lésion ferme, palpable, saillante ou profonde, de plus de 1 cm de diamètre. Il peut correspondre à une prolifération de nature bénigne (processus inflammatoire, infection virale) ou néoplasique (cancer cutané, hématodermie, métastase d'un cancer profond). Il peut également être secondaire à des dépôts dermiques métaboliques (xanthome, amylose, etc.). Lorsque le nodule est profond, dermo-hypodermique, on parle de nodule (érythème noueux, vascularite type panartérite noueuse).

∗ TUBERCULE :

Les tubercules forment des nodules, plus ou moins saillants, différents des papules par leur grand volume et leur persistance.

Ils sont constitués d'infiltrats cellulaires cutanés profonds et circonscrits.

Ils répondent à des étiologies très différentes :

– Certains peuvent s'ulcérer : syphilis, tuberculose ou lèpre.

– D'autres ne s'ulcèrent jamais : ganulome annulaire, etc.

Les aspects cliniques sont variables en fonction de l'étiologie.

– *Syphilis :* élevure arrondie, convexe, rouge cuivrée, très ferme, indolore, persistant des années et pouvant s'ulcérer ; ce tubercule syphilitique survient au plan tertiaire de la syphilis, exceptionnelle actuellement.

– *Tuberculose :* c'est le lupus tuberculeux, exceptionnel actuellement.

– *Lèpre* (→).

– *Sarcoïdose* (→) : La sarcoïdose, maladie de système, peut atteindre la peau. Les tubercules sarcoïdiques ne sont qu'un des aspects possibles des lésions cutanées au cours de la sarcoïdose.

– *Granulome annulaire :* Les élevures groupées en anneaux entourant un centre normal affectent le dos des mains et disparaissent en plusieurs mois, ou années, sans laisser de traces.

Le traitement est fonction de l'étiologie en cause.

∗ VÉSICULE :

La vésicule est une élevure claire circonscrite, de diamètre inférieur à 5 mm, à contenu liquidien transparent ou légèrement jaunâtre. Lorsque leur diamètre est plus petit, on parle de microvésicules ; lorsqu'il est plus gros, il s'agit de bulle. La vésicule peut être cutanée ou muqueuse.

Le toit de ces petites « ampoules » peut se rompre, réalisant des érosions ou des croûtes rondes ou polycycliques.

Les vésicules sont observées au cours de l'eczéma, de dermatoses virales (herpès, zona).

∗ BULLE :

La bulle est une lésion circonscrite, liquidienne, de diamètre variable mais supérieur à 5 mm, pouvant atteindre plusieurs centimètres dans le cas de phlyctènes. Le toit de ces bulles est fragile et on doit y penser devant des érosions rondes et bien limitées ou des croûtes arrondies. Elle peut être cutanée ou muqueuse.

Les causes sont multiples :

– *Exogènes :* mécaniques ou thermiques (brûlures).

– *Infectieuses :* impétigo.

– *Immunologiques :* dermatite herpétiforme, pemphigoïde bulleuse.

– *Voire médicamenteuses :* syndrome de Lyell.

∗ PUSTULE :

La pustule est une élevure circonscrite de la peau, liquidienne, constituée d'emblée de pus et entourée d'un halo inflammatoire. Les pustules sont septiques (bactériennes ou mycosiques) ou aseptiques (psoriasis pustuleux, vascularites).

∗ ÉROSION. ULCÈRE :

Il s'agit ici de la terminologie des pertes de substance qui est essentiellement fonction de leur profondeur :

– *L'érosion* est une perte de substance superficielle, à fond plat, bien limitée. La jonction dermo-épidermique est respectée et la cicatrisation va se faire sans cicatrice. L'érosion est au mieux réalisée dans l'érosion postbulleuse ou postvésiculeuse et dans le chancre syphilitique.

- *L'ulcération* est plus profonde, touchant le derme, à bords irréguliers. Une marque cicatricielle est à prévoir.
- *L'ulcère* est plus étendu, pouvant atteindre l'os, réalisant alors une escarre aux points de pression chez un sujet grabataire. L'ulcère de jambe est le plus souvent d'origine vasculaire.

* SCLÉROSE. ATROPHIE :

- *La sclérose* est définie comme la condensation des éléments constitutifs du derme donnant une sensation d'épaississement très ferme de la peau au toucher. La sclérose peut être dite « primitive », c'est le cadre des sclérodermies, ou « secondaire » à une inflammation locale chronique (« guêtre » scléreuse hypodermique de l'insuffisance veineuse chronique des membres inférieurs, radiodermite scléreuse).
- *L'atrophie* est définie comme une diminution des éléments constitutifs de la peau, derme et épiderme.

LÉSIONS DE LA MUQUEUSE BUCCALE

La muqueuse qui tapisse la cavité buccale est le siège d'affections nombreuses et variées. La communication de la bouche avec le milieu extérieur y est pour beaucoup.

► Les gingivo-stomatites

La muqueuse buccale tapisse toutes les structures de la cavité buccale, y compris les gencives. Les gingivites constituent une forme localisée de stomatites.

* LA FLORE BUCCALE EST EXTRÊMEMENT POLYMORPHE. Elle demeure dans les conditions physiologiques dans certaines limites. De multiples causes peuvent être à l'origine d'un développement anormal :

- Les dents au cours de leur évolution traumatisent la gencive. Les espaces interdentaires, les cavités creuses, le tartre sont le siège privilégié de développement microbien. Après leur disparition les prothèses poursuivent ce rôle.
- Le terrain contribue à rendre ces affections d'origine dentaire plus ou moins grave. Les maladies infectieuses, les intoxications, les avitaminoses sont également une cause d'apparition et d'aggravation.

* CLINIQUE : Les muqueuses sont douloureuses, hypersensibles au contact des aliments surtout si ceux-ci sont épicés. La zone enflammée tend à s'élargir.

Dans un temps ultérieur, on peut constater l'apparition d'ulcérations qui finissent par se recouvrir d'un exsudat gris, épais.

► Lésions buccales des fièvres éruptives :

* DANS LA SCARLATINE au début la muqueuse est rouge, tuméfiée. A la période d'état, on observe un liséré rouge sur les bords de la langue qui s'étend à toute la surface de l'organe.

* LA PREMIÈRE MANIFESTATION DE LA ROUGEOLE est le signe de Köplik : apparition d'un groupe de points blancs à la face interne des joues.

* LA VARICELLE se manifeste par une stomatite généralisée au sein de laquelle on remarque des lésions rouges ou blanches entourées d'une collerette rouge.

* DANS LES OREILLONS la sécheresse buccale est fréquente.

* LA VARIOLE se caractérise à son début par un enduit blanchâtre sur la langue. La muqueuse se recouvre de taches rouges surtout au niveau de la région palatine.

► Lésions buccales des maladies du sang :

* LA LANGUE ANÉMIQUE (langue de Hunter) est tout à fait caractéristique : rouge, parait élargie, tuméfiée.

* L'HÉMOPHILIE se traduit par des hémorragies gingivales.

* LES LEUCÉMIES CHRONIQUES ont peu de manifestations buccales mais la stomatite caractérise souvent la leucémie aiguë.

► Les maladies professionnelles

La plupart des agents toxiques déterminent des lésions muqueuses. Dans ce cas, les lésions bucco-dentaires sont révélatrices d'une atteinte de l'état général.

* LA PATHOLOGIE DE LA MUQUEUSE BUCCALE peut donc être le reflet d'affections locales mais aussi très souvent celui de nombreuses maladies générales.

LEUCÉMIES AIGUËS

▶ Définition :

Ce sont des hémopathies malignes caractérisées par l'association d'une prolifération de cellules hématopoïétiques immatures, qui envahissent rapidement l'organisme, et d'une insuffisance médullaire profonde.

Elles touchent le plus fréquemment l'enfant et les sujets âgés.

▶ Causes :

- Une origine virale est possible.
- Il existe des circonstances favorisantes à l'apparition d'une leucémie aiguë : les radiations ionisantes, l'intoxication benzénique, certains antimitotiques, certaines tares génétiques.

▶ Signes cliniques et paracliniques :

∗ LES SIGNES RÉVÉLATEURS sont :

- des *signes d'insuffisance médullaire :* pâleur, asthénie, fièvre, purpura ;
- des *signes de prolifération :* splénomégalie, adénopathies, douleurs osseuses avec sur la radio des images en bande claire métaphysaire, plus rarement une tumeur du testicule ou de l'ovaire, une méningite, une paralysie d'un nerf crânien, une adénopathie médiastinale.

∗ LE DIAGNOSTIC DE LEUCÉMIE AIGUË repose sur :

- l'*hémogramme,* qui montre l'anémie arégénérative, la neutropénie, la thrombopénie, reflet de l'insuffisance médullaire, et la présence de leucoblastes surtout nombreux lorsqu'il existe une hyperleucocytose ;
- le *myélogramme* qui montre un envahissement massif par des leucoblastes.

∗ LE TYPE CYTOLOGIQUE DE LA LEUCÉMIE AIGUË est précisé sur l'aspect des blastes, aidé au besoin par des colorations spéciales.

- *Leucémie aiguë lymphoblastique :* C'est la forme la plus fréquente chez l'enfant ; les cellules sont des petits blastes non granulaires, la réaction du PAS est positive, celle de la peroxydase négative.
- *Leucémie aiguë myéloblastique :* C'est la forme la plus fréquente chez l'adulte ; les cellules sont des blastes granulaires contenant une inclusion caractéristique : bâtonnets d'Auer. La réaction du PAS est négative, celle de la peroxydase positive.
- *Leucémie aiguë à promyélocytes :* Elle est souvent accompagnée d'une CIVD.
- *Leucémie aiguë monoblastique :* Elle est souvent accompagnée de lésions cutanées et gingivales.

∗ Le diagnostic posé, UN BILAN SYSTÉMATIQUE EST FAIT :

- étude du fond d'œil, de la peau, du squelette à la recherche de lésions méconnues ;
- bilans cardiaque, hépatique, rénal, dosage de l'uricémie ;
- bilan de la coagulation à la recherche d'une CIVD ;
- recherche de tout foyer infectieux.

▶ Évolution, complications :

- *Une rémission complète* est obtenue dans 90 % des leucémies aiguës lymphoblastiques bien traitées et dans 80 % des leucémies aiguës myéloblastiques.
- Actuellement, 50 % des rémissions complètes durent plus de 5 ans dans les leucémies aiguës lymphoblastiques et la plupart de ces enfants sont guéris ; le même résultat a pu être obtenu pour les leucémies aiguës myéloblastiques, mais avec un taux de rechutes beaucoup plus élevé après ce délai.
- Les *rechutes* sont hématologiques, méningées ou testiculaires. La guérison est encore possible si la rechute survient après l'arrêt du traitement pour les leucémies lymphoblastiques.
- Le *décès* est dû aux conséquences de l'insuffisance médullaire (infections, hémorragies), dans presque tous les cas.

▶ Traitement d'attaque :

Il est conduit en milieu spécialisé :

∗ LEUCÉMIES AIGUËS LYMPHOBLASTIQUES :
Association prednisone, *Vincristine, L-Asparaginase* à des médicaments d'appoint : *Cérubidine, Aracytine.*

∗ LEUCÉMIES AIGUËS MYÉLOBLASTIQUES :
Association comprenant au moins *Cérubidine et Aracytine* à fortes doses.

∗ UNE CIVD, quand elle existe, doit être traitée, avant la mise en route de la chimiothérapie, par des culots plaquettaires et de l'héparine.

∗ LA DESTRUCTION DES BLASTES entraîne une hyperuricémie qui peut être prévenue par la prescription de boissons alcalines abondantes et d'*Uricozyme.*

∗ L'APLASIE MÉDULLAIRE, secondaire à la chimiothérapie, nécessite :

- la transfusion de culots globulaires déleucocytés en cas d'anémie ;
- la transfusion préventive de culots plaquettaires afin que les plaquettes restent > 20 000/mm³ ;
- la prévention des infections par l'isolement en chambre stérile, la désinfection des orifices naturels, et une antibiothérapie intestinale (*Kanamycine*) ; les candidoses digestives sont traitées par la *Mycostatine*. Lorsque l'infection est patente, une antibiothérapie majeure est prescrite, secondairement adaptée aux résultats de l'antibiogramme. Si la fièvre persiste malgré une antibiothérapie appropriée, et que les polynucléaires sont < 500/mm³, il est indiqué de transfuser des globules blancs.

∗ LA RÉANIMATION permet le maintien d'un équilibre nutritionnel et hydro-électrolytique correct : surveillance de la fonction rénale et hépatique.

► **La greffe de moelle osseuse** (→), quand cela est possible, est de plus en plus pratiquée en première intention (après l'obtention d'une rémission complète) pour les leucémies de mauvais pronostic.

► **Traitement d'entretien :**

- Il est indispensable pour maintenir la rémission, au minimum 2 ans.
- Le *Purinéthol per os* et le *Méthotrexate* i.m. sont administrés, entrecoupés de reprises systématiques du traitement d'attaque : réinductions, dans les leucémies aiguës lymphoblastiques ; pour les leucémies aiguës myéloblastiques, le traitement varie selon les centres.
- Les localisations méningées sont prévenues par l'injection intrarachidienne répétée de *Méthotrexate* et par l'irradiation systématique de l'encéphale.

► **Traitement des rechutes :**

- On reprend un protocole d'induction en tenant compte des drogues auxquelles le malade est devenu résistant.
- La greffe de moelle peut être tentée, si elle n'a pas déjà été faite, seulement après la première rechute.

LEUCÉMIES LYMPHOÏDES CHRONIQUES

► **Définition :**

C'est une prolifération maligne de lymphocytes matures.

► **Signes cliniques et paracliniques :**

∗ C'EST UNE ALTÉRATION DE L'ÉTAT GÉNÉRAL, la survenue d'infections répétées, la découverte d'une adénopathie chez un sujet de plus de 50 ans qui amènent à consulter.

∗ LE DIAGNOSTIC est posé sur :

- les *tumeurs lymphoïdes :* adénopathies volumineuses mobiles, indolores, disséminées, splénomégalie, hépatomégalie ;
- la *lymphocytose sanguine :* 10 000 à 300 000 mm³ ;
- l'*envahissement médullaire* par des lymphocytes le plus souvent porteurs d'immunoglobuline de membrane (→).

∗ LE BILAN est complété par :

- la *recherche d'un désordre immunitaire :* déficit immunitaire, immunoglobuline monoclonale, autoimmunisation ;
- *l'appréciation du degré d'insuffisance médullaire* sur l'hémogramme et la biopsie médullaire (→).

► **Évolution et complications :**

- *Les formes peu évolutives* ou sensibles au *Chloraminophène* peuvent passer 5, 10 ans sans incident. Les formes très envahissantes évoluent en 1 à 2 ans.
- *Les complications infectieuses* sont les plus fréquentes, dues au déficit immunitaire : infections pulmonaires récidivantes.
- *Complications immunologiques :* anémie hémolytique autoimmune à test de Coombs positif, érythroblastopénies autoimmunes (→ INSUFFISANCE MÉDULLAIRE), purpura, thrombopénie.
- *La corticothérapie* majore le risque infectieux.
- *La survenue d'un cancer viscéral* (digestif) est fréquente.
- *Le syndrome de Richter* est l'évolution de la LLC vers un lymphosarcome.
- *Complications hématologiques :* apparition d'une insuffisance médullaire, d'une leucémie aiguë.

▶ Traitement :

⁎ CHIMIOTHÉRAPIE : Les sujets présentant une hyperlymphocytose supérieure à $10^5/mm^3$, une masse lymphoïde volumineuse, sont traités par *Chloraminophène* ou polychimiothérapie semblable à celle des lymphomes selon l'évolutivité. La rémission complète est rare.

⁎ TRAITEMENT SYMPTOMATIQUE : corticothérapie en cas d'anémie autoimmune.

⁎ GAMMAGLOBULINES en cas de déficit immunitaire.

⁎ TRANSFUSION DE GLOBULES ROUGES, ANTIBIOTHÉRAPIE.

LEUCÉMIES MYÉLOÏDES CHRONIQUES

▶ Définition :

C'est un syndrome myéloprolifératif pouvant survenir à tout âge.

▶ Causes :

C'est peut-être une complication des radiations ionisantes, de l'exposition au benzène.

▶ Signes cliniques et paracliniques :

⁎ C'EST L'APPARITION ISOLÉE D'UNE TRÈS GROSSE RATE. L'hémogramme montre l'absence d'anémie, des plaquettes normales ou élevées, une grande hyperleucocytose (100 000 à 400 000) contenant tous les éléments de la lignée myélogranuleuse.

⁎ LES AUTRES EXAMENS ne font que confirmer ce diagnostic évident :

- La biopsie de moelle montre une moelle très riche avec augmentation de la lignée myéloïde ; il n'existe pas de myélosclérose.
- Le lysozyme sanguin, la vitamine B_{12}, l'uricémie sont élevés, les phosphates alcalines leucocytaires (→) sont effondrées.
- Le caryotype révèle un racourcissement du chromosome 22 : chromosome Philadelphie ou Ph1.

▶ Surveillance :

L'effet du traitement est contrôlé sur l'*hémogramme* et l'*uricémie* en période de rémission ; un hémogramme mensuel permet de dépister les rechutes, la transformation aiguë.

▶ Évolution :

- Les *thromboses vasculaires* sont le risque principal de tous les syndromes myéloprolifératifs.
- La *chimiothérapie* permet d'obtenir une rémission.
- La *rechute* se révèle par la remontée de la leucocytose et de la myélémie. La chimiothérapie est represcrite, au besoin en continu, quand les rechutes sont rapprochées.
- L'*aplasie thérapeutique :* La récupération est possible, une thrombopénie persistante gêne la poursuite de la chimiothérapie.
- La *transformation aiguë* est le terme habituel de la leucémie myéloïde chronique, elle atteint 80 % des malades en 4 ans.
- L'*apparition* de douleurs osseuses, de signes neurologiques, de signes d'insuffisance médullaire fait pratiquer le myélogramme qui montre une moelle riche en blastes. En l'absence de traitement efficace, la mort survient en quelques mois.

▶ Traitement et pronostic :

- Le *Myléran* précédé d'une cure d'allopurinol est utilisé pour diminuer la masse cellulaire circulante et pour éviter les thromboses vasculaires.
- Le traitement est arrêté lorsque la leucocytose arrive à moins de 10 000 par mm^3 car l'effet du *Myléran* se prolonge 3 semaines après la dernière prise.
- L'*Hydréa* est plus facile à utiliser et moins toxique pour la moelle osseuse.
- La greffe de moelle peut être pratiquée, d'autant plus efficace qu'elle est faite avant la transformation aiguë.
- Il n'existe pas de traitement efficace sur la transformation aiguë.

LEUCÉMIE MYÉLOMONOCYTAIRE CHRONIQUE

▶ Définition :

C'est un syndrome myéloprolifératif touchant le sujet âgé ou le jeune enfant.

▶ Signes cliniques et paracliniques :

Il existe une splénomégalie, une anémie croissante, une thrombopénie modérée, une hyperleucocytose modérée avec un excès de monocytes. La mœlle est riche, essentiellement d'éléments de la lignée granuleuse parmi lesquels un contingent de blastes. La biopsie médullaire ne montre pas de fibrose. Le lysozyme sanguin et urinaire est élevé.

► **Évolution :**

En général, la transformation aiguë ou l'insuffisance médullaire entraînent la mort en quelques années.

LEUCÉMIES A TRICHOLEUCOCYTES

► **Définition :**

Ce sont des hémopathies malignes caractérisées par une insuffisance médullaire progressive avec myélofibrose et une infiltration sanguine médullaire et splénique par des cellules chevelues.

► **Signes cliniques :**

C'est une insuffisance médullaire (→) avec splénomégalie et hépatomégalie. Le *diagnostic* se fait sur l'hémogramme, la biopsie médullaire. L'aggravation se fait progressivement, la survie moyenne était de 2 ans, avec de grandes variations.

► **Traitement :**

L'Interféron, utilisé depuis peu, apporte les meilleurs résultats, avec amélioration de la myélofibrose. Il est associé au traitement symptomatique de l'insuffisance médullaire (→). La *splénectomie* peut être indiquée.

LEUCORRHÉES

► **Définition :**

Écoulements non sanglants provenant des voies génitales féminines : endocol, col, vagin, vestibule vulvaire.

Trés fréquentes, isolées ou associées, elles représentent 80 % des consultations de gynécologie courante.

► **Causes et mécanisme :**

Les leucorrhées sont le symptôme essentiel des vulvo-vaginites et des lésions infectieuses du col utérin.

∗ Il existe un écoulement physiologique vaginal œstrogéno-dépendant.

L'origine des sécrétions est vaginale et cervicale :

– La sécrétion vaginale donne un enduit blanchâtre.

– La sécrétion cervicale ou glaire cervicale est maximale au moment de l'ovulation, diminue pendant la phase lutéale et augmente en phase prémenstruelle. Elle donne un aspect de « blanc d'œuf cru ».

∗ L'augmentation de cette sécrétion peut être liée a :

– une *poussée d'hyperœstrogénie* en phase parapubertaire et paraménopausique donnant une leucorrhée blanchâtre, opalescente parfois, non irritante, non infectieuse ;

– une *infection :*

- vaginale (vaginite) ;
- cervicale (cervicite, favorisée par l'existence d'un ectropion).

– une *irritation muqueuse* par :

- une désinfection vaginale abusive ;
- la gelée spermicide, tampon, pessaire ;
- les antibiotiques locaux ou généraux.

► **Caractères essentiels :**

∗ Étude clinique :

– L'*interrogatoire* recherche :

- les circonstances d'apparition de la leucorrhée, sa survenue dans le cycle, les symptômes associés, et surtout les habitudes d'hygiène : nombre d'injections, etc.
- l'existence d'un diabète.

– L'*examen local* étudie successivement : vulve, vagin, col et se termine par le toucher vaginal qui recherche des lésions annexielles : salpingite, du corps utérin : endométrite, des paramètres : paramétrite.

– *Trois règles à respecter :*

- absence de toilette depuis 24 heures, sans ovule depuis 3 jours ;
- spéculum non lubrifié ;
- examen direct entre lame et lamelle au microscope ; à la recherche de : trichomonas, filaments mycéliens.

∗ Examens complémentaires :

– L'*examen bactériologique* et les cultures vaginales avec antibiogramme doivent être faits au laboratoire.

– *Colposcopie*, pour rechercher une colpite, une ectopie infectée, un cancer du col.
– *Hystéro-salpingographie*, si aucune cause cervico-vaginale n'explique les leucorrhées.

▶ Étiologies :

∗ LEUCORRHÉES MYCOSIQUES, de contamination endogène : mycose intestinale, ou exogène vénérienne : elles sont caractérisées par un écoulement lactescent, épais, des brûlures vulvo-vaginales, une dyspareunie. Elles sont dues au Candida albicans.

Elles se rencontrent au cours de la grossesse, chez les diabétiques, chez les femmes sous contraceptifs oraux.

Traitement : Mycostatine locale et générale, ou miconazole (*Daktarin*), éconazole (*Pévaryl*), pendant 15 jours, injection vaginale alcaline d'eau tiède boratée ou bicarbonatée.

Abstention de rapports pendant le traitement.

∗ Leucorrhées à gardnerella traitée par *Flagyl.*

∗ LEUCORRHÉES RÉACTIONNELLES : suppression de la cause irritante.

∗ LEUCORRHÉES TRICHOMONIASIQUES de contamination vénérienne ; elles sont caractérisées par un écoulement verdâtre avec fines bulles, nauséabond, une dyspareunie, un prurit intense, douloureux, une vaginite et une cervicite rouge diffuse.

Traitement : métronidazole *(Flagyl)*, oral et général, pour la patiente et le partenaire.

∗ LEUCORRHÉES MICROBIENNES AIGUËS, associées souvent à une vulvite, vaginite, une dyspareunie intense avec écoulement purulent, irritant, verdâtre.

Il faut toujours demander une recherche de gonocoque par le labortoire et traiter les partenaires. Vérifier la guérison par de nouveaux prélèvements.

∗ LEUCORRHÉE D'ORIGINE CERVICALE, soit par *lésion chronique* (ectropion, dysplasie, cancer du col), soit par *lésion aiguë microbienne,* associée à une vulvite, une vaginite, des signes urinaires, une dyspareunie intense, des douleurs pelviennes ou lombo-sacrées.

Les frottis cervico-vaginaux avec biopsie guidée par la colposcopie seront toujours faits pour dépister un cancer.

Non traitées, les cervicites laissent souvent des cicatrices dysplasiques. Elles peuvent être à l'origine de douleurs pelviennes récidivantes, de dyspareunie, d'une stérilité. Elles seraient aussi un facteur favorisant du cancer du col.

Le traitement comporte les antibiotiques associés à une destruction des lésions locales existantes : ectropion, dysplasie, cancer, etc.

LEVÉE D'OBSTACLE (SYNDROME DE)

▶ Définition :

Il s'agit d'un syndrome polyurique se développant après la levée d'obstacle siégeant sur les voies excrétrices urinaires.

▶ Mécanisme :

Il est dû à des altérations fonctionnelles rénales et à la surcharge osmotique existantes au moment de la levée de l'obstacle ; les néphropathies sous-jacentes sont un facteur aggravant.

▶ Traitement :

Il est préventif et curatif : correction de la fuite hydrosodée en tenant compte de la surcharge préexistante ou non.

LICHEN

▶ Définition :

Le lichen est une dermatose cutanée et muqueuse faite de papules caractéristiques à distinguer des lichénifications (→).

▶ Causes et mécanismes :

∗ LE LICHEN PLAN, d'étiologie inconnue, survient fréquement au décours d'un choc psycho-affectif.

∗ LES ÉRUPTIONS LICHÉNOÏDES, indistinguables souvent du lichen, peuvent être secondaires à différents facteurs :
– médicaments (sels d'or, diurétiques thiazidiques) ;
– immunologiques (au cours du lupus, du vitiligo, par exemple).

▶ Aspects cliniques :

Le lichen atteint les adultes des deux sexes.

∗ LA PEAU :
– L'éruption est faite de papules violines, à peine saillantes, plates, polygonales, de 1 à plusieurs millimètres, fermes et sèches, recouvertes d'un réseau de stries blanchâtres pouvant confluer en plaques ou rester isolées.

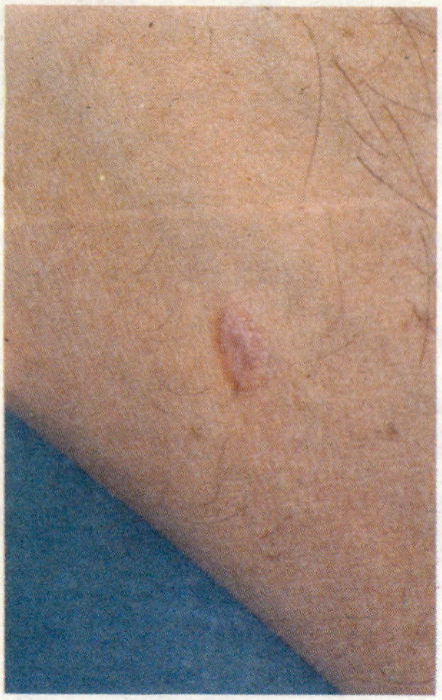

Papule de lichen plan.

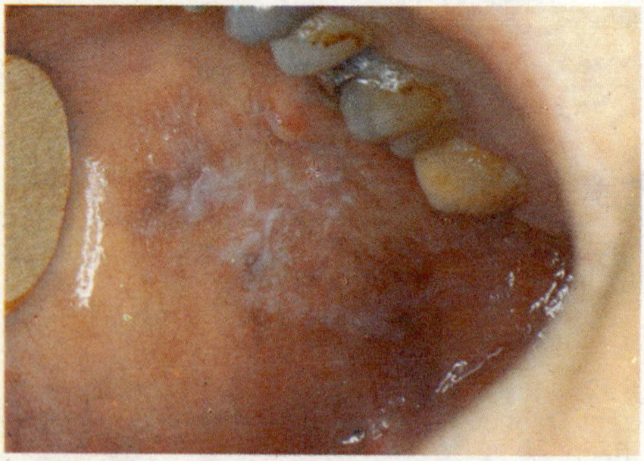

Lichen plan buccal.

– Ces lésions ont des sites d'élection : face antérieure des poignets, des chevilles, dos des pieds, mais peuvent siéger sur tout le corps.
– Le prurit est constant, souvent féroce.

∗ LES MUQUEUSES :
Le lichen peut être isolé, associé aux lésions cutanées ou absent :
– Dans la bouche, stries blanches en réseau, « en feuilles de fougère », à la face interne des joues, rarement érosives et douloureuses.
– Sur les organes génitaux, papules typiques avec souvent sur la verge un centre déprimé donnant un aspect annulaire.

∗ LE CUIR CHEVELU :
Le lichen peut y être isolé. Il réalise une alopécie en aire cicatricielle, donc définitive.

∗ L'ATTEINTE UNGUÉALE, rare, striation longitudinale sur un ongle épaissi, avec parfois destruction complète et définitive.

▶ **Examens complémentaires :**
La biopsie s'impose au moindre doute : l'image histologique est caractéristique.

▶ **Évolution :**
Elle est lente dans la majorité des cas, spontanément régressive en 12 à 18 mois, laissant une tache pigmentée qui peut persister plusieurs années.
Les récidives sont possibles.
Les formes érosives buccales sont à surveiller car elles peuvent être le siège de transformation épithéliomateuses.

▶ **Traitement :**
Il n'existe pas de traitement spécifique du lichen plan.
On a proposé de nombreuses thérapeutiques :
– *locales :* corticothérapie cutanée ou muqueuse ;
– *générales :*
· corticothérapie à réserver aux formes aiguës ou érosives ;
· tranquillisants et antihistaminiques sont utiles.

LICHÉNIFICATIONS

▶ **Définition :**
Il s'agit d'un mode de réaction de la peau à un grattage local et chronique.

▶ **Causes et mécanismes :**
La seule cause est donc le prurit.
On distingue 2 types de lichénifications :

∗ SECONDAIRES :
Une dermatose préexistante est responsable du prurit : eczéma (→), en particulier atopique, hématodermie type mycosis fongoïde (→), lichen (→), mais aussi toutes les dermatoses prurigineuses.

∗ PRIMITIVES :
La peau était saine. Il s'agit alors d'un « tic de grattage » chez un sujet anxieux d'où le nom de *névrodermites.*

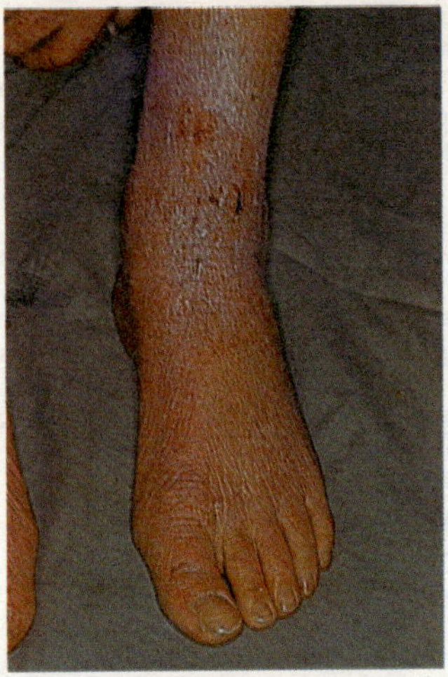

Lichénification.

▶ **Aspects cliniques :**

⁎ LA LICHÉNIFICATION réalise une ou plusieurs plaques sur lesquelles la peau est épaissie, se laissant mal pincer, grossièrement quadrillée, brillante, rugueuse, rose grisâtre.

⁎ DANS LES FORMES SECONDAIRES, cet aspect s'associe à la dermatose préexistante.

⁎ Dans les formes primitives, ou névrodermites, il existe des sites d'élection : la nuque, la crête cubitale, les chevilles, les mains, la région génitale.

▶ **Examens complémentaires :**

La biopsie, rarement pratiquée tant le diagnostic est clinique, montre une histologie caractéristique (et différente de celle du lichen).

▶ **Traitement :**

⁎ DANS UNE FORME SECONDAIRE, le traitement de la dermatose préexistante est indispensable.

⁎ DANS UNE NÉVRODERMITE, une psychothérapie de soutien associée à des tranquillisants est souhaitable.

⁎ DANS LES DEUX CAS, le traitement local s'impose et associe corticothérapie et application d'acide trichloracétique à 3 ou à 5 %, jusqu'à amélioration, qui est souvent très lentement obtenue.

LINITE PLASTIQUE

▶ **Définition :**

C'est une forme anatomo-clinique du cancer gastrique avec infiltration diffuse de la paroi qui est épaissie et rigide, et rétrécissement de la cavité gastrique.

▶ **Signes essentiels :**

On observe *cliniquement* des vomissements, une diarrhée postprandiale, un amaigrissement.

Radiologiquement, l'estomac est rigide, figé, rétréci ; la baryte le traverse souvent en trombe.

En fibroscopie, on note une intolérance à l'air, une muqueuse fragile et irrégulière ; les biopsies sont difficiles et souvent négatives (les cellules cancéreuses sont dispersées en profondeur).

▶ **Traitement :**

Il est chirurgical.

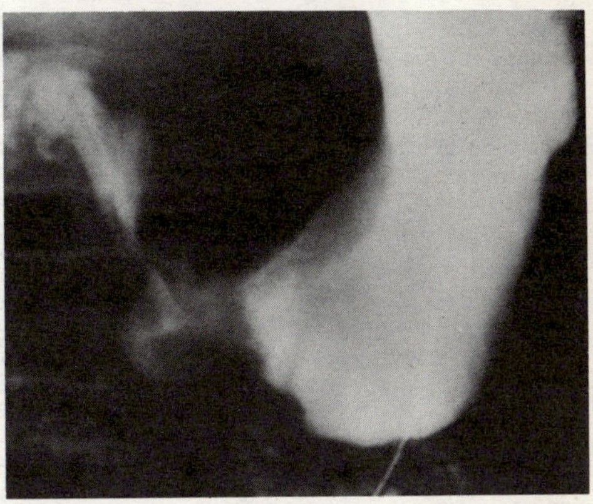

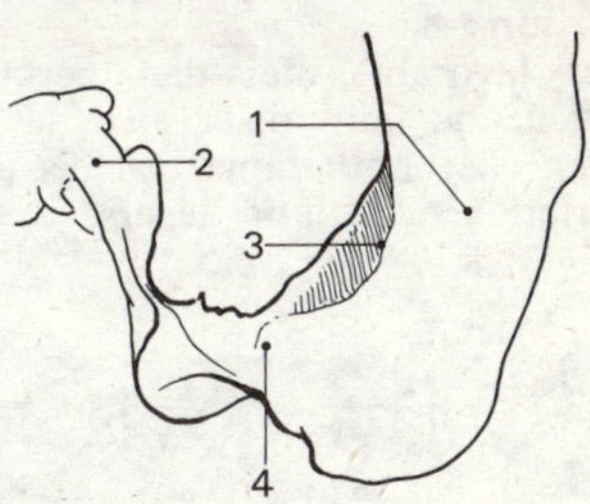

Rétrécissement de l'antre, avec ouverture de l'angle de la petite courbure, au cours d'une linite plastique : 1) Corps de l'estomac ; 2) 1er duodénum ; 3) Petite courbure ; 4) Antre.

LIPOTHYMIE

▶ Définition :

Les accidents lipothymiques sont des sensations de malaise avec impression d'évanouissement imminent sans véritable perte de connaissance.

▶ Causes – Mécanisme :

Les lipothymies sont observées de façon préférentielle chez les sujets neurotoniques, en particulier vagotoniques. Les circonstances de survenue du malaise sont souvent évocatrices : choc émotif, traumatisme, station debout prolongée, etc. Ces malaises sont probablement en rapport avec des variations du débit cérébral d'origine vaso-motrice. Il n'y a en règle générale pas de véritable perte de connaissance ; en cas de perte de connaissance il faut pratiquer le même bilan que dans une syncope vraie.

▶ Signes :

* CLINIQUES : L'examen clinique est le plus souvent normal. On peut retrouver un rythme cardiaque un peu lent ou des signes d'éréthisme cardio-vasculaire. Le reste de l'examen peut mettre en évidence un signe de Chvostek assez fréquemment.

* PARACLINIQUES : On pratique un ionogramme sanguin, un bilan phosphocalcique, une échocardiographie. L'électrocardiogramme peut montrer des troubles de la repolarisation avec de grandes ondes T positives en dérivations précordiales, qui, associées à une épreuve vagale positive, orientent vers un accident d'origine vagotonique.

Parfois, le bilan peut mettre en évidence une affection organique éventuellement responsable des malaises.

▶ Évolution :

Elle est favorable, mais dans certains cas il sera difficile de faire disparaître les malaises malgré une psychothérapie, parfois associée à la prescription de sédatifs légers.

LISTÉRIOSES

▶ Définition :

Ce sont des maladies bactériennes dues à Listeria monocytogenes (petit bacille mobile gram positif). Elles sont communes à l'homme et à de nombreux animaux.

▶ Causes et mécanisme :

Elles sont surtout observées chez le nouveau-né et chez l'adulte atteint d'affection grave (hémopathies malignes, cancer, traitement immunosuppresseur).

▶ Signes essentiels :

* CLINIQUE :

- La *listériose de l'adulte* revêt souvent un aspect peu évocateur : état pseudo-grippal ; infection génitale ou rhino-pharyngée ; méningite purulente avec souvent atteinte des paires crâniennes ou signes encéphaliques ; septicémie.
- La *listériose du nouveau-né* s'observe surtout chez le prématuré. On observe : troubles respiratoires et neurologiques, ictère avec hépatosplénomégalie, syndrome hémorragique cutané, méningite. Il est des formes asymptomatiques.

* EXAMENS COMPLÉMENTAIRES : C'est la recherche de germes dans le sang, le LCR, les lochies, le placenta, et le sérodiagnostic.

▶ Traitement :

Listeria monocytogenes est très sensible aux antibiotiques. L'existence d'une méningite fait choisir ceux qui traversent bien la barrière méningée : pénicilline (30 à 50 millions U/j) ou ampicilline (12 g/j).

LITHIASE BILIAIRE

▶ Définition :

Il s'agit de calculs présents dans les voies biliaires : vésicule, canal cystique, canaux hépatiques, cholédoque.

▶ Causes et mécanisme :

Cette affection très fréquente touche plus volontiers la femme après 40 ans.

On distingue deux types de calculs :

* LITHIASE CHOLESTÉROLIQUE (80 % des cas) due à un taux de cholestérol biliaire dépassant les possibilités de solubilisation de la bile.

* LITHIASE DE BILIRUBINATE DE CALCIUM OU LITHIASE PIGMENTAIRE, qui s'observe surtout au cours des anémies hémolytiques et de la cirrhose.

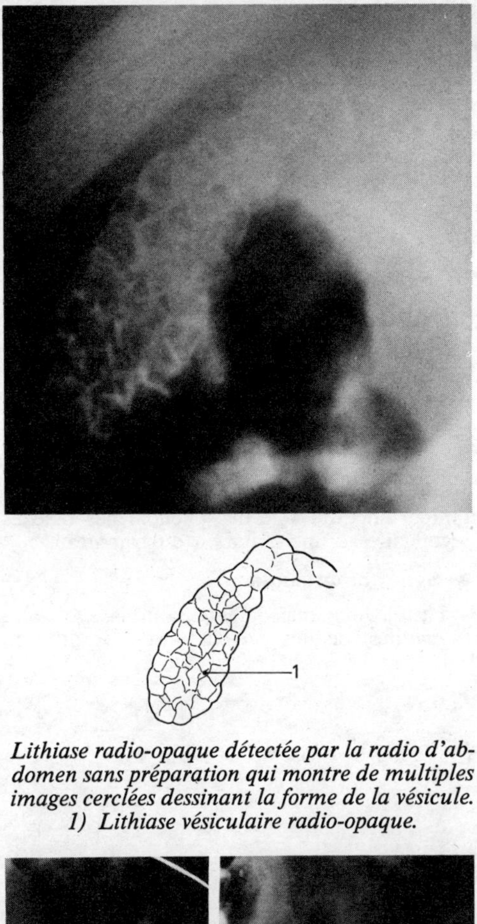

Lithiase radio-opaque détectée par la radio d'abdomen sans préparation qui montre de multiples images cerclées dessinant la forme de la vésicule. 1) Lithiase vésiculaire radio-opaque.

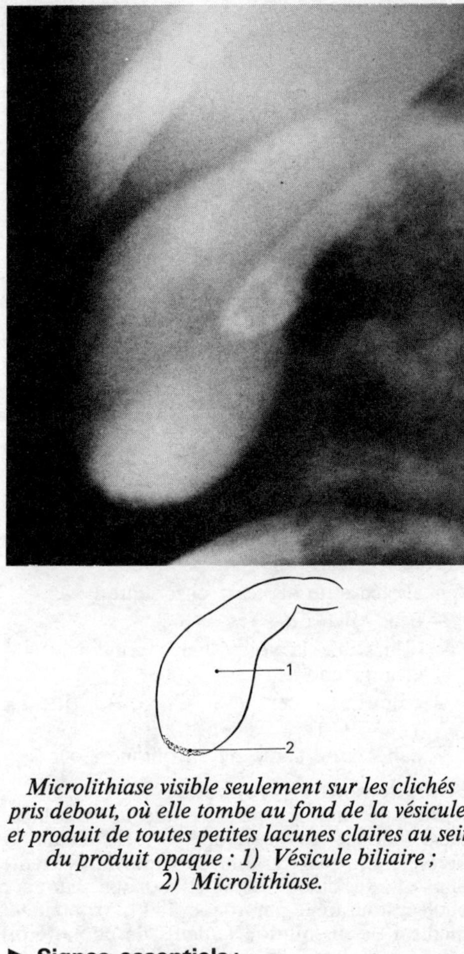

Microlithiase visible seulement sur les clichés pris debout, où elle tombe au fond de la vésicule, et produit de toutes petites lacunes claires au sein du produit opaque : 1) Vésicule biliaire ; 2) Microlithiase.

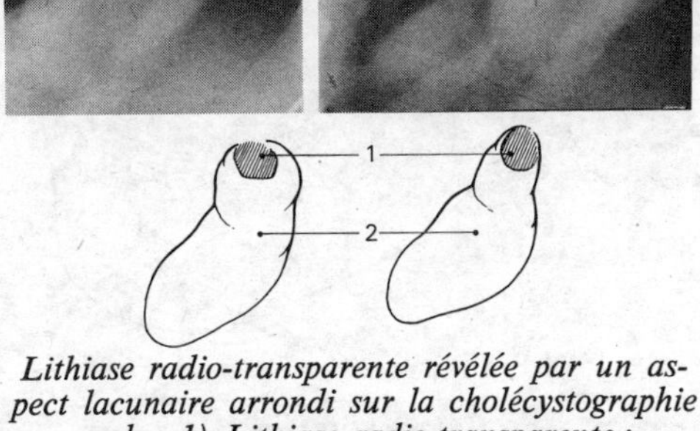

Lithiase radio-transparente révélée par un aspect lacunaire arrondi sur la cholécystographie orale : 1) Lithiase radio-transparente ; 2) Vésicule bilaire.

▶ Signes essentiels :

∗ CLINIQUE : Cette lithiase est souvent asymptomatique, latente, et de découverte fortuite. Ailleurs elle entraîne des troubles soit typiques (→ COLIQUE HÉPATIQUE), soit atypiques (→ DYSPEPSIE) et ces derniers persistent souvent après cholécystectomie. Une douleur provoquée à la palpation de l'hypocondre, inhibant la respiration, et reproduisant la douleur spontanée (signe de Murphy) est souvent retrouvée, mais n'est pas pathognomonique.

∗ EXAMENS COMPLÉMENTAIRES :

- *La radio d'abdomen sans préparation* peut montrer une lithiase radio-opaque (15 % des cas).
- *L'échotomographie* est indispensable pour préciser le diagnostic.

- *La cholécystographie par voie orale* peut montrer des calculs (intravasculaires et du cholédoque), mais, assez souvent, la vésicule n'est pas opacifiée (elle est dite « exclue »).
- *La cholangiographie par voie i.v.* est indiquée :
  - dans le cas précédent ;
  - dans certains cas d'abdomen aigu pour éliminer une cholécystite (la vésicule ne serait pas opacifiée) ;
  - après cholécystectomie.
- *D'autres examens (cholangiographie rétrograde* perfibroscopique ou *transcutanée transhépatique)* sont utiles notamment en cas d'ictère.

► Éléments de surveillance :
Ils sont *cliniques* (fièvre, état de l'hypocondre droit, etc.) et *biologiques* (bilirubine, amylasémie, etc.).

► Évolution, complications :
Un certain nombre de complications, assez souvent révélatrices, sont possibles :
- cholécystite aiguë et chronique (→) ;
- iléus biliaire (→) ;
- lithiase de la voie biliaire principale (→) et angiocholite ;
- calculo-cancer (→ CANCER DE LA VÉSICULE)
- pancréatite aiguë ou chronique (→).

► Traitement et pronostic :
Bien des auteurs pensent que toute lithiase diagnostiquée doit être opérée si le terrain le permet. En cas de lithiase radiotransparente dans une vésicule fonctionnelle (s'opacifiant sur cholécystographie par voie orale) un traitement médical de dissolution (calculs de cholestérol) est possible par l'acide chénodésoxycholique (*Chénodex, Chénofalk*) et/ou mieux l'acide ursocholique (*Ursolvan, Delursan*) mieux toléré ; il s'agit d'une thérapeutique assez coûteuse, longue (souvent plus de 1 an), non dépourvue d'effets secondaires (diarrhée) ; enfin une récidive reste possible, si bien qu'on la réserve aux sujets âgés où la chirurgie serait risquée.

LITHIASE DU CHOLÉDOQUE

Voir *Lithiase de la voie biliaire principale*

LITHIASE SALIVAIRE

► Définition :
On désigne sous ce terme la présence de calculs siégeant dans la très grande majorité des cas au niveau du canal excréteur d'une glande salivaire et formant obstacle à l'élimination salivaire. La *glande sous-maxillaire* est le plus souvent en cause, plus rarement la *glande parotide*, exceptionnellement les *glandes salivaires accessoires.*

► Étiopathologie :
La formation des calculs salivaires est due à des facteurs multiples que l'on peut ranger sous deux rubriques le plus souvent intriquées : des *facteurs locaux*, qui sont à la fois d'origine infectieuse, mécanique et chimique ; des *facteurs généraux*, et il faut insister sur le terrain et l'importance du rôle des phénomènes réflexes secondaires à une irritation du trijumeau.

► Symptomatologie :
* Parfois longtemps latente, la lithiase salivaire se manifeste le plus souvent par des ACCIDENTS

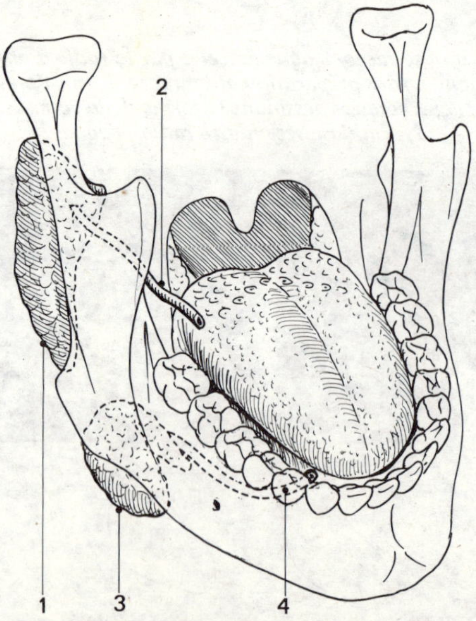

1) Parotide ; 2) Canal de Sténon ; 3) Sous-maxillaire ; 4) Canal de Wharton.

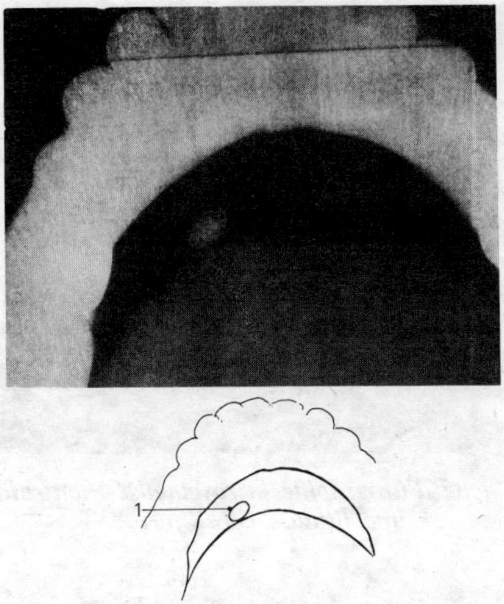

Lithiase sous-maxillaire (1) bloquée dans le canal de Wharton.

RÉFLEXES purement mécaniques, soit simple gonflement passager indolore de la glande au moment d'un repas, soit même tableau mais s'accompagnant de douleurs, le gonflement et la douleur disparaissant plus ou moins rapidement après une chasse salivaire.

⁎ Parfois, elle se manifeste par des ACCIDENTS INFECTIEUX qui peuvent être les signes révélateurs et, selon le cas, il peut s'agir soit d'une infection localisée au canal excréteur, soit d'une infection de la glande, soit d'une infection péricanalaire et, en particulier, au niveau de la glande sous-maxillaire donnant un abcès sus-mylo-hyoïdien.

▶ Diagnostic :

Le diagnostic d'affection de la glande salivaire est facilement évoqué devant la survenue d'accidents réflexes ou d'accidents infectieux, car, dans ce cas, fait fondamental, la pression de la glande donne issue à du pus à l'orifice de drainage de la glande.

L'origine lithiasique peut être affirmée devant la perception du calcul au toucher endo-buccal si celui-ci est important et de siège antérieur, sinon, c'est l'examen radiographique, qui sera *de toute manière pratiqué*, qui permettra de confirmer ou d'imposer le diagnostic.

- Pour la *parotide*, le cliché le plus significatif est le film dentaire placé sur la projection du canal de Sténon.
- Pour la *sous-maxillaire*, deux clichés doivent être faits systématiquement : le film *en défilé*, en ayant soin de dégager le bord basilaire, et le film *occlusal*, indispensable car souvent le calcul semble se projeter à l'apex d'une molaire ou d'une prémolaire.

En l'absence de signes radiologiques positifs, soit que le calcul soit invisible, soit trop petit, importance de la *sialographie* qui objectivera l'arrêt du *Lipiodol* en un point précis et permettra parfois de visualiser le calcul.

▶ Traitement :

On peut essayer un traitement médical : *Teinture de Jaborandi, Dihydroergotamine, Sulfarlem 25*, rarement suffisant.

Traitement essentiellement chirurgical.

⁎ AU NIVEAU DE LA PAROTIDE, intervention facile par voie endo-buccale si le calcul est situé en avant du bord antérieur du masséter. Dans les formes postérieures, soit parotidectomie, soit, mieux, section du nerf de Jacobson au niveau de la caisse du tympan.

⁎ AU NIVEAU DE LA SOUS-MAXILLAIRE, intervention par voie endo-buccale facile si le calcul est très antérieur, s'il est postérieur, l'intervention doit ménager avec soin le nerf lingual.

Quant à l'ablation de la glande, elle n'est indiquée que dans les cas de glandes exclues scléreuses avec infection à répétition.

De toute manière, il faudra supprimer, si elle existe, une cause possible d'irritation du trijumeau.

LITHIASES URINAIRES

▶ Causes et mécanisme :

90 % des calculs contiennent du calcium sous forme d'oxalate (60 %), de phosphates, de carbonates. La cause reste dans la majorité des cas inconnue, dans les autres cas plusieurs facteurs associés sont avancés (*Cf.* tableau *infra*).

▶ Signes cliniques et paracliniques :

Une lithiase peut être totalement asymptomatique et détruire à bas bruit le rein d'où l'indication formelle d'une U. I. V. après la survenue d'une colique néphrétique. (→) Une douleur plus vague, des troubles mictionnels, une hématurie mais aussi une septicémie peuvent être révélateurs.

Facteurs favorisant la lithiase urinaire

AUGMENTATION DE LA CONCENTRATION DES CONSTITUANTS URINAIRES

– *Baisse de la diurèse :*
. boissons insuffisantes
. déshydratation

– *Excrétion exagérée de calcium :*
. adénome parathyroïdien
. réabsorption intestinale exagérée
. réabsorption rénale insuffisante
. immobilisation prolongée
. régime riche en calcium

– *Excrétion exagérée d'oxalate :* → OXALOSE

– *Excrétion exagérée d'ammoniac :*
. stase et infections par des germes uréasiques en pH alcalin

– *Excrétion exagérée d'acide urique :*
. avec (goutte) ou par hyperuricémie
. chimiothérapie (par lyse des leucocytes)

– *Excrétion exagérée de cystine :* → CYSTINURIE

– *Précipitation de certains médicaments :* glafénine, sulfamides, triamtérène, *Myocoril*

MODIFICATION DU pH URINAIRE

– *pH acide :* précipitation d'acide urique
– *pH alcalin :* formation de calculs phospho-ammoniaco-magnésiens

OBSTACLE ET STASE URINAIRE

Congénitaux ou acquis, tous favorisent la lithiase et sa récidive

L'U. I. V. avec clichés tardifs affirme la lithiase, précise le nombre, la position des calculs et le retentissement sur le haut appareil. Elle peut mettre en évidence une cause urologique ; enfin elle apprécie le rein opposé et le bas appareil.

Le bilan biologique indispensable comporte : l'examen cytobactériologique des urines, l'étude de la fonction rénale, l'analyse d'un calcul expulsé, les dosages de la calcémie, de la phosphorémie, de la calciurie, de l'uricémie et la mesure du pH urinaire.

▶ **Traitement :**

∗ CELUI DES CONSÉQUENCES : Contre la douleur et l'infection (→ COLIQUE NÉPHRÉTIQUE).

∗ CELUI DES CAUSES : La cure de diurèse et l'alcalinisation en cas de lithiase urique sont le seul traitement de fond efficace, le traitement chirurgical celui des causes de stase.

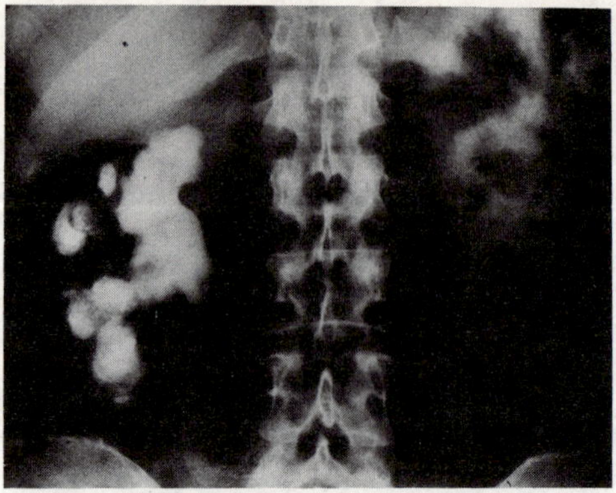

Cliché d'urographie intraveineuse montrant une lithiase coralliforme.

∗ LE TRAITEMENT EST CHIRURGICAL pour les calculs pyélo-caliciels trop gros pour être expulsés et les calculs coralliformes, les cas d'obstruction prolongée avec distension.

∗ LE LITHOTRIPTEUR permet dans certains cas de détruire les calculs sans intervention chirurgicale (par ultrasons).

LITHIASE DE LA VOIE BILIAIRE PRINCIPALE

▶ **Définition :**
C'est la présence de calcul dans le canal cholédoque.

▶ **Causes et mécanisme :** → LITHIASE BILIAIRE.
Il s'agit parfois de calculs « oubliés » lors d'une cholécystectomie, voire de récidive favorisée par un obstacle type oddite.

▶ **Signes essentiels :**

∗ CLINIQUE :
Le tableau classique est celui d'un ictère (variable), fébrile (avec frissons), succédant à des douleurs de l'hypocondre droit (→ COLIQUE HÉPATIQUE). Mais il est d'autres formes : latentes, ictériques ou fébriles pures, ou se résumant à des épisodes douloureux plus ou moins rapprochés.

* EXAMENS COMPLÉMENTAIRES : → LITHIASE BILIAIRE et ICTÈRE.

▶ Éléments de surveillance :
Ce sont la N.F.S. (l'hyperleucocytose à polynucléaires est la règle), les signes de rétention biliaire (phosphatases alcalines, bilirubine conjuguée), l'urée et l'amylase (voir *infra*), les hémocultures et, bien sûr, pouls, T.A., diurèse.

▶ Évolution, complications :
Quatre types peuvent s'observer :

* L'ANGIOCHOLITE SUPPURÉE avec signes infectieux et toxiques, hypotension, hémocultures positives. Il y a risque de choc (septicémie à gram -, voire d'abcès hépatique).

* L'ANGIOCHOLITE URÉMIGÈNE.

* LA CIRRHOSE BILIAIRE SECONDAIRE, exceptionnelle.

* LA PANCRÉATITE AIGUË en cas de calcul enclavé dans l'ampoule de Vater.

▶ Traitement et pronostic :
Le traitement est chirurgical après si besoin rééquilibration hydro-électrolytique et antibiothérapie active sur les bacilles gram négatif.

L'intervention comporte une cholécystectomie, l'ablation du ou des calculs, et souvent soit une anastomose cholédoco-duodénale ou jéjunale, soit la mise en place d'un drain de Kehr permettant un drainage efficace et un contrôle radiologique en postopératoire.

Chez les sujets à haut risque chirurgical et/ou ayant déjà subi une cholécystectomie, ou encore devant une pancréatite biliaire, le premier geste à envisager est souvent la sphinctérotomie endoscopique qui permet l'ablation des calculs et la vidange de la voie biliaire principale.

LOMBALGIES
(GÉNÉRALITÉS)

▶ Définition :
On appelle lombalgie une douleur de la région lombaire. Sont exclues de cette rubrique, les lombalgies dues aux coliques néphrétiques, aux affections gynécologiques, nerveuses ou intestinales.

▶ Classement :
On distingue les lombalgies selon le rythme de la douleur (→ DOULEUR EN RHUMATOLOGIE).

* LOMBALGIES MÉCANIQUES :
La vitesse de sédimentation est normale.

- *Lombalgies à début brutal :* Ce sont les lumbagos (→), qu'ils soient dus à un conflit disco-radiculaire, à un tassement vertébral ou à un traumatisme.
- *L'arthrose lombaire* (→) est la cause la plus fréquente de lombalgies. Les douleurs sont *diurnes,* à maximum matinal et vespéral, pouvant gêner le sommeil. Les mouvements (flexion antérieure, flexions latérales, extension) sont plus ou moins limités selon l'importance de l'atteinte. Les radiographies mettent en évidence les *pincements discaux,* surtout en L5/S1, les pincements L4/L5 et L3/L4 étant plus rares. Il existe très souvent une *arthrose interapophysaire postérieure.*
- *L'ostéoporose sénile* est plus fréquente chez la femme après la ménopause. La trame osseuse est raréfiée, mais les disques intervertébraux sont le plus souvent respectés.
- *Le syndrome trophostatique postménopausique* (→) touche les femmes obèses.
- *Les spondylolisthésis* (→) peuvent être dus soit à une arthrose interapophysaire postérieure, soit à une lyse isthmique de L4/L5.
- *Les lombalgies post-traumatiques,* surtout en pathologie d'accident du travail, où les doléances ne concordent pas toujours avec les constatations radiocliniques.
- *Les lombalgies statiques* surtout celles en rapport avec une *hyperlordose* (→), les *lombalgies réactionnelles* à une affection rhumatismale de voisinage.
- *Les lombalgies par insuffisance musculaire douloureuse.*
- Rarement on soupçonne une *tumeur intrarachidienne,* un *canal lombaire étroit.*
- Rarement il y a localisation d'une *tumeur osseuse bénigne.*

* LOMBALGIES INFLAMMATOIRES :
Ici la vitesse de sédimentation est accélérée. On évoque, sur la constatation d'une lombalgie surtout nocturne, du petit matin, avec forte raideur rachidienne diminuant plus ou moins pendant la journée (→ POLYARTHRITES) :

- une spondylodiscite infectieuse (→) une tuberculose (→ MAL DE POTT) ;
- *une spondylarthrite ankylosante* (→) ;
- *un cancer vertébral* (→ TUMEURS OSSEUSES MALIGNES), qu'il soit primitif ou secondaire.

LOMBARTHROSE

Voir *Arthrose lombaire*

LOMBOSCIATIQUES

► **Définition :**

On appelle *lombosciatique* un *syndrome douloureux* associant une *lombalgie* à une *souffrance du nerf sciatique.*

► **Causes :**

On distingue la *sciatique vertébrale commune,* due la plupart du temps à un *conflit disco-radiculaire,* le plus souvent une hernie discale. Certaines affections, plus graves peuvent se manifester par une *sciatique* dite *symptomatique* (→ MAL DE POTT), une spondylodiscite (→), un cancer vertébral (→). Enfin, il existe des *sciatiques* pures, dites *tronculaires,* sans lombalgies, dues à une lésion pelvienne, à un abcès, à des injections intramusculaires mal faites, à un cancer, etc.

► **Signes cliniques :**

La *sciatique vertébrale commune* peut être décrite ainsi : parfois existe une lombalgie pure dans les quelques jours précédents. Puis, la crise se déclenche (→ LOMBALGIES, GÉNÉRALITÉS) avec douleur vive, augmentée par les efforts, la toux, l'éternuement, la défécation. Cette douleur suit un trajet bien déterminé :

- *Lombosciatique L5,* la douleur lombaire se prolonge sur la face *externe* de la cuisse et de la jambe, croise le dos du pied et gagne le gros orteil.
- *Lombosciatique S1,* la douleur lombaire se prolonge sur la face *postérieure* de la cuisse et de la jambe, et, passant par la plante du pied, atteint le 5e orteil.

Parfois existent des dysesthésies qui peuvent même remplacer la douleur. L'examen montre un rachis en position antalgique croisée (incliné du côté opposé à celui de la sciatique) ou directe (penchant vers le côté atteint). Le rachis est raide et douloureux à la mobilisation. Il existe une contracture musculaire paravertébrale, et parfois la pression des masses latérales réveille la sciatique (signe de la sonnette). Sur le sujet couché, la *manœuvre de Lasègue* est positive plus ou moins haut (le membre inférieur tendu est surélevé, ce qui met le nerf sciatique en tension et réveille la douleur). Il existe une hypoesthésie dans le territoire cutané de la racine atteinte. Le réflexe achilléen est diminué ou aboli dans les sciatiques S1 (mais pas toujours).

► **Signes paracliniques :**

Ici la vitesse de sédimentation est normale (sauf dans certaines sciatiques symptomatiques : *cf. supra*).

Les radiographies sont capitales. Elles montrent *le pincement* du disque L4/L5 ou L5/S1. Le pincement peut être unilatéral, il peut être remplacé par un *bâillement* postérieur et/ou latéral. Ce sont là des signes directs de hernie discale. Parfois les radiographies ne sont pas assez parlantes et l'examen doit être sensibilisé par des techniques particulières : épreuves dynamiques (clichés pris après mouvement rachidien), sacco-radiculographie opaque (Dimer X, *Amipaque*), myélographie gazeuse, scanner, imagerie par résonnance magnétique.

► **Évolution et surveillance :**

La plupart des lombosciatiques vertébrales communes guérissent sous l'influence du traitement et du repos. Les crises peuvent récidiver et se rapprocher provoquant une véritable infirmité qu'il faut éviter. La surveillance porte sur la douleur et l'importance du signe de Lasègue.

► **Traitement :**

Repos au lit et chaleur locale. Antalgiques, *anti-inflammatoires* généraux ou par infiltrations, tractions vertébrales. Kinésithérapie à la fin de la crise. Les lombostats sont en principe réservés aux cas difficiles. La *chirurgie* d'exérèse ne se pratique que dans 10 à 20 % des cas, lorsque la sciatique a été rebelle aux traitements médicaux pendant plus de 3 mois.

LOWE (SYNDROME OCULO-CÉRÉBRO-RÉNAL DE)

Voir *Tubulopathies chroniques*

LUCITES

► **Définitions :**

Les lucites sont des éruptions cutanées dues à la lumière, le plus souvent solaire.

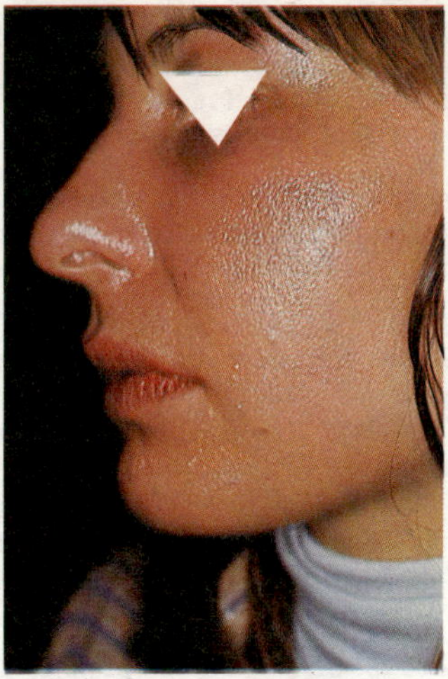

Érythème solaire.

▶ **Causes et mécanismes :**

* La lumière agit par les rayons caloriques et les rayons ultraviolets.

* *Certes,* le coup de soleil banal est lié simplement à une exposition brutale et prolongée de régions habituellement couvertes, chez des individus non accoutumés.

* *Mais,* l'apparition d'une lucite est favorisée par l'existence d'une phototoxicité (exagération d'une réaction normale) ou d'une photoallergie (réaction de type allergique à la lumière). Ces photosensibilisations sont de causes différentes :

– *externe* (sulfamides locaux, parfums, essence de Bergamote, etc.) ;
– *interne :*
  • exogène : phénothiazines, griséfuline (→ photodermatoses médicamenteuses) ;
  • endogène : porphyries.
– *inconnue :* allergies idiopathiques.

* *Enfin,* une pathologie générale doit être évoquée, en particulier le lupus érythémateux systémique.

▶ **Aspects cliniques :**

* Le coup de soleil est un érythème cuisant apparaissant entre 6 et 24 h après l'exposition, parfois bulleux. Il disparaît en 1 à 3 jours, avec ou sans desquamation.

* La phototoxicité réalise le même aspect. Elle est pathologique car le temps d'exposition est minime. L'érythème est plus durable. La réaction, apparaissant souvent d'emblée dès l'utilisation du produit phototoxique, est intense.

* La photoallergie a une expression beaucoup plus polymorphe : réaction immédiate à type d'urticaire ou retardée à type de prurigo, voire d'eczéma aigu, d'érythème polymorphe, d'une dermatose bulleuse, etc.

L'évolution est prolongée et peut s'étendre aux zones couvertes. La réaction apparaît après une période de latence après l'utilisation du produit correspondant à la période de sensibilisation.

▶ **Examens complémentaires :**

* La biopsie cutanée est utile, en particulier si un lupus érythémateux systémique est suspecté.

* Une exploration photobiologique est parfois nécessaire.

▶ **Évolution :**

Elle est fonction de l'étiologie.

▶ **Traitement :**

* Il est avant tout préventif : éviter les expositions prolongées, protection solaire externe, avec une crème écran solaire.

* Le coup de soleil est traité par des applications calmantes.

* Certaines photosensibilisations peuvent bénéficier d'un traitement par voie générale, par les antipaludéens de synthèse.

LUMBAGOS

▶ **Définition :**

On appelle lumbago une crise de lombalgies vives, aiguës ou subaiguës.

▶ **Causes :**

Il s'agit le plus souvent d'un effort de relèvement, ou au cours d'une crise de toux, que le malade ait ou non porté un poids. Mais si les circonstances de déclenchement sont souvent identiques à celles de la lombosciatique (→) on incrimine également l'arc postérieur vertébral (entorses interapophysaires postérieures) dont le déséquilibre retentit sur le disque.

▶ **Signes cliniques :**

Ce qui distingue le lumbago de la lombosciatique aiguë, c'est l'irradiation sciatique elle-même. Sinon les signes lombaires sont les mêmes, le malade est « bloqué » par la douleur et souvent forcé de garder le lit (« tour de reins »).

Les signes radiologiques sont les mêmes que ceux de la sciatique.

► Évolution, traitement et surveillance :
→ LOMBALGIES et LOMBOSCIATIQUES.

LUPUS ÉRYTHÉMATEUX CHRONIQUE

► Définition :
Le lupus érythémateux est une collagénose.
Le lupus érythémateux chronique, affection bénigne, se limite à la peau, par opposition à l'atteinte multiviscérale de lupus érythémateux systémique ou lupus érythémateux aigu disséminé (→), mais les formes de passage sont possibles, quoique très rares.

► Causes et mécanismes :
Ils sont mal connus :
- Un désordre immunologique, de type auto-immun, est vraisemblable ; de même qu'un facteur hormonal mal précisé (affection beaucoup plus fréquente chez la femme).

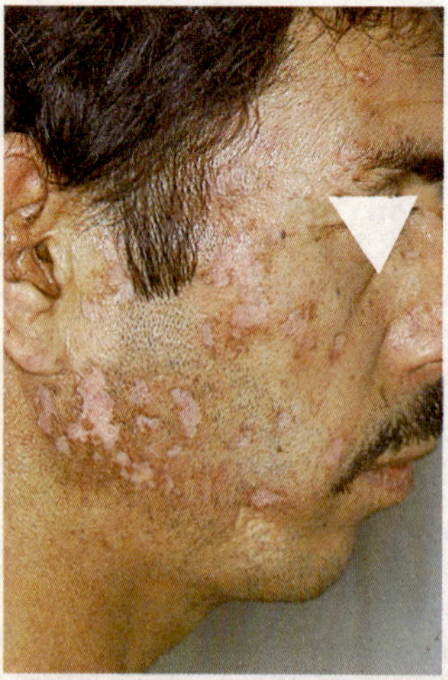

Lupus érythémateux chronique.

- Certains facteurs déclenchent des poussées : infection, traumatisme, mais, surtout, exposition solaire (aggravée parfois par un médicament photosensibilisant).

► Aspects cliniques :
Le lupus érythémateux chronique atteint avec prédilection la femme adulte jeune.

∗ LA PEAU :
Les lésions siègent volontiers dans les zones exposées à la lumière, forment des plaques caractéristiques :
- chroniques fixes, bien limitées, non prurigineuses ;
- rouges, hyperkératosiques, infiltrées, avec une tendance atrophique au centre.

∗ SUR LE CUIR CHEVELU :
L'aspect est celui d'une alopécie cicatricielle (→).

∗ SUR LES MUQUEUSES BUCCALES :
L'atteinte est rare, difficile à différencier du lichen.

► Examens complémentaires :

∗ LA BIOPSIE CUTANÉE s'impose au moindre doute ; l'image histologique est habituellement évocatrice.

∗ L'IMMUNOFLUORESCENCE DIRECTE est positive en peau lésée, négative en peau saine.

∗ UN BILAN COMPLET est nécessaire pour éliminer un lupus érythémateux systémique (→).

► Évolution :
Elle est capricieuse :
- Régression, poussées se succèdent et laissent à la longue une zone d'atrophie cicatricielle inesthétique.
- La possible transformation en lupus érythémateux systémique, beaucoup plus grave, justifie une surveillance annuelle.

► Traitement :

∗ LA PROTECTION SOLAIRE est indispensable.

∗ LOCALEMENT : Les corticoïdes en application ou en infiltration sont utiles.

∗ PAR VOIE GÉNÉRALE : Les antipaludéens de synthèse (→) ont un effet suppressif souvent durable (une surveillance ophtalmologique s'impose lors de leur prescription au long cours).

LUPUS ÉRYTHÉMATEUX DISSÉMINÉ

Syn. : Maladie lupique.

▶ Définition :

La maladie lupique est une collagénose ubiquitaire qui ressemble grossièrement à la polyarthrite rhumatoïde. C'est une maladie grave qui fait partie du groupe des polyarthropathies rhumatoïdes (→ POLYARTHRITES).

▶ Causes :

Il s'agit d'une maladie auto-immune qui touche la femme jeune (20-30 ans) avec des facteurs déclenchants : exposition au soleil, prise de certains médicaments (hydralazine, pénicilline, sels d'or, sérothérapie, etc.).

▶ Signes cliniques :

* Il existe constamment une FIÈVRE modérée, avec baisse de l'état général.

* L'ÉRYTHÈME LUPIQUE siège au visage (en « loup de carnaval ») et aux mains, sur la face dorsale des doigts ou aux éminences thénar. Il est rose ou rouge. Il s'accompagne *d'alopécie* et d'un *énanthème* fait d'ulcérations muqueuses.

* LES MANIFESTATIONS ARTICULAIRES SONT CONSTANTES et souvent inaugurales. Elles ressemblent à celles de la polyarthrite rhumatoïde (→), mais sans destruction osseuse. Ce ne sont que de simples synovites, parfois remplacées par des arthralgies plus ou moins marquées.

* LE CŒUR est touché dans 30 à 50 % des cas. Il peut s'agir d'une *endocardite valvulaire* qui prend la forme d'une insuffisance mitrale, ou d'une *péricardite lupique* assez fréquente, de symptomatologie banale (→). Les myocardites sont plus rares. Il existe parfois une hypertension artérielle et un syndrome de Raynaud.

* LES MANIFESTATIONS NEUROPSYCHIQUES se voient une fois sur trois (épilepsie, troubles psychiques, hémi ou monoplégies, névrites).

* LES MANIFESTATIONS RÉNALES SONT PLUS GRAVES et conditionnent l'évolution de la maladie. Parfois n'existe qu'une protéinurie isolée mais il existe un syndrome néphrotique une fois sur deux et l'insuffisance rénale est fréquente.

* D'AUTRES MANIFESTATIONS SONT PLUS RARES : pleuro-pulmonaires, en particulier, mais il existe une adénosplénomégalie dans près de un cas sur deux. Plus rares sont les atteintes hépatiques, de l'œil, ou de la hanche (ostéonécroses).

▶ Signes biologiques :

- Anémie et surtout *leucopénie* à moins de 4 000 leucocytes/mm^3.
- *Dysglobulinémie* se manifestant par une hypergammaglobulinémie (augmentation des IgA, IGg et IgM) et effondrement de la bêta-1-globuline. La vitesse de sédimentation est accélérée. La recherche des *anticorps* antinucléaires, antinucléoprotéines et anti-ADN est *positive.* On retrouve dans le sang la *cellule de Hargraves* (→). Dans 40 à 50 % des cas la sérologie rhumatoïde est positive : Test au latex (→) et réaction de Waaler-Rose (→). La *ponction-biopsie rénale* montre une glomérulonéphrite diffuse ou focale. Les anses sont altérées en « fil de fer ». Il existe des dépôts fibrinoïdes et dans les tissus, les corps hémotoxyliques de Gross.

▶ Évolution et surveillance :

La surveillance doit porter sur le rein, car l'évolution se fait vers l'insuffisance rénale et la mort. Tant que le rein n'est pas ou que peu touché, la survie peut être longue. Les grossesses aggravent la maladie et ne peuvent être autorisées qu'en période de rémission. L'état général (température, poids, etc.) est également capital à observer.

▶ Traitement :

Antipaludéens de synthèse, dérivés cortisonés, immunodépresseurs.

LUXATION CONGÉNITALE DE HANCHE

▶ Définition :

Instabilité de la hanche (ou dysplasie luxante) gênant, en l'absence de traitement, le bon développement de l'articulation et conduisant à la luxation.

▶ Causes et mécanisme :

- Facteur héréditaire, géographique (Bretagne, Auvergne),
- Rôle de la présentation du siège,
- Association fréquente à des malpositions des pieds.

► **Signes essentiels :**
- Limitation de l'abduction de la hanche ou abduction asymétrique.
- Signe du ressaut (manœuvre d'Ortolani).
- Signe du piston (manœuvre de Barlow).

Ces signes sont à rechercher systématiquement en période néonatale et lors de chaque examen jusqu'à 6 mois.

Au-delà de 3 mois, limitation de l'abduction et raccourcissement du membre ; asymétrie des plis fessiers.

► **Examens paracliniques :**
- *Échographie :* interprétation difficile.
- Radiographie : c'est un moyen de confirmation du diagnostic et de surveillance mais elle ne permet pas le dépistage.

► **Éléments de surveillance :**
- Liberté des mouvements d'abduction de la hanche.
- Surveillance radiologique.

► **Évolution et complications :**
Sans traitement, risque de luxation complète nécessitant un traitement orthopédique long. Si le traitement est mal conduit, risque de nécrose de la tête fémorale.

► **Traitement et pronostic :**

* LANGEAGE EN ABDUCTION des nouveau-nés présentant une dysplasie luxante par coussin d'abduction adapté à la taille de l'enfant (écart interpoplité) ou harnais de Pavlik, maintenu jusqu'à guérison clinique et radiologique (3 à 6 mois) sous surveillance orthopédique.

* PRONOSTIC excellent en cas de traitement précoce.

LYMPHOGRANULOMATOSE VÉNÉRIENNE

► **Définition, causes et mécanisme :**
C'est une infection vénérienne (également appelée *maladie de Nicolas Favre*) due à une petite bactérie intracellulaire du genre Chlamydacée.

► **Signes essentiels :**

* CLINIQUE :

Après une incubation de 3 jours à 3 semaines apparaît la *lésion primaire génitale* : petite vésicule ou papule ulcérée indolore, non indurée, localisée sur le pénis de l'homme, lèvre ou vagin chez la femme. Elle cicatrise en quelques jours. Il y a des *adénopathies*. Une périadénite fluctuante avec *orifices fistuleux* et signes généraux sont possibles. Les complications (rectales notamment) sont rares.

* EXAMENS COMPLÉMENTAIRES :

Le diagnostic est confirmé par l'isolement du chlamydia à partir du pus d'aspiration d'un bubon.

Le test cutané à l'antigène de Frei n'est pas très spécifique.

La sérologie syphilitique est systématique.

► **Traitement :**
On emploie : tétracyclines, érythromycine.

LYMPHOME DE BURKITT

► **Définition :**
C'est un lymphome malin fait d'une prolifération de cellules souches lymphoïdes B frappant les adolescents de certaines régions d'Afrique équatoriale et de Nouvelle-Guinée.

► **Cause :**
Le virus Epstein-Barr (E.B.V.), agent étiologique de la mononucléose infectieuse, serait responsable du lymphome.

► **Signes cliniques :**
C'est une tuméfaction au niveau d'un maxillaire qui le plus fréquemment révèle la maladie mais il peut s'agir d'une tumeur rétropéritonéale ou abdominale. *Le diagnostic* repose sur le terrain, l'aspect clinique et histologique.

► **Pronostic et traitement :**
La très grande sensibilité à la chimiothérapie (*Endoxan*) permet de voir des rémissions complètes et prolongées dans les *formes localisées.*

Les *formes diffuses* d'emblée sont de mauvais pronostic.

LYMPHOMES NON HODGKINIENS

► **Définition :**
Ce sont des hémopathies malignes caractérisées par une prolifération de cellules lymphoïdes en un point de l'organisme qu'elles envahissent secondairement.

▶ Signes cliniques :

Les sarcomes surviennent à tout âge surtout chez l'adulte.

∗ LES SIGNES CLINIQUES sont très variables ; ce sont ceux de la maladie de Hodgkin (→), mais certaines localisations sont particulièrement fréquentes : O.R.L. (amydales, cavum), digestives (estomac, grêle, rectum) ou cutanées. 60 % des malades se présentent d'emblée avec une localisation médullaire.

∗ LE DIAGNOSTIC ÉVOQUÉ ne peut être affirmé que sur l'étude histologique :

- *La ponction* ne permet qu'une étude cytologique et oriente vers le diagnostic.
- *La biopsie* permet de poser le diagnostic, de préciser le type de lymphome en fonction de la différenciation cellulaire et de la structure nodulaire ou diffuse, éléments prognostiques des plus importants, et de faire des études de marqueurs.

∗ LE DIAGNOSTIC POSÉ, ON APPRÉCIE :

- l'extension anatomique : stades I à IV (→ HODGKIN) ;
- l'évolutivité clinique ;
- les anomalies immunitaires : déficit, auto-immunisation, présence d'une immunoglobuline monoclonale.

▶ Évolution :

L'évolution est surtout dépendante du type histologique qui permet de distinguer les lymphomes :

∗ DE FAIBLE MALIGNITÉ, dont la durée de vie est en moyenne supérieure à 3 ans, l'évolution très lente vers les complications.

∗ DE MALIGNITÉ INTERMÉDIAIRE, dont l'évolution est plus rapide vers les complications ou vers la résistance à la chimiothérapie.

∗ DE FORTE MALIGNITÉ, dont l'évolution est rapide, seules les formes localisées pouvant être guérissables.

▶ Complications :

∗ DE L'ÉVOLUTION : ce sont celles de l'envahissement d'organes par le lymphome : insuffisance médullaire, atteinte hépato-splénique, localisation cérébro-méningée ou compression d'organes vitaux.

∗ DE L'INSUFFISANCE IMMUNITAIRE : ce sont des infections diverses.

▶ Traitement :

Les lymphomes sont tellement hétérogènes que le traitement est le plus souvent à discuter. Les moyens de traitement sont :

∗ LA CHIRURGIE dans les formes digestives localisées.

∗ LA RADIOTHÉRAPHIE dans les formes localisées, surtout efficace à long terme sur les formes de forte malignité. Elle est peu utilisée.

∗ LA CHIMIOTHÉRAPHIE par diverses associations d'*Endoxan, d'Oncovin, d'Adriblastine,* de C.C.N.U., de V.M. 26, de *Bléomycine* et de corticoïdes. Elle est indiquée dans toutes les formes évolutives diffuses.

MAIGREUR

► **Définition :**

Théoriquement, on parle de maigreur lorsque le rapport masse grasse/poids corporel est inférieur à 10 % chez l'homme et 14 % chez la femme. En fait, le plus souvent il s'agit d'une appréciation approximative par rapport à la moyenne : perte de poids de 25 % par rapport au PIT, ou 25 % d'écart par rapport au BMI (Body Mass Index ou index pondéral).

► **Causes et mécanisme :**

Il faut en distinguer trois catégories :

∗ MAIGREUR CONSTITUTIONNELLE :

Elle se caractérise par la stabilité du poids depuis plusieurs années, associée à un régime correct en quantité et en qualité. Ce n'est pas un état pathologique. Elle ne justifie aucune exploration, ni aucun traitement.

∗ MAIGREUR LIÉE A UN HYPERCATABOLISME :

Ici on retrouve un élément dynamique avec perte de poids progressive avec apports alimentaires normaux. De nombreuses maladies peuvent être responsables : tous les cancers, les maladies du système, les infections chroniques (tuberculose, viroses, abcès, etc.), les malabsorptions digestives, les insuffisances organiques sévères (cardiaque, respiratoire, hépatique, rénale), les endocrinopathies (hyperphyroïdie, diabète insulino-dépendant, insuffisance surrénale).

Son pronostic dépend de l'étiologie.

∗ MAIGREUR LIÉE A UNE CARENCE D'APPORT :

Ce mécanisme peut s'associer au précédent dans le cadre des maladies générales type cancer, collagénose, etc.

Par ailleurs, on peut distinguer :

- *les dénutritions liées aux conditions de vie :* vieillard, asociaux, immigrés ;
- *l'anorexie mentale,* où le trouble primitif est d'ordre psychologique ou psychiatrique. La maigreur s'accompagne très longtemps du maintien d'une activité physique normale, voire élevée ;
- *autres maladies psychiatriques* (dépression, troubles du comportement alimentaire, etc.) ;
- *maladie gastro-duodénale* (ulcère, gastrectomie, etc.) ;
- *cancer, leucémies, collagénose* (étiologies en commun avec l'hypercatabolisme).

► **Manifestations cliniques et biologiques :**

La maigreur est appréciée sur le pli cutané, les pesées répétées, l'état musculaire et cutanéomuqueux. L'examen clinique dépend par ailleurs de l'étiologie.

Les examens complémentaires recherchent des signes de carence : hypoalbuminémie, anémie, ostéomalacie, etc.

Ne sont entrepris qu'en cas de maigreur pathologique (par hypercatabolisme ou carence d'apport) :

- N.F.S. : anémie (carence en fer) ;
- ionogramme : hypokaliémie ;
- protides sériques : hypo-albuminémie ;
- hypoglycémie, hypocholestérolémie ;
- hypocalcémie (carence en vitamine D) ;
- baisse du TP (carence en vitamine K).

Cas particulier : anorexie mentale (→) jeune fille, privation volontaire de nourriture (→) amaigrisssement rapide, aménorrhée secondaire, hyperactivité physique. Biologiquement : signes de dénutrition. Troubles psychologiques souvent en rapport avec un conflit mère-fille.

► **Traitement et pronostic :**

Son efficacité se juge sur la prise de poids et la réparation des signes de carence.

La renutrition doit être progressive chez les grands dénutris pour éviter les accidents de surcharge (diarrhée, collapsus) ; on augmente de 100 calories tous les 2 jours en associant des préparations vitaminiques et des oligo-éléments.

Deux voies d'abord sont possibles : parentérale ou surtout entérale.

Dans l'anorexie mentale, le traitement psychothérapique est prédominant.

MAIN (AFFECTIONS DE LA)

Voir *Poignets et mains (Affections des)*

MAL DE POTT

► **Définition :**

Le mal de Pott est une spondylodiscite (→) tuberculeuse (→ ARTHRITES TUBERCULEUSES).

▶ Signes cliniques :

⁎ LES DOULEURS VERTÉBRALES (qu'elles soient lombaires, dorsales ou cervicales, selon la localisation) sont le plus souvent mécaniques.

Ce n'est que tardivement qu'elles prennent un rythme inflammatoire.

⁎ Il y a ALTÉRATION DE L'ÉTAT GÉNÉRAL : fièvre modérée, amaigrissement.

⁎ L'EXAMEN montre une raideur segmentaire rachidienne, et parfois une douleur exquise à la percussion d'une épineuse vertébrale. Parfois aussi existent des signes de radiculalgie (sciatique (→) ou cruralgie). Les abcès tuberculeux sont devenus rares.

▶ Signes paracliniques :

⁎ RADIOLOGIE : Les lésions sont faites d'un pincement discal, avec irrégularité et flou des plateaux, géodes réalisant une image en miroir. Les déformations (tassements, gibbosités) sont rares et tardives. Les parties molles sont gonflées en fuseau périvertébral, mais les calcifications d'abcès sont rares. Les aspects de reconstruction (ostéophytes) sont de bon pronostic.

⁎ BIOLOGIE : La vitesse de sédimentation est accélérée. La cutiréaction ou l'intradermoréaction à la tuberculine sont fortement positives.

▶ Surveillance et évolution :

⁎ L'ÉVOLUTION a été favorisée par la chimiothérapie antituberculeuse. On ne doit plus voir de déformations rachidiennes ni d'abcès.

⁎ LA SURVEILLANCE porte surtout sur l'état général et la mise du rachis en bonne position (plâtres de posture). Il faut également surveiller le poumon et la sphère génito-urinaire.

▶ Traitement :

→ TUBERCULOSE PULMONAIRE.

MALABSORPTIONS

▶ Définition :

Il s'agit de défauts d'absorption au niveau du grêle d'un ou plusieurs nutriments (malgré une action préalable correcte des enzymes gastriques et pancréatiques, et malgré la présence de bile en quantité suffisante).

▶ Causes et mécanisme :

Souvent intriqués, ils peuvent être schématisés selon le tableau ci-dessous.

▶ Signes essentiels :

⁎ CLINIQUE :

– *Les manifestations digestives* sont dominées par la diarrhée (souvent > 500 g/j), d'aspect fréquemment grisâtre, graisseuse ; douleurs et dyspepsie sont contingentes.

– *Les manifestations générales* reflètent diverses carences et sont polymorphes :

- asthénie, anorexie, amaigrissement ;
- œdèmes, voire ascite, traduisant une hypoalbuminémie ;
- troubles cutanés, des phanères et stomatites traduisent des carences vitaminiques (PP, B) ;
- une tétanie peut révéler une carence calcique et/ou magnésienne ; des douleurs osseuses une ostéoporose et/ou une ostéomalacie ;

Malabsorptions

<table>
<tr><th>DIMINUTIONS DE LA SURFACE D'ABSORPTION</th><th>PROLIFÉRATION BACTÉRIENNE ou PARASITAIRE</th><th>LÉSION MUQUEUSE et/ou SOUS-MUQUEUSE</th><th>ANOMALIES ENZYMATIQUES, etc.</th></tr>
<tr><td>. Résection intestinale
. Fistules (Crohn)</td><td rowspan="3">. Syndrome de l'anse afférente (→ Gastrectomie, suites de)
. Sténoses, sources de stagnation et de pullulation microbienne
. Hypomotilité (sclérodermie, diabète)
. Lambliase</td><td rowspan="2">. Maladie de Crohn
. Amylose
. Sclérodermie
. Suite de radiothérapie
. Maladie de Whipple
. Lymphomes
. Sprue tropicale</td><td rowspan="2">. Déficit en lactase et autres disaccharidases
. A-bêta-lipoprotéinémie
. Maladie d'Hartnup
. Cystinurie
. Déficits immunitaires (carences en IgA, etc.)</td></tr>
<tr><td>AFFECTIONS ENDOCRINES</td></tr>
<tr><td>. Hyperthyroïdie
. Cancer médullaire de la thyroïde
. Zollinger-Ellison
. Carcinoïde</td><td colspan="2">MALADIE CŒLIAQUE (+++)
(intolérance au gluten)</td></tr>
</table>

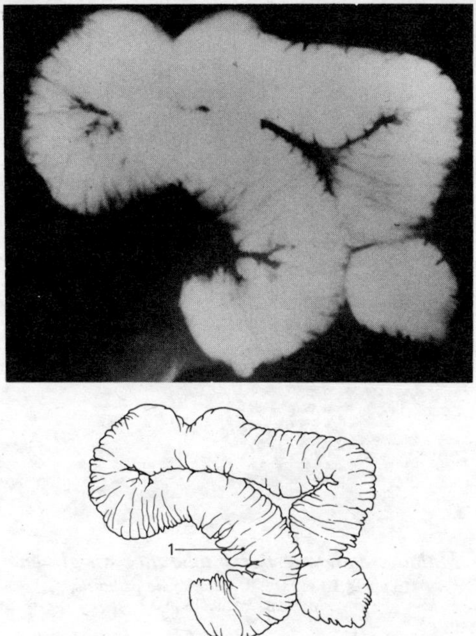

Transit du grêle au cours d'une maladie cœliaque de l'adulte : le jéjunum est dilaté, ses plis (1) sont parallèles entre eux, l'espace entre les plis est augmenté.

- l'anémie est quasi constante (carence en fer et/ou en folates, et/ou en vitamines B_{12}).

∗ EXAMENS COMPLÉMENTAIRES :

Ils comprennent l'examen des selles, des tests d'absorption et de temps de transit, la radiologie, l'étude histologique du grêle.

– *Examen des selles :* L'examen microscopique confirme la stéatorrhée : acides gras et graisses neutres trop abondantes ; apprécie l'existence de fibres musculaires mal digérées (en faveur d'une maldigestion) ; recherche certains germes ou parasites (lamblias). Le dosage pondéral de la stéatorrhée (N $<$ 6g/24 h), voire de la créatorrhée (N $<$ 1,50 g/24h) est très utile. Une étude pondérale plus complète est possible (fécalogramme). Pour tous ces dosages, il est important de recueillir toutes les selles des 24 heures, 2 ou 3 jours de suite, en régime alimentaire connu.

– *Tests d'absorption :*

- *absorption des glucides* par hyperglycémie provoquée par voie orale (courbe plate) ou par le test au xylose de grande valeur diagnostique (→) ; test au lactose si l'on suspecte un déficit en lactase ;
- *absorption des lipides ;* outre le dosage de la stéatorrhée, test d'hypervitaminémie A provoquée et étude de l'absorption de l'oléine et de la trioléine marquées ;
- *absorption des protides* jugée globalement sur la créatorrhée ; d'autres tests apprécient la fuite intestinale de protéines marquées (→ ENTEROPATHIE EXSUDATIVE) ;
- *absorption des vitamines :* dosage sérique et test de charge en acide folique, vitaminémie B_{12} et test de Schilling, vitamine K par le dosage du complexe prothrombique, etc.
- *absorption de l'eau et des électrolytes ;* ionogrammes sanguins, et si besoin fécalogramme ;
- *absorption du calcium et du fer :* dosages sanguins et si besoin méthodes isotopiques.

– *Test de temps de transit :* épreuve au rouge carmin (où l'on note l'heure d'apparition de la 1re et de la dernière selle rouge), transit du grêle minuté, coprologie fonctionnelle qui reconnaît surtout les accélérations du transit colique.

– *Le transit baryté du grêle* peut par ses anomalies fonctionnelles ou morphologiques orienter vers une étiologie particulière.

– *L'examen histologique de la muqueuse du grêle* est important ; il se fait soit après introduction orale de sondes souples, soit par fibroscopie dans D_2 (maladie cœliaque), soit exceptionnellement au cours d'une laparotomie exploratrice.

► **Éléments de surveillance :**

Voir *supra.*

► **Évolution, complications :**

Non traitée, une malabsorption expose à la cachexie dans un syndrome multicarentiel. La maladie cœliaque peut se compliquer de lymphome malin.

► **Traitement et pronostic :**

Ils sont fonction de l'étiologie (voir tableau *supra*). Un traitement symptomatique est parfois utile : rééquilibration hydro-électrolytique, voire alimentation parentérale, supplémentation en fer, folate, calcium, magnésium, vitamine D, K, B, etc.

MALADIE DE BIERMER

Voir *Anémies mégaloblastiques*

MALADIE DE BLACKFAN-DIAMOND

Voir *Érythroblastopénies*

MALADIE DE BOUILLAUD

Voir *Rhumatisme articulaire aigu*

MALADIE DE CACCHI ET RICCI

Voir *Cacchi et Ricci (Maladie de)*

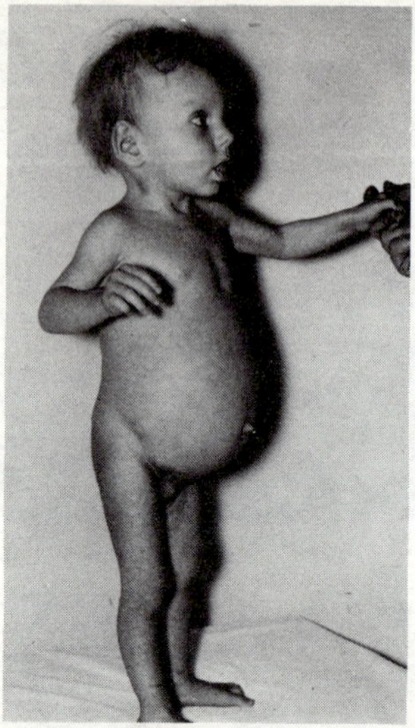

Maladie cœliaque par intolérance au gluten
(d'après LAPLANE R., *Abrégé de pédiatrie*, Masson, Paris, 1985).

MALADIE CŒLIAQUE

▶ Définition :

Elle réalise un tableau de malabsorption avec diarrhée chronique et dénutrition profonde secondaire à une intolérance au gluten.

▶ Causes et mécanisme :

Le gluten est une fraction protidique de certaines céréales (blé, seigle, orge, avoine) ; sa toxicité sur la muqueuse digestive dans la maladie cœliaque est mal expliquée. Un mécanisme allergique est possible.

▶ Signes essentiels :

∗ CLINIQUES : Les premiers signes apparaissent entre 6 et 18 mois après un intervalle libre, plus ou moins long par rapport à l'introduction du gluten dans l'alimentation, de façon insidieuse (anorexie, vomissements, selles molles volumineuses, cassure de la courbe de poids puis de la courbe de taille). Modifications du caractère. Puis fonte des masses musculaires contrastant avec la distension abdominale.

∗ BIOLOGIQUES, ils traduisent :

– *les troubles nutritionnels :*
  - numération formule sanguine et dosage du fer sérique (anémie hypochrome, hyposidérémique) ;
  - étude de la crase sanguine (déficit en facteurs du complexe prothrombique) ;
  - protides, lipides, cholestérol (taux abaissé) ;
  - radio du squelette (ostéoporose).

– *les troubles de l'absorption intestinale.*
  - dosage des graisses dans les selles (stéatorrhée très élevée), d'interprétation difficile ;
  - test au xylose (montée insuffisante de la xylosémie 1 heure après une charge orale).

∗ LE DIAGNOSTIC EST CONFIRMÉ par la radio du grêle, d'interprétation difficile, et surtout par la *biopsie intestinale* qui montre la disparition des villosités intestinales.

▶ Éléments de surveillance :

∗ CLINIQUE : courbe de poids et de taille, aspect des selles, comportement de l'enfant.

∗ BIOLOGIQUE : correction des troubles nutritionnels.

▶ Évolution et complications :

Sous régime approprié, l'évolution est favorable mais en général après un certain délai : 4 à 6 semaines. La réparation des lésions histologiques est plus longue (1 à 2 ans). Les échecs du traitement peuvent être dus à des intolérances associées.

► **Traitement et pronostic :**

∗ LE TRAITEMENT consiste à supprimer les aliments contenant du gluten (pain, biscotte, pâtes, etc., et de nombreux produits d'origine industrielle). Pendant les premières semaines du régime, on exclut également le lait.

∗ LE PRONOSTIC est bon et au-delà de 4 ans on peut réintroduire un régime normal sans voir réapparaître les troubles digestifs. Cependant, il se produit une rechute histologique avec peut-être risque ultérieur de cancérisation ; pour cette raison, on discute la nécessité d'un régime sans gluten à vie.

MALADIE DU COL VÉSICAL

Voir *Col vésical (Maladie du)*

MALADIE DE CROHN

Voir *Crohn (Maladie de)*

MALADIE DE DUPUYTREN

Voir *Dupuytren (Maladie de)*

MALADIE D'EBSTEIN

► **Définition :**

Cardiopathie congénitale réalisée par une anomalie d'insertion de la valve tricuspide.

► **Causes – Mécanisme :**

Les valves tricuspides sont insérées sous l'anneau tricuspidien et divisent le ventricule droit en deux : une partie sus-orificielle volumineuse formée de l'oreillette droite dilatée et d'une portion ventriculaire souvent atrophiée ; et une partie sous-orificielle réduite, parfois limitée au seul infundibulum pulmonaire. Le sang aura tendance à stagner dans la partie sus-orificielle et une cyanose apparaîtra en cas de communication interauriculaire associée.

► **Signes :**

∗ CLINIQUES : dyspnée, cyanose d'apparition tardive, signes d'insuffisance cardiaque droite ; à l'auscultation : souffle systolique au bord gauche du sternum, bruit de galop.

∗ PARACLINIQUES :

- *Radiologiques :* cardiomégalie peu battante avec débord droit et saillie des cavités droites en oblique antérieure gauche ; les poumons sont clairs.
- *Électriques :* hypertrophie auriculaire droite, allongement de l'espace PR, bloc de branche d'aspect inhabituel en « M », troubles du rythme à type de fibrillation auriculaire ou de flutter.
- *Échocardiographiques :* l'examen BD montre l'insertion anormale de la valvule tricuspide. Le doppler pulsé évalue la fuite tricuspide éventuellement associée.
- *Hémodynamiques :* Le cathétérisme droit et l'angiocardiographie permettent d'affirmer le diagnostic.

► **Évolution :**

Grave, émaillée de complications à type de : troubles du rythme, insuffisance cardiaque droite, et aussi abcès du cerveau, embolies paradoxales.

► **Traitement chirurgical :**

Soit *palliatif* à type d'anastomose cavopulmonaire ; soit *intervention correctrice* avec réinsertion valvulaire, ou remplacement par une prothèse valvulaire.

MALADIE DE FANCONI

Voir *Fanconi (Maladie de)*

MALADIE DE FRIEDERICH

Voir *Affections neurologiques hérédodégénératives*

MALADIE DES GRIFFES DU CHAT

Voir *Griffes du chat (Maladie des)*

MALADIE DE HAND-SCHULLER-CHRISTIAN

Voir *Histiocytaires (Syndromes)*

MALADIE DE HEINE-MEDIN

Voir *Poliomyélite antérieure aiguë*

MALADIE HÉMOLYTIQUE DU NOUVEAU-NÉ

▶ Définition :

Hémolyse due à une incompatibilité sanguine fœto-maternelle : mère Rh négatif, enfant Rh positif. Mère O, enfant A, B ou AB.

▶ Causes et mécanisme :

Destruction des hématies de l'enfant par des anticorps d'origine maternelle : soit *anticorps irréguliers* (agglutinines anti D), fabriqués par la mère après une grossesse ou une transfusion incompatible, soit *anticorps naturels* anti A-anti B présents en excès.

▶ Signes essentiels :

- Ictère précoce d'aggravation rapide. Pâleur. Hépatosplénomégalie.
- *Dans les formes graves de l'incompatibilité rhésus :* début anténatal ; état de mort apparente à la naissance ; pâleur ; collapsus ; œdèmes généralisés (anasarque) ; troubles hémorragiques.
- *Examens biologiques :* groupe de l'enfant et de la mère ; recherche d'agglutinines irrégulières chez la mère ; mise en évidence des anticorps chez l'enfant par test de Coombs direct ou test d'élution ; surveillance de la bilirubinémie, de la numération globulaire (→ ICTÈRES DU NOUVEAU-NÉ).

▶ Éléments de surveillance :

- signes respiratoires et neurologiques ;
- bilirubine ;
- numération globulaire.

▶ Évolution et complications :

- risque d'ictère nucléaire, dans tous les cas.
- Dans les formes grave de l'incomptabilité rhésus : risque d'anoxie sévère, de souffrance cérébrale, de détresse respiratoire.

▶ Traitement et pronostic :

∗ EXSANGUINOTRANSFUSION parfois dès la naissance (incompatibilité rhésus) répétée aussi souvent qu'il le faut. Réanimation respiratoire souvent nécessaire dès la naissance dans l'incompatibilité rhésus.

∗ LE PRONOSTIC est favorable dans l'incompatibilité ABO ; il reste grave dans les incompatibilités rhésus sévères avec anasarque d'où l'importance de la prévention chez les mères rhésus négatif (injection dans les 72 heures suivant l'accouchement ou l'avortement d'une dose d'immunoglobulines anti D pour éviter que la mère ne fabrique ses propres anticorps anti D).

MALADIE HÉMORRAGIQUE DU NOUVEAU-NÉ

▶ Définition :

Manifestations hémorragiques surtout digestives survenant entre la 2ᵉ et le 4ᵉ jour de vie.

▶ Causes et mécanisme :

Carence en vitamine K, parfois aggravée par un état de choc, la prise de certains médicaments par la mère (barbituriques).

▶ Signes essentiels :

Hématémèse, mélaena ; pâleur et collapsus en cas de saignement important. Parfois localisations hémorragiques différentes : céphalhématome (hémorragie sous-périostée au niveau du crâne). Hémorragie ombilicale, hémorragies viscérales profondes (foie, plèvre, méninges).

Les *examens à pratiquer* sont : le groupe de l'enfant et de la mère, numération globulaire, étude de l'hémostase (abaissement des facteurs II, VII et X, qui dépendent de la vitamine K, à un taux inférieur à 20 %).

▶ Éléments de surveillance :

- tension artérielle ;
- pouls ;
- fréquence respiratoire ;
- numération globulaire.

▶ **Traitement et pronostic :**

⁎ PRÉVENTIF : infection systématique de vitamine K_1 (0,5 à 1 mg/kg i.m. à la naissance).

⁎ CURATIF : injection systématique de vitamine K_1 (10 mg).

Éventuellement transfusion de culot globulaire.

⁎ PRONOSTIC bon en dehors de formes foudroyantes.

MALADIE DE HIRSCHPRUNG OU MÉGACÔLON CONGÉNITAL

▶ **Définition :**

Défaut d'innervation de la paroi intestinale siégeant au niveau du rectum, pouvant s'étendre jusqu'à la jonction recto-sigmoïdienne, plus rarement au côlon, voire au grêle. La zone non innervée réalise un obstacle fonctionnel à la progression du bol intestinal.

▶ **Causes et mécanisme :**

Inconnus.

▶ **Signes essentiels :**

Retard à l'élimination du méconium ; plus tard, constipation ou alternance de constipation et diarrhée ; ballonnement abdominal ; retentissement sur l'état général.

▶ **Examens paracliniques :**

- *Radio d'abdomen sans préparation :* distension gazeuse du côlon ; absence d'air dans le petit bassin.
- *Lavement baryté :* disparité de calibre entre le rectum de taille normale et la dilatation sus-jacente.
- *Manométrie rectale :* absence de réflexe anal inhibiteur lors de l'augmentation de pression intrarectale.
- *Biopsie rectale :* confirmation histologique.

▶ **Éléments de surveillance :**

- croissance : poids et taille ;
- selles ;
- ballonnement ;
- vomissements.

▶ **Évolution et complications :**

Les trois principales complications sont : l'occlusion intestinale, l'entérocolite ulcéro-nécrosante (très grave), la péritonite par perforation.

En l'absence de traitement, l'évolution est grave.

▶ **Traitement et pronostic :**

⁎ PENDANT LA PREMIÈRE ANNÉE, LE TRAITEMENT a pour but d'assurer l'évacuation des selles par « nursing » (lavements, sonde rectale, etc.) ou par dérivation chirurgicale.

Le traitement chirurgical (suppression de la zone pathologique) est difficile et se fait vers l'âge de 1 an.

⁎ LE PRONOSTIC est fonction de la longueur du segment pathologique et du rétablissement de la continence anale.

MALADIE DE HORTON

▶ **Définition :**

Maladie caractérisée par la présence de cellules inflammatoires de grande taille au niveau des artères temporales (artérite giganto-cellulaire). Elle est classée dans les collagénoses.

▶ **Signes :**

La maladie de Horton touche des sujets au-delà de 60 ans qui peuvent consulter dans des spécialités différentes pour plusieurs ordres de symptômes :

- *Soit en médecine générale ou en rhumatologie* pour une altération de l'état général avec fébricule, élévation de la VS, parfois associée à des douleurs avec faiblesse musculaire de la racine des membres (pseudo-polyarthrite rhizomélique).
- *Soit en ophtalmologie* (+++), pour une baisse d'acuité visuelle survenue rapidement, qui est déjà le symptôme de la complication la plus grave.
- *Soit en neurologie,* pour des céphalées sévères, particulières par un caractère d'endolorissement superficiel avec sensations de brûlures du cuir chevelu (gêne lors de la coiffure).

▶ **Les éléments de l'examen clinique sont :**

- Douleur sur le trajet de l'artère temporale ou des autres branches de la carotide externe (A. faciale, A. occipitale), avec une artère indurée, non battante, inflammatoire.

- « Claudication douloureuse » de la mâchoire, avec gêne lors de la mastication.
- Fébricule ou fièvre, atteinte de l'état général assez peu spécifique à cet âge.

▶ **Les examens à demander** sont :

* EXAMEN OPHTALMOLOGIQUE avec fond d'œil et champ visuel pour rechercher un début de **névrite optique ischémique.**

* VS (+++), souvent très élevée, entre 60 et plus de 100 mm à la 1ere heure : *ce seul élément paraclinique suffit à faire mettre en route le traitement, si le diagnostic est évoqué.*

* BIOPSIE DE L'ARTÈRE TEMPORALE (+++), geste bénin réalisé sous anesthésie locale qui permet de rechercher l'image histologique « d'artérite à cellules géantes ».

▶ **Le traitement est une urgence** (+++) :

Il repose sur la corticothérapie (1mg/kg/j de prednisone) par *Cortancyl* ou *Solupred* à commencer sitôt évoqué le diagnostic, et au besoin sans attendre la biopsie de l'artère temporale, afin d'éviter la cécité définitive qui peut compliquer l'atteinte ophtalmologique. Ce traitement poursuivi plusieurs mois à doses lentement décroissantes est ajusté en fonction des résultats de la VS répétée tous les 15 j ou 1 mois. La surveillance de la corticothérapie (ulcères gastro-duodénaux, diabète, HTA) doit être particulièrement étroite chez ces malades âgés et fragiles, moyennant quoi le pronostic est excellent.

MALADIE DES INCLUSIONS CYTOMÉGALIQUES

Voir *Inclusions cytomégaliques (Maladie des)*

MALADIE DES LAXATIFS

▶ **Définition :**

Due à l'emploi de laxatifs irritants au long cours, elle associe des troubles digestifs, métaboliques et psychologiques.

▶ **Causes et mécanisme :**

Les laxatifs en cause sont très nombreux et souvent faussement rassurants ; il faut étudier leur composition à la recherche de produits irritants : phénolphtaléine, anthraquinoniques, bourdaine, séné, etc.

▶ **Signes essentiels, évolution, complications :**

Il s'agit souvent de femmes, obsédées par leur transit intestinal, dépendantes des laxatifs, dont elles nient parfois la prise (d'où l'utilité de la recherche de phénolphtaléine dans les selles, et de la rectoscopie qui montre une muqueuse granuleuse et pigmentée en cas d'abus d'anthraquinones).

Au point de vue digestif, la constipation devient douloureuse, s'accompagne de météorisme, ou fait place à une fausse diarrhée (bien mise en évidence à l'examen coprologique selon Goiffon). Le stade suivant est une véritable iléo-colite avec sur le lavement baryté un côlon tubulé, sans haustration, et un reflux massif dans la dernière anse grêle.

Des troubles métaboliques apparaissent, et notamment une hypokaliémie source d'asthénie, de crampes, voire de troubles rénaux.

▶ **Traitement et pronostic :**

Le traitement repose sur l'arrêt de la prise de laxatifs, parfois aidé d'une psychothérapie, et la mise en route d'un traitement rationnel de la constipation (→).

MALADIE DE LA PEYRONIE

Voir *La Peyronie (Maladie de)*

MALADIE DE LEGG-PERTHES-CALVÉ

Voir *Ostéochondrite de hanche ou maladie de Legg-Perthes-Calvé*

MALADIE DE LYME

▶ **La maladie de Lyme** est une affection souvent évoquée en neurologie ou en rhumatologie, elle est due à un spirochète (Borrelia burgdoferi) transmis à l'homme après morsure de tiques (au cours de promenades dans les bois, par exemple). Son diagnostic repose sur la notion de morsure de tiques, les différents symptômes ci-dessous, et surtout (car le germe est rarement mis en évidence) sur la sérologie spécifique. Le traitement repose sur des perfusions à fortes doses de Pénicilline G, ou en cas d'allergie sur les tétracyclines. Le pronostic est excellent si le traitement est précoce.

► **Signes cutanés** : « érythème migrant » sous forme d'une plaque rouge, en carte de géographie, près du point de piqûre, durant plusieurs jours ou semaines.

► **Signes neurologiques** : méningite lymphocytaire, ou douleur radiculaire très vive du membre atteint associée à une méningite (méningo-radiculite), paralysie faciale, mais aussi parfois dans les formes tardives véritables encéphalites.

► **Signes rhumatologiques** : arthrites inflammatoires épisodiques ou non touchant les grosses articulations. Plus tardives que les signes cutanés ou neurologiques.

► **Signes cardiaques** : possibilité de troubles de la conduction (blocs auriculo-ventriculaires).

MALADIE DE MARCHIAFAVA-MICHELI

Voir *Hémoglobinuries paroxystiques nocturnes*

MALADIE DE MARFAN

Voir *Arachnodactylie ou maladie de Marfan*

MALADIE DE MINKOVSKI-CHAUFFARD

Voir *Minkovski-Chauffard (Maladie de)*

MALADIE MITRALE

Voir *Mitrale (maladie)*

MALADIE DE NICOLAS FAVRE

Voir *Lymphogranulomatose vénérienne*

MALADIE DE L'OREILLETTE

Voir *Oreillette (maladie de l') ou maladie rythmique auriculaire*

MALADIE DE PAGET

Voir *Paget (Maladie de)*

MALADIE DE PAGET CUTANÉE

► **Définition :**

La maladie de Paget cutanée est en soi un cancer de malignité locale, mais elle est le plus souvent le témoin d'un cancer sous-jacent glandulaire, en particulier dans sa localisation mammaire, la plus fréquente.

► **Causes et mécanismes :**

Les cellules malignes du cancer sous-jacent envahissent la peau et sont responsables des lésions observées.

L'étiologie est inconnue.

► **Aspects cliniques :**

Une plaque rouge squameuse eczématiforme se constitue progressivement au niveau du sein. Mais les limites très nettes, le caractère un peu infiltré, unilatéral, très localisé, l'évolution chronique rebelle aux thérapeutiques locales symptomatiques, doivent attirer l'attention et imposer la biopsie cutanée.

Les localisations cutanées extra-mammaires et vulvo-périnéo-anales sont plus rares.

► **Examens complémentaires :**

La biopsie pratiquée, au moindre doute, montre une image histologique caractéristique.

► **Évolution :**

* DANS SA LOCALISATION MAMMAIRE, l'évolution spontanée se fait vers l'apparition du cancer sous-jacent : le mammelon se rétracte, s'ulcère et saigne : un nodule dur se constitue suivi d'adénopathies envahies et de métastases.

* LES LOCALISATIONS CUTANÉES EXTRA-MAMMAIRES ont parfois un meilleur pronostic : le cancer sous-jacent n'est en effet pas toujours retrouvé. Cette forme est donc vraiment de malignité strictement locale.

* LA LOCALISATION VULVAIRE évolue à la longue vers un épithélioma spino-cellulaire.

► **Éléments de surveillance :**

Ce sont ceux du cancer sous-jacent (mammographie pour cancer du sein, par exemple).

► **Traitement :**

* LA LOCALISATION MAMMAIRE, même dans sa phase de début, impose un traitement radical qui est celui du cancer du sein : le plus souvent ablation chirurgicale du sein.

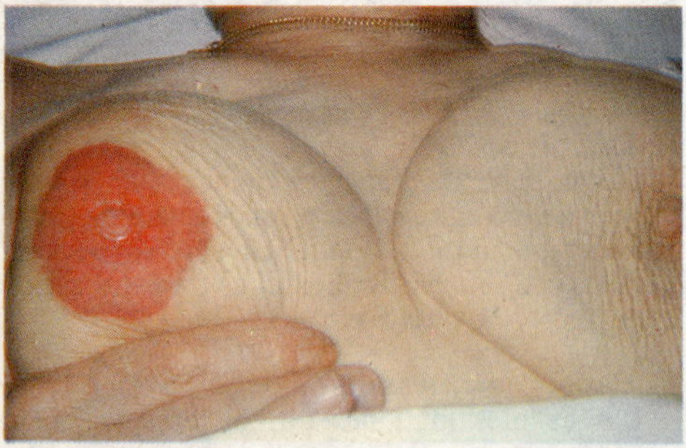

Paget cutané du sein.

* LA LOCALISATION CUTANÉE EXTRA-MAMMAIRE impose une exérèse complète et profonde : le pronostic dépend de la présence ou non d'un cancer sous-jacent.

* LA LOCALISATION VULVAIRE impose l'exérèse de la lésion.

MALADIE DE PARKINSON

Il s'agit d'une maladie fréquente, débutant en règle générale entre 50 et 65 ans. Il s'agit d'une maladie dégénérative du système nerveux central avec des anomalies histologiques au niveau des noyaux pigmentés du tronc cérébral (locus niger) et des noyaux gris centraux (pallidum). Il existe un déficit en *dopamine* au niveau du système nigrostriatal.

► **Clinique :**

Le syndrome parkinsonien est défini par l'akinésie, le tremblement de repos et l'hypertonie s'associant dans la maladie de Parkinson.

* L'AKINÉSIE est définie par la lenteur et la rareté du mouvement. Le malade paraît économe de ses gestes et devoir vouloir limiter tous ses mouvements. L'akinésie se traduit en particulier par un visage figé inexpressif où la mimique est pauvre, par la perte du balancement des bras lors de la marche, la micrographie, la voix assourdie et monotone, l'existence d'un retard au début et à la fin du mouvement.

* L'HYPERTONIE est de type extra-pyramidale, il existe une opposition à l'étirement des membres qui cède par à coups et réalise le *phénomène de roue dentée.* Il existe une attitude dystonique axiale avec une *attitude générale en flexion* intéressant la tête, le tronc, les membres supérieurs ; la marche *se fait à petits pas* et l'équilibre est médiocre avec tendance à la rétropulsion. Il peut exister une dystonie au niveau des mains avec flexion des métacarpo-phalangiennes et extension des interphalangiennes.

* LE TREMBLEMENT est un *tremblement de repos majoré par les émotions et les efforts intellectuels,* disparaissant au mouvement volontaire. Il réalise l'aspect caractéristique d'*émiettement du pain.*

* IL PEUT EXISTER par ailleurs une hypersialorrhée, une hypotension orthostatique est

fréquente, le réflexe naso-palpébral est exagéré et inépuisable.

Sur le plan psychique, il existe fréquemment un syndrome dépressif. Par contre, la *détérioration intellectuelle* est tardive et inconstante.

∗ DANS LA MALADIE DE PARKINSON, akinésie, hypertonie et tremblement sont en règle générale réunis mais il existe des formes dissociées, soit hypertonique et akinétique sans tremblement ou les formes dominées par le tremblement. Enfin les formes de prédominance unilatérales sont fréquentes au début.

▶ **Diagnostic différentiel :**

Autres étiologies de syndromes parkinsoniens :

- syndromes extra-pyramidaux induits par les neuroleptiques (→) (ce sont les plus fréquents) ;
- parkinsons postencéphalitiques ;
- intoxications oxycarbonées, manganèse, etc. ;
- parkinsons post-traumatiques ;
- maladie de Wilson (→).

▶ **Bilan :**

Le diagnostic de maladie de Parkinson est clinique, un scanner cérébral sera rarement nécessaire pour éliminer une tumeur cérébrale.

∗ BILAN PRÉTHÉRAPEUTIQUE :

- prise régulière de la tension artérielle, recherche d'une *hypotension artérielle orthostatique* que les médicaments peuvent induire ;
- examen cardio-vasculaire et *ECG* ;
- recherche d'un adénome prostatique chez l'homme ;
- éliminer un glaucome ;
- apprécier *l'état psychique de base du malade.*

▶ **Surveillance :**

Elle portera :

- sur *l'état cardio-vasculaire,* la tension artérielle couché et debout ;
- *sur l'état moteur :* facilité du mouvement et de la marche ;
- sur l'apparition de mouvements anormaux ou dyskinésies, sur une résurgence parkinsonienne avec reprise de l'akinésie ;
- sur la tolérance et les effets secondaires des différents médicaments ;
- *sur l'état psychique :* syndrome dépressif, état confusionnel, état hallucinatoire ou délirant intermittent ou non.

▶ **Traitement :**

→ ANTIPARKINSONIENS.

▶ **Pronostic :**

Il a été transformé par la L-dopa. Néanmoins, après quelques années de traitement, on assiste à une dégradation de l'état moteur sous traitement qui nécessite un ajustement délicat des différentes drogues.

MALADIE PÉRIODIQUE

▶ **Définition :**

Il s'agit d'une triade faite de crises douloureuses articulaires, abdominales et pseudo-palustres, évoluant selon une périodicité constante (→ POLYARTHRITES).

▶ **Causes :**

Un facteur héréditaire est le plus souvent retrouvé. L'affection touche surtout les Israélites originaires du pourtour méditerranéen.

▶ **Signes cliniques :**

Les crises durent quelques jours et se reproduisent régulièrement au bout d'un laps de temps toujours identique chez le même malade.

∗ LA FIÈVRE prend un aspect trompeur de crise de paludisme. Elle peut être isolée ou accompagner les autres manifestations.

∗ LES DOULEURS ABDOMINALES sont les plus fréquentes et conduisent très souvent à des interventions chirurgicales inutiles.

∗ LES MANIFESTATIONS ARTICULAIRES prennent l'aspect d'oligo ou de polyarthrites fluxionnaires, touchant n'importe quelle articulation et guérissant en quelques jours sans séquelles. Il n'y a aucun signe radiologique.

∗ LES AUTRES ATTEINTES VISCÉRALES (rate, peau, cœur, œil) sont plus rares mais la néphropathie périodique est fréquente (40 %) et l'évolution se fait vers *l'insuffisance rénale.*

▶ **Signes biologiques :**

Hyperleucocytose et *accélération de la vitesse de sédimentation,* même entre les crises. La *ponction-biopsie rénale* montre des lésions d'amylose.

▶ **Évolution et surveillance :**

Elle se fait par crises où les symptômes sont plus ou moins au complet. Le danger de la maladie périodique est au rein qui doit donc être systématiquement surveillé (protéine urinaire, urée sanguine, créatinine sanguine).

► **Traitement :**

Il faut éviter la cortisonothérapie et recourir à la colchicine, aux antipaludéens de synthèse et aux immunodépresseurs.

MALADIE DE RAYNAUD

Voir *Syndrome et maladie de Raynaud*

MALADIE RYTHMIQUE AURICULAIRE

Voir *Oreillette (maladie de l')*

MALADIE DE SCHEUERMANN

Voir *Épiphysite vertébrale*

MALADIE DE TAKAYASU

► **Définition :**

Maladie de la femme jeune caractérisée par une atteinte inflammatoire de la paroi aortique et de celle des gros troncs artériels.

► **Causes - Mécanisme :**

Aucune étiologie n'a été retrouvée jusqu'à présent mais la maladie est parfois associée à une maladie auto-immune ou à la tuberculose. Les lésions anatomiques prédominent à la jonction média-adventice où sont retrouvés des infiltrats inflammatoires.

► **Signes :**

La maladie évolue en deux stades :

– *Un stade pré-occlusif* qui associe des manifestations rhumatismales ; des signes généraux avec fièvre, asthénie, amaigrissement ; des manifestations pleuro-pulmonaires avec toux, épanchement pleural ; des manifestations cutanées avec érythème noueux, rash, hypodermite nodulaire ; une inégalité tensionnelle, la disparition d'un pouls au membre supérieur ou un souffle cervical feront parfois évoquer le diagnostic à l'examen.

– *Le second stade, occlusif,* peut atteindre la crosse aortique et ses branches, l'aorte thoraco-abdominale, l'artère pulmonaire et les artères coronaires. Il va s'agir d'une symptomatologie ischémique, variable en fonction du siège de la ou des lésions.

Les examens biologiques mettent en évidence une accélération de la vitesse de sédimentation, une hyperleucocytose à la numération de la formule sanguine, une élévation des alpha et bêta-globulines à l'électrophorèse des protéines. De façon systématique est également pratiquée une recherche de maladie tuberculeuse. Enfin un bilan angiographique fait le bilan des lésions et met en évidence la coexistence de lésions diffuses artérielles avec juxtaposition d'images de sténoses et d'ectasies.

► **Traitement :**

* TRAITEMENT MÉDICAL habituel de l'ischémie artérielle quelle que soit sa localisation, traitement antituberculeux en cas de tuberculose avérée associée.

* TRAITEMENT CHIRURGICAL des oblitérations et surtout des lésions anévrismales du fait du risque de rupture.

MALADIE DE VAQUEZ

Voir *Vaquez (Maladie de)*

MALADIE DE WALDENSTRÖM

Voir *Waldenström (Maladie de)*

MALADIE DE WERDNIG-HOFFMANN

► **Définition :**
Maladie héréditaire à transmission autosomique récessive (1 enfant sur 4 dans la famille) due à une dégénérescence des cornes antérieures de la mœlle épinière.

► **Causes et mécanisme :**
Inconnus.

► **Signes essentiels :**
Dès la naissance ou dans les premiers mois, hypotonie généralisée, symétrique avec paralysie étendue aux 4 membres, aux muscles intercostaux et abdominaux ; abolition des réflexes ostéo-tendineux.

► **Évolution :**
Évolution vers l'insuffisance respiratoire majorée par la prise des biberons.

► **Traitement et pronostic :**
Il n'y a pas de traitement mais un conseil génétique doit être donné.
Mortalité : 80 % avant 1 an, 20 % entre 1 et 4 ans.

MALADIE DE WHIPPLE

Voir *Whipple (Maladie de)*

MALADIE DE WILLEBRAND

Voir *Willebrand (Maladie de)*

MALADIE DE WILSON

► **Définition :**
La maladie de Wilson est *une maladie génétique* (de transmission autosomique récessive). C'est une affection primitivement hépatique avec un défaut de synthèse de la protéine transporteuse du cuivre, la *cœruléoplasmine.* Il en résulte une accumulation tissulaire du cuivre, en particulier au niveau du foie et du cerveau. C'est une maladie rare, mais touchant le sujet jeune et se révélant entre 10 et 30 ans.

► **Clinique :**
Les signes sont surtout neurologiques et associent de manière très variable l'hypertonie et les mouvements anormaux.

* LE TREMBLEMENT est souvent révélateur, prédomine aux membres supérieurs ; il s'accentue progressivement. *C'est un tremblement du maintien de l'attitude,* les secousses musculaires peuvent être très importantes et gêner considérablement le mouvement volontaire.

* L'HYPERTONIE peut être de type parkinsonienne, plastique et prédominante sur les fléchisseurs. Elle est associée à un certain degré d'akinésie.

Plus évocatrice est *l'hypertonie d'action réalisant des spasmes opposionnistes* lors du mouvement volontaire. L'ensemble de ces troubles perturbent de manière importante la marche, la parole, la mimique (visage grimaçant), l'écriture, avec des mouvements anormaux.

* On peut observer des CRISES D'ÉPILEPSIE FOCALES OU GÉNÉRALISÉES.

* LES TROUBLES PSYCHIQUES sont fréquents au cours de la maladie de Wilson : troubles du caractère et de l'humeur, désordres psychotiques, détérioration plus tardivement.

* L'ATTEINTE HÉPATIQUE est en règle générale latente, limitée à une *hépatomégalie,* mais elle peut évoluer plus ou moins précocement vers *une cirrhose hépatique* avec ses propres complications. Rarement cette atteinte hépatique est isolée.

* DEUX COMPLICATIONS AIGUËS doivent être citées bien que rares : l'*hémolyse intravasculaire aiguë,* brutale et gravissime, et, associée ou non, la *cytolyse hépatique* avec élévation des transaminases accompagnée d'une insuffisance hépato-cellulaire aiguë.

► **Examens complémentaires :**
Ils permettent de confirmer le diagnostic de maladie de Wilson, à condition de savoir y penser, devant des troubles neuro-psychiques ou/et hépatiques chez un sujet jeune.

* LE CUIVRE SÉRIQUE TOTAL est modérément abaissé ; le taux de cœruléoplasmine est abaissé dans 95 % des cas. *La cuprurie est très élevée.*

∗ L'EXAMEN OPHTALMOLOGIQUE met en évidence le classique anneau vert péricornéen de Kayser-Fleischer.

∗ LA BIOPSIE HÉPATIQUE (après contrôle de la crase sanguine) montre *un taux très élevé du cuivre intratissulaire hépatique.* C'est l'élément déterminant du diagnostic.

∗ L'ENQUÊTE FAMILIALE ET GÉNÉTIQUE est indispensable pour dépister les formes latentes.

▶ Surveillance et traitement :

∗ LA SURVEILLANCE porte sur l'état neurologique et psychique et sur la surveillance clinique et biologique de l'état hépatique.

∗ LE TRAITEMENT repose sur la D-pénicillamine qui permet d'éliminer le cuivre dans les urines et de stopper l'évolution de la maladie. La D-pénicillamine (*Trolovol*) sera débutée à des doses très progressivement croissantes jusqu'à la posologie optimale d'environ 2 g par jour. On y associera toujours de la vitamine B_6 pour prévenir le risque convulsif. Le traitement sera prolongé à vie sous surveillance cutanée (risque de syndrome lupique induit), hématologique (surveillance de l'hémogramme du fait de la possibilité de leuco-neutropénie), et rénale (protéinurie de 24 heures).

MALDIGESTIONS

▶ Définition :

Il s'agit de troubles liés à la déficience d'une ou de plusieurs étapes de la digestion (nécessaires à l'absorption ultérieure par le grêle) et évoluant sur un mode chronique. Elles se distinguent des dyspepsies (→) et des « indigestions ».

▶ Causes et mécanisme :

Une maldigestion peut résulter d'une insuffisance hépato-biliaire, gastrique, ou pancréatique comme le schématise le tableau ci-dessous.

▶ Signes essentiels :

∗ CLINIQUE : Les uns sont digestifs (diarrhée, dyspepsie), les autres traduisent un état carentiel (anémie, ostéoporose et/ou ostéomalacie, amaigrissement).

∗ EXAMENS COMPLÉMENTAIRES : Ils sont dominés par le fécalogramme, le dosage de la stéatorrhée, d'autres examens sont demandés en fonction de l'orientation étiologique (tubage à la pentagastrine, tubage à la sécrétine pancréozymine, cathétérisme de la papille duodénale, échotomographie du pancréas).

▶ Éléments de surveillance :

Voir *supra.*

▶ Évolution, complications :

Non traitée c'est l'évolution vers la cachexie et diverses carences fonction de l'étiologie.

▶ Traitement et pronostic :

Ils sont fonction de l'étiologie. Certaines thérapeutiques supplétives sont possibles ; vitamine D parentérale ou *Dédrogyl,* vitamine B_{12} intramusculaire, extraits pancréatiques.

Maldigestions

CAUSES HÉPATO-BILIAIRES	CAUSES GASTRIQUES	CAUSES PANCRÉATIQUES
Déficit en sels biliaires [stéatorrhée, malabsorption, vitamines liposolubles (vit. K, vit. D, etc.)]	Déficit ions H^+ et pepsine, etc., en facteur intrinsèque (source de malabsorption de la vitamine B_{12})	Déficit amylase, trypsine, lipase, etc.
Obstruction du cholédoque		
Cirrhose biliaire primitive	Suites de gastrectomie	Pancréatite chronique Cancer du pancréas
Autres hépatites et cirrhoses	Gastrite atrophique (dont la maladie de Biermer) Cancers (dont la linite gastrique) *N.B.* L'achlorhydrie favorise la pullulation microbienne	

ANOMALIES	CONSÉQUENCES
REIN	
Absence de rein (agénésie)	Pas de troubles. Hypertrophie compensatrice controlatérale
Rein insuffisamment développé (hypoplasie)	H.T.A.
Rein contenant un tissu étranger embryonnaire	Pas de trouble mais anomalie de la voie excrétrice fréquente
Rein kystique : kyste solitaire, multikystique, polykystique	Pas de trouble Insuffisance rénale
Fusion des deux reins : reins en fer à cheval	Pas de troubles
Reins en situation anormale : iliaque, pelvien	Pas de troubles
CALICES – BASSINET – URETÈRE	
Mégacalicose, Cacchi et Ricci	Pas de trouble. Parfois lithiase, infection
Anomalie de la jonction pyélo-urétérale Anomalie de la jonction urétéro-vésicale : reflux Méga-uretère, urétérocèle	Stase. Infection. Destruction progressive du rein et des pyélons correspondants
Duplication urétéro-pyélo-calicielle Bifidité urétéro-pyélo-calicielle (dédoublement incomplet)	Pas de troubles, mais lésions associées fréquentes
VESSIE	
Diverticule	Rétention. Infection
Maladie du col	Rétention. Infection, distension du haut appareil
URÈTRE	
Valvules. Sténoses	Uropathies obstructives retentissant sur le haut appareil
Hypospadias	Déviation du jet. Sténose du méat souvent associée

MALFORMATIONS DE L'APPAREIL URINAIRE (PRINCIPALES MALFORMATIONS)

MALFORMATION D'ARNOLD-CHIARI

Voir *Malformations de la charnière, malformation d'Arnold-Chiari*

MALFORMATIONS DE LA CHARNIÈRE MALFORMATION D'ARNOLD-CHIARI

► **Définition :**

Les malformations de la charnière comprennent des anomalies osseuses de la jonction occipito-cervicale et/ou des anomalies nerveuses concernant la jonction bulbo-médullaire.

* Anomalies osseuses :

– *L'impression basilaire* a une définition radiologique : c'est l'ascension de l'*apophyse odontoïde* au-dessus de ses repères radiologiques normaux.

– Il peut exister une *fusion occipito-atloïdienne* complète ou non avec hypoplasie de l'atlas. On peut également observer une fusion de deux ou plusieurs vertèbres cervicales, réalisant des *blocs cervicaux.*

– L'apophyse odontoïde peut être hypoplasique ou détachée de l'axis.

– Il existe des malformations osseuses *graves et complexes* réalisant en particulier une véritable *dislocation occipito-atloïdienne.*

* Anomalies nerveuses :

– Il peut y avoir une compression du bulbe ou de la mœlle cervicale haute par les lésions osseuses.

– Il peut y avoir une grosse mœlle cervicale par une dilatation du canal épendymaire *(hydromyélie)* ou par une *cavité intramédullaire syringomyélique* (→ Syringomyélie).

– *La malformation d'Arnold-Chiari* réalise un allongement et un abaissement de la partie inférieure du 4e ventricule, du bulbe et de l'amygdale cérébelleuse. Les conséquences de la malformation peuvent être une compression des structures nerveuses ectopiques et/ou une hydrocéphalie par blocages à l'écoulement du liquide céphalorachidien.

▶ Clinique :

* Le mode de révélation et le groupement des symptômes sont variables d'un malade à l'autre :

– Il peut exister des *signes cérébello-bulbaires :* nystagmus rotatoire, troubles de la déglutition, hémiatrophie de la langue, troubles cérébelleux.

– Il peut exister des *signes pyramidaux* pouvant réaliser une paraparésie ou une tétraparésie.

– Il peut existe des signes de la série *syringomyélique* (→), voire une atteinte dissociée de la sensibilité dans le territoire du nerf trijumeau.

– Il peut y avoir une *hypertension intracrânienne* permanente ou non.

– Les signes cervicaux sont caractéristiques : brièveté du cou, implantation basse des cheveux, torticolis à répétition, épisodes de blocages douloureux ou non de la nuque.

* L'évolution neurologique peut être lentement progressive mais elle peut être stable, voire comporter des poussées d'aggravation successives.

* Le diagnostic différentiel est surtout celui d'une tumeur de la fosse postérieure, d'une sclérose en plaques ou enfin d'une compression médullaire haute.

▶ Examens complémentaires :

Ils seront réalisés en milieu spécialisé.

* Le bilan des lésions osseuses comprend des radiographies du crâne, du rachis cervical et des clichés de la charnière de face et de profil. Ces clichés seront complétés par *des tomographies de la charnière de face.*

* Le bilan des lésions nerveuses repose sur l'I.R.M. cervicale.

▶ Traitement :

Il est neurochirurgical et sera réalisé en milieu spécialisé. L'abstention est légitime dans les formes peu sévères et non évolutives. La chirurgie est proposée dans les formes évolutives, dans les formes présentant des signes neurologiques marqués ou dans les formes associées à une hypertension intracrânienne.

MALFORMATIONS VASCULAIRES CÉRÉBRALES

Les malformations vasculaires sont représentées par les anévrismes et les angiomes.

▶ Anévrismes artériels :

Il s'agit de malformations vasculaires *congénitales.* Ces anévrismes sont en forme de sac. Ceci permet d'exclure l'anévrisme par un clip posé au niveau du collet du sac sans interrompre le flux sanguin au niveau du vaisseau principal. Les anévrismes s'accroissent progressivement avec l'âge ; leur croissance est lente et favorisée par une HTA.

* Topographie : Ils sont en général situés à la base du cerveau au niveau du polygone de Willis. Les trois localisations les plus fréquentes sont au niveau de la terminaison de la carotide interne et de la communicante postérieure, au niveau de la bifurcation de l'artère sylvienne et au niveau de la communicante antérieure entre les deux artères cérébrales antérieures.

∗ Les anévrismes sont latents, exceptionnellement compressifs, et se *révèlent par une hémorragie méningée* (→). Celle-ci est liée à la rupture de la malformation quand elle a atteint une taille critique (supérieure à 10 mm).

Devant toute hémorragie méningée chez un sujet jeune, il faudra rechercher l'anévrisme responsable. Il est nécessaire de pratiquer une artériographie carotidienne bilatérale et éventuellement une exploration de l'axe vertébro-basilaire. Ces examens seront pratiqués dans les jours immédiats après le saignement mais le bilan artériographique peut être faussement négatif. En effet, *un spasme artériel* peut masquer une malformation de petite taille. Dans ces cas (bilan artériographique initial négatif), il est souhaitable de refaire un bilan artériographique 2 à 3 mois plus tard.

∗ Complications des anévrismes artériels :

- L'hémorragie méningée peut être d'emblée très grave (coma, mort subite).
- Risque de constitution d'un *hématome intracérébral* pouvant précipiter l'indication opératoire.
- Surtout *risque de récidive de l'hémorragie méningée* avec une nouvelle rupture plus grave en général. Le risque de récidive est maximal entre le 6e et le 12e jour suivant l'accident initial.
- Les *spasmes artériels* survenant parfois à distance sur les vaisseaux cérébraux sont de mécanisme mal compris et peuvent donner des ramollissements cérébraux avec déficit neurologique grave.

∗ Le traitement consiste en une exclusion de l'anévrisme par un clip posé au niveau du collet et en respectant le vaisseau normal.

Cette chirurgie se fait sous microscope et sous hypotension artérielle contrôlée. Les malades seront opérés exceptionnellement en urgence *mais toujours avant le sixième jour,* avant le risque de récidive de l'hémorragie. Tous les malades opérables seront opérés. Seront récusés les malades comateux, ayant un déficit neurologique lourd et les malades âgés ou en mauvais état général.

► Angiomes cérébraux ou anévrismes artério-veineux :

Ce sont des malformations congénitales réalisant une communication à plein canal entre artère et veine sans réseau capillaire interposé.

Il peut s'agir d'une fistule simple réunissant une artériole et une veine. Souvent il existe plusieurs éléments artériels et veineux en communication. Par contre, il existe des malformations complexes volumineuses : *les anévrismes cirsoïdes,* les pédicules artériels et veineux sont multiples et les veines de drainage très volumineuses. Les angiomes cérébraux sont hémisphériques (15 % seulement dans la fosse postérieure).

∗ Signes révélateurs des angiomes (associés ou non) :

- hémorragie cérébro-méningée avec hématome intracérébral associé ;
- crises comitiales, présentes dans la moitié des cas ;
- accidents neurologiques déficitaires répétés ;
- troubles psychiques avec parfois détérioration progressive ;
- céphalées et algies faciales à répétition et paroxystiques, pouvant être liées à des formes d'hémorragie méningée à minima.

On recherchera toujours à l'examen un souffle carotidien ou un souffle intracrânien.

∗ Le diagnostic repose sur le scanner complété par le bilan artériographique, le problème est d'en poser l'indication à bon escient.

∗ Traitement :

Il existe trois méthodes :

- le traitement neurochirurgical ;
- l'embolisation ;
- la radiothérapie.

Les indications dépendront de la symptomatologie, du volume et du siège de l'angiome.

MALNUTRITION

► Définition :

Troubles dus à un régime carencé en calories et/ou en protéines. La malnutrition calorique réalise *le marasme.* La malnutrition protéique, le *kwashiorkor.*

► Causes et mécanisme :

Soit insuffisance d'apport (faible niveau socio-économique, pays du tiers monde), soit troubles de l'absorption digestive (mucoviscidose, maladie cœliaque).

► **Signes essentiels :**

∗ Dans le marasme (âge : 6 à 8 mois) : disparition de la graisse sous-cutanée, fonte musculaire, chute pondérale, aspect sénile. Pas de signes biologiques.

∗ Dans la carence protéique (âge : 1 à 4 ans) : anorexie, fonte musculaire, œdèmes, chute pondérale, apathie, lésions de la peau et des phanères, hypoprotidémie, anémie, hypoglycémie, hyponatrémie, hypokaliémie.

► **Éléments de surveillance :**
– état des selles ;
– température ;
– signes de déshydratation ;
– courbes de poids et de taille.

► **Évolution et complications :**
Sans traitement, évolution mortelle. Aggravation à l'occasion de complications infectieuses : rougeole, gastro-entérite, parasitose, tuberculose.

► **Traitement :**
Renutrition très progressive, par gavage en cas d'anorexie, par du lait sans saccharose et sans lactose. Perfusion en cas de déshydratation. Traitement des carences associées (vitamine, fer, etc.) et des infections.

MANIE

► **Définition :**
En psychiatrie, la manie se définit par un état aigu de surexcitation psychomotrice avec :
– agitation importante ;
– exaltation de l'humeur ;
– et des pulsions instinctivo-affectives.

La dépense excessive et désordonnée de l'énergie se manifeste dans les domaines *psychique* (excitation intellectuelle) *psychomoteur* et *neuro-végétatif* (résistance à la fatigue et besoin de sommeil réduit).

L'agitation n'est pas une hypertrophie de l'activité normale, mais une conduite qualitativement pathologique.

La manie a donc un sens bien différent de celui que l'on donne dans le langage courant aux manies : attachements et habitudes un peu tyranniques auxquels s'adonnent certains sujets.

► **Causes et mécanisme :**

∗ L'accès maniaque entre plus souvent dans le cadre d'une psychose maniaco-dépressive (80 % des cas). Mais elle peut être difficile à préciser en l'absence d'antécédents personnels maniaques ou mélancoliques, d'antécédents familiaux de troubles cycliques. Parfois il s'agit d'un virage brutal de l'humeur chez un mélancolique traité.

∗ Il convient d'éliminer d'abord les autres causes d'excitation psychomotrice :
– *Intoxications :*
• médicamenteuses (corticoïdes, isoniazide) ;
• toxicomaniaques (alcool, cocaïne, haschisch, hallucinogènes) ;
• oxy-carbonées.

Dans ces cas, on observe souvent une symptomatologie confusionnelle.
– *Traumatismes :* Certains traumatismes crâniens peuvent déclencher un accès maniaque, souvent après une phase comateuse.
– *Tumeurs cérébrales :* tumeurs diencéphaliques ou tumeurs préfrontales qui réalisent une excitation euphorique puérile et niaise appelée *moria.*
– *Comitialité :* Parfois l'agitation motrice peut évoquer la fureur maniaque.
– *Endocrinopathies :* Certains syndromes hypophysaires, surrénaliens, thyroïdiens peuvent comporter une excitation psychique.
– *Démences séniles :* Chez le sujet âgé l'apparition d'un état maniaque peut représenter le mode d'entrée dans la démence sénile.
– *États d'excitation des schizophrénies :* Des symptômes schizophréniques sont associés.
– *Bouffées délirantes aiguës :* L'humeur est labile et associée à de nombreuses idées délirantes.
– *L'excitation névrotique* est exceptionnellement de type maniaque.

∗ L'étiologie de la manie et de la psychose maniaco-dépressive est encore imparfaitement connue. Endogène, elle survient le plus souvent sans cause déclenchante apparente.

Les facteurs héréditaires sont vraisemblables. Des études prouvent l'existence de troubles métaboliques des amines cérébrales dans la pathologie maniaco-dépressive. Mais on ignore si les anomalies biochimiques sont à l'origine des troubles de l'humeur ou si elles sont témoins d'autres perturbations biologiques.

Les psychanalystes considèrent l'accès maniaque comme « une régression soudaine aux stades infantiles de l'instinct antérieurs à toute contrainte extérieure ». Les pulsions se libèrent. La manie est à cet égard le contraire de la mélancolie. Le sujet se précipite dans la satisfaction de ses pulsions comme pour échapper à l'angoisse.

La manie est un moyen de défense contre la dépression.

▶ Signes cliniques :

∗ LE DÉBUT est en général progressif, en quelques jours, marqué par une insomnie et une activité croissante, chez un adulte jeune (entre 18 et 40 ans). Le malade entreprend de multiples activités, fait des démarches un peu extravagantes, des dépenses inconsidérées, une agitation sur la voie publique (il crie, chante, gesticule), ses propos sont décousus.

L'état d'excitation psychique croissant peut être précédé d'un épisode dépressif de courte durée.

∗ A LA PÉRIODE D'ÉTAT, la présentation du malade est caractéristique : sa tenue est débraillée, souvent extravagante. Il semble de contact facile, est hyperexpressif, familier, jovial, souvent sarcastique. Il gesticule et déambule sans arrêt. Les troubles de l'humeur sont au premier plan : expansivité, euphorie, jovialité, ludisme, alternant avec l'irritabilité. Il parle sans arrêt (logorrhée), chante, plaisante, mais souvent de façon caustique, passe du coq à l'âne.

Sans gêne, le malade ne cache rien de ce qui lui vient à l'esprit. Mais l'humeur est versatile. Il passe brusquement du rire aux larmes.

Sur le plan intellectuel, la manie est caractérisée par la *tachypsychie* et la fuite des idées. La tachypsychie est une accélération des processus intellectuels. Les associations d'idées sont rapides par assonance, jeux de mots, etc.

La mémoire semble augmentée : il décrit des faits anciens avec force détails. Mais la fixation des faits récents est malaisée. D'ailleurs, le malade aura une amnésie partielle de sa crise.

Il y a également une exaltation subdélirante de l'imaginaire. Le patient a des idées de grandeur, de toute-puissance, des thèmes érotiques ou des intuitions prophétiques. L'attention soutenue est difficile. Ce tableau donne l'impression trompeuse d'un bon contact, alors qu'au contraire la communication est superficielle.

Son comportement est marqué par l'excitation psychomotrice et le ludisme. Le maniaque est dans un état d'agitation permanente qui peut aller de la simple instabilité à l'agitation incœrcible. Il utilise les éléments de l'ambiance pour en jouer : distribue des rôles, improvise des scènes, etc.

Les troubles somatiques sont importants :

- L'insomnie est subtotale, mais le malade ne ressent pas la fatigue.
- La faim et la soif sont intenses mais l'amaigrissement est rapide et important.
- Les troubles digestifs sont habituels (constipation fréquente).

Dans les formes plus graves, on peut observer une légère déshydratation, une hyperthermie modérée. L'examen neurologique est normal dans l'accès maniaque de la psychose maniacodépressive.

▶ Examens paracliniques :

Ils sont difficilement pratiquables avant une amélioration clinique. Ces examens ont plusieurs buts : bilan clinique habituel, recherche de désordres métaboliques (déshydratation, etc.), bilan pré-lithium, éventuellement recherche d'une étiologie organique.

On pratique donc :

- un bilan biologique sanguin :
  - NFS – VS ;
  - ionogramme sanguin ;
  - créatininémie ;
  - urée, glycémie ;
  - bilan thyroïdien.
- urinaire : HLM, clairance de la créatinine ;
- un électro-encéphalogramme ;
- un électrocardiogramme ;
- des radios du crâne, un fond d'œil et d'autres examens éventuellement en fonction d'une orientation étiologique somatique.

▶ Éléments de surveillance :

L'hospitalisation d'urgence est nécessaire, même contre le gré du malade. L'état maniaque peut être une indication du service fermé, de préférence en chambre seule. Le maniaque ne doit pas quitter le service, car sa conduite peut être dangereuse pour lui-même.

L'observation du malade permet de préciser le comportement, en particulier alimentaire, de noter les troubles du sommeil et de repérer éventuellement des indices d'une étiologie exogène (désorientation temporo-spatiale, convulsions, céphalées, vomissements, attitude ébrieuse, etc.).

On surveillera le poids, la température, l'état d'hydratation clinique et biologique.

▶ Évolution et complications :

La durée d'un accès maniaque varie de quelques jours à quelques semaines. Dans son évolution spontanée, il dure en moyenne 4 à 5 mois. Il guérit habituellement, mais récidive fréquemment.

Rarement la manie prend une forme chronique qui peut guérir ou évoluer vers un délire chronique ou une démence.

▶ **Traitement et pronostic :**

Le traitement comporte deux volets : *l'attitude thérapeutique* et la *chimiothérapie* (curative et préventive).

∗ L'ATTITUDE THÉRAPEUTIQUE EST IMPORTANTE :

- Il faut éloigner les tiers.
- Ne manifester ni crainte, ni agitation, ce qui ne ferait qu'accroître l'agitation du patient.
- L'infirmière ne doit pas rester seule en face de l'agité, car si la communication verbale est impossible, on peut être amené à une contention manuelle momentanée.
- L'attitude et les propos des infirmiers ne doivent pas signifier une menace de sanction mais l'incitation à une communication qui ne passe pas par l'agitation.
- Préparer le matériel pour une injection intramusculaire d'un sédatif, en dehors du regard du malade, à qui l'on devra indiquer les raisons d'une telle injection.
- Les gestes médicaux usuels (prise de la tension artérielle, du pouls) peuvent favoriser ce climat rassurant.
- Au décours de l'agitation on suscitera du malade la verbalisation de ses difficultés.

∗ LA CHIMIOTHÉRAPIE :

On commence généralement par un traitement neuroleptique sédatif injectable, si besoin, (i.m.), ou *per os*. On utilise le plus souvent du *Largactil* ou de l'*Haldol* à doses importantes.

On peut être amené à associer des analeptiques cardiovasculaires (correcteurs de l'hypotension induite par les neuroleptiques sédatifs) et des antiparkinsoniens correcteurs d'effets secondaires des neuroleptiques.

Le traitement est injectable, poursuivi pendant quelques jours, puis on peut utiliser la voie orale.

L'action du lithium dans le traitement de l'accès maniaque est plus lente que celle des neuroleptiques. L'amélioration apparaît vers le 8ᵉ jour avec une concentration sanguine suffisante (autour de 1 mEq/l). Mais son action est insuffisante dans les grandes agitations maniaques où les neuroleptiques sont le traitement de choix.

Le traitement sera poursuivi plusieurs semaines aux mêmes doses avant de réduire les posologies.

Dans la manie de la psychose maniaco-dépressive, le lithium joue un rôle préventif des rechutes → PSYCHOSE MANIACO-DÉPRESSIVE). Une phase dépressive succède souvent à l'accès maniaque.

∗ LE PRONOSTIC dépend de l'étiologie.

MARCHIAFAVA-MICHELI (MALADIE DE)

Voir *Hémoglobinuries paroxystiques nocturnes*

MASTODYNIE

▶ **Définition :**

On appelle mastodynie l'existence de douleurs mammaires ou de sensation de pesanteur des seins.

▶ **Causes et mécanisme :**

Cette douleur ou tension peut relever de trois causes :

- *endocrinienne*, par insuffisance lutéale ;
- *psychosomatique*, avec, probablement, un relais endocrinien ;
- *tumorale ;* certains cancers sont révélés lors d'une douleur permanente qui traduit une poussée évolutive.

▶ **Signes essentiels :**

La tension douloureuse à type de brûlure siège le plus souvent au niveau du quadrant supéro-externe, à gauche. Elle irradie dans l'aisselle et la face interne du bras.

La palpation de la zone douloureuse montre souvent une impression de granité glandulaire ou un véritable placard de mastose.

Le terrain de la mastodynie est souvent particulier : femme anxieuse, cancérophobe, stérile, ayant des problèmes sociaux, familiaux ou sentimentaux.

Les examens paracliniques ne montrent aucune anomalie.

► Traitement :
Le traitement est *hormonal :* progestatifs administrés par voie locale (gel) ou générale pendant 10 jours à partir du 15e jour ou pendant 20 jours en commençant le 5e jour du cycle. On associera des sédatifs nerveux sans action mammotrope ou/et une psychothérapie.

MASTOÏDITES AIGUËS DU NOURRISSON ET DE L'ENFANT

► La mastoïdite est l'atteinte inflammatoire et infectieuse des cellules mastoïdiennes du rocher, elle constitue une complication des otites. Les lésions intéressent la muqueuse mastoïdienne mais aussi parfois, à des degrés variables, les travées osseuses.

Dans l'évolution d'une otite aiguë ou d'une otite chronique l'atteinte mastoïdienne se traduit par l'existence :
- de *signes locaux :* douleur à la pression de la mastoïde, otorrhée purulente persistante fétide, collection suppurée rétro-auriculaire (mastoïdite extériorisée) ;
- de *signes généraux :* syndrome infectieux, altération de l'état général, anomalies de la courbe pondérale ;
- de *signes radiologiques* : aspect « gommé » des cellules mastoïdiennes.

Actuellement les mastoïdites aiguës sont devenues plus rares du fait de la généralisation du traitement antibiotique des otites, les complications mortelles ont pratiquement disparu. On observe le plus souvent des mastoïdites subaiguës d'évolution traînante.

► Le traitement des mastoïdites est chirurgical : la mastoïdectomie. Il permet d'éviter des complications très graves : thrombophlébite du sinus latéral, paralysies faciales, labyrinthites (surdité, vertiges), voire des abcès cérébraux.

L'intervention est réalisée sous couverture antibiotique. Dans quelques cas chez l'enfant, l'antibiothérapie permet d'éviter la chirurgie.

MÉGACÔLON ET MÉGADOLICHOCÔLON

► Définition :
Le *mégacôlon* correspond à une dilatation chronique du côlon ; le *mégadolichocôlon* associe dilatation et allongement du côlon.

► Causes et mécanisme :
On oppose :

∗ LES MÉGACÔLONS IDIOPATHIQUES constitutionnels qui s'observent surtout chez l'enfant.

∗ LES MÉGACÔLONS ACQUIS ou secondaires qui s'observent surtout chez l'adulte. Les principales causes sont des endocrinopathies (hypothyroïdie, acromégalie) ; certaines affections neurologiques ; la maladie de Chagas (en Amérique) ; certaines toxicomanies (morphine) ; l'hypokaliémie.

Il faut éliminer :
- un obstacle (néoplasique ou inflammatoire) ;
- la maladie de Hirschsprung (où existe une anomalie de l'innervation intrinsèque du côlon).

► Signes essentiels :
Il existe une constipation souvent opiniâtre et douloureuse. Lavement baryté et rectoscopie sont utiles.

► Surveillance, évolution :
Il peut apparaître un tableau occlusif dû à un fécalome.

► Traitement et pronostic :
C'est le traitement de la constipation (→) auquel s'ajoute parfois une psychothérapie. Il faut éviter les laxatifs irritants ; les lavements évacuateurs, parfois nécessaires, ne doivent pas être répétés.

MÉGACÔLON CONGÉNITAL

VOIR *Maladie de Hirschprung ou mégacôlon congénital*

MÉGALÉRYTHÈME ÉPIDÉMIQUE

Voir *Érythème infectieux*

MÉGAŒSOPHAGE

▶ **Définition :**
Le mégaœsophage idiopathique ou cardiospasme ou achalasie correspond à une absence de relâchement du sphincter inférieur de l'œsophage et à des troubles de la déglutition.

▶ **Causes et mécanisme :**
Il s'agit d'une anomalie de l'innervation intrinsèque de l'œsophage ; on en rapproche la maladie des spasmes étagés de l'œsophage. Il faut éliminer les mégaœsophages secondaires à une cause organique (tumorale le plus souvent).

▶ **Signes essentiels :**

∗ CLINIQUE : La *dysphagie* est le maître symptôme ; elle est capricieuse. Il peut s'y associer douleurs et régurgitations.

∗ EXAMENS COMPLÉMENTAIRES :
- Le *transit baryté* de l'œsophage montre un œsophage dilaté surmontant une sténose régulière, centrée et souple. Les contractions sont soit anarchiques, soit absentes.
- La *fibroscopie* aide à éliminer un cancer du cardia.
- *La manométrie* permet le diagnostic des formes débutantes.

▶ **Surveillance, évolution, complications :**
Plusieurs complications sont possibles :
- infection pulmonaire favorisée par les régurgitations ;
- dénutrition et déshydratation ;
- œsophagite et cancer de l'œsophage favorisés par la stase.

▶ **Traitement et pronostic :**
Une alimentation semi-liquide et/ou une alimentation parentérale permettent d'attendre le traitement qui est soit *médical* (dilatation pneumatique, 1 à 3 séances en moyenne), soit *chirurgical* (œsocardiomyotomie : opération de Heller).

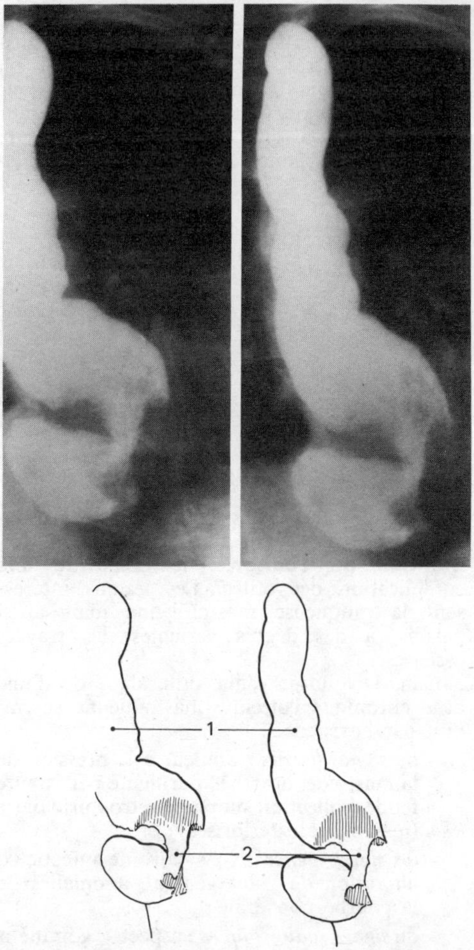

L'œsophage est dilaté et tortueux, couché sur le diaphragme dans sa partie inférieure (mégaœsophage évolué). L'aspect rétréci en « trognon de pomme » de la partie distale basse traduit un cancer surajouté ; 1) Œsophage dilaté ; 2) Rétrécissement.

MÉGA-URETÈRE

▶ **Définition :**
C'est une hypertrophie congénitale d'une partie ou de la totalité d'un uretère.

▶ **Causes :**
Il existe une anomalie de la jonction urétéro-vésicale : sténose, reflux, urétérocèle.

▶ **Conséquences :**
Il réalise une uropathie obstructive responsable d'infections urinaires et de destruction du rein. Le mégauretère bilatéral chez le petit enfant justifie l'indication formelle d'U. I. V. devant toute infection urinaire récidivante. Seul le traitement chirurgical peut éviter une destruction complète du rein de l'enfant.

MÉLANODERMIES

▶ **Définitions :**
Les mélanodermies (étymologiquement « peau noire ») réalisent une pigmentation cutanée diffuse.

▶ **Causes et mécanismes :**
Ce symptôme reconnaît des étiologies variées. Ainsi, les mélanodermies sont secondaires à :

⁎ UNE PATHOLOGIE GÉNÉRALE CHRONIQUE :
- *endocrinienne :* insuffisance surrénale chronique (→) ;
- *héréditaire :* hémochromatose (diabète bronzé) ;
- voire *médicament longtemps poursuivi* (sel d'or, arsenic).

⁎ UNE PATHOLOGIE LOCALE CHRONIQUE :
C'est la mélanodermie des vagabonds liée au grattage chronique d'une pédiculose (→) non traitée chez un sujet dénutri.

⁎ UNE DERMATOSE CHRONIQUE :
En particulier : lichen plan, érythrodermies, hématodermies (→).

▶ **Aspects cliniques :**
L'ensemble du tégument prend une teinte grise, noirâtre, donnant l'impression de peau sale ou bronzée.

Dans certaines régions corporelles, la teinte est plus soutenue (zones de grattage d'une pédiculose, par exemple).

▶ **Évolution :**
Elle est chronique : le traitement de la cause fait très lentement régresser la mélanodermie.

▶ **Traitement :**
Il est fonction de l'étiologie. C'est donc le traitement :

⁎ D'UNE CAUSE GÉNÉRALE : traitement substitutif hormonal d'une insuffisance surrénale chronique, par exemple.

⁎ D'UNE CAUSE LOCALE : une pédiculose (→) ou une dermatose préexistante.

MÉLANOME

▶ **Définition :**
Le mélanome est une tumeur maligne développée à partir des mélanocytes, d'où son nom (et l'abandon de l'ancienne dénomination de naevocarcinome). La malignité peut y être une des plus agressives de tous les cancers. Le traitement à une phase initiale de l'évolution peut néanmoins guérir le patient.

▶ **Causes et mécanismes :**
Ils sont mal connus ; on retient :
- l'exposition solaire sur peaux claires ;
- l'existence de naevus pigmentaire préexistant.

▶ **Aspects cliniques :**
Plusieurs aspects sont possibles :

⁎ LE MÉLANOME DE DUBREUILH est le mélanome le moins grave, celui du sujet âgé. Un placard pigmenté, volontiers du visage, s'étend très lentement : la malignité y est alors purement locale.

Après une dizaine d'années, un nodule invasif peut se constituer.

⁎ LE MÉLANOME À EXTENSION SUPERFICIELLE touche le sujet jeune dans une zone non exposée à la lumière. Il est trop souvent confondu avec un naevus pigmentaire bénin alors que certains caractères cliniques devraient inquiéter : transformation ou extension récente remarquée par le patient, irrégularité des bords, polychromie de la lésion.

Le stade de la malignité locale est beaucoup plus court ici avant la constitution d'un nodule invasif.

⁎ LE MÉLANOME NODULAIRE D'EMBLÉE est le plus grave (invasif d'emblée). Survenant à tout âge sur un naevus préexistant, ou en peau saine,

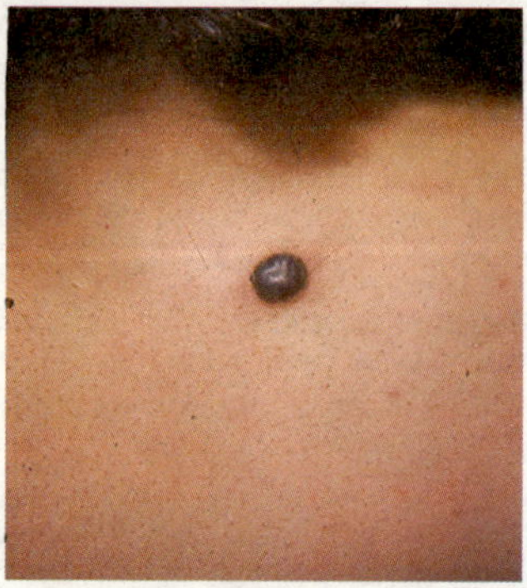

Mélanome nodulaire d'emblée.

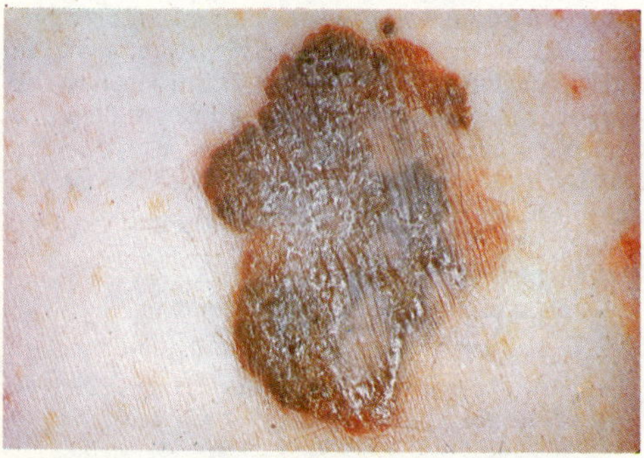

Mélanome à extension superficielle.

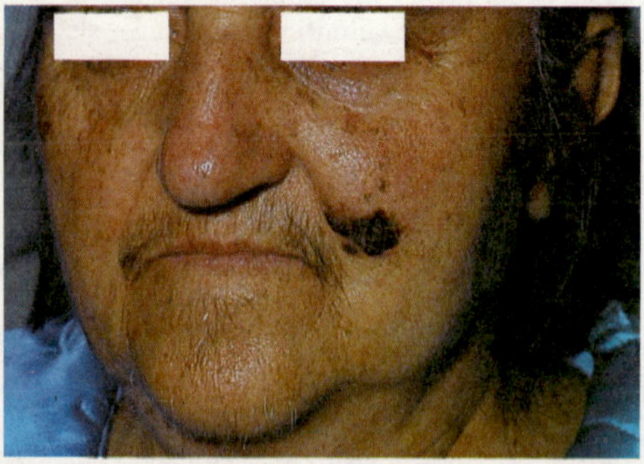

Mélanose de Dubreuihl.

il forme un nodule noir de croissance rapide, devenant bourgeonnant et hémorragique.

Le pronostic est des plus sombres.

▶ **Examens complémentaires :**

⁎ L'EXÉRÈSE de toute lésion soupçonnée d'être un mélanome s'impose pour l'examen histologique.

⁎ EN CAS DE CONFIRMATION, un bilan d'extension est entrepris :

- *clinique :* recherche d'adénopathies, de métastases (cutanées, pulmonaires, cérébrales) ;
- *paraclinique :* radio pulmonaire, scintigraphies hépatiques et cérébrales.

▶ **Évolution :**

⁎ SCHÉMATIQUEMENT, moins le mélanome s'enfonce dans le derme, moins il est épais, plus le diagnostic est favorable : c'est la notion d'une malignité locale initiale. A l'inverse, l'invasion locale annonce l'apparition de métastases multiples et la mort souvent rapide.

⁎ CE SCHÉMA EST PARFOIS PRIS EN DÉFAUT par une évolution atypique.

▶ **Éléments de surveillance.** Ils concernent :

- le dépistage de métastases par des bilans d'extension répétés ;
- la surveillance de la tolérance des traitements entrepris.

▶ **Traitement :** L'importance de l'exérèse chirurgicale des lésions initiales doit être répétée. Aucun protocole thérapeutique n'a encore fait la preuve de son efficacité à un stade plus avancé, invasif. Chirurgie, chimiothérapie, immunothérapie, voire radiothérapie.

MÉLANOSARCOME CHOROÏDIEN

▶ **Définition :**

Tumeur unilatérale, d'évolution redoutable, métastasant à distance au foie, à l'os et au cerveau. Souvent chez l'adulte, surtout à l'âge moyen. Peut être décelé précocement par la transformation d'un naevus choroïdien connu et surveillé : augmentation de taille, aspect en voussure, hémorragie à l'intérieur de la tumeur. Le plus souvent révélé par un décollement de rétine avec baisse de la vision.

Le décollement tumoral sera confirmé par l'angiographie qui montre une rétention de la fluorescéine aux temps tardifs, l'échographie qui affirme le caractère hétérogène de la tumeur. La recherche de mélanurie est intéressante, mais n'a de valeur que si elle est positive, ce qui est inconstant.

► **Traitement :**

Énucléation ou exentération de l'orbite en cas de tumeur ayant franchi la sclère. Dans certains cas (formes limitées ou chez un monophtalme), on discute la photocoagulation et la cobatothérapie (disque de Stallardt).

MÉLÉNA

Voir *Hémorragies digestives d'origine haute*

MENACE D'ACCOUCHEMENT PRÉMATURÉ

► **Définition :**

L'accouchement prématuré est celui qui survient entre la fin de la 28e semaine (6 mois de grossesse révolus) et celle de la 37e semaine (8 mois et quelques jours de grossesse).

C'est une maladie sociale du fait de :
- sa *fréquence :* 8 % des accouchements en 1977 ;
- sa *gravité* : 20 à 30 % des prématurés décèdent, et pour les survivants, la proportion de séquelles psychomotrices et des retards intellectuels est très élevée.

► **Causes et mécanisme :**

∗ ÉTIOLOGIE :

– *Causes locales :*
- utérines : hypotrophie utérine associée ou non aux malformations ;
  béance du col ;
  fibromes ;
  cervicite.
- ovulaires : insertion vicieuse du placenta ;
  surdistension ovulaire ;
  grossesse multiple ou hydramnios ;
  rupture prématurée des membranes.

– *Causes générales :*

Syndrome vasculo-rénaux, infections urinaires, maladies infectieuses (listériose), diabète.

– *Causes socio-économiques et mode de vie :*

La prématurité est de plus grande fréquence dans les milieux défavorisés où les femmes sont astreintes à de lourds travaux ménagers, de longs et difficiles déplacements pour aller à leur travail, des activités pénibles. Certaines professions où les stations debout sont longues ou bien les efforts physiques importants sont particulièrement exposées. Le célibat ajoute à ces facteurs favorisants. Cependant, le comportement des femmes enceintes, ou de leur conjoint, intervient aussi : les longs trajets en voiture lors de week-ends ou des vacances, le tabagisme, l'absence de repos.

– *Anomalies morphologiques et physiologiques générales :*
- taille inférieure à 1,50 m ;
- prise de poids inférieure à 5 kg pendant la grossesse ;
- femme maigre.

– *Antécédents obstétricaux :*
- curetages et dilatation du col lors d'avortements spontanés ou interruption volontaire de grossesse (IVG) ;
- accouchements prématurés antérieurs ;
- grossesses rapprochées.

– *Circonstances :*

Parfois l'accouchement prématuré est redouté :
- dans certains cas, il existe une des causes connues, la déceler est un des buts des consultations prénatales ;
- dans d'autres cas, l'accouchement prématuré est inopiné. Il survient alors que rien ne le faisait craindre. C'est aussi un des buts des examens prénataux de déceler les premiers signes de « menace ».

∗ SIGNES :

La menace d'accouchement prématuré peut se traduire par plusieurs signes, plus ou moins associés, avec des degrés de gravité variables :

– *Les contractions utérines :*
- Il faut interroger la patiente à chaque consultation et lui apprendre à les reconnaître.
- Elles existent à l'état normal pendant la grossesse. L'utérus devient dur, il se met en boule, mais elles surviennent alors de

façon intermittente et brève (moins d'une minute). Elles peuvent être déclenchées par la marche, la voiture.

- Elle sont anormales si elles deviennent fréquentes et/ou douloureuses ou en salves, ou si elles prennent un rythme régulier.

– *L'écoulement de liquide amniotique :* il traduit la rupture prématurée des membranes.

– *Les métrorragies.*

– L'examen retrouve un utérus tonique et contractile à la palpation et un col modifié. Normalement, pour une première grossesse, jusqu'à 37 semaines, le col est long, dur, postérieur et fermé à l'orifice externe. Chez la multigeste il est souvent perméable à l'orifice externe.

► Pronostic et évolution :

La gravité de la menace d'accouchement prématuré est variable, elle est jugée d'après l'importance des anomalies constatées.

► Traitement :

∗ ACTIF :

– *Dans les menaces moyennes* (contractions fréquentes, modification nette du col) : repos au lit jusqu'à disparition des signes, spasmolytiques intraveineux ou intramusculaires, tocolytiques, hospitalisation si nécessaire.

– *Dans les menaces graves* (contractions régulières et fortes, col effacé et/ou dilaté) ou rupture des membranes : hospitalisation en urgence en milieu spécialisé.

∗ PRÉVENTIF :

Essentiel, car les *handicapés sont en majorité d'anciens prématurés,* il comporte :

– le dépistage des circonstances favorisantes, à la première consultation ;
– la recherche des contractions et des modifications du col à chaque examen ;
– les consultations rapprochées en fonction des risques découverts ;
– l'arrêt de travail si la profession est pénible ;
– le cerclage du col à 15 semaines si nécessaire ;
– les tocolytiques.

MENDELSOHN (SYNDROME DE)

Voir *Syndrome de Mendelsohn*

MÉNINGITES BACTÉRIENNES OU PURULENTES

► Description du syndrome méningé dans une forme typique :

∗ LE DÉBUT EST BRUTAL, marqué par l'apparition de céphalées, de vomissements, parfois de douleurs abdominales, et d'une fièvre élevée avec altération de l'état général. *Les céphalées* sont violentes, accompagnées de photophobie, de myalgies, de rachialgies et surtout de *vomissements en jets.*

Le syndrome infectieux est sévère avec une fièvre à 39 °C-40 °C. Il faudra apprécier l'importance de l'altération de l'état général et rechercher une déshydratation ou un collapsus éventuels.

∗ L'EXAMEN CLINIQUE montre un *syndrome méningé* avec hyperesthésie cutanée, parfois une attitude en chien de fusil, *une raideur douloureuse de la nuque* et un *signe de Kernig* (raideur douloureuse lors de la tentative de mise en extension des membres inférieurs).

∗ L'EXAMEN NEUROLOGIQUE est par ailleurs normal dans cette forme ou montre des anomalies mineures : obnubilation légère, Babinski bilatéral, paralysies oculo-motrices.

∗ LE DIAGNOSTIC FACILE DANS CETTE FORME REPOSE SUR UNE PONCTION LOMBAIRE faite en urgence.

Le diagnostic sera plus difficile *dans les formes atténuées et/ou décapitées* parfois par une antibiothérapie antérieure. Dans ces cas le début sera moins brutal, le syndrome méningé moins net ainsi que le syndrome infectieux.

∗ DANS LES FORMES MÉNINGO-ENCÉPHALIQUES, le syndrome méningé passe cliniquement au second plan devant les autres désordres neurologiques : obnubilation marquée ou coma, déficits neurologiques focaux, crises convulsives. *Il faut pratiquer une ponction lombaire devant tout coma fébrile.*

∗ CHEZ LE NOURRISSON (et *a fortiori* chez le nouveau-né), le tableau est bâtard, fait surtout de troubles digestifs fébriles volontiers accompagnés d'une déshydratation, de *gémissements.* La raideur méningée est inconstante, pouvant être remplacée par une hypotonie. On recherchera le *bombement* (en dehors du cri) *de la fontanelle.*

Les indications de la PL doivent être très larges chez un nourrisson fébrile.

▶ Examens complémentaires :

* LA PONCTION LOMBAIRE (→) faite en urgence permet le diagnostic de méningite bactérienne. Le liquide céphalo-rachidien (LCR) est hypertendu, trouble ou franchement purulent. Il faut prélever au moins 3 tubes de LCR. Les prélèvements à destinée bactériologique seront transportés immédiatement et à l'abri du froid du fait de la fragilité de certains germes. Il faut réaliser un examen direct, positif une fois sur trois, et un ensemencement immédiat sur différents milieux du LCR. L'étude biochimique montre une *hyperalbuminorachie* en règle générale supérieure à 0,80 g par litre, une glycorachie (comparée à la glycémie) abaissée. L'étude cytologique montre une réaction cellulaire dans le LCR faite de *polynucléaires* en règle générale *altérés.*

* Le bilan infectieux sera complété par un HÉMOGRAMME (hyperleucocytose), un CLICHÉ PULMONAIRE et surtout des HÉMOCULTURES et un prélèvement de gorge.

* Un bilan biologique général (ionogramme, glycémie, fonction rénale) et un ÉLECTRO-ENCÉPHALOGRAMME seront utiles.

Le traitement antibiotique sera instauré en urgence après les prélèvements.

* Il est souhaitable de pratiquer une RECHERCHE DES ANTIGÈNES SOLUBLES DANS LE SÉRUM ET LE LCR vis-à-vis du méningocoque, du pneumocoque et de l'hémophilus. Cette technique permet le diagnostic de méningite bactérienne dans certaines méningites « aseptiques » où les cultures du LCR sont négatives.

* LE BILAN ÉTIOLOGIQUE est indispensable après la mise en route du traitement et l'amélioration de l'état du malade.

En effet, à côté des méningites dites *primitives, il existe des formes secondaires :* à un geste neuroradiologique ou à une intervention neurochirurgicale *(méningites d'inoculation).* Les brèches dure-mériennes secondaires à une fracture de l'étage antérieur donnent des méningites (surtout à pneumocoque) à répétitions. Il faut rechercher à l'interrogatoire les conditions du traumatisme crânien ancien, l'existence d'un écoulement nasal de LCR (rhinorrhée). La brèche doit être recherchée par un bilan neuroradiologique (tomographies de l'étage antérieur, transit isotopique, scanner) en vue de son traitement neurochirurgical.

* Il faut rechercher avec soin une porte d'entrée ORL ou sinusienne et pratiquer un BILAN ORL COMPLET AVEC RADIOGRAPHIES DES SINUS.

* Il peut exister des méningites secondaires à une SEPTICOPYOHÉMIE (staphylocoque) ou à une ENDOCARDITE BACTÉRIENNE.

▶ Germes en cause dans les méningites purulentes :

* LE MÉNINGOCOQUE : il s'agit du germe le plus souvent en cause et réalisant un tableau typique de méningite primitive touchant un sujet antérieurement sain. L'existence d'un *purpura pétéchial* y est très évocateur. Le pronostic est excellent depuis les antibiotiques mais il faut connaître l'existence de formes graves : *le purpura fulminant méningococcique* avec choc septique, collapsus, purpura extensif, troubles de la crase sanguine nécessitant une réanimation immédiate.

* LE PNEUMOCOQUE il réalise une méningite de début très brutal avec des troubles de la conscience souvent marqués. Il survient sur des terrains débilités : *splénectomisés,* alcooliques, drépanocytoses. La formation de cloisonnement sous-arachnoïdiens perturbant la cinétique du LCR est fréquente.

* L'HÉMOPHILUS INFLUENZA donne des méningites chez le nourrisson, le colibacille et le streptocoque chez le nouveau-né.

* LES MÉNINGITES D'INOCULATION sont souvent dues à des germes hospitaliers souvent multirésistants (gram négatif, pyocyanique, staphylocoque).

▶ Surveillance :

Les malades présentant des troubles de la conscience, des signes encéphalitiques, un choc toxi-infectieux, doivent être surveillés et traités en *réanimation.* Une assistance ventilatoire peut être nécessaire dans les formes graves. La surveillance porte sur la courbe thermique, la conscience, la raideur méningée, les PL de contrôle : stérilisation du LCR en 48 heures puis nouveau contrôle après 1 semaine de traitement. Surveillance de l'EEG.

▶ Traitement :

* LES MÉNINGITES A MÉNINGOCOQUE ET PNEUMOCOQUE sont traitées par la pénicilline G : 20 à 30 millions en perfusion par jour ou 10 à 12 g d'ampicilline ou d'amoxicilline par jour en i.v. directe (200 mg par kg chez l'enfant). Il faut contrôler la sensibilité du germe par un

antibiogramme. La durée habituelle du traitement est de 3 semaines. Dans les formes les plus graves ou en cas d'échec ou de résistance aux pénicillines, on pourra avoir recours au chloramphénicol sous surveillance de la NFS ou aux céphalosporines dites « de 3e génération ».

* DANS LES MÉNINGITES D'INOCULATION, on peut être amené à pratiquer une *ponction ventriculaire* recherchant une infection des ventricules. Parfois un drainage ventriculaire, neurochirurgical, sera indiqué. Il permet un traitement local plus efficace que par voie lombaire.

* LE TRAITEMENT GÉNÉRAL s'est enrichi avec la possibilité d'utiliser vis-à-vis de germes souvent multirésistants de nouveaux antibiotiques : vancomycine pour le staphylocoque ; nouvelles céphalosporines : *Mefoxin* ou *Claforan,* par exemple, pour les germes gram négatif.

MÉNINGITE CÉRÉBRO-SPINALE À MÉNINGOCOQUES

▶ Définition, causes et mécanisme :
Elle est provoquée par le méningocoque (Neisseiria meningitidis). L'habitat exclusif de ce germe est le rhino-pharynx de l'homme (il y a des porteurs sains) à partir duquel il peut envahir les méninges. La maladie atteint surtout l'adolescent et l'adulte jeune mais aussi l'enfant de moins de 2 ans.

▶ Signes essentiels :

* CLINIQUE :

- Chez le *grand enfant et l'adulte* le début est brutal après une incubation de 2 à 4 jours : fièvre à 39, 40 °C, céphalées, vomissements. Le syndrome méningé est bientôt évident avec hyperesthésie, raideur de la nuque, signes de Kernig et de Brudzinski. Des paralysies isolées de la musculature oculaire sont possibles. On peut noter encore un herpès labial, surtout un purpura, des arthralgies, une splénomégalie qui traduiraient une diffusion septicémique.
- Les *formes cliniques* comprennent : des formes atténuées (ou décapitées par une antibiothérapie aveugle), des formes graves avec coma fébrile, le purpura fulminans (→).
- *La M.C.S. du nourrisson* est insidieuse avec une fièvre modérée et quelques troubles digestifs chez un enfant maussade et grognon. L'apparition de convulsions ou d'un déficit moteur impose la P.L., ailleurs il faut rechercher une tension de la fontanelle, un plafonnement du regard, une alternance de rougeur et de pâleur du visage. La raideur de la nuque est inconstante. Les séquelles neuropsychiques restent fréquentes en cas de traitement tardif.

* EXAMENS COMPLÉMENTAIRES : La ponction lombaire ramène un liquide opalescent, louche, ou encore limpide. L'examen direct montre des polynucléaires plus ou moins altérés et surtout il peut montrer des diplocoques gram négatif, intracellulaires, la culture est systématique. L'albuminorachie est augmentée, la glycorachie est basse. Les hémocultures sont systématiques. La N.F.S. montre une polynucléose neutrophile. Un prélèvement rhino-pharyngé est pratiqué chez le malade et son entourage.

▶ Surveillance, évolution, complications :
L'évolution sous antibiotiques est le plus souvent favorable. Elle est suivie sur la fièvre, les signes neurologiques, les examens de L.C.-R. Des complications ou des séquelles (nourrisson notamment) restent possibles (*cf. supra*).

▶ Traitement et pronostic :
La pénicilline G ou l'ampicilline (*Totapen, Pénicline*) sont les plus utilisées ainsi que l'amoxicilline (*Clamoxyl*). Si le germe n'est pas identifié on peut associer la *Gentalline* à l'ampicilline. Les injections intrarachidiennes d'antibiotiques ne s'imposent que dans les formes graves (*Gentalline*). Le pronostic est assez bon (*cf. supra*). La déclaration (No 13) et l'isolement sont obligatoires. Deux prélèvements de gorge négatifs à 48 heures sont nécessaires pour parler de guérison. Une chimioprophylaxie doit être prescrite pour l'entourage et/ou le personnel (spiramycine, *per os*).

MÉNINGITES À LIQUIDE CLAIR

On parle de méningite lorsque le LCR contient plus de 10 éléments par mm^3.

▶ **Le diagnostic** est évoqué devant un *syndrome méningé aigu ou subaigu et fébrile.* Le syndrome méningé est reconnu par la triade céphalées-vomissements-raideur de nuque et la constatation de signes méningés impose la *pratique en urgence d'une ponction lombaire.*

L'étude cytobactériologique et biochimique du liquide céphalo-rachidien permet de poser le diagnostic de méningite à liquide clair et le plus souvent il s'agira d'une *méningite lymphocytaire.* Parallèlement, on *devra éliminer un certain nombre d'autres diagnostics.*

Le méningisme se rencontre surtout chez l'enfant. Il est caractérisé par une réaction méningée clinique modérée, lors d'un état infectieux mais associée à un LCR normal. Il est aisé d'éliminer une *hémorragie méningée* (→). Le contexte clinique permet de rattacher à leur cause les réactions cellulaires inflammatoires retrouvées dans le LCR au décours de la *sclérose en plaques* ou *de certaines polyradiculonévrites.* Lorsque l'examen cytobactériologique du LCR montre un liquide stérile mais contenant des *polynucléaires* en nombre accru, il faut évoquer deux diagnostics principaux : il peut s'agir d'une réaction méningée aseptique associée à un *abcès du cerveau* (→) dont le diagnostic sera confirmé par un scanner cérébral. Il peut également s'agir d'une *méningite bactérienne aseptique* (c'est-à-dire sans mise en évidence de germes en culture). Il est souvent difficile de *différencier une méningite bactérienne aseptique d'une méningite virale,* d'autant qu'*à la phase initiale* d'une méningite virale on peut observer dans le LCR une réaction cellulaire à prédominance de polynucléaires. L'altération de l'état général, l'hyperalbuminorachie marquée et l'hypoglycorachie sont en faveur d'une méningite bactérienne (→). En cas de doute, il convient d'effectuer une recherche des antigènes solubles dans le sang et le LCR, de pratiquer précocement une ponction lombaire de contrôle et surtout de traiter le malade par antibiotiques, comme dans une méningite purulente (→).

▶ **Étiologie et traitement :**

Le deuxième problème auquel est confronté le médecin est *celui du diagnostic étiologique* de cette méningite à liquide clair : il faut éliminer en premier le *diagnostic de méningite tuberculeuse* (et ceci malgré sa rareté) du fait de l'urgence et de la gravité que représente cette étiologie (→ TUBERCULOSE CÉRÉBRO-MÉNINGÉE).

∗ LES MÉNINGITES VIRALES *sont les plus fréquentes. Elles sont bénignes et guérissent spontanément* mais il s'agit néanmoins d'un diagnostic d'élimination. Elles surviennent souvent par petites endémies, volontiers estivales. Un début brutal, la bonne tolérance d'un syndrome infectieux franc, les myalgies, une éruption cutanée sont des arguments cliniques en faveur d'une méningite virale.

L'étude du LCR montre une réaction cellulaire lymphocytaire (parfois panachée avec des polynucléaires), un liquide stérile, une glycorachie normale et une hyperalbuminorachie modérée. Le type de virus en cause peut être identifié par deux sérodiagnostics successifs à 15 jours d'intervalle, mais il s'agit d'examens coûteux et rarement indispensables. Le traitement est limité au repos, aux antalgiques et aux antipyrétiques.

Parmi les méningites virales, on peut citer les *méningites ourliennes* fréquentes et dont le diagnostic est facilité par la parotidite et/ou par l'*hyperamylasémie.*

∗ LA POLIOMYÉLITE ANTÉRIEURE AIGUË (P.A.A.) est actuellement devenue très rare du fait de la vaccination obligatoire. La P.A.A. peut réaliser une méningite lymphocytaire. Le contexte, la survenue de déficits moteurs avec abolition des réflexes ostéo-tendineux, la majoration tardive de l'hyperalbuminorachie sont évocatrices. Le diagnostic sera confirmé par la recherche du virus dans les selles et surtout par le *sérodiagnostic.*

∗ LES MÉNINGITES À LISTÉRIA sont graves, en augmentation de fréquence, et de diagnostic difficile. Elles surviennent *sur un terrain évocateur :* grossesse, cirrhose, immunodépression, sujets âgés (après 50 ans). Le syndrome méningé peut être aigu, subaigu ou très discret. Il existe souvent *des signes d'atteinte du tronc cérébral* (atteinte multiple des nerfs crâniens, signes cérébelleux, mouvements anormaux). Il peut y avoir des troubles de la conscience d'aggravation progressive et il existe des formes comateuses souvent mortelles. La ponction lombaire montre un LCR clair ou trouble. L'hypercytose peut être faite de lymphocytes ou de polynucléaires, en réalité *la réaction cellulaire est typiquement panachée,* faite de polynucléaires *et* de lymphocytes en pourcentages variables. L'hyperalbuminorachie est supérieure à 1 g par litre, la glycorachie peut être transitoirement abaissée.

Le diagnostic est bactériologique et repose sur *les hémocultures et les cultures du LCR.*

Le traitement antibiotique comporte une *bêta-lactamine* : pénicilline G ou ampicilline

Méningites à liquide clair : principales étiologies

MÉNINGITES LYMPHOCYTAIRES AIGUËS CURABLES	AUTRES MÉNINGITES À LIQUIDE CLAIR
Rappel clinique : Syndrome méningé franc, en règle générale chez un sujet jeune, avec céphalées, myalgies, rachialgies, raideur de la nuque et signes de Kernig et de Brudzinski, fièvre. *Aspect du LCR :* clair, hypertendu, prédominance lymphocytaire, protéinorachie peu ou pas augmentée, glycorachie et chlorures normaux. Examen bactériologique (y compris la recherche de BK) négatif. *Étiologies possibles :* . poliomyélite, oreillons, autres virus (coxsackie, zona et varicelle, adénovirus, etc.) ; . leptospirose (le germe peut être isolé dans le LCR au début).	Mis à part la *méningite tuberculeuse,* (→) il peut s'agir de : . méningite *purulente décapitée* par les antibiotiques ou vue tout au début ; . *syphilis ;* . méningite *mycosique ;* la torulose (cryptococcose) est la plus fréquente, surtout chez des diabétiques ou immunodéprimés. Des colorations spéciales (encre de Chine) et la culture sur milieu de Sabouraud permettent le diagnostic ; . méningites *cancéreuses* et des hémopathies malignes ; chimiothérapie par voie générale et méthotrexate par voie intrathécale peuvent être utiles ; . méningites du Sida, dues au virus VIH lui-même, à une cryptococcose, une tuberculose, etc.

par voie I.V. Il sera prolongé et associé à une réanimation symptomatique. Même en cas de traitement bien conduit, des séquelles neurologiques sont possibles.

∗ LES LEPTOSPIROSES peuvent s'accompagner d'une méningite lymphocytaire. Le contexte épidémiologique est évocateur (égouttiers, personnel des abattoirs). Il peut exister concomitamment une atteinte rénale et hépatique.

Le diagnostic repose sur les hémocultures, la recherche des spirochètes dans le LCR ou les urines et surtout *sur le sérodiagnostic de Martin-Pettit.*

∗ AUTRES ÉTIOLOGIES POSSIBLES : brucellose, rickettsiose, méningites mycosiques (candida albicans, cryptococcoses), méningites parasitaires (toxoplasmose, trypanosomiase), méningites carcinomateuses, méningites blastiques.

► **En conclusion,** les méningites à liquide clair sont le plus souvent virales et bénignes. Mais il convient dans chaque cas d'exclure formellement les étiologies sévères : méningite purulente aseptique, méningite tuberculeuse, listériose méningée.

MÉNINGITES LYMPHOCYTAIRES

Voir *Méningites à liquide clair*

MÉNINGITES PURULENTES

Voir *Méningites bactériennes ou purulentes*

MÉNINGITES PURULENTES DU NOURRISSON

► **Définition :**

Elles résultent de l'envahissement des méninges par un processus infectieux bactérien (origine O.R.L. + + +).

▶ **Causes et mécanisme :**

L'envahissement se fait parfois à partir d'un foyer infectieux de voisinage (otite, mastoïdite, sinusite), d'une fistule duremérienne de la base du crâne secondaire à une fracture, ou accompagne un abcès du cerveau, mais le plus souvent il se fait par voie hématogène.

▶ **Principales étiologies :**

Les germes responsables sont essentiellement :

- le méningocoque, dans la méningite cérébrospinale ;
- l'hémophilus influenzæ ;
- le pneumocoque.

Plus rarement des germes d'origine intestinale (colibacille, protéus) ; d'autres germes tels que listeria, streptocoque avant deux mois ; le staphylocoque (infection de la face, ostéite).

▶ **Signes essentiels :**

Fièvre, troubles digestifs, troubles du comportement (irritabilité, insomnie), anomalies du cri, troubles de la conscience, raideur de la nuque ou hypotonie, tension de la fontanelle.

Diagnostic sur la ponction lombaire : liquide céphalo-rachidien trouble (réaction cellulaire faite de polynucléaires altérés, hyperalbuminorachie, hypoglycorachie, germes retrouvés à l'examen direct et/ou à la culture).

Aucun germe n'est retrouvé si la méningite a été décapitée par une antibiothérapie aveugle préalable. La présence d'antigènes solubles spécifiques permet parfois un diagnostic bactériologique.

▶ **Éléments de surveillance :**

- Température ;
- état respiratoire ;
- tension artérielle ;
- pouls ;
- conscience ;
- étude du liquide céphalo-rachidien après 48 heures de traitement puis 1 fois par semaine ;
- mesure du périmètre crânien ;
- échographie transfontanellaire et/ou scanner cérébral en cas de complications.

▶ **Évolution et complications :**

⁎ GUÉRISON HABITUELLE après 2 à 7 jours de traitement.

⁎ COMPLICATIONS IMMÉDIATES : convulsions, troubles respiratoires, choc avec purpura (méningocoque).

⁎ PLUS TARD : épanchements sous-duraux, cloisonnement, hydrocéphalie (pneumocoque), rechutes (hémophilus influenzæ).

Séquelles possibles : retard psychomoteur, surdité, épilepsie.

▶ **Traitement :**

Antibiothérapie massive et précoce débutée dès que la ponction lombaire montre un liquide opalescent ou trouble. De première intention, on a recours à l'ampicilline (200 à 300 mg/kg en 6 injections intraveineuses) ou plutôt au céfotaxime (150 à 200 mg/kg en 4 injections intraveineuses). Le traitement sera éventuellement modifié en fonction de l'identification du germe, de l'antibiogramme et de l'évolution. Souvent, on y associe un traitement barbiturique.

MÉNINGITES TUBERCULEUSES

▶ **Définition, causes et mécanisme :**

Accident précoce de l'infection tuberculeuse, la méningite est secondaire à la dissémination du germe par voie hématogène. La vaccination par le BCG et la chimiothérapie des primo-infections en ont fait diminuer la fréquence.

▶ **Signes essentiels :**

⁎ CLINIQUE :

- *Méningite tuberculeuse de la 2e enfance* : Après une phase prémonitoire inconstante (signes généraux et digestifs, fièvre, troubles neuropsychiques minimes) le début est le plus souvent brutal : fièvre, céphalée, photophobie, vomissements. L'examen cherche des signes d'atteinte basilaire (troubles vaso-moteurs et du pouls, du rythme respiratoire), une altération de la conscience, des signes méningés (inconstants) et neurologiques (strabisme, paralysie faciale, signes pyramidaux). L'interrogatoire des parents cherche : une phase prémonitoire, un virage du cuti récent, un contage. Une cuti spontanément positive (chez un enfant non vacciné) est de grande valeur.

  La *radio pulmonaire* peut montrer un foyer ; le *fond d'œil* peut montrer des tubercules de Bouchut. La *ponction lombaire* ramène un liquide hypertendu, clair, à prédominance lymphocytaire, la protéinorachie est augmentée, la glycorachie et les chlorures sont abaissés. Cela suffit à instituer le traitement. La recherche de B.K. à l'examen direct doit être très soigneuse (l'antibiogramme sera systématique). Le liquide est ensemencé sur milieu de Loewenstein et inoculé au cobaye.

Le pronostic dépend : de l'état de conscience, de la rapidité du traitement, des troubles de l'hydraulique du L.C.-R. Des séquelles neuropsychiques sont possibles (arriération mentale, comitialité, hydrocéphalie).

– *Méningite du nourrisson :* Elle est grave car le diagnostic précoce est difficile. On y pensera devant un nourrisson fébrile qui ne prend plus de poids, vomit. On peut noter une discrète tension de la fontanelle, une petite raideur de la nuque ou au contraire une hypotonie, des convulsions, des troubles oculaires.
– *Méningite tuberculeuse de l'adulte* : Les faits particuliers sont la possibilité de : signes focaux (évoquant parfois une lésion expansive), signes psychiatriques, paralysies oculo-motrices, troubles du rythme respiratoire.

► **Surveillance, évolution, complications :** Voir *supra*.

► **Traitement :**
Il est institué dès que le diagnostic est suspecté et associe 4 antituberculeux majeurs durant 2 mois : isoniazide (*Rimifon*), rifampicine (*Rifadine, Rimactan*), éthambutol (*Myambuol*) et pyrazinamide (*Pirilène*), seuls l'isoniazide et la rifampicine étant poursuivis encore 4 mois.

Dans les formes graves on peut utiliser une corticothérapie, un traitement intrathécal, une rééquilibration hydro-électrolytique.

La prophylaxie repose sur le BCG et le traitement des primoinfections.

MÉNOPAUSE

► **Définition :**
Étymologiquement, la ménopause est l'arrêt des menstruations de façon définitive ; en fait, il s'agit d'un phénomène progressif (1 an) de la vie génitale au cours duquel les règles vont se modifier souvent en rythme et en abondance pour aboutir à l'arrêt définitif.

► **Causes et mécanisme :**
L'âge de la ménopause varie en fonction des femmes et, également, de l'hérédité ; en moyenne 50-52 ans. On rencontre des ménopauses précoces lors de traumatismes émotionnels, certaines dysgénésies gonadiques, syndrome de l'ovaire restant, ménopause chirurgicale.

Les bases physiologiques de la ménopause ne sont pas encore complètement établies ; il semble bien que deux phénomènes coexistent et confirment la responsabilité de l'ovaire dans la genèse de la ménopause :
– une diminution de sensibilité de l'ovaire aux gonadotrophines ;
– une raréfaction du nombre de follicules sans qu'il y ait épuisement total.

► **Signes essentiels :**

∗ CLINIQUE :
– arrêt des règles brusque ou plus souvent progressif, après troubles du cycle : ménométrorragie, syndrome prémenstruel, etc. ;
– bouffées de chaleur : elles touchent la moitié des femmes ; ce sont d'intenses manifestations vaso-motrices, souvent nocturnes, accompagnées de crises sudorales qui provoquent l'insomnie ;
– syndrome dépressif, pollakiurie, acroparésie, céphalées ;
– troubles trophiques vulvo-vaginaux et ostéoporose par carence en œstradiol se rencontrent dans la ménopause confirmée.

∗ EXAMENS COMPLÉMENTAIRES :
– frottis vaginal atrophique ;
– dosages plasmatiques :
. les taux de FSH sont de 5 à 10 fois supérieurs à la normale, les taux de LH plus de 3 fois supérieurs ;
. la progestérone est effondrée et l'œstradiol inférieur à 30 pg/ml ;
. œstrone : 35 à 40 μg/2 h.

► **Évolution :**
Pendant la ménopause confirmée, les bouffées de chaleur s'estompent, la vulve devient atrophique, sèche, rétrécie. Les organes génitaux internes s'atrophient. Les seins deviennent ptosiques et vides.

Toute métrorragie survenant 1 an après l'arrêt des menstruations doit être considérée comme pathologique et motiver des explorations gynécologiques complètes.

▶ Traitement :

La ménopause est un phénomène physiologique. Mais elle doit être considérée comme une véritable maladie qui retentit sur la biologie et aussi sur le psychisme de la femme : il s'agit d'un problème de bon sens.

∗ TRAITEMENT DE LA PRÉMÉNOPAUSE ;

– *Cycles courts : Duphaston* ou *Lutéran* (2 mg), 1 à 2 comp. par jour, du 15e au 25e jour.
– *Menorragies : Orgamétril* ou *Norluten, ou Surgestone, ou Lutényl,* 2 comp./j, du 5e au 25e jour (ce traitement est contraceptif).

∗ TRAITEMENT DE LA MÉNOPAUSE CONFIRMÉE :

– *En l'absence de contre-indications* : traitement **substitutif hormonal,** comportant des œstrogènes naturels toujours associés à un progestatif.
– *En cas de contre-indications* : traitement *symptomatique* :
  · des bouffées de chaleur : *Centralgol, Abufène ;*
  · sécheresse vaginale : *Colpotrophine, Trophigil, Éthinyl-œstradiol* local.

Ce traitement substitutif nécessite une surveillance des lipides et de la pression artérielle ainsi que de l'endomètre car risque d'hyperplasie.

MÉRALGIE PARESTHÉSIQUE

▶ Définition :

La méralgie paresthésique est un trouble sensitif siégeant dans le territoire du nerf fémoro-cutané, à la face antéro-externe de la cuisse.

▶ Causes :

La cause doit être recherchée dans une compression du nerf fémoro-cutané au moment où il quitte le petit bassin pour pénétrer dans la cuisse, c'est-à-dire vers l'épine iliaque antéro-supérieure.

▶ Signes cliniques :

Le malade, le plus souvent un homme entre 30 et 60 ans, ressent un engourdissement parfois douloureux sur une zone en raquette à pointe supérieure, siégeant sur la face antéro-externe de la cuisse. L'examen met en évidence une hyperesthésie cutanée, contrastant avec une hypoesthésie thermo-algésique. Tous ces troubles sont réveillés par la marche, la fatigue et la compression de l'épine iliaque antéro-supérieure. Il n'y a aucun autre signe.

▶ Évolution :

L'affection tend souvent à la chronicité.

▶ Traitement :

– Infiltrations cortisonées du nerf à son émergence à la cuisse.
– Électrothérapie, antalgiques banals.

MÉRYCISME

▶ Définition :

Rumination pathologique.

▶ Causes et mécanisme :

Carence affective.

▶ Signes essentiels :

Chez un nourrisson de 6-8 mois, régurgitation spontanée ou déclenchée par l'introduction des doigts dans la cavité buccale puis rumination du contenu de la cavité buccale.

▶ Évolution et complications :

Parfois déshydratation, dénutrition.

▶ Traitement et pronostic :

∗ HOSPITALISATION pour « déconditionner » l'enfant.

Action psychologique près de la mère.

∗ PRONOSTIC habituellement favorable.

MÉTASTASES HÉPATIQUES

Voir *Cancer du foie*

MÉTASTASES OSSEUSES

Voir *Tumeurs osseuses malignes secondaires*

MÉTRORRAGIES

▶ **Définition :**

Ce sont des hémorragies d'origine utérine survenant en dehors des règles.

▶ **Causes et mécanisme :**

Elles sont de deux types : *fonctionnelles* ou *organiques*, et très différentes en fonction de l'âge.

Avant d'affirmer l'origine fonctionnelle, il faut éliminer un cancer.

▶ **Étiologies :**

Quel que soit l'âge la recherche étiologique comportera toujours :

– un *interrogatoire* sur :
- les antécédents généraux et gynéco-obstétricaux ;
- le cycle ;
- le caractère des métrorragies : couleur, abondance, survenue dans le cycle, spontanées ou provoquées ;
- les phénomènes d'accompagnement des métrorragies : douleur, fièvre.

– un *examen général et génital* minutieux ;

– des *examens complémentaires :*
- frottis cervicaux, vaginaux ;
- colposcopie ;
- biopsie d'endomètre et/ou du col.

MÉTRORRAGIES DE LA PÉRIODE D'ACTIVITÉ GÉNITALE

▶ **Métrorragies organiques :**

Les métrorragies organiques en dehors de la grossesse peuvent être tumorales ou non tumorales.

∗ LES MÉTRORRAGIES GRAVIDIQUES doivent être recherchées en premier : fausses couches spontanées, grossesse extra-utérine, môle hydatiforme, rétention placentaire.

∗ LES MÉTRORRAGIES NON TUMORALES, de cause infectieuse, très fréquentes, peuvent intéresser tout l'appareil génital : vagin (vaginite), col (colpite, ectropion infecté, polype muqueux infecté), endomètre (endométrite), annexes (annexite, salpingite).

∗ LES MÉTRORRAGIES TUMORALES sont des tumeurs malignes et non malignes :

– tumeurs bénignes : fibromes, myomes, entraînant des ménorragies ou des ménométrorragies plus souvent que des métrorragies isolées avec caillots ;

– polypes utérins ;

– endométriose, entraînant plus souvent des ménorragies que des métrorragies ;

– les cancers doivent rester la hantise chez la femme en période d'activité génitale ; cancer du col, du corps, de la trompe, de l'ovaire.

▶ **Métrorragies fonctionnelles :**

En rapport avec un dysfonctionnement de l'axe diencéphalo-ovaro-utérin. Elles sont de même mécanisme que dans les hémorragies parapubertaires ou préménopausiques.

C'est autour du temps essentiel dans le cycle qu'est l'ovulation que se situent les anomalies de la fonction ovarienne :

– soit anovulation ;

– soit anomalie dans la durée et le potentiel fonctionnel du corps jaune ;

– soit retard important de l'ovulation.

∗ EXAMENS COMPLÉMENTAIRES :

– courbe de température ;

– dosage des stéroïdes urinaires ou plasmatiques ;

– biopsie d'endomètre ;

– frottis et hystérographie.

∗ ÉTIOLOGIES :

– hyperplasie de l'endomètre simple ou glandulo-kystique avec hémorragies anarchiques succédant à une période plus ou moins longue ;

– états folliculiniques persistants se traduisant par une anovulation et une hyperménorrhée ;

– atrophie de l'endomètre par insuffisance œstrogénique ou mauvaise réceptivité hormonale.

Ce sont des métrorragies peu abondantes, capricieuses et récidivantes.

▶ **Métrorragies iatrogènes :**

– sur stérilet, avec ou sans grossesse ;

– sous contraception orale par œstro-progestatifs ou progestatifs seuls ;

– par traitements anticoagulant, androgènique, digitalique.

MÉTRORRAGIES DES PÉRIODES CHARNIÈRES

Après les métrorragies de la période d'activité génitale, il y a des métrorragies des périodes charnières qui se ressemblent, mais les examens sont différents :

- *vierge* : le spéculum ne peut être mis ;
- *ménopause :* il faut toujours penser au cancer et absolument l'éliminer.

MÉTRORRAGIES DE LA PÉRIODE PARAPUBERTAIRE

Il faut éliminer une anomalie hématologique (Willebrand, thrombopathie, etc.) et les tumeurs du col utérin.

▶ **Les hémorragies fonctionnelles** sont les plus fréquentes : par anovulation ou dysovulation par insuffisance ovarienne globale, souvent associée à des facteurs psychologiques.

▶ **Les pseudo-pubertés précoces** révélatrices d'une tumeur endocrine de l'ovaire sont de bon pronostic à cet âge.

MÉTRORRAGIES POSTMÉNOPAUSIQUES

Survenant 2 à 3 ans après l'arrêt des règles, elles doivent être considérées comme une anomalie et faire recherche un *cancer du corps* par frottis, biopsie d'endomètre, hystérosalpingographie, curetage biopsique, échotomographie.

Autres causes de métrorragies postménopausiques :

- infection ;
- atrophie muqueuse par hypo-œstrogénie idiopathique ;
- hyperœstrogénie médicamenteuse.

TRAITEMENT

Le traitement dépend de l'étiologie, toutefois, *toute hémorragie doit toujours être considérée comme organique jusqu'à preuve du contraire.* Le traitement doit commencer par un curetage complet qui établira le diagnostic et arrêtera l'hémorragie.

Une fois le diagnostic de métrorragies par troubles fonctionnels affirmé, le traitement pourra être symptomatique, avant de traiter la cause de l'anovulation ou de dysovulation.

▶ **Les progestatifs** administrés du 5ᵉ au 25ᵉ jour ou du 15ᵉ au 25ᵉ jour du cycle sont curateurs dans 98 % des cas.

▶ **Les œstrogènes** en i.v. à doses massives stoppent l'hémorragie dans les 2 h, mais ne peuvent être que d'indication exceptionnelle et unique devant une hémorragie très importante.

MICROANGIOPATHIE THROMBOTIQUE

▶ **Définition :**

C'est un syndrome associant une anémie hémolytique, un purpura thrombopénique, une atteinte rénale, des troubles neurologiques.

▶ **Causes :**

Le syndrome hémolytique urémique s'observe surtout chez l'enfant, réalisant une entité anatomo-clinique particulière d'étiologie inconnue. *Chez l'adulte,* il s'agit le plus souvent de l'évolution d'une néphroangiosclérose maligne (→), parfois d'une complication du postpartum, d'un traitement œstroprogestatif ou d'un syndrome septique.

▶ **Signes cliniques et paracliniques :**

L'atteinte rénale se traduit par une protéinurie abondante, une hématurie, une H. T. A. et rapidement une oligo-anurie. La biopsie rénale montre des lésions artériolaires d'ischémie caractéristiques.

▶ **Évolution :**

Parfois favorable si on retrouve une cause curable, elle passe par l'héparinisation, le traitement symptomatique de l'insuffisance rénale. Elle est parfois mortelle ou marquée par une insuffisance rénale définitive.

MIGRAINES

▶ **Généralités :**

Les migraines sont des céphalées paroxystiques, unilatérales, survenant par accès répétitifs sur un terrain familial prédisposé. L'incidence de la migraine dans la population générale serait de 5 % environ chez l'enfant et de 5 à 10 % chez l'adulte. Il s'agit d'une affection bénigne mais très fréquente et invalidante.

Les antécédents familiaux sont très souvent retrouvés à l'interrogatoire et on peut parler de familles de migraineux.

Le mécanisme des migraines reste mal compris : la phase prodromique déficitaire correspondrait à une vaso-contriction des vaisseaux cérébraux et la phase douloureuse serait liée à une vaso-dilatation avec distension douloureuse des vaisseaux cérébraux. On fait jouer un rôle important à un neuromédiateur cérébral, la sérotonine, qui serait libérée par les plaquettes.

▶ Clinique :

∗ LA MIGRAINE COMMUNE EST LIMITÉE A LA CÉPHALÉE : Elle débute progressivement, l'intensité de la douleur s'accroît en quelques heures, puis la céphalée demeure en plateau pendant plusieurs heures ou parfois pendant 2 ou 3 jours avant de s'atténuer et de disparaître en quelques heures.

La céphalée est *unilatérale,* siégeant soit toujours du même côté, soit alternativement d'un côté ou de l'autre. La localisation de la céphalée est habituellement fronto-temporale. Enfin, la céphalée est *intense,* de caractère *pulsatile.* Les nausées sont constantes, les vomissements et la *photophobie* sont fréquentes. La migraine s'accompagne parfois de *douleurs abdominales,* surtout chez l'enfant.

Les malades peuvent souffrir soit de *migraines communes,* soit de *migraines accompagnées,* soit enfin de l'alternance des deux formes.

∗ DANS LA MIGRAINE ACCOMPAGNÉE, la céphalée est précédée par un déficit cérébral transitoire et localisé que l'on appelle l'*aura. L'aura peut être ophtalmique :* il s'agit de scotomes scintillants, de lignes brisées, d'hémianopsie. *L'aura peut être sensitive,* formé de paresthésies péribuccales ou au niveau des mains. L'aura peut être constitué d'un *trouble du langage* ou d'*un déficit moteur transitoire.* Les signes de l'aura progressent en 20 minutes environ et régressent ensuite pour laisser la place aux céphalées : *c'est la classique marche migraineuse.*

∗ On peut citer les formes rares de migraines : les MIGRAINES BASILAIRES et les MIGRAINES OPHTALMOPLÉGIQUES.

▶ Diagnostic et examens complémentaires :

∗ LE DIAGNOSTIC DE MIGRAINE EST UNIQUEMENT CLINIQUE. L'examen et le fond d'œil sont normaux.

∗ LE SCANNER CÉRÉBRAL est indispensable dans tous les cas où la clinique est atypique.

▶ Diagnostic différentiel :

∗ C'est d'abord celui des différentes causes de CÉPHALÉES (→).

∗ LES FORMES ACCOMPAGNÉES peuvent parfois faire discuter une épilepsie focale ou un accident vasculaire transitoire.

∗ LES FORMES HYPERALGIQUES doivent faire éliminer une hémorragie méningée et faire pratiquer une ponction lombaire au moindre doute.

∗ LES FORMES ATYPIQUES doivent faire éliminer une tumeur ou une malformation vasculaire cérébrale.

▶ Pronostic et évolution :

C'est une affection bénigne. Les complications (accident vasculaire cérébral) sont très rares. La migraine débute dans l'enfance ou dans la troisième décennie. La fréquence des crises et le retentissement de la migraine sur la vie quotidienne sont variables d'un malade à l'autre et selon les années pour un malade donné. Une amélioration se dessine souvent à partir de 50-60 ans. Les facteurs déclenchant des crises et les facteurs sous-jacents associés sont à prendre en considération. Les stress psychologiques ou un *syndrome dépressif associé* ont un rôle aggravant, pouvant aboutir à des céphalées migraineuses invalidantes, voire subintrantes. On peut également citer les *facteurs endocriniens* présents dans les *migraines cataméniales,* d'aggravation prémenstruelle, les facteurs allergiques et alimentaires.

▶ Traitement :

Le traitement de la migraine se divise en deux parties :

∗ TRAITEMENT DE LA CRISE : Dès les premiers symptômes, c'est-à-dire au tout début de la céphalée ou dès qu'apparaît l'aura neurologique, le sujet doit prendre soit un antalgique (Aspirine, *Doliprane, Glifanan, Di-Antalvic* ou autres), soit un anti-inflammatoire (*Indocid, Cebutid, Voltarène,* etc.), soit un dérivé de l'ergot de seigle (*Gynergène caféiné, Migwell, Diergospray,* etc.) par voie orale, rectale (en cas de vomissements), ou même nasale (*Diergospray*), en répétant la prise au besoin dans la demi-heure ou l'heure qui suit de façon à « couper » le déroulement normal de la crise. C'est à chacun de trouver, avec l'aide du médecin, la ou les molécules les plus efficaces pour traiter l'accès. Il faut avertir les malades du risque qu'il y aurait à dépasser les doses prescrites ; risque de « dépendance » avec possibilité de céphalées « toxiques », risque d'ischémie vasculaire en cas d'abus de dérivés de l'ergot de seigle (ergotisme).

* TRAITEMENT DE FOND : Il est indiqué lorsque les crises sont trop rapprochées (plus de 3 ou 4 par mois) ou trop sévères et vise alors à diminuer la fréquence et l'intensité des accès. On utilise : soit des médicaments comme les bêta-bloquants (*Seloken, Avlocardyl,* etc.), les antisérotonine (*Sanmigran, Nocertone, Désernil,* etc.), l'amitryptiline (*Laroxyl*), l'aspirine à petites doses, ou là encore les dérivés de l'ergot de seigle (*Séglor, D.H.E.,* etc.), soit des méthodes comme la relaxation, l'acupuncture ; il n'existe pas de migraines que l'on ne puisse, sinon guérir – car c'est une maladie de toute une vie – du moins améliorer. A condition d'y mettre le temps et de savoir être patient et systématique dans l'utilisation des traitements.

MILIAIRES PULMONAIRES

▶ Définition :

C'est une définition radiologique : multitudes de petites images opaques de 0,5 à 3 mm de diamètre, distinctes les unes des autres et réparties dans l'ensemble des champs pulmonaires.

▶ Causes et mécanisme :

* LES CAUSES DE MILIAIRES SONT MULTIPLES :

- la *tuberculose pulmonaire* reste la plus fréquente chez le sujet jeune ;
- la *carcinose miliaire* et la *lymphangite carcinomateuse* sont aussi fréquentes chez le sujet au-delà de 40 ans ; les images prédominent aux bases ; le diagnostic repose sur la découverte du primitif et les aspirations bronchiques ; parfois, on retrouve une hémopathie ;
- *sarcoïdose ;*
- *pneumoconioses* (silicose, asbestose) ;
- *causes infectieuses* : pneumopathies virales d'évolution favorable, staphylococcies, pneumocystis carinï chez le sujet fragilisé ;
- *insuffisance cardiaque gauche.*

* LES AUTRES CAUSES SONT PLUS RARES :

- collagénose et fibrose pulmonaires ;
- pneumopathies immuno-allergiques (poumon de fermier, produits industriels) ;
- syndrome de Goodpasture ;
- phacomatose, histiocytose ;
- protéinose alvéolaire ;
- microlithiase alvéolaire.

Le granité posthémoptoïque correspond au comblement des alvéoles par du sang.

▶ Signes cliniques et paracliniques :

Ils sont très variables en fonction de l'étiologie.

* LE PROBLÈME PRINCIPAL est d'éliminer *en urgence* une miliaire tuberculeuse.

* DANS LA PLUPART DES CAS, LE TABLEAU CLINIQUE est très riche orientant vers une étiologie précise, bien souvent c'est une découverte d'examen radiologique.

* L'INTERROGATOIRE doit rechercher une exposition à un risque (mineur, amiante, travailleur agricole, produit industriel).

* LA RADIOGRAPHIE PULMONAIRE doit être de qualité parfaite montrant des images rondes de la taille d'un grain de mil disséminées dans les deux champs pulmonaires. Elles sont parfois reliées par un réseau réticulé réalisant l'aspect réticulo-micronodulaire.

* LES AUTRES EXAMENS SONT A VISÉE ÉTIOLOGIQUE :

- réactioncutanée tuberculinique et recherche de BK dans les crachats ;
- fibroscopie avec biopsie, aspiration et lavage alvéolaire ;
- épreuve fonctionnelle respiratoire avec gaz du sang et diffusion du CO ;
- bilan biologique standard.

* LORSQUE TOUS LES EXAMENS SONT NÉGATIFS, on peut proposer, selon l'état du malade, une BIOPSIE PULMONAIRE.

▶ Évolution et complication :

Elles dépendent de l'étiologie.

▶ Traitement et pronostic :

* LE TRAITEMENT ET LE PRONOSTIC sont fonction de l'étiologie.

* D'UN POINT DE VUE SYMPTOMATIQUE on peut utiliser l'oxygénothérapie et prévenir les infections.

* DANS LES PNEUMOCONIOSES, le traitement doit être *prophylactique.*

MINKOWSKI-CHAUFFARD (MALADIE DE)

▶ Définition :
C'est une anomalie héréditaire de la membrane de l'hématie transmise selon le mode autosomique dominant.

▶ Signes cliniques et paracliniques :

∗ C'EST LA CAUSE LA PLUS FRÉQUENTE des anémies hémolytiques chroniques héréditaires en Europe. Le diagnostic repose sur l'anémie hémolytique chronique (→), le test de Coombs négatif, la microspherocytose, la résistance globulaire aux solutions hypotoniques diminuée, l'autohémolyse exagérée à 37 °C corrigeable par le glucose et non par l'ATP, la séquestration splénique pure des globules rouges, l'enquête familiale.

∗ UN ICTÈRE NÉO-NATAL peut révéler la maladie.

▶ Évolution, complications :
- C'est une anémie chronique avec des crises érythroblastopéniques survenant souvent après une infection virale.
- La lithiase vésiculaire, un retard staturo-pondéral sont les principales complications.

▶ Traitement :
Ce sont les transfusions en cas d'hémolyse aiguë, la splénectomie après l'âge de 5 ans après en avoir pesé les conséquences (risques infectieux) complétée éventuellement par une cholécystectomie.

MITRALE (MALADIE)

▶ Définition :
Cardiopathie valvulaire associant un rétrécissement et une insuffisance de la valve mitrale.

▶ Causes et mécanisme :
Elle est essentiellement due à la maladie rhumatismale.
Les conséquences hémodynamiques sont l'hyperpression de la petite circulation et une dilatation du ventricule gauche.

▶ Signes cliniques et paracliniques :
Ils associent les signes du rétrécissement et de l'insuffisance mitrale (→).

MONGOLISME

Voir *Trisomie 21*

MONOARTHRITES (GÉNÉRALITÉS)

▶ Définition :
On appelle monoarthrite *l'inflammation d'une articulation.*
C'est un des problèmes les plus difficiles de la rhumatologie, dans lequel la *ponction-biopsie-synoviale* (→) tient un rôle capital (→ aussi POLYARTHRITES et CRISES ARTICULAIRES AIGUËS).

▶ Signes cliniques :
Ce sont les signes classiques de *l'inflammation :* douleur, rougeur, chaleur locale élevée, tuméfaction. La *douleur* est certes mécanique, mais surtout inflammatoire, de la deuxième partie de la nuit et du début de la matinée. La *tuméfaction* est faite de l'épaississement de la synoviale et de *l'épanchement* qu'il faudra *ponctionner* pour l'analyser.

▶ Signes paracliniques :

∗ LES SIGNES RADIOLOGIQUES sont rarement probants. Tout au plus aperçoit-on un épaississement des parties molles.

∗ Parmi les SIGNES BIOLOGIQUES, la *vitesse de sédimentation* (→) est élevée (mais elle peut être normale au début de l'affection). On note de plus une augmentation de la fibrinémie et des α-2 et γ-globulines sanguines. Les autres examens sanguins sont détaillés à chaque cause particulière de monoarthrite.
Dans le *liquide synovial* (→) existent une baisse de la viscosité et une augmentation des protéines et des éléments figurés : plus de 2 000 cellules au mm^3 (surtout des polynucléaires). Des éléments figurés spéciaux sont signalés *infra.*

La *biopsie synoviale* (→) est capitale car c'est l'examen qui, bien fait, permet le diagnostic, en mettant en évidence les signes anatomopathologiques caractéristiques de l'affection.

▶ Causes :

On distingue les *monoarthrites aiguës et subaiguës.*

∗ MONOARTHRITES AIGUËS :

– La *goutte* (→) survient chez un homme de 35 ans, et touche typiquement le gros orteil. L'uricémie est élevée, on trouve des cristaux uratiques dans le liquide synovial et dans les cellules de la synoviale.

– *La chondrocalcinose articulaire* (→) peut ressembler à la goutte. On trouve des cristaux de pyrophosphate de calcium dans le liquide articulaire et dans les cellules synoviales.

– *Les monoarthrites septiques* sont le plus souvent dues à un staphylocoque (parfois après injection intra-articulaire) mais d'autres germes sont possibles.

∗ MONOARTHRITES SUBAIGUËS :

– Parmi les *monoarthrites septiques,* la *tuberculose* est la plus fréquente. La ponction-biopsie articulaire permet de voir les lésions typiques et de mettre les fragments en culture, avec inoculation au cobaye.

– Il existe également des *monoarthrites parasitaires* (souvent surinfectées).

– *Monoarthrites virales :*

. Le syndrome de *Fiessinger-Leroy-Reiter* (→) commence très souvent par une monoarthrite, en particulier au genou. La plupart des examens n'ont rien de spécifique sauf le test de transformation lymphoblastique par l'antigène bedsonien.

. *Le syndrome de Behçet* est la conséquence d'une *aphtose* généralisée ou bipolaire.

. Les hépatites virales, la rubéole, la grippe, etc. peuvent s'accompagner voire commencer par une monoarthrite.

– *Monoarthrites d'origine infectieuse :*

. *Le rhumatisme postangineux* (→) peut rester localiser à la médio-tarsienne. C'est l'élévation progressive des antistreptolysines O qui permet le diagnostic.

. *Le rhumatisme syphilitique* est plus rare.

– *Monoarthrites rhumatismales :*

. Une *polyarthrite rhumatoïde* (→) peut rester localisée à une seule articulation. C'est un bon facteur de pronostic et il faut s'acharner à faire le diagnostic le plus tôt possible, en cherchant à mettre en évidence les *facteurs rhumatoïdes* (→) dans le sang, des *ragocytes* dans le liquide synovial (cellules en grain de raisin), des lésions de capillo-nécrose dans la synoviale.
Chez l'enfant, la polyarthrite débute par une seule articulation dans un cas sur trois.

. Les *monoarthrites lupiques* (→) sont plus rares, de même que la *monoarthrite psoriasique* (→ RHUMATISME PSORIASIQUE).

. On peut rencontrer des monoarthrites rhumatismales au cours de certaines spondylarthrites ankylosantes débutantes (→), de la *sarcoïdose,* de la *maladie périodique* (→).

– Très souvent la monoarthrite ne peut pas être rattachée à une cause, malgré les examens. C'est alors l'évolution qui permet de l'étiqueter.

▶ Évolution, traitement et surveillance :

Ils dépendent de l'affection en cause. Dans tous les cas l'état général (pouls, température, urines, poids, etc.) doit être observé avec le plus grand soin.

MONONUCLÉOSE INFECTIEUSE

▶ Définition, causes et mécanisme :

C'est une infection due au virus d'Ebstein-Barr, transmise par la salive et touchant surtout l'adolescent et l'adulte jeune.

▶ Signes essentiels :

∗ CLINIQUE : Après une incubation de 40 jours en moyenne, apparaissent fièvre, céphalée et dysphagie. Il s'agit d'une *angine* érythémateuse ou érythématopultacée, parfois pseudo-membraneuse (pouvant évoquer la diphtérie). On note des *adénopathies* (occipitales, cervicales, etc.) et souvent une *splénomégalie*.

∗ EXAMENS COMPLÉMENTAIRES : La NFS montre (outre l'intégrité des lignées rouges et plaquettaires) une hyperleucocytose avec neutropénie légère et un pourcentage anormal d'éléments mononucléés normaux (lymphocytes et monocytes) et surtout la présence de *grands mononucléaires bleutés* (hyperbasophiles). Le MNI test est plus précocement positif que la réaction de Paul, Bunnell et Davidsohn mais aussi moins spécifique.

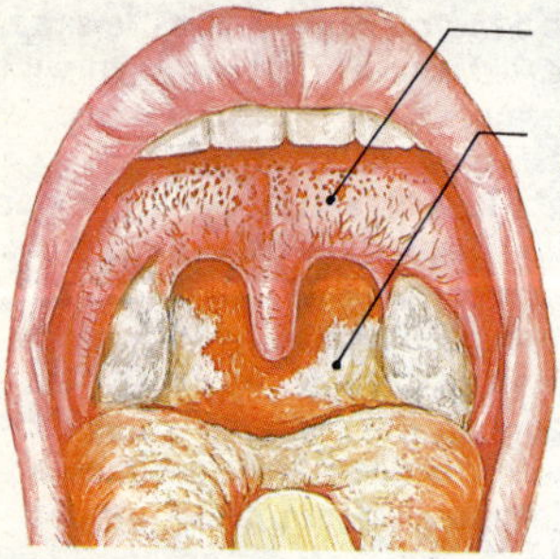

Angine à fausses membranes au cours d'une monucléose infectieuse.

▶ Surveillance, évolution, complications :
La guérison spontanée est la règle, avec souvent une asthénie persistant assez longtemps. On peut aussi voir : des manifestations cutanées (purpura du voile, rash, notamment après ampicilline), des anomalies hématologiques (anémie hémolytique, thrombopénie), des atteintes viscérales (hépatique, neurologique, péricardite, etc.). La rupture de rate est exceptionnelle.

▶ Traitement :
C'est le repos au lit. La corticothérapie n'est envisagée que dans les formes sévères.

MORT SUBITE DU NOURRISSON

▶ Définition :
Mort inattendue d'un nourrisson jusque-là en bonne santé. Fréquence : entre 1 et 3 pour mille naissances vivants (1 500 par an en France). Âge de survenue : entre 1 mois et 1 an (90 % avant 6 mois).

▶ Causes et mécanisme :
Un certain nombre de morts subites restent inexpliquées mais de nombreuses causes ont été identifiées par l'étude des circonstances entourant la mort, l'autopsie et les explorations effectuées chez les nourrissons rescapés de malaises graves au cours du sommeil (mort subite dite « rattrapée ») : malformations méconnues (voies respiratoires, cœur) ; atteinte du système nerveux central ; infection grave ; reflux gastro-œsophagien (à l'origine de fausses routes ou de malaise vagal) ; hyperthermie majeure ; anomalies métaboliques.

▶ Signes :
Décès pendant le sommeil. Recrudescence hivernale.
Antécédents : prématurité, détresse respiratoire néonatale, anoxie périnatale, symptomatologie évocatrice de reflux gastro-œsophagien.
L'examen comporte : la prise de température rectale, la recherche d'une éruption (purpura), de signes de déshydratation, de traces de sévices ; l'appréciation de la trophicité (poids, taille).

▶ Examens paracliniques :
Radio de squelette ; ponction lombaire ; prélèvements bactériologiques et virologiques.
Chez les enfants à risques (rescapés de malaise grave), bilan comportant : dosage de la glycémie et de la calcémie ; examen O.R.L. ; E.C.G. ; E.E.G ; pH métrie œsophagienne (recherche d'un reflux) ; enregistrement de Holter (recherche d'une hyper-réflectivité vagale pouvant être à l'origine de malaise).

▶ Prise en charge de la famille :
Elle doit être précoce et prolongée, réalisée par une équipe comportant médecin et psychologue afin de fournir l'information la plus complète possible sur le décès de l'enfant, d'apporter une aide psychologique indispensable (sentiment de culpabilité ; difficultés à accomplir le travail de deuil), d'assurer les meilleures conditions médicales, sociales et psychologiques lors d'une grossesse et d'une naissance ultérieures.
Le risque de récidive dans une même famille est extrêmement faible.

▶ Prévention :
Il n'y a pas à l'heure actuelle de méthode préventive efficace ; le monitorage cardio-respiratoire à domicile est remis en question compte tenu de ses insuffisances et de son retentissement sur la vie et le psychisme familiaux.

MORVE

▶ Définition, causes et mécanisme :
C'est une maladie contagieuse commune à l'homme et aux solipèdes (chevaux, ânes, mulets) due à une parvobactérie. La transmission à l'homme s'effectue par contact direct (professionnel).

▶ **Signes essentiels :**

La morve succède à l'infection d'une plaie. La muqueuse nasale est congestive avec jetage purulent. L'atteinte cutanée comprend un œdème dur et douloureux de la face ou une éruption bulleuse, des troubles respiratoires sont possibles.

▶ **Traitement :**

On utilise classiquement antibiotiques et antigénothérapie.

MUCOPOLYSACCHARIDOSES

▶ **Définition :**

Altération du métabolisme des mucopolysaccharides entraînant leur accumulation anormale en particulier au niveau du foie, du cerveau et de la cornée (exemples : maladie de Hurler, maladie de Hunter, maladie de Morquio).

▶ **Causes et mécanisme :**

Héréditaire. Le plus souvent transmission autosomique récessive.

▶ **Signes essentiels :**

Nanisme, retard mental, faciès particulier (gargouille), hépatosplénomégalie, déformations rachidiennes, opacités cornéennes (vues à la lampe à fente).

Anomalies radiologiques (corps vertébraux, bassin).

Anomalies des lymphocytes.

Diagnostic sur le dosage des mucopolysaccharides urinaires et dans certains cas dosage enzymatique dans les leucocytes.

▶ **Traitement et pronostic :**

* PAS DE TRAITEMENT. Conseil génétique. Dépistage anténatal parfois possible.

* LE PRONOSTIC est grave sur le plan cérébral et du fait des anomalies squelettiques.

MUCOVISCIDOSE

▶ **Définition :**

Appelée également *maladie fibrokystique du pancréas,* elle associe diarrhée chronique et troubles respiratoires.

▶ **Causes et mécanisme :**

Maladie héréditaire (touchant 1 enfant sur 4 dans les familles atteintes) dans laquelle le mucus sécrété est anormalement épais, obstruant les canaux pancréatiques (d'où une insuffisance pancréatique avec diarrhée) et les bronches.

▶ **Signes essentiels :**

* EN PÉRIODE NÉO-NATALE : retard à l'élimination du méconium, voir iléus méconial (→).

* CHEZ LE NOURRISSON : diarrhée chronique, hypotrophie, toux coqueluchoïde, pneumopathies à répétition.

▶ **Examens paracliniques :**

Le diagnostic est affirmé : en période néonatale, par le dosage de la trypsine immunoréactive (→) ; au-delà de la période néonatale, par le test de la sueur (dosage du chlore dans la sueur. Un taux supérieur à 60 mEq/l affirme le diagnostic).

Autres examens : dosage des protides totaux. Radio de thorax (emphysème rétrosternal, atélectasie). Diagnostic anténatal par étude de l'A.D.N. fœtal (après étude familiale) ou dosage des enzymes intestinaux dans le liquide amniotique.

▶ **Éléments de surveillance :**

- Croissance (taille et poids).
- Signes respiratoires.
- Examen des crachats (bactériologie).
- Radio du thorax.
- Exploration fonctionnelle respiratoire.

▶ **Évolution et complications :**

Elle se fait sur un mode chronique.

Principales complications : poussées de surinfection bronchique (à pyocyanique en particulier). Apparition d'une insuffisance respiratoire chronique avec retentissement cardiaque. Invagination intestinale aiguë. Prolapsus rectal. Cirrhose après 5 ans. Lithiase biliaire. Carences nutritionnelles. Stérilité masculine à l'âge adulte.

▶ **Traitement :**

* PRISE EN CHARGE RESPIRATOIRE : kinésithérapie quotidienne. Produits expectorants. Antibiothérapie adaptée (2 antibiotiques) prolongée (2 à 3 semaines) en cas de surinfection.

* PRISE EN CHARGE NUTRITIONNELLE : régime hypercalorique pauvre en graisses animales, enrichi en vitamines, sodium et oligoéléments (zinc).

Traitement substitutif par extrait pancréatique.

▶ **Pronostic** :
Transformé par les progrès thérapeutiques actuels : 50 à 75 % des malades atteindront l'âge adulte.

MULTINÉVRITES ET MONONÉVRITES

▶ **Les multinévrites** sont des affections touchant plusieurs nerfs, réalisant des tableaux d'atteinte motrice et/ou sensitive disséminée, parfois douloureuse : elles s'installent de façon asymétrique et asynchrone. Les nerfs les plus souvent touchés sont : le cubital (entraînant une atteinte des petits muscles de la main), le sciatique poplité externe (qui innerve les releveurs du pied et dont l'atteinte réalise un steppage), le crural (→ CRURALGIE), le médian (nerf de la flexion des doigts).

Les principes causes sont :

* MÉTABOLIQUES et notamment diabétiques, où la paralysie est souvent brutale, douloureuse, avec fonte musculaire précoce (amyotrophie) liée à une atteinte ischémique du nerf : outre les nerfs cités, le diabète est connu pour entraîner des paralysies des nerfs crâniens, en particulier oculomoteurs (III, IV, VI).

* INFECTIEUSES, et il faut retenir la lèpre qui est dans le monde la cause la plus fréquente des multinévrites : celle-ci est particulière par son caractère hypertrophique (gros nerfs à la palpation), et l'on doit y songer chez les sujets revenant ou vivant dans des zones d'endémie (Afrique noire, Amérique du Sud, et même Europe du Sud). Le diagnostic repose sur la biopsie nerveuse qui cherche à mettre en évidence le bacille de Hansen (agent de la lèpre), et le traitement essentiellement sur les antibiotiques comme la *Rifampicine* et les sulfones pendant de longs mois.

* INFLAMMATOIRES, comme au cours de la périartérite noueuse (PAN), affection du sujet d'âge moyen ou du vieillard responsable d'atteintes nerveuses brutales et douloureuses, avec fièvre, amigrissement, élévation de la VS, perturbations du bilan rénal, HTA. Le diagnostic repose ici encore sur la biopsie neuromusculaire qui montre l'atteinte artériolaire caractéristique. Le traitement repose sur les corticoïdes à fortes doses (1mg/kg/j de prednisone) qui ont transformé le pronostic autrefois fatal de l'affection.

▶ **Les mononévrites** intéressent un seul tronc nerveux, elles peuvent apparaître comme le début d'une multinévrite mais sont plus souvent traumatiques ou dues à la compression locale d'un nerf dans un endroit où celui-ci est exposé aux multiples traumatismes de la vie courante, par exemple, au poignet (compression du médian avec syndrome du canal carpien : touche surtout la femme d'âge moyen, se manifestant volontiers la nuit par des paresthésies et des douleurs de la main ou des premiers doigts), au coude (compression du cubital), au bras (compression du radial à la face postérieure de l'humérus, encore appelée « paralysie des amoureux »), ou au col du péroné (sciatique poplité externe). L'électromyogramme précise les muscles touchés, permet d'observer un ralentissement localisé de la conduction nerveuse, et parfois d'apprécier le pronostic.

Le traitement est la mise au repos du membre, parfois l'infiltration cortisonique (syndrome du canal carpien), la rééducation, et dans les formes sévères, la chirurgie pour libérer le nerf à l'endroit de la compression.

MYASTHÉNIE

La myasthénie est due à une mauvaise transmission neuromusculaire au niveau de la plaque motrice.

▶ **Physiopathologie :**
Il existe une diminution du nombre des récepteurs postsynaptiques au niveau de la jonction neuromusculaire. Il existe dans 90 % des cas des anticorps antirécepteurs et la myasthénie apparaît comme une réaction autoimmune contre le récepteur cholinergique.

Ces anticorps dégradent localement la membrane et les récepteurs et bloquent le fonctionnement de ces derniers. Il existe également une mise en jeu de l'immunité cellulaire. Le rôle du thymus dans la physiopathologie de la myasthénie est certain.

▶ **Clinique :**
C'est une maladie de prédominance féminine, débutant en règle générale chez l'adulte jeune.

Le syndrome myasthénique est une fatigabilité musculaire anormale surtout marquée après un effort ou en fin de journée.

∗ LE DÉBUT DE LA MALADIE est souvent marqué par l'atteinte d'un seul groupe musculaire réalisant une diplopie, un ptosis, un trouble de la mastication ou de la phonation, isolé en apparence, et les erreurs de diagnostic sont possibles à ce stade.

∗ A LA PHASE D'ÉTAT, *le tableau clinique est plus facile à reconnaître.* Le déficit moteur a une distribution analysable en termes de muscles. Il est variable dans la journée, exagéré par tout effort, et en partie amélioré par le repos. L'atteinte musculaire prédomine à la face et on peut observer un ptosis, une difficulté à l'occlusion complète des paupières, la voix nasonnée, des difficultés à la mastication, une faiblesse du port de la tête. L'atteinte des membres est plus atténuée et de prédominance proximale.

▶ Examens complémentaires :

∗ LE DIAGNOSTIC DE MYASTHÉNIE EST CLINIQUE et sera aidé par :

- *Le test au Tensilon :* L'injection i.v. de 2 mg, puis si besoin de 8 mg 1 minute après, entraîne une nette amélioration du déficit moteur.
- *L'électromyogramme* confirme le *phénomène myasthénique* avec une baisse progressive de la force musculaire enregistrée lors de stimulations nerveuses répétées (bloc neuromusculaire).

LA RECHERCHE D'UN THYMOME EST SYSTÉMATIQUE DEVANT TOUTE MYASTHÉNIE (thymome : tumeur développée à partir des résidus thymiques situés dans le médiastin). Il faudra réaliser un scanner thoracique.

∗ Il faudra pratiquer un bilan immunologique de principe :

- recherche d'anticorps antiorgane (antimuscles striés, antithyroïdiens, etc.), antirécepteurs de l'acétylcholine ;
- recherche de maladies auto-immunes associées (polyarthrite rhumatoïde, lupus érythémateux disséminé, thyroïdite, Basedow, Biermer).

▶ Évolution et surveillance :

∗ L'ÉVOLUTION est *faite de poussées d'aggravation et de phases d'amélioration,* voire de rémissions prolongées sous traitement. Les aggravations peuvent être progressives, certaines formes stables, mais des *aggravations brutales sont toujours possibles mettant en jeu le pronostic vital et nécessitant une réanimation immédiate.*

∗ LES FACTEURS DE DÉCOMPENSATION peuvent être une infection intercurrente, une anesthésie générale et une intervention, certains médicaments (curare, quinidine, benzodiazépines), voire un surdosage en anticholinestérasiques.

▶ Traitement :

Le traitement de la myasthénie sera conduit en milieu spécialisé, les indications, en particulier de la thymectomie et des traitements immunosuppresseurs, seront traitées cas par cas.

∗ LES ANTICHOLINESTÉRASIQUES inhibent l'enzyme de dégradation de l'acétylcholine, l'acétylcholinestérase, et augmentent ainsi la quantité d'acétylcholine disponible au niveau de la synapse neuromusculaire. Il existe trois médications : la néostigmine (*Prostigmine,* comp. à 15 mg, action 2 h), le *Mestinon* (comp. à 60 mg) et la *Mytélase* (10 mg). Ces derniers ont moins d'effets secondaires et une action étalée sur 3-4 heures. L'augmentation des anticholinestérasiques doit être prudente et c'est le malade qui par son confort peut déterminer au mieux la posologie et la répartition des doses.

Le malade et l'infirmière doivent connaître les signes de *surdosage* (dans ce cas la synapse est bloquée par un excès d'acétylcholine). En cas de surdosage, il y a une aggravation progressive de la myasthénie, des crampes et des fasciculations, une accentuation des effets secondaires (sueurs, hypersalivation, hypersécrétion bronchique) nécessitant parfois *une réanimation respiratoire.*

∗ LA THYMECTOMIE peut se faire par voie transcervicale ou transthoracique. Elle est systématique en cas de thymome, éventuellement complétée de radiothérapie. Encadrée par la réanimation pré et postopératoire, cette intervention est devenue bénigne. Chez les malades sans thymome la thymectomie tend à devenir systématique dès les premiers mois de la maladie. L'amélioration après thymectomie est retardée mais elle est observée dans 70 à 80 % des cas.

∗ CORTICOÏDES (en milieu hospitalier) :

- Les corticoïdes entraînent une amélioration dans 60 à 70 % que les malades soient thymectomisés ou non.
- *Corticothérapie :* On utilise le *Cortancyl* à la dose de 1 mg/kg pendant 1 mois, puis à doses progressivement décroissantes jusqu'à la dose d'entretien minimale efficace.

∗ LES IMMUNOSUPPRESSEURS *(Endoxan, Imurel)* ont été essayés seuls ou en complément des corticoïdes et sous surveillance hématologique. Les plasmaphérèses peuvent être utilisées en cas de poussée aiguë.

∗ LA RÉANIMATION EST NÉCESSAIRE EN CAS D'AGGRAVATION BRUTALE ET DE CRISE MYASTHÉNIQUE AIGUË. Le myasthénique doit savoir qu'il doit aller d'urgence à l'hôpital devant des troubles de la déglutition, une toux inefficace, des difficultés respiratoires. On a recours à l'intubation. La rééquilibration du traitement et/ou les immunosuppresseurs permettent d'écourter la durée de la ventilation assistée. Par contre, la trachéotomie est indispensable lorsque la ventilation assistée doit être prolongée.

∗ IL FAUT INSISTER SUR L'ÉDUCATION DES MALADES, LEUR REMETTRE UNE LISTE DE MÉDICAMENTS CONTRE-INDIQUÉS (+++).

MYCOPLASMA PNEUMONIAE (PNEUMOPATHIE À)

▶ Définition, causes et mécanisme :
Archétype des pneumonies atypiques, la pneumopathie à Mycoplasma pneumoniae est une des plus fréquentes. L'agent isolé par Eaton est ultra-filtrable et cultivable sur embryon de poulet. Cette maladie survient par petites épidémies touchant l'adolescent et l'adulte jeune.

▶ Signes essentiels :

∗ CLINIQUE : Après une incubation d'une dizaine de jours apparaît un syndrome grippal avec atteinte des voies aériennes supérieures (non toujours) suivi d'une pneumopathie.

∗ EXAMENS COMPLÉMENTAIRES : La radio pulmonaire montre souvent des opacités unilatérales en règle générale basales, parfois reliées au hile par des faisceaux hilo-diaphragmatiques. L'expectoration est habituellement banale. La VS est accélérée, la leuconeutropénie est rare mais évocatrice. On peut trouver des agglutinines froides et un test de Coombs positif. Le diagnostic est confirmé par la présence d'anticorps spécifiques, et parfois par l'isolement du mycoplasme en culture.

▶ Surveillance, évolution, complications :
La résolution des anomalies radiologiques est lente (4 à 8 semaines) ; des rechutes sont possibles. Les complications sont : pleuro-pulmonaires, ORL, hématologiques (anémie hémolytiques), mais l'évolution est le plus souvent bénigne en dehors de terrain taré (insuffisant respiratoire, cardiaque).

▶ Traitement :
Les macrolides sont efficaces sur les mycoplasmes, de même que les tétracyclines.

MYCOSIS FUNGOÏDE

Voir *Hématodermies*

MYÉLOME MULTIPLE

▶ Définition :
Il s'agit d'une prolifération maligne de plasmocytes qui sécrétent une immunoglobuline monoclonale. Il faut le différencier des immunoglobulines monoclonales bénignes (→). Il s'accompagne le plus souvent de lésions osseuses avec hypercalcémie et peut occasionner une insuffisance rénale.

▶ Signes cliniques et paracliniques :

∗ LES CIRCONSTANCES DE DÉCOUVERTE sont variables, le plus souvent ce sont des douleurs osseuses, parfois une complication comme l'insuffisance rénale, une infection, ou encore une découverte lors d'examens systématiques.

∗ LE DIAGNOSTIC EST AFFIRMÉ par la présence d'un pic étroit dans les γ ou β-globulines à l'électrophorèse des protéines (→), l'immunoélectrophorèse (→) caractérisant l'immunoglobuline, une diminution des immunoglobulines normales lors du dosage pondéral et le myélogramme (→), plus rarement la biopsie médullaire (→), montrant une augmentation de plasmocytes ($>$ 10 %) anormaux.

∗ LA MASSE TUMORALE est évaluée sur la quantité de l'immunoglobuline monoclonale, les radios du squelette qui montrent des lésions caractéristiques, à l'emporte-pièce, rarement une décalcification diffuse, la calcémie, l'insuffisance rénale et l'insuffisance médullaire secondaire à l'infiltration tumorale qui se manifeste surtout par une anémie, plus rarement par une pancytopénie. On quantifie la protéinurie de Bence-Jones (→).

▶ Éléments de surveillance :

∗ CLINIQUEMENT : douleurs osseuses, infections, signes d'hyperviscosité (refroidissement des extrémités, troubles de la vue ou de la conscience).

∗ BIOLOGIQUEMENT : N.F.S., électrophorèse des protéines, créatininémie, calcémie, protéinurie.

▶ Complications :

∗ LIÉES A L'IMMUNOGLOBULINE :
- syndrome d'hyperviscosité ;
- syndrome hémorragique ;
- insuffisance rénale qui est due à la protéinurie ou à l'hypercalcémie ;
  Elle peut être aggravée par une déshydratation, même légère (le jeûne avant un examen).
- amylose.

∗ DE L'HYPOGAMMAGLOBULINÉMIE : ce sont les infections graves, surtout pulmonaires ou O.R.L.

∗ DE LA DESTRUCTION OSSEUSE :
- hypercalcémie ;
- compression médullaire.

∗ DE L'INSUFFISANCE MÉDULLAIRE secondaire à la maladie ou au traitement.

▶ Traitement et pronostic :

∗ LA CHIMIOTHÉRAPIE est peu utilisée quand la masse tumorale est faible car il existe des formes d'évolution très lente. Elle comporte :
- *Alkéran et* prednisone, par cure toutes les 4 semaines quand la masse tumorale est peu élevée.
- plutôt une polychimiothérapie pouvant associer diversement entre eux *l'Endoxan, l'Oncovin, l'Adriamycine, le BCNU* si la masse tumorale est élevée.

∗ LA RADIOTHÉRAPIE est utile en cas de compression médullaire ou d'hyperalgies.

∗ LES COMPLICATIONS relèvent d'un traitement symptomatique.
- *La corticothérapie* est utilisée en cas d'hypercalcémie.
- *Les échanges plasmatiques* sont pratiqués en cas d'hyperviscosité.

∗ LA DURÉE DE VIE MOYENNE des malades est de 3 ans.

MYOCARDITES

▶ Définition :

Les myocardites sont réalisées par des lésions inflammatoires du myocarde, aiguës ou subaiguës, parfois d'allure primitive, parfois rattachées à une étiologie précise.

▶ Causes – Mécanisme :

Les myocardites peuvent être secondaires à une infection microbienne (en particulier streptococcique), à une infection virale ou parasitaire, à une intoxication, à un phénomène allergique. Elles peuvent parfois apparaître comme primitives ; ou encore être associées à une atteinte du péricarde.

Les mécanismes à l'origine des myocardites ne sont pas parfaitement élucidés : rôle direct d'un germe, rôle des toxines, réaction d'ordre allergique ou immunologique.

▶ Signes :

∗ CLINIQUES : Il s'agit le plus souvent de signes d'insuffisance cardiaque gauche, rapidement complétée par une insuffisance droite qui va dominer le tableau clinique.

∗ PARACLINIQUES :
- *Radiologiques :* cardiomégalie globale avec parfois épanchements pleuraux.
- *Électrocardiographiques :* troubles du rythme (tachycardie sinusale, fibrillation ou flutter auriculaire, extrasystoles voire tachycardie ventriculaire) ; troubles de conduction intraventriculaire (blocs de branche gauche ou droit ou auriculo-ventriculaires de degré variable ; troubles de repolarisation (sus ou sous-décalage du segment ST, inversion de l'onde T).
- *Échocardiographiques* : Dilatation et hypocontractilité ventriculaire gauche en BD et TM. Un épanchement péricardique est souvent associé.

– *Biologiques :* accélération de la vitesse de sédimentation, hyperleucocytose non spécifique, élévation inconstante des enzymes sériques.

▶ Surveillance :
Surveillance du syndrome inflammatoire, de l'insuffisance cardiaque.

▶ Évolution :
Le plus souvent l'évolution des myocardites aiguës est favorable en quelques semaines. Elle peut se compliquer d'un passage à la chronicité. Il faut signaler à la phase aiguë un risque de mort subite en rapport avec un épisode de tachycardie paroxystique.

▶ Traitement :
Le traitement est celui de l'affection causale à chaque fois qu'il est possible. Dans tous les cas, le repos prolongé est indiqué, et, en cas d'insuffisance cardiaque, on pourra associer selon les étiologies un traitement digitalo-diurétique.

MYOPATHIES

▶ On distingue les myopathies primitives et les myopathies secondaires métaboliques ou endocriniennes :
Les myopathies primitives ou dystrophies musculaires progressives sont une dédifférenciation au cours de l'existence des fibres musculaires striées. Il existe une dégénérescence d'un nombre croissant de fibres au sein de chaque unité motrice et ceci aboutit à une perte de la valeur fonctionnelle du muscle. Il existe secondairement une modification du tissu interstitiel (adipose, sclérose). Les myopathies primitives sont des affections génétiquement déterminées.

▶ Syndrome clinique commun aux différentes myopathies :
L'atteinte musculaire est *bilatérale et symétrique* et se développe lentement et *progressivement.* Sa topographie obéit à deux règles :

∗ LA PRÉDOMINANCE PROXIMALE DU DÉFICIT avec atteinte des muscles fessiers : Il en résulte une démarche dandinante avec bascule du bassin et des difficultés à se relever. Il existe une atteinte des muscles de la ceinture scapulaire avec difficultés à lever les bras au-dessus de la tête et décollement des omoplates.

∗ LA DIFFUSION DE L'ATTEINTE MUSCULAIRE peut être décelable précocement à l'électromyogramme, elle peut toucher les muscles de la face, les muscles rachidiens, avec pour conséquence des troubles de la statique vertébrale graves. Il peut y avoir une atteinte myocardique entraînant une *cardiomyopathie.*

Les modifications morphologiques du muscle varient selon les modifications du tissu interstitiel.

La sclérose peut être responsable de rétractions musculaires. Une prolifération scléreuse et/ou adipeuse peut masquer l'atrophie musculaire et il peut y avoir un *aspect pseudo-hypertrophique* de *certains groupes musculaires.* Le muscle a une consistance inégale à la palpation mais n'est pas douloureux ni œdématié.

Il existe des signes négatifs qui font la distinction avec les amyotrophies nerveuses : conservation prolongée des réflexes ostéo-tendineux, absence de fasciculations et de troubles sensitifs.

▶ Examens complémentaires :

∗ L'ÉLECTROMYOGRAMME montre la diffusion de l'atteinte musculaire et le caractère myogène primitif des altérations électriques.

∗ DOSAGE DES ENZYMES MUSCULAIRES : aldolase, lactico-déshydrogénase (LDH) et créatinine phosphokinase (CPK).

∗ LA BIOPSIE MUSCULAIRE EST INDISPENSABLE : elle confirme le diagnostic de myopathie. Il existe des caractères histologiques précis : *diminution considérable du nombre des fibres musculaires, inégalité de calibre,* avec coexistence de fibres hypertrophiées et de fibres atrophiques. *Modifications cytologiques* avec augmentation du nombre et du volume des noyaux et cytoplasme hyalin ou granuleux. La *sclérose interstitielle* est très marquée mais *dépourvue d'éléments inflammatoires* et elle s'accompagne d'une surcharge adipeuse.

∗ Il convient d'effectuer une ENQUÊTE FAMILIALE ET GÉNÉTIQUE, un conseil génétique pourra être nécessaire.

∗ Il faut souligner la possibilité par un dosage des CPK au sang du cordon de dépister la maladie à la naissance (pour la myopathie de Duchenne de Boulogne) et également du dépistage des porteurs sains hétérozygotes par un dosage des CPK sanguins.

Il convient, d'aider les familles et de ne pas donner d'indications trop précises sur le pronostic. L'infirmière pourra parfois participer à la prise en charge au long cours de ces enfants atteints d'une maladie chronique souvent très invalidante et pour laquelle on ne dispose pas de traitement. Le rôle des associations de familles et de malades est considérable pour aider les patients.

▶ Énumération des principales myopathies primitives :

∗ LA MALADIE DE DUCHENNE DE BOULOGNE (DDB I) débute à l'âge préscolaire et touche uniquement les garçons. L'évolution est sévère et rapide avec déformations rachidiennes, complications respiratoires, infirmité majeure et souvent décès à l'adolescence ; les CPK sont très élevés.

C'est une *maladie génétique récessive et liée au sexe* dans 80 % des cas.

Deux autres formes : une forme à *transmission autosomique récessive* et une forme plus tardive et d'évolution plus lente (DDB II). On peut par des dosages des CPK dépister la maladie à la naissance et détecter les porteurs sains chez les parents et la fratrie. Mais dans 40 % des cas la mutation peut avoir lieu à la conception et les deux parents sont idemnes.

∗ LA MYOPATHIE FACIO-SCAPULO-HUMÉRALE (de Landouzy-Déjerine) débute dans la seconde enfance et n'est reconnue qu'à l'âge adulte. Le déficit touche les muscles de la face et de la ceinture scapulaire. Les enzymes sont peu modifiés. La transmission est autosomique dominante. Bon pronostic avec évolution lente compatible avec une vie sociale subnormale.

∗ LES MYOPATHIES DES CEINTURES débutent à l'adolescence, les ceintures scapulaire et pelvienne sont touchées. Pronostic réservé à l'âge adulte, transmission autosomique dominante.

∗ Il faut citer les MYOPATHIES OCULAIRES et DISTALES.

∗ LA MALADIE DE STEINERT associe une myopathie distale avec myotonie d'évolution lente, débutant chez l'adulte jeune, la calvitie précoce, la cataracte précoce, une atrophie testiculaire primitive, des anomalies cardiovasculaires. Transmission autosomique dominante , la myotonie est la difficulté pour un muscle de se décontracter après efforrt (le sujet ne peut lâcher un objet, par exemple).

∗ LES MYOPATHIES CONGÉNITALES sont de début très précoce dans la vie.

▶ Myopathies métaboliques et endocriniennes :

∗ PARALYSIES PÉRIODIQUES AVEC DYSKALIÉMIE : Il s'agit d'affections génétiques d'hérédité dominante caractérisées par la survenue d'accès intermittents de paralysie musculaire associés à des variations de la kaliémie (hypo ou hyperkaliémie modérée). Il s'agirait de mouvements d'électrolytes entre les secteurs intra et extra-cellulaires.

On distingue :

- *La paralysie familiale avec hypokaliémie :* Les accès de paralysie musculaire surviennent soit après un repas abondant soit après un repos prolongé, la récupération se fait en quelques heures à quelques jours, l'atteinte musculaire correspond à une paralysie musculaire avec hypotonie et abolition des réflexes idéomusculaires, la kaliémie est approximativement à 3 mEq. Traitement par un apport de potassium, prévention des accès par des doses modérées de KCl et de spironolactone.
- *L'adynamie épisodique héréditaire de Gamstorp :* Les accès paralytiques sont plus brefs, provoqués par le repos et associés par une élévation modérée de la kaliémie (5 à 6 mEq). Action préventive de certains diurétiques hypokaliémants.

∗ ATTEINTES MUSCULAIRES DANS LES GLYCOGÉNOSES chez l'enfant.

∗ MYOGLOBINURIES (La myoglobine a une structure voisine de celle de l'hémoglobine et constitue le pigment des fibres musculaires striées) : Une myoglobinurie entraîne la possibilité d'une *insuffisance rénale aiguë avec hyperkaliémie.* On distingue des myoglobinuries secondaires à un écrasement de membre, à une ischémie aiguë du membre ou secondaire à une myopathie toxique ou médicamenteuse, ou à une polymyosite. Enfin il existe des myoglobinuries caractérisées par des accès paroxystiques de myoglobulinurie avec douleurs et paralysie musculaires, au cours de certaines myopathies.

∗ AFFECTIONS ENDOCRINIENNES :

- *Dans la maladie de Basedow,* on a souvent une diminution de la force musculaire des muscles proximaux des membres inférieurs et le malade éprouve une fatigue à l'effort et une difficulté à se relever sans l'aide des mains : c'est le classique *signe du tabouret.*

L'accentuation du déficit, sa diffusion aux membres supérieurs, l'amyotrophie réalisent une véritable *myopathie hyperthyroïdienne.*

Dans les formes graves (thyrotoxicose aiguë) il peut y avoir des paralysies sévères et des signes d'atteinte bulbaire avec troubles de la déglutition. Dans l'exophtalmie basedowienne, il existe souvent des paralysies oculo-motrices, en relation avec un œdème et une infiltration lymphocytaire des muscles oculo-moteurs ; le mécanisme en serait un processus immunopathologique.

– *Dans le syndrome de Cushing,* il existe une faiblesse et une atrophie des muscles des ceintures. Il faut citer les altérations musculaires après corticothérapie, en particulier l'emploi de dérivés fluorés (triamcinolone).
– *Dans l'hypothyroïdie,* les crampes et l'enraidissement douloureux des muscles sont habituels. Il peut y avoir des formes myopathiques volontiers hypertrophiques.
– *Dans l'hyperparathyroïdie,* on peut avoir des signes musculaires : fatigabilité, hypotonie, amyotrophie, douleurs musculaires.

▶ Rôle de l'infirmière :
Vis-à-vis des patients atteints de myopathies, vis-à-vis de leur famille, et que ce soit lors du diagnostic, ou au cours du suivi (en centres spécialisés, ou dans des consultations hospitalières), le rôle de l'infirmière est considérable ; il lui revient d'aider le patient dans ses gestes – alors que parfois les locaux d'habitation ne sont pas adaptés, notamment aux fauteuils roulants –, au cours des repas. Les « myopathes », comme les dénomment le grand public, peuvent souffrir d'affections de gravité extrêmement différente, et dont le pronostic, qu'il comporte un décès de brève échéance ou un handicap pour toute la durée d'une vie non raccourcie, est pour beaucoup fonction de l'accueil qui leur est fait. Les myopathies ne comportent pas, aux exceptions près, de déficit intellectuel.

MYOPIE

Voir *Amétropies*

MYXOMES DE L'OREILLETTE

▶ Définition :
Le myxome de l'oreillette est une tumeur bénigne, pédiculée, mobile dans l'oreillette.

▶ Causes – Mécanisme :
Tumeur bénigne, développée le plus souvent dans l'oreillette gauche, de taille variable (5 cm de diamètre en moyenne), implantée par un pédicule de 1 ou 2 cm de long sur le foramen ovale.

▶ Signes :
* CLINIQUES : Signes fonctionnels (dyspnée d'effort, épisodes de syncopes, embolies périphériques). Signes généraux (fièvre, amaigrissement). Auscultation cardiaque : éclat du premier bruit, roulement diastolique, claquement d'ouverture et souffle d'insuffisance mitrale sont associés de façon variable.

* PARACLINIQUES :
– *Biologiques :* accélération de la vitesse de sédimentation, hyperfibrinémie.
– *Radiologiques :* silhouette cardiaque souvent normale.
– *Électriques :* hypertrophie auriculaire gauche, parfois ventriculaire gauche ; le rythme sinusal est le plus souvent conservé.
– *Phonomécanographiques :* On retrouve des signes évoquant une pathologie mitrale.
– *Échocardiographiques :* Examen fondamental en BD qui suffit le plus souvent à poser l'indication opératoire sur la présence d'une image anormale intracavitaire mobile.
– *Hémodynamiques :* La cinéangiocardiographie par voie veineuse montre l'image du myxome mobile dans l'oreillette et venant plus ou moins se prolaber dans le ventricule.

▶ Évolution :
En l'absence de traitement chirurgical, l'évolution peut être compliquée par une insuffisance cardiaque globale progressive, par la mort subite par blocage de la tumeur dans l'anneau auriculo-ventriculaire, par des embolies artérielles tumorales ou cruoriques.

▶ Traitement :
Il est chirurgical : exérèse de la tumeur sous circulation extra-corporelle.

NÆVI NÆVO-CELLULAIRES

▶ Définition :

* Les nævi, au sens large du terme, sont des proliférations cutanées dysembryoplasiques qui peuvent se développer aux dépens de n'importe quel tissu constituant le tégument : les angiomes, par exemple, sont des nævi vasculaires.

* Les nævi nævo-cellulaires sont caractérisées par la présence de cellules mélanocytaires regroupées en thèques. Ce sont eux qui peuvent dégénérer en mélanomes malins. Ainsi des tumeurs noires non nævo-cellulaires (exemples : verrue séborrhéique, histiocytofibrome) ne sont pas susceptibles de donner naissance à un mélanome.

▶ Causes et aspects cliniques :

* Il existe une chronologie dans la survenue des nævi :

Absents à la naissance ou rares (se sont les nævi congénitaux), ils apparaissent dans l'enfance par poussées favorisées ensuite par la puberté et les grossesses. Ce sont les adultes jeunes qui en présentent le plus grand nombre. Ils disparaissent ensuite avec l'âge. Leur aspect se modifie également avec le temps : plans dans l'enfance, ils ont tendance à se surélever progressivement.

* On distingue ainsi :

- *Des nævi plans,* ce sont les nævi en plaques, parfois étendues, volontiers recouvertes de poils : cet aspect est évocateur de nævus congénital.
- *Des nævi surélevés pigmentaires* parmi lesquels :
  - *Des nævi en dômes* arrondis et sphériques, fréquents en particulier sur le visage et le tronc. Ils peuvent également être pileux, bien limités et de couleur homogène.
  - *Le nævus bleu,* de teinte bleu très foncé, encre de Chine.
- *Des nævi entourés d'un halo achromique :* nævi de Sutton, qui doivent être respectés car très souvent ils disparaissent spontanément en quelques années.
- *Des nævi non pigmentaires :* ce sont les classiques « verrues molles », élevures blanc-rose souvent pileuses, siégeant sur le visage.
- *Des nævi dits « dysplasiques »,* avec un aspect inquiétant, polychrome, aux bords irréguliers, de grande taille, et qui sont des lésions susceptibles de régénérer en mélanomes malins.

▶ Traitement :

On a le choix entre deux attitudes :

* L'abstention thérapeutique, avec surveillance régulière par le malade lui-même de sa lésion et par le médecin, en lui expliquant les signes éventuels d'alarme, qui doivent faire prendre un avis spécialisé.

* L'exérèse chirurgicale s'adresse aux nævi :

- *Dont on redoute particulièrement la dégénérescence :* nævus dysplasique et nævus congénital géant.
- *Exposés à des irritations multiples* : nævi palmo-plantaires, nævi de la barbe, de la ceinture, du soutien-gorge. L'ablation préventive est encore conseillée.
- *Récemment modifiés dans leurs caractères :* c'est l'éventualité clinique la plus fréquente. Les modifications peuvent porter sur :
  - *la couleur,* normalement homogène, brun plus ou moins foncé. L'apparition d'une polychromie est hautement suspecte et doit faire prendre un avis spécialisé ;
  - *les contours,* normalement nets et symétriques. L'apparition d'un caractère déchiqueté, irrégulier, asymétrique, doit inquiéter ;
- *la taille :* un accroissement rapide de la taille doit inquiéter ;
- *la surface :* une disparition des striations normales de la peau peut être un signe de transformation maligne de même que l'apparition d'un nodule sur un nævus préexistant ;
- *une sensation locale de prurit, de douleur,* doit également faire consulter.

L'ablation sera systèmatiquement suivie d'un examen histologique de la tumeur retirée.

En bref, les modifications rapides des nævi dans leur taille, leur couleur ou leur surface doivent être dépistées. L'exérèse dès lors est indispensable pour dépister la survenue éventuelle d'un mélanome malin : ici, en effet, seule l'exérèse précoce permet l'amélioration d'un pronostic, qui reste très sombre, dès lors que le mélanome est plus ancien.

NÆVOMATOSE BASO-CELLULAIRE

▶ **Définition :**

Il s'agit d'une affection héréditaire autosomique dominante affectant la peau, le squelette et le système nerveux central.

▶ **Aspects cliniques :**

∗ LA PEAU : Dans l'enfance apparaissent des papules de teinte blanc rosé sur le visage. Ces lésions, quiescentes pendant l'adolescence, vont évoluer vers des épithéliomas baso-cellulaires (→) à l'âge adulte, d'où la nécessité d'une surveillance biannuelle.

∗ LE SQUELETTE : Essentiellement kystes de la mâchoire découverts radiologiquement et fermeture de la selle turcique.

∗ LE SYSTÈME NERVEUX CENTRAL avec des calcifications crâniennes, voire des tumeurs nerveuses.

▶ **Traitement :**

Les éléments cutanés qui évoluent vers des épithéliomas baso-cellulaires seront traités comme tels.

Il n'y a pas d'autre thérapeutique à proposer.

NANISME

▶ **Définition :**

Habituellement, on parle de nanisme ou de retard de croissance lorsque la taille, à un âge donné, est inférieure à la moyenne de plus de deux écarts types sur les feuilles de courbes de croissance.

▶ **Causes et mécanisme :**

∗ CAUSES ENDOCRINIENNES :

Hypothyroïdie, insuffisance en hormone de croissance, insuffisance antéhypophysaire, hypercorticisme, hypoparathyroïdie, nanisme de Laron (insensibilité périphérique à la STH), hyperplasie bilatérale des surrénales, tumeur secrétante de l'ovaire, tumeur des cellules de Leydig. L'évolution est favorable si le traitement est débuté suffisamment précocément.

∗ ANOMALIES CHROMOSOMIQUES :

L'erreur peut porter sur les gonosomes X et Y (syndrome de Turner, mosaïque) ou sur les autosomes (trisomie 21, etc.).

Aucune thérapeutique n'est susceptible de modifier la taille, les polymalformations sont fréquentes.

∗ MALADIES VISCÉRALES CHRONIQUES :

Les insuffisances cardio-respiratoires, rénales, hépatiques chroniques de l'enfant entraînent toujours un nanisme, quelle que soit leur origine. De même les maladies générales (collagénose) et les infections chroniques rares en France.

∗ MALNUTRITIONS ET MALABSORPTION :

Les carences alimentaires prolongées ainsi que les troubles de l'absorption digestive (intolérance au gluten, entéropathies exsudatives, résection digestive) sont des causes non exceptionnelles et d'assez bon pronostic.

∗ MALADIES MÉTABOLIQUES :

Diabète, intolérance au fructose, glycogénose, muccopolysaccharidose.

∗ CAUSES IATROGÈNES :

Corticothérapie au long court. Utilisation abusive d'hormones sexuelles chez l'enfant, qui entraîne une accélération de la maturation osseuse et une petite taille définitive.

A part, le retard de croissance psycho-affectif qui disparaît lorsque l'enfant est changé de milieu.

∗ CAUSES SQUELETTIQUES : chondrodystrophies.

▶ **Éléments cliniques et paracliniques :**

Tout le problème est de distinguer le nanisme vrai du simple retard de croissance. Pour cela, il faut étudier la famille et avoir une étude évolutive de la taille pour voir si la courbe est harmonieuse ou s'il y a une cassure.

L'étude de l'âge osseux est très importante pour le pronostic.

Le bilan paraclinique sera orienté par la clinique : dosages hormonaux, caryotype, bilan digestif, etc.

▶ **Éléments de surveillance :**

C'est essentiellement la taille qui doit être notée sur une courbe de croissance. Il faut surveiller l'apparition des signes pubertaires qui annoncent la soudure des cartilages de conjugaison et l'arrêt de croissance dans les années suivantes.

▶ **Pronostic :**
Il dépend de l'étiologie. Cependant, la comparaison entre l'âge légal, l'âge statural (âge des sujets normaux de la même taille) et l'âge osseux permet de mesurer le potentiel de croissance du sujet. Si l'âge osseux est inférieur ou égal à l'âge statural, la taille définitive peut être subnormale, alors que si l'âge osseux est supérieur à l'âge statural, la taille définitive sera petite.

NÉCROSE CORTICALE

▶ **Définition :**
C'est la nécrose totale ou partielle de la zone corticale des deux reins due à l'obstruction des artérioles irriguant normalement les territoires correspondants.

▶ **Causes :**
Dans plus de la moitié des cas, c'est la complication d'une grossesse pathologique (hématome rétro-placentaire, choc obstétrical d'un avortement septique). Il existe de nombreuses autres causes : septicémie, brûlures, microangiopathie thrombotique.

▶ **Signes cliniques :**
C'est une anurie totale.

▶ **Évolution :**
Une nécrose parcellaire peut être suivie d'une récupération partielle de la fonction rénale permettant de suspendre le seul traitement symptomatique : l'hémodialyse chronique.

NÉCROSE PAPILLAIRE

▶ **Définition :**
C'est la nécrose ischémique des papilles rénales.

▶ **Causes :**
Elle peut survenir au cours des pyélonéphrites aiguës ou chroniques des néphropathies des analgésiques ; c'est une complication du diabète et de la drépanocytose, d'un état de choc chez l'enfant.

▶ **Signes cliniques et paracliniques :**
* Une nécrose papillaire aiguë se traduit par une hématurie macroscopique, une aggravation de la fonction rénale et souvent un syndrome septicémique mettant en jeu le pronostic rénal et vital.

* Une nécrose papillaire chronique est une complication évolutive de la néphropathie interstitielle chronique. Une hématurie, une colique néphrétique font pratiquer une U. I. V. Celle-ci montre des images cavitaires intrapapillaires et les fragments des papilles détachées.

▶ **Traitement :**
C'est le traitement du syndrome septicémique dans les formes aiguës et l'épuration extra-rénale si nécessaire.

NÉPHROANGIOSCLÉROSE

▶ **Définition :**
On désigne sous ce terme les altérations du rein secondaires à l'hypertension artérielle commune.

▶ **Signes cliniques et paracliniques :**
Ce n'est qu'au bout de plusieurs années d'évolution de l'H. T. A. que l'atteinte rénale se dévoile par l'apparition d'une protéinurie et d'une hématurie modérées et d'une insuffisance rénale progressive. Les explorations mettent en évidence une baisse du pouvoir de concentration des urines, une chute du débit sanguin rénal, avec conservation de la filtration glomérulaire. L'U. I. V. montre deux reins diminués de volume, de contours irréguliers. La biopsie rénale montre les altérations des artérioles et l'ischémie qui en résulte.

▶ **Évolution :**
Seul un contrôle efficace de l'H. T. A. peut ralentir l'évolution vers l'insuffisance rénale et éviter les complications malignes.

NÉPHROANGIOSCLÉROSE MALIGNE

Cette forme très sévère peut être observée d'emblée ou après plusieurs années d'évolution d'une H. T. A. commune.

► **Signes cliniques :**
Ce sont une H. T. A. sévère, un amaigrissement, une protéinurie abondante, une hématurie et une insuffisance rénale rapidement progressive. Le fond d'œil est gravement altéré. L'activité rénine plasmatique (→) est élevée et entraîne une hypokaliémie. La biopsie rénale montre des lésions proches de celles des microangiopathies thrombotiques (→).

► **Évolution :**
Elle se fait en quelques semaines ou mois vers l'insuffisance rénale terminale. Le pronostic vital dépend de la réponse aux thérapeutiques antihypertensives les plus puissantes.

NÉPHROBLASTOME

► **Définition :**
Tumeur maligne du rein survenant le plus souvent entre 1 et 5 ans, parfois dès la naissance.

► **Signes essentiels :**
Masse abdominale (dont on évite la palpation répetée), douleurs, fatigue, fièvre, hématurie.
A l'urographie intraveineuse : déformation des calices rénaux, écartés et étirés. Confirmation du diagnostic par échographie.
Recherche de métastases hépatiques (échographie) et pulmonaires (radio).

► **Surveillance :**
Survenue de métastases, échographie.

► **Évolution et complications :**
Les récidives surviennent dans les 2 ans suivant l'intervention au niveau du rein, du foie ou du poumon.

► **Traitement et pronostic :**

* TRAITEMENT CHIRURGICAL complété par radiothérapie et chimiothérapie.

* PRONOSTIC : d'autant meilleur que l'enfant est plus jeune (moins de 2 ans). Guérison complète s'il n'y a pas de récidives 2 ans après l'intervention.

NÉPHROCALCINOSE

► **Définition :**
C'est l'infiltration calcaire du tissu rénal.

► **Causes :**
Il s'agit soit de calcifications d'un tissu rénal détruit (tuberculose, nécrose papillaire), soit de dépôts calcaires dans le rein (hypercalcémies quelle qu'en soit la cause, acidose tubulaire chronique).

► **Signes cliniques et paracliniques :**
C'est généralement au cours du bilan d'une polyurie, d'une lithiase, d'une insuffisance rénale ou d'une hypercalcémie que l'on découvre à l'U. I. V. la présence de calcifications parenchymateuses bilatérales sur le cliché sans préparation.

► **Évolution :**
La néphrocalcinose est irréversible. L'insuffisance rénale par néphropathie interstitielle chronique est l'aboutissement des cas où la cause n'est pas traitée (exemple : adénome parathyroïdien) ou lorsque surviennent les complications (ex : lithiases, infections).

NÉPHRONOPHTISE

Voir *Néphropathies héréditaires urémigènes*

NÉPHROPATHIE DES ANALGÉSIQUES

► **Définition :**
Ce sont des néphropathies interstitielles associées fréquemment à une nécrose papillaire.

► **Causes :**
C'est la prise prolongée de phénacétine (plusieurs kilogrammes) associés à d'autres médicaments (*Aspirine*) chez les sujets mal hydratés.

► **Signes cliniques et paracliniques :**
C'est une néphropathie interstitielle (→).

► **Complications :**
C'est la survenue d'une nécrose papillaire (→) et le risque de cancer de la voie excrétrice.

► **Traitement :**
L'arrêt de l'intoxication peut stopper l'évolutivité de l'insuffisance rénale souvent accélérée par des infections urinaires associées.

NÉPHROPATHIE GRAVIDIQUE

► Définition :

C'est l'association à des degrés variables d'une H. T. A., d'une protéinurie et d'œdèmes au cours de la grossesse et dans les jours suivant l'accouchement.

► Causes :

C'est la conséquence d'une ischémie utéro-placentaire. L'hypovolémie et tous les facteurs capables de l'aggraver (diurétiques, régime désodé) augmentent l'ischémie.

► Évolution et surveillance :

∗ CHEZ LA FEMME INDEMNE DE TOUTE NÉPHROPATHIE PRÉEXISTANTE (ancienne toxémie gravidique) le syndrome vasculo-rénal apparaît après le sixième mois : prise de poids trop rapide, apparition brusque d'œdèmes, apparition d'une protéinurie, tension artérielle supérieure à 14/9 au repos. L'élévation de la créatininémie et de l'uricémie sont le reflet de l'ischémie rénale, leurs dosages répétés avec celui de l'œstriolurie permettent de suivre la malade. Le repos en décubitus latéral gauche (décomprime la veine cave inférieure), un régime normo-sodé, l'emploi d'hypotenseurs en proscrivant les diurétiques, le déclenchement prématuré si nécessaire de l'accouchement permettent d'obtenir une guérison complète après l'accouchement. La récidive lors de grossesses ultérieures reste possible.

∗ CHEZ LA FEMME PRÉSENTANT DES LÉSIONS VASCULAIRES OU RÉNALES PRÉEXISTANTES : l'H. T. A., la protéinurie peuvent être observées dès le début de la grossesse, qui joue ici le rôle de facteur aggravant la néphropathie sous-jacente. Le pronostic maternel et fœtal est dans l'ensemble plus mauvais : apparition d'un syndrome néphrotique aggravant l'hypovolémie, d'une H. T. A. sévère. Les grossesses ultérieures exposant aux mêmes risques seront déconseillées.

NÉPHROPATHIES HÉRÉDITAIRES URÉMIGÈNES

POLYKYSTOSE RÉNALE

► Définition :

C'est une maladie héréditaire à transmission autosomique dominante de pénétrance variable, touchant les deux reins. Elle se caractérise par le développement de kystes qui détruisent en comprimant peu à peu le rein.

► Signes cliniques et paracliniques :

Ce sont des lombalgies, des hématuries, une H. T. A. sévère. L'examen retrouve souvent deux gros reins tumoraux bosselés. L'U. I. V. et l'échographie confirment le diagnostic : gros reins, refoulement des cavités, multiples tumeurs non échogènes. L'échographie permet également de rechercher des kystes hépatiques, spléniques, souvent associés.

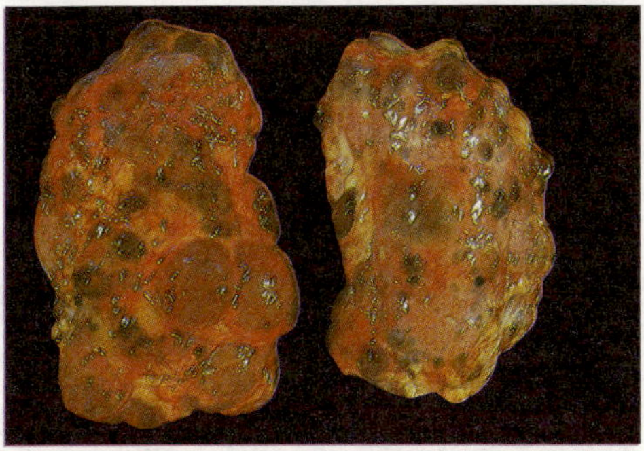

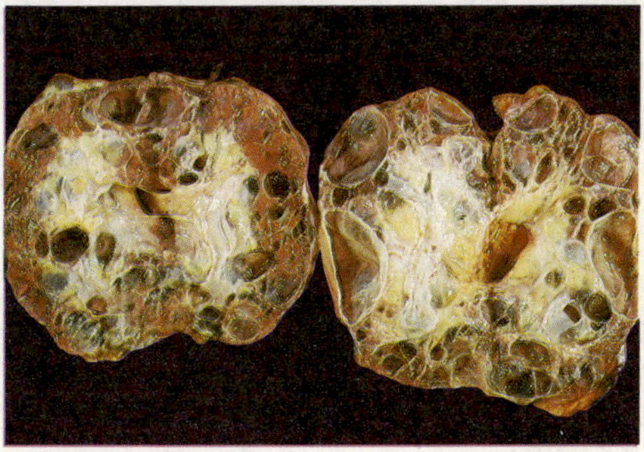

Polykystose rénale.

► **Surveillance :**
C'est l'enquête familiale par l'échographie.

► **Évolution :**
L'insuffisance rénale chronique est atteinte généralement vers 50 ans. Une greffe rénale est possible. Une malformation vasculaire cérébrale souvent associée peut écourter la survie. Les infections urinaires et l'H.T.A. sont deux complications fréquentes

SYNDROME D'ALPORT

C'est une néphropathie se manifestant par un syndrome néphrotique et une hématurie. Une surdité, une déformation du cristallin sont associées.

La transmission est autosomique dominante mais l'expression clinique est plus grave (évolution vers l'insuffisance rénale terminale) chez le garçon.

NÉPHRONOPTHISE

► **Définition :**
C'est une néphropathie caractérisée par la présence de kystes dans la médullaire rénale et par une fibrose tubulo-interstitielle diffuse. La transmission est autosomique récéssive.

► **Évolution :**
Elle se révèle entre 2 et 8 ans par un syndrome polyuropolydypsique et s'accompagne d'un syndrome tubulaire complet et d'une insuffisance rénale en 10 à 15 ans.

NÉPHROPATHIES INTERSTITIELLES CHRONIQUES

► **Définition :**
Il s'agit de néphropathie due à une atteinte prédominante de l'interstitium rénal.

► **Causes :**
Elles sont :

* Infectieuses : pyélonéphrite chronique (→).

* Mécaniques : obstacles complets sur la voie excrétrice.

* Toxiques : néphropathies des analgésiques (→).

* Métaboliques : oxaloses (→), goutte (→), certaines hypercalcémies (→), hypokaliémies (→).

* Immunologiques : rejet de greffe.

► **Signes cliniques et paracliniques :**
Le syndrome de néphropathie interstitielle est défini par une protéinurie inférieure à 2 g/24 heures, une leucocyturie chiffrée par un compte d'Addis, une baisse du pouvoir de concentration et du pouvoir d'acidification des urines. L'absence d'hématurie, l'absence d'H. T. A. et la présence d'une bactériurie dans les pyélonéphrites chroniques complètent le syndrome.

L'U. I. V. montre une diminution asymétrique du rein de contour régulier, une diminution de l'épaisseur des corticales, des calices avec un fond convexe pouvant affleurer la corticale.

Au stade d'insuffisance rénale, l'accentuation des troubles tubulaires entraînent une polyurie et une polydypsie, une acidose métabolique (→) avec hyperchlorémie ; il existe une fuite obligatoire du sodium. Une H. T. A. apparaît lors de l'aggravation de l'insuffisance rénale.

► **Évolution :**
Elle se fait lentement vers l'insuffisance chronique, mais une stabilisation prolongée peut être obtenue après suppression d'une cause urologique, toxique, et le traitement d'une cause métabolique. Inversement, l'H. T. A. une infection, une nécrose papillaire (→) peuvent accélérer la dégradation de la fonction rénale.

NÉPHROPATHIES VASCULAIRES

Voir *Microangiopathie thrombotique*, *Néphroangiosclérose* et *Thrombose des veines rénales*

NÉPHROSE LIPOÏDIQUE DE L'ENFANT

► **C'est la forme la plus fréquente du syndrome néphrotique de l'enfant** (→) elle est observée entre 1 et 4 ans.

▶ **C'est un syndrome néphrotique pur primitif :** le rein est normal en microscopie optique.

▶ **La corticosensibilité** est la règle et le pronostic favorable.

NEUTROPÉNIES

▶ **Définition :**

C'est une diminution des polynucléaires neutrophiles circulant au-dessous de 1 800/mm^3. On parle d'agranulocytose quand ce chiffre est inférieur à 500/mm^3.

▶ **Causes :**

– *Insuffisance de production :*
  . insuffisance médullaire globale pouvant être révélée par la neutropénie ;
  . neutropénie centrale isolée : immuno-allergie, toxique, constitutionnelle.
– *Hyperconsommation :* auto-immunisation (lupus), hypersplénisme (→).
– *Troubles de la répartition* des polynucléaires neutrophiles.

▶ **Signes cliniques et paracliniques :**

Outre les signes dus à la maladie causale, l'agranulocytose s'accompagne de fièvre, d'infection sévère : angine ulcéro-nécrotique, infections cutanées, pulmonaires, septicémies.

L'*hémogramme* révèle l'agranulocytose et impose le myélogramme (→).

Le *diagnostic* repose sur l'interrogatoire (prise de médicaments), l'examen clinique et le myélogramme.

Devant une neutropénie modérée, on éliminera une cause bactérienne, virale ou parasitaire s'accompagnant d'une neutropénie : typhoïde, certaines septicémies, hépatite virale, paludisme, Kala-Azar.

Le *myélogramme* est riche, la lignée granuleuse est *normale :* On recherche une grosse rate, un mécanisme auto-immun ; si aucune cause n'est retrouvée, il s'agit d'une neutropénie chronique idiopathique, ou d'un trouble de la répartition des polynucléaires neutrophiles.

Si la lignée granuleuse est *anormale :* il s'agit d'une aplasie médullaire globale, d'un envahissement leucémique ou cancéreux, d'une anémie mégaloblastique (→).

L'atteinte est isolée : Il s'agit d'un épisode précédant une insuffisance médullaire globale ou d'un accident immuno-allergique : pyramidon, phénylbutazone, sulfamide, phénothiazine, ou d'une anomalie constitutionnelle.

▶ **Évolution :**

Elle dépend de l'affection causale. En cas d'allergie au pyramidon, une nouvelle prise de médicament contenant le pyramidon sera suivie d'un agranulocytose. Les neutropénies chroniques ne courent aucun risque.

▶ **Traitement :**

∗ L'AGRANULOCYTOSE impose l'isolement du malade et une antibiothérapie polyvalente intraveineuse en cas de fièvre. Les transfusions de globules blancs (→) sont utiles si indiquées.

∗ LES NEUTROPÉNIES CHRONIQUES IDIOPATHIQUES ne nécessitent aucun traitement.

∗ LE TRAITEMENT EST ÉTIOLOGIQUE CHAQUE FOIS QUE POSSIBLE : traitement de la maladie causale, proscription des médicaments jugés responsables.

NÉVRALGIE CERVICO-BRACHIALE

▶ **Définition :**

La névralgie cervico-brachiale réalise un syndrome douloureux touchant le cou et le membre supérieur, par souffrance d'une racine nerveuse.

▶ **Névralgie cervico-brachiale rhumatismale ou essentielle :**

Elle touche des *femmes* dans *plus de 60 % des cas.*

∗ CAUSES :

Elle est due à un conflit unco-disco-radiculaire au cours d'une arthrose cervicale.

∗ Signes cliniques :

– Il existe une douleur cervicale qui irradie vers le bras. La douleur a souvent une exacerbation nocturne. Au bras, elle suit un trajet radiculaire à identifier.
  . C5 face externe du bras, ne dépassant pas le coude ;
  . C6 face externe du membre supérieur jusqu'au pouce et index ;
  . C7 face antérieure du membre supérieur, atteignant les trois doigts médians ;

- C8 face interne du bras et de l'avant-bras, jusqu'aux 4e et 5e doigts.

Parfois le trajet est écourté, et remplacé par des paresthésies distales.

- Le rachis cervical est raide, limité, douloureux. Dans le territoire nerveux touché, existent souvent une hypoesthésie et des troubles des réflexes.

* SIGNES PARACLINIQUES :

- La *radiographie* met en évidence des signes d'arthrose cervicale (→).
- Parfois *l'électromyogramme* révèle des signes de souffrance nerveuse périphérique.

* ÉVOLUTION :

L'évolution est cyclique et la guérison spontanée, éventualité la plus fréquente.

* TRAITEMENT :

Il est comparable à celui de la lombosciatique commune (→).

▶ Névralgie cervico-brachiale symptomatique :

* LES SIGNES CLINIQUES sont comparables à ceux décrits *supra.*

* CAUSES :

- Les *côtes cervicales* provoquent une névralgie avec troubles vasculaires par compression dans le membre supérieur. La topographie est en C8, voire D1.
- *Dans le syndrome des scalènes,* la symptomatologie montre aussi des signes de compression vasculaire, mais il n'y a pas de côte cervicale.
- *Cancer vertébral :* ici la névralgie est hyperalgique, très pénible, et l'état général altéré. La vitesse de sédimentation est accélérée.
- *Le syndrome de Pancoast et Tobias* est dû à une lésion cancéreuse de l'apex pleural. Il s'accompagne d'un syndrome de Claude Bernard-Horner.
- Le *neurinome radiculaire* se voit par la dilatation d'un trou de conjugaison, sur les radiographies en oblique.
- *Névralgies infectieuses :* Toutes les causes des spondylodiscites infectieuses (→) sont possibles, y compris le mal de Pott (→). La vitesse de sédimentation est accélérée et l'état général en baisse.
- Rarement, on met en évidence une *syringomyélie (→).*

* ÉVOLUTION ET TRAITEMENT varient selon la cause.

NÉVRALGIE CRURALE

Voir *Cruralgie*

NÉVRALGIES DE LA FACE

▶ Définition :

Les névralgies sont des douleurs survenant dans le territoire d'un nerf sensitif.

Deux nerfs peuvent être en cause au niveau cervico-facial : essentiellement, le *trijumeau,* accessoirement, le *nerf glosso-pharyngien.*

Ces névralgies peuvent être primitives et dites *essentielles* ou secondaires et dites *symptomatiques.* Cette distinction est primordiale car la symptomatologie, l'étiologie, le pronostic et surtout le traitement sont très différents.

▶ Les névralgies du trijumeau :

Elles sont de loin les plus fréquentes et très souvent en cause en odonto-stomatologie.

* LA NÉVRALGIE PRIMITIVE OU MALADIE DE TROUSSEAU (→ NÉVRALGIE FACIALE ESSENTIELLE) :

Symptomatologie :

La douleur est tout à fait caractéristique en effet, elle est :

- *Intermittente,* de durée brève, quelques secondes à une demi-minute, à type de décharge électrique. Elle est de début et de terminaison brutale, et, fait capital, une fois la crise terminée, il y a une période d'accalmie plus ou moins longue.
- *L'intensité* de la douleur est grande.
- La douleur est *unilatérale,* siégeant uniquement dans le territoire d'innervation de la ou des branches du trijumeau en cause.
- *Il n'y a pas d'irradiations* et la douleur reste localisée au territoire atteint.
- C'est une douleur *provoquée,* soit indirectement, soit directement, en un territoire quelconque appelé la « zone gâchette ».
- C'est une douleur qui n'est associée à aucun symptôme d'accompagnement.

Examen :

Il est normal. Les radiographies crâniennes, l'examen neurologique sont strictement normaux.

Évolution :
Elle est imprévisible, certaines formes guérissant spontanément Le plus souvent cependant, la douleur a tendance à se répéter à un rythme variable pouvant parfois devenir subintrante.

Physiopathologie :
Deux théories sont actuellement en présence : la théorie *périphérique*, et surtout la théorie *centrale*, la plus communément admise.

Traitement :
Actuellement, essentiellement médical à base de carbamazépine *(Tégretol)*, qui doit être employée à posologie progressive et continuée éternellement à la dose nécessaire à l'obtention du résultat antinévralgique, dose très variable selon les individus.

En cas d'échec ou de résultats incomplets, on peut y associer des traitements avec d'autres antiépileptiques *(Di-Hydan)* et surtout les bêtabloquants.

Les résultats de ce traitement médical sont actuellement excellents dans 70 à 75 % des cas.

En cas d'échec, on a recours à des traitements neuro-chirurgicaux :

- soit *alcoolisation* des branches du nerf ;
- soit *neurotomie* par voie postérieure sous microscope de la racine postérieure dans l'angle ponto-cérébelleux ;
- soit, de plus en plus, à la *thermocoagulation percutanée* par le trou ovale des fibres douloureuses du ganglion de Gasser.

∗ La névralgie symptomatique ou secondaire du trijumeau :

Dans cette forme il y a une cause organique dont la suppression est la base du traitement.

Symptomatologie :
La douleur, fait capital dans ce cas, n'est pas intermittente, mais continue, avec certes des paroxysmes, mais ceux-ci n'ont jamais l'intensité de la forme précédente.

De plus, cette douleur n'est pas provoquée, mais là encore, elle n'a pas d'irradiations en dehors du territoire atteint. Cependant, dans ce cas, il est fréquent que plusieurs branches soient intéressées en même temps.

Examen :
Fait capital, il existe dans ce cas des *troubles de la sensibilité soit hyperesthésie cutanée*, ou, au contraire, *hypoesthésie.* Parfois il existe des troubles moteurs. De plus, selon l'étiologie, on peut noter l'association d'autres signes neurologiques ou des anomalies radiologiques.

Étiologie :
Les névralgies du trijumeau sont secondaires à une atteinte soit des branches terminales, soit des racines, soit des noyaux par un processus lésionnel :

- *Les causes centrales ou de la base du crâne* sont des lésions tumorales, bénignes ou malignes, soit vasculaires, soit secondaires à certaines maladies neurologiques.
- *Les causes périphériques :* il peut s'agir soit de causes ophtalmologiques, soit de causes O.R.L., soit le plus souvent, de causes bucco-dentaires, soit tumorales, malignes, soit ostéitiques, soit traumatiques, soit purement dentaires, le plus souvent, lésions pulpaires ou inclusions dentaires.

Traitement :
Bien entendu, le traitement est celui de la cause quand celle-ci est accessible au traitement.

Le *Tégretol* est sans aucun effet d'où l'emploi d'antalgiques, voire le recours à certaines interventions neurochirurgicales contre la douleur (Alcoolisation).

► La névralgie du nerf glosso-pharyngien :
Elle est plus rarement rencontrée.

∗ La névralgie essentielle ou tic douloureux de Thurel :

La douleur présente les mêmes caractères que celle de la névralgie essentielle du trijumeau. Seule varie la localisation au niveau de l'amygdale avec une zone gâchette située le plus souvent à son pôle inférieur.

Traitement :
Il est souvent à base de *Tégretol.*

∗ La névralgie symptomatique ou secondaire du nerf glosso-pharyngien :

Elle est fréquente surtout dans le domaine de l'O.R.L.

Symptomatologie :
La douleur présente les mêmes caractères que celle de la névralgie symptomatique du trijumeau avec localisation pharyngée postérieure, otalgie réflexe et irradiations au niveau des molaires.

Étiologie :

- soit causes *centrales* ou de la base du crâne ;
- soit causes *périphériques* et le plus souvent secondaires à des lésions malignes, soit de la région cervicale, soit surtout à des lésions malignes de la muqueuse pharyngo-laryngée.

Traitement :
Là encore, le traitement est celui de la cause étiologique quand celle-ci est connue et qu'il est possible.

NÉVRALGIE FACIALE ESSENTIELLE

La névralgie essentielle du trijumeau se définit comme une affection autonome, sans étiologie décelable, du trijumeau. Elle s'oppose ainsi aux douleurs trigéminales symptomatiques d'une lésion au niveau du trijumeau.

▶ Clinique :

C'est une affection de prédominance masculine débutant après 50 ans. La douleur a des caractères précis permettant un diagnostic clinique. Elle est *discontinue et paroxystique.* Elle est formée de paroxysmes groupés en salve durant quelques secondes à quelques minutes, de très grande intensité, ressentis comme des *décharges électriques.* Entre ces paroxysmes douloureux, le malade ne souffre pas. La douleur est *strictement unilatérale* et a pour territoire une *branche du trijumeau :* le plus souvent le maxillaire supérieur ou inférieur. Les paroxysmes, spontanés parfois, sont le plus souvent *provoqués* par un mouvement (mastication, parole) ou l'attouchement d'une zone très localisée appelée *zone gâchette.* L'affection est toujours très mal vécue par le malade et la douleur est telle qu'il s'agit d'une affection *potentiellement suicidaire.* Enfin l'examen neurologique est normal, il n'y a pas d'anesthésie faciale et le réflexe cornéen est normal.

▶ Diagnostic différentiel :

Il s'agit des névralgies faciales symptomatiques. La douleur siège également dans le territoire du trijumeau ou de l'une de ses branches mais elle est continue sans paroxysmes aussi nets.

Les affections en cause sont :

- *des tumeurs de la fosse postérieure* (située au niveau de l'angle pontocérébelleux) : neurinome du trijumeau, méningiome ou cholestéatome ;
- *l'anévrisme du tronc basilaire,* les tumeurs de la base du crâne liées à la propagation d'un cancer sinusien ou du cavum ;
- *la sclérose en plaques* (chez un sujet jeune), la syringobulbie et surtout le zona *du trijumeau et les algies postzostériennes.*

▶ Examens complémentaires :

Devant toute névralgie du trijumeau atypique (sujet jeune, douleur atypique, anomalie de l'examen neurologique), il faut pratiquer un bilan précis :

- *un examen ORL ;*
- *scanner cérébral,* avec étude de la fosse postérieure ;
- chez un sujet jeune, si le scanner est normal, *PL avec dosage des gammaglobulines* pour éliminer une sclérose en plaques.

▶ Traitement :

∗ LE TRAITEMENT MÉDICAL repose sur le *Tégrétol,* de 3 à 6 comp. par jour en fonction de la tolérance et de l'efficacité ; il est possible de baisser secondairement les doses. En appoint, on peut utiliser dans les périodes les plus pénibles un antidépresseur tricyclique utilisé comme antalgique *(Anafranil* ou *Tofranil),* éventuellement associé à un neuroleptique sédatif type *Nozinan.*

∗ LES TRAITEMENTS CHIRURGICAUX sont indiqués en cas d'échec d'un traitement médical bien conduit.

Le plus souvent, on réalisera une *thermocoagulation sélective du ganglion de Gasser.* C'est une intervention bénigne. L'analgésie est obtenue dans 90 % des cas au prix d'une hypoesthésie tactile. En cas d'hypoesthésie ou d'anesthésie cornéenne (1 fois sur 5) une *surveillance ophtalmologique* s'impose du fait du risque de kératite et le malade utilisera quotidiennement des *Collyres antiseptiques.*

Les récidives douloureuses (5 % par an) sont accessibles à une nouvelle thermocoagulation.

NÉVRALGIE DU FÉMORO-CUTANÉ

Voir *Méralgie paresthésique*

NÉVRALGIE INTERCOSTALE

▶ Définition :

C'est une douleur qui part du dos et suit un trajet costal ou intercostal, atteignant la poitrine. Ceci résume également les signes cliniques.

▶ Causes :

Toute névralgie intercostale est suspecte, car la dorsarthrose ne se manifeste pour ainsi dire jamais ainsi.

On doit donc rechercher : un cancer dorsal, un myélome (→), un tassement vertébral (→ DÉCALCIFICATIONS OSSEUSES), une compression par myélite, une spondylodiscite (→), un zona (→), une tumeur intrarachidienne (neurinome) ou intrathoracique postérieure.

Cependant, les névralgies intercostales peuvent être dues à des séquelles de fracture de côtes ou de pleurésie.

NÉVRITES OPTIQUES

▶ Définition :

Atteintes aigües inflammatoires ou dégénératives de la IIe paire crânienne. On distingue les papillites qui atteignent la partie antérieure du nerf optique et les névrites optiques rétrobulbaires.

▶ Les papillites :

Elles se traduisent par une baisse importante de l'acuité visuelle, une papille hyperhémiée au fond d'œil.

∗ ÉTIOLOGIE :

Foyers sinusiens, amygdaliens et dentaires, maladies infectieuses.

∗ TRAITEMENT :

Corticoïdes + antibiotiques. Cure de l'agent causal.

▶ Les névrites optiques rétrobulbaires :

Elles peuvent être axiales (atteinte du faisceau maculaire) ou transverses (atteinte de l'ensemble du tronc nerveux).

La diminution de l'acuité visuelle est sévère ; au fond d'œil la papille est pâle.

∗ ÉTIOLOGIE :

– *névrites axiales* :
  - causes *toxiques* : tabac, surtout en cas d'éthylisme associé, plomb, sulfure de carbone, antituberculeux ;
  - causes *inflammatoires* : sclérose en plaques, tabès, lésions focales.

– *névrites transverses* : peuvent être dues à des intoxications aiguës (quinine, barbituriques, alcool méthylique, arsenic, botulisme).

Le pronostic est des plus réservés.

∗ TRAITEMENT :

Suppression du toxique en cas d'intoxication, vasodilatateurs (par voie rétrobulbaire dans l'intoxication aiguë), vitaminothérapie, corticoïdes, dans la S.E.P. (sclérose en plaques).

NÉVROSE D'ANGOISSE

▶ Définition :

La névrose d'angoisse est une maladie comportant une symptomatologie d'angoisse permanente, sur laquelle se greffent des accès paroxystiques fort pénibles, pouvant aller jusqu'à la panique.

▶ Étiologie :

On peut reconnaître des facteurs de prédisposition, qu'ils soient constitutionnels ou conséquence d'un environnement défavorable.

Des états anxieux similaires sont fréquemment observés chez les parents. Sur une personne vulnérable, des facteurs circonstantiels favorisent le déclenchement des manifestations.

▶ Clinique :

L'anxiété est un état affectif pouvant se définir comme un sentiment pénible d'attente, une peur sans objet. Les formes cliniques sont très variées. Les équivalents somatiques constituent un des motifs les plus fréquents de consultation médicale.

∗ L'ATTENTE ANXIEUSE est le symptôme le plus constant. Les soucis quotidiens sont démesurément grossis. L'anxieux rumine, appréhende le pire pour lui et ses proches. Très dépendant de son entourage, il supporte mal les séparations.

∗ LA CRISE AIGUË D'ANGOISSE submerge brutalement le patient. Le sentiment de danger imminent, d'impuissance, de détresse, est dominant. Le patient est pâle, couvert de sueur, tremblant, tachycardique, agité ou prostré. La crise est de durée variable de quelques minutes à quelques heures. Elle cède assez brusquement avec parfois débacle polyurique. Il faut éliminer une cause organique.

∗ LES ÉQUIVALENTS SOMATIQUES sont beaucoup plus fréquents. En particulier des manifestations *cardio-vasculaires* : palpitations, lipothymies, pseudo-angor ; des manifestations *respiratoires* : dyspnée, toux ; des manifestations *digestives* : spasmes, coliques.

∗ Les examens paracliniques sont orientés par la symptomatologie ; mais devant toute crise d'angoisse il faut éliminer une embolie pulmonaire, un infarctus du myocarde, une affection chirurgicale, etc., mais il ne faut pas multiplier les examens.

▶ Évolution :

Elle est variable avec des phases de rémission et des périodes d'exacerbation.

Il peut y avoir des décompensations dépressives, des toxicomanies, un alcoolisme.

Le patient peut évoluer vers des organisations névrotiques soit phobiques, soit hystériques ou même hypocondriaques.

▶ Traitement :

∗ Dans la crise aiguë d'angoisse une attitude calme et compréhensive, l'isolement complété d'un anxiolytique injectable par voie intramusculaire permettent de rassurer sur l'absence de danger vital.

∗ Le traitement de fond repose sur les méthodes psychothérapiques, en particulier la relaxation.

Les benzodiazépines ne devraient être utilisés que par périodes afin d'éviter une pharmacomanie.

NÉVROSE HYSTÉRIQUE

▶ Définition :

L'hystérie est une affection à manifestations polymorphes dont l'originalité réside en ce que les conflits psychiques inconscients s'y expriment symboliquement en des symptômes corporels et/ou psychiques variés, paroxystiques ou durables.

Le terme d'hystérie est trop souvent utilisé pour désigner, avec une nuance péjorative, des symptômes apparaissant sans substrat organique.

L'hystérie est différente de la simulation. Le simulateur veut tromper alors que l'hystérique se trompe lui-même en même temps qu'il nous trompe.

▶ Causes et mécanisme :

Ils sont inconnus. Par définition, il n'y a pas d'étiologie organique. Elle est parfois difficile à éliminer. Freud a établi l'origine sexuelle des conflits, et les rôles du refoulement et de la conversion ; avec en particulier la résolution très défectueuse du complexe d'Œdipe.

▶ Clinique :

Le polymorphisme symptomatique est remarquable. La névrose est très répandue ; elle est à peine moins fréquente chez l'homme que chez la femme.

∗ Les symptômes de conversion peuvent être *durables* ou *paroxystiques.*

∗ Les manifestations durables sont des atteintes motrices ou sensorielles diminuant les possibilités d'action :

– *Les atteintes motrices :*
  - l'astasie-abasie : incapacité de la station debout avec sensation vertigineuse ;
  - des paralysies et des crampes qui sont localisées, capricieuses, sans signes objectifs, en particulier les aphonies ou dysphonies ; le blépharospasme.

– *Les atteintes sensitives :*
  - des anesthésies non systématisées pouvant s'associer à des points hyperesthésiques ;
  - les douleurs sont très fréquentes, entraînant des impotences fonctionnelles disproportionnées.

– *Les atteintes sensorielles :*
  - les troubles visuels : brouillard visuel, diplopie sont volontiers transitoires ;
  - la surdité survient surtout après des chocs émotionnels.

– *Le système neuro-végétatif* est presque toujours atteint chez l'hystérique : les spasmes des muscles lisses sont habituels.

∗ Les manifestations paroxystiques ne sont plus guère représentées par la classique crise tonico-clonique de Charcot, mais des crises syncopales, tétaniques, sont fréquentes. Parfois des modifications de la conscience sont observées.

D'autres symptômes sont habituels :

– les troubles de la mémoire, en particulier la difficulté à évoquer certains souvenirs, rendant la biographie imprécise ;

– les troubles de la sexualité ;

– l'inhibition intellectuelle.

Les manifestations peuvent apparaître chez des personnalités de type hystérique associant théâtralisme, mythomanie, falsification de l'existence, suggestibilité et inconsistance du moi.

∗ Le diagnostic demande une prudence exceptionnelle, car il faut savoir reconnaître l'hystérie, ne pas se contenter de ce diagnostic, et s'aider d'examens appropriés sans se laisser entraîner dans un circuit interminable d'examens inutiles et coûteux.

▶ **Évolution :**

Les symptômes surviennent soit aux tournants significatifs de l'existence, soit à l'occasion d'un événement fragilisant.

L'évolution de l'hystérie est étroitement conditionnée par le milieu. Les relations interpersonnelles modèlent la physionomie, déterminent les ruptures et les crises.

Lorsque le symptôme a perdu sa raison d'être, lorsque les bénéfices secondaires sont devenus négligeables, et si la situation de malade s'avère inconfortable, on peut assister à des stabilisations rapides.

▶ **Traitement :**

Il repose d'abord sur une attitude *compréhensive*, mais *neutre.*

* LE RECOURS A L'HOSPITALISATION permettant l'isolement est souvent utile, privant ainsi l'hystérique de son recours au « spectaculaire ».

Il faut recourir aux anxiolytiques et aux antidépresseurs lors des épisodes anxio-dépressifs. Il faut souligner le faible effet placebo chez l'hystérique, ses réactions paradoxales aux médicaments, le danger possible d'une assuétude ; le désir fréquent de changement et de manipulation des traitements.

Le rôle d'une concertation de toute l'équipe est ici particulièrement important.

Le rôle des infirmiers est fondamental, il faut observer les situations au cours desquelles le malade semble plus détendu et plus dégagé de ses troubles. Il faut écouter et prendre note des plaintes du malade, mais il faut insister sur les aspects positifs en sachant que l'hystérique, très suggestible, est toujours soucieux de ce que l'on pense de lui et de son état de santé.

Lors des accès aigus, des malaises, ne doivent apparaître chez le personnel ni scepticisme, ni inquiétude excessive quant à la crise qui s'est déroulée.

* LES MÉTHODES PSYCHOTHÉRAPIQUES sont parfois utiles. En particulier la relaxation permet d'aborder le corps en évitant les agressions médico-chirurgicales.

Les psychothérapies d'inspiration analytique permettent une stabilisation parfois prolongée.

* EN CONCLUSION, il faut insister sur l'aspect inconscient des troubles de l'hystérique, totalement différents de la simulation, se méfier du terme hystérique, ayant souvent un caractère injurieux ; et éviter la multiplication d'examens et de traitements médicaux inutiles.

NÉVROSE OBSESSIONNELLE

▶ **Définition :**

La névrose obsessionnelle est caractérisée par l'existence de sentiments, d'idées, de conduites qui s'imposent de façon contraignante et qui entraînent le sujet dans une lutte incessante.

Ces obsessions « assiègent » le malade, s'imposent malgré lui. Il a conscience de leur caractère pathologique.

La névrose obsessionnelle est la névrose la plus grave et la plus difficile à traiter. Elle survient sur une personnalité obsessionnelle, marquée par le souci de l'ordre, la tendance au doute, aux scrupules, aux vérifications.

▶ **Causes et mécanisme :**

Selon Pierre Janet, il s'agit d'un abaissement du tonus psychologique qui dérive les processus psychiques et l'activité vers les obsessions.

Selon la psychanalyse, c'est une régression des pulsions sexuelles à la phase anale.

Dans l'obsession, déterminant serait un mécanisme de déplacement de l'angoisse sur l'activité psychique elle-même.

▶ **Signes cliniques :**

* SYMPTÔMES OBSESSIONNELS :

L'obsession peut faire irruption à tout moment en dehors de circonstances particulières.

Le malade ne peut ni l'empêcher d'apparaître, ni la faire disparaître.

Elle est toujours désagréable, car en contradiction avec les tendances conscientes du sujet.

Les obsessions peuvent être :

– *Idéatives :* Abstraites et symboliques, elles paraissent toujours absurdes. Ce peuvent être : auto-interrogations, doutes sans fin, répétitions de chiffres, de mots, etc.
– *Impulsives* : Ce sont des actes impulsifs que le sujet redoute de commettre (actes ridicules, inconvenants ou même agressifs). Le sujet ressent désir et crainte du passage à l'acte (qui est exceptionnel).
– *Obsessions phobiques :* Crainte spécifique mais non liée à la présence de l'objet. La plus typique est le « délire de toucher » (le malade s'interdit de toucher un objet déterminé).

Les rites conjuratoires sont des moyens de défense contre les obsessions.

La lutte contre les obsessions étant vaine, le sujet utilise des stratagèmes pour les conjurer. Ces rituels sont des actes formels, précis, évoquant des pratiques magiques.

Ce sont des actes désadaptés qui au maximum réalisent un véritable cérémonial (lavage répété des mains, gestes divers, formules stéréotypées, formules de comptage).

Ces rites se déroulent toujours de la même façon et se répètent de plus en plus. Ils deviennent invalidants.

∗ La personnalité de l'obsédé :
Elle peut s'observer aussi dans les psychoses paranoïaques ou schizophréniques.

Elle comporte trois composantes :

– *La psychasthénie :*
- fatigue intense physique et psychique ;
- impuissance à agir, timidité ;
- tendance aux scrupules.

– *La pensée compulsive* comporte les traits suivants :
- doutes, hésitations, scrupules ;
- vérifications, ordre, méticulosité ;
- superstition ;
- manque de confiance en soi.

– *Les traits de caractère anal :*
- économie, entêtement, collectionnisme ;
- obséquiosité, soumission à toute autorité ou au contraire prodigalité, agressivité, saleté.

► Signes paracliniques :
Ceux que l'on peut rencontrer ne sont pas particuliers, en rapport avec cette névrose.

► Éléments de surveillance :
Ils sont là encore cliniques, en rapport avec l'évolution et les complications possibles.

► Évolution :
Elle se fait vers une complication et une multiplication des rites qui peut être responsable d'une désadaptation à la vie quotidienne.

La survenue d'épisodes dépressifs, avec risque suicidaire, est toujours possible.

La symptomatologie obsessionnelle peut être une évolution vers la schizophrénie.

► Traitement et pronostic :
Le traitement comporte plusieurs volets :

∗ L'attitude à l'égard de l'obsessionnel.
Il convient :

– d'admettre les symptômes, aussi ridicules soient-ils ;
– de ne pas contrer les rituels (activités compulsionnelles), mais de tenter de les réduire par une aide rassurante ;
– de ne pas insister sur l'asthénie, mais de le convier à participer aux activités.

∗ La psychothérapie, qu'elle soit psychanalytique (cure type ou psychothérapie d'inspiration psychanalytique) ou autre, est longue et difficile.

∗ La chimiothérapie est un bon traitement symptomatique :

– antidépresseurs stimulants ;
– neuroleptiques sédatifs ou anxiolytiques quand l'angoisse est particulièrement intense.

NÉVROSE PHOBIQUE

► Définition :
La névrose phobique se caractérise par des symptômes phobiques sur une organisation caractérielle proche de l'hystérie.

« La phobie se définit comme la crainte angoissante déclenchée par un objet ou une situation n'ayant pas en eux-mêmes un caractère objectivement dangereux, l'angoisse disparaissant en l'absence de l'objet ou de la situation. Le malade reconnaît le caractère absurde de sa crainte qui garde cependant son incœrcibilité » (P. Pichot).

► Causes et mécanisme :
Selon certains les phobies résulteraient d'un mauvais apprentissage, associant dans l'enfance l'angoisse à certains objets ou situations, sans danger.

Selon la psychanalyse, la phobie symbolise un conflit inconscient : « Pour éviter l'angoisse liée à une pulsion d'origine sexuelle, le conflit est déplacé sur une source extérieure sans rapport avec lui. »

► Signes cliniques :
Le caractère phobique est à distinguer des symptômes phobiques.

∗ Le caractère phobique associe certains traits de personnalité :

– état constant d'alerte, de vigilance ;
– une conduite de fuite :
- par évitement de tout engagement ;
- par passivité et inhibition ;
- ou au contraire par une fuite en avant : c'est l'hyperactivité du phobique.

∗ La symptomatologie phobique se développe sur une personnalité phobique.

Les phobies peuvent être :
– Les *phobies de situation :*
- agoraphobies (peur des espaces vides et étendus ou au contraire de la foule) ;
- claustrophobies (peur des espaces clos et étroits) ;
- phobies des moyens de transports, etc.

– Les *phobies d'impulsion* sont à la limite de la symptomatologie phobique et de la symptomatologie obsessionnelle. C'est la peur d'accomplir, contre son gré, des actes agressifs ou dangereux. Il n'y a jamais de passage à l'acte. L'angoisse n'existe qu'en présence des circonstances spécifiques.

Ce peuvent être :
- la peur de se défenestrer (« J'ai peur d'avoir envie de sauter dans le vide. ») ;
- la phobie des instruments tranchants, des armes, la peur chez la jeune mère d'avoir envie de tuer son enfant.

* LES CONDUITES CONTRAPHOBIQUES tentent de lutter contre l'angoisse déclenchée par ces situations phobogènes.

Ce sont des :
– conduites d'*évitement*, le sujet évite les situations phobogènes ;
– conduites de *réassurance*, un objet familier ou une personne familière peuvent par leur simple présence éviter l'angoisse.

▶ **Éléments de surveillance :**

Ils sont cliniques.

Il convient d'évaluer l'angoisse qui n'a pu être évitée, c'est-à-dire l'efficacité des conduites contraphobiques.

▶ **Évolution :**

Elle peut se faire de quatre manières :
– Soit les conduites contraphobiques sont efficaces et le sujet peut vivre ainsi des années durant.
– Soit le sujet est obligatoirement confronté aux circonstances phobogènes, il est alors en situation d'angoisse et de crise.
– Soit les conduites contraphobiques sont invalidantes, n'autorisant plus les sorties, l'activité professionnelle, etc.
– Le phobique est comme tout névrosé, menacé d'avoir un état dépressif.

▶ **Traitement et pronostic :**

* Le traitement peut comporter des ANXIOLYTIQUES A DOSES MODÉRÉES DANS LES MOMENTS DE CRISE.

* Mais UN TRAITEMENT DE FOND PEUT ÊTRE NÉCESSAIRE et consiste selon les cas en :
– un soutien psychothérapeutique ;
– la relaxation ;
– une psychanalyse classique ;
– ou une psychothérapie d'inspiration psychanalytique ;
– une psychothérapie de groupe ;
– un déconditionnement, fondé sur les principes de Pavlov et le comportementalisme.

NICOLAS-FAVRE (MALADIE DE)

Voir *Lymphogranulomatose vénérienne*

NYSTAGMUS

▶ **Le nystagmus est un élément de la sémiologie vestibulaire,** c'est une succession de secousses des globes oculaires. Il comprend une secousse *lente*, qui définit le sens *réel* du nystagmus, et une secousse *rapide* de rappel, qui donne le sens *conventionnel*, parce que plus facile à observer.

▶ **Les caractères du nystagmus,** sa direction, sa fréquence, ses circonstances d'apparition sont des éléments qui permettent de préciser la topographie d'une lésion vestibulaire et dans une certaine mesure l'étiologie d'un vertige.

▶ **Dans certains cas** il peut être utile d'enregistrer un nystagmus par l'*électronystagmographie (→)*.

OBÉSITÉ

▶ Définition :

La définition de l'obésité est difficile à donner précisément. En effet, l'obésité est l'excès de masse grasse, mais celle-ci n'est pas mesurable facilement. Finalement, on considère comme obèse les sujets dont le poids excède de 20 % leur poids idéal théorique calculé par la formule

$$\text{index pondéral} = \frac{P\ (\text{kg})}{T^2_{(m)}}$$

N = ⩽ 21 pour les femmes, 23 pour les hommes.

ou par comparaison aux tables statistiques des compagnies d'assurances. Il faut éliminer du cadre de l'obésité les dysmorphies par répartition anormale du tissu adipeux sans excès pondéral, surtout fréquentes chez la femme.

▶ Causes et mécanisme :

L'étude étiopathogénique de l'obésité est très difficile à conduire étant donné le grand nombre des facteurs intervenant.

Quelques éléments peuvent cependant être évoqués :

- L'obésité est une maladie évolutive au cours du temps. Il existe le plus souvent un déséquilibre du bilan calorique soit par diminution des dépenses, soit surtout par excès d'apport.

  On a tendance à séparer les obésités *hyperplasiques,* par excès en nombre de cellules adipeuses, d'apparition plus précoce et d'importance plus grande, des obésités *hypertrophiques,* par excès de taille des cellules adipeuses, de pronostic meilleur.
- L'importance de la composante familiale est bien connue, mais il est parfois difficile de faire la part entre les facteurs génétiques et nutritionnels.
- Les causes endocriniennes, si souvent évoquées par les malades, sont exceptionnelles et entraînent d'autres symptômes : hypothyroïdies, hypercorticisme, tumeur hypothalamo-hypophysaire, dysfonctionnement ovarien, hyperinsulinome.
- prise de médicaments neuroleptiques, anabolisants, corticoïdes, œstro-progestatifs.

▶ Signes cliniques et examens complémentaires :

L'interrogatoire précise les modalités d'installation et les circonstances déclenchantes : problèmes psychologiques, grossesse. L'interrogatoire est primordiale (histoire de l'obésité) ; on distingue les obésités acquises ou constitutionnelles : stables ou dynamiques, hypophages ou hyperphages, psychogènes, non psychogènes.

L'examen distingue l'obésité *gynoïde,* prédominant à la moitié inférieure du corps, de l'obésité *androïde,* atteignant la partie supérieure du tronc. Il faut étudier le retentissement de l'excès pondéral (cardio-vasculaire, respiratoire, tension artérielle, articulaire, psychologique). Enfin, c'est dès ce stade que l'on peut le plus souvent éliminer une cause endocrinienne.

Biologiquement, il faut rechercher des troubles métaboliques associés : diabète, hyperlipidémie, hyperuricémie. Éventuellement, on peut faire des dosages hormonaux orientés par la clinique.

▶ Complications :

∗ CARDIO-VASCULAIRES : insuffisance cardiaque, coronarienne, H.T.A., insuffisance veineuse.

∗ MÉTABOLIQUE : diabète non insulino-dépendant avec hyperinsulinisme, hyperlipoprotéinémie, hyperuricémie.

∗ MÉCANIQUES : insuffisance respiratoire, arthrose des membres inférieurs (hanche, genoux).

▶ Traitement et pronostic :

∗ LE TRAITEMENT EST DOMINÉ PAR LE RÉGIME HYPOCALORIQUE dont le taux est fixé par l'interrogatoire alimentaire. Régime restrictif du tiers des apports antérieurs. Il faut y associer un soutien psychothérapique fait par le médecin traitant, éventuellement aidé par des petites doses de tranquillisants.

Il faut proscrire : diurétiques, anorexigènes, extraits thyroïdiens, qui sont inutiles et dangereux. Les lipectomies et les courts-circuits digestifs sont des indications tout à fait exceptionnelles. La surveillance de l'efficacité est jugée sur la courbe pondérale et la normalisation des troubles biologiques éventuels.

Les résultats à long terme sont bien souvent décevants.

∗ LE PRONOSTIC dépend des complications (cardio-vasculaires, métaboliques, rhumatologiques) dont la survenue est imprévisible. Sont de plus mauvais pronostic les obésités androïdes ; plus difficiles à traiter les obésités constitutionnelles, hypophagiques.

OBSTRUCTION NASALE

► **La fonction de la muqueuse nasale** est de modifier les caractères de l'air inspiré, celui-ci est humidifié, réchauffé et stérilisé. L'obstruction nasale oblige à respirer par voie buccale et supprime donc ces trois phénomènes. Elle peut alors être responsable de lésions muqueuses pharyngo-laryngées et trachéales.

Chez le nouveau-né les complications sont plus importantes, la respiration buccale n'étant acquise que vers la 3e semaine, l'obstruction nasale sera responsable de difficultés de respiration et d'alimentation.

L'obstruction peut être unie ou bilatérale, elle peut être transitoire ou permanente.

► **Étiologie :**

* CONGÉNITALE : exceptionnelle, imperforation choanale ;

* INFLAMMATOIRE infectieuse : rhinites microbiennes ou virales ;

* ALLERGIQUE : allergie naso-sinusienne ;

* TRAUMATIQUE : déviation de cloison dont le traitement est chirurgical (septoplastie).

► **Le traitement médical de l'obstruction nasale** fait appel à l'instillation locale de substances à effet vasoconstricteur, dont la complication à long terme est l'atrophie muqueuse, à la prise par voie générale d'antihistaminiques, et dans certains cas à la cautérisation des cornets dont l'effet peut se maintenir quelques années.

OCCLUSION INTESTINALE

► **Définition :**

C'est l'arrêt de la progression du contenu intestinal.

► **Causes et mécanisme :**

Les principales causes d'occlusion peuvent être classées selon leur mécanisme selon le tableau ci-dessous.

Les conséquences d'une occlusion sont doubles :

* INTESTINALES : distension gazeuse puis liquidienne, pullulation microbienne, stase vasculaire.

* GÉNÉRALES : déshydratation extra-cellulaire, hypovolémie et exsudation plasmatique en cas de strangulation.

► **Signes essentiels :**

* CLINIQUE :

Quatre symptômes, non toujours réunis, font évoquer l'occlusion :

- une *douleur,* réalisant typiquement des coliques intermittentes ;
- les *vomissements,* d'autant plus précoces que l'occlusion est haute (grêle), hydriques puis fécaloïdes ;
- un *arrêt des matières et des gaz ;*
- un *météorisme* (qui peut manquer en cas d'occlusion jéjunale haute) ; l'examen apprécie le siège du météorisme (diffus ou localisé), son tympanisme, recherche une

Occlusion intestinale

OBSTACLE MÉCANIQUE	STRANGULATION	ILÉUS PARALYTIQUE
a) *Lésions pariétales :* . tumeurs malignes ou bénignes . sténose inflammatoire (sigmoïdite diverticulaire, Crohn, tuberculose, etc.) . hématomes pariétaux (anticoagulants, traumatismes) . malformations (atrésie) b) *Corps étranger :* . calcul (iléus biliaire) . ascaris . félacome c) *Compressions extrinsèques :* . néoplasies . adhérences postopératoires	Où à l'obstacle mécanique s'associent des lésions ischémiques . hernies étranglées . volvulus sur bride (grêle) ou spontané (côlon) . invagination (en particulier iléo-iléale de l'enfant)	→ (occlusion fonctionnelle) **MIXTES** . postopératoire . appendicite . cholécystite

douleur ou un empâtement localisé, une hernie étranglée, le T.R. est systématique, de même que la recherche d'une cicatrice abdominale (occlusion sur bride) ; enfin, l'état général (hydratation, π, TA, température) est évalué.

* EXAMENS COMPLÉMENTAIRES : Les radios d'abdomen sans préparation (A.S.P.) sous 5 incidences (debout face, décubitus latéral droit et gauche de face, profil couché) confirment l'occlusion en montrant la distension gazeuse et les niveaux liquides horizontaux qui contribuent à en préciser le siège (grêle ou côlon). En cas d'obstruction colique progressive, un lavement baryté (puis parfois une endoscopie) peuvent découvrir un cancer recto-colique ou une sigmoïdite diverticulaire.

▶ Éléments de surveillance :
Ils sont *locaux* (état de l'abdomen, A.S.P.), et *généraux* (état d'hydratation, température, diurèse, urée et ionogrammes, NFS).

▶ Traitement et pronostic :
La réanimation est indispensable (correction des pertes hydro-électrolytiques, d'une hypokaliémie, d'un état de choc), associée à une aspiration digestive. Ce traitement suffit parfois (iléus paralytique), mais le plus souvent, il faut opérer rapidement (surtout en cas de strangulation). L'intervention lève l'obstacle, et selon les cas, on peut être amené à faire une résection ou une dérivation. La réanimation est poursuivie en postopératoire.

La coloscopie permet la thérapeutique de cas particuliers comme certains volvulus du sigmoïde (qu'elle peut « détordre ») et comme le syndrome d'Ogilvie (pseudo-obstruction colique aiguë) qu'elle permet d'aspirer.

OCCLUSIONS INTESTINALES DU NOUVEAU-NÉ

▶ Causes et mécanisme :
Elles sont :

- soit d'*origine malformative :* l'obstacle siège le plus souvent au niveau du grêle ou du duodénum (atrésie, sténose, anomalie de rotation, duplication) réalisant une *occlusion haute ;*
- soit d'*origine fonctionnelle :* péritonite, entérocolite (→), maladie de Hirschprung (→), iléus méconial (→), réalisant plus souvent un tableau d'*occlusion basse.*

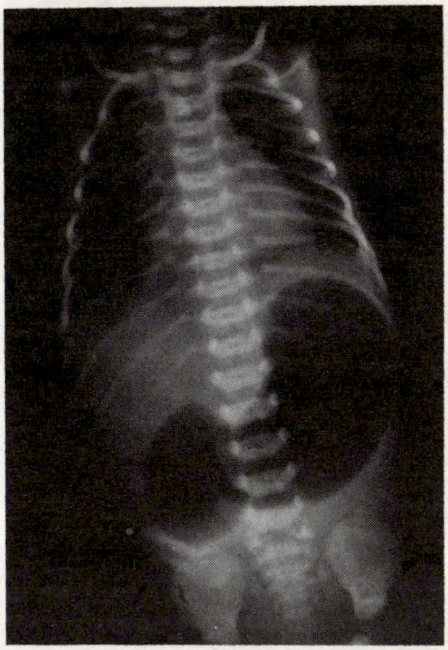

Sténose duodénale (cliché de face, couché)
(d'après LAUGIER J., *Abrégé de néo-natologie,* Masson, Paris, 1980).

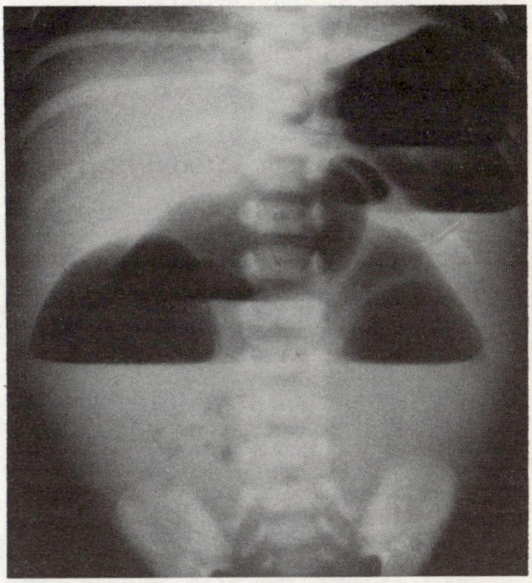

Atrésie du grêle (cliché de face, debout)
(d'après LAUGIER J., *Abrégé de néo-natologie,* Masson, Paris, 1980).

▶ Signes essentiels :
Vomissements verts + + +, retard à l'émission du méconium, abdomen plat (occlusion haute) ou ballonné (occlusion basse).

Signes radiologiques visibles sur l'abdomen sans préparation (cliché face-profil, couché à rayons horizontaux).

Dans l'*occlusion haute,* abdomen opaque, image de double estomac.

Dans l'*occlusion basse,* distension des anses, images hydro-aériques, parfois calcifications (iléus méconial).

► **Éléments de surveillance :**
- état d'hydratation ;
- poids ;
- risques de fausses routes donc surveillance respiratoire ;
- ionogramme sanguin.

► **Évolution et complications :**

Elles sont fonction : du type et de l'étendue de la malformation, de la pathologie sous-jacente en cas d'occlusion fonctionnelle : mucoviscidose (→), maladie de Hirschprung (→).

► **Traitement :**

Dans tous les cas : arrêt de l'alimentation, aspiration gastrique, perfusion.

⁎ LE TRAITEMENT EST CHIRURGICAL DANS LES OCCLUSIONS MALFORMATIVES (chirurgie spécialisée, difficile).

⁎ IL N'EST JAMAIS CHIRURGICAL D'EMBLÉE DANS LES OCCLUSIONS FONCTIONNELLES : lavement ; nutrition par voie intraveineuse.

OCHRONOSE

Voir *Arthropathies métaboliques*

ŒDÈME AIGU PULMONAIRE

► **Définition :**

Inondation paroxystique du tissu interstitiel et des alvéoles pulmonaires.

► **Causes et mécanisme :**
- ŒDÈMES HÉMODYNAMIQUES, dus à une augmentation de la pression capillaire pulmonaire, causée par :
- *L'insuffisance ventriculaire gauche :* infarctus du myocarde, hypertension artérielle, cardiomyopathies ;
- *l'atteinte valvulaire :* l'œdème aigu du poumon constitue un tournant capital dans l'évolution de la maladie et fait discuter l'intervention chirurgicale :
  - rétrécissement mitral, insuffisance mitrale ;
  - rétrécissement aortique, insuffisance aortique.
- surcharge volémique.

⁎ ŒDÈMES PULMONAIRES LÉSIONNELS, dus à une altération de la membrane alvéolo-capillaire :
- toxique (oxyde de carbone, héroïne, gaz suffocants) ;
- infection ;
- noyade, inhalation de liquide gastrique.

► **Signes cliniques :**

⁎ DÉBUT BRUTAL, c'est une urgence médicale.

⁎ ASPHYXIE AIGUË avec toux quinteuse ramenant une expectoration rosée, mousseuse.

⁎ L'AUSCULTATION PULMONAIRE entend des râles crépitants aux deux bases.

⁎ APPRÉCIATION DE L'ÉTAT DE CHOC.

⁎ Mais il existe des FORMES SUBAIGUËS OU FRUSTES.

► **Signes paracliniques (examens à pratiquer) :**

⁎ GAZ DU SANG ARTÉRIEL.

⁎ ÉLECTROCARDIOGRAMME.

⁎ LA RADIOGRAPHIE PULMONAIRE montre :
- une baisse de la transparence pulmonaire ;
- des hiles surchargés et des opacités périhilaires floues, variables, d'un examen à l'autre ;
- des culs-de-sac pleuraux comblés.

⁎ ENZYMES CARDIAQUES.

► **Évolution :**

Immédiate, elle est souvent favorable sous traitement.

► **Traitement de l'œdème pulmonaire hémodynamique :**

⁎ En urgence :
- oxygénothérapie, diurétiques intraveineux, saignée veineuse ;

– faire asseoir le patient, garrot veineux à la racine des membres ;
– vaso-dilatateurs.

∗ Traitement de la pathologie causale et du facteur déclenchant (infection pulmonaire, erreur hygiéno-diététique, erreur thérapeutique, trouble du rythme cardiaque, etc.).

ŒSOPHAGITE CAUSTIQUE

▶ Définition :

C'est une agression chimique de l'œsophage secondaire à l'ingestion d'un produit caustique.

▶ Causes et mécanisme :

L'absorption peut être accidentelle, surtout chez l'enfant (eau de javel, sels de potasse) ou volontaire dans un but suicidaire (acide chlorhydrique ou sulfurique, etc.). Les lésions sont d'abord inflammatoires, puis sténosantes. L'estomac est souvent atteint également, surtout en cas d'ingestion d'une base forte.

▶ Signes essentiels :

∗ Clinique : Il existe des *brûlures* œsophagiennes et une *dysphagie* intense et douloureuse. Une perforation avec *médiastinite* entraînerait des signes cardio-respiratoires. Au bout de 2 à 3 jours, s'installe une période de rémission, soit définitive, soit préludant à l'installation d'une dysphagie ultérieure due à un rétrécissement scléreux.

∗ Examens complémentaires :

– *La fibroscopie* réalisée avec prudence peut montrer : *au début,* un aspect érythémateux, abrasé ou ulcéré, voire nécrosé ; *à distance,* un éventuel aspect cicatriciel, scléreux et sténosé de l'œsophage.
– *Le transit baryté* est systématique au bout d'1 mois pour rechercher une sténose. A distance, le diagnostic peut se poser avec une œsophagite peptique (→) ou un cancer.

▶ Traitement et pronostic :

∗ En urgence, l'attitude dépendra des constatations endoscopiques. La thérapeutique va de la prescription d'antiacides à l'intervention chirurgicale (parfois un « stripping œsophagien » à thorax fermé) en passant par l'alimentation parentérale totale sous couvert d'une surveillance attentive.

∗ A distance, les sténoses cicatricielles peuvent nécessiter des dilatations ou la chirurgie.

∗ Les risques sont : *médiastinite, cachexie,* voire *cancérisation* sur sténose.

ŒSOPHAGITE PEPTIQUE

▶ Définition :

C'est une inflammation de l'œsophage compliquant le reflux gastro-œsophagien de sécrétions digestives (suc gastrique et/ou biliopancréatique) ; c'est une des complications majeures des hernies hiatales.

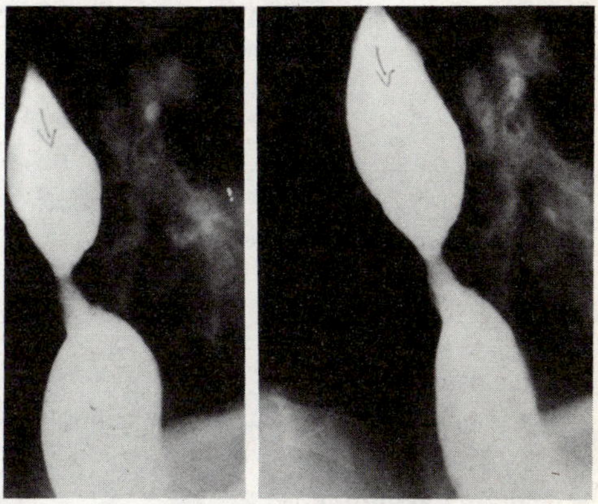

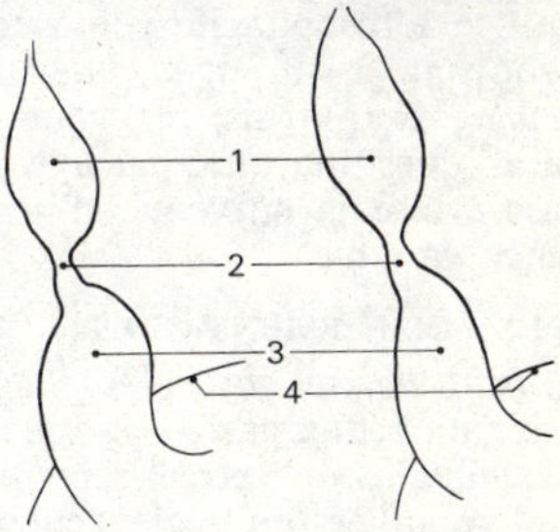

Il existe un rétrécissement suspendu régulier, centré. Au-dessus c'est l'œsophage ; au-dessous c'est une hernie hiatale par glissement : œsophagite peptique confirmée par l'endoscopie avec biopsie (qui a montré aussi un ulcère peptique). 1) Œsophage ; 2) Rétrécissement ; 3) Hernie ; 4) Diaphragme.

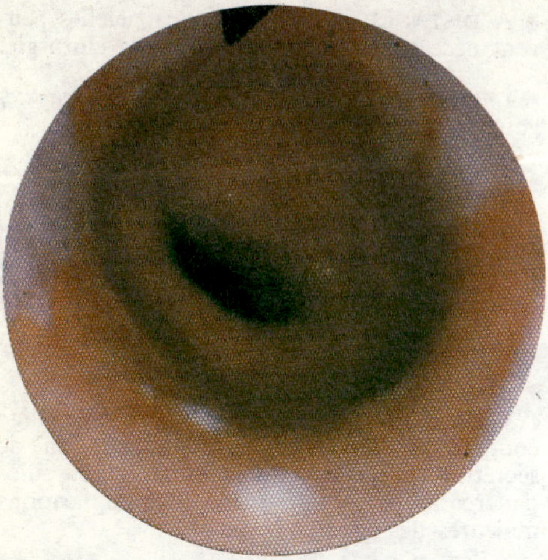

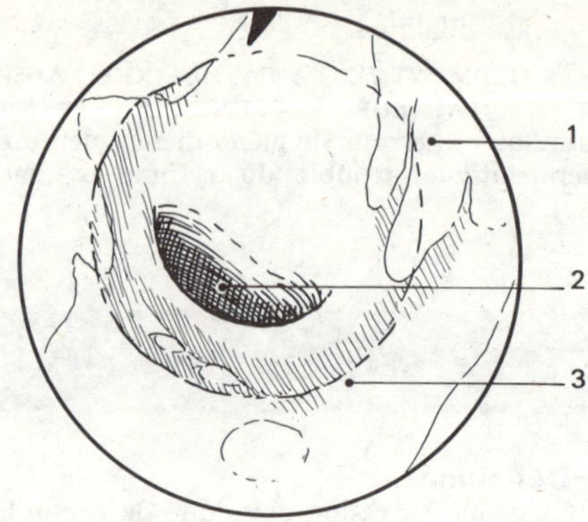

Endobrachyœsophage. 1) Muqueuse épidermoïde normale (blanche) ; 2) Lumière œsophagienne ; 3) Muqueuse glandulaire (rouge) remontant dans l'œsophage (endobrachyœsophage) lors de l'évolution d'une œsophagite par reflux.

► **Causes et mécanisme :**
Ce sont :
- hernie hiatale par glissement ;
- brachy-œsophage ;
- séquelles de chirurgie gastrique ;
- sonde naso-gastrique laissée trop longtemps en place.

Les risques évolutifs sont l'ulcère peptique et la sténose.

► **Signes essentiels :**

∗ CLINIQUES : L'œsophagite peptique succède le plus souvent à un *syndrome de reflux gastro-œsophagien* (pyrosis, régurgitations, facteur postural) et est marquée par une dysphagie douloureuse, voire la survenue d'hémorragies d'importance variable.

∗ EXAMENS COMPLÉMENTAIRES :
- *Le transit baryté gastro-œsophagien* peut montrer un reflux gastro-œsophagien, une hernie hiatale, un rétrécissement allongé, central, régulier (en règle générale de la partie inférieure) de l'œsophage, voire une image d'addition traduisant un ulcère.
- *La fibroscopie* permet un meilleur bilan des lésions et l'élimination d'un cancer (biopsies).

► **Évolution, complications :**
Non traitée, des complications sont possibles : perforation (rare et souvent bouchée), dysphagie totale, cancérisation.

► **Traitement et pronostic :**

∗ LE TRAITEMENT MÉDICAL est identique à celui d'une hernie hiatale (→). Les *dilatations* sont possibles sous contrôle scopique ou fibroscopique.

∗ LE TRAITEMENT CHIRURGICAL est :
- *préventif :* c'est celui d'un reflux non traitable médicalement ;
- *curatif :* plus difficile car il doit comprendre une reperméation œsophagienne.

OMARTHROSE

Voir *Arthrose de l'épaule*

ONCHOCERCOSE

Voir *Filarioses*

ORCHITES ET ORCHI-ÉPIDIDYMITES

Il s'agit soit d'une complication d'une épididymite, soit d'une localisation microbienne ou virale (oreillons). Au stade inflammatoire *le traitement* est médical. L'importance des douleurs dans les bourses nécessite l'immobilisation. En cas de suppuration il est chirurgical.

OREILLETTE (MALADIE DE L') OU MALADIE RYTHMIQUE AURICULAIRE

▶ Définition :

Alternance de crises de tachycardie d'origine auriculaire (tachycardie, fibrillation, flutter) et d'accès de bradycardie d'origine également auriculaire (rythme nodaux, blocs sino-auriculaires, bradycardie sinusale) survenant en dehors de toute thérapeutique.

OREILLONS

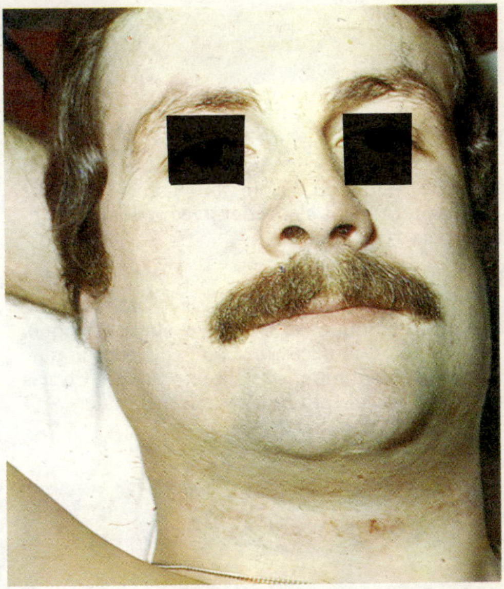

Parotidite ourlienne.

▶ Définition, causes et mécanisme :

C'est une maladie contagieuse due à un virus (Paramyxovirus parotidis) ayant une affinité élective pour les glandes salivaires, le testicule et le système nerveux. Elle frappe surtout l'enfant d'âge scolaire. La salive est la source principale de contamination. La maladie est immunisante.

▶ Signes essentiels :

∗ CLINIQUE : La *phase d'invasion* (après une incubation de 3 semaines) dure 2 à 3 jours et associe : malaise général, athalgies, rougeur de l'orifice interne du canal de Stenon. Puis apparaît la *parotidite* bilatérale, souvent asymétrique, comblant le sillon rétro-maxillaire, la douleur irradie vers l'oreille. On recherche une atteinte des glandes sous-maxillaires et sublinguales et des adénopathies : fièvre, bradycardie et céphalée sont fréquentes. Les *autres localisations* peuvent précéder, accompagner, ou succéder à la parotidite, elles sont rarement isolées. Il s'agit de :

– *L'orchite* (chez le sujet pubère), l'atrophie testiculaire est une séquelle possible (risque de stérilité si l'atteinte est bilatérale).
– *La pancréatite* avec douleurs abdominales, vomissements. Le diabète postourlien est discuté.
– *La méningite* réalise un tableau typique de méningite aiguë curable à liquide clair. Sont aussi possibles : encéphalite et atteinte du nerf auditif (surdité possible).

∗ EXAMENS COMPLÉMENTAIRES : On peut noter une leuconeutropénie et une augmentation de l'amylasémie. Le diagnostic virologique n'est pas de pratique courante. La certitude repose sur l'ascension des anticorps sériques.

▶ Traitement :

Il est symptomatique. L'éviction scolaire est de 21 jours. La vaccination est peu employée.

ORGELET

► **Définition :**
Encore appelé « compère-loriot », c'est un furoncle d'un cil, isolé ou associé à une blépharite. Il peut s'abcéder avec œdème palpébral puis régional.

► **Traitement :**
Pommade antibiotique à la *Flabelline* ou autre antibiotique actif sur le staphylocoque. Parfois, incision nécessaire pour évacuer le pus. Jamais de manipulations intempestives. En cas d'œdème facial, antibiothérapie générale.

ORNITHOSE

Voir *Psittacose*

ORTHOPÉDIE DENTO-FACIALE

Le système dento-maxillo-facial a son développement influencé par de multiples facteurs (endocriniens, nerveux, musculaires).

Même des facteurs externes (traumatismes, succion d'un doigt, etc.) peuvent aboutir à des déviations morphologiques plus ou moins importantes. Celles-ci ont des répercussions fonctionnelles, esthétiques et même pathologiques au niveau de la sphère orale.

► **L'orthopédie dento-faciale a pour but** la prévention, la correction des malpositions dentaires et des dysmorphoses maxillo-faciales.

En réalité, cette discipline comprend deux parties distinctes :

- celle qui concerne des bases osseuses : l'*orthopédie ;*
- celle qui concerne plus particulièrement les dents : l'*orthodontie.*

► **Le diagnostic :**
Tout traitement bien conduit ne peut être réalisé sans un certain nombre d'examens *cliniques* et *paracliniques.*

* LES PREMIERS COMPRENNENT essentiellement un examen de face et de profil, une étude est faite des rapports entre les différents éléments du visage.

Une partie importante est l'examen endobuccal et notamment de l'occlusion, c'est-à-dire des rapports entre les arcades dentaires. Des moulages de celles-ci facilitent ce travail. Certains points précis sont particulièrement étudiés : rapports des dents de 6 ans inférieures et supérieures, des points interincisifs, des canines s'il y a lieu.

Le système musculaire est enfin étudié avec soin.

* Depuis quelques années l'EXAMEN PARACLINIQUE est notamment radiographique, avec une importance presque aussi grande que l'examen clinique. La *radiographie panoramique* permet de rechercher les anomalies du nombre des dents. Les *téléradiographies* (radiographie prise avec une source de rayons située à plusieurs mètres du sujet) permettent toute une série de mensurations, de mesures d'angles.

Ces données précises permettent de compléter les éléments précédemment recueillis, d'établir un diagnostic et d'envisager la possibilité d'un traitement orthopédique ou orthodontique.

► **Traitement :**
Ce n'est qu'après ce préambule absolument indispensable qu'est choisie une méthode de traitement. Les différentes sortes d'appareillage sont très nombreuses.

On distingue l'emploi :

* DES FORCES EXTRA-ORALES :
Un casque ou des sangles placées à l'entour du crâne peuvent servir à des dispositifs qui activent ou inhibent la croissance du maxillaire ou de la mandibule.

* DES APPAREILS AMOVIBLES :
Ils sont en général constitués de plaques palatines sur lesquelles on peut fixer des ressorts, des arcs visant à modifier les forces auxquelles sont soumis les os et les dents de la part de la musculature qui les environne.

* DES TECHNIQUES MULTIBAGUES :
Les arcs, les ressorts peuvent et doivent dans certains cas être fixés sur un certain nombre de bagues qui sont scellées sur les dents. A noter que depuis quelques années les progrès des techniques de collage ont permis dans certains cas d'éviter la pose de bagues et de coller directement sur les dents de petits dispositifs de fixation.

* ON DISTINGUE A TOUT TRAITEMENT DEUX PHASES :
- la phase *active* de traitement proprement dite ;
- la phase appelée *contention* et qui vise à éviter la réapparition des anomalies, fréquente si la croissance n'est pas terminée ou si toutes les dents ne sont pas parvenues à la fin de leur évolution.

► Traitement chirurgical :
Fréquemment les traitements orthopédiques comprendront une phase chirurgicale. Celle-ci sera le plus souvent limitée à l'*avulsion de dents lactéales* pour permettre une mise en place satisfaisante de dents définitives, de prémolaires ou plus rarement de molaires définitives lorsqu'un encombrement impossible à compenser se produira sur l'arcade. En principe les extractions seront toujours doubles et symétriques. Il arrivera également que l'on envisage l'ablation des germes de dents de sagesse *(germectomie).*

Dans les malformations importantes, ou en cas d'échec des techniques orthopédiques, les techniques chirurgicales plus importantes (résection de segments osseux) seront parfois nécessaires. En raison des rapports anatomiques de l'innervation particulièrement dense, il s'agit d'interventions délicates et importantes.

L'orthopédie dento-faciale a bénéficié de progrès techniques importants ces dernières années. Cependant les résultats qu'elle permet d'obtenir restent dépendants du choix judicieux de la date du début du traitement (un enfant présentant des malformations doit consulter chaque année à partir de 6 ans), d'un bon diagnostic, d'une motivation de l'enfant et de la famille.

OSTÉITES ET OSTÉOMYÉLITES

► Définition :
On appelle *ostéites,* la *localisation osseuse* d'un *germe* microbien, mycosique, ou parasitaire.

On distingue les ostéites *aiguës,* type ostéite staphylococcique, et les ostéites *chroniques,* type ostéite tuberculeuse.

► Ostéites staphylococciques (ou ostéomyélites) :
Elles sont dues au *staphylocoque doré.* La localisation la plus fréquente est à l'extrémité inférieure du fémur. La porte d'entrée est souvent difficile à retrouver.

Dans *la forme aiguë,* il existe un *syndrome infectieux* avec fièvre, tachycardie, hyperleucocytose neutrophile et accélération de la vitesse de sédimentation.

Un *syndrome local* est responsable d'une *douleur* d'apparition *brutale* près du genou qui reste indemne. Il n'y a pas de signe radiologique au début. Le pronostic vital peut être en jeu, mais en fait les antibiotiques rendent la maladie beaucoup plus bénigne.

L'*évolution* peut cependant se faire par un abcès périosté qui peut fuser dans l'articulation (ostéoarthrite), voire même provoquer une septicémie.

Les *formes chroniques* sont le plus souvent réalisées par le passage d'une forme aiguë à la chronicité (abcès centro-osseux de Brodie).

Les éléments de *surveillance* sont le pouls, les urines, la température et bien sûr l'évolution radioclinique

► Ostéites tuberculeuses :
Elles sont plus rares que les ostéoarthrites tuberculeuses. *Le syndrome infectieux* est discret. Les *signes locaux* sont parfois peu importants, mais il existe souvent un *abcès froid.*

Les *signes radiologiques* permettent de distinguer des formes *ulcéreuses,* des formes *géodiques,* des formes *périphériques* et *hyperostosantes.* Les *abcès froids* peuvent se fistuliser à la peau.

Si l'antibiothérapie spécifique a bouleversé le pronostic, il faut cependant *surveiller* les *poumons* et la sphère génito-urinaire à la recherche d'une éventuelle dissémination tuberculeuse.

► Ostéites diverses :
Tous les germes sont possibles, depuis le tréponème (rare), jusqu'aux gonocoque et au bacille d'Eberth. La lèpre, à côté des lésions de la lèpre nerveuse, peut donner des ostéites ressemblant à la tuberculose osseuse. Les ostéites mélitococciques ne sont pas rares sur le pourtour méditerranéen (→ ARTHRITES MÉLITOCOCCIQUES).

► Ostéites mycosiques : Elles sont rares et donnent surtout des formes chroniques.

► Ostéites parasitaires :
Parmi elles *l'échinococcose* est la plus fréquente et donne des signes ressemblant à ceux des tumeurs osseuses bénignes (→).

La *radiologie* montre des images claires arrondies, en nid d'abeille.

Parmi les *signes biologiques* il faut retenir l'hyperéosinophilie sanguine et la positivité de l'intradermoréaction de Casoni.

Le *traitement* est représenté par l'exérèse chirurgicale.

OSTÉOARTHROPATHIE HYPERTROPHIANTE PNEUMIQUE

▶ Définition :

On appelle ainsi un *syndrome paranéoplasique* qui touche principalement les mains et les pieds (→ POLYARTHRITES).

▶ Causes :

Dans 60 % des cas, il s'agit d'un cancer bronchique. D'autres causes malignes intrathoraciques sont plus rares (mésothéliomes pleuraux, maladie de Hodgkin, cancers de l'œsophage, etc.).

Les causes non malignes ou extra-thoraciques sont très rares.

▶ Signes cliniques :

Il s'agit d'un homme dans 90 % des cas, vers la cinquantaine. Dans plus de 3 cas sur 4, la maladie précède la révélation de la tumeur en cause.

Les déformations associent un *hippocratisme digital* (→) à une hypertrophie distale des mains et des pieds bilatérale et symétrique. Les extrémités sont boudinées, élargies « en battoir ». Par contre, la racine des membres est respectée.

Parfois existe une gynécomastie. Le syndrome est douloureux, sous forme d'une « polyarthrite subaiguë », *fluxionnaire,* évoluant parfois par crises. Il s'y associe des troubles vaso-moteurs cutanés et des dysesthésies distales, sudation des extrémités et parfois œdèmes.

▶ Signes paracliniques :

⁎ LES RADIOGRAPHIES montrent une *prolifération périostée* engainant les phalanges, les métarcarpiens et les métatarsiens. Cette périostose est épaisse, en « coulée de bougie ».

⁎ LES SIGNES BIOLOGIQUES dépendent de la cause cancéreuse : accélération de la vitesse de sédimentation, hypercalcémie, hyperphosphatasémie, etc.

▶ Surveillance :

C'est la surveillance habituelle des cancers bronchiques qui prime.

▶ Évolution et traitement :

L'évolution se fait par poussées. *L'extirpation de la lésion causale guérit la maladie.* Sinon elle est incurable ou à peu près (Les dérivés cortisonés n'ont qu'une action suspensive).

OSTÉOCHONDRITE DISSÉQUANTE DU GENOU

▶ Définition :

Il s'agit d'une *ostéonécrose aseptique* du *condyle fémoral interne.*

▶ Causes :

On incrimine des troubles vasculaires locaux et des troubles du métabolisme lipidique. L'affection touche surtout les adultes jeunes.

▶ Signes cliniques :

⁎ DANS UNE PREMIÈRE PÉRIODE, existent des signes *d'hydarthrose* à répétition.

⁎ DANS UNE SECONDE PÉRIODE, le séquestre osseux est libéré, et il se comporte alors comme un corps étranger intra-articulaire, provoquant des crises d'hydarthrose, des *blocages vrais* et des dérobements du genou.

▶ Signes paracliniques;. :

⁎ DANS LA PREMIÈRE PÉRIODE les *radiographies* montrent le foyer d'ostéonécrose dessiné à la face inférieure du condyle fémoral interne, image en coup d'ongle concave vers le bas, radiotransparente.

⁎ A LA SECONDE PÉRIODE, la niche nécrotique est vide et le séquestre est libre dans l'articulation (mais il n'est pas toujours visible).

⁎ Il n'y a PAS DE SIGNE SANGUIN. Le *liquide de ponction* est d'allure mécanique.

▶ Évolution et traitement :

La maladie évolue vers l'arthrose du genou (→).

Le traitement consiste en l'*ablation du séquestre libre.*

▶ **Surveillance :**
Il n'y a pas d'élément de surveillance particulière.

OSTÉOCHONDRITE DE HANCHE OU MALADIE DE LEGG-PERTHES-CALVÉ

▶ **Définition :**
Nécrose de la tête fémorale.

▶ **Causes et mécanisme :**
Inflammatoires.

▶ **Signes essentiels :**
Boiterie : limitation des mouvements par contracture musculaire.
Signes radiologiques : fragmentation du noyau épiphysaire puis déformation.

▶ **Évolution et complications :**
En l'absence de traitement : aplatissement de la tête fémorale ; raccourcissement du membre ; risque d'arthrose.

▶ **Traitement :**
- Pas d'appui plantaire pendant 1 à 2 ans.
- Mise en traction puis plâtre.
- Après déplâtrage, mobilisation en piscine.

OSTÉOCHONDROMATOSE ARTICULAIRE

▶ **Définition :**
La maladie est caractérisée par le développement de corps étrangers intra-articulaires développés par *métaplasie* au dépens de la synoviale d'une articulation saine par ailleurs.

▶ **Signes cliniques :**
Toutes les articulations peuvent être touchées, mais c'est surtout le genou, le coude et la hanche qui sont atteints.

Parfois existent des douleurs chroniques, mais le plus souvent la symptomatologie est la même que celle de l'ostéochondrite disséquante (→) à la seconde période (crises d'hydarthrose, blocages, dérobements). On peut parfois palper les corps étrangers sous la peau.

▶ **Radiologie :**
Les chondromes sont parfois calcifiés et donc spontanément visibles dans l'articulation comme de petites billes plus ou moins nombreuses. On est souvent obligé de recourir à *l'arthrographie opaque* ou gazeuse lorsque les chondromes sont encore cartilagineux.

▶ Il n'y a pas **de signe biologique** particulier.

▶ **Évolution et traitement :**
L'évolution se fait par poussée vers l'arthrose.
Le traitement est chirurgical : *synovectomie* et *ablation des corps étrangers.*

▶ **surveillance :**
Il n'y a pas d'élément particulier de surveillance.

OSTÉOGÉNÉSIS IMPERFECTA

▶ **Définition :**
Maladie héréditaire à transmission autosomique dominante, caractérisée par une fragilité osseuse excessive (appelée également *maladie de Lobstein* ou *maladie des os de verre*).

▶ **Signes essentiels :**

* DANS LES FORMES CONGÉNITALES : fractures très nombreuses avant la naissance ; déformations considérables.

* DANS LES FORMES TARDIVES : fractures fréquentes après des traumatismes minimes ; sclérotiques bleues ; surdité.

▶ **Traitement et pronostic :**
Pas de traitement.
La gravité est très variable suivant les malades.

OSTÉOMALACIE

Voir *Décalcifications osseuses*

OSTÉOMYÉLITE DE L'ENFANT

▶ **Définition :**
Infection de l'os par voie sanguine.

▶ **Causes et mécanisme :**
Habituellement, le point de départ est une infection cutanée à staphylocoque doré pathogène.

▶ **Signes essentiels :**
– Fièvre ; douleur intense (comme une fracture) ; impotence due à la douleur.
– *Siège :*
• chez l'adolescent : extrémité inférieure du fémur ou extrémité supérieure de l'humérus ;
• chez le nourrisson : hanche.
– *Signes radiologiques :* absents au début, puis réaction périostée. Au niveau de la hanche ; distension de l'articulation, subluxation.
– *Signes inflammatoires :* numération (leucocytose avec polynucléose) ; VS accélérée.

▶ **Évolution et complications :**
– évolution favorable en cas de traitement précoce ;
– risque de constitution d'un abcès souspériosté, d'une lésion d'ostéite chronique avec géodes et séquestres ;
– risque de destruction de la tête fémorale et de séquelles articulaires au niveau de la hanche.

▶ **Éléments de surveillance :**
– température ;
– vitesse de sédimentation ;
– radio.

▶ **Traitement et pronostic :**

∗ Traitement :
– immobilisation plâtrée ;
– traitement antibiotique antistaphylococcique pendant 3 mois.
– traitement chirurgical en cas d'arthrite (arthrotomie, drainage), d'abcès souspériosté, d'ostéite evec séquestre.

∗ Pronostic : fonction de la précocité du diagnostic et du traitement.

OSTÉOMYÉLITES

Voir *Ostéites et ostéomyélites*

OSTÉONÉCROSE ASEPTIQUE DE LA TÊTE FÉMORALE

▶ **Définition :**
La dénomination de la maladie comprend sa propre définition.

▶ **Causes :**
Les hommes sont atteints dans 80 % des cas.
On incrimine des troubles vasculaires banals, troubles lipidiques (surtout des triglycérides), un éthylisme. D'autres fois, des traumatismes sont à l'origine de la maladie (fracture du col du fémur, contusions, luxations). On y joint les troubles dus à l'hypercorticisme, certaines pancréatites, les radiations ionisantes, les brûlures locorégionales, certains lupus érythémateux disséminés, certaines drépanocytoses (→), etc.

▶ **Signes cliniques :**
L'affection se manifeste un peu comme une *arthrose de la hanche* (→) avec cependant quelques nuances : début brutal fréquent, *recrudescence nocturne et impulsion douloureuse à la toux.*

▶ **Signes paracliniques :**

∗ Radiologie :
Fait capital, *les signes radiologiques sont en retard sur la clinique de 1 ou 2 mois.* Puis il se constitue une condensation arciforme de la tête fémorale, à son sommet, avec parfois une ligne claire séparant cette condensation du périoste (comme une coquille d'œuf). La tête perd ensuite sa rotondité et il se produit un effondrement céphalique. Le cotyle, lui, reste intact.

∗ Biologie :
Elle se fait obligatoirement vers l'arthrose de la hanche (→).

▶ **Surveillance :**
C'est celle de toute coxopathie (→) non inflammatoire.

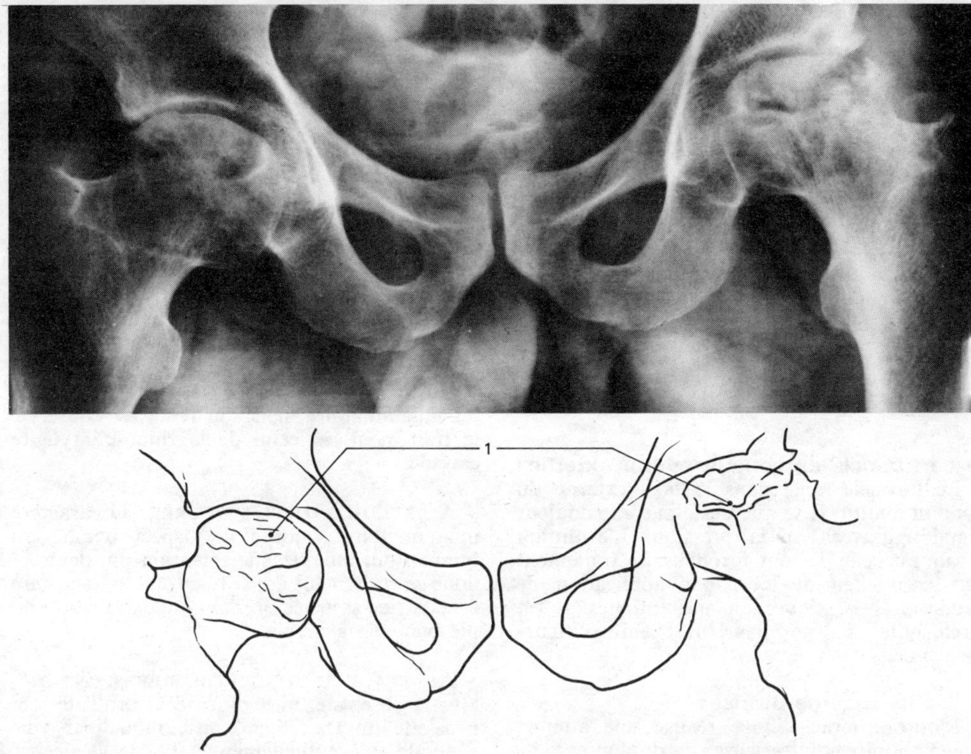

Ostéonécrose aseptique des deux hanches : très évoluée à gauche, débutante à droite.
1) Aplatissement de la tête fémorale avec destruction importante.

► **Traitement :**
Antalgiques. Mise au repos de l'articulation (interdiction de l'appui), chirurgie spécialisée.

OSTÉOPOROSES

Voir *Décalcifications osseuses*

OSTÉOSARCOMES

Voir *Tumeurs osseuses malignes primitives*

OSTÉOSES DÉCALCIFIANTES MALIGNES

Voir *Décalcifications osseuses*

OTALGIES

L'otalgie est une douleur localisée à l'oreille. Ses causes sont très nombreuses et dépassent les limites anatomiques de l'oreille.

► **Causes otologiques :** otites externes, otites moyennes aiguës et chroniques.

► **Causes pharyngées :** accidents de la dent de sagesse, dysfonctionnement temporo-mandibulaire, amygdalites, cancer de l'amygdale.

► **Causes parotidiennes :** parotidites.

► **Causes pharyngo-laryngées :** cancer du larynx, cancer de l'hypopharynx, thyroïdites.

► **Exceptionnellement :** névralgie du VII bis, névralgie du IX.

OTITES EXTERNES

► **Le furoncle du conduit auditif externe :**
Le furoncle siège dans le tiers externe du conduit auditif. Il se manifeste par une douleur aiguë aggravée par la pression. L'évolution locale est celle de tout furoncle. Le traitement est essentiellement local par application de produits antiseptiques ou antibiotiques. Il est préférable de ne pas intervenir chirurgicalement.

► **L'otite externe diffuse :**
L'otite externe diffuse réalise une atteinte inflammatoire et infectieuse très douloureuse de l'ensemble du revêtement cutané du conduit auditif externe qui apparaît rétréci et inflammatoire. Elle est habituellement de nature bactérienne mais elle est parfois due à une mycose. Elle s'observe souvent après une baignade, après des manœuvres de nettoyage ou de grattage, notamment chez les sujets atteints d'eczéma du conduit. Le traitement associe l'antibiothérapie par voie générale et locale et éventuellement les anti-inflammatoires.

OTITES MOYENNES AIGUËS

► **L'otite moyenne aiguë** est déterminée par une atteinte infectieuse et inflammatoire de la muqueuse de l'oreille moyenne. Elle peut être de nature bactérienne ou plus rarement virale. La contamination de l'oreille est réalisée à partir du rhino-pharynx par l'intermédiaire de la trompe d'Eustache, elle ne s'effectue par le conduit auditif externe qu'en cas de perforation tympanique. Il s'agit alors plutôt du réchauffement d'une otite chronique.

L'otite moyenne aiguë atteint surtout les enfants, plus rarement les adultes.

► **La symptomatologie clinique** est souvent caractéristique : à la suite d'une rhino-pharyngite apparaissent brusquement une otalgie violente associée à un syndrome infectieux et une hypoacousie.

L'examen otoscopique montre des aspects variables suivant le stade évolutif, c'est essentiellement sur les données de cet examen que sont posées les indications thérapeutiques.

* Au stade D'OTITE CONGESTIVE, le tympan est inflammatoire mais son relief est conservé, le traitement est celui de la rhino-pharyngite causale.

* AU STADE D'OTITE SUPPURÉE, au caractère inflammatoire s'ajoute un aspect bombé du tympan qui indique une rétention purulente et donc le traitement consiste en une paracentèse évacuatrice associée ou non à une antibiothérapie par voie générale.

* AU STADE D'OTITE PERFORÉE SPONTANÉMENT, il existe une otorrhée purulente qui nécessite un traitement antibiotique par voie générale et éventuellement par voie locale.

* DANS TOUS LES CAS, la guérison anatomique du tympan doit être vérifiée à la fin du traitement.

Si une paracentèse a été faite il est utile d'effectuer après un délai de 24 à 48 heures et pendant quelques jours des lavages très doux du conduit auditif externe avec du sérum physiologique ou de l'eau boratée tiédie.

► **Les complications classiques des otites moyennes aiguës** sont devenues plus rares, qu'il s'agisse :

- des mastoïdites aiguës et de leurs complications encéphalo-méningées ;
- des labyrinthites aiguës,
- des paralysies faciales.

► **L'otite aiguë du nourrisson** doit être distinguée car la symptomatologie est trompeuse, elle est souvent apyrétique, annoncée par des vomissements, de la diarrhée, de la toux, une altération de l'état général, d'où la règle d'examiner systématiquement les tympans chez le nourrisson devant toute anomalie clinique.

OTITES MOYENNES CHRONIQUES AVEC PERFORATION TYMPANIQUE

► **Les otites moyennes chroniques** sont une des principales causes de surdité. Elles sont aussi à l'origine de complications très graves.

L'otite moyenne chronique se manifeste cliniquement par l'existence d'une perforation tympanique, donc d'une surdité de transmission. L'infection et l'inflammation de la muqueuse de l'oreille moyenne sont à l'origine d'épisodes de surinfection marqués par une otorrhée purulente. La persistance des phénomènes infectieux conduit à la production d'une ostéite qui peut intéresser la chaîne des osselets, l'interrompre et aggraver la surdité, ou les parois de l'oreille moyenne avec atteinte du nerf facial, de l'appareil cochléo-vestibulaire, voire des méninges temporales.

On distingue schématiquement deux types d'otites chroniques :

► **L'otite moyenne chronique d'origine tubaire :**

* LE DYSFONCTIONNEMENT DE LA TROMPE D'EUSTACHE est à l'origine de cette otite chronique. Elle est marquée par l'existence d'une perforation tympanique, d'une otorrhée purulente permanente ou intermittente. La surdité de type transmissionnel est due à la perforation tympanique et dans certains cas à l'interruption de la chaîne des osselets.

* LE TRAITEMENT a pour but d'améliorer la perméabilité nasale, de supprimer les foyers infectieux bucco-rhino-pharyngés. Lorsque l'assèchement de l'oreille a pu être obtenu médicalement ou chirurgicalement on peut entreprendre la restauration de l'audition par la tympanoplastie. Le traitement comporte cependant un certain pourcentage d'échecs dus aux difficultés de traiter le dysfonctionnement tubaire.

► **L'otite chronique cholestéatomateuse :**

* LE CHOLESTÉATOME a l'aspect d'un kyste épidermique développé dans l'oreille moyenne. Le cholestéatome peut être d'origine congénitale mais le plus souvent acquise à travers une perforation tympanique. Il se développe en envahissant toutes les cavités de l'oreille moyenne et en détruisant la chaîne des osselets et les parois osseuses. Cette extension s'associe souvent à l'infection. Les complications en sont nombreuses et graves : surdité, vertiges, paralysie faciale, méningites, abcès du cerveau ou du cervelet.

* LE TRAITEMENT CHIRURGICAL doit être effectué le plus rapidement possible. Lorsque après un délai suffisant de surveillance on a pu constater l'absence de récidive on peut entreprendre la reconstruction de l'oreille et de l'audition.

OTITES MOYENNES CHRONIQUES À TYMPAN FERMÉ OU OTITES SÉREUSES

► **L'otite moyenne chronique à tympan fermé** est définie par l'existence d'un épanchement chronique séreux ou muqueux (Glue-ear) dans l'oreille moyenne. Le tympan n'est pas perforé mais apparaît modifié dans son aspect. Cette otite est responsable d'une hypoacousie de type transmissionnel.

► **Chez l'enfant :**

L'otite séreuse est fréquente, responsable d'une hypoacousie bilatérale, d'otalgies répétées. Elle est souvent associée à une rhinorrhée purulente chronique et à l'hypertrophie des végétations adénoïdes. Le traitement comporte l'adénoïdectomie, le drainage par paracentèse et aspiration et dans les cas récidivants par la mise en place de drains aérateurs transtympaniques.

Les drains améliorent l'audition, ils restent en place dans le tympan pendant quelques mois. Leur présence oblige à éviter la pénétration d'eau dans les conduits auditifs externes (bains, shampooings, etc.).

► **Chez l'adulte :**

L'otite séreuse est plus rare, elle survient parfois à la suite d'une rhino-pharyngite mais peut aussi révéler l'existence d'une tumeur maligne du rhino-pharynx.

OTITES SÉREUSES

Voir *Otites moyennes chroniques à tympan fermé ou otites séreuses*

OTORRHÉES

On distingue plusieurs types d'otorrhée qui ont leur signification sémiologique particulière.

► L'otorrhée de liquide céphalo-rachidien :
L'issue de liquide céphalo-rachidien s'observe dans les suites d'un traumatisme crânien avec fracture du rocher. Elle traduit une communication traumatique entre l'oreille externe et l'espace méningé sous-arachnoïdien avec le risque permanent de méningite septique.

► L'otorrhée purulente :
L'otorrhée purulente peut provenir d'une infection de l'oreille *externe* (otite externe) ou de l'oreille *moyenne* (otite moyenne aiguë ou chronique) ; dans ce dernier cas il existe une perforation tympanique.

OTOSPONGIOSE

► L'otospongiose est une surdité de transmission héréditaire. Elle est bilatérale et asymétrique.

La maladie apparaît le plus souvent chez l'adulte jeune et notamment chez les jeunes femmes à la suite d'une grossesse ou d'un traitement anticonceptionnel.

La surdité s'aggrave progressivement et peut s'accompagner de bourdonnements d'oreille.

► Le traitement est essentiellement chirurgical. Il consiste à enlever l'étrier et sa platine immobilisés par un bloc d'os néo-formé, et à le remplacer par une prothèse métallique ou en matière plastique qui assure la transmission à l'oreille interne. Les deux oreilles doivent être opérées en deux temps distincts.

Les résultats de l'intervention sont habituellement bons. Lorsqu'il existe une contre-indication chirurgicale l'audition peut être améliorée par une audioprothèse. Toutefois seule la chirurgie est susceptible d'arrêter l'aggravation de la surdité.

OXALOSE

► Définition :
C'est un trouble du métabolisme, familial, caractérisé par des dépôts d'oxalate de calcium dans les reins et les autres organes.

► Signes cliniques et paracliniques :
Une maladie lithiasique bilatérale (→LITHIASE URINAIRE) survenant dans l'enfance, rapidement accompagnée d'une néphrocalcinose et d'une néphropathie interstitielle chronique, une oxalurie élevée et la présence de cristaux d'oxalate de calcium dans la moelle osseuse et le rein font le diagnostic.

► Traitement :
Il fait appel à la suppression des aliments riches en acide oxalique, à la pyridoxine.

OXYUROSE

► Définition, causes et mécanisme :
C'est une parasitose (très fréquente chez l'enfant). Enterobius vermicularis est un nématode blanc de 3 à 5 mm pour le mâle et 12 mm pour la femelle. Ils vivent dans le caecum et l'appendice, la femelle pond au niveau de l'anus. L'auto-infestation est très fréquente du fait du prurit anal.

► Signes essentiels :

* CLINIQUE : C'est un *prurit anal* surtout vespéral, parfois associé à des lésions de grattage. Des troubles *intestinaux* (douleurs, nausées, selles molles), *génitaux* voire *neuropsychiques* sont possibles.

* EXAMENS COMPLÉMENTAIRES : On recherche les œufs sur la marge de l'anus à l'aide de cellulose adhésive (scotch-test). Une légère éosinophilie est fréquente.

► Traitement :
On dispose de l'embonate de pyrvinium (*Povanyl*) : 1 cuillère à café/10 kg en une prise ; des sels de pipérazine ; du pamoate de pyrantel (*Combantrin*). Le *Fluvermal*, 1 comp. à 100 mg en une fois, est le plus efficace. Il est sage de pratiquer des mesures d'hygiène (brossage des ongles, lavage du périnée, changement de linge) et de traiter l'entourage.

PAGET (MALADIE DE)

▶ **Définition :**
La maladie de Paget réalise une *dystrophie osseuse condensante* localisée d'un type spécial.

▶ **Causes :**
Elles sont inconnues. La maladie touche surtout les hommes et est surtout fréquente après la cinquantaine.

▶ **Signes paracliniques :**
La maladie est muette dans 20 % des cas.
Ailleurs, elle se manifeste par des douleurs mécaniques, touchant le rachis, le crâne, les os longs (suivant la localisation). On note souvent une surdité progressive et une augmentation de volume du crâne. Parfois la maladie est révélée par une déformation segmentaire (tibia en crosse) et des troubles vaso-moteurs locaux (augmentation de la chaleur locale, due à une augmentation du flux circulatoire). Plus rarement c'est une complication qui fait découvrir l'affection (fracture, coxopathie, compression médullaire, dégénérescence sarcomateuse). L'examen ne révèle rien de bien particulier sauf s'il existe des déformations. L'indice oscillométrique artériel est toujours élevé par rapport au côté sain. Les audiogrammes sont perturbés.

▶ **Signes paracliniques :**

∗ DANS LE SANG existe une augmentation des *phosphatases alcalines.*

∗ DANS LES URINES existe une augmentation de l'hydroxyprolinurie des 24 heures (→).

∗ LA PONCTION-BIOPSIE OSSEUSE met en évidence la juxtaposition de zones de résorption et des zones d'hypertrophie irrégulière de l'os, avec structure en mosaïque.

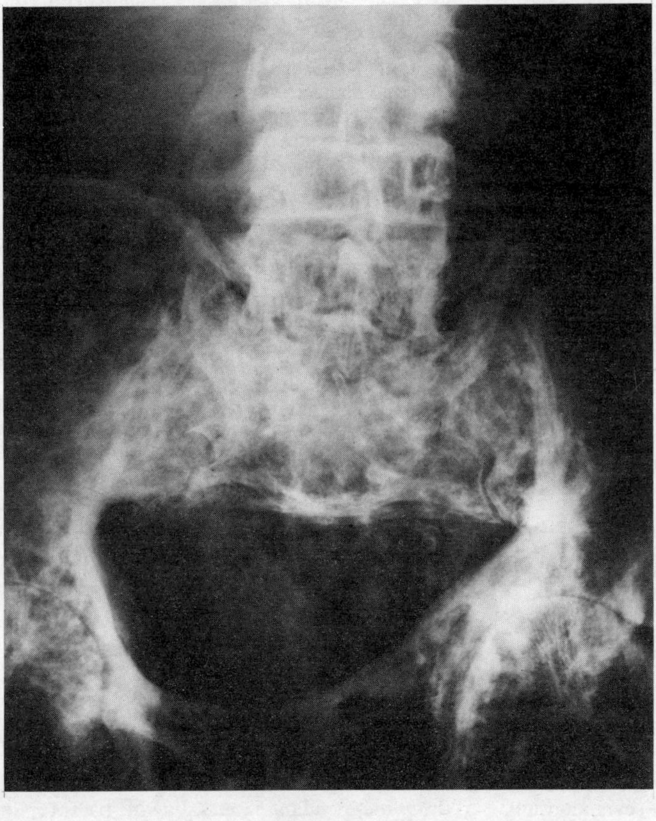

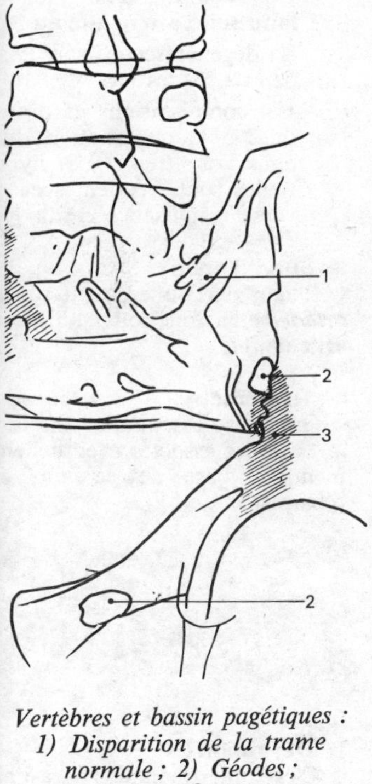

Vertèbres et bassin pagétiques : 1) Disparition de la trame normale ; 2) Géodes ; 3) Densification.

* La radiographie montre des lésions typiques faites *d'épaississements* de la corticale, d'une augmentation de volume osseux, *de condensations* qui prennent un aspect cotonneux et de déformations. Les vertèbres touchées sont élargies en cadre, avec densification périphérique. Au crâne on obtient des images d'opacité floue. Les contours crâniens perdent la netteté de leurs limites. A la hanche est réalisée une coxopathie pagétique (dont les signes cliniques sont proches de ceux de la coxarthrose).

► Évolution :

- L'évolution est variable, parfois à bas bruit, d'autres fois par poussées.
- Les fractures sont assez fréquentes, mais de bon pronostic.
- Toutes les articulations peuvent être le siège d'une arthropathie pagétique, mais la hanche est le plus fréquemment atteinte.
- Les complications neuropsychiatriques sont rares. Néanmoins la surdité est relativement fréquente (par atteinte du rocher). Des compressions médullaires peuvent faire suite à une atteinte vertébrale haute.
- La dégénérescence sarcomateuse s'observe dans 2 % des cas.
- Les complications cardio-vasculaires sont dues à l'augmentation du débit sanguin dans l'os atteint. Les hypertensions artérielles sont fréquentes et peuvent évoluer vers l'insuffisance cardiaque (→).

► Surveillance :

Il faut particulièrement surveiller la *tension artérielle,* la fonction auditive et les appareils articulaires.

► Traitement :

On utilise essentiellement la *Calcitonine, ou le Didronel* associés éventuellement aux traitements à base de calcium et la chirurgie réparatrice.

PALUDISME

► Définition :

C'est une maladie parasitaire due à des protozoaires, les plasmodiums, transmis par des moustiques du genre anophèle, et sévissant dans les régions tropicales et intertropicales.

► Causes et mécanisme :

Les quatre espèces plasmodiales parasites de l'homme sont : *Plasmodium vivax* (tierce bénigne), P. *falciparum* (tierce maligne), P. *malariae* (fièvre quarte) et P. *ovale*. Ces parasites sont intracellulaires, se reproduisant par schizogonie (cycle asexué) chez l'homme et sporogonie (cycle sexué) chez le moustique. L'agent vecteur est l'*anophèle femelle,* insecte diptère qui pond ses œufs à la surface des eaux.

► Signes essentiels :

* Clinique : La phase d'incubation silencieuse varie de 10 à 20 jours. Lors de la *phase d'invasion* (d'une durée identique) la fièvre s'élève peu à peu jusqu'à 39-40 °C, puis, soit persiste en plateau, soit décrit une courbe irrégulière. Elle s'accompagne d'une asthénie majeure, de céphalées, de courbatures et de troubles digestifs avec subictère. Les premiers accès apparaissent alors : un jour sur deux (*fièvre tierce*) s'il s'agit de P. falciparum ou vivax, un jour sur trois (*fièvre quarte*) si l'accès est dû à P. malariae. Chaque accès débute par de grands frissons, suivis d'une ascension thermique brutale à 40-41 °C pendant quelques heures, et se termine par une crise sudorale intense. A l'examen la *splénomégalie* est inconstante, il s'associe parfois une hépatomégalie.

* Examens complémentaires : Outre la notion de séjour (même très bref) en pays d'endémie palustre, le diagnostic repose sur la découverte du parasite dans les hématies (goutte épaisse et frottis). Anémie et leuconeutropénie sont habituelles. Il existe un sérodiagnostic.

► Surveillance, évolution, complications :

* L'accès pernicieux à Plasmodium falciparum peut être très grave. Il comporte une atteinte pluriviscérale, en particulier neurologique, hépatique et rénale.

* La fièvre bilieuse hémoglobinurique est rare. C'est une hémolyse intravasculaire avec insuffisance rénale aiguë. *L'évolution à distance* est fonction de la survie du parasite (3 à 6 semaines pour P. falciparum, des mois voire des années pour P. vivax et surtout P. malariae) et du traitement subi.

► Traitement :

Chez l'adulte le traitement curatif comprend habituellement 5 comp. à 0,100 g de chloroquine (*Nivaquine*) pendant 5 jours. La voie parentérale est utilisée en cas d'intolérance digestive : une

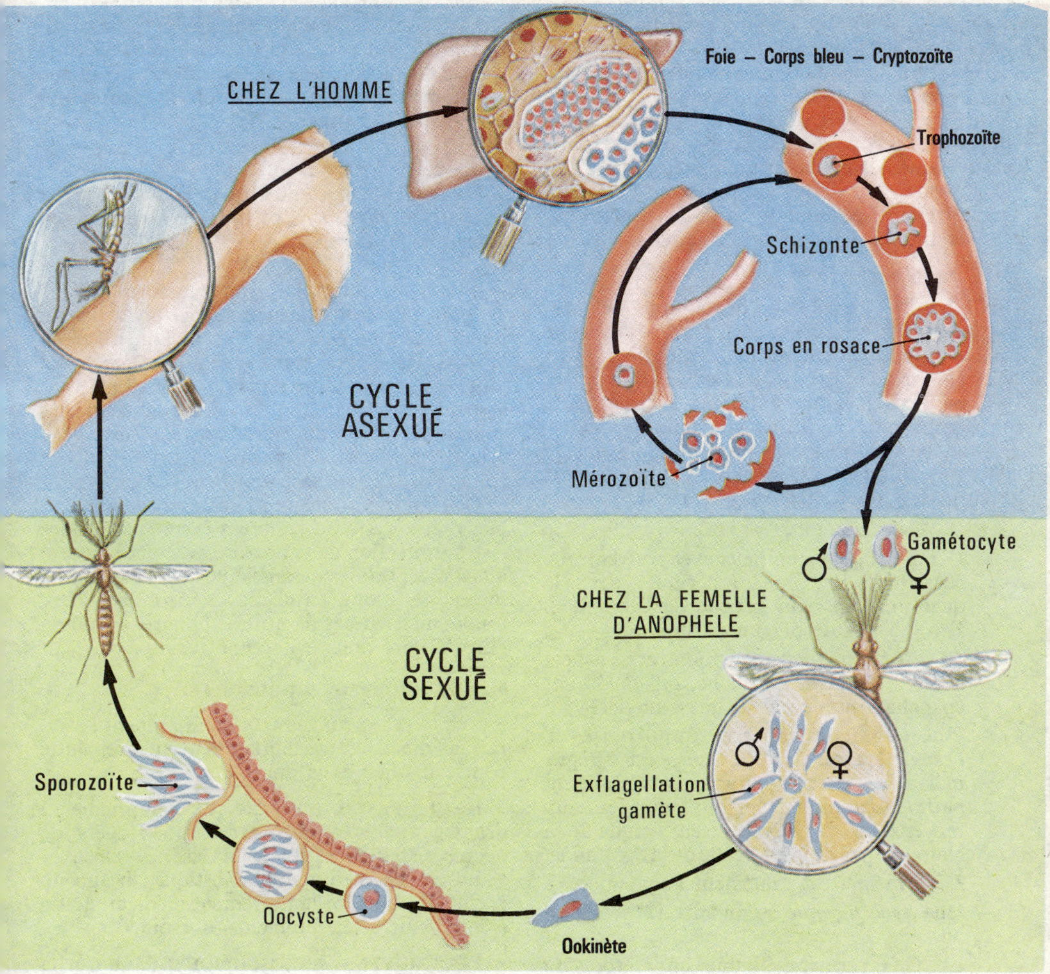

Cycle du paludisme.

ampoule de chloroquine à 0,300 g, toutes les 12 heures par voie I.M. Les autres shizonticides sont réservés aux souches de P. falciparum résistantes aux amino-4-quinoléines, on emploie alors la quinine (2 g/jour *per os* en 6 prises ou I.V. en 2 injections), une association antifolique-antifolinique (*Fansidar, Maloprim*) ou la méfloquine (*Lariam*).

La *prévention des accès* est alors assurée par la poursuite des shizonticides pendant 4 semaines (P. falciparum) ou l'emploi de gaméticides (P. vivax ou malariae) : *Pamaquine, Rhodopréquine, Primaquine.*

En zone d'endémie c'est la *chimioprophylaxie : Nivaquine*, 100 mg/j, qui doit être poursuivie 2 mois après le retour en métropole.

PANCRÉATITE AIGUË

▶ Définition :

C'est l'œdème et/ou la nécrose hémorragique (beaucoup plus grave) du pancréas réalisant un tableau abdominal aigu grave.

► **Causes et mécanisme :**

On peut retrouver comme facteurs étiologiques : une lithiase biliaire (40 à 70 % des cas ; surtout chez la femme), une pancréatite chronique à son début (→), une intervention préalable (10 % des cas : intervention biliaire surtout), une hyperlipémie endogène, l'alcoolisme, l'athérome, certains médicaments, et pour mémoire : oreillons, ascaris, voire hyperparathyroïdie. Le phénomène principal est l'autodigestion de la glande par ses enzymes, ce qui suppose leur activation *in situ.*

► **Signes essentiels :**

⁎ CLINIQUE : Le début est brutal, souvent après un repas copieux et arrosé, marqué par une *douleur* extrêmement *violente,* volontiers *transfixiante,* irradiant vers le dos et l'omoplate gauche, résistante aux antalgiques usuels. Elle s'accompagne de *vomissements,* d'un *iléus paralytique,* de signes généraux avec parfois état de choc. L'abdomen est météorisé, douloureux, avec parfois une défense épigastrique.

⁎ EXAMENS COMPLÉMENTAIRES :

- *L'A.S.P.* montre un iléus avec souvent une répartition des images aériques dans le quadrant supérieur gauche de l'abdomen. Il n'y a pas de pneumopéritoine.
- *Le cliché pulmonaire* peut montrer un aspect feuilleté de la base gauche, ou un discret épanchement pleural (riche en amylase).
- Une augmentation très importante de *l'amylasémie* et de *l'amylasurie* est la règle, mais elle n'est ni constante, ni durable, ni pathognomonique (surtout pour les taux moyens) ; certains préconisent l'étude de sa clairance par rapport à celle de la créatinine.
- *La liposémie* est également augmentée.
- Une *hypocalcémie* secondaire (2ᵉ jour) est possible.
- L'E.C.G. permet d'éliminer un infarctus du myocarde à expression abdominale.
- Les autres examens sont : urée et créatinine, ionogramme, glycémie, N.F.S., lipides, hémostase, bilan hépatique, gaz du sang.
- Les méthodes d'imagerie (échographie et scanner) confirment le diagnostic et contribuent à apprécier la gravité de la pancréatite (scanner). Ils sont répétés en cours d'évolution à la recherche de complications (abcès et pseudo-kystes notamment). L'échographie cherche aussi à mettre en évidence une lithiase vésiculaire (voire cholédocienne, souvent plus difficile à voir avec cette technique) en faveur d'une pancréatite biliaire. Lorsque cette dernière éventualité est envisagée (sur un faisceau d'arguments clinico-biologiques et échographiques) le meilleur examen est la cholangiographie rétrograde endoscopique. Cette technique permet le diagnostic et le traitement dans le même temps grâce à la sphinctérotomie endoscopique et à l'extraction des calculs.

► **Éléments de surveillance :**

La surveillance doit être attentive, clinique et paraclinique, si possible en réanimation chirurgicale.

► **Évolution, complications :**

Qu'une laparotomie exploratrice ait eu lieu ou non, l'évolution peut se faire vers la guérison ou la mort. Celle-ci est souvent retardée, vers le 10ᵉ jour, et survient alors dans un tableau pouvant associer occlusion, suppuration et septicémie, insuffisance rénale et anurie, hémorragie (intrapéritonéale ou digestive), parfois favorisée par des troubles de l'hémostase (C.I.V.D.).

Des complications secondaires restent possibles : faux kyste du pancréas (vers le 20ᵉ jour : →), surinfection de la nécrose avec abcès fusant à distance, fistules externes (postopératoires) ou internes. A long terme, la guérison peut être totale, mais en cas de lithiase biliaire, il faut en faire la cure pour éviter une récidive.

► **Traitement et pronostic :**

⁎ LES MOYENS MÉDICAUX comprennent : aspiration digestive, réanimation veineuse, lutte contre le choc et la douleur.

⁎ LES MOYENS CHIRURGICAUX comprennent : drainage pancréatique, exérèse de foyers de nécrose, traitement d'une lithiase associée.

En cas de certitude diagnostique ; beaucoup préfèrent au début le traitement médical, quitte à intervenir ultérieurement si besoin.

⁎ LES MOYENS ENDOSCOPIQUES : Outre la sphinctérotomie pour lithiase signalons aussi que certains pseudo-kystes qui bombent dans l'estomac ou le duodénum peuvent être traités par kysto-anastomose endoscopique.

PANCRÉATITES CHRONIQUES

► **Définition :**

Elles associent des altérations cellulaires et canalaires à une sclérose infiltrante. On les

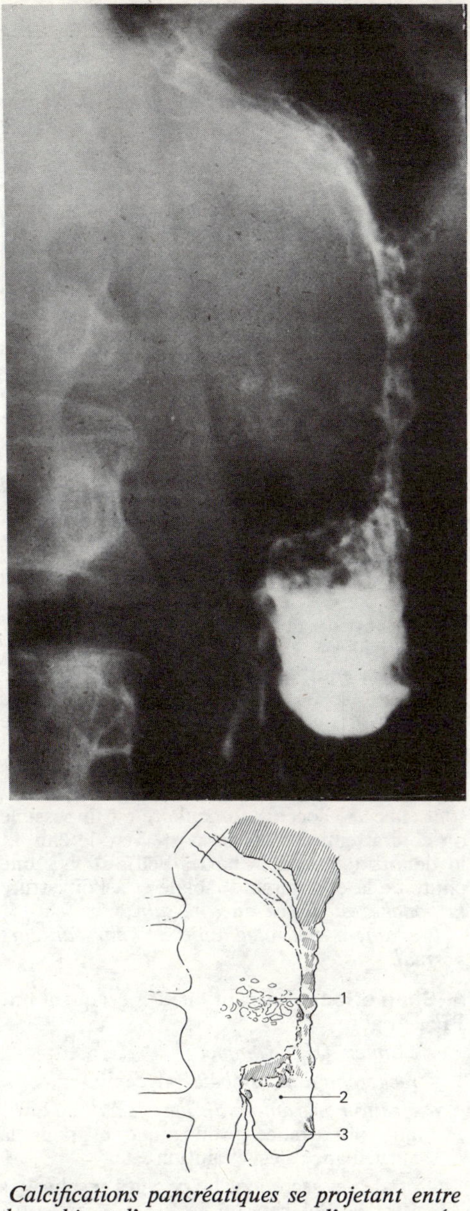

Calcifications pancréatiques se projetant entre le rachis et l'estomac au cours d'une pancréatite chronique : 1) Calcifications pancréatiques ; 2) Estomac ; 3) Rachis.

appelle aussi pancréatites chroniques récidivantes ou récurrentes.

▶ Causes et mécanisme :
On distingue :

* Les pancréatites chroniques calcifiantes (P.C.C.) les plus fréquentes, marquées par la formation de calculs dans le système excréteur, et souvent visibles sur la radio d'abdomen sans préparation (A.S.P.). Elles se manifestent vers la 4e décennie, et sont surtout observées chez l'homme alcoolique ayant une alimentation riche en graisses et protéines, ou dans un tout autre contexte, chez l'enfant carencé en protéines.

* Les pancréatites secondaires à un obstacle sur le canal de Wirsung qui sont susceptibles de régresser après levée de l'obstacle.

* Les pancréatites primitives inflammatoires, rares, s'observent après 60 ans, souvent chez la femme.

* Les pancréatites de l'hyperparathyroïdie sont exceptionnelles.

▶ Signes essentiels :

* Clinique : Au cours d'une poussée la douleur est le signe essentiel ; de siège épigastrique, elle irradie volontiers vers le dos et/ou l'un des hypocondres ; elle est aggravée par les repas, parfois soulagée par l'antéflexion du tronc, l'aspirine ou les anticholinergiques, mais non par les alcalins. La crise peut s'accompagner de vomissements, de subictère, d'amaigrissement. Une diarrhée avec selles grisâtres et graisseuses existe parfois.

* Examens complémentaires :
Ils sont schématisés dans le tableau page suivante.

▶ Éléments de surveillance :
Il faut vérifier que les règles hygiéno-diététiques sont suivies (abstinence d'alcool), qu'il n'y a pas d'insuffisance exocrine (stéatorrhée) ni endocrine (glycémie), et savoir que des complications sont possibles.

▶ Évolution, complications :
Les complications sont parfois révélatrices, qu'il s'agisse :

– de *diabète,* très fréquent, mais souvent tardif ;
– d'une diarrhée avec *stéatorrhée* et amaigrissement ;
– de *faux kystes* (→) ;
– *d'hémorragies digestives* (parfois dues à une hypertension portale segmentaire) ;
– de *nécrose graisseuse cutanée* ou osseuse ;

EXAMENS BIOLOGIQUES	EXAMENS MORPHOLOGIQUES
. *Lipasémie, amylasémie, amylasurie des 24 h* (de valeur si très augmentées) . *Glycémie, hyperglycémie provoquée* . *Bilan phosphocalcique* (recherche d'une hyperparathyroïdie) . *Examen des selles* (recherche de stéatorrhée) . *Exploration fonctionnelle :* pancréatique par tubage duodénal après injection de sécrétine-pancréozymine, ou après repas d'épreuve : on étudie le volume, le taux des bicarbonates et des enzymes (lipase, trypsine), test au PABA ou au dilaurate de fluorescéine	. *Échotomographie du pancréas* (dont la valeur est grande dans la détection des pseudokystes) [++] . *Wirsungographie rétrograde per fibroscopique* (en milieu spécialisé) [+++] . *Tomodensitométrie* (scanner) [+++] . *Artériographie sélective* (surtout à titre préopératoire) . *Clichés d'abdomen sans préparation* (recherche de calcifications) . *Transit gastro-duodénal* (recherche de signes de compression, d'un ulcère associé) . *Radiographies biliaires* (recherche d'une compression cholédocienne, d'une lithiase associée)

– d'*épanchements* (pleurésie, ascite) riches en amylase ;
– de *cancérisation* (3 % des cas) ;
– d'*artérites,* de nosologie discutée.

► **Traitement et pronostic :**

∗ LE TRAITEMENT MEDICAL comprend la suppression de l'alcool et la diminution des graisses alimentaires, les extraits pancréatiques, le traitement de la douleur (anticholinergiques, aspirine, antalgiques) ou d'un diabète (insuline le plus souvent).

∗ LA CHIRURGIE, est envisagée en cas de lithiase biliaire et devant certaines complications : faux kystes, compression du cholédoque avec ictère. Elle peut aussi être indiquée dans certaines formes hyperalgiques rebelles à un traitement médical bien suivi ; ses modalités dépendent alors d'une dilatation éventuelle de Wirsung et de la topographie des lésions : anastomose Wirsungo-jéjunale latéro-latérale, duodéno-pancréatectomie céphalique, pancréatectomie caudale, voire pancréatectomie subtotale.

∗ LE TRAITEMENT ENDOSCOPIQUE est surtout représenté ici par les kysto-anastomoses.

PARALYSIE FACIALE PÉRIPHÉRIQUE

Sont étudiées ici les paralysies faciales (PF) essentielles ou *a frigore* qui sont les plus fréquentes et les autres étiologies au diagnostic différentiel. Il s'agit d'une affection bénigne qui ne nécessite le plus souvent pas d'hospitalisation.

La PF a frigore est de mécanisme mal compris : le nerf facial est œdématié et comprimé dans son trajet intrapétreux. Il y aurait comme facteurs favorisants soit une atteinte virale, soit un refroidissement.

► **Clinique de la PF a frigore :**

La paralysie faciale s'installe *brutalement,* souvent la nuit, parfois après un refroidissement. Elle est souvent *précédée de vives douleurs mastoïdiennes.* Il s'agit d'une PF périphérique touchant également le facial supérieur et le facial inférieur, la face est asymétrique au repos et surtout au mouvement. Les rides du front sont effacées, l'occlusion oculaire est impossible du côté atteint et l'œil se porte vers le haut et le dehors (signe de Charles-Bell). Il y a une chute de la commissure labiale et à l'ouverture *la bouche est déviée du côté sain.*

L'examen neurologique est par ailleurs normal.

► **Bilan effectué** devant une PF évoquant une PF a frigore :

– *examen ORL complet ;*
– *recherche d'un diabète* (glycémie) ;
– *électromyogramme du nerf facial,* ce qui a une importance pronostique et pour la surveillance de l'évolution ;
– étude des sécrétions lacrymales et salivaires (test de Schirmer) ;
– *la ponction lombaire* est parfois utile pour éliminer une SEP ou une polyradiculonévrite, le dosage des gammaglobulines dans le LCR est alors nécessaire ;
– *surveillance oculaire* par l'ophtalmologiste (++).

▶ **La surveillance** porte avant tout sur l'état oculaire, l'inocclusion palpébrale fait courir un risque d'infection cornéenne. L'infirmière veillera tout particulièrement à l'administration des collyres antiseptiques plusieurs fois par jour.

Surveillance de l'évolution de la PF (début de récupération ou non) et de l'état neurologique. La surveillance clinique de la PF est complétée par une surveillance électrique par des EMG répétés. La régression est complète dans 80 % des cas mais il peut y avoir une *persistance du déficit ou un hémispasme facial* constitué d'un mélange de paralysie et contracture de repos et de contractions anormales au mouvement.

▶ **Autres étiologies des PF** (qu'il faut éliminer avant de poser le diagnostic de PF essentielle) :

- *polyradiculonévrites* (→) pouvant donner une double atteinte faciale (diplégie faciale) ;
- lésions de l'angle ponto-cérébelleux : *tumeurs de la fosse postérieure,* début d'une *sclérose en plaques ;*
- *envahissements néoplasiques de la base du crâne* (syndrome de Garcin) ;
- atteintes du nerf facial dans le rocher : par *traumatisme* nécessitant souvent une intervention chirurgicale précoce, dans les *infections ORL* aiguës (otites aiguës ou chroniques) ;
- zona du ganglion géniculé ;
- atteintes du nerf facial extra-crâniennes : dans les *tumeurs de la parotide* et dans la *sarcoïdose.*

▶ **Traitement des PF essentielles :**

* PROTECTION OCULAIRE par les collyres antiseptiques et un sparadrap posé traversalement sur la paupière supérieure pour la rigidifier.

* À la phase précoce, pour faciliter la récupération sur le plan neurologique une CORTICOTHÉRAPIE (0,5 mg/kg de *Cortancyl,* par exemple) *pendant quelques semaines et en dehors de toute contre-indication.*

* LES INDICATIONS DE LA DÉCOMPRESSION CHIRURGICALE du nerf facial sont discutées ; rarement plus précocement, l'intervention peut se discuter au bout de 1 ou 2 mois en l'absence d'amélioration clinique et électrique nette.

PARALYSIE GÉNÉRALE

▶ **Définition :**

Méningo-encéphalite d'origine syphilitique, la paralysie générale (P.G.) est un accident tardif d'une syphilis non traitée ou insuffisamment traitée. Elle apparaît dix à vingt ans après le chancre.

▶ **Étiologie, mécanisme :**

Maladie devenue exceptionnelle depuis l'efficacité du traitement de la syphilis primo-secondaire. Les lésions anatomiques sont diffuses, mais le cerveau est atrophique surtout dans la région fronto-temporale.

▶ **Clinique :**

Il faut y penser devant un état démentiel de la cinquantaine.

* LE DÉBUT est progressif. Il est fondamental de faire le diagnostic le plus tôt possible.

La maladie est souvent révélée par des troubles du comportement :

- sub-excitation avec incohérence ;
- état dépressif, idées délirantes ;
- actes absurdes, vols, exhibitionnisme ;
- parfois, une crise convulsive, un trouble du langage réversible révèlent l'affection.

* A L'EXAMEN, on recherche :

- une paralysie faciale centrale débutante ;
- une dysarthrie ;
- une abolition des réflexes rotuliens ;
- des signes pupillaires : le signe d'Argyll-Robertson est l'abolition du réflexe pupillaire à la lumière, mais conservation du réflexe à l'accommodation ;
- l'examen cardiaque recherche les signes d'un anévrisme aortique.

* EN L'ABSENCE DE TRAITEMENT, l'évolution est marquée par un état démentiel avec déficit global, méconnaissance de l'état morbide, indifférence émotionnelle émaillée de troubles de l'humeur, jovialité et accès d'irritabilité. Le délire est souvent mégalomaniaque, avec un flou de la pensée. Le tremblement et la dysarthrie sont nets.

▶ **Examens paracliniques :**

Ils sont essentiels et doivent être faits au moindre doute. Les tests mentaux sont très utiles au début pour détecter une détérioration. Le scanner montre une atrophie cérébrale avec dilatation ventriculaire.

La sérologie sera faite dans le sang et le liquide céphalo-rachidien. Il existe une hypercytose lymphocytaire hyperalbuminorachique dans le L.C.-R.

► **Évolution :**
Dans les cas traités précocement on peut espérer une stabilisation, voire une amélioration si le traitement est très précoce. La normalisation du L.C.R. ne se fait qu'après plusieurs cures de pénicilline. Sinon la mort survient en 2 à 3 ans.

► **Traitement :**
Il repose sur les cures de pénicilline G à très fortes doses (24 millions d'unités/jour pendant 2 à 3 semaines).

PARALYSIES DU PHARYNX ET DU LARYNX

Le pharynx et le larynx ont une fonction motrice dans la phonotation, la respiration et la déglutition, qui est sous la dépendance du nerf pneumogastrique (X^{e} nerf crânien) et de ses branches (nerfs pharyngiens, nerf récurrent).

► **La paralysie peut intéresser le pharynx** (voile du palais) **et l'hémilarynx du même côté.**
La lésion est située soit à la base du crâne, soit dans le tronc cérébral (tumeurs, accidents vasculaires, etc.).
Cette paralysie est responsable de troubles importants de la déglutition : reflux nasal, fausses routes laryngées, d'une dysphonie.

► **La paralysie récurrentielle.**
La lésion est située sur le nerf récurrent, surtout du côté gauche où le nerf a un long trajet thoracique et cervical. A l'examen laryngoscopique, une corde vocale est immobile. La symptomatologie associe une dysphonie (voix bitonale) et des fausses routes rapidement régressives.

* LES ÉTIOLOGIES DES PARALYSIES RÉCURRENTIELLES sont nombreuses : thyroïdectomies, cancers tyroïdiens, cancers bronchique ou œsophagien, adénopathies ou tumeurs médiastinales, paralysie récurrentielle « a frigore ».

* LORSQUE L'ÉTIOLOGIE EST CURABLE, la dysphonie se compense spontanément ou après rééducation orthophonique.

► **La diplégie laryngée.**
Elle est bilatérale.

* L'ÉTIOLOGIE peut être chirurgicale : thyroïdectomie bilatérale, ou *virale*.

* LA SYMPTOMATOLOGIE est dominée par une dyspnée qui nécessite souvent une trachéotomie.

* L'ÉVOLUTION peut être spontanément régressive, sinon il faut recourir aux interventions à type de laryngoplasties.

PARALYSIES OCULO-MOTRICES

► **Les paralysies oculo-motrices** s'extériorisent par un certain nombre de symptômes :
- la *diplopie*, c'est-à-dire le dédoublement de l'objet fixé ;
- la *limitation* dans le champ d'action du muscle.

Les causes des paralysies oculo-motrices sont variables. En cas de persistance de la paralysie, la diplopie persiste chez l'adulte ; chez l'enfant s'installe une neutralisation.

► **Étiologie :**
- *paralysies acquises d'origine musculaire*, maladie de Basedow où il existe une myosite, fractures du plancher de l'orbite, myasthénie, ophtalmoplégie nucléaire progressive ;
- *paralysie du III* : anévrismes intracrâniens, artériosclérose, syphilis, sclérose en plaques, infections.
- *paralysie du IV* : traumatismes, artériosclérose, diabète ;
- *paralysie du VI* : atteintes vasculaires du tronc cérébral, tumeurs, diabète, traumatismes, hypertension intracrânienne (H.I.C.).

PARALYSIE DU PLEXUS BRACHIAL

► **Causes et mécanisme :**
Étirement ou rupture d'une ou plusieurs racines du plexus brachial lors d'un accouchement difficile (siège, dystocie des épaules).

▶ Signes essentiels :

Attitude du bras en adduction, rotation interne ; avant-bras en pronation. Diminution de la motilité spontanée. Paralysie diaphragmatique possible.

▶ Examens paracliniques :

- Radio (pour éliminer une fracture).
- Examen électrique pour surveiller la récupération.

▶ Évolution et complications :

Elle est fonction de l'importance des lésions (rupture ou non).

Atteinte partielle ou totale du plexus brachial. Le plus souvent, récupération totale en quelques semaines.

A l'inverse, persistance d'une paralysie totale.

Aggravation du pronostic en cas d'ankylose de l'épaule.

▶ Traitement :

* Dès la naissance, manipulations quotidiennes et postures pour éviter rétraction et ankylose.

* Entre 3 et 6 mois, réparation des lésions nerveuses (micro-chirurgie) après bilan.

* Après 18 mois, traitement orthopédique des séquelles (transferts musculaires).

PARAOSTÉOARTHROPATHIES NEUROGÈNES

Voir *Arthropathies nerveuses*

PARAPHRÉNIE

▶ Définition :

La paraphrénie est un délire chronique imaginatif, intense, très riche de thèmes fantastiques dont l'absence de systématisation contraste avec une longue adaptation du malade au monde réel.

▶ Causes et mécanisme :

Les paraphrénies sont considérées à l'étranger comme des variétés de schizophrénies.

▶ Signes cliniques et paracliniques :

* Le début est le plus souvent lent et progressif, entre 30 et 45 ans. Le processus délirant peut se poursuivre pendant des années sans que l'on ait à voir le malade.

* A la période d'état, l'intensité du tableau délirant, la richesse et la variété des thèmes sont tels que le paraphrène représente le prototype du « fou » dans l'imagerie populaire. Les thèmes délirants les plus fréquents sont : les filiations célèbres, la métamorphose, les idées de grandeur, de mission importante, de bouleversement cosmique et fantastique.

Le délire n'est pas systématisé : il s'enrichit et varie sans cesse, sans aucune construction logique.

On parle de *pensée paralogique* car le malade bouscule les notions de temps, d'espace, de chronologie.

Les hallucinations sont absentes ou discrètes. C'est l'imagination qui domine le tableau. Les facultés intellectuelles sont conservées.

Enfin, l'adaptation à la réalité quotidienne contraste avec ce monde délirant extravagant. Ces malades peuvent longtemps mener une vie normale, le délire restant inaperçu.

* Les examens paracliniques n'apportent rien. On pratique néanmoins un bilan systématique : sanguin (NFS – VS, iono, urée, glycémie), et EEG.

▶ Éléments de surveillance :

Lorsque l'hospitalisation est nécessaire la surveillance repose sur un climat de confiance permettant la communication. C'est ainsi que l'on peut suivre l'évolution du délire. Par ailleurs, on notera le comportement du malade de manière à évaluer l'adaptation au réel, et d'éventuels troubles du sommeil.

▶ Évolution :

Le délire peut se limiter progressivement à des idées persécutrices ou de grandeur, à des hallucinations plus ou moins envahissantes, le tableau se rapprochant de celui de la *psychose hallucinatoire chronique.*

Certaines formes évoluent vers une symptomatologie périodique où les accès délirants deviennent aigus, d'allure maniaque avec des intervalles libres. Ceci se rapproche de la *psychose maniaco-dépressive.*

Dans une forme de délire fantastique, les thèmes sont extravagants, plus ou moins incohérents. L'évolution, d'allure déficitaire, fait parler de *schizophrénie tardive.*

Une forme très imaginative peut prendre l'apparence d'une *pathologie hystérique.*

▶ Traitement :

* ON UTILISE LES NEUROLEPTIQUES, en particulier l'*Haldol*, à doses progressivement croissantes.

On y associe éventuellement des correcteurs des effets secondaires :

- de l'hypotension orthostatique : analeptiques cardio-vasculaires *(Heptamyl,* etc.) ;
- des signes neurologiques extra-pyramidaux : antiparkinsoniens de synthèse *(Artane, Disipal* etc.).

* L'EFFICACITÉ DU TRAITEMENT est aléatoire et souvent le délire persiste, mais atténué, permettant pendant longtemps le maintien de l'adaptation à la vie quotidienne.

PARAPSORIASIS

▶ Définition :

Le parapsoriasis représente un groupe de lésions cutanées proche cliniquement du psoriasis (d'où parapsoriasis).

Ce groupe est réuni par un aspect histologique commun caractéristique.

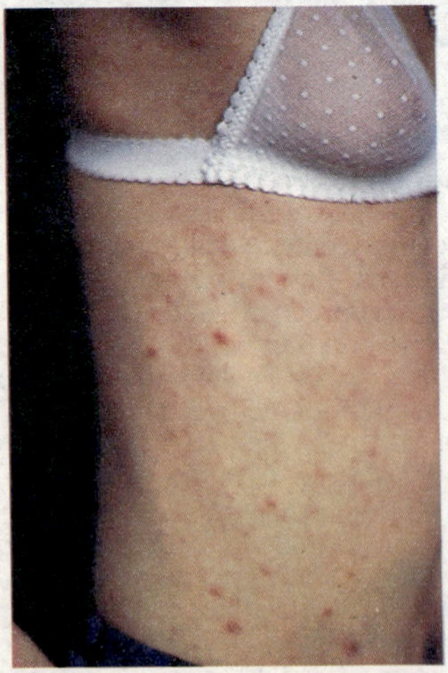

Parapsoriasis en gouttes.

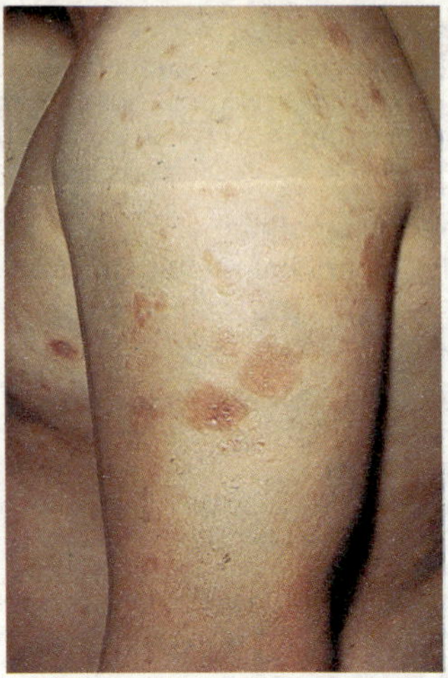

Parapsoriasis en plaques.

▶ Causes et mécanismes :

Ils sont inconnus.

Certaines formes peuvent être un mode de début de mycosis fongoïde (→ HÉMATODERMIES).

▶ Aspects cliniques :

* LE PARAPSORIASIS EN GOUTTES :

- Survenant chez l'adulte jeune, il associe :
  - de petites plaques rouges, lisses ou recouvertes d'une squame, sèche, grisâtre ;
  - des taches rosées sur lesquelles une squame se détache d'un seul tenant.
- Ces lésions siègent sur le tronc et les membres et ne sont pas prurigineuses.
- L'évolution est chronique avec poussées et rémissions.

* LE PARAPSORIASIS EN PLAQUES :

Deux groupes se distinguent :

- *Petites plaques ovalaires,* en grand nombre, d'aspect digitiforme, bien limitées, rouges jaunâtres.

  L'évolution y est chronique mais bénigne.
- *Grandes plaques rouges violacées,* légèrement fripées, non prurigineuse : l'évolution est également chronique mais peut se faire vers la constitution d'un mycosis fungoïde.

▶ Examens complémentaires :

Les biopsies cutanées au besoin répétées sont indispensables dans la forme en grandes plaques pour dépister l'évolution vers un mycosis fungoïde.

► **Traitement :**

L'abstention thérapeutique est le plus souvent retenue étant donné l'absence de traitement efficace, et l'évolution reste bénigne. Néanmoins, une surveillance étroite s'impose, en particulier dans les parapsoriasis en grandes plaques.

PARKINSON

Voir *Maladie de Parkinson*

PARODONTOPATHIES

Les parodontopathies sont des maladies de nature inflammatoire ou dégénérative affectant

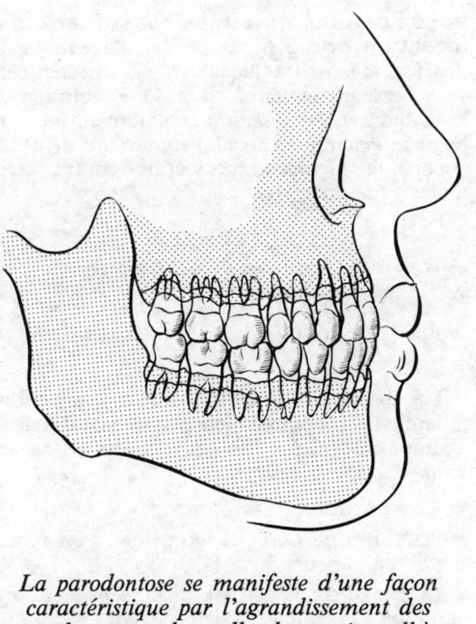

La parodontose se manifeste d'une façon caractéristique par l'agrandissement des « poches » par lesquelles la gencive adhère aux dents.
La gencive recule (illustration) et la dent semble devenir plus longue. Progressivement, les dents se déchaussent et finissent par tomber.

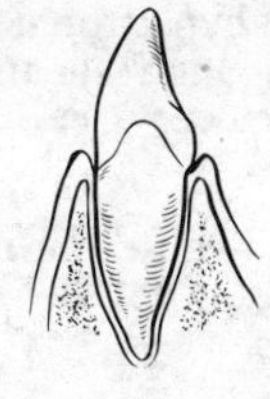

Dent avec gencive saine et os maxillaire normalement constitué.

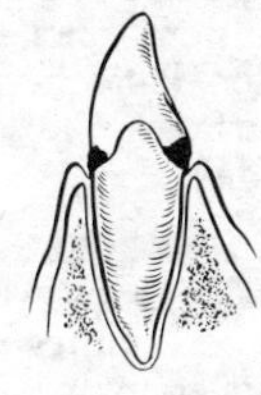

Dépôt de tartre sur la dent. La gencive est légèrement inflammée.

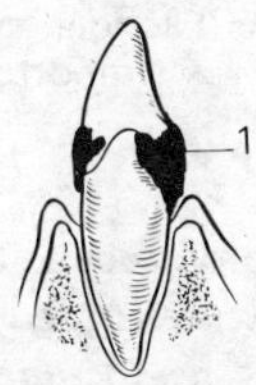

Forte inflammation de la gencive. Des « poches » (1) se forment entre la dent et la gencive. Début de la destruction de l'os.

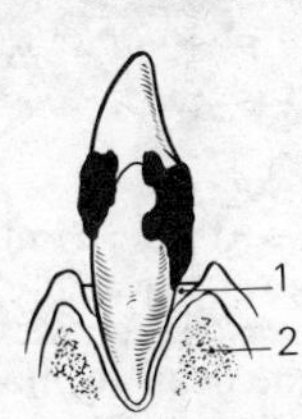

Très forte inflammation de la gencive. « Poches » profondes avec formation de pus (1). Destruction avancée de l'os (2).

le tissu de soutien de la dent (parodonte), comprenant deux types d'affections :

- les unes localisées à la gencive *(gingivite)* ;
- les autres atteignant l'ensemble des tissus parodontaux : les *parodontolyses.*

Elles débutent par une inflammation locale causée par la plaque dentaire. Cette réaction concerne l'épithélium puis le tissu conjonctif sous-jacent. Une hypertrophie marque plus nettement le sillon gingivo-dentaire. Une poche se crée progressivement à ce niveau.

▶ Étiologie :

On distingue des causes *locales* et *générales*, la plupart du temps les deux origines sont d'ailleurs associées.

∗ FACTEURS LOCAUX :

Ce sont avant tout l'absence d'hygiène, la prolifération de la plaque bactérienne, la formation de tartre. De nombreux facteurs peuvent également favoriser l'affection : la carie, les restaurations imparfaites, l'absence de point de contact entre les dents.

∗ LES TROUBLES DE L'OCCLUSION, c'est-à-dire les anomalies dans les rapports interdentaires, qui entraînent des contraintes trop importantes pour certaines dents en malposition (en rotation ou obliques par rapport à leur axe). Certaines prothèses trop anciennes, par suite des modifications de l'os qui les supportent, peuvent se trouver à l'origine d'actions néfastes de ce type sur les dents qui les supportent.

FACTEURS GÉNÉRAUX :

- *intoxications* : tabagisme, alcoolisme, intoxications professionnelles ;
- *affections osseuses* (ostéoporose) ;
- *perturbations endocriniennes* (grossesse, diabète, affections thyroïdiennes) ;
- *déséquilibres du régime alimentaire* et troubles digestifs ;
- *hémopathies* et *troubles vasculaires.*

▶ Formes cliniques :

∗ LES GINGIVITES :

Au collet des dents la muqueuse présente un simple liseré rougeâtre ou un bourrelet conjonctif ou des languettes gingivales qui saignent spontanément au moindre contact.

∗ LES PARODONTOLYSES :

– *Parodontoses chroniques :*

L'alvéolyse est régulière et horizontale (sans poche). L'évolution est lente, souvent en fonction de l'âge.

– *Parodontolyse chronique :*

La dégénérescence est à la fois horizontale et verticale. On note un certain degré d'inflammation. Cette forme frappe à tout âge.

– *Parodontolyse aiguë :*

L'état inflammatoire est très net. Une dégénérescence à la fois verticale et horizontale caractérise cette affection qui frappe les sujets jeunes : très souvent les adolescents.

▶ Traitement :

∗ HYGIÈNE :

C'est une partie capitale du traitement.

- *Hygiène locale :* un brossage biquotidien suivant des critères bien précis, d'une durée de 3 minutes environ, avec utilisation de dentifrices appropriés au type de lésion.
- *Un détartrage soigneux* par le praticien précédera évidemment ces soins donnés par le patient lui-même à sa dentine.

∗ TRAITEMENT BUCCAL :

Il comprend une mise en état de la bouche : traitement des caries, remplacement des restaurations imparfaites, essentiellement des dents absentes. Une étape importante est constituée par une correction de l'occlusion traumatique (mauvais rapports interdentaires), notamment par meulage. Parfois, il est nécessaire de recourir à la contention par attelle ou ligature de manière à limiter l'évolution de la maladie et même d'obtenir une consolidation.

La chirurgie est souvent employée avec pour objectif la suppression des poches (gingivectomie) et la création d'un contour gingival aussi étanche que possible.

▶ Les parodontopathies constituent une affection grave (dont dépend l'avenir de la dent) au même titre que la carie. Les traitements visent essentiellement à stabiliser l'évolution de la maladie. La prévention (notamment par une hygiène générale et locale) rigoureuse demeure encore la meilleure protection contre cette maladie dégénérative.

PAROTIDITES AIGUËS

Les parotidites aiguës sont des affections inflammatoires et infectieuses d'une ou des deux glandes parotides. Elles peuvent être de nature *virale* ou *bactérienne.*

▶ Les parotidites virales :

∗ L'ÉTIOLOGIE LA PLUS FRÉQUENTE est représentée par les oreillons (→).

∗ LE DIAGNOSTIC est habituellement facile sur la notion de contage, l'existence d'une parotidite aiguë, douloureuse, bilatérale, non suppurée. Le diagnostic est confirmé par l'existence d'une amylasémie élevée, éventuellement par les réactions immunologiques. La maladie confère l'immunité et ne récidive pas. Des complications sont possibles : orchite, méningite, etc.

► Les parotidites aiguës bactériennes : Elles se distinguent de la forme précédente par l'existence d'une suppuration. L'écoulement purulent est constaté au niveau de l'orifice buccal du canal de Sténon. En l'absence de traitement la tuméfaction parotidienne augmente et peut évoluer vers la fistulisation cutanée, et, dans certains cas, vers la paralysie faciale périphérique.

* LES DONNÉES BACTÉRIOLOGIQUES montrent le plus souvent qu'elles sont de nature staphyloccique, et parfois polymicrobienne.

* LE TRAITEMENT est fonction de l'étiologie.

Les parotidites aiguës bactériennes s'observent essentiellement dans deux circonstances :

- la lithiase parotidienne surinfectée ;
- sujets en état de déficience immunitaire, de dénutrition, à la suite d'une intervention chirurgicale, en l'absence de soins de bouche attentifs.

Le traitement médical est souvent efficace, associant antibiotiques et anti-inflammatoires.

Dans quelques cas il peut être nécessaire d'effectuer un drainage chirurgical, ou l'ablation d'un calcul du canal de Sténon.

► L'apparition d'une parotidite aiguë doit toujours être prévenue par la pratique de soins de bouche pluriquotidiens, notamment chez les malades dénutris, déshydratés ou grabataires.

PAROTIDITES CHRONIQUES

► La lithiase parotidienne est responsable de parotidites chroniques évoluant par poussées de surinfection. Le diagnostic de certitude repose sur les radiographies standard qui mettent en évidence les calculs radio-opaques, lorsqu'ils ne sont pas visibles autrement.

L'examen est complété par une sialographie (opacification du canal de Sténon et de ses branches).

Il existe des parotidites chroniques récidivantes dont l'étiologie est mal connue et qui guérissent sans séquelles, notamment chez l'enfant.

► Le traitement des parotidites chroniques est fonction de l'étiologie.

* Au stade aigu et en présence d'une surinfection, LE TRAITEMENT EST ANTIBIOTIQUE ET ANTI-INFLAMMATOIRE.

* Lorsqu'il existe une lithiase, celle-ci doit faire l'objet d'une EXÉRÈSE CHIRURGICALE.

PASTEURELLOSES

► Définition, causes et mécanisme : Ce sont des infections dues à des germes du genre Pasteurella, agents de maladies animales accidentellement transmises à l'homme. Sera décrite ici la *pasteurellose vraie* due à P. septica ou multocida.

► Signes essentiels :

* CLINIQUE :

- La *forme cutanéo-ganglionnaire* est la plus fréquente ; elle survient quelques heures après la griffure ou la morsure d'un animal.
- La *forme subaiguë* est dominée par des manifestations *articulaires* (mains).
- Les *formes septicémiques* se voient sur terrain débilité.

* EXAMENS COMPLÉMENTAIRES : Ce sont l'isolement du germe (sérosité des plaies, hémocultures, L.C.R., etc.), la présence d'anticorps sériques (à un taux supérieur à 1/160) et l'intradermo-réaction dans les formes subaiguës.

► Traitement : Dans les *formes aiguës*, c'est l'antibiothérapie (tétracyclines, érythromycine).

Dans les *formes subaiguës*, c'est l'antigénothérapie (2 à 4 intradermo-réactions au rythme de 1/semaine).

PÉDICULOSE (POUX)

► Définition : Les pédiculoses, sont plus connues sous leur nom de *poux*. Il s'agit d'une parasitose cutanée externe qui atteint les zones velues du cuir chevelu, du corps et du pubis.

▶ **Causes et mécanismes :**
- Le contage est interhumain, direct ou indirect.
- La transmission des poux pelviens est le plus souvent sexuelle.

▶ **Aspects cliniques :**
Le prurit est constant.

∗ AU NIVEAU DU CUIR CHEVELU :
Un examen attentif retrouve la présence de lentes évoquant des pellicules mais, solidement accrochées aux cheveux, elles ne tombent pas.

∗ AU NIVEAU DU CORPS :
Les lésions de grattage ont une distribution évocatrice car postérieure (inverse de la gale).
Les poux et les lentes peuvent être retrouvés dans le linge de corps.

∗ AU NIVEAU DU PUBIS :
Outre les lésions de grattage, on peut trouver :
- les parasites plats, adultes, accrochés à la peau, résistants à la traction ;
- les lentes accrochées aux poils.

▶ **Évolution :**
- Elle est favorable sous traitement.
- Les formes négligées chroniques de pédiculose corporelle, en particulier chez des clochards dénutris ; entraîne une mélanodermie (→) dite « des vagabonds ».

▶ **Éléments de surveillance :**
Ils sont dominés par deux impératifs :
- éviter la surinfection des lésions cutanées excoriées ;
- éviter la contagion.

▶ **Traitement :**

∗ SUR LE CUIR CHEVELU, après poudrage de DDT ou d'*Apthtiria,* on réalise une occlusion de 24 h par un casque plastique, puis on pratique un shampooing parasiticide ; les cheveux sont peignés avec un peigne fin pour faire tomber les lentes. Le casque est à renouveler 8 jours plus tard et tant qu'il persiste des lentes qui sont plus résistantes.

∗ SUR LE CORPS ET LE PUBIS, on pratique les mêmes soins.

∗ DANS TOUS LES CAS, la désinfection des vêtements par le DDT est obligatoire (poudrage dans un sac en plastique fermé pendant 1 semaine).

PELADE

Voir *Alopécie*

PELVISPONDYLITE RHUMATISMALE

Voir *Spondylarthrite ankylosante*

PEMPHIGOÏDE BULLEUSE

▶ **Définition :**
Cette dermatose bulleuse est une maladie inflammatoire du sujet âgé, sévère et relativement fréquente.

▶ **Causes et mécanismes :**
La bulle est due à un clivage dermo-épidermique au niveau duquel on retrouve des dépôts linéaires d'immunoglobulines et de complément : le rôle directement pathogène de ceux-ci n'est toutefois pas démontré.

▶ **Signes essentiels :**

∗ CLINIQUE :
Le début est rapide, marqué par un prurit d'abord isolé puis rapidement associé à des placards eczématiformes, œdémateux et bulleux : les bulles sont claires, tendues, de taille variable, souvent grosses, reposant sur une base érythémateuse. L'atteinte muqueuse est possible mais rare.

∗ PARACLINIQUES :
- *La numération* montre une hyperéosinophilie.
- *La biopsie cutanée* doit porter sur une bulle récente, l'image histologique est celle d'une bulle sous-épidermique par clivage de la jonction dermo-épidermique, à toit épidermique intact, avec un infiltrat dermique riche en éosinophiles.
- *L'immunofluorescence directe* montre des dépôts linéaires à la jonction d'Ig G et de complément.
- *L'immunofluorescence indirecte* (→) révèle souvent la présence d'anticorps antimembrane basale.

▶ **Évolution :**

Elle se fait par poussées, en l'absence de traitement, aboutissant à une cachexie proche de celle de grands brûlés avec en particulier les mêmes problèmes de pertes hydro-électrolytiques et de surinfection cutanée.

On surveille, outre l'amélioration sous traitement, l'apparition d'éventuels effets secondaires de la corticothérapie qui sera longtemps maintenue (1 an), à doses décroissantes.

▶ **Traitement :**

* LA CORTICOTHÉRAPIE GÉNÉRALE a transformé un pronostic autrefois dramatique. Les fortes doses nécessaires (1 mg par Kg et par jour) de même que les soins locaux antiseptiques imposent une hospitalisation en milieu spécialisé.

* UN TRAITEMENT IMMUNOSUPPRESSEUR est parfois associé dans les formes rebelles.

PEMPHIGUS

▶ **Définition :**

Le pemphigus est une dermatose bulleuse cutanée et muqueuse acquise, mortelle en l'absence de traitement.

▶ **Causes et mécanismes :**

La survenue des bulles est due à la dissociation des cellules épidermiques, réalisant une image histologique caractéristique (l'acantholyse).

– *Un mécanisme auto-immun* est en cause. Des auto-anticorps, dirigés contre le ciment intercellulaire des cellules épidermiques sont retrouvés dans le sang (immunofluorescence indirecte : →) et dans la peau (immunofluorescence directe : →).

– *Les causes de la survenue de tels anticorps* sont inconnues.

▶ **Aspects cliniques :**

* LE DÉBUT : Quelques bulles apparaissent sur la peau ou les muqueuses et peuvent y rester longtemps localisées et isolées.

* PUIS, LE PEMPHIGUS SE GÉNÉRALISE, cutané et muqueux :

– nombreuses bulles en peau saine ou sur base érythémateuse, souvent rompues, laissant des érosions volontiers douloureuses, facilement surinfectées ;

– nombreuses érosions buccales, voire de toute la sphère ORL, douloureuses, gênant l'alimentation, la phonation, etc.

▶ **Examens complémentaires :**

Ils sont indispensables :

* LE CYTODIAGNOSTIC (→) : Le frottis du plancher d'une bulle montre des images caractéristiques de l'acantholyse.

* LA BIOPSIE CUTANÉE a une double visée :

– *histologique :* bulle intraépidermique avec acantholyse, caractéristique ;

– *immunologique* (immunofluorescence directe), avec présence d'immunoglobuline dans l'épiderme.

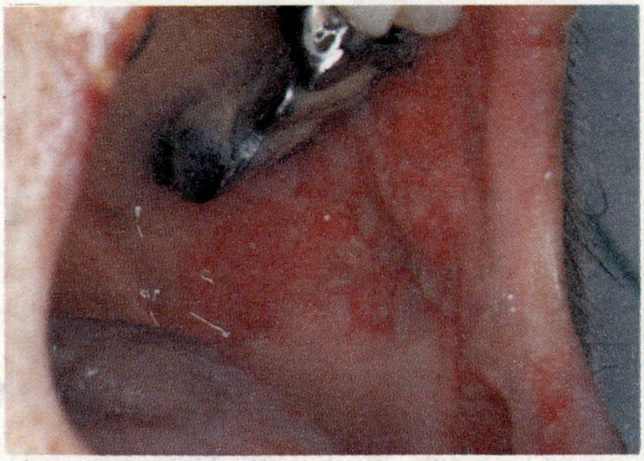

Pemphigus buccal.

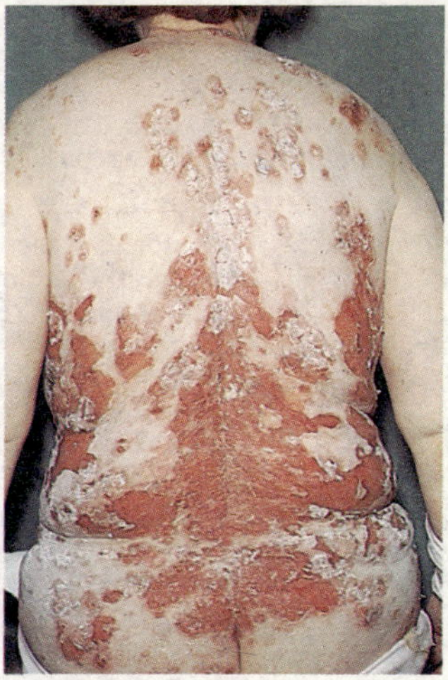

Pemphigus vulgaire.

∗ L'IMMUNOFLUORESCENCE INDIRECTE révèle la présence d'auto-anticorps circulants antisubstances intercellulaires.

▶ **Évolution :**

∗ EN L'ABSENCE DE TRAITEMENT :
L'évolution est presque constamment mortelle en 6 à 18 mois, par cachexie et septicémie, à point de départ cutané.

∗ SOUS TRAITEMENT :
L'évolution est moins défavorable mais reste préoccupante, en particulier du fait des effets secondaires des traitements lourds nécessaires (corticoïdes et immunosuppresseurs).

▶ **Éléments de surveillance :**
Ils sont donc nombreux et concernent :

∗ L'ÉVOLUTION DE LA DERMATOSE :
- compter, matin et soir, le nombre de nouvelles bulles ;
- surveiller la surinfection possible des lésions érosives (aspect des lésions, température matin et soir) ;
- autoriser l'alimentation (régime semiliquide).

∗ LA TOLÉRANCE DES TRAITEMENTS :
- corticothérapie générale (→) ;
- immunodépresseurs (→).

▶ **Traitement :**
Il est délicat et repose sur :

∗ TRAITEMENT LOCAL :
- antisepsie des lésions bulleuses → BULLES, cutanées et muqueuses ;
- bains de bouche au bicarbonate et *Xylocaïne visqueuse* avant les repas.

∗ Surtout, TRAITEMENT GÉNÉRAL :
- *corticothérapie* à très fortes doses (1,50 à 2 mg/kg/j) en traitement d'attaque pendant 1 mois, puis très lentement régressive et maintenue 2 à 3 ans à faibles doses ;
- *immunodépresseurs* (*Endoxan, Imurel*) associés si besoin.

PÉRIARTÉRITE NOUEUSE

▶ **Définition :**
La périartérite noueuse est une collagénose (maladie du collagène) due à une *artérite segmentaire nécrosante* frappant les vaisseaux de moyen calibre, et qui comporte une nécrose fibrinoïde de la *média vasculaire.* On la classe dans le groupe des vascularites rhumatismales (→ POLYARTHRITES).

▶ **Causes :**
Il s'agit vraisemblablement d'une *affection auto-immune* pour laquelle on invoque les mêmes causes que pour le lupus érythémateux (→). L'affection est plus fréquente depuis l'usage de la corticothérapie au cours des polyarthrites chroniques évolutives (→).

▶ **Signes cliniques :**

∗ LE SYNDROME GÉNÉRAL est fait de fièvre, pâleur, asthénie, amaigrissement très rapide.

∗ LE SYNDROME NEUROLOGIQUE comporte des douleurs : arthralgies constantes, myalgies, névralgies. Il existe des paralysies dues à des *mono* ou *multinévrites sensitivo-motrices* avec *troubles trophiques.*

∗ LE SYNDROME CUTANÉ est plus rare (nouures, érythèmes, éruption, etc.).

∗ LE SYNDROME VISCÉRAL représente souvent l'essentiel de la maladie :
- *Polyarthrite* simulant une polyarthrite chronique évolutive (→) ou un rhumatisme articulaire aigu (→).
- *Glomérulonéphrite aiguë* avec œdème, hémato-protéinurie et *hypertension artérielle.*
- Parfois existent des *fausses urgences abdominales.*
- *Crises d'asthme* particulièrement sévères, et d'installation récente.
- L'atteinte cardiaque peut se faire sous forme d'une *coronarite.*
- Souvent existe une *asthénie* sévère.

▶ **Signes paracliniques :**

∗ DANS LE SANG, existent une accélération de la vitesse de sédimentation, une hyperéosinophilie. Le facteur rhumatoïde (→) est souvent retrouvé ainsi que des cellules de Hargraves (→). Il existe des anticorps antivasculaires.

∗ LA BIOPSIE D'UNE NOUURE permet de retrouver les signes indiqués par la définition.

▶ **Évolution :**
Elle se fait rapidement vers la mort par insuffisance rénale ou cardiaque avec ou sans infection pulmonaire intercurrente.

▶ **Surveillance :**
C'est celle de toute maladie systémique grave : état général, poids, tension artérielle,

urines, pouls, fonction respiratoire, fonctions neurologiques, etc.

▶ **Traitement :**
Dérivés cortisonés, immunosuppresseurs.

PÉRIARTHRITE DE LA HANCHE

▶ **Définition :**
On appelle périarthrite de la hanche une affection douloureuse de cette articulation sans signe radiologique particulier.

▶ **Signes cliniques :**
Le signe essentiel est une douleur à la pression du grand trochanter et une douleur à l'abduction contrariée de la hanche, dont les mouvements sont normaux par ailleurs.

Toute coxopathie, toute maladie de la hanche peut débuter ou se révéler par une périarthrite. L'examen radiographique est donc capital, même s'il ne montre rien.

▶ **Surveillance :**
Il n'y a pas d'élément particulier à surveiller.

▶ **Traitement :**
Infiltrations locales, électrothérapie.

PÉRIARTHRITE SCAPULO-HUMÉRALE

Voir *Épaule (Affections de l')*

PÉRICARDITES AIGUËS

▶ **Définition :**
Inflammation aiguë du péricarde.

▶ **Causes et mécanisme :**
Quatre groupes étiologiques se partagent la grande majorité des péricardites :

⁎ PÉRICARDITES RHUMATISMALES : Elles font partie des manifestations cardiaques du rhumatisme articulaire aigu (→).

⁎ PÉRICARDITES TUBERCULEUSES : Elles sont le plus souvent subaiguës. Elles doivent faire rechercher la tuberculose du fait de leur évolution vers la constriction péricardique en l'absence de traitement spécifique.

⁎ PÉRICARDITES SEPTIQUES : Elles surviennent dans le cadre des septicémies, le pronostic est très grave.

⁎ PÉRICARDITES AIGUËS BÉNIGNES sans cause prouvée : Ce sont les plus fréquentes. La nature virale ne peut être prouvée que très rarement. L'évolution est bénigne, avec des rechutes possibles.

⁎ AUTRES CAUSES :
- au cours d'un infarctus du myocarde ;
- syndrome de Dressler (→) ;
- postpéricardotomie (→) ;
- collagénoses (surtout lupus érythémateux disséminé) ;
- insuffisance rénale.

▶ **Signes cliniques :**

⁎ LA DOULEUR THORACIQUE peut être de type variable : pleural, simulant l'infarctus du myocarde, ou localisée à la pointe du cœur. Mais elle est augmentée par l'inspiration profonde,

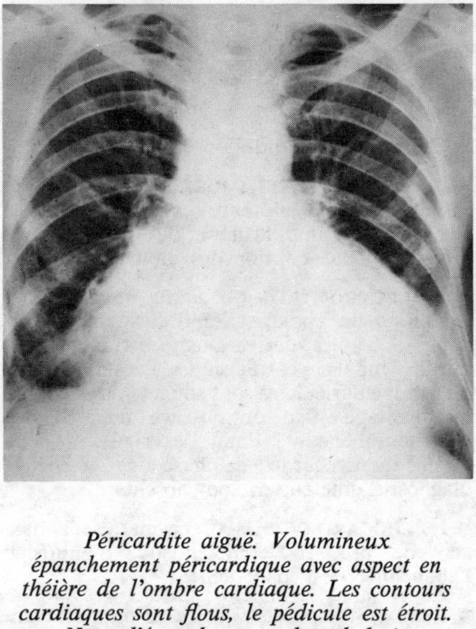

Péricardite aiguë. Volumineux épanchement péricardique avec aspect en théière de l'ombre cardiaque. Les contours cardiaques sont flous, le pédicule est étroit. Noter l'épanchement pleural droit.

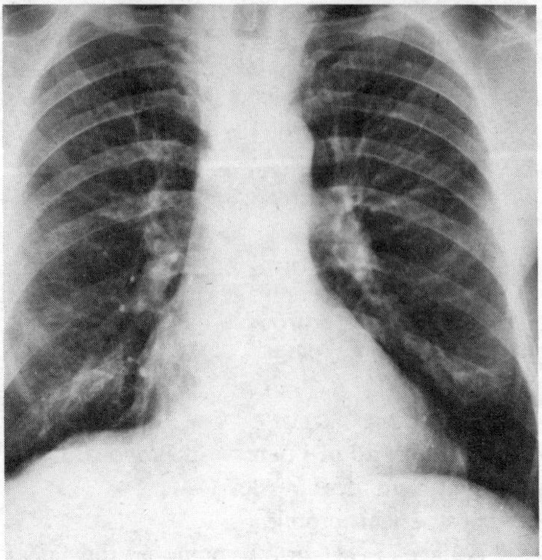

Péricardite aiguë. Chez le même malade 45 jours après le début du traitement, l'ombre cardiaque est redevenue presque normale, évolution clinique satisfaisante. Disparition de l'épanchement pleural.

le décubitus et soulagée par la position penchée en avant.

∗ LE FROTTEMENT PÉRICARDIQUE est un bruit surajouté superficiel, râpeux, systolique et/ou diastolique, mésocardiaque, variable d'un instant à l'autre.

▶ Signes paracliniques :

∗ LA RADIOGRAPHIE THORACIQUE montre un élargissement de l'ombre cardiaque, avec à l'examen à l'amplificateur de brillance une diminution ou abolition des mouvements.

∗ L'ÉLECTROCARDIOGRAMME montre des troubles de la repolarisation diffus, concordants dans toutes les dérivations, sans images en miroir. Une tachycardie sinusale et des troubles du rythme auriculaire sont souvent associés. Un microvoltage est surtout observé en cas d'épanchement abondant. Enfin, les signes de l'infarctus du myocarde à sa phase aiguë (principal diagnostic différentiel) sont absents.

∗ L'ÉCHOCARDIOGRAMME permet, sans danger, de préciser le diagnostic, d'apprécier l'abondance de l'épanchement.

∗ LES DOSAGES ENZYMATIQUES montrent une élévation nulle ou très modérée.

▶ Éléments de surveillance :

∗ CLINIQUES : Ce sont essentiellement la douleur, le frottement péricardique. Les signes propres à chaque étiologie décrite seront autant d'éléments de surveillance.

∗ PARACLINIQUES : électrocardiogramme, radiographie thoracique, échocardiogramme.

▶ Évolution et complications :

∗ L'ÉVOLUTION est surtout fonction de l'étiologie.

∗ LA TAMPONNADE OU LA PÉRICARDITE CONSTRICTIVE CHRONIQUE peuvent être un mode d'évolution et de complication.

▶ Traitement et pronostic :

∗ LE TRAITEMENT doit être spécifique de chaque étiologie, avec pour les péricardites aiguës virales ou sans cause trouvée le recours possible aux antalgiques et anti-inflammatoires non stéroïdiens.

∗ LE PRONOSTIC est fonction de l'étiologie.

PÉRICARDITE CHRONIQUE CONSTRICTIVE

▶ Définition :

Inflammation chronique du péricarde, entraînant une adiastolie.

▶ Causes et mécanisme :

∗ AU COURS DES PÉRICARDITES CHRONIQUES CONSTRICTIVES, les deux feuillets du péricarde sont épaissis et symphysés. Les feuillets peuvent se calcifier après une longue évolution.

∗ LA DISTENSION DIASTOLIQUE VENTRICULAIRE GAUCHE est entravée par la rigidité du péricarde, d'où l'adiastolie.

∗ L'EFFET HÉMODYNAMIQUE le plus net est l'obstacle au retour veineux.

∗ LA CAUSE LA PLUS FRÉQUENTE est la tuberculose, mais la preuve bactériologique est souvent impossible à obtenir.

∗ LES AUTRES CAUSES SONT RARES :
- septique ;
- hémopéricarde traumatique ;
- après radiothérapie ;
- néoplasiques.

∗ LES PÉRICARDITES CONSTRICTIVES APPAREMMENT PRIMITIVES sont fréquentes mais nombre d'entre elles sont probablement tuberculeuses.

▶ Signes cliniques :

∗ SIGNES FONCTIONNELS : dyspnée, hépatalgie d'effort, palpitations, asthénie.

∗ SIGNES PÉRIPHÉRIQUES DE L'OBSTACLE AU RETOUR VEINEUX :
- turgescence des veines jugulaires ;
- augmentation de la pression veineuse ;
- hépatomégalie ;
- ascite ;
- splénomégalie ;
- œdèmes des membres inférieurs ;
- dépression inspiratoire du pouls (pouls « paradoxal ») ;
- oligurie.

∗ EXAMEN DU CŒUR :
- L'auscultation peut être normale ou mettre en évidence un rythme irrégulier.
- Parfois bruit surajouté : vibrance ou claquement protodiastolique.

▶ Signes paracliniques :

∗ L'EXAMEN RADIOLOGIQUE apporte des arguments importants :
- Le volume cardiaque est petit ou normal, rarement augmenté.
- La morphologie est modifiée : aspect triangulaire, bord gauche rectiligne, double contour du bord droit (hypertrophie auriculaire gauche), saillie de l'artère pulmonaire.
- L'examen à l'amplificateur de brillance recherche :
  - une cinétique cardiaque diminuée ;
  - des calcifications péricardiques (souvent localisées à la face inférieure du cœur).

∗ L'ÉLECTROCARDIOGRAMME est en règle générale anormal.

Les anomalies suivantes peuvent être observées :
- arythmie complète par fibrillation auriculaire ;
- quand le rythme est sinusal : signes d'hypertrophie auriculaire gauche ;
- anomalies de la repolarisation.

∗ L'ÉCHOCARDIOGRAMME est l'examen essentiel : il montre l'épaississement des feuillets péricardiques, dont le mouvement est anormal.

∗ LE CATHÉTÉRISME CARDIAQUE DROIT (→ HÉMODYNAMIQUE CARDIAQUE), montre :
- l'élévation des pressions veineuses et auriculaires ;
- l'aspect en « dip-plateau » de la courbe ventriculaire droite (dépression proto-diastolique brutale, suivie d'une remontée de la pression qui se maintient en plateau jusqu'à la fin de la diastole) ;
- il y a une tendance à l'égalisation des pressions des veines caves jusqu'au capillaire pulmonaire ;
- le débit cardiaque est le plus souvent diminué.

∗ EXAMENS COMPLÉMENTAIRES pour rechercher l'étiologie tuberculeuse.

▶ Éléments de surveillance :

∗ CLINIQUES : Ce sont essentiellement les signes fonctionnels et les signes périphériques décrits, qui permettent de juger de la tolérance, avec la tension artérielle et la fréquence cardiaque.

∗ PARACLINIQUES : Ce sont essentiellement les signes électriques et hémodynamiques (en particulier pression veineuse).

▶ Évolution et complications :

L'évolution est variable.
- Sous traitement médical, certaines sont bien tolérées.
- D'autres imposent l'indication chirurgicale.

Les formes tuberculeuses risquent, en l'absence de traitement, de généraliser l'infection.

▶ Traitement :

∗ TRAITEMENT MÉDICAL :
- digitalo-diurétique ;
- antituberculeux : quand l'étiologie est certaine ou présumée, et avant l'intervention si elle est indiquée.

∗ TRAITEMENT CHIRURGICAL :

La péricardectomie permet d'améliorer ou supprimer le syndrome d'adiastolie.

La mortalité opératoire n'est pas négligeable.

PÉRICHONDRITE AIGUË

Le cartilage du pavillon de l'oreille est recouvert d'un périchondre. L'infection de ces structures, la périchondrite, revêt une gravité toute particulière.

▶ **La périchondrite** se manifeste par une augmentation de volume du pavillon de l'oreille qui prend un aspect inflammatoire, il s'y associe parfois un syndrome infectieux.

▶ **L'étiologie de la périchondrite** est essentiellement traumatique ou postopératoire (otoplastie).

▶ **Le traitement médical antibiotique** doit être institué très rapidement, en sachant que le germe en cause est souvent le bacille pyocyanique. Le risque créé par l'existence d'une périchondrite aiguë est essentiellement représenté par ses séquelles esthétiques : déformations, atrophie du pavillon de l'oreille.

PÉRITONITE AIGUË GÉNÉRALISÉE

▶ **Définition :**
C'est l'inflammation aiguë du péritoine, le plus souvent d'origine septique.

▶ **Causes et mécanisme :**
La péritonite est habituellement secondaire à la *perforation* d'un organe surinfecté (appendicite, cholécystite) ou contenant un liquide septique (estomac, côlon) ; elle est généralisée lorsque l'effraction se fait en péritoine libre, sinon elle reste localisée (→ PÉRITONITE LOCALISÉE). Certaines péritonites apparaissent *primitives* (enfant) ; la péritonite *tuberculeuse* est traitée au chapitre TUBERCULOSE DIGESTIVE. Les péritonites *postopératoires* sont dues à un lâchage de suture ou à une contamination peropératoire.

▶ **Signes essentiels :**

∗ CLINIQUE :
Trois symptômes font évoquer le diagnostic : une *douleur* abdominale, d'apparition souvent brutale et dont la localisation initiale est en rapport avec l'étiologie, elle est augmentée par les mouvements ; des nausées et des *vomissements ;* un *iléus* paralytique.

A l'examen l'abdomen est immobile, ne respirant pas, douloureux à la palpation, surtout il existe une *contracture* d'abord localisée, puis généralisée. Une disparition de la matité hépatique à la percussion témoigne d'un pneumopéritoine traduisant la perforation d'un organe creux (estomac, côlon). Les *touchers pelviens* provoquent une douleur intense au niveau du cul-de-sac de Douglas.

∗ EXAMENS COMPLÉMENTAIRES : Les *clichés d'abdomen sans préparation* prenant les coupoles diaphragmatiques (de face, debout et couché ; de profil, couché) recherchent le croissant clair sous-diaphragmatique d'un pneumo-péritoine, et les niveaux liquides d'un iléus paralytique. *Le bilan préopératoire* est systématique.

▶ **Traitement et pronostic :**

∗ LE TRAITEMENT EST ESSENTIELLEMENT CHIRURGICAL sur un malade réanimé (aspiration, réhydratation, antibiothérapie, etc.) : ablation ou drainage du foyer infectieux, suture d'une perforation gastroduodénale, toilette de la cavité péritonéale.

∗ LE TRAITEMENT MÉDICAL garde quelques indications : péritonite primitive relevant de la seule antibiothérapie, perforation ulcéreuse chez un sujet à jeun, mis rapidement sous aspiration et évoluant favorablement (méthode de Taylor).

PÉRITONITE LOCALISÉE

▶ **Définition :**
C'est une infection péritonéale cloisonnée et évoluant en règle générale spontanément vers l'abcédation.

▶ **Causes et mécanisme :**
Ils sont identiques à ceux des péritonites généralisées (→).

▶ **Signes essentiels :**
Après un tableau évocateur d'une affection abdominale aiguë (appendicite, cholécystite, sigmoïdite) le diagnostic de plastron est évoqué devant l'association : blindage pariétal dans la région concernée, douleurs, tableau infectieux.

▶ **Surveillance, évolution, complications :**
L'évolution de ces plastrons se fait souvent vers l'abcédation, marquée par une fièvre oscillante, une fluctuation de la masse, et parfois une image aérique localisée sur l'A.S.P. Ces abcès sont souvent dus à une antibiothérapie abusive donnée sans diagnostic précis, ou le fait d'un attentisme excessif.

L'abcès sous-phrénique est habituellement secondaire à une intervention sur l'étage sus-mésocolique. On l'évoque devant une douleur (sous-costale, thoracique basse, lombaire ou scapulaire) augmentée par la respiration et accompagnée de hoquet. Radio pulmonaire et abdomen sans préparation aident à son diagnostic, de même que l'échotomographie et le scanner.

▶ Traitement :
Dès le diagnostic de suppuration intra-abdominale établi, il faut procéder à son drainage chirurgical ; le traitement antibiotique est guidé par l'antibiogramme ; la cause est traitée selon le cas dans le même temps ou ultérieurement.

PÉRITONITE TUBERCULEUSE

Voir *Tuberculose digestive*

PERVERSIONS SEXUELLES

▶ Définition :
On dit qu'il y a perversion quand :
- l'orgasme est obtenu avec d'autres objets sexuels (homosexualité, pédophilie, bestialité, etc.) ou par d'autres zones corporelles (coït anal, par exemple) ;
- quand l'orgasme est subordonné de façon impérieuse à certaines conditions extrinsèques (fétichisme, voyeurisme). Celles-ci peuvent même apporter à elles seules le plaisir sexuel.

L'acte sexuel normal est une conduite biologique instinctuelle dont la finalité est le maintien de l'espèce. Toutes les atypies de l'acte sexuel dissocient le plaisir de l'intention procréatrice.

▶ La liste des perversions est longue. Elles peuvent être classées :

∗ SOIT EN ANOMALIES DANS LE CHOIX DE L'OBJET SEXUEL :
- fétichisme : fixation érotique sur un objet ou un type d'objet matériel (sous-vêtement, mèche de cheveux) ;
- homosexualité ;
- pédophilie ou pédérastie : commerce charnel avec des enfants ou des adolescents ;
- gérontophilie ;
- bestialité ;
- nécrophilie.

∗ SOIT EN ANOMALIES DANS L'ACTE SEXUEL :
- voyeurisme : érotisation de la vue ;
- exhibitionnisme : érotisation du regard de l'autre ;
- sadisme : érotisation de la souffrance d'autrui ;
- masochisme : érotisation de la douleur ressentie ;
- pratiques coïtales extra-génitales.

▶ Un groupe important de pervers sexuels sont des malades. Au cours des psychoses schizophréniques et des délires chroniques les anomalies sexuelles ont valeur de symptômes. Dans aucun autre domaine de la psychiatrie les implications morales et scientifiques ne sont aussi étroitement liées.

PESTE

▶ Définition, causes et mécanisme :
C'est une maladie bactérienne (Pasteurella pestis), contagieuse (déclaration obligatoire, N° 9), atteignant de nombreuses espèces de rongeurs. La puce du rat transmet la maladie à l'homme. Les épidémies ont disparu d'Europe à la fin du siècle dernier.

▶ Signes essentiels :
Trois formes sont possibles : la peste *bubonique*, la peste *pulmonaire*, la peste *septicémique*. Le diagnostic repose sur l'isolement du germe et les réactions sérologiques (intérêt épidémiologique).

▶ Traitement :
Streptomycine, chloramphénicol et tétracyclines sont efficaces. Les malades doivent être isolés et déclarés ; il existe une vaccination.

PEUTZ-JEGHERS (SYNDROME DE)

C'est une affection héréditaire rare, associant une lentiginose péri-orificielle

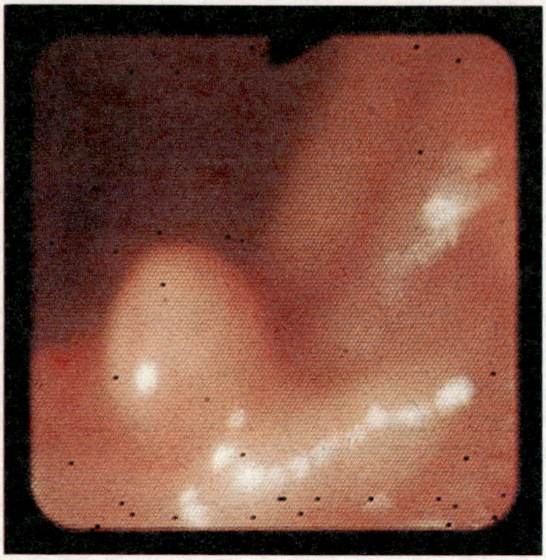

Polype du 2ᵉ duodénum (hamartome) détecté par la fibroscopie au cours d'un syndrome de Peutz-Jeghers.

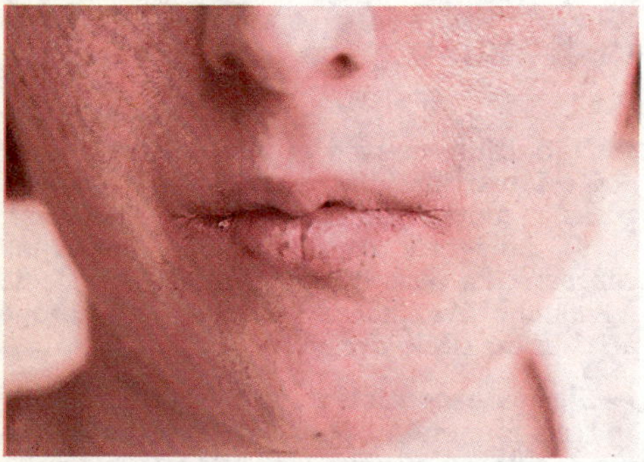

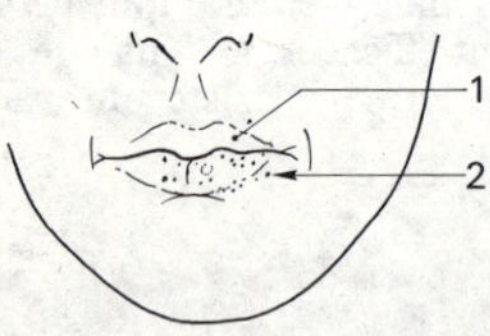

Lentiginose (2) au niveau des lèvres (1) au cours d'un syndrome de Peutz-Jeghers.

à une polypose digestive (du grêle notamment).

Il s'agit de polypes hamartomateux dont la dégénérescence est exceptionnelle (2 à 3 % des cas) et alors volontiers de siège gastro-duodénal. Les polypes peuvent entraîner douleur, occlusion et hémorragies.

Ils sont diagnostiqués par les examens radiologiques et endoscopiques du tube digestif, voire par l'artériographie digestive.

PHARYNGITES CHRONIQUES

Le terme de *pharyngite chronique* regroupe un certain nombre de symptômes pharyngés relevant d'étiologies très diverses.

► **La symptomatologie clinique** associe à des degrés variables :
- des douleurs pharyngées ;
- une sensation de sécheresse ou de corps étranger ;
- une toux avec expectoration ;
- un hemmage.

L'aspect du pharynx est peu caractéristique : muqueuse sèche, atrophique, ou au contraire hypertrophique, granuleuse.

► **Les étiologies sont nombreuses** et comportent leur orientation thérapeutique propre :

* ÉTIOLOGIE INFECTIEUSE : rhino-pharyngites, infections bucco-dentaires, sinusites chroniques.

* ÉTIOLOGIE RESPIRATOIRE : intoxication tabagique surtout, obstruction nasale.

* ÉTIOLOGIE DIGESTIVE : gastro-œsophagienne.

* PHARYNGITES ALLERGIQUES.

PHARYNGOSTOMES

Le terme de pharyngostome désigne une fistule pharyngo-cutanée, le pharynx ou l'hypopharynx sont donc ouverts à la peau.

▶ **Les pharyngostomes s'observent dans les suites de la chirurgie des cancers pharyngo-laryngés** dont ils constituent une complication fréquente.

∗ CHEZ LES PATIENTS NON IRRADIÉS, le pharyngostome post-opératoire indique l'existence d'une fuite de la suture pharyngée qui guérit spontanément.

∗ CHEZ LES PATIENTS AYANT SUBI PRÉALABLEMENT A L'INTERVENTION UNE IRRADIATION CERVICALE (chirurgie de rattrapage), le pharyngostome est plus fréquent, évolue plus rarement vers la guérison et nécessite habituellement une intervention de réparation plastique.

▶ **Les pharyngostomes posent de difficiles problèmes de nutrition** qui sont habituellement résolus par une gastrostomie provisoire.

PHÉNYLCÉTONURIE

▶ **Définition :**

Trouble du métabolisme d'un acide aminé, la phénylalanine, appelé également *idiotie phénylpyruvique.*

▶ **Causes et mécanisme :**

Héréditaires.

▶ **Signes essentiels :**

Arriération mentale, convulsions, troubles du comportement, dépigmentation des cheveux, eczéma.

Le diagnostic doit être fait avant l'apparition de ces signes par le test de Guthrie (→) effectué systématiquement à la fin de la première semaine de vie.

▶ **Éléments de surveillance :**

- développement psychomoteur ;
- taux de phénylalanine dans le sang (entre 4 et 8 mg/100 ml).

▶ **Traitement et pronostic :**

∗ RÉGIME PAUVRE EN PHÉNYLALANINE PENDANT AU MOINS 4 ANS.

∗ SANS TRAITEMENT, évolution vers l'arriération mentale grave.

∗ TRAITÉE, LE PRONOSTIC est d'autant meilleur que le traitement a été plus précoce (QI entre 90 et 100).

PHIMOSIS

C'est le rétrécissement d'orifice du prépuce gênant le décalottement du gland.

Le traitement du phimosis congénital relève le plus souvent d'une bonne hygiène. Devant le phimosis acquis chez le vieillard, il faut chercher un cancer sous-jacent.

PHLEGMON DE L'AMYGDALE

Il est unilatéral.

Le phlegmon de l'amygdale est une complication de l'amygdalite chronique. La collection suppurée est en réalité plus souvent périamygdalienne qu'intraamygdalienne.

▶ **Le tableau clinique est caractéristique,** associant :

- un syndrome infectieux sévère ;
- une douleur pharyngée violente ;
- une dysphagie très importante ;
- une limitation à l'ouverture buccale et souvent une déflexion latérale antalgique du cou.

A l'examen le pilier antérieur de l'amygdale apparaît bombé sous l'effet de la collection purulente.

▶ **Le traitement** est urgent et consiste en un drainage du phlegmon. Un traitement antibiotique général peut être associé au geste chirurgical.

A distance de l'épisode aigu, il est nécessaire de procéder à une amygdalectomie afin de prévenir les récidives.

PHLEGMON PÉRINÉPHRÉTIQUE (P. P. N.)

▶ **Définition :**

C'est une suppuration dans l'atmosphère cellulo-graisseuse périrénale.

▶ Causes :
Le P. P. N. est soit la complication d'une lithiase rénale infectée à germes gram -, soit la complication d'un abcès rénal lui-même en rapport avec une staphylococcie cutanée.

▶ Signes cliniques et paracliniques :
Il existe un gros rein tumoral et un syndrome infectieux sévère. L'U. I. V. montre un retard de sécrétion, une augmentation de l'ombre rénale avec effacement du bord du psoas. Le germe est isolé dans les hémocultures et dans les urines.

▶ Traitement :
Une antibiothérapie massive peut juguler l'infection, mais l'intervention chirurgicale s'impose au stade de phlegmon collecté. La néphrectomie est souvent nécessaire.

PHOTODERMATOSES MÉDICAMENTEUSES

▶ Principes :
Une photodermatose sera évoquée de principe pour toute éruption apparaissant ou prédominant sur les zones exposées ; l'aspect microvésiculeux ou érythémateux souvent réalisé et le caractère en règle très prurigineux sont également évocateurs. La recherche d'une cause médicamenteuse doit être systématique étant donné sa fréquence.

Les médicaments peuvent être responsables d'une photosensibilisation par contact ou par voie systémique. Nous citerons les produits le plus souvent incriminés.

▶ Principaux médicaments responsables d'une photosensibilisation par contact :

∗ PSORALÈNES TOPIQUES :
- Plantes : céleri, fane de carotte, fenouil, persil, bergamote, citron, bouton d'or, figue, etc.
- Parfums : eau de Cologne, lotion après rasage.
- Médicaments proprement dits : *Méladinine solution* pour photothérapie locale (vitiligo en particulier).

∗ ANTISEPTIQUES :
- Salicylanidés halogènes : Hexachlorophène type *Acnestrol,* trichlorocarbalinide type *Cutisan, Nobacter, Septivon, Solubacter.*
- Sulfamilamide type *Exoseptoplix.*
- Colorants type éosine, fluorescéine.

∗ GOUDRONS DE HOUILLE *(Coaltar)* et dérivés.

∗ ANTIACNÉIQUES : trétinoine type *Aberel, Effederm, Effacne,* et peroxyde de benzoyle type *Cutacnyl, Panoxyl.*

∗ DIVERS : *Éfudix, Phénergan crème, Auréomycine pommade.*

▶ Principaux médicaments responsables d'une photosensibilisation par voie systémique :

∗ PSORALÈNES : *Méladinine* en comprimés (PUVA).

∗ TÉTRACYCLINES :
- Déméthylchlortétracycline le plus souvent (*Ledermycine*).
- Oxytétracycline plus rarement, type *Terramycine.*
- Doxycycline parfois, type *Vibramycine.*
- Minocycline (*Mynocine*) exceptionnellement.

∗ SULFAMIDES :
- Antibactériens type *Ganidan, Adiazine.*
- Hypoglycémiants type *Glucidoral, Diabinese, Dolipol.*
- Diurétiques type *Diurilix, Modurétic, Lasilix.*

∗ PHÉNOTHIAZINES qu'ils soient neuroleptiques ou antihistaminiques : citons *Largactil, Melleril, Terfluzine, Témentil, Parsidol, Majeptil,* et aussi *Phénergan, Théralène.*

∗ QUINOLONES type *Négram, Urotrate, Pipram, Apurone.*

∗ ANTIDÉPRESSEURS tricycliques, imipramine et dérivés, protriptyline, amitriptyline (*Élavil, Laroxil*), nortriptyline (*Motival, Psychostyl*).

∗ DIVERS :
- Amiodarone (*Cordarone*).
- Griséfuline.
- Cyclamates (édulcorants de synthèse).
- Antimitotiques : actinomycine D, bléomycine, dacarbazine, fluouracil, vinblastine, méthotrexate.
- Anti-inflammatoires non stéroïdiens : *Butazolidine, Tandéril, Indocid, Feldène.*

PIAN

▶ Définition, causes et mécanisme :
C'est une maladie infectieuse due à Treponema pertenue, ayant beaucoup d'analogies avec la syphilis et répandue dans les régions intertropicales. La transmission, non vénérienne, se fait au contact des plaies pianiques.

▶ Signes essentiels :

∗ CLINIQUE : La *lésion primaire* est une ulcération à bords nets, prurigineuse avec adénopathie. La *période secondaire* associe malaise général, pianides (régions palmo-plantaires) et pianomes ulcéro-croûteux. La *période tertiaire* est rare (gommes pianiques, lésions osseuses).

∗ EXAMENS COMPLÉMENTAIRES : C'est la recherche des tréponèmes à l'ultramicroscope. Les réactions sérologiques sont croisées avec celles de la syphilis.

▶ Traitement :
La pénicilline est très efficace.

PIED BOT

▶ Définition :
Malposition du pied en varus équin.

▶ Causes et mécanisme :
Fixation d'une position anormale du pied *in utero.*

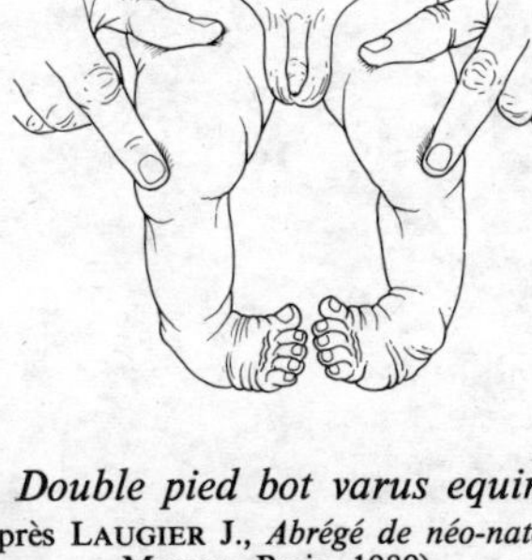

Double pied bot varus equin
(d'après LAUGIER J., *Abrégé de néo-natologie*, Masson, Paris, 1980).

▶ Signes essentiels :
- Pied varus (tourné en dedans) avec bord interne incurvé (plus court que le bord externe) ; la plante du pied regarde en dedans ; pied équin (en extension) avec rétraction du tendon d'achille.
- Malposition osseuse à la radio (cliché de face et de profil en flexion dorsale et flexion plantaire).

▶ Évolution et complications :
Rétractions musculaires, déformations osseuses, malformations associées (luxation de hanche).

▶ Traitement :
- manipulations pluriquotidiennes et rééducation active dès la naissance ;
- ultérieurement, posture par attelles de Denis-Browne ;
- intervention chirurgicale nécessaire en l'absence de kinésithérapie.

PIEDS ET CHEVILLES (AFFECTIONS DES)

GÉNÉRALITÉS

▶ Signes cliniques :
Ces affections se manifestent par des douleurs dont l'interrogatoire précise le siège, le rythme, l'intensité. Il existe le plus souvent une boiterie et parfois des déformations. L'examen au *podoscope à miroir* est un temps très important du diagnostic. On distingue toutes ces affections suivant que la vitesse de sédimentation est ou n'est pas normale. Les radiographies sont capitales.

▶ Causes :

∗ AFFECTIONS MÉCANIQUES (vitesse de sédimentation normale) :
- *A la cheville,* l'arthrose est rare. Elle survient surtout après fracture, ou chez certains diabétiques. Elle se manifeste par une raideur douloureuse. La radiographie met en évidence le pincement articulaire et les ostéophytes.
- *Au talon,* les talalgies plantaires sont souvent en rapport avec une *« épine » calcanéenne* (exostose douloureuse du cal-

canéum). Les talalgies postérieures peuvent venir d'une bursite achilléenne, d'une tendinite achilléenne, d'une épiphysite (→) calcanéenne.

– *A la médiotarsienne,* ce sont les troubles statiques qui dominent : pied plat, pied creux avec ou sans avant-pied plat. Les scaphoïdites sont rares. Les arthropathies nerveuses (→) sont rares et indolores (diabète, tabès). La maladie de Ledderhose est superposable à la maladie de Dupuytren.
– *A l'avant-pied,* il peut s'agir d'un avant-pied plat, avec ou sans hallux valgus, d'un *névrome plantaire* (maladie de Morton où le signe est la douleur d'un espace intermétatarsien à la marche chaussée), d'une fracture de fatigue (→) ou d'une épiphysite (→) métatarsienne.
– *Aux orteils,* l'articulation métatarsophalangienne du 1er orteil peut être luxée en dedans : c'est un *hallux valgus,* parfois très douloureux. La 5 métatarsophalangienne peut se luxer en dehors : c'est le *quintus varus.* Les autres orteils peuvent être en griffe, en marteau, etc. Les arthroses interphalangiennes sont fréquentes.
– *Tout le pied* peut être douloureux du fait d'une algodystrophie (→) ou d'un syndrome du tunnel tarsien (→ACROPARESTHÉSIES).

⁎ AFFECTIONS INFLAMMATOIRES (avec accélération de la vitesse de sédimentation :

Toutes les arthrites (→) peuvent toucher l'un des éléments du pied ou de la cheville. On peut signaler les talalgies inflammatoires, par lesquelles peuvent parfois débuter les spondylarthrites ankylosantes (→).

Parmi les *arthroses métaboliques* (→), la *goutte* (→) surtout et la *chondrocalcinose* (→) sont fréquentes.

Enfin toutes les ostéites (→) et les *tumeurs osseuses* (→) peuvent se localiser au pied.

▶ Traitement et surveillance :

Ils dépendent de l'affection en cause.

PIERRE MARIE (SYNDROME DE)

Voir *Affections neurologiques hérédo-dégénératives*

PITYRIASIS ROSÉ DE GIBERT

▶ Définition :

Il s'agit d'une dermatose éruptive érythématosquameuse, bénigne, spontanément régressive.

▶ Causes et mécanismes :

Sa survenue automno-printanière chez un sujet jeune plaide en faveur d'une origine microbienne, peut-être virale, non démontrée.

Cette affection, néanmoins, n'est pas ou très peu contagieuse.

▶ Aspects cliniques :

De petites plaques, en médaillon de 1 à 3 cm de diamètre, ovalaires, à bordure rose, surélevé et centre jaune, déprimé, frippé par de fines squames « (« d'où pityriasis ») apparaissent sur le tronc, le cou et la partie proximale des membres.

Ces lésions ne sont pas prurigineuses en général.

Elles sont très caractéristiques.

▶ Examens complémentaires :

Le diagnostic est clinique.

▶ Évolution :

Un médaillon thoracique unique précède habituellement de plusieurs semaines une éruption plus diffuse évoluant par poussées.

Les éléments régressent ensuite, sans laisser de trace, en 4 à 8 semaines.

La récidive est exceptionnelle.

▶ Traitement :

La guérison est spontanée : aucune thérapeutique locale n'est habituellement nécessaire.

Une crème corticoïde de niveau III peut être utile à visée symptomatique en cas de prurit.

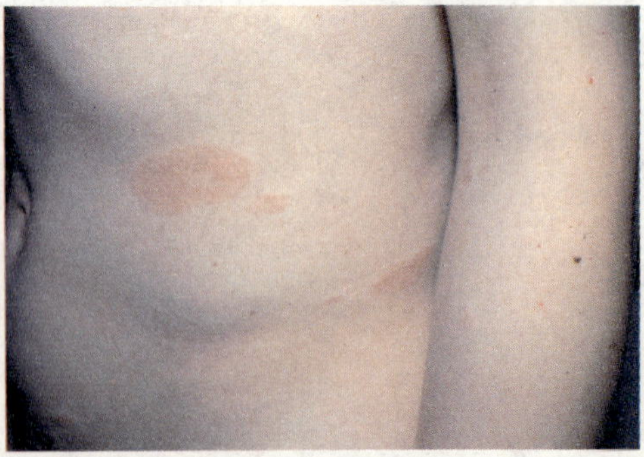

Pityriasis rosé de Gibert.

PITYRIASIS VERSICOLOR

▶ **Définition :**

Le pityriasis versicolor est une mycose cutanée superficielle très fréquente, sans gravité, due à Malassezia furfur, volontiers récidivantes.

▶ **Causes et mécanismes :**

* La contamination est interhumaine directe ou indirecte (vêtements, serviettes) ; essentiellement l'été.

* Un terrain réceptif est nécessaire : certaines peaux sont réfractaires.

▶ **Aspects cliniques :**

- De petites taches de coloration variable (« versicolor »), jaune chamois, brunes ou blanches, rondes, ovalaires, bien limitées, sont recouvertes de petits squames (« pytiriasis »), se détachant d'un seul bloc « en copeau ».
- Elles siègent sur les régions sternales et interscapulaires, plus dispersées à la base du cou, aux membres supérieurs.
- Elles ne sont pas habituellement prurigineuses.

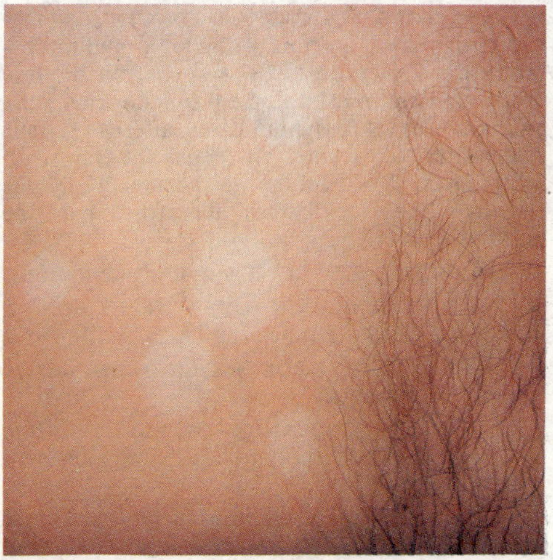

Pityriasis versicolor.

▶ **Examens complémentaires :**

* L'examen à la lampe de Wood montre une fluorescence jaune-verdâtre.

* Une bande adhésive transparente, appliquée sur une tache, colle les champignons, visibles immédiatement à l'examen, sur verre ou microscope, sous forme de grappes de raisin.

* La culture mycologique confirme le diagnostic.

▶ **Évolution :**

- Une fois contracté et non traité, le pytiriasis versicolor s'étale chaque année et régresse incomplètement l'hiver.
- Les récidives peuvent être le fait d'un foyer non traité du cuir chevelu ou d'une réinfection.

▶ **Traitement :**

Outre les mesures concernant les vêtements (lavage soigneux) :

- bain avec savonnage au *Mercryl laurylé,* puis applications sur le corps, sauf le visage, de disulfure de sélénium (*Selsun*), laissé en place 20 mn, puis nouveau bain. (A pratiquer 2 fois par semaine pendant 3 semaines).
- après le *Mercryl laurylé,* on utilise actuellement les dérivés d'éconazole (*Pévaryl spray lotion*, par exemple).

Dans les formes extensives et rebelles, on peut utiliser une cure brève (10 j) de *Nizoral*.

PLAIES PÉNÉTRANTES DU GLOBE OCULAIRE

Elles représentent une urgence chirurgicale. Le pronostic est lié à l'étendue en arrière de la plaie, à l'existence d'un corps étranger et à la précocité du traitement.

▶ **Clinique :**

Il faut y penser : en cas de polytraumatisme, de perte de conscience du blessé (la plaie oculaire risque d'être méconnue) et toujours en cas d'accident automobile (pare-brise).

* Soit la plaie est évidente : délabrement important avec plaie cornéenne en étoile et issue de l'iris et du corps vitré par la plaie.

* Soit la plaie est plus discrète : petite lésion linéaire cornéenne, hémorragie de la

chambre antérieure, plaie sclérale postérieure masquée sous une importante hémorragie sous-conjonctivale.

▶ **Traitement :**

– D'abord éviter les gestes dangereux, ne pas forcer l'ouverture des paupières.
– Mais demander une radiographie de l'orbite systématiquement à la recherche d'un corps étranger.
– Mettre en route une antibiothérapie générale, une sérothérapie antitétanique.
– Le parage des plaies oculaires sera fait en urgence, sous anesthésie générale sous microscope.
– Le pronostic reste grave dans les plaies situées au niveau ou en arrière du plan cristallinien.

▶ **Prévention :**

– port de la ceinture de sécurité en automobile ;
– pare-brise en verre triplex ;
– port de lunettes de protection dans les postes de travail en usine.

PLEURÉSIES PURULENTES

▶ **Définition :**

Il s'agit d'un épanchement pleural contenant du pus.

▶ **Causes et mécanisme :**

Elles sont devenues plus rares depuis l'utilisation des antibiotiques dans les pneumopathies.

* LA PLEURÉSIE PURULENTE EST SECONDAIRE à une infection de voisinage (pneumopathie, abcès du poumon, cancer bronchique surinfecté, paroi thoracique, infection médiastinale, péricarde, abcès sous-phrénique, ponction pleurale septique), ou à un foyer à distance dans le cadre d'une septicémie. Il faut toujours rechercher un facteur favorisant intrapulmonaire (tumeur bronchique, corps étrangers, fausse route, fistule œso-trachéale) ou général (diabète, cachexie, traitement immunosuppresseur).

* LE GERME EN CAUSE est variable : pneumocoque, staphylocoque, streptocoque, colibacille, pyocyanique, proteus, anaérobies. Actuellement l'origine tuberculeuse d'une pleurésie purulente est devenue exceptionnelle.

* EN L'ABSENCE DE TRAITEMENT ADAPTÉ la pleurésie purulente passe par 3 stades :

– *diffusion* où toute la cavité pleurale contient du pus ;
– *cloisonnement*, où des adhérences entre la plèvre pariétale et viscérale apparaissent et créent des poches purulentes ;
– enfin *enkystement*, vers le 20e jour, où la plèvre s'est épaissie, créant une pachypleurite qui gênera la réexpansion du poumon lors de l'évacuation.

▶ **Signes cliniques :**

Ils peuvent être masqués par la maladie infectieuse primitive. Habituellement, le tableau comprend une douleur hémithoracique avec dyspnée ou polypnée et un syndrome infectieux avec fièvre, altération de l'état général. Parfois le tableau est plus trompeur car d'installation progressive ou en deux temps, mais devant tout syndrome fébrile traînant, il faut rechercher une localisation pleurale.

A l'examen : matité, abolition des vibrations vocales et silence respiratoire.

▶ **Examens complémentaires :**

* LA RADIOGRAPHIE PULMONAIRE de face et de profil est essentielle. Elle montre au *stade de diffusion* une opacité comblant les culs-de-sac costo-diaphragmatiques avec une limite supérieure concave en haut et en dedans de face, et en bas et en avant de profil ; *aux stades de cloisonnement ou d'enkystement*, l'opacité est suspendue de face et de profil, elle est souvent accolée à la paroi postérieure avec une limite antérieure convexe.

* DANS TOUS LES CAS, LA PONCTION PLEURALE s'impose, parfois difficile lors d'importante pachypleurite. Elle ramène un liquide épais purulent, ou simplement louche mais riche en albumine et polynucléaires altérés. Il faut rechercher le germe en cause et faire un antibiogramme. Parfois, le germe n'est pas retrouvé dans les formes abâtardies par une antibiothérapie aveugle.

* LA RECHERCHE DE B.K. est systématique.

* LA RECHERCHE D'UN FOYER INFECTIEUX est indispensable, notamment ORL et dentaire.

* LA FIBROSCOPIE BRONCHIQUE recherche une tumeur bronchique.

* LES EXAMENS STANDARDS montrent une hyperleucocytose à polynucléaires et éliminent un diabète.

* Au moindre doute clinique, il faut pratiquer UN TRANSIT ŒSOPHAGIEN ET UNE FIBROSCOPIE ŒSOPHAGIENNE à la recherche d'une tumeur ou d'une fistule.

▶ Éléments de surveillance :

⁎ CLINIQUEMENT : sur le syndrome infectieux et la reproduction de l'épanchement ; on tiendra une courbe des quantités évacuées par jour.

⁎ BIOLOGIQUEMENT : sur les caractères du liquide, les cultures, la N.F.S. et la V.S.

▶ Évolution, complications :

⁎ L'ÉVOLUTION sous traitement est longue.

⁎ LES COMPLICATIONS sont dominées par l'enkystement et les fistules pleuro-pulmonaires réalisant un pyopneumothorax avec une image de niveau liquide dans la cavité pleurale. Après la guérison, les plèvres pariétales et viscérales sont adhérentes et la pachypleurite séquellaire dépend de l'efficacité du traitement, et surtout de la kinésithérapie. Il persiste habituellement un comblement du cul-de-sac pleural.

▶ Traitement et pronostic :

⁎ LE TRAITEMENT LOCAL a une importance majeure : la ponction soustrait le liquide, permet des lavages pleuraux quotidiens au début, qui conduiront à la réexpansion pulmonaire.

Au stade de collection, un drainage thoracique peut être nécessaire permettant des lavages pluriquotidiens et une aspiration continue.

Au stade d'enkystement, une décortication chirurgicale peut être nécessaire.

⁎ LE TRAITEMENT GÉNÉRAL : Dès les premiers prélèvements une antibiothérapie doit être mise en route, adaptée aux résultats de l'antibiogramme. Elle sera poursuivie 6 à 8 semaines.

Il faut adjoindre un régime hyperprotidique, la correction d'une anémie, des troubles hydro-électrolytiques, la prévention des escarres.

⁎ LA KYNÉSITHÉRAPIE RESPIRATOIRE doit être débutée précocement car son rôle est essentiel pour limiter les séquelles ; elle sera poursuivie suffisamment longtemps.

⁎ LE PRONOSTIC A COURT TERME dépend du terrain, souvent déficient, qui explique la gravité de cette maladie.

⁎ LE PRONOSTIC A LONG TERME dépend surtout de l'efficacité de la kinésithérapie respiratoire.

Il faut bien sûr traiter parallèlement la cause de la pleurésie purulente.

PLEURÉSIES SÉROFIBRINEUSES

▶ Définition :

Épanchement de liquide citrin dans la cavité pleurale. Ce sont les plus fréquentes des pleurésies.

▶ Causes et mécanisme :

On distingue deux types d'épanchement :

- l'*exsudat* : riche en albumine (> 30 g/l), secondaire à une inflammation de la plèvre ;
- le *transsudat* : pauvre en albumine (< 30 g/l), de type mécanique, secondaire à une augmentation de pression. Ce sont essentiellement les épanchements de l'insuffisance cardiaque.

Les causes des exsudats sont multiples :

⁎ INFECTIEUSES :

- *tuberculeuse* : la cytologie du liquide montre une formule à nette prédominance lymphocytaire, la recherche de B-K. dans le liquide peut être négative, la biopsie pleurale est le plus souvent positive ;
- *infection virale,* dont le diagnostic étiologique précis est difficile, il repose sur le contexte endémique, les manifestations cliniques (fièvre, myalgies) et sur la sérologie virale, c'est souvent un diagnostic d'élimination ;
- *infection bactérienne de voisinage* (abcès du poumon, pneumopathie, dilatation des bronches), ou *générale.* La formule cellulaire est riche en polynucléaires ;
- *infections parasitaires :* hydatidose, amibiase, ascaridiose, distomatose.

⁎ NÉOPLASIQUES :

- *pleurésie secondaire* à des métastases pleurales d'un cancer à distance (sein, thyroïde, ovaires, pancréas, digestif, O.R.L., prostate) ; le liquide est souvent hémorragique, il faut rechercher des cellules atypiques et la biopsie pleurale est souvent positive ;
- *pleurésie au voisinage d'un cancer bronchique ;*
- *pleurésie des hémopathies* (Hodgkin, leucémies, myélome, Waldenström) ;
- *cancer primitif de la plèvre* (mésothéliome).

⁎ CARDIAQUES :

En dehors de l'insuffisance cardiaque qui donne un transsudat souvent bilatéral, on peut

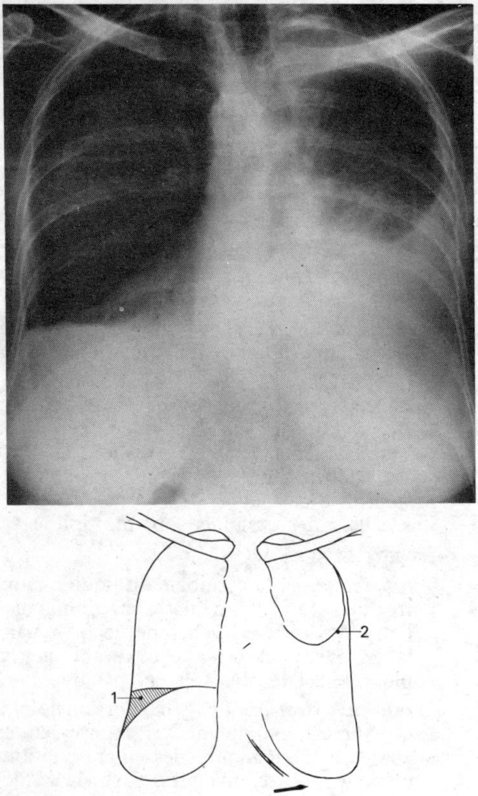

Pleurésie bilatérale. A gauche l'aspect est typique avec la limite supérieure concave en dedans et en haut. A droite (1) scissurite et le cul-de-sac est comblé.

rencontrer une pleurésie exsudative au décours d'une embolie pulmonaire, d'un OAP, d'un infarctus du myocarde.

∗ AUTRES CAUSES :

- *collagénose* (lupus, périartérite noueuse, sclérodermie, polyarthrite rhumatoïde) ;
- *affections sous-diaphragmatiques* (cirrhose, cholécystite, pancréatite aiguë ou chronique, abcès sous-phrénique) ;
- *sarcoïdose* (rare).

Parfois toutes les explorations sont négatives.

▶ Signes cliniques :

Les symptômes d'une pleurésie de la grande cavité pleurale sont indépendants de l'étiologie : douleur hémithoracique accentuée par les mouvements, toux sèche provoquée par les changements de position, dyspnée, fièvre variable.

A l'examen clinique, on trouve un syndrome pleural : matité déclive, abolition des vibrations vocales et du murmure vésiculaire.

Dans les formes localisées, le diagnostic est plus souvent radiologique, car les symptômes fonctionnels sont modérés en dehors du tableau propre à l'étiologie.

▶ Examens complémentaires :

∗ LA RADIOGRAPHIE PULMONAIRE de face et de profil montre une opacité franche et homogène d'une base, comblant les culs-de-sac costo-diaphragmatiques, dont la limite supérieure est floue : de face, concave en dedans et en haut, de profil concave en avant et en haut.

Il faut rechercher un refoulement médiastinal *dans les formes de grande abondance* où tout le poumon peut être opaque.

Dans les formes localisées, l'opacité est pariétale, médiastinale ou diaphragmatique, les pleurésies interlobaires donnent un aspect en raquette de profil.

Dans les formes de faible abondance, on peut s'aider de cliché déclive en décubitus latéral.

∗ LA PONCTION PLEURALE EXPLORATRICE ramène un liquide clair citrin.

Il faut demander :

- *une analyse biochimique* (taux de protides, de glucides, amylase, cholestérol, triglycérides) ;
- *une analyse cytologique* (nombre d'hématies, nombre de leucocytes et formule : pourcentage des lymphocytes, polynucléaires altérés ou non, présence d'éosinophiles) avec étude histologique (recherche de cellules anormales) ;
- *une analyse bactériologique :* germes banals, B.K.

∗ LES AUTRES EXAMENS recherchent une cause :

- ponction-biopsie pleurale ;
- radiographie et scanner après évacuation complète ;
- fibroscopie bronchique ;
- sérologies virales ;
- recherche de BK dans les crachats et les urines, IDR ;
- E.C.G., échocardiogramme ;
- bilan immunologique de collagénose ;
- la pleuroscopie peut être proposée en cas de bilan négatif.

▶ **Éléments de surveillance :**

⁎ CLINIQUEMENT : sur la fièvre, la douleur, la toux, la dyspnée.

⁎ RADIOLOGIQUEMENT : sur la reproduction de l'épanchement.

▶ **Évolution, complication :**

⁎ L'ÉVOLUTION dépend essentiellement de l'étiologie et des possibilités thérapeutiques.

⁎ LES COMPLICATIONS sont d'ordre mécanique, insuffisance respiratoire des épanchements abondants par compression médiastinale et du poumon controlatéral, et infectieuse par ensemencement du liquide lors des ponctions justifiant une asepsie rigoureuse.

Il peut exister des malaises de type vagal lors de la mobilisation.

▶ **Traitement et pronostic :**

Ils sont fonction de l'étiologie.

Dans tous les cas, il faut assurer une évacuation la plus complète possible, après la biopsie pleurale, par des ponctions répétées, ou un drainage par pleurocathétérisme.

Lorsque l'épanchement ne se reproduit plus, il faut débuter la kinésithérapie intensive et prolongée pour éviter les séquelles de pachypleurites, qui peuvent amputer la fonction respiratoire de façon définitive.

PNEUMATURIE

Présence d'air dans la vessie.

Elle signe une fistule colo-vésicale le plus souvent due à la perforation d'une diverticulite sigmoïdienne.

PNEUMOCONIOSES

▶ **Définition :**

Ce sont des maladies pulmonaires secondaires à l'inhalation et à la rétention de poussières inorganiques.

▶ **Mécanisme :**

L'inhalation de certaines particules entraîne une réaction pulmonaire à type de fibrose interstitielle ou péribronchiolo-alvéolaire.

La durée d'exposition à la poussière est l'élément essentiel dans la survenue d'une pneumoconiose.

▶ **Causes et manifestations :**

On distingue deux types de pneumoconiose :

⁎ PNEUMOCONIOSES NON FIBROSANTES dites « de surcharge » : stannose (étain), barytose (baryum), sidérose (hématite), carbone, césium, lithium. Elles donnent des images réticulonodulaires sans atteinte importante de la fonction respiratoire.

⁎ PNEUMOCONIOSES FIBROSANTES : certaines particules (silice, amiante) sont réactives biologiquement et aboutissent à une réaction inflammatoire, puis à la fibrose.

– *Pneumoconiose des mineurs de charbon :* Elle est très proche de la silicose qu'elle rend plus toxique.

– *Béryliose* (silicate de bérylium et d'aluminium) : Elle donne des manifestations aiguës : œdème pulmonaire, dyspnée, toux sèche. La radiographie montre des images arrondies bilatérales. La guérison s'obtient par soustraction à l'atmosphère polluée.

Les formes chroniques sont diffuses (foie, rate, rein, myocarde, muscles). La dyspnée avec toux sèche, la cyanose, l'hippocratisme, l'hépatomegalie apparaissent en 15 à 20 ans. Radiologiquement, les symptômes sont identiques à ceux de la sarcoïdose. Les EFR montrent une insuffisance respiratoire restrictive, avec baisse de la diffusion du CO.

– *Les autres pneumoconioses* sont secondaires au travail de la bauxite, du ciment, des fibres de verre, du talc, du mica.

▶ **Évolution, pronostic et traitement :**

⁎ L'ÉVOLUTION DES FORMES FIBROSANTES risque de se faire vers l'insuffisance respiratoire restrictive avec troubles de la diffusion du CO.

⁎ LE TRAITEMENT est surtout préventif par la surveillance des sujets exposés et les précautions (travail avec masque) et par l'arrêt de l'exposition dès les premiers symptômes.

⁎ IL FAUT ÉVITER TOUT FACTEUR AGGRAVANT : infection, tabac.

PNEUMOCYSTIS CARINII (PNEUMONIE À)

▶ **Définition, causes et mécanisme :**

P. carinii est un petit organisme de 2 à 4 μ qui ne cultive pas *in vitro.* L'affection est contagieuse par inhalation au contact de sujets malades. L'infection est apparente surtout chez les sujets aux défenses diminuées notamment : infection par le virus HIV (SIDA).

► **Signes essentiels :**

∗ CLINIQUE : C'est une affection respiratoire aiguë avec toux, polypnée, tirage, cyanose, sueurs ; la fièvre est inconstante.

∗ EXAMENS COMPLÉMENTAIRES : La radio pulmonaire montre un infiltrat s'étendant du hile à la base, puis à tout le poumon sauf aux lobes supérieurs. Des bulles d'emphysème sont possibles. Il y a un trouble de la diffusion aux explorations fonctionnelles respiratoires. La NFS est normale. On recherche P. carinii dans l'aspiration trachéale par examen direct en immuno-fluorescence. Il y a un sérodiagnostic.

► **Traitement :**

On utilise l'isothionate de pentamidine (*Lomidine*) ou l'association sulfaméthoxazole-triméthoprime (*Bactrim*).

PNEUMOPATHIES BACTÉRIENNES

► **Définition :**

Atteinte aiguë du parenchyme pulmonaire par des agents bactériens responsables de lésions inflammatoires non suppurées.

► **Causes et mécanisme :**

Ce sont des maladies relativement fréquentes. La contamination du poumon se fait le plus souvent par voie aérienne, plus rarement par voie sanguine lors d'une septicémie. Normalement les germes inhalés sont éliminés par le système de défense bronchique (sécrétion, cils bronchiques et anticorps) mais lorsque les germes sont très nombreux (infection dentaire ou ORL) ou le système de défense diminué (vieillard, diabète, éthylisme, immunodéprimé, intubation) la pneumopathie peut s'installer.

Les germes en cause sont le pneumocoque, le streptocoque, le staphylocoque (lésions bulleuses à la radiographie), les Gram négatifs (bacille de Friedlander, Klebsielle, proteus, escherichia coli, pyocyanique) et l'hemophilus influenzæ.

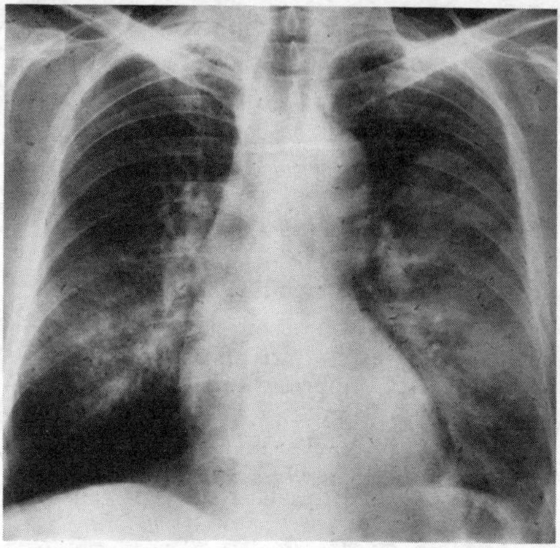

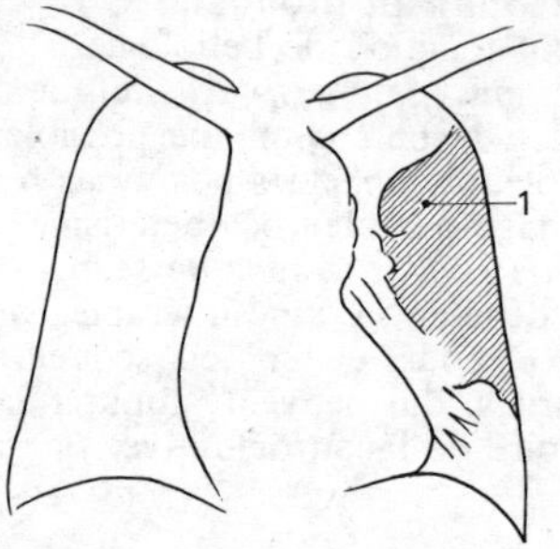

Pneumopathie à pneumocoque du poumon gauche. Le foyer pneumonique se traduit par une image opaque occupant presque l'ensemble du poumon. 1) Opacité pneumonique.

Anatomiquement le foyer pneumonique correspond à un œdème avec exsudat intra-alvéolaire riche en germe, qui évoluera vers la régression.

► **Signes cliniques :**

Habituellement, le début est brutal avec fièvre, douleurs thoraciques, altération de l'état général et frisson. La toux est initialement sèche puis ramène une expectoration purulente. La dyspnée est d'intensité variable.

L'examen clinique, pauvre au début, met rapidement en évidence un syndrome de condensation avec matité, augmentation des vibrations vocales et foyers de râles crépitants.

Il existe des formes diffuses, broncho-pneumopathies, souvent dues au staphylocoque ou aux Gram négatif qui entraînent un tableau de détresse respiratoire fébrile avec dyspnée et cyanose et des signes auscultatoires bilatéraux. Elles surviennent surtout chez des sujets fragilisés.

A part, se classe la *pneumopathie à légionnelle.* Les légionnelles sont des bactéries très souvent mises en évidences dans l'environnement (boues, eau tiède et stagnante des climatiseurs, par exemple). Le tableau clinique est proche de la pneumopathie à mycoplasme. Il s'y associe souvent une note digestive (diarrhée), neurologique (vertiges, torpeur, etc.).

▶ Examens complémentaires :

∗ LA RADIOGRAPHIE PULMONAIRE montre dans les *formes localisées* une image dense, triangulaire à base externe et sommet vers la hile correspondant à un segment ou un lobe. Dans les *broncho-pneumopathies* il existe des images bronchiques associées.

∗ L'EXAMEN CYTOBACTÉRIOLOGIQUE de crachats recherche un germe prédominant et permet l'antibiogramme. Il est souvent ininterprétable car il est souillé par la cavité oropharyngée qui contient beaucoup de germes. Lorsque la connaissance du germe est primordiale, on peut faire des recherches bactériologiques par fibroscopie avec utilisation d'un cathéter protégé ou par ponction transtrachéale.

∗ LA RECHERCHE DE BK est systématique.

∗ LA FIBROSCOPIE BRONCHIQUE élimine une tumeur bronchique associée surtout chez le fumeur.

∗ LES HÉMOCULTURES SYSTÉMATIQUES permettent parfois de trouver le germe.

∗ LES GAZ DU SANG sont habituellement normaux en dehors d'une discrète hypoxie, sauf en cas de détresse respiratoire.

∗ LES EXAMENS STANDARDS montrent une hyperleucocytose à polynucléaires, une vitesse de sédimentation élevée, ils recherchent un diabète.

▶ Éléments de surveillance :

∗ CLINIQUEMENT : le syndrome fébrile, l'expectoration et l'auscultation pulmonaire.

∗ RADIOLOGIQUEMENT : la régression du foyer, parfois très lente.

▶ Évolution et complications :

∗ L'ÉVOLUTION est habituellement bénigne sous antibiotiques, l'expectoration se tarit et l'image radiologique disparaît en quelques semaines.

∗ LES COMPLICATIONS (abcès du poumon, pleurésie, détresse respiratoire, insuffisance rénale fonctionnelle) sont surtout le fait du staphylocoque et des germes Gram négatif, d'autant plus qu'ils atteignent des sujets fragilisés (éthylisme, diabète, suite opératoire, réanimation, immunodéprimé, vieillard).

▶ Traitement et pronostic :

∗ LE TRAITEMENT repose sur l'antibiothérapie dès les prélèvements faits sans attendre les résultats des examens bactériologiques.

– *Dans les formes localisées,* on fait le plus souvent appel à la pénicilline G par voie veineuse ou et à l'érythromycine.

– *Dans les formes étendues,* il faut d'emblée utiliser des antibiotiques plus puissants souvent en association (ampicilline, aminoside, par exemple).

Le traitement doit être prolongé plusieurs semaines en fonction de la clinique et de la radiologie.

– *Aux antibiotiques, il faut associer dans tous les cas :*
- arrêt du tabac ;
- kinésithérapie respiratoire ;
- traitement de foyers infectieux ORL ou dentaire ;
- repos.

– *Dans certains cas, on associe :*
- réanimation hydro-électrolytique et respiratoire,
- oxygénothérapie.

∗ LE PRONOSTIC dépend essentiellement du terrain et du germe. Il est le plus souvent favorable.

PNEUMOPATHIE INFECTIEUSE NON BACTÉRIENNE

▶ Définition :

Atteinte parenchymateuse pulmonaire infectieuse due à des virus ou des micro-organismes non bactériens. L'infection provoque une alvéolite et une atteinte de tissu interstitiel.

▶ Tableau clinique et paraclinique général :

∗ LE DÉBUT est parfois brutal, à l'occasion d'une épidémie avec fièvre, douleurs diffuses, atteinte de l'oropharynx.

Ensuite l'altération de l'état général est modérée, mais la toux est fréquente ramenant une expectoration muqueuse. L'auscultation pulmonaire est souvent subnormale.

∗ RADIOLOGIQUEMENT, il existe des images hétérogènes réticulonodulaires, partant du hile et s'évasant vers la périphérie ; elles peuvent être bilatérales ; une réaction pleurale est possible.

∗ BIOLOGIQUEMENT, la VS est élevée, mais il n'y a pas d'hyperleucocytose, les recherches de germes et de BK sont négatives dans les crachats.

∗ LE DIAGNOSTIC ÉTIOLOGIQUE repose sur la sérologie qui doit montrer une ascension des taux à 15 jours d'intervalle.

∗ L'ÉVOLUTION est habituellement favorable en quelques semaines.

∗ LES COMPLICATIONS sont dominées par le risque d'infection bactérienne, surtout chez les sujets fragiles (vieillard, diabétique, éthylique, immunodéprimé). Ce tableau général est bien sûr modifié en fonction de l'agent causal.

▶ Causes et manifestations particulières :

∗ PNEUMOPATHIES VIRALES :
Elles sont de plus en plus fréquentes :

- *Myxovirus influenzæ ou pneumopathie grippale :* La pneumopathie est découverte dans un tableau de grippe (fièvre, céphalée, myalgies).
- *Adénovirus :* Ils atteignent surtout l'enfant. Le tableau associe à la pneumopathie une conjonctivite, des adénopathies cervicales, une splénomégalie.
- *Cytomégalovirus :* Surtout chez l'enfant et l'immunodéprimé, il provoque une dyspnée importante.
  La radiographie montre des images réticulo-nodulaires. Il peut s'y associer un ictère avec hépatosplénomégalie.
- *Autres virus :* Virus respiratoire syncytial, para-influenzæ, rougeole, entérovirus, varicelle, zona, oreillons.

∗ PNEUMOPATHIES À MICRO-ORGANISMES NON VIRAUX :

- *Pneumopathie à chlamydia :* elles regroupent l'ornithose transmise par le pigeon et la psittacose par la perruche et le perroquet. Les signes pulmonaires sont souvent précédés par un épistaxis, une éruption cutanée et un catarrhe rhino-pharyngé.
  Le diagnostic est sérologique.
  L'évolution est lente sous antibiotiques (tétracycline).
- *Pneumopathies à mycoplasma pneumoniæ :* La symptomatologie peut comporter des hémoptysies et parfois un ictère (anémie hémolytique). A la radiographie, il existe un aspect granité uni ou bilatéral prédominant aux bases, un épanchement pleural est possible.
  L'évolution est lente, mais les antibiotiques sont efficaces (tétracycline, érythromycine).
- *Pneumopathies à rickettsies* (fièvre Q) : Rickettsia burnetti donne une fièvre à 40 °C avec signes méningés et manifestations respiratoires. Radiologiquement, on trouve un aspect en verre dépoli prédominant aux bases. Le traitement par les cyclines doit être prolongé. L'évolution est habituellement favorable.
- *Pneumopathie à pneumocystis carinii :* Elles surviennent chez les sujets immunodéprimés (SIDA). Le début est insidieux, puis s'installe un tableau sévère avec dyspnée, cyanose, sueurs, tirage.
  La toux ramène une expectoration mousseuse. La poussée thermique est brève. L'auscultation pulmonaire est pauvre. La radiographie du thorax montre des opacités mal limitées, homogènes, s'étendant à tout le poumon, sauf aux bases qui sont hyperclaires. Elle peut être normale parfois plusieurs semaines. Il peut exister des bulles d'emphysème.
  L'évolution se complique souvent d'insuffisance respiratoire aiguë et de pneumothorax aboutissant au décès. Le traitement est symptomatique (oxygène, réanimation), on y adjoint le *Bactrim* ou la pentamidine.

Dans bien des cas, aucune étiologie certaine n'est retrouvée.

▶ Traitement et pronostic :

Ils dépendent de l'agent infectieux. Le *pronostic* est cependant le plus souvent favorable avec guérison complète.

Le *traitement*, en dehors des traitements spécifiques indiqués, est symptomatique : oxygène, prévention d'une infection, repos.

PNEUMOPATHIES NON INFECTIEUSES

▶ Définition :

On réunit sous ce terme les pneumopathies immuno-allergiques (du milieu agricole, du milieu industriel, médicamenteuses) et les pneumopathies à éosinophiles. Elles sont réunies par l'existence de foyers d'alvéolite responsables d'opacités radiologiques.

▶ **Mécanisme :**

Leurs origines sont variables, mais elles résultent d'une réaction d'hypersensibilité de type semi-retardé en réponse à une stimulation antigénique.

▶ **Pneumopathies immuno-allergiques iatrogènes :**

Le médicament forme avec des protéines du plasma un anticorps circulant.

* POUDRE DE POSTHYPOPHYSE : elle entraîne une miliaire pulmonaire asymptomatique ou responsable de dyspnée. Les épreuves fonctionnelles respiratoires objectivent un bloc alvéolo-capillaire. L'évolution est régressive au début à l'arrêt de la posthypophyse, parfois avec l'aide de la corticothérapie. A un stade plus évolué, le risque de fibrose définitive existe.

* NITROFURANTOÏNE : elle peut donner des manifestations aiguës ou chroniques avec des images radiologiques d'infltrats, de miliaire, de réaction pleurale. La diffusion du CO est diminuée. Les symptômes régressent à l'arrêt du produit.

* AUTRES MÉDICAMENTS : Pénicilline, PAS, sulfamides, diurétiques thiazidiques, *Procalmadiol*, iode, sels d'or, *Méthotrexate, Bléomycine,* quinidine. Ils peuvent entraîner des anomalies radiologiques de type réticulo-nodulaire.

* DIAGNOSTIC ET TRAITEMENT : Le diagnostic repose sur le test de transformation lymphoblastique et la régression à l'arrêt du traitement qui représente la principale thérapeutique. Parfois, on utilise la corticothérapie.

▶ **Pneumopathies immuno-allergiques en milieu agricole et industriel :**

* LA MALADIE DU POUMON DU FERMIER est la moins rare.

Elle survient à l'occasion de la manipulation de foin moisi.

- *Les manifestations aiguës* sont bruyantes : tableau pseudo-grippal, fièvre, asthénie, toux, expectoration muqueuse, dyspnée. Chaque poussée nouvelle aiguë dure 24 à 48 heures et se ressemble à chaque exposition nouvelle.
- *Les manifestations chroniques* sont insidieuses : fièvre modérée, asthénie, dyspnée, douleur thoracique, altération de l'état général. L'examen clinique est pauvre.
- *La radiographie pulmonaire* montre des images réticulo-nodulaires diffuses bilatérales, médicamentaux bases, parfois confluentes isolées ; elle peut être normale.
- *La VS* est élevée, alors que le bilan tuberculeux est négatif.
- *Les épreuves fonctionnelles respiratoires* montrent un syndrome restrictif avec baisse de la diffusion du CO.
- *Le diagnostic* repose sur les circonstances d'apparition (interrogatoire) et sur l'étude immunologique qui retrouve un anticorps spécifique.
- *L'évolution* est variable favorable initialement si l'exposition au risque est stoppée, sinon elle se fait vers la fibrose avec insuffisance respiratoire chronique.

* LA MALADIE DES ÉLEVEURS D'OISEAUX (tourterelles, colombes, pigeons et volailles) : dans un contexte évocateur on recherche l'antigène aviaire.

* LES AUTRES PNEUMOPATHIES IMMUNO-ALLERGIQUES SONT PLUS RARES.

Elles ont certains points communs :

- *Cliniquement,* le symptôme dominant est la dyspnée, alors que l'examen est pauvre. La fièvre est inconstante.
- *Radiologiquement,* il s'agit le plus souvent d'images réticulo-nodulaires diffuses.
- *Les épreuves fonctionnelles* montrent un syndrome restrictif avec hypoxie à l'effort et baisse de la diffusion du CO.
- *L'évolution* si l'exposition est maintenue se fait vers la fibrose pulmonaire.
- On individualise plusieurs maladies :
  - maladie des fromagers, des champignonnistes, des bois exotiques, des fourreurs, des torréfacteurs de café ;
  - bagassose (canne à sucre), subérose (poussière de liège), byssinose (coton), canabiose (chanvre et lin) ;
  - pneumopathies induites par les climatiseurs d'air, qui sont contaminés par un actinomycète .
  - pneumopathies des détergents, les enzymes en sont les antigènes.

* TRAITEMENT ET PRONOSTIC :

- *Le traitement* repose sur la surveillance régulière des sujets exposés, et leur écartement du risque dès les premiers symptômes. On peut s'aider du *Lomudal* ou de la corticothérapie.

– *Le pronostic* est bon si l'arrêt de l'exposition est obtenu précocement, sinon l'évolution se fait vers la fibrose pulmonaire et l'insuffisance respiratoire chronique.

► Pneumopathies à éosinophiles :
Elles associent une pneumopathie à une hyperéosinophilie sanguine. On distingue deux aspects selon l'évolution :

∗ INFILTRAT LABILE OU SYNDROME DE LOEFFLER :

– *Cliniquement,* tout se limite à une toux sèche, fébricule, douleurs basithoraciques, plus rarement dyspnée.

– *La radiographie pulmonaire* montre un ou plusieurs infiltrats peu denses, mal limités, sans siège particulier. Les images sont labiles, migratrices, variables d'un cliché à l'autre.

– *L'expectoration est riche en éosinophiles.*

– *La vitesse de sédimentation* est élevée, ainsi que l'éosinophilie qui va atteindre 50 à 70 % au cours de l'évolution.

– *L'image radiologique* disparaît en 10-15 jours, suivie plus tardivement par l'éosinophilie.

– *Les causes sont multiples :*
- parasitoses : ascaridiose, ankylostomiase, anguillulose, distomatose, bilharziose, tæniasis, trichinose, amibiase ;
- aspergillose broncho-pulmonaire allergique ;
- asthme atopique ;
- médicaments : penicilline, sulfamides ;
- idiopathiques.

∗ FORMES CHRONIQUES :

– *Le tableau* est plus sévère : asthénie, fièvre, dyspnée, amaigrissement.

– *La radiographie* révèle des infiltrats ou des opacités disséminés.

– *L'hyperéosinophilie* est très nette, associée aux perturbations propres de la maladie causale (vascularite) : périartérite noueuse avec ses autres atteintes viscérales, granulomatose de Churg et Strauss, granulomatose de Wegener qui associe une insuffisance rénale sévère et une suppuration rhinopharyngée.

– *Le traitement* repose sur la corticothérapie et les immunosuppresseurs, *le pronostic* est sévère, fonction de la maladie sous-jacente.

PNEUMOPATHIE À MYCOPLASMA PNEUMONIAE

Voir *Mycoplasma pneumoniae (Pneumopathie à)*

PNEUMOTHORAX

► Définition :
Le pneumothorax correspond à un épanchement gazeux dans la cavité pleurale.

► Causes et mécanisme :
L'existence d'une plaie de la plèvre viscérale ou plus rarement pariétale permet un passage d'air dans la cavité pleurale, où il règne habituellement une pression négative. Les pressions intrapleurale et atmosphérique s'équilibrant, le poumon se rétracte en raison de son élasticité.

Les causes sont multiples en dehors du pneumothorax (PNO) provoqué par un traumatisme pariétal :

– PNO spontané secondaire à une infection à germe banal (staphylocoque) responsable d'un pyopneumothorax, à une lésion tuberculeuse.

– PNO spontané secondaire à la rupture d'une bulle d'emphysème, juxtapleurale dans le cadre de l'emphysème, du cancer broncho-pulmonaire, d'une fibrose, d'une hydatidose, d'un asthme.

– PNO spontané idiopathique dont l'origine est inconnue. C'est le cas le plus fréquent. Dans certains cas, on trouve des petites bulles d'emphysème sous-pleural des sommets. Il est caractéristique par l'âge du malade (20-40 ans) et sa prédominance chez l'homme longiligne.

► Manifestations cliniques du PNO spontané :
Début brutal, parfois après un effort, par une douleur thoracique souvent intense, exagérée par la respiration. La dyspnée est d'importance variable, mais souvent modérée.

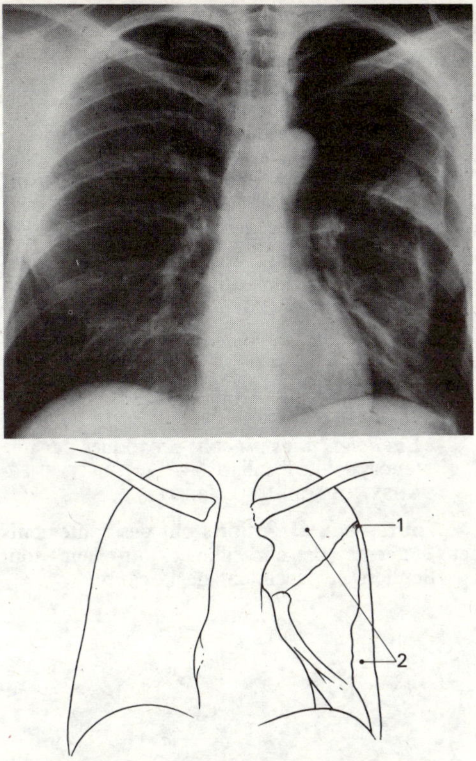

Pneumothorax partiel du poumon gauche. Le sommet et la partie inférieure du bord externe sont dépourvus de trame pulmonaire. Le poumon est maintenu à la paroi par une bride (1) ; 2) Pneumothorax.

A l'examen, l'hémithorax est sonore, les vibrations vocales sont abolies, ainsi que le murmure vésiculaire.

Il faut rechercher des signes de défaillance respiratoire et cardiaque droite, rares, et des signes propres à une étiologie.

▶ Examens complémentaires :

∗ La radiographie pulmonaire montre un champ pulmonaire hyperclair, dépourvu de trame parenchymateuse, associé à l'image du moignon pulmonaire rétracté au hile. Dans les PNO incomplets, le poumon peut rester partiellement accolé à la paroi par une bride, ailleurs le décollement est limité à un croissant clair supérieur.

∗ La tomodensitométrie, après réexpansion, recherchent des bulles d'emphysème sous-plural.

∗ Les autres examens recherchent une étiologie : BK.

∗ Dans le PNO idiopathique, le bilan biologique (NFS, VS) est normal.

▶ Éléments de surveillance :

∗ Cliniquement : la dyspnée, l'examen clinique, pouls, tension, le résultat du drainage et la non-récidive après clampage.

∗ Radiologiquement : l'image claire doit disparaître et ne pas se reproduire.

▶ Évolution, complications :

∗ L'évolution est habituellement favorable, mais il existe des formes récidivantes de PNO idiopathiques.

∗ Les complications sont dominées par les PNO suffocants secondaires soit à une fistule à soupape qui alimente le PNO sans permettre l'évacuation de l'air, soit plus rarement au PNO bilatéral, soit enfin au PNO chez l'insuffisant respiratoire chronique de pronostic sombre. C'est une complication classique et grave de la ventilation assistée.

▶ Traitement et pronostic :

∗ Dans les formes habituelles non suffocantes, on a tendance à temporiser pendant 3-4 jours pour laisser cicatriser la fistule. Ensuite, soit le poumon est revenu à la paroi et le traitement se limite à une kinésithérapie, c'est assez habituel dans les PNO partiels.

Si le poumon ne revient pas, il faut exsuffler ou faire un drainage aspiratif.

Pour certains l'*antibiothérapie* est systématique.

Dans tous les cas, la *kinésithérapie* prudente s'impose au décours du PNO.

∗ Dans les formes suffocantes, le drainage s'impose en urgence ; en attendant, on doit soulager le malade en ponctionnant la plèvre avec une aiguille qui rétablit une égalité de pression entre la plèvre et l'air ambiant.

Les PNO récidivants nécessitent une intervention chirurgicale (avivement pleural).

∗ Le pronostic est habituellement bon en dehors des PNO chez l'insuffisant respiratoire chronique.

POIGNETS ET MAINS (AFFECTIONS DES, GÉNÉRALITÉS)

► **Signes cliniques :**

Ces affections provoquent des douleurs dont l'interrogatoire précise le siège et le rythme, la durée et l'intensité. *La fonction articulaire est limitée, il existe souvent une déformation.* On distingue toutes ces maladies selon que la vitesse de sédimentation est accélérée ou pas. Dans tous les cas la radiographie est un temps capital de l'examen.

► **Causes :**

* LORSQUE LA LIMITATION ARTICULAIRE DOMINE LE TABLEAU :

– *Affections inflammatoires* (avec accélération de la vitesse de sédimentation) (→ POLYARTHRITES) :

On pense d'abord à la *polyarthrite chronique évolutive* (→) qui touche surtout les articulations radiocarpiennes, métacarpophalangiennes et interphalangiennes proximales. Les os du carpe ont tendance à fusionner. Les facteurs rhumatoïdes (→) finissent par apparaître dans le sang. Le *rhumatisme psoriasique* (→) touche plutôt les interphalangiennes distales. La *goutte* (→) est très fréquente à la main, plus que la chondrocalcinose (→). Par ailleurs toutes les *ostéites* (→) et *tumeurs osseuses* (→) peuvent toucher la main.

– *Affections non inflammatoires* (la vitesse de sédimentation est normale) :

Il s'agit surtout d'arthroses (→) : l'arthrose interphalangienne proximale réalise une nodosité de Bouchard ; l'interphalangienne distale une nodosité d'Heberden, affections touchant surtout la femme ménopausée de même que l'arthrose trapézométacarpienne, dite *rhizarthrose du pouce.* Il peut encore s'agir d'ostéonécroses des os du carpe, qu'elles soient ou non post-traumatiques.

* LORSQUE LA DÉFORMATION DOULOUREUSE DOMINE LE TABLEAU :

– Si la *déformation* est globale, boudinant la main et les doigts, on pense à une algodystrophie (→) avec ses signes radiographiques d'ostéoporose mouchetée.

– Lorsque la *déformation est limitée :*

. *Tuméfaction externe* de la partie inférieure de l'avant-bras atteignant le pouce, avec douleur aux mouvements contrariés de l'articulation radiocarpienne : c'est une tendinite de De Quervain (radiographies normales).

. *La tuméfaction peut être interne* (cubitale) ou antérieure. Il peut s'agir d'une tendinite (→) ou d'une ténosynovite où toutes les causes sont possibles, y compris infectieuses.

. Les kystes synoviaux (→) sont plus fréquents à la face dorsale du poignet.

. Il peut s'agir aussi d'un *hippocratisme digital* (→), d'une acromégalie (→) avec sa déformation bien particulière.

* LES ACROPARESTHÉSIES (→) donnent des syndromes de compression nerveuse au poignet.

Le *syndrome de Raynaud* s'accompagne de troubles vaso-moteurs.

* ATTITUDES VICIEUSES :

– La maladie de Dupuytren provoque une flexion irréductible des doigts.

– Les *doigts à ressort* sont provoqués par une ténosynovite localisée (→ TENDINITES, TÉNOSYNOVITES ET BURSITES).

► **Toutes ces affections** ont des traitements et éléments de surveillance qui leur sont particuliers et dépendent de la cause.

POLIOMYÉLITE ANTÉRIEURE AIGUË

► **Définition, causes et mécanisme :**

C'est une maladie aiguë virale due à un entérovirus appartenant au groupe des poliovirus et ayant 3 types antigéniques différents. La contamination est plus digestive que rhinopharyngée. C'est une affection immunisante. Le nourrisson est protégé par les anticorps maternels pendant les premiers mois. Les manifestations cliniques sont variées : formes latentes, formes pseudo-grippales, formes neurologiques.

► **Signes essentiels :**

* CLINIQUE :

– La *forme spinale de l'enfant* est la plus habituelle. Après une incubation de 1 à 2 semaines apparaissent fièvre, rhino-pharyngite, troubles digestifs. Peuvent éveiller l'attention : myalgies exacerbées par la pression, syndrome méningé, rétention d'urines ou abolition d'un réflexe. Les *paralysies* s'installent après 2 à 3 jours de fièvre en une ou plusieurs poussées. Elles sont de *type périphérique* avec hypotonie, abolition des réflexes et d'importants troubles vaso-moteurs et trophiques. La topographie est *asymétrique*, prédominant aux *membres inférieurs.* On recherche avec soin une atteinte des *muscles abdominaux ou respiratoires.* Il n'y a pas de trouble de la sensibilité objective (l'atteinte siège sur la corne antérieure de la moelle). La régression débute vers le 10e jour, rapide au début, puis plus lente sur des semaines ou mois. Le pronostic nécessite des bilans musculaires répétés, cliniques et électriques. Les *séquelles* peuvent comprendre : amyotrophies et rétractions tendineuses, troubles trophiques cutanés et osseux, anomalies de la croissance.

- Les *formes hautes cervico-bulbaires* sont dominées par les paralysies respiratoires, dont il faut déterminer le mécanisme (paralysie d'exécution ou paralysie bulbaire, paralysie des nerfs crâniens). Le risque est l'encombrement trachéo-bronchique et pulmonaire.
- Les *autres formes* comprennent : paralysies isolées des nerfs crâniens, formes encéphaliques ou méningées pures, formes frustes et inapparentes très fréquentes.

∗ EXAMENS COMPLÉMENTAIRES : Les éléments du diagnostic sont l'isolement du virus (prélèvements pharyngés, de selles, de LCR) et l'ascension du titre des anticorps sériques à 3 semaines d'intervalle.

▶ Surveillance, évolution, complications : Voir *supra*.

▶ Traitement :

∗ LES MOYENS THÉRAPEUTIQUES comprennent : repos strict au lit, prévention des attitudes vicieuses, rééducation, corrections chirurgicales et orthopédiques, centre spécialisé en cas d'atteinte respiratoire. La paralysie isolée de la déglutition impose l'arrêt de l'alimentation orale, la mise en position déclive, des aspirations pharyngées répétées.

∗ PROPHYLAXIE : La déclaration est obligatoire (No 14), isolement, désinfection des selles, éviction scolaire des sujets contacts. La vaccination est obligatoire.

POLLAKIURIE

C'est la fréquence exagérée de mictions peu abondantes. Elle traduit habituellement une lésion du bas appareil urinaire.

POLYARTHRITES (Classification)

▶ Définition :

Les polyarthrites sont caractérisées par des douleurs inflammatoires, fluxionnaires, touchant plusieurs articulations, avec accélération de la vitesse de sédimentation.

▶ Classification :

∗ POLYARTHRITES AIGUËS :

- *Le rhumatisme articulaire aigu* réalise une polyarthrite des grosses articulations fluxionnaire, erratique et fébrile, survenant dans les 8 à 15 jours qui suivent une infection à streptocoque chez un enfant ou un jeune adulte. Il s'agit plutôt de synovites que d'arthrites. L'atteinte cardiaque est quasi *constante* (au moins myocardique, avec allongement de l'espace PR à l'électrocardiogramme, ou péricardique, avec troubles du segment ST) et fait la gravité de la maladie dont les séquelles lointaines (insuffisance ou rétrécissement mitral ou aortique) sont redoutables. Dans le sang, on note une augmentation de la fibrine, des α 2 et γ-globulines, et surtout des antistreptolysines à 2 prélèvements successifs. Le *traitement* consiste en dérivés cortisonés, aspirine et antibiotiques.
- *Chez l'adulte,* on peut penser à la goutte (→) polyarticulaire (rare), à la chondrocalcinose (→), à la sarcoïdose.
- *Chez le vieillard,* on pense surtout à la *pseudo-polyarthrite rhizomélique* (→).

∗ POLYARTHRITES SUBAIGUËS OU CHRONIQUES :

a) *Polyarthropathies rhumatoïdes :*

Ce sont pour la plupart des collagénoses. Le point de départ de l'affection est synovial et gagne de proche en proche vers le cartilage puis l'os voisin. Dans toutes ces affections, on retrouve dans le sang circulant des facteurs rhumatoïdes (→), avec une incidence variable en fonction de la maladie en cause.

On classe dans cette catégorie :

- le *syndrome de Gougerot-Sjögren* ou *dacryosialo-oligo-arthrite rhumatoïde,* dit encore « syndrome sec » (→) ;
- la *polyarthrite rhumatoïde* ou *polyarthrite chronique évolutive* (→) réalise chez une femme avant la ménopause une poly-

arthrite grossièrement symétrique touchant surtout les mains et les pieds : la biopsie synoviale (→) est capitale pour le diagnostic ;
- le *lupus érythémateux disséminé* aigu ou non (→) ;
- le *sclérodermie* (→) ;
- la *périartérite noueuse* (→), qui est également une vascularite rhumastimale ;
- les *dermatomyosites* et *polymyosites* (→) qui sont souvent des syndromes paranéoplasique ;
- la *maladie de Still* de l'adulte.

b) *Arthrites d'accompagnement ou inclassables :* *Arthrites de la sarcoïdose, de la maladie périodique (→)*, de l'agammaglobulinémie, de l'amylose, la dermo-arthrite lipoïdique, l'arthropathie coxo-fémorale spontanément curable de l'enfant (rhume de hanche), la maladie de Kashin-Beck, l'arthrogrypose (→). Le rhumatisme palindromique (→), la polychondrite chronique atrophiante.

c) *Arthrites infectieuses, postinfectieuses, virales, et parasitaires :*
- le *rhumatisme articulaire subaigu* curable de l'adulte, qui ressemble au rhumatisme articulaire aigu, mais ne comporte pas d'atteinte cardiaque (→) ;
- le *syndrome de Fiessinger-Leroy-Reiter (→)* ;
- les *rhumatismes filariens (→)* ;
- les *arthrites d'accompagnement des maladies virales* (hépatites, oreillons, rubéole, grippe, etc.).

d) *Spondylarthropathies inflammatoires et enthésiques :*

C'est un groupe centré par la spondylarthrite ankylosante, où le point de départ de l'inflammation se retrouve à l'insertion (enthèse) synoviale et où l'on retrouve avec une fréquence statistiquement significative l'antigène HLA B27. Ce sont :
- la *spondylarthrite ankylosante* ou pelvispondylite rhumatismale (→) touche plutôt les hommes jeunes et atteint surtout le rachis et les articulations sacro-iliaques.
- le *rhumatisme* ou *polyarthrite psoriasique* (→).
- les *rhumatismes intestinaux* (→) :
  - de la *maladie de Crohn* (→) ;
  - de la *recto-colite ulcéro-hémorragique* (→) ;
  - de la *maladie de Whipple* (→).

e) *Vascularites rhumatismales :*
- *poly-* ou *périartérite noueuse* (→), qui est aussi une polyarthropathie rhumatoïde ;
- *angéites d'hypersensibilité,* granulomatose allergique, maladie de Wegener, purpura rhumatoïde, maladie de Kawasaki, maladie de Takayasu, et surtout la *maladie de Horton* (→) et son « associée » la *pseudo-polyarthrite rhizomélique.*

f) *Les arthropathies métaboliques* (→) prennent volontiers une allure chronique et polyarticulaire.

g) *Syndromes paranéoplasiques* où l'on retrouve les *poly-* ou *dermatomyosites* (→) et l'*ostéoarthropathie hypertrophiante* pneumique de Pierre Marie (→).

POLYARTHRITE CHRONIQUE ÉVOLUTIVE (P.C.E.) OU POLYARTHRITE RHUMATOÏDE

▶ **Définition :**

C'est une maladie (PCE) qui s'installe par poussées successives et progressives touchant petit à petit toutes les articulations (surtout les mains et les pieds), principalement chez les femmes entre 35 et 55 ans. Il existe dans le sang des substances appelées *facteurs rhumatoïdes* (→) qui sont capitales à retrouver (→ POLYARTHRITES).

▶ **Causes :**

L'affection est vraisemblablement auto-immune et touche près de 2 % de la population.

▶ **Signes cliniques :**

∗ LA PCE AU DÉBUT :

Après une période variable de baisse de l'état général (amaigrissement modéré, asthénie), la maladie apparaît de façon insidieuse, débutant aux *mains,* en particulier aux *2e et 3e métacarpo-phalangiennes* et *2e et 3e interphalangiennes proximales.* Souvent, le poignet est touché en même temps. Les pieds peuvent être atteints de façon identique. A ce moment, le signe principal est représenté par une *raideur articulaire douloureuse,* à maximum matinal qui s'atténue dans

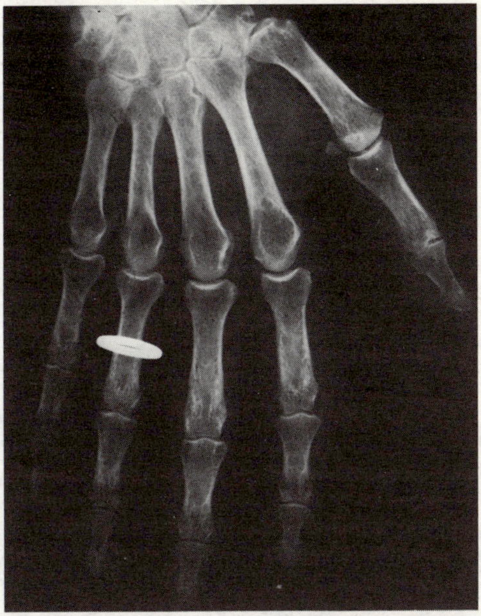

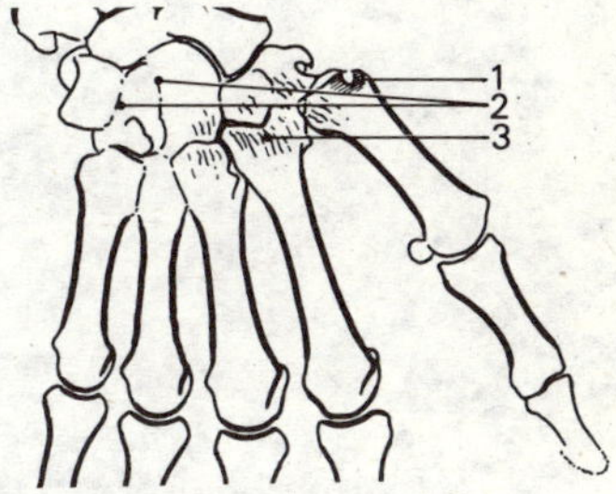

Polyarthrite rhumatoïde débutante : 1) Géode ; 2) Pincements ; 3) Déminéralisation.

la journée sans disparaître. On note un gonflement des doigts en fuseau. L'atteinte est fixe, non erratique. Les débuts aux grosses articulations sont rares. Parfois, il s'agit d'une monoarthrite (→). La biopsie synoviale (→ LIQUIDE SYNOVIAL) doit être réalisée le plus vite possible car les autres signes biologiques sont absents ou peu importants.

* LA PCE A LA PÉRIODE D'ÉTAT :
Plusieurs articulations sont touchées. Les douleurs sont inflammatoires. Les articulations sont gonflées, déformées. L'aspect de la main est caractéristique : les tuméfactions donnent à la main un aspect en *dos de chameau* de profil. De face existe une *déviation des doigts* vers le bord cubital, en coup de vent. Il existe de plus des signes d'accompagnement : ténosynovite (→), syndrome du canal carpien (→), nodosités sous-cutanées, adénopathies. Il y a souvent une atteinte pleuro-pulmonaire, et il faut systématiquement rechercher un syndrome de Gougerot-Sjögren (→). Dans certains cas graves, le rachis cervical est touché. D'autre part, l'état général est atteint : fébricule, anorexie, amaigrissement et asthénie. Les malades sont souvent confinés à la chambre et leur vie courante est très gênée.

► Signes paracliniques :

* LES RADIOGRAPHIES sont peu explicites au début. Par contre, à la période d'état, toutes les articulations touchées sont le siège d'une ostéoporose, d'un pincement articulaire avec encoches osseuses. Au poignet, les petits os du carpe finissent par fusionner entre eux. Si l'articulation alto-axoïdienne est atteinte dans les cas graves, dans l'ensemble le rachis reste intact.

* LES SIGNES BIOLOGIQUES sont assez pauvres au début (accélération modérée de la vitesse de sédimentation). Il ne faut donc pas hésiter à pratiquer une biopsie synoviale qui permettra un traitement précoce.

A la période d'état, les signes biologiques sont capitaux : anémie un peu hypochrome, accélération de la vitesse de sédimentation (→), hyper α-2 et γ-globulinémie. Dans le sang circulant la réaction de Waaler-Rose et le test au latex permettent de mettre en évidence les *facteurs rhumatoïdes* (→) qui font le diagnostic sérologique de la maladie.

Le *liquide articulaire* (→) LIQUIDE SYNOVIAL) est un liquide inflammatoire contenant des ragocytes (cellules en grains de raisins, qui

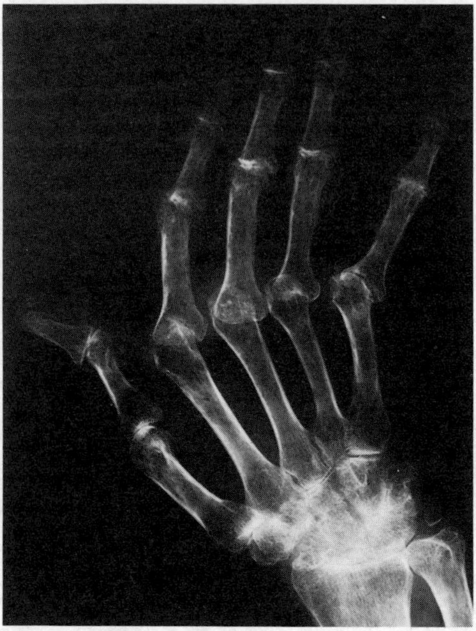

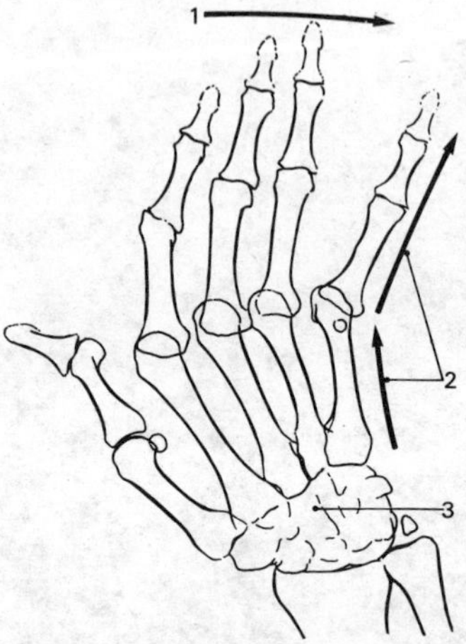

Polyarthrite rhumatoïde (stade évolué) : 1) « Coup de vent » cubital ; 2) Désaxation ; 3) Fusion du carpe.

sont des phagocytes). Même lorsque la sérologie rhumatoïde est négative, on retrouve des *facteurs antinucléaires* dans près de 60 % des cas. La découverte de cellules de Hargraves (→) doit faire craindre un lupus érythémateux (→). La biopsie synoviale montre la lésion essentielle : le *nodule rhumatoïde* fait d'une capillaronécrose fibrinoïde avec infiltration périphrique lymphoplasmocytaire. On retrouve le groupe H.L.A.DWR4.

▶ Évolution et surveillance :

∗ L'ÉVOLUTION se fait par poussées entrecoupées de rémissions plus ou moins longues et trompeuses. L'amylose doit toujours être recherchée. Des complications sont possibles : ruptures tendineuses, multinévrites (formes de passage vers la périartérite noueuse (→), atteintes pleuro-pulmonaires, etc.
En réalité la PCE est une maladie systémique dont l'expression majeure se fait sur les articulations.

∗ LA SURVEILLANCE porte sur l'état général (poids, urines, pouls, appétit, etc.) et la fonction articulaire. Pour éviter les déformations irréductibles, on emploie souvent des plâtres de posture. De plus, la surveillance doit porter sur l'ensemble des viscères (œil, poumons, reins, recherche de diabète), car les possibilités thérapeutiques en dépendent.

▶ Traitement :

La cortisonothérapie doit être évitée au maximum.

Dès le début on prescrit de l'*Aspirine* (→) et des *sels d'or* (→) dont l'injection doit toujours être précédée d'une recherche de protéinurie. On se sert également *d'antipaludéens de synthèse* (→) dont l'emploi nécessite une surveillance ophtalmologique attentive. Dès le début peuvent se discuter une synoviorthèse chimique ou isotopique ou une synovectomie chirurgicale.

Par la suite, les mêmes traitements seront proposés, en y adjoignant les cures thermales, la kinésithérapie, les plâtres de posture. Des infiltrations intra-articulaires (→) sont parfois nécessaires.

Ce n'est qu'aux PCE avancées et rebelles qu'on est en droit de proposer la corticothérapie.

POLYGLOBULIES

► Définition :

C'est l'augmentation de la masse globulaire totale de l'organisme.

► Causes et mécanisme :

- *Polyglobulie par anoxie :* haute altitude, insuffisance respiratoire chronique, shunt droit-gauche.
- *Polyglobulie par hypersécrétion d'érythroproïétine :* tumeurs sécrétantes du rein, hépatomes.
- *Polyglobulies primitives* (→ VAQUEZ, maladie de).

► Signes cliniques et paracliniques :

- Les *troubles fonctionnels* sont souvent révélateurs : céphalées, vertiges, paresthésie, prurit, somnolence, asthénie.
- L'*érythrose* est très évocatrice, elle prédomine sur les parties découvertes et les muqueuses.
- L'*hémogramme* montre un nombre de globules rouges élevé, une augmentation proportionnelle de l'hémoglobine (supérieure à 17 g/100 ml), un hématocrite supérieur à 50 %.
- Le *diagnostic* va être affirmé par la mesure de la masse globulaire (→).
- Le diagnostic posé, l'*enquête* cherche une cause évidente d'hypo-oxygénation tissulaire, puis une tumeur rénale (UIV), cérébelleuse (scanner). Ces causes éliminées, on recherche les arguments en faveur de la maladie de Vaquez (→) chez un sujet de plus de 40 ans, une anomalie de l'hémoglogine avec affinité augmentée pour l'oxygène chez un sujet jeune.

► Évolution, complications :

Une thrombose veineuse ou artérielle, des hémorragies spontanées, un ulcère gastro-duodénal, une crise de goutte peuvent être révélatrices ou compliquer la maladie.

► Traitement :

- C'est celui de la cause.
- *Les saignées sont les traitements symptomatiques,* leur rythme et leur abondance sont adaptés sur l'hémogramme.

POLYGLOBULIE NÉO-NATALE

► Définition :

- Chiffre des hématies supérieur à 6 000 000/mm^3.
- Hématocrite supérieure à 65 %.
- Hémoglobine supérieure à 22 g/100 ml.

► Causes et mécanisme :

- transfusion fœto-fœtale (jumeaux) ou materno-fœtale ;
- souffrance fœtale chronique.

► Signes essentiels :

Fausse cyanose, détresse respiratoire, insuffisance cardiaque, convulsions, ictère.

A la radio, recherche d'une cardiomégalie.

► Traitement :

Soustraction rapide de sang (20 ml/kg) remplacé par un volume équivalent de plasma ou albumine à 10 %.

Les complications à craindre sont neurologiques et respiratoires.

POLYKYSTOSE RÉNALE

Voir *Néphropathies héréditaires urémigènes*

POLYMYOSITES ET DERMATOMYOSITES

► Définition :

Une *polymyosite* se définit comme une atteinte inflammatoire et dégénérative du muscle. L'association de signes cutanés aux signes musculaires réalise une *dermatomyosite.* Dans les deux cas il s'agit *d'une maladie de système* ou connectivite. L'affection survient surtout entre 30 et 60 ans.

► Clinique :

Le diagnostic peut être facile si les signes musculaires et cutanés apparaissent brutalement et de manière évocatrice. Souvent il existe un *retard au diagnostic* car *le début peut être atypique :* signes musculaires discrets, signes cutanés passant inaperçus ou au contraire restant isolés.

* SYNDROME MUSCULAIRE : Il existe une atteinte myogène caractérisée par sa topographie bilatérale symétrique, proximale, touchant les muscles des deux ceintures. Il peut y avoir une atteinte des muscles pharyngés avec voix nasonnée et risque de troubles de la déglutition.

* LES MUSCLES SONT DOULOUREUX DANS LES FORMES AIGUËS ET SUBAIGUËS : Ces myalgies peuvent être spontanées et intenses ou seulement provoquées par la pression ou la percussion des muscles. Dans les formes aiguës *les muscles sont œdématiés,* de contours imprécis, mous à la palpation. Il existe des signes négatifs importants : conservation des réflexes ostéo-tendineux, pas de signes sensitifs objectifs. Par contre, *les réflexes idiomusculaires sont abolis.*

* LES SIGNES CUTANÉS sont présents dans 2 cas sur 3 : l'aspect le plus typique est l'érythème érythro-facial de topographie péri-orbitaire, en lunettes. L'aspect lilacé des paupières est évocateur. D'autres manifestations sont possibles : livedo, atrophie cutanée, éruption bulleuse, aspect sclérodermique.

* AUTRES MANIFESTATIONS CLINIQUES : Les signes articulaires sont fréquents et peuvent inaugurer la maladie. Il s'agit d'une polyarthrite proche de la polyarthrite rhumatoïde. Cette atteinte articulaire est peu destructrice et de bon pronostic. On peut noter également un syndrome de Raynaud, un syndrome sec de Gougerot-Sjögren associé.

* LES SIGNES GÉNÉRAUX (amaigrissement, fièvre) existent dans les formes graves. Le profil évolutif permet de distinguer les *formes aiguës,* urgence thérapeutique car le pronostic vital est mis en jeu, des *formes subaiguës* et *des formes chroniques* sans douleurs musculaires mais avec rétraction et atrophie musculaire ; sous traitement il y a possibilité de passage d'une forme à l'autre.

► Examens complémentaires :

Il existe en général *un syndrome inflammatoire* avec accélération de la VS. L'hyperleucocytose à polynucléaires et l'hyperéosinophilie sont inconstantes, *les enzymes musculaires* et surtout les CPK sont élevés sauf dans les formes chroniques.

* L'ÉLECTROMYOGRAMME confirme qu'il s'agit d'une atteinte myogène et non d'un processus neurogène et permet de guider topographiquement la biopsie musculaire.

* LA BIOPSIE MUSCULAIRE confirme le diagnostic : Elle montre une dégénérescence de certaines fibres musculaires cœxistant avec des fibres œdématiées et des fibres normales. L'intensité de la réaction inflammatoire est variable : il peut y avoir un œdème dissociant les fibres musculaires, une vaso-dilatation et des infiltrats cellulaires faits de lymphocytes et d'histiocytes.

* IL FAUT PRATIQUER UN BILAN A LA RECHERCHE D'UN CANCER VISCÉRAL SOUS-JACENT présent dans 1 cas sur 5 et surtout chez l'adulte de plus de 50 ans. Il peut s'agir d'un cancer bronchique ou mammaire ou digestif ou ovarien ou d'un lymphome.

► Surveillance :

- surveillance au stade aigu du poids et de la température ;
- surveillance de la NFS et de la VS ;
- surveillance de *la déglutition,* de *l'absence de troubles respiratoires* (++) ;
- surveillance de la tolérance de la corticothérapie ;
- surveillance du traitement par l'amélioration clinique et le retour progressif vers la normale de la VS et des CPK.

► Traitement :

* IL REPOSE SUR LES CORTICOÏDES (→), à fortes doses initialement (60 mg de *Cortancyl*), jusqu'à une amélioration nette clinique et biologique, puis baisse très lente, par paliers de 2,5 ou 5 mg, pour déterminer une dose minimale efficace comprise entre 5 et 20 mg permettant de stopper l'évolutivité de la maladie.

* TRAITEMENT ADJUVANTS : respiration assistée en cas d'atteinte des muscles respiratoires et kinésithérapie pour prévenir les déformations articulaires, plasmaphérèse en cas d'échec des corticoïdes.

POLYNÉVRITES

► Les polynévrites sont des neuropathies périphériques bilatérales et de topographie à prédominance distale et symétrique :

Ce caractère symétrique dans leur mode d'installation et dans la topographie du déficit sensitivo-moteur *permet de distinguer les polynévrites des multinévrites ;* ces dernières ont à la fois des étiologies propres et d'autres communes avec les polynévrites.

Il existe deux types d'atteinte : une atteinte *axonale* et une atteinte *myélinique.* Les deux mécanismes peuvent s'associer. Une neuropathie axonale a une vitesse de conduction nerveuse moins ralentie qu'une neuropathie démyélinisante. Par contre, les possibilités de récupération sont moins bonnes dans le premier cas que dans le second.

► Clinique :

Dans la forme typique sensitivo-motrice touchant les deux membres inférieurs, le tableau associe :

- un déficit moteur touchant d'abord la loge antéro-externe de la jambe et les releveurs des orteils (steppage), puis pouvant s'étendre ; ce déficit moteur d'intensité variable s'associe à une *hypotonie, une amyotrophie,* une abolition des réflexes ostéo-tendineux (achilléens puis rotuliens) ;
- *des troubles sensitifs subjectifs* à type de fourmillements, crampes ou brûlures, renforcés par la pression des masses musculaires ou le simple effleurement ; ils sont associés à une hypoesthésie, à l'examen *à limite supérieure en chaussettes,* l'ensemble pouvant réaliser l'aspect évocateur *d'anesthésie douloureuse ;*
- *des troubles trophiques* : troubles cutanés, désordres vaso-moteurs cutanés, maux perforants, rétractions tendineuses, arthropathie nerveuse.

Il faut rechercher trois signes négatifs : présence des pouls périphériques, absence de signe de Babinski pour éliminer une atteinte médullaire, absence de troubles sphinctériens.

► Examens complémentaires et surveillance :

L'infirmière et le médecin exerceront une surveillance régulière de l'état neurologique.

⁎ Il faut parfois pratiquer un EXAMEN DOPPLER des membres inférieurs pour éliminer une *artérite des membres inférieurs* (mais des associations sont possibles) ;

⁎ UNE PONCTION LOMBAIRE est utile. Le LCR sera normal. Ceci permet d'éliminer d'autres affections neurologiques (polyradiculonévrites) ;

⁎ L'ÉLECTROMYOGRAMME confirme l'existence *d'une atteinte neurogène périphérique* et la mesure de la vitesse de conduction nerveuse (VCN) montre un ralentissement variable selon les étiologies ;

⁎ LA BIOPSIE NEUROMUSCULAIRE n'est pas systématique mais peut avoir un intérêt dans le diagnostic étiologique et permettre le diagnostic de certaines causes (amylose, périartérite noueuse).

► Au terme du bilan clinique et paraclinique le diagnostic est en règle générale facile.

► Étiologies et traitement des polynévrites :

⁎ CAUSES TOXIQUES :

- *Polynévrite alcoolique :* diagnostic par le contexte et l'aveu éventuel de l'intoxication. Le traitement repose sur la vitamine B_1 i.m., 1 g par jour pendant 3 semaines, et le sevrage, initialement en milieu hospitalier.
- *Les causes médicamenteuses sont nombreuses :* une enquête médicamenteuse est toujours nécessaire devant une polynévrite. On peut citer le *Rimifon,* l'*Oncovin,* le *Di-hydan,* la nitrofurantoïne, le *Flagyl,* le *Duxil,* le *Vectarion,* etc.
- *Autres causes toxiques : Une enquête professionnelle est nécessaire devant une polynévrite.* On peut citer : le saturnisme par intoxication au plomb, les polynévrites à l'arsenic, au thallium, au mercure et à divers produits industriels.

⁎ CAUSES INFECTIEUSES : La *diphtérie* et le *botulisme* peuvent réaliser des polynévrites. Par contre, d'autres maladies infectieuses *peuvent réaliser des multinévrites :* brucellose, typhoïde, listériose, infections à mycoplasma pneumoniae, lèpre.

⁎ CAUSES MÉTABOLIQUES :

- *Diabète :* La neuropathie diabétique survient surtout en cas de diabète ancien et mal équilibré. Parfois, elle est révélatrice du diabète. Il existe deux signes précoces : la diminution de la sensibilité au diapason au niveau de la face dorsale des pieds et le ralentissement des VCN.

  Elle peut réaliser *une polynévrite ou une multinévrite.*

  Cliniquement, il existe des douleurs et des troubles sensitifs distaux intenses, des troubles trophiques (arthropathie, maux perforants) et une fréquente hyperalbuminorachie à la PL. Il faut également noter l'atteinte possible des nerfs crâniens réalisant une mononévrite brutale et régressive (paralysie d'un nerf oculo-moteur). Il existe en outre une *neuropathie végétative* avec troubles mictionnels, hypersudation, impuissance, diarrhée motrice, hypotension orthostatique. Le traitement repose sur une *bonne équilibration du diabète par une insulinothérapie.*

– *L'insuffisance rénale chronique* donne une polynévrite classique sensitivomotrice avec ralentissement précoce des VCN et parfois amélioration sous hémodialyse.

– Une polynévrite extensive et touchant les quatre membres et les nerfs crâniens d'évolution grave est une complication de la *porphyrie aiguë intermittente.* Il faut hospitaliser le malade en réanimation médicale.

– *Les polynévrites dans les maladies générales :*

- L'amylose donne plus volontiers une multinévrite. Le diagnostic repose sur le terrain et la biopsie nerveuse.
- *Les collagénoses* (lupus et surtout périartérites noueuses) donnent surtout des multinévrites.
- Dysglobulinémies : maladie de Kahler, de Waldenstrom, cryoglobulinémie mixte.
- Neuropathies paranéoplasiques : en particulier, neuropathie sensitive de Denny-Brown.

– Enfin, dans un pourcentage élevé de cas, le bilan est négatif. Il s'agit de malades atteints de *polynévrites dites « essentielles »* qu'il faut surveiller régulièrement pour découvrir une cause et la traiter.

POLYPES ADÉNOMATEUX

Voir *Tumeurs polypoïdes du côlon et du rectum*

POLYPOSES MULTIPLES

▶ **Définition :**

De 1 à 8 polypes il est admis de parler de « polypes », et au-dessus de « polypose » (→ TUMEURS POLYPOÏDES DU CÔLON ET DU RECTUM).

▶ **Étiologies :**

Les principales étiologies sont indiquées dans le tableau page précédente.

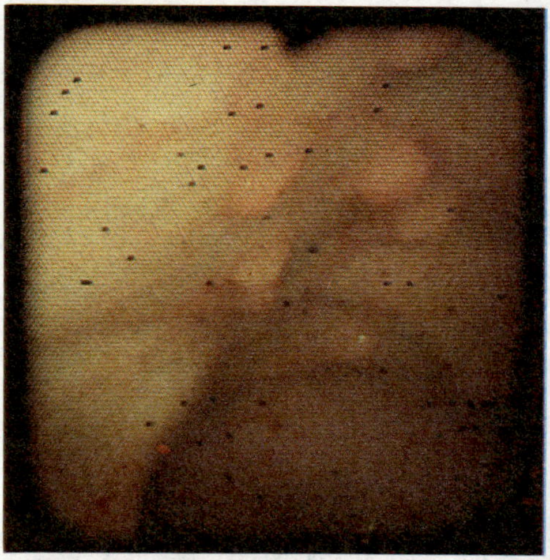

Multiples petits polypes arrondis au cours d'une polypose recto-colique familiale diffuse (il existait aussi d'autres polypes plus gros, et déjà un cancer colique).

▶ **Signes essentiels :**

→ TUMEURS POLYPOÏDES DU CÔLON ET DU RECTUM.

Au cours de la polypose recto-colique familiale, des tumeurs osseuses ou des parties molles

Polyposes multiples

POLYPOSE RECTO-COLIQUE FAMILIALE	POLYPOSE JUVÉNILE	PSEUDO-POLYPES INFLAMMATOIRES	PEUTZ JEGHERS
Héréditaire, rare, dégénérescence +++ Traitement : colectomie totale	→ *Tumeur polypoïde du côlon*	R.C.H. Crohn Bilharziose	(→)

sont parfois associées (syndrome de Gardner). D'autre part, des adénomes peuvent se voir sur d'autres segments digestifs que le côlon.

▶ **Traitement et pronostic :**

La polypose recto-colique familiale, étant donné le risque de cancérisation quasi inéluctable, doit être traitée soit par coloprotectomie totale, soit par colectomie totale et anastomose iléo-rectale sous couvert d'une surveillance endoscopique du rectum à vie. Les nouvelles techniques d'anastonose iléo-anales sont intéressantes dans cette maladie.

POLYPOSE NASALE

▶ **La polypose nasale,** ou plus souvent naso-sinusienne, est une affection bénigne caractérisée par la présence dans les fosses nasales et les sinus de polypes œdémateux.

Les polypes habituellement nombreux et bilatéraux sont implantés au niveau du méat moyen et sont à l'origine d'une obstruction nasale d'aggravation progressive.

La polypose nasale peut apparaître après la quarantaine chez un sujet sans antécédents rhinologiques, mais elle s'intègre souvent dans l'évolution d'une rhino-sinusite allergique.

Elle peut témoigner de l'existence d'une maladie de Widal associant également un asthme et une allergie à l'aspirine.

▶ **Le traitement médical** est fonction de l'existence d'une étiologie allergique. En l'absence d'étiologie, **l'exérèse chirurgicale** des polypes permet de restaurer la perméabilité nasale. Toutefois les récidives sont très fréquentes et obligent souvent à des interventions itératives.

POLYRADICULONÉVRITES (PRN)

▶ **Généralités :**

Les PRN répondent le plus souvent à un mécanisme inflammatoire. Les PRN postinfectieuses, comme le syndrome de Guillain-Barré, répondraient à un mécanisme *immuno-allergique.* Anatomiquement, les lésions touchent de manière préférentielle les racines des nerfs rachidiens et associent des lésions de *démyélinisation* et des *infiltrats lymphocytaires* dans les formes inflammatoires de PRN.

▶ **Diagnostic d'une PRN aiguë :**

La forme la plus typique décrite ici est réalisée par le syndrome de Guillain-Barré.

∗ LE DÉBUT survient souvent quelques jours après un épisode infectieux, volontiers bronchique ou ORL, banal et régressif. Les signes de début sont soit *des paresthésies* douloureuses des membres inférieurs, soit *une faiblesse musculaire* des membres inférieurs, soit l'association des deux.

∗ LA PHASE D'EXTENSION des paralysies dure de 3 à 20 jours en moyenne.

∗ LA PÉRIODE D'ÉTAT : le déficit moteur a suivi une progression ascendante et symétrique et touche les 4 membres. Il existe une abolition des réflexes ostéo-tendineux et une hypotonie. Sur le plan sensitif, il existe des paresthésies importantes, voire des myalgies, mais les troubles sensitifs objectifs sont discrets. Il existe souvent une atteinte des nerfs crâniens avec possibilité de troubles de la déglutition et/ou d'une paralysie faciale bilatérale (diplégie faciale). *L'étude du LCR* montre une *hyperalbuminorachie* comprise en moyenne entre 1 g et 5 g par litre, sans augmentation des éléments : c'est la *classique dissociation albuminocytologique.* Néanmoins, dans 10 % des cas, il existe une augmentation modérée du nombre de lymphocytes par mm^3, dans le LCR. Enfin, il existe en règle générale une *élévation des gammaglobulines dans le LCR.*

∗ ÉVOLUTION ET SURVEILLANCE :

Le pronostic à la phase d'état d'une PRN aiguë est dominé par le risque de *survenue brutale d'une insuffisance ventilatoire aiguë nécessitant une assistance respiratoire.*

Il faudra surveiller ces malades (hospitalisés) : surveillance biquotidienne de la déglutition et de l'efficacité du jeu des muscles respiratoires.

Les complications à la phase aiguë sont dominées par les complications thrombo-emboliques et par les infections broncho-pulmonaires et autres complications de la ventilation assistée.

Dans la grande majorité, le syndrome de Guillain-Barré guérit en quelques semaines à quelques mois (moins de 6 mois) sans séquelles ou avec des séquelles mineures. Il faut néanmoins connaître l'existence de syndromes de Guillain-Barré peu régressifs, d'évolution prolongée, ou à rechutes.

Il existe enfin des PRN de début plus lent ou subaigu ou d'évolution chronique ou enfin cliniquement atypiques. C'est dans ces formes atypiques que le bilan étiologique devra être le plus approfondi.

▶ **Principales étiologies des PRN aiguës ou chroniques** (en dehors du syndrome de Guillain-Barré) :

- PRN symptomatique d'un cancer, d'une hémopathie ou d'une maladie de Kahler (par infiltration des racines ou par un mécanisme paranéoplasique).
- PRN secondaires ou associés *à des maladies métaboliques :* diabète, insuffisance rénale, amylose, porphyries.
- PRN symptomatiques d'une collagénose ou d'une sarcoïdose.
- *PRN secondaires à un syndrome infectieux :* c'est le groupe dans lequel la forme aiguë, typique et régressive constitue le syndrome de Guillain-Barré.

Les types d'infections en cause sont variés : brucellose, hépatite virale, mononucléose infectieuse, viroses diverses, infection à mycoplasma pneumoniae. Il faut citer les méningo-polyradiculonévrites après piqûres de tique en particulier la maladie de Lyme (→) due à *Borrelia burgdorferi*, et dont le traitement repose sur la pénicilline.

▶ **Traitement :**

Traitement de l'étiologie dans les formes symptomatiques, dans les PRN aiguës et en particulier dans le syndrome de Guillain-Barré :

- Hospitalisation, arrêt de toute alimentation en cas de troubles de la déglutition. Alimentation parentérale si nécessaire.
- Ventilation assistée si nécessaire. Trachéotomie si la ventilation assistée doit être prolongée.
- Anticoagulation préventive par l'héparine sous-cutanée à faibles doses.
- Plasmaphérèse dans les formes graves.

POLYVALVULOPATHIES

▶ **Définition :**

Cardiopathies valvulaires caractérisées par l'atteinte d'au moins deux orifices cardiaques.

▶ **Causes – Mécanisme :**

Les atteintes de l'orifice mitral, de l'orifice tricuspidien et de l'orifice aortique, qu'il s'agisse de fuite ou de rétrécissement, peuvent s'associer de façon variable deux à deux, voire réaliser une atteinte des trois orifices et être à l'origine d'un tableau d'insuffisance cardiaque. L'étiologie la plus fréquemment en cause est ici la maladie rhumatismale qui touche le plus souvent le cœur gauche (orifices aortique et mitral) dont les lésions pourront retentir sur le cœur droit par le biais d'une dilatation cavitaire qui entraînera une régurgitation. Mais une localisation de la maladie rhumatismale sur le cœur droit peut se rencontrer, essentiellement sur l'orifice tricuspide car l'orifice pulmonaire est exceptionnellement concerné.

▶ **Signes :**

Différents tableaux peuvent être individualisés :

∗ CARDIOPATHIE MITROTRICUSPIDIENNE : D'origine le plus souvent rhumatismale, elle associe un rétrécissement mitral et une atteinte tricuspide souvent mixte (fuite et sténose). Sur le plan clinique la symptomatologie est dominée par le rétrécissement mitral ; la valvulopathie tricuspide majore les signes périphériques (hépatomégalie, turgescence veineuse, œdèmes des membres inférieurs, cyanose) et protège la circulation pulmonaire des effets de la sténose mitrale.

∗ CARDIOPATHIE MITRO-AORTIQUE : Également d'origine le plus souvent rhumatismale, elle associe une sténose mitrale et une fuite aortique. Le plus souvent la fuite aortique passe au second plan par rapport à la sténose mitrale ; la coexistence d'un rétrécissement mitral serré et d'une insuffisance aortique est rare. De façon habituelle, le tableau est donc dominé par la sténose mitrale.

Un tableau particulièrement sévère peut être réalisé par l'association d'une double fuite mitrale et aortique d'origine oslérienne avec insuffisance cardiaque rapide et sévère.

∗ LA TRIPLE VALVULOPATHIE : association de l'atteinte des trois orifices, aortique, mitral et tricuspide. Le tableau est celui d'une insuffisance cardiaque globale, avec une volumineuse cardiomégalie à la radiographie et une arythmie complète par fibrillation auriculaire à l'électrocardiogramme.

▶ **Traitement :**

Il est médical dans un premier temps, reposant sur le traitement de l'insuffisance cardiaque. Lorsque le retentissement de la valvulopathie est d'emblée très important, ou lorsque le traitement devient moins efficace, il convient de discuter une indication chirurgicale de remplacement valvulaire dont les chances de succès dépendent du nombre de valves à remplacer et de l'état du myocarde. La chirurgie bi ou trivalvulaire est le plus souvent très lourde.

PORPHYRIES CUTANÉES

DÉFINITION

► **Les porphyries,** affections le plus souvent héréditaires, traduisent un défaut dans la chaîne de synthèse de l'hème (constituant de l'hémoglobine) avec accumulation des porphyrines précurseurs, responsables de troubles divers.

► Selon le site électif de synthèse des porphyries, **on distingue** les porphyries hépatiques, érythropoïétiques et mixtes.

PORPHYRIES HÉPATIQUES

► **Porphyrie cutanée tardive** (PCT) :

⁎ CAUSES ET MÉCANISMES : Divers facteurs, héréditaires, enzymatique, toxique (éthylisme, médicamenteux, barbituriques, neuroleptiques, griséofuline, sulfamides) sont responsables.

⁎ CLINIQUE :

Chez un homme de 50 ans surviennent en été, sur les régions exposées à la lumière, des bulles qui se rompent pour former des cicatrices dépigmentées.

⁎ EXAMENS COMPLÉMENTAIRES :

- Recherche dans les urines des porphyrines précurseurs.
- Examens hépatiques (cirrhose éthylique souvent associée).
- L'histologie cutanée est caractéristique avec une bulle sous-épidermique.

⁎ TRAITEMENT :

- *Les mesures préventives* sont indispensables :
  - abstention d'alcool et des médicaments hépatotoxiques ;
  - protection contre la lumière solaire.
- *Les traitements généraux* comportent les saignées de 250 cm^3 répétées. Les antipaludéens de synthèse sont également utiles.

► **Porphyrie aiguë intermittente** (PAI) :

Elle ne donne pas de signes cutanés et se caractérise par l'association d'un syndrome douloureux abdominal et d'un syndrome neuropsychique.

PORPHYRIES ÉRYTHROPOÏÉTIQUES

► **La porphyrie de Günther,** rare, est associée à de multiples dystrophies.

► **La protoporphyrie érythropoïétique** est responsable d'une urticaire solaire géante, retardée par rapport à l'exposition, ou de lésions bulleuses proches de la porphyrie cutanée tardive.

Ici, la recherche de précurseurs est à faire dans les selles et dans le sang.

Le traitement repose sur le bêta-carotène.

PORPHYRIES MIXTES

Exceptionnelles, elles associent les signes de porphyrie cutanée à ceux de porphyrie aiguë intermittente.

POSTPÉRICARDOTOMIE (SYNDROME)

► **Définition :**

Syndrome pleuro-péricardique observé après une intervention chirurgicale ayant comporté l'ouverture du péricarde.

► **Causes et mécanisme :**

Il semble s'agir d'un phénomène immunologique.

► **Signes cliniques :**

Ce sont essentiellement :

- la douleur, de type péricardique ;
- et la fièvre qui peut être très élevée.

► **Signes paracliniques :**

- Syndrome inflammatoire majeur ;
- *électrocardiogramme :* signes de péricardite ;

– *radiographie du thorax :* peut montrer un épanchement pleural.

▶ **Évolution :**
Elle est pratiquement toujours bénigne.

▶ **Traitement :**

⁎ Abstention thérapeutique le plus souvent.

⁎ Traitement anti-inflammatoire si les signes cliniques sont très gênants.

POUMON RADIOTHÉRAPIQUE

▶ **Définition :**
On regroupe sous le terme poumon radiothérapique les manifestations en rapport avec les lésions pulmonaires, bronchiques ou vasculaires provoquées par la radiothérapie.

▶ **Causes et mécanisme :**
Son apparition est fonction de la dose reçue, de la durée d'exposition et de l'existence d'un traitement chimiothérapique antérieur. La cobaltothérapie plus localisée a réduit, mais non supprimé, les risques. L'irradiation provoque des réactions œdémateuses et cellulaires qui aboutissent à une fibrose.

▶ **Signes cliniques et paracliniques :**
Initialement on peut noter une toux sèche ou avec expectoration muqueuse associée à des râles crépitants fins à l'auscultation. Plusieurs semaines après l'arrêt de la radiothérapie, c'est un tableau de fibrose pulmonaire : dyspnée d'effort, puis de repos, tachycardie, cyanose, toux, râles crépitants bilatéraux, hippocratisme digital.

Radiologiquement : images réticulo-nodulaires foyer parenchymateux, pachypleurite.

Les épreuves fonctionnelles respiratoires montrent un syndrome restrictif avec trouble de la diffusion du CO et hypoxie à l'effort.

▶ **Évolution, complications :**
Il s'agit d'une maladie évolutive, longtemps après l'arrêt de l'irradiation les lésions pulmonaires peuvent s'étendre ou rester stables. Elle peut se compliquer d'insuffisance respiratoire chronique ou aiguë, notamment à l'occasion d'infection.

▶ **Traitement et pronostic :**

⁎ Au stade initial, la corticothérapie peut améliorer les symptômes.

⁎ Au stade de fibrose, il n'y a pas de traitement spécifique mais seulement un traitement préventif des complications : prophylaxie anti-infectieuse, kinésithérapie, arrêt du tabac.

⁎ Le pronostic est sombre, car le poumon radiothérapique aggrave le pronostic propre du cancer sous-jacent.

PRÉEXCITATION VENTRICULAIRE

▶ **Définition :**
Les syndromes de préexcitation ventriculaire réalisent une activation prématurée de tout ou partie des ventricules du fait de l'existence d'une voie anormale de conduction qui court-circuite l'activation nodo-hisienne normale.

▶ **Classification – Électrocardiogamme :**
On distingue différents types de voies accessoires :

⁎ Le faisceau de Kent, qui relie oreillettes et ventricules : c'est le syndrome de Wolff-Parkinson-White (→), caractérisé à l'électrocardiogramme par un espace PR court inférieur à 0,12 s, par un empâtement du pied du complexe ventriculaire (onde delta).

⁎ Le faisceau de James ; qui relie les oreillettes au faisceau de His : c'est le syndrome de Lown-Galong-Levine, caractérisé à l'électrocardiogramme par un espace PR court inférieur à 0,12 s sans déformation du pied du complexe ventriculaire.

⁎ Les fibres de Mahaim, qui relient le faisceau de His aux ventricules, qui se manifestent à l'électrocardiogramme par un empâtement isolé du pied du complexe ventriculaire (onde delta).

▶ **Évolution :**
L'existence d'une ou de plusieurs voies de préexcitation ventriculaire fait principalement courir des risques de survenue de troubles du rythme. Il peut s'agir d'épisodes de tachycardie supraventriculaire par rythme réciproque généralement sans gravité et bien contrôlés par le traitement médical antiarythmique. Mais il peut s'agir également d'épisodes d'arythmie complète par fibrillation auriculaire ou de flutter avec un rythme ventriculaire rapide pouvant se transformer en fibrillation ventriculaire et être à l'origine de morts subites.

	28 semaines	30 semaines	32 semaines	34 semaines	36 semaines	36 semaines	40 semaines
POSTURE	complètement hypotonique 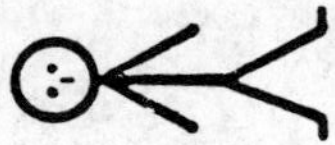	début de flexion de la cuisse	Flexion plus importante 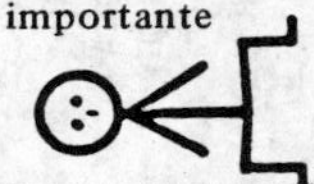	Attitude de grenouille 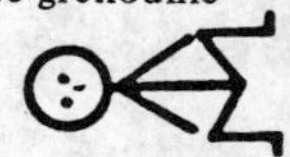	Flexion des 4 membres 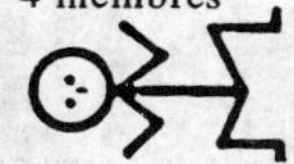	Hypertonique 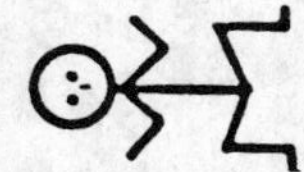	Très hypertonique 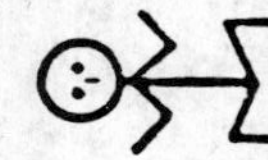
ANGLE POPLITÉ	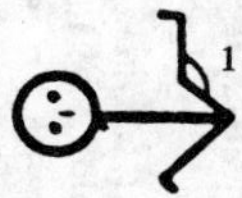 150°	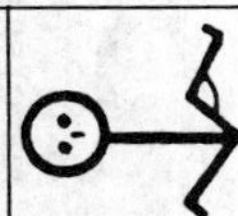 130°	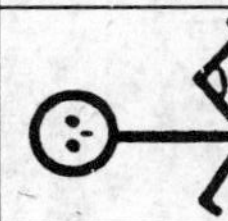 110°	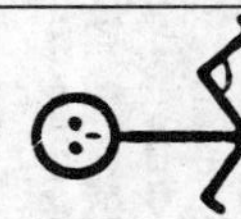 100°	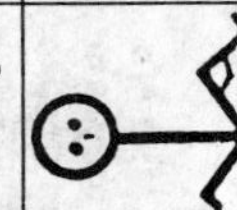 100°	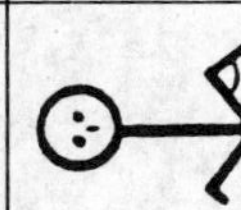 90°	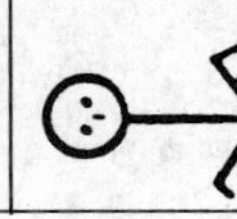 80°
RÉFLEXE DU GRASPING	Ce grasping des doigts est bon, la réaction s'étend au membre supérieur pas assez forte pour soulever l'enfant du plan du lit.		Plus fort	Plus fort	L'enfant peut être soulevé du plan du lit →	→	
RÉFLEXE DE MORO	Faible et intermittent		Réflexe complet	→	→	→	
RÉFLEXE D'EXTENSION CROISÉE	Flexion et extension au hasard sans but précis		Extension mais pas d'adduction	Encore incomplet	Bonne réponse avec : 1. Extension 2. Adduction 3. Écartement des orteils →	→	
RÉFLEXE DE LA MARCHE AUTOMATIQUE			Commence à marcher sur les orteils avec une réaction de redressement des jambes pendant quelques secondes		Bon Rapide Sur les orteils	Un prématuré qui a atteint 40 sem. marche en appuyant d'abord sur les orteils. Un nouveau-né à terme marche en appuyant d'abord sur le talon puis sur toute la plante du pied	

Maturation neurologique du prématuré. Posture, tonus passif et réflexes
(d'après LAPLANE R., *Abrégé de pédiatrie*, Masson, Paris, 1985).

PRÉMATURÉ

▶ Définition :

Un prématuré est un enfant né avant la 37e semaine de gestation (terme calculé à partir du premier jour des dernières règles).

▶ Causes et mécanisme :

Elles sont *nombreuses :* grossesses multiples, anomalies de l'utérus (béance), placenta praevia, toxémie gravidique, infection, souvent *inconnues* (rôle des mauvaises conditions socio-économiques).

▶ Signes essentiels :

Poids, taille et périmètre crânien sont en rapport avec le terme (prématuré simple) ou discordants en cas de dysmaturité associée.

Aspect : teint rouge, peau fine, œdèmes, lanugo (duvet) sur le dos, oreilles molles.

Examen neurologique variable selon le terme : hypotonie, réflexes incomplets (succion déglutition à partir de 34 semaines).

▶ Évolution et complications :

Les complications à redouter sont d'autant plus fréquentes que le terme est moins avancé : détresse respiratoire (maladie des membranes hyalines : →), apnée, hypotension, ictère, hypothermie, infection, fragilité vasculaire (rétine), entérocolite ulcéro-nécrotique. Leucomalacie périventriculaire (nécrose ischémique de la substance blanche), hémorragie intraventriculaire.

Secondairement : anémie.

▶ Éléments de surveillance :

⁎ CLINIQUES : Pendant les premiers jours, surveillance pluriquotidienne, ou mieux par monitorage, de l'état cardio-respiratoire (fréquence et régularité du rythme respiratoire, pouls, tension artérielle), de la température, de l'état digestif (résidus gastriques, selles), de la diurèse, de la glycémie (*Dextrostix*), de la courbe de poids, de la pO_2 transcutanée.

⁎ BIOLOGIQUES : Prélèvements bactériologiques, hémogramme, hémostase, gaz du sang, ionogramme sanguin (en particulier protides et calcémie), radio de thorax et d'abdomen, surveillance du fond d'œil, échographie transfontanellaire.

▶ Traitement et pronostic :

⁎ LES SOINS A ASSURER DÈS LA NAISSANCE comportent :

- réchauffement (incubateur stérile humidifié) ;
- liberté des voies aériennes (aspiration nasale et pharyngée) ;
- si nécessaire oxygénation contrôlée éventuellement avec ventilation assistée ;
- alimentation précoce, par gavage gastrique, continu ou discontinu, ou gavage duodénal et/ou par voie veineuse ;
- en cas d'apnée, traitement par la caféine ;
- perfusion d'albumine humaine en cas de choc ;
- supplément de vitamines D et E.

⁎ LE PRONOSTIC est fonction du terme ainsi que de la qualité et de la précocité de la prise en charge.

La mortalité est de l'ordre de 10 à 20 % chez les prématurés de moins de 30 semaines.

A long terme, risque de séquelles sensorielles et psychomotrices.

PRESBYTIE

Voir *Amétropies*

PRIAPISME

▶ Définition :

C'est une érection prolongée ou douloureuse indépendante du désir sexuel.

▶ Causes :

Il peut s'agir d'une thrombose des corps caverneux (infections, leucoses, drépanocytose), d'une maladie neurologique (tumeurs, traumatisme crânien), d'une cause iatrogène.

▶ Traitement :

L'échec du traitement médical (anesthésie, héparine) rend nécessaire un geste chirurgical.

PROLAPSUS

▶ **Définition :**

Descente à travers le petit bassin osseux des viscères de la filière pelvi-génitale (du vagin, de l'utérus, de la vessie et du rectum).

▶ **Causes et mécanisme :**

L'étiologie est dominée par 4 facteurs :

- le *traumatisme obstétrical* dont l'incidence doit être diminuée par l'obstétrique moderne ;
- la *mauvaise trophicité tissulaire ;*
- les *anomalies congénitales,* qui rendent compte des prolapsus de la nullipare ;
- *chirurgical*, après *hystérectomie.*

▶ **Signes essentiels :**

∗ CLINIQUE :

Les femmes atteintes de prolapsus viennent consulter soit pour :

- l'apparition d'une « boule au vagin » ;
- des douleurs lombaires et pelviennes, une sensation de pesanteur ou de « fuite d'organe » ;
- des troubles mictionnels : pollakiurie, petite dysurie associée ou non à une incontinence ;
- des troubles rectaux plus rarement.

L'interrogatoire se renseigne sur :

- le passé obstétrical : gros enfant, accouchement par forceps, déchirures obstétricales importantes ;
- le désir éventuel de maternité ;
- la persistance ou non de rapports sexuels.

Examen clinique du prolapsus :

La femme est allongée en position gynécologique :

- L'inspection juge du degré de béance de l'orifice vulvaire après réintégration éventuelle du prolapsus et apprécie l'état du périnée, béant ou cicatriciel, après périnéotomie obstétricale.
- On demande à la patiente de pousser. Peuvent apparaître alors quelques gouttes d'urine, caractéristiques de l'incontinence d'effort ; on observe surtout le déroulement des parois vaginales antérieures et postérieures ou colpocèle antérieure ou postérieure.

- Si la colpocèle antérieure est lisse, régulière, convexe, c'est une *cystocèle ;*
- si elle est striée transversalement, c'est une *urétrocèle ;*

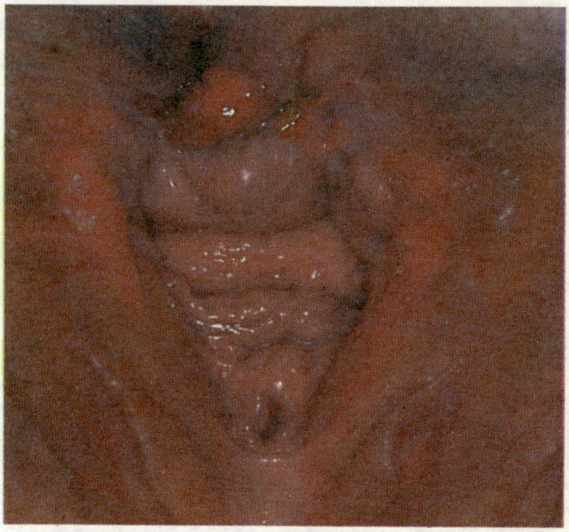

Prolapsus.

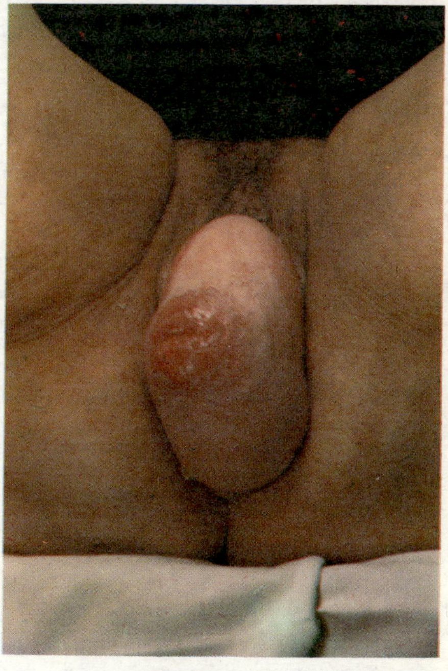

Prolapsus extériorisé.

- en fait, habituellement, c'est une *urétrocystocèle* avec une partie inférieure lisse et une partie supérieure striée.
- Le col peut apparaître à la vulve spontanément, c'est l'*hystérocèle* ; le col peut être

normal ou allongé, on peut attirer le col avec une pince de Pozzi. La facilité extrême avec laquelle une traction sur une pince de Pozzi l'amène à la vulve traduit la dégradation des éléments de suspension.
- La colpocèle peut contenir le rectum : c'est la *rectocèle* appréciée à l'aide d'un doigt intrarectal ; elle peut contenir du péritoine, c'est l'*élytrocèle.*
- Le toucher vaginal réduit le prolapsus, précise le volume et la situation du corps utérin et des annexes ; on apprécie en même temps l'état de la paroi abdominale et du noyau fibreux central.

∗ EXAMENS COMPLÉMENTAIRES :
- *frottis cervico-vaginal,* systématique ;
- *colpocystogramme,* qui opacifie à la fois la vessie, le vagin et le rectum et visualise radiologiquement leur degré de déplacement au repos et à l'effort ;
- *cystomanométrie :* pour apprécier le degré et l'origine de l'incontinence.

▶ Traitement :

∗ ABSTENTION OPÉRATOIRE DEVANT UN PROLAPSUS DISCRET sans troubles fonctionnels chez une femme désirant d'autres grossesses.

∗ CHIRURGICAL, par voie périnéo-vaginale le plus souvent.

De multiples techniques ont été décrites, toutefois la plupart des interventions ont en commun certains temps :
- temps *antérieur,* pour la remise en place et le maintien de la vessie ;
- temps *utérin,* qui se limite souvent à une amputation haute du col avec des manœuvres de soutien ;
- temps *postérieur recto-vaginal,* pour la reconstitution du coin périnéal entre vagin et rectum.

∗ MÉDICAL :
- Les œstrogènes (œstriol) améliorent souvent les troubles urinaires associés.
- Les vitamines (B ou E) améliorent parfois les petites incontinences.
- La kinésithérapie par gymnastique des releveurs.
- Le pessaire n'est proposable que lorsque aucune intervention n'est envisageable pour mauvais état général.

PROLAPSUS MITRAL

▶ Définition :

Glissement anormal d'une partie de l'appareil mitral, vers l'oreillette gauche, lors de la systole ventriculaire.

▶ Causes et mécanisme :

∗ MALADIE DE LA VALVE MITRALE :
- le plus souvent primitive ;
- parfois après atteintes rhumatismale, bactérienne, traumatique, dans la maladie de Marfan, dans les anomalies congénitales de la valve mitrale et de l'appareil sous-valvaire.

∗ MALADIE DU MYOCARDE :
- cardiomyopathie ;
- cardiopathie ischémique.

∗ LES MÉCANISMES NE SONT PAS TOUJOURS CLAIRS :
- Le prolapsus existe quand il y a disproportion entre des valves mitrales trop grandes pour le ventricule durant la systole.
- Une hyperactivité du système sympathique a été mise en cause.
- On pourrait opposer les formes *primitives* en apparence aux formes *secondaires* à une atteinte de l'appareil mitral ou du myocarde.

▶ Signes cliniques :

∗ LE PLUS SOUVENT ASYMPTOMATIQUES, découverte d'examen systématique.

∗ SIGNES FONCTIONNELS DÉCRITS :
- douleurs précordiales, palpitations, dyspnée ;
- troubles neuropsychiques : asthénie, anxiété.

∗ L'AUSCULTATION CARDIAQUE recherche :
- un click méso-systolique, un souffle méso-télésystolique ;
- ces signes ne sont pas toujours présents et sont variables selon les positions.

▶ Signes paracliniques :

∗ ÉCHOCARDIOGRAMME :
- Il révèle et confirme souvent le diagnostic.
- Il montre le prolapsus (en mode M et bidimensionnel) avec le mouvement posté-

rieur de l'un ou des deux feuillets de la valve mitrale, pendant tout ou partie de la systole.
– Il donne des indications anatomiques sur la valve mitrale et l'appareil sous valvaire.

* PHONOCARDIOGRAMME : Il recherche les signes entendus à l'oreille, et permet parfois de les mettre en évidence sous épreuves pharmacodynamiques.

* ÉLECTROCARDIOGRAMME :
– Il est souvent normal.
– On note parfois : des troubles de la repolarisation, des troubles du rythme et de la conduction (mieux objectivés par l'enregistrement électrocardiographique continu de 24 heures selon la méthode de Holter).

* VENTRICULOGRAPHIE GAUCHE :
– Elle peut montrer le bombement vers l'oreillette gauche de feuillets de la valve mitrale.
– Et elle étudie la cinétique ventriculaire gauche et apprécie une éventuelle régurgitation mitrale.

► Évolution :
Elle reste bénigne dans l'immense majorité des cas de prolapsus mitral idiopathique.

PROSTATE (ADÉNOME DE LA)

Voir *Adénome de la prostate*

PROSTATE (CANCER DE LA)

Voir *Cancer de la prostate*

PROSTATITE

► Définition :
C'est l'infection bactérienne de la prostate par voie hématogène ou par diffusion d'une infection du bas appareil.

► Signes cliniques :

* PROSTATITE AIGUË : Il existe une cystite fébrile avec hématurie initiale ou terminale. Au T. R., la prostate est grosse et douloureuse. Les urines sont troubles. Un germe banal (gram -, staphylocoque) est retrouvé à la culture des urines, parfois à des hémocultures. L'U. I. V. est normale. L'évolution est favorable sous antibiothérapie prolongée.

* PROSTATITE CHRONIQUE : Elle complique une prostatite aiguë mal traitée, ou une urétrite récidivante. Le malade se plaint de douleurs pelvi-périnéales, de dysurie, de troubles sexuels. Les urines sont stériles. Le traitement est le plus souvent décevant.

PROTÉINOSE ALVÉOLAIRE PULMONAIRE

► Définition :
Elle est secondaire à l'accumulation dans les alvéoles d'un produit riche en protéines et en lipides.

► Causes et mécanisme :
L'étiologie est inconnue. Le liquide protéinacé paraît être du surfactant, qui est la substance normalement présente à la surface des alvéoles. Elle peut entraîner une insuffisance respiratoire par comblement diffus des alvéoles.
Elle atteint surtout l'homme entre 20 et 50 ans.

► Signes cliniques et paracliniques :
Elle peut se manifester par une dyspnée parfois sévère et une toux ramenant une expectoration épaisse.
Dans certains cas, elle est asymptomatique, révélée par la radiographie qui montre des opacités nuageuses diffuses prédominant dans les régions hilaires sans adénopathie.
Le diagnostic repose sur l'étude des crachats ou des sécrétions recueillies lors d'une fibroscopie avec lavage alvéolaire. Dans certains cas, il faut une biopsie pulmonaire chirurgicale.

► Évolution, complications :
L'évolution est le plus souvent favorable vers la guérison spontanée. Plus rarement, elle peut se faire vers l'insuffisance respiratoire grave conduisant au décès.

► **Traitement et pronostic :**

* LE TRAITEMENT est très limité, il fait appel dans les formes sévères aux lavages alvéolaires.

* LE PRONOSTIC est imprévisible mais souvent favorable.

PRURIGO

Voir *Prurit*

PRURIT

► **Définition :**

Le prurit est un symptôme, produit par des démangeaisons.

► **Causes et mécanismes :**

* LE PRURIT RÉPOND À DE NOMBREUSES ÉTIOLOGIES :

– *une dermatose associée :* eczéma, lichen, mycosis fungoïde, par exemple ;
– *une parasitose externe* (gale, poux) ou *interne* (anguillulose, par exemple) ;
– *une cause générale :* maladie d'Hodgkin, insuffisance rénale, grossesse, cholestase, polyglobulie, hyperuricémie, diabète sucré.

* AILLEURS, IL PARAÎT ISOLÉ : prurit sine materia des névrodermites, par exemple (→ LICHÉNIFICATION).

► **Aspects cliniques :**

Certaines lésions cutanées sont dues au grattage :

– érythème immédiat ;
– follicules pileux turgescents excoriés, petites croûtelles noirâtres discrètement hémorragiques ;
– excoriations linéaires (stries de grattage) ;
– papules simples ou vésiculeuses, voire papulo-nodules : ces papules, qui accompagnent le prurit, sont dénommées *prurigos* ;
– lichénifications (→).

► **Évolution et traitement :**

Sont fonction de l'étiologie.

A titre symptomatique, on utilise :

– les lotions antiprurigineuses (→ ANTIPRURIGINEUX LOCAUX) ;
– les antihistaminiques généraux (→).

PRURIT ANAL

► **Définition :**

Il s'agit de démangeaisons péri-anales.

► **Causes et mécanisme :**

Les principales étiologies sont indiquées dans le tableau page précédente, mais assez souvent il s'agit de prurit idiopathique ou psychogène.

► **Signes essentiels :**

* CLINIQUE :

L'examen est :

– *local :* examen de la marge anale en déplissant les plis radiés, toucher rectal,

Prurit anal

CAUSES LOCALES	CAUSES DERMATOLOGIQUES	CAUSES GÉNÉRALES
. *Suppuration :* – fistule – abcès, cryptite . *Ulcération :* – fissure ancienne – syphilis – herpès . *Hémorroïdes* . *Papillomes « vénériens »* . *Cancer anal* . *Oxyurose* (enfant) ++	. *Eczémas* . *Mycose* (candidose postantibiothérapie notamment) . *Prurit allergique*	. *Diabète sucré* . *Maladie de Hodgkin*

anuscopie et rectoscopie ; l'examen gynécologique recherche une infection.
- *général :* à la recherche d'un diabète, d'une hémopathie (Hodgkin), de troubles psychologiques.

∗ EXAMENS COMPLÉMENTAIRES : prélèvements mycologiques, bactériologiques, recherche de parasites (scotch-test notamment à la recherche d'une oxyurose), glycémie, NFS, VS.

► Traitement :

Il doit être adapté à chaque cas particulier (*cf. tableau*).

PRURIT VULVAIRE

► Définition :

C'est une démangeaison de la région vulvaire et périvulvaire localisée ou généralisée.

► Causes et mécanisme :

Le prurit vulvaire est un symptôme, non une maladie. Il relève de causes nombreuses, organiques ou psycho-affectives.

Il peut être aussi :
- soit un élément d'une grande dermatose prurigineuse : mycoses, Hodgkin, érythrodermie, leucémie, eczémas aigus ou chroniques ;
- soit un élément isolé dominant, amenant à consulter.

► Signes essentiels :

∗ CLINIQUE :
- L'*interrogatoire* approfondi note :
  - date de début : après traitement antibiotique, après leucorrhée, après ménopause, etc ;
  - recherche de notion de diabète : dosage de la glycémie, hyperglycémie provoquée ;
  - étude du terrain psychologique.
- L'*examen gynécologique et dermatologique* rigoureux doit aboutir à un diagnostic lésionnel précis. Tout traitement symptomatique sans diagnostic précis peut être dangereux.

∗ EXAMENS COMPLÉMENTAIRES :
- examen bactériologique des prélèvements : vagin, vulve, endocol ;
- biopsie vulvo-vaginale si nécessaire.

► Traitement :

∗ LE TRAITEMENT EST ÉTIOLOGIQUE quand la cause est connue :
- *Infectieuse :* trichomonas (*Flagyl* pour les deux partenaires), candida albicans (*Mycostatine* localement et *per os*), microbiens : gonocoque (*Trobicine*, 1 inj. i.m. dans chaque fesse).
- *Dystrophie :* eczéma vulvaire, allergie (suppression du facteur irritant), atrophie vulvaire, lichen scléro-atrophique (corticoïdes locaux, crème à base d'*Androtardyl*), carcinome *in situ* : maladies de Bowen et Paget (chirurgie).
- *Diabète :* équilibration.
- *Virale :* herpès (traitement anti-herpétique), végétations vénériennes (*Podophyline* locale, laser).

∗ LORSQUE LE PRURIT EST ESSENTIEL, le traitement est plus délicat.
- *Traitements généraux :*
  - anti-histaminiques, sédatifs ;
  - suppression alcool, vin, réduction des hydrates de carbone.
- *Traitements locaux :*
  - compresses humides à la camomille ;
  - solution de permanganate en bain de siège à 1/20 000 ;
  - bains vulvaires froids.

PSEUDO-HERMAPHRODISME MASCULIN

Voir *Troubles de la différenciation sexuelle*

PSEUDO-KYSTE DU PANCRÉAS

Voir *Faux kyste du pancréas*

PSEUDO-POLYARTHRITE RHIZOMÉLIQUE

▶ Définition :

La pseudo-polyarthrite rhizomélique est un rhumatisme inflammatoire touchant les ceintures scapulaires et pelviennes chez les gens âgés. (On le classe dans les vascularites rhumatismales : → POLYATHRITES).

▶ Causes :

Elles sont inconnues. Cependant il y a beaucoup de signes communs avec l'artérite giganto-cellulaire (→).

▶ Signes cliniques :

* Il existe une BAISSE IMPORTANTE DE L'ÉTAT GÉNÉRAL : fièvre, amaigrissement, asthénie, anorexie.

* Le malade se plaint de DOULEURS INFLAMMATOIRES touchant les *épaules et le bassin,* ainsi que la nuque. Il existe souvent des céphalées temporales. *L'impotence fonctionnelle* est notable. Souvent les mains et/ou les pieds sont le siège d'un œdème.

* L'EXAMEN est pratiquement négatif : il n'y a pas de limitation articulaire. Par contre, les artères temporales sont souvent indurées, peu ou pas battantes.

▶ Signes paracliniques :

* Il n'y a PAS DE SIGNE RADIOLOGIQUE de l'affection.

* DANS LE SANG : très forte accélération de la vitesse de sédimentation, hypergammaglobulinémie en dôme. La *biopsie de l'artère temporale* montre très souvent des signes d'artérite giganto-cellulaire (comme pour la maladie de Horton).

▶ Évolution et surveillance :

L'évolution est favorable. *La surveillance* doit porter sur l'état général et *l'œil* en cas d'artérite giganto-cellulaire (→).

▶ Traitement :

Corticothérapie, très efficace.

PSITTACOSE

▶ Définition, causes et mécanisme :

C'est une maladie infectieuse transmise par les oiseaux, et due à Chlamydia psittaci. Il s'agit d'un organisme gram négatif, parasite intracellulaire, classé comme une bactérie. Le terme *ornithose* désigne la maladie contractée à partir d'autres oiseaux que les perruches et les perroquets.

▶ Signes essentiels :

* CLINIQUE : Après une incubation de 1 à 2 semaines survient un malaise général fébrile avec céphalées et myalgies ; des troubles neuropsychiques sont possibles. Il y a une toux sèche, avec parfois une splénomégalie, voire une hépatomégalie.

* EXAMENS COMPLÉMENTAIRES : La radio pulmonaire montre un aspect de pneumonie atypique. La NFS et le LCR sont normaux. Les réactions sérologiques affirment le diagnostic. L'isolement de l'agent causal est difficile (sang, sécrétions bronchiques).

▶ Traitement :

Les tétracyclines sont efficaces.

PSORIASIS

▶ Définition :

Le psoriasis est une dermatose érythémato-squameuse en plaques bien limitées, très caractéristiques, d'une grande fréquence (environ 2 % de la population).

▶ Causes et mécanismes :

Ils sont mal connus. Un facteur génétique est probable, compte tenu de la fréquence des formes familiales.

Un choc psycho-affectif est fréquemment retrouvé à l'origine d'une poussée.

▶ Aspects cliniques :

La peau, le cuir chevelu, les ongles, voire les muqueuses, peuvent être concernées.

* LA PEAU :

Les plaques de psoriasis sont très caractéristiques par :

- leurs limites nettes ;
- leur aspect érythémato-squameux : les squames nacrées plus ou moins épaisses, en taches de bougie, masquent l'érythème sous-jacent, révélé par le grattage à la curette ;
- leur topographie enfin : symétrique aux faces d'extention des coudes, des genoux, des lombes, le périnée, l'ombilic, le cuir chevelu.

L'atteinte des plis est possible.

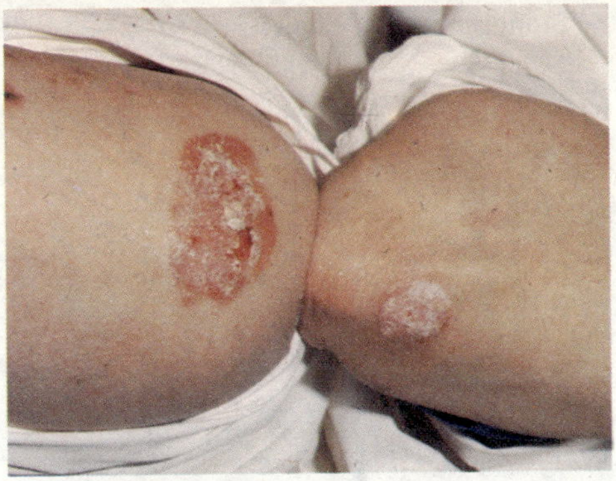

Psoriasis des coudes.

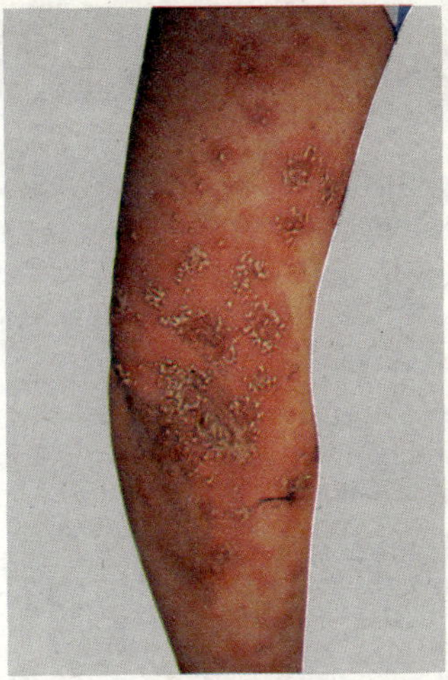

Psoriasis pustuleux.

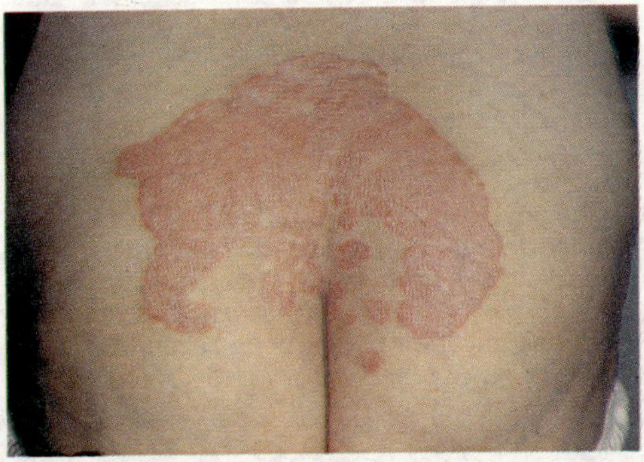

Plaque lombaire.

⁎ LE CUIR CHEVELU :
La plaque y est typique, sans chute des cheveux.

⁎ LES ONGLES :
- soulèvement du bord libre par une accumulation de squames sèches ;
- ou dépressions punctiformes du lit, réalisant l'ongle en dé à coudre.

⁎ LES MUQUEUSES :
Taches rouges, vernissées, du gland.

▶ Examens complémentaires :
La biopsie cutanée n'est pratiquée qu'en cas de doute : l'image histologique est caractéristique.

▶ Évolution :
⁎ ELLE EST HABITUELLEMENT CHRONIQUE : Des lésions localisées peuvent persister indéfiniment, subir des poussées imprévisibles, parfois secondaires à des affections, un choc psychoaffectif, ou régresser à l'occasion d'une grossesse, d'une exposition solaire.

⁎ CETTE RELATIVE QUIESCENCE PEUT SE COMPLIQUER par l'apparition :
- d'un *psoriasis pustuleux* (pustulose amicrobienne) :
  - parfois localisé en périphérie de certaines plaques ;
  - ailleurs, généralisé dans un contexte fébrile à 40 °C ; la répétition de ces poussées peut mettre en jeu le pronostic vital.
- d'une *érythrodermie* (→).
- d'un *rhumatisme psoriasique inflammatoire* touchant le rachis, les articulations périphériques ou les deux.

▶ Traitement :
Ils sont nombreux, tant locaux que généraux, ce qui indique l'absence de traitement spécifique.

⁎ LOCAL :
- décaper les squames (goudron, vaseline, salycilés) puis :
- corticothérapie locale (→) ;
- voire chimiothérapie locale (→) ;
- ou PUVAthérapie (→).

⁎ GÉNÉRAL :
Jamais de corticothérapie générale responsable de rebond redoutable à son arrêt (érythrodermie, psoriasis pustuleux).
La chimiothérapie générale (méthotréxate) est un traitement d'exception.
Les cures thermales sont utiles.

PSYCHOPATHIE

▶ Définition :
La psychopathie se définit par deux versants :

∗ VERSANT POSITIF avec :
- importance des troubles du comportement ;
- déséquilibre et impulsivité.

∗ VERSANT NÉGATIF avec :
- absence de symptomatologie psychotique et névrotique.

▶ Causes et mécanisme :
Ils sont discutés : le rôle des facteurs génétiques et des facteurs d'apprentissage reste imprécis.

▶ Signes cliniques :
Il faut distinguer le caractère psychopathique de l'affection patente.

∗ LE CARACTÈRE PSYCHOPATHIQUE comporte :
- une humeur variable ;
- une irritabilité avec une immaturité affective ;
- un besoin de faire souffrir par ses paroles et ses actes ;
- une falsification du vécu.

∗ L'AFFECTION PATENTE :
La psychopathie se manifeste très tôt puisque la biographie permet de retrouver :
- dans l'enfance parfois des fugues, larcins, école buissonnière, etc. ;
- un engagement volontaire au service militaire, dans des régiments durs, avec souvent une désertion ;
- une instabilité professionnelle et affective ;
- presque toujours des démêlés avec la justice, de façon itérative ;
- parfois des tendances toxicomaniaques allant de l'alcool aux drogues dures ;
- des manifestations sadiques ;
- des paroxysmes psychopathologiques : dépression, confusion, agitation, bouffée délirante, tentatives de suicide.

Les troubles du comportement du psychopathe sont donc généralement des :
- perversions sexuelles ;
- conduites médico-légales ;
- toxicomanies.

▶ Signes paracliniques :
Aucun signe paraclinique n'est pathognomonique.
Des tests psychométriques peuvent parfois être utiles au diagnostic différentiel.

▶ Éléments de surveillance :
La surveillance est difficile car les psychopathes viennent épisodiquement aux consultations.
Lorsqu'ils sont hospitalisés, à l'occasion d'un état dépressif, d'un sevrage toxicomaniaque, etc., la surveillance ne concerne pas uniquement celle de la pathologie en question, il faut éviter les éventuelles conduites médico-légales (vols, menaces, etc.).

▶ Évolution et complications :
La psychopathie débute généralement à l'adolescence, chez les garçons le plus souvent. Les premiers troubles du comportement apparaissent souvent comme une rébellion contre un milieu parental rigide et perturbé.
L'affection devient patente lors du service militaire.
A partir de la quarantaine, les troubles du comportement s'atténuent. Ces patients se stabilisent dans une vie plus ou moins marginale.
Mais parfois, ils se clochardisent, ou évoluent vers une affection psychotique chronique (paranoïa en particulier).

▶ Traitement :
Le traitement dépend du type de personnalité sous-jacente.

∗ S'IL S'AGIT D'UNE PERSONNALITÉ NÉVROTIQUE, on tentera une psychothérapie individuelle malgré les difficultés dues en partie à l'instabilité.

∗ SI LA PERSONNALITÉ TEND PLUTÔT VERS LA PSYCHOSE, l'hospitalisation psychiatrique est parfois nécessaire, et c'est seulement dans ces cas qu'elle aura une utilité, en permettant d'instaurer un traitement de la psychose sous-jacente.

PSYCHOSE DÉLIRANTE AIGUË

Voir *Bouffée délirante aiguë*

PSYCHOSE HALLUCINATOIRE CHRONIQUE

▶ **Définition :**

La psychose hallucinatoire chronique est une psychose délirante chronique caractérisée par l'importance et l'intensité des hallucinations (perception sans objet).

▶ **Causes et mécanisme :**

Différentes conceptions s'opposent quant à la pathogénie des hallucinations et du délire.

Les auteurs étrangers considèrent cette entité comme une schizophrénie tardive, ou comme des délires paranoïaques.

▶ **Signes cliniques :**

Le tableau est caractérisé par la survenue, le plus souvent chez une femme, entre 30 et 40 ans, d'un délire d'évolution chronique et de mécanisme hallucinatoire.

* LE DÉBUT est assez brusque : des voix éclatent. Les transmissions de pensée s'introduisent dans l'esprit. La pensée est répétée, en écho (écho de la pensée). Le malade se sent deviné, poursuivi, espionné. Ses actes sont commandés. L'ambiance lui semble hostile. Il perçoit des odeurs étranges, le goût suspect des aliments, des fluides dans son corps, des courants électriques.

Il est déconcerté, perplexe devant ces sensations. Mais le début n'est pas toujours aussi soudain : il peut être progressif, avec une longue période de doute, de perplexité, de sentiment d'étrangeté de l'ambiance.

Pendant longtemps, parfois des années, le malade n'exprime pas ses convictions délirantes. L'adaptation socioprofessionnelle est longtemps conservée.

* A LA PÉRIODE D'ÉTAT, le tableau est dominé par les hallucinations. Multiples, elles sont surtout AUDITIVES ET PSYCHIQUES : voix malveillantes, menaçantes, injurieuses, parfois absurdes.

- La pensée est évincée et commentée ainsi que ses actes (commentaire des actes).
- Le malade ressent un devinement de sa pensée.

Cet ensemble constitue le syndrome d'automatisme mental.

* LES HALLUCINATIONS CÉNESTHÉSIQUES sont fréquentes : impressions désagréables ou douloureuses qu'il attribue à des influences malveillantes. Les hallucinations visuelles, affectives, gustatives, plus rares, sont aussi désagréables et pénibles.

* LE SYNDROME D'INFLUENCE : Le malade se sent téléguidé, a perdu sa liberté de penser, d'agir. Il se sent sous l'empire de quelqu'un qui le commande, à distance. Ses persécuteurs sont souvent des inconnus ou des groupes sociaux (police, francs-maçons, etc.).

Le patient, plutôt déprimé, ne présente pas de troubles du comportement. Aucun signe clinique n'est spécifique.

▶ **Les éléments de surveillance** ne seront que cliniques, en dehors d'un bilan habituel dans le but d'éliminer une affection organique.

Le comportement du malade donne des indices évolutifs : attitudes d'écoute, parfois réponses à des propos hallucinatoires.

▶ **L'évolution** la plus habituelle se fait dans le sens d'une conservation de l'adaptation au monde réel qui contraste avec le noyau délirant et hallucinatoire.

Parfois le malade affecte de ne plus prêter attention à son délire.

▶ **Traitement :**

* IL REPOSE SUR LES NEUROLEPTIQUES, principalement l'halopéridol *(Haldol)*. Le traitement atteint en quelques jours des doses de 200 gouttes de la solution à 2 ‰, parfois plus.

Les effets secondaires devront être corrigés, s'ils apparaissent (→ *Neuroleptiques*).

La posologie est fonction de l'efficacité et de la tolérance du malade. Il doit être poursuivi des années et ne sera diminué que très progressivement après atténuation importante du tableau délirant.

* LE PRONOSTIC est assez bon étant donné la conservation de l'adaptation dans la vie quotidienne, pendant de longues années. L'évolution déficitaire est rare.

PSYCHOSE MANIACO-DÉPRESSIVE

▶ **Définition :**

La psychose maniaco-dépressive est caractérisée par la succession de troubles thymiques (accès mélancoliques et accès maniaques) entrecoupés d'intervalles libres.

▶ **Causes et mécanisme :**
L'étiologie de la psychose maniaco-dépressive est encore imparfaitement connue. Les facteurs héréditaires jouent un rôle. On a constaté l'existence de troubles métaboliques des monoamines cérébrales.

▶ **Signes cliniques :**
Le début survient avant l'âge de 30 ans, souvent chez des femmes.

Les combinaisons cliniques sont très variables :

- Souvent les crises maniaques ou mélancoliques sont séparées d'intervalles libres, lucides, de durée variable (P.M.-D. *bipolaires*).
- Parfois, les accès se succèdent sans intervalle libre.
- Ailleurs, accès mélancolique et accès maniaque se succèdent l'un l'autre et réciproquement.
- Souvent, la maladie ne comporte que des épisodes dépressifs (P.M.-D. *unipolaire dépressive*, ou *dépression endogène récidivante*).
- Parfois, la symptomatologie comporte l'intrication d'éléments dépressifs et maniaques ; ce sont les états mixtes.
- Certaines formes ont un début tardif (après 50 ans), ne sont que dépressives et ont quelques particularités sémiologiques importantes ; des plaintes somatiques et un ralentissement : Ce sont les *psychoses maniaco-dépressives unipolaires à début tardif.*

▶ **Les examens paracliniques** sont essentiellement ceux du bilan pré-lithium (→ LITHIUM).

▶ **Les éléments de surveillance** sont ceux des épisodes maniaques ou dépressifs, sur le plan clinique. Les dosages de la lithiémie sont réguliers.

▶ **L'évolution** se fait souvent vers un raccourcissement des intervalles libres et une augmentation de la durée des accès. Sous traitement préventif par les sels de lithium, des rechutes semblent évitées, essentiellement dans les formes bipolaires.

▶ **Le traitement** comporte d'une part celui de l'accès en question (→ DÉPRESSIONS ET MANIE), d'autre part la prévention des rechutes par le lithium, contrôlé par des dosages réguliers de lithiémie (qui doit se situer entre 0,50 et 0,90 mEq/l).

PSYCHOSES PUERPÉRALES

▶ **Définition :**
Ce sont les accidents psychotiques aigus de la puerpéralité, survenant soit de façon précoce (dans les 6 premières semaines après l'accouchement), soit, plus rarement, tardivement (25 % des cas).

Au cours de la grossesse la survenue de troubles psychotiques est rare.

▶ **Causes et mécanisme :**
Ils sont discutés, de même que la spécificité nosographique des psychoses puerpérales. Néanmoins, les complications obstétricales ou néo-natales semblent favorisantes.

▶ **Signes cliniques :**
Type de description : le cas des psychoses précoces (75 % des cas).

* ELLES RÉALISENT DES BOUFFÉES CONFUSO-DÉLIRANTES AIGUËS avec pour caractéristiques :

- une période d'anxiété, cauchemars et agitation nocturne précédant
- l'apparition entre le 5e et 25e jour,
- d'une altération de la conscience, variable dans son intensité et fluctuante dans la journée ;
- l'humeur est généralement triste avec anxiété, mais peut alterner avec l'exaltation ;
- les thèmes et mécanismes délirants sont centrés autour de la relation mère-enfant avec fréquemment une négation de la grossesse et de l'accouchement, etc.

* LES FORMES TARDIVES peuvent être :

- des accès franchement dysthymiques, mélancoliques, maniaques ou mixtes ;
- des épisodes paranoïdes : délire flou avec discordance.

▶ **Signes paracliniques :**
Ils seraient liés à une pathologie associée : infectieuse, ou autre complication obstétricale.

▶ **Éléments de surveillance :**
La surveillance se fait obligatoirement en milieu spécialisé, étant donné l'agitation et le risque (suicidaire ou infanticide).

Certains auteurs conseillent la reprise du contact entre la mère et l'enfant de façon précoce, avec sa participation aux soins à l'enfant de manière à aider la mère à assumer sa fonction maternelle. Mais bien entendu, ceci ne peut se faire que sous la surveillance rigoureuse et rassurante des infirmières.

▶ Évolution et complications :

▶ L'ÉVOLUTION se fait généralement vers une guérison rapide (80 % des cas).
Elle peut se faire vers la chronicité.

∗ LES COMPLICATIONS peuvent être :
- la récidive de type dysthymique ou délirant ;
- le passage à la schizophrénie.

Le risque de récidive en cas de grossesse ultérieure est inférieur à 20 %.

▶ Traitement :
Le traitement repose sur la *chimiothérapie neuroleptique*, parfois les *sismothérapies.*
Mais une *psychothérapie* axée sur la relation mère-enfant est souhaitable.

PTÉRYGION

▶ Définition :
Voile conjonctival triangulaire à base limbique, qui peut s'insérer sur la cornée, toujours au niveau du méridien horizontal interne ; en cas de progression, il se produit un astigmatisme et des complications inflammatoires.

▶ Traitement :
Résection chirurgicale simple, kératoplastie lamellaire en cas de ptérygion évolué.

PTOSIS

▶ Définition :
C'est l'état d'une paupière supérieure dont la position est anormalement basse en raison d'une impotence du releveur de cette paupière.

▶ Principales étiologies :
- *ptosis congénital* : héréditaire et parfois familial, uni ou bilatéral, plus ou moins accentué, souvent associé à une amblyopie du côté le plus atteint ;

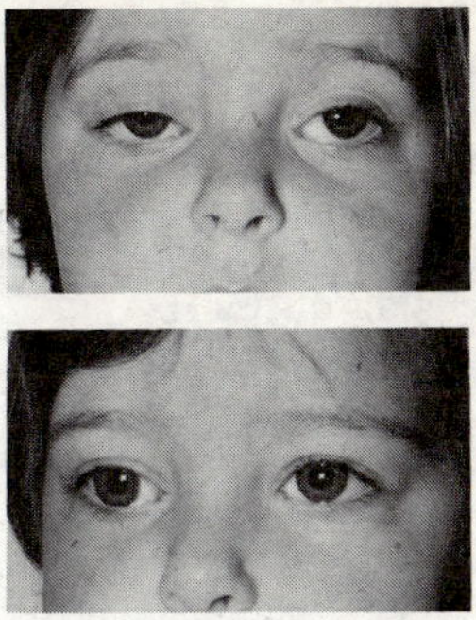

Ptosis. Lors d'un test à la prostigmine, disparition du ptosis (cliché du haut) par injection de prostigmine
(d'après SARAUX H., *Précis d'ophtalmologie*, Masson, Paris)

- *ptosis neurogène* : souvent associé à une paralysie oculo-motrice (par tumeurs ou infections, ou déficits vasculaires) ;
- le *ptosis par lésion du sympathique* (syndrome de Claude Bernard-Horner) ;
- *ptosis de la myasthénie* (épreuve à la prostigmine) ;
- *ptosis des myopathies* ;
- *ptosis traumatiques* par section nerveuse ou lésion traumatique directe du muscle du releveur.

▶ Traitement :
En cas de ptosis unilatéral modéré, l'abstention est la règle. Le traitement chirurgical du ptosis reste difficile et souvent décevant malgré la multiplicité des techniques proposées.

PUBERTÉ

▶ Définition :
Période de transition entre l'enfance et l'état adulte, accompagnée de transformations somatiques, métaboliques, psychologiques et plus particulièrement hormonales conduisant à la possibilité de procréer.

▶ Mécanisme de la puberté :
- La puberté semble due à la maturation du système nerveux central qui aboutit à la disparition du frein inhibant l'hypothalamus antérieur. Cette inhibition, une fois

levée, les centres hypothalamiques vont sécréter des « releasing factors », c'est-à-dire des neurohormones qui stimulent la sécrétion antéhypophysaire.

– En même temps qu'apparaissent FSH et LH, la sécrétion de STH s'accroît, ainsi que la sécrétion d'ACTH.

► **Puberté :**

* MODIFICATIONS SEXUELLES FÉMININES :
On distingue :

– *L'apparition des caractères sexuels secondaires :*
  - la croissance mammaire est la première en date, vers 9-10 ans (soulèvement puis bombement : S_1-S_5) ;
  - l'apparition de la pilosité pubienne succède au développement des seins (P_1-P_5). Elle est suivie de l'apparition des poils axillaires (A) qui précède de peu l'apparition des règles (R).

– *La modification des organes génitaux externes et internes :* La vulve, le vagin se développent, l'utérus et les ovaires augmentent de volume, les grandes lèvres se développent, les petites lèvres s'étendent et se pigmentent. La muqueuse vaginale devient rosée et sécrétante, le développement de la muqueuse utérine est suivi d'une première desquamation qui résulte souvent de la seule action des œstrogènes, car les premiers cycles sont presque toujours anovulatoires.

* MODIFICATIONS SEXUELLES MASCULINES

– L'augmentation de volume testiculaire est le premier signe, précédant de 6 mois l'apparition des caractères sexuels secondaires (dus à l'imprégnation par les hormones mâles). En moyenne la puberté apparaît vers 13 ans.

– Les caractères sexuels secondaires apparaissent 6 mois plus tard : début de pilosité pubienne, axillaire.

– Enfin, progressivement, sur 2 ans on observe la croissance de la verge, les modifications du scrotum en même temps que mue la voix et qu'apparaissent barbe et moustache.

– Il est à noter que chez le garçon peut exister une gynécomastie (→) passagère.

* MODIFICATIONS SOMATIQUES :

– La taille augmente rapidement de 4,7 cm par an à 9-10 ans, de 8,4 cm par an à 12-13 ans, puis existe un ralentissement 2 ans après les règles.

– L'étude des points d'ossification de la main et du coude est un excellent moyen de vérifier le taux de croissance. L'apparition du sésamoïde du pouce correspond à P_2 S_2 $\simeq$ 11 ans.

– La morphologie générale se modifie, liée d'une part aux dépôts graisseux, mais aussi à la musculature particulière dans le sexe féminin.

Il faut un poids moyen de 48 kg pour être réglée.

– Enfin, le psychisme s'individualise.

* MODIFICATIONS HORMONALES :

– Les surrénales sont responsables de la pilosité pubienne, les hormones surrénaliennes précèdent la puberté gonadique, le taux des 17 cétostéroïdes s'accroît progressivement.

– Les frottis vaginaux traduisent la sécrétion œstro-progestative, apparition des cellules intermédiaires lorsque l'on s'approche de la puberté. Les œstrogènes sont responsables des cellules superficielles, la progestérone des cellules intermédiaires.

– A la puberté, les gonadotrophines urinaires augmentent 2 ans avant les règles avec variations cycliques.
  - FSH augmente au stade P_2S_2 ;
  - LH augmente au stade P_3S_3 ;
  - les pics de LH préovulatoire apparaissent au stade P_4S_4 ;
  - les œstrogènes augmentent à partir du stade P_2S_2 pour aboutir aux valeurs adultes aux stades P_4 ou P_5 ;
  - la testostérone suit les œstrogènes.

► **Examens complémentaires :**
Suivant les cas :
– radios osseuses ;
– gonadotrophines plasmatiques (FSH/LH) ;
– œstrogènes ;
– frottis vaginal ;
– androgènes, (testostérone, DHT) ;
– tests de stimulation :
  - test au LH-RH, étudie la maturation du rétrocontrôle hypophyso-gonadique ;
  - test au *Clomid*, étudie l'intégrité de l'axe hypothalamo-hypophysaire.

► **Anomalies de la puberté :**
– puberté précoce (→) ;
– retard pubertaire (→) ;
– dans les pubertés survenant à une date normale, on peut constater un certain nombre de troubles :
  - dysménorrhée (→) ;

- obésité, qui demande des prescriptions prudentes, limitées à des habitudes alimentaires et hygiéniques strictes ;
- acné et hyperpilosité sont le plus souvent à respecter.

PUBERTÉ PRÉCOCE

► Définition :
Apparition de signes pubertaires avant 8 ans chez la fille, 10 ans chez le garçon.

► Causes et mécanisme :

∗ PUBERTÉ PRÉCOCE VRAIE : puberté harmonieuse complète, par augmentation de la sécrétion de gonadotrophines, le plus souvent idiopathique (fille), parfois tumorale (garçon).

∗ FAUSSE PUBERTÉ PRÉCOCE : développement isolé des caractères sexuels secondaires, d'origine tumorale le plus souvent (surrénale ou ovaire).

∗ PUBERTÉ PRÉCOCE DISSOCIÉE : développement isolé des seins, de la pilosité, parfois iatrogène (prise d'œstrogènes par voie orale ou percutanée), souvent idiopathique.

► Signes essentiels :
Poussée de croissance :

∗ CHEZ LA FILLE : développement des seins, puis pilosité pubienne et axillaire, puis apparition des règles.

∗ CHEZ LE GARCON : augmentation de volume des testicules, puis développement de la verge, de la pilosité ; souvent gonflement mammaire transitoire ; mue de la voix.

► Examens paracliniques pour confirmer la puberté précoce :
Age osseux ; taux sanguins et urinaires de gonadotrophines (FSH et LH) élevés en cas de puberté précoce vraie ; augmentation de la testostérone chez le garçon ; de l'œstradiol chez la fille.
Pour rechercher une étiologie : radio de crâne ; fond d'œil ; tomodensitométrie cérébrale (lésion intracrânienne) ; radio d'abdomen ; échographie ; artériographie ; dosages des stéroïdes sanguins et urinaires, en particulier la DHA, androgène d'origine surrénale (tumeur surrénale ou gonadique).

► Éléments de surveillance :
- croissance ;
- âge osseux.

► Évolution et complications :
Risque de blocage prématuré de la croissance ; difficultés psychologiques ; complications propres aux étiologies tumorales.

► Traitement :
Traitement étiologique et traitement freinateur pour préserver la taille définitive (médroxyprogestérone : 10 à 20 mg/jour ; acétate de cyprotérone, *Androcur* * : 75 à 150 mg/m²/jour).

PURPURAS

► Définition :
C'est l'ensemble des lésions cutanées ou muqueuses en rapport avec l'extravasation de sang hors des capillaires.

► Causes :
- *Anomalies plaquettaires :* thrombopénie (→), thrombocytémie (→), thrombopathie (→).
- *Anomalies plasmatiques :* hyperglobulinémie (→ WALDENSTRÖM, maladie de), maladie de Willebrand (→).
- *Anomalies vasculaires :*
  - maladie d'Osler ;
  - purpuras infectieux ;
  - purpura rhumatoïde ;
  - fragilité capillaire constitutionnelle.

► Signes cliniques et paracliniques :
- Le purpura peut se présenter sous forme de *pétéchies* (lésions punctiformes), de *vibices* (stries), d'*ecchymoses.* La lésion apparue spontanément ne s'efface pas à la pression, sa couleur passe par les stades de la « biligénie locale. » Dans certains cas, le purpura évolue vers la nécrose : *purpura nécrotique.*
- Le purpura peut être *isolé* ou *associé* à d'autres manifestations cutanées ou viscérales.
- *Le diagnostic d'un purpura isolé* repose sur :
  - *l'interrogatoire :* antécédents familiaux, prise de médicaments ;

- *l'examen clinique :* caractère du purpura, état des organes hématopoéïtiques ;
- le *bilan complet de l'hémostase :* numération de plaquettes, temps de saignement, test de fragilité capillaire, étude de la coagulation, étude des fonctions plaquettaires.

– S'il s'agit d'un purpura avec *anomalie des plaquettes,* le *myélogramme* précise la nature périphérique ou centrale de la thrombopénie, de la thrombocytémie.

– S'il s'agit d'un purpura avec chiffre de *plaquettes normales,* c'est une thrombopathie ou un purpura vasculaire.

PURPURA FULMINANS

► **Définition, causes et mécanisme :**

C'est une forme grave d'infection à méningocoques, révélant une septicémie, et associant une méningite, des lésions cutanées nécrotico-hémorragiques et une insuffisance circulatoire aiguë.

► **Signes essentiels :**

∗ CLINIQUE : C'est un choc de *type infectieux* à début très brutal, avec collapsus, purpura pétéchial diffus. L'atteinte méningée est fruste.

∗ EXAMENS COMPLÉMENTAIRES : On fait des prélèvements bactériologiques (hémocultures, lésions cutanées, L.C.-R.), un bilan d'hémostase.

► **Traitement :**

Il est institué d'urgence en milieu spécialisé, associant antibiotiques et remplissage vasculaire contrôlé, mais il reste souvent en échec.

PURPURA RHUMATOÏDE

► **Définition :**

C'est un purpura inflammatoire, atteignant essentiellement l'enfant.

► **Causes :**

Mécanisme allergique et facteurs infectieux sont discutés.

► **Signes cliniques et paracliniques :**

– Il s'agit d'un enfant présentant un purpura pétéchial des deux membres inférieurs aggravé par l'orthostatisme, des arthralgies avec signes locaux, des douleurs abdominales, parfois un méléna ou une invagination intestinale aiguë. Une glomérulonéphrite traduite par une hématurie et une protéinurie est fréquente.

– l'*hémostase* et l'*hémogramme* sont normaux.

► **Évolution :**

– Elle est *bénigne* dans la grande majorité des cas.

– La régression des symptômes se fait en quelques semaines, mais *les rechutes sont fréquentes.*

– Un certain nombre de malades vont évoluer vers l'*insuffisance rénale chronique.*

► **Traitement :**

– C'est le repos au lit dans les premières semaines. Le lever doit être progressif sous surveillance des signes cutanés et de l'H.L.M.

– Les corticoïdes n'ont pas fait preuve d'efficacité sur l'atteinte rénale, leur emploi en cas de manifestations abdominales ne saurait se concevoir que sous stricte surveillance clinique et radiologique.

PURPURAS THROMBOPÉNIQUES IDIOPATHIQUES (PTI)

► **Définition :**

C'est une thrombopénie due à un mécanisme probablement autoimmun touchant essentiellement l'enfant et l'adulte jeune.

► **Causes :**

Une étiologie virale du PTI aigu est vraisemblable.

► **Signes cliniques et paracliniques :**

– C'est une *thrombopénie pure* avec un myélogramme riche en mégacaryocytes. La rate est de volume normal ou modérément augmentée.

– C'est le bilan étiologique de la thrombopénie totalement *négatif* qui fait porter le diagnostic de PTI.
– La durée de vie des plaquettes est inférieure à 1 jour, un anticorps fixé sur les plaquettes est retrouvé chez 50 % des malades.

▶ **Évolution :**
1 % des malades meurent à la *phase aiguë* d'hémorragies neuroméningées ou viscérales.

∗ LES PURPURAS THROMBOPÉNIQUES AIGUS survenant surtout chez l'enfant avant 10 ans apparaissent brutalement et guérissent en quelques semaines. *La rechute est possible.*

∗ LES PURPURAS THROMBOPÉNIQUES CHRONIQUES survenant surtout après 16 ans débutent progressivement et évoluent de façon variable avec des phases d'aggravation durant quelques mois ou toute la vie.
Des complications surviennent durant les phases d'aggravation.

▶ **Traitement :**

∗ LES IMMUNOGLOBULINES INTRAVEINEUSES, 0,4 g/kg/j pendant 4 jours sont très efficaces chez l'enfant, permettant d'obtenir la guérison, tout autant chez l'adulte, mais avec une efficacité de durée très limitée.

∗ CORTICOTHÉRAPIE : 1 mg/kg durant 4 semaines parfois plus longtemps.
Passé un délai de 6 mois, la chronicité est certaine, l'effet de la corticothérapie devient très limité.

∗ SPLÉNECTOMIE : L'indication est posée dans les formes chroniques après étude isotopique prouvant la séquestration splénique.

∗ LA CHIMIOTHÉRAPIE (*Imurel, Velbé* fixés sur des « plaquettes suicides »), *les veinoglobulines* ET LES PLASMAPHÉRÈSES sont utilisées.

PYÉLONÉPHRITE AIGUË

▶ **Définition :**
C'est l'infection du bassinet et du rein, le plus souvent à germes banals.

▶ **Causes :**
L'infection ascendante est un mécanisme plus fréquent que la voie hématogène, elle signifie que les germes peuvent à partir de l'urètre gagner la vessie et le haut appareil en forçant un orifice urétéro-vésical défectueux : reflux malformatif ou transitoire. Toutes les causes d'obstruction et de stase vont pérenniser l'infection installée : lithiase, malformations, tumeurs de la voie excrétrice, grossesse.

▶ **Signes cliniques et paracliniques :**
C'est un tableau d'infection sévère : fièvre à 40° C, frissons avec douleurs lombaires uni ou bilatérales, reins douloureux à la palpation. Les urines sont troubles.

L'examen bactériologique confirme la pyurie, la bactériurie, et identifie le germe. La recherche d'une cause favorisante de stase urinaire se fait sur l'U. I. V. et la cystographie pré, per et postmictionnelle ; une cystographie rétrograde, si l'on pense à un reflux, sera faite après guérison de l'infection.

▶ **Évolution :**
Elle est favorable à condition d'éliminer une anomalie urologique prédisposante.

▶ **Traitement :**
C'est celui d'une septicémie et celui d'une cause urologique éventuelle.

PYÉLONÉPHRITE CHRONIQUE

▶ **Définition :**
Il s'agit de lésions inflammatoires, sclérosantes, de l'interstitium rénal d'origine microbienne. Elles sont la première cause de néphropathie interstitielle chronique (→).

▶ **Causes :**
C'est la conséquence d'infections urinaires ascendantes, d'une gêne organique ou fonctionnelle à l'écoulement des urines dont la cause peut siéger à tous les niveaux de l'appareil urinaire.

▶ **Signes cliniques et paracliniques :**
Il existe une infection urinaire chronique et récidivante et un syndrome de néphropathie interstitielle chronique : pyurie, bactériurie supérieure à 10^5 germes/ml, protéinurie modérée, insuffisance rénale avec perte de sel et acidose hyperchlorémique, sans hypertension. L'U. I. V. montre deux petits reins asymétriques

avec des cavités déformées et une corticale en regard atrophiée donnant une encoche sur le contour. Les facteurs favorisants sont toujours à rechercher, tel un diabète.

▶ **Évolution :**

Elle est lente, elle peut être stoppée si un geste urologique est faisable. Elle peut être accélérée par un épisode infectieux aigu, une nécrose papillaire (→).

▶ **Traitement :**

C'est celui de l'infection, qui n'est possible qu'après traitement des causes favorisantes.

PYONÉPHROSE

▶ **Définition :**

C'est la destruction du rein, généralement par surinfection d'une hydronéphrose.

▶ **Traitement :**

Le pronostic vital est en jeu. La néphrectomie d'urgence est souvent le seul geste capable de rendre efficace le traitement de l'état septicémique.

RACHITISME COMMUN AVITAMINIQUE

► **Définition :**
Lésion osseuse due à un défaut de calcium dans les zones de croissance de l'os.

► **Causes et mécanisme :**
Le rachitisme commun est dû à la carence en vitamine D normalement synthétisée par la peau sous l'effet des rayons du soleil.

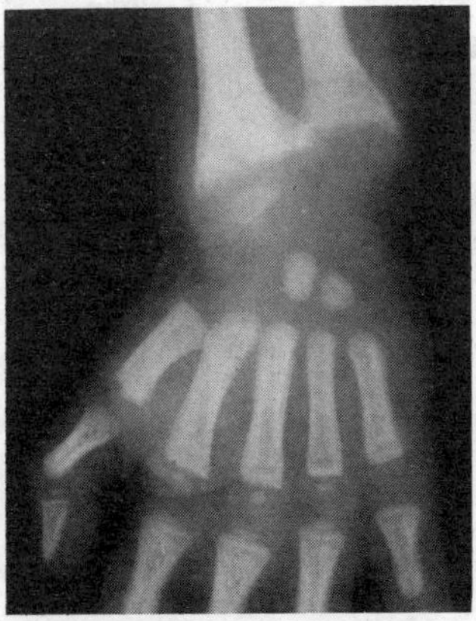

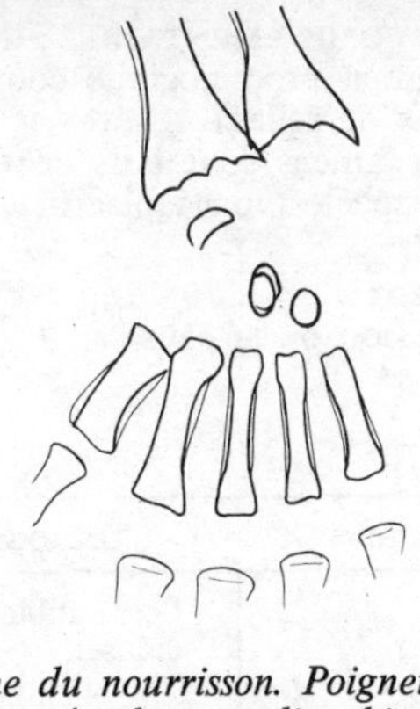

Rachitisme du nourrisson. Poignet. Image en cupule des métaphyses radiocubitales, becs latéraux et ébauche d'aspect frangé dans la concavité, périostose diaphysaire. L'aspect est typique ici.
(d'après LAPLANE R., *Abrégé de pédiatrie*, Masson, Paris, 1985).

► **Signes essentiels :**
Craniotobès (ramollissement de la partie centrale des os du crâne). Bourrelet au niveau des poignets, de l'extrémité antérieure des côtes (chapelet costal). Éventuellement convulsions.
Sur la radio de poignet : élargissement de la métaphyse avec déformation en cupule et irrégularité.
Signes biologiques variables suivant le stade et la maladie : calcémie normale ou basse, phosphorémie abaissée ou normale, phosphatases alcalines élevées.

► **Évolution et complications :**
Risque de déformation des os longs et du bassin, de complications respiratoires (troubles de ventilation, infection pulmonaire).

► **Traitement et pronostic :**

* TRAITEMENT CURATIF : vitamine D, 600 000 unités au total (par exemple, 5 000 unités par jour pendant 4 semaines). Risque de convulsions au début du traitement.

* TRAITEMENT PRÉVENTIF : administration quotidienne de 1 000 unités de vitamine D (dose double chez les anciens prématurés et les enfants à peau pigmentée) ou administration d'une dose de charge (300 000 unités par an en une ou plusieurs fois) en veillant à ne pas créer de surdosage en vitamine D.

RAGE

► **Définition :**
C'est une méningo-encéphalite virale mortelle, transmise à l'homme par la morsure de divers animaux, chiens notamment.

► **Causes et mécanisme :**
Le virus rabique est un R.N.A. virus du groupe des rhabdovirus. Le chien enragé, contaminé par la morsure d'animaux sauvages, est l'animal le plus dangereux pour l'homme. Les animaux sauvages (renard) permettent l'extension de la maladie. Celle-ci est réapparue ces dernières années dans l'est de la France. L'incubation est d'autant plus longue que les morsures sont éloignées des centres nerveux. Chez l'animal elle est de 2 mois ; puis la période d'état associe des accès d'agressivité où il cherche à mordre et des troubles du comportement avec apathie.

▶ Signes essentiels :

∗ CLINIQUE : Après une incubation de 20 à 60 jours, la phase prodromique associe un aspect inflammatoire et des parésthésies au niveau de la morsure. A la période d'état la rage est furieuse ou paralytique.

Dans la *rage furieuse ou spastique* on note une agitation psychomotrice avec angoisse et un *spasme hydrophobique* en présence d'eau. Hallucinations, fièvre et déshydratation surviennent ensuite puis la mort dans un tableau d'asphyxie ou de collapsus.

La *rage paralytique* débute par des rachialgies puis apparaît une paralysie ascendante. Paralysies respiratoires et troubles bulbaires emportent le malade en quelques jours.

∗ EXAMENS COMPLÉMENTAIRES : Si l'animal mordeur meurt ou est abattu il faut l'adresser par transport spécial à un centre de diagnostic de la rage pour rechercher le virus et ses lésions histologiques caractéristiques. Chez l'homme, la confirmation biologique est surtout sérologique.

▶ Traitement :

Il se résume en 3 points :

∗ DESTRUCTION DU RÉSERVOIR ANIMAL et contrôle des animaux suspects.

∗ IMMUNISATION DES SUJETS EXPOSÉS ET DES ANIMAUX dans les régions menacées.

∗ EN CAS DE MORSURE, possibilités schématiques :

- *Animal sain au premier examen* : pas de vaccination si blessure légère. Sérothérapie si blessure grave.
- *Animal suspect* : vaccination que l'on arrête au 5e jour si l'animal n'est pas mort.
- *Animal mort, apparemment sain* : attendre les résultats du laboratoire si la blessure est légère. Sérovaccination si la blessure est grave.
- *Animal perdu* : vaccination si morsure légère, sérovaccination si morsure grave.

Il n'y a pas de traitement curatif de la rage déclarée.

RECTITES (ANO-RECTITES)

▶ Définition :

Il s'agit d'affections inflammatoires du rectum et de l'anus.

▶ Causes et mécanisme :

Les principales étiologies peuvent être classées selon le tableau ci-dessous.

▶ Signes essentiels :

∗ CLINIQUE : Des écoulements glaireux, purulents, et/ou hémorragiques sont la règle, ils accompagnent ou non les selles.

Des faux besoins aboutissant à des évacuations non fécales sont habituels, de même que ténesme et douleurs locales.

∗ EXAMENS COMPLÉMENTAIRES : Ils comprennent un examen proctologique complet, biopsies, examens de selles.

D'autres examens sont faits en fonction de l'étiologie suspecte (voir tableau *supra*).

▶ Traitement :

Il est fonction de la cause.

Rectites (ano-rectites)

CRYPTOGÉNÉTIQUES	INFECTIEUSES	PARASITAIRES	IATROGÈNES
– Recto-colite hémorragique – Maladie de Crohn	– Syphilis : chancre + adénopathie ou syphilide papulo-érosive – Gonococcie – Virales (papillomes) – Maladie de Nicolas-Favre (exceptionnelle, évolution sténosante) – Tuberculose	– Amibiase – Bilharziose	– Post-antibiotique (candidose) – Thérapeutiques locales – Laxatifs (mélanose) – Ulcération thermométrique (risque de saignement abondant) – Radique

RECTO – COLITE HÉMORRAGIQUE

▶ Définition :
La colite ulcéreuse est une maladie inflammatoire prédominant sur la muqueuse, atteignant tout ou partie du rectum et du côlon, et évoluant par poussées caractérisées par des émissions muco-hémorragiques.

▶ Causes et mécanisme :
D'étiologie inconnue, elle touche surtout l'adulte jeune. De nombreux facteurs ont été allégués : *héréditaires* (il est des formes familiales), *immuno-allergiques, psychique* (un choc psychologique peut déclencher une poussée évolutive).

▶ Signes essentiels :

* CLINIQUE :

- La recto-colite hémorragique *a minima* traduit souvent une atteinte limitée au rectum (qui est toujours atteint dans cette affection) ; des écoulements glairo-sanglants résument la symptomatologie.
- La recto-colite hémorragique de *moyenne* intensité associe une diarrhée glaireuse et sanglante, des troubles rectaux (ténesme, faux besoins) et quelques douleurs abdominales.
- La recto-colite hémorragique *grave* (il s'agit en règle générale d'une pancolite) se caractérise par l'association aux symptômes précédents, qui sont majorés, d'une altération de l'état général avec fièvre, vomissements, douleurs abdominales. L'abdomen est météorisé et sensible, il existe des signes de déshydratation.
- Il faut citer la possibilité de *manifestations extra-digestives :*
  · *cutanées* (érythème noueux, pyodermite phagédénique, etc.) ;
  · *articulaires* (arthrites périphériques ou pelvispondylite) ;
  · *oculaires* (iritis, etc.).

* EXAMENS COMPLÉMENTAIRES : La *rectoscopie* trouve une muqueuse rouge, fragile, pleurant le sang au moindre contact avec parfois du pus et des ulcérations. Les biopsies montrent des signes compatibles avec le diagnostic : congestion, abcès cryptiques, ulcérations superficielles. Examens *parasitologiques* (amibes ?) et *coprocultures* sont systématiques, de même que les hémocultures en cas de fièvre.

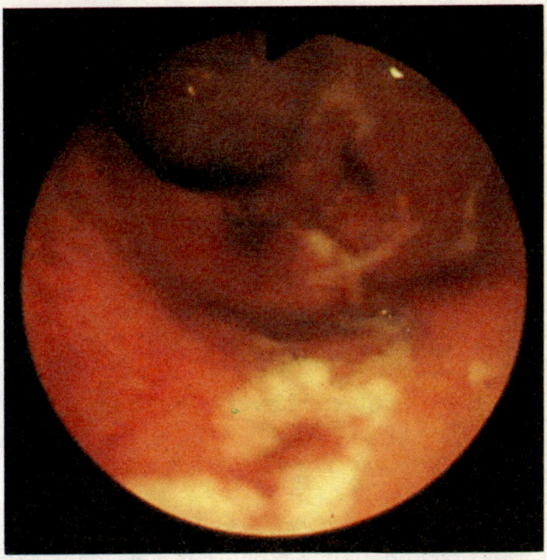

Aspect hémorragique et ulcéré (fausse membrane blanchâtre) noté en coloscopie au cours d'une recto-colite hémorragique en poussée.

Le lavement baryté, éventuellement, en double contraste, est indispensable pour affirmer l'étendue des lésions, il apporte également des arguments en faveur du diagnostic : ulcérations des bords, aspect tubulé, micro-rectie, pseudopolypes ; il ne doit pas être pratiqué lorsqu'on suspecte une colectasie (voir *infra*) car il y a risque de perforation. *Coloscopie* (voir *infra*).

▶ Éléments de surveillance :
Ils sont *cliniques* (état général, nombre et aspect des selles) et *paracliniques* (NFS, VS, ionogrammes, électrophorèse des protéines, ASP).

La *coloscopie,* outre son intérêt diagnostique (aspect macroscopique, atteinte diffuse sans intervalle de muqueuse saine) permet de détecter et de biopser l'apparition de lésions dysplasiques, voire de cancers.

▶ Évolution, complications :
Une régression durable est rare, l'évolution se fait habituellement par poussées successives, parfois déclenchées par un choc psychique ou une infection intestinale ; les lésions progressent de façon rétrograde.

Des complications sont possibles :

* HÉMORRAGIES sévères, source d'anémie.

* COLECTASIE avec météorisme, altération grave de l'état général, et sur la radio d'abdomen

sans préparation une énorme dilatation gazeuse du côlon ; il y a un risque de perforation.

∗ CANCÉRISATION, qui se voit surtout après 10 ans d'évolution et justifie une surveillance radio-endoscopique régulière.

▶ **Traitement et pronostic :**

∗ LES MOYENS MÉDICAUX comprennent :

– la *diététique* (régime non irritant pour le côlon mais riche en calories), parfois la nutrition entérale ou parentérale ;
– la *corticothérapie* (par voie locale ou générale) ;
– *les anti-inflammatoires : Salazopyrine* et dérivés ; ;
– les *immunosuppresseurs* (d'emploi discuté) ;
– la *psychothérapie.*

Une réanimation est indispensable dans les formes graves.

∗ LA CHIRURGIE s'adresse aux formes graves par l'étendue des lésions et leur évolution, à certaines colectasies, aux formes cancérisées. On réalise une colectomie totale avec si possible conservation du rectum.

RECTORRAGIES

Voir *Hémorragies digestives d'origine basse*

REFLUX GASTRO-ŒSOPHAGIEN

▶ **Définition :**

C'est le reflux du contenu gastrique à travers le sphincter inférieur à l'œsophage.

▶ **Causes et mécanisme :**

Ce reflux témoigne d'une insuffisance des structures permettant l'obturation du cardia (sphincter œsophagien inférieur, angle de Hiss et fibres musculaires le cravatant).

Les principales étiologies sont :

– la hernie hiatale par glissement (→) ;
– les séquelles de chirurgie gastrique ou œsophagienne ;
– la présence d'une sonde naso-gastrique ;
– la brachy-œsophage congénital.

▶ **Signes essentiels :**

∗ CLINIQUE : Le syndrome de reflux comprend brûlures traçantes rétro-sternales et régurgitations acides (pyrosis), éructations.

Les facteurs favorisants sont l'augmentation de la pression intra-abdominale (toux, défécation, gaine, réplétion postprandiale) et le facteur postural (antéflexion du tronc, décubitus).

∗ EXAMENS COMPLÉMENTAIRES : Deux sont de pratique courante ; ce sont le transit œso-gastro-duodénal et la fibroscopie. La pH métrie et la scintigraphie sont moins souvent utilisées.

▶ **Éléments de surveillance :**

C'est surtout la fibroscopie : recherche d'une œsophagite peptique (→).

▶ **Évolution, complications :**

Le risque majeur est l'apparition d'une œsophagite peptique. Une toux nocturne et une surinfection bronchique sont possibles.

▶ **Traitement et pronostic :**

Ils sont fonction de la cause : → aussi HERNIE HIATALE.

REFLUX GASTRO-ŒSOPHAGIEN DU NOURRISSON

▶ **Définition :**

Mauvais fonctionnement de la partie basse de l'œsophage entraînant un passage fréquent du contenu de l'estomac vers l'œsophage.

▶ **Causes et mécanisme :**

Mal connus. « Immaturité » de la barrière antireflux, en particulier du sphincter inférieur de l'œsophage, pendant les premiers mois de vie.

Rarement, anomalie anatomique (hernie hiatale avec glissement intrathoracique d'une partie de la poche gastrique).

▶ **Signes essentiels :**

∗ CHEZ LE NOUVEAU-NÉ : hématémèses ; accès de cyanose ; apnées ; dyspnée laryngée.

∗ CHEZ LE NOURRISSON : vomissements précoces, douloureux ; stagnation pondérale ; bronchites à répétition ; toux nocturne ; malaises avec pauses respiratoires et cyanose.

▶ **Examens paracliniques :**

– *Hémogramme :* anémie hypochrome.
– *Transit œso-gastrique :* mauvais examen pour le diagnostic du reflux. Mise en évidence d'une anomalie anatomique rarement.
– *pH métrie :* examen le plus fiable pour le diagnostic de reflux surtout si l'enregistrement est prolongé.
– *Fibroscopie œsophagienne :* en cas de symptômes évocateurs d'œsophagite (douleur, hématémèse).

▶ **Éléments de surveillance :**

– croissance staturo-pondérale ;
– état respiratoire clinique et radio de thorax ;
– hémogramme ;
– éventuellement, pH métrie sous traitement pour juger de l'efficacité thérapeutique et fibroscopie en cas d'œsophagite.

▶ **Évolution et complications :**

Guérison spontanée dans la plupart des cas entre 6 mois et 1 an.

Complications : œsophagite peptique évoluant vers la sténose cicatricielle ; dénutrition ; anémie ; mort subite du nourrisson.

▶ **Traitement :**

– Posture en procubitus, proclive (30 à 45°).
– Épaississement des biberons (*Gumilk, Gélopectose*).
– Médicaments agissant sur le sphincter inférieur de l'œsophage, donnés un quart d'heure avant le repas (Métoclopramide, *Dompéridone*).
– Pansements œsophagiens après le repas (*Phosphalugel, Gaviscon*).
– Indications rares de la chirurgie (échec du traitement médical ; œsophagite rebelle).

REFLUX VÉSICO-RÉNAL

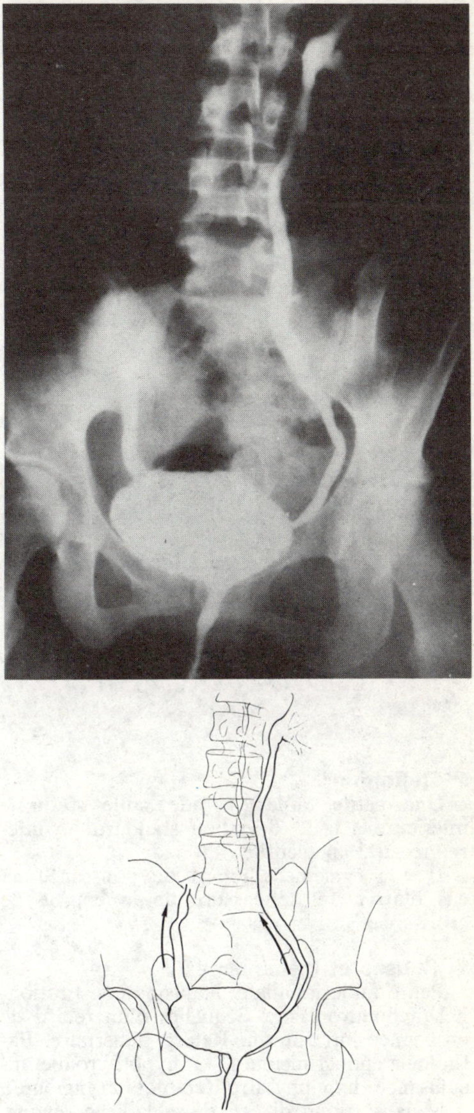

Cliché d'urétrocystographie rétrograde. Cliché permictionnel : reflux actif bilatéral.

▶ **Définition :**

C'est le passage de l'urine à chaque miction de la vessie vers l'uretère et le rein.

▶ **Causes et mécanisme :**

L'abouchement urétéro-vésical ne joue pas son rôle habituel de valve. Le reflux primitif est dû à une anomalie du trajet de l'uretère dans la paroi vésicale ; il est fréquent au niveau de l'uretère du pyélon inférieur lors d'une duplication (→). Le reflux secondaire est la conséquence d'un obstacle cervical ou vésical, d'une vessie neurogène.

▶ **Signes cliniques et paracliniques :**
Une douleur lombaire ascendante à chaque miction, une cystite, une pyélonéphrite accompagnent un reflux. L'U. I. V. et la cystographie rétrograde permettent le diagnostic.

▶ **Évolution :**
Un reflux peut être bien toléré ou avoir les mêmes conséquences que les uropathies obstructives jusqu'à la néphropathie interstitielle aiguë ou chronique.

▶ **Traitement :**
C'est celui de la cause du reflux – il est alors habituellement chirurgical – ou celui des complications.

REITER (SYNDROME DE)

Voir *Urétrites*

RETARD DE CROISSANCE

▶ **Définition :**
Une petite taille est une taille staturale inférieure à la 2e déviation standard ou inférieure au 3e percentile.

Il y a également retard de croissance en cas d'arrêt ou de cassure de la courbe de croissance.

▶ **Causes et mécanisme :**
Petite taille familiale. Nanisme constitutionnel (achondroplasie). Séquelles d'un retard de croissance intra-utérin. Retard pubertaire. Pathologie endocrinienne++ : hypothyroïdie, insuffisance hypophysaire (craniopharyngiome).

Malabsorption digestive : maladie cœliaque, intolérance au gluten.

Maladies osseuses constitutionnelles : achondroplasie, mucopolysaccharidoses, etc.

La plupart des affections chroniques : rénales, pulmonaires, cardiaques, etc.

▶ **Signes essentiels :**
Souvent petite taille harmonieuse isolée. Sinon rechercher : une dysmorphie (croissance dysharmonieuse des membres, du tronc, de la tête), une malnutrition, un retard psychomoteur, des signes endocriniens associés (soif, polyurie, signes pubertaires, etc.).

Le bilan effectué comprend : reconstitution de la courbe de taille depuis la naissance ; *âge osseux,* éventuellement squelette complet ; bilan thyroïdien (T3-T4-TSH plasmatiques) ; radio de crâne, examen du fond d'œil (recherche de craniopharyngiome), bilan de malabsorption (→ MALADIE CŒLIAQUE).

▶ **Traitement et pronostic :**
Variables suivant l'étiologie.

Absence de rattrapage dans le nanisme constitutionnel et les maladies osseuses.

Traitement possible dans l'hypothyroïdie, les malabsorptions, l'insuffisance hypophysaire.

RETARD DE CROISSANCE INTRA-UTÉRIN

▶ **Définition :**
Nouveau-né dont le poids de naissance est insuffisant pour son terme (inférieur au 10e percentile de la courbe de référence).

▶ **Causes et mécanisme :**
- rarement, embryofœtopathie infectieuse (rubéole, etc.) ;
- aberration chromosomique.
- le plus souvent, malnutrition fœtale pendant le dernier trimestre de grossesse (jumeaux, hypertension artérielle, troubles nutritionnels de la mère, tabac, alcool).

▶ **Signes essentiels :**
Maigreur, absence de graisse, crâne semblant gros avec disjonction des sutures, membres longs, pâleur, desquamation, parfois petite taille.

Signes biologiques : polyglobulie, hypoglycémie+++

▶ **Éléments de surveillance :**
- glycémie capillaire (+++) toutes les 3 heures ;
- tension artérielle, température, respiration pendant les premiers jours ;
- ultérieurement, courbes de croissance et développement psychomoteur.

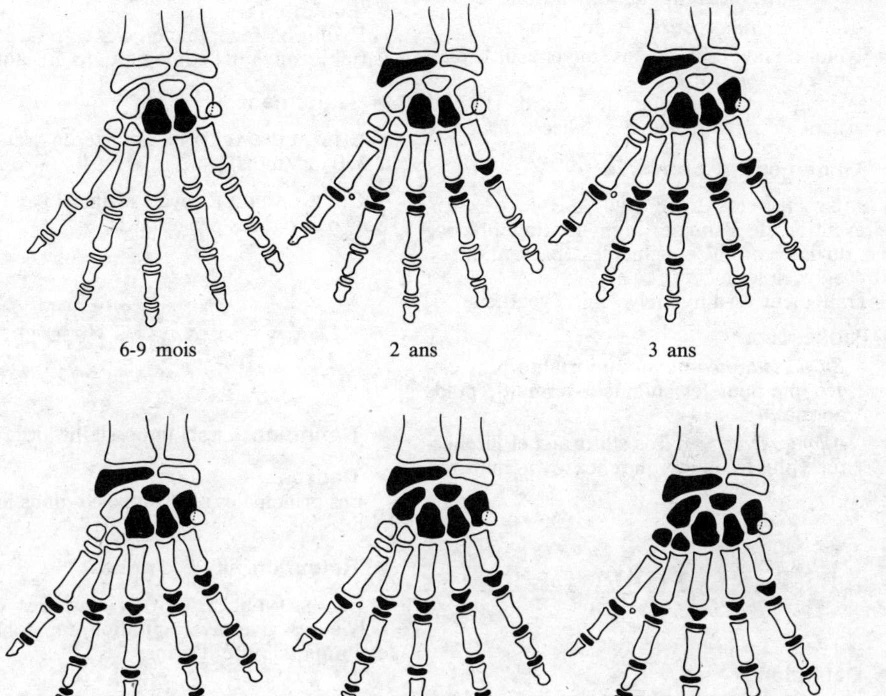

Âge osseux de la main – Âge d'apparition des principaux points d'ossification à la radiographie
(d'après GREULICH) (d'après LAPLANE R., *Abrégé de pédiatrie,* Masson, Paris, 1985).

► **Évolution et complications :**

Les complications à craindre sont :

– *à la naissance :* inhalation méconiale ;

– *les 2 premiers jours :* hypoglycémie.

Évolution favorable le plus souvent sur le plan digestif et respiratoire.

A long terme, risque de retard statural persistant et surtout déficit intellectuel.

► **Traitement et pronostic :**

* PRISE EN CHARGE DÈS LA NAISSANCE (prévention de l'anoxie), alimentation précoce par du lait enrichi en glucides (prévention de l'hypoglycémie).

Traitement de l'hypoglycémie éventuelle.

* PRONOSTIC :

– *En période néo-natale :* mortalité plus élevée que pour les enfants à terme de poids normal.

– *A long terme :* retards staturaux et intellectuels plus fréquents que chez les prématurés.

RETARD PUBERTAIRE

► **Définition :**

Absence de signes pubertaires après 14 ans chez la fille, 16 ans chez le garçon.

► **Causes et mécanisme :**

Absence ou anomalie des gonades (syndrome de Turner ou de Klinefelter (→) ; insuffisance en hormone gonadotrope (atteinte hypophysaire tumorale ou idiopathique) ; retard simple souvent familial (+ + +).

► **Signes essentiels :**

Absence de signes pubertaires ; retard de croissance ; souvent, obésité.

Signes associés d'insuffisance hypophysaire (nanisme, diabète insipide, etc.).

► **Examens paracliniques :**

Age osseux (→ RETARD DE CROISSANCE) ; dosage des gonadotrophines sanguines et urinaires (hormones d'origine hypophysaire : FSH et LH) pour différencier anomalie des gonades et insuffisance hypophysaire ; dans ce cas, test au LHRH (facteur stimulant l'hypophyse). Dosage des œstrogènes ou de la testostérone. Dans un but étiologique, étude du sexe chromatinien ; éventuellement caryotype et biopsie testiculaire ; dosage de TSH, ACTH, STH plasmatiques ; radio de crâne, fond d'œil, tomodensitométrie cérébrale (tumeur hypophysaire).

► **Évolution :**

Évolution favorable en cas de retard simple ; variable suivant l'étiologie dans les autres cas.

► **Traitement :**

* CHEZ LE GARCON : testostérone-retard (100 à 250 mg/mois) ;

* CHEZ LA FILLE : cycle artificiel par l'association œstrogènes-progestatifs.

RÉTENTION D'URINE

► **Définition :** C'est l'impossibilité de la miction.

► **Causes :**

Les principales sont rappelées dans le tableau ci-dessous.

► **Rétention aiguë d'urine :**

* LES SIGNES CLINIQUES sont des douleurs pelviennes vives avec agitation, un globe vésical et l'impossibilité d'uriner.

Étiologies des rétentions d'urine

CHEZ L'HOMME : L'obstacle sous-vésical	Cervical	Sclérose du col
	Prostatique	Adénome Cancer
	Urétral	Sténose Corps étrangers
CHEZ LA FEMME : Les affections gynécologiques Les lésions urétrales	Fibrome Tumeur de l'ovaire Sténose	
CHEZ L'ENFANT : Les malformations	Valvules et sténoses urétrales Rétrécissement congénital de l'urètre	
DANS LES DEUX SEXES : Caillotage par hématurie abondante Affections neurologiques Certains médicaments : atropiniques, tranquillisants, dérivés de l'imipramine		

∗ CONDUITE À TENIR : Il faut drainer d'urgence les urines en évitant l'infection et l'hématurie *a vacuo*, en sondant le malade (→ SONDAGE URINAIRE) ou en posant de préférence un drain sus-pubien (→ DRAINAGE SUS-PUBIEN) s'il s'agit d'une rétention aiguë transitoire chez un malade qui va pouvoir être opéré de son obstacle.

∗ LA PRINCIPALE COMPLICATION est la surinfection des urines.

RÉTICULOSES

▶ Définition :

Appelées également *histiocytoses X,* elles sont dues à une prolifération de cellules histiocytaires.

▶ Causes et mécanisme :

Inconnus.

▶ Signes essentiels :

Trois formes de la maladie sont différenciées :

∗ GRANULOME ÉOSINOPHILE (grand enfant) : lacune osseuse parfois douloureuse au niveau du crâne, des côtes, des vertèbres.

∗ MALADIE DE HANS-SCHULLER-CHRISTIAN (après 3 ans) : otite, adénopathies, splénomégalie, exophtalmie, lacunes osseuses, diabète insipide.

∗ MALADIE DE LETTERER-SIWE. Fièvre, éruption purpurique et maculo-croûteuse, splénomégalie, polyadénopathies, pneumopathie interstitielle, lacunes osseuses.

Diagnostic sur la biopsie osseuse.

▶ Évolution et complications :

Évolution grave dans les formes généralisées.

▶ Traitement :

Curetage chirurgical et radiothérapie des lésions osseuses.

Corticoïdes, antimitotiques dans les formes disséminées.

Pitressine en cas de diabète insipide.

RÉTINOBLASTOME

▶ Définition :

Affection redoutable et rare, qui touche les jeunes enfants (entre 1 et 4 ans). Dans certains cas il s'agit d'une forme hérédo-familiale. L'atteinte est bilatérale dans environ 15 % des cas.

▶ Circonstances de découverte :

Pupille blanche, dilatée, strabisme ; c'est dire que tout enfant porteur d'un strabisme convergent unilatéral doit être examiné rapidement avec examen soigneux du fond d'œil. Cataracte unilatérale, glaucome, hémorragie de la chambre antérieure. Le diagnostic évoqué par l'examen du fond d'œil à l'ophtalmoscope (masse blanchâtre bosselée, parcourue de néo-vaisseaux) est affirmé par l'échographie.

▶ Évolution :

En l'absence de traitement, elle est catastrophique. La tumeur envahit toute la cavité endoculaire, gagne le nerf optique, envahit l'orbite et donne des métastases osseuses à distance (cérébro-méningées, osseuses).

▶ Pronostic :

Fonctionnel, il dépend de l'uni ou de la bilatéralité de la tumeur. Le pronostic vital est en jeu (s'il y a envahissement de la choroïde, si l'enfant est très jeune).

▶ Traitement :

∗ ÉNUCLÉATION EN CAS DE TUMEUR UNILATÉRALE, avec radiothérapie et chimiothérapie associées en cas d'envahissement du nerf optique.

∗ EN CAS D'ATTEINTE BILATÉRALE, on énuclée l'œil le plus atteint. Sur l'autre œil : photocoagulation, radiothérapie, mise en place de disques de cobalt radio-actif.

RÉTINOPATHIE DIABÉTIQUE

Voir *Diabète sucré*

RÉTINOPATHIE DES PRÉMATURÉS

▶ Définition :

Appelée encore *fibroplasie rétrolentale* ou *rétrocristallinienne*, c'est une des plus grandes complications de la prématurité. De plus en plus rare, mais non exceptionnelle. Elle survient chez des prématurés de poids inférieur à 1 500 g et apparaît de la 4e à la 10e semaine. Elle associe des anomalies des vaisseaux avec trouble du vitré, et évolue vers un décollement de rétine total ou partiel.

► **Traitement :**
Peu de moyens, en dehors des photocoagulations dans certaines formes localisées associées ou non à la vitrectomie. Surtout éviter les facteurs aggravants : suroxygénation avec cessation brusque de l'administration d'oxygène, l'avitaminose, l'anoxie néo-natale.

RETOUR VEINEUX PULMONAIRE ANORMAL

► **Définition :**
Le retour veineux pulmonaire anormal réalise un drainage anormal du sang veineux pulmonaire dans le système veineux droit.

► **Causes – Mécanisme :**
Les veines pulmonaires viennent s'aboucher au niveau de l'oreillette droite, de la veine cave supérieure ou de la veine cave inférieure. Le retour veineux pulmonaire anormal est donc une cardiopathie congénitale cyanogène avec un shunt gauche-droit massif et la survie n'est possible que grâce à un shunt droit-gauche (communication interauriculaire). Le ventricule gauche ne recevant du sang que par la communication interauriculaire est plus ou moins hypoplasique.

► **Signes :**
Il faut distinguer :

* LES FORMES NÉO-NATALES, MAL TOLÉRÉES, avec défaillance cardiaque droite et cyanose généralisée. La radiographie pulmonaire montre des signes d'hypertension artérielle pulmonaire avec un cœur peu augmenté de volume. L'électrocardiogramme montre une hypertrophie auriculaire droite ainsi qu'une surcharge ventriculaire droite.

* LES FORMES DU NOURRISSON, QUI SONT MIEUX TOLÉRÉES, avec un tableau de shunt gauche-droit associé à une hypertension artérielle pulmonaire. La radiographie pulmonaire montre une cardiomégalie et une image « en 8 » dessinée par un drainage veineux pulmonaire haut situé (veine cave supérieure). L'électrocardiogramme montre une hypertrophie auriculaire droite et une hypertrophie ventriculaire droite.

► **Évolution :**
L'évolution spontanée est rapidement mortelle dans les deux formes cliniques et justifie une chirurgie rapide après étude hémodynamique par cathétérisme droit et angiocardiographie qui confirme le diagnostic sur les trajets de sondes, les oxymétries, et permet d'opacifier le retour veineux anormal, dont la mise en évidence directe est toujours difficile en échographie.

► **Traitement :**
Le traitement est chirurgical : il faut ramener les veines pulmonaires à l'oreillette gauche et fermer la communication interauriculaire.

RÉTRÉCISSEMENT AORTIQUE

► **Définition :**
Cardiopathie valvulaire caractérisée par un rétrécissement de l'orifice aortique, portant le plus souvent sur l'orifice valvulaire, parfois sur la partie sus ou sous-orificielle.

► **Causes – Mécanisme :**
Le rétrécissement aortique relève de deux grandes étiologies : la maladie rhumatismale et l'athérome. Selon les cas, le rétrécissement sera dû à une soudure des commissures valvulaires avec calcifications, ou à l'accumulation de dépôts calcaires sur les sigmoïdes aortiques.

► **Signes :**

* CLINIQUES : Les signes fonctionnels sont faits de dyspnée d'effort, angor d'effort, syncopes d'effort. A l'examen, l'auscultation retrouve le souffle systolique d'éjection, maximal au foyer aortique, avec irradiations dans les vaisseaux du cou, les bruits du cœur étant plus ou moins diminués.

* PARACLINIQUES :

– *Radiologiques :* silhouette cardiaque de taille longtemps normale, dilatation de l'aorte sus-sigmoïdienne et calcifications valvulaires fréquentes à l'amplificateur de brillance.

– *Électriques :* hypertrophie ventriculaire gauche de type systolique, et plus rarement troubles de conduction (bloc de branche incomplet gauche) et troubles du rythme (fibrillation auriculaire).
– *Phonomécanocardiographiques :* Le phonocardiogramme enregistre le souffle systolique d'éjection, de forme losangique, et permet d'apprécier la diminution des bruits du cœur. Le carotidogramme présente un ralentissement de sa branche ascendante avec un sommet vibré, les temps de demi-ascension et d'éjection sont allongés.
– *Échocardiographiques :* L'examen en mode TM et B permet souvent d'apprécier le degré de sténose : limitation de l'ouverture des sigmoïdes aortiques et hypertrophie des parois ventriculaires gauches. Le doppler continu permet d'évaluer de façon non invasive et précise le gradient de pression entre le ventricule gauche et l'aorte, ainsi que la surface fonctionnelle de l'orifice.
– *Hémodynamiques :* Le cathétérisme gauche confime le diagnostic sur l'existence d'un gradient de pression systolique entre le ventricule gauche et l'aorte d'au moins 30 mm de Hg. L'angiocardiographie sus-sigmoïdienne permet de dépister une éventuelle fuite associée. Enfin une coronarographie est parfois pratiquée.

► Évolution :

La valvulopathie peut rester longtemps bien tolérée, mais l'apparition de signes fonctionnels est de mauvais pronostic. L'évolution peut être marquée par un certain nombre de complications : endocardite bactérienne, troubles du rythme, infarctus du myocarde, embolies calcaires et mort subite.

► Traitement :

Il est chirurgical : remplacement valvulaire sous circulation extra-corporelle. Différents types de prothèses peuvent être utilisées : soit prothèses mécaniques à bille ou à disque, soit bioprothèses.

RÉTRÉCISSEMENT MITRAL

► Définition :

Cardiopathie valvulaire définie par la diminution de calibre de l'orifice mitral.

► Causes et mécanisme :

* RÉTRÉCISSEMENT MITRAL CONGÉNITAL, exceptionnel.

* RÉTRÉCISSEMENT MITRAL ACQUIS, rhumatismal.
– Il apparaît le plus souvent quelques années après le rhumatisme articulaire aigu, du fait de la longue évolution des lésions.
– Les valves sont épaisses, rétractées, les commissures sont soudées. La calcification est fréquente.
– L'appareil sous-valvulaire est souvent remanié.

* L'OBSTACLE MITRAL entraîne une augmentation des pressions d'amont. Les principales manifestations fonctionnelles cliniques sont pulmonaires (dyspnée d'effort, œdème pulmonaire) et ventriculaires droites.

D'autre part, l'altération de la paroi auriculaire gauche associée à l'augmentation des pressions favorisent les troubles du rythme supraventriculaire, la stase sanguine, la thrombose intra-auriculaire.

► Signes cliniques :

* SIGNES FONCTIONNELS : dyspnée d'effort, œdème aigu ou subaigu du poumon.

* SIGNES PHYSIQUES :
– *A la palpation* on perçoit, à la pointe du cœur, un frémissement semblable à celui du ronronnement d'un chat appelé pour cette raison « cataire » et qui se produit au cours de la diastole. Il est dû à la vibration de la valve mitrale indurée.
– A l'auscultation on entend un dédoublement du premier bruit puis un roulement diastolique suivi d'un renforcement présystolique qui précède l'éclat du premier bruit. L'ensemble réalise une onomatopée caractéristique RRRR...FFFFTTT...TA...TA. (Duroziez). Tous ces bruits sont entendus à l'apex. En cas d'hypertension artérielle pulmonaire associée on entend aussi un souffle systolique à la base du cœur.

* SIGNES RADIOLOGIQUES :

La radiographie du thorax est éloquente : il existe une saillie de l'artère pulmonaire et de ses branches, et parfois la dilatation de l'oreillette gauche est visible, tandis que le ventricule gauche paraît petit (cœur en « sabot »).

La radio permet aussi de voir l'état des poumons (retentissement du rétrécissement mitral).

⁎ Signes electrocardiographiques :
L'ECG montre l'hypertrophie auriculaire gauche et l'hypertrophie ventriculaire droite lorsqu'elle existe déjà.

⁎ Signes échographiques :
L'échographie montre des lésions caractéristiques siégeant sur la valve mitrale et sur l'appareil sous-valvulaire, ainsi que leur dysfonctionnement.

▶ Complications :
1) *RM pur et serré* :
– œdème aigu pulmonaire ;
– troubles du rythme supraventriculaire, essentiellement flutter et fibrillation auriculaires ;
– thrombose de l'oreillette gauche ;
– insuffisance cardiaque droite ;
– œdème pulmonaire au cours de la grossesse ;
– endocardite possible mais rare sur le rétrécissement mitral pur ;

2) *Le rétrécissement mitral peut être associé à d'autres valvulopathies rhumatismales.*

▶ Traitement :

⁎ Le rétrécissement mitral pur serré doit être opéré :
– par *commissurotomie* si les valves sont souples (à cœur fermé ou à cœur ouvert).
– ou par *exérèse* de la valve et de l'appareil sous-valvulaire remaniés et mise en place d'une prothèse mitrale.

⁎ Le traitement médical, lorsque le rétrécissement est peu serré, repose sur les règles hygiéno-diététiques et la surveillance régulière.

⁎ Traitement des troubles du rythme supraventriculaire.

RÉTRÉCISSEMENT TRICUSPIDIEN

▶ Définition :
Réduction du calibre de l'orifice valvulaire tricuspidien secondaire à une fusion des commissures des valves.

▶ Causes – Mécanisme :
Valvulopathie d'origine le plus souvent rhumatismale, parfois congénitale ou liée à une tumeur carcinoïde. Le retentissement se fait en amont sur l'oreillette droite et sur la circulation hépatique.

▶ Signes :

⁎ Cliniques : A l'auscultation, roulement diastolique, séparé du deuxième bruit, maximal au foyer tricuspidien et se renforçant lors de l'inspiration. A l'examen, hépatomégalie sensible, avec expansion systolique caractéristique, turgescence jugulaire.

⁎ Paracliniques :
– *Radiologiques :* dilatation de l'oreillette droite, champs pulmonaires clairs.
– *Électriques :* hypertrophie auriculaire droite, rythme sinusal longtemps conservé.
– *Mécanographiques :* Le jugulogramme retrouve une onde a géante.
– *Échocardiographiques :* aspect identique à celui du rétrécissement mitral au niveau de la valve antérieure de la tricuspide. Le doppler continu ou pulsé permet d'évaluer le gradient diastolique entre l'oreillette et le ventricule droit.
– *Hémodynamiques :* Le cathétérisme droit met en évidence un gradient de pressions entre ventricule droit et oreillette droite ; l'angiocardiographie objective un reflux du ventricule vers l'oreillette droite dilatée.

▶ Évolution :
Elle se fait progressivement vers une insuffisance cardiaque droite irréversible.

▶ Traitement :
Il est chirurgical : soit commissurotomie, soit remplacement valvulaire prothétique.

RÉTRÉCISSEMENT DE L'URÈTRE

▶ Causes :
Il s'agit soit d'un rétrécissement congénital, soit des séquelles d'un traumatisme, de tuberculose, d'une urétrite négligée (gonocoque).

▶ Signes cliniques et paracliniques :
Il existe une dysurie et chez la femme des cystites récidivantes. Le cliché d'urétrographie

mictionnelle de l'U. I. V., l'urétrographie rétrograde, l'endoscopie confirment le diagnostic.

► **Complications :**

Ce sont l'infection et le retentissement en amont.

► **Traitement :**

C'est celui du rétrécissement (dilatation, urétrotomie, urétroplastie) et celui des complications.

RHINITES AIGUËS DE L'ENFANT ET DE L'ADULTE

► **Les rhinites aiguës de l'adulte :**

∗ LE CORYZA AIGU :

Le « rhume » d'origine microbienne ou virale se manifeste par une rhinorrhée muqueuse puis mucopurulente, une obstruction nasale, une sensation d'oreille bouchée, associées parfois à des signes généraux.

Les traitements médicaux par voie générale ou locale sont peu efficaces. Seule l'inhalation de vapeur chaude à 43° est efficace (*Rhinoterm*) mais l'appareil est coûteux. L'évolution se fait vers la guérison en quelques jours mais des complications sont possibles : otite moyenne aiguë, sinusite.

∗ LA RHINITE ALLERGIQUE :

Elle est caractérisée par l'existence d'un prurit nasal, d'éternuements en salves et d'une rhinorrhée muqueuse de caractère paroxystique. Suivant l'allergie en cause les circonstances de déclenchement sont variables, parfois saisonnières (pollens).

Le traitement symptomatique est souvent efficace, notamment par l'administration de produits antihistaminiques. *Le traitement étiologique* nécessite une enquête allergologique qui peut conduire à une désensibilisation. Il est toujours nécessaire de rechercher systématiquement un foyer infectieux latent : dentaire, sinusien, amygdalien, qui est susceptible d'aggraver une allergie naso-sinusienne.

∗ LES RHINITES VASO-MOTRICES :

Certaines rhinites aiguës ne relèvent pas d'une étiologie allergique. Un mécanisme neuro-végétatif serait alors en cause, elles s'observent surtout chez les sujets jeunes.

► **Les rhinites aiguës du nourrisson et de l'enfant :**

∗ LES RHINITES DE L'ENFANT sont très fréquentes, marquées par une rhinorrhée intermittente. Le traitement consiste essentiellement en une désinfection rhino-pharyngée appliquée par voie locale.

∗ CHEZ LE NOURRISSON, la rhinite aiguë est responsable de difficultés respiratoires du fait de l'inaptitude du nourrisson à respirer par voie buccale avant l'âge de 3 semaines. Dans les cas graves, il est nécessaire de désobstruer régulièrement les fosses nasales par l'aspiration et l'application locale d'une solution d'adrénaline au 1/1000, seul produit vaso-constricteur autorisé chez l'enfant.

RHINO-PHARYNGITES DE L'ENFANT

La rhino-pharyngite ou adénoïdite traduit une atteinte infectieuse ou inflammatoire des végétations adénoïdes chez l'enfant.

► **La rhino-pharyngite aiguë :**

Très fréquente dans les premières années de la vie la rhino-pharyngite aiguë se manifeste par :

- une fièvre élevée d'apparition souvent brusque ;
- une rhinorrhée muqueuse, puis mucopurulente, qui est également visible dans le pharynx derrière le voile du palais ;
- des adénopathies cervicales ;
- il peut s'y associer une otite congestive, une bronchite.

∗ L'ÉVOLUTION DE LA RHINO-PHARYNGITE AIGUË peut se faire vers une guérison spontanée en quelques jours ou vers l'apparition de complications locales ou à distance : otite moyenne aiguë, bronchite, laryngite, douleurs abdominales, diarrhée, voire une déshydratation.

∗ LE TRAITEMENT de la rhino-pharyngite aiguë comporte une désinfection rhino-pharyngée, des antipyrétiques et anti-inflammatoires. Lorsque l'évolution fébrile se prolonge ou qu'apparaît une complication, il est indiqué de prescrire un traitement antibiotique.

► La rhino-pharyngite chronique de l'enfant :

Chez certains enfants les épisodes de rhino-pharyngites aiguës se répètent à intervalle rapproché. L'infection chronique des végétations adénoïdes est alors en cause et nécessite l'adénoïdectomie qui trouve là sa meilleure indication.

RHUMATISME ARTICULAIRE AIGU OU MALADIE DE BOUILLAUD

► Définition :

Le rhumatisme articulaire aigu (RAA) est une maladie inflammatoire consécutive à une angine streptococcique.

Les manifestations cliniques sont polymorphes, la gravité est liée aux séquelles cardiaques valvulaires fréquentes.

► Causes et mécanisme :

Le rhumatisme articulaire aigu se développe 15 à 20 jours après une angine à streptocoques du groupe A bêta-hémolytique, méconnue ou non ou mal traitée.

Il s'observe essentiellement chez l'enfant entre 6 et 14 ans.

► Signes cliniques :

Les signes cliniques sont nombreux, inconstants, peuvent être associés ou isolés.

∗ SIGNES ARTICULAIRES : manifestation la plus typique ; elle réalise une polyarthrite aiguë fébrile, douloureuse, asymétrique, mobile (atteignant électivement les grosses articulations), fugace, ne laissant aucune séquelle articulaire.

∗ LA FIÈVRE est constante, s'élève à chaque poussée articulaire.

∗ LES SIGNES CUTANÉS sont plus rares, à type de :

- érythème marginé.
- nodosités de Meynet.

∗ Il faut rechercher l'association de SIGNES DE CHORÉE.

∗ LES MANIFESTATIONS CARDIAQUES (→ RHUMATISME ARTICULAIRE AIGU, manifestations cardiaques) sont inconstantes, mais font toute la gravité de la maladie et doivent être recherchées systénatiquement ; elles sont un argument diagnostique et dominent le pronostic (risque vital à brève ou longue échéance) :

- péricardite aiguë ;
- myocardite ;
- atteinte valvulaire, apparition de souffle organique :
  - à brève échéance : insuffisance mitrale ou aortique ;
  - plus longtemps après : rétrécissement mitral ou aortique.

► Signes paracliniques :

- Numération formule sanguine : hyperleucocytose avec polynucléose.
- Vitesse de sédimentation très accélérée.
- Élévation du taux plasmatique des globulines (surtout α_2 et γ).
- Présence de C Réactive protéine.
- Élévation des antistreptolysines O (ASLO), ou autres anticorps antistreptococciques.
- Recherche systématique de streptocoque A bêta-hémolytique par un prélèvement de gorge.
- Électrocardiogramme.
- Radiographie pulmonaire.
- Recherche de protéinurie.

► Éléments de surveillance :

∗ CLINIQUES : poussée articulaire, température, surtout auscultation cardiaque à la recherche d'apparition d'un souffle organique.

∗ PARACLINIQUES : numération formule sanguine, vitesse de sédimentation, deuxième prélèvement d'antistreptolysine O ou d'autres anticorps antistreptococciques, surveillance régulière de l'électrocardiogramme, de la radiographie pulmonaire, des urines (diurèse, protéinurie, hématurie).

► Évolution et complications :

Sans traitement, fièvre et manifestations articulaires disparaissant en quelques jours. Mais une localisation cardiaque peut apparaître, elle fait toute la gravité de la maladie.

Ultérieurement des récidives sont possibles à la faveur d'une nouvelle infection streptococcique pharyngée. D'où la valeur de la prophylaxie par l'antibiothérapie préventive prolongée, après la première crise de rhumatisme articulaire aigu.

► Traitement et pronostic :

∗ PROPHYLACTIQUE :

Traitement antibiotique de toute angine.

⁎ Traitement curatif de la crise : *Repos au lit* durant la crise.

- *Pénicillinothérapie* : deux millions de pénicilline G, par jour en intramusculaire.
- *Les dérivés salicylés* (en cas de diagnostic certain) sont rapidement actifs sur la fièvre, la tachycardie, la polyarthrite.
- *Corticothérapie :* 2 mg/kg et par jour, chez l'enfant, de prednisone *(Cortancyl)* avec les précautions d'usage, puis abaissement de la dose pour le traitement d'entretien.
- *Traitement digitalo-diurétique* en cas d'insuffisance cardiaque.

⁎ Traitement au décours de la crise :

- *Pénicillinothérapie au long cours :* par voie buccale phénoxyméthylpénicilline *(Oracilline),* ou par voie parentérale benzathine-benzylpénicilline (*Extencilline*), 1 injection de 1,2 million d'unités tous les 15 jours intramusculaire. Ce traitement vise à éviter les récidives.
- *Cure des foyers infectieux.*
- *Traitement des valvulopathies séquellaires.*

⁎ Le pronostic est fonction de l'éventuelle complication valvulaire cardiaque, de sa sévérité, de sa tolérance.

RHUMATISME ARTICULAIRE AIGU (MANIFESTATIONS CARDIAQUES), CARDITE RHUMATISMALE

▶ Définition :

C'est l'ensemble des manifestations cardiaques du rhumatisme articulaire aigu (→). C'est la manifestation la plus redoutable de la maladie inflammatoire poststreptococcique. Elle peut être mortelle à brève ou longue échéance ou laisser des séquelles invalidantes.

▶ Causes et mécanisme :

Elle est d'autant plus fréquente que le sujet est plus jeune.

Elle se développe soit au cours d'un tableau clinique typique de rhumatisme articulaire aigu (première ou deuxième poussée), soit au cours d'une chorée aiguë, soit sans autre manifestation clinique que les signes généraux (fièvre) et biologiques de la maladie inflammatoire poststreptococcique.

▶ Signes cliniques :

L'atteinte peut frapper isolément et simultanément chacune des trois tuniques cardiaques (péricarde, myocarde, endocarde). Les signes cliniques doivent être recherchés systématiquement au cours et au décours de la crise de rhumatisme articulaire aigu.

⁎ La péricardite aiguë se traduit par des douleurs précordiales et un frottement péricardique, un élargissement de l'ombre cardiaque à la radiographie, et au plan électrocardiographique par des troubles de la repolarisation. L'échocardiogramme peut en confirmer le diagnostic et l'importance. L'évolution est favorable.

⁎ La myocardite :

- le plus souvent, elle se manifeste par des troubles de la conduction auriculo-ventriculaire à l'électrocardiogramme.
- Parfois, elle se manifeste par une tachycardie, assourdissement des bruits du cœur, signes de défaillance cardiaque (apparition de bruit de galop, hépatomégalie, cardiomégalie à la radiographie du thorax). En cas d'atteinte sévère, la myocardite peut être mortelle en quelques jours ou semaines.

⁎ L'endocardite rhumatismale se traduit par l'apparition de souffles organiques (parfois difficile à différencier des souffles anorganiques fréquents à la période aiguë) :

- souffle systolique d'insuffisance mitrale (→) ;
- souffle diastolique toujours organique, d'insuffisance aortique ;
- ou association de deux atteintes ;
- plus tardivement (mois ou années après), associés ou non aux atteintes précédentes, peuvent apparaître des signes de rétrécissement mitral et/ou aortique.

▶ Signes paracliniques :

Ce sont les mêmes que ceux décrits pour le rhumatisme articulaire aigu (→), avec les lésions décrites ci-dessus : radiographie thoracique, électrocardiogramme, échocardiogramme.

▶ Éléments de surveillance :

Ils sont essentiellement *cliniques :* auscultation cardiaque systématique, recherche de signes d'insuffisance cardiaque ; et *paracliniques :* électrocardiogramme, radiographie du thorax, surtout surveillance des échocardiographies.

▶ **Évolution et complications :**

La complication essentielle à long terme est la présence éventuelle de séquelles valvulaires définitives, avec toujours le risque de :

- défaillance myocardique secondaire à l'atteinte valvulaire ;
- reprise évolutive d'une nouvelle poussée de rhumatisme articulaire aigu et des manifestations cardiaques ;
- risque d'endocardite bactérienne (→).

▶ **Traitement et pronostic :**

∗ LE TRAITEMENT est le même que pour le rhumatisme articulaire aigu (→), avec éventuellement associé le traitement d'une insuffisance cardiaque.

∗ LE PRONOSTIC et le traitement des atteintes valvulaires dépendent de leur sévérité et de la tolérance (→ INSUFFISANCE MITRALE, RÉTRÉCISSEMENT MITRAL, INSUFFISANCE AORTIQUE, RÉTRÉCISSEMENT AORTIQUE).

RHUMATISME PALINDROMIQUE

▶ **Définition :**

Il s'agit d'une oligo-arthrite inflammatoire *récidivante non périodique* (→ POLYARTHRITES).

▶ **Signes cliniques :**

Le début est brutal, sur une petite articulation (doigts en particulier) qui est très gonflée, très déformée, avec œdème locorégional et myalgies.

La crise se calme spontanément en quelques heures à quelques jours, sans séquelles.

▶ **Signes particuliers :**

Ils n'ont pas le temps de se manifester. Le liquide synovial est inflammatoire, aspécifique.

▶ **Évolution et surveillance :**

Dans plus de 50 % des cas, le rhumatisme palindromique est une forme de début de la polyarthrite chronique évolutive (→). D'autres fois, c'est une goutte (→) ou un lupus érythémateux qui apparaît. Dans près de 40 % des cas, le rhumatisme se poursuit par crises récidivantes, non périodiques, inchangées.

Les guérisons spontanées sont rares. C'est dire que la surveillance biologique doit être régulière et orientée vers les maladies citées *supra.*

▶ **Traitement :**

Sels d'or (→), antimalariques de synthèse (→).

RHUMATISME PSORIASIQUE

▶ **Définition :**

Le rhumatisme psoriasique est caractérisé par l'association d'une polyarthrite inflammatoire séro-négative, évoluant comme une spondylarthrite ankylosante (→) avec un psoriasis. C'est une spondylarthropathie inflammatoire (→ POLYARTHRITES).

▶ **Signes cliniques :**

Ils évoluent en parallèle avec les signes cutanés, mais peuvent les précéder. Les arthrites sont asymétriques, touchant n'importe quelles articulations mais surtout les *articulations interphalangiennes distales.* Il n'y a pas de déformation en coup de vent. Les grosses articulations (genou, coude, épaule) sont souvent atteintes. Petit à petit se constitue une spondylarthrite ankylosante (→). Le plus souvent l'état général reste conservé.

▶ **Signes paracliniques :**

∗ BIOLOGIE : La vitesse de sédimentation est modérément accélérée. L'uricémie est élevée. Les groupes HLA A26, BW38, DR4, sont très souvent retrouvés.

∗ RADIOLOGIE : Elle montre que le rhumatisme psoriasique est une maladie *destructrice.* Les lyses osseuses conduisent à des destructions articulaires qui peuvent être graves. Par la suite se constituent des images de construction ostéophytique, surtout lorsque apparaît une spondylarthrite ankylosante.

▶ **Évolution et surveillance :**

Le rhumatisme psoriasique est une maladie invalidante. Il faut donc surveiller de près les fonctions articulaires.

▶ **Traitement :**

C'est le même que celui de la spondylarthrite ankylosante (→).

RHUMATISME ARTICULAIRE SUBAIGU CURABLE DE L'ADULTE ET RHUMATISMES POSTANGINEUX

▶ **Définition :**

Il s'agit *d'oligo-arthrites inflammatoires,* fluxionnaires, non erratiques, touchant les grosses articulations et ne se *compliquant jamais d'atteinte cardiaque ou viscérale* (→ POLYARTHRITES).

▶ **Causes :**

Ces rhumatismes sont dus à l'action des toxines du *streptocoque hémolytique* (groupe A), comme pour le rhumatisme articulaire aigu vrai. Ce sont surtout les adultes jeunes qui sont touchés, après une angine, une avulsion dentaire ou une otite.

▶ **Signes cliniques :**

Le début est progressif et se fait sur les *grosses articulations des membres inférieurs.* Il y a des signes d'épanchement, mais l'atteinte est fixe, non erratique, au contraire de la maladie de Bouillaud, et en tout cas, les signes locaux sont moins intenses. *Il n'y a aucune atteinte cardiaque ou pleurale* ni d'érythème noueux. L'état général reste conservé, hormis une fièvre vers 38,5°C.

▶ **Signes paracliniques :**

* Il n'y a PAS DE SIGNE RADIOLOGIQUE.

* BIOLOGIE : Dans le sang, hyperleucocytose avec réaction neutrophile. Accélération de la vitesse de sédimentation. Élévation progressive de la vitesse de sédimentation. Hyperfibrinémie. Élévation progressive des antistreptolysines O au-dessus de 200 unités. Hyper-alpha-2 et hypergammaglobulinémie. Les prélèvements pharyngés sont en général négatifs.

▶ **Évolution et surveillance :**

L'évolution se fait en 3 à 7 mois vers la guérison. Des rechutes sont possibles ainsi que des formes de passage vers un rhumatisme articulaire aigu vrai. Aussi doit-on particulièrement surveiller le cœur par électrocardiogrammes répétés.

▶ **Traitement :**

Aspirine, pénicilline ou équivalents au début. Puis, la pénicilline est remplacée par de l'*Extencilline* 1 200 000 ou 2 400 000 unités tous les 15 jours. Il faut de plus éradiquer tous les foyers infectieux (dents, amygdales, etc.).

RHUMATISMES FILARIENS

▶ **Définition :**

Ce sont des maladies dues à la présence de filaires (nématodes). On distingue le rhumatisme filarien et les arthrites filariennes, réactionnelles (→ POLYARTHRITES).

▶ **Rhumatisme filarien :**

Il se présente comme une polyarthrite peu inflammatoire mais très douloureuse touchant le rachis et les grosses articulations périphériques. Il n'y a aucun signe radiologique. Les signes biologiques sont inconstants et aspécifiques (hyperéosinophilie sanguine, accélération de la vitesse de sédimentation). La biopsie synoviale ne montre qu'une synovite banale. Deux examens lèvent les doutes : la découverte de filaires calcifiées dans les parties molles (muscles, abdomen) et les tests immunologiques en présence d'antigène filarien.

L'évolution se fait par crises courtes.

La polyarthrite guérit avec l'éradication des parasites.

▶ **Arthrites filariennes :**

Ce sont des arthrites réactionnelles qui se développent au voisinage d'une localisaion filarienne. Elles peuvent se surinfecter.

RHUMATISMES INTESTINAUX

▶ **Définition :**

Ce sont des arthrites qui se développent au cours de certaines affections chroniques du tube digestif (→ POLYARTHRITES).

▶ **Causes :**

Les plus fréquentes sont :

- le syndrome oculo-urétro-synovial de Fiessinger-Leroy-Reiter (→) ;
- la maladie de Whipple (→), qui est une stéatorrhée ;

– l'iléite de Crohn (→ CROHN, MALADIE DE) ;
– la recto-colite ulcéro-hémorragique (→) ;
– la dysenterie (rare).

D'autre part, les diarrhées au long cours peuvent provoquer des ostéoporoses ou des ostéomalacies (→ DÉCALCIFICATIONS OSSEUSES).

▶ **Signes cliniques et paracliniques :**
Ce sont ceux d'une spondylarthrite ankylosante (→) où les localisations prédominent au début sur les articulations périphériques.

La difficulté du diagnostic est due au fait que des manifestations articulaires précèdent parfois l'entéropathie.

▶ **Traitement :**
C'est, en priorité, celui de la cause.

RHUMATISMES POSTANGINEUX

Voir *Rhumatisme articulaire subaigu curable de l'adulte et rhumatismes postangineux*

ROUGEOLE

▶ **Définition, causes et mécanisme :**
Infection due à un virus du groupe des myxovirus, c'est une maladie éruptive très contagieuse de la seconde enfance, immunisante.

▶ **Signes essentiels :**

∗ CLINIQUE : Après une incubation de 10 jours, la période d'invasion comprend : fièvre à 39 °C, catarrhe nasal et oculaire, toux rauque, voie enrouée, aspect grognon, et parfois troubles digestifs. L'existence d'un signe de Koplick (petits éléments blanchâtres entourés d'une auréole rouge à la face interne des joues) permet le diagnostic dès ce stade (contagieux). La période d'état est marquée par l'éruption (14 jours après le contage) : exanthème maculopapuleux non prurigineux, dont les éléments isolés ou plus ou moins confluents respectent des intervalles de peau saine. Elle suit une progression descendante (touchant d'abord la tête) en une seule poussée de 3 à 4 jours. L'enfant est apyrétique au 5e jour de l'éruption. Splénomégalie et adénopathies sont possibles.

∗ EXAMENS COMPLÉMENTAIRES : La NFS montre une leuconeutropénie. La radio pulmonaire montre des opacités hilifuges. L'isolement du virus est rarement réalisé. Il y a un diagnostic sérologique.

▶ **Surveillance, évolution, complications :**
L'évolution est habituellement simple (la convalescence débute avec la desquamation qui se fait sans cicatrice) et il suffit de surveiller la courbe thermique : tout retard dans la défervescence ou toute rechute thermique doit faire rechercher une complication.

∗ LES COMPLICATIONS PRÉCOCES (dues au virus) sont la laryngite striduleuse avec bradypnée inspiratoire et tirage, l'encéphalite et la rougeole maligne, exceptionnelle en France.

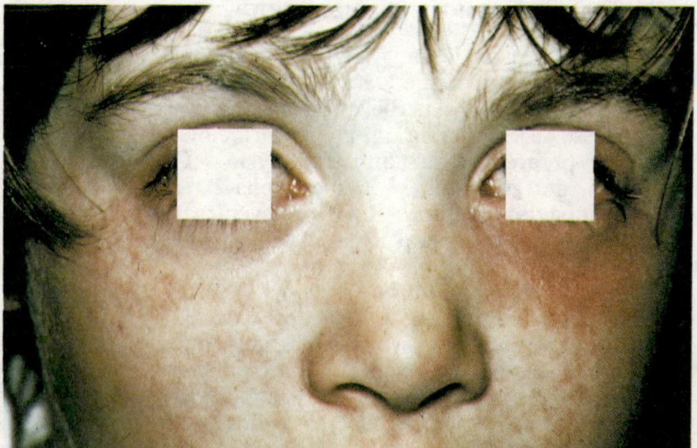

Rougeole : exanthème maculeux, catarrhe conjonctival.

⁎ Les complications tardives (dues à des surinfections) sont les otites, les laryngites tardives, les bronchites et broncho-pneumonies. La NFS montre une polynucléose neutrophile.

▶ **Traitement :**

Il faut isoler les malades. En cas de surinfection on institue une antibiothérapie.

Prophylaxie : gammaglobuline dans les 3 jours suivant le contage chez les enfants débilités, les enfants de moins de 3 ans, les femmes enceintes non immunisées. En France on vaccine surtout les enfants fragiles ou vivant en collectivité. Une vaccination systématique est souhaitable, surtout en association avec oreillons et rubéole (ROR).

ROUGET DU PORC

▶ **Définition, causes et mécanisme :**

C'est une affection surtout professionnelle (éleveurs, ouvriers d'abattoir) succédant à une inoculation cutanée par le bacille du rouget du porc à partir de viande contaminée.

▶ **Signes essentiels :**

⁎ Clinique : On distingue une forme localisée et une forme septicémique avec manifestations cutanées et articulaires. Une greffe endocardique est possible.

⁎ Examens complémentaires : Ce sont l'isolement du germe (prélèvement cutané, hémocultures) et l'intradermoréaction à l'endotoxine.

▶ **Traitement :**

On utilise la pénicilline G ou les macrolides.

RUBÉOLE

▶ **Définition, causes et mécanisme :**

C'est une infection contagieuse, immunisante, due à un myxovirus. Bénigne chez l'enfant, elle peut être grave chez la femme enceinte en raison du risque de malformations congénitales. Heureusement 80 à 95 % des femmes sont immunisées. La contagion débute 1 semaine avant l'éruption et persiste 2 semaines après.

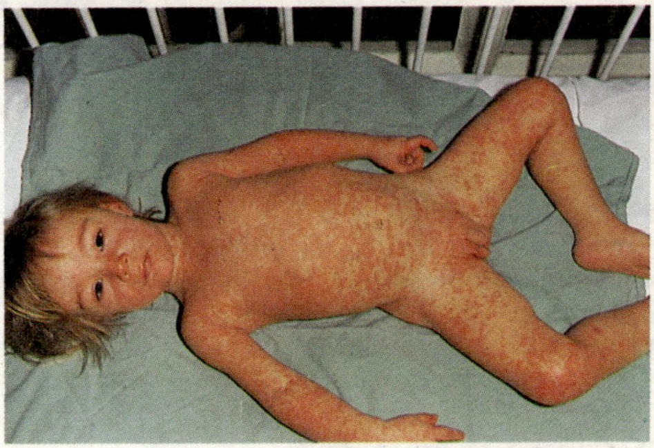

Rubéole
(d'après Laplane R., *Abrégé de pédiatrie*, Masson, Paris, 1980).

▶ **Signes essentiels :**

⁎ Clinique : Après une incubation de 2 semaines apparaît une fièvre modérée avec céphalées, pharyngite, *adénopathies cervicales*, conjonctivite. L'éruption apparaît en 48 h : *exanthème maculeux* non prurigineux qui débute à la face et s'étend à tout le corps en quelques heures, d'abord morbilliforme, puis scarlatiniforme. Elle prédomine à la face, aux régions lombaires et fessières et disparaît en 3 à 4 jours. Mais il faut insister sur la fréquence des *formes atténuées* ou *asymptomatiques*.

⁎ Examens complémentaires : La NFS montre une leucopénie et parfois une plasmocytose (5 à 10 %) maximale au 4e jour. L'ascension des anticorps sériques ou un taux élevé d'IgM traduisent une rubéole actuelle.

▶ **Surveillance, évolution, complications :**

Les *formes compliquées* sont rares : manifestations articulaires, purpura thrombopénique, méningo-encéphalite.

La *rubéole congénitale* : Le risque fœtal est d'autant plus grand que l'infection survient plus précocement (30 % au premier mois, 7 % au 3e). On peut voir : *avortement, malformations* congénitales touchant les yeux, le cœur, l'oreille interne, anomalies dentaires, retard psychomoteur.

La rubéole congénitale chronique évolutive du nouveau-né peut associer chez un enfant hypotrophique : hépatosplénomégalie avec ou sans ictère, adénopathies, lésions osseuses, atteintes myocardique et neurologique, purpura thrombopénique et anémie hémolytique.

▶ **Traitement :**

Il n'y a pas de traitement curatif. Il faut vacciner les filles sero-négatives à la puberté.

RUBÉOLE ET GROSSESSE

► Définition :

Maladie infectieuse, surtout printanière, épidémique, éruptive sans prurit, responsable d'embryopathies sévères si l'atteinte rubéolique de primo-infection se fait au cours du premier trimestre de la grossesse.

► Causes et mécanisme :

L'infection se fait par contage direct. La période dangereuse pour l'embryon est très courte.

Les IgM apparaissent en premier et disparaissent entre la 3ᵉ et la 6ᵉ semaine ; les IgG persistent toute la vie à un taux variable qui s'élève en cas de réinfection. La réinfection est toujours dépourvue de risque embryopathique.

► Signes essentiels :

Le diagnostic clinique de rubéole est pratiquement impossible, l'éruption fugace manque deux fois sur trois.

Le diagnostic sera affirmé sur *le sérodiagnostic* qui permet de titrer les anticorps totaux (IgG et IgM). La séparation des immunoglobulines autorise l'isolement de la fraction IgM.

► Évolution :

– *Si primo-infection dans les premiers jours :* « tout ou rien », fausse couche spontanée ou évolution normale.
– *Si atteinte plus tardive :* 20 % d'avortements spontanés et 40 % d'atteinte.
– *Si atteinte encore plus tardive*, les anomalies observées sont moindres mais l'enfant présente une rubéole congénitale et naît contagieux.

► Traitement :

∗ SI ABSENCE D'IMMUNITÉ : Immunoglobuline spéciale rubéole du CNTS (à faire pendant le 1ᵉʳ trimestre de la grossesse), 0,4 ml par kg de poids en 2 injections à 48 h d'intervalle. La protection est de l'ordre de 30 jours. Elle peut être éventuellement renouvelée.

∗ LA PRÉVENTION HORS DE GROSSESSE : Le titrage des anticorps à l'examen prénuptial est obligatoire. Elle est fortement conseillée chez toute femme dès la puberté.

Si absence d'immunisation : La vaccination s'impose (*Rudivax* ou *Ervevax*) par une seule injection sous-cutanée. La prudence impose, chez des femmes ayant des rapports sexuels, d'établir une contraception efficace 1 mois avant et 1 mois après l'injection du vaccin qui est un virus vivant atténué.

Interprétation des résultats

<table>
<tr><td>Premier prélèvement</td><td>1/8
1/10</td><td>1/16
1/20</td><td colspan="3">1/32 .... 1/1044, etc.
1/40 .... 1/1280, etc.</td></tr>
<tr><td>Orientation</td><td>non immunisée</td><td>douteux</td><td>immunité ancienne ou</td><td>immunité récente ou</td><td>contamination récente en cours</td></tr>
<tr><td>Deuxième prélèvement</td><td>stable ou ± dilution</td><td>stable ou ± dilution</td><td>stable ou ± dilution</td><td colspan="2">en augmentation ⩾ 2 dilutions</td></tr>
<tr><td>Interprétation</td><td>non immunisée</td><td>estimée non immunisée</td><td>immunisation acquise</td><td colspan="2">doute</td></tr>
<tr><td>Demande taux IgM</td><td>inutile</td><td>inutile</td><td>inutile</td><td colspan="2">nécessaire</td></tr>
<tr><td colspan="4">mesures préventives</td><td>IgM présents</td><td>IgM absents</td></tr>
<tr><td colspan="4"></td><td>primo-infection rubéolique certaine</td><td>doute</td></tr>
</table>

RYTHME IDIOVENTRICULAIRE

► Définition :

On distingue deux types de rythmes idioventriculaires :

⁎ LE RYTHME IDIOVENTRICULAIRE PROPREMENT DIT correspond à une bradycardie régulière (autour de 40 par minute), qui survient au cours des blocs auriculo-ventriculaires (→) et en particulier dans les blocs du troisième degré où il existe une dissociation auriculo-ventriculaire complète.

⁎ LE RYTHME IDIOVENTRICULAIRE ACCÉLÉRÉ est différent : c'est un rythme ventriculaire plus rapide, entre 60 et 100 par minute, qui survient à la phase aiguë de l'infarctus du myocarde.

► Causes – Mécanisme :

Le premier survient au cours du bloc auriculo-ventriculaire, quelle que soit la cause de ce dernier, le second survient à la phase aiguë de l'infarctus du myocarde.

► Signes :

⁎ CLINIQUES : On peut noter des lipothymies si le rythme cardiaque est trop lent, sinon, les deux troubles du rythme sont bien supportés.

⁎ ÉLECTRIQUES : Dans les deux cas, il s'agit de rythmes d'échappement qui se manifestent sous la forme de complexes ventriculaires élargis dont la fréquence est variable. Le rythme idioventriculaire accéléré apparaît lorsque la fréquence sinusale est inférieure à 60 par minute.

► Évolution :

L'évolution du rythme lent rejoint celle du bloc auriculo-ventriculaire complet avec ses risques de syncopes prolongées. L'évolution du rythme rapide est en général favorable, mais nécessite une surveillance du fait du risque, bien que rare, de passage en tachycardie ou fibrillation ventriculaire.

► Traitement :

En cas de mauvaise tolérance du rythme lent, son traitement rejoint celui du bloc complet. Le rythme idioventriculaire rapide ne nécessite en règle générale aucun traitement.

SALMONELLOSES DIGESTIVES NON TYPHIQUES

► Définition, causes et mécanisme :

De nombreux sérotypes de salmonelles (en dehors de S. typhi et paratyphi A, B, C) peuvent infecter l'homme, réalisant des gastro-entérites aiguës (les plus fréquentes sont S. typhi murium et S. enteritidis). Elles succèdent à l'ingestion d'aliments contaminés (viande hachée, lait, charcuterie, coquillages, pâtisseries), mais la propagation se fait parfois aussi de sujet à sujet (épidémies de crèches, ou hospitalières).

► Signes essentiels :

* CLINIQUE : On observe 48 heures après l'ingestion de l'aliment contaminant un tableau de gastro-entérite aiguë fébrile, avec douleurs abdominales et diarrhée. Une déshydratation peut se voir. L'évolution est en règle générale favorable en 2 à 3 jours.

* EXAMENS COMPLÉMENTAIRES : Le diagnostic repose sur la coproculture.

► Traitement :

Il est double :

* CURATIF : traitement de la déshydratation, notamment chez le nourrisson, et antibiothérapie (ampicilline, etc.) ou antiseptiques intestinaux.

* PROPHYLACTIQUE : cuisson correcte des aliments, dépistage des porteurs de germes, enquête et déclaration obligatoire (N° 12). Contrôle des systèmes d'alimentation collective.

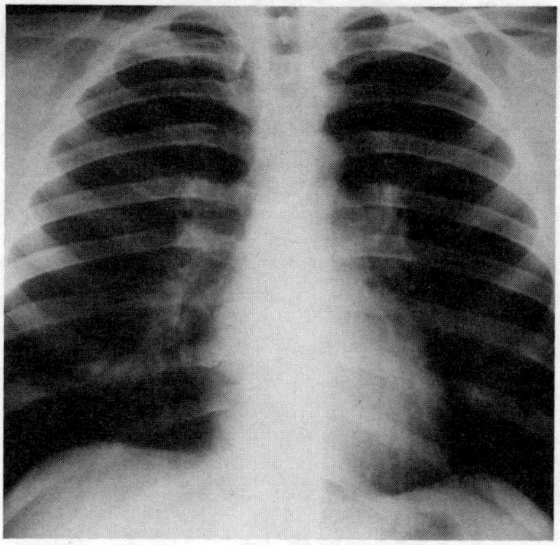

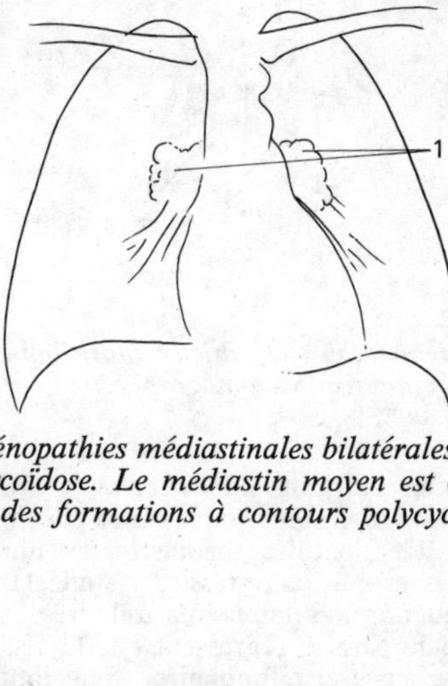

Adénopathies médiastinales bilatérales (1) d'une sarcoïdose. Le médiastin moyen est élargi par des formations à contours polycycliques.

SARCOÏDOSE

► Définition :

C'est une maladie d'étiologie inconnue, atteignant plusieurs organes, responsable à leur niveau de granulome épithélioïde giganto-cellulaire. On l'appelle aussi la *maladie de Besnier-Bœck-Schaumann.*

► Causes et mécanisme :

Son origine est inconnue. Elle atteint surtout les sujets jeunes (15 à 30 ans) avec une légère prédominance de femmes.

Elle peut atteindre tous les organes, ainsi que le système lymphatique. L'étude histologique montre un granulome fait de cellules épithélioïdes et de cellules géantes entourées d'une couronne lymphocytaire.

Cet aspect ne permet pas un diagnostic de certitude, car il se rencontre également dans d'autres affections, la tuberculose, par exemple.

► Manifestations cliniques et paracliniques :

Les diverses localisations sont :

* PULMONAIRES : Elles sont très fréquentes. *Cliniquement*, la sarcoïdose peut être asymptomatique ou se manifester par une dyspnée et une toux modérée.

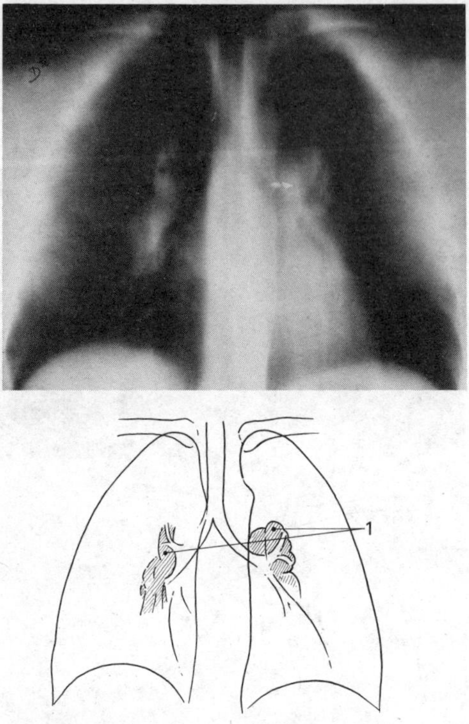

Mêmes adénopathies (1) mieux individualisées sur une coupe tomographique.

C'est bien souvent une *découverte radiologique.* La radiographie pulmonaire peut montrer : des adénopathies médiastinales hilaires symétriques et non compressives (stade I), des images réticulo-nodulaires ou miliaires, alors que les adénopathies régressent (stade II), des aspects de fibrose pulmonaire avec infltrats multiples, images réticulo-nodulaires et bulles d'emphysème, alors que les adénopathies ont disparu (stade III). Les images pleurales sont exceptionnelles.

Le scanner thoracique en coupes fines précises les lésions.

Les épreuves fonctionnelles respiratoires sont normales au stade I, et montrent ensuite, un trouble de la diffusion du CO, puis une insuffisance respiratoire mixte à prédominance restrictive avec hypoxie à l'effort.

L'évolution est régressive au stade I, souvent également au stade II, alors qu'au stade III, la maladie ne guérit pas et peut soit rester stationnaire, soit évoluer vers l'insuffisance respiratoire et la fibrose.

* CUTANÉES ET MUQUEUSES : Les *localisations cutanées* sont les sarcoïdes à gros ou à petits nodules. Ce sont des tuméfactions rosées puis brunâtres siégeant au visage, sur le thorax et sur les faces d'extension des membres. D'autres manifestations cutanées sont possibles, par exemple, l'érythème noueux.

Les *atteintes muqueuses* sont plus rares : conjonctivite, amygdalite, muqueuses nasales.

* OSSEUSES (peu fréquentes) : Elles peuvent entraîner des douleurs et des tuméfactions. La radiographie montre des images géodiques. Elles atteignent surtout les mains et les pieds.

* LYMPHOÏDES : Il existe souvent des adénopathies dures, mobiles. La splénomégalie est plus rare.

* OCULAIRES : Elles sont fréquentes et se manifestent par une conjonctivite, une uvéite, une iridocyclite.

* AUTRES LOCALISATIONS : elles sont plus rares : *cardiaques* (myocardites, péricardite), *nerveuses* (neuropathie périphérique, atteinte des nerfs crâniens, atteinte hypothalamo-hypophysaire, méningite), *rénales* (glomérulonéphrite, HTA, néphropathie interstitielle), *salivaires* (parotidite), *hépatiques* (muettes cliniquement mais biopsie positive).

* MANIFESTATIONS GÉNÉRALES : La sarcoïdose peut entraîner une fièvre avec altération modérée de l'état général, asthénie et amaigrissement.

Biologiquement, la NFS et la VS sont peu modifiées en dehors de poussées évolutives.

► Arguments du diagnostic :

En dehors de l'association de plusieurs localisations le diagnostic repose sur certains arguments :

- la négativité des réactions cutanées à la tuberculine ;
- l'étude histologique d'un organe atteint et l'étude systématique de biopsies bronchiques étagées, montrant le follicule épithélioïde à cellules géantes et sans nécrose ;
- l'étude du lavage bronchiolo-alvéolaire montrant dans les formes actives une forte élévation du pourcentage des lymphocytes ;
- le test de Kweim, ou injection intradermique d'un broyat de rate sarcoïdienne avec

biopsie du siège de l'injection et interprétation histologique 6 semaines plus tard, reste de réalisation difficile et en pratique n'est plus utilisé ;
- le dosage sérique de l'enzyme de conversion de l'angiotensine la montre élevée dans 70 % des cas (formes actives) ;
- l'existence d'une hypercalcémie.

Un seul de ces arguments ne suffit pas, c'est leur association ajoutée aux manifestations viscérales qui permet de poser le diagnostic.

▶ Évolution :

Elle est très difficile à schématiser étant donné le caractère polymorphe de la maladie.

On peut observer des régressions spontanées, des stabilisations, mais aussi des évolutions graves par insuffisance respiratoire, rénale ou cardiaque.

▶ Traitement et pronostic :

∗ HABITUELLEMENT, on réserve la corticothérapie aux formes avec localisations viscérales sévères (oculaires, cardiaques, nerveuses, rénales) et aux formes pulmonaires aux stades II et III. C'est un traitement uniquement symptomatique, mais non curatif. Il faut habituellement le maintenir pendant plusieurs mois, voire années, en essayant de trouver la dose minimale efficace.

A l'arrêt du traitement, les signes peuvent réapparaître imposant la reprise des corticoïdes.

Dans les autres cas, on se limite à une surveillance clinique et radiologique.

∗ LE PRONOSTIC est très difficile à préciser.

SCARLATINE

▶ Définition :

C'est une toxi-infection due à des streptocoques bêta-hémolytiques du groupe A, sécréteurs de toxines érythrogènes.

▶ Causes et mécanisme :

C'est une affection immunisante touchant surtout les enfants de 5 à 15 ans, exceptionnelle avant 1 an. Elle succède à une infection focale habituellement pharyngée. Elle expose, comme toute infection streptococcique, aux complications tardives rhumatismales ou rénales.

▶ Signes essentiels :

∗ CLINIQUE : Après une incubation de 3 à 5 jours, la période d'invasion comprend fièvre à 40 °C, céphalées, vomissements et surtout une *angine* érythémateuse avec dysphagie. L'*exanthème* apparaît vers la 48e heure, d'abord sur le thorax, puis sur les ceintures scapulaire et pelvienne, enfin sur les membres. Il prédomine aux plis de flexion (ou il peut être purpurique). C'est un érythème diffus, en nappe, provoquant une impression de cuisson. L'angine persiste ; la langue subit une glossite exfoliatrice : l'enduit blanchâtre disparaissant de la périphérie vers le centre, ensuite l'éruption pâlit et il y a une desquamation.

∗ EXAMENS COMPLÉMENTAIRES : Le prélèvement de gorge cherche le streptocoque β-hémolytique du groupe A. La NFS montre une polynucléose. Le taux des antistreptolysines 0 (A.S.L.O.) augmente.

▶ Surveillance, évolution, complications :

Bien qu'actuellement les formes frustes, atténuées, soient fréquentes, on peut encore observer des complications : scarlatines malignes, surinfections locales (otites, etc.), complications rénales (soit néphrite précoce toxinique, d'évolution favorable ; soit néphrite tardive s'apparentant aux néphrites postangineuses streptococciques), complications rhumatismales (soit rhumatisme scarlatin précoce ; soit rhumatisme tardif proche du rhumatisme articulaire aigu).

▶ Traitement :

Il faut isoler le malade et imposer le repos au lit.

L'éviction scolaire est de 15 jours ; 2 prélèvements de gorge à 48 h doivent être négatifs. On emploie la pénicilline (1 million U par jour × 10 jours) ou l'érythromycine en cas d'allergie.

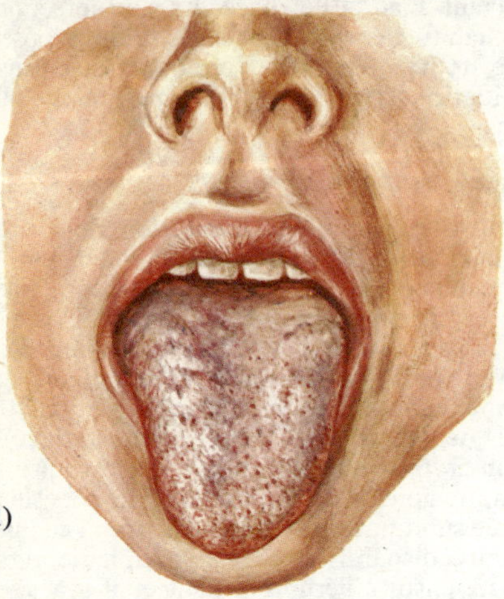
1)

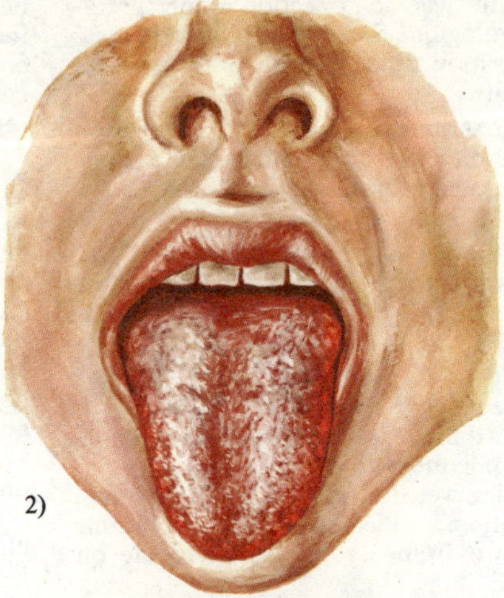
2)

3)
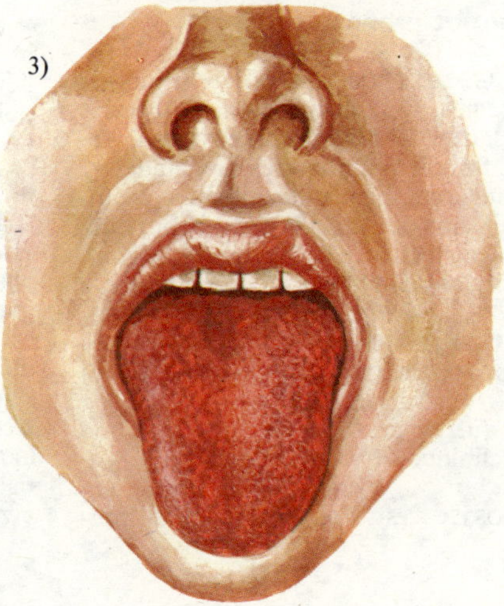

Scarlatine, aspects de la langue : 1) Langue saburrale à bords carminés ; 2) Desquamation linguale vers le 4e jour : V rouge entourant un triangle blanc ; 3) Langue « framboisée », papilles à nu.

SCHEUERMANN (MALADIE DE)

Voir *Épiphysite vertébrale*

SCHIZOPHRÉNIE

► **Définition :**
La schizophrénie est une psychose chronique qui comporte une dissociation de la pensée et de l'affectivité, un délire peu structuré et une tendance au repli hors de la réalité et qui entraîne, de façon plus ou moins rapide et sévère, une détérioration de la personnalité.

► **Causes et mécanisme :**
Les étiologies sont multifactorielles : génétique, biochimique et relationnelle (perturbation de la communication).

► **Signes cliniques :**
Le signe principal est la discordance qui se traduit dans les domaines de :

– L'*affectivité* : c'est l'ambivalence (affects contradictoires, dans le même temps et le même lieu).

C'est l'amour et la haine pour une même personne au même instant.

– *L'intelligence :* c'est la dissociation. La pensée revêt un caractère étrange, hermétique, impénétrable.

– Le *comportement* est bizarre, insolite, étrange, paradoxal.

L'autisme est le détachement du malade par rapport à la réalité, son retrait du monde extérieur.

Le délire autistique, pas toujours extériorisé, est un délire très flou, incohérent.

* LE DÉBUT peut revêtir plusieurs formes.

Il peut être marqué par :

– *Un épisode aigu :*

. *bouffée délirante aiguë :* toute bouffée délirante, même la plus typique, peut constituer « l'expérience délirante primaire » ;

. *état dépressif atypique :* état dépressif franc, d'aucune autre étiologie, et associé à une angoisse importante avec parfois des impulsions, des sentiments de dépersonnalisation, de persécution, avec un contact flou et lointain ;

. *état d'excitation atypique* avec une incohérence l'emportant sur la fuite des idées ;

. *état confusionnel* avec une conservation de la vigilance.

– *Un début progressif* dont les formes peuvent être variées :

. *pseudo-caractérielles :* ruptures scolaires, irritabilité, indifférence, impulsivité ;

. *pseudo-névrotiques :* avec des symptômes de l'une des névroses, associés à une certaine bizarrerie.

. *héboïdophréniques*, proches de la psychopathie.

* A LA PÉRIODE D'ÉTAT, la schizophrénie peut revêtir l'une des trois formes suivantes :

– *Hébéphrénie :* c'est une forme dominée par la dissociation mentale et dans laquelle les idées délirantes sont en arrière-plan. Le malade présente donc une dissociation intellectuelle avec des troubles du cours de la pensée *(barrages,* le malade s'arrête brusquement de parler, et repart sur un autre sujet, sans s'en apercevoir), un *flou.*

Les associations d'idées sont fortuites, ce qui donne l'incohérence du discours.

Le malade est parfois muet, ou répond à côté, emploie parfois des mots de son invention (néologisme). Le sujet est indifférent, avec des mimiques paradoxales et déconcertantes (sourires et rires immotivés). Il est apragmatique (inactif), reste allongé souvent. L'hébéphrénie s'installe de bonne heure (adolescence) et rapidement sans délire exprimé.

– *La schizophrénie paranoïde* est la forme la plus riche puisqu'elle groupe les deux versants : négatif-dissociation, positif-délire, de la maladie. Le délire paranoïde comporte une angoisse, une impression d'étrangeté, de dépersonnalisation du sujet lui-même, de transformation corporelle, de morcellement. Les thèmes sont plus ou moins variés, mais le délire est toujours flou, hermétique, illogique, incohérent, souvent à contenu symbolique magique, mystique. Le malade se constitue un monde propre qui a tendance à se clore sur lui-même.

– *La catatonie* est caractérisée par la perte de l'initiative motrice. C'est un syndrome à expression psychomotrice qui se manifeste par des stéréotypies, un maniérisme, un comportement moteur inhabituel, un négativisme (refus de la main tendue, etc.), parfois un état de stupeur.

La catalepsie se rencontre parfois : elle est marquée par une conservation des attitudes données au malade. Mais parfois peuvent survenir, dans cet état de stupeur, des épisodes de furie, avec mouvements impulsifs violents.

▶ Signes paracliniques :

Ils ne révèlent aucune anomalie.

L'EEG en particulier est normal.

Par contre les tests de personnalité peuvent contribuer au diagnostic, les tests d'intelligence mettent souvent en évidence une intelligence normale, voire supérieure.

▶ Éléments de surveillance :

Ils sont cliniques et reposent sur l'évaluation des troubles thymiques (avec le risque suicidaire toujours présent), des idées délirantes et de l'adaptation à la vie quotidienne et au travail éventuellement.

Il convient de se souvenir que l'indifférence affective du schizophrène n'est qu'apparente et qu'elle cache une grande sensibilité à l'attitude des autres à son égard. Souvent les comportements du malade sont en réaction à une incompréhension, un rejet de l'entourage.

▶ Évolution et complications :

L'évolution est variable selon la forme clinique.

∗ L'HÉBÉPHRÉNIE débute précocement à l'adolescence comme LA CATATONIE, et peut évoluer vers un autisme incurable ou un aspect déficitaire.

∗ LA SCHIZOPHRÉNIE PARANOÏDE débute souvent légèrement plus tard, vers l'âge de 25 ans. Elle est d'évolution plus lente et généralement plus sensible aux traitements actuels.

En effet, un certain nombre de schizophrénies évoluent très favorablement, avec reprise des intérêts, personnels et sociaux. Cette stabilisation est fréquemment précédée d'épisodes dépressifs.

Mais souvent les résultats sont précaires avec répétitions des épisodes pathologiques, souvent liés à des interruptions thérapeutiques.

Un petit nombre de malades demeurent sévèrement invalides.

▶ **Traitement :**

Le traitement comporte essentiellement les neuroleptiques, éventuellement une psychothérapie.

∗ LES NEUROLEPTIQUES sont à la fois curatifs des poussées aiguës et traitement de fond. Selon la symptomatologie, on utilisera préférentiellement un neuroleptique sédatif *(Largactil, Nozinan,* etc.), ou un neuroleptique plus désinhibiteur *(Haldol, Piportil, Moditen,* etc.). Les posologies sont souvent élevées en phase aiguë.

Les neuroleptiques à durée d'action prolongée (1 injection par mois en moyenne) sont un bon traitement au long cours.

∗ UNE PSYCHOTHÉRAPIE D'ACCOMPAGNEMENT est associée par le fait du suivi à long terme.

SCIATIQUE

Voir *Lombosciatiques*

SCLÉRITES ET ÉPISCLÉRITES

▶ **Définition :**

Inflammation de la sclère et de l'épisclère, souvent en fait difficile à différencier l'une de l'autre.

▶ **Étiologie :**

Septicémies, allergies +++, polyarthrite chronique évolutive, goutte.

▶ **Traitement :**

Local symptomatique (injections sous-conjonctivales) et traitement de l'étiologie.

SCLÉRODERMIE

▶ **Définition :**

La sclérodermie est une collagénose atteignant surtout les femmes entre 30 et 50 ans et caractérisée par une sclérose du tissu conjonctif. Les sclérodermies généralisées s'accompagnent de lésions viscérales. On la classe dans le groupe des polyarthropathies rhumatoïdes (→ POLYARTHRITES).

▶ **Signes cliniques :**

L'état général s'altère progressivement, avec *fièvre* modérée.

∗ Il existe un SYNDROME VASO-MOTEUR qui est un syndrome de Raynaud prédominant aux doigts (3 phases : syncopale, asphyxique, congestive).

∗ LE SYNDROME CUTANÉ évolue en 3 stades : œdème dur, puis durcissement des téguments, la peau ne plisse plus. Enfin, stade atrophique, la bouche se rétrécit, le sourire devient impossible, les doigts s'amincissent en sucre d'orge. Il existe aussi des téléangiectasies et des calcifications sous-cutanées.

∗ LE SYNDROME ARTICULAIRE se voit dans 1 cas sur 3 et peut simuler une polyarthrite chronique évolutive (→).

∗ L'ATTEINTE VISCÉRALE est faite de *sclérose œsophagienne* (dysphagie), fibrose *pulmonaire, atteinte cardiaque. L'atteinte rénale* est de très mauvais pronostic. Très souvent il y a une *cataracte.*

▶ **Signes paracliniques :**

∗ RADIOLOGIE : Il n'y a pas de signe radiologique articulaire de la maladie. L'opacification de l'œsophage montre une hypotonie et une dilatation de celui-ci. Parfois existent aux mains des calcifications sous-cutanées, surtout lorsqu'il y a un syndrome de Raynaud.

∗ BIOLOGIE : La vitesse de sédimentation est modérément accélérée. Les facteurs rhumatoïdes (→) sont retrouvés dans 1 cas sur 3. Les IgG sont augmentées et il y a des anticorps anti-DNA et antinucléolaires.

▶ Évolution et surveillance :

Il faut particulièrement surveiller le cœur, les poumons et surtout la fonction rénale, car l'évolution se fait vers une atteinte mortelle de ces organes.

▶ Traitement :

Corticothérapie, immunodépresseurs.

SCLÉROSE LATÉRALE AMYOTROPHIQUE

▶ Généralité :

La sclérose latérale amyotrophique (SLA) ou *maladie de Charcot* réalise une sclérose progressive et ascendante de la *corne antérieure de la mœlle.* Il existe une atteinte élective du motoneurone de la corne antérieure et des faisceaux pyramidaux. Il peut également exister une *atteinte bulbaire* touchant les noyaux des nerfs crâniens. Il s'agit d'une maladie *d'étiologie inconnue.* La maladie débute souvent entre 45 et 60 ans, mais dans 1/3 des cas elle survient après 60 ans.

▶ Description de la maladie :

La forme commune de SLA comprenant *une atteinte brachiale et bulbaire* est ici décrite.

∗ LE DÉFICIT MOTEUR évolue parallèlement à la fonte musculaire ou *amyotrophie.* Déficit moteur et amyotrophie touchent plus ou moins symétriquement les petits muscles de la main et donnent aux mains un aspect décharné caractéristique appelé *main de singe* ou *main d'Aran-Duchenne.* Puis il existe une extension progressive et ascendante des troubles neurologiques. Les *fasciculations* sont fréquentes et abondantes dans la SLA. Il s'agit de secousses musculaires, limitées à une fibre, arythmiques et asynchrones. Parfois elles sont rares et il faut les rechercher à la percussion musculaire. Les malades se plaignent souvent de *crampes musculaires.*

∗ L'AMYOTROPHIE est *associée de manière évocatrice à un syndrome pyramidal* plus ou moins accentué. Ce syndrome pyramidal est marqué par des réflexes ostéo-tendineux vifs en regard des muscles atrophiés, parfois par un signe de Babinski, ou il peut être marqué par une hypertonie modérée des membres inférieurs.

∗ LES SIGNES D'ATTEINTE BULBAIRE peuvent être présents d'emblée ou apparaître secondairement. Ils réalisent *classiquement une paralysie* labio-glosso-laryngée. La voix est *nasonnée,* on note une atrophie avec des fasciculations de la langue.

Il existe une paralysie du voile du palais avec des *troubles de la déglutition* et possibilité de fausses routes.

∗ Il n'y a jamais de TROUBLES SENSITIFS OBJECTIFS *dans la SLA* et les troubles des fonctions supérieures sont rares.

▶ Diagnostic et examens complémentaires :

∗ LE DIAGNOSTIC POSITIF de SLA est essentiellement clinique.

∗ DEUX EXAMENS COMPLÉMENTAIRES SONT UTILES :

- *La ponction lombaire* montre un liquide céphalo-rachidien normal.
- *L'électromyogramme* montre des signes d'atteinte neurogène périphérique et enregistre les fasciculations. Les vitesses de conduction nerveuses motrices et sensitives sont normales.

▶ Pronostic – Évolution – Formes cliniques :

La SLA s'aggrave progressivement et inexorablement. Aucun traitement n'est à l'heure actuelle efficace sur cette redoutable maladie. Les troubles bulbaires conditionnent le pronostic. La mort survient du fait des lésions bulbaires dans un délai habituel de 2 à 3 ans.

∗ LES FORMES DÉBUTANT PAR DES SIGNES BULBAIRES ISOLÉS. Il faut les distinguer de certaines myopathies ou des syndromes pseudobulbaires.

∗ À L'OPPOSÉ, les formes touchant initialement les membres inférieurs.

Il peut s'agir d'une forme *pseudo-polynévritique* simulant une polynévrite purement motrice et des *formes paraparétiques* où les signes pyramidaux sont plus marqués qu'habituellement. Dans cette dernière forme, il faut éliminer une *myélopathie cervicarthrosique.* Il sera utile dans ces cas de pratiquer un *Amipaque cervical par voie sous-occipitale* pour étudier le retentissement médullaire éventuel d'une cervicarthrose.

▶ Traitement :

Il n'y a pas de traitement efficace de la SLA.

▶ Rôle de l'infirmière

Ici encore, comme dans les myopathies, le personnel infirmier à un grand rôle, d'abord dans *les soins* qui doivent s'adapter à ces patients fatigables parfois en fauteuil roulant, et en particulier pour aider et adapter l'alimentation par des repas fractionnés, avec une nourriture pâteuse – plus que liquide – lorsque existent des troubles de la déglutition et/ou de la respiration qui peuvent entraîner la mort.

Il y a aussi tout un *rôle d'accompagnement* dans les diverses étapes d'une existence de plus en plus dépendante jusqu'au terme final actuellement inéluctable ; c'est souligner le rôle des associations des malades et des conseils qu'elles peuvent apporter et qu'il faut traduire dans les faits pour chaque malade selon sa profession ou son entourage familial.

L'attitude de la plupart des médecins est actuellement en train de changer, et plutôt que de nier l'évidence de la mort inéluctable, ils apprennent peu à peu à « dire », à avertir, à écouter et accompagner les patients, pour apaiser leur angoisse et leur solitude en leur proposant selon le stade d'évolution soit une assistance nutritionnelle (gastrostomie percutée), toujours une kinésithérapie d'entretien, voire, quand c'est le moment et avec un accord du malade, certaines formes de réanimation respiratoire qui visent à maintenir le patient au domicile. Tout ce travail ne peut être réalisé qu'en équipe pour maintenir la stricte cohérence du discours et de l'action thérapeutiques vis-à-vis de ces malades graves.

SCLÉROSE EN PLAQUES
(S.E.P.)

▶ Notions anatomopathologiques :

Les lésions pathognomoniques de la SEP sont des plaques de démyélinisation disséminées dans la substance blanche du système nerveux central. Elles prédominent au niveau de la moelle du cervelet, des voies optiques et du tronc cérébral ce qui explique l'aspect clinique des différents modes de début. La lésion initiale comprend une démyélinisation brutale et une réaction inflammatoire au niveau de la plaque. Les lésions sont totalement ou partiellement réversibles d'autant que les axones sont le plus souvent respectés. Par contre, il existe une gliose fibrillaire qui se développe secondairement au niveau de la plaque cicatrisée. C'est le deuxième aspect pathologique ou sclérose qui est un phénomène secondaire cicatriciel mais irréversible s'accompagnant souvent d'une démyélinisation persistance et d'une destruction des axones, des lésions sont alors définitives.

▶ Généralités cliniques :

De ces notions anatomiques se dégage *l'évolution de la maladie.* Elle comprend deux phases, une phase dite « rémitente », initiale, faite de poussées successives partiellement ou totalement régressives, et une seconde phase liée à la sclérose, progressive et caractérisée par une *lente aggravation des symptômes.*

* LE DIAGNOSTIC DE SCLÉROSE EN PLAQUES repose : sur la mise en évidence clinique ou paraclinique de lésions en différents points du SNC ; sur l'évolution caractéristique de la maladie, sur les anomalies caractéristiques du LCR. Il s'agit néanmoins d'un diagnostic d'élimination et des examens neuroradiologiques sont toujours utiles pour éliminer d'autres affections. Enfin la SEP n'est jamais un diagnostic de certitude mais de probabilité qu'il faut savoir poser avec précaution.

Il existe un *grand polymorphisme dans la maladie, clinique et évolutif,* qui rend difficile toute schématisation.

* SYMPTÔMES DE DÉBUT LES PLUS COURANTS :

- *Symptômes visuels : La névrite optique rétrobulbaire,* le plus souvent unilatérale, réalise une baisse de l'acuité visuelle brutale et régressive, on pourra parfois observer une diplopie (paralysie d'un nerf oculomoteur).
- *Les symptômes sensitifs* (impression de « ruissellement », d'étau, etc.) sont surtout subjectifs avec paresthésies, signe de Lhermitte.
- *Les déficits moteurs* peuvent réaliser une paraparésie, plus rarement une hémiparésie ou une monoparésie ; l'examen montre des signes pyramidaux discrets.
- On pourra avoir parfois *d'autres signes de début :* troubles sphinctériens, vertige aigu avec nystagmus, syndrome cérébelleux, etc.

* LA FORME ÉVOLUÉE comporte une paraplégie au niveau des membres inférieurs avec hypertonie et signes pyramidaux, des troubles cérébelleux aggravant la gêne à la marche et aux

mouvements volontaires des membres supérieurs, des troubles urinaires (incontinence) et génitaux (impuissance) et parfois des troubles psychiques (euphorie paradoxale, puérilisme, syndrome dépressif, rarement détérioration).

▶ Examens complémentaires :

∗ LA PONCTION LOMBAIRE (→) met en évidence des anomalies très caractéristiques du LCR : *albuminorachie un peu élevée,* en moyenne à 0,55 g/l, toujours inférieure à 1 g, *réaction inflammatoire* modérée avec une réaction cellulaire inférieure à 20 lymphocytes, une augmentation des gammaglobulines supérieure à 15 % avec plusieurs prises (distribution *oligoclonale*).

∗ UN EXAMEN OPHTALMOLOGIQUE COMPLET est nécessaire (fond d'œil, campimétrie, vision des couleurs, Lancaster).

∗ DEUX EXAMENS RÉCENTS peuvent aider au diagnostic de la SEP :

- *les potentiels évoqués,* qui peuvent mettre en évidence une atteinte infraclinique des voies optiques ;
- *l'I.R.M. cérébrale :* elle peut mettre en évidence les plaques.

Les plaques apparaissent comme des images multiples.

PL, potentiels évoqués et l'I.R.M. complètent utilement la clinique pour le diagnostic.

∗ Il convient d'ÉLIMINER D'AUTRES DIAGNOSTICS PRIORITAIRES :

- une tumeur, en particulier de la fosse postérieure par le scanner cérébral ;
- une malformation de la charnière (→) ;
- dans les formes médullaires pures, une compression médullaire et surtout un angiome médullaire pouvant évoluer par poussées (I.R.M.).

▶ Évolution, pronostic, surveillance :

∗ LA SURVEILLANCE porte sur l'état neurologique, le retentissement fonctionnel, l'infirmière peut très bien juger des progrès ou reculs vers l'autonomie du malade. Surveillance des *complications habituelles du décubitus* chez les malades graves. Surveillance régulière de l'ECBU. Des UIV espacées sont utiles. Surveillance de la tolérance des traitements entrepris.

∗ L'ÉVOLUTION est capricieuse ; dans certaines SEP de début tardif il peut y avoir d'emblée une phase progressive.

∗ PRONOSTIC : Approximativement, la majorité des malades sont handicapés au bout de 6 ans, perdent l'autonomie de la marche au bout de 18 ans et meurent en 30 ans environ. Néanmoins, s'il existe des formes graves avec installation d'emblée des signes neurologiques d'atteinte diffuse du névraxe, il existe des formes bénignes (10 % ou plus) peu invalidantes à long terme et même des formes où il y a une extinction de la maladie.

On peut dégager trois facteurs de pronostic :

- Plus le délai séparant les deux premières poussées est long, meilleur est le pronostic.
- L'apparition de la *phase progressive* a un caractère péjoratif.
- L'évolution de la maladie est d'autant plus rapide que le début est tardif.

▶ Épidémiologie :

La maladie débute en général ntre 15 et 50 ans, il existe une incidence familiale, elle touche les régions tempérées et froides.

▶ Principes de traitement :

Dans cette maladie chronique où aucun traitement n'est pleinement efficace, il faut savoir se garder d'une attitude résignée ou au contraire trop agressive.

∗ LA KINÉSITHÉRAPIE a une importance capitale.

∗ La qualité de la RELATION MÉDECIN ET INFIRMIÈRE-MALADE est fondamentale.

∗ RÔLE ADJUVANT dans certains cas DES MYORELAXANTS : *Lioresal* (30 à 60 mg/j) ou *Dantrium* (100 à 300 mg/j) *sous surveillance des transaminases.*

∗ RÉÉDUCATION ET TRAITEMENT DES VESSIES NEUROLOGIQUES en collaboration avec un urologue.

∗ TRAITEMENT DE LA POUSSÉE : *corticoïdes en perfusion (« flashs ») pendant quelques jours environ puis à doses décroissantes : ceci améliore l'évolution immédiate de la poussée mais n'influe pas le pronostic à long terme. Certains auteurs utilisent la Prednisone per os* (40 à 60 mg) avec des résultats équivalents.

∗ TRAITEMENT DE FOND : Il n'y a pas d'indication à un traitement corticoïde au long cours dans la SEP. *Les immunosuppresseurs ont été utilisés au long cours (Imurel, Endoxan, Chloraminophène)* sous surveillance hématologique. Les résultats sont encore incertains.

▶ Rôle de l'infirmière :

Comme dans toute maladie chronique, le rôle du pesonnel paramédical est très important, vis-à-vis des malades qui entrent pour la première fois à l'hôpital et chez qui les examens doivent être expliqués, puis dans le suivi, quand les poussées successives interviennent : de plus en plus souvent on est alors amené chez ces patients qui reviennent à chaque fois pour un traitement à *dire* le diagnostic de S.E.P. ; il faut savoir rassurer sans minimiser les choses, adapter son discours pour expliquer que les formes graves représentent un risque mais nullement une certitude, et qu'en tout état de cause la recherche médicale sera amenée à faire des progrès dans le domaine du traitement. La plupart des patients atteints de S.E.P. doivent cependant garder une activité professionnelle, parfois à mi-temps, et conserver une vie familiale aussi normale que possible, malgré les difficultés conjuguales et le handicap psychologique d'une maladie fréquente, hélas, et touchant des individus dans la force de l'âge. Il existe un risque d'aggravation de la maladie lorsqu'une grossesse se déclare à proximité des poussées, et cette incertitude rend la maladie encore plus difficile à vivre chez des femmes jeunes à qui le médecin devra parfois proposer une contraception.

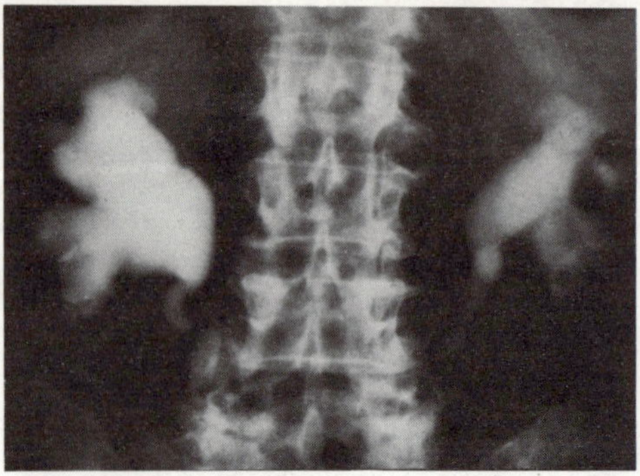

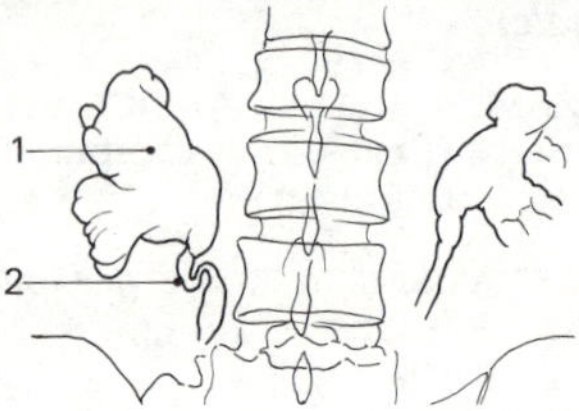

Sclérose rétropéritonéale : attraction des deux uretères sur la ligne médiane, réalisant à droite l'aspect en siphon. Cliché d'urographie intraveineuse : 1) Hydronéphrose ; 2) Siphon.

SCLÉROSE RÉTROPÉRITONÉALE

▶ Causes :

Elle est soit idiopathique, soit associée à un cancer (extension, métastases, paranéoplasique), soit iatrogène (méthysergide).

▶ Signes cliniques et paracliniques :

Ils sont dus à l'envahissement des organes rétropéritonéaux : veine cave inférieure visible à la cavographie traduite par des œdèmes ; bas uretères avec hydronéphrose, traduite par des épisodes d'anurie à éclipse, visible à l'U. I. V. ; lombalgies traduisant un envahissement des racines sacrées.

▶ Traitement :

L'intrapéritonisation des uretères évite la destruction des reins. Les corticoïdes, les immuno-suppresseurs, l'irradiation suivant l'étiologie ont un effet variable.

SCOLIOSE

▶ Définition :

La scoliose vraie comporte une déviation de la colonne vertébrale avec rotation des vertèbres et gibbosité (saillie costale).

▶ Causes et mécanisme :

Neurofibromatose, poliomyélite, malformations vertébrales.

Le plus souvent, pas d'étiologie (âge scolaire).

▶ Signes essentiels :

- déplacement latéral de la ligne des épineuses ;
- gibbosité mesurée l'enfant penché en avant ;
- asymétrie des épaules, du bassin ;
- *signes radiologiques* (recherchés en station debout et en décubitus) : déviation rachidienne avec mesure de l'angle de la scoliose, rotation des corps vertébraux.

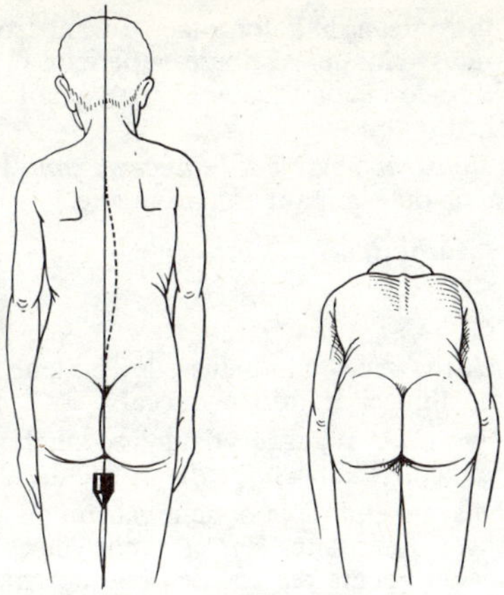

Attitude scoliotique. La déviation latérale disparaît dans la flexion du tronc
(d'après LAPLANE R., *Abrégé de pédiatrie*, Masson, Paris, 1985).

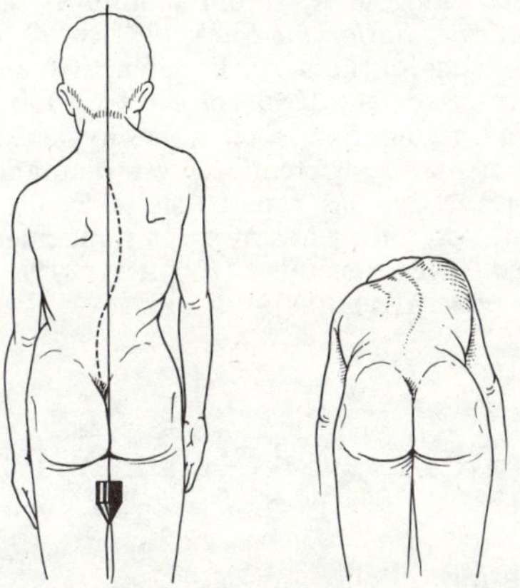

Scoliose vraie. La déviation persiste dans la flexion du tronc. Noter la gibbosité
(d'après LAPLANE R., *Abrégé de pédiatrie*, Masson, Paris, 1985).

▶ Éléments de surveillance :
- croissance : taille, âge osseux ;
- signes pubertaires ;
- radio : angle de la scoliose.

▶ Évolution et complications :

* ÉVOLUTION souvent très rapide vers l'aggravation au moment de la puberté (surveillance+++).

* COMPLICATIONS : raideur responsable de douleurs ; surtout insuffisance respiratoire.

▶ Traitement et pronostic :

* TRAITEMENT : Kinésithérapie ; appareillage si la scoliose est très évolutive ou d'emblée grave (corset plâtré ou corset de Milwaukee) ; intervention chirurgicale en cas d'échec.

* Pronostic
  - Pronostic grave des scolioses d'origine malformative et des scolioses du nourrisson.
  - Évolutivité imprévisible des scolioses de l'adolescence.

SÉCHERESSE DE LA BOUCHE

Le rôle de la salive est très important à de multiples points de vue. Ainsi toute diminution de sécrétion qui se traduit par une sensation de sécheresse buccale peut-elle avoir des conséquences importantes.

▶ Rôle de la salive :
Produite à raison d'environ un litre par jour, d'un pH relativement constant, la salive a :
- un rôle digestif ;
- un rôle mécanique ;
- une action anti-infectieuse par certains de ses constituants (lysozyme) ;
- une fonction excrétrice (urée, alcool, etc.).

▶ Causes de la sécheresse buccale :
L'origine en est très variable.

* ORIGINE MÉDICAMENTEUSE : A l'heure actuelle c'est la plus fréquente. Depuis longtemps l'atropine, la belladone, les diurétiques ont été à l'origine de sécheresse buccale. L'extension de la chimiothérapie neuropsychotrope amène en consultation stomatologique de très nombreux malades. L'action sialoprive de ces médicaments varie selon les individus, la durée et le mode d'utilisation (la voie buccale semble plus rapidement nocive). Certains hypnotiques agissent faiblement. En revanche les neuroleptiques, les tranquillisants, les antidépresseurs, les antiparkinsoniens peuvent être très souvent suspectés. Les traitements prolongés aboutissent à des lésions organiques

irréversibles au niveau des cellules sécrétices. Certains traitements antimitotiques semblent produire des effets identiques.

∗ LE SYNDROME DE GOUGEROT-SJÖGREN :
Cette affection est demeurée longtemps une des seules causes de sécheresse buccale. Celle-ci s'accompagne d'ailleurs souvent de phénomènes oculaires (xérophtamie) et articulaires (polyarthrite).

∗ LA RADIOTHÉRAPHIE CERVICO-FACIALE lorsqu'elle atteint les glandes salivaires engendre des perturbations définitives.

∗ LA SÉNESCENCE par ses modifications cellulaires aboutit à une diminution de plus en plus importante du nombre des cellules sécrétices.

∗ DE NOMBREUSES AFFECTIONS, NOTAMMENT LES MALADIES INFECTIEUSES, LES ENTÉRITES s'accompagnent d'un déficit salivaire. La polyurie du diabétique a les mêmes conséquences tout comme les intoxications tabagique, alcoolique mais évidemment de manière plus durable.

▶ Clinique :

Le tableau clinique traduit l'importance du trouble.

∗ LE PATIENT SE PLAINT DE SÉCHERESSE BUCCALE (xérostomie), de douleur à type de brûlure, de mastication difficile, de sa prothèse dentaire devenue insupportable. La muqueuse conserve un aspect normal.

∗ PARFOIS LES SIGNES OBJECTIFS sont seuls importants et la consultation peut s'en trouver retardée. La muqueuse est recouverte d'un épais enduit blanc, mousseux. D'autres fois elle est rouge, vernissée ou ulcérée. Les lèvres sont fendillées avec les lésions évoquant la perleche.

∗ DANS LES DEUX CAS l'existence de polycaries dentaires cervicales traduit le déficit de sécrétion salivaire. Ces caries sont profondes, peuvent aboutir à une fracture de la couronne dentaire. L'alvéolyse est aussi souvent rencontrée. Le déséquilibre de la flore buccale engendré par le déficit salivaire est à l'origine de toutes ces lésions. Dans le cas particulier de la radiothérapie l'effet des rayons X sur les tissus calcifiés vient se surajouter.

▶ Examens paracliniques :

Des procédés simples permettent de vérifier l'existence d'un déficit salivaire :

- un morceau de sucre placé sur la langue doit se déliter en trois minutes ;
- le cathétérisme des glandes salivaires ;
- un rouleau de coton placé durant trois minutes dans le vestibule supérieur ou dans la région sublinguale est pesé avant et à la fin du test.

La sialographie avec substance de contraste est l'élément déterminant du pronostic.

▶ Traitement :

Il sera :

∗ LOCAL :

- *Mucosodine* en bains de bouche pour alcalliniser le milieu buccal.
- *Nystatine* à garder dans la bouche pour prévenir l'apparition des mycoses.
- Mise en état de la bouche par un odontologiste. Les visites seront rapprochées et les lésions dentaires traitées régulièrement.
- L'application bi-journalière de gel fluoré sur les dents au moyen d'une gouttière en matière plastique donne des résultats spectaculaires.

∗ GÉNÉRAL :

Des sialogogues seront conseillés *Seylor, Générérine, Sulfarlem S 25.*

Les conséquences de la sécheresse buccale peuvent être retardées, voire très réduites par un suivi rigoureux associé à une hygiène locale et alimentaire stricte. Ceci est d'autant plus important que les répercussions locales d'un déficit sécrétoire peuvent avoir rapidement des conséquences générales (CARIE DENTAIRE et PARADONTAPATHIES).

SELLE TURCIQUE VIDE

▶ Définition :

Il s'agit d'un syndrome caractérisé par le fait que la selle turcique ne contient apparemment plus la glande hypophyse. Elle apparaît vide sur les radiographies de profil et même le scanner.

▶ Causes et mécanismes :

La selle turcique est envahie par une expansion (diverticule) des méninges qui contient du liquide céphalo-rachidien. Ce diverticule sous pression pénètre comme un ballon élastique dans la selle turcique et écrase l'hypophyse sur les parois osseuses.

▶ Signes cliniques :

∗ LES SIGNES LIÉS AU DIVERTICULE MÉNINGÉ : ce sont des céphalées périodiques ou permanentes, parfois pulsatiles.

* LES SIGNES LIÉS À L'ATTEINTE HYPOPHYSAIRE : Ils sont inconstants et consistent le plus souvent en signes dissociés ou complets d'insuffisance antéhypohysaire (→). Parfois peuvent exister un hyperfonctionnement, surtout une hyperprolactinémie (→) au début.

▶ **Signes radiographiques :**
Le diagnostic de selle turcique vide repose sur les radiographies simples de profil qui montrent une selle turcique augmentée de volume mais régulière et surtout sur le scanner qui met en évidence l'absence d'hypophyse à l'intérieur de la loge osseuse.

▶ **Traitement :**
Lorsque la selle turcique vide est découverte à l'examen systématique et qu'il n'y a pas de troubles, aucun traitement ne s'impose.

En cas de manifestations cliniques l'intervention consiste en un abord par voie nasale et un comblement de la selle turcique par de l'aponévrose.

SEPTICÉMIES À GERMES GRAM NÉGATIF

▶ **Définition :**
Elles sont dues à des bacilles gram négatif, aérobies, appartenant en règle générale aux genres Escherichia coli, Proteus, Klebsiella (famille des entérobactéries) ou Pseudomonas.

▶ **Causes et mécanisme :**
La porte d'entrée urinaire est la plus fréquente ; ailleurs la septicémie complique une intervention digestive, une infection des voies biliaires, ou différents gestes de réanimation (cathéters, sondes, trachéotomie).

▶ **Signes essentiels :**

* CLINIQUE : Les *signes septicémiques* (fièvre oscillante, frissons, splénomégalie) sont parfois peu nets (antibiothérapie préalable, malade affaibli) et un choc endotoxinique peut révéler l'infection. Les localisations secondaires se rapprochent de celles des septicémies à staphylocoque (→). Recherche d'une *porte d'entrée* : voir *supra*.

* EXAMENS COMPLÉMENTAIRES : Ils sont dominés par les hémocultures répetées.

▶ **Surveillance, évolution, complications :**
Le choc endotoxinique, le retentissement hépatique et rénal représentent les principales complications.

▶ **Traitement :**
Les règles sont les mêmes que pour la septicémie à staphylocoque (→). Les antibiotiques utilisés sont en règle générale parmi les suivants : pénicilline du groupe A, céphalosporines, aminosides, dont le choix est guidé par l'antibiogramme.

SEPTICÉMIES À STAPHYLOCOQUE

▶ **Définition :**
Ce sont des infections générales dues à des décharges répétées de staphylocoques dans le sang à partir d'un foyer septique initial, habituellement par l'intermédiaire d'une thrombo-phlébite satellite.

▶ **Causes et mécanisme :**
La plupart des septicémies à staphylocoques ont comme point de départ une infection cutanée (furoncle, plaie infectée), ou génitale (avortement provoqué). En milieu hospitalier la porte d'entrée est souvent iatrogène (cathéters, etc.) et due à des germes multirésistants. Le haut pouvoir pathogène du staphylocoque lui permet de nombreuses localisations secondaires susceptibles d'évoluer pour leur propre compte et d'entretenir le phénomène septicémique.

▶ **Signes essentiels :**

* CLINIQUE :
On distingue :
– *Le syndrome septicémique*, caractérisé par un début brutal, une fièvre oscillante avec grands frissons. L'état général est altéré, la splénomégalie est inconstante.
– *Les portes d'entrée* : furoncle, anthrax, panaris, staphylococcie maligne de la face ; lésion génitale, O.R.L., cathéters i.v., sonde urinaire, ponction articulaire, etc.
– *Les foyers secondaires* : leur recherche est fondamentale, ils peuvent (comme la porte d'entrée) nécessiter un traitement particulier.

On peut observer :
· des signes *cutanés* (purpura vésiculopustuleux) où l'on recherchera le germe, et évocateurs d'une endocardite associée ;

- une atteinte *pulmonaire* (abcès ou images miliaires, épanchements) et la radio est systématique ;
- des localisations *neuroméningées* (P.L. au moindre doute) ;
- des manifestations *ostéoarticulaires* : ostéites, arthrites, spondylodiscites ;
- des localisations *génito-urinaires,* abcès cortical, phlegmon périnéphrétique ;
- une *endocardite* greffée sur cœur sain ou lésé, exposant aux embolies septiques, à l'insuffisance aortique et cardiaque.

Le diagnostic est d'abord évoqué sur la persistance de la fièvre et des hémocultures.

* EXAMENS COMPLÉMENTAIRES : On cherche à isoler le germe au niveau de la porte d'entrée, des lésions secondaires (cutanées) et surtout par les hémocultures répétées. La radio pulmonaire est systématique ; selon les cas on fera P.L. ou radios osseuses.

► Surveillance, évolution, complications :

L'évolution peut être moins sévère grâce aux progrès de l'antibiothérapie : apyrexie en quelques jours, normalisation de l'hyperleucocytose et de la V.S., stérilisation des lésions secondaires. Des complications (voir *supra*) et des séquelles (endocardite, localisations osseuses) restent possibles. La mort peut survenir du fait d'un staphylocoque multirésistant, de métastases septiques multiples ou graves, d'un terrain débilité.

► Traitement :

L'antibiothérapie doit être précoce, prolongée, bactéricide, guidée par la sensibilité du germe cultivé *in vitro*, et par le pouvoir bactéricide du sérum sous antibiothérapie. L'association la plus courante est celle d'une pénicilline du groupe M (*Oxacilline*) et d'un aminoside (Gentamicine). D'autres antibiotiques antistaphylococciques sont utilisables : synergestines (*Pyostacine*), phosphomycine, vancomycine, fluoroquinolones (*Péflacine*), rifampicine. La durée du traitement ne doit pas être inférieure à 3 semaines. Un geste au niveau de la porte d'entrée (retrait d'un cathéter, curetage, mise à plat) ou d'une localisation secondaire est souvent nécessaire.

Le pronostic est variable (voir *supra*).

SÉVICES

Voir *Enfants victimes de sévices*

SIDA

► Définition :

Le terme de SIDA est un acronyme pour syndrome d'immunodéficience acquise. Les 7 premiers cas recensés en 1979 aux États-Unis sont les premiers d'une vaste pandémie qui touche en 1989 près de 200 000 patients à travers le monde.

Cette progression rapide de l'incidence s'accompagne d'une très forte mortalité dans une population jeune : près de 70 % des patients meurent en effet dans les 2 ans suivant le diagnostic de SIDA.

► Causes et mécanismes :

* RÉTROVIRUS DU GROUPE DES LENTIVIRUS EST EN CAUSE : la dénomination actuelle est VIH (virus de l'immunodéficience humaine), HIV en anglais. Il s'agit d'un virus lymphotrope et neurotrope, relativement peu contagieux, dont les modes de transmission sont bien établis : sexuels, parentéraux (transfusions sanguines, toxicomanie) et transplacentaires.

Ce virus attaque le cœur du système immunitaire, le lymphocyte T4, véritable chef d'orchestre de la réponse immune. Il est donc responsable après un temps de latence variable (et dans une proportion des cas également variable et encore mal quantifiée) d'un immunodéficit responsable de la symptomatologie clinique.

* LE SIDA A PU ÊTRE APPELÉ « LA MALADIE DES 4 H » pour Homosexuel, Héroïnomane, Hémophile et Haïtien. Ces populations à risques existent toujours mais en tout état de cause la population hétérosexuelle à partenaires multiples constitue un nouveau groupe à risques.

► Aspects cliniques :

On distingue les infections opportunistes et le sarcome de Kaposi.

* LES INFECTIONS OPPORTUNISTES DU SIDA sont le fait de germes intracellulaires, habituellement détruits par les défenses de l'immunité cellulaire chez les sujets normaux.

• *L'organe cible le plus souvent est le poumon* (plus de 50 % des patients), le germe le plus souvent responsable est un protozoaire, le Pneumocytisis carinii. Norcadiose, légionellose, aspergillus, cytomégalovirus (CMV) et mycobactéries peuvent également être responsables de tableaux de pneumopathies.

- *Le tube digestif est également souvent atteint :*
- diarrhée chronique peut-être liée à une cryptosporidie réalisant une entérocolite ;
- muguet extensif et œsophagite à dépôts blanchâtres doivent faire rechercher un Candida albicans ;
- œsophagite érosive évoquant un herpès ou un CMV ;
- recto-colite, herpès ou amibes.

- *Le système nerveux central et périphérique peut être touché :*
- syndrome expansif lié à une toxoplasmose ou à un lymphome cérébral ;
- tableau de détérioration mentale : CMV, virus de la leuco-encéphalite, mycobactéries, sans doute VIH lui-même ;
- méningite lymphocytaire (cryptococoque, mycobactéries) ;
- tableau des polynévrites.

- *La peau et les muqueuses peuvent être également atteintes par les infections opportunistes :*
- ulcération cutanée chronique due à l'herpès et volontiers de siège périanal ou génital ;
- éruption maculo-papuleuse due à CMV ;
- candidose cutanéo-muqueuse chronique et récidivante dès l'arrêt du traitement avec atteinte des grands plis, prurit et brûlures anales, balanites ou vulvo-vaginites.

Le tableau clinique est donc très variable en fonction du germe opportuniste.

* LE SARCOME DE KAPOSI est vraisemblablement une autre manifestation de l'immunodéficience : il est présent dans 35 % des cas de SIDA. Il s'agit ici de formes très particulières de Kaposi.

▶ Examens complémentaires :

* LES EXAMENS SÉROLOGIQUES COMPORTENT DEUX TESTS : l'*Élisa* dont la positivité doit être contrôlée par le deuxième test, le *Western-Blot*. Cette positivité contrôlée témoigne d'un contact antérieur avec le virus mais ne préjuge pas de l'évolution : séropositivité ne signifie pas *SIDA*.

* LES EXAMENS METTENT EN ÉVIDENCE AUSSI DES TROUBLES DE L'IMMUNITÉ À MÉDIATION CELLULAIRE :

- *Les tests cutanés* à la tuberculine, à la candidine ou le multitest Mérieux sont négatifs.
- Lymphopénie qui touche essentiellement les lymphocytes Helper (ou T4), alors que les lymphocytes cytotoxiques (ou T8) sont normaux : ainsi le rapport T4/T8 normalement égal à 1,6 est ici inférieur à 1.

▶ Traitement :

* POUR LE TRAITEMENT CURATIF, outre le traitement des infections opportunistes, les recherches s'orientent dans 2 directions :

- *Une thérapeutique antivirale non spécifique* (interféron recombinant alpha) ou spécifique.

L'AZT est le premier antiviral à avoir apporté la preuve de son efficacité dans le traitement du SIDA, en termes en particulier de diminution de la mortalité par rapport à un groupe témoin sous placebo. Sa toxicité médullaire, surtout sur la lignée rouge (nécessitant des transfusions itératives chez près de la moitié des patients traités) en réduit l'utilisation.

- *Une thérapeutique d'immunostimulation* (homones thymiques, substances thymomimétiques, interleukine 2).

Ces traitements sont actuellement très décevants, et les perspectives d'avenir s'articulent autour de la mise au point d'un vaccin. Le traitement de ces patients ne se conçoit qu'en milieu spécialisé.

* LE TRAITEMENT PRÉVENTIF repose sur la détection des sujets atteints, en particulier par le dépistage sérologique chez les donneurs de sang.

Les mesures préventives sont centrées sur les modes de transmission et on recommande au sujet séropositif :

- port systématique de préservatifs ;
- pas de dons du sang bien entendu ;
- prévenir le personnel soignant ;
- éviter les infections intercurrentes et les vaccinations avec des virus vivants atténués.

Pour le personnel médical, des mesures de désinfection spécifique seront prises (eau de Javel et alcool à 90 % sont efficaces sur ce rétrovirus). On utilisera des boîtes en carton spéciales pour les objets souillés, en particulier les aiguilles qui ne doivent pas être recapuchonnées pour éviter les piqûres septiques.

En fait ce virus semble relativement peu contagieux et le personnel médical et paramédical n'est donc pas en danger sous réserve des précautions élémentaires de l'hygiène médicale.

▶ Conclusion :

Le SIDA réalise une pandémie extrêmement inquiétante à la fois sur un plan individuel et sur un plan de santé publique. Cette affection mortelle touche en effet la population la plus active en termes économiques et démographiques. Les répercussions menacent déjà le fragile équilibre des systèmes de santé des pays industrialisés et le redressement économique des pays africains. En attendant la mise au point d'un vaccin et d'un traitement efficace et bien toléré, la prévention reste le meilleur moyen d'enrayer cette épidémie mondiale.

Ainsi, le SIDA s'avère être, en définitive, le stade ultime (et peut-être non obligatoire) de l'infection par le Virus de l'Immunodéficience Humaine, le VIH. Ce spectre évolutif de la réponse clinique à cette infection fait l'objet d'une classification, issue du Center for Disease Control, le célèbre C.D.C. d'Atlanta, laquelle fait actuellement référence. On distingue ainsi 4 groupes désignés en chiffres romains de I à IV :

Groupe I : Infection initiale

Il s'agit ici de la primo-infection qui peut être transitoirement symptomatique (syndrome pseudo-grippal prolongé) ou le plus souvent asymptomatique. La sérologie VIH est positive mais, à un stade précoce après la contamination, est encore négative : il faut savoir répéter cet examen et dépister la séroconversion, en particulier dans les populations à risques.

Groupe II : Infection asymptomatique chronique

Ce Groupe II correspond aux séropositifs sains, avec ou sans anomalies du bilan biologique, et constitue, en terme numérique, le groupe le plus important.

Groupe III : Lymphadénopathie généralisée persistante

Il existe habituellement ici des anomalies biologiques, en particulier une baisse des lymphocytes T4

Groupe IV : Autres maladies

Sous-groupe IV-A : maladie générale

- Fièvre persistant plus d'un mois
- amaigrissement involontaire supérieur à 10 %
- diarrhée depuis plus d'un mois

Sous-groupe IV-B : maladie neurologique

- Catégorie 1 : atteinte du système nerveux central
- Catégorie 2 : atteinte du système nerveux périphérique

Sous-groupe IV-C : infections opportunistes

Sous-groupe IV-D : néoplasies secondaires

- Sarcome de Kaposi
- lymphome non hodgkinien
- lymphome cérébral primitif

Sous-groupe IV-E : autres pathologies

- Manifestations auto-immunes
- pneumonie interstitielle lymphoïde chronique

SIDA (ASPECTS PSYCHIATRIQUES ET PSYCHOLOGIQUES)

Cette nouvelle maladie infectieuse, sexuellement transmissible, est très polymorphe. Les atteintes psychiatriques peuvent survenir à différents moments de l'évolution.

▶ Tableaux cliniques :

∗ PSYCHIATRIQUE :

La découverte d'une séropositivité est suivie de réactions variables. L'impact traumatique est en partie lié à l'impossibilité de prévoir un pronostic.

Le déni rend difficile le suivi du patient et la prévention de la contamination. Les réactions varient de l'incrédulité à une attitude de fuite en avant, avec multiplication des conduites de risque, comme on le voit aussi dans l'attitude de révolte, avec une intention délibérée de provoquer la contamination. Le sentiment d'injustice est particulièrement retrouvé chez les homosexuels qui craignent que la séropositivité accentue leur exclusion sociale.

Les manifestations anxieuses et dépressives sont très fréquentes.

Les risques suicidaires sont importants à ce stade de révélation. Les syndromes dépressifs sont très marqués par des préoccupations hypocondriaques et l'angoisse d'abandon. Les troubles somatiques de la dépression peuvent en imposer pour un syndrome psycho-organique.

∗ NEUROPSYCHIQUE :

Les manifestations neuropsychiques d'une infection opportuniste ou liées au neurotropisme du virus VIH sont très variées.

Les méningites ou encéphalites peuvent donner des syndromes confusionnels. Il convient d'insister sur la fréquence des troubles psychiques tels que troubles du comportement, états délirants, syndromes dépressifs, même peu intenses, qui doivent faire rechercher une infection.

Les manifestations subaiguës sont surtout le fait d'un syndrome démentiel.

Les manifestations sont très variées, avec en particulier des états d'excitation et des hallucinations. L'aggravation est marquée par l'apparition de troubles du langage et de troubles moteurs. Le coma est le stade terminal. Le scanner met en évidence une atrophie cérébrale.

Ces atteintes organiques s'entremêlent avec les réactions psychopathologiques et peuvent même être aggravées par les psychotropes.

▶ Traitement :

Par ailleurs ces patients sont souvent isolés. Les traitements psychiatriques utilisent les différents moyens médicamenteux et psychothérapiques. Le rôle des associations de malades et d'homosexuels est souvent important.

SIGMOÏDITE DIVERTICULAIRE

Voir aussi *Diverticulose colique*

▶ Définition :

C'est l'inflammation ou l'infection d'une diverticulose sigmoïdienne.

▶ Causes et mécanisme :

La stase stercorale favorise l'infection. L'inflammation du diverticule s'accompagne d'érosions, d'ulcérations et de suppuration et parfois de gangrène, source de perforation. Celle-ci peut se faire en péritoine *libre* (péritonite généralisée), mais plus souvent en péritoine *cloisonné* (source d'abcès). La répétition de poussées entraîne une scléro-lipomatose et une périsigmoïdite, source de sténose colique et d'occlusion.

▶ Signes essentiels, clinique :

∗ LA SIGMOÏDITE AIGUË associe douleurs de la fosse iliaque gauche (F.I.G.), syndrome infectieux et troubles du transit (c'est un tableau d'appendicite à gauche). Sous traitement en milieu médico-chirurgical l'évolution se fait vers la guérison ou l'apparition d'un plastron.

∗ LES FORMES PERFORÉES sont de 3 types :

- *périsigmoïdite aiguë* avec masse douloureuse de la F.I.G., fièvre, tableau occlusif ;
- *fistules :* colo-vésicales ou vaginales, colo-intestinales, etc.
- *péritonite aiguë généralisée,* à forme souvent asthénique chez des sujets âgés, à l'état général altéré.

∗ LES FORMES PSEUDO-TUMORALES réalisant un syndrome d'occlusion basse sont à différencier d'un cancer associé à la diverticulose que l'on suspecte spécialement si il y a des hémorragies quoique la diverticulose puisse saigner.

▶ **Éléments de surveillance :**

Ils sont *cliniques* (état abdominal, transit intestinal, température), et *paracliniques* (NFS, urée, hémoculture, ASP).

▶ **Évolution, complications :**

Les différentes modalités évolutives d'une sigmoïdite aiguë ont été envisagées avec la clinique.

▶ **Traitement et pronostic :**

Dans une forme aiguë modérée, c'est le régime sans résidus, les antispasmodiques, l'antibiothérapie, le repos sous surveillance médico-chirurgicale. La chirurgie (colectomie segmentaire en un ou plusieurs temps) se discute lorsque le traitement médical est inefficace ou à distance d'une poussée aiguë ; elle s'impose en cas de doute avec le cancer, et dans les formes compliquées de perforation ou d'occlusion. Dans ces derniers cas la mortalité est assez importante. C'est pourquoi nombre d'auteurs préconisent une chirurgie élective à froid après une ou deux poussées de sigmoïdite aiguë, pour éviter une récidive et les risques qu'elle implique.

SILICOSE

▶ **Définition :**

C'est une pneumoconiose due à l'inhalation et à la rétention de silice dans le poumon profond.

▶ **Causes et mécanisme :**

C'est une maladie professionnelle des mineurs qui extraient du charbon et qui travaillent dans les roches riches en quartz. On la rencontre également chez les sableurs, les fondeurs, les céramistes et les ouvriers de la porcelaine.

La silice inhalée provoque une réaction des macrophages et une réaction immunitaire qui induisent une réaction cellulaire et fibrosante du poumon. Son action est favorisée par les infections surajoutées.

L'intensité des lésions est fonction de la durée d'exposition, mais elle peut continuer d'évoluer après l'arrêt de l'exposition.

▶ **Signes cliniques et examens complémentaires :**

* AU DÉBUT la silicose est latente cliniquement, *son dépistage est radiologique*. Au cours de l'évolution la dyspnée d'effort, la toux, les hémoptysies apparaissent et s'aggravent pour conduire à l'insuffisance respiratoire.

* LE DIAGNOSTIC EST ÉVOQUÉ PAR LES RADIOGRAPHIES qui peuvent montrer des petites opacités punctiformes, micronodulaires et nodulaires. La confluence d'opacités nodulaires constitue des opacités que l'on appelle « pseudotumorales », évoquant un cancer bronchique. Selon le type d'opacité, et leur dissémination, on classe la silicose en plusieurs catégories. A côté de ces images, on peut trouver des adénopathies, des calcifications, des images pleurales.

* LES ÉPREUVES FONCTIONNELLES RESPIRATOIRES montrent un trouble ventilatoire mixte avec troubles de la diffusion du CO.

Au début les EFR sont normales, il n'y a pas de parallélisme entre les images radiologiques et l'atteinte fonctionnelle.

▶ **Éléments de surveillance :**

Ils reposent sur la *radiographie* et les *épreuves fonctionnelles.* Il faut veiller à l'absence de surinfection banale ou tuberculeuse : fièvre, expectoration purulente, signes radiologiques.

▶ **Évolution, complications :**

* L'ÉVOLUTION est lentement progressive. Elle s'arrête habituellement mais non constamment lorsque cesse l'exposition au risque.

* LES COMPLICATIONS sont dominées par l'insuffisance respiratoire avec hypoxie, hypercapnie et retentissement cardiaque droit. Cette évolution est hâtée par les infections. La greffe tuberculeuse est particulièrement fréquente.

▶ **Traitement et pronostic :**

* LE TRAITEMENT repose sur l'arrêt de l'exposition, et sur les traitements symptomatiques : prophylaxie anti-infectieuse, kinésithérapie, arrêt du tabac.

Le traitement préventif impose une bonne aération du lieu de travail, l'humidification et le port du masque.

* LE PRONOSTIC est réservé. C'est une maladie professionnelle qui ouvre droit à une indemnisation.

SINUSITES AIGUËS D'ORIGINE DENTAIRE

▶ **Les sinusites aiguës d'origine dentaire** sont liées à l'existence d'un foyer infectieux

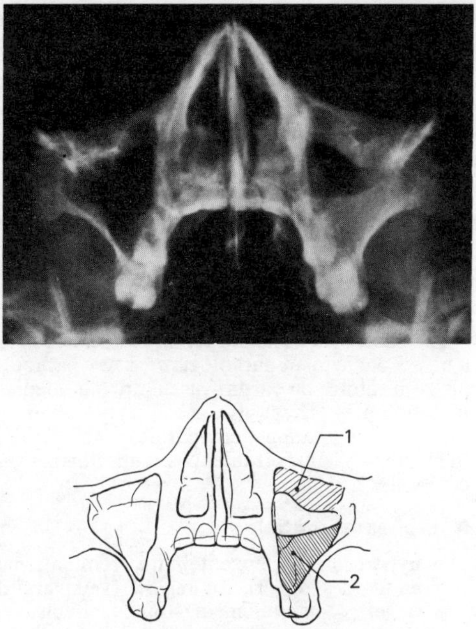

Sinusite purulente (radiographie standard) : 1) Hypertrophie muqueuse (sinusite chronique) ; 2) Niveau liquide dans le sinus maxillaire (sinusite purulente).

dentaire et de ses rapports, très proches, avec la cavité du sinus maxillaire.

L'abcès dentaire crée une fistule osseuse et se draine dans le sinus maxillaire créant un empyème.

► **La symptomatologie clinique** est caractéristique :

- douleur sous-orbitaire spontanée et provoquée par la pression ;
- odeur fétide ressentie par le patient ;
- rhinorrhée purulente unilatérale ;
- les radiographies montrent l'existence d'un niveau liquide.

► **Le traitement** comporte dans un premier temps un geste dentaire et un traitement antibiotique. En fait il est souvent nécessaire d'effectuer une ponction et un drainage du sinus maxillaire, voire une intervention chirurgicale.

SINUSITES AIGUËS D'ORIGINE NASALE

La sinusite aiguë peut affecter chacune des différentes cavités sinusiennes ou parfois l'ensemble des sinus réalisant alors une *pansinusite.* De toutes les localisations la *sinusite maxillaire* est la plus fréquente.

► **Le diagnostic de sinusite maxillaire aiguë** est habituellement clinique :

- douleur sous-orbitaire aiguë irradiant vers les dents, impression de pesanteur du sinus. La douleur est surtout diurne, elle apparaît le matin et disparaît le soir ;
- fièvre ;
- rhinorrhée purulente unie ou bilatérale.

A l'examen la rhinoscopie montre l'écoulement purulent par l'orifice nasal du sinus maxillaire.

Les radiographies confirment le diagnostic : le sinus maxillaire est opaque ou contient un niveau liquide et elles montrent éventuellement la participation des autres sinus : frontal, ethmoïdal, sphénoïdal.

► **Le traitement en période aiguë est surtout** *médical :* vaso-constricteurs locaux, antibiotiques et anti-inflammatoires par voie générale.

L'indication d'une *ponction du sinus maxillaire* à ce stade aigu est rare en dehors d'une sinusite hyperalgique.

Il est souhaitable de vérifier la guérison par un cliché de contrôle en fin de traitement.

SINUSITES CHRONIQUES

Les sinusites chroniques peuvent être la conséquence de sinusites aiguës non ou mal traitées, ou apparaître dans l'évolution de l'allergie naso-sinusienne. Elles sont gênantes par leur symptomatologie récidivante et parfois très graves par leurs éventuelles complications.

► **Symptômes cliniques :**

La plus fréquente est la *sinusite maxillaire chronique* d'un ou des deux côtés.

La symptomatologie associe :

- une rhinorrhée purulente chronique antérieure ou postérieure (pharyngée) ;

– des épisodes de « réchauffement » souvent douloureux ;
– les radiographies montrent un épaississement de la muqueuse sinusienne, parfois un niveau liquide.

▶ **Complications :**
Les complications sont nombreuses, liées à l'existence d'un foyer infectieux chronique sinusien :
– pharyngites, otites chroniques ;
– bronchites, broncho-pneumopathies ;
– exceptionnellement, des abcès cérébraux, surtout à l'occasion de poussées de « réchauffement » des sinusites frontales.

▶ **Traitement :**
Le traitement est difficile :
– Antibiotiques et anti-inflammatoires par voie générale n'ont qu'une efficacité transitoire.
– Ponction drainage du sinus maxillaire ou du sinus frontal.
– Traitement d'entretien par l'utilisation de produits soufrés, ou de cures thermales.

SIXIÈME MALADIE

Voir *Exanthème subit*

SODOKU

▶ **Définition :**
C'est une infection à Spirillum morsus muris due à la morsure d'un rat.

▶ **Signes essentiels :**
Après une incubation de 3 à 6 semaines apparaît au niveau de la cicatrice de morsure une tuméfaction indurée, parfois phlycténulaire avec une adénopathie satellite. On note un syndrome méningé fébrile puis une éruption. Plusieurs poussées sont possibles. Le diagnostic bactériologique est difficile.

▶ **Traitement :**
La pénicilline est très efficace.

SOUFFRANCE NEUROLOGIQUE DU NOUVEAU-NÉ

▶ **Définition :**
Manifestations cliniques de la souffrance cérébrale du nouveau-né.

▶ **Causes et mécanisme :**
Anoxie et/ou ischémie cérébrales secondaires à un accouchement pathologique, à une pathologie respiratoire ou cardio-vasculaire ; anomalies métaboliques (hypoglycémie, hypocalcémie, plus rarement aminoacidopathie) ; méningite ; hémorragies intracrâniennes ; malformation cérébrale.

▶ **Signes essentiels :**
– hypertonie, hyperexcitabilité, trémulations, anomalies du cri, du regard (yeux grand ouverts, plafonnement), puis convulsions (localisées ou généralisées) suivies de troubles de la conscience, hypotonie, aréactivité.
– *Troubles neurovégétatifs* (pauses respiratoires, cyanose, hypo ou hyperthermie, bradycardie).
– *Signes électro-encéphalographiques :* soit absents, soit tracé irritatif, soit tracé plat ou paroxystique (état de mal convulsif).
– *Examens à visée étiologique :* ponction lombaire, fond d'œil, glycémie, calcémie radio de crâne, éventuellement échographie transfontanellaire et scanner.

▶ **Évolution et complications :**
Trois types d'évolution possibles :

∗ ÉVOLUTION PARFOIS RAPIDEMENT FAVORABLE avec récupération en moins de 1 semaine d'un état neurologique normal.

∗ A L'INVERSE, ÉVOLUTION GRAVE, voire mortelle, de l'état de mal convulsif avec électro-encéphalogramme plat ou paroxystique.

∗ RÉGRESSION LENTE ET INCOMPLÈTE DES TROUBLES NEUROLOGIQUES : constitution d'une atrophie cérébrale ou d'une hydrocéphalie (intérêt du scanner pour le pronostic).

▶ Éléments de surveillance :

⁎ DANS LES PREMIERS JOURS : température, fréquence respiratoire, pouls, tension artérielle, mouvements anormaux, état de conscience, encombrement respiratoire, *Dextrostix.*

⁎ ULTÉRIEUREMENT : mesure du périmètre crânien, examen neurologique.

▶ Traitement et pronostic :

⁎ TRAITEMENT SYMPTOMATIQUE : réchauffement. Si nécessaire, oxygénation voire intubation et ventilation assistée, prévention de l'hypoglycémie (perfusion).

⁎ TRAITEMENT ANTICONVULSIVANT : *Gardénal* (dose de charge de 0,02 g/kg, puis entretien par 0,005 g /kg), *Valium* (0,5 à 1 mg/kg/injection) ; éventuellement recours au *Dilantin.*

⁎ PRONOSTIC EN FONCTION DE L'ÉTIOLOGIE (gravité de l'hypoglycémie, des méningites), de la vitesse de régression des signes neurologiques, des signes électro-encéphalographiques (gravité du tracé plat ou paroxystique), des lésions anatomiques (scanner).

SPASMOPHILIE

▶ Définition :

La spasmophilie est une prédisposition aux crises de tétanie.

Elle est caractérisée par une hyperirritabilité neuromusculaire particulière.

▶ Origine :

La spasmophilie est à différencier des tétanies hypocalcémiques (hypoparathyroïdies).

Son origine n'est pas connue. Il semble à peu près admis que le phénomène d'hyperexcitabilité neuromusculaire coïncide avec une personnalité très voisine de l'hystérie.

▶ Signes :

La banalité des signes laisse un doute quant à leur appartenance directe à l'hyperexcitabilité.

⁎ LES MALAISES LIPOTHYMIQUES sont très fréquents, associés à des sanglots et à une respiration saccadée.

⁎ L'ASTHÉNIE peut s'associer aux céphalées, palpitations, troubles digestifs ou rachialgies.

Lors des malaises, une crise de tétanie avec contractures de la main peut survenir.

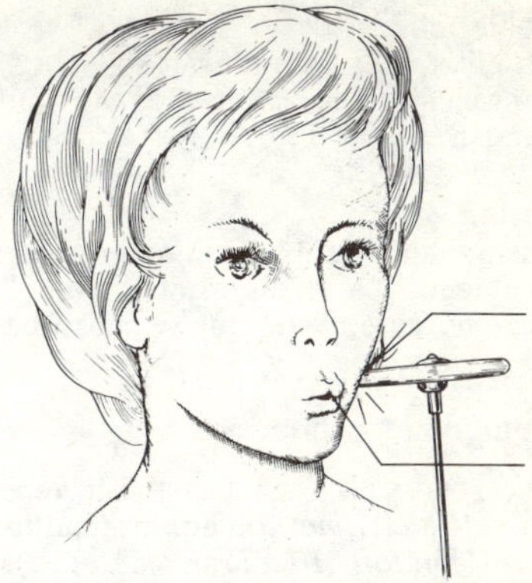

Signe de Chvostek : 1) Lieu de percussion ; 2) Contraction des lèvres.

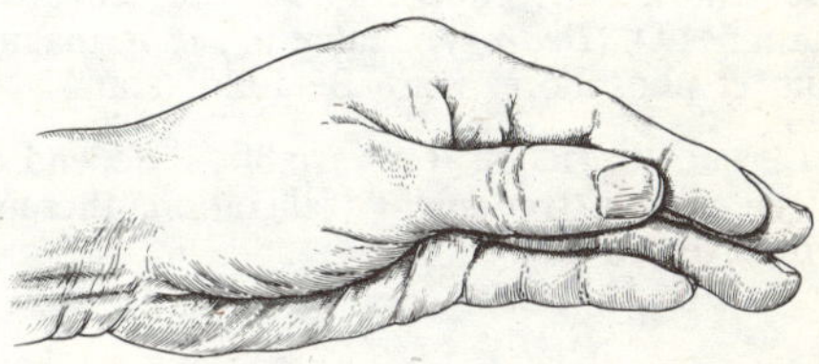

Main d'accoucheur.

⁎ L'EXAMEN CLINIQUE recherche un signe de Trousseau rarement retrouvé (la pose d'un garrot déclenche un accès de contracture en main d'accoucheur) et un signe de Chvostek (déviation en éclair de la commissure labiale après percussion à mi-distance de la ligne lobe de l'oreille – commissure labiale).

⁎ UN BILAN PARACLINIQUE est parfois utile.

- Le bilan sanguin recherche une hypocalcémie et une hypomagnésémie ; en particulier le calcium ionisé peut être abaissé préférentiellement.
- L'EEG montre une réactivité exagérée à l'hyperpnée qui ne peut être vraiment considérée ni comme spécifique, ni comme constante.

⁎ L'ÉLECTROMYOGRAMME au cours d'épreuves de facilitation permet la détection de doublets, triplets ou multiplets. C'est actuellement le critère le moins discutable, mais il n'est pas pathognomonique. Cela semble un phénomène dont le seuil d'apparition est nettement abaissé dans une population surtout jeune et de sexe féminin.

► **Surveillance :**
Elle est clinique. L'attitude des soignants doit être compréhensive et rassurante, sans indifférence excessive.

► **Évolution** :
La spasmophilie semble bien avoir spontanément une tendance à disparaître avec l'âge. Parfois une névrose hystérique se constitue peu à peu.

► **Traitement et pronostic :**

⁎ LE TRAITEMENT DE LA CRISE fait appel au calcium i.v. *(Calcibronat)* ou aux tranquillisants injectables (*Valium 10, Tranxène,* etc.). La respiration dans un sac est souvent très efficace en créant une acidose respiratoire.

⁎ LE TRAITEMENT DE FOND est très complexe, associant une psychothérapie et des cures de vitamines D_3 *(Dédrogyl),* calcium *per os,* magnésium et phosphore, voire Bêta-bloquants.

⁎ LE PRONOSTIC est très variable, il dépend de la réponse au traitement (relaxation, thérapie comportementale).

SPHINGOLIPIDOSES

► **Définition :**
Trouble du métabolisme entraînant une surcharge lipidique, au niveau du cerveau en particulier (maladie de Gaucher, maladie de Niemann-Pick, leucodystrophie, maladie de Tay-Sachs, etc.).

► **Causes et mécanisme :**
Héréditaires ; le plus souvent transmission autosomique récessive.

► **Signes essentiels :**
Détérioration neurologique, convulsions, hépatosplénomégalie, anomalies du fond d'œil (tàche rouge cerise), anomalies des leucocytes.
Diagnostic par dosage enzymatique dans les leucocytes, éventuellement biopsie cérébrale.

► **Évolution et complications :**
Pronostic très mauvais (évolution vers l'arriération mentale sévère).

► **Traitement :**
Pas de traitement. Conseil génétique.

SPINA BIFIDA

► **Définition :**
Malformation vertébrale avec absence du canal médullaire et mise à nu des méninges (méningocèle) ou de la moelle épinière (myéloméningocèle).

► **Causes et mécanisme :**
Inconnus. Variations géographiques.

► **Signes essentiels :**
Tuméfaction médiane dorsale, lombaire ou lombo-sacrée ; soit recouverte de peau (méningocèle), soit rouge suintante (myéloméningocèle).
Dans ce dernier cas : paraplégie flasque, incontinence anale et vésicale ; parfois hydrocéphalie ; luxation de hanche, pieds bots.

► **Éléments de surveillance :**
– périmètre crânien ;
– fièvre ;
– examen cytobactériologique d'urines.

► **Évolution et complications :**
Évolution grave en cas de myéloméningocèle : risque de méningite purulente ; vessie neurologique avec infection urinaire et retentissement rénal.

► **Traitement et pronostic :**

⁎ PRISE EN CHARGE PRÉCOCE par une équipe pluridisciplinaire : neurochirurgien pour ferme-

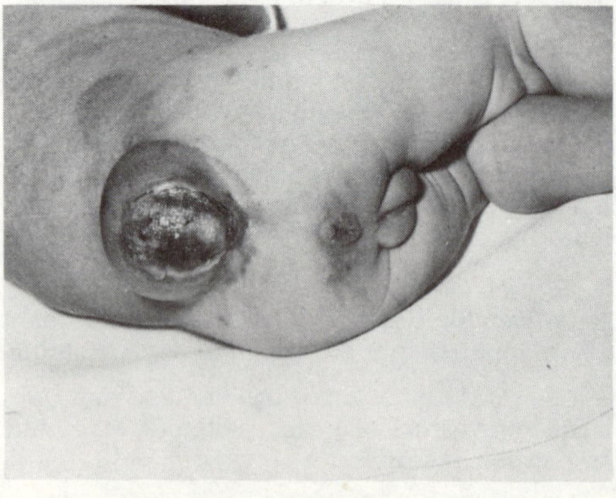

Spina bifida avec méningocèle
(d'après LAPLANE R., *Abrégé de pédiatrie,* Masson, Paris, 1985).

ture de la brèche cutanée et traitement de l'hydrocéphalie. Traitement urologique et orthopédique. Rééducation. Prise en charge psychologique.

* PRONOSTIC RÉSERVÉ : mortalité par complications infectieuses. Séquelles importantes.

SPLÉNOMÉGALIE MYÉLOÏDE

▶ **Définition :**
C'est un syndrome myéloprolifératif survenant chez l'adulte.

▶ **Signes cliniques et paracliniques :**

* AU STADE MYÉLOPROLIFÉRATIF, c'est une leucémie myéloïde chronique avec hyperleucocytose modérée, le plus souvent une anémie avec myélémie et une très grosse rate. Le myélogramme est difficile à pratiquer à cause de la dureté de l'os, la biopsie médullaire met en évidence une myélosclérose.

- Les lysozymes sanguins (→), la vitamine B_{12}, l'uricémie sont élevés, les phosphatases alcalines leucocytaires (→) ne sont pas effondrées, il n'y a pas de chromosome Philadelphie.
- L'épreuve isotopique dite du « fer rapide » montre une captation splénique et une érythropoïèse splénique importante.

* A UN STADE AVANCÉ D'INSUFFISANCE MÉDULLAIRE, le tableau est alors celui d'une pancytopénie avec myélémie, grosse rate et fibrose médullaire.

▶ **Évolution, complications :**
- Le risque de *thrombose* est modéré.
- *L'évolution* se fait en général sur plusieurs années (3-15 ans) : les accidents de l'insuffisance médullaire, de la transformation aiguë fatale (13 %) diminuent la survie.

▶ **Traitement :**
Le *Busulfan* peut réduire le volume splénique et hyperleucocytose. *Traitement symptomatique* et *androgénothérapie* au stade d'insuffisance médullaire globale. La splénectomie peut être discutée mais la mortalité du geste est élevée.

SPONDYLARTHRITE ANKYLOSANTE

▶ **Définition :**
La spondylarthrite ankylosante ou pelvispondylite rhumatismale est un rhumatisme inflammatoire de l'homme jeune, touchant le rachis et les sacro-iliaques avec parfois des manifestations périphériques et viscérales associées. On la classe dans le groupe des spondylarthropathies inflammatoires et enthésiques (→ POLYARTHRITES).

▶ **Causes :**
Dans 1 cas sur 2 on retrouve une cause : syndrome oculo-urétro-synovial de Fiessinger-Leroy-Reiter (→), rhumatisme psoriasique (→), rhumatismes intestinaux (→). Pour les spondylarthrites dites *cryptogénétiques,* on incrimine des infections répétées à Klebsellia pneumoniae.

▶ **Signes cliniques :**
L'affection débute par des lombalgies ou des douleurs fessières. Parfois c'est une sciatique atypique ou une arthrite périphérique qui est inaugurale. Rarement une talalgie. Toutes ces manifestations douloureuses sont *inflammatoires,* nocturnes, à maximum matinal. L'arthrite sacro-iliaque est constante. Il existe une *atteinte thoraco-dorsale* qui se manifeste par une baisse importante de l'ampliation thoracique (et donc de la fonction respiratoire). Le rachis cervical est souvent touché. Les membres sont atteints dans 20 à 40 % des cas. L'atteinte *coxo-fémorale* est la plus redoutable. Parfois existe une iritis. Tardivement peut se manifester une insuffisance aortique.

▶ **Signes paracliniques :**
* RADIOLOGIE :
La spondylarthrite ankylosante est une maladie plus constructive que destructive. Les *lésions sacro-iliaques* sont faites d'un élargissement avec flou de l'interligne qui se condense. L'évolution se fait vers une fusion de l'articulation. Cette atteinte est symétrique. Au *rachis* se forme une *syndesmophytose* d'abord à la charnière dorso-lombaire, puis qui gagne petit à petit l'ensemble du rachis, réalisant dans les cas extrêmes un aspect de colonne bambou. De plus, sur les profils, les vertèbres ont un aspect « carré ». Enfin, existe une déminéralisation d'ensemble. Les spondylodiscites (→) ne sont pas fréquentes. Les arthrites des membres sont constructives, surtout à la hanche, où elles bloquent l'articulation, ce qui en fait le danger.

∗ BIOLOGIE :

La vitesse de sédimentation est accélérée.

On retrouve l'antigène HLA B 27.

► **Évolution :**

Elle se fait en 10 à 20 ans par poussées qui atteignent successivement tous les segments.

► **Surveillance :**

On surveille l'expansion thoracique (normalement plus de 7 cm), la flèche cervicale, les fonctions articulaires périphériques, la fonction respiratoire et l'état cardiaque.

► **Traitement :**

- Anti-inflammatoires non stéroïdiens.
- Kinésithérapie active avec gymnasique respiratoire.

SPONDYLODISCITES

► **Définition :**

On appelle spondylodiscite *l'atteinte inflammatoire* d'une ou plusieurs *vertèbres* et des *disques* intervertébraux adjacents.

► **Causes :**

∗ INFECTIEUSES :

- mal de Pott (→) ;
- staphylococcies, brucellose ;
- tous les germes peuvent être retrouvés.

∗ RHUMATISMALES :

- *La polyarthrite chronique évolutive* (→) atteint parfois le rachis cervical en C1-C2 avec luxation. C'est un facteur de gravité.
- Spondylarthrite ankylosante (→).
- Il est rare qu'on ne retrouve pas de cause.

► **Signes cliniques :**

Le signe essentiel consiste en une *douleur inflammatoire rachidienne* avec raideur segmentaire. Il y a parfois des irradiations de type sciatique (→) ou névralgie cervico-brachiale (→).

► **Signes paracliniques :**

∗ RADIOLOGIE :

On note un *pincement discal* avec *flou* des plateaux vertébraux adjacents et déminéralisation de la vertèbre touchée. Il faut rechercher des images de fuseaux paravertébraux (signe d'abcès).

∗ BIOLOGIE :

La vitesse de sédimentation est accélérée. Les autres signes biologiques sont fonction de la cause de spondylodiscite.

► **Évolution et surveillance :**

Elles sont fonction de la cause, mais en général l'évolution se fait vers une arthrose -consolidation, qui doit se faire en bonne position.

► **Traitement :**

Il est le plus souvent médical.

SPONDYLOLISTHÉSIS

► **Définition :**

On appelle ainsi le *glissement antérieur* d'une vertèbre par rapport à sa voisine.

Les spondylolisthésis sont le plus souvent lombaires.

► **Causes :**

Elles ne sont pour ainsi dire jamais traumatiques.

On retient deux causes : la lyse isthmique congénitale et l'arthrose interapophysaire postérieure.

► **Signes cliniques :**

Les douleurs sont banales : lombalgies (→), lombosciatiques (→), non inflammatoires. Il existe souvent une hyperlordose lombaire.

► **Signes radiologiques :**

Sur le cliché de profil on voit le décalage d'une vertèbre par rapport à sa voisine. De plus, on voit s'il s'agit d'un spondylolisthésis par lyse de l'isthme ou par arthrose postérieure.

► **Évolution :**

Le glissement peut s'aggraver occasionnant des crises douloureuses de plus en plus fréquentes. L'obésité est un facteur d'aggravation ainsi que les traumatismes (accidents du travail portant sur la région lombaire).

► **Surveillance :**

Elle est radiologique : comparaison, an par an, de clichés de profil superposés.

► **Traitement :**

C'est celui des lombalgies. La *chirurgie* (arthrodèse) est réservée aux cas graves.

STAPHYLOCOCCIES INTESTINALES

On distingue deux aspects : la toxi-infection alimentaire et l'entéro-colite à staphylocoques.

TOXI-INFECTION ALIMENTAIRE

► **Causes et mécanisme :**

Elle s'observe, parfois par petites épidémies ; après absorption d'un aliment souillé par le staphylocoque (pâtisseries, charcuteries, conserves). Les symptômes sont dus à l'entérotoxine sécrétée par le germe.

► **Signes essentiels :**

* CLINIQUE : Le début est brutal, 2 à 3 heures après l'ingestion des aliments contaminés surviennent vomissements, douleurs abdominales, diarrhée cholériforme et parfois prostration, crampes musculaires, tachycardie, hypotension, refroidissement des extrémités, voire syncope. Il n'y a pas de fièvre. L'évolution est courte, quelques heures.

* DIAGNOSTIC : Il est parfois confirmé par la mise en évidence du staphylocoque et de sa toxine dans les aliments incriminés. L'enquête étiologique recherchera la source de contamination : cuisinier, personnel des cuisines, etc.

► **Traitement :**

Il est symptomatique (→ DIARRHÉES AIGUËS). La présence de staphylocoque dans les selles justifierait cependant une antibiothérapie adaptée.

ENTÉRO-COLITE A STAPHYLOCOQUES

► **Causes et mécanisme :**

C'est habituellement une complication, heureusement rare, d'une antibiothérapie *per os*, prolongée et à large spectre (tétracycline, par exemple), qui détruit la flore microbienne intestinale saprophyte et permet le développement de souches de staphylocoques pathogènes.

► **Signes essentiels :**

* CLINIQUE : On observe une diarrhée liquide, glaireuse, contenant parfois des grains riziformes et des fausses membranes. La déshydratation est marquée par une oligurie, une insuffisance rénale fonctionnelle, voire un collapsus.

* EXAMENS COMPLÉMENTAIRES : Le diagnostic est confirmé par la présence de staphylocoques pathogènes multirésistants dans les selles, à l'état presque pur. Urée, ionogrammes, hématocrite, etc., sont systématiques.

► **Traitement, pronostic :**

C'est une affection grave. Le traitement symptomatique cherche à compenser les pertes hydro-électrolytiques dues à la diarrhée. L'antibiotique responsable est arrêté, et remplacé par un antibiotique antistaphyloccique adapté (néomycine *per os*, pristinamycine, etc.).

STAPHYLOCOCCIE MALIGNE DE LA FACE

► **Définition, causes et mécanisme :**

Elle est consécutive à un furoncle ou à un anthrax (→) en règle générale de la lèvre supérieure ou de l'aile du nez qui ont été pressés ou irrités.

► **Signes essentiels :**

* CLINIQUE : Le début est brutal par une tuméfaction de la région du furoncle avec fièvre à 40 °C, frissons, malaise. La tuméfaction gagne la région orbitaire et se parsème de pustules, un œdème la déborde, on peut voir les cordons inflammatoires de veines thrombosées. Une thrombophlébite du sinus caverneux est possible.

* EXAMENS COMPLÉMENTAIRES : Les hémocultures sont positives (staphylocoque doré). Glycémie à la recherche d'un diabète.

► **Traitement :**

C'est celui d'une septicémie à staphylocoque (→), une fois les prélèvements faits (ponction d'une pustule, hémocultures).

STAPHYLOCOCCIES PULMONAIRES DU NOURRISSON

► **Définition :**

Localisation au poumon et à la plèvre d'une infection staphylococcique, fréquente chez le nourrisson de moins de 6 mois.

► **Causes et mécanisme :**
Souvent il s'agit d'enfants élevés en collectivité, présentant un déficit immunitaire (→) à l'occasion d'une infection virale, par exemple. Elle réalise un « furoncle » du tissu pulmonaire avec nécrose (aboutissant à la formation de bulles) et extension à la plèvre.

► **Signes essentiels :**

* ALTÉRATION DE L'ETAT GÉNÉRAL : hyper ou hypothermie, teint gris, pâleur, cri geignard.

* SIGNES RESPIRATOIRES : toux, cyanose, polypnée, tirage avec matité à l'examen.

* SIGNES DIGESTIFS : refus d'alimentation, diarrhée, ballonnement.

* SIGNES RADIOLOGIQUES : opacités nodulaires uni ou bilatérales, image d'épanchement pleural (ligne bordante).

* SIGNES HÉMATOLOGIQUES : hyperleucocytose, myélocytes et métamyélocytes dans le sang, leucopénie et thrombopénie dans les formes graves.
Le germe est recherché dans le liquide pleural, l'hémoculture.

► **Éléments de surveillance :**
– teint de l'enfant (cyanose) ;
– fréquence respiratoire ;
– existence de pauses ;
– tension artérielle ;
– pouls ;
– recoloration capillaire ;
– température ;
– radio de thorax ;
– gaz du sang.

► **Évolution et complications :**
Dans les premières heures, risque de choc infectieux mortel, puis risque de pneumothorax, de pleurésie purulente abondante, récidivante, de pneumopathie bulleuse extensive.

► **Traitement :**
Il comporte une mise en condition (oxygène, perfusion, apport nutritionnel suffisant par gavage, perfusion de solutés macromoléculaires en cas de choc, surveillance par cardiomoniteur), un traitement par une association d'antibiotiques, le plus souvent oxacilline ou pristinamycine et aminoside.
En cas de complications, ponctions pleurales répétées ou drainage.

► **Pronostic :**
Le pronostic est réservé dans les premiers jours d'évolution surtout chez l'enfant de moins de 3 mois. Passé ce cap, il est bon à long terme.

STÉATOSE HÉPATIQUE

► **Définition :**
C'est l'accumulation de graisse dans les hépatocytes (visible au microscope sur une biopsie hépatique) et donnant au foie une coloration jaunâtre « beurre frais ».

► **Causes et mécanisme :**
Il s'agit en règle générale d'une accumulation de triglycérides due :
– soit à un défaut de sécrétion dans le plasma (défaut de synthèse des lipoprotéïnes) ;
– soit à un excès de synthèse hépatique des triglycérides à partir des acides gras qui lui sont amenés ;
– soit à un excès d'apport en chylomicrons d'origine intestinale.

Les principales étiologies sont indiquées dans le tableau ci-dessous, selon un schéma volontairement simplifié.

► **Signes essentiels :**

* CLINIQUE : Le plus souvent latente, la stéatose entraîne parfois quelques douleurs de

Stéatose hépatique

« NUTRITIONNELLES »	« SECONDAIRES »	« ENZYMATIQUES »
. Alcoolisme (+++) . Obésité . Diabète . Jeûne protidique (kwashiorkor)	. Maladies digestives (maladie de Crohn) . Corticothérapie . Intoxications (CCl_4) phosphore, tétracycline . Grossesse (stéatose gravidique aiguë, rare mais grave)	. Troubles enzymatiques congénitaux (galactosémie, fructosémie, glycogénose de type I) . Dyslipoïdoses (maladie de Gaucher et de Niemann-Pick)

l'hypocondre droit. Le bord antérieur du foie est arrondi, régulier, mou. L'ictère est rare.

∗ EXAMENS COMPLÉMENTAIRES : Le bilan hépatique est peu perturbé, avec surtout signes de rétention (phosphatases alcalines, G.G.T.). Le diagnostic repose (après vérification de la crase sanguine) sur la biopsie hépatique (transpariétale ou lors d'une laparoscopie, dans ce dernier cas l'aspect macroscopique du foie est déjà très évocateur). L'échographie et le scanner permettent aussi d'évoquer une stéatose.

▶ Surveillance, évolution, complications :
Au cours de l'alcoolisme, l'hépatomégalie régresse rapidement lors du sevrage ; il existe parfois des signes d'hépatite alcoolique associée ; on peut observer l'association d'une hyperlipémie et d'une anémie hémolytique réalisant le syndrome de Zieve.

▶ Traitement et pronostic :
Mis à part la stéatose aiguë gravidique, le pronostic est bon (régression) si l'on peut supprimer la cause.

STEIN-LEVENTHAL (SYNDROME DE)

▶ Définition :
En 1935, Stein et Leventhal ont décrit le syndrome dit des *ovaires polykystiques.* Celui-ci se retrouvait chez un type de femmes stériles, oligo-aménorrhéiques, possédant deux gros ovaires lisses indolents, avec de nombreux petits kystes sous une coque fibreuse. Ce syndrome s'associe souvent à une obésité, à une hypertrichose.

Depuis cette description princeps, on décrit deux groupes d'ovaires polykystiques en fonction des taux de base de FSH et LH observés :

- *Dans l'ovaire polykystique de type I*, le taux de LH est élevé et celui de FSH normal. Il représente le syndrome de Stein-Leventhal.
- *Dans l'ovaire polykystique de type II*, le taux de LH est toujours augmenté mais de façon variable. Le taux de FSH est bas en permanence. Ce groupe, plus hétérogène, regroupe les ovaires polykystiques secondaires à des causes mécaniques, infectieuses, psychiques, voire hormonales.

▶ Causes et mécanisme :
Il existerait une hypersensibilité hypophysaire au LH-RH entraînant une hypersécrétion de LH. A l'hypersécrétion de LH succède une production ovarienne accrue d'androgènes, en particulier d'androsténedione, cause possible de virilisation, mais contribuant aussi au maintien d'un taux élevé d'œstrogènes par conversion périphérique. Ce taux élevé d'œstrogènes engendre à son tour une augmentation de la réponse hypophysaire au LH-RH endogène qui accentue l'hypersécrétion de LH.

La sécrétion discordante entre FSH et LH serait responsable de la mauvaise maturation folliculaire, d'où suppression du pic préovulatoire d'œstradiol et finalement absence d'ovulation.

▶ Signes essentiels :

∗ CLINIQUE :

- spanioménorrhée anovulatoire progressive aboutissant à l'anovulation ;
- associée dans 40 % des cas à une obésité, et dans 70 % à un hirsutisme ; l'examen gynécologique combiné au palper abdominal montre une hypertrophie ovarienne bilatérale dure et lisse, invariable.

∗ EXAMENS PARACLINIQUES :

- La courbe de température, les frottis vaginaux, l'étude de la glaire cervicale, la biopsie d'endomètre montrent une sécrétion œstrogénique constante.
- *La cœlioscopie* montre des ovaires ovoïdes, réguliers, de couleur gris perle ou blanchâtre, de même grosseur que l'utérus sans follicules visibles. Elle permet aussi de faire une ou plusieurs biopsies.
- *Les dosages hormonaux :*
  - statiques : œstrogènes (valeurs modérées 15 à 35 ug/ml), prégnandiol (constant, bas $<$ 1 mg), androsténedione plasmatique (supérieur à 3 ng/ml), testostérone plasmatique (presque normale).
  - dynamiques : test au LH-RH (au cours de ce test, la FSH s'élève normalement, par contre la LH a une réponse explosive).
- test au clomifène (provoque une ovulation dans l'ovaire polykystique de type I).

▶ Traitement :

∗ TRAITEMENT DE LA STÉRILITÉ : clomifène ; ce n'est qu'en cas d'échec du clomiphène que l'on proposera une résection cunéiforme des ovaires.

* ANALOGUE du LH-RH ou FSH pure et fécondation *in vitro* (FIV) pour éviter les hyperstimulations.

* TRAITEMENT DE L'ANOVULATION en dehors du désir de grossesse : il se fait par un apport séquentiel de progestatifs.

* TRAITEMENT DE L'HIRSUTISME : → HIRSUTISME.

STÉNOSES AORTIQUES

► Définition :

Rétrécissement sur la voie aortique pouvant se situer à différents niveaux : valvulaire, le plus fréquent ; sous-valvulaire ; supravalvulaire, plus rare.

► Causes – Mécanisme :

Cardiopathie d'origine congénitale, qui entraîne un gradient des pressions systoliques entre le ventricule gauche et l'aorte.

► Signes :

* CLINIQUE : de façon inconstante, dyspnée d'effort, angor, syncopes d'effort, et à l'auscultation : souffle systolique intense et frémissant avec abolition du deuxième bruit au foyer aortique.

* PARACLINIQUES :

- *Radiologiques :* cœur de volume subnormal, dilatation poststénotique de l'aorte ascendante dans les sténoses orificielles.
- *Électriques :* déviation gauche de l'axe de QRS, hypertrophie ventriculaire gauche de type systolique.
- *Échocardiographiques :* surtout le doppler continu qui permet une estimation précise du gradient de pression ventricule gauche-aorte.
- *Hémodynamiques :* Le cathétérisme gauche confirme la sténose et en évalue le degré sur l'importance du gradient ventricule gauche-aorte ; l'angiocardiographie objective la sténose et en précise le siège.

► Évolution :

Elle est dominée par deux risques : la mort subite et l'aggravation de la sténose et des lésions valvulaires. Peuvent également survenir : insuffisance cardiaque gauche progressive, greffe bactérienne, rupture aortique et infarctus du myocarde.

► Traitement :

Il est chirurgical : *commissurotomie* dans les formes valvulaires, *résection* dans les formes sous-valvulaires et *élargissement prothétique* dans les formes supravalvulaires.

STÉNOSE DU PYLORE DE L'ADULTE

► Définition :

Les sténoses pyloriques (ou pyloro-duodénales) réalisent un obstacle mécanique à l'évacuation gastrique (avec persistance du produit de contraste 5 heures après un repas baryté).

► Causes et mécanisme :

Les principales étiologies sont :

* LA MALADIE ULCÉREUSE (où la sténose est soit transitoire, contemporaine d'une poussée, due à l'œdème et au spasme, soit définitive, due à une sclérose cicatricielle).

* LE CANCER ANTRO-PYLORIQUE.

* DES AFFECTIONS PANCRÉATIQUES (pancréatite ou cancer) par compression ou envahissement.

* L'HYPERTROPHIE MUSCULAIRE DU PYLORE (rare chez l'adulte, elle est primitive ou plus souvent secondaire à une inflammation).

► Signes essentiels :

* CLINIQUE : Les vomissements alimentaires sont le maître symptôme, rares et postprandiaux au stade de début ; ils sont ensuite constants, abondants et tardifs (pouvant contenir des aliments ingérés la veille). On peut noter un clapotage à jeun, des ondulations péristaltiques, et des signes généraux (amaigrissement, déshydratation).

* EXAMENS COMPLÉMENTAIRES :

- *La biologie* objective souvent une hypochlorémie, une hypokaliémie et une alcalose métabolique.
- *Le transit gastro-duodénal* montre au début un estomac hyperpéristaltique, du liquide de stase et un retard d'évacuation, plus tard un estomac énorme, atone, distendu, avec un important liquide de stase où la baryte tombe en « flocons de neige ». On recherche des signes évocateurs d'un ulcère ou d'un cancer.

– *L'endoscopie,* après préparation correcte, confirme la sténose et permet souvent une orientation étiologique (biopsies d'un cancer).

▶ Traitement et pronostic :
Il faut d'abord corriger les troubles hydro-électrolytiques et la déshydratation. Dans l'ulcère duodénal, le traitement médical (pas d'atropiniques) peut être tenté ; en cas d'échec ou au stade cicatriciel, la sténose doit être traitée chirurgicalement.

En cas de cancer gastrique il faut opérer rapidement, l'intervention étant, selon les cas, palliative ou curative.

STÉNOSE HYPERTROPHIQUE DU PYLORE

Voir figure colonne ci-contre.

▶ Définition :
Hypertrophie de la musculature pylorique en forme d'olive, réalisant un obstacle à l'évacuation gastrique.

▶ Causes et mécanisme :
Inconnus. Caractère familial. Plus fréquente chez le garçon.

▶ Signes essentiels :
Début vers l'âge de 3 semaines. Vomissements en jet, abondants, 15 à 20 minutes après le repas. Conservation de l'appétit. Constipation. Ondulations de la paroi gastrique sous la peau.

Échographie : olive pylorique détectée dans 80 % des cas. En cas de doute diagnostique, transit baryté.

Signes radiologiques : présence de liquide de stase à jeûn dans l'estomac ; gros plis de la paroi gastrique ; rareté des passages pyloriques. L'image directe de la sténose est celle d'un canal pylorique long et étroit.

▶ Évolution et complications :

∗ En l'absence de traitement : déshydratation et dénutrition avec alcalose hypokaliémique.

∗ Traitée : l'évolution est excellente.

▶ Traitement :
Le traitement est chirurgical. L'alimentation peut être reprise dans les heures suivant l'intervention.

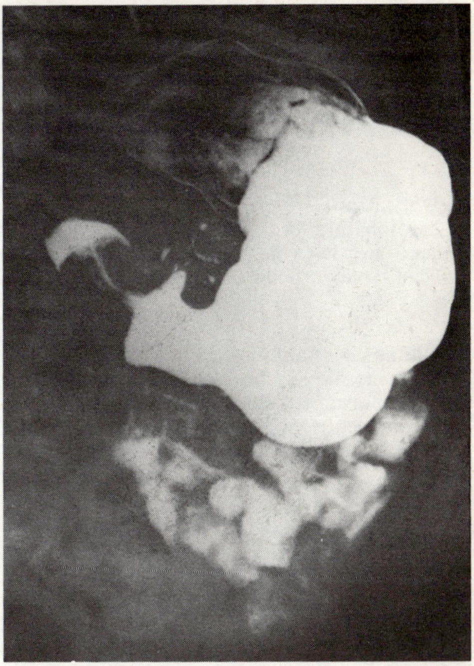

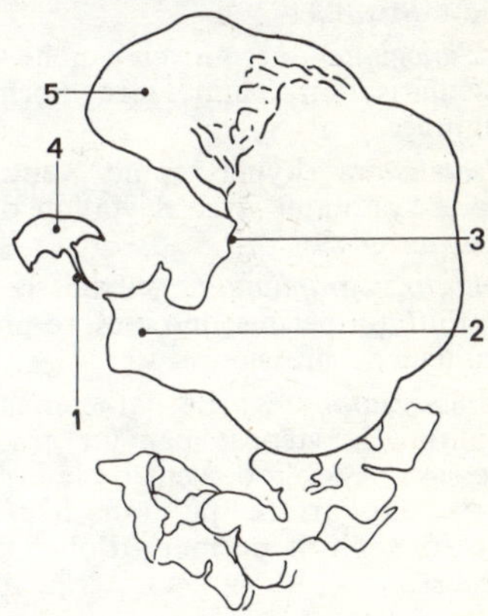

Sténose hypertrophique du pylore du nourrisson. Allongement évident du canal pylorique et empreinte externe de l'olive encerclant le canal.
1) Sténose du canal pylorique ;
2) Pylore ;
3) Petite courbure ;
4) Duodenum ;
5) Poche à air.

(d'après Laplane R., *Abrégé de pédiatrie,* Masson, Paris, 1985).

STÉNOSE DE LA VOIE PULMONAIRE

▶ Définition :

Cardiopathie caractérisée par un rétrécissement de la voie pulmonaire au niveau orificiel, sous-orificiel ou supravalvulaire, plus rare.

▶ Causes – Mécanisme :

La sténose peut être d'origine *congénitale,* ou être *acquise.* Elle entraîne une dilatation du ventricule droit en amont, et en aval une dilatation du tronc de l'artère pulmonaire.

▶ Signes :

* CLINIQUES : L'auscultation retrouve un souffle systolique, de type éjectionnel, maximal au bord gauche du sternum au deuxième espace intercostal avec un deuxième bruit très diminué, voire aboli.

* PARACLINIQUES :
- *Radiologiques :* arc moyen gauche convexe, vascularisation pulmonaire normale ou diminuée.
- *Électriques :* hypertrophie ventriculaire droite systolique avec déviation droite de l'axe de QRS.
- *Échocardiographiques :* surtout le doppler continu qui permet une mesure précise du gradient de pression.
- *Hémodynamiques :* Le cathétérisme droit confirme la sténose par un gradient de pression systolique entre le ventricule droit et l'artère pulmonaire ; l'angiocardiographie permet d'objectiver la sténose.

▶ Évolution :

Elle est dominée par deux risques : surtout l'aggravation de la sténose et plus rarement l'endocardite bactérienne.

▶ Traitement :

Il est chirurgical : il faut supprimer la sténose par une valvulotomie pour les sténoses valvulaires, par un procédé plastique pour les sténoses sous-orificielles.

STÉRILITÉ FÉMININE

▶ Définition :

On ne peut parler de stérilité que lorsqu'il y a eu 2 ans de rapports sexuels complets sans méthode anticonceptionnelle.

On distingue les stérilités *primaires,* chez les patientes qui n'ont jamais conçu ; les stérilités *secondaires,* quand il existe des antécédents de grossesse menée à terme ou de fausse couche.

▶ Causes et mécanisme :

La stérilité peut être d'origine mécanique ou fonctionnelle.

▶ Signes essentiels :

* INTERROGATOIRE :
- âge ;
- duré de la stérilité ;
- chronologie de la stérilité : primaire ou secondaire ;
- antécédents généraux : thyroïde, diabète, tuberculose ;
- antécédents gynécologiques : caractère du cycle (insuffisance lutéale), dysménorrhée secondaire (endométriose, annexite), abondance des règles (fibromes, polypes), infection (salpingite) ;
- vie sexuelle du couple ;
- la courbe de température a un intérêt majeur.

* EXAMEN CLINIQUE ET RÉSULTATS ANORMAUX POSSIBLES :
- vulvo-vaginite ;
- spéculum : glaire infectée ;
- col : ectropion ;
- toucher vaginal : fibrome, adénomyose, mobilité des culs-de-sac (réduite, douloureuse, annexite ; excessive : déchirure du ligament large).

▶ Examens complémentaires :
- dosages hormonaux ovariens 1 semaine après décalage thermique ;
- perméabilité tubaire :
  - insufflation utéro-tubaire (IUT) avant la période d'ovulation ;
  - hystérosalpingographie (HSG).
- test de Huhner (doit contenir 5 à 10 spermatozoïdes vivants par champ) ;
- spermocytogramme chez le partenaire.

► **Au total :**

* Il existe une cause évidente : voir les différentes étiologies.

* Aucune cause n'est retrouvée, il existe seulement une orientation, le bilan est alors à compléter :
- biopsie d'endomètre ;
- cœlioscopie avec étude de la perméabilité tubaire ;
- test de pénétration croisée.

STRABISME

► **Définition :**
Le strabisme est une anomalie du développement de la vision binoculaire qui aboutit à l'établissement de corrélations anormales entre les deux yeux. La déviation des axes oculaires à laquelle on tend à l'assimiler, en raison du préjudice esthétique, n'est qu'une manifestation accessoire du trouble de la vision binoculaire.

► **Étiologie :**

* Le strabisme convergent, de loin le plus fréquent, peut être monoculaire ou alternant :
- *strabisme accommodatif*, dû le plus souvent à une hypermétropie latente, parfois à un défaut d'accommodation ;
- *strabisme avec amblyopie*, s'installant en règle générale vers 2 ans 1/2, souvent après vaccin ou maladie infectieuse, organique ou fonctionnelle (l'œil amblyope est l'œil dévié) *ou anisométropie* (myopie forte unilatérale), en règle générale constatée dès la naissance ;
- *strabisme par anomalies musculaires* (strabisme en hyper-adduction).

* Le strabisme divergent, plus rare :
- soit *symptôme d'une anomalie organique* (tumeurs, décollement de rétine, inflammatoire),
- soit *fonctionnel*, commence souvent par une exophorie avec épisodes intermittents de strabisme qui tendent à se répéter.

► **Traitement :**
Le résultat dépend de la précocité du diagnostic et du traitement.

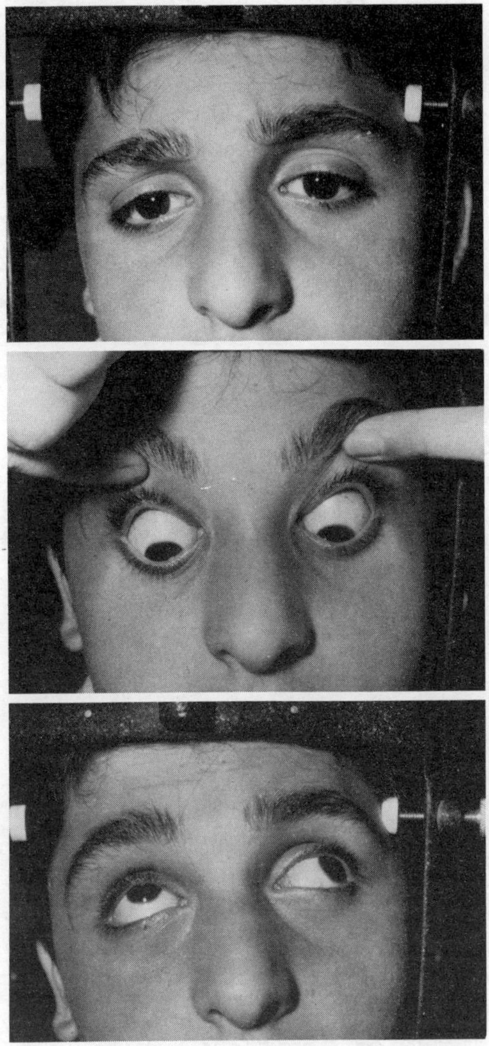

Strabisme divergent
(d'après Saraux H., *Précis d'ophtalmologie*, Masson, Paris).

* Après 6 mois, devant une déviation permanente, il faut :
- Faire un examen complet pour rechercher une anomalie organique : cataracte, lésion rétinienne ou choroïdienne, justiciable d'un traitement.
- Rechercher une amblyopie et faire alors une occlusion du bon œil pendant quelques semaines.

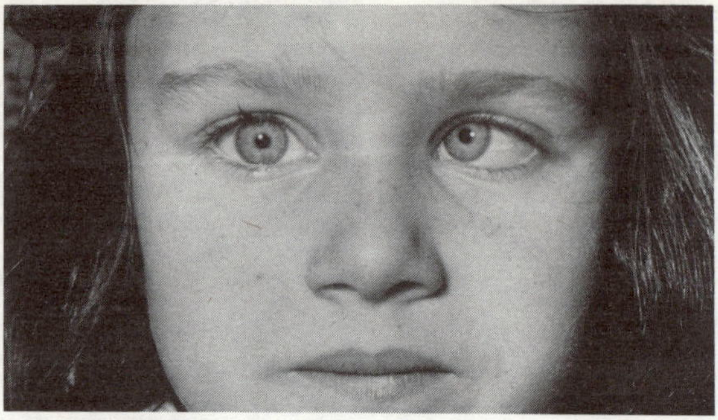

Strabisme convergent (d'après SARAUX H., *Précis d'ophtalmologie,* Masson, Paris).

⁎ À PARTIR DE 10 MOIS : En cas de forte hypermétropie, on prescrit des verres correcteurs munis ou non de caches partiels (secteurs nasaux) ; ces lunettes doivent être portées en permanence.

⁎ À PARTIR DE 3 ANS : rééducation orthoptique possible.

⁎ LE TRAITEMENT CHIRURGICAL N'INTERVIENDRA QUE PLUS TARD (6-8 ans), rarement si l'enfant a été traité tôt et régulièrement. Il n'apporte pratiquement toujours qu'un résultat esthétique qui peut d'ailleurs être décevant et inconstant dans le temps.

STRIDOR

▶ Définition :
Bruit de cornage lors de l'inspiration.

▶ Causes et mécanisme :
- Laryngomalacie (mollesse anormale du larynx), isolée et idiopathique ou secondaire à une hypotonie importante (encéphalopathie).
- Compression laryngo-trachéale (goitre, anomalies vasculaires de la crosse aortique, de ses branches), malformation laryngée (sténose, angiome).

▶ Signes essentiels :
Bruit inspiratoire intermittent ou permanent, majoré par les cris ; dyspnée avec tirage sus-sternal ; troubles de déglutition ; parfois attitude en hyperextension du cou.

Bilan paraclinique : radio de larynx face et profil en inspiration et expiration ; radio de l'œsophage avec opacification barytée (compression vasculaire), endoscopie.

▶ Évolution et complications :
Difficultés d'alimentation ; hypotrophie staturo-pondérale ; pneumopathies à répétition ; risque d'accidents asphyxiques graves. Au-delà de 8 mois, disparition habituelle du stridor.

▶ Éléments de surveillance :
- fréquence respiratoire ;
- signes de lutte ;
- courbe pondérale ;
- surveillance ++ lors des repas.

▶ Traitement et pronostic :

⁎ ÉTIOLOGIQUE s'il est possible.

⁎ SYMPTOMATIQUE : décubitus ventral ; alimentation prudente, par gavages si nécessaire.

⁎ PRONOSTIC réservé pendant les premiers mois (risque d'asphyxie mortelle) ; bon au-delà de 8 mois.

SUICIDE

▶ Définition :
Décès obtenu par une action volontaire dirigée contre soi. La tentative de suicide n'est pas un simple échec du geste suicidaire. C'est un mode de comportement particulier dont l'épidémiologie et la signification psychologique

ne sont pas superposables au suicide. Il représente le risque majeur de mortalité des maladies mentales.

* LE SUICIDE RÉUSSI est fréquent, environ 15 suicides pour 1 000 morts, avec une nette prépondérance masculine. Le taux de mortalité par suicide augmente de façon dramatique avec l'âge.

* LES TENTATIVES DE SUICIDE OU PARA-SUICIDES sont beaucoup plus fréquentes (1,5 pour 1 000 habitants). Elles concernent environ deux femmes pour un homme, et s'observent souvent au cours de la première moitié de l'existence.

Toutes les conduites suicidaires sont sous-tendues par un trouble fondamental de la communication interhumaine.

* LE SUICIDE N'EST PAS NÉCESSAIREMENT UN SYMPTÔME PSYCHIATRIQUE mais l'examen d'un suicidant doit toujours comporter la recherche systématique d'une maladie mentale, en particulier *la mélancolie.* On estime qu'environ 15 % des mélancoliques finissent par se suicider ; le risque est majeur, nécessitant l'hospitalisation d'urgence et une surveillance de tous les instants.

* AUTRES PATHOLOGIES MENTALES :

- *les états dépressifs névrotiques* ou réactionnels, où la tentative de suicide apparaît comme la fuite mais aussi comme une revendication affective auprès d'autrui ;
- *les schizophrénies,* où la tentative de suicide est souvent grave avec automutilation ; elles sont souvent une forme de début ;
- *les toxicomanies,* où le suicide est parfois accidentel, par erreur de dosage des produits.

► Clinique :

Contrairement à une opinion très répandue, l'annonce de l'intention suicidaire n'est pas synonyme de manque de sérieux de l'acte. Il faut rechercher la précision de la préparation de l'acte suicidaire. On ne peut a priori établir de rapport entre le choix du moyen et l'authenticité du désir de mort.

* ON APPRÉCIE :

- le climat psychologique des idées de suicide ;
- leur degré d'élaboration, leur intensité et leur fréquence ;
- la réaction du sujet à ces idées ;
- leur impact sur la vie relationnelle et professionnelle.

* S'IL Y A EU TENTATIVE DE SUICIDE, IL FAUT PRÉCISER :

- le moyen utilisé, en recherchant ce qui a pu motiver ce choix, les circonstances de l'acte, la communication ou non à un tiers d'un message ;
- l'opinion du sujet sur les suites de son acte, en particulier il est fréquent de constater une méconnaissance de la toxicité exacte des produits utilisés ;
- les motifs invoqués : ces facteurs ne sont pas spécifiques du suicide, mais par la signification qu'ils revêtent aux yeux du sujet, ils peuvent avoir un rôle déclenchant.

L'appréciation du profil psychologique et la recherche d'une pathologie mentale permettent de compléter la connaissance du suicidant. La conduite à tenir et le pronostic essayent d'être établis.

► Cas particuliers :

* LES SUICIDES D'ENFANTS sont exceptionnels avant 10 ans. Ils sont souvent impulsifs ; parfois, les facteurs d'imitation sont au premier plan.

* LES SUICIDES D'ADOLESCENTS sont la 3e cause de décès dans plusieurs pays d'Europe. Ils se caractérisent par la rapidité de passage à l'acte, la futilité apparente des motivations, le choix préférentiel de l'intoxication médicamenteuse, la rareté d'une pathologie mentale franche associée.

* LE SUICIDE DES VIEILLARDS : Il existe une importante mortalité qui n'incombe pas seulement à la fragilité somatique du sujet âgé, mais aussi au choix de moyens efficaces (pendaison, noyade, arme à feu). Les conditions socio-économiques précaires et surtout l'isolement affectif sont quasi constamment retrouvés (perte du conjoint dans les mois qui précèdent).

► Pronostic :

Il est bon de partir du postulat qu'un suicide n'est jamais banal. Le pronostic est difficile à établir, mais il ne faut jamais se décourager. Ainsi, de multiples tentatives de suicide peuvent évoluer de façon satisfaisante. Ceci est très éprouvant pour les services d'urgence et de réanimation qui reçoivent les récidives de tentatives de suicide ; mais il ne faut jamais minimiser les comportements, sinon on risque de provoquer ainsi une nouvelle récidive.

► Conduite à tenir :

Les soins d'urgence médicaux et chirurgicaux de la tentative de suicide devront s'articuler dès que possible avec la prise en charge psychologique du suicidant.

Il faut prévenir le passage à l'acte en présence d'idées de suicide, et prévenir la récidive. Aux besoins divers peuvent répondre des solutions variées.

Après les premiers entretiens qui ont permis de cerner grossièrement la demande du sujet et de déceler un trouble pathologique, on pourra proposer :

* SOIT UNE HOSPITALISATION : Elle est *nécessaire* en cas de pathologie mentale, type dépression mélancolique, car le risque de récidive, parfois dans l'heure, est majeur. Elle est *utile* en cas de situation de conflit aigu avec l'entourage. Dans tous les cas, lorsqu'elle est décidée l'hospitalisation doit être réalisée sans retard afin de ne pas accentuer la situation d'insécurité du malade. L'hospitalisation psychiatrique est utile dans de nombreuses tentatives de suicide.

* SOIT UN TRAITEMENT AMBULATOIRE associant de façon variable chimiothérapie et psychothérapie ; les anxiolytiques et les antidépresseurs sont utiles.

* SOIT UNE AIDE SUR LE PLAN SOCIAL, conjointement à une surveillance médicale moins intensive.

* SOIT ENFIN DE SIMPLES RECOMMANDATIONS parfois suffisantes (clubs, S.O.S. Amitié, etc.).

▶ **Lors de l'hospitalisation :**

Il faut veiller particulièrement aux suicidants ct être vigilant aux propos et aux comportements des patients.

La surveillance étroite des déprimés est beaucoup mieux assurée par la présence de l'infirmière que par toute autre précaution. Il est néanmoins nécessaire d'aménager les locaux et l'environnement de façon à éviter tout geste impulsif.

Il faut transmettre toute observation concernant des idées de suicide exprimées.

▶ **La prévention du suicide** est l'affaire de tous et s'articule avec la lutte contre l'alcoolisme et les toxicomanies et la lutte contre les maladies mentales.

SURDITÉS BRUSQUES

Une surdité brusque est une surdité de perception d'installation brutale, le plus souvent unilatérale.

▶ **L'étiologie et le mécanisme des surdités brusques** sont mal connus. Par contre, certains traitements sont efficaces et doivent être mis en œuvre très rapidement, il s'agit donc d'une urgence.

La surdité s'installe brutalement en quelques minutes, accompagnée de bourdonnements d'oreille et parfois de vertiges.

A l'examen les tympans sont normaux, l'audiogramme montre une surdité de perception. L'examen vestibulaire est normal ou légèrement asymétrique.

▶ **Le traitement** doit être institué le plus rapidement possible, de la précocité dépend en grande partie le pronostic auditif. Il comprend des vaso-dilatateurs, parfois des corticoïdes ou des solutions hypertoniques *(Mannitol).*

Certaines thérapeutiques peuvent être tentées et sont parfois efficaces : caisson hyperbare, inhalation de carbogène.

Malgré un traitement bien conduit, il n'est pas toujours possible d'obtenir la récupération de l'audition.

SURDITÉS DE PERCEPTION DE L'ADULTE

Les surdités de perception sont liées à une lésion des voies neurosensorielles de l'audition :
- cochlée, nerf auditif : *surdité périphérique ;*
- noyaux du tronc cérébral, voies centrales, centre cortical de l'audition : *surdité centrale.*

Les étiologies des surdités de perception sont nombreuses.

▶ **Causes infectieuses ou inflammatoires :**

L'atteinte infectieuse virale ou bactérienne du labyrinthe antérieur (cochlée) réalise une labyrinthite qui peut compliquer une otite aiguë, une méningite, une infection virale : oreillons, zona.

▶ **Causes traumatiques :**
- fractures du rocher ;
- traumatismes sonores (professionnels) ;
- barotraumatiques : accidents dus à une variation brusque de pression.

▶ **Causes toxiques :**

Essentiellement d'origine médicamenteuse, notamment de certains antibiotiques du genre aminoglucosides : gentamicine, streptomycine, kanamycine, etc.

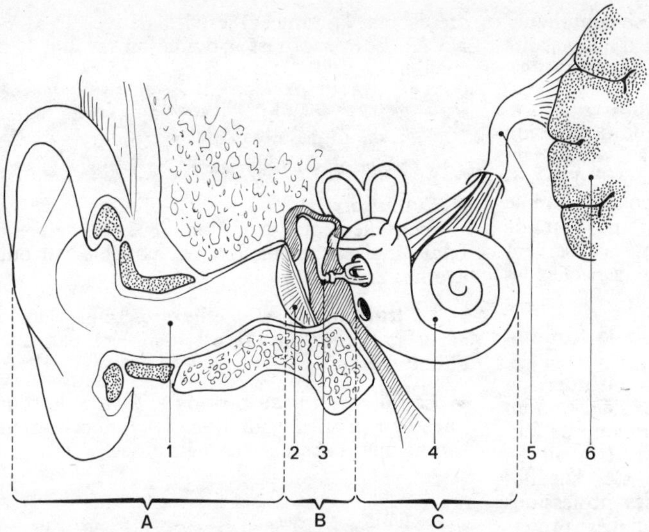

A) Oreille externe ; B) Oreille moyenne ; surdité de transmission ; C) Oreille interne ; surdité de perception. 1) Conduit auditif externe ; 2) Tympan ; 3) Osselet ; 4) Limaçon ; 5) VIII ; 6) Cerveau.

► **Causes dégénératives :**
Le vieillissement de l'oreille interne ou presbyacousie touche l'ensemble des humains à des degrés divers et à un âge variable, en moyenne après 60 ans.

► **Causes tumorales :**
La surdité tumorale la plus fréquente est due au neurinome de l'acoustique, tumeur bénigne qui se développe sur le nerf vestibulo-cochléaire et qui peut atteindre un volume important. Son traitement est chirurgical mais comporte une certaine mortalité si la tumeur est volumineuse.

► **Traitement des surdités de perception :**
Les traitements médicaux sont pratiquement inefficaces sur les surdités de perception. Le seul recours si la surdité est incomplète est le port d'un appareillage auditif.

SURDITÉS DE PERCEPTION DE L'ENFANT

Les surdités de perception chez l'enfant sont beaucoup plus rares que les surdités de transmission dues à une pathologie du rhino-pharynx.

► **Ces surdités relèvent de diverses étiologies :**

– surdités héréditaires ;
– embryopathies : rubéole, antibiotiques ototoxiques ;
– étiologies néo ou postnatales : traumatisme obstétrical, hémorragies méningées, méningites. La prématurité semble pouvoir être incriminée.

► **Les surdités de perception peuvent être légères, moyennes ou sévères.** Dans les derniers cas elles s'accompagnent d'une mutité. Il est donc fondamental de dépister très tôt ces surdités afin de les appareiller et d'améliorer l'insertion sociale de ces enfants. Les méthodes modernes de dépistage (impédancemétrie, potentiels évoqués du tronc cérébral) permettent de reconnaître ces surdités dans les premières semaines de la vie.

SURDITÉS TRAUMATIQUES, BAROTRAUMATIQUES ET PROFESSIONNELLES

L'audition peut être détériorée par différents types de traumatismes.

► **Les fractures du rocher :**
Au cours des traumatismes crâniens il est fréquent de constater l'existence d'une fracture

du rocher. Ces fractures peuvent se compliquer d'une surdité de transmission ou d'une surdité de perception (→ FRACTURES DU ROCHER).

▶ **Les surdités barotraumatiques :**
Lors d'une variation brusque de la pression ambiante, et particulièrement s'il existe un défaut de fonctionnement de la trompe d'Eustache, il peut se produire des lésions de l'oreille moyenne (otite séreuse, hématome) ou de l'oreille interne. De tels accidents s'observent chez les aviateurs ou leurs passagers et chez les plongeurs sous-marins.

▶ **Les surdités professionnelles, le traumatisme sonore :**
Les bruits intenses peuvent constituer un danger pour l'oreille interne, qu'il s'agisse d'un bruit bref mais violent (explosion, coup de feu) ou de bruits intenses et répétés (travail en atelier, marteau piqueur, etc.). Ces surdités s'observent surtout dans certaines professions et figurent au tableau des maladies professionnelles.

▶ **Traitement des surdités traumatiques :**
Ces surdités peuvent être de type *transmissionnel* et sont alors susceptibles d'une amélioration par un traitement médical ou chirurgical. Elles peuvent aussi être de type *perceptif*, dans ce cas un traitement médical urgent peut être tenté dans certains cas (traumatisme sonore).

SYMPATHOBLASTOME

▶ **Définition :**
Appelé également *neuroblastome,* c'est une tumeur très maligne d'origine embryonnaire, siégeant dans les espaces rétropéritonéaux ou dans le thorax. Elle se voit avant 4 ans.

▶ **Signes essentiels :**
Atteinte de l'état général, amaigrissement, pâleur, fièvre, masse abdominale volumineuse.
Signes radiologiques : calcifications intratumorales. Échographie et scanner permettent de localiser la tumeur et d'en apprécier les dimensions.
Suivant le siège : refoulement du rein et d'un uretère à l'urographie intraveineuse. Opacité arrondie sur la radio de thorax. Métastases hépatiques et osseuses recherchées par la scintigraphie, la radio, la ponction de moelle.
Le diagnostic est confirmé par l'augmentation de l'excrétion urinaire des catécholamines (sécrétés par la tumeur) et des dérivés (VMA-HVA). Le « spot test » donne un résultat très rapide.

▶ **Éléments de surveillance :**
– survenue de métastases ;
– dosage des catécholamines urinaires.

▶ **Évolution :**
Spontanément, l'évolution est le plus souvent fatale mais la régression est possible surtout avant 1 an.

▶ **Le traitement** associe l'exérèse chirurgicale et la radiothérapie. Il est complété par une chimiothérapie.

▶ **Les éléments de pronostic** favorable sont l'âge de l'enfant (avant 18 mois), la localisation thoracique, l'absence de métastases.

SYNCOPES

▶ **Définition :**
Perte de connaissance brutale secondaire à une ischémie cérébrale transitoire.

▶ **Causes – Mécanisme :**
Le principal problème devant une syncope est celui de son étiologie : elle est dominée par deux causes fréquentes, les syncopes d'origine cardio-vasculaire et les syncopes d'origine réflexe. Les premières sont plus graves, car faisant courir un risque de mort subite, et les secondes plus fréquentes.
Les syncopes peuvent survenir au cours de l'évolution d'une maladie connue, mais le plus souvent elles surviennent de façon inopinée et nécessitent une enquête étiologique.

∗ LES SYNCOPES CARDIAQUES peuvent être dues à un bloc auriculo-ventriculaire, à un trouble de conduction sino-auriculaire, à une tachycardie, à un infarctus, à une embolie pulmonaire, à une dissection aortique. Certaines syncopes survenant à l'effort font évoquer un rétrécissement aortique, une cardiomyopathie obstructive ou un angor. Une syncope peut être liée à une hypotension orthostatique dont il faudra déterminer l'origine.

∗ LES SYNCOPES D'ORIGINE RÉFLEXE OU NERVEUSE sont les plus fréquentes et seront soupçonnées à l'interrogatoire. Enfin, chez le sujet âgé les syncopes peuvent être en rapport avec un accident vasculaire cérébral.

▶ **Signes :**

∗ CLINIQUES : Il faut pratiquer un examen cardiaque complet (pouls, tension artérielle, auscultation du cœur et des artères cervicales, examen des veines des membres inférieurs) ; il faut aussi pratiquer un examen neurologique complet à la recherche de signes déficitaires et un examen général à la recherche de signes de spasmophilie.

∗ PARACLINIQUES : Le bilan d'une syncope comprend ionogramme sanguin, calcémie, magnésémie, glycémie à jeun et postprandiale, fond d'œil, radiographies du crâne, électrocardiogramme, électro-encéphalogramme, échocardiographie, examen Doppler cervical et tous autres examens qui seront indiqués par le contexte.

▶ **Pronostic :**

Il est fonction de l'étiologie et est dominé par le risque de mort subite que fait courir un trouble de conduction par bloc auriculo-ventriculaire complet, permanent ou paroxystique, et dont le diagnostic est souvent difficile. La majorité des syncopes chez le sujet jeune est d'origine nerveuse ou émotive. Le diagnostic étiologique d'une syncope est toujours difficile et amène fréquemment à des explorations spécialisées cardiologiques ou neurologiques.

SYNDROME D'ADIE

Syn. : pupille d'Adie.

Ce syndrome consiste en une mydriase unilatérale, non maximale, variable d'un jour à l'autre, le plus souvent observée chez les femmes. La contraction à la lumière apparaît avec retard mais persiste longtemps.

Étiologie : syphilis, mais surtout troubles du système sympathique.

SYNDROME D'ALBRIGHT

Voir *Tubulopathies chroniques*

SYNDROME D'ALPORT

Voir *Néphropathies héréditaires urémigènes*

SYNDROME DE BARTTER

Voir *Tubulopathies chroniques*

SYNDROME DE BYWATERS

Voir *Bywaters (Syndrome de)*

SYNDROME DU CANAL CARPIEN

Voir *Acroparesthésies*

SYNDROME DE CONN

Voir *Conn (Syndrome de)*

SYNDROME DE LA CROSSE AORTIQUE

▶ **Définition :**

Symptomatologie entraînée par des lésions sténosantes ou obstructives des gros troncs artériels de la base.

▶ **Causes – Mécanisme :**

Le syndrome de la crosse aortique peut être d'origine athéromateuse, s'inscrire dans le cadre d'une maladie de Takayasu, être d'origine syphilitique, secondaire à une malformation ou à une artérite inflammatoire.

La symptomatologie est en rapport avec une sténose d'une des trois branches de la crosse aortique : tronc artériel brachio-céphalique, carotide primitive gauche et sous-clavière gauche.

▶ Signes :

∗ CLINIQUES : Les troubles fonctionnels peuvent être brachiaux ou neuro-sensoriels selon la branche touchée.
L'examen clinique recherche :
- au membre supérieur : diminution d'un pouls, asymétrie tensionnelle, souffle systolique sus-claviculaire ;
- diminution de la pulsabilité d'une carotide, souffle systolique carotidien ;
- diminution de la pression rétinienne unilatérale.

∗ PARACLINIQUES : L'examen Doppler et échographique permet le diagnostic de sténose ou de thrombose sur les trajets artériels et d'en quantifier le degré. C'est l'angiographie numérisée qui permet le bilan exact des lésions en pratiquant une gerbe aortique par injection directe dans l'aorte ascendante.

▶ Évolution :
Elle est plus chronique qu'aiguë, selon l'étiologie en cause. Risque d'accidents vasculaires cérébraux, en règle générale réversibles.

▶ Traitement :

∗ RÈGLES HYGIÉNO-DIÉTÉTIQUES habituelles en cas de lésions athéromateuses, médicaments antiagrégants plaquettaires en cas d'accidents neurologiques régressifs, en général liés à des microembols plaquettaires.

∗ LE TRAITEMENT CHIRURGICAL est réservé aux sujets présentant des accidents neurologiques récidivants menaçant le pronostic.

SYNDROME DE CUSHING

Voir *Cushing (Syndrome de)*

SYNDROME DE DE TONI-DEBRÉ-FANCONI

Voir *Tubulopathies chroniques*

SYNDROME DE DRESSLER

▶ Définition :
Pleuro-péricardite aiguë post-infarctus du myocarde.

▶ Causes et mécanisme :
Il réalise un syndrome inflammatoire « post-lésionnel cardiaque », dont la nature auto-immune est discutée. Il présente des analogies avec le syndrome postcommissurotomie.

▶ Clinique :
- Il peut survenir 2 à 6 semaines après le début de l'infarctus.
- Il réalise un tableau de péricardite (→) ou de pleuro-péricardite aiguë fébrile. Il peut poser des problèmes diagnostiques avec une récidive d'infarctus.
- L'évolution est bénigne, avec tendance à la rechute.

▶ Traitement :

∗ LA RÉDUCTION OU L'INTERRUPTION DU TRAITEMENT ANTICOAGULANT est discutée (risque de tamponnade cardiaque).

∗ UN TRAITEMENT ANTI-INFLAMMATOIRE est indiqué si la douleur et la fièvre sont très gênantes.

SYNDROME D'EISENMENGER

▶ Définition :
Le syndrome d'Eisenmenger englobe toutes les cardiopathies congénitales cyanogènes associant une communication entre cœurs droit et gauche quelle qu'elle soit, une égalité de pression dans l'artère pulmonaire et l'aorte et un shunt droit-gauche.

▶ Causes – Mécanisme :
C'est une modalité évolutive particulière des shunts gauche-droit (communication interauriculaire, communication interventriculaire, canal artériel) par artériolite pulmonaire survenant d'emblée ou secondairement.

▶ **Signes :**

∗ Cliniques : A l'auscultation, éclat du deuxième bruit violent au foyer pulmonaire, souffle systolique le long du bord gauche du sternum, fréquent souffle diastolique d'insuffisance pulmonaire.

∗ Paracliniques :

- *Radiologiques :* cœur de volume souvent normal, arc moyen gauche convexe et expansif en scopie, artères pulmonaires hypertrophiées et expansives, poumons hypovascularisés.
- *Électriques :* hypertrophie ventriculaire droite.
- *Échocardiographiques :* L'examen BD couplé au doppler pulsé (avec éventuel codage couleur) précise l'étage des shunts et le doppler continu permet l'estimation non invasive des pressions pulmonaires.
- *Hémodynamiques :* Le cathétérisme droit confirme l'hypertension artérielle pulmonaire et précise l'étage du shunt. Une angiocardiographie complétera l'examen.

▶ **Évolution :**

Elle est relativement favorable, marquée par la survenue de possibles complications : hémoptysies, endocardite bactérienne, abcès cérébraux, insuffisance ventriculaire droite, tuberculose pulmonaire.

▶ **Traitement :**

Il n'existe pas de traitement chirurgical car il s'agit de lésions d'artériolite pulmonaire fixées et irréversibles.

SYNDROME DE GOUGEROT-SJÖGREN

Voir *Gougerot-Sjögren (Syndrome de)*

SYNDROME HÉMOLYTIQUE ET URÉMIQUE

▶ **Définition :**

Appelé également *microangiopathie thrombotique* en raison de lésions vasculaires responsables d'une anémie hémolytique, d'une thrombopénie et d'une insuffisance rénale.

▶ **Causes et mécanisme :**

Peut-être d'origine virale.

▶ **Signes essentiels :**

Pâleur, ictère discret, purpura, oligo-anurie, hématurie, protéinurie.

Signes biologiques : anémie avec déformation des hématies ; réticulocytose élevée ; thrombopénie ; élévation de l'urée sanguine.

▶ **Évolution et complications :**

Risque de poussées d'hémolyse, d'insuffisance rénale aiguë avec anurie et hypertension artérielle.

Évolution irréversible en cas de nécrose corticale bilatérale.

▶ **Éléments de surveillance :**

- tension artérielle ;
- poids ;
- diurèse ;
- signes hémorragiques ;
- numération ;
- fonction rénale.

▶ **Traitement et pronostic :**

∗ Traitement symptomatique de l'anémie (transfusion), de l'insuffisance rénale (épuration extra-rénale), de l'hypertension artérielle.

∗ Pronostic imprévisible, souvent grave du fait de l'importance et de l'irréversibilité des lésions rénales.

SYNDROMES HISTIOCYTAIRES

Voir *Histiocytaires (Syndromes)*

SYNDROME INTERMENSTRUEL

▶ **Définition :**

Douleur et hémorragies intermenstruelles caractérisent le syndrome intermenstruel. Il est apparemment lié à l'ovulation, bien que le mécanisme exact en soit mal connu.

▶ Clinique :

La douleur intermenstruelle est d'intensité et de durée variables. L'hémorragie d'abondance variable peut ou non s'y associer.

▶ Traitement :

Le plus souvent : aucun (traitement symptomatique).

Si la nature fonctionnelle de l'hémorragie n'est pas évidente, il faut en rechercher l'étiologie.

SYNDROME DE KAWASAKI

▶ Définition :

Maladie fébrile observée chez l'enfant entre 6 mois et 5 ans, d'individualisation récente.

▶ Étiologie et mécanismes :

Inconnus. Origine infectieuse possible mais non prouvée.

▶ Signes essentiels :

Fièvre élevée, prolongée (1 à 2 semaines), résistante aux antibiotiques. Éruption prédominant aux paumes et aux plantes suivie de desquamation. Conjonctivite. Chéilite (fissuration des lèvres). Langue framboisée. Gorge rouge. Adénopathies cervicales.

▶ Signes paracliniques :

- Hyperleucocytose à polynucléaires.
- Augmentation de la vitesse de sédimentation et de la C Réactive Protéine.
- Hyperplaquettose.
- Augmentation des IgE globulines.

▶ Évolution et complications :

- Guérison habituelle en 8 semaines.
- Complications vasculaires, en particulier cardiaques (anévrismes et thromboses des coronaires) pouvant entraîner le décès.

▶ Éléments de surveillance :

- Courbe thermique.
- Numération des plaquettes.
- Surveillance cardiaque prolongée.
- E.C.G.
- Échographie cardiaque ++.

▶ Traitement :

Il a pour but de prévenir les lésions des coronaires : acide acétylsalicylique. Gammaglobulines intraveineuses. Éventuellement exsanguine-transfusion.

SYNDROME DE LERICHE

▶ Définition :

Forme topographique particulière de l'artériopathie chronique oblitérante des membres inférieurs caractérisée par une atteinte isolée de la terminaison aortique, étendue à l'atteinte des deux artères iliaques primitives.

▶ Signes :

Cette localisation particulière se caractérise cliniquement par une claudication intermittente de la fesse, voire du carré des lombes. Elle est fréquemment associée à des troubles sexuels.

L'auscultation abdominale ou des fosses iliaques peut retrouver un souffle systolique.

Le diagnostic repose dans tous les cas sur l'angiographie numérisée.

▶ Traitement :

Le syndrome de Leriche intéressant des vaisseaux de gros calibre représente le plus souvent une bonne indication chirurgicale : pontage aorto-iliaque ou résection greffe du carrefour aorto-iliaque avec mise en place d'une prothèse.

SYNDROME DE LESCH-NYHAN

Voir *Lesch-Nyhan (Syndrome de)*

SYNDROME DE LEVÉE D'OBSTACLE

Voir *Levée d'obstacle (Syndrome de)*

SYNDROME DE MENACE

► Définition :

Le syndrome de menace est caractérisé par l'aggravation et le caractère instable d'une angine de poitrine (→) jusque-là stable.

► Clinique :

Il s'agit d'une forme évolutive de l'angor réalisant un angor invalidant ou état de mal angineux.

Les crises angineuses se succèdent à intervalles rapprochés, au moindre effort, au repos.

► L'Évolution est sévère :

- risque de mort subite ;
- risque d'infarctus du myocarde (→).

► Traitement :

* LE TRAITEMENT MÉDICAL associe, en unité de soins intensifs, les antiangineux (→) et l'héparinothérapie (→ ANTICOAGULANTS).

* LA CORONAROGRAPHIE en urgence permet d'indiquer, s'il est possible, un pontage aorto-coronaire (→) ou une angioplastie coronaire (→).

SYNDROME DE MENDELSOHN

► Définition :

C'est une pneumopathie nécrosante secondaire à l'inhalation de liquide gastrique. On l'appelle aussi *pneumopathie d'inhalation.*

► Causes et mécanisme :

L'inhalation de liquide gastrique acide provoque au niveau de l'arbre bronchique et des alvéoles des lésions nécrotiques avec œdème pulmonaire et rupture des parois alvéolaires. L'infection est fréquente. Cette inhalation survient lors d'une anesthésie, d'un coma, d'une intoxication éthylique, de crise convulsive.

► Signes cliniques et paracliniques :

Rapidement après l'inhalation surviennent la dyspnée et la cyanose, puis le tableau s'aggrave avec polypnée, état de choc. A l'auscultation, il existe des râles bilatéraux, mais souvent prédominant à droite.

La radiographie pulmonaire montre un foyer pneumonique et des images d'œdème bilatéral.

Les gaz du sang révèlent une hypoxie avec normo ou hypocapnie.

► Évolution, complications :

L'évolution est grave vers l'insuffisance respiratoire aiguë et le choc. Elle se complique très souvent d'infection.

► Traitement et pronostic :

* C'EST UN TRAITEMENT DE RÉANIMATION :

- broncho-aspiration, voire lavage bronchique ;
- corticothérapie et réanimation hydro-électrolytique ;
- ventilation assistée et antibiothérapie sont le plus souvent nécessaires.

Le traitement doit être préventif lorsqu'il est possible. Intubation avec ballonnet gonflé et surveillé lors des anesthésies et coma.

* LE PRONOSTIC est très sombre.

SYNDROME NÉPHROTIQUE

► Définition :

Le syndrome néphrotique se caractérise par l'association :

* D'UNE PROTÉINURIE PERMANENTE supérieure à 3 g/24 heures, pouvant dépasser 20 g/24 heures, sélective ou non sélective suivant le type de néphropathie.

* D'UNE HYPOPROTIDÉMIE inférieure à 60 g/l, souvent à 40 g/l, due essentiellement à une hypoalbuminémie inférieure à 30 g/l.

* LE TRACÉ ÉLECTROPHORÉTIQUE montre également une hyper-alpha 2 globulinémie et une hypo-gamma-globulinémie.

* A CES TROIS ÉLÉMENTS définissant le syndrome néphrotique, S'AJOUTENT fréquemment :

- une *hyperlipidémie* portant sur toutes les fractions lipidiques : cholestérol, triglycérides, phospho-lipides ;
- des *œdèmes généralisés* : ils peuvent se traduire par une simple prise de poids, le plus souvent ils sont majeurs : œdèmes déclives, blancs, mous, indolores, prenant

l'empreinte du doigt (signe du godet), épanchement des séreuses et œdèmes viscéraux.

* UN SYNDROME NÉPHROTIQUE est dit *pur* s'il n'y a ni anomalie cytologique urinaire, ni H. T. A., ni insuffisance rénale.

► **Causes des syndromes néphrotiques :**
Le syndrome néphrotique traduit toujours une lésion glomérulaire. Certains sont primitifs (→/GLOMÉRULONÉPHRITES CHRONIQUES PRIMITIVES), d'autres sont secondaires (→/GLOMÉRULONÉPHRITES SECONDAIRES), certains apparaissent à la naissance (néphropathie familiale).

► **Éléments de surveillance :**
L'apparition d'un syndrome néphrotique au cours de l'évolution d'une glomérulonéphrite chronique est un élément de mauvais pronostic. Les malades sont suivis sur leur poids, les œdèmes, la diurèse, les ionogrammes sanguins et urinaires, la créatininémie.

► **Évolution :**

* Outre les crises douloureuses abdominales, LES COMPLICATIONS PROPRES AU SYNDROME NÉPHROTIQUE sont :
- les thromboses vasculaires : veineuses (phlébite, thrombose des veines rénales, etc.), artérielles ;
- les embolies à partir des thromboses ;
- les infections.

* L'ÉVOLUTION DU SYNDROME NÉPHROTIQUE chez l'enfant comme chez l'adulte suit celle de la néphropathie glomérulaire :
- régression accompagnant un traitement efficace ;
- disparition accompagnant la dégradation complète de la fonction rénale (forme proliférative) ;
- persistance ou aggravation accompagnant les néphropathies pour lesquelles aucun traitement n'est efficace : le syndrome néphrotique peut persister des années si l'évolution de la néphropathie est lente (maladie à dépôts) ;
- rechute : néphropathie nécessitant un traitement constant.

► **Traitement :**
C'est celui de la néphropathie causale s'il existe et le traitement symptomatique : repos, régime désodé, anticoagulants.

SYNDROME NÉPHROTIQUE DE L'ENFANT

► **Définition :**
Il associe des œdèmes, une hypoprotidémie, une hyperlipidémie et une protéinurie supérieure à 2 g/24 heures.

► **Causes et mécanisme :**
Rarement le syndrome néphrotique est congénital et familial. Le plus souvent, il survient entre 2 et 6 ans, sans cause et il s'agit d'un syndrome néphrotique pur (sans signes associés, sans lésions rénales) ; on parle de *néphrose lipoïdique.* Il peut se compliquer d'hématurie, et d'hypertension artérielle, d'insuffisance rénale avec lésions histologiques des glomérules ; dans ce cas une étiologie est parfois retrouvée (purpura rhumatoïde, lupus, péri-artérite noueuse, etc.).

► **Signes essentiels :**
Œdèmes souvent massifs (ascite, épanchement pleural). Oligurie. Hématurie et hypertension artérielle si le syndrome néphrotique n'est pas pur. Hypoprotidémie. Hyperlipidémie. Protéinurie.
Élimination urinaire de sodium très abaissée.
Une biopsic rénale est pratiquée si le syndrome néphrotique n'est pas pur ou s'il résiste au traitement.

► **Éléments de surveillance :**
- diurèse ;
- poids ;
- tension artérielle ;
- température ;
- protéinurie de 24 heures ;
- ionogramme sanguin et urinaire.

► **Évolution et complications :**

* INITIALEMENT, les complications possibles sont : un état de choc, une thrombose veineuse, une infection (urinaire, cutanée, septicémique), un syndrome abdominal aigu (appendicite, pancréatite).

* A LONG TERME, risque de malnutrition, troubles de croissance.

► **Traitement et pronostic :**

* TRAITEMENT : Dans tous les cas, l'enfant doit mener l'existence la plus normale possible ;

repos au lit en cas d'œdèmes ; régime sans sel en cas d'œdèmes ou de corticothérapie à doses importantes ; vaccinations à effectuer en dehors du traitement par les corticoïdes ou après 2 années de rémission complète.

Les diurétiques (surtout *Aldactone,* 10 à 20 mg/kg) sont utilisés en cas d'œdèmes importants.

Dans le syndrome néphrotique pur, traitement par le *Cortancyl* (2 mg/kg/jour) pendant 1 mois puis le traitement est donné 1 jour sur 2 à doses dégressives pendant 4 mois et demi au total. En cas de résistance au traitement ou de rechutes fréquentes, traitement par les immunosuppresseurs.

Dans les syndromes néphrotiques « non purs », traitement difficile et décevant.

* LE PRONOSTIC est *favorable* dans les syndromes néphrotiques purs malgré la possibilité de rechutes ; il est *réservé* dans les syndromes néphrotiques non purs à cause du risque d'insuffisance rénale.

SYNDROMES NEUROLOGIQUES PARANÉOPLASIQUES

► Définition :

Les syndromes neurologiques paranéoplasiques sont des manifestations neuromusculaires survenant au cours de l'évolution d'un cancer, liées à celui-ci, mais n'étant pas la conséquence d'un envahissement néoplasique direct. Ils peuvent se révéler en même temps que le cancer ou au cours de l'évolution de celui-ci, mais ils *peuvent aussi précéder l'extériorisation du cancer,* et devant ces tableaux neurologiques apparemment primitifs, il faut savoir rechercher un cancer viscéral associé.

Le cancer en cause est le plus souvent *bronchique* (50 % des cas) mais tous les épithéliomas ont été signalés. Les lymphomes, les leucoses, la maladie de Hodgkin peuvent donner également des syndromes neurologiques paranéoplasiques.

Enfin, *le pronostic* de ces syndromes est lié à celui de l'affection maligne sous-jacente.

► Description succincte des principaux syndromes paranéoplasiques neurologiques :

* L'ATROPHIE CÉRÉBELLEUSE SUBAIGUË : Les signes cliniques observés sont un syndrome cérébello-vestibulaire, des troubles de l'oculomotricité et des troubles psychiques avec éventuelle détérioration.

* LA NEUROPATHIE SENSITIVE DE DENNY-BROWN révèle et/ou accompagne surtout les cancers bronchiques. Le tableau se constitue progressivement : paresthésies des 4 membres, ataxie, douleurs, abolition des réflexes ostéo-tendineux, troubles de la sensibilité d'abord vibratoire (diapason), puis globale.

* LE SYNDROME DE LAMBERT-EATON est associé dans 70 % des cas à un cancer, surtout bronchique.

Il s'agit d'une *fatigabilité musculaire anormale à l'effort* au niveau des membres associée à des douleurs et à une sécheresse buccale. Elle *rappelle le phénomène myasthénique* mais ne touche pas les muscles du carrefour aéro-digestif et oculaires. Le syndrome de Lambert-Eaton peut se différencier de la myasthénie *par un électromyogramme* grâce à la mise en évidence du phénomène de potentialisation.

* LES DERMATOMYOSITES ET POLYMYOSITES de l'adulte sont associés dans 20 % des cas environ à un cancer qu'elles peuvent révéler.

* POLYRADICULONÉVRITES paranéoplasiques.

* Enfin, il existe des NEUROMYOPATHIES PARANÉOPLASIQUES associant une atteinte myogène et neurogène périphérique.

* IL FAUT ENCORE CITER comme syndromes neurologiques paranéoplasiques :
- *l'encéphalite limbique ;*
- *les atteintes médullaires* pouvant simuler une *sclérose latérale amyotrophique* (→) ou une compression médullaire (→) ;
- *la leuco-encéphalite multifocale progressive :* maladie virale lente favorisée par l'immunodépression (chimiothérapie).

SYNDROME OCULO-CÉRÉBRO-RÉNAL DE LOWE

Voir *Tubulopathies chroniques*

SYNDROME OCULO-URÉTRO-SYNOVIAL DE FIESSINGER-LEROY-REITER

Voir *Fiessinger-Leroy-Reiter (Syndrome oculo-urétro-synovial de)*

SYNDROME DE PEUTZ-JEGHERS

Voir *Peutz-Jeghers (Syndrome de)*

SYNDROME DE PIERRE ROBIN

► **Définition :**
Syndrome malformatif dû à un arrêt de développement du tronc cérébral et à un défaut de migration pendant la vie embryonnaire des cellules formant le massif facial inférieur.

► **Signes essentiels :**
Les 3 éléments principaux du syndrome sont : un microrétrognathisme, une chute de la langue en arrière et une fente palatine responsable de troubles respiratoires et de difficultés d'alimentation. Association dans 25 % des cas à des malformations osseuses, viscérales, oculaires, cardio-vasculaires, neurologiques, etc.

► **Bilan paraclinique :**
Radio de squelette, radio de thorax, électrocardiogramme, échographies cérébrale et abdominale. Examen ophtalmologique, caryotype. Étude des potentiels évoqués (atteinte du tronc cérébral), électromyogramme de déglutition. Enregistrement polygraphique (troubles de la commande respiratoire).

► **Surveillance :**
Courbe de poids. État respiratoire. Enregistrement de la pCO_2 pendant le sommeil. Examen O.R.L.

► **Évolution et complications :**
Évolution simple dans les formes mineures. Dans les formes intermédiaires, difficultés d'alimentation. Dans les formes graves, troubles respiratoires sévères ; troubles de la déglutition.

► **Traitement et pronostic :**

* LA POSTURE EN PROCUBITUS PROCLIVE améliore l'état respiratoire. Kinésithérapie respiratoire et aspirations régulières, oxygénothérapie. Dans les formes graves, intubation trachéale (difficile), puis trachéotomie.

* ALIMENTATION PAR GAVAGE. Éducation de la succion, déglutition.

* TRAITEMENT PAR LA CAFÉINE (prévention des apnées).

* À LONG TERME, ÉVOLUTION FAVORABLE DANS LA MOITIÉ DES CAS. Retard psychomoteur et surdité fréquents.

SYNDROME POSTPÉRICARDOTOMIE

Voir *Postpéricardotomie (Syndrome)*

SYNDROME PRÉMENSTRUEL

► **Définition :**
On désigne sous l'appellation syndrome prémenstruel un ensemble de manifestations survenant dans la période qui précède les règles. Ces manifestations sont presque constantes dans les années qui précèdent la ménopause.

► **Causes et mécanisme :**
Ce syndrome résulte le plus souvent d'une action hormonale déséquilibrée, par insuffisance lutéale après l'ovulation.

► **Clinique :**
Manifestations cliniques très polymorphes apparaissant le plus souvent 3 à 5 jours avant les règles, mais disparaissant avec la survenue de ces dernières.

Elles peuvent être groupées en trois rubriques :

* MANIFESTATIONS CONGESTIVES :
- congestion des seins : les seins sont tendus, durs, avec une hyperesthésie cutanée rendant impossible le port du soutien-gorge ;
- congestion abdomino-pelvienne isolée ou non : la femme se plaint de « prendre du ventre » et de se sentir ballonnée ;
- rétention d'eau avec une prise de poids de 1 à 2 kg.

* MANIFESTATIONS NERVEUSES :
- soit simple : nervosité, irritabilité, anxiété, troubles du sommeil, etc.
- soit bouffées délirantes ; survenue de migraines, recrudescence de crises d'épilepsie, etc.

* MANIFESTATIONS VISCÉRALES :
- symptômes digestifs : crises de diarrhée ou constipation, dyspepsie, colite ;
- symptômes respiratoires et laryngés : enrouement prémenstruel, asthme ;
- poussée d'herpès prémenstruel.

▶ **Traitement :**

Quel que soit le traitement, celui-ci doit être prolongé, associant :

* DES PROGESTATIFS DE SYNTHÈSE comme l'acétate de chlormadinone *(Lutéran 5,* 1 comp./par jour du 16e jour au 25e jour du cycle) ou l'acétate de noréthistérone (*Primolut Nor*, 10 mg par jour les mêmes jours) ou de la progestérone injectable comme le caproate d'hydroxyprogestérone, 125 à 250 mg le 15e jour du cycle, ou progestatifs en continu.

* DE LA PROGESTÉRONE NATURELLE par voie percutanée pour les troubles mammaires et une psychothérapie active.

SYNDROME ET MALADIE DE RAYNAUD

▶ **Définition :**

Crises de vaso-constriction artériolaire prononcée des extrémités déclenchées par le froid.

▶ **Causes – Mécanisme :**

* On parle de SYNDROME DE RAYNAUD lorsqu'il est possible de retrouver une étiologie : syndrome du hile du membre supérieur (côte cervicale, pince costo-claviculaire, syndrome du défilé scalénique, syndrome d'hyperabduction), microtraumatismes professionnels, syndrome du canal carpien, maladie de Leo Buerger, sclérodermie, cryoglobulinémies, intoxications (polyvinyle), cause iatrogène (médicaments bêta-bloqueurs).

* Lorsqu'aucun facteur étiologique n'a pu être retrouvé, on parle de MALADIE DE RAYNAUD.

Le mécanisme de la crise vaso-motrice est en rapport avec un spasme artériolo-capillaire suivi d'un spasme veinulaire ou d'une vaso-dilatation généralisée.

▶ **Signes :**

* CLINIQUES : La crise survient à l'occasion d'une exposition au froid ou lors d'un stress ; elle est faite de deux phases successives : une première phase de syncope, les doigts devenant exsangues, suivie d'une deuxième phase de cyanose, les doigts devenant cyanotiques et très douloureux. La durée de la crise est variable et progressivement les douleurs s'apaisent, la sensibilité reparaît et les symptômes disparaissent. L'examen en dehors de la crise est normal.

* PARACLINIQUES : Les examens complémentaires ont pour but de déterminer la sévérité et le pronostic de l'affection, de suivre l'efficacité d'un traitement et de dépister une cause éventuelle.

On peut citer : l'oscillométrie, la thermographie, la capillaroscopie, la biopsie digitale, la pléthysmographie occlusive. Il faut insister sur l'exploration des membres supérieurs (angiographie numérisée, artériographie) qui peut montrer un aspect normal, un rétrécissement spasmodique ou des lésions d'artérite spasmodique.

▶ **Évolution :**

Le plus souvent très capricieuse, parfois marquée par des complications trophiques : acrosclérose progressive, faux panaris et escarre pulpaire.

▶ **Traitement :**

* TRAITEMENT ÉTIOLOGIQUE chaque fois que possible.

* TRAITEMENT MÉDICAL : protection contre le froid, sédatifs, vaso-dilatateurs et sympatholytiques.

* TRAITEMENT CHIRURGICAL : sympathectomie ganglionnaire dans les formes sévères.

SYNDROME DE REITER

Voir *Urétrites*

SYNDROME DE SCHWARTZ-BARTTER

► Définition :

Il correspond à une sécrétion inappropriée d'hormone antidiurétique (ADH).

► Causes et mécanisme :

L'hypersécrétion d'ADH est le fait d'une tumeur maligne dont la plus fréquente est le cancer bronchique à petites cellules. Beaucoup plus rarement il s'agit de cancer pancréatique, de thymome ou de réticulosarcome. C'est un syndrome paranéoplasique.

D'autres causes sont possibles :
- affection du système nerveux central ;
- maladies pulmonaires non cancéreuses (tuberculose) ;
- porphyrie aiguë intermittente ;
- iatrogènes : *Diabinèse, Tegretol,* barbituriques, opiacés.

► Manifestations cliniques et biologiques :

En dehors des symptômes dus à l'étiologie, le tableau est dominé par l'anorexie et les vomissements associés à des troubles neuropsychiques (agitation, confusion, troubles du comportement, voire coma) ; ces signes sont secondaires à l'hyperhydratation.

Biologiquement, on trouve une hyponatrémie associée à une natriurèse élevée ; l'osmolarité plasmatique est basse, contrastant avec l'hyperosmolarité urinaire. Le malade est incapable de diluer ses urines. La mesure de l'activité antidiurétique est élevée dans le sang.

► Traitement et pronostic :

∗ LE PRONOSTIC est celui de la tumeur.

∗ LE TRAITEMENT SYMPTOMATIQUE repose sur la restriction hydrique à 500 cm^3/par jour, qui fait disparaître les symptômes. Dans les formes résistantes, on peut utiliser l'acide étacrinique.

Certains médicaments peuvent être utilisés :
- *Ledermycine ;*
- lithium ;
- poudre d'urée.

∗ LA SURVEILLANCE repose sur les troubles neurologiques et sur le ionogramme sanguin et urinaire.

SYNDROME DE STEIN-LEVENTHAL

Voir *Stein-Leventhal (Syndrome de)*

SYNDROME TROPHOSTATIQUE POSTMÉNOPAUSIQUE

C'est un syndrome fait *d'obésité* et *d'hyperlordose lombaire* qui touche les femmes après la ménopause.

Radiologiquement, on note, outre l'hyperlordose, des *spondylolisthésis (→) étagés,* une *arthrose interapophysaire postérieure* et une *déminéralisation.*

La symptomatologie et le traitement sont les mêmes que ceux des lombalgies (→).

SYNDROME DU TUNNEL TARSIEN

Voir *Acroparesthésies*

SYNDROME DE VERNER-MORRISSON

Voir *Verner-Morrisson (Syndrome de)*

SYNDROME DE WOLFF-PARKINSON-WHITE

Voir *Wolff-Parkinson-White (Syndrome de)*

SYNDROME DE ZOLLINGER ET ELLISON

Voir *Zollinger et Ellison (Syndrome de)*

SYPHILIS

▶ **Définition :**
C'est une infection due au tréponème pâle.

▶ **Causes et mécanisme :**
Le plus souvent la maladie est transmise au contact d'un chancre génital ou de lésions secondaires ; une contamination transplacentaire du fœtus est possible : syphilis congénitale.

▶ **Signes essentiels :**

∗ CLINIQUE : L'incubation dure 3 semaines :

– **La période primaire** est marquée par le chancre : au niveau du *gland* c'est une érosion plane, lisse, indolore, rose jambonné, reposant bientôt sur une base indurée. L'adénopathie inguinale apparaît au bout d'une semaine, elle est unique ou multiple. *Les formes cliniques* sont nombreuses : *selon l'aspect* (chancre punctiforme ou fissuraire, croûteux, ulcéreux, multiple) ; *selon le siège* (du frein, du méat, cutané du fourreau ou du pubis, vulvaire, vaginal, du col, buccal, amygdalien, etc.) ; *associés* à un chancre mou de Ducrey.

– **La période secondaire** peut s'étendre du 2e mois à la 4e année. La première floraison est marquée de quelques signes généraux (fièvre, céphalées, douleurs osseuses) et comprend des polyadénopathies et une éruption difficile à voir : *la roséole.* Elle est faite de macules rose pâle, disparaissant en 6 à 8 semaines sans séquelle (sauf parfois au niveau du cou ; collier de Vénus). Des

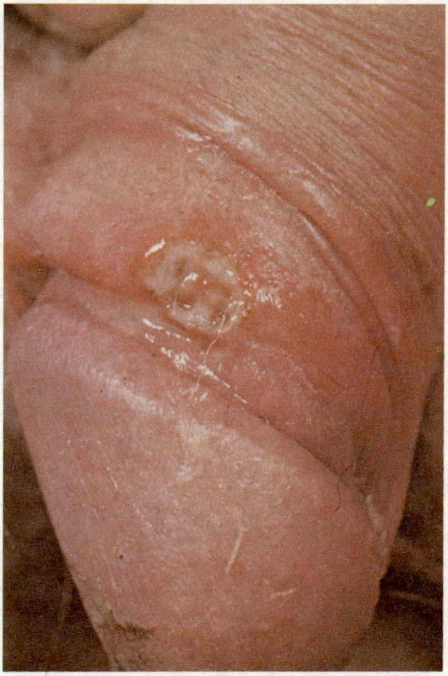

Chancre préputial, unique, induré.

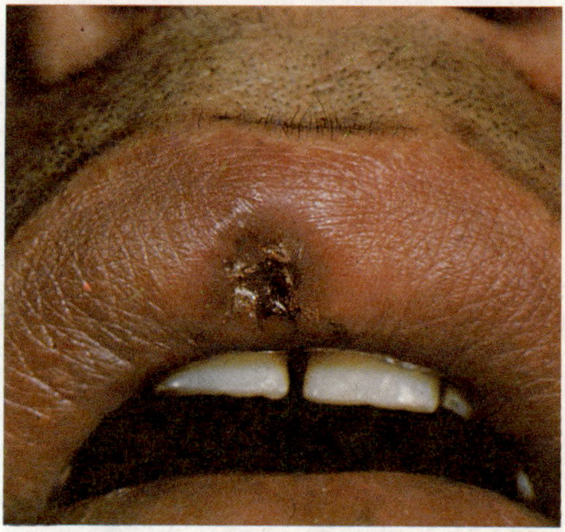

Chancre de la lèvre supérieure : œdème et ulcération.

érosions muqueuses (également contagieuses) se voient au niveau de la bouche et des muqueuses génitales. Une alopécie en clairière est possible. La syphilis de 2e floraison comporte des *syphilides papulo-squameuses* cuivrées, à base indurée, prédominant aux orifices, aux paumes des mains et plantes des pieds.

– **La période tertiaire**, après 2 à 3 ans, comprend des lésions localisées et destructrices (*gommes*) ou de sclérose, les leucoplasies siègent sur les muqueuses. Des *atteintes viscérales sont possibles* : aortite, tabès, paralysie générale (→ SYPHILIS NERVEUSE), névrite optique rétro-bulbaire.

* EXAMENS COMPLÉMENTAIRES : Le tréponème se recherche (à partir d'un grattage du chancre, d'une ponction ganglionnaire, d'une lésion cutanée ou muqueuse de la période secondaire) à *l'ultramicroscope sur fond noir* : c'est un élément en spirale se déplaçant lentement. *Sérologie* : Les réactions d'immunofluorescence sont positives au 8e jour du chancre, puis viennent la réaction de Bordet-Wassermann et le test de Kolmer-Reiter. Le test d'immobilisation du tréponème de Nelson se positive à partir du 30e jour du chancre (il est spécifique). La négativation des réactions est lente, et n'est pas constante, même en cas de traitement correct.

▶ Traitement :

Il repose sur la pénicilline en commençant à doses faibles (pour éviter la réaction d'Herxheimer) et associant si besoin une corticothérapie au début. Une enquête épidémiologique (sujets contacts) est nécessaire.

SYPHILIS NERVEUSE

▶ Définition :

C'est l'atteinte du système nerveux par le tréponème pâle.

▶ Causes et mécanisme :

Elle est en rapport avec l'absence ou l'insuffisance d'un traitement initial correct (→ SYPHILIS) et survient en règle générale quelques années après l'accident primaire (chancre).

▶ Signes essentiels :

* CLINIQUE :

– *L'atteinte méningée* peut survenir dans la période *primo-secondaire* ; elle est souvent latente.

– A la *période tertiaire* on peut observer : une atteinte *méningée* avec souvent atteinte des *nerfs crâniens* ; des syndromes déficitaires ou comitiaux ; une myélite avec paraplégie ; une *paralysie générale* : démence avec troubles mnésiques et mégalomanie, dysarthrie ; *un tabès* : douleurs fulgurantes, crises viscérales, troubles de la sensibilité, ataxie statique (avec signe de Romberg) et cinétique aggravée par l'occlusion des yeux, démarche talonnante, hypotonie et aréflexie, signe d'Argyll-Robertson, arthropathies.

* EXAMENS COMPLÉMENTAIRES : Ponction lombaire et sérologie syphilique (→ SYPHILIS).

▶ Traitement :

Cure de pénicilline : 20 millions d'unités en tout, à dose progressive, pour éviter une réaction violente due à la destruction massive des treponèmes (réaction d'Herxheimer) précédée par l'injection i.v. d'une ampoule de cyanure de mercure pendant 3 jours et sous corticoïdes, au début. La répétition des cures est fonction de l'évolution clinique et biologique (L.C.R., sérologie).

SYRINGOMYÉLIE

▶ Définition et étiologies :

Il s'agit d'une maladie touchant surtout l'adulte jeune. La syringomyélie peut se définir comme l'existence d'une *cavité intramédullaire,* plurisegmentaire et contenant du liquide sous tension. Elle concerne essentiellement la moelle cervicale mais parfois la fente syringomyélique peut concerner également le bulbe : on parle alors de *syringobulbie.*

Il existe *des syringomyélies primitives,* mais aussi des formes associées à une *malformation d'Arnold-Chiari* (→) et des formes secondaires à une *paraplégie traumatique,* ou à une réaction inflammatoire de l'enveloppe méningée appelée *arachnoïdite.* Il existe enfin des syringomyélies symptomatiques, d'une malformation vasculaire, d'une tumeur du trou occipital et surtout *d'une tumeur intramédullaire* (épendymome ou gliome).

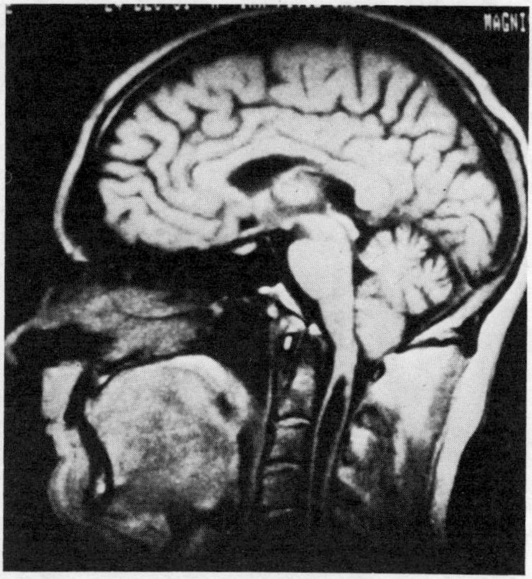

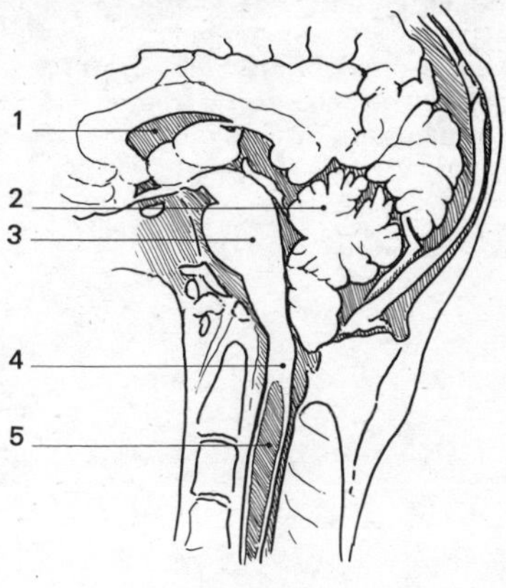

Cliché d'IRM illustrant la présence dans la moelle d'une cavité syringomyélique, associée à une petite malformation d'Arnold Chiari. 1) IIIe ventricule ; 2) Cervelet ; 3) Protubérance ; 4) Moelle ; 5) Fente syringomyélique.

▶ Clinique :

Le début de l'affection est le plus souvent insidieux. Le tableau complet comprend des troubles moteurs et sensitifs lésionnels, des troubles trophiques et un syndrome sous-lésionnel.

∗ LES TROUBLES MOTEURS comprennent une atteinte souvent asymétrique des mains comportant l'association d'un déficit moteur et d'une amyotrophie des petits muscles réalisant un aspect de main d'*Aran-Duchenne.* Un ou plusieurs réflexes ostéo-tendineux sont abolis aux membres supérieurs.

∗ TROUBLES SENSITIFS : Il peut exister des dysesthésies mais aussi des douleurs importantes dans les *formes algiques* de la maladie. Il existe de manière très caractéristique une hypoesthésie puis une *anesthésie thermo-analgésique suspendue :* c'est-à-dire que le trouble sensitif ne touche que la sensibilité au chaud et au froid et à la douleur et qu'il est limité topographiquement entre deux niveaux radiculaires.

∗ LES TROUBLES TROPHIQUES sont nombreux, parfois révélateurs. On peut observer : des *arthropathies nerveuses* touchant en particulier l'articulation de l'épaule, une *cyphoscoliose dorsale,* un aspect dit « succulent » des mains avec œdème, des panaris et des maux perforants.

∗ LE SYNDROME SOUS-LÉSIONNEL réalise inconstamment une paraparésie lentement évolutive des membres inférieurs.

▶ Examens complémentaires :

Le seul examen indispensable est la résonance magnétique (I.R.M.) médullaire qui étudiera dans le même temps la jonction bulbo-médullaire à la recherche d'une malformation osseuse associée.

▶ L'évolution est difficilement prévisible :

Une syringomyélie peut présenter des périodes de stabilité prolongée mais aussi des périodes d'évolutivité avec risque d'aggravation relativement rapide.

▶ Traitement :

Il sera réalisé en milieu neurochirurgical.

L'indication opératoire concerne essentiellement les formes algiques, les formes évolutives et les formes associées à une malformation d'Arnold-Chiari.

TACHYCARDIE SINUSALE

▶ **Définition :**

Accélération du rythme normal au-dessus des limites physiologiques au repos : 90 par minute chez l'adulte.

▶ **Causes et mécanisme :**

* TACHYCARDIE SINUSALE SYMPTOMATIQUE au cours de :

- épisodes fébriles, poussées d'insuffisance cardiaque, anémies, état de choc ;
- hyperthyroïdie.

* TACHYCARDIE SINUSALE ESSENTIELLE : Chez les sujets neurotoniques, émotifs, ou lors d'abus de café, thé, tabac.

TACHYCARDIES SUPRAVENTRICULAIRES

▶ **Définition :**

Tachycardie dont le point de départ de l'activation ventriculaire est situé au-dessus de la division du faisceau de His.

▶ **Classification :**

Selon l'analyse de l'électrocardiogramme :

* TACHYCARDIE SINUSALE (→) ; l'activation part du nœud sinusal.

* TACHYCARDIE AURICULAIRE : L'activation part d'un point de l'oreillette, en dehors du nœud sinusal (→ TACHYSYSTOLIE AURICULAIRE).

* FIBRILLATION ET FLUTTER AURICULAIRES (→).

* TACHYCARDIES NODALES OU JONCTIONNELLES : L'activation part du tissu nodal de la jonction auriculo-ventriculaire.

* TACHYCARDIE SUPRA-VENTRICULAIRE PAROXYSTIQUE OU MALADIE DE BOUVERET : Elle réalise des crises de tachycardie à début et fin brusques. Elle survient sur des cœurs sains en apparence ou porteurs de syndrome de préexcitation ventriculaire.

▶ **Diagnostic électrocardiographique :**

- Les complexes ventriculaires sont fins.
- La forme et la place de l'onde P par rapport au complexe QRS permettent de définir le point de départ de l'activation.

TACHYCARDIES VENTRICULAIRES

▶ **Définition :**

Trouble du rythme grave où les contractions ventriculaires sont déclenchées par un foyer ectopique d'excitation ventriculaire. Leur traitement est urgent.

▶ **Causes – Mécanisme :**

Les tachycardies ventriculaires se rencontrent principalement au cours de l'infarctus du myocarde à la phase aiguë, parfois à distance mais traduisent alors une ectasie ventriculaire ; elles viennent également compliquer les myocardiopathies évoluées et peuvent également se rencontrer chez des sujets jeunes à cœur sain.

Il existe deux mécanismes différents possibles : soit un foyer irritatif, soit un mécanisme de réentrée.

▶ **Diagnostic :**

Il repose sur l'électrocardiogramme, l'aspect réalisé est celui d'une tachycardie (entre 150 et 250 par minute) et il existe trois critères classiques permettant de porter le diagnostic de tachycardie ventriculaire :

- *l'élargissement du complexe ventriculaire* à type d'extrasystole ventriculaire ;
- *la dissociation auriculo-ventriculaire :* l'activité auriculaire marquée par les ondes P est indépendante de l'activité ventriculaire ;
- *l'existence de complexes de fusion ou de capture :* la capture se traduit par un complexe ventriculaire normal, fin et la fusion réalise un complexe intermédiaire entre le complexe normal et celui, élargi, de la tachycardie.

▶ **Évolution :**

La durée de la tachycardie est variable, de même que la tolérance de celle-ci. L'arrêt de l'épisode peut être spontané ou provoqué par le traitement. Le pronostic vital est mis en jeu à chaque fois du fait du risque de passage en fibrillation ventriculaire mortelle, en particulier dans le cadre d'un infarctus du myocarde.

► **Traitement :**
Il faut dans un premier temps réduire la crise, puis en empêcher la récidive à court et à long terme.

* L'ARRÊT DE LA CRISE repose sur l'utilisation intraveineuse des antiarythmiques (amiodarone, xylocaïne, flécaïnide) ou sur la cardioversion par choc électrique externe en cas de mauvaise tolérance.

* LE TRAITEMENT PRÉVENTIF repose sur l'administration des mêmes antiarythmiques *per os* ; dans certains cas, tachycardies récidivantes liées à une plaque dyskinétique séquellaire d'un infarctus, on peut proposer une solution chirurgicale.

TACHYSYSTOLIE AURICULAIRE

► **Définition :**
Tachycardie due à la dépolarisation rapide d'un foyer ectopique auriculaire, qui siège en un point quelconque du myocarde auriculaire et qui n'est ni le nœud sinusal, ni le nœud d'Aschoff-Tawara.

► **Causes et mécanisme :**
La fréquence du foyer ectopique est élevée (150 à 250 par minute). Il existe un bloc auriculo-ventriculaire « fonctionnel » qui fait que la cadence ventriculaire reste inférieure à la fréquence auriculaire (2/1, 3/1, etc.).
Les causes sont :
- le surdosage digitalique ;
- les cardiopathies valvulaires, surtout mitrales ;
- l'insuffisance coronaire aiguë ;
- l'insuffisance respiratoire chronique, décompensée ;
- les péricardites aiguës, l'embolie pulmonaire.

Parfois aucune cause n'est trouvée.

► **Aspect électrocardiographique :**
- Ondes auriculaires individualisées avec retour à la ligne iso-électrique entre chaque onde P.
- Complexes ventriculaires fins.

► **Traitement :**

* EN L'ABSENCE DE SURDOSAGE DIGITALIQUE : Choc électrique externe si le trouble du rythme est mal toléré.

* RECHARGE POTASSIQUE.

* TRAITEMENT DE LA CAUSE ÉVENTUELLE, en particulier arrêt des digitaliques.

TÆNIASIS

TÆNIASIS A TÆNIA SAGINATA

► **Définition, causes et mécanisme :**
Le « ver solitaire » ou *tænia inerme* ou *tænia du bœuf* est un cestode parasite de l'homme, qui vit à l'état adulte dans l'intestin grêle. Le ver mesure de 4 à 8 m de longueur, sa tête ou scolex, minuscule, possède 4 ventouses. Le corps est formé d'anneaux ou proglottis, dont les plus postérieurs (contenant des œufs) sont émis lors des défécations ou spontanément ; ingérés par un ruminant (le bœuf), l'embryon se développe en larve enkystée (cysticerque) dans le tissu musculaire. L'infestation humaine se fait par ingestion de viande crue ou mal cuite, et en 3 mois apparaît un tænia adulte éliminant des anneaux.

► **Signes essentiels :**
Avant l'élimination des anneaux sont possibles : asthénie, troubles psychiques, anorexie, douleurs abdominales, urticaire et une éosinophilie de l'ordre de 30 %. A la période d'état le diagnostic est fait sur l'examen des anneaux émis.

► **Traitement :**
La niclosamide (*Trédémine*) est très efficace : 2 prises de 2 comp. à 1 heure d'intervalle mâchés avec très peu d'eau le matin à jeun.

TÆNIASIS A TÆNIA BOTHRIOCÉPHALE

► **Définition, causes et mécanisme :**
Ce cestode de grande taille (2 à 8 m) est un parasite de l'homme et des animaux. Son cycle

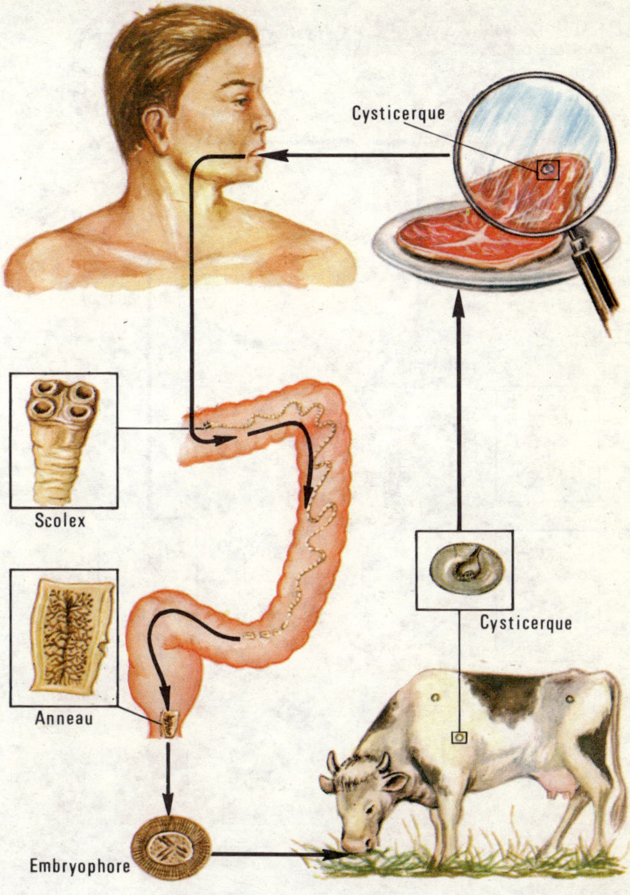

Cycle de Tœnia Saginata.

évolutif nécessite 2 hôtes intermédiaires : crustacés puis salmonidés. L'infestation se fait par ingestion de poissons mal cuits. Les œufs apparaissent dans les selles 5 à 6 jours après. On le rencontre surtout au pourtour des eaux froides : Baltique, mer du Nord, Grands Lacs, etc.

▶ **Signes essentiels :**
Outre les signes de tæniasis, il peut entraîner une anémie macrocytaire mégaloblastique par carence en vitamine B_{12}.

▶ **Traitement :**
Trédémine et éventuellement vitamine B_{12} i.m.

TÆNIASIS A TÆNIA SOLIUM

▶ **Définition, causes et mécanisme :**
Ce cestode encore appelé *tænia armé* ou *tænia du porc*, peut parasiter l'homme à la fois à l'état adulte et à l'état larvaire (cysticercose humaine). Il est rare en Europe.

▶ **Signes essentiels :**
Ce sont soit un tæniasis, soit une cysticercose pouvant toucher le muscle, l'œil, l'encéphale.

▶ **Traitement :**
Contre le tæniasis, c'est la *Trédémine*, contre les cysticerques mal tolérés le traitement ne peut être que chirurgical.

TÆNIA NAIN (HYMENOLEPIS NANA)

Il détermine le tæniasis « infantile » des régions chaudes. Il mesure 1 à 10 cm. Le

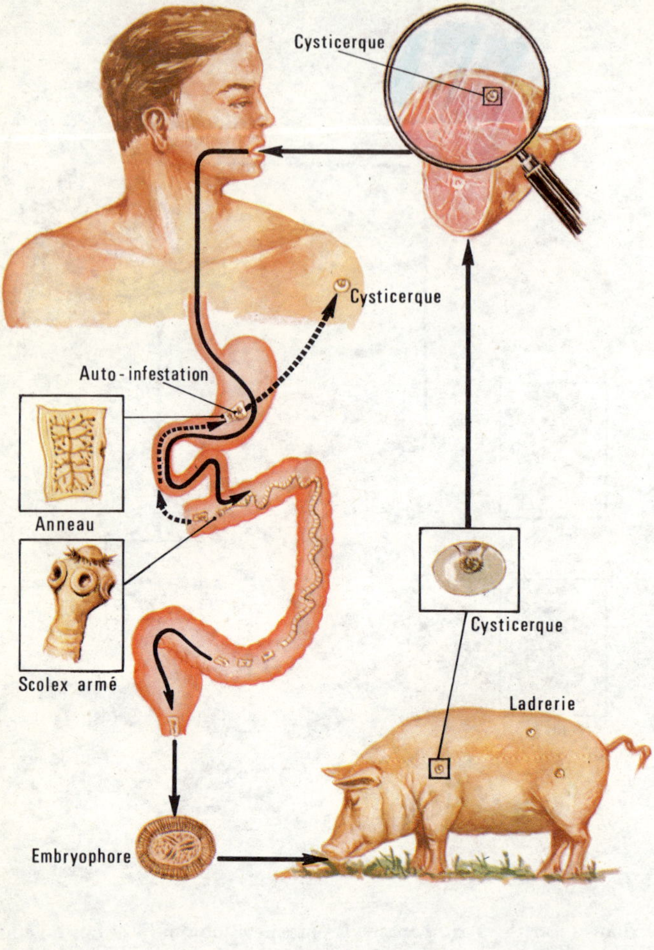

Cycle de Tœnia Solium.

diagnostic est coprologique : nombre et aspect des œufs. Il se traite par la *Trédémine*.

TAMPONNADE CARDIAQUE OU CONSTRICTION AIGUË DU CŒUR OU ADIASTOLIE AIGUË

► **Définition :**

Épanchement intrapéricardique sous pression, empêchant le remplissage ventriculaire.

► **Causes et mécanisme :**

∗ LA TAMPONNADE peut compliquer n'importe quel épanchement péricardique (→ PÉRICARDITE AIGUË).

Tous les épanchements péricardiques hémorragiques peuvent entraîner une tamponnade.

∗ DEUX FACTEURS expliquent le caractère compressif d'un épanchement péricardique :

– *Le volume de l'épanchement* gêne le remplissage ventriculaire, augmente la pression intra-péricardique.
– *La vitesse de constitution de l'épanchement,* si elle est rapide, ne donne pas le temps au péricarde de se distendre.

▶ Signes cliniques :

Le diagnostic est généralement discuté en urgence, devant un état de choc.

- hypotension artérielle, tachycardie, angoisse, extrémités froides et cyanosées ;
- turgescence veineuse, en particulier des jugulaires ;
- pouls « paradoxal » (dépression inspiratoire du pouls).

▶ Signes paracliniques :

⁎ SIGNES RADIOLOGIQUES (difficiles à préciser, le patient n'étant pas mobilisable) : silhouette cardiaque élargie, symétrique, immobile à l'amplificateur de brillance.

⁎ LES SIGNES ÉLECTROCARDIOGRAPHIQUES peuvent associer :

- tachycardie sinusale, anomalies de la repolarisation (en rapport avec la péricardite causale) ;
- microvoltage, alternance électrique ;
- l'électrocardiogramme élimine les autres causes de choc cardiologique.

⁎ L'ÉCHOCARDIOGRAMME confirme le diagnostic, montre l'épanchement péricardique, l'écrasement du ventricule droit.

⁎ LE CATHÉTÉRISME DROIT affirme le diagnostic et montre :

- l'augmentation de la pression veineuse ;
- l'aspect en « dip-plateau » de la courbe ventriculaire droite.

▶ Surveillance :

Surveillance essentiellement clinique sur les signes de l'état de choc et de la pression veineuse.

▶ Traitement :

⁎ LE TRAITEMENT EST TOUJOURS URGENT. Deux techniques sont possibles :

- La ponction du péricarde confirme le diagnostic, retire du liquide et transforme l'état clinique du patient.
- Le drainage chirurgical permet l'évacuation du liquide.

⁎ EN L'ABSENCE DE CES GESTES, l'évolution est mortelle.

TEIGNES

Voir *Dermatophyties*

TENDINITES, TÉNOSYNOVITES ET BURSITES

▶ Définition :

On appelle *tendinites l'inflammation rhumatismale d'un tendon* à son insertion osseuse.

Les ténosynovites sont caractérisées par l'extension de l'inflammation vers la *gaine synoviale* du tendon, le long de celui-ci.

Une *bursite* est l'*inflammation* d'une *bourse séreuse de glissement.*

▶ Causes :

Le plus souvent, ces phénomènes sont localisés et nosologiquement proches de l'arthrose. Ils sont dus à un *abus,* un *surusage* d'un tendon, soit par mouvements professionnels, soit au cours d'exercices sportifs. Cependant ces affections peuvent révéler ou s'intégrer au cours des maladies rhumatismales générales et inflammatoires, telle la *polyarthrite chronique évolutive* (→).

▶ Signes cliniques :

Toutes les tendinites et ténosynovites ont en commun deux signes qui sont suffisants pour faire le diagnostic : une *douleur à la palpation appuyée* et à la mobilisation, et une douleur à la *mobilisation contrariée.*

▶ Signes paracliniques :

- Les *radiographies* montrent parfois de très fines calcifications péritendineuses.
- Les *signes biologiques* dépendent de la maladie causale si elle existe.

▶ Classification :

La plupart des affections de l'épaule (→), les épicondylites (→), les « épines » calcanéennes sont des tendinites d'insertion. Il y en a d'autres, la liste est longue.

La ténosynovite chronique sténosante de De Quervain touche le long abducteur et le court extenseur du pouce. Le doigt à ressort est constitué par une ténosynovite d'un fléchisseur d'un doigt. Il provoque un ressaut douloureux lors de l'extension.

▶ Traitement :

Repos, antalgiques, infiltrations cortisonées, électrothérapie.

TERME DÉPASSÉ (GROSSESSE PROLONGÉE)

► Définition :

La grossesse est dite *à terme* lorsque la durée se situe entre 259 et 293 jours. Elle est qualifiée de *prolongée* lorsqu'elle excède 42 semaines d'aménorrhée, c'est-à-dire 294 jours (soit 9 mois et 1 semaine de grossesse). Elle est rare : 4 %.

► Causes et mécanisme :

Hormis les cas d'anencéphalie sans hydramnios où la prolongation peut être très longue, on ne retrouve pas de cause actuellement.

► Signes essentiels :

La patiente vient consulter parce que l'accouchement n'a pas eu lieu dans les délais prévus. L'interrogatoire s'enquiert des mouvements actifs : ils sont parfois diminués, ce qui peut traduire une souffrance fœtale.

L'examen apporte peu de chose :

- modifications de la hauteur utérine, par comparaison avec l'examen précédent, surtout une baisse traduisant une diminution du liquide amniotique ;
- il faut rechercher le terme, car la confusion ne doit pas être faite avec une *erreur de terme.* Bien des « termes dépassés » sont en réalité des « termes mal calculés ».

Le calcul du terme se fera sur :

- la date des dernières règles ;
- la longueur et l'irrégularité éventuelle des cycles ;
- la courbe de température ;
- la date d'une réaction de grossesse positive ;
- la date de perception des premiers mouvements actifs du fœtus (environ 4 mois-4 mois 1/2 chez la primigeste, et 3 mois 1/2 – 4 mois chez la multigeste) ;
- l'appréciation du volume utérin et la hauteur utérine aux examens prénataux précédents ;
- le résultat d'une échographie faite entre 8 et 14 semaines.

► Examens complémentaires :

- la *radiographie fœtale,* pour l'étude des points d'ossification ;
- l'*échotomographie*, pour mesurer les diamètres fœtaux et le placenta ;
- l'*amniocentèse,* pour étudier les constituants du liquide amniotique.

Ces examens permettent de dire que le fœtus a atteint 36-37 semaines, donc n'est plus prématuré, mais ne peuvent affirmer le dépassement de terme.

► Pronostic et évolution :

Dans les cas de véritables termes dépassés, le fœtus peut continuer à grandir et grossir jusqu'à l'accouchement, ce qui est source de dystocies mécaniques.

Mais il peut surtout souffrir *in utero* et mourir avant, pendant ou après la naissance. L'enfant a un aspect caractéristique : maigre, fripé, les ongles et les cheveux longs, une peau recouverte d'enduit jaunâtre et desquamant largement.

► Traitement :

Si dépassement de terme réel :

- mise en milieu obstétrical pour surveillance fœtale : mouvements actifs, enregistrement du rythme cardiaque fœtal, dosages répétés d'œstriol urinaire ;
- accouchement provoqué, voie basse ou voie haute suivant les conditions obstétricales, les antécédents :
  - antécédents de dépassement de terme avec mort *in utero ;*
  - signes de souffrance fœtale.

TESTICULE FÉMINISANT

Voir *troubles de la différenciation sexuelle*

TÉTANOS

► Définition :

C'est une toxi-infection très grave due à l'atteinte du système neuro-musculaire par *l'exotoxine* du bacille tétanique, qui est un germe gram négatif *anaérobie strict,* sporulé, se trouvant dans le sol et l'intestin de certains animaux.

► Causes et mécanisme :

Le germe se multiplie au niveau de la plaie (plaie souillée, anfractueuse, ou au contraire minime, ulcère de jambe, avortement septique, intervention chirurgicale) et sécrète une toxine qui diffuse vers les centres nerveux.

► Signes essentiels :

Le *trismus* est le symptôme initial principal. Un faciès caractéristique l'accompagne bientôt :

contraction des muscles peauciers du visage et du cou, aspect plissé des yeux. Il existe une dysphagie. Les contractures intéressent d'abord le tronc, puis les membres : tête en arrière, opisthotonos ; elles s'exagèrent en paroxysmes lors d'excitations de toute nature, et peuvent entraîner l'arrêt respiratoire par blocage thoracique ou spasme glottique. Dès le diagnostic (uniquement clinique) posé, il faut transférer le malade en milieu spécialisé.

▶ **Pronostic, surveillance, complications :**
La gravité est fonction de la rapidité de généralisation des contractures, de l'âge et du terrain. Le malade trachéotomisé est placé sous assistance ventilatoire et on attend la disparition des signes toxiniques (3 à 4 semaines).

Les complications sont :
- celles de la réanimation (infections secondaires, maladie thrombo-embolique, décompensation d'une tare, etc.) ;
- les séquelles musculaires et articulaires.

▶ **Traitement :**
Traitement de la porte d'entrée si elle n'a pas guéri, pénicilline. Le traitement est surtout symptomatique : phénobarbital, *Valium* et respiration assistée. La seule prophylaxie est la vaccination antitétanique associée à la sérothérapie en l'absence de vaccination antérieure correcte.

TÉTRALOGIE DE FALLOT

▶ **Définition :**
La tétralogie de Fallot associe un rétrécissement de la voie pulmonaire, une communication interventriculaire, une dextroposition aortique et une hypertrophie ventriculaire droite.

▶ **Causes - Mécanisme :**
Cardiopathie congénitale cyanogène la plus fréquente, l'élément essentiel en est le rétrécissement de la voie pulmonaire le plus souvent infundibulaire et plus ou moins complet. La communication interventriculaire est large, l'aorte la chevauche et l'hypertrophie ventriculaire droite est surtout la conséquence de la sténose pulmonaire. La tétralogie de Fallot entraîne donc un shunt droit-gauche du fait du gradient entre ventricules droit et gauche, secondaire à la sténose pulmonaire. Le shunt est ainsi responsable d'une cyanose.

▶ **Signes :**
∗ CLINIQUES : signes fonctionnels, (cyanose, dyspnée d'effort, soif, hippocratisme digital, accroupissement (squatting) à l'effort. A l'auscultation : souffle systolique intense, maximal au 2e-3e espace intercostal gauche avec deuxième bruit normal.

∗ PARACLINIQUES :
- *Biologiques :* polyglobulie à la numération formule sanguine.
- *Radiologiques :* aspect de cœur en sabot avec coup de hache au niveau de l'arc moyen gauche, hypovascularisation pulmonaire.
- *Électriques :* surcharge ventriculaire droite systolique.
- *Échographiques :* Les enregistrements TM et 2D permettent de retrouver les différents éléments de la cardiopathie. Le doppler pulsé et continu analyse les shunts et les sténoses.
- *Hémodynamiques :*
  - Au cathétérisme droit : passage direct de la sonde du ventricule droit dans l'aorte, égalité des pressions ventriculaires droite et gauche.
  - A l'oxymétrie : désaturation périphérique, pas de shunt gauche-droit.
  - A l'angiocardiographie : opacification simultanée de l'artère pulmonaire et de l'aorte, visualisation de la sténose pulmonaire.

▶ **Évolution :**
L'évolution spontanée est grave, émaillée de complications : accidents neurologiques par thrombose cérébrale ou abcès du cerveau, endocardite bactérienne, tuberculose pulmonaire, syncopes, accès de cyanose paroxystique, accidents d'hyperuricémie.

▶ **Traitement :**
∗ MÉDICAL : Éviter toute déshydratation, traiter toute infection, oxygénothérapie lors des poussées de cyanose.

∗ CHIRURGICAL :
- *Méthodes palliatives :* de type anastomose de Blalock entre l'artère pulmonaire et l'artère sous-clavière, pratiquée de nécessité avant l'âge de 5-6 ans.
- *Méthodes radicales :* ouverture de la voie pulmonaire, fermeture de la communication interventriculaire sous circulation extra-corporelle pratiquée à partir de 5 ans, voire plus tôt si les conditions anatomiques sont favorables car les résultats de cette méthode sont en règle générale excellents.

THALASSÉMIES

▶ **Définition :**
Il s'agit d'anomalies héréditaires quantitatives de la synthèse de l'hémoglobine. Le plus souvent,

il s'agit d'une insuffisance de synthèse de la chaîne β (thalassémie). La forme homozygote ou maladie de Cooley touche les sujets méditerranéens, les Noirs et les Jaunes.

► **Causes et mécanisme :**

∗ CHEZ LES HOMOZYGOTES le déficit en chaîne β entraîne une insuffisance d'hémoglobinisation et une hyperdestruction des érythroblastes dans la mœlle et des globules rouges dans le sang.

∗ CHEZ LES HÉTÉROZYGOTES, l'hémoglobinopoïèse n'est que modérément perturbée.

► **Signes cliniques et paracliniques :**

∗ FORME HOMOZYGOTE : Il s'agit d'un enfant présentant une anémie microcytaire hypochrome, hypersidérémique, modérément régénérative. Le faciès est mongoloïde, la radio du crâne montre un aspect en « poil de brosse », il existe une splénomégalie. Les hématies sont de taille et de forme variables, certaines en « cible ». Il existe des signes d'hyperhémolyse.

L'électrophorèse de l'hémoglobine (→) montre une diminution ou l'absence de l'HbA, l'élévation de l'HbF (30 à 80 %) et de l'HbA2 (5 à 10 %).

∗ FORME HÉTÉROZYGOTE : C'est la découverte sur l'hémogramme d'une pseudo-polyglobulie microcytaire, plus rarement d'une anémie microcytaire hypochromique, qui fait pratiquer l'électrophorèse de l'hémoglobine ; il existe une élévation de l'HbA2 (3 à 5 %).

► **Évolution :**

∗ FORME HOMOZYGOTE : La mort survient avant 25 ans, due à l'hémochromatose post-transfusionnelle.

∗ FORME HÉTÉROZYGOTE : La maladie est bien tolérée, le risque est la transmission de la tare.

► **Traitement :**

Seules les transfusions permettent au sujet homozygote de survivre.

THROMBO-ANGIOSE

► **Définition :**

Angiopathie chronique frappant surtout les artères distales des membres, d'origine non athéroscléreuse, observée essentiellement chez l'adulte jeune.

► **Causes et mécanisme :**

- Ils restent inexpliqués.
- Mais on retrouve souvent une intoxication tabagique.

► **Signes cliniques :**

Ce sont ceux de l'artériopathie chronique oblitérante des membres inférieurs (→).

► **Signes paracliniques :**

L'artériographie artérielle apporte des arguments diagnostiques.

THROMBOCYTÉMIE

► **Définition :**

Augmentation du nombre des plaquettes au-dessus de 500 000 mm^3.

► **Causes :**

- thrombocytémie primitive : syndrome myéloprolifératif.
- thrombocytémie secondaire : maladie de Hodgkin, cancers profonds ; maladie de Horton ; syndrome inflammatoire.

► **Évolution, complications :**

- Quelle quc soit la cause, *le risque de thrombose est particulièrement important* si la thrombocytose est > 1 000 000/mm^3. Un traitement héparinique ou antiagrégant peut être nécessaire.
- Dans certains cas, *les thrombocytémies primitives s'accompagnent de thrombopathie* (→). Le risque est alors la survenue d'hémorragies.

THROMBOPATHIES

► **Définition :**

Ce sont des maladies caractérisées par des anomalies fonctionnelles des plaquettes, alors que le chiffre de plaquettes est le plus souvent normal.

► **Causes :**

On distingue :

∗ LES THROMBOPATHIES CONSTITUTIONNELLES.

∗ LES THROMBOPATHIES ACQUISES : syndrome myéloprolifératif, insuffisance rénale, cirrhose, consommation d'acide acétyl-salicylique, de phénylbutazone, de pénicilline G.

▶ **Signes cliniques et paracliniques :**
C'est la survenue d'hémorragies post-traumatiques ou postopératoires et l'allongement du temps de saignement (→) qui vont faire poser le diagnostic.
Le type d'anomalie sera précisé par des tests diagnostiques plus précis.

THROMBOPÉNIES

▶ **Définition :**
Diminution du nombre de plaquettes au-dessous de 150 000/mm^3.

▶ **Causes et mécanisme :**

∗ ORIGINE CENTRALE : L'insuffisance médullaire (→) est généralement globale mais la thrombopénie peut la précéder.

∗ ORIGINE PÉRIPHÉRIQUE :
- immunoallergie médicamenteuse : quinine, phénylbutazone, chlorothiazide, méprobamate ;
- autoimmunisation (exemple : lupus) ;
- alcoolisme ;
- hypersplénisme ;
- affections virales : rubéole, oreillons, mononucléose infectieuse, hépatite virale ;
- coagulation intravasculaire disséminée (→) ;
- purpura thrombopénique idiopathique (PTI) [→].

∗ CHEZ LE NOUVEAU-NÉ :
- affections bactérienne, virale, parasitaire, toxique (prise de chlorothiazide par la mère) ;
- immunisation : transmission d'anticorps par la mère atteinte de PTI ;
- immunisation fœto-maternelle ;
- angiome géant consommant les plaquettes ;
- leucémies congénitales ;
- anomalies constitutionnelles.

▶ **Signes cliniques et paracliniques :**

∗ LA THROMBOPÉNIE PEUT ETRE ASYMPTOMATIQUE. Le purpura (→) et les hémorragies muqueuses et viscérales accompagnent les thrombopénies importantes.

∗ LA DÉCOUVERTE SUR L'HÉMOGRAMME D'UNE THROMBOPÉNIE ou l'apparition d'un purpura vont entraîner :
- un interrogatoire et un examen minitieux ;
- un *hémogramme complet* avec compte des réticulocytes à la recherche d'une autre atteinte de la lignée sanguine ;
- un *myélogramme* (→) systématique : la *rareté des mégacaryocytes* signe l'origine *centrale* de la thrombopénie, la *présence de nombreux mégacaryocytes* signe la destruction *périphérique.*

THROMBOPHLÉBITE ORBITAIRE

▶ **Accident gravissime,** souvent le premier signe d'une thrombophlébite du sinus caverneux, souvent après une infection de voisinage (nez, lèvre supérieure, oreilles) mal ou non traitée. Dans un tableau de septicémie, exophtalmie douloureuse et au fond d'œil aspect de dilatation veineuse.

▶ **Traitement :** antibiotiques par voie i.v. à doses massives et anticoagulants.

THROMBOSE DE L'ARTÈRE CENTRALE DE LA RÉTINE

▶ **Définition :**
Accident gravissime lorsqu'il porte sur le tronc de l'artère, car l'arrêt circulatoire entraîne au bout de 10 minutes une ischémie de l'ensemble des cellules ganglionnaires rétiniennes, conduisant à une cécité irréversible. Lorsque l'oblitération porte sur une branche de l'artère, le traitement, s'il est institué, peut avoir une action bénéfique.

▶ **Étiologie :**

– le plus souvent endartérite oblitérante avec thrombose locale chez un artérioscléreux ;
– embol cruorique ou athéromateux ;
– parfois cause imflammatoire : maladie de Horton (→) ;
– rarement spasme (après traumatisme, variation tensionnelle, intoxication à la quinine).

▶ **Clinique :**

Baisse brutale de l'acuité visuelle, totale s'il s'agit d'une oblitération du tronc de l'artère, indolore, abolition du réflexe photo-moteur. L'aspect au fond d'œil est caractéristique : artères filiformes, œdème rétinien ++.

▶ **Traitement :**

En cas d'accident récent, tenter un traitement fibrinolytique (*Urokinase*) pendant 24 h, avec relai par les anticoagulants et vaso-dilatateurs, antispasmodiques.

Surtout recherche et traitement de l'étiologie et des facteurs aggravants : diabète, hyperlipidémie, H.T.A., tabagisme.

▶ **Le pronostic** reste très défavorable.

THROMBOSE VEINEUSE

▶ **Définition :**

Oblitération plus ou moins complète d'une veine par un thrombus.

▶ **Causes et mécanisme :**

Plusieurs facteurs peuvent être en cause ;
– ralentissement circulatoire veineux : alitement, insuffisance cardiaque ;
– altération de la paroi veineuse ;
– anomalie de l'hémostase : hyperplaquettose, hypercoagulabilité.

Les étiologies les plus fréquentes sont :
– le postopératoire, ou acte obstétrical ;
– insuffisance cardiaque, infection, diabète, goutte, état cachectique, cancers ;
– traitement par œstroprogestatifs, corticoïdes, cathéters veineux.

Parfois, aucune cause n'est retrouvée.

Le premier stade est la *phlébothrombose,* où le thrombus flotte librement dans la lumière. Le risque d'embolie pulmonaire est le plus grand. Au stade de thrombophlébite le thrombus adhère à la paroi.

▶ **Signes cliniques des thromboses veineuses des membres inférieurs :**

Ils doivent être recherchés systématiquement chez tout patient alité par un interrogatoire et examen comparatif.

Les signes sont unilatéraux :
– douleur spontanée ;
– fièvre discrète, pouls plus rapide que le voudrait la température, angoisse inexpliquée ;
– signes cliniques : augmentation de chaleur de la peau, augmentation du périmètre d'un mollet, baisse du ballottement, douleur provoquée à la pression profonde du mollet, douleur à la dorsiflexion du pied (signe de Homans).

▶ **Examens paracliniques :**

∗ DÉTERMINATION DU GROUPE SANGUIN et des tests de la coagulation avant tout traitement.

∗ EXAMEN AU DOPPLER.

∗ PHLÉBOGRAPHIE : examen de certitude, montre l'absence d'opacification d'un tronc veineux, l'image du caillot éventuellement.

▶ **Évolution et complications :**

Le traitement est une urgence ;

L'évolution traitée est le plus souvent favorable.

L'embolie pulmonaire (→) est la complication la plus grave, pouvant mettre en jeu le pronostic vital.

Une maladie postphlébitique peut être la séquelle d'une thrombose veineuse tardivement traitée (œdèmes, douleur, troubles trophiques cutanés).

▶ **Traitement :**

∗ CURATIF :
– *Médical :* immobilisation au lit, traitement anticoagulant par l'héparine puis relais par les antivitamines K.
– *Chirurgical :* thrombectomie ou interruption de la veine cave inférieure devant le risque de récidive ou d'embolie pulmonaire.

∗ PRÉVENTIF :
– Mobilisation et lever précoce des opérés et accouchées.
– Traitement anticoagulant à petites doses préventives.

THROMBOSE DE LA VEINE CENTRALE DE LA RÉTINE

► **Définition :**
Accident fréquent, moins dramatique dans l'immédiat que la thrombose artérielle, mais qui peut se compliquer ensuite gravement. Il faut distinguer les thromboses du tronc et les thromboses d'une branche, moins graves.

► **Étiologie :**
- ralentissement circulatoire par une compression (artériosclérose) ;
- lésion veineuse d'origine infectieuse ou métabolique ;
- hypercoagulabilité.

► **Clinique :**
Brouillard visuel avec impression de pluie de suie. Au fond d'œil : nombreuses hémorragies, œdème rétinien. Ultérieurement, un glaucome peut apparaître, ainsi que des néo-vaisseaux rétiniens.

► **Traitement :**

* EN CAS D'ACCIDENT RÉCENT CHEZ UN SUJET JEUNE, traitement fibrinolytique (*Urokinase*) puis anticoagulants.

* CHEZ UN SUJET ÂGÉ, se contenter de vasodilatateurs et antispasmodiques. Photocoagulations sur les zones d'anoxie rétinienne pour éviter le développement de néo-vaisseaux et l'installation du redoutable glaucome néovasculaire.

THROMBOSES VEINEUSES CÉRÉBRALES

► **Étiologies :**
La thrombose peut intéresser un ou plusieurs sinus duraux et/ou veines corticales. Le pronostic, souvent grave, est lié à l'existence ou non de lésions cérébrales associées. Il peut se constituer secondairement un *infarctus cérébral,* volontiers hémorragique et pouvant se compliquer d'une hémorragie méningée ou d'un hématome intracérébral.

* LES ÉTIOLOGIES INFECTIEUSES regroupent des causes infectieuses *générales* (septicémies ou méningites) et des causes *locorégionales :* otite, infection de la face, de l'orbite, des sinus faciaux, traumatisme crânien pénétrant et septique.

* THROMBOSES VEINEUSES SECONDAIRES A UNE MALADIE GÉNÉRALE : hémopathie, cancer, insuffisance cardiaque, maladie de Behçet.

* ÉTIOLOGIES VARIÉES : post-partum, contraception orale, tumeurs cérébrales (méningiome, métastase), interventions neurochirurgicales.

► **Diagnostic :**
Il s'agit d'un diagnostic souvent difficile, pouvant être évoqué par un contexte caractéristique, ou il s'agira d'un diagnostic d'exclusion.
Il peut s'associer de manière variable des signes neurologiques déficitaires, des crises comitiales, des céphalées, des troubles de la conscience, des signes méningés et/ou d'hypertension intracrânienne.

► **Examens complémentaires :**
Ils comporteront :
- un bilan infectieux éventuel (hémoculture) ;
- un examen ORL ;
- un hémogramme, des tests de coagulation (TP-TH) ;
- *FO et PL :* il peut exister une hyperalbuminorachie et une réaction cellulaire avec présence d'hématies ; la pression du L.C.R. est élevé (> 20 cm d'eau) ; la PL permet d'éliminer une méningite purulente ou une hémorragie méningée franche ;
- *le scanner,* qui permet d'éliminer une tumeur ou un abcès, peut mettre en évidence un éventuel ramollissement ou hématome cérébral ;
- *l'artériographie cérébrale,* qui permet seule de faire le diagnostic : *aux temps veineux,* on peut mettre en évidence une image de thrombose ou l'interruption d'un ou plusieurs sinus duraux. Elle peut être complétée par l'I.R.M.

► **Localisations :**

* LA THROMBOSE DU SINUS LATÉRAL est en règle générale secondaire à une otite suppurée chronique.

* LES THROMBOSES DU SINUS LONGITUDINAL SUPÉRIEUR sont les plus fréquentes des thromboses aseptiques.

* LES THROMBOSES DU SINUS CAVERNEUX sont secondaires aux suppurations de la face, de l'orbite ou des sinus. Le tableau réalise une exophtalmie unilatérale avec paralysies oculomotrices et anesthésie cornéenne.

► **Surveillance :**
Elle portera sur les constantes vitales (conscience, température, respiration, pouls, tension artérielle), sur l'état neurologique, sur les tests de coagulation en cas de traitement anticoagulant.

► **Principes du traitement :**

* DANS LES THROMBOSES SEPTIQUES : antibiothérapie et traitement local du foyer infectieux.

* DANS LES THROMBOSES ASEPTIQUES, traitement anticoagulant et corticoïdes.

THROMBOSE DES VEINES RÉNALES

► **Chez le nourrisson :**
Elle se voit au cours des déshydratations aiguës. Un traitement thrombolytique peut empêcher l'infarcissement du rein.

► **Chez l'adulte :**
Il s'agit soit d'une complication thrombotique d'un syndrome néphrotique due à une néphropathie glomérulaire préexistante, soit d'un envahissement le plus souvent cancéreux. L'U. I. V., la cavographie et l'anamnèse permettent le diagnostic. Elle se traduit cliniquement par des douleurs lombaires, une hématurie et la palpation de deux gros reins douloureux.

THYROÏDITES

► **Définition :**
On réunit sous ce terme des atteintes inflammatoires très différentes de la glande thyroïde, qui seront envisagées successivement.

► **Thyroïdite aiguë suppurée :**
C'est une infection à germe banal de la glande responsable d'un tableau fébrile et de signes locaux inflammatoires. Elle guérit sous antibiothérapie.

► **Thyroïdite subaiguë de De Quervain :**
Son origine est probablement virale, elle est d'ailleurs parfois associée à des virus tels oreillons, hépatite virale, virus coxsackie, virus écho. Prédominance féminine

* CLINIQUEMENT :
La fièvre est à 38-39 °C associée à des douleurs cervicales irradiant vers les mâchoires, les oreilles. Il peut exister une dysphagie. Le corps thyroïde est augmenté de volume, douloureux, ferme, inhomogène. Il peut exister des signes passagers d'hyperthyroïdie. Mais le tableau peut être beaucoup plus fruste.

* BIOLOGIQUEMENT :
La vitesse de sédimentation est augmentée avec une leucocytose modérée sans polynucléose. Légère anémie.

T3 T4 peuvent être élevées ou normales au début avec TSH élevée. La fixation d'iode est basse, la scintigraphie est blanche (hypofixation). La thyroglobuline plasmatique est élevée. Anticorps antithyroïdiens peuvent être élevés.

* ÉVOLUTION ET TRAITEMENT :
Dans tous les cas, l'évolution est favorable en plusieurs mois avec parfois une phase d'hypothyroïdie régressive. Le traitement par les anti-inflammatoires tel l'aspirine et parfois les corticoïdes poursuivi 4 à 6 semaines raccourcit notablement cette évolution.

La persistance d'un nodule froid au décours imposerait une sanction chirurgicale étant donné la nécessité d'une étude histologique pour affirmer la bénignité.

Éléments de surveillance : clinique (diminution dcs signes locaux) et V.S. Une scintigraphie de contrôle est faite à la guérison.

► **Thyroïdite chronique de Hashimoto :**
Elle correspond à une atteinte auto-immune de la thyroïde avec développement d'auto-anticorps antithyroïdiens. Cette hypothèse est confirmée par le taux élevé des anticorps et par l'association fréquente à d'autres maladies auto-immunes (Biermer, anémie hémolytique, Addison, etc.). Histologiquement, il existe une infiltration lymphoplasmocytaire.

* CLINIQUEMENT :
Le tableau varie en fonction du temps, le début est souvent très discret, seulement marquée par l'apparition progressive d'un goitre ferme et indolore ; il peut s'y associer une poussée d'hyperthyroïdie. Ensuite, tout se limite à un goitre homogène ou hétérogène avec des anticorps élevés et une fonction thyroïdienne normale.

A un stade plus tardif l'hypothyroïdie peut s'installer alors que le goitre a pu régresser en partie.

L'exploration biologique est donc variable en fonction du temps : hyper, eu, puis hypothyroïdie. Anticorps antithyroïdiens (antimicrosomes et antithyroglobuline) sont élevées. La thyroglobuline plasmatique est élevée. La scintigraphie est blanche.

La constatation relativement fréquente d'un taux d'anticorps élevé au cours des hypothyroïdies fait supposer une incidence plus grande des thyroïdites d'Hashimoto dans la pathologie thyroïdienne.

* TRAITEMENT :

Il n'y a pas de traitement spécifique.

Le traitement repose sur l'opothérapie substitutive. Là encore, la constatation d'un nodule froid imposerait la chirurgie.

► **Thyroïdite ligneuse de Riedel :**

Elle est rare et sa spécificité est même mise en doute.

Elle entraîne une infiltration ligneuse de la glande qui devient dure et adhérente au plan profond. Elle s'accompagne souvent d'une hypothyroïdie modérée.

Le traitement est symptomatique : hormone thyroïdienne en cas d'hypothyroïdie et chirurgie en cas de compression.

TORSADES DE POINTE

► **Définition :**

Accès de tachycardie ventriculaire caractérisée par l'amplitude variable des complexes ventriculaires qui inversent régulièrement leur sens, décrivant une sorte de « torsion » autour de la ligne iso-électrique.

► **Causes – Mécanisme :**

Les torsades de pointe sont la conséquence d'un trouble de conduction intraventriculaire diffus qui entraîne une désynchronisation de la repolarisation étendue à tout le myocarde.

Toutes les causes de désynchronisation diffuse de la repolarisation peuvent être responsables de torsades de pointe, telles les bradycardies chroniques, les hypokaliémies, les intolérances à la quinine et à d'autres drogues telles que la prénylamine, le disopyramide.

► **Signes :**

* CLINIQUES : La symptomatologie est fonction de la durée de l'accès qui peut entraîner une syncope s'il dépasse quelques secondes.

* PARACLINIQUES : Le diagnostic est électrocardiographique.

– *Le tracé de base,* en dehors des crises, montre le plus souvent un rythme ventriculaire lent avec des troubles de la repolarisation allongeant l'espace QT. L'accès débute par une extrasystole ventriculaire de type R/T, qui du fait de l'allongement de la repolarisation se trouve être tardive.

– *Le tracé en crise* correspond à celui de la définition.

► **Évolution :**

Elle est suivie sur l'électrocardiogramme ou en milieu spécialisé par une surveillance continue. La tendance est en règle générale à une terminaison spontanée de l'accès mais avec récidives habituelles. Une crise prolongée, outre le problème de sa tolérance, pose celui d'un passage en fibrillation ventriculaire souvent mortelle.

► **Traitement :**

Le seul traitement médicamenteux possible est une perfusion d'isopropyl noradrénaline qui repolarise les cellules et accélère le rythme de base. Le traitement repose sinon sur l'entraînement électrosystolique externe et sur le choc électrique externe en cas de mauvaise tolérance immédiate.

TORSION DU CORDON SPERMATIQUE

► **C'est le premier diagnostic** à envisager devant toute « bourse aiguë » de l'enfant et de l'adolescent.

► **Signes cliniques :**

Une douleur de début brutal, de siège inguinal ou iliaque, l'absence d'antécédent urétral, l'absence de fièvre conduisent à l'exploration chirurgicale d'urgence, le testicule se nécrosant en 3 heures.

TORTICOLIS CONGÉNITAL

► **Définition :**

Rétraction du muscle sternocléidomastoïdien.

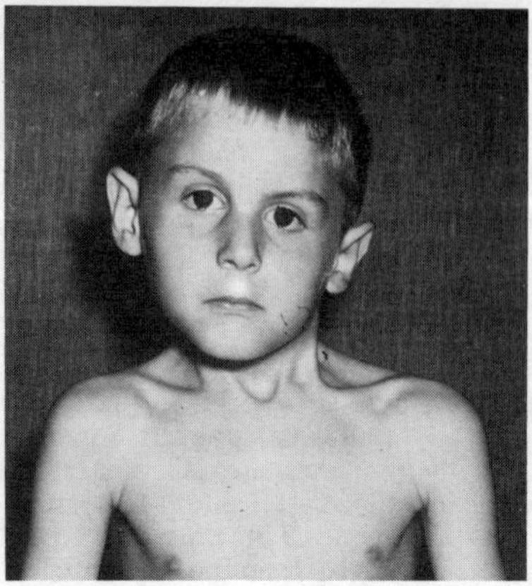

Torticolis congénital
(d'après BENSAHEL H., *Abrégé d'orthopédie pédiatrique*, Masson, Paris, 1982).

► Causes et mécanisme :
Hématome dans la gaine du sternocléïdomastoïdien à la suite d'une traction sur le cou du nouveau-né.

► Signes essentiels :
Attitude de la tête en inclinaison latérale et rotation du côté opposé.
Asymétrie du crâne (plagiocéphalie).
Radio de rachis cervical pour rechercher une anomalie vertébrale.

► Traitement et pronostic :
- Traitement chirurgical.
- Bon pronostic.

TOXÉMIE GRAVIDIQUE

► Définition :
Syndrome vasculo-rénal tardif, purement fonctionnel, frappant la primipare jeune, sans antécédent notable, ne laissant aucune séquelle et ne récidivant pas en principe lors d'une nouvelle grossesse.

Les différents synonymes de cette toxémie gravidique sont : maladie gravidique tardive, néphropathie gravidique, dysgravidie.

► Causes et mécanisme :
Les causes multiples (hypotrophie utérine, grossesse gémellaire, diabète, môle hydatiforme, hydramnios, processus immunologique), sont encore peu claires actuellement.

Le mécanisme exact encore mystérieux pourrait être dû à une CIVD (coagulation intravasculaire disséminée) latente par ischémie placentaire.

Les conséquences en sont graves : l'enfant est en hypoxie, il risque la souffrance fœtale et la mort *in utero* ; sur le placenta, risque d'hématome rétro-placentaire, chez la mère, risque d'éclampsie.

► Signes essentiels :
Trois signes dominent :
- œdème : au début prise de poids anormale, puis signe du godet aux membres inférieurs et supérieurs (l'alliance serre le doigt), puis œdème généralisé : face lunaire ;
- HTA : 14/9 est la limite d'alarme ;
- protéinurie : supérieure à 0,30 g de protéines dans les urines de 24 heures.

► Examens complémentaires :
- fond d'œil ;
- exploration rénale : urée, créatininémie, uricémie + + +, protides, électrophorèse des protides, triglycérides, cholestérolémie, phospholipides et lipo-protéines ;
- NFS, plaquettes, fibrinogène ;
- examen du culot urinaire et hématies, leucocytes/minute.

► Traitement :

∗ CURATIF :
Maternel, repos strict en decubitus latéral gauche ; régime normosodé ; hypotenseurs (on utilise surtout *Népressol, Aldomet, Catapressan),* neurosédatif par *Largactil.*

Accouchement anticipé si souffrance fœtale chronique et maturité pulmonaire acquise.

∗ PRÉVENTIF :
La surveillance rigoureuse de la mère et du fœtus devrait dépister toute dysgravidie débutante.

TOXI-INFECTION ALIMENTAIRE

Voir *Entéro-colite infectieuse*

TOXICOMANIES

► Définition :

La toxicomanie est la tendance irrésistible à absorber des substances toxiques de façon abusive et répétée.

L'alcoolisme est une toxicomanie, la plus répandue dans notre pays : → ALCOOLISME.

Il faut différencier l'accoutumance de la pharmacodépendance.

∗ L'ACCOUTUMANCE est caractérisée par l'usage régulier d'un produit, provoquant le désir d'en répéter la consommation, entraînant une certaine dépendance psychologique sans dépendance physique ; c'est le cas du tabac, du chanvre indien. Il peut y avoir des effets nuisibles chez le consommateur.

∗ LA PHARMACO-DÉPENDANCE est la consommation répétée d'une drogue qui entraîne le désir contraignant de consommer le produit.

La tendance spontanée est d'augmenter les doses (phénomène de *tolérance*), l'apparition d'un asservissement physique et psychique *(assuétude)* est constant. Enfin, un syndrome somato-psychique est observé.

En dehors des effets nocifs graves sur l'individu, il existe des répercussions sur la société : prosélytisme, criminalité.

Les exemples les plus frappants : héroïne, LSD, cocaïne.

► Causes et mécanisme :

A toutes les époques, dans toutes les civilisations, des hommes ont cherché dans la drogue l'évasion, la stimulation intellectuelle ou créatrice. Mais, actuellement, les toxicomanies intéressent la jeunesse dans le cadre de polyintoxications. Il faut différencier l'usage occasionnel et l'usage régulier.

Les toxicomanes se recrutent dans tous les milieux sociaux, leur personnalité n'est pas typée. On rencontre des psychopathes, sujets immatures et fragiles, des schizophrènes au début de leur évolution, d'authentiques pervers.

Mais le groupe le plus important actuellement est celui des adolescents chez lesquels on retrouve les facteurs habituels :

- recherche d'un plaisir insolite ;
- la publicité ;
- la drogue comme rituel de groupe ;
- un mode de protestation ;
- l'équivalent d'une conduite suicidaire.

► Manifestations cliniques :

Le caractère actuel de polytoxicomanie rend impossible l'inventaire des produits utilisés.

Les plus fréquents sont les suivants :

∗ LES HALLUCINOGÈNES :

Les dérivés du chanvre indien (marijuana, haschisch, résine), entraînent une sensation d'euphorie avec effacement du temps et hyperesthésie sensorielle.

Les complications à long terme sont discutées mais le danger d'une escalade vers des toxiques majeurs est le risque le plus important.

∗ LE L.S.D. – LA MESCALINE – LA PSILOCYBINE :

Les troubles de perception variables sont fréquents. Peuvent survenir des troubles de l'image du corps allant jusqu'au syndrome de dépersonnalisation, aboutissant à des défenestrations ou à des tentatives d'automutilation.

∗ LES STUPÉFIANTS :

Le plus habituel et le plus fréquent est l'héroïne. De toutes les drogues c'est celle qui donne lieu à la pharmacodépendance la plus intense et la plus rapide, qu'elle soit administrée en intraveineuse (shoot) ou par voie orale (sniff).

Trois sortes d'accidents conduisent ces patients à l'hôpital :

- Les *surdosages* provoquent une dépression respiratoire et cardio-vasculaire. Les cas de mort subite sont fréquents.
- Les *complications infectieuses* : hépatite virale, endocardite, tétanos, septicémie, S.I.D.A.
- Le *syndrome de sevrage* survient entre 6 et 10 heures après la dernière prise, avec crampes, céphalées, douleurs musculaires diffuses, angoisse.

∗ LES STIMULANTS :

Les amphétamines entraînent une stimulation de la vigilance, une excitation intellectuelle et motrice.

Les accidents sont graves.

- L'effet paranoïde : délire à mécanisme interprétatif, en général d'évolution favorable lorsque cède l'intoxication.
- Les psychoses chroniques ou pharmacopsychoses sont des dissociations schizophréniques induites par les prises prolongées.

∗ LES HYPNOTIQUES :

Les intoxications chroniques aux hypnotiques, surtout barbituriques d'action rapide, sont très souvent couplées à l'alcool et aux amphétamines.

► Examens paracliniques :

- Certains laboratoires spécialisés dosent qualitativement dans les urines les substances les plus utilisées : barbituriques,

héroïne, amphétamines, permettant ainsi une surveillance.
- La recherche d'une atteinte hépatique biologique, la sérologie syphilitique, la sérologie LAV, l'EEG doivent être systématiques.

▶ Surveillance :
Les toxicomanes sont les seuls malades dont il faut savoir se méfier systématiquement. L'hospitalisation peut se faire soit dans des unités spécialisées, soit dans des services de psychiatrie de préférence fermés avec un contrat précis au départ. Il faut veiller aux éventuelles manipulations du malade.
Une attitude d'écoute permet souvent de faire mieux supporter la phase initiale de sevrage, qui n'a de valeur que si elle est volontaire.

▶ Évolution :
Elle est émaillée de nombreuses rechutes qui font partie de la guérison. Le sevrage complet ne peut être assuré qu'au bout de plusieurs années. Mais à travers des institutions d'orientation très différentes, on obtient malgré une réputation d'échec des prises en soins 30 % de toxicomanes guéris.

▶ Traitement :

∗ La relation thérapeutique avec le toxicomane est habituellement de longue durée, émaillée de rechutes et d'obstacles divers.

∗ La période initiale de « sevrage » est la plus facile à réaliser, en milieu hospitalier. Pour les toxicomanes aux opiacés, actuellement le plus souvent est utilisée la cure au *Catapressan.*

∗ Le syndrome déficitaire peut justifier la prescription d'antidépresseurs ou de neuroleptiques désinhibiteurs *(Dogmatil, Prazinil).*

∗ La prise en soins au long cours est diverse : mais un suivi régulier est un facteur de réussite important. De plus, il faut rappeler que la dimension médicale des toxicomanies modernes est réduite par rapport à sa dimension sociale.

TOXIDERMIES MÉDICAMENTEUSES

▶ Définition :
Il s'agit d'éruptions cutanées variées dues à une prise médicamenteuse.

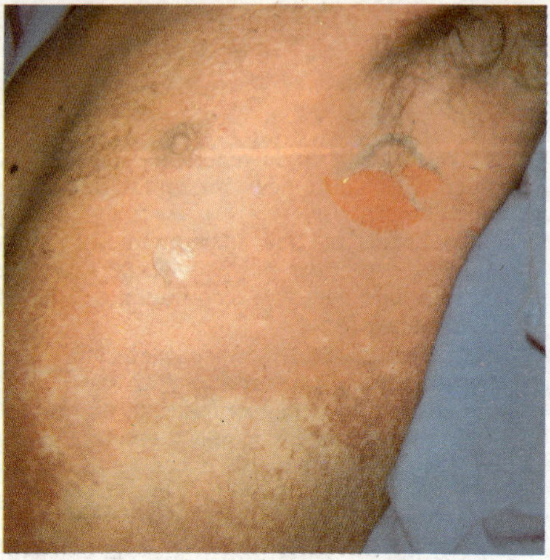

Syndrome de Lyell.

▶ Causes et mécanismes :
Ils sont très variés, complexes, souvent mal connus. Un mécanisme allergique est volontiers en cause, mais d'autres mécanismes sont possibles (surdosage, effet cumulatif, effet annexe pharmacologique, susceptibilité individuelle anormale, photosensibilité).

▶ Aspects cliniques :
Ils sont extrêmement nombreux. On peut citer :
- urticaire (→) : pénicilline, ampicilline, sérum, aspirine, iode, colorants, etc. ;
- érythème polymorphe (→) : sulfamides, pyrazolés, barbituriques, etc. ;
- érythrodermie (→) : parfois bulleuse alors très grave (syndrome de Lyell).
- exanthèmes variés : pénicilline, sulfamides, sels d'or ;
- acné (→) : vit. B_{12}, *Rimifon,* psychotropes, corticoïdes ;
- accident de photosensibilisation (→ PHOTODERMATOSES MÉDICAMENTEUSES) : *Largactil,* griséfuline, cycline ;
- érythème pigmenté fixe : phénolphtaléine, barbituriques, aspirine, pyrazolés.
- purpura infiltré à type d'angéite allergique ;
- lichen plan (→) : sels d'or ;
- lupus induit (hydralazine).

▶ Examens complémentaires :
- La *biopsie cutanée* peut orienter vers l'origine toxique de la dermatose.

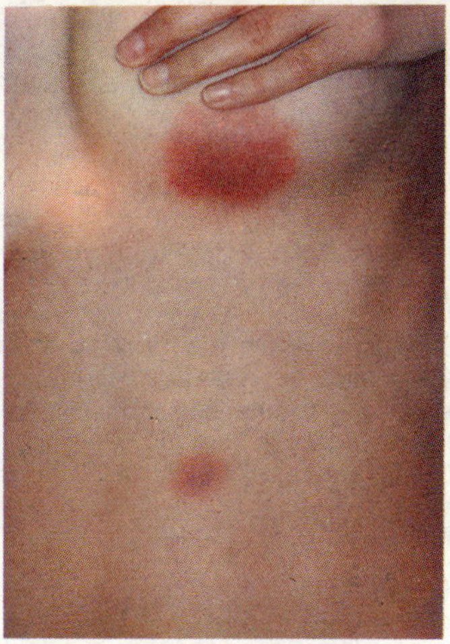

Érythème pigmenté fixé.

– Mais, *aucun examen complémentaire* (y compris les examens immunologiques actuels) ne permet d'associer de façon formelle un médicament particulier à la dermatose observée.

▶ **Évolution :**

Régressive à l'arrêt du médicament responsable ; elle est dominée par le risque de récidives, parfois plus graves, lors de la réintroduction involontaire.

C'est dire l'importance d'un interrogatoire soigneux et la connaissance des médicaments les plus réactogènes dans le cas de patients polymédicamentés.

▶ **Traitement :**

∗ DÈS QU'UNE ÉRUPTION EST SUSPECTE DE TOXIDERMIE, l'arrêt de toute thérapeutique est le premier temps impératif.

En cas de traitement vital, un produit voisin sera utilisé en se méfiant des allergies croisées.

∗ UN TRAITEMENT SYMPTOMATIQUE adapté à l'éruption est souhaitable.

TOXOPLASMOSE

▶ **Définition :**

C'est une maladie fréquente, due à Toxoplasma gondii, parasite intracellulaire, commune à l'homme et à de nombreux animaux ; elle est le plus souvent bénigne et inapparente, mais parfois sévère.

▶ **Causes et mécanisme :**

La contamination se fait en règle générale par ingestion de viande crue ou peu cuite ; elle peut se faire par voie transplacentaire lors d'une toxoplasmose maternelle source d'une maladie congénitale.

▶ **Signes essentiels :**

∗ CLINIQUE :

– *Toxoplasmose acquise* : C'est une affection fréquente du sujet jeune (à 30 ans, 85 % des sujets ont une sérologie positive). On peut observer : asthénie, anorexie, fébricule, des polyadénopathies et parfois hépatomégalie ou splénomégalie. *La forme généralisée* est rare : fièvre, arthralgies, myalgies, atteintes viscérales diverses (immunodéprimés, SIDA). Une atteinte *chorio-rétinienne* est possible.

– *Toxoplasmose congénitale* : Elle est source d'avortements, d'embryopathies. On observe une infection néo-natale avec : ictère, purpura, hépatosplénomégalie et souvent des manifestations neurologiques (convulsions, strabisme) et une chorio-rétinite (parfois isolée). Des calcifications cérébrales et des séquelles neuropsychiques sont fréquentes.

∗ EXAMENS COMPLÉMENTAIRES : La NFS montre une neutropénie, une monocytose, des mononucléaires hyperbasophiles. On peut trouver le toxoplasme dans les prélèvements ganglionnaires ou musculaires. La sérologie (Dye-test, immunofluorescence, etc.) est positive en cas d'ascension des anticorps à 2 prélèvements. S'il y a des anticorps IgM l'infection est sûrement récente.

▶ **Traitement :**

On utilise la spiramycine (*Rovamycine*) ou l'association sulfaméthoxazol-triméthoprime (*Bactrim*) dans la forme habituelle. L'association pyriméthamine (*Malocide*) et sulfadiazine (*Adiazine*) est la seule efficace dans les formes généralisées des patients immunodéprimés.

TOXOPLASMOSE ET GROSSESSE

▶ **Définition :**

La toxoplasmose est une maladie infectieuse due à un protozoaire : toxoplasma gondii, ingéré

par la mère et qui provoque une maladie *in utero* dont les séquelles sont redoutables :
- hydrocéphalie avec calcifications intracrâniennes ;
- retard psychomoteur ;
- signes oculaires à type de microphtalmie, chorio-rétinite ;
- avortement.

► **Causes et mécanisme :**

La toxoplasmose évolue en deux périodes :
- une *période aiguë*, où les trophozoïtes végètent dans les cellules et se propagent directement avant que l'hôte ne s'immunise ;
- une *période chronique*, ou latente où l'hôte est immun, les parasites ne prolifèrent plus, mais survivent protégés par la membrane de leurs kystes qui les isole des défenses cellulaires de l'hôte.

L'infection toxoplasmique ne devient une maladie que lorsque l'immunité de l'hôte est en défaut : c'est le cas du fœtus.

Une femme ayant des anticorps au moment de la conception ne peut transmettre l'infection.

Les lésions de la toxoplasmose congénitale résultent davantage des conflits immunitaires provoqués par le parasite que de sa virulence elle-même. Les lésions de nécrose périventriculaire résultent des complexes formés entre antigènes présents dans les ventricules et anticorps apportés par la circulation.

En cas de toxoplasmose acquise pendant la grossesse, le risque global d'infection fœtale est de 39 %.

► **Signes essentiels :**

∗ CLINIQUE :

La maladie de la mère est en général méconnue : les adénopathies multiples, en particulier cervicales, restent le meilleur signe clinique.

∗ DIAGNOSTIC :

– *Méthodes :*

85 % des femmes sont immunisées, le dépistage est sérologique et repose surtout sur 2 réactions :
- le *dye test* qui caractérise les IgG ; son résultat est exprimé en unités internationales par ml (UI/ml) ;
- le *test de Remington*, qui caractérise les IgM ; dans l'infection acquise les IgM antitoxoplasme apparaissent immédiatement, pour disparaître, en moyenne, après 5 mois. Au contraire, les IgG antitoxoplasmose apparues après 7 à 14 jours atteignent un maximum (300 à 3 000 UI) après 2 mois, restent en plateau plusieurs mois, puis s'abaissent mais persistent, à taux faibles, toute la vie de l'hôte.

– *Résultats :*
- le test de lyse est compris entre 2 UI/ml et 300 UI/ml, le test de Remington est *négatif*, la femme est immunisée et n'a pas besoin d'être surveillée ;
- le test de lyse et le test de Remington sont *négatifs* : la femme non immunisée doit subir une surveillance rigoureuse par la recherche d'une séro-conversion possible tous les mois ;
- le test de lyse et le test de Remington sont *positifs*, la femme est atteinte de toxoplasmose évolutive et doit être tout de suite traitée.

► **Traitement :**

∗ PENDANT LA GROSSESSE : *Rovamycine*, 3 g/jour jusqu'à l'accouchement

∗ AU MOMENT DE L'ACCOUCHEMENT, chez les femmes traitées, on doit faire :
- un examen sérologique sur sang du cordon et de la mère ;
- deux prélèvements placentaires, l'un pour examen histologique, l'autre pour inoculation à la souris.

TRACHÉOTOMIE

► **La trachéotomie** est destinée à créer une ventilation par voie trachéale directe et donc à exclure les voies aériennes supérieures.

Elle est indiquée :
- lorsqu'il existe un obstacle sur les voies aériennes supérieures (cancer du larynx) ;
- lorsqu'une ventilation artificielle prolongée est nécessaire (coma, traumatismes thoraciques) ;
- dans les bronchites chroniques graves.

► **Technique :**

∗ LA TRACHÉOTOMIE EST EFFECTUÉE PAR UNE INCISION CERVICALE MÉDIANE BASSE, horizontale ou verticale. L'ouverture trachéale peut être à un niveau variable par rapport à l'isthme thyroïdien : sus-isthmique, sous-isthmique ou transisthmique (ligature de l'isthme thyroïdien).

L'incision trachéale peut être réalisée suivant diverses techniques :

- incision horizontale entre deux anneaux ;
- volet trachéal sur charnière ;
- ablation d'un fragment de face antérieure de forme arrondie.

* LE TYPE DE CANULE UTILISÉ est fonction de l'indication :

- canule à ballonnet si une ventilation artificielle est nécessaire ;
- sinon une canule en argent ou en acrylique.

Dans les deux cas, il est indispensable de choisir une canule longue (type Hautant), les canules courtes (type Krishaber) risquant de s'exclure de la trachée.

Les canules parlantes sont munies d'un clapet qui autorisent la phonation.

Le premier changement de canule est effectué vers le 3e jour. Il doit être réalisé dans de bonnes conditions d'éclairage. Les changements et pansements seront ensuite répétés quotidiennement.

* LES SOINS APPORTÉS A UN MALADE RÉCEMMENT TRACHÉOTOMISÉ sont très importants :

- aspirations fréquentes et aseptiques ;
- surveillance du ballonnet qui ne doit pas être gonflé en permanence ;
- humidification permanente de l'air inspiré ;
- contrôle régulier de la ventilation.

* HABITUELLEMENT, LA TRACHÉOTOMIE ne nécessite pas d'antibiothérapie prophylactique, si, par contre, le produit des aspirations devient purulent, des prélèvements bactériologiques seront effectués avant tout traitement.

▶ **Complications de la trachéotomie :**

* COMPLICATIONS PRÉCOCES :

- *Emphysème sous-cutané* qui est lié à une suture trop étanche et disparaît après la section d'un ou deux fils de suture cutanée.
- *Pneumothorax,* fréquent chez l'enfant. Il est dû aux efforts de toux pendant la trachéotomie.
- *Obstruction trachéale ou canulaire* par des « bouchons muqueux ». Elle doit être prévenue par les aspirations et l'humidification permanente. En cas de dyspnée menaçante, il faut retirer la canule et favoriser l'expulsion des bouchons par l'instillation de substances huileuses *(Oléosorbate).*
- *Hémorragies, minimes,* dues à une érosion muqueuse, ou *massives,* par rupture d'un tronc artériel médiastinal. Elles sont souvent mortelles.

* LA TRACHÉOTOMIE DE L'ENFANT

Elle nécessite une surveillance en milieu spécialisé. Elle comporte en effet une mortalité importante.

* LES COMPLICATIONS TARDIVES :

- *Sténoses trachéales* d'expression clinique, parfois très brutales. L'ablation de la canule doit être précédée d'un examen O.R.L.
- *Absence de fermeture après ablation de la canule,* qui peut être traitée par des soins locaux ou par intervention chirurgicale plastique.

TRACHOME

▶ **Définition :**

C'est une affection kérato-conjonctivale chronique, contagieuse, menaçant la vue, et due à un micro-organisme du groupe des chlamydacées.

▶ **Causes et mécanisme :**

Cette épithélite cornéo-conjonctivale s'observe dans les pays à bas niveau de vie, la contagiosité est secondaire aux mauvaises conditions d'hygiène.

▶ **Signes essentiels :**

On distingue :

* LE TRACHOME SIMPLE : conjonctivite et larmoiement puis kératoconjonctivite avec pannus cornéen.

* LE TRACHOME COMPLIQUÉ avec atteinte palpébrale, lacrymale, cornéenne. Le diagnostic est clinique et biomicroscopique (pannus cornéen bilatéral supérieur et follicules conjonctivaux ou cornéens).

▶ **Traitement :**

On utilise collyres et antibiothérapie générale (sulfamides, cyclines).

TRANSFUSION SANGUINE (ACCIDENTS DE LA)

Trois ordres d'accidents peuvent survenir au cours d'une transfusion et doivent donc être prévenus : accident immunologique, accident infectieux, accident de surcharge.

ACCIDENTS IMMUNOLOGIQUES

▶ Causes :

∗ DESTRUCTION DES GLOBULES ROUGES TRANSFUSÉS : erreur de flacon, agglutines irrégulières anti-rhésus, anti-Kell ou autres plus rares.

∗ DESTRUCTION DES GLOBULES ROUGES DU RECEVEUR : donneur universel dangereux.

∗ ANTICORPS DU RECEVEUR anti-plaquettes, anti-leucocytes.

▶ Signes cliniques :
Ils sont variables :

∗ L'HYPERHÉMOLYSE intravasculaire se traduit chez un malade *conscient* par l'apparition de céphalées, de lombalgies, de frissons et une chute tensionnelle après transfusion de 100 cm^3 de sang ; chez le malade *anesthésié,* par la survenue d'un collapsus.

∗ L'ICTÈRE apparaissant plusieurs jours après une transfusion, l'inefficacité des transfusions chez un malade signent une hémolyse le plus souvent due à des agglutines irrégulières.

∗ LE SYNDROME FRISSONS-HYPERTHERMIE est généralement bénin, il est dû à la présence d'anticorps antileucocytes. On doit néanmoins éliminer une incompatibilité érythrocytaire.

∗ LA SURVENUE DE MANIFESTATIONS ALLERGIQUES type œdème de Quincke, urticaire, est possible.

▶ Surveillance :
Respecter les règles de transfusion.

▶ Évolution :
L'hyperhémolyse peut se compliquer de collapsus irréversible, d'anurie, de CIVD.

▶ Traitement :
- La *suspicion d'un accident d'incompatibilité* impose l'arrêt immédiat de la transfusion et la recherche de la cause : erreur de flacon, de carte, etc.
- La *mise en évidence d'agglutines irrégulières* impose l'utilisation de sang phénotypé.
- La *présence d'anticorps anti-leucocytes* impose l'emploi de sang déleucocyté. Les corticoïdes et antihistaminiques entraînent la régression rapide du syndrome frissons-hyperthermie.

ACCIDENTS INFECTIEUX

▶ Causes :
- contamination bactérienne de sang transfusé avec des répercussions immédiates ;
- transmission de maladies infectieuses : hépatite B, paludisme, HIV avec des répercussions tardives ;

▶ Signes cliniques :
La survenue d'un collapsus, de troubles digestifs, impose l'arrêt de la transfusion.
L'examen bactériologique du sang du flacon est systématiquement demandé.

▶ Évolution :
La transfusion de sang contaminé est le plus souvent mortelle.

ACCIDENTS DE SURCHARGE

▶ Causes :
- surcharge hydrique ;
- surcharge en citrate avec hypocalcémie ;
- surcharge ferrique.

▶ Surveillance :
- Le *sujet fragile* (ex. : insuffisant cardiaque, hypertendu) doit être transfusé lentement.
- *En cas de transfusions massives ou d'exsanguino-transfusions,* l'injection de gluconate de calcium doit être faite systématiquement.
- *La répétition de transfusions* expose un risque d'hémochromatose : 1 litre de sang contient 500 mg de fer.

TRANSPOSITION DES GROS VAISSEAUX

▶ Définition :
On distingue :
- les *transpositions non corrigées* des gros vaisseaux où l'aorte naît du ventricule droit, l'artère pulmonaire du ventricule gauche, les cavités cardiaques étant normales et à leur place ;
- les *transpositions corrigées* des gros vaisseaux dont les conséquences physiopathologiques sont corrigées par une inversion des relations entre oreillettes et ventricules.

▶ **Causes – Mécanisme :**

∗ Transpositions corrigées : L'aorte naît d'un ventricule droit inversé (en position gauche) recevant du sang oxygéné de l'oreillette gauche, l'artère pulmonaire naît du ventricule gauche inversé (en position droite) recevant du sang veineux de l'oreillette droite. Cette cardiopathie n'entraîne idéalement aucun trouble mais est souvent associée à d'autres lésions congénitales.

∗ Transpositions non corrigées : C'est la deuxième cardiopathie congénitale cyanogène après la tétralogie de Fallot. Elle réalise une urgence néo-natale.

▶ **Signes :**
Seule la transposition non corrigée des gros vaisseaux est étudiée.

∗ Signes cliniques : Le tableau est celui d'un nouveau-né qui présente une cyanose réfractaire isolée (pas de souffle à l'auscultation).

∗ Signes paracliniques :
- *Radiologiques :* hypervascularisation pulmonaire avec cœur de taille initialement normale puis augmentée.
- *Hémodynamiques :* C'est une étude hémodynamique en urgence qui fait le diagnostic sur les trajets de sondes (passage direct du ventricule droit dans l'aorte), l'oxymétrie (saturation en oxygène égale dans le ventricule droit et l'aorte) et l'étude des pressions. Le cathétérisme permet en outre de pratiquer le premier temps thérapeutique : l'atrioseptostomie de Rashkind qui réalise une communication interauriculaire artificielle permettant la survie.
- *Échocardiographiques :* L'examen BD confirme les anomalies de position des gros vaisseaux. Le doppler pulsé et continu recherche une sténose pulmonaire et une fuite tricuspide. L'examen échodoppler sera indispensable en surveillance postopératoire.

▶ **Évolution :**
En l'absence de traitement immédiat, l'évolution spontanée se fait vers la mort quelques semaines après la naissance.

▶ **Traitement :**
Le traitement curatif réalise une inversion du retour veineux (intervention de Mustard ou de Senning) pratiquée vers l'âge de 1 ou 2 ans.

TRAUMATISMES DE L'APPAREIL URINAIRE ET GÉNITAL MASCULIN

▶ **Traumatismes rénaux** (rares) :

∗ Causes :
Ce sont les traumatismes lombaires mais aussi thoraciques ou abdominaux.

∗ Signes cliniques et paracliniques :
Ce sont l'hématurie, l'hématome lombaire et l'état de choc. L'U. I. V., l'artériographie et le scanner montrent un hématome périrénal par rupture de la capsule, une fissure du bassinet avec extravasation d'urines, une rupture complète avec épanchement urohématique périrénal ou péritonéal, une rupture du pédicule avec un gros rein muet.

∗ Complications tardives :
C'est la destruction des reins par une hydronéphrose ou l'organisation d'un hématome périrénal. Une H. T. A. signe une thrombose artérielle.

∗ Traitement :
C'est d'abord la surveillance de tous ces traumatisés, l'intervention dans les cas défavorables.

▶ **Traumatisme urétéral :**

∗ Causes :
Le plus souvent il survient au cours d'une chirurgie lourde intéressant le trajet de l'uretère.

∗ Complications :
C'est l'hydronéphrose sur l'uretère lié, la fistule en cas d'uretère coupé.

▶ **Traumatisme vésical :**

∗ Causes :
Ce sont les contusions pelviennes sur vessie pleine avec ou sans fracture du bassin. La rupture peut être intra ou sous-péritonéale.

∗ Signes cliniques et paracliniques :
Le liquide de lavage ne revient pas, la cystographie rétrograde montre une diffusion du liquide.

∗ Traitement :
Il est chirurgical : évacuation des épanchements, sutures.

▶ Traumatismes de l'urètre :

∗ CAUSES :
Ce sont les fractures du bassin (urètre membraneux) ou les chutes à califourchon (urètre périnéal).

∗ SIGNES CLINIQUES ET PARACLINIQUES :
Il existe une urétrorragie, une hématome périnéal, un globe vésical, souvent un état de choc. L'U. I. V. localise la vessie.

∗ COMPLICATIONS :
C'est un rétrécissement, une incontinence, une impuissance.

∗ TRAITEMENT :
Une cystostomie dérive les urines et permet de faire secondairement une urétrographie mictionnelle. Des opérations reconstructives sont nécessaires secondairement.

▶ Traumatismes des bourses :
Une fracture du testicule sera recherchée ; elle impose l'intervention chirurgicale pour éviter l'atrophie.

TRAUMATISMES CRÂNIENS (T.C.)

▶ Conduite à tenir générale :

∗ A L'ARRIVÉE DANS UN HOPITAL GÉNÉRAL :
L'interrogatoire note les antécédents du malade, son âge, les circonstances du traumatisme, l'heure du TC, l'existence ou non d'une perte de connaissance initiale, la survenue de vomissements, tout ce qui s'est passé depuis le TC, l'heure du dernier repas.

L'examen apprécie avec soin la conscience et l'état neurologique : recherche d'un déficit moteur, réflexes ostéo-tendineux, réflexes cutanés plantaires, recherche d'une raideur de nuque, recherche d'anomalies pupillaires. Il faut par un examen général et les examens radiologiques appropriés rechercher un autre traumatisme associé.

Le scanner est toujours nécessaire, s'il y a eu perte de connaissance.

Suture d'une plaie du cuir chevelu (pouvant saigner abondamment).

Prévention du tétanos.

∗ L'HOSPITALISATION POUR SURVEILLANCE EN SERVICE DE CHIRURGIE GÉNÉRALE EST NÉCESSAIRE DANS LES CIRCONSTANCES SUIVANTES :
- troubles même discrets de la conscience ;
- perte de connaissance initiale ;
- fracture du crâne ;
- jeune enfant.

La surveillance, initialement toutes les demi-heures, porte sur des critères simples : conscience, déficit moteur éventuel, état des pupilles.

∗ INDICATIONS D'UN TRANSFERT EN URGENCE DANS LE SERVICE DE NEUROCHIRURGIE DE GARDE (par le SAMU) :
- *Troubles de la conscience et/ou déficit neurologique existant d'emblée ou survenant après un intervalle libre* (lequel fait suspecter un hématome extra-dural). *Toute aggravation chez un sujet ayant eu un TC récent est l'indication d'un transfert, d'où l'importance de la surveillance.*
- Fracture en regard de la fosse postérieure, embarrure, fracture de l'étage antérieur de la base du crâne.
- Les indications d'un transfert seront très larges chez l'enfant (fracture importante, troubles de la vigilance même discrets).

∗ DANS LE SERVICE DE NEUROCHIRURGIE :
L'examen neurologique de départ soigneux est en règle générale suivi par un *scanner cérébral* en urgence sans injection de produit de contraste. Quelques coupes permettent en quelques minutes de diagnostiquer les urgences neurochirurgicales (hématome extra-dural ou sous-dural aigu), mais aussi de diagnostiquer une contusion hémisphérique, une contusion du tronc cérébral ou un hématome intracérébral.

Intervention chirurgicale en urgence si nécessaire.

Sinon poursuite de la surveillance du malade en milieu spécialisé ou même retour du malade à l'hôpital général d'origine si toute gravité du TC peut être écartée.

▶ Complications précoces et graves des traumatismes crâniens :

∗ L'HÉMATOME EXTRA-DURAL se voit chez l'enfant et l'adulte jusqu'à l'âge moyen de la vie. L'hématome est situé entre l'os et la dure-mère et comprime le cerveau sous-jacent. Le saignement est le plus souvent artériel (branches de l'artère méningée moyenne), plus rarement il est d'origine veineuse ou osseuse. *C'est une grande urgence neurochirurgicale,* d'autant que le pronostic postopératoire est excellent s'il n'y a pas de lésions cérébrales graves associées et si le traitement est suffisamment précoce.

Tableau classique: Après un TC d'intensité moyenne, accompagné souvent d'une brève perte de connaissance initiale, le malade présente *un intervalle libre* de quelques heures, 4 à 6 heures en moyenne, parfois moins dans les formes suraiguës. Les radiographies du crâne montrent le plus souvent *un trait de fracture,* typiquement pariétal et croisant le trajet de l'artère méningée moyenne. Après l'intervalle libre apparaissent, de manière rapidement progressive, obnubilation, céphalées, puis coma. Parallèlement se développe un déficit moteur controlatéral au trait de fracture. *Il faut transférer d'extrême urgence le malade en neurochirurgie.* Le pronostic vital est d'emblée mis en jeu par une *hypertension intracrânienne aiguë* avec aggravation du coma, *mydriase unilatérale* (du côté opposé à l'hémiplégie) traduisant un engagement temporal et en absence de traitement, apparition de signes de décérébration et décès du malade en quelques heures.

En neurochirurgie, quelques coupes tomodensitométriques confirment le diagnostic. L'hématome spontanément hyperdense est convexe et refoule le système ventriculaire médian.

Traitement chirurgical d'extrême urgence avec volet crânien, évacuation de l'hématome, suspension de la dure-mère, exploration du cerveau sous-jacent, hémostase soigneuse. Si le traitement n'est pas trop tardif, les récupérations postopératoires sont excellentes.

Quand un transfert en neurochirurgie rapide est impossible pour des raisons géographiques, il est nécessaire de pratiquer un trou de trépan explorateur et d'évacuer l'hématome en service de chirurgie générale.

* L'HÉMATOME SOUS-DURAL AIGU est également une *urgence neurochirurgicale.* Le tableau réalise des troubles de la conscience et un déficit neurologique s'aggravant progressivement plus ou moins rapidement et sans intervalle libre initial. Le traumatisme causal est souvent sévère et une *contusion cérébrale* est souvent associée à l'hématome ce qui aggrave un pronostic déjà réservé.

* L'HÉMATOME INTRACÉRÉBRAL POST-TRAUMATIQUE présente un tableau voisin de celui de l'hématome sous-dural aigu. Il survient volontiers sur un terrain prédisposé (alcoolisme, anticoagulants). Le diagnostic repose sur le scanner cérébral. L'évacuation chirurgicale n'est réalisée que lorsque l'hématome réalise une menace vitale aiguë.

* L'HÉMORRAGIE MÉNINGÉE TRAUMATIQUE réalise un tableau clinique proche de celui des hémorragies méningées non traumatiques.

Le pronostic est bon et le traitement est médical (traitement sédatif : → HÉMORRAGIES MÉNINGÉES NON TRAUMATIQUES).

* LES CONTUSIONS CÉRÉBRALES sont des lésions macroscopiques du cerveau associant une *dilacération* d'une zone du parenchyme cérébral à des *lésions hémorragiques* et à un *œdème cérébral.* Les contusions cérébrales sont souvent associées aux hématomes intracrâniens. Elles peuvent siéger au contact du choc, compliquer une *embarrure* ou siéger à l'opposé du point d'impact lorsque les lésions résultent d'un *mécanisme de contrecoup.*

Les signes de contusion cérébrale ne sont pas spécifiques: troubles de la conscience, signes déficitaires neurologiques en foyer.

La tomodensitométrie permet de mettre en évidence la contusion, un hématome intracrânien éventuellement associé et est un élément important de surveillance. Les lésions peuvent être discrètes mais *les contusions cérébrales sont souvent graves,* soit par leur étendue, soit par l'atteinte du tronc cérébral.

Le traitement est médical (réanimation neurochirurgicale) et vise à lutter contre l'œdème cérébral et l'hypertension intracrânienne. Des améliorations lentes mais parfois inattendues sont possibles, surtout chez le sujet jeune.

▶ Complications tardives des traumatismes crâniens :

* HÉMATOME SOUS-DURAL CHRONIQUE (→).

* LES FRACTURES DE L'ÉTAGE ANTÉRIEUR DE LA BASE DU CRÂNE peuvent être associées à un écoulement nasal de liquide céphalo-rachidien (rhinorrhée). Lorsqu'il existe une *fistule* ou communication entre les espaces méningés et les cavités sinusiennes, il y a un risque important de *méningites bactériennes à répétition.* Il faut alors pratiquer un bilan précis : tomographies de l'étage antérieur, transit isotopique, scanner avec métrizamide, et proposer un *traitement neurochirurgical de la fistule.*

* L'ÉPILEPSIE POST-TRAUMATIQUE survient dans les 2 ans qui suivent le TC, souvent après un temps de latence de quelques mois. Le risque de comitialité post-traumatique est surtout marqué en cas de TC sévère avec coma prolongé ou avec embarrure ou avec hématome intracrânien.

* L'HYDROCÉPHALIE A PRESSION NORMALE post-traumatique (→).

∗ IL FAUT CITER les lésions du nerf optique, les paralysies faciales dans les fractures du rocher, les fistules carotido-caverneuses, les surdités ou syndromes vestibulaires post-traumatiques.

∗ LE SYNDROME SUBJECTIF DES TRAUMATISÉS CRÂNIENS survient chez 35 à 40 % des sujets ayant eu un TC le plus souvent bénin. L'intensité du syndrome subjectif est indépendant de la gravité du TC. On observe des *céphalées,* souvent localisées au point d'impact du traumatisme. Il existe une *symptomatologie fonctionnelle* riche : sensations lipothymiques, sueurs, sensations vertigineuses, asthénie marquée.

Les signes psychiques sont nombreux aussi : irritabilité inhabituelle, troubles de la concentration, de l'attention et de la mémoire, perturbation du sommeil. Parfois, il existe également des manifestations anxieuses et des *thèmes dépressifs.*

Le traitement est délicat et le syndrome subjectif des TC risque d'être sévère ou de se pérenniser surtout s'il existe des difficultés socioprofessionnelles ou une personnalité pathologique sous-jacente. Il faut *rassurer le malade,* minimiser ces troubles, utiliser les *antidépresseurs* si les signes dépressifs sont marqués et assurer progressivement une *réinsertion sociale* qui doit être si possible totale.

TRAUMATISMES LARYNGO-TRACHÉAUX

Les traumatismes laryngo-trachéaux sont peu fréquents. Ils sont observés dans le cadre des polytraumatismes du travail ou de la route, mais aussi par traumatisme cervical direct. On distingue les traumatismes laryngo-trachéaux *ouverts* et les traumatismes laryngo-trachéaux *fermés.*

▶ Traumatismes laryngo-trachéaux ouverts :

On les observe notamment dans les accidents de la voie publique et dans les tentatives d'autolyse par arme blanche.

Les phénomènes dyspnéiques sont peu fréquents, la ventilation est possible par les voies naturelles ou par la plaie. L'examen cherche à préciser le niveau du traumatisme et l'existence de lésions associées pharyngo-œsophagiennes vasculaires et nerveuses.

La réparation chirurgicale est effectuée en urgence.

▶ Traumatismes laryngo-trachéaux fermés :

L'existence d'un traumatisme laryngé se traduit parfois par une dyspnée menaçante qui nécessite une intubation ou une trachéotomie d'extrême urgence. Dans d'autres cas la symptomatologie se résume à une dysphonie, une dyspnée modérée, des ecchymoses cervicales. L'examen doit alors être effectué avec prudence, le moindre geste étant susceptible d'aggraver des lésions incomplètes.

L'attitude thérapeutique est fonction des lésions rencontrées : de la simple surveillance à l'intervention chirurgicale en urgence.

TRICHIASIS

▶ Définition :

Malformation palpébrale caractérisée par l'incurvation d'un ou de plusieurs cils vers la cornée.

L'origine est souvent cicatricielle : traumatisme, trachome.

▶ Traitement :

L'électrolyse ciliaire est à éviter. Les plasties palpébrales sont efficaces.

TRICHINOSE

▶ Définition, causes et mécanisme :

Rare en France, elle est fréquente en Europe du Nord et de l'Est, et due à un petit ver (1,5 mm pour le mâle et 4 mm pour la femelle). Les adultes vivent dans le grêle, les larves s'enkystent dans les muscles. L'infestation se fait par ingestion de viande parasitée (viande de porc surtout).

▶ Signes essentiels :

∗ CLINIQUE : Après une incubation de 48 h surviennent fièvre et troubles digestifs (diarrhées, douleurs abdominales). La période d'état (ou de dissémination), vers le 10e jour, comprend : fièvre, myalgies, œdèmes de la face et du cou, et d'autres manifestations allergiques. A la place d'enkystement on observe surtout des myalgies, parfois des manifestations viscérales (cardiaque, neurologique, etc.).

∗ EXAMENS COMPLÉMENTAIRES : Le diagnostic repose sur l'éosinophilie (50 %), les réactions immunologiques, la biopsie musculaire.

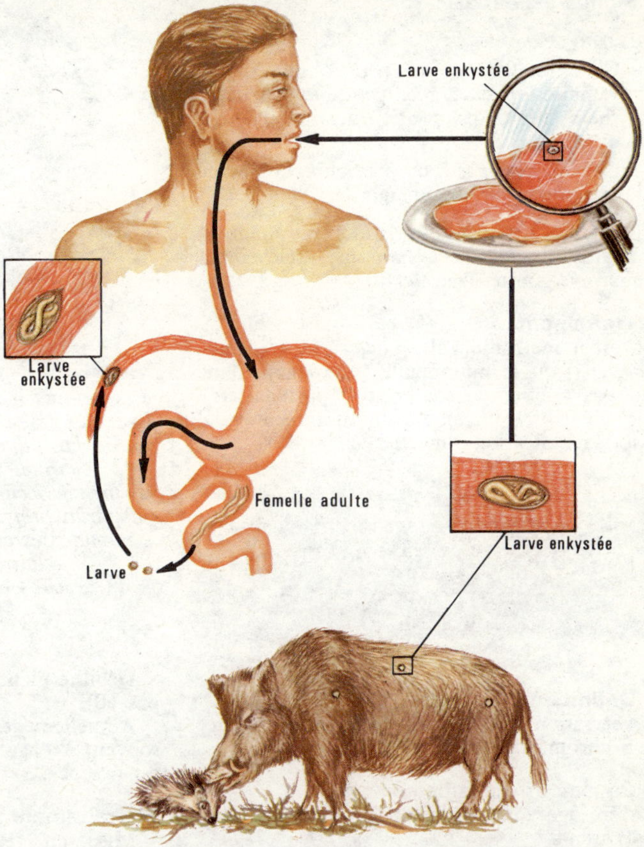

Cycle de la trichine.

▶ **Traitement :**
On utilise la diéthyl-carbamazine (*Notézine*), le thiabendazole (*Mintezol*), et un traitement symptomatique (corticoïdes, rééquilibration hydro-électrolytique).

TRICHOCÉPHALOSE

▶ **Définition :**
C'est une parasitose fréquente, bénigne, due à Trichuris trichiura, petit ver rond (5 cm), parasite hématophage du tube digestif. L'infestation se fait à partir d'eau polluée contenant des œufs.

▶ **Signes essentiels :**
∗ CLINIQUE : Habituellement asymptomatique sous nos climats, elle peut entraîner troubles digestifs, anémie, et parfois invagination intestinale, appendicite.

∗ EXAMENS COMPLÉMENTAIRES : Le diagnostic repose essentiellement sur la découverte d'œufs dans les selles.

▶ **Traitement :**
Peuvent être utiles : *Bémarsal,* Flubendazole (1 comp. à 100 mg aux 2 repas × 3 jours).

TRICHOMONASE GÉNITO-URINAIRE

▶ **Définition, causes et mécanisme :**
Elle est due au trichomonas vaginal, protozoaire flagellé (de 10 à 30 μ) transmis par voie vénérienne.

▶ **Signes essentiels :**

∗ CLINIQUE :

- Chez *la femme,* on peut observer une vaginite tenace et récidivante avec leucorrhées crémeuses, prurit vulvaire, dysurie, dyspareunie.
- Chez *l'homme,* on peut observer une urétrite aiguë ou subaiguë.

∗ EXAMENS COMPLÉMENTAIRES : Le diagnostic parasitologique est fait sur prélèvement vaginal ou goutte urétrale.

▶ **Traitement :**
C'est le métronidazole (*Flagyl*), le tinidazole (*Fasigyne*) ou le nimorazole (*Naxogyn*) ; il ne faut pas oublier de traiter le(s) partenaire(s). Chez la femme on ajoute un traitement local et une acidification vaginale.

TRISOMIE 21 OU MONGOLISME

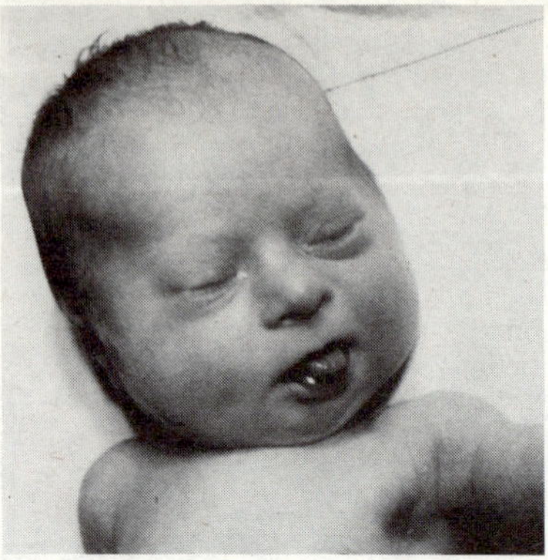

Les enfants mongoliens se resssemblent tous. Leur visage est plat, rond, avec élargissement de la base du nez et épicanthus. Les fentes palpébrales sont obliques en haut et en dehors. L'occiput est plat, et, surtout, le cou apparaît bref avec un excès de peau sur la nuque. Ces enfants sont hypotoniques. Le retard mental est constant
(d'après LAPLANE R., *Abrégé de pédiatrie*, Masson, Paris, 1985).

▶ **Définition :**
Aberration chromosomique due à la présence de 3 chromosomes 21 (au lieu de 2).

▶ **Causes et mécanisme :**
Mère âgée ; anomalie du caryotype de l'un des parents.

▶ **Signes essentiels :**
Faciès caractéristique : visage rond, lunaire ; fentes palpébrales obliques en haut et en dehors ; épicanthus (3e paupière) à l'angle interne de l'œil ; nez court, épaté ; anomalies de la forme du pavillon de l'oreille ; petite bouche ; grosse langue.

Au niveau des mains : un pli palmaire transverse unique.

Des anomalies viscérales (30 à 50 % des cas) : cardiopathies (canal atrio-ventriculaire), cataractes, sténose duodénale.

Des anomalies squelettiques (radio du bassin).

Le diagnostic est confirmé par le caryotype.

▶ **Évolution et complications :**
Mortalité pendant la première enfance du fait des cardiopathies et des malformations digestives.

Sensibilité aux infections respiratoires ; risque plus élevé de leucémies.

Débilité mentale constante (QI ne dépassant pas 60).

Actuellement, les mongoliens parviennent souvent à l'âge adulte mais leur vieillissement est précoce.

▶ **Traitement :**
Mise en œuvre de mesures éducatives appropriées.

Conseil génétique.

TROUBLES DE L'ACCOMMODATION

▶ **Définition :**
L'accommodation est la faculté que possède l'œil de modifier sa réfraction afin de voir net à certaines distances. Ce phénomène est d'origine cristallinienne (il disparaît après ablation du cristallin dans l'opération de la cataracte)

▶ **Paralysies de l'accommodation :**
Elles peuvent se voir dans une paralysie de la IIIe paire crânienne ou isolément.

Causes :
- toxi-infection, diphtérie, botulisme ;
- iatrogènes : médicaments, neuroleptiques, belladone, antiparkinsoniens, drogues.

▶ **Spasmes accommodatifs :**
Il s'agit d'un état de contracture permanente du muscle ciliaire entraînant une augmentation de la puissance de réfraction ; l'amplitude d'accommodation est diminuée d'autant. Se voit essentiellement chez les enfants souvent atteints d'un astigmatisme, chez les myopes. Il existe souvent un terrain neuropathique.

▶ **Traitement :**
Le problème est surtout de ne pas le méconnaître, en particulier chez l'enfant où on risque de corriger une fausse myopie, ou de surcorriger une myopie discrète. D'où la règle d'examiner les enfants sous atropine pour pratiquer une skiascopie, qui permet de mesurer la réfraction réelle d'une manière objective.
Le traitement consiste en l'administration prolongée de collyres mydriatiques (*Atropine, Mydriaticum*) pour faire céder le spasme.

TROUBLES DE L'EAU ET DU SODIUM

Bien que leur mécanisme régulateur soit différent, les perturbations des bilans de l'eau et du sodium sont le plus souvent contemporains. La perturbation initiale porte toujours sur le secteur extra-cellulaire, puis les mouvements d'eau se font ensuite selon les lois de l'osmose. La natrémie est le reflet de l'eau intracellulaire.

TROUBLE DE L'HYDRATATION EXTRA-CELLULAIRE

▶ **Déshydratation extra-cellulaire isolée :**

* LES SIGNES CLINIQUES sont le pli cutané, l'hypotension orthostatique, la pression veineuse centrale proche de O, la soif, la perte de poids.

* LES SIGNES BIOLOGIQUES sont la natrémie et l'osmolarité normales, *l'hémoconcentration* traduite par une élévation de l'hématocrite et de la protidémie, une alcalose métabolique, une concentration des urines lorsque le rein est sain $\left(\frac{U}{P} \text{ osmol} > 2, \frac{U}{P} \text{ urée} > 15\right)$, une natriurèse inférieure à 10 mEq/1. En revanche une natriurèse supérieure à 30 mEq/1 signe une fuite rénale de sodium (voir *infra* tableau).

* SURVEILLANCE DU TRAITEMENT : Elle se fait sur la T. A., l'asthénie, la diurèse, les signes d'hémoconcentration. La surveillance clinique, la prise de la pression veineuse évitent les accidents de surcharge.

▶ **Hyperhydratation extra-cellulaire isolée :**
L'augmentation de volume peut porter à la fois sur le secteur intravasculaire et interstitiel ou de façon prédominante sur l'un de ces secteurs en fonction notamment de la pression oncotique.

* LES SIGNES CLINIQUES sont la prise de poids, l'élévation de la pression artérielle, les œdèmes périphériques et viscéraux.

* LES SIGNES BIOLOGIQUES sont la natrémie et l'osmolalité normales, l'hémodilution traduite par une diminution de la protidémie et de l'hématocrite.

* SURVEILLANCE DU TRAITEMENT : Elle se fait sur le poids, la tension, les œdèmes, la natriurèse, la pression veineuse centrale en aigu.

TROUBLE DE L'HYDRATATION CELLULAIRE

C'est la conséquence d'une modification de la pression osmotique efficace extra-cellulaire liée le plus souvent aux variations de la natrémie. Le rapport $\frac{U}{P}$ osmotique est indispensable pour la compréhension des troubles.

▶ **Déshydratation cellulaire :**

* LES SIGNES CLINIQUES sont la soif, la sécheresse des muqueuses, la fièvre, les troubles neuropsychiques, la perte de poids.

* LES SIGNES BIOLOGIQUES sont l'élévation de l'osmolalité plasmatique efficace (> à 290 mosm/litre), une hypernatrémie. Il peut s'agir également d'une hyperazotémie, d'une hyperglycémie. La natriurèse est variable (voir *infra* tableau).

* SURVEILLANCE DU TRAITEMENT : Elle se fait sur les signes cliniques, les bilans électrolytiques, le poids, qui sous-estime les besoins (pertes urinaires cutanées, respiratoires).

Troubles de l'hydratation cellulaire

Troubles	Causes	Traitement
Déshydratation extra-cellulaire isolée (perte de sodium)	– *Rénales :* natriurèse supérieure à 30 mmol/l : insuffisance surrénale, néphropathie interstitielle, insuffisance rénale au stade de reprise de diurèse, levée d'obstacle, diurèse osmotique, diurétiques. – *Extra-rénales :* natriurèse inférieure à 10 mmol/l : perte digestive (vomissements, diarrhées, fistule, occlusion), pertes cutanées (sudation abondante, mucoviscidose)	Apport de solutés isotoniques en sel ou $HNaCO_3^-$, de soluté de remplissage. Traitement étiologique.
Hyperhydratation extra-cellulaire isolée (rétention de sodium)	Insuffisance cardiaque droite ou globale, cirrhose ascitique, syndrome néphrotique, syndrome néphritique aigu, néphropathie gravidique, œdèmes cycliques idiopathiques, syndrome de Conn, certaines H.T.A. essentielles, apport excessif de Na chez l'insuffisant rénal.	Réduction des apports de sodium. Déplétion hydrosodée : diurétiques, épuration extra-rénale. Restauration du débit cardiaque.
Déshydratation cellulaire pure (perte d'eau isolée)	– *Rénales :* $\frac{U}{P}$ osmol inférieur à 1 : diabète insipide néphrogénique ou hypophysaire. – *Respiratoires :* $\frac{U}{P}$ osmol supérieur à 1 : malade comateux trachéotomisé.	Apport d'eau : Poids corporel $\times$ 60 % $\times$ $\frac{\text{natrémie observée}}{140} - 1$
Déshydratation globale	– *Rénales :* $\frac{U}{P}$ osmol = 1, natriurèse supérieure à 50 mmol/l. Hypercalcémie, diurèses osmotiques. – *Extra-rénales :* $\frac{U}{P}$ osmol supérieur à 1, natriurèse inférieure à 20 mmol/l : perte digestive, cutanée.	Rétablissement de la volémie par soluté salé isotonique ou macromoléculaire puis apport de soluté salé hypotonique.
Déshydratation cellulaire – hyperhydratation extra-cellulaire	– Restriction hydrique chez un sujet œdémateux (cirrhotique, insuffisance cardiaque), natriurèse inférieure à 10 mmol par 24 heures. – Apport massif de sodium : soluté hypertonique, erreur de dialysats, noyade en eau de mer. – Perfusion de Mannitol chez l'insuffisant rénal : $\frac{U}{P}$ osmol supérieur à 1, natrémie normale, natriurèse supérieure à 50 mmol par 24 heures.	Apport d'eau, épuration extra-rénale.
Hyperhydratation cellulaire	– $\frac{U}{P}$ osmol inférieur à 1 : surcharge aqueuse dépassant les capacités de dilution du rein : potomanie, perfusion de liquide excessive, de glucosé iso ou hypoto nique. – $\frac{U}{P}$ osmol supérieur à 1 : . secrétion inappropriée d'ADH : cancer, pneumopathie aiguë, myxœdème.	Restriction hydrique. Restriction hydrique, si nécessaire furosémide + soluté sodé hypertonique.

TROUBLES	CAUSES	TRAITEMENT
	. médicaments stimulant l'effet ou la secrétion d'ADH : diurétiques, chlorpropamide, cyclophosphamide, carbamazépine.	Déméclocycline, carbonate de lithium.
Hyperhydratation globale	– $\frac{U}{P}$ osmol supérieur à 1, natriurèse inférieure à 10 mmmol par 24 heures : insuffisance cardiaque globale, cirrhose ascitique, syndrome néphrotique.	Restriction hydrosodée. Diurétiques de l'anse de Henle. Ultra-filtration.
Hyperhydratation cellulaire Déshydratation extra-cellulaire	– $\frac{U}{P}$ osmol supérieur à 1, natriurèse supérieure à 30 mmol par 24 heures. Perte rénale de sodium : néphrite interstitielle, polykystose, insuffisance surrénalienne, diurétiques. – $\frac{U}{P}$ osmol supérieur à 1, natriurèse inférieur à 10 mmol par 24 heures : Pertes digestives, sudorales, « 3e secteur » abdominal.	Apport de NaCl hypertonique, restriction hydrique, apport de potassium si nécessaire.

(d'après G. RICHET et coll. : *Équilibre hydro-électrolytique normal et pathologique.* « Les précis du praticien ». J.B. Baillère, 4e éd., 1979).

► Hyperhydratation cellulaire :

∗ LES SIGNES CLINIQUES sont le dégoût de l'eau, les muqueuses de la cavité buccale humides, l'œdème cérébral (confusion mentale, torpeur, agitation), la prise de poids.

∗ LES SIGNES BIOLOGIQUES sont la baisse de l'osmolalité plasmatique efficace (< 290 mosmol/litre), l'hyponatrémie.

∗ SURVEILLANCE DU TRAITEMENT :
Elle note la gravité de l'hyponatrémie, l'état d'hydratation extra-cellulaire, les défaillances viscérales associées. Le traitement des maladies sous-jacentes toujours indispensable peut suffire à améliorer les troubles hydro-électrolytiques.

TROUBLES DU COMPORTEMENT DE L'ENFANT

► Définition :
Anomalies du comportement de l'enfant, traduisant une perturbation du développement affectif ou du psychisme (à distinguer de certaines particularités de comportement habituelles à un certain stade de développement. Exemple : opposition au cours de l'adolescence).

► Causes et mécanisme :
- Soit trouble lié à une erreur de comportement familial : maladresse éducative, surprotection, situation familiale défavorable.
- Soit état névrotique.

► Signes essentiels :
Opposition, colères, spasmes du sanglot (accès de pleurs se terminant par une apnée avec pâleur ou cyanose) ; apathie, passivité ; instabilité psychomotrice (agitation, impossibilité de fixer l'attention) ; tics ; phobie de l'obscurité, des animaux, de l'école, etc. ; fugues.

► Traitement :
Dans les troubles mineurs : conseils éducatifs.
Dans les troubles plus importants : psychothérapie de l'enfant et du milieu familial. Moyens médicamenteux (neuroleptiques, anxiolytiques) souvent utiles pour supprimer le symptôme.
L'avenir psychologique est très variable selon les sujets.

TROUBLES DE LA DIFFÉRENCIATION SEXUELLE

▶ Définition :

On classe sous ce terme les anomalies génétiques ou hormonales responsables d'un développement sexuel ambigu. Elles posent un problème médico-légal très délicat à la naissance lors de la déclaration du sexe légal.

▶ Causes et mécanisme :

Le trouble initial peut être *génétique* ou *hormonal.* Normalement, au cours de la vie embryonnaire, il se produit une différenciation sexuelle : *chez le garçon,* le testicule sécrète de la testostérone et un facteur antimullérien qui provoque une évolution de type masculin ; *chez la fille,* la régression des canaux de Wolf et le développement des processus mullériens se font spontanément vers le phénotype féminin.

Toute anomalie endogène ou exogène survenant au cours de ces mutations peut provoquer un trouble de la différenciation sexuelle.

On distingue les *hermaphrodites,* qui sont porteurs de deux types de gonades (testicule et ovaire), des *pseudo-hermaphrodites* qui n'ont qu'un seul type de gonade, mais un développement des organes génitaux plus ou moins proche du sexe opposé.

▶ Pseudo-hermaphrodismes féminins :

Ils résultent d'une hyperandrogénie chez un embryon au caryotype XX et porteur d'ovaires normaux.

Cliniquement, plusieurs stades sont possibles depuis la simple hypertrophie clitoridienne jusqu'au clitoris pénien avec soudure des bourrelets génitaux et hypospadias.

∗ HYPERPLASIE BILATÉRALE DES SURRÉNALES PAR BLOC ENZYMATIQUE :

Le diagnostic est plus ou moins précoce au cours de la vie. Les organes génitaux internes sont toujours de type féminin. Plusieurs enzymes peuvent être atteints. Le plus souvent 21 hydroxylase, beaucoup plus rarement 11 hydroxylase, 3 bêta-OH-déshydrogénase.

Le traitement repose sur l'hydrocortisone qui freine l'hypersécrétion d'ACTH et permettra une puberté normale et des cycles ovulatoires. Le traitement devra être débuté le plus tôt possible. En cas de début tardif se méfier d'une fille élevée en garçon. Le traitement serait très nocif psychologiquement. Il faut parfois lui associer un traitement chirurgical plastique.

∗ AUTRES CAUSES :

Elles sont exceptionnelles.

Il s'agit des hyperandrogénies fœtales secondaires soit à une maladie maternelle (tumeur ovarienne, dystrophie ovarienne, tumeur surrénalienne, hyperplasie surrénalienne) elle-même responsable d'une sécrétion accrue d'androgène, soit, moins rarement, à l'administration d'androgènes et dérivés, ou de progestatifs de synthèse ayant un pouvoir androgénique.

Dans ces cas, les organes génitaux internes (utérus, trompes, vagin) peuvent être modifiés alors que les ovaires sont normaux. Il n'y a pas d'aggravation du virilisme après la naissance.

Le traitement est uniquement chirurgical.

▶ Pseudo-hermaphrodismes masculins :

Il s'agit de sujets au caryotype XY dont la sécrétion d'androgène est insuffisante ou inefficace.

Cliniquement, les organes génitaux externes sont variables, allant de l'hypospadias périnéal à l'aspect féminin normal. Les testicules sont présents, et le plus souvent extériorisables au niveau des bourrelets génitaux, parfois pris à tort pour des hernies inguinales.

Le bilan de débrouillage doit comprendre un caryotype et une génitographie.

∗ TROUBLES DE LA SYNTHÈSE DE LA TESTOSTÉRONE :

Ils sont très rares. Le caryotype est normal. Les organes génitaux externes sont de type féminin, si le bloc enzymatique est complet mais les organes génitaux internes sont de type masculin car le facteur antimullérien a été sécrété.

Le diagnostic précis du type de déficit enzymatique nécessite des dosages hormonaux et une étude des anomalies associées.

∗ INSENSIBILITÉ PÉRIPHÉRIQUE AUX ANDROGÈNES :

Les testicules sont normaux et sécrètent une quantité normale d'androgènes, mais ils sont inactifs sur les tissus cibles. Le défaut de récepteur et le déficit en 5 alpha-réductase tissulaire sont des anomalies primitives.

Dans la forme complète (testicules « féminisant ») le phénotype est féminin, mais avec un vagin borgne et sans utérus ni trompes. Les testicules sont intra-abdominaux ou inguinaux. La puberté entraîne un développement mammaire normal, mais aucune pilosité n'apparaît et l'aménorrhée est primaire.

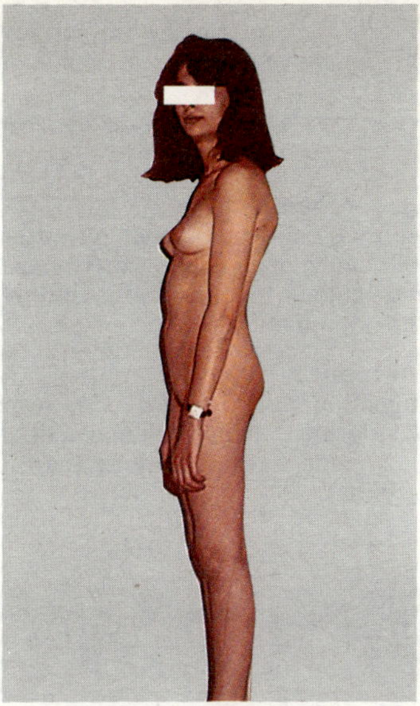

Testicule féminisant.

On individualise également les type I et II qui correspondent à des insensibilités partielles aux androgènes.

Dans tous les cas, *le diagnostic* est très difficile avant la période pubertaire.

⁎ ABSENCE DE FACTEUR ANTIMÜLLÉRIEN : donc présence de trompes et utérus avec des testicules et une sécrétion androgénique. Pas d'ovaires.

⁎ DYSGÉNÉSIE TESTICULAIRE BILATÉRALE : Les testicules sont histologiquement anormaux et souvent ils sont intra-abdominaux. Ces cas sont rares.

⁎ TRAITEMENT :
La décision thérapeutique dans les pseudo-hermaphrodismes masculins est très délicate et dépend de chaque cas particulier en fonction du type des organes génitaux externes, et du choix du sexe fait à la naissance.

Une étude psychologique de l'enfant ou de l'adolescent est indispensable.

► Hermaphrodisme :
L'existence des deux gonades différenciées de sexe différent n'existe pas chez l'homme. On rencontre parfois des gonades dysgénétiques comportant des éléments histologiques mixtes. Le caryotype est XX le plus souvent, parfois XY, plus rarement fait de mosaïques.

Cliniquement, les organes génitaux externes sont variables, le plus souvent à prédominance masculine, les organes génitaux internes peuvent associer des éléments des deux sexes. La puberté entraîne presque toujours l'apparition de glandes mammaires.

► Dysgénésies gonadiques mixtes :
L'une des gonades est agénésique alors que l'autre est plutôt de type masculin.

Cliniquement, les organes génitaux externes sont ambigus et asymétriques avec un bourrelet génital de type scrotal d'un côté au sein duquel on palpe une gonade.

L'aspect général peut aller d'un type plutôt féminin à un développement masculin. Les organes génitaux internes sont souvent mixtes et asymétriques. Il peut exister des anomalies morphologiques proche du syndrome de Turner (→ HYPOGONADISME).

► Pronostic :
Il dépend en grande partie du problème psychologique que représente pour ces adolescents leur ambiguïté sexuelle. C'est pourquoi une grande discrétion et une grande prudence s'imposent lors des explorations, et lors de la décision thérapeutique. Le choix du sexe définitif se fera en fonction de l'état anatomique mais aussi en tenant compte de l'orientation déjà donnée.

D'autre part, il faut connaître la fréquence plus grande des tumeurs sur ces gonades dysgénétiques.

TROUBLES DE L'HÉMOSTASE DANS LES AVITAMINOSES K

Voir *Avitaminoses K (Troubles de l'hémostase dans les)*

TROUBLES DU LANGAGE

► Causes et mécanisme :
- Surdité ++.
- Anomalies de la cavité buccale (fente palatine).

– Débilité mentale.
– Autisme.

▶ Signes essentiels :

Troubles de l'articulation (zozotement, nasonnement), de la parole (mots déformés, « parler bébé ») ; absence de phrases ou phrases mal construites ; bégaiement.
Recherche de signes neurologiques associés.

Bilans psychométrique (tests) et audiométrique+++.

▶ Traitement :

Prise en charge orthophonique le plus tôt possible, en cas de surdité ; à partir de l'âge de 4 ans, dans les autres cas.

TROUBLES FONCTIONNELS INTESTINAUX

Voir *Colopathie fonctionnelle*

TROUBLES PSYCHIQUES DES TUMEURS CÉRÉBRALES

Voir *Tumeurs cérébrales (Troubles psychiques des)*

TROUBLES DU SODIUM

Voir *Troubles de l'eau et du sodium*

TROUBLES DU SOMMEIL

▶ Causes et mécanisme :

* CHEZ LE NOURRISSON : méconnaissance des besoins individuels (alimentaires) et du rythme personnel de l'enfant.

* CHEZ LE JEUNE ENFANT : manque de régularité dans l'horaire du coucher, cohabitation avec les parents.

* A TOUS LES AGES, mode de vie trop agité, bruyant.

▶ Signes essentiels :

Insomnie d'endormissement ou au cours du sommeil ; cauchemar (traduisant une excitation excessive pendant le jour), au maximum terreur nocturne ; somnambulisme.

▶ Traitement :

Modification du rythme de vie, respect des rites d'endormissement (balancement, succion du pouce) ; aide médicamenteuse (barbiturique, neurosédatifs).

TRUNCUS ARTERIOSUS

▶ Définition :

Le truncus arteriosus est une cardiopathie congénitale rare et grave caractérisée par un tronc artériel unique à cheval sur les deux ventricules, associé à une communication interventriculaire haute ; ce tronc artériel donne naissance aux artères coronaires, aux artères pulmonaires et aux artères systémiques.

▶ Causes – Mécanisme :

Défaut de développement du septum interventriculaire qui entraîne un shunt croisé : gauche-droit et droit-gauche.

▶ Signes :

* CLINIQUES : cyanose, dyspnée, infections broncho-pulmonaires, retard de développement. A l'auscultation : souffle de communication interventriculaire, souffle diastolique d'insuffisance valvulaire du truncus, souffle continu de circulation bronchique.

* PARACLINIQUES :

– *Radiologiques :* cardiomégalie, arc moyen gauche concave, hypervascularisation pulmonaire.
– *Électriques :* hypertrophie ventriculaire droite ou hypertrophie biventriculaire.
– *Hémodynamiques :* Le cathétérisme est difficile à réaliser mais peut faire le diagnostic par le trajet de sonde qui passe du ventricule droit dans le tronc artériel puis directement dans l'artère pulmonaire

puis dans les gros troncs de la base. L'angiographie affirme le diagnostic en injectant le tronc commun à partir du ventricule droit.
- *Échocardiographiques :* L'examen BD montre le tronc artériel unique d'où naît l'artère pulmonaire.

▶ **Traitement chirurgical :**
Intervention restauratrice difficile qui recrée des conditions circulatoires normales mais la technique en est très délicate.

TRYPANOSOMIASES

Voir figure page suivante.

Elles sont dues à des flagellés du genre trypanosome et sont transmises par des arthropodes hématophages. On distingue : une maladie africaine (maladie du sommeil) et une maladie américaine (maladie de Chagas).

▶ **Trypanosomiase africaine :**
L'agent vecteur est la *glossine* (ou *mouche tsé-tsé*) ; hématophage, elle vit près des cours d'eau ou dans la savane. Elle évolue en deux phases : *lymphatico-sanguine* puis *nerveuse.* Altération de l'état général et fièvre sont précoces ; il s'y associe des polyadénopathies, parfois une hépatosplénomégalie et une éruption tronculaire : placards érythémateux (trypanides). Les signes nerveux apparaissent quelques semaines après : indifférence, torpeur, avec périodes d'agitation à prédominance nocturne. Céphalées, troubles sensitifs et moteurs viennent ensuite.

La *recherche de trypanosomes* se fait sur sang frais, sur frottis ganglionnaire, dans le L.C.-R.

Le traitement comprend la suramine (*Moranyl*) et la pentamidine (*Lomidine*). En cas d'atteinte nerveuse on utilise le Mel B (*Arsobal*).

▶ **Trypanosomiase américaine :**
La *maladie de Chagas* sévit en Amérique du Sud, elle est transmise par des punaises ; elles piquent l'homme la nuit déterminant un nodule érythémateux (chagome). On peut ensuite observer : fièvre, atteinte myocardique, anasarque, et plus rarement atteinte méningo-encéphalique ; les autres manifestations (hépatosplénomégalie, adénopathie, rashs, ect.) sont moins graves. A distance, des atteintes viscérales chroniques sont possibles : cardiopathies, méga-organes dont méga-œsophage, encéphalopathies.

Le diagnostic repose sur la découverte du trypanosome dans le sang et la sérologie.

Le traitement peut comprendre (au début) : nifurtinox (*Lampit*) ou benznidazole (*Rodanil*).

TUBERCULOSE CÉRÉBRO-MÉNINGÉE

▶ **Anatomie pathologique :**
Il existe un grand polymorphisme anatomique auquel correspond un grand polymorphisme clinique : L'atteinte méningée peut-être diffuse et prédominante à la base du crâne ; c'est le cas en règle générale chez l'enfant. Chez l'adulte, il existe souvent des lésions localisées formées soit de *plaques méningées,* soit de *tuberculomes.* Les plaques méningées sont des agglomérats de petites lésions tuberculeuses adhérentes à la dure-mère et au cerveau. Les tuberculomes sont des lésions caséeuses entourées d'une couronne inflammatoire et granulomateuses. Les tuberculomes sont situés en plein parenchyme cérébral, surtout au niveau du tronc cérébral ou du cervelet.

▶ **Clinique :**
Les formes à *symptomatologie méningée prédominante* se voient chez l'enfant et chez l'adulte. *Le terrain est évocateur :* transplanté + + +, éthylique, immunosupprimé. La méningite tuberculeuse est rare actuellement chez l'enfant du fait de la vaccination par le BCG.

∗ LE TABLEAU CLINIQUE *est progressif, voire insidieux,* il comprend un *syndrome subfébrile* (38 °C-38,5 °C), une *altération marquée de l'état général, un sundrome méningé modéré, voire frustre* (recherche d'une raideur méningée), quelques anomalies parfois de l'examen *neurologique ;* inégalité pupillaire, paralysie oculomotrice, signe de Babinski.

Chez l'adulte, on peut avoir, toujours dans un contexte subfébrile et d'altération de l'état général, une *traduction purement neurologique focale liée à un tuberculome ou à une plaque.*

∗ L'ÉVOLUTION peut être *lente et pseudotumorale* ou *brutale par infarctus cérébral* du fait d'une antérite. Tout peut se voir, de l'atteinte médullaire à celle du tronc cérébral ou de l'encéphale.

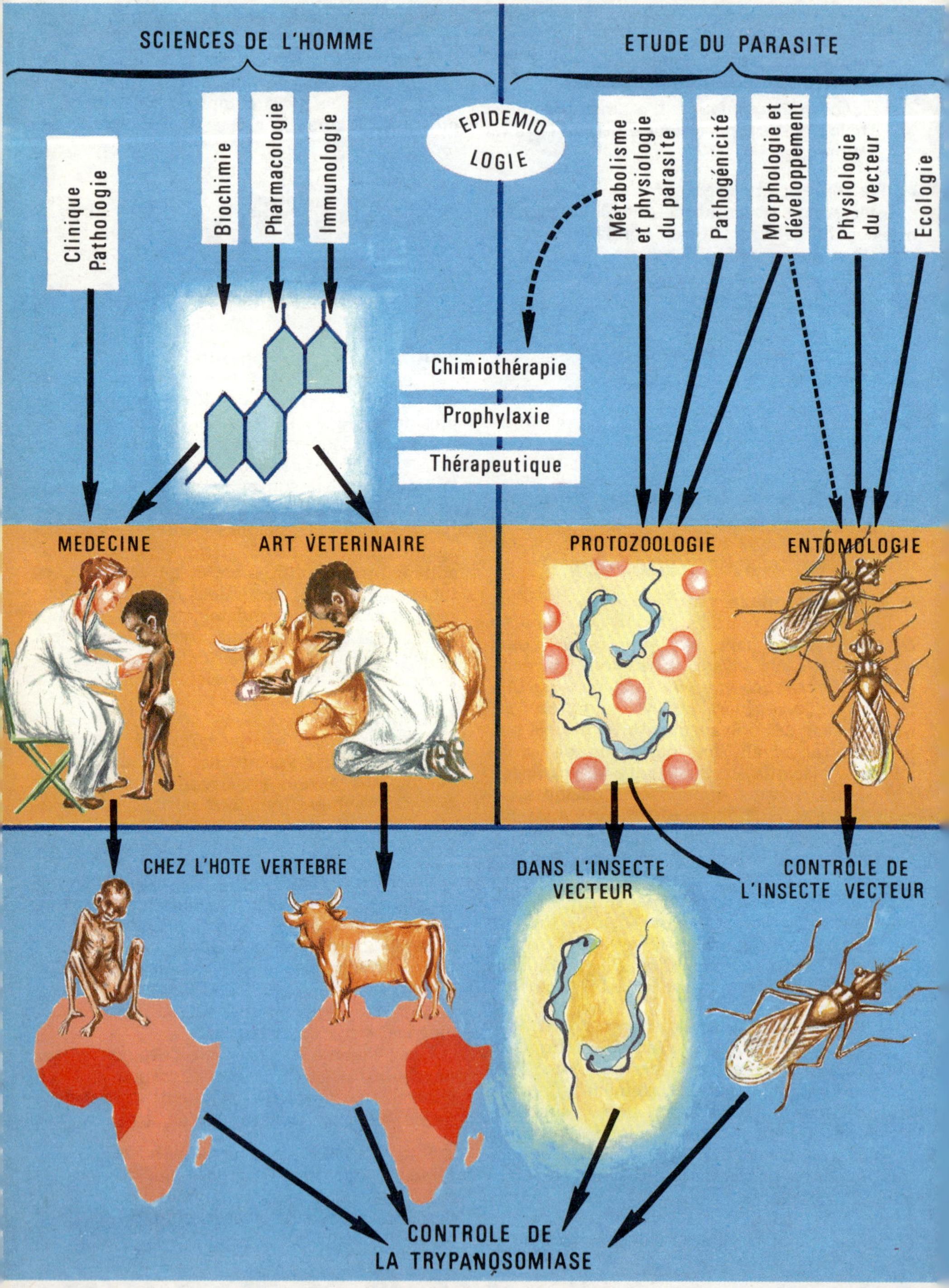
SCIENCES DE L'HOMME
ETUDE DU PARASITE
Clinique Pathologie
Biochimie
Pharmacologie
Immunologie
EPIDEMIO LOGIE
Métabolisme et physiologie du parasite
Pathogénicité
Morphologie et développement
Physiologie du vecteur
Ecologie
Chimiothérapie
Prophylaxie
Thérapeutique
MEDECINE
ART VETERINAIRE
PROTOZOOLOGIE
ENTOMOLOGIE
CHEZ L'HOTE VERTEBRE
DANS L'INSECTE VECTEUR
CONTROLE DE L'INSECTE VECTEUR
CONTROLE DE LA TRYPANOSOMIASE

▶ **Examens complémentaires :**

∗ Fond d'œil puis ponction lombaire : L'étude du LCR montre une méningite lymphocytaire avec hyperalbuminorachie, entre 0,50 g et 2 g et hypoglycorachie (comparée à la glycémie) de grande valeur. Les recherches de BK sont en règle générale négatives à l'examen direct. Nécessité de cultures sur milieu de Loewenstein-Jensen positives dans 75 % des cas mais au bout de 3 à 4 semaines. *Or le traitement est une urgence médicale et doit être débuté dès que les prélèvements sont effectués.*

∗ Il faut faire un bilan de diffusion de la tuberculose : IDR, FO, radiographies pulmonaires, UIV, recherche de BK dans les urines et par tubages, radiographies du squelette éventuellement.

∗ Un scanner cérébral est indispensable pour mettre en évidence le ou les tuberculomes parfois symptomatiques.

∗ Bilan de l'état général et préthérapeutique : NFS VS, signes de dénutrition, champ visuel et vision des couleurs, bilan hépatique, fonction rénale.

▶ **Évolution et surveillance :**

∗ La méningite tuberculeuse reste une affection sévère mais dont le pronostic a été transformé par les antituberculeux, à condition d'un traitement précoce et correct. Il reste un faible pourcentage de mortalité dans les formes comateuses, cachectisantes ou de diagnostic trop tardif.

∗ La surveillance portera sur l'amélioration de l'état général : courbe de température et de poids, normalisation de la VS, *sur la régression des signes neurologiques.* Les PL de contrôle montrent une normalisation de la glycorachie puis de la lymphocytose, et en dernier de la protéinorachie. *Des complications à distance peuvent survenir,* atteinte médullaire par arachnoïdite, hydrocéphalie à pression normale.

∗ Surveillance du traitement : tolérance digestive, transaminases lors de l'emploi de l'association *Rimifon* – rifampicine, audiogramme et créatinine lors de l'emploi de la streptomycine, champ visuel et vision des couleurs lors de l'emploi de l'éthambutol.

▶ **Traitement :**

∗ Le traitement antituberculeux doit être instauré en urgence avant le résultat des cultures bactériologiques. L'association habituelle comprend l'isoniazide (5 mg/kg ou posologie ajustée), la rifampicine (10 mg/kg), l'éthambutol (20 à 25 mg/kg) et le pyrazinamide (*Pirilène*) pendant 3 mois, puis poursuite de l'association, bactéricide et synergique, isoniazide et rifampicine, jusqu'à concurrence de *18 mois de traitement.*

Secondairement, et pour certains, on adjoint une corticothérapie à doses faibles (20 à 30 mg de *Cortancyl*).

∗ La place de la neurochirurgie est limitée au cas de compression médullaire par épidurite ou à la pose d'une valve en cas d'hydrocéphalie.

TUBERCULOSE DIGESTIVE

Il s'agit de localisations digestives de la tuberculose, qu'elles soient *Hépatiques, Intestinales,* et/ou *Péritonéales.*

TUBERCULOSE INTESTINALE

▶ **Définition :**

C'est l'atteinte tuberculeuse d'un segment de l'intestin, le plus souvent la région iléo-caecale. Le diagnostic différentiel principal est représenté par la maladie de Crohn.

▶ **Causes et mécanisme :**

Elle est rarement secondaire à une tuberculose pulmonaire, et le plus souvent primitive, due à l'ingestion de bacilles tuberculeux bovins (lait).

▶ **Signes essentiels :**

∗ Clinique : Il peut s'agir de formes pseudo-occlusives (syndrome de Kœnig), pseudo-appendiculaires, pseudo-tumorales ou révélées par une ascite.

∗ Examens complémentaires : Leur association (tests tuberculiniques, recherche du BK dans les selles, aspect radiologique du lavement baryté et du transit du grêle) permet plus souvent de suspecter le diagnostic que de l'affirmer.

▶ **Traitement :**

L'effet du traitement médical (triple association d'antibiotiques) a souvent valeur de test diagnostique. En cas d'occlusion, la chirurgie s'impose et permet un diagnostic histologique (nécrose caséeuse entourée de cellules épithélioïdes et géantes).

PÉRITONITE TUBERCULEUSE

► **Définition :**
C'est l'infection du péritoine par le bacille tuberculeux humain ou bovin.

► **Causes et mécanisme :**
Elle se développe à partir d'une localisation intestinale, ganglionnaire, génitale ou lors d'une dissémination miliaire (hématogène en règle générale).
On distingue :
- une forme ascitique ;
- une forme avec adhérences ;
- une forme tumorale avec nécrose caséeuse.

► **Signes essentiels :**

* CLINIQUE : Le tableau est celui d'une ascite d'installation insidieuse chez un sujet transplanté, à l'état général modérément altéré.

* EXAMENS COMPLÉMENTAIRES : L'intradermo est positive, parfois phlycténulaire. Le liquide d'ascite est riche en protides (> 30 g/l) et en lymphocytes. On recherche des BK et on met en culture sur Lœwenstein. La laparoscopie trouve des granulations sur le péritoine et permet la biopsie.

► **Traitement :**
C'est la triple antibiothérapie antituberculeuse, associée parfois au début à une corticothérapie.

TUBERCULOSE HEPATIQUE

► **Définition :**
C'est l'atteinte tuberculeuse du foie.

► **Causes et mécanisme :**
Elle est en règle générale, secondaire à une diffusion hématogène du bacille tuberculeux humain et s'observe dans 60 % des tuberculoses miliaires. Il s'agit le plus souvent d'une granulomatose hépatique et exceptionnellement de tuberculome (abcès caséeux).

► **Signes essentiels :**

* CLINIQUE : La symptomatologie est habituellement pauvre : fièvre isolée, subictère, discrète hépatomégalie.

* EXAMENS COMPLÉMENTAIRES : Ils comprennent l'intradermo, le bilan hépatique (signes rétentionnels surtout) et surtout la biopsie hépatique à la recherche de follicules épithélio-giganto-cellulaires avec nécrose caséeuse centrale.

► **Traitement :**
C'est une triple association de l'antibiothérapie antituberculeuse.

TUBERCULOSE GÉNITALE DE LA FEMME

Voir aussi *Tuberculose uro-génitale*

► **Définition :**
Le bacille de Koch peut atteindre l'appareil génital de la femme.

► **Causes et mécanisme :**
La tuberculose utéro-annexielle est primitive ou secondaire. Le foyer primitif est dans la majorité des cas pulmonaire ou pleural, plus rarement intestinal ou rénal.
La diffusion se fait par voie hématogène ou par contiguïté.
Tous les organes génitaux peuvent être atteints, mais surtout les trompes, puis l'endomètre.

► **Clinique :**
La tuberculose utéro-annexielle entraîne le plus souvent des formes latentes qui continuent à évoluer et qui aboutissent à une *stérilité.* C'est donc lors d'une enquête pour stérilité, parfois pour troubles des règles, que l'on pensera à la tuberculose utéro-génitale.

► **Examens paracliniques :**
- *Culture du sang des règles* ou des sécrétions cervico-utérines avec inoculation au cobaye, pour la mise en évidence du bacille de Koch.
- *La biopsie d'endomètre* faite en fin de cycle immédiatement avant les règles montre des follicules tuberculeux.
- *L'hystéro-salpingographie* peut révéler des calcifications pelviennes, des synéchies utérines, un aspect moniliforme, rigide, des trompes, une exagération des plis longitudi-

naux de la muqueuse tubaire, et même des injections vasculaires.

- *La cœlioscopie* peut montrer une ou plusieurs nodosités tubaires d'aspect caséeux ou un semis de granulations jaunâtres sur la séreuse tubaire et le péritoine voisin.

▶ Traitement :

- Traitement général de toute tuberculose (→).
- Toute chirurgie plastique tubaire est contre-indiquée car vouée à l'échec.

La stérilité est définitive.

TUBERCULOSE PULMONAIRE

▶ Définition :

La tuberculose pulmonaire est une atteinte infectieuse du poumon et ou de la plèvre due au bacille de Koch (BK).

▶ Causes et mécanisme :

La localisation pulmonaire est la plus fréquente des atteintes tuberculeuses.

Le cycle de la maladie comporte plusieurs phases : la primo-infection tuberculeuse correspond au premier contact de l'organisme avec le BK. Celui-ci contamine le poumon par voie aérienne et provoque dans l'alvéole une réaction cellulaire : les macrophages se transforment en cellules géantes et épithélioïdes. Une partie des bacilles contaminent le ganglion satellite où la même réaction cellulaire se produit. Ainsi, se trouve réalisé le complexe primaire *(chancre + adénopathie)*. La multiplication des BK entraîne, d'une part, une *réponse immunitaire* (positivation des épreuves cutanées à la tuberculine), et, d'autre part, une *nécrose caséeuse,* qui empêche le développement des BK et favorise leur mort.

Deux possibilités s'offrent alors :

- Soit la guérison par *calcification du caséum*. Le patient est alors immunisé contre la tuberculose.
- Soit le *ramollissement du caséum*, qui permet la multiplication des BK et favorise la dissémination de la maladie, c'est alors la maladie tuberculeuse. Cette dissémination peut survenir à n'importe quel moment après la primo-infection, elle est exceptionnelle au-delà de 5 ans. Le diabète, l'alcoolisme, la dénutrition, la gastrectomie, la corticothérapie, les mauvaises conditions de vie favorisent cette dissémination.

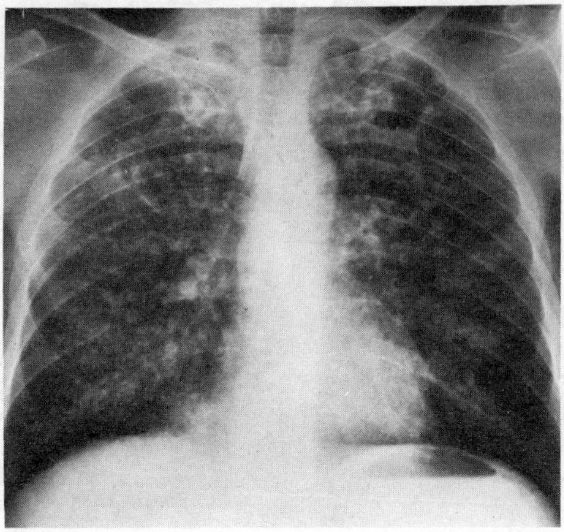

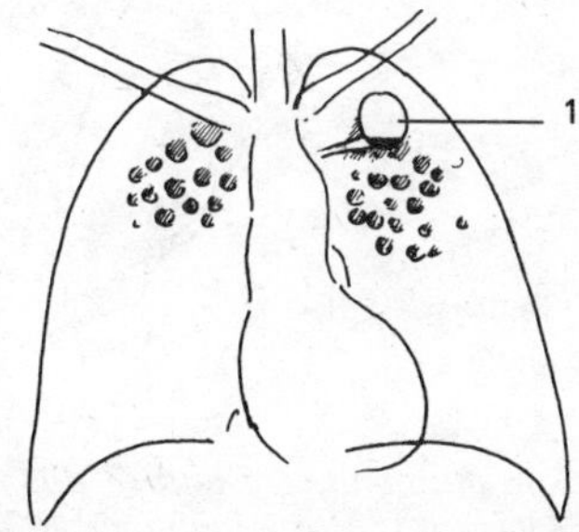

Tuberculose pulmonaire ulcéro-modulaire. 1) Caverne du sommet gauche

▶ Manifestations cliniques et paracliniques :

Les différentes formes d'atteinte pulmonaire de la tuberculose sont :

∗ La primo-infection tuberculeuse (PIT) : Elle atteint plutôt des sujets jeunes.

- *Elle est le plus souvent latente*, se manifestant simplement par un virage des réactions cutanées à la tuberculine en dehors de toute vaccination. La clinique et la radiographie sont normales. Si la notion de virage est certaine (réaction antérieure négative) le diagnostic est certain.
- *Le tableau clinique peut être plus explicite :* asthénie, amaigrissement, fébricule traînante, érythème noueux, adénopathies cervicales.

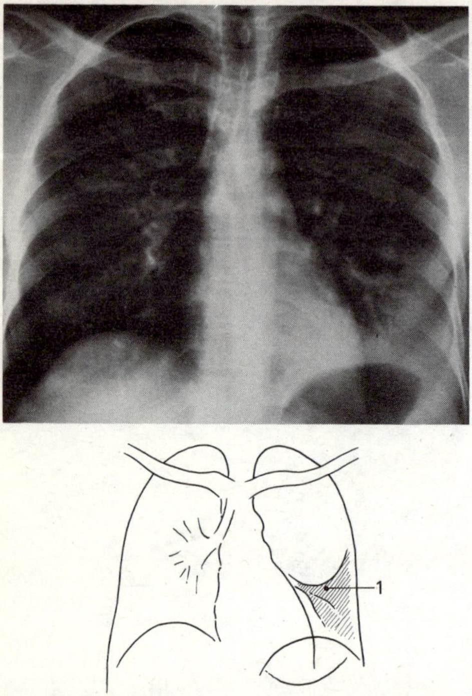

Tuberculose pulmonaire évolutive du poumon gauche. Aspect d'infiltrat inhomogène de l'hémichamp inférieur gauche. 1) Infiltrat tuberculeux.

– *La radiographie* recherche le complexe ganglio-pulmonaire. Le *chancre* est une petite opacité ronde, il est bien souvent invisible à la radio. L'*adénopathie satellite* est faite d'un ou plusieurs ganglions formant une image opaque, polycyclique dans la région hilaire.

– *Le diagnostic* repose sur le virage récent des réactions cutanées à la tuberculine, mais elles se positivent 6 semaines après le contage.

– *L'évolution* se fait soit vers la guérison avec calcification des images radiologiques, soit vers la dissémination. L'adénopathie peut se compliquer de troubles de la ventilation par compression bronchique (atélectasie) ou de fistulisation dans une bronche, entraînant l'apparition de BK dans les crachats, et d'infiltrats à la radiographie.

∗ La tuberculose pulmonaire commune :

– *Les manifestations révélatrices* sont variables : toux, hémoptysie, fièvre, altération de l'état général, amaigrissement, sueurs nocturnes, pneumothorax. Bien souvent, il s'agit d'une *découverte radiologique* à l'occasion d'un examen systématique.

– *L'interrogatoire* recherche un antécédent tuberculeux personnel ou familial, précise l'état antérieur des réactions cutanées à la tuberculine;

– *L'examen clinique* est le plus souvent négatif (en dehors de l'existence d'une pleurésie).

– *La radiographie pulmonaire standard de face et de profil* permet une étude des lésions. Toutes les images sont possibles, mais certaines sont plus évocatrices par leur topographie (apicale et postérieure), et leur aspect :

· nodules de contours flous ;
· infiltrations minimes ;
· infiltrats étendus hétérogènes mal limités et non systématisés,
· cavernes : à un stade plus tardif, isolées ou multiples, réalisant des images claires entourées par une opacité mal limitée avec parfois l'image d'une bronche de drainage se dirigeant vers le hile. De telles lésions signent une haute contagiosité.

Ces différentes images sont associées, bilatérales et asymétriques, mais une image unique est possible :

Certaines images font évoquer des lésions séquellaires ;

· opacités rétractiles ;
· nodules fibro-calcifiés ;
· épaississements pleuraux ou pachypleurite.

– *La recherche de BK* est l'examen essentiel permettant d'affirmer le diagnostic.

· Dans les crachats ou par tubages gastriques, le matin à jeun, 3 jours de suite et après fibroscopie.
· L'examen direct positif affirme la présence de bacilles acido-alcoolo-résistants (BAAR).
· La mise en culture permet un typage précis du BAAR ; les résultats sont obtenus en 6 semaines environ. Il s'agit le plus souvent du bacille de Koch qui signe la tuberculose humaine commune. Les mycobactéries atypiques se rencontrent sur certains terrains (immunodéprimés).
· L'antibiogramme est systématique.

– *L'intradermo réaction à la tuberculine* est positive.

– *Le bilan biologique* peut montrer une VS accélérée avec numération formule sanguine normale ou montrant une neutropénie.

– *L'évolution* est favorable sous traitement pouvant laisser des cavernes séquellaires, qui risquent de s'infecter ou de favoriser une greffe aspergillaire.

* LA MILIAIRE TUBERCULEUSE :
Elle est moins fréquente.
– *Le tableau clinique* est souvent bruyant : fièvre élevée, altération de l'état général, parfois dyspnée. La fièvre peut manquer (miliaire froide).
– *La radiographie pulmonaire* est typique d'une miliaire, avec micronodulations. disséminées.
– *La recherche de BK* dans les crachats ou aux tubages n'est pas toujours positive. La dissémination se fait par voie hématogène (« septicémie à BK »).
– *Le lavage alvéolaire* peut être utile, montrant une hyperlymphocytose et retrouvant parfois le bacille.

Il est impératif de rechercher une dissémination, notamment par le FO et la ponction lombaire.

Le traitement doit être entrepris rapidement, souvent sans preuve formelle de maladie tuberculeuse.

* LA PLEURÉSIE TUBERCULEUSE (→ PLEURÉSIE SÉROFIBRINEUSE) :
– *Le tableau clinique et radiologique* est celui d'une pleurésie sérofibrineuse banale avec fièvre, altération de l'état général. Le parenchyme pulmonaire peut être indemne d'anomalie et la recherche de BK dans les crachats peut être négative.
– *Le diagnostic* repose sur l'intradermoréaction à la tuberculine positive, la recherche de BK dans le liquide qui est très riche en lymphocytes et sur la ponction-biopsie pleurale, qui montre les granulomes épithélioïdes et giganto-cellulaires avec une couronne lymphoïde et parfois du caséum.
– *Sous traitement, l'évolution* est favorable, mais les séquelles à type de pachypleurite et syndrome restrictif sont possibles. A distance, la radiographie pulmonaire peut montrer des calcifications pleurales en os de seiche.

▶ Arguments du diagnostic en faveur d'une atteinte tuberculeuse :

Lorsque les BK sont mis en évidence dans un prélèvement (crachats, tubage, liquide pleural), ils suffisent au diagnostic, mais il faut parfois attendre les cultures qui demandent 4 à 6 semaines.

Certains arguments plaident en faveur de la tuberculeuse :
– La notion de *contage* avec un tuberculeux.
– L'existence de *réactions cutanées à la tuberculine positives* surtout si elles étaient négatives antérieurement. Mais des réactions négatives n'éliminent pas toujours le diagnostic : On peut se situer dans la phase préallergique de 6 semaines environ, la technique ou le produit peuvent être défectueux, certaines maladies associées sont anergisantes (coqueluche, rougeole, Hodgkin, sarcoïdose), certaines formes aiguës peuvent s'accompagner initialement de réactions négatives.
– La notion d'*atteinte de l'état général* avec fébricule, asthénie, amaigrissement.
– La recherche d'*autres localisations de la maladie :* FO (tubercules de Bouchut), méningée, hématologique, uro-génitale, osseuse, hépatique.

▶ Traitement et pronostic :

* LE PRONOSTIC a été transformé depuis l'avènement des antibiotiques antituberculeux.

* PRIMO-INFECTION TUBERCULEUSE :
Le traitement est systématique.

Dans les formes avec image radiologique, c'est le *traitement classique triple.*

Dans les formes asymptomatiques, on utilise le *Rimifon* pendant 6 à 9 mois.

* TUBERCULOSE COMMUNE :
Il est devenu habituel, aujourd'hui, d'adjoindre à la trithérapie classique comprenant rifampicine, isoniazide (*Rimifon*), éthambutol, un quatrième antituberculeux : le pyrazinamide (*Pirilène*).

La dose est adaptée en fonction du poids et des dosages sériques du *Rimifon.*

L'ensemble des comprimés doit être pris le matin à jeun.

Le traitement par quadrithérapie est poursuivi durant 6 mois. Après 2 mois, si l'anbiogramme montre une sensibilité normale, seuls la rifampicine et le *Rimifon* sont poursuivis.

Le traitement impose une surveillance régulière des transaminases et de la vision des couleurs.

Certaines formes de tuberculose minime peuvent être traitées de façon ambulatoire.

Les patients chez qui le BK a été retrouvé à l'examen direct sont contagieux pour leur entourage. Mais il a été montré qu'un traitement de 15 jours suffit à diminuer considérablement ce risque de contagion.

Les malades vivant dans des conditions sociales difficiles seront mieux surveillés en maison de convalescence.

Dans les pleurésies, on associe au traitement antituberculeux, l'évacuation de l'épanchement s'il est important, et une kinésithérapie respiratoire active.

∗ TRAITEMENT PRÉVENTIF :
Il devrait faire disparaître la maladie :
- vaccination par le BCG obligatoire dans l'enfance ;
- isolement des tuberculeux contagieux ;
- traitement correct de toute primo-infection.

TUBERCULOSE URO-GÉNITALE

► **Mécanisme :**

C'est la plus fréquente des tuberculoses extra-pulmonaires. Elle se fait par voie hématogène.

∗ AU NIVEAU DU REIN, les lésions cortico-médullaires s'ouvrent dans les calices. La sténose de la tige calicielle va exclure la caverne intrapapillaire. Le rein mastic est l'aboutissement de la nécrose caséeuse du rein.

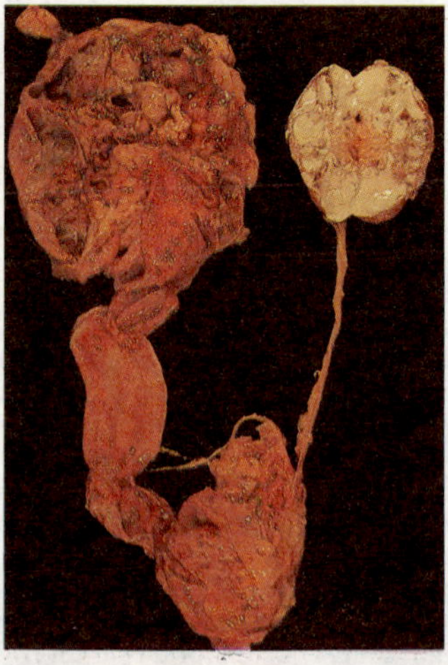

Aspect macroscopique des lésions à l'autopsie.

∗ AU NIVEAU DE LA VOIE EXCRÉTRICE, les lésions sténosantes se développent à la jonction pyélo-urétérale, à l'uretère pelvien, à la vessie.

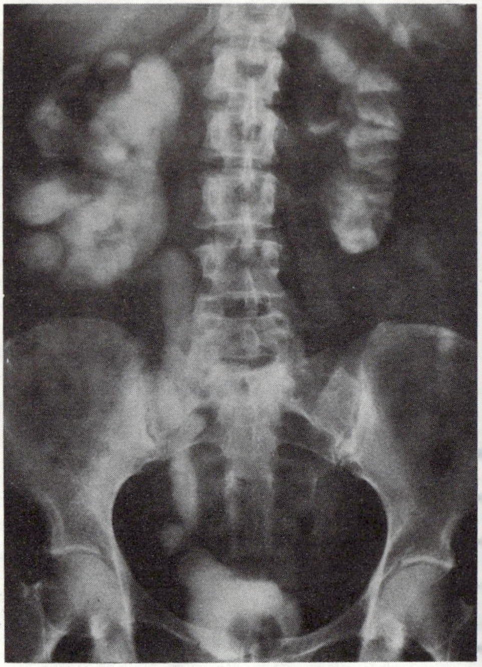

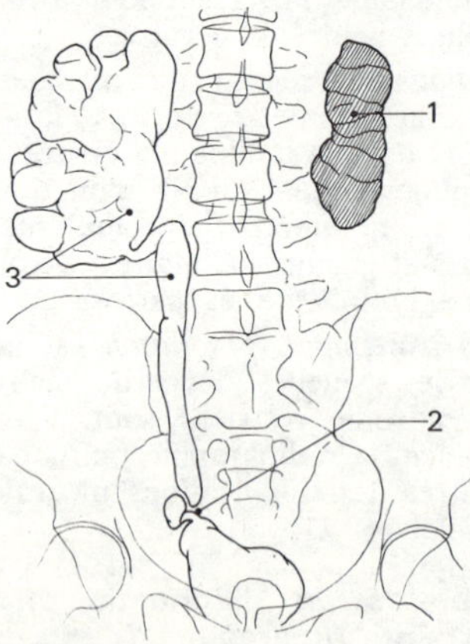

Cliché d'urographie montrant : à gauche : rein mastic (1) ; à droite : urétérohydronéphrose (3) en amont d'une lésion urétérale tuberculeuse ; 2) sténose urétérale.

▶ Signes cliniques et paracliniques :
La cystite rebelle (→) et l'épididymite (→) chez l'homme sont les signes révélateurs les plus fréquents. L'U. I. V. aide au diagnostic en montrant les cavernes, les sténoses des tiges calicielles et du bassinet avec dilatation de plusieurs calices, les rétrécissements urétéraux. La mise en évidence de BK affirme la tuberculose.

▶ Complications :
La cicatrisation des lésions peut se faire vers la sténose, d'où la nécessité d'une surveillance urographique.

▶ Traitement :
C'est un traitement médical de 6 mois en débutant par une quadrithérapie antituberculeuse. Le *traitement chirurgical* est l'ablation des organes détruits contenant toujours du BK (rein mastic, hydronéphrose partielle, épididymite) et le traitement des obstacles de la voie excrétrice.

TUBULOPATHIES CHRONIQUES

Il s'agit d'anomalies génétiquement transmises touchant certaines fonctions tubulaires, se manifestant surtout dans l'enfance. Il peut s'agir également d'anomalies acquises secondaires à une maladie héréditaire ou non.

ACIDOSE TUBULAIRE

▶ Définition :
C'est un défaut d'excrétion des ions H^+ d'origine tubulaire, entraînant une acidose métabolique.

▶ Causes :
L'anomalie est soit *primitive* : atteinte proximale ou distale (syndrome d'Albright) ; soit *secondaire* : uropathies, métabolique, toxique.

Le *syndrome d'Albright* atteint deux fois plus souvent la fille que le garçon. La transmission est autosomique dominante, l'acidose est sporadique. Chez le nourrisson, elle entraîne un retard de croissance, une ostéoporose et une ostéomalacie, une néphrocalcinose et évolue spontanément vers l'insuffisance rénale. L'alcalinisation peut stopper l'évolution.

L'épreuve d'acidification (→) permet de diagnostiquer le type d'acidose tubulaire proximale ou distale.

SYNDROME DE BARTTER

▶ Définition :
C'est un diabète potassique transmis sur le mode autosomique récessif. Il se traduit *chez le nourrisson* par une polyurie, des troubles digestifs, un retard de croissance ; *chez l'adulte*, par une néphropathie interstitielle avec perte de potassium.

SYNDROME DE DE TONI-DEBRÉ-FANCONI

▶ Définition :
Il s'agit d'un trouble complexe du tube proximal associant glycosurie, aminoacidurie, hémoglobinurie, fuite de potassium, de bicarbonates, d'acide urique et une polyurie. Le syndrome de Fanconi peut être *primitif*, transmis sur le mode autosomique récessif, ou *secondaire*, dû à une anomalie héréditaire ou acquise : cystinose, myélome, intoxication par les métaux lourds, les tétracyclines périmées.

▶ Évolution :
Le syndrome de Fanconi primitif se révèle à la fin de la première année par un retard staturo-pondéral, un rachitisme. Un traitement substitutif peut stabiliser l'évolutivité de la maladie.

DIABÈTE INSIPIDE NÉPHROGÉNIQUE

Il s'agit soit d'une maladie à transmission dominante où les épisodes de déshydratation aiguë peuvent mettre en jeu le pronostic vital chez le nourrisson, soit d'une maladie secondaire à une néphropathie héréditaire (cystinose, hypercalciurie) ou à une néphropathie acquise de l'adulte (néphrocalcinose, néphropathie tubulo-interstitielle chronique).

DIABÈTE RÉNAL

Il s'agit d'anomalies fonctionnelles tubulaires proximales à transmission récessive intéressant :
- le *glucose* : glycosurie rénale normoglycémique ;
- le *potassium* : voir *supra* SYNDROME DE BARTTER ;

– le *phosphore* : rachitismes familiaux hypophosphatémiques ;
– les *bicarbonates* : acidoses tubulaires proximales héréditaires ;
– le *calcium* : hypercalciurie idiopathique ;
– les *acides aminés* : cystinurie, lysinurie.

Ces anomalies peuvent entraîner un retard de croissance chez l'enfant ou comme dans les deux derniers cas être une cause de lithiase urinaire.

SYNDROME OCULO-CÉRÉBRO-RÉNAL DE LOWE

De transmission récessive liée au sexe, n'atteignant que le garçon, il associe une insuffisance tubulaire complexe, un retard mental et une cataracte.

TULARÉMIE

▶ **Définition, causes et mécanisme :**
C'est une infection contagieuse due à Pasteurella tularensis, commune à l'homme et à certains animaux (rongeurs, mammifères, oiseaux). L'homme se contamine par contact direct, à la faveur d'une excoriation cutanée, plus rarement par de la viande infectée.

▶ **Signes essentiels :**

* CLINIQUE : Après une courte incubation le malade est fébrile, frissonne ; la papule prurigineuse développée au point d'inoculation s'ulcère et s'accompagne d'une lymphangite et d'adénopathies (*forme ulcéro-ganglionnaire*). Ensuite les ganglions se fistulisent. La guérison spontanée est possible, mais longue. Les formes cliniques sont les formes oculo-ganglionnaires et les cas sans chancre d'inoculation retrouvé. Les complications (pleuro-pulmonaires, méningées, péricardiques) sont exceptionnelles.

* EXAMENS COMPLÉMENTAIRES : On recherche le germe dans la sérosité ganglionnaire. Le sérodiagnostic est positif à partir du 10e-12e jour, les agglutinines persistent à un taux appréciable pendant des années. L'intradermo à la tularine est spécifique.

▶ **Traitement :**
Les cyclines sont efficaces. La déclaration est obligatoire (No 23).

TUMEURS BÉNIGNES DE LA GLANDE SOUS-MAXILLAIRE

Ces tumeurs bénignes sont très rares. Elles se limitent pratiquement aux tumeurs mixtes de la glande sous-maxillaire.

▶ **Cliniquement,** ces tumeurs se manifestent par l'existence d'une masse dure située à l'intérieur de la glande et augmentant progressivement de volume.

▶ **Le traitement est chirurgical,** l'exérèse de la tumeur et de la glande doit être complète. Le risque de récidive est plus élevé que pour la localisation parotidienne.

TUMEURS BÉNIGNES DU LARYNX

Les tumeurs bénignes du larynx sont nombreuses. Sont à citer parmi les plus fréquentes : les polypes, les granulomes et les papillomes.

▶ **Les polypes du larynx :**
Les polypes sont des formations arrondies, sessiles ou pédiculées, siégeant sur une ou sur les deux cordes vocales. Ils sont responsables d'une dysphonie.

L'ablation du polype est effectuée en laryngoscopie indirecte sous anesthésie locale ou le plus souvent en laryngoscopie directe sous anesthésie générale. Il est souhaitable que l'exérèse chirurgicale du polype s'accompagne d'un traitement orthophonique.

▶ **Les granulomes du larynx :**
Les granulomes du larynx sont d'origine traumatique, on les observe le plus souvent à la suite d'une intervention sous anesthésie générale du fait de l'intubation trachéale. L'exérèse en est faite par laryngoscopie directe.

▶ **Les papillomes du larynx :**
Les papillomes de l'adulte se présentent sous la forme d'une tumeur unique, plus ou moins volumineuse, dont l'exérèse est effectuée en laryngoscopie. Certaines formes de papillomes mal limités ou récidivants sont en fait des lésions précancéreuses.

► **La papillomatose laryngée de l'enfant** est très différente. Les papillomes y sont très nombreux et peuvent engendrer des difficultés respiratoires. Classiquement, la maladie guérit spontanément à la puberté. Pendant de nombreuses années, les enfants atteints de papillomatose étaient parfois trachéotomisés. Actuellement le traitement par le laser évite la trachéotomie, et permet la guérison dans de nombreux cas.

TUMEURS BÉNIGNES DE LA PAROTIDE

Les tumeurs de la glande parotide sont le plus souvent bénignes. Leur traitement est toujours chirurgical.

► **Symptomatologie clinique :**
Les tumeurs sont révélées par une tuméfaction située dans la glande parotide, de volume progressivement croissant, de consistance dure ou fluctuante. Elles ne s'accompagnent pratiquement jamais de paralysie faciale, le nerf facial situé au contact de la tumeur est refoulé mais pas envahi.

Dans certains cas ces tumeurs peuvent acquérir un volume considérable, réalisant une déformation de la région rétromaxillaire.

► **Le type histologique est variable :**
Les tumeurs les plus fréquentes sont les tumeurs dites *mixtes*, mais on peut rencontrer également des tumeurs kystiques : *cystadénolymphome.*

Une mention particulière doit être faite aux cylindromes qui sont des tumeurs histologiquement bénignes mais qui récidivent très souvent et sont susceptibles de donner des métastases pulmonaires.

► **Les examens complémentaires :**
La sialographie montre un refoulement canalaire, mais ce sont surtout l'échographie et le scanner qui précisent la localisation de la tumeur.

► **Traitement :**
Le traitement est toujours chirurgical : *parotidectomie totale* ou *superficielle* avec conservation du nerf facial.

L'intervention peut entraîner une parésie faciale périphérique qui est habituellement régressive et parfois un syndrome de Frei qui se manifeste par une sudation localisée lors des repas.

TUMEURS BÉNIGNES DU PHARYNX

Les tumeurs bénignes du pharynx sont rares.

► **Le papillome du pharynx** peut être observé sur le voile du palais ou les piliers de l'amygdale, sous forme d'une petite tumeur arrondie de surface granitée. Il ne donne habituellement aucun symptôme, il est découvert à l'occasion d'un examen systématique.

► **L'exérèse** en est effectuée simplement à la pince. On peut parfois se contenter d'une simple surveillance.

TUMEURS BÉNIGNES DES SINUS

Les tumeurs bénignes des sinus maxillaire, frontal, ethmoïdal ou sphénoïdal ont une symptomatologie très discrète et sont souvent découverts par des radiographies effectuées à titre systématique ou lorsqu'elles ont atteint un volume très important.

► **Les kystes des sinus :**
Ils siègent surtout dans le sinus maxillaire, notamment dans sa partie inférieure. Ces kystes sont très fréquents et ne nécessitent en règle générale pas de traitement particulier, en l'absence d'évolutivité.

► **Les mucocèles :**
Ces tumeurs kystiques à point de départ muqueux augmentent progressivement de volume. Elles ont souvent une origine traumatique, qui peut être très ancienne. Elles entraînent parfois des destructions osseuses importantes et en imposent alors pour une tumeur maligne. Le diagnostic exact est posé lors de l'intervention chirurgicale. La voie d'abord varie suivant la localisation : vestibule buccal pour le sinus maxillaire, voie frontale pour le sinus frontal.

▶ **Les ostéomes :**

Ce sont des tumeurs osseuses bénignes, composées d'os condensé. Ils siègent surtout dans le sinus frontal et peuvent s'accompagner de céphalées frontales. Lorsque l'ostéome augmente de volume, il est nécessaire d'en effectuer l'exérèse chirurgicale.

La *gammagraphie* a moins d'intérêt.

Lors du bilan ultérieur, des *opacifications vasculaires* sont utiles en préopératoire.

▶ **Traitement :**

Il est chirurgical si possible.

Le pronostic est très variable : excellent si la tumeur est bénigne et bien localisée ; dramatique en cas de malignité.

TUMEURS CÉRÉBRALES (TROUBLES PSYCHIQUES DES)

▶ **Définition :**

On observe dans plus de la moitié des cas, au cours de l'évolution des tumeurs cérébrales, des troubles psychiques dont la survenue et l'allure clinique dépendent de la nature de la tumeur, de sa localisation.

▶ **Clinique :**

∗ ON OBSERVE LE PLUS SOUVENT :

- des troubles de la conscience ;
- un affaiblissement intellectuel global ;
- des modifications de la personnalité ;
- des troubles de l'humeur.

∗ CERTAINS TABLEAUX SONT ÉVOCATEURS D'UNE LOCALISATION TUMORALE : dans les *tumeurs frontales*, les troubles psychiques sont retrouvés dans 2/3 des cas.

Le plus typique est caractérisé par un mélange d'excitation euphorique avec perte de l'ethique (moria) alternant parfois avec des phases dépressives. On retrouve des réflexes anormaux (grasping), des troubles sphinctériens.

Dans les *tumeurs temporales*, la symptomatologie est paroxystique : crises d'épilepsie, crises auditives, crises olfactives.

D'où l'importance, devant toute pathologie psychiatrique, d'examiner complètement les patients.

▶ **Examens paracliniques :**

Ils sont, à cause de cette suspicion, quasi systématiques en psychiatrie.

L'E.E.G. recherche des signes de localisation.

Le F.O. et les radios du crâne recherchent une hypertension intracrânienne.

Actuellement, le *scanner* est l'examen essentiel de dépistage. Il permet de mettre en évidence des tumeurs supérieures à 0,5 cm.

TUMEURS CÉRÉBRALES DE L'ENFANT

▶ **Définition :**

Ce sont les plus fréquentes des tumeurs de l'enfant, siégeant le plus souvent dans la fosse postérieure et correspondent à des astrocytomes, des médulloblastomes, le plus souvent à des craniopharyngiomes dans la région de l'hypophyse.

▶ **Signes essentiels :**

Ils comportent : d'une part, des signes d'hypertension intracrânienne chez le grand enfant (céphalées de la seconde moitié de la nuit et du matin, vomissements, œdème papillaire au fond d'œil, disjonction des sutures à la radio de crâne) ou des signes d'hydrocéphalie (→) chez le nourrisson ; d'autre part, des signes variables suivant la localisation de la tumeur : attitude anormale de la tête, troubles cérébelleux (troubles de l'équilibre), paralysies des nerfs crâniens, troubles oculaires, troubles endocriniens.

Le diagnostic est fait sur la tomodensitométrie (scanner), parfois l'IRM (imagerie en résonance magnétique). D'autres examens (artériographie, ventriculographie) peuvent être nécessaires en préopératoire.

La ponction lombaire est formellement contre-indiquée.

▶ **Évolution et complications :**

Elle est le plus souvent grave du fait du siège ou de l'extension de la tumeur rendant difficile, voire impossible, son exérèse, du fait de sa nature (récidives, métastases) ou des complications du traitement (radiothérapie).

La complication la plus grave est l'engagement ou crise tonique postérieure (hypertonie en hyperextension, troubles respiratoires).

▶ **Traitement :**
Le traitement est *chirurgical,* complété ou non par la radiothérapie selon les résultats histologiques.

▶ **Pronostic :**
Le pronostic est d'autant meilleur que le diagnostic est fait plus tôt.

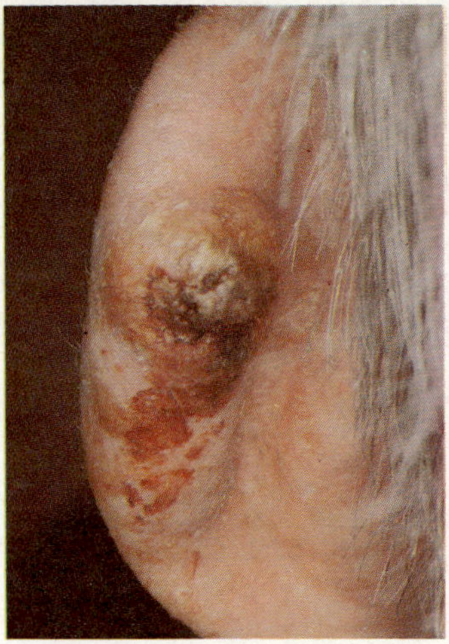

Kérato-acanthome.

TUMEURS CUTANÉES NON PIGMENTÉES

Cette classification purement clinique est un peu arbitraire : seront distinguées ici les tumeurs bénignes et les tumeurs malignes.

TUMEURS BÉNIGNES

Elles sont classées d'après le type cellulaire initial.

▶ **Épithéliales :**

⁎ LES VERRUES SÉBORRHÉIQUES (V.S.) :
- Elles sont très fréquentes après 50 ans, de cause mal connue : une prédisposition génétique est possible.
- Différents types cliniques sont observés : elles sont toujours bien limitées, de couleur variable (jaune ou noire), de surface régulière, rugueuse, papillomateuses, marquées par la présence de bouchons cornés, plates, posées sur la peau (thorax) ou pédiculées (cou, paupières).

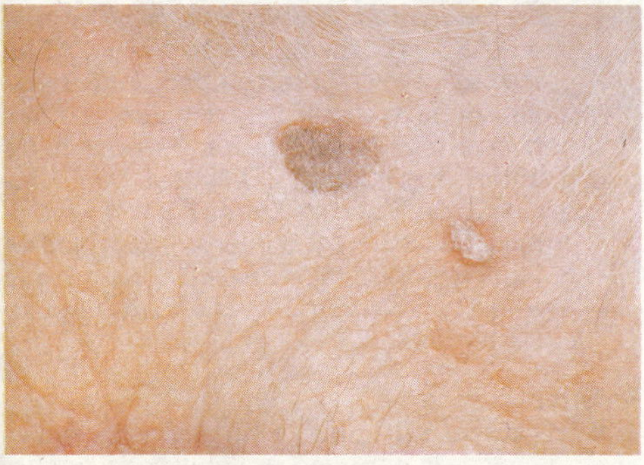

Verrue séborrhéique.

- L'évolution est lentement extensive. Elles ne dégénèrent jamais.
- Le traitement est local, cryothérapie (→) ou ablation à la curette tranchante.

⁎ LE KÉRATO-ACANTHOME (K.A.) :
Il apparaît chez l'homme d'âge moyen dans une zone exposée à la lumière.

Au début, c'est une papule rosée, le plus souvent unique, dont le centre se déprime puis se comble d'une masse cornée. La régression s'effectue spontanément en 6 semaines laissant une cicatrice inesthétique.

L'exérèse chirurgicale est souhaitable. Elle permet :
- la confirmation histologique (l'aspect clinique peut faire évoquer parfois un épithélioma spino-cellulaire : aspects pseudo-épithéliomateux)
- d'éviter la constitution de cicatrice inesthétique.

▶ **Follicule pileux :**
Le trichoépithéliome est le plus fréquent : petites tumeurs symétriques et multiples du visage, souvent familiales.

L'exérèse des plus grosses confirme le diagnostic et règle le problème esthétique.

▶ **Follicule sébacé :**
Ce sont les adénomes sébacés à traiter par cryothérapie.

▶ **Sudoripares.**

► **Conjonctives :**
- histocytofibrome (→ TUMEURS NOIRES NON MÉLANOCYTAIRES) ;
- chéloïde (→) et cicatrices hypertrophiques.

TUMEURS MALIGNES

En dehors des épithéliomas baso-cellulaires, spino-cellulaires (→), les tumeurs cutanées malignes non pigmentées sont très rares. Ce sont :

► **Les sarcomes.**

► **Les tumeurs métastatiques,** en particulier du cancer du sein, siégeant volontiers au niveau du cuir chevelu où elles réalisent une alopécie (→) infiltrée.

TUMEURS DE LA FOSSE POSTÉRIEURE (T.F.P.) OU TUMEURS SOUS-TENTORIELLES

Les tumeurs de la fosse postérieure représentent 20 à 30 % des tumeurs intracrâniennes de l'adulte et plus de la moitié des tumeurs intracrâniennes de l'enfant. Quelle que soit la nature de la tumeur, *l'exérèse chirurgicale est difficile* (espace étroit et proximité du tronc cérébral) et les suites opératoires sont souvent délicates.

► **Clinique :**
Elle est dominée par l'hypertension intracrânienne et/ou les signes déficitaires focaux.

* L'HYPERTENSION INTRACRÂNIENNE (→) : elle est *liée à la compression du système ventriculaire*. Les céphalées peuvent être occipitales, sus et rétro-orbitaires ou occipito-frontales. Les vomissements peuvent dominer le tableau et être accompagnés de douleurs abdominales chez l'enfant. L'œdème papillaire au fond d'œil est constant chez l'enfant en cas d'HIC, il est inconstant chez l'adulte surtout après 50 ans. Il peut exister une raideur de nuque avec attitude guindée du port de tête évocatrice. L'existence d'une T.F.P. avec HIC est *une grande urgence neurochirurgicale* du fait du *risque oculaire et du risque vital par engagement.*

Si l'HIC est importante, une dérivation interne du LCR par valve ventriculopéritonéale précédera l'exérèse de la tumeur et lèvera l'H.I.C.

* LES SIGNES FOCAUX peuvent manquer ou peuvent schématiquement réaliser trois tableaux.
- *Le syndrome cérébelleux* (axial et/ou hémisphérique) réalise : une difficulté du geste (dysmétrie), une démarche ébrieuse. Il existe souvent des *troubles vestibulaires* associés (vertiges, troubles de l'équilibre, nystagmus).
- En cas *d'atteinte du tronc cérébral,* l'HIC est tardive, il existe des paralysies souvent multiples des nerfs crâniens, des signes d'atteinte des voies longues avec troubles sensitifs et pyramidaux (Babinski, déficit moteur).

* LES TUMEURS DE L'ANGLE PONTOCÉRÉBELLEUX sont des tumeurs de l'adulte. Selon l'étiologie, il existe une atteinte préférentielle du nerf acoustique, du nerf facial ou du trijumeau. Les signes cérébelleux et pyramidaux sont plus tardifs ainsi que l'HIC.

► **Diagnostic, examens complémentaires :**
Il convient de ne pas méconnaître le diagnostic de T.F.P., en particulier en parlant trop vite de céphalées psychogènes chez un adulte jeune ou d'affection digestive chez un enfant.

Devant une suspicion de T.F.P., a fortiori s'il existe une HIC, il faut hospitaliser d'urgence le malade en service de neurochirurgie.

* LES EXAMENS COMPLÉMENTAIRES :
- La ponction lombaire est formellement contre-indiquée.
- FO à la recherche d'un œdème papillaire.
- L'EEG est en règle générale peu perturbé.
- *La tomodensitométrie cérébrale* est indispensable au diagnostic de la tumeur. Elle précise le siège de la tumeur, son retentissement sur le système ventriculaire et l'importance de la dilatation ventriculaire d'amont. Par contre, le diagnostic étiologique, s'il est souvent évoqué par l'âge, la clinique et l'aspect tomodensitométrique de la tumeur, *n'est définitivement connu que lors de l'intervention avec étude histologique extemporanée.*

► **Surveillance :**
Elle portera en milieu neurochirurgical sur la vigilance et la conscience, l'état de la nuque, l'état neurologique, les grands paramètres respi-

ratoires et cardiovasculaires. La surveillance sera étroite du fait du risque d'aggravation brutale et d'engagement.

► Étiologies des T.F.P. de l'enfant :

- *Le médulloblastome vermien* (tumeur maligne) se voit chez l'enfant entre 5 et 10 ans. Le tableau associe une HIC d'évolution rapide, des signes cérébelleux, une altération de l'état général. Malgré une certaine radiosensibilité, le traitement chirurgical et radiothérapique ne permet pas d'éviter un pronostic redoutable.
- Par contre, *l'astrocytome cérébelleux, volontiers kystique* est une tumeur bénigne de bon pronostic après traitement chirurgical.
- Parmi les tumeurs bénignes citons également *les épendymomes du IVe ventricule.*

► Les tumeurs de la fosse postérieure de l'adulte :

La plus fréquente est le *neurinome du VIII.* C'est une tumeur bénigne d'évolution lente. La première phase dite *otologique* est marquée par une *surdité progressive unilatérale de perception.*

Secondairement peuvent apparaître une atteinte vestibulaire puis une paralysie faciale discrète, une anesthésie cornéenne, une atteinte cérébelleuse, l'HIC est tardive. Le diagnostic doit être évoqué devant toute surdité unilatérale. Il repose sur une étude cochléovestibulaire avec audiogramme, épreuves labyrinthiques et potentiels évoqués auditifs (P.E.A.), une étude radiologique comparative des conduits auditifs internes et le scanner cérébral.

Le traitement est chirurgical et le pronostic est excellent dans les tumeurs de petite taille, plus réservé dans les tumeurs évoluées, du fait des difficultés opératoires. *Les autres tumeurs de l'angle pontocérébelleux* : *méningiome de l'angle* et *cholestéatome,* sont moins fréquentes que les neurinomes de l'acoustique.

Les tumeurs du cervelet sont chez l'adulte dominées par *les métastases* de cancer viscéral en particulier mammaire ou bronchique.

L'hémangioblastome cérébelleux : tumeur bénigne, d'évolution lente hypervasculaire à l'artériographie. Il peut être associé à une angiomatose rétinienne, à une polyglobulie et à une polykystose rénale (maladie de Von Hippel-Lindau). Traitement chirurgical. Bon pronostic.

Enfin, parmi les tumeurs bénignes, on peut citer les *méningiomes de la tente du cervelet, du clivus et du trou occipital* et les *astrocytomes infiltrants* du tronc, inopérables du fait de leur localisation.

TUMEURS DU PANCRÉAS

Voir *Cancer du pancréas*

TUMEUR GASTRIQUE

► Définition :

C'est une néo-formation gastrique bénigne ou maligne.

► Causes et mécanisme :

Les principales étiologies peuvent être classées selon le tableau ci-dessous.

Tumeurs gastriques

TUMEURS MALIGNES	TUMEURS BÉNIGNES
. *Épithéliale* (carcinome) : → *Cancer gastrique* . *Lymphoïde :* – lymphome malin – maladie de Hodgkin . *Musculaire :* – léiomyosarcome – léiomyoblastome . *Autres :* – schwannome dégénéré – carcinoïde – mélanosarcome	. *Épithéliale :* – adénomes – ils se développent en règle générale sur une gastrite atrophique – (fréquents) – tumeur villeuse (rare) . *Mésenchymateuse :* – léiomyome – schwannome – lipome

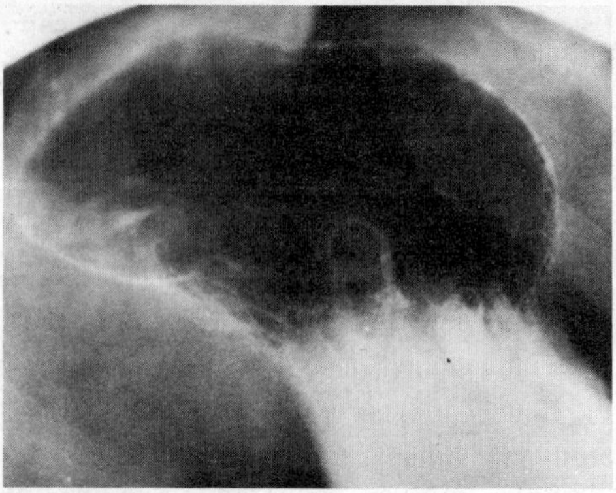

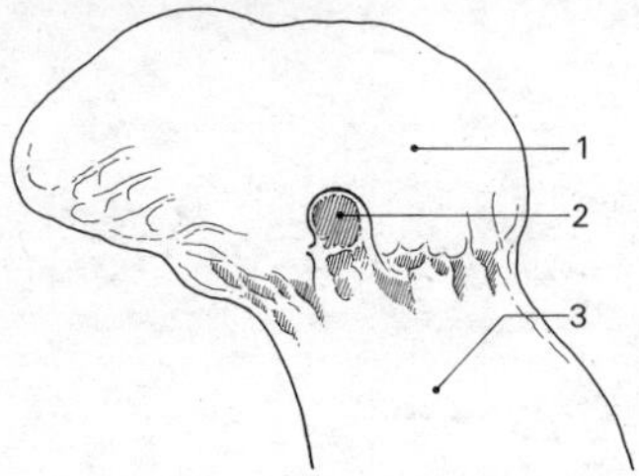

L'image arrondie que l'on voit dans la poche à air gastrique révèle un polype gastrique (il a été enlevé en fibroscopie à l'anse diathermique : adénome bénin) : 1) Grosse tubérosité ; 2) Polype ; 3) Corps de l'estomac.

► Signes essentiels :

Pour le diagnostic des tumeurs gastriques : → CANCER GASTRIQUE. Les tumeurs bénignes sont en règle générale latentes (découverte de fibroscopie, au cours de la surveillance d'une maladie de Biermer, par exemple), ou alors se révèlent lors d'une complication, le plus souvent une hémorragie. Leur diagnostic est radiologique (transit gastro-duodénal, voire artériographie pour certaines tumeurs à développement exo-luminal) et surtout endoscopique. Cette dernière permet parfois une orientation diagnostique, mais il arrive que même les biopsies (tumeur sous-muqueuse) ne permettent pas un diagnostic précis.

► Traitement :

C'est la chirurgie (gastrectomie plus ou moins large, exérèse locale avec une collerette de muqueuse adjacente) ou la polypectomie endoscopique (qui permet une étude histologique de la pièce dans sa totalité).

TUMEUR HÉPATIQUE

► Définition :

Il s'agit d'une tuméfaction hépatique dont l'étiologie n'est ni parasitaire, ni infectieuse.

► Causes et mécanisme :

Les principales étiologies peuvent être classées selon le tableau ci-dessous.

► Signes essentiels :

∗ CLINIQUE : Les signes révélateurs peuvent être des douleurs, une hépatomégalie, etc. On

Tumeurs hépatiques

TUMEURS MALIGNES	TUMEURS BÉNIGNES
A) PRIMITIVES : . Carcinome hépato-cellulaire (hépatome malin) [++] . Cholangiome malin . Hépato-cholangiome . Hépatoblastome (enfant) . Hémangiosarcome B) SECONDAIRES : . Métastases hépatiques (+++)	A) ÉPITHÉLIALES : . Hépatome bénin (pilule, etc.) . Cholangiomes bénins B) MÉSENCHYMATEUSES : . Angiome . Lymphangiome . Fibrome, lipome, myxome C) MIXTES : . Hamartomes D) KYSTES NON PARASITAIRES : . Maladie polykystique . Kyste biliaire solitaire

perçoit parfois un souffle à l'auscultation du foie (hémangiome, hépatome malin).

⁎ EXAMENS COMPLÉMENTAIRES :

- Les uns sont *biologiques :* NFS, VS, bilan hépatique, α-fœto-protéine, antigène carcino-embryonnaire ; immunologie de l'hydatitose ou de l'amibiase, comme diagnostic différentiel.
- Les autres sont *morphologiques.* L'échographie est un bon examen de dépistage mais elle peut être en défaut dans certains cancers iso-échogènes de petite taille (qui n'entraînent pas non plus de déplacement des structures biliaires ou vasculaires). Le scanner avec en règle injection de produit de contraste est un examen très utile. Ces deux techniques permettent de guider une biopsie hépatique ou une cyto-ponction. La laparoscopie et la scintigraphie sont de moins en moins utilisées ; l'artériographie a surtout un intérêt préopératoire.

▶ Traitement et pronostic :

Ils sont fonction de la cause ou de lésions associées (polykystose rénale en cas de polykystose hépatique).

TUMEUR HYPOPHYSAIRE

▶ Définition :

Ce sont des tumeurs développées au dépend de l'antéhypophyse. Elles sont histologiquement bénignes.

▶ Causes et mécanisme :

L'origine du développement d'un adénome hypophysaire est mal connu, mais, à côté de tumeurs primitivement hypophysaires, on connaît des tumeurs dont l'apparition est secondaire à une hyperstimulation de l'hypophyse par l'hypothalamus.

Il faut distinguer deux types d'adénomes selon leur caractère histologique ; en effet, les adénomes dits *chromophobes* ne sécrètent aucune stimuline, alors que les adénomes développés aux dépens des cellules sécrétrices sont responsables, d'une part, de signes tumoraux, et, d'autre part, de signes en rapport avec leur hypersécrétion.

Cependant, il existe une exception à cette classification, l'hyperproduction de prolactine peut être due soit à un adénome à prolactine, soit à un adénome non sécrétant volumineux qui comprime la tige pituitaire et entraîne un blocage du prolactin inhibiting factor (PIF) hypothalamique, libérant ainsi la sécrétion de prolactine par l'hypophyse.

La « selle turcique vide » est une selle augmentée de volume à la radiographie mais sans tumeur au scanner et sans insuffisance antéhypophysaire. C'est un diagnostic différentiel des tumeurs hypophysaires.

▶ Manifestations cliniques :

Trois ordres de symptômes sont possibles :

⁎ LE SYNDROME TUMORAL peut associer des céphalées frontales ou diffuses, des signes d'hypertension intracrânienne (vomissements, nausées, somnolence), une amputation du champ visuel avec hémianopsie bitemporale par compression du chiasma.

⁎ L'INSUFFISANCE ANTÉHYPOPHYSAIRE (→) : Lorsque la tumeur est volumineuse, elle détruit le reste de la glande et entraîne donc un hypopituitarisme qui peut être incomplet, s'il s'agit d'un adénome sécrétant (par exemple, tableau d'acromégalie avec hypopituitarisme en FSH, LH, TSH, ACTH).

⁎ LES SYMPTÔMES EN RAPPORT AVEC UNE HYPERSÉCRÉTION ÉVENTUELLE :

- Ils doivent être envisagés en fonction des différentes stimulines :
- *hormone de croissance :* → ACROMÉGALIE.
- *ACTH :* → CUSHING (syndrome de).
- *TSH :* Le tableau est celui d'une hyperthyroïdie avec TSH élevée. Cette tumeur est exceptionnelle.

⁎ FSH – LH :

Là encore, il s'agit de cas rarissimes. Curieusement, l'hypersécrétion de FSH entraîne un tableau d'hypogonadisme.

⁎ PROLACTINE : C'est probablement le type d'adénome le plus fréquent, après les adénomes chromophobes. Il se manifeste par un syndrome aménorrhée-galactorrhée.

⁎ ADÉNOME MIXTE : prolactine GH.

▶ Examens complémentaires :

⁎ BILAN TUMORAL :

- *La radiographie du crâne* avec cliché de la selle turcique et tomographies montre une selle ballonnée avec un double fond. Elle peut être normale en cas de microadénome.
- *Le scanner hypophysaire* (parfois R.M.N. – résonnance magnétique nucléaire) recherche une zone de densité plus élevée.

– *L'encéphalographie gazeuse* est moins utilisée depuis le scanner.
– *L'étude du champ visuel* est systématique.

* BILAN ENDOCRINIEN :
Il repose sur le dosage des hormones hypophysaires de base et sous stimulation (→ INSUFFISANCE ANTÉHYPOPHYSAIRE) et sur les dosages des hormones périphériques.
En cas d'adénome sécrétant, l'axe hormonal concerné aura des hormones élevées, les autres axes montreront une diminution hormonale.

▶ **Éléments de surveillance :**
L'étude régulière du champ visuel est indispensable. Par ailleurs, la surveillance repose sur la disparition des symptômes éventuels et sur les précautions indispensables en cas d'insuffisance antéhypophysaire.
Après traitement : surveillance :
– ophtalmologique : acuité visuelle, champ visuel ;
– scanner hypophysaire ;
– bilan hormonal sous traitement.

▶ **Évolution et complications :**

* L'ÉVOLUTION dépend du type de l'adénome, mais aussi de sa taille lors du diagnostic ; en effet, le caractère bénin à l'histologie n'empêche pas une croissance et des récidives parfois sévères si le traitement a été incomplet.

* LES COMPLICATIONS, en dehors des symptômes déjà vus, sont représentées par des crises comitiales à la faveur d'une extension tumorale, le diabète insipide, l'atrophie optique avec cécité, l'hypertension intracrânienne, l'insuffisance antéhypophysaire.

▶ **Traitement et pronostic :**

* LE TRAITEMENT REPOSE LE PLUS SOUVENT SUR LA CHIRURGIE D'EXÉRÈSE par voie rhinoseptale à laquelle on peut associer de la radiothérapie chez les sujets jeunes. En postopératoire, il faut prévenir une insuffisance antéhypophysaire, puis contrôler à distance le fonctionnement de l'hypophyse. Un diabète insipide transitoire est fréquent.

* DANS L'ADÉNOME À PROLACTINE, les indications sont très discutées, on peut utiliser la bromocriptine *(Parlodel)* seule ou associée à la chirurgie.

TUMEURS INTRACRÂNIENNES

Les tumeurs intracrâniennes comprennent les tumeurs cérébrales mais aussi les tumeurs développées à partir des enveloppes méningées, de l'hypophyse et des nerfs intracrâniens.

▶ **Les tumeurs supratentorielles** sont par définition situées au-dessus de la *tente du cervelet.* Le pronostic va dépendre surtout de l'histologie (tumeur bénigne ou maligne) et de *la localisation* qui conditionne l'opérabilité d'une tumeur.

▶ **Clinique :**
La sémiologie est en règle générale progressive. Trois grands types de symptômes peuvent, associés ou non, révéler une tumeur cérébrale : les signes déficitaires focaux, les crises comitiales et l'hypertension crânienne ;

* L'HYPERTENSION INTRACRÂNIENNE est souvent tardive et liée à une tumeur volumineuse. Elle sera plus précoce dans les tumeurs malignes associées à une réaction œdémateuse péritumorale importante (glioblastome, métastase) ou situées dans la fosse postérieure. Elle peut être isolée quand la tumeur siège dans une zone dite « muette » (frontale antérieure, temporale droite) et ne donne pas de signes focaux.

* ÉPILEPSIE TUMORALE : Des crises d'épilepsie peuvent révéler une tumeur cérébrale, que les crises soient focales ou généralisées. *Toute épilepsie débutante doit faire l'objet d'un bilan étiologique,* en particulier chez l'adulte, et d'un bilan neuroradiologique (scanner). Il s'agit souvent de tumeurs bénignes (méningiomes) ou assez peu évolutives (astrocytomes, oligodendrogliomes).

* LES SIGNES FOCAUX sont déterminés par la localisation de la *tumeur :* ils seront tardifs dans une tumeur qui ne fait que comprimer le cerveau (méningiome), plus précoces dans les tumeurs qui infiltrent le parenchyme cérébral (astrocytome) et plus importants encore en cas de destruction et d'envahissement parenchymateux (gliomes malins). *L'œdème cérébral péritumoral majore* ces signes focaux de manière réversible sous antiœdémateux (surtout en cas de métastase).
Les signes focaux sont en règle générale déficitaires et de survenue régulièrement pro-

gressive, par exemple, hémiparésie puis hémiplégie dans une tumeur fronto-rolandique, hémianopsie latérale homonyme dans une tumeur occipitale, aphasie dans une tumeur temporale gauche. On peut observer une hémianopsie de type bitemporal dans une tumeur hypophysaire par compression du chiasma optique.

* Parfois il existe des TROUBLES PSYCHIQUES révélateurs d'une tumeur cérébrale ; ceci s'observe en particulier dans les tumeurs frontales où il existe un *syndrome frontal :* apathie, indifférence, euphorie, subconfusion, réflexes de préhension pathologiques (grasping), perte des inhibitions. Les troubles de la mémoire sont dominants dans les tumeurs fronto-calleuses (médianes) : *tout trouble psychique récent et inexpliqué* doit entre autres étiologies *faire rechercher une tumeur cérébrale par des examens neuroradiologiques.*

* LES TROUBLES ENDOCRINIENS révèlent souvent des tumeurs hypophysaires ou les *craniopharyngiomes* chez l'enfant (diabète insipide).

▶ Diagnostic et examens complémentaires :

La démarche diagnostique sera réalisée au mieux en milieu neurologique ou neurochirurgical.

* LE FOND D'ŒIL doit rechercher un *œdème papillaire. L'existence d'une hypertension intracrânienne accentue le caractère d'urgence* du diagnostic et du traitement.

* L'ÉLECTRO-ENCÉPHALOGRAMME recherchera des signes de souffrance localisés (ondes thêta ou delta) ou des signes intercritiques de comitialité.

* LES TOMOGRAPHIES DE LA SELLE TURCIQUE ont un intérêt majeur dans le diagnostic des tumeurs sellaires (adénomes hypophysaires, cranio-pharyngiomes).

* LA SCINTIGRAPHIE CÉRÉBRALE peut mettre en évidence un foyer d'hyperfixation.

* L'examen clef est la TOMODENSIMÉTRIE CÉRÉBRALE : *Le scanner permet toujours de faire le diagnostic de tumeur cérébrale mais non celui de sa nature. L'I.R.M. permet de compléter cet examen, notamment pour les tumeurs de petite taille.*

* L'ARTÉRIOGRAPHIE CÉRÉBRALE sera faite en milieu neurochirurgical dans un bilan préopératoire. Elle est généralement nécessaire au neurochirurgien pour préciser les rapports anatomiques de la tumeur. La nature exacte de la tumeur n'est reconnue qu'à l'examen histologique de la pièce opératoire ou après une simple biopsie chirurgicale. Néanmoins, l'âge, le tableau clinique et évolutif, les images tomodensitométriques donnent souvent une bonne orientation.

* UN BILAN GÉNÉRAL est nécessaire du fait de la fréquence des métastases après 45 ans, en particulier à partir d'un cancer bronchique ou mammaire.

▶ Surveillance :

Elle porte sur l'état neurologique : déficit moteur, état de conscience, état oculaire, et sera vigilante car une aggravation brutale est toujours à redouter, surtout en cas d'hypertension intracrânienne (HIC) associée.

▶ Classification des tumeurs intracrâniennes supratentorielles – Pronostic et principes de traitement :

* LES MÉNINGIOMES surviennent avec prédilection chez l'adulte d'âge mûr. Ce sont des *tumeurs bénignes* de développement lent. Le traitement est purement neurochirurgical. L'exérèse est plus facile dans les méningiomes de la convexité que dans ceux de la faux ou de la base. Ces tumeurs se développent à partir des espaces arachnoïdiens et sont fixées à la dure-mère intracrânienne. Lorsque l'exérèse chirurgicale peut être complète, *elle assure la guérison définitive du malade.*

* LES GLIOMES BÉNINS : *astrocytomes* (grades 1 et 2), sont des lésions bénignes mais *infiltrant* le parenchyme cérébral. Elles sont d'évolution lente et souvent révélées par des manifestations épileptiques. La gravité de ces tumeurs tient à leur caractère infiltrant qui rend rarement possible une exérèse complète. Il existe un risque important de récidive et de dégénérescence. Les astrocytomes hémisphériques surviennent chez l'adulte (aux environs de 40 ans).

* LES OLIGODENDROGLIOMES surviennent au même âge et sont des tumeurs d'évolution lente et infiltrantes. Leur pronostic est meilleur que celui des astrocytomes.

* LES GLIOBLASTOMES : astrocytomes malins (grade 3 ou 4) surviennent surtout après 50 ans. Ils évoluent rapidement associés à une HIC. Leur pronostic est redoutable. La survie est souvent une question de mois, et elle ne dépasse que rarement 18 mois. Le traitement associe une réduction chirurgicale de la masse tumorale suivie parfois d'une chimiothérapie intra-artérielle, malgré une médiocre chimiosensibilité, et d'une radiothérapie.

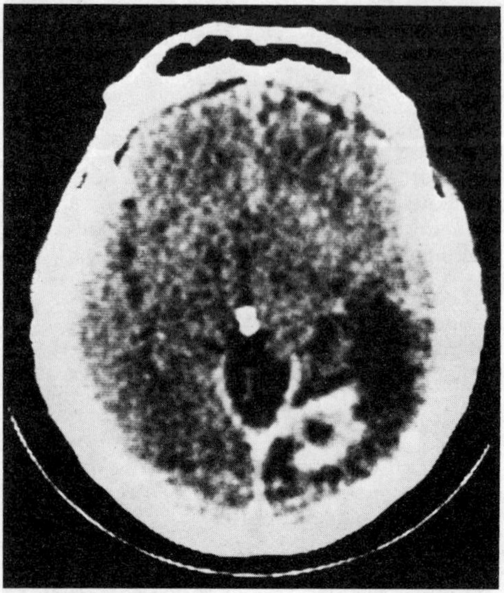

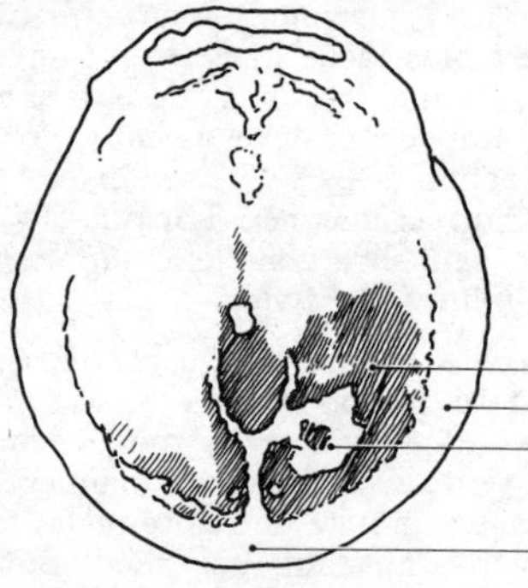

Glioblastome occipito-pariétal droit avec volumineux œdème chez un homme de 50 ans. 1) Oedème ; 2) Os pariétal ; 3) Glioblastome ; 4) Os occipital.

∗ Les métastases d'un cancer viscéral sont d'évolution souvent assez rapide et même parfois de début brutal. Elles sont assez souvent révélatrices du cancer viscéral. Elles siègent surtout dans les hémisphères cérébraux et le cervelet et surviennent après 50 ans.

Le traitement neurochirurgical n'est indiqué que si la localisation est unique et que le traitement carcinologique du cancer primitif est possible.

On citera les pinéalomes développés à partir de l'épiphyse, les épendymomes et kystes colloïdes du 3e ventricule.

∗ Les adénomes hypophysaires (→).

∗ Les craniopharyngiomes sont des tumeurs de l'enfant et de l'adolescent : ils sont développés à partir de résidus embryonnaires situés dans la région sellaire et suprasellaire. Ils se traduisent par des *signes endocriniens* (insuffisance antéhypophysaire, diabète insipide), puis des troubles visuels et enfin une HIC. Il s'agit de tumeur bénigne mais de pronostic réservé car du fait de leur siège, l'exérèse complète est rarement possible et le risque de récidive à terme est important.

TUMEURS DU MÉDIASTIN

▶ Définition :

On appelle tumeurs du médiastin toutes les néo-formations dont le siège se situe dans le médiastin.

▶ Causes et mécanisme :

On classe les tumeurs du médiastin soit en fonction de leur *type*, soit en fonction du *siège* antérieur, moyen ou postérieur et inférieur, moyen ou supérieur.

Selon le type, il peut s'agir de :

∗ Adénopathies de la maladie de Hodgkin, d'un lymphosarcome, d'une sarcoïdose, d'une tuberculose, de métastases d'un cancer viscéral. Elles se situent dans le médiastin moyen.

∗ Kystes médiastinaux : kystes dermoïdes, tératome, kystes bronchogéniques, kystes pleuro-péricardiques, kystes para-œsophagiens. Ils sont plutôt dans le médiastin moyen et antérieur.

∗ Tumeurs neurogènes : neurinomes, schwannomes, ganglioneurones, sympathoblastomes, chordomes. Elles se situent dans le médiastin postérieur.

∗ Tumeurs thymiques situées dans le médiastin antérieur et supérieur. Elles peuvent s'accompagner de myasthénie et de troubles hématologiques. Elles peuvent dégénérer.

∗ Tumeurs thyroïdienne et parathyroïdienne : il peut s'agir de goitre plongeant, de goitre endothoracique, de thyroïdes aberrantes et de tumeurs parathyroïdiennes ectopiques.

Elles sont situées dans le médiastin supérieur et antérieur.

∗ KYSTES BRONCHOGÉNIQUES DU MÉDIASTIN MOYEN.

∗ TUMEUR MÉSENCHYMATEUSE : lipomes, liposarcome, fibrome et fibrosarcome. Elles sont surtout dans l'étage inférieur du médiastin antérieur.

▶ Manifestations cliniques et paracliniques :

∗ EN DEHORS DES SYMPTÔMES PROPRES A L'ÉTIOLOGIE, les tumeurs du médiastin peuvent s'accompagner d'une symptomatologie essentiellement secondaire à des phénomènes compressifs :
- toux, dyspnée, s'accentuant au décubitus ;
- œdème de la moitié supérieure du corps, dilatation veineuse du thorax, cyanose par compression de la veine cave supérieure ;
- douleurs de type intercostal, cervico-brachiales, angineuses, pesanteur ;
- dysphagie, dysphonie, hoquet.

∗ LA RADIOGRAPHIE DU THORAX de face, de profil, associée aux tomographies de face et de profil et au scanner, permet de localiser la tumeur. Habituellement, il s'agit d'opacité arrondie ou piriforme, mais assez bien limitée.

∗ LE BILAN ÉTIOLOGIQUE est guidé par l'orientation étiologique et topographique : fibroscopie œsophagienne, bronchofibroscopie scintigraphie thyroïdienne, cavographie, scanner thoracique.

Souvent seules la médiastinoscopie ou la thoracotomie préciseront le type de la tumeur.

▶ Éléments de surveillance :

∗ CLINIQUEMENT : sur la régression ou la réapparition des signes compressifs.

∗ RADIOLOGIQUEMENT : sur la variation des images.

▶ Traitement et pronostic :

Ils dépendent de l'étiologie.

∗ LORSQU'IL EST POSSIBLE, le traitement doit être *étiologique* (tuberculose, hémopathie, sarcoïdose).

∗ DANS LES AUTRES CAS, il faut discuter de la *chirurgie d'exérèse.*

TUMEURS NOIRES MÉLANOCYTAIRES BÉNIGNES

Voir *Nævus nævo-cellulaire*

TUMEURS NOIRES MÉLANOCYTAIRES MALIGNES

Voir *Mélanome*

TUMEURS NOIRES NON MÉLANOCYTAIRES

▶ Définition :

Par définition, ces tumeurs, bien que noires, ne sont pas mélanocytaires.

Au moindre doute néanmoins, la biopsie cutanée s'impose pour éliminer mélanome (→) et naevus pigmentaire bénin (→).

▶ Causes et mécanismes :

Ces tumeurs non mélanocytaires sont noires à cause :
- d'une surcharge passive en mélanine ;
- d'un dépôt d'hémosidérine ;
- d'une oxydation de surface de la kératine.

▶ Aspects cliniques :

Quatre tumeurs sont ici à connaître :

∗ VERRUES SÉBORRHÉIQUES :

Elles ne sont pas toujours noires (→ TUMEURS CUTANÉES NON PIGMENTÉES).

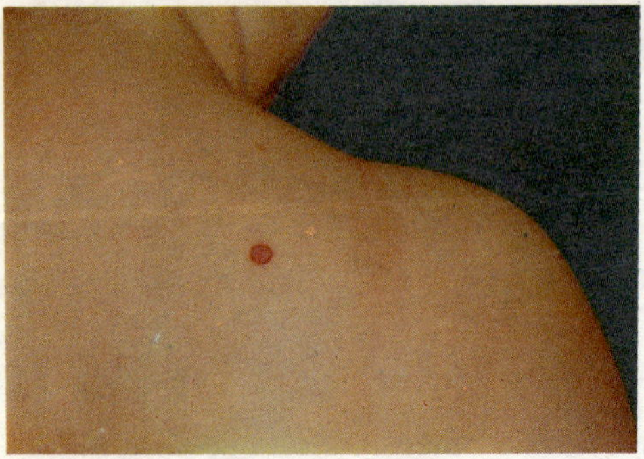

Histiocytofibrome.

∗ HISTIOCYTOFIBROME :

- Lentilles très fermes enchâssées dans la peau, plus ou moins pigmentées, volontiers multiples sur les membres d'une femme jeune.
- Dans le cas d'une forme unique très noire, la biopsie s'impose.

∗ ÉPITHÉLIOMAS BASO-CELLULAIRES (→) :
Certains sont pigmentés et sont dits « tatoués ».
La présence de perles épithéliomateuses en périphérie permet le diagnostic. La biopsie le confirme.

∗ ANGIOME THROMBOSÉ :
Nodule très noir, volontiers entouré d'un halo inflammatoire, il se constitue très rapidement chez un sujet jeune : la biopsie élimine un mélanome nodulaire d'emblée (→).

▶ **Traitement :**
Il est fonction de la nature de la tumeur.

∗ VERRUES SÉBORRHÉIQUES :
Ablation à la curette ou cryothérapie.

∗ HISTIOCYTOFIBROME :
Azote liquide. L'exérèse chirurgicale n'est faite qu'à la demande du malade, étant donné l'évolution toujours bénigne.

∗ ÉPITHÉLIOMAS BASO-CELLULAIRES :
Chirurgie ou radiothérapie.

∗ ANGIOME THROMBOSÉ :
Exérèse chirurgicale.

TUMEURS DE L'ORBITE

▶ Elles sont en règle générale révélées par une **exophtalmie associée à une baisse de l'acuité visuelle :**

- *tumeurs congénitales :* angiome, kystes dermoïdes de l'orbite bénins ;
- neurinomes, gliomes et neurogliomes, qui sont des *tumeurs nerveuses* ;
- *tumeurs osseuses* : granulome éosinophile, sarcome, ostéome ;
- *tumeurs mésenchymateuses* (malignes) : réticulo-sarcome, rhabdomyosarcome.

▶ **Traitement :**
Chirurgical par exérèse ou électrocoagulation, puis radiothérapie en cas de tumeur maligne.

TUMEURS OSSEUSES BÉNIGNES

▶ **Définition :**
Les tumeurs bénignes des os sont caractérisées par la *néo-formation intra-osseuse de masses tumorales à cellules non malignes.*

▶ **Signes cliniques :**
Ils sont à peu près identiques : douleurs localisées, tuméfaction sous-cutanée, fracture spontanée. Il n'y a pas d'atteinte de l'état général, ni de fièvre, ni de prise des ganglions satellites.

▶ **Signes paracliniques :**

∗ RADIOLOGIQUES : Toutes les tumeurs osseuses bénignes présentent des contours nets, parfaitement limités, *sans rupture de la corticale* et *sans atteinte des parties molles.*

∗ BIOLOGIQUES : La vitesse de sédimentation reste normale. La *ponction-biopsie* osseuse permet l'examen anatomopathologique et le diagnostic.

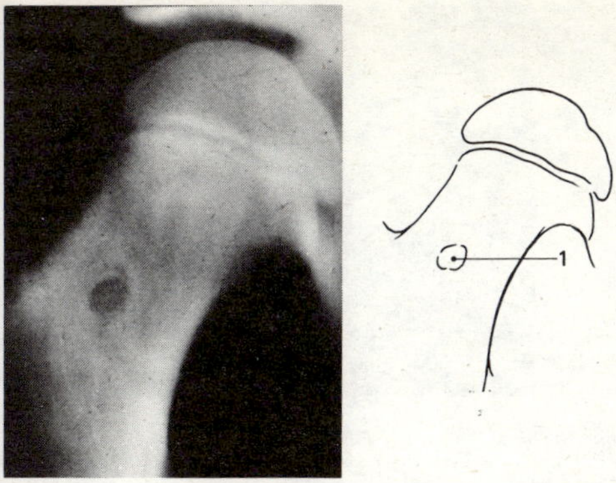

Ostéome ostéoïde (1).

► Classification :

∗ TUMEURS OSTÉOFORMATRICES :

- *L'ostéome* siège sur le frontal. Il donne à la radiographie une image de « pastille » opaque.
- *L'ostéome ostéoïde* siège sur les os longs. Les douleurs sont nocturnes, pseudo-inflammatoires. Les signes radiographiques, en retard sur la clinique, montrent une zone radiotransparente avec ossification centrale et ostéosclérose de pourtour (cocarde tricolore).
- *L'ostéoblastome bénin* ou fibrome ostéogénique est rare et donne une image de radiotransparence avec ostéosclérose de pourtour (cocarde bicolore).

∗ TUMEURS CARTILAGINEUSES :

Ce sont les ostéochondromes et chondromes, très fréquents, qui donnent des images claires aux radiographies. Elles peuvent se révéler par des compressions nerveuses de voisinage. Les chondroblastomes se cancérisent souvent.

∗ TUMEURS BÉNIGNES CONJONCTIVES :

Il faut citer les tumeurs à myéloplaxes, le fibrome ostéogénique des os, les myxomes et lipomes.

∗ TUMEURS VASCULAIRES :

Ce sont les angiomes osseux, qui touchent surtout le rachis (aspect grillagé d'une vertèbre) où ils provoquent souvent des tassements vertébraux.

∗ KYSTES OSSEUX :

Ils touchent les os longs.

► Surveillance et évolution :

Toutes ces tumeurs sont susceptibles de se cancériser.

► Traitement :

C'est la *chirurgie d'exérèse,* surtout lorsque la tumeur provoque une compression ou a été la cause d'une fracture spontanée.

TUMEURS OSSEUSES MALIGNES PRIMITIVES

► Définition :

Elles sont caractérisées par la *néo-formation intra-osseuse de masses tumorales à cellules à caractère malin.* Ce sont les *ostéosarcomes,* qui touchent surtout les sujets jeunes.

► Signes cliniques :

Toutes les tumeurs osseuses malignes primitives ont en commun : les *douleurs inflamma-*

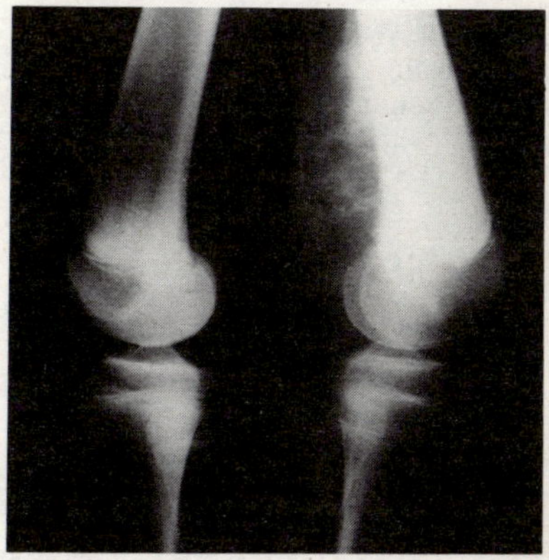

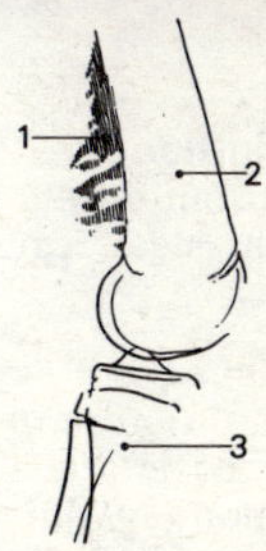

Ostéosarcome avec image en feu d'herbes : 1) Sarcome ostéogénique ; 2) Fémur ; 3) Tibia.

toires, continues, très vives, *tuméfaction, fractures pathologiques adénopathies satellites* et *baisse rapide de l'état général.* Parfois existent des arthrites de voisinage.

▶ Signes paracliniques :

⁎ RADIOLOGIE :

Avec quelques nuances, on retrouve toujours une *zone radiotransparente, mal limitée, avec réaction périostée en bulbe d'oignon, images en feu d'herbes dans les parties molles adjacentes, rupture de la corticale.*

⁎ BIOLOGIE :

Accélération de la vitesse de sédimentation, hypercalcémie, augmentation des phosphatases alcalines, hyperhydroxyprolinurie, hypercalciurie.

La ponction-biopsie est la seule méthode sûre de diagnostic. On la réalise la plupart du temps pendant l'intervention.

▶ Classification :

Le sarcome ostéogénique est le plus fréquent des ostéosarcomes. Il donne des métastases pulmonaires fréquentes. Tous les tissus de l'os (os, cartilages, tissu conjonctif), peuvent être touchés.

▶ Évolution et surveillance :

Le pronostic reste très sombre. L'évolution est plus ou moins rapide vers la mort selon le type de tumeur. Les survies au-delà de 5 ans sont rares. La surveillance porte surtout sur l'état général et les douleurs.

▶ Traitement :

Chirurgie d'exérèse large, radiothérapie, chimiothérapie anticancéreuse.

TUMEURS OSSEUSES MALIGNES SECONDAIRES

▶ Définition :

Elles sont dues à l'envahissement de l'os par un tissu néo-formé malin venu d'un autre organe.

▶ Causes :

Dans un ordre de fréquence décroissante on incrimine : le sein (31 %), la prostate (15 %), le poumon (8 %), le rein (7 %), le tube digestif (5 %), le corps thyroïde (3 %). Dans près de 30 % des cas l'origine n'est pas retrouvée.

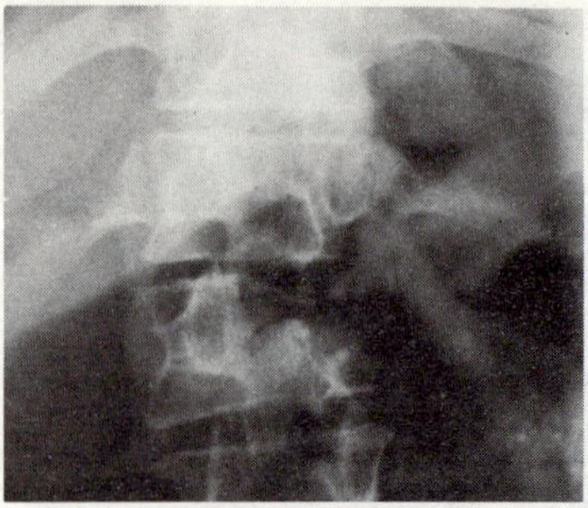

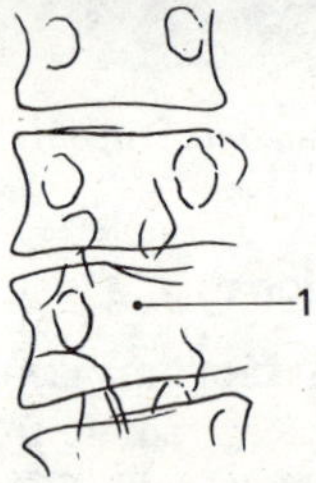

Vertèbre « borgne » (disparition du pédicule articulaire, 1).

▶ Signes :

→ TUMEURS OSSEUSES MALIGNES PRIMITIVES, car les signes sont pratiquement les mêmes.

Il existe toutefois des nuances, en particulier à la radiographie où les images condensantes sont fréquentes (surtout le cancer de la prostate).

▶ Évolution, surveillance et traitement :

→ TUMEURS OSSEUSES MALIGNES PRIMITIVES.

TUMEURS DE LA PLÈVRE

▶ Définition :

Ce sont des proliférations cellulaires aux dépens de la plèvre proprement dite.

▶ Causes et mécanisme :

⁎ ELLES SONT DOMINÉES PAR LES TUMEURS MALIGNES :

– *primitives* ou *mésothéliomes* : on retrouve souvent la notion de travail dans l'amiante (maladie professionnelle) ;

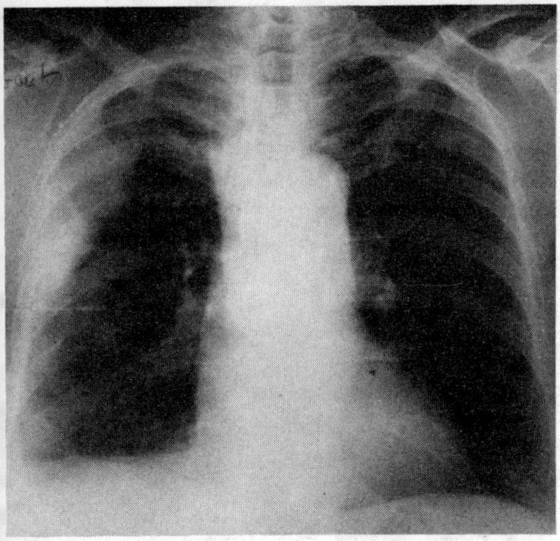

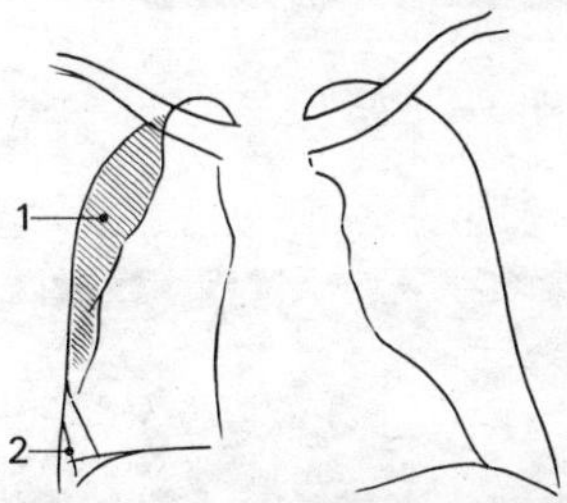

Mésothéliome pleural entraînant une opacité pleurale droite (1) au niveau axillaire. Il existe un épanchement droit discret (2).

– *secondaires :* ce sont des métastases pleurales multiples d'un cancer primitif parfois difficile à localiser.

* Les tumeurs bénignes sont exceptionnelles. Elles ne provoquent pas d'épanchement et sont souvent diagnostiquées à l'occasion d'une radiographie. Il faut en pratiquer l'exérèse pour étude histologique.

► Manifestations cliniques et paracliniques des tumeurs malignes :

* Le tableau est dominé par l'épanchement pleural associé à des douleurs thoraciques, une fébricule, une dyspnée une altération souvent progressive de l'état général.

Certains mésothéliomes n'entraînent pas d'épanchement, les symptômes sont dominés alors par la douleur, l'altération de l'état général et la dyspnée.

* La radiographie pulmonaire montre l'aspect de pleurésie, mais après évacuation la plèvre peut paraître épaissie et mamelonnée. Dans les formes sans épanchement la radiographie montre une opacité dense arrondie accolée aux côtes et débordant sur le poumon.

* Le scanner précise l'épaississement pleural, l'existence de nodules pleuraux.

* La ponction pleurale ramène un liquide séro-hémorragique exsudatif dans lequel on peut retrouver des cellules atypiques.

* La ponction-biopsie pleurale permet assez souvent un diagnostic histologique.

* La thoracoscopie permet :
– une visualisation des nodules tumoraux ;
– des biopsies de bonne qualité ;
– et apprécie l'extension loco-régionale.

► Évolution, complications :

* L'évolution est grave avec reproduction rapide de l'épanchement et altération progressive de l'état général, avec douleurs intenses.

* Les complications sont dominées par l'insuffisance respiratoire ou les signes des compressions médiastinales.

La tumeur peut s'étendre vers le tissu sous-cutané et se fistuliser.

► Éléments de surveillance :

C'est essentiellement l'importance de l'épanchement et son retentissement : dyspnée, pouls, état général.

► Traitement et pronostic :

* Le traitement est peu efficace, il repose actuellement sur la chimiothérapie par voie générale. Les ponctions évacuatrices soulagent momentanément le patient.

* Le pronostic est sombre, l'évolution fatale est rapide.

TUMEURS POLYPOÏDES DU CÔLON ET DU RECTUM

► Définition :

On appelle polype toute néo-formation en relief sur la muqueuse, qu'elle soit sessile ou pédiculée, à condition qu'elle soit circonscrite et plus ou moins arrondie.

► Étiologie :

Les polypes les plus fréquents sont les *adénomes* (ou polyadénomes) et les *polypes hyperplasiques.* Seuls les premiers sont véritable-

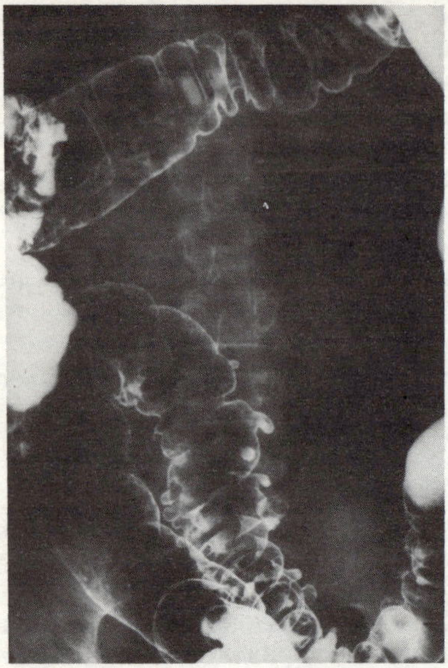

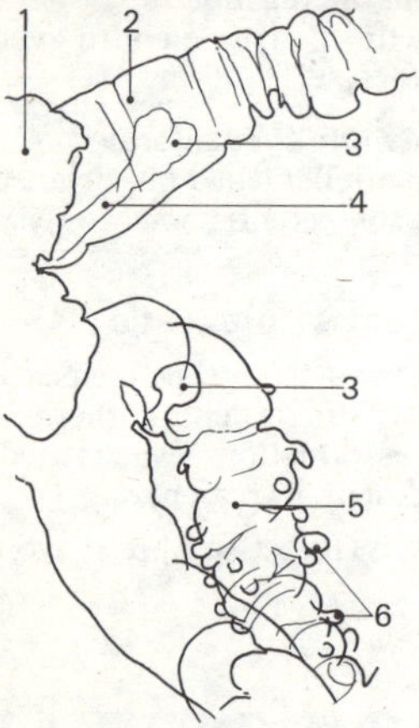

Sur le lavement baryté en double contraste on voit, outre une diverticulose sigmoïdienne, un polype du sommet de l'anse sigmoïde, et le pédicule large et long d'un autre polype près de l'angle droit : 1) Angle droit ; 2) Côlon ; 3) Polype ; 4) Pédicule large ; 5) Sigmoïde ; 6) Diverticules.

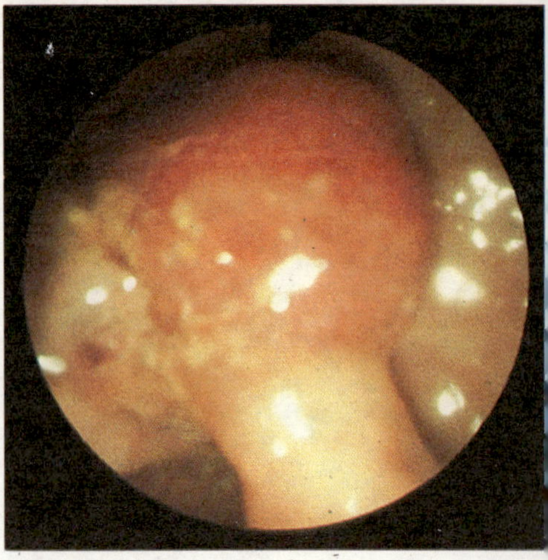

Polype vu en coloscopie : en bas le pédicule, en haut la tête de couleur rouge framboisée.

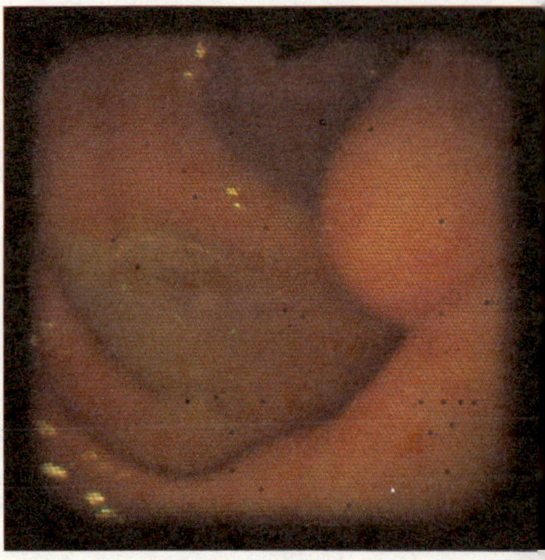

Lipome de la valvule iléo-cæcale vu en coloscopie.

ment néoplasiques et présentent un risque de cancérisation. On distingue les adénomes *tubuleux, tubulo-villeux* et *villeux* (tumeurs villeuses). On rencontre aussi :

- des tumeurs *bénignes d'origine conjonctive* comme les lipomes et les myomes ;
- des tumeurs *malignes rares* comme les carcinoïdes et les lymphomes ;
- des polypes *juvéniles* (chez l'enfant, parfois chez l'adulte) qui sont constitués de glandes kystiques ;
- des polypes *inflammatoires* (pseudo-polypes) comme dans la recto-colite hémorragi

que, la maladie de Crohn, la bilharziose intestinale.

La polypose recto-colique familiale est traitée à part (→ POLYPOSES MULTIPLES).

▶ Signes essentiels :

⁎ CLINIQUE : Souvent muets, ils se révèlent parfois par des hémorragies, un syndrome rectal, ou encore un écoulement glaireux (tumeur villeuse). Ils sont parfois perçus au toucher rectal.

⁎ EXAMENS COMPLÉMENTAIRES : Ils s'imposent devant toute rectorragie avant de l'attribuer à une cause hémorroïdaire. Ce sont la rectoscopie ou la recto-sigmoïdoscopie souple (fibroscope) et le lavement baryté en double contraste après préparation soigneuse. Une coloscopie (qui peut explorer la totalité du côlon) est indiquée au moindre doute. On ne peut affirmer la bénignité d'un adénome que si celui-ci a été complètement enlevé (le plus souvent par polypectomie endoscopique) et étudié histologiquement dans sa totalité afin de ne pas laisser passer un foyer de cancérisation.

▶ Surveillance, évolution, dépistage :

Une surveillance (lavement baryté en double contraste et/ou coloscopie) est indispensable après ablation d'un polype. Non traités, les polypes histologiquement dédifférenciés risquent de dégénérer pendant les années suivantes. C'est parce que l'on connaît la filiation polyadénome-cancer qu'on cherche à dépister les premiers pour en faire l'ablation. Ce dépistage peut s'adresser soit aux sujets à haut risque (antécédent personnel ou familial de polype ou de cancer colique, colites inflammatoires chroniques), soit à des sujets de plus de 40 ans sélectionnés (lors d'examens de santé annuels dans une entreprise, par exemple), par une recherche positive de sang dans les selles (→ HÉMOCCULT).

▶ Traitement et pronostic :

Tout polype diagnostiqué doit être enlevé, soit par des méthodes proctologiques ou endoscopiques (à l'anse diathermique), soit chirurgicalement. En cas de dégénérescence dépassant la musculaire muqueuse, le polype est le plus souvent considéré et traité comme un cancer (à moins que le terrain ne rende la chirurgie particulièrement dangereuse).

TUMEURS DU REIN

Elles peuvent être bénignes ou malignes : l'adénocarcinome à cellules claires de l'adulte et les kystes du rein sont les tumeurs les plus fréquentes.

▶ Signes cliniques :

L'hématurie et la tumeur du flanc sont les signes révélateurs de la tumeur, (le plus souvent du cancer car le kyste est généralement asymptomatique.) Une altération de l'état général, une fièvre isolée, une polyglobulie sont autant d'autres signes de malignité. En fait, le diagnostic de tumeur ne se discute que devant une urographie intraveineuse.

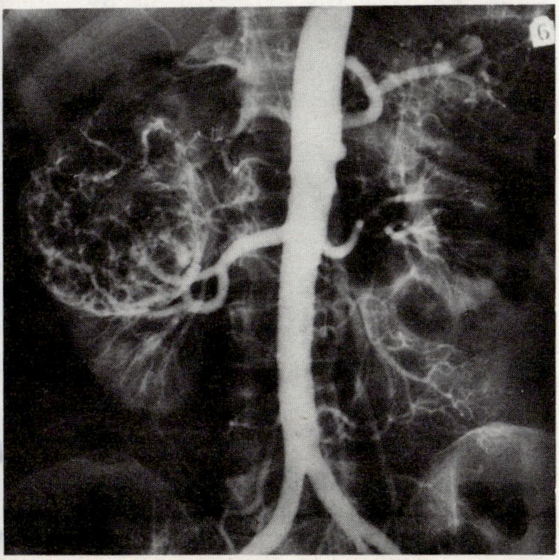

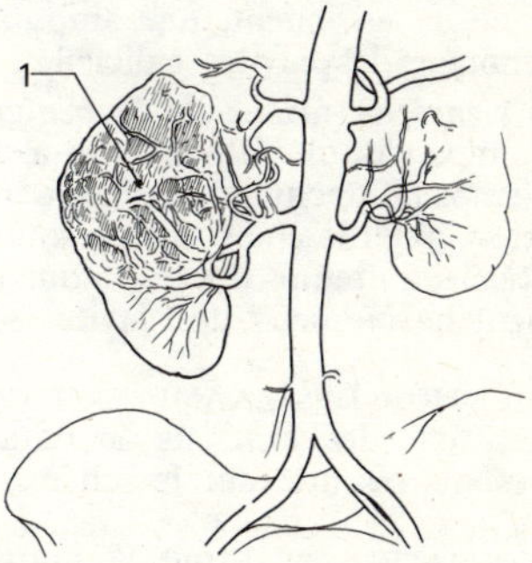

Cliché d'artériographie au temps artériel : hypervascularisation anarchique d'un cancer du rein droit (1).

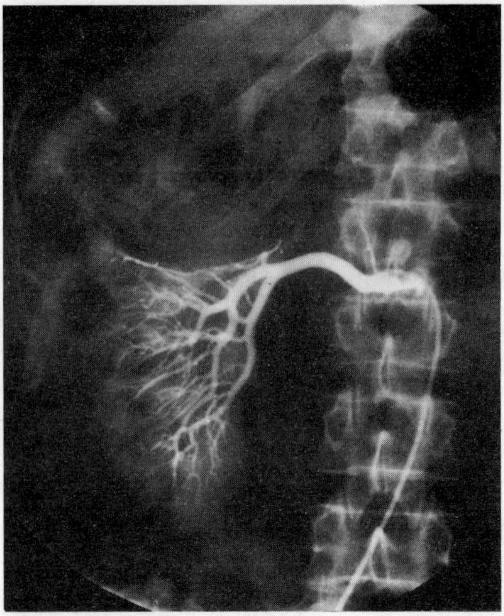

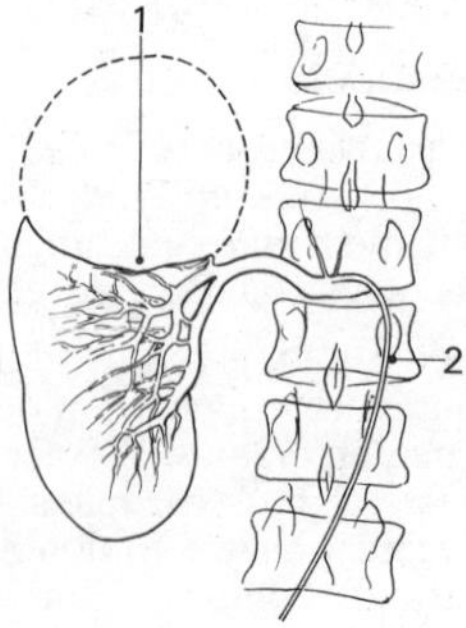

Cliché d'artériographie au temps artériel : absence de vascularisation d'un kyste polaire supérieur droit (1) avec image d'encorbellement ; 2) Cathéter.

▶ Examens complémentaires :

* L'UROGRAPHIE INTRAVEINEUSE avec néphrotomographies précoces (clichés à 15", 30", 45", 60") confirment la tumeur rénale.

- *Les signes en faveur de la malignité* sont la présence de calcifications, une hypervascularisation au temps vasculaire, au temps parenchymographique une déformation irrégulière des contours du rein, une opacité au sein du parenchyme rénal de tonalité proche du parenchyme adjacent, hétérogène à limite floue, au temps urographique un étirement, une amputation, un grignotage des cavités calicielles.
- *Les signes en faveur de la bénignité* sont au temps vasculaire une zone avasculaire, au temps parenchymographique une déformation régulière arrondie soulevant la corticale, au temps urographique un refoulement harmonieux des cavités.

* L'INDICATION DES EXAMENS COMPLÉMENTAIRES en vue de confirmer la nature de la tumeur est représentée sur le schéma ci-après.

* L'ÉCHOGRAPHIE confirme la nature *pleine* d'un cancer, *liquidienne* d'un kyste.

* LE SCANNER est indispensable. Il précise les limites de la tumeur.

* L'ARTÉRIOGRAPHIE montre :

- *en cas de cancer*, une hypervascularisation anarchique au temps vasculaire, une masse dense au temps parenchymo-graphique ;
- *en cas de kyste*, une masse avasculaire, un encorbellement régulier par des vaisseaux périkystiques normaux.

* LA PONCTION permet de confirmer le kyste et d'analyser cytologiquement le liquide à la recherche d'un cancer associé.

* LES CAS DOUTEUX : cancer nécrosé, rein muet, etc., conduisent à la *lombotomie*.

* Une fois LE DIAGNOSTIC DE CANCER AFFIRMÉ, UN BILAN COMPLET D'EXTENSION DOIT ÊTRE FAIT : cavographie à la recherche d'un envahissement veineux, recherche de métastases pulmonaires, osseuses, cérébrales, etc. (Scanner).

▶ Évolution :

Il y a 85 % de survie à 5 ans pour les cancers limités au rein respectant la capsule, 53 % en cas d'envahissement des ganglions ou des veines, 27 % en cas d'envahissement des organes voisins et des métastases. Dans les deux derniers cas, l'existence d'une fièvre associée ramène à 9 % le taux de survie.

▶ Traitement :

C'est la néphrectomie élargie enlevant le rein, l'aire cellulo-graisseuse périrénale et le curage ganglionnaire de la région en cas d'envahissement.

Abord diagnostique des tumeurs du rein

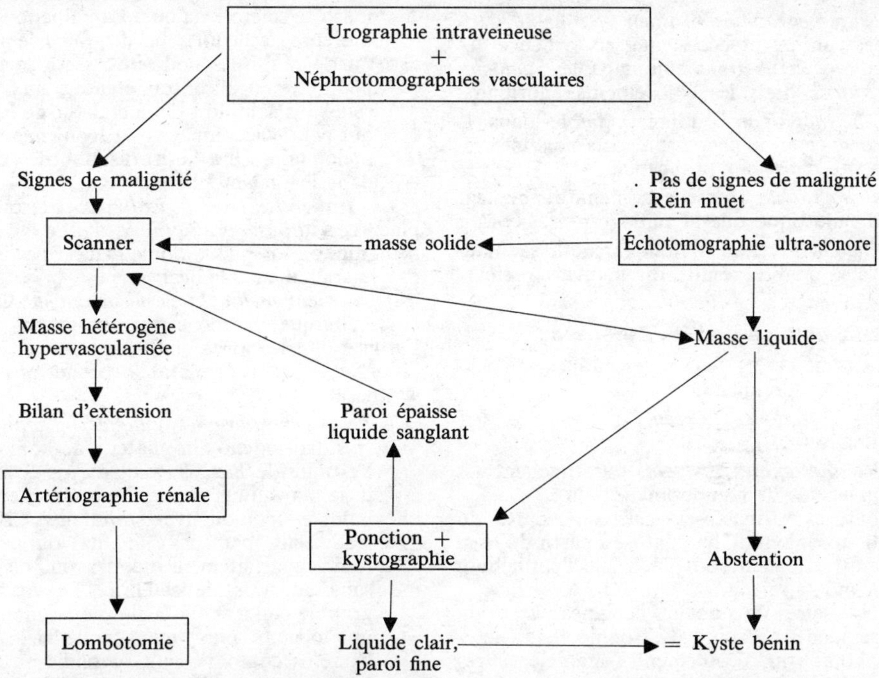

TUMEURS DU SEIN (AUTRES QUE CANCÉREUSES)

Les maladies du sein se divisent en deux grands groupes : les *mastopathies non cancéreuses* et le *cancer du sein.*

▶ Technique d'examen des seins :

∗ L'EXAMEN CLINIQUE des seins d'une femme qui vient consulter car elle a découvert de façon fortuite « une grosseur dans un sein », ou lors de tout examen gynécologique, doit être conduit de façon systématique.

Technique :

La femme est dénudée jusqu'à la ceinture, l'examen se fait assis, puis couché de préférence deux fois : avant et après les règles (si la femme n'est pas ménopausée).

– *L'inspection* note le volume et la symétrie des seins, la couleur de l'aréole, l'aspect du mamelon saillant ou invaginé ; l'existence de cicatrices, l'état du réseau veineux sous-cutané, l'adhérence à la peau en élevant les bras et en éclairant le sein sous diverses incidences, la couleur et l'aspect inflammatoire du tégument.

– *La palpation :* La main à plat comprime la glande sur le plan costal, recherche une ou des tuméfactions en précisant leur adhérence au mamelon, à la peau, au plan musculaire par ébranlement en masse de la tumeur pendant une adduction contrariée du bas.

– *La recherche d'un écoulement du mamelon* se fait en exprimant doucement la glande. Il peut être bilatéral ou unilatéral, venu d'un orifice galactophorique ou de plusieurs. Le recueil se fait sur une lame comme un frottis vaginal.

– *Recherche d'une adénopathie :* La palpation de l'aisselle et de la région axillaire se fait plus facilement sur une femme assise. On note le nombre, la taille, la consistance et la sensibilité des adénopathies.

Au terme de l'examen un schéma daté doit toujours être fait. On termine par un examen général avec touchers pelviens.

∗ EXAMENS COMPLÉMENTAIRES (non sanglants) :

– *Mammographie :* examen très fiable dans les cancers précoces, met en évidence des microcalcifications non palpables ; *galactographie* dans les écoulements anormaux.
– *Thermographie :* d'intérêt faible dans le diagnostic de cancer précoce mais intéressante dans leur pronostic.
– *Échographie :* possède le même rendement diagnostique que la radiographie.
– *Cytologie :* examen fondamental, sa mauvaise qualité résulte du mauvais prélèvement.

▶ Mastopathies non cancéreuses :

∗ CLASSIFICATION Les mastopathies non cancéreuses comprennent :

– les *infections du sein* ou *mastites* (→ LACTATION) ;
– les *dystrophies du sein*, qui touchent les divers tissus composant le sein :
  • diffuses ou mastoses : sclérose à partir du tissu conjonctif, lipomatose à partir du tissu adipeux, adénose à partir de l'épithélium glandulaire ;
  • nodulaires ou tumeurs bénignes : kyste du sein, adénofibrome, dystrophie des galactophores ou écoulements mamelonnaires (→), les états frontières avec le cancer du sein.
– la *mastodynie* (→).

∗ TUMEURS BÉNIGNES DU SEIN :

– *Les kystes du sein* ont pour origine les formations épithéliales, soit des acinis, soit des galactophores. Ils peuvent être solitaires ou multiples, enchatonnés alors dans un milieu de sclérose formant une mastose scléro-kystique.
  • Le *kyste solitaire* est une masse régulière unique, mobile sur tous les plans, profond et cutané, fluctuante rénittente. La mammographie montre une opacité à contours réguliers, finement cerclée par un liseré clair. La ponction ramène un liquide citrin ou lactescent. L'examen cytologique du liquide montre des cellules épithéliales normales. La simple ponction évacuatrice suffit dans le traitement du kyste régulier à parois lisses, de cytologie normale. S'il s'agit d'un kyste récidivant, la kystectomie s'impose. S'il s'agit d'un kyste à parois irrégulières ou à contour sanglant ou à cytologie douteuse, c'est la kystectomie large avec examen extemporané qui s'impose.
  • Les *kystes multiples* sont toujours enchatonnés dans un milieu de sclérose, c'est la mastose scléro-kystique. La palpation douloureuse révèle un semis de grains de plomb ou de multiples nodosités. Cette mastose peut être localisée ou étendue aux deux seins, il s'agit alors de la maladie de Reclus qui peut s'accompagner d'écoulement mamelonnaire dû à la fistulisation des kystes dans les galactophores.

Le traitement chirurgical par exérèse du placard s'impose dès qu'il y a doute sur la bénignité ou lorsque la douleur n'est pas abolie par le traitement médical.

Traitement médical : c'est surtout la surveillance clinique thermo et mammographique et l'utilisation des progestatifs, par voie locale *(Progestogel)* ou générale (progestatifs de synthèse).

– *Les adéno-fibromes uniques ou multiples* (pendant adéno-fibromateux de la maladie kystique de Reclus : maladie de Schimelbusch) résultent d'une hyperplasie épithéliale et conjonctive simultanée. Ils se traduisent par des noyaux durs, bien limités, parfaitement mobiles, ou polylobés sans adénopathie satellite. La mammographie confirme la bénignité en montrant une opacité plus intense que celle d'un kyste, à contours nets, arrondis ou polylobés. Après quelques années l'adénome se calcifie. Il s'agit de macrocalcifications.

Le traitement est toujours *chirurgical* avec surveillance clinique et radiologique pour les fibro-adénomes multiples.

TUMEURS DU TESTICULE

Les tumeurs du testicule sont pratiquement toutes malignes. Elles touchent l'adulte jeune en pleine activité sexuelle. Les deux variétés les plus fréquentes sont le séminome et le tératome malin (dysembryome).

▶ Signes cliniques et paracliniques :

C'est une grosse « bourse » chronique mais parfois aiguë avec à la palpation une masse surmontée d'un épididyme normal, avec un déférent normal. Le bilan comporte, outre l'examen clinique complet, des dosages hormonaux F.S.H.-L.H., α-fœto-protéine et β-HCG une U. I. V. à la recherche d'un refoulement des uretères en dehors par des adénopathies lombo-aortiques, une lymphographie, une échographie, un scanner, la recherche de métastases osseuses et pulmonaires.

► **Évolution :**
Elle dépend en grande partie de l'histologie de la tumeur. Le pronostic est meilleur pour les séminomes radio-sensibles (80 % de survie à 5 ans) que pour les dysembryomes (50 % à 5 ans) ; parmi ceux-ci les choriocarcinomes sont les plus graves (10 % de survie).

► **Traitement :**
Il associe à la castration et suivant les types histologiques et l'extension : le curage ganglionnaire, la radiothérapie et la chimiothérapie.

TUMEURS VÉSICALES

Elles sont parmi les plus fréquentes des tumeurs génito-urinaires. Les tumeurs épithéliales sont les plus fréquentes chez l'homme, elles peuvent siéger également au niveau des calices, du bassinet, de l'uretère et de l'urètre.

► **Causes :**
Certains facteurs carcinogènes sont démontrés : teinture d'aniline, tabac, phénacétine, bilharziose.

► **Signes cliniques et paracliniques :**
Les signes révélateurs sont une hématurie terminale, une cystite, une dysurie. Les touchers pelviens apprécient l'infiltration tumorale. L'U. I. V. montre une lacune vésicale sur les clichés de remplissage, le retentissement sur le haut appareil, parfois elle permet de diagnostiquer une tumeur à ce niveau (point de départ de la tumeur vésicale), elle permet également de voir l'état du bas appareil. La cystoscopie précise les caractères de la tumeur, son siège, ses rapports avec les orifices urétéraux, elle permet la biopsie et la résection éventuelle, enfin elle permet la surveillance. Le scanner pelvien précise l'extension locale.

► **Complications :**
Ce sont les hématuries abondantes, la cystite rebelle, l'obstruction du haut appareil. Excepté le papillome bénin, toutes les tumeurs vésicales sont potentiellement malignes, capables de récidiver, s'étendre, de donner des métastases.

► **Traitement et résultats :**

∗ Aux stades T0 et T1, c'est la résection endoscopique. Les formes très infiltrantes nécessitent une dérivation des uretères.

∗ Aux stades T3 et T4, c'est l'association de la chirurgie et de l'irradiation par le cobalt ou la curiethérapie. La chimiothérapie intravésicale semble freiner l'évolution des formes récidivantes.

∗ Les chances de guérison à 5 ans sont de 66 % lorsque la sous-muqueuse n'est pas atteinte, de 20 % lorsque la musculeuse est envahie.

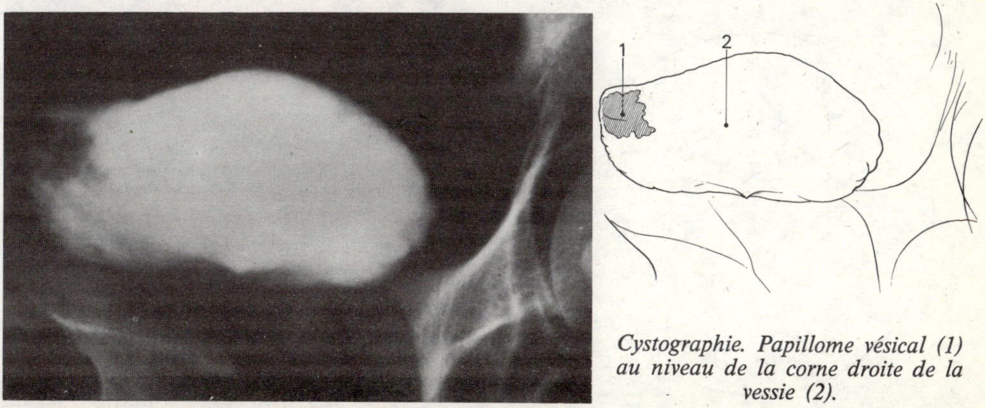

Cystographie. Papillome vésical (1) au niveau de la corne droite de la vessie (2).

Classification.

A.– Classification histologique.

• *Classe I :* papillomes bénins : végétations fines, franges séparées revêtues d'un urothélium bénin.
• *Classe II :* tumeurs paramalpighiennes : pédicules larges, franges coalescentes, urothélium hyperplasique mais cellules normales, peut réaliser une papillomatose diffuse.
• *Classe III :* tumeurs paramalpighiennes : classe II + couches cellulaires dédifférenciées avec atypie.
• *Classe IV :* carcinomes. Tumeurs souvent diffuses, toujours infiltrantes, franges faites d'éléments malins.

B.– Classification TNM.

C'est une classification par stades cliniques, le stade représentant l'extension apparente de la maladie « stade » (déterminé pour la vessie par la clinique, l'endoscopie et la biopsie), et non à degré d'évolution progressive et inévitable.
• *T1 :* infiltration limitée à la sous-muqueuse.
• *T2 :* invasion partielle du muscle.
• *T3 :* invasion totale du muscle.
• *T3B :* extension périvésicale.
• *T4 :* envahissement des organes pelviens voisins.
• *MO :* absence de métastases.
• *M1 :* présence de métastases.
• *NO :* absence de ganglions envahis.
• *N1 :* présence de ganglions envahis.

TUMEUR VILLEUSE

► Définition :

Parmi les polypes adénomateux c'est la forme la plus rare mais aussi la plus grave (50 % de cancérisation sur les pièces opératoires). Souvent sessiles et d'aspect framboisé elles sont constituées de fins axes conjonctifs bordées par une seule couche de cellules cylindriques.

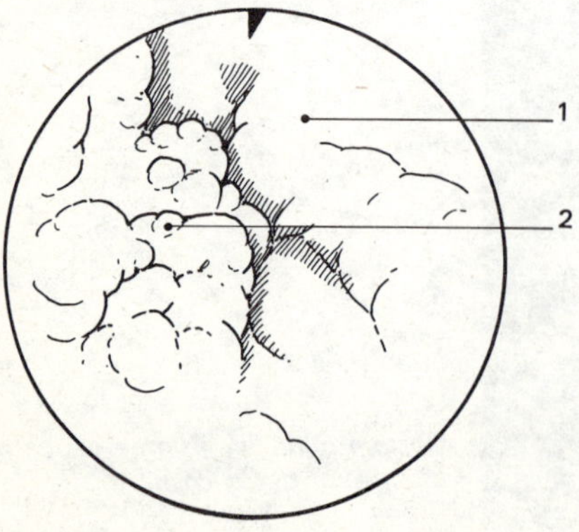

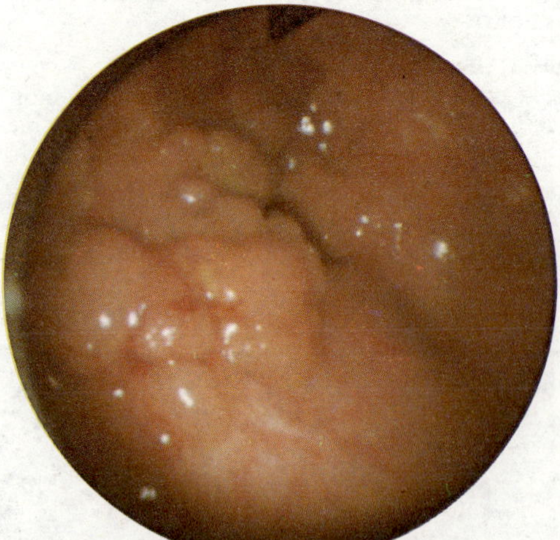

Tumeur villeuse rectale. 1) Paroi rectale normale ; 2) Tumeur villeuse, aspect « lobulé », en « nappe »

► Signes essentiels :

∗ Clinique : Les circonstances de découverte sont identiques à celles des autres tumeurs

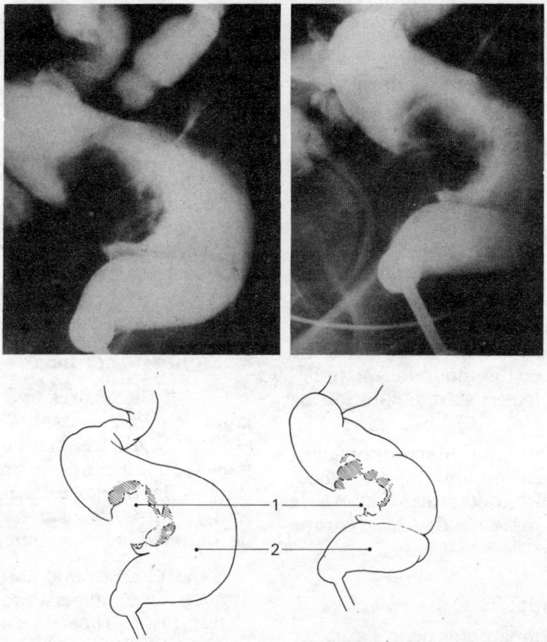

Il existe sur le rectum un aspect lacunaire, marécageux, traduisant une tumeur villeuse dégénérée (confirmée par l'endoscopie avec biopsies) : 1) Lacune ; 2) Rectum.

polypoïdes (→) ; des écoulements glaireux (rappelant le blanc d'œuf) sont évocateurs.

∗ EXAMENS COMPLÉMENTAIRES : L'endoscopie permet le diagnostic histologique grâce aux biopsies ou mieux à la polypectomie. Celle-ci permet une étude totale de la pièce et peut souvent permettre un traitement définitif. La totalité du côlon doit toujours être explorée (coloscopie ou lavement baryté en double contraste) à la recherche de lésions associées.

▶ Éléments de surveillance :
Ce sont l'endoscopie et aussi le ionogramme (voir *infra*).

▶ Évolution, complications :
Les risques majeurs sont la cancérisation et la récidive. Certaines tumeurs volumineuses, en nappe, peuvent par le volume de leurs sécrétions (parfois plusieurs litres) entraîner déhydratation, hyponatrémie, hypokaliémie et insuffisance rénale fonctionnelle.

▶ Traitement et pronostic :
Les méthodes thérapeutiques sont endoscopiques (polypectomie, laser, etc.) et chirurgicales.

TUNNEL TARSIEN (SYNDROME DU)

Voir *Acroparesthésies*

TYMPANOPLASTIES

Les tympanoplasties constituent un groupe d'interventions otologiques microchirurgicales destinées à corriger les conséquences des otites moyennes chroniques, soit reconstruire un système tympano-ossiculaire et restaurer l'audition.

L'otologiste dispose d'une gamme d'interventions dont la complexité croît en fonction de la gravité des différentes lésions de l'oreille moyenne.

▶ La myringoplastie :
Elle est indiquée devant une perforation de

la membrane tympanique sans interruption de la chaîne des osselets.

La perforation tympanique expose à une surinfection des cavités de l'oreille moyenne qui sont ouvertes à l'extérieur (interdiction de baignades) et est responsable d'une surdité de transmission du fait de la perte de substance tympanique (entre 10 et 50 décibels de perte suivant la surface de la perforation).

La fermeture de la perforation est obtenue par une greffe d'aponévrose temporale.

Actuellement la greffe peut être remplacée par la mise en place d'une homogreffe de membrane tympanique (l'homogreffe est prélevée sur le cadavre et fixée par une solution de formol).

La myringoplastie est une intervention dont les résultats sont souvent favorables, des échecs sont cependant possibles, notamment en cas de dysfonctionnement majeur de la trompe d'Eustache.

▶ Les tympanoplasties :

A la perforation tympanique peut s'associer une interruption de la chaîne des osselets (marteau, enclume, étrier).

En fonction des lésions qui sont appréciées par le bilan pré et peropératoire, de nombreuses techniques peuvent être utilisées pour rétablir la chaîne des osselets : os, cartilage, prothèses plastiques ou métalliques, et compléter la greffe tympanique.

On peut également utiliser une homogreffe composée du tympan et des osselets nécessaires à la réparation.

L'ensemble de ces tympanoplasties ne trouve d'indication que lorsque tout processus infectieux ou inflammatoire de l'oreille moyenne a pu être éliminé par le traitement médical ou par le traitement chirurgical.

TYPHUS EXANTHÉMATIQUE

▶ Définition, causes et mécanisme :

Le typhus exanthématique (ou typhus historique) est une rickettsiose due à Rickettsia prowasecki, frappant par épidémie les grands rassemblements humains (armées en campagne, etc.). Les rickettsies, distinctes des bactéries, sont des parasites intracellulaires obligatoires.

▶ Signes essentiels :

* CLINIQUE : Après une incubation de 10 à 15 jours, le *début est brutal*, marqué par une fièvre à 40 °C, avec frissons et algies diffuses. Au 4e jour apparaissent le *tuphos* et l'*exanthème* (taches lenticulaires congestives, siégeant sur tout le corps, la face et persistant une dizaine de jours). Une splénomégalie est possible.

* EXAMENS COMPLÉMENTAIRES : La NFS montre une hyperleucocytose avec polynucléose. Les méthodes sérologiques sont celles de Weil et Félix et la micro-agglutination de Giroud (qui se positive tardivement et n'est pas rigoureusement spécifique).

▶ Surveillance, évolution, complications :

Spontanément la maladie évolue une quinzaine de jours ; des résurgences à distance sont possibles à lointaine échéance (maladie de Brill). Les *complications* peuvent être neuro-méningées et cardiovasculaires ; les artérites tardives sont rares.

▶ Traitement :

C'est l'antibiothérapie (les cyclines et le chloramphénicol sont actifs) et le traitement symptomatique (réhydratation). Il faut isoler le malade et pratiquer un épouillage (du patient et de la population environnante). La déclaration est obligatoire. Il existe une vaccination.

ULCÉRATION THERMOMÉTRIQUE

▶ **Définition :**
C'est une complication locale de la prise intrarectale de la température.

▶ **Causes et mécanisme :**
Elle est surtout traumatique (thermomètre non lubrifié, introduit trop profondément) mais la fragilité de la muqueuse peut être une cause favorisante (→ RECTITES).

▶ **Signes essentiels :**
Il s'agit d'hémorragies, parfois importantes ou répétées, source d'anémie. Le diagnostic est fait par l'endoscopie qui montre une ulcération ou un granulome excavé sur la face antérieure basse du rectum (à 6 cm de la marge).

▶ **Traitement :**
L'arrêt spontané est habituel ; il faut arrêter les prises de température rectale. Ailleurs il est nécessaire de faire un tamponnement, une électro-coagulation ou un point de suture.
Des transfusions sont parfois nécessaires.

ULCÈRE ANASTOMOTIQUE

Voir *Ulcère peptique*

ULCÈRE DUODÉNAL

▶ **Définition :**
C'est une perte de substance pariétale au niveau du duodénum, en règle générale, au niveau du bulbe.

▶ **Causes et mécanisme :**
Plusieurs facteurs sont connus : l'hyperacidité (d'origine vagale en particulier), une fragilité de la muqueuse (parfois favorisée par un traitement anti-inflammatoire), une notion de terrain familial ou de conflit psychologique. Il est de causes particulières : hyperparathyroïdie et syndrome de Zollinger et Ellison (→).

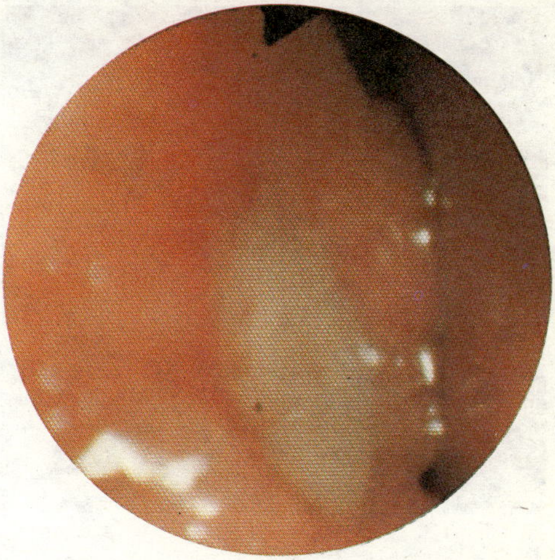

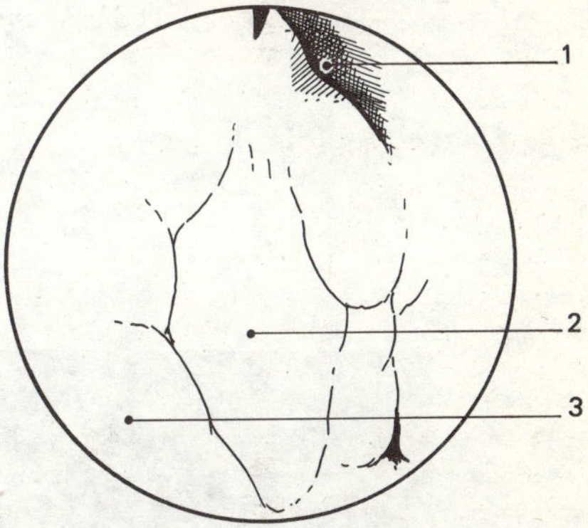

Ulcère du bulbe. 1) Lumière duodénale ; 2) Fausse membrane blanche de l'ulcère ; 3) Face antérieure du bulbe.

▶ **Signes essentiels :**
⁎ CLINIQUE : Il existe typiquement des crampes épigastriques, postprandiales tardives (3 à 4 heures), ne cessant qu'avec le repas suivant qui les calme. Ces douleurs rythmées évoluent par périodes continues de 15 jours environ et se répètent souvent 2 à 3 fois dans l'année. Certains ulcères sont latents et se révèlent par une complication (voir *infra*).

⁎ EXAMENS COMPLÉMENTAIRES :
– *La fibroscopie* permet d'affirmer ou d'infirmer l'existence d'un ulcère en évolution.
– Le *transit gastro-duodénal* peut montrer :
• un *signe direct,* à savoir la *niche* ulcéreuse qui est une tache de tonalité plus forte de

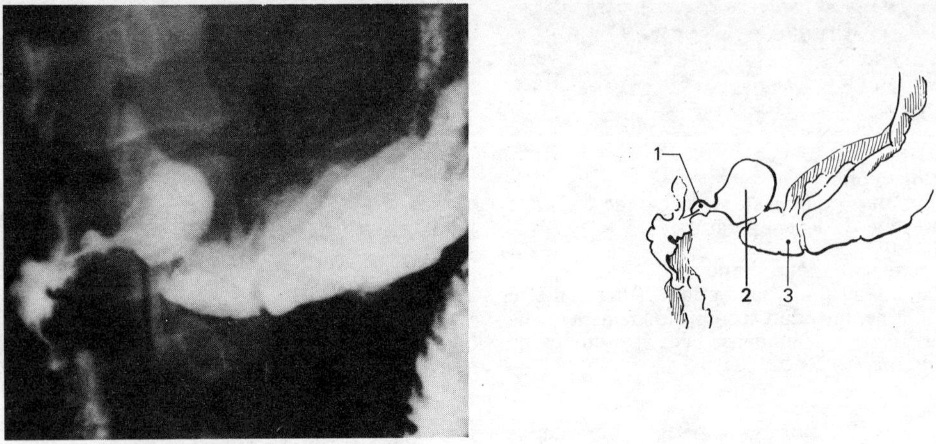

Aspect en perle enfilée traduisant un ulcère post-bulbaire : 1) Perle enfilée ; 2) Bulbe ; 3) Estomac.

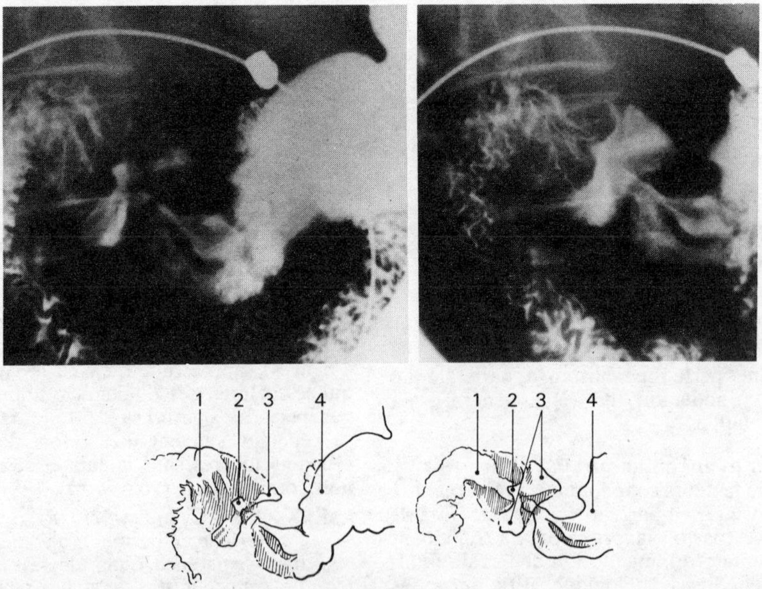

Ulcère du bulbe avec niche centrale : 1) Bulbe ; 2) Niche ; 3) Plis ; 4) Estomac.

face (car elle est remplie de baryte) ou une image d'addition d'un bord lorsqu'elle est vue de profil ;

- des *signes indirects : halo d'œdème,* périulcéreux, *incisures* des bords et *convergence des plis* vers la niche, aspect déformé pseudo-diverticulaire du bulbe. L'ulcère postbulaire, sténosant, donne une image dite *en perle enfilée.*

– *Parmi les examens biologiques,* la *calcémie* est systématique, le *tubage gastrique* à la pentagastrine est utile surtout à titre préopératoire et lorsque l'on suspecte un syndrome de Zollinger – Ellison (→). On fera également dans ce dernier cas un dosage de *gastrinémie.*

▶ **Éléments de surveillance :**

Ils sont cliniques et endoscopiques. La prise d'anti-inflammatoires doit être évitée.

▶ **Évolution, complications :**

∗ L'ÉVOLUTION se fait en règle générale par poussées (souvent au printemps et à l'automne).

∗ DES COMPLICATIONS (parfois révélatrices) sont possibles : *hémorragies* (hématémèse et ou méléna) de plus ou moins grande abondance ; *perforation,* source de péritonite ; syndrome de *sténose* pyloro-duodénale (→). L'ulcère duodénal ne dégénère pas.

▶ **Traitement et pronostic :**

∗ LES ÉLÉMENTS DU TRAITEMENT MÉDICAL comprennent : le repos, un régime excluant café, alcool, tabac, et certains aliments irritants. Les médicaments sont de plusieurs types. Les anti-acides comme le *Maalox* ou le *Dimalan* n'ont d'action cicatrisante qu'à très fortes doses ; ils sont surtout employés pour leur effet symptomatique en début de traitement. Le sucralfate (*Ulcar*) a une action cicatrisante locale, il n'a pas d'effet systémique. Les antisécrétoires comprennent plusieurs classes : a) anticholinergiques comme la pirenzepine (*Gastrozépine*) ; b) antihistaminiques H2 comme la cimétidine (*Edalene, Tagamet*), la ranitidine (*Azantac, Raniplex*) ou la famotidine ; c) inhibiteurs de la pompe à protons ($K^+ H^+$) de la cellule parietale acidosécrétrice comme l'oméprazole. Les prostaglandines comme le misoprostol (*Cytotec*) ont deux actions : cytoprotection à faible dose et antisécrétoire à fortes doses.

∗ LE TRAITEMENT CHIRURGICAL est moins souvent réalisé depuis l'avènement des anti-H2. Il reste indiqué en cas d'ulcère rebelle au traitement médical, récidivant ou compliqué. La vagotomie-antrectomie a moins de récidives mais expose à la diarrhée et au dumping-syndrome. La gastrectomie des 2/3 suivie d'anastomose gastro-duodénale (Péan ou Billroth I) ou gastro-jéjunale (Finsterer, Polya ou Billroth II) est rarement réalisée dans l'ulcère duodénal.

∗ DANS TOUS LES CAS, la *relation médecin-malade* ne doit pas être négligée et des anxiolytiques ou le sulpiride (*Dogmatil*) sont parfois utilisés. Les anti-inflammatoires sont contre-indiqués.

ULCÈRE GASTRIQUE

▶ **Définition :**

C'est une perte de substance de la paroi gastrique atteignant la musculeuse.

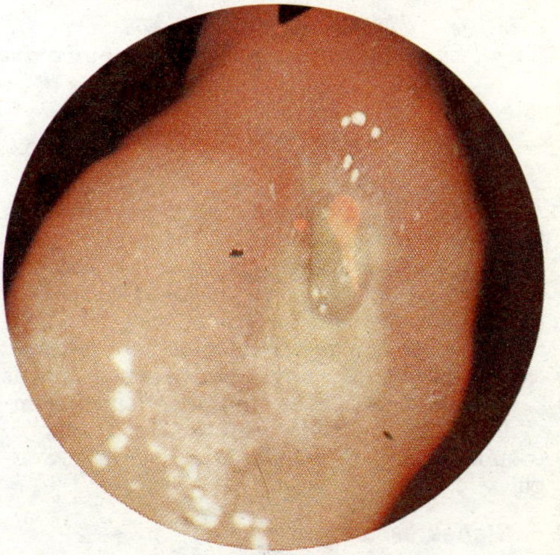

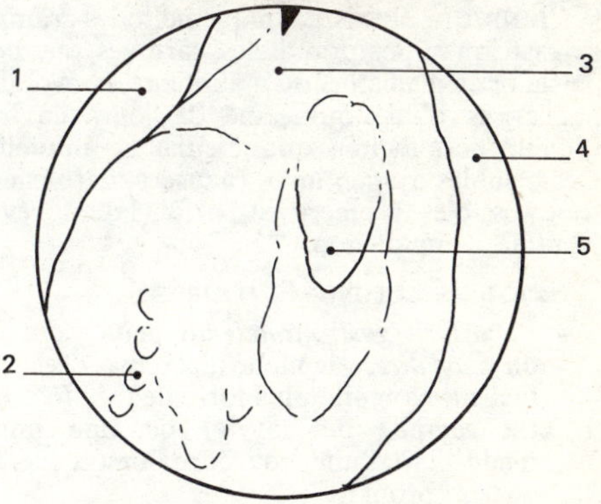

Ulcère de l'estomac. 1) Vers le fundus ; 2) Reflets ; 3) Angle de l'estomac ; 4) Vers l'antre ; 5) Fausse membrane blanche d'un ulcère peu creusant (biopsies négatives) (examen en rétrovision).

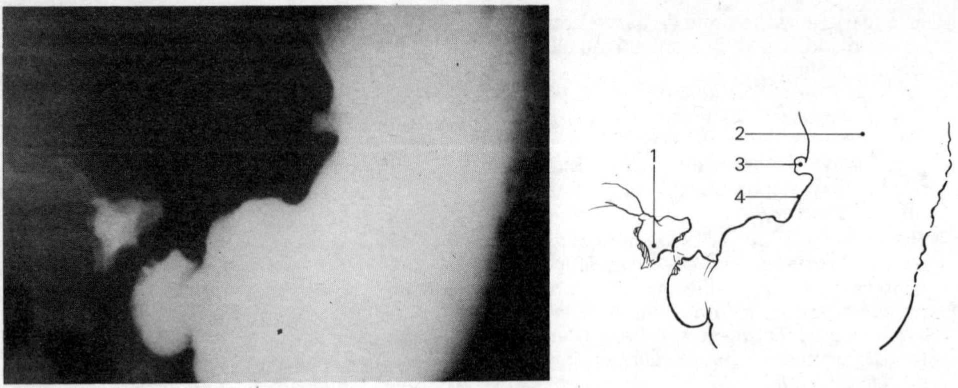

Image d'addition sur la petite courbure verticale traduisant un ulcère qui sera confirmé par l'endoscopie (biopsies négatives) : 1) Bulbe duodénal ; 2) Corps de l'estomac ; 3) Niche ; 4) Petite courbure.

▶ Causes et mécanisme :

On connaît un certain nombre de facteurs favorisants : diminution des défenses pariétales, reflux biliaire duodéno-gastrique et gastrite, contraintes psychologiques, terrain familial (appartenance fréquente au groupe sanguin O). Il faut signaler quelques étiologies particulières : les ulcères médicamenteux et de stress (souvent peu creusants et parfois multiples) : anti-inflammatoires, grands brûlés, état de choc (septique, traumatique, etc.), insuffisance respiratoire aiguë, etc.

▶ Signes essentiels :

∗ CLINIQUE : Il existe typiquement des crampes épigastriques postprandiales tardives, calmées par la prise d'alcalins ou d'aliments, et évoluant par crises d'une quinzaine de jours environ (double périodicité : quotidienne et annuelle). Des troubles dyspeptiques (nausées, flatulences) sont possibles. L'ulcère est parfois latent, révélé par une complication.

∗ EXAMENS COMPLÉMENTAIRES :

- Le *transit gastro-duodénal* peut montrer :
  - un *signe direct,* la niche ulcéreuse. C'est une tache de tonalité plus forte de face (car elle est remplie de baryte) ou une image d'addition d'une courbure lorsqu'elle est vue de profil ;
  - des *signes indirects :* halo d'œdème périulcéreux, convergence des plis, incisure sur la courbure en regard. L'ulcère siège en règle générale sur la petite courbure, les ulcères des faces sont de diagnostic difficile (sauf en double contraste), ceux du pylore lui donnent un aspect bossu, ceux de la grande courbure évoquent une origine médicamenteuse.
- *La fibroscopie* peut détecter certains ulcères non vus radiologiquement, surtout elle confirme grâce aux biopsies systématiques (une dizaine en moyenne) la bénignité.
- La calcémie est systématique (hyperparathyroïdie).
- Le tubage à la pentagastrine est surtout utile en préopératoire.

▶ Éléments de surveillance :

Ils sont cliniques, radiologiques, ou surtout histo-endoscopiques (biopsies de la cicatrice).

▶ Évolution, complications :

L'évolution se fait en règle générale par poussées douloureuses plus ou moins espacées (souvent au printemps et à l'automne). Des complications (parfois révélatrices) sont possibles : hémorragies (hématémèse et/ou méléna) de plus ou moins grande importance, parfois déclenchée par une prise d'anti-inflammatoires ; perforation, source et péritonite (→) ; sténose pylorique (→). La cancérisation (ou le cancer ulcériforme) impose de biopser tout « ulcère » gastrique, et d'intervenir chirurgicalement s'il ne disparaît pas grâce au traitement médical.

▶ Traitement et pronostic :

∗ LES ÉLÉMENTS DU TRAITEMENT MÉDICAL comprennent : le repos, l'exclusion des épices, des excitants, de l'alcool ; les médicaments sont les mêmes que ceux que l'on utilise dans l'ulcère duodénal (→ ULCÈRE DUODÉNAL)

* LE TRAITEMENT CHIRURGICAL est discuté en cas d'ulcère persistant, récidivant, ou d'ulcère compliqué. Il est habituellement réalisé une gastrectomie emportant l'ulcère, mais d'autres techniques sont possibles (→ ULCÈRE DUODÉNAL).

* LA RELATION MÉDECIN-MALADE ne doit pas être négligée ; les anti-inflammatoires sont contre-indiqués.

ULCÈRES DE JAMBE

▶ **Définition :**

Les ulcères de jambe sont des pertes de substances cutanées, de profondeur variable, pouvant atteindre l'os.

▶ **Causes et mécanismes :**

* LE PLUS SOUVENT :

Il s'agit de l'ultime complication de troubles trophiques, dûs à des difficultés circulatoires, locales, artérielles ou veineuses.

- *veineux :* dans un contexte d'insuffisance veineuse chronique :
  - ulcère variqueux ;
  - ulcère postphlébitique.
- *artériel :* dans un contexte d'artérite des membres inférieurs (→).

* D'AUTRES CAUSES SONT PLUS RARES :

- traumatiques, infectieuses (streptocoques, staphylocoques) ;
- ulcère des vascularites nécrosantes, débutant par une plaque de purpura infiltré, desquels on rapproche la péri-artérite noueuse ;
- au cours d'une polyarthrite rhumatoïde j
- escarres de décubitus et maux perforants plantaires (pertes de substances cutanées, particulières par leur siège en regard des zones d'appui). Un facteur neurologique est alors souvent en cause.

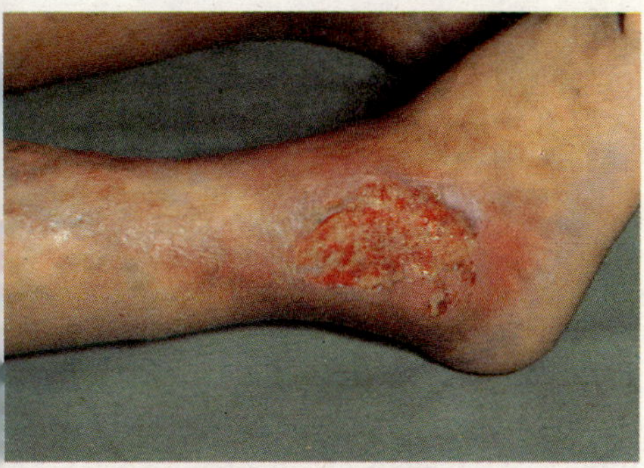

Ulcère de jambe.

▶ **Aspects cliniques :**

L'ulcère est défini par :

* SON SIÈGE, volontiers maléolaire, le plus souvent tiers inférieur de jambe, dans les insuffisances veineuses face externe de jambe, haut situé en plein mollet, dans les artérites.

* SA TAILLE, sa profondeur.

* L'ASPECT DES BORDS.

* L'ASPECT DU FOND :

- jaune nécrotique ;
- vert suintant ;
- atone ou bourgeonnant ;
- rouge sec.

* LE NOMBRE D'ULCÈRES :

- unique ou multiple ;
- uni ou bilatéral.

▶ **Examens complémentaires :**

Ils visent essentiellement à reconnaître l'étiologie, en particulier Doppler artério-veineux, voire artériographie ou phlébographie.

▶ **Évolution :**

* ELLE EST VOLONTIERS CHRONIQUE, PERSISTANTE : la mauvaise trophicité locale ne permet pas toujours une cicatrisation définitive.

* CERTAINES COMPLICATIONS SONT À SURVEILLER :

- *La surinfection :* marquée par une fièvre, une lymphangite, une adénopathie inguinale douloureuse ; le prélèvement bactériologique avant tout traitement est souhaitable. Un tétanos peut avoir un ulcère comme porte d'entrée, ce qui impose une revaccination complète.
- *L'hémorragie :* en particulier dans les ulcères variqueux.
- *Des lésions eczématiformes* sont fréquentes autour de la zone ulcérée.
- *Une dégénérescence maligne* peut intervenir dans le cas d'un ulcère chronique : un

bourgeonnement exubérant doit faire pratiquer une biopsie.

▶ **Traitement :**
Il est local et général.

∗ LOCALEMENT :
Trois temps impératifs ; dans l'ordre chronologique :

– *Détersion de l'ulcère :*
  • bains quotidiens antiseptiques ;
  • détersion mécanique au vaccinostyle, après le bain ;
  • détersion enzymatique protéolytique (*Païkinase :* à laisser 24 h ; *Trypsine :* à laisser 2 h).
– *Culture du bourgeon charnu :*
  • Elle vise à ramener le fond de l'ulcère au niveau des plans épidermiques ; sérum physiologique, vaseline.
  • Le bourgeon charnu ne doit pas dépasser les plans épidermiques : on utilise l'application de NO_3Ag ou de *Corticotulle* pour aplanir un bourgeon charnu hypertrophique.
– *Épidermisation :* sérum physiologique ou vaseline. Le pansement au sérum physiologique est laissé 24 h en place et arrosé régulièrement pour le garder humide. On peut utiliser aussi des pansements semi-perméables, type *Confeel.*

∗ GÉNÉRAL :
– des douleurs (antalgiques) ;
– de l'insuffisance veineuse chronique (→) ;
– de l'artérite (→) ;
– antibiotiques en cas de surinfection avec lymphangite, guidés par l'antibiogramme ;
– revaccination antitétanique obligatoire.

ULCÈRE PEPTIQUE

Syn. : *Ulcère anastomotique*

▶ **Définition :**
C'est un ulcère siégeant sur l'anastomose (ou l'anse anastomosée) après gastrectomie ou gastro-entérostomie.

▶ **Causes et mécanisme :**
Plus fréquents après gastro-entérostomie qu'après gastrectomie, ils doivent faire rechercher une étiologie particulière : syndrome de Zollinger-Ellison méconnu (→) ou malfaçon chirurgicale (vagotomie incomplète, gastrectomie trop limitée, etc.).

▶ **Signes essentiels :**

∗ CLINIQUE : Il se révèle par un syndrome ulcéreux, souvent atypique, ou une complication (hémorragie digestive, fistule gastro-colique avec diarrhée et vomissements fécaloïdes).

∗ EXAMENS COMPLÉMENTAIRES : Le diagnostic radiologique est souvent difficile, et la fibroscopie est l'examen de choix.

▶ **Traitement :**
Les antisécrétoires peuvent être efficaces ; la chirurgie visera à compléter une vagotomie, corriger un montage défectueux ou traiter un syndrome de Zollinger-Ellison (→).

URÉTÉROCÈLE

▶ **Définition :**
C'est la dilatation kystique de la partie terminale de l'uretère.

▶ **Complications :**

∗ CHEZ L'ENFANT, il intéresse l'uretère du pyélon supérieur d'une duplication. Il existe souvent un méga-uretère sus-jacent, source d'infections nécessitant une ablation chirurgicale.

∗ CHEZ L'ADULTE, il siège sur un uretère unique. La survenue d'une complication souvent révélatrice (infection, lithiase) impose la chirurgie.

URÉTRITES

Il s'agit de maladies sexuellement transmissibles dont la progression s'explique par des causes sociologiques et culturelles, l'existence de porteurs sains, l'infection mixte, les résistances transmissibles aux antibiotiques (gonocoques), le traitement mal conduit.

▶ Signes cliniques et paracliniques :

Les brûlures mictionnelles et l'écoulement urétral chez l'homme, une vulvo-vaginite ou une cystite chez la femme sont les circonstances de consultation, mais elles sont de mauvais témoins étiologiques. Elles conduisent à l'examen direct et à la mise en culture indispensable pour avoir un examen bactériologique précis guidant le traitement.

Les germes causes d'urétrites infectieuses sont :

- gonocoque : 30 % ;
- candida : 18 % ;
- trichomonas : 16 % ;
- clamydia : 9 %.

La recherche d'une syphilis est systématique.

▶ Traitement :

Les traitements antibiotique, antimycotique, antiparasitaire sont efficaces. Ils s'adressent aux deux partenaires. Le vaccin antigonococique est d'avenir. La recontamination explique les récidives. Les rétrécissements urétraux et la sténose des trompes sont les deux complications à redouter.

∗ L'URÉTRITE CHRONIQUE :

Elle est généralement non infectieuse, des clamydiae doivent être cependant recherchées. Une irritation mécanique est fréquente. Les antibiotiques ne sont indiqués que si des bactéries sont retrouvées : on donne des cyclines en cas d'infections à mycoplasmes ou à clamydiae.

∗ LE SYNDROME DE REITER :

Il s'agit de l'association d'une urétrite amicrobienne, de fièvre, d'une conjonctivite, d'une polyarthrite, de douleurs abdominales et de lésions cutanées ou muqueuses. Il peut précéder une spondylarthrite ankylosante, les malades sont fréquemment porteurs du groupe HLA B 27.

URTICAIRE

▶ Définition :

L'urticaire est une éruption faite de papules œdémateuses prurigineuses, fugaces et variables. Elle est aiguë (rapidement régressive) ou chronique.

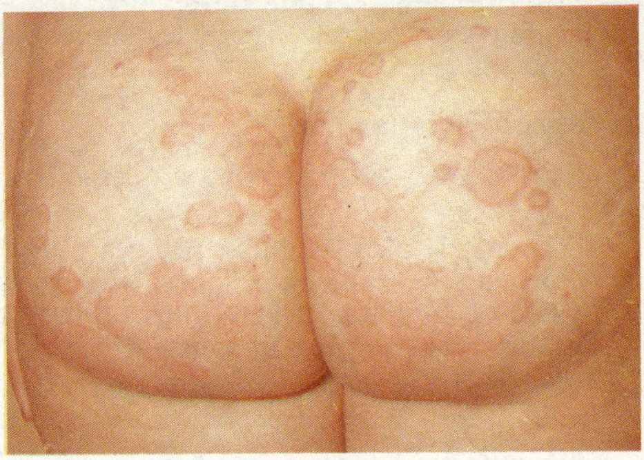

Urticaire.

▶ Causes et mécanismes :

Ce syndrome peut répondre à de multiples étiologies non toujours retrouvées, surtout dans les formes chroniques.

∗ URTICAIRE D'ORIGINE PHYSIQUE :

- retardé à la pression ;
- au froid ;
- solaire : urticaire solaire, éruption polymorphe à la lumière (→ LUCITES), rarement protoporphyrie érythropoïétique (→ PORPHYRIES CUTANÉES) ;
- chaleur, émotion, effort (urticaire cholinergique).

∗ URTICAIRE ALIMENTAIRE :

Due à l'aliment lui-même (fraise, chocolat, œuf, etc.) ou à un additif (colorant, salicylate, parfum, etc.).

∗ URTICAIRE MÉDICAMENTEUSE :

Le plus souvent par un mécanisme allergique (*Aspirine,* pénicilline, sulfamides, iode, etc.).

∗ URTICAIRE PAR SENSIBILISATION À UN AGENT INFECTIEUX :

A toujours rechercher : microbien, mycosique, parasitaire ou viral (phase préictérique d'une hépatite virale). Bilans O.R.L. et stomatologiques sont nécessaires.

∗ D'AUTRES CAUSES SONT POSSIBLES :

- au cours d'une affection générale (lupus érythémateux systémique, hémopathies, cancer viscéral, hyperthyroïdie, etc.) ;
- urticaire de contact (ortie, méduse) ;

– urticaire dans un contexte d'atopie (association avec asthme, eczéma, rhume des foins, etc.).

▶ **Aspect clinique :**

* LA CRISE AIGUË D'URTICAIRE est caractéristique :
– éruption de papules ou de plaques rouges œdématiées, fermes, élastiques, très prurigineuses, mobiles, fugaces, plus ou moins profuses, survenant par poussées ;
– des signes généraux peuvent l'accompagner : fièvre, malaise, céphalées, diarrhées, arthralgies, etc.

* L'ŒDÈME DE QUINCKE est une urticaire profonde sous-cutanée grave dans sa localisation laryngée ou glottique.

* LE DERMOGRAPHISME EST SOUVENT ASSOCIÉ : stries papuleuses, rouges ou blanches après frottement léger des téguments.

▶ **Évolution :**

* AIGUË : accident soudain dont on retrouve ou non la cause, mais la guérison y est acquise rapidement.

* CHRONIQUE : lésions d'urticaire par poussées sur plus de 8 semaines : l'enquête étiologique doit être minutieuse, mais est souvent décevante.

▶ **Examens complémentaires :**

* DANS TOUTES LES FORMES :
– NFS, VS, et examens parasitologiques des selles en cas d'hyperéosinophilie ;
– transaminases.

* DANS LES URTICAIRES CHRONIQUES en fonction des signes d'appel :
– bilan ORL, stomato., à la recherche d'un foyer infectieux ;
– examens immunologiques (IgE, complément sérique, etc.) ;
– bilan thyroïdien ;
– tests physiques (froid, chaud, pression, etc.).

▶ **Éléments de surveillance :**

La survenue d'un œdème de Quincke doit être étroitement surveillée en raison du risque mortel par asphyxie.

▶ **Traitement :**

* IL EST SYMPTOMATIQUE au cours de la crise d'urticaire aiguë ou au long de l'évolution d'une urticaire chronique de cause inconnue. Antihistaminiques généraux voire corticothérapie générale en cas d'œdème de Quincke.

* IL EST ÉTIOLOGIQUE dans une urticaire chronique où la cause a pu être retrouvée.

VACCINATIONS

▶ Définition :

Les vaccinations ont pour but de faire acquérir, de façon artificielle, au sujet vacciné un état d'immunité spécifique et donc une protection contre un agent pathogène (virus ou bactérie) responsable de maladies graves.

▶ Les vaccinations obligatoires :

* LE BCG (BACILLE CALMETTE-GUÉRIN) OU VACCIN ANTITUBERCULEUX, obligatoire pour tout enfant à partir de la 6e année (entrée à l'école primaire) et auparavant pour tout enfant vivant en collectivité ; recommandé dès la première année, surtout pour les enfants à risque élevé de contamination. La vaccination s'effectue après contrôle de la négativité des réactions tuberculiniques (sauf chez le nouveau-né) :

- soit par scarification à la face externe du bras (2 à 15 centimètres suivant l'âge), protégée par un pansement pendant 48 heures (pas de bains pendant ce temps) ;
- soit par injection intradermique stricte de 1 dixième de ml ;
- soit par bague.

Elle est efficace si elle provoque 2 à 3 mois plus tard la positivation des réactions cutanées à la tuberculine et demeure efficace tant que dure cette positivité (à contrôler une fois) ; sinon elle doit être renouvelée.

Complications : adénite bécégique ; exceptionnellement bécégite disséminée mortelle chez les sujets immunodéprimés.

Contre-indications : carence immunitaire (→).

* LES VACCINS ANTIDIPHTÉRIQUE ET ANTITÉTANIQUE sont obligatoires avant 18 mois. La vaccination s'effectue par injection sous-cutanée (3 injections à 1 mois d'intervalle, injection de rappel 1 an plus tard puis tous les 5 ans).

La réaction vaccinale peut comporter : fièvre, douleur pendant 24 heures.

Contre-indications : sujets atteints de maladie chronique grave, prudence chez les allergiques et les sujets atteints de néphropathie avec protéinurie.

* LE VACCIN ANTIPOLIOMYÉLITIQUE est obligatoire avant 18 mois. La vaccination s'effectue en association avec la précédente :

- soit par voie injectable primovaccination ;
- soit par voie buccale (rappel).

Contre-indication au vaccin buccal (vaccin vivant) : grossesse, carences immunitaires, corticothérapie. L'existence d'une diarrhée doit faire retarder la vaccination.

▶ Les vaccinations non obligatoires mais recommandées :

* LA VACCINATION ANTICOQUELUCHEUSE s'effectue par voie injectable seule ou en association avec la vaccination antidiphtérique (DT Coq), suivant les mêmes modalités.

Réaction vaccinale : nodule au point d'injection, fièvre élevée, toux coqueluchoïde. Rarement complications neurologiques (convulsions).

Contre-indications : antécédents de convulsions, encéphalopathies.

* LA VACCINATION ANTIROUGEOLEUSE (*Rudivax*) s'effectue en 1 seule injection sous-cutanée au-delà de l'âge de 1 an.

Réaction vaccinale : 5 à 9 jours après la vaccination, fièvre, éruption.

Elle est conseillée chez les enfants présentant des troubles respiratoires chroniques (mucoviscidose) et les cardiaques ainsi que chez les enfants vivant en collectivité.

Les contre-indications sont celles de tout vaccin vivant : sujet immunodéprimé, grossesse, corticothérapie.

* LA VACCINATION ANTIRUBÉOLIQUE *(Rudivax)* s'effectue en 1 injection unique sous-cutanée. Elle est conseillée chez toutes les femmes en périodes d'activité génitale, à condition d'éviter une grossesse pendant les 2 mois suivant la vaccination (contraception orale).

* LA VACCINATION ANTI-OURLIENNE (*Imovax*) s'effectue en une seule injection sous-cutanée.

Réaction vaccinale : 10 jours après la vaccination : fièvre, gonflement parotidien.

* LA VACCINATION ANTIVARIOLIQUE n'est plus obligatoire en France mais le reste pour se rendre dans certains pays. Elle s'effectue par scarification à la face externe du deltoïde ou par bague. La vaccination est recouverte d'un pansement stérile, sec, occlusif jusqu'à cicatrisation complète.

La réaction vaccinale débute vers le 3e-5e jour. Elle est maximale au 9e-10e jour (fièvre, pustule). Elle est terminée en 15-20 jours.

Complications : surinfection, vaccine généralisée, grave et souvent mortelle chez l'enfant eczémateux ; encéphalite grave souvent mortelle et imprévisible.

Contre-indications : eczéma, pathologie neurologique, carences immunitaires.

► **Calendrier des vaccinations :**

– *A la naissance :* B.C.G. (enfants à risques élevés de contamination).

– *3-4-5 mois :* vaccination associée Diphtérie-Tétanos-Coqueluche-Poliomyélite.

– *18 mois :* rappel Diphtérie-Tétanos-Coqueluche-Poliomyélite.

– *Entre 18 mois et 2 ans :* vaccination associée Rougeole-Oreillons-Rubéole (R.O.R.).

– *6 ans :* rappel Diphtérie-Tétanos-Poliomyélite. B.C.G. s'il n'a pas été fait auparavant.

VACCINE

Son étude se confond avec celle de la *vaccination antivariolique.* Lorsque les contre-indications sont respectées (les affections graves, cardiopathies décompensées, néphropathies sévères, hémopathies malignes, carences immunitaires sont des contre-indications absolues ; la vaccination est proscrite lors de traitements cortisoniques, radiothérapiques, immunosuppresseurs, et chez l'enfant eczémateux), les complications sont très rares :

► **Les vaccines généralisées** s'observent surtout chez les sujets atteints d'une dermatose ou plus rarement lors de certaines carences immunitaires. L'extension peut en être grave si elle atteint la cornée ; un pansement protecteur peut l'éviter. Par ailleurs les réactions d'intolérance au vaccin sous forme d'éruptions morbilliformes ou d'érythème polymorphe peuvent se voir au 8e jour, elles sont bénignes.

► **L'encéphalite postvaccinale** apparaît 12 à 15 jours après la vaccination, elle se voit surtout après primo-vaccination et si celle-ci est tardive. On note un syndrome méningé, des convulsions et un coma, la mort ou des séquelles psychiques sont assez fréquentes.

VAGINITE

► **Définition :**

Infection du vagin, souvent difficile à guérir et fréquemment récidivante.

► **Causes et mécanisme :**

* RAPPEL :

Il existe un écoulement œstrogéno-dépendant physiologique du vagin.

Les moyens de défense du vagin contre l'infection sont :

– la *desquamation vaginale,* qui empêche la localisation des germes, est responsable de l'aspect de la muqueuse : souple, humide, rose, trophique ;

– la *présence de bacilles de Döderlein,* saprophyte normal responsable de l'acidité du vagin ;

– le *pH vaginal* (normal : 4,5), qui empêche la pullulation des germes mais pas des mycoses.

* L'ÉVOLUTION DES VAGINITES dépend presque autant du milieu vaginal que de l'agent pathogène lui-même.

► **Signes essentiels :**

* LE SIGNE PRINCIPAL de la vaginite est la *leucorrhée* (→).

Elle peut s'accompagner :

– de *signes locaux :* douleurs à type de brûlures périnéales et vulvaires, particulièrement à la miction, de prurit, de dyspareunie, la muqueuse intravaginale est rouge et congestive ;

– de *signes généraux :* asthénie, état subfébrile ; le partenaire peut se plaindre d'écoulements ou de brûlures : il devra être examiné et traité.

* LES GERMES EN CAUSE sont les trichomonas, certaines mycoses tel le candida albicans, l'hémophilus vaginalis, le gonocoque, diverses souches de streptocoques, les staphylocoques dorés, le colibacille.

► **Les vaginites gonococciques** atteignent la vulve (repère : urètre, glandes de Skène et de Bartholin), le col.

► **Les vaginites à germes banals** (staphylocoques dorés, streptocoques, colibacilles) sont favorisées par une irritation locale (corps étrangers, injection trop concentrée), une insuffisance ovarienne, une déficience de l'état général associée à une mauvaise hygiène, un diabète.

Le traitement comporte une désinfection locale étiologique, une action sur l'état général, un traitement de l'ectropion si nécessaire.

► **Les vaginites séniles :** L'atrophie postménopausique de la muqueuse vaginale est responsable d'infections entraînant des ulcérations superficielles avec écoulement teinté de sang. Il importe de toujours éliminer une lésion organique du corps ou du col avant de rapporter ce fait à une banale vaginite sénile.

Le traitement est l'œstrogénothérapie par voie locale ou générale.

► **Les vaginites virales** dues au papillomavirus (HPV) sont avec ou sans lésions condylomateuses.

VAGOTOMIE (SUITES DE)

► **Définition :**

Bien que des vagotomies associées à des interventions de drainage (pyloroplastie, etc.) donnent peu de complications, un certain nombre de troubles peuvent survenir précocement ou à distance.

La vagotomie ultra-sélective (ou fundique ou pariétale) qui respecte l'innervation antrale et le pylore n'en donne pratiquement pas, mais peut-être expose-t-elle à plus de récidives ulcéreuses ?

► **Complications précoces :**

Ce sont :
- *la gastroplégie,* qui doit être prévenue par une aspiration ;
- *la dysphagie,* habituellement transitoire ;
- *la diarrhée,* fréquente dans les suites immédiates, mais qui persiste rarement.

► **Complications tardives :**

Ce sont :
- *le reflux gastro-œsophagien,* source d'œsophagite, et qu'aurait pu éviter la confection peropératoire d'un système antireflux ;
- *la diarrhée,* qui réagit parfois au *Primpéran* ou aux antibiotiques (pullulation microbienne dans le grêle), mais qui peut nécessiter une réintervention (interposition d'une anse renversée) ; elle peut (rarement) révéler une maladie cœliaque ou un déficit en lactase jusque-là latents ;
- *le dumping syndrome* (→ GASTRECTOMIES, suites de).
- *la dénutrition,* encore plus rare qu'après gastrectomie ;
- *un syndrome dyspeptique,* où il y a parfois une composante psychique.

VAQUEZ (MALADIE DE)

► **Définition :**

C'est un syndrome myéloprolifératif caractérisé par la prolifération de la lignée érythroblastique dont la maturation est complète, aboutissant aux globules rouges. Sa cause est inconnue d'où le nom de *polyglobulie essentielle.*

► **Signes cliniques et paracliniques :**

Ce sont les signes fonctionnels de la polyglobulie (→).

Le diagnostic est évoqué sur l'âge du sujet, la splénomégalie, l'hémogramme montrant une augmentation des autres lignées, l'accentuation régulière de la polyglobulie, l'absence d'autres causes.

Le diagnostic est affirmé sur l'augmentation de la masse sanguine (> 36 ml/kg chez l'homme, > 32 ml/kg chez la femme), l'absence d'hypoxémie et une splénomégalie. En l'absence de ce dernier critère, on peut se fier à l'augmentation des phosphatases alcalines leucocytaires, le myélogramme et la biopsie médullaire, qui confirment l'hyperplasie des 3 lignées sans myélofibrose.

► **Évolution, complications :**

- Les *thromboses vasculaires* sont le risque majeur : accidents neurologiques, artériels, périphériques et viscéraux.
- La survenue d'*hémorragies de l'ulcère gastro-duodénal,* des *crises de goutte* sont plus rares chez les sujets traités.
- *L'évolution* vers la myélosclérose avec insuffisance médullaire ou la transformation en leucémie aiguë myéloblastique (20 % des cas) sont à distance les complications majeures.

► **Éléments de surveillance :**

Ce sont le chiffre de globules rouges sur des hémogrammes réguliers et la prévention des thromboses.

► **Traitement :**

⁎ LES SAIGNÉES sont de 200 à 300 ml par semaine. Elles visent à ramener l'hématocrite à la normale par l'hyposidérémie provoquée. La thrombocytose contre-indique ce traitement.

⁎ LE PHOSPHORE 32 permet d'obtenir une rémission pendant plusieurs mois ou années ; de nouvelles injections sont nécessaires en cas de récidive. Il est de moins en moins utilisé.

⁎ LA CHIMIOTHÉRAPIE utilise le *Melphalan* ou l'*Hydréa.*

VARICELLE

▶ Définition, causes et mécanisme :

C'est une maladie éruptive, contagieuse et bénigne de l'enfant. Elle est due à un virus du groupe herpès (le même virus est à la fois responsable de la varicelle et du zona). La contagion débute 24 h avant les premiers signes et dure une dizaine de jours.

▶ Signes essentiels :

⁎ CLINIQUE :

- Dans la *forme commune* l'éruption débute après une incubation de 10 à 15 jours et une phase d'invasion fébrile de 24 h. Les éléments cutanés débutent sur la face et le thorax, puis gagnent tout le corps y compris le cuir chevelu et parfois les paumes et les plantes. Ils évoluent en 3 stades : ce sont d'abord des macules recouvertes en 24 h de vésicules, 1 à 2 jours après survient la dessication avec formation de croûtes brunâtres, puis les croûtes disparaissent en 8 à 10 jours sans laisser de cicatrice (en l'absence de grattage ou de surinfection). Il y a 2 à 3 poussées successives avec coexistence d'éléments d'âge différent. Les muqueuses sont parfois atteintes.
- Les *formes frustes* sont fréquentes ; une seule vésicule suffit au diagnostic. Il y a aussi des formes inapparentes.
- Les *formes graves* avec lésions extensives se rencontrent chez les immunodéprimés.

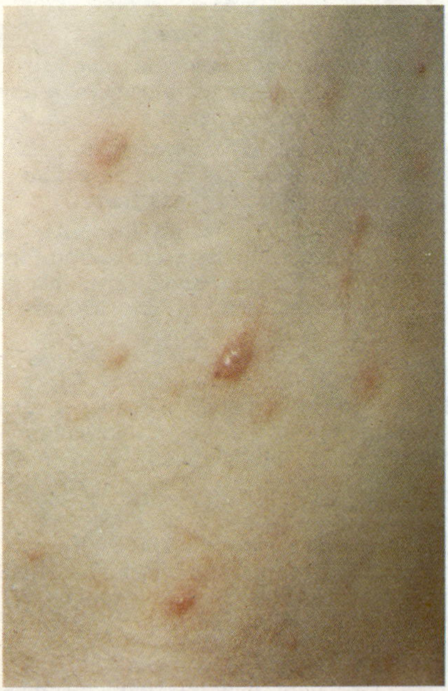

Varicelle : vésicule typique au centre et éléments d'âge différents.

⁎ EXAMENS COMPLÉMENTAIRES : La NFS montrerait une leucopénie avec lymphocytose et monocytose relative. Il existe un sérodiagnostic mais le diagnostic est avant tout clinique.

▶ Surveillance, évolution, complications :

La fièvre est modérée les premiers jours ; la maladie dure 10 à 15 jours et laisse une immunité définitive. La surinfection cutanée est la complication la plus fréquente (staphylocoque ou streptocoque) favorisée par le grattage ; les complications neurologiques (ataxie aiguë, etc.), pulmonaires (dues au virus ou à une surinfection) sont rares.

▶ Traitement :

On lutte contre le prurit par des lotions sédatives ou les antihistaminiques *per os,* les ongles doivent être coupés. Une surinfection sera traitée par des désinfectants locaux ou des antibiotiques (érythromycine, pristinamycine, etc.). Un traitement antiviral (aciclovir) par voie I.V. est parfois nécessaire dans les formes graves des immunodéprimés (néoplasies, lymphomes).

VARICES ESSENTIELLES

▶ Définition :

Affection bénigne très fréquente, les varices essentielles des membres inférieurs sont des dilatations permanentes des veines superficielles par insuffisance valvulaire.

▶ Causes – Mécanisme :

Les varices essentielles se distinguent des varices sur obstacle par l'intégrité des troncs veineux profonds. Elles peuvent être dues à une malformation congénitale du système valvulaire des veines saphènes, à une augmentation de calibre d'une saphène, l'altération des parois veineuses jouant également un rôle important. Les varices essentielles par insuffisance valvulaire saphénienne entraînent un reflux du sang à contre-courant, des veines profondes aux superficielles.

► **Signes :**

⁎ CLINIQUES : L'examen clinique en position debout permet le bilan de l'importance, du nombre et du siège des varices. L'insuffisance valvulaire est affirmée par l'épreuve de Trendelenburg : remplissage brutal de haut en bas des varices en position debout après suppression d'un garrot veineux.

⁎ PARACLINIQUES : Le bilan des varices fait pratiquer : une mesure de la pression veineuse, qui lorsqu'elle est normale (10 cm d'eau) témoigne de la perméabilité des voies profondes ; un Doppler veineux facilite l'étude topographique des varices et confirme la perméabilité de la veine fémorale ; enfin, la phlébographie permet l'étude des veines profondes et superficielles et procure un bilan exact des lésions.

► **Évolution :**

L'évolution spontanée se fait par poussées avec atteinte progressive des quatre saphènes. Un certain nombre de complications peuvent survenir : rupture externe à traiter par surélévation du membre et pansement compressif, phlébite variqueuse, thrombose veineuse profonde, troubles trophiques variés au premier desquels il faut mentionner l'ulcère variqueux dont la cicatrisation complète est souvent longue à obtenir.

► **Traitement :**

Le traitement des varices essentielles associe trois méthodes :

⁎ TRAITEMENT MÉDICAL : hygiène de vie (marche, réduction pondérale, gymnastique, hydrothérapie), contention élastique, médications phlébotropes, cures thermales.

⁎ INJECTIONS SCLÉROSANTES : Pratiqués en ambulatoire, elles visent grâce à l'injection strictement intraveineuse d'un produit sclérosant à obtenir une oblitération de la veine.

⁎ TRAITEMENT CHIRURGICAL : extirpation des veines saphènes avec leurs collatérales, complétée par une sclérose des branches variqueuses.

VARICES ŒSOPHAGIENNES

► **Définition :**

Il s'agit d'une dilatation des veines sous-muqueuses de l'œsophage.

► **Causes et mécanisme :**

Elles sont secondaires à une hypertension portale (→) et forment des anastomoses porto-caves entre la veine coronaire stomachique et les vaisseaux droits et le système cave supérieur.

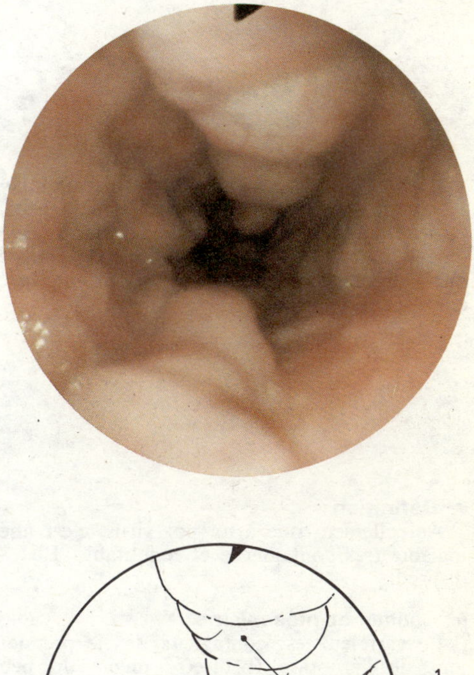

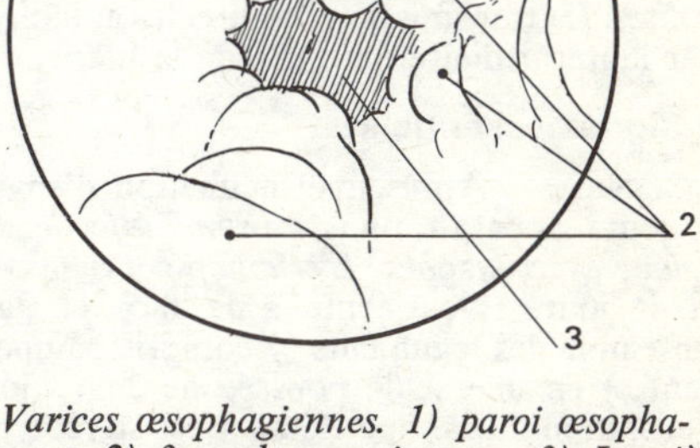

Varices œsophagiennes. 1) paroi œsophagienne ; 2) 3 cordons variqueux ; 3) Lumière œsophagienne.

► **Signes essentiels :**

∗ CLINIQUE : Elles sont latentes, mais peuvent se rompre, source d'hémorragies graves (→ HÉMORRAGIES DIGESTIVES D'ORIGINE HAUTE).

∗ EXAMENS COMPLÉMENTAIRES : La fibroscopie (surtout en période hémorragique) est plus fiable que la radiologie : elle montre des cordons moniliformes bleuâtres prédominant sur l'œsophage inférieur.

► **Traitement et pronostic :**
Le traitement est celui de l'hypertension portale (→) et de sa cause (cirrhose éthylique le plus souvent).

VARICOCÈLE

Il s'agit de varices du cordon spermatique. Le plus souvent banale la varicocèle peut parfois être due à une compression rétropéritonéale (cancer du rein). Elle peut être cause de stérilité par oligospermie ; *le traitement* en est chirurgical.

VARIOLE

► **Définition :**
Actuellement due à un pox-virus, c'est une maladie très contagieuse et redoutable. Elle a disparu.

► **Causes et mécanisme :**
Le varioleux est contagieux dès le premier jour de l'éruption (peut-être même un peu avant) et le reste jusqu'à la fin de la chute des croûtes. La transmission est directe ou indirecte (par l'intermédiaire du linge, de la literie, etc.).

► **Signes essentiels :**

∗ CLINIQUE : Après une incubation d'environ 12 jours apparaît un *syndrome infectieux* et *algique* avec dyspnée. *L'éruption* survient au 3e ou 4e jour. Elle débute à la face et gagne l'ensemble des téguments (y compris paumes et plantes) en une seule poussée de 2 à 3 jours. L'évolution de chaque élément est stéréotypée : macule le 1er jour, papule indurée le 2e jour, vésicule le 3e jour, puis pustule qui s'ombilique, enfin dessication vers le 8e jour. La chute spontanée des croûtes dure jusqu'au 30e jour ; elle laisse une cicatrice indélébile. Les signes généraux (fièvre, déshydratation, délire, etc.) sont intenses. Les *formes cliniques* comprennent des varioles *graves* : confluentes, hémorragiques, etc., et des varioles *bénignes* : varioloïde (sujet vacciné) et alastrim (due à un virus spontanément atténué).

∗ EXAMENS COMPLÉMENTAIRES : La NFS montre une hyperleucocytose avec monocytose et myélémie ou au contraire une leucopénie. Les examens immunologiques donnent des résultats tardifs (10e, 15e jour). La recherche du virus se fait essentiellement au niveau des lésions cutanées.

► **Traitement :**
Il est essentiellement prophylactique :

∗ VACCINATION JENNÉRIENNE FAITE DÈS CONTAGE (l'immunité apparaît avant la fin de la période d'incubation) et *Marboran*.

∗ ISOLEMENT RIGOUREUX des varioleux.

VÉGÉTATIONS ADÉNOÏDES

► **Les végétations adénoïdes** (amygdale pharyngée) s'intègrent dans le système lymphoïde de défense du rhino-pharynx et du pharynx.

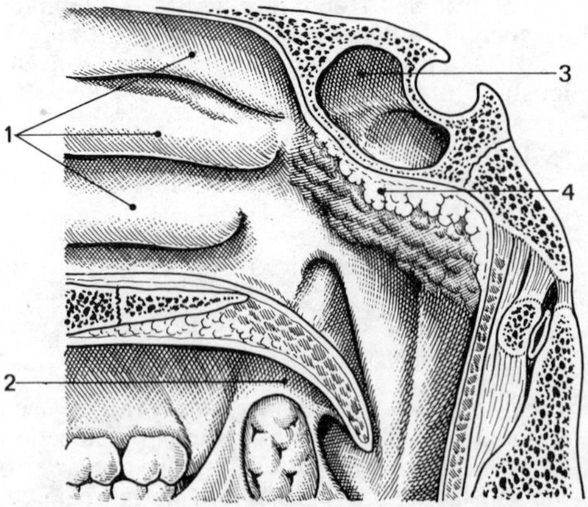

Végétations adénoïdes : 1) Cornets des fosses nasales ; 2) Voile du palais ; 3) Sphénoïde ; 4) Végétations adénoïdes.

Ces végétations présentes chez tout enfant involuent lors de l'adolescence et disparaissent à l'âge adulte. Chez certains enfants ou nourrissons elles s'hypertrophient et s'infectent.

Elles sont alors responsables :

- de troubles mécaniques : obstruction nasale ;
- d'accidents infectieux : rhino-pharyngites, otites, laryngites, bronchites.

L'ablation des végétations adénoïdes (adénoïdectomie) est donc indiquée en présence de ces complications.

Cette intervention est bénigne et est souvent suivie de résultats favorables.

▶ Technique :

L'intervention est effectuée sous anesthésie générale (le plus souvent au *Fluothane*) sans intubation trachéale. L'exérèse des végétations est effectuée très rapidement au moyen d'une curette introduite par voie buccale.

L'hémostase est obtenue rapidement et spontanément. Les complications sont exceptionnelles, en dehors d'une otite moyenne aiguë qui peut survenir dans les semaines suivantes.

VENTRICULE DROIT À DOUBLE ISSUE

▶ Définition :

Le ventricule droit à double issue est une cardiopathie congénitale où le ventricule droit donne naissance à la fois à l'aorte et à l'artère pulmonaire, le ventricule gauche n'ayant pour seule voie d'éjection que la communication interventriculaire qui le met en liaison avec le ventricule droit.

▶ Causes - Mécanisme :

C'est la persistance d'une disposition primitive dans le développement embryologique du cœur. Les conséquences vont dépendre de la position de la communication interventriculaire et de l'éventuelle existence d'une sténose pulmonaire.

▶ Signes :

* CLINIQUES :

- tableau de *communication interventriculaire* si l'orifice aortique est le plus proche de celle-ci ;
- tableau de *transposition commune des gros vaisseaux* si c'est l'orifice pulmonaire qui est le plus proche de la communication interventriculaire ;
- tableau de *tétralogie de Fallot* s'il existe une sténose associée de la voie pulmonaire.

* PARACLINIQUES : Seule l'angiocardiographie permet de reconnaître de façon certaine cette cardiopathie, l'échographie BD peut montrer la communication interventriculaire, l'origine droite des gros vaisseaux et une discontinuité entre la valve mitrale et l'aorte ou l'artère pulmonaire.

▶ Traitement :

Il est chirurgical ; si l'état de la circulation pulmonaire le permet, il a pour but de ramener le sang du ventricule gauche vers l'aorte.

VENTRICULE UNIQUE

▶ Définition :

Cardiopathie congénitale caractérisée par une chambre ventriculaire unique dans laquelle débouchent les deux oreillettes par deux orifices distincts ou par un orifice commun.

▶ Causes - Mécanisme :

Cardiopathie secondaire à une absence de développement de la chambre de remplissage du ventricule droit. Cela entraîne un mélange du sang des deux oreillettes avec une cyanose plus ou moins importante selon l'existence ou non d'une sténose pulmonaire associée.

▶ Diagnostic :

Seule l'angiocardiographie permet d'affirmer ce diagnostic difficile en échocardiographie.

▶ Traitement :

Il n'existe pas actuellement de traitement curatif codifié de cette cardiopathie.

VERNER - MORRISON (SYNDROME DE)

▶ Il s'agit d'une tumeur endocrine du pancréas, bénigne ou maligne, sécrétant du V.I.P. ou vaso-active intestinal polypeptide (on parle de vipome) et qui fait partie des apudomes (tumeurs à cellules A.P. U.D. : → CARCINOÏDE DU GRÊLE).

► **Les symptômes** associent diarrhée aqueuse parfois très abondante (on parle de choléra pancréatique), hypokaliémie et achlorhydrie (ce qui oppose cette tumeur pancréatique à une autre sécrétant de la gastrine et réalisant le syndrome de Zollinger et Ellison : →).

► **Le traitement** consiste en l'ablation de la tumeur.

VERRUES

► **Définition :**

Les verrues sont des lésions cutanées bénignes épidermiques associant à des degrés divers végétations et hyperkératose.

► **Causes et mécanisme :**

- Les verrues sont dues à des virus du groupe papovavirus.
- Elles sont contagieuses par contact direct ou indirect (points d'appui ou de friction).
- Elles affectent surtout l'enfant et certains individus prédisposés.

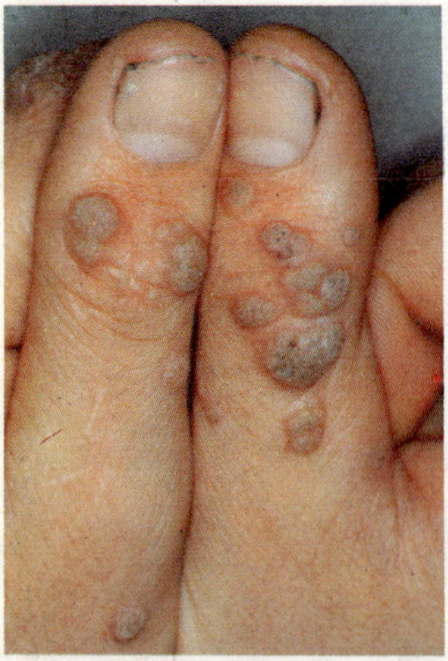

Verrues vulgaires.

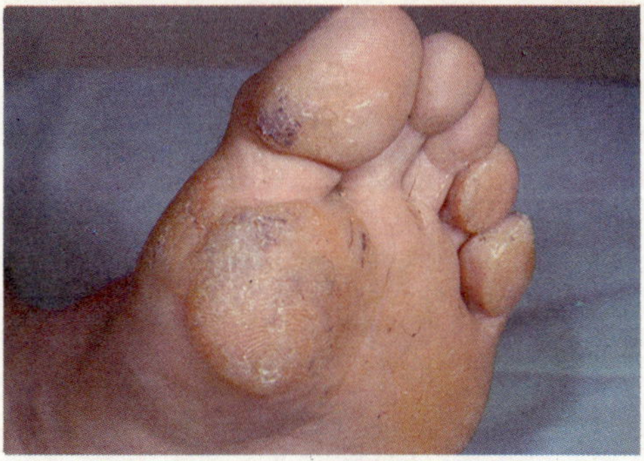

Verrues plantaires.

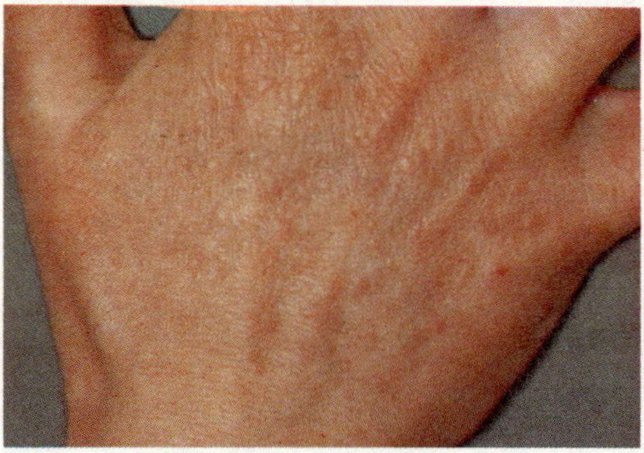

Verrues planes.

► **Aspects cliniques :**

Ils sont nombreux.

∗ LES VERRUES VULGAIRES sont les plus fréquentes. Petites tumeurs cornées, sèches, grisâtres, de taille variable, de surface irrégulière, volontiers végétantes ; elles siègent aux membres, en particulier en regard des zones d'extension des articulations.

∗ LES VERRUES PLANTAIRES siègent aux points d'appui plantaires : petites lésions grisâtres, superficielles et rugueuses, limitées par un sillon périphérique, ou profondes, enchâssées dans un durillon.

∗ LES VERRUES PLANES siègent volontiers sur le visage : petites papules plates, lisses, de couleur de la peau normale ou jaunâtres, grisâtres, volontiers multiples.

∗ LES PAPILLOMES VERRUQUEUX PÉDICULÉS : verrues pédiculées filiformes, en doigt de gant, terminées par un sommet corné.

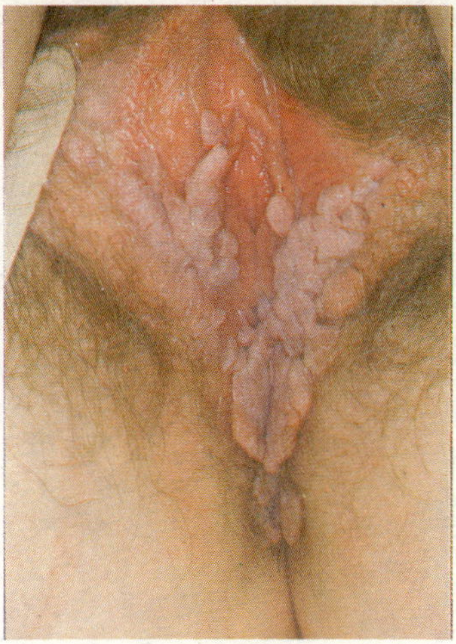

Condylomes acuminés.

⁎ LES CONDYLOMES ACUMINÉS sont les végétations vénériennes transmises au cours des rapports sexuels : petites masses aplaties transversalement « en crête de coq », grenues ou végétantes.

▶ **Examens complémentaires :**
Le diagnostic est clinique.

▶ **Évolution :**
Elle est imprévisible :
- La régression spontanée est fréquente, surtout chez l'enfant, favorisée par la suggestion.
- La persistance ou la multiplication sont favorisées par les microtraumatismes responsables d'auto-inoculation.

▶ **Traitement :**
Cette évolution imprévisible rend l'interprétation des résultats thérapeutiques difficile.

L'électrocoagulation, la cryothérapie, les topiques locaux très kératolytiques (vaseline salycilée à 50 %) sont indiqués en fonction de l'aspect clinique.

Le laser CO_2 peut être utile dans les végétations vénériennes extensibles et les verrues rebelles.

VERRUES SÉBORRHÉIQUES

Voir *Tumeurs noires non mélanocytaires*

VERTIGES D'ORIGINE CENTRALE

▶ **Les vertiges d'origine centrale** sont liés à l'existence d'une lésion sur les voies vestibulaires centrales ou sur les noyaux vestibulaires du tronc cérébral.

Ces vertiges se caractérisent par l'importance des troubles de l'équilibre, et l'absence de surdité associée.

▶ **Les étiologies sont nombreuses :**
- maladies dégénératives du système nerveux : sclérose en plaques ;
- tumeurs du tronc cérébral, du cervelet ;
- accidents vasculaires ischémiques du tronc cérébral ;
- malformations de la charnière cranio-occipitale ;
- lésions médullaires cervicales ;
- exceptionnellement chez l'enfant : épilepsie giratoire.

VERTIGES PÉRIPHÉRIQUES

▶ **Les vertiges d'origine périphérique** sont liés à l'existence d'une lésion située dans le vestibule (oreille interne) ou sur le nerf vestibulaire.

L'aspect le plus caractéristique de ce type de vertige est réalisé dans le *vertige de Ménière.*

Le mécanisme du vertige de Ménière serait une augmentation de pression dans les cavités vestibulaires de l'oreille interne, mais son étiologie est inconnue.

▶ **Le tableau clinique** comporte une triade :
- vertiges rotatoires évoluant par crises, avec nausées et vomissements ;
- bourdonnements d'oreille ;
- hypoacousie de perception contemporaine des crises de vertige.

▶ **L'évolution de la maladie** se fait vers une augmentation de fréquence des crises de vertige et une aggravation de la surdité qui devient permanente.

▶ **Le traitement médical du vertige de Ménière** utilise les diurétiques, les antivertigineux, les anxiolytiques.

Dans les formes graves il peut être nécessaire de recourir à la chirurgie : *section du nerf vestibulaire.*

► **Les vertiges périphériques** reconnaissent d'autres étiologies, notamment :

- *traumatiques :* fracture du rocher ;
- *infectieuses :* labyrinthites, otites chroniques ;
- *toxiques :* antibiotiques ototoxiques ;
- *postopératoires :* cophochirurgie ;
- *tumorales :* neurinome de l'acoustique.

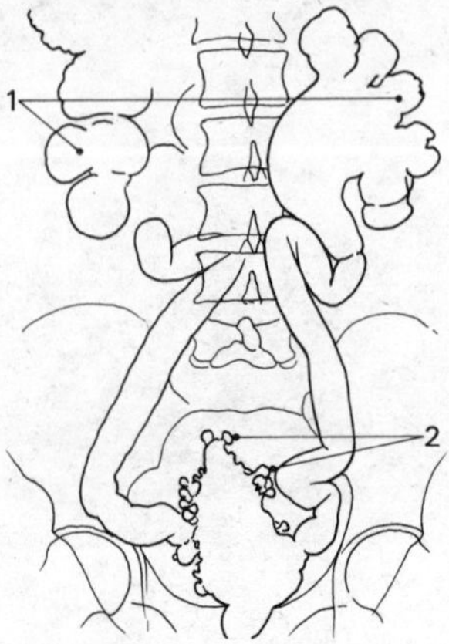

Schéma d'urographie intraveineuse de la p. 743.

VESSIES NEUROLOGIQUES

► **Une atteinte du centre spinal de Budge** (au niveau des racines nerveuses S_2 S_3 S_4), ou en aval, laisse une « vessie autonome », ne pouvant s'évacuer physiologiquement.

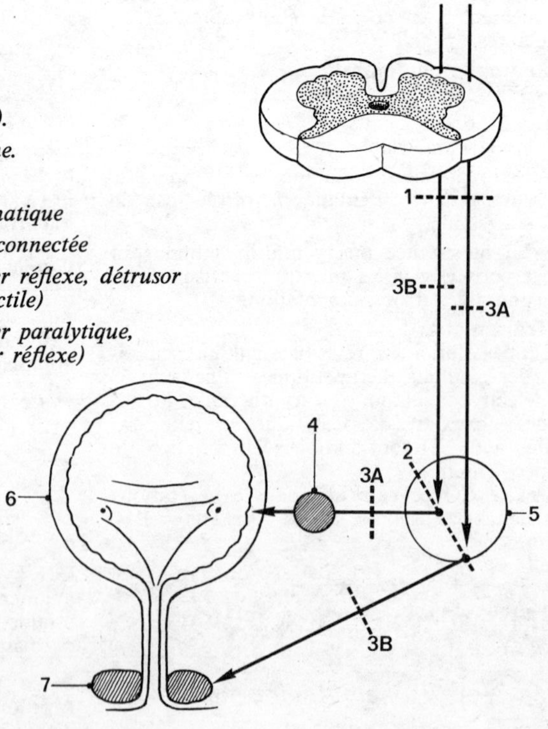

Vessies neurologiques (d'après Meunier).

Innervation motrice vésico-sphinctérienne.

Lésions neurologiques :

- *Section 1 : vessie réflexe ou automatique*
- *Section 2 : vessie autonome ou déconnectée*
- *Section 3A : vessie mixte (sphincter réflexe, détrusor acontractile)*
- *Section 3B : vessie mixte (sphincter paralytique, détrusor réflexe)*

4) Plexus périvésical et intramural

5) Centre médullaire de Budge (S2-S4)

6) Détrusor

7) Sphincter externe

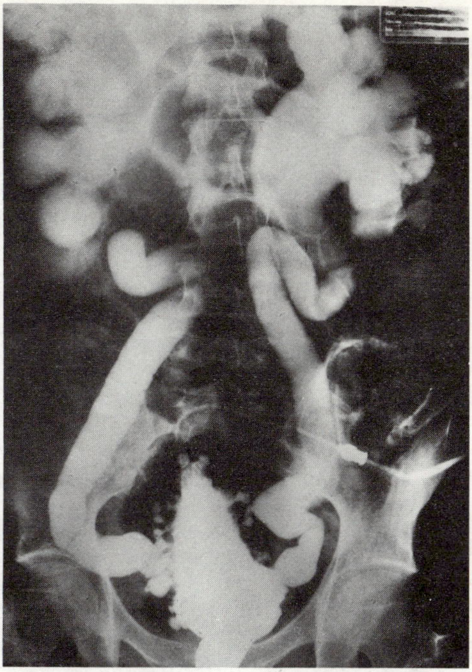

Cliché d'urographie intraveineuse. Vessie neurologique ; urétéro-hydronéphrose (1) bilatérale, diverticules de vessie (2).

▶ **Une lésion au-dessus du centre spinal** laisse une « vessie automatique » avec miction possible sans contrôle de la volonté.

▶ **Une lésion cérébrale** peut altérer la commande volontaire.

▶ **L'atteinte du détrusor et du spincter strié** se traduit par une incontinence et une rétention avec infection. La survenue de lithiases est fréquente et doit être recherchée.

Les vessies neurologiques entraînent un handicap important qu'une excellente rééducation peut parfois pallier.

VITILIGO

▶ **Définition :**

Le vitiligo réalise une dépigmentation cutanée en rapport avec une disparition locale des mélanocytes.

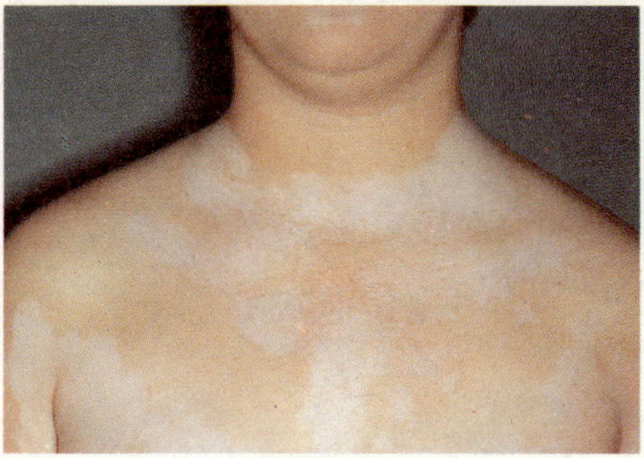

Vitiligo.

▶ **Causes et mécanismes :**

Ils sont inconnus.

- *Un facteur génétique est probable,* retrouvé dans 1/3 des cas.
- *Un mécanisme immunologique est possible,* du type autoimmum (auto-anticorps antimélanocytes).
- *Un choc psycho-affectif* précède souvent l'apparition d'un vitiligo.

▶ **Aspects cliniques :**

- *Le début,* volontiers avant 20 ans, se fait de façon symétrique sur une zone exposée au soleil ou dans une zone de peau en mouvement (angles des yeux, de la bouche).
- *Une plaque hypopigmentée* s'étale lentement, bien limitée mais irrégulière.
  La peau y est par ailleurs normale.
  Les poils ou les cheveux y sont blancs.
- *La distribution topographique des plaques* est bilatérale et symétrique.

▶ **Examens complémentaires :**

Le diagnostic est clinique. La biopsie cutanée confirmerait la disparition des mélanocytes.

▶ **Évolution :**

Elle est imprévisible.

- Le vitiligo peut rester très localisé ou s'étendre par poussées à tout le tégument. Les formes intermédiaires sont les plus inesthétiques.

▶ **Traitement :**

Il est souvent décevant mais le préjudice esthétique justifie les tentatives thérapeutiques.

La *chimiophotothérapie* (PUVA : →) peut être tentée.

Une corticothérapie de niveau I a été récemment proposée et apporterait des résultats intéressants en cas de traitement précoce.

VOIES LACRYMALES (OBSTRUCTION DES)

► **Extrêmement fréquente chez le nourrisson et chez le sujet âgé,** elle entraîne un larmoiement clair au début, puis se complique le plus souvent de conjonctivite purulente.

► **Causes :**

∗ CHEZ LE NOUVEAU-NÉ : rétrécissement ou imperforation du canal lacrymal qui cède à un cathétérisme au sérum ou à un sondage.

∗ CHEZ L'ENFANT : au cours des rhino-pharyngites, l'obstruction des canalicules est fréquente et cède à un traitement symptomatique (désinfection oculaire et nasale, cathétérisme éventuel du canal lacrymal).

∗ CHEZ LE VIEILLARD, rétrécissement d'origine inflammatoire souvent associé à une inflammation du sac lacrymal (sonde de Remky laissée en place 3 semaines ou dacryocystorhinostomie).

∗ À PART :

- Le larmoiement des vieillards dû à une éversion de la paupière inférieure : dans ce cas, le point lacrymal inférieur ne pompe plus activement les larmes.
- La section traumatique (au cours des accidents par pare-brise ou par morsure de chien) doit être réparée en urgence sous anesthésie générale avec suture directe ou mise en place d'un cathéter laissé 3 semaines pour éviter une cicatrisation avec occlusion du canalicule.

VOMISSEMENTS

► **Définition :**

C'est l'expulsion par la bouche du contenu gastrique au cours d'efforts de poussée abdominale. Ils sont fréquemment précédés de nausées (qui relèvent des mêmes causes). Ils sont à différencier des régurgitations, qui se voient lors d'affections œsophagiennes et dans le syndrome de reflux gastro-œsophagien (→).

► **Causes et mécanisme :**

Les principales étiologies peuvent être classées selon le tableau ci-dessous.

► **Surveillance, évolution, complications :**

Les conséquences peuvent être :

- *inexistantes* (vomissements passagers ou psychogènes) ;
- *hydro-électrolytiques :* déshydratation, alcalose hypochlorémique, hypokaliémie ;

Vomissements

CAUSES DIGESTIVES	CAUSES NEUROLOGIQUES	AUTRES CAUSES
. *Urgences abdominales :* – appendicite – occlusion – péritonite, etc. . *Maladies chroniques :* – ulcère (sténose du pylore, etc.) – cancers gastriques – pancréatites . *Hépatites*	. *Hypertension intra-crânienne :* – céphalées, vomissements en jet, œdème au fond d'œil, etc. . *Atteintes labyrinthiques :* – vertiges et vomissements . *Méningites* . *Certaines migraines*	. *Infarctus du myocarde* . *Troubles endocriniens :* – acido-cétose diabétique – insuffisance surrénale aiguë . *Grossesse* . *Médicaments :* – digitaline – morphine – antimitotiques . *Psychogènes*

- *mécaniques :* déchirure du bas œsophage (voire perforation) et hématémèse (syndrome de Mallory-Weiss) ;
- *pulmonaires :* inondation trachéale et bronchique chez des malades anesthésiés ou dans le coma, source de graves dégâts pulmonaires souvent létaux (syndrome de Mendelsohn), à éviter par mise en position de sécurité, aspiration ou intubation.

▶ Traitement et pronostic :

Ils sont fonction de la cause et de l'évolution. Certains médicaments ont une action anti-émétisante : soluté de dibromuré d'atropine, *Primpéran, Vogalène, Altican,* voire *Largactil.*

WALDENSTRÖM (MALADIE DE)

► **Définition :**

C'est une prolifération maligne de lymphocytes B aboutissant à des plasmocytes sécrétant une IgM monoclonale.

► **Signes cliniques et paracliniques :**

- Les *signes révélateurs* sont ceux d'une leucémie lymphoïde chronique (→).
- L'*Hémogramme* montre une anémie, une thrombopénie, une hyperlymphocytose discrète.
- Le *myélogramme* est envahi par des cellules lymphoïdes, lymphocytes ou plasmocytes.
- Devant cette prolifération lymphoïde, la présence de rouleaux érythocytaires d'une vitesse de sédimentation élevée fait soupçonner une *macroglobulinémie.*
- Le *diagnostic est affirmé sur l'électrophorèse du sérum,* qui met en évidence un pic étroit anormal, et sur l'*immunoélectrophorèse,* qui montre la présence d'une IgM dans le sérum et des chaînes légères ou kappa dans les urines.

► **Surveillance :**

Dans un but pronostique et thérapeutique, on apprécie :

- le degré d'insuffisance médullaire ;
- l'existence de déficit immunitaire ou d'une antoimmunisation ;
- l'existence de signes d'hyperviscosité : hémodilution, troubles de la vue, syndrome de Raynaud ;
- l'existence de troubles de la coagulation ;
- l'existence d'une insuffisance rénale.

► **Évolution, complications :**

- Bien tolérée, la maladie évolue sur plusieurs années.
- Les accidents d'hyperviscosité, l'insuffisance rénale, l'aggravation lors de l'insuffisance médullaire peuvent accélérer l'évolution.
- La survenue de cancers est observée chez 10 % des malades.

► **Traitement :**

⁎ CHIMIOTHÉRAPIE : Quand existe une insuffisance médullaire, dans les formes tumorales, en cas d'hyperviscosité.

⁎ LES PLASMAPHÉRÈSES répétées sont les traitements d'urgence en cas de syndrome d'hyperviscosité.

WHIPPLE (MALADIE DE)

► **Il s'agit d'une affection intestinale** ayant une composante infectieuse (avec trouble de la phagocytose) et associant une *malabsorption* à des troubles extra-digestifs (*arthralgies, adénopathies, pigmentation cutanée,* etc.).

► **Les examens biologiques** confirment *stéatorrhée* et malabsorption ; il y a aussi une entéropathie exsudative.

Le transit du grêle montre une hypertrophie du plissement.

► **Le diagnostic de certitude** est histologique : biopsie du grêle ou d'une adénopathie.

► **Le traitement** repose sur une *antibiothérapie* au long cours (au moins 18 mois).

WILLEBRAND (MALADIE DE)

► **Définition :**

C'est une maladie héréditaire à transmission dominante caractérisée par le déficit d'un facteur essentiel à l'adhésivité plaquettaire : le facteur Willebrand.

► **En cas d'hémorragie, le traitement** est la transfusion de cryoprécipités ou de concentrés de facteur VIII.

► **Le traitement pré-opératoire** permet d'obtenir des taux satisfaisant par transfusion de cryoprécipités ou par les DDAVP (*Minirin*).

WILSON (MALADIE DE)

Voir *Maladie de Wilson*

WOLFF-PARKINSON-WHITE (SYNDROME DE)

▶ **Définition :**

C'est le type le plus fréquent des syndromes de préexcitation ventriculaire dû à un court-circuit entre les oreillettes et les ventricules.

▶ **Causes – Mécanisme :**

Le syndrome de Wolff-Parkinson-White entraîne une activation prématurée des ventricules du fait de l'existence d'une voie de conduction anormale auriculo-ventriculaire (faisceau de Kent) qui court-circuite plus ou moins totalement l'activation normale nodo-hisienne.

▶ **Signes :**

∗ CLINIQUES : L'examen clinique est le plus souvent normal en dehors d'une cardiopathie associée.

∗ PARACLINIQUES :

- *Électriques :* deux signes : un espace PR inférieur à 0,12 s et un empâtement (appelé *onde delta*) du pied du complexe ventriculaire. Différentes localisations de la voie accessoire de conduction sont reconnaissables en fonction de l'orientation de l'onde delta dans les différentes dérivations.
- *Vectocardiographiques :* L'orientation des dix premières millisecondes contribue au diagnostic de localisation de la voie accessoire.
- *Échocardiographiques :* La préexcitation se manifeste par une précontraction dont la topographie dépend de la localisation de la voie accessoire.
- *Électrophysiologiques :* Une étude du faisceau de His par cathétérisme droit permet d'affirmer le diagnostic de préexcitation sur un espace HV inférieur à 35 millisecondes. Des épreuves de stimulation ventriculaire et auriculaire, une cartographie endocavitaire permettent de déterminer toutes les caractéristiques de la voie accessoire (localisation exacte, périodes réfractaires).

▶ **Surveillance :**

Elle repose sur des électrocardiogrammes répétés car le préexcitation peut ne pas être permanente et d'autre part donner lieu à des accès de tachycardie.

▶ **Évolution :**

Elle est dominée par le risque de survenue de troubles du rythme :

∗ SOIT ÉPISODES DE TACHYCARDIE SUPRA-VENTRICULAIRE RÉGULIÈRE PAR RYTHME RÉCIPROQUE dont l'arrêt peut être spontané, provoqué par des manœuvres vagales ou par l'administration de médicaments antiarythmiques.

∗ SOIT ÉPISODES D'ARYTHMIE COMPLÈTE PAR FIBRILLATION AURICULAIRE OU DE FLUTTER qui peuvent mettre en jeu le pronostic vital du fait d'un rythme ventriculaire parfois très élevé (supérieur ou égal à 300) et susceptibles de se transformer en fibrillation ventriculaire à l'origine de morts subites.

▶ **Traitement :**

- simple surveillance électrocardiographique régulière ou par enregistrement continu dans les formes asymptomatiques ;
- traitement médical antiarythmique à visée préventive en cas de survenue de crises de tachycardie (quinidine, amiodarone) ;
- en cas de préexcitation donnant lieu à des accès de fibrillation auriculaire mal tolérés et mal contrôlés par le traitement médical, du fait de la mise en jeu du pronostic vital, on peut proposer une interruption chirurgicale de la voie accessoire (section du faisceau de Kent).

XANTHOMES

▶ Définition :

Les xanthomes sont des élevures planes, indolores, de couleur jaune orangée ou brunâtres.

Ils traduisent des dépôts lipidiques dans certaines cellules du derme dites *cellules xanthomateuses.*

▶ Causes et mécanismes :

* CERTAINS XANTHOMES S'ACCOMPAGNENT D'UNE HYPERLIPÉMIE : (→) : les graisses sont en excès dans le sang.

* D'AUTRES APPARAISSENT SANS HYPERLIPÉMIE ASSOCIÉE.

▶ Aspects cliniques :

Ils répondent schématiquement à une pathologie particulière :

* XANTHOMES TUBÉREUX :
Nodulaires saillants, siégeant aux points de contact osseux et aux tendons, hyperlipémiques.

* XANTHOMES ÉRUPTIFS PAPULEUX :
Ils surviennent brusquement en grand nombre et régressent rapidement avec le traitement de l'hyperlipémie associée.

* XANTHOMES PLANS :
Infiltrats jaunes, à peine saillants, à l'angle interne des paupières (« xanthélasma »), en stries palmaires ou en nappes confluentes du tronc, habituellement non hyperlipémiques.

▶ Examens complémentaires :

* LA BIOPSIE CUTANÉE confirme le diagnostic en montrant la présence de cellules xanthomateuses.

* UN BILAN LIPIDIQUE COMPLET s'impose : lipides totaux, cholestérol, triglycérides, électrophorèse des lipoprotéines sériques ; cette étude permet la classification d'une éventuelle hyperlipémie.

* LA RECHERCHE D'UN DIABÈTE ASSOCIÉ est utile : glycémie à jeun, postprandiale et glycosurie des 24 h.

▶ Évolution et traitement :

Ils sont variables selon la pathogénie en cause :

* DANS LES FORMES HYPERLIPÉMIQUES, le typage de l'hyperlipémie conduit à un traitement spécifique, ce qui permet la régression des lésions cutanées. Ces formes sont menacées par les accidents vasculaires.

* DANS LES FORMES NON HYPERLIPÉMIQUES :
  - Le xanthome a surtout un inconvénient esthétique : exérèse chirurgicale ou électrocoagulation.
  - Les formes plus diffuses régressent en règle générale lentement, spontanément.

XERODERMA PIGMENTOSUM

▶ Définition :

Le xeroderma pigmentosum est une dermatose rare, transmise génétiquement, caractérisée par des troubles de la pigmentation, précoces, avec constitution de cancers cutanés multiples, entraînant la mort, le plus souvent avant l'adolescence.

▶ Causes et mécanismes :

- La tare génétique est autosomique récessive, observée principalement au pourtour du Bassin méditerranéen.
- Elle conduit à une absence des réparations de l'ADN des cellules cutanées, après l'exposition aux rayons ultraviolets : ces cellules mutantes peuvent être néoplasiques.

▶ Aspects cliniques :

- Le début se fait volontiers dès la première année : sur les régions découvertes, après exposition solaire, apparaissent des taches brunes et roses qui s'étendent et se multiplient après chaque exposition.
- A ces taches s'associent des plaques atrophiques blanches : la peau est donc bigarrée sans intervalle de peau saine.
- L'atteinte oculo-palpébrale est constante.
- Puis, des cancers cutanés surviennent sur ces lésions : épithéliomas baso et spinocellulaires multiples, voire mélanomes.

▶ Évolution :

Elle est le plus souvent mortelle du fait de ces cancers, avant l'âge de 15 ans.

▶ Traitement :

- Il est d'abord *préventif :* protection solaire.
- Les cancers cutanés seront traités *chirurgicalement.*
- un traitement par *Tigason* peut être envisagé en milieu spécialisé.

ZOLLINGER ET ELLISON
(SYNDROME DE)

► **Définition :**

Il est dû à une hypersécrétion de gastrine due à une tumeur (gastrinome) bénigne ou maligne, classée parmi les apudomes (→ CARCINOÏDE DU GRELE), et de siège habituellement pancréatique, plus rarement gastrique ou duodénal.

Il associe (typiquement) :

- *un syndrome ulcéreux rebelle* (ulcère de siège atypique ou multiple, récidives, complications) ;
- une *diarrhée* aqueuse ou stéatorrhéique.

Il peut être associé à d'autres tumeurs endocrines (parathyroïde, hypophyse, etc.) et être familial (syndrome de Wermer).

► **Les examens complémentaires** permettent le diagnostic :

* LA RADIOLOGIE montre, outre l'ulcère, des signes d'hypersécrétion, une duodéno-jéjunite, etc.

* LE TUBAGE GASTRIQUE montre une sécrétion basale très importante en concentration (100 mEq/l) et un débit (15 mEq/l) ; la gastrinémie est en règle générale très élevée.

* EN CAS DE DOUTE, on peut faire un *test à la sécrétine injectable* qui abaisse la sécrétion acide et la gastrinémie, sauf dans le syndrome de Zollinger-Ellison.

ZONA

► **Définition :**

C'est une neuro-ectodermose due à un virus du groupe des herpès-virus, identique à celui de la varicelle (résurgence).

► **Causes et mécanisme :**

On pense que le virus, quiescent dans les ganglions sensitifs, est « réactivé » chez un patient ayant des anticorps varicelleux « insuffisants ». Le zona se voit surtout chez le sujet âgé et les malades atteints de néoplasies, d'hémopathies, ou soumis à des traitements immunosuppresseurs.

► **Signes essentiels :**

* CLINIQUE : Le *zona thoracique* est le plus habituel. L'éruption, de topographie radiculaire unilatérale, est précédée de quelques douleurs. Des vésicules en bouquet apparaissent alors sur une zone d'érythème discontinu ; elles sont plus ou moins confluentes. Ensuite elles se rompent, se recouvrent d'une croûte qui en tombant laisse une cicatrice dépigmentée. Des douleurs et des troubles de la sensibilité (anesthésie douloureuse) peuvent persister longtemps. Un syndrome méningé est possible. Les formes cliniques sont surtout topographiques : zonas thoraco-abdominaux, cervicaux, lombaires, bucco-pharyngés, etc.

Parmi les zonas céphaliques celui de la branche ophtalmique du trijumeau expose à des complications oculaires (risque de kératite no-

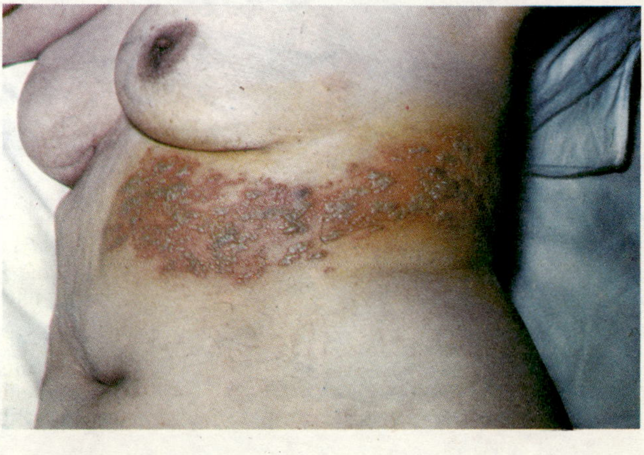

Zona intercostal intéressant deux métamères dorsaux, vésicules confluentes, importants signes inflammatoires. L'éruption ne dépasse pas la ligne médiane.

tamment). Le zona du ganglion géniculé siège dans le conduit auditif externe et à l'intérieur du pavillon de l'oreille ; il peut s'accompagner d'une paralysie faciale périphérique.

∗ EXAMENS COMPLÉMENTAIRES : Le diagnostic virologique n'est pas utile.

▶ **Surveillance, évolution, complications :** On peut observer une surinfection, des troubles neurologiques : paralysies périphériques radiculaires, encéphalite, algies postzostériennes tenaces, des séquelles trophiques.

▶ **Traitement :**
Il est surtout symptomatique : antalgiques et lutte contre la surinfection. Une radiothérapie précoce sur les racines nerveuses peut être utile. Le traitement des algies postzostériennes est difficile : *Nozinan, Tofranil, Tégrétol* et acupuncture peuvent être essayés, voire un traitement neurochirurgical. Les antiviraux (aciclovir I.V.) ne sont utiles qu'en cas d'immunodépression.

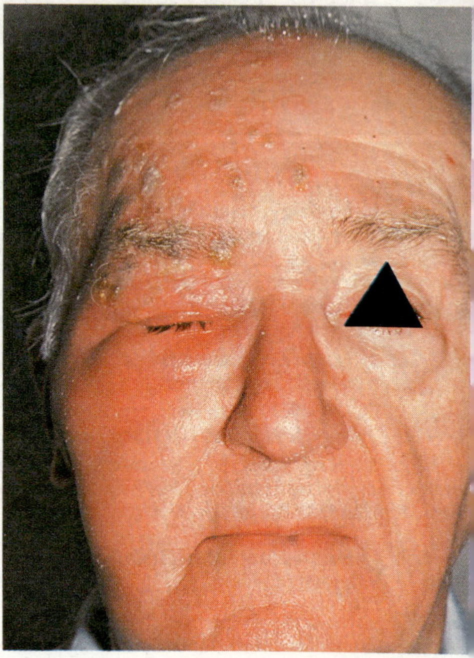

Zona ophtalmique : noter l'œdème des paupières, le léger dépassement de la ligne médiane
(d'après TOURAINE R. et REVUZ J., *Dermatologie clinique et vénéréologie*, Masson, Paris, 1982).

ZONA OPHTALMIQUE

Localisation du zona au nerf ophtalmique de Willis.

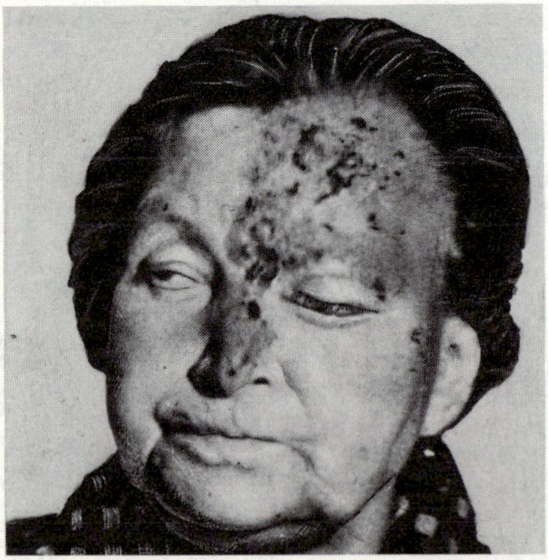

Zona ophtalmique
(d'après SARAUX H., *Précis d'ophtalmologie*, Masson, Paris, 1982).

▶ **Signes cliniques :**
Céphalées unilatérales, suivies d'une éruption évoluant en 3 stades classiques, de topographie unilatérale, accompagnée de douleurs, de coryza, d'adénopathie prétragienne.

▶ **Complications :**
Risque d'atteinte cornéenne avec hypœsthésie, voire anesthésie cornéenne, kératite, puis kératite neuroparalytique nécessitant parfois une tarsorraphie. Chez le vieillard, les douleurs sont souvent intenses et tenaces.

▶ **Traitement :**

∗ GÉNÉRAL : radiothérapie ou corticothérapie par voie générale pour diminuer les signes inflammatoires.

∗ LOCAL : colorant sur la peau, mydriatiques cicatrisants cornéens ; en cas d'atteinte oculaire la surveillance doit être journalière jusqu'à récupération de la sensibilité cornéenne.

DICTIONNAIRE DES EXAMENS COMPLÉMENTAIRES

ABDOMEN SANS PRÉPARATION

Voir *Radiographie de l'abdomen sans préparation*

ACIDE 5 HYDROXY-INDOLACÉTIQUE URINAIRE (5. H.I.A.A.)

Définition :
C'est un métabolite de la 5 hydroxy-tryptamine (sérotonine).

Technique de prélèvement :
Urines des 24 heures. Échantillon acidifié.

► **Précautions et causes d'erreur :**
Certains aliments (banane) et médicaments peuvent fausser les résultats.

► **Résultats normaux :**
3 à 14 mg/24 h ou 10 à 40 µmol/24 h.

► **Résultats pathologiques :**

∗ AUGMENTATION : *tumeurs carcinoïdes* du grêle (de 40 à 2000 mg/24 h) ; plus accessoirement : certains cancers (dont le carcinoïde des bronches), certaines malabsorptions.

∗ DIMINUTION : mastocytose.

ACIDE VANYLMANDÉLIQUE

Voir *Catécholamines urinaires*

ACIDIFICATION DES URINES

Voir *Épreuves d'acidification des urines*

ACTH DE BASE ET SOUS STIMULATION

► **Définition :**
Il s'agit de l'hormone hypophysaire responsable par stimulation de la sécrétion de cortisol par les surrénales.

► **Technique :**
Le dosage de base se fait sur 10 ml de sang prélevé sur EDTA, centrifugé et congelé dans les quelques minutes qui suivent (moins de 5 minutes). Dosage le matin à jeun à 8 h avec cycle journalier 12 h, 16 h, 20 h. En dehors du test à la métopirone (→) où l'ACTH peut être dosé en même temps que le composé S, il existe plusieurs tests de stimulation de l'ACTH :

∗ PRINCIPE DU TEST :
- *ACTH de base et cycle* : apprécier l'hypersécrétion de l'homone en cas de maladie de Cushing, syndrome de Cushing paranéoplasique, insuffisance surrénale périphérique. Apprécier l'absence de sécrétion en cas d'IAH ou d'hypercorticisme périphérique.
- *ACTH sous stimulation* : évaluation de la réponse hypophysaire (insuffisance antéhypophysaire ou hypothalamique, syndrome de Cushing).

∗ TEST A LA LYSINE VASO-PRESSINE (LVP) : injection i.m. de 10 unités de LVP à 8 heures ; prélèvement pour dosage d'ACTH et cortisol à 0, 30, 60, 90, 120 minutes.

∗ TEST D'HYPOGLYCÉMIE : injection i.v. de 0,10 unité d'insuline ordinaire par kilo de poids au temps 0 : prélèvement pour dosage d'ACTH, cortisol et de glycémie à 0, 30, 60, 90, 120 minutes.

► **Causes d'erreur et précautions :**
L'ACTH est une hormone très fragile, son dosage n'est fiable que si le prélèvement a été centrifugé et congelé dans les 2 ou 3 minutes qui suivent. Le prélèvement doit donc être fait, au mieux, directement dans le laboratoire qui pratique le dosage.

∗ LE TEST A LA LVP est contre-indiqué chez l'hypertendu, l'insuffisant coronarien et le sujet de plus de 60 ans ; il peut entraîner des modifications tensionnelles, des douleurs abdominales, une pâleur ; le malade doit être hospitalisé et alité.

∗ Le test d'hypoglycémie doit être très surveillé dans l'insuffisance antéhypophysaire, car il risque de provoquer une hypoglycémie sévère. Là aussi, le malade est alité et hospitalisé. Il doit être à jeun. Il n'est interprétable que si la glycémie chute au cours du test.

▶ Résultats normaux :

L'ACTH de base à 8 heures est environ de 60 picogrammes par ml, à 16 h 10 pg/ml, plus réduit à minuit.

Au cours des tests de stimulation les chiffres peuvent doubler.

▶ Résultats en pathologie :

- *Dans l'insuffisance surrénale primitive et dans l'hyperplasie bilatérale* des surrénales, l'ACTH est élevé de base et sous stimulation.
- *Dans la maladie de Cushing,* il est subnormal et la stimulation est +.
- *Dans le syndrome de Cushing paranéoplasique,* il est très élevé et la stimulation –.
- *Dans le syndrome de Cushing par tumeur surrénalienne et dans l'insuffisance antéhypophysaire,* il est très bas et il ne répond pas à la stimulation.
- *Dans l'insuffisance hypothalamique* : ACTH de base bas mais réponse plus retardée à la stimulation (hypophyse fonctionnelle).

ACTIVITÉ RÉNINE PLASMATIQUE

▶ Définition :

L'angiotensine I est formée dans le plasma à partir de l'angiotensinogène d'origine hépatique sous l'action de la rénine sécrétée par l'appareil juxtaglomérulaire. La mesure de l'angiotensine I à former *in vitro* est le reflet de l'activité rénine plasmatique du sujet.

▶ Technique :

Incubation sur lui-même à 37 °C d'un plasma humain et mesure par dosage radioimmunologique de la quantité d'angiotensine produite rapportée à 1 unité de volume et de temps.

▶ Précautions – Causes d'erreur :

Toutes les situations modifiant l'ARP doivent être éliminées avant le dosage :

- Suppression des régimes désodés et des diurétiques pendant 15 jours (en pratique, on donne un régime sans sel + 6 g de NaCl en sachet).
- Normalisation de la kaliémie.
- Exclusion pendant 15 jours des hypnotiques d'action prolongée, pendant 1 mois de bêta-bloquants, de l'*Aldomet,* du *Catapressan* et des inhibiteurs de l'enzyme de conversion tels que le *Lopril* et le *Renitec,* pendant 3 mois de l'*Aldactone.*
- Arrêt de la prise d'œstrogènes (pilule).
- On doit préciser le jour du cycle menstruel (ARP plus élevé dans la deuxième partie du cycle), noter l'existence éventuelle d'une insuffisance hépatique.
- Le décubitus durant 2 heures minimum et l'orthostatisme pendant 1 heure doivent être strictement observés.

▶ Résultats à l'état normal :

Les valeurs sont rapportées à la « normale » du laboratoire. En orthostatisme, l'ARP doit être deux à trois fois plus élevée qu'en décubitus.

▶ Principales variations en pathologie :

C'est au cours de l'HTA que la mesure de l'ARP prend toute sa valeur.

∗ HTA avec ARP normale : HTA essentielle, néphropathie uni ou bilatérale, phéochromocytome, Cushing.

∗ HTA avec ARP élevée :

- HTA réno-vasculaire (→).

Le cathétérisme de chacune des veines rénales et la mesure de l'activité rénine plasmatique permettent d'autentifier l'HTA réno-vasculaire unilatérale ;

- HTA due à la prise de la pilule, HTA maligne (→).

∗ HTA avec ARP basse : hyperaldostéronisme primaire (aldostérone élevée), bloc enzymatique et intoxication à la réglisse (aldostérone basse).

ACTIVITÉ TUBULAIRE [Tm] (capacité maximale d')

▶ Définition :

Le Tm mesure la capacité maximale de réabsorption ou de sécrétion d'une substance par le tubule rénal.

► Résultats :

A l'état normal :

- Le *Tm PAH* (72 à 78 mg/mn/1,73 m²) reflète la masse tubulaire capable de sécrétion.
- Le *Tm glucose* (350 à 400 mg/mn/1,73 m²) reflète la masse tubulaire capable de réabsorption.
- Le *Tm de réabsorption des phosphates* (Tm TRP) permet d'évaluer l'activité de la parathormone sur le rein.

ADHÉSIVITÉ DES PLAQUETTES

Voir *Hémostase primaire*

ÂGE OSSEUX

Voir tableau p. 758.

► Définition :

L'apparition des noyaux d'ossification qui se fait suivant une chronologie bien déterminée en permet l'estimation. Deux ou trois radios de territoires épiphysaires différents en permettent la mesure.

- *Naissance :* Épiphyse fémorale inférieure et tibiale supérieure. Un point du tarse.
- *6 mois :* Tête de l'humérus. 2ᵉ point du carpe.
- *1 an :* Épiphyse inférieure du radius. Tête du fémur. 2ᵉ point du tarse. Épiphyse inférieure du tibia.
- *2 ans :* Grosse tubérosité de l'humérus. Condyle huméral. Épiphyse inférieure du péroné.
- *3 ans :* 3ᵉ point du carpe. Épiphyse des métacarpiens et des phalanges. 3ᵉ point du tarse. Épiphyses des métatarsiens.
- *4 ans :* 4ᵉ point du carpe. Grand trochanter. Tête du péroné. 4ᵉ et 5ᵉ points du tarse.
- *5 ans :* Tête du radius. 5ᵉ et 6ᵉ points du carpe. Rotule.
- *6 ans :* Épitrochlée. 7ᵉ point du carpe. Épiphyse inférieure du cubitus.

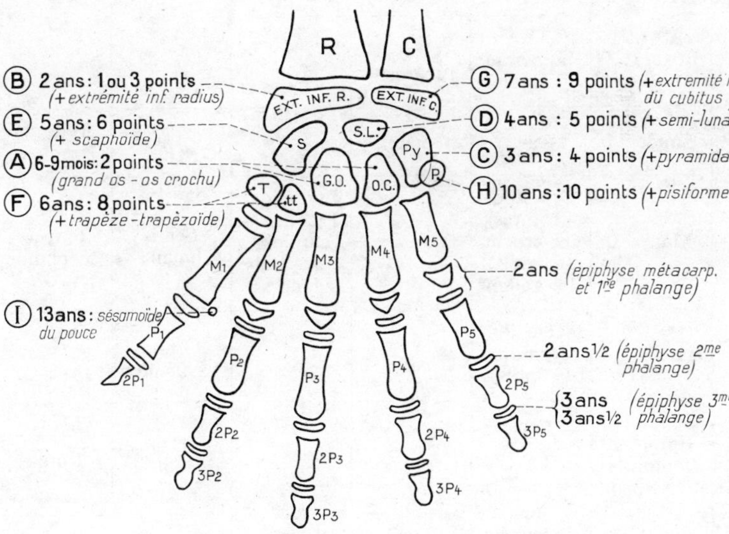

Âge osseux de la main.
Âge d'apparition des principaux points d'ossification
(d'après LAPLANE R. *Abrégé de pédiatrie*, Masson, Paris, 1977).

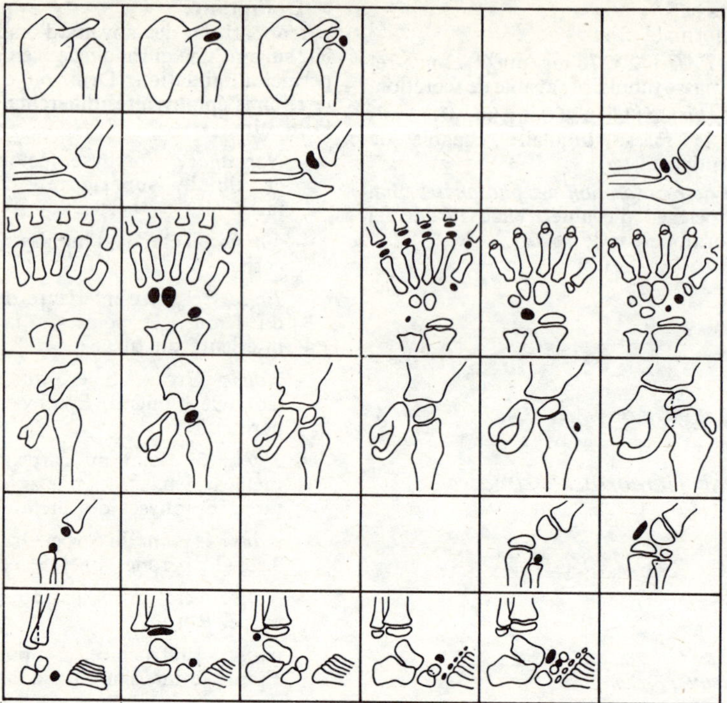

Naissance	1 an	2 ans	3 ans	4 ans	5 ans
Epaule : 0	Tête humérale (3 mois)	Grosse tubérosité			
Coude : 0		Condyle			Tête du radius
Main : 0	Grand os (4 mois) Os crochu (6 mois) Ep. radiale		Pyramidal Ep. méta-carpiens Ep. pha-langes	Semi-lunaire	Trapèze scaphoïde
Hanche : 0	Tête du fémur (9 mois)			Grand trochanter	
Genou : 2 Epiphyse fémorale Ep. tibiale				Tête du péroné	Rotule
Pied : 1 Cuboïde	3e cunéi-forme Ep. tibiale inf.	Epiphyse du péroné	1er cunéi-forme Ep. méta-tarsiens	2e cunéi-forme scaphoïde	

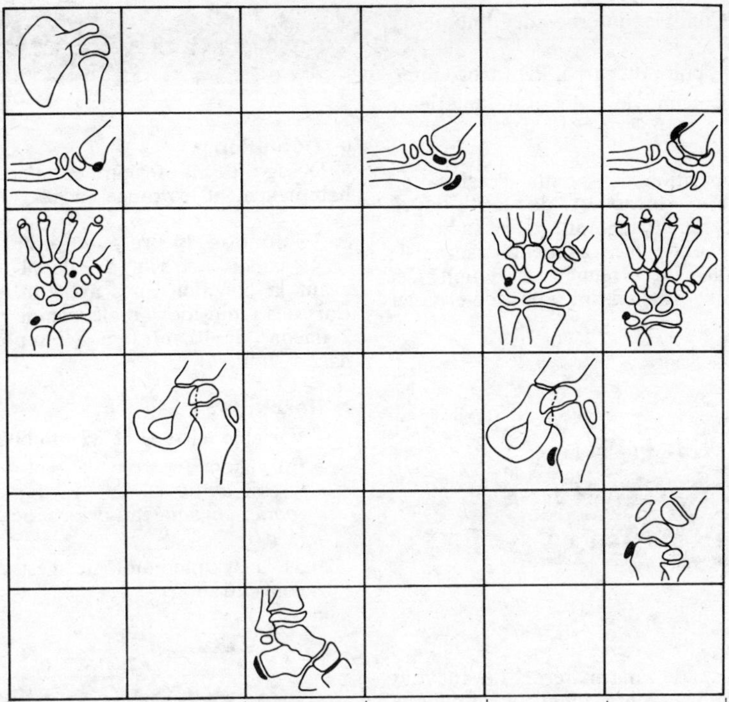

6 ans	7 ans	8 ans	9 ans	10 ans	11 ans
Union tête et tubérosité					
Epitrochlée			Trochlée Olécrâne		Epicondyle
Trapézoïde Epiphyse cubitale				Pisiforme	
	Union ischion et pubis			Petit trochanter	
					Tubérosité antérieure du tibia
		Point complémentaire du calcanéum			

Date d'apparition des points d'ossification

(d'après OBRASKA, PERLEMUTER, QUEVAUVILLIERS, *Médecine 3,* Masson, Paris, 1974).

- *9 ans :* Condyle interne de l'humérus. Olécrâne.
- *10 ans :* 8e point du carpe. Petit trochanter.
- *11 ans :* Épicondyle. Tubérosité antérieure du tibia.

► Outre l'apparition des points d'ossification **étude de leur forme et de leur degré de maturité** en comparant une radio de la main gauche de face avec des radios de référence (atlas de Greulich et Pyle). Cet examen simple est suffisant pour déterminer l'âge osseux.

AGGLUTININES IRRÉGULIÈRES (Recherche d')

► **Indications :**
Elle se fait sur le sang maternel devant tout ictère hémolytique, toute anémie hémolytique du nouveau-né et avant toute transfusion du nouveau-né.

► **Technique :**
Dix millilitres de sang sur tube sec.

AGRÉGABILITÉ DES PLAQUETTES

Voir *Hémostase primaire*

ALBUMINE MARQUÉE AU CHROME (TEST À L')

Voir *Test à l'albumine marquée au chrome*

ALCOOLÉMIE

► **Définition :**
Dosage de la teneur en alcool du sang habituellement exprimée en g/l.

► **Technique de prélèvement :**
Ne jamais nettoyer à l'alcool ou à l'éther avant la ponction mais avec un antiseptique. Lors des réquisitions d'alcoolémie par la police 2 flacons de 10 ml sont à remplir, sinon un flacon suffit.

► **Résultats :**
- Variable entre 0 et 87 mmol/l (4 g/l).
- En général :
  - ivresse au-dessus de 21,7 mmol/l ;
  - *coma éthylique* au-dessus de 87 mmol/l (4 g/l).

mais la symptomatologie n'est pas corrélée à la concentration.

ALDOSTÉRONE PLASMATIQUE ET MÉTABOLITES URINAIRES

Sécrété par la glande corticosurrénale, l'aldostérone est le minéralocorticoïde le plus puissant chez l'homme. Elle permet la réabsorption de Na^+ et élimination de K^+. Son dosage évalue la fonction minéralosurrénalienne.

► **Technique :**
Le dosage de l'aldostérone plasmatique est radio-immunologique. Le prélèvement sanguin est recueilli sur héparine à + 2 °C, centrifugé à froid, le plasma est conservé à – 20 °C.

L'aldostéronémie doit être dosée :
- en bilan sodé équilibré : 120 mmol/jour ;
- couché au repos ;
- debout (4 heures d'orthostatisme) ;
- éventuellement après charge salée (perfusion salée) ou avec *Lasilix* (stimulation).

Dans les urines, on dose l'aldostéronurie (10 % des métabolites de l'aldostérone) et la tétrahydroaldostérone [THA] (40 % des métabolites).

▶ **Précautions - Causes d'erreur :**

Voir ACTIVITÉ RÉNINE PLASMATIQUE (A.R.P.).

▶ **Résultats à l'état normal :**

- *Aldostérone plasmatique* chez l'adulte en décubitus : 2,8 ± 1,9 ng/100 ml (le double dans la seconde partie du cycle menstruel).
- *Aldostéronurie :* 10 µg/24 h. } Variable selon les laboratoires
- *THA :* 40 à 60 µg/24 h. } Variable selon les laboratoires

▶ **Test de stimulation :**

- Le passage du décubitus à l'orthostatisme multiplie par 5 l'aldostérone plasmatique (par 3 l'ARP).
- L'injection de 40 mg de furosémide (*Lasilix*) multiplie par 3 l'aldostérone plasmatique au bout d'une heure et demie (par 2 l'ARP en 30 minutes).

▶ **Principales variations en pathologie :**

∗ UN BILAN SODÉ NÉGATIF élève considérablement l'aldostérone plasmatique et ses métabolites urinaires.

∗ DANS LE SYNDROME DE CONN (→), aldostérone plasmatique élevée couché et debout avec ARP basse. Dans l'hyperplasie des surrénales l'aldostéronémie s'élève après orthostatisme ; dans l'adénome elle baisse paradoxalement.

∗ DANS LES HYPERALDOSTÉRONISMES SECONDAIRES, l'aldostérone plasmatique, les métabolites urinaires, l'ARP sont élevés.

∗ DANS LES INSUFFISANCES SURRÉNALES, L'HYPOALDOSTÉRONISME ISOLÉ, LES BLOCS DE L'HORMONOSYNTHÈSE, LES INTOXICATIONS A LA RÉGLISSE, l'aldostérone plasmatique et les métabolites urinaires sont effondrés.

ALPHA-1-ANTITRYPSINE

Voir *Test à l'alpha-1-antitrypsine*

ALPHA-FŒTO-PROTÉINE

C'est une protéine synthétisée par le foie embryonnaire normal qui n'est présente qu'à l'état de traces chez l'adulte (moins de 0,02 mg/l). Elle est élevée dans 50 à 75 % des cas (selon la taille) de carcinome hépatocellulaire (hépatome malin) où elle dépasse souvent 1 mg/l. Une élévation est aussi possible au cours des dysembryomes malins (75 % des cas), parfois dans d'autres cancers digestifs (estomac, voies biliaires) et de façon transitoire au décours d'une hépatite sévère. Une augmentation modérée et fluctuante peut se voir au cours d'une hépatite alcoolique ou d'une hépatite chronique.

AMINOTRANSFÉRASES

Voir *Transaminases*

AMMONIÉMIE

▶ **Définition :**

Les dosages sont veineux ou artériels. Ces derniers sont plus élevés de 20 à 40 %. L'ammoniémie artérielle provient des dégradations protéiques intestinales et de l'ammoniac non métabolisé en périphérie (muscles, cerveau, etc.). Son élévation dépend des dérivations porto-caves court-circuitant le foie et de l'insuffisance hépatique. L'ammoniémie veineuse reflète l'ammoniac non métabolisé en périphérie.

▶ **Technique de prélèvement :**

Environ 5 ml de sang sur héparinate de lithium, dans de la glace.

▶ **Résultats :**

Variables selon les méthodes, de l'ordre de 100 µg 100 ml. Augmentation dans l'encéphalopathie porto-cave et l'insuffisance hépatique.

AMNIOCENTÈSE

▶ **But :**

Étudier la couleur et les constituants du liquide amniotique par ponction à travers la paroi utérine après repérage échographique du placenta.

▶ **Technique :**

Rechercher, dans les amniocentèses *précoces* des anomalies chromosomiques, dans les amniocentèses *tardives* des critères de maturité fœtale ou/et de souffrance fœtale pour choisir la meilleure date d'extraction.

Échotomographie, femme en décubitus dorsal, détendue, vessie vide, paroi abdominale désinfectée, aiguille à ponction lombaire, seringue de 20 cm^3.

▶ **Incidents – accidents :**

- ponction blanche ou sanglante ;
- avortement dans les amniocentèses précoces ;
- rupture prématurée des membranes dans les amniocentèses tardives.

L'immunisation Rhésus doit être prévenue.

▶ **Indications :**

* AMNIOCENTÈSE PRÉCOCE :

- âge maternel ⩾ 38 ans ;
- enfant précédent anormal : trisomie 21, autre anomalie chromosomique, anencéphalie ou spina bifida ;
- maladie familiale transmissible : chromosomique, métabolique ou liée au sexe.

* AMNIOCENTÈSE TARDIVE :

- critère de maturité fœtale ;
- critère de souffrance fœtale.

▶ **Résultats :**

La maturité fœtale est acquise lorsque le rapport lécithine/sphingomyéline, L/S ⩾ 2.

La présence de méconium signe la souffrance fœtale.

Le taux de bilirubine rend compte du degré de l'atteinte fœtale dans les formes graves de l'isoimmunisation Rhésus.

AMNIOSCOPIE

▶ **But :**

Visualiser au cours du 3e trimestre de la grossesse la couleur du liquide amniotique à travers les membranes pour y déceler une souffrance fœtale.

▶ **Dangers et contre-indications :**

Rupture prématurée des membranes, hémorragie dans le placenta praevia.

▶ **Technique :**

Femme en position gynécologique, après ou sans pose du spéculum : introduction de l'amnioscope dans le canal cervical.

▶ **Résultats :**

* NORMALEMENT :

Le liquide amniotique est clair ou opalescent avec plus ou moins de flocons de vernis blancs.

* ANORMALEMENT :

Le liquide amniotique peut être teinté ou franchement méconial dans les souffrances fœtales chroniques ou aiguës : dépassement de terme, toxémie, hypotonie, etc.

AMP CYCLIQUE URINAIRE

▶ **Définition :**

Il s'agit d'un intermédiaire cellulaire à l'action de la parathormone (PTH). Lorsque la PTH se lie à son récepteur sur les cellules rénales, augmentation de l'AMPc et augmentation de son élimination. L'AMPc urinaire est donc le reflet de l'activité de la PTH. C'est le meilleur témoin.

▶ **Technique :**

Recueil des urines de 24 heures de 8 h à 8 h.

On peut faire un test dynamique en injectant 150 u/m^2 de PTH purifié. On peut doser l'AMPc plasmatique. Avec l'AMPc plasmatique et urinaire on calcule la clearance rénale de l'AMPc néphrogénique.

▶ **Causes d'erreur :**

Il faut un recueil de toutes les urines de 24 heures. Pour vérifier la qualité du recueil, on dose la créatininurie des 24 heures.

▶ **Résultats normaux :**

3 à 8 μmol/24 heures ; après injection de PTH le débit augmente de plus de 20 fois.

▶ **Résultats en pathologie :**

- *Dans l'hyperparathyroïdie primaire,* élévation du rapport AMPc urinaire/créatininurie, de la clearance de l'AMPc rénale et de l'AMPc néphrogénique.
- *Dans l'hypoparathyroïdie,* l'AMP cyclique est bas et répond à la PTH.

AMPLIFICATEUR DE BRILLANCE (EXAMEN À L')

▶ Définition :

Examen radiologique de la silhouette cardio-vasculaire, qui permet d'obtenir un meilleur contraste, avec moins d'irradiation du patient et de l'examinateur.

▶ Technique :

Le patient est placé sur une table radiologique, face à un tube à rayons X. Un système d'amplificateur augmente la définition de l'image qui est examinée sur un écran de télévision. L'examen est indolore pour le patient.

▶ Résultats :

Cet examen permet d'examiner les contours du cœur et du pédicule vasculaire, d'apprécier la cinétique. Il permet en outre de rechercher des calcifications vasculaires et coronariennes. Cette technique permet d'effectuer des cathétérismes cardiaques (→ HÉMODYNAMIQUE INTRACARDIAQUE). Cet examen devrait remplacer la radioscopie cardiaque.

AMYLASE

▶ Définition-prélèvement :

Cette enzyme a plusieurs origines : glande salivaire et pancréatique essentiellement. Elle se dose dans le sang, dans les urines (où l'on peut comparer sa clairance à celle de la créatinine), et dans certains épanchements (pleurésie, ascite).

▶ Résultats :

∗ NORMAUX :
– *Sang :* 80 à 180 U. Somogyi/100 ml, ou 60 à 160 U. Caraway/100 ml, ou 86 à 268 UI/l.
– *Urines :* $<$400 U. Caraway/100 ml ou 127 à 1300 UI/l.

∗ AUGMENTATION : pancréatites aiguës, (+++), autres syndromes abdominaux aigus, certains cancers, oreillons, macroamylasémie.

∗ DIMINUTION : pancréatite suraiguë, autres causes plus rares.

ANGIOCARDIOGRAPHIE

▶ Définition :

Opacification radiologique des cavités cardiaques.

▶ Technique :

∗ VENTRICULOGRAPHIE GAUCHE : Une sonde est mise en place dans le ventricule gauche, par voie rétrograde à partir d'une artère périphérique (fémorale ou axillaire) puis dans l'aorte jusqu'au ventricule. Un liquide de contraste iodé

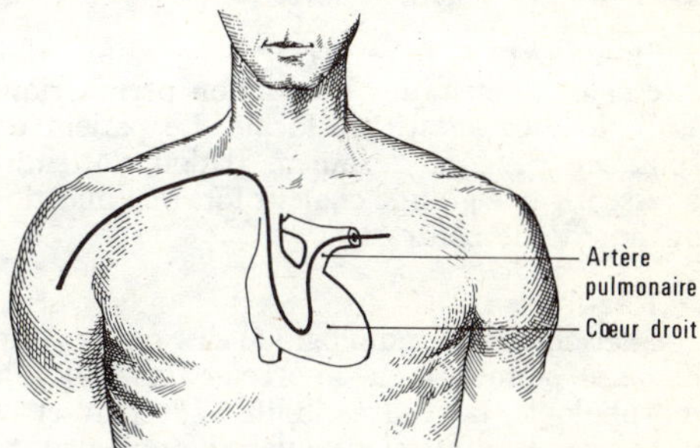

Le cathétérisme droit

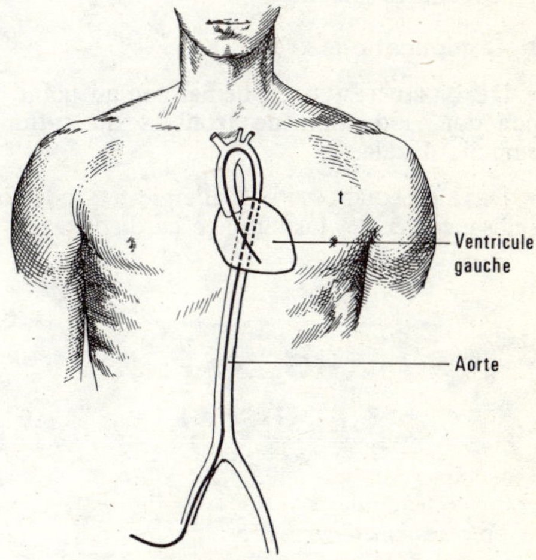

Le cathétérisme gauche

Angiocardiographie
(d'après RENOU Ph., *Cahiers de l'Infirmière*, 3, *Appareil cardio-vasculaire*, Masson, Paris, 1982).

est injecté pendant l'enregistrement en radiocinéma. L'incidence choisie varie en fonction de la suspicion diagnostique.

Le plus souvent est réalisée l'oblique antérieure droite ; parfois gauche.

∗ Opacification par voie droite : Un cathéter est placé dans l'oreillette droite ou le ventricule droit, à partir d'une veine périphérique puis de la veine cave supérieure ou inférieure.

Le produit de contraste est injecté, un film est enregistré. Sont opacifiés successivement : l'oreillette droite, le ventricule droit, l'artère pulmonaire et ses branches ; puis plus tardivement les veines pulmonaires, l'oreillette gauche, le ventricule gauche, l'aorte.

∗ Préparation du patient : Le patient doit être calme, détendu. La ponction périphérique est faite sous anesthésie locale. Le patient est conscient pendant l'examen. Il doit s'attendre à ressentir une grande chaleur lors de l'injection du liquide de contraste.

► Résultats :

L'opacification radiologique des cavités cardiaques permet d'en apprécier la taille, la morphologie, la contractibilité. Elle permet de visualiser les fuites valvulaires (mitrales ou tricuspides) et d'étudier le pédicule vasculaire.

Elle est souvent indispensable aux diagnostic et bilan préopératoires des cardiopathies congénitales, des valvulopathies acquises et anomalies ventriculaires gauche.

► Complications :

∗ Du cathétérisme : hématome au point de ponction, induction de troubles du rythme, embolie distale.

∗ De l'opacification : allergie à l'iode, insuffisance rénale, insuffisance cardiaque.

ANGIOGRAPHIE CÉRÉBRALE

Voir schémas page 765.

► Définition :

C'est l'opacification des vaisseaux cérébraux par un produit de contraste. On peut explorer l'ensemble de la circulation encéphalique, c'est-à-dire les deux territoires carotidiens et le territoire vertébro-basilaire.

► Technique :

L'abord de l'axe carotidien se fait le plus souvent par une *ponction directe de la carotide primitive,* en dessous de la bifurcation carotidienne. L'exploration du système vertébro-basilaire se fait par une opacification indirecte, par une *ponction de l'artère humérale* au pli de coude. On peut réaliser ensuite soit une injection rétrograde sous pression du système sous-clavier et vertébro-basilaire, soit une injection sélective de l'artère vertébrale par montée de sonde à partir de l'artère fémorale (cathétérisme rétrograde). Plus rarement, on pratique une *aortographie,* ce qui permet d'étudier tous les troncs artériels à destinée encéphalique.

On pratique d'abord des clichés au cou, de face et de profil, pour contrôler la position de l'aiguille, la progression du produit de contraste, pour mettre en évidence des anomalies des vaisseaux à l'étage cervical.

On réalise ensuite une série rapide de clichés successifs de face, de profil, et parfois de trois quarts, ce qui permet d'explorer successivement les temps artériels parenchymateux et veineux de la vascularisation encéphalique.

► Préparation du malade :

L'examen s'effectue parfois sous anesthésie générale mais peut aussi se réaliser sous simple anesthésie locale après une prémédication (par un anxiolytique et un atropinique) en particulier lorsque l'examen est réalisé par angiographie numérisée sans hospitalisation.

► Principales indications :

- diagnostic des malformations vasculaires cérébrales (anévrismes, angiomes) ;
- tumeurs cérébrales, surtout dans le cadre du bilan préopératoire ;
- diagnostic des sténoses carotidiennes (ou sylviennes ou vertébrales, etc.) ;
- traumatismes crâniens graves : les indications sont moins fréquentes depuis que l'on dispose de la tomodensitométrie cérébrale.

► Contre-indications :

Allergie à l'iode, hypertension artérielle sévère et/ou mal contrôlée, migraines, comitialité sévère et âge avancé.

► Incidents, accidents et surveillance :

L'injection du produit de contraste dans la paroi artérielle peut provoquer la formation d'un hématome localisé au point de ponction. Plus exceptionnellement, il peut se produire un anévrisme au point de ponction, une thrombose ou une embolie artérielle postartériographique. Il peut alors se constituer un déficit neurologique correspondant au territoire de l'artériographie.

La surveillance après l'examen portera sur le pouls, la tension artérielle, la conscience, l'apparition éventuelle d'un déficit neurologique, l'examen des axes vasculaires explorés et le dépistage d'un éventuel hématome au point de ponction.

ANGIOGRAPHIE MÉDULLAIRE

► **Définition :**
C'est l'opacification des vaisseaux de la moelle.

► **Technique :**
C'est le principe de l'aortographie sélective :

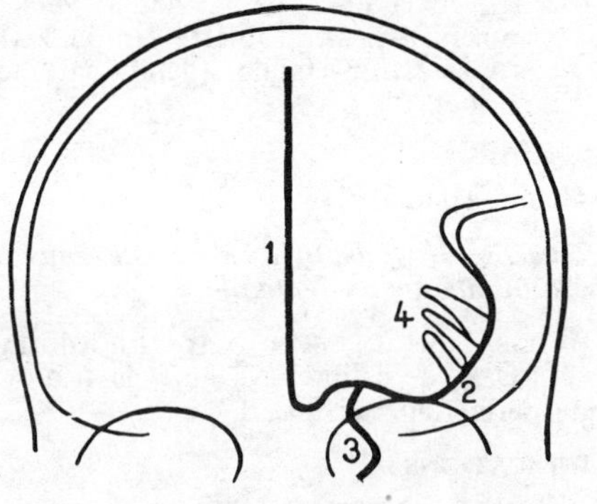

Temps artériel.

1 : a. péricalleuse, normalement sur la ligne médiane; 2 : a. sylvienne; 3 : terminaison carotidienne; 4 : vaisseaux insulaires.

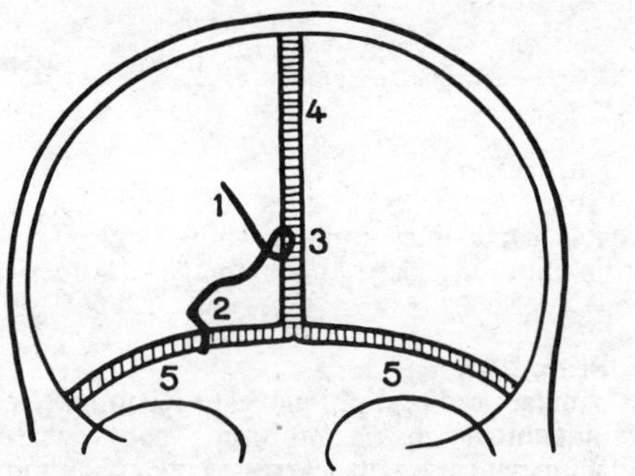

Temps veineux.

1 : veine thalamo-striée; 2 : veine basilaire de Rosenthal; 3 : veine cérébrale interne; 4 : sinus longitudinal supérieur; 5 : sinus latéraux.

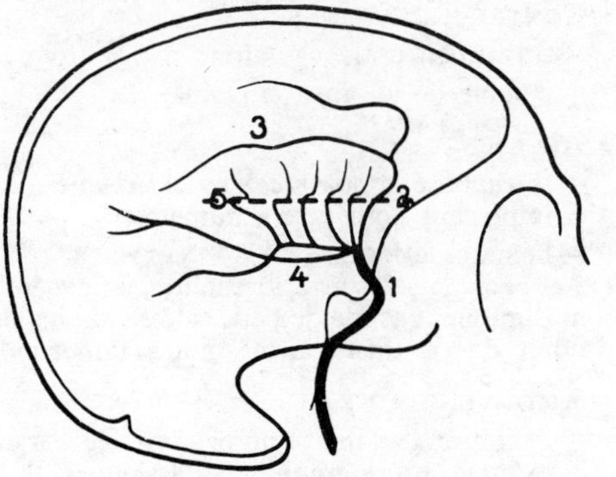

Temps artériel.

1 : terminaison carotidienne (siphon); 2 : a. cérébrale antérieure; 3 : a. péricalleuse; 4 : a. sylvienne; 5 : ligne des artères insulaires.

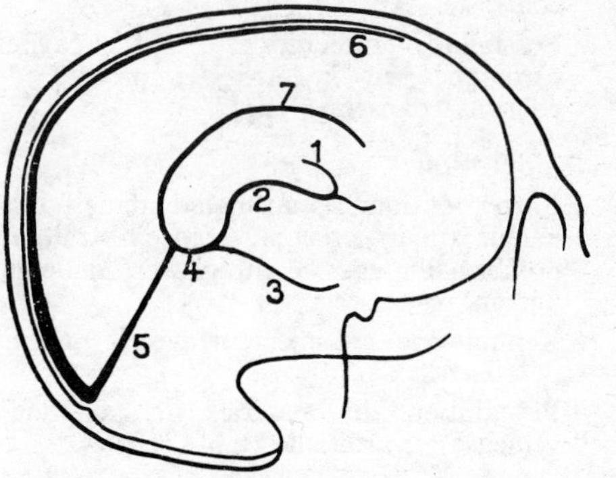

Temps veineux.

1 : v. thalamo-striée; 2 : v. cérébrale interne; 3 : v. basilaire de Rosenthal; 4 : ampoule de Galien; 5 : sinus droit; 6 : sinus longitudinal supérieur; 7 : sinus longitudinal inférieur.

Schémas de l'artériographie carotidienne. En haut, de face ; en bas, de profil
(d'après AUGUSTIN P., *Cahiers de l'Infirmière*, 12, *Neurologie*, Masson, Paris, 1984).

injection des artères intercostales et lombaires à partir d'une sonde montée dans l'aorte.

On prend des clichés de face et de profil.

► **Indications essentielles :**

Diagnostic et parfois traitement des angiomes médullaires.

ANGIOGRAPHIE NUMÉRISÉE

► **Définition :**

Étude radiologique des vaisseaux et des cavités cardiaques (angiographie) grâce à un ordinateur enregistrant les images (numérisation).

► **Principe :**

L'image radiographique est découpée électroniquement en de multiples petits carrés. Chacun de ces petits carrés porte un nombre qui correspond à la représentation du blanc, du noir et de toutes les variantes du gris.

► **Avantages :**

- Modification électronique de l'image avec possibilité de superposer 2 images (soustraction d'images) et d'augmenter les contrastes.
- Possibilité d'étudier les artères et les cavités cardiaques en injectant le produit de contraste dans une veine.

► **Préparation :**

- Entrer les données du malade dans l'ordinateur (nom, prénom, médecin traitant, nombre d'images à enregistrer, taille de l'écran).
- Remplissage de l'injecteur avec le produit de contraste.
- Préparation du matériel de ponction : veineuse ou artérielle (table stérile).

► **Techniques** (deux techniques possibles) :

1) Injection du produit de contraste dans une veine (pli du coude)

∗ INDICATIONS :

- étude des cavités cardiaques ;
- de la vascularisation pulmonaire (embolies) ;
- de l'aorte (anévrismes) ;
- des vaisseaux du cou (sténose) ;
- des artères rénales ;
- des artères iliaques et fémorales.

∗ AVANTAGE :

- examen pratiqué en ambulatoire avec des risques limités.

∗ INCIDENTS :

- injection sous-cutanée du produit de contraste ;
- échec de la méthode : ponction veineuse impossible ; immobilité imparfaite ; contraste trop faible (débit cardiaque diminué).

∗ ACCIDENT :

- choc à l'iode.

2) Injection du produit de contraste dans une artère (humérale ou fémorale)

∗ UTILISATION DE SONDE D'ANGIOGRAPHIE NUMÉRISÉE, de calibre très fin, non traumatisante permettant un fort débit.

∗ INDICATIONS :

- échec de la voie veineuse ;
- bilan préopératoire d'artérite ;
- tous les examens vasculaires sont réalisables en angiographie numérisée : cathétérisme sélectif du tronc cœliaque, de l'artère mésentérique supérieure, des coronaires.

∗ CONTRE-INDICATIONS :

- traitement anticoagulant ;
- trouble de la crase sanguine.

∗ ACCIDENTS :

- thrombose et spasme artériel : risque plus important pour artère humérale ;
- hématome local.

Les accidents des artériographies, en général, sont diminués : sonde de petit calibre, moins de produit de contraste, débit moins important.

∗ INCONVÉNIENTS :

- définition de l'image un peu inférieure à un examen artériographique classique ;
- coût élevé de l'appareillage ;
- champ d'exploration limité à 3,2 cm maximum : c'est un inconvénient surtout pour l'étude des artères des membres inférieurs.

∗ AVANTAGES :

- soustraction immédiate des structures osseuses se superposant aux artères ;

– moins traumatisant que l'examen vasculaire classique ;
– examen plus rapide car images visualisées et traitées immédiatement (séjour de sonde plus court) ;
– peu de films à développer et possibilités de reproduire les images en plusieurs exemplaires).

ANGIOGRAPHIE PULMONAIRE

▶ Définition :

C'est l'opacification du système artériel pulmonaire par un produit de contraste, on peut y associer une prise des pressions.

▶ Techniques :

Dans tous les cas, l'examen se fait dans une salle de radiologie équipée pour les artériographies, sans anesthésie générale.

Deux techniques sont utilisées :

∗ ANGIOGRAPHIE GLOBALE : Le produit de contraste est injecté sous forte pression, dans une veine du bras, il opacifie successivement la veine cave supérieure, le cœur droit, puis l'artère pulmonaire et ses branches. Elle a l'avantage de la simplicité mais elle ne permet pas la prise de pression artérielle pulmonaire et les superpositions d'images peuvent gêner l'interprétation.

∗ ANGIOGRAPHIE SÉLECTIVE : Une sonde d'angiographie est montée dans l'artère pulmonaire à partir d'une veine du bras en passant par le cœur droit. L'opacification se fait dans le tronc de l'artère pulmonaire. Cette technique est de réalisation plus longue, mais elle permet d'enregistrer les pressions dans le cœur droit,

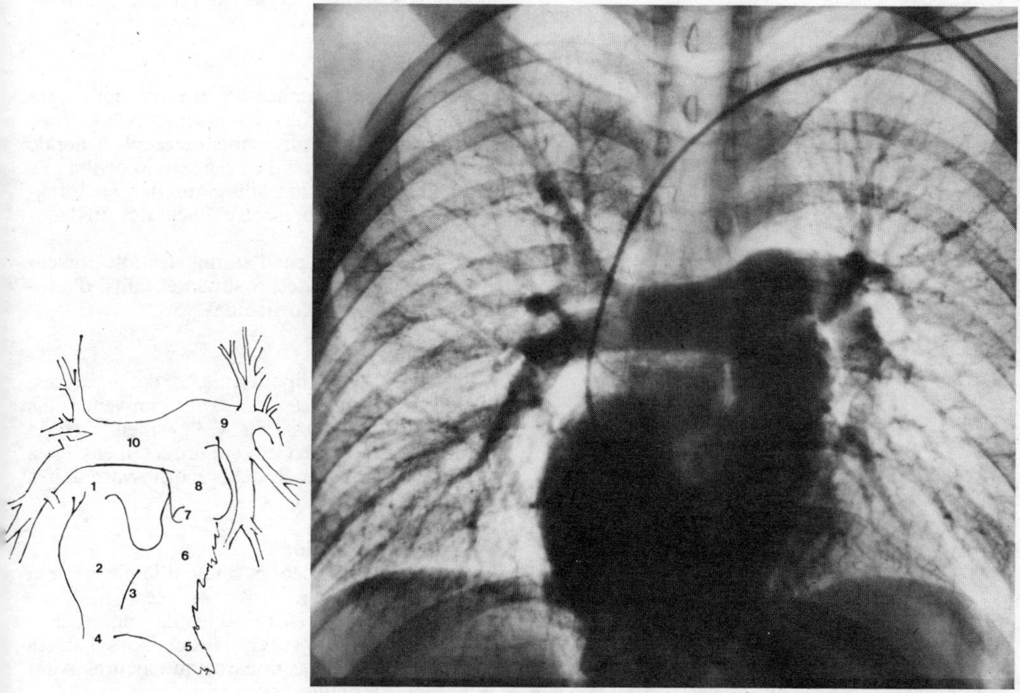

Angiographie veineuse normale (dite « angiographie globale ») ; Injection d'un produit de contraste dans l'oreillette droite au moyen d'une sonde de Cournand.
1) Veine cave supérieure ; 2) Oreillette droite ; 3) Tricuspide ; 4) Veine cave inférieure ; 5) Pointe du ventricule droit ; 6) Infundibulum du ventricule droit ; 7) Valve pulmonaire ; 8) Tronc de l'artère pulmonaire ; 9) Artère pulmonaire gauche ; 10) Artère pulmonaire droite.

l'artère pulmonaire et le capillaire, elle évite les superpositions, elle permet d'injecter une dose moins grande de produit de contraste.

* DANS LES DEUX CAS, on peut réaliser un film (cinéangiographie) ou des clichés fixes pris successivement à vitesse rapide (sérigraphie).

► Précautions, incidents :

Il faut vérifier la crase sanguine et l'absence d'allergie à l'iode.

Au moment de l'injection, le sujet ressent une forte chaleur. Les incidents possibles sont : choc à l'iode, frissons, troubles du rythme, insuffisance cardiaque, mais ils sont rares.

L'examen est contre-indiqué dans l'hypertension artérielle pulmonaire sévère.

► Résultat normaux :

L'arbre pulmonaire est bien opacifié avec ses deux branches principales et les ramifications jusqu'aux artères de petits calibres.

► Résultats en pathologie et indications :

* DANS L'EMBOLIE PULMONAIRE, l'angiographie montre une image d'oblitération artérielle.

* ELLE EST INDIQUÉE DANS LE BILAN :

- des *cardiopathies congénitales ;*
- des *opacités radiologiques* dont l'origine vasculaire est suspectée ;
- de l'évolution de l'emphysème panlobulaire ;
- de certains *cancers bronchiques* à la recherche d'une extension vasculaire (cette indication tend à disparaître).

ANGIOGRAPHIE RÉTINIENNE EN FLUORESCENCE

► Définition :

L'angiographie rétinienne en fluorescence permet une étude dynamique de la circulation chorio-rétinienne, après opacification des vaisseaux par un sel de fluorescéine. Elle consiste à injecter dans le sang veineux (au bras) la fluorescéine qui s'y dilue immédiatement et passe dans le courant artériel pour atteindre 5 à 10 secondes plus tard l'artère centrale de la rétine (temps bras-rétine).

Les atomes de ce colorant absorbent et sont excités par les radiations de courte longueur d'onde (bleues), et émettent à leur tour une lumière verte (fluorescence) qui dévoile les tissus imprégnés.

On l'étudie par observation directe grâce à un ophtalmoscope très puissant, c'est l'*angioscopie*, et surtout par la prise de photographies grâce à un rétinographe permettant de prendre 3 clichés à la seconde, c'est l'*angiographie*.

► Préparation :

- Le malade devra avoir subi une bonne dilatation pupillaire ; il est important de le rassurer avant les photographies. Le local sera frais et bien aéré (faire découvrir les malades).
- L'injection i.v. se fera au pli du coude, par prise directe, ou mieux dans l'avant-bras grâce à un cathéter type butterfly.
- En cas d'angiographie des deux yeux, une deuxième injection est nécessaire pour obtenir un bon contraste pour le deuxième œil.

► Incidents :

Ils sont suffisamment courants pour être connus : nausées, voire vomissements, ou crises d'éternuement. Ils surviennent en règle générale immédiatement après la première injection. Ils seraient dus à l'action allergique de la solution tampon de la fluorescéine chez des malades prédisposés.

On peut l'éviter par l'administration préventive, chez ces malades, d'antiémétisants, d'antihistaminiques, de corticoïdes.

► Accidents :

Ils sont rares : lipothymie, choc, infarctus, accidents vasculaires. Ils sont souvent plus imputables au stress dû à l'examen qu'à la fluorescéine. Ils surviennent directement chez des patients aux antécédents cardio-vasculaires chargés.

► Contre-indications :

Inexistantes en dehors d'une allergie réelle à la fluorescéine. La grossesse n'est pas une contre-indication ; en cas d'insuffisance rénale, utiliser une demi-dose (chez les malades dialysés on ne fait qu'une injection quelques heures avant la séance de dialyse).

► Inconvénients :

Ils sont minimes, mais il faut en prévenir les malades : coloration jaune des téguments et des urines dans les heures qui suivent l'injection.

▶ **Indications :**

∗ LA RÉTINOPATHIE DIABÉTIQUE, où le document photographique est un élément de surveillance et est indispensable pour la pratique des photocoagulations au laser.

∗ LA PATHOLOGIE CHORIO-RÉTINIENNE vasculaire : thrombose veineuse, thrombose ciliaire, dégénérescence maculaire, etc.

ANTIBIOGRAMME

▶ **Définition :**

L'antibiogramme standard par la méthode des disques étudie *in vitro* l'action des antibiotiques sur une souche bactérienne.

▶ **Technique :**

Elle est basée sur la diffusion en gélose (sur laquelle est ensemencée la souche bactérienne isolée) des antibiotiques à partir de disques en papier buvard imprégnés en quantité définie des antibiotiques à tester.

▶ **Résultats :**

La lecture s'effectue après 18 à 24 heures d'étuve. Il existe autour de certains disques une couronne sans développement microbien (zone d'inhibition) que l'on mesure. La souche est sensible si le diamètre est supérieur à 15 mm, résistante s'il est inférieur à 5 mm.

On peut aussi interpréter l'antibiogramme de façon *quantitative* en évaluant la *concentration minima inhibitrice* (C.M.I.) à l'aide de courbes de concordance (CMI – diamètre d'inhibition).

L'effet de l'association de deux antibiotiques peut être étudié par diffusion à partir de deux bandes de papier chargées d'antibiotiques placées à angle droit : addition, synergie, antagonisme.

Nota : → aussi ANTIBIOTIQUES (Pouvoir bactéricide des).

ANTIBIOTIQUES (POUVOIR BACTÉRICIDE DES)

▶ **Définition :**

L'étude du pouvoir bactéricide des antibiotiques (isolés ou associés 2 par 2) est indispensable toutes les fois qu'on est en présence d'une infection grave (septicémies, méningites, etc.) et nécessite un laboratoire spécialisé.

▶ **Technique :**

On dispose de 2 méthodes : l'une en milieu solide, l'autre en milieu liquide. Dans les 2 cas on compte les bactéries survivantes après un temps de contact déterminé avec le ou les antibiotiques choisis.

▶ **Résultats :**

Un antibiotique (ou une association de 2 antibiotiques) est bactéricide lorsqu'il laisse survivre moins de 0,01 % des germes ensemencés.

Nota : → aussi SÉRUM (Pouvoir bactéricide du).

ANTICOAGULANTS CIRCULANTS

▶ **Définition :**

Ce sont des inhibiteurs interférant avec le mécanisme normal de la coagulation, mis en évidence par l'absence de correction de la coagulation par l'addition d'un plasma normal.

▶ **Résultats :**

∗ LE TEMPS DE CÉPHALINE-KAOLIN (→) allongé est un test global.

∗ L'ALLONGEMENT DU TEMPS DE CÉPHALINE-KAOLIN ET DU TEMPS DE QUICK en dehors de tout défaut de facteur de coagulation permet de diagnostiquer l'inhibiteur de la prothrombinase (→ COAGULATION). Exemple : lupus érythémateux disséminé.

∗ LA RECHERCHE D'INHIBITEURS DE FACTEUR ANTI-HÉMOPHILIE (VIII ou IX) se fait directement (exemple : hémophilique A ou B ayant reçu des facteurs).

∗ L'ALLONGEMENT DU TEMPS DE THROMBINE (→) sans anomalie de fibrinogène permet de diagnostiquer un inhibiteur de la thrombine (exemple : polyarthrite rhumatoïde, héparinothérapie).

ANTICORPS ANTI-CELLULES PARIÉTALES GASTRIQUES

Des taux élevés se voient dans certaines gastrites auto-immunes, dans la maladie de Biermer, dans certaines affections thyroïdiennes.

ANTICORPS ANTIÉRYTHROCYTAIRES

▶ Définition :
Ce sont des anticorps sériques dirigés contre les hématies : *autoanticorps* lorsqu'ils sont dirigés contre les propres hématies du sujet, *alloanticorps* lorsqu'ils sont dirigés contre des hématies différentes de celles du sujet.

▶ Technique :

* LE SÉRUM est incubé à des dilutions croissantes avec les hématies correspondantes. Cette incubation est faite à 4 °C lorsqu'on recherche des hémagglutines froides. La présence de l'anticorps se traduit par une hémagglutination. Le traitement des hématies par les enzymes (trypsine, papaïne, broméline) va sensibiliser l'hémagglutination. Le *titre* est la concentration la plus basse du sérum pour laquelle une agglutination est observée.

* TEST DE COOMBS : Il permet de mettre en évidence des anticorps incapables d'entraîner l'agglutination spontanément.

- *Coombs direct :* Un immunsérum animal d'anti-immunoglobuline humaine est ajouté aux hématies supposées recouvertes de l'anticorps antiérythrocytaire qu'il va agglutiner.
- *Coombs indirect :* Des hématies normales sont incubées avec le sérum du malade. On ajoute le sérum anti-immunoglobuline humaine qui va agglutiner des hématies sensibilisées par le sérum du malade.

▶ Résultats :

* IL N'EXISTE PAS d'autoanticorps antiérythrocytaires chez les sujets normaux. Ils peuvent apparaître en dehors de toute affection.

* LES ALLOANTICORPS OU AGGLUTININES IRRÉGULIÈRES apparaissent après une sensibilisation.

- *Transfusion incompatible :* Exemple, sujet O ayant reçu le sang A développant un anticorps immun anti-A différent de son anticorps naturel anti-A.
- *Grossesse :* Exemple, mère O portant un enfant A ou mère Rh– portant un enfant Rh+. Les anticorps incomplets anti-A et anti-D sont mis en évidence par le test de Coombs indirect chez la mère et direct chez l'enfant.

* ANÉMIES HÉMOLYTIQUES AUTOIMMUNES : Les autoanticorps sont fréquemment retrouvés au cours des anémies hémolytiques par autoimmunisation primitive ou secondaire : lupus, infection virale, lymphomes.

ANTICORPS ANTILEUCOCYTES

▶ Définition :
Ce sont des anticorps dirigés contre les déterminants antigéniques présents à la surface des leucocytes. En général, ce sont les anticorps antilymphocytes que l'on étudie.

▶ Technique :
- prélèvement sanguin sur tube sec ;
- mise en évidence des anticorps par leucoagglutination ou par lymphotoxicité.

▶ Résultats normaux :
- Habituellement, la recherche d'anticorps antileucocytes est négative.
- Les transfusions répétées et les grossesses peuvent induire en dehors de toute maladie des anticorps.

▶ Variations – Pathologie (Positivité) :

* AFFECTION AUTO-IMMUNE : le lupus, par exemple.

∗ Avant et après greffe d'organe : Un test de lymphotoxicité, appelé *Cross match,* est pratiqué en urgence avant une greffe rénale ; le sérum du receveur (sérum régulièrement prélevé chez le dialysé et conservé à – 80 °C) est testé contre les lymphocytes du donneur. Sa positivité interdit la greffe rénale sous peine de rejet suraigu.

ANTICORPS ANTIMITOCHONDRIES

► **Définition :**

Habituellement recherchés et dosés dans le sang par immuno-fluorescence, ils n'ont pas de spécifité d'organe.

► **Augmentation :**

Elle s'observe à des taux très élevés dans la cirrhose biliaire primitive (90 % des cas), parfois à des taux assez élevés dans l'hépatite active auto-immune (associée à celles des anticorps anti-muscles lisses) et (plus rarement) dans certaines connectivites (lupus érythémateux disséminé, polyarthrite rhumatoïde), voire (assez exceptionnellement) dans d'autres maladies (Biermer, Addison, affections thyroïdiennes).

ANTICORPS ANTIMUSCLES LISSES

► **Définition :**

Habituellement recherchés et dosés dans le sang par immuno-fluorescence, ils n'ont pas de spécifité d'organe.

► **Augmentation :**

Elle s'observe dans l'hépatite active auto-immune à des taux assez élevés, parfois dans certaines hépatites médicamenteuses, mais aussi dans diverses maladies : mononucléose infectieuse, cancers, etc.

ANTICORPS ANTINUCLÉAIRES

► **Définition :**

Ce sont des autoanticorps dirigés contre plusieurs constituants du noyau cellulaire : ADN, ARN, fractions nucléaires solubles.

► **Technique :**

Les anticorps sont recherchés par la formation de cellules LE (→), l'immunofluorescence, la radioimmunologie (technique de Farr).

► **Résultats :**

∗ La présence d'anticorps antinucléaires ne signe pas forcément un état pathologique. L''élévation régulière de certains types d'anticorps dans certaines maladies en font des signes biologiques d'orientation.

∗ Les anticorps antinucléaires sont retrouvés quasiment dans 100 % des lupus érythémateux disséminés et des connectivites mixtes, et dans 50 % des polyarthrites rhumatoïdes, des sclérodermies systémiques des syndromes de Goujerot-Sjögren, des polymyosites, dermatomyosites, de la myasthénie, de la cirrhose biliaire primitive, des sclérodermies systémiques.

ANTICORPS ANTIPLAQUETTES

► **Définition :**

Ce sont des anticorps dirigés contre les antigènes des plaquettes.

► **Technique :**

- prélèvement sanguin sur tube sec et sur tubes avec EDTA ;
- mise en évidence des anticorps par thromboagglutination ou par fixation du complément (test de Dixon, test de Coombs plaquettaire).

► **Résultats :**

∗ Il n'existe pas d'anticorps antiplaquettes dans le sérum des sujets normaux.

∗ Résultat retrouvé positif :
- purpura thrombocytopénique idiopathique ;
- lupus érythémateux disséminé.

ANTICORPS ANTIRÉTICULINE

Des taux élevés se voient dans la maladie cœliaque (entéropathie au gluten), la dermatite herpétiforme, plus rarement dans la maladie de Crohn.

ANTICORPS ANTISTREPTOCOCCIQUES

► **Définition :**
Ce sont des anticorps produits sous l'action des toxines sécrétées par les streptocoques pathogènes. Les plus couramment recherchés sont les *antistreptolysines O.* Mais il existe aussi des streptokinases et streptodornases susceptibles de provoquer la sécrétion d'anticorps spécifiques.

► **Technique :**
Prélèvement à jeun en tube stérile. Le sérum est prélevé après rétraction du caillot.

► **Résultats normaux :**
Jusqu'à 200 unités A.S.

► **Variations pathologiques :**
Le taux s'élève après toute infection streptococcique. Mais il est utile d'avoir 2 résultats à 15 jours de distance. Si le taux d'antistreptolysines O s'est élevé pendant cette période, c'est qu'il y a eu infection récente (angine à streptocoque, scarlatine, rhumatisme articulaire aigu ou subaigu, chorée de Sydenham, etc.).

► **Causes d'erreurs :**
- dyslipoïdoses ;
- lupus érythémateux (→) ;
- hépatite virale ;
- primo-infection tuberculeuse.

ANTICORPS ANTISURRÉNALES

► **Définition :**
Ce sont des autoanticorps qui font évoquer une maladie d'origine auto-immune.

► **Technique :**
Prélèvement de 5 ml de sang veineux sur tube sec à conserver au réfrigérateur à + 4 °C.

► **Causes d'erreur :**
Il s'agit d'une recherche très délicate et la négativité n'élimine pas une maladie auto-immune.

► **Résultats normaux :**
Le laboratoire donne un taux à partir duquel l'augmentation est significative.

► **Résultats en pathologie :**
La positivité dans la maladie d'Addison fait évoquer une origine auto-immune.

ANTICORPS ANTITHYROÏDIENS

► **Définition :**
Ils sont de deux types : *antithyroglobuline* et *antimicrosomiaux.*

► **Technique :**
Prélèvement de 5 ml de sang veineux sur tube sec. Les anticorps circulants sont déterminés en faisant agir des antigènes sur le sérum du malade. Chaque type d'anticorps à sa propre technique d'isolement dépendante du laboratoire.

► **Résultats normaux :**
Ils sont donnés en titre de dilution ayant permis de les individualiser. Les normes varient selon les laboratoires.

► **Variations pathologiques :**
– *Dans la thyroïdite de Hashimoto,* ils sont très élevés, souvent supérieurs à 1/100.000.
– *Dans la maladie de Basedow, le myxœdème, les autres thyroïdites,* on peut les retrouver à des taux plus faibles.

ANTICORPS ANTITISSUS

► **Définition :**
Ce sont des anticorps dirigés contre différents organes. Certains sont non spécifiques d'organe, d'autres sont spécifiques d'organe.

► **Leur recherche** se fait essentiellement par immunofluorescence sur des coupes de tissus. Voir tableau ci-dessous.

ANTIGÈNE AUSTRALIA

► **Définition :**
L'antigène Australia correspond à la partie superficielle du virus de l'hépatite B (HBs Ag) ; on connaît actuellement d'autres marqueurs (antigènes ou/Ag, et anticorps ou/Ac) du virus B : HBc Ag et Ac (correspondant à la partie centrale du virus et en faveur d'une replication virale actuelle) ; HBs Ac (anticorps témoignant en principe d'une guérison), HBe (témoignant en principe d'une évolutivité).

► **Prélèvements-précautions :**
En règle générale 5 ml de sang, attention au danger de contamination (pour le préleveur et le laboratoire : prévenir).

► **Résultats :**
Dans l'hépatite aiguë banale à virus B, il apparaît très précocement et persiste environ 2 mois ; sa présence prolongée peut accompagner différents états « pathologiques » : porteur sain, hépatite persistante, hépatite chronique active, cirrhose posthépatitique, hépatome, périartérite noueuse, etc.

ANUSCOPIE ET RECTOSCOPIE

► **Définition-technique :**
L'examen comprend l'inspection de la marge anale, un toucher rectal, une anuscopie et une rectoscopie (cette dernière peut être remplacée par une recto-sigmoïdoscopie avec un appareil à fibre de verre qui explore 60 cm au lieu de 15 à 25 cm avec le rectoscope rigide).

► **Préparation du malade :**
Régime sans résidu (facultatif ici), un lavement d'un litre d'eau tiède la veille et le matin de l'examen à garder 20 mn, ou pour certains seulement un microlavement du commerce (par exemple, *Normacol lavement*). Si un lavement baryté ou une étude de la coagulation (TP, plaquettes, etc.) ont été faits, ils doivent être apportés.

ANTICORPS ANTITISSUS	PRINCIPALES MALADIES
Anticorps non spécifiques d'organe :	
– Anticorps antinucléaires (→)	
– Anticorps antimitochondries	– Cirrhose biliaire primitive
	– Syndrome de Sjögren, hépatite chronique active
Anticorps spécifiques d'organe :	
– Anticorps antithyroïde (antithyroglobuline, antimicrosome)	– Thyroïdite d'Hashimoto ; myxœdèmes primitifs ; thyréotoxicose
– Anticorps antiestomac	– Maladie de Biermer ; gastrites ; thyroïdite d'Hashimoto ; insuffisance surrénale
– Anticorps antisurrénales	– Insuffisance surrénale ; hypoparathyroïdie primitive
– Antimuscle lisse	– Hépatite chronique active ; polyarthrite chronique évolutive ; Hodgkin
– Anticorps antimuscle strié et antithymique	– Myasténie ; tumeurs thymiques
– Anticorps antiépiderme	– Pemphigus ; maladie de Duhring-Brocq
– Anticorps antirein (antimembrane basale)	– Syndrome de Goodpasture ; néphropathies médicamenteuses

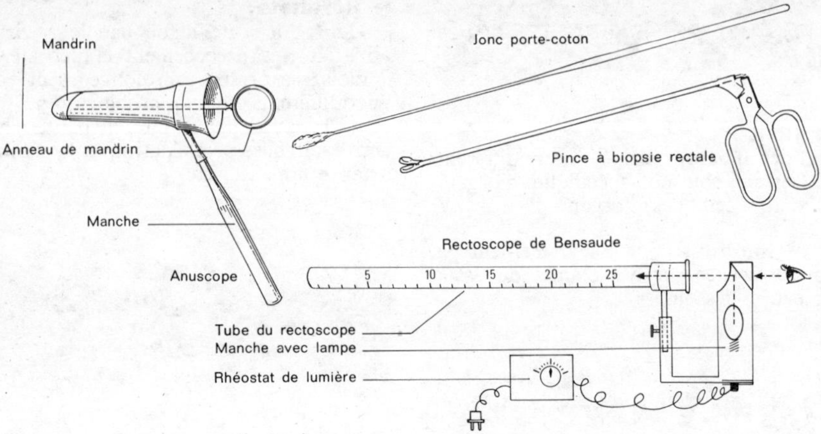

Rectoscope rigide
(d'après BLANC D., *Cahiers de l'Infirmière*, 6, *Tube digestif*, Masson, Paris, 1983)

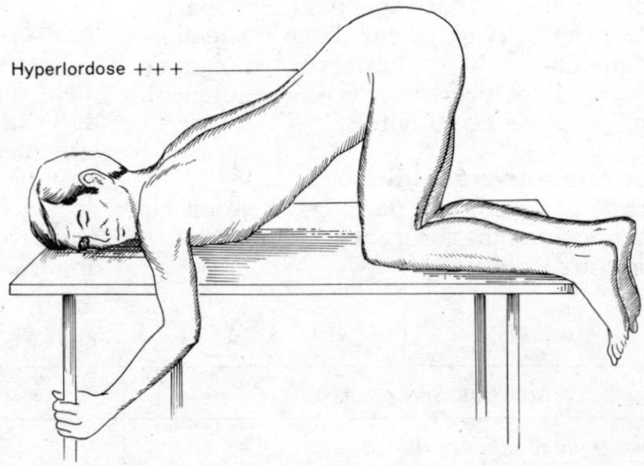

Position genu-pectorale pour rectoscopie.

▶ **Résultats :**
Cette exploration est indispensable devant tout signe d'appel ano-rectal (douleur, rectorragies, hémorroïdes, etc.) ; il permet la détection de cancer (biopsies) ou de polypes (qu'il faudra enlever à l'anse diathermique et si nécessaire par voie chirurgicale : → COLOSCOPIE). Il permet certains traitements locaux : hémorroïdectomie par ligature élastique, injection sclérosante en cas de rectorragies par anite hémorroïdaire, incision d'une thrombose hémorroïdaire.

AORTOGRAPHIE

▶ **Définition :**
Opacification radiologique de l'aorte.

▶ **Technique :**

* PAR VOIE RÉTROGRADE : Le plus souvent par l'artère fémorale, parfois par l'artère

axillaire, un cathéter est positionné dans l'aorte (au-dessus du niveau qui doit être visualisé).

Le liquide de contraste est injecté pendant qu'un film ou une série de clichés radiographiques à cadence rapide sont réalisés, dans l'incidence choisie. On peut obtenir une aortographie thoracique et/ou abdominale. Dans le même temps peuvent être pratiquées ventriculographie gauche ou artériographie sélective (coronarographie, artères bronchiques, rénales, digestives, etc.).

∗ PAR VOIE TRANSLOMBAIRE DIRECTE : ponction de l'aorte par voie translombaire. Cette méthode ne permet de visualiser que l'aorte abdominale et est contre-indiquée en cas d'anévrisme de l'aorte abdominale.

∗ PRÉPARATION DU PATIENT : L'examen est fait sous anesthésie locale ou générale. Sous anesthésie locale, le patient est conscient et doit être prévenu de la sensation de grande chaleur lors de l'injection de liquide de contraste.

▶ **Résultats :**

L'aortographie permet de visualiser la pathologie aortique : insuffisance valvulaire aortique, rétrécissement, anévrisme (Elle est le premier temps des artériographies sélectives).

▶ **Complications :**

∗ HÉMATOME AU POINT DE PONCTION : Pour l'éviter il faut assurer une bonne hémostase, par compression manuelle, lors du retrait du cathéter ; puis faire un pansement compressif.

L'hématome peut être important, fuser dans la région inguinale ou fessière, ou comprimer l'artère fémorale (nécessitant une évacuation chirurgicale).

∗ LA THROMBOSE DE L'ARTÈRE PONCTIONNÉE EST POSSIBLE, imposant la désobstruction chirurgicale.

∗ PAR VOIE TRANSLOMBAIRE, risque d'hématome rétropéritonéal.

∗ ALLERGIE A L'IODE.

ARTÉRIOGRAPHIE CAROTIDIENNE

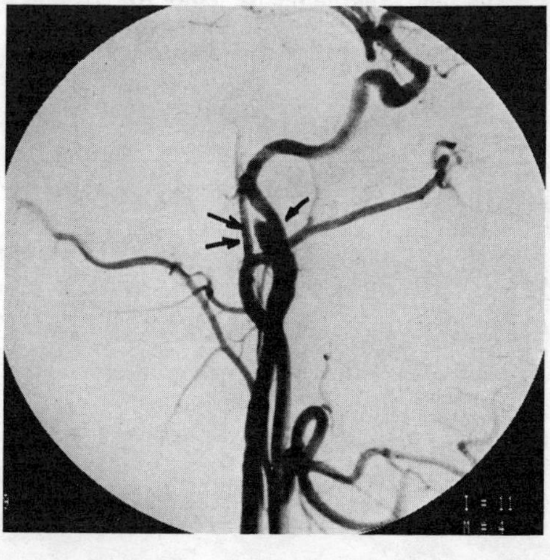

Artériographie carotidienne numérisée : image d'anévrysme avec dilatation des derniers cms de la carotide extracrânienne après une « dissection » traumatique de l'artère (flèches) réalisant un hématome dans la paroi du vaisseau.

ARTÉRIOGRAPHIE DIGESTIVE

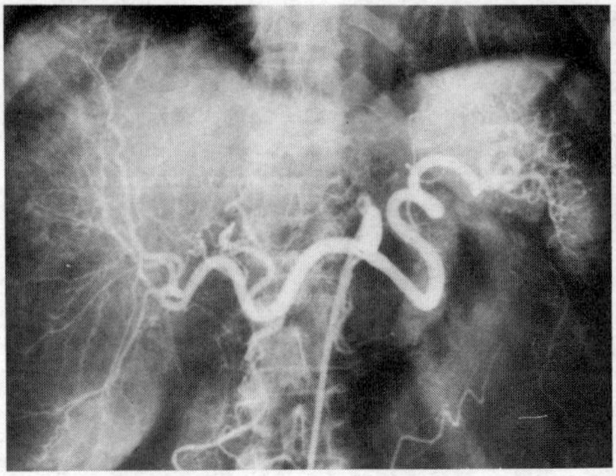

Artériographie sélective du tronc cœliaque. Temps artériel.

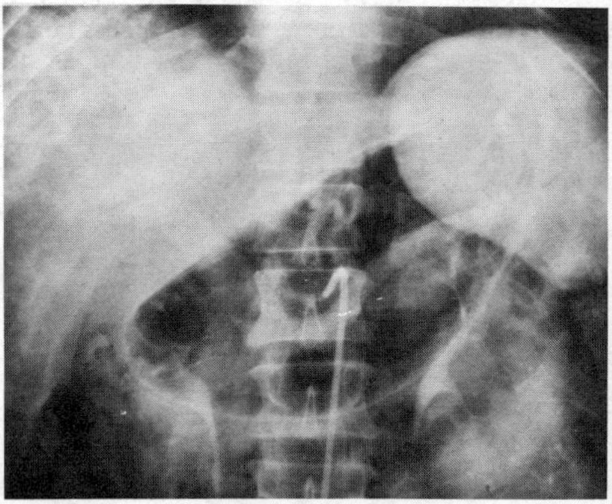

Temps de retour veineux : les veines splénique et porte sont bien visibles, mais l'image est de qualité inférieure à celle obtenue par ponction splénique.

► Définition-technique :

On utilise l'aortographie de face et profil (pour rechercher des sténoses proximales, athéromes, compression du tronc cœliaque par le ligament arqué du diaphragme) et surtout des artériographies sélectives des 3 collatérales digestives de l'aorte :

- *tronc cœliaque* (qui donne l'artère splénique, l'artère coronaire stomachique, l'artère hépatique commune) ;
- *artère mésentérique supérieure* (qui irrigue le côlon droit et le grêle) ;
- *artère mésentérique inférieure* (qui irrigue le côlon gauche et le rectum).

Actuellement des artériographies hypersélectives sont possibles (gastro-duodénale, coronaire stomachique, etc.) ; elles sont indispensables si l'on veut réaliser une embolisation thérapeutique. L'introduction du cathéter se fait en règle générale par voie fémorale dans l'aine.

► Précautions – Préparation du malade – Surveillance :

Un groupe, une étude de l'hémostase sont nécessaires. Le malade doit être à jeun. L'anesthésie est locale ou générale selon les cas. Point de ponction, pouls et chaleur des pieds, TA doivent être surveillés pendant 24 heures.

► Contre-indications :

Athérome (notamment fémoral), troubles majeurs de l'hémostase. Il faut éviter de faire une opacification digestive barytée les jours précédents.

PATHOLOGIE DU FOIE	PANCRÉAS	INTESTIN	PATHOLOGIE VASCULAIRE
. Cirrhose : étude du retour veineux spléno-portal avant anastomose porto-cave, etc. . Tumeurs hépatiques : arguments pour bénignité, « carte » préopératoire	. Pancréatite, cancer : moins utilisé depuis l'échotomographie et le scanner abdominal . Intérêt préopératoire . Tumeurs endocrines (insulinome, gastrinome, etc.)	. Diagnostic des tumeurs du grêle . Diagnostic de l'angiodysplasie cæcale	. Irremplaçable dans l'étude des artérites digestives (angor abdominal) . Détection d'une compression du tronc cœliaque par un ligament arqué du diaphragme . Angiomes, etc.

▶ Indications - Résultats :
Ils sont schématisés dans le tableau ci-dessous.

▶ Incidents - Accidents :
Hématome au point de ponction, thrombose de l'artère fémorale (à opérer d'urgence).

ARTÉRIOGRAPHIE DES MEMBRES INFÉRIEURS

▶ Définition :
Opacification radiologique des artères des membres inférieurs.

▶ Technique :
Différentes méthodes sont possibles.

* APRÈS PONCTION UNILATÉRALE D'UNE ARTÈRE FÉMORALE, un cathéter est placé à contre-courant jusqu'au-dessus de la bifurcation aortique. Le produit de contraste est alors injecté, pendant que des clichés des membres inférieurs sont pris à une cadence rapide.

* APRÈS PONCTION BILATÉRALE DES ARTÈRES FÉMORALES, les cathéters sont laissés en place. Le produit de contraste est injecté simultanément, pendant la prise des clichés.

* APRÈS OPACIFICATION DE L'AORTE PAR VOIE TRANSLOMBAIRE en cas d'impossibilité des techniques ci-dessus (→ AORTOGRAPHIE).

* UNE DOULEUR est ressentie (lors de l'injection du produit de contraste). L'examen est souvent fait sous anesthésie générale ou après administration de calmants.

▶ Résultat :
L'examen permet de préciser le siège, la longueur et le nombre des sténoses ou thromboses dans l'artériopathie chronique oblitérante des membres inférieurs, afin de guider la thérapeutique.
L'examen est utile dans le diagnostic de la thromboangiose et des anévrismes artériels des membres.

▶ Complications :
→ AORTOGRAPHIE (complications).

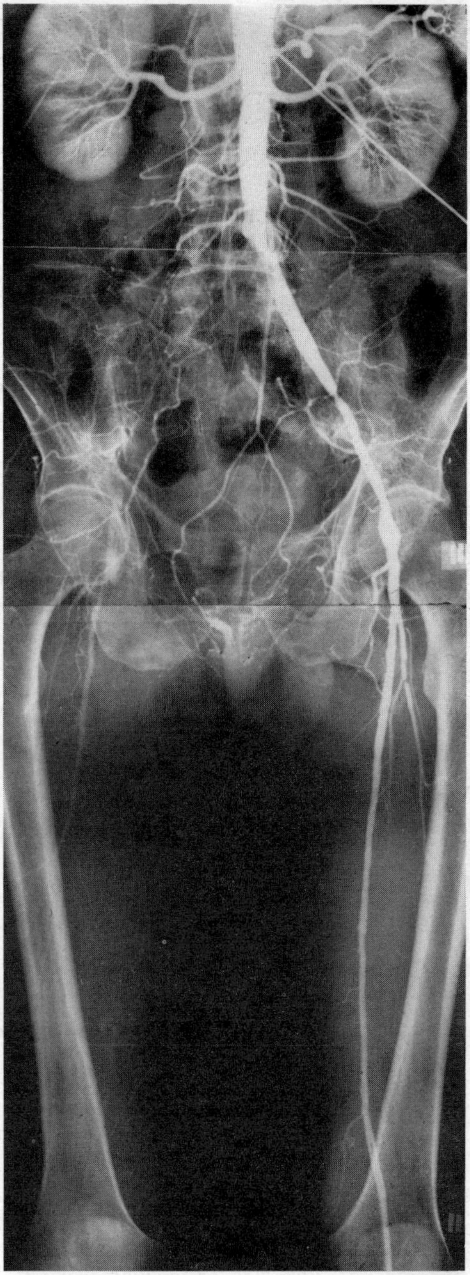

Artériographie montrant une sténose de l'axe iliaque droit et une thrombose totale de l'axe iliaque gauche.

ARTÉRIOGRAPHIE RÉNALE

► Définition :

C'est l'opacification des artères rénales, de leurs branches, de la vascularisation intrarénale.

► Technique :

Le malade est groupé, son hémostase est contrôlée, les deux régions inguinales sont rasées, sa pression artérielle est correcte. Une prémédication est faite une demi-heure avant l'examen, une anesthésie générale est parfois réalisée. On monte, habituellement, un cathéter par voie transfémorale (technique de Sedlinger) dans l'aorte. On prend des clichés d'aortographie et d'artériographie sélective rénale.

► Résultats :

On distingue 3 temps dans l'opacification :

- un temps *artériel :* on visualise le ou les troncs artériels, les deux branches principales rétro et prépyéliques, les artères interlobaires et, sur les clichés sélectifs, les artères arquées ;
- un temps *néphrographique :* d'abord cortical, puis global ;
- un temps *veineux.*

► Indications :

- *l'hypertension artérielle :* on recherche une sténose d'une artère rénale (→ HYPERTENSION RÉNO-VASCULAIRE), un phéochromocytome ;
- les *tumeurs rénales* (→) ;
- la *nécrose corticale :* elle confirme le diagnostic (ex. : rejet aigu du transplant) ;

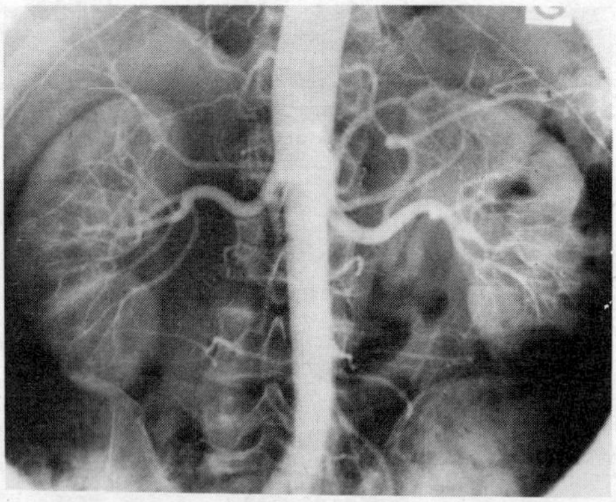

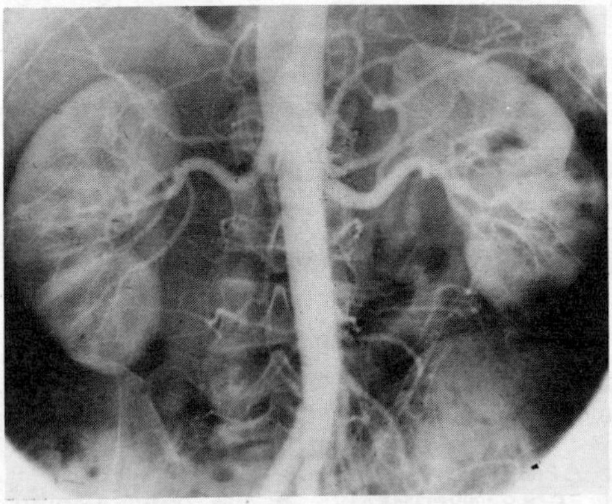

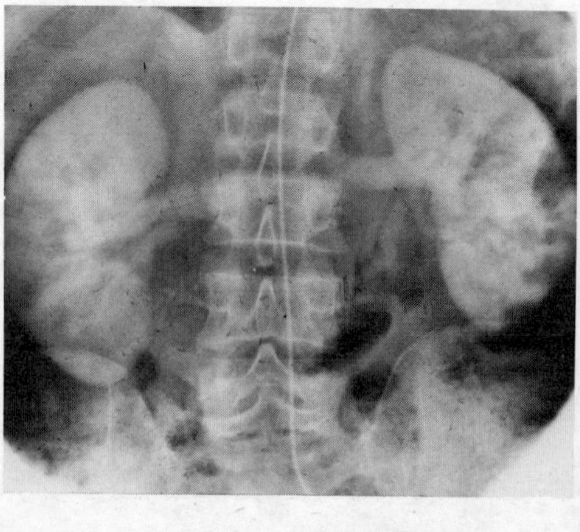

Artériographie rénale globale normale.
A) Temps artériel (2 sec. après le début de l'injection). Excellente visibilité des artères jusqu'aux interlobaires y comprises ; distribution régulière correspondant parfaitement aux schémas classiques.
B) Début du temps néphrographique et fin du temps artériel (2 sec. après le début de l'injection).
C) Fin du temps néphrographique et temps veineux (10 sec. après le début de l'injection). Les images des veines rénales se dessinent assez bien et l'on devine même l'ombre de la veine cave inférieure.

– la *périartérite noueuse :* l'existence de micro-anévrismes confirme le diagnostic suspecté cliniquement.

▶ Surveillance après l'examen :

Le sujet doit rester allongé et immobile pendant 12 heures suivant l'examen.

Le risque d'hématome volumineux et compressif justifie :

– la prise horaire du pouls et de la tension artérielle ;
– la surveillance des pouls périphériques, de la chaleur et de la coloration du membre ;
– la surveillance du point de ponction (à ausculter le lendemain).

La réhydratation doit être abondante.

ASCITE
(PONCTION DU LIQUIDE D')

▶ Définition :

Il s'agit d'introduire une aiguille dans la cavité péritonéale pour :

– affirmer une ascite ;
– étudier son aspect et sa composition ;
– éventuellement l'évacuer.

▶ Technique :

∗ MATÉRIEL : Trocart muni de son mandrin, tubes pour prélèvements (en règle générale 3 : biochimie, bactériologie et cytologie, anatomie pathologique), matériel pour désinfecter la peau, compresses stériles, éventuellement tubulure et bocal.

∗ RÉALISATION : Le malade étant en décubitus dorsal (légèrement incliné à gauche) on enfonce l'aiguille à mi-distance de l'épine iliaque antéro-supérieure gauche et de l'ombilic.

▶ Précautions-Causes d'erreur :

Se méfier en cas de syndrome hémorragique et de thrombopénie majeure ; avant de parler de ponction blanche : déplacer ou déboucher l'aiguille (épanchements cloisonnés, péritonite tuberculeuse, etc.).

▶ Accidents :

Blessure vasculaire et surinfection du liquide sont rares ; l'œdème a vacuo et les troubles hydro-électrolytiques seront évités par des évacuations lentes peu abondantes (2 litres) et peu rapprochées.

▶ Résultats :

Ils sont schématisés dans le tableau ci-dessous.

Principaux types d'ascite

PATHOLOGIE	ASPECT	PROTIDES	CELLULES/mm³	AUTRES
CIRRHOSE	Citrin	< 15 g/l (transsudat)	≃ 250 endothéliales > 10 % polys : surinfection ? Lymphocytes : BK ?	Culture systématique (germe banal, BK au moindre doute)
TUBERCULOSE	Citrin	> 40 g/l	⩾ 1000 Lymphocytes ⩾ 60 %	BK rare, culture systématique
CANCER (hépatome et carcinose péritonéale surtout)	Citrin ou hémorragique	> 25 g/l (exsudat)	⩾ 1000 Panaché	Recherche de cellules néoplasiques (délicate)
PÉRICARDITE CONSTRICTIVE	Citrin	⩾ 70 g/l	Pauvre	
ASCITE CHYLEUSE	Citrin ou chyleux	> 25 g/l	Pauvre Lymphocytes + +	Triglycérides ↗ Cholestérol ↗
ASCITE PANCRÉATIQUE	Citrin ou chyleux	↗	↗	Amylase ↗
BUDD-CHIARI		⩾ 70 g/l		

AUDIOMÉTRIE

L'audiométrie regroupe diverses techniques dont le but est la mesure de la fonction auditive.

▶ L'audiométrie tonale liminaire :

* C'EST L'EXAMEN LE PLUS COURAMMENT PRATIQUÉ. Il est effectué au moyen d'un *audiomètre*, le résultat de l'examen est fourni sous forme d'un graphique : l'*audiogramme*. L'audition du sujet est explorée par un son pur sur toutes les fréquences entre 125 Hz et 8 000 Hz, à partir du seuil auditif jusqu'à une intensité de 110 décibels, en conduction osseuse et aérienne.

L'examen doit être précédé d'une otoscopie afin de vérifier la vacuité du conduit auditif externe et l'état des tympans.

* L'AUDIOGRAMME obtenu peut être de plusieurs types (schémas) :

- *Normal :* seuil proche du seuil normal (par convention 0 db).
- *Surdité de transmission :* La courbe osseuse (oreille interne) est normale, la courbe aérienne (oreille moyenne) est décalée vers les fortes intensités. Le tracé traduit l'existence d'une lésion de l'oreille moyenne.
- *Surdité de perception :* les deux courbes aérienne et osseuse sont décalées vers les fortes intensités, ceci traduit l'existence d'une lésion de l'oreille interne ou des voies périphériques ou centrales de l'audition.
- *Surdité mixte :* Les deux courbes sont décalées mais la courbe aérienne montre un décalage plus accentué que la courbe

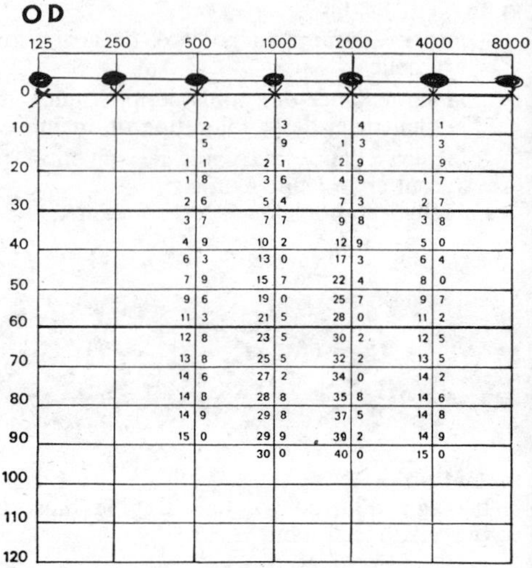

Audiogramme normal.

● — *Courbe aérienne.*

✳ — *Courbe osseuse.*

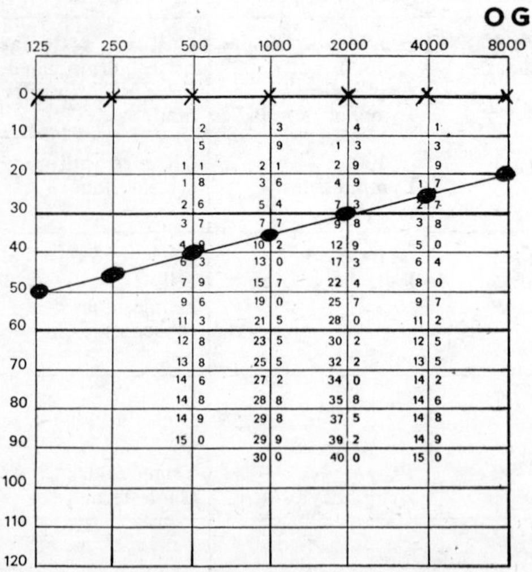

Surdité de transmission.

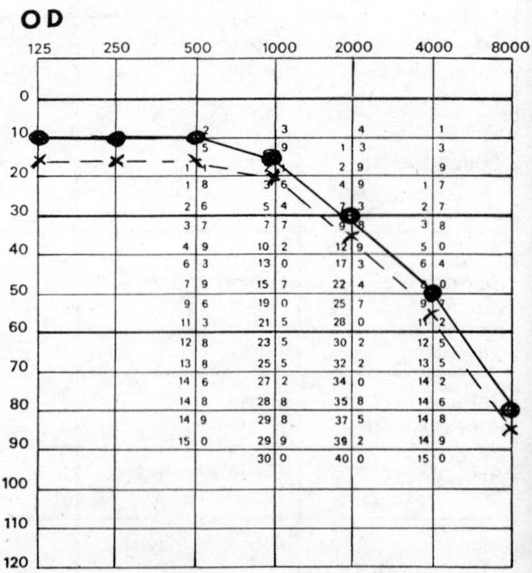

Surdité de perception.

osseuse. Dans ce dernier cas, il existe des lésions de l'oreille moyenne et de l'oreille interne.

► L'audiométrie vocale :

Le stimulus auditif utilisé n'est plus un son pur mais la voix humaine. Cet examen explore la partie socialement utilisable de l'audition : l'intelligibilité. Il est indispensable pour la prothèse auditive.

Les deux examens décrits ci-dessus nécessitent la coopération du sujet, ils s'adressent donc essentiellement à l'examen des adultes ou des grands enfants. Dans certains cas, ils doivent être remplacés par des examens objectifs.

► L'impédancemétrie :

L'impédancemétrie est un examen de pratique récente, il donne deux ordres de renseignements :

∗ SUR L'ÉTAT DE L'OREILLE MOYENNE : il permet de mesurer la pression dans l'oreille moyenne et l'élasticité de la membrane tympanique. Ces données se lisent sur un graphique : le *tympanogramme* (schéma ci-contre).

∗ SUR L'AUDITION : L'étude du réflexe stapédien permet une approximation objective de la fonction auditive très utile chez l'enfant ou en cas de simulation.

► L'audiométrie objective :

L'électrocochléographie étudie l'audition par l'intermédiaire d'une électrode introduite dans l'oreille moyenne. Elle est actuellement très souvent remplacée par l'*enregistrement des potentiels évoqués du tronc cérébral (P.E.A.).*

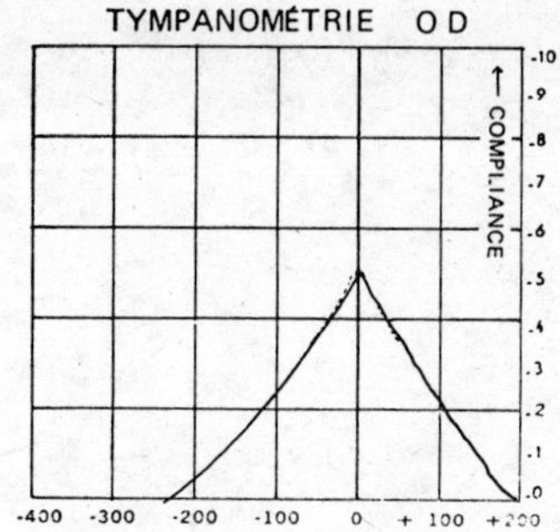

Tympanogramme normal.

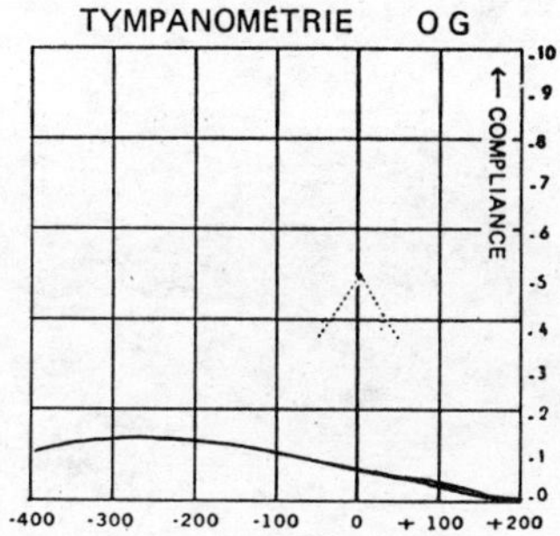

Otite séreuse.

Cet examen parfaitement atraumatique est effectué par des électrodes de contact cutanées. Il permet d'enregistrer les réponses centrales à un stimulus auditif, et peut faire le diagnostic d'une surdité dans les premières semaines de la vie.

Grâce aux P.E.A. on peut donc mesurer le seuil d'audition mais aussi préciser la localisation anatomique d'une surdité de perception.

BACTÉRIOLOGIE VAGINALE ET ENDOCERVICALE

► But :
Affirmer une vaginite et/ou une endocervicite, ainsi que les germes en cause.

► Matériel :
Spéculum, tampons montés stériles, lamelles, lames, microscope (le trichomonas doit se rechercher à l'état frais).

► Résultats :
Les résultats seront plus fiables si les prélèvements sont faits directement au laboratoire ; si les résultats semblent assez satisfaisants en ce qui concerne l'étude du pus, au contraire, la mise en évidence dans le sang des règles du bacille de Koch est beaucoup plus aléatoire.

BILAN HÉPATIQUE

► Définition :
Il n'y a pas véritablement de bilan hépatique standard ; la plupart des examens qui le composent ne sont pas véritablement spécifiques d'une atteinte proprement hépatique et un ou plusieurs tests explorant chacune des grandes fonctions hépatiques résumés dans le tableau ci-dessous est souhaitable, surtout pour un bilan initial.

► Résultats :
Pour les normales voir aux rubriques correspondantes.
Le bilan hépatique peut être perturbé au cours :

∗ DES RÉTENTIONS BILIAIRES *(cholestase intra-hépatique* : hépatite, cirrhose, métastases ; *cholestase extra-hépatique* : obstacle sur la voie biliaire principale par calcul, cancer, affection pancréatique, etc.).

∗ DES MALADIES PROPREMENT HÉPATIQUES (hépatite, cirrhose, hépatome, métastases).

∗ Mais certaines anomalies du bilan peuvent avoir une AUTRE ORIGINE, qu'il s'agisse des transaminases (infarctus du myocarde), des phosphatases alcalines (affection osseuse), de l'électrophorèse des protéines (syndrome inflammatoire d'autre origine), du TP (traitement anticoagulant, C.I.V.D.), du cholestérol (affections thyroïdiennes, intestinales, rénales, génétiques).

► Précautions :
Éviter une contamination par le virus B, dont les marqueurs sériques sont d'ailleurs souvent recherchés dans ce contexte. Si leur présence

Bilan hépatique. Variations en pathologie

BILAN HÉPATIQUE : RÉSULTATS			
CHOLESTASE	CYTOLYSE	INSUFFISANCE CELLULAIRE	INFLAMMATION
Bilirubine conjuguée : ↗	Transaminase : ↗	Cholestérol total ↓ (rapport E/T) ↓ TP ↓	γ globulines* ↑
Cholestérol total : ↗	Fer sérique : ↗ Vitamine B_{12} ↗		Immunoglobulines ↑
Phosphatases alcalines : ↗		Albuminémie* ↓ B S P : retenue	
γ G T : ↗ B S P : retenue TP : ↓, remonte après vit. K I.V.			

Nota : Seuls les examens à la partie supérieure des colonnes sont quasi systématiques.
* Electrophorèse des protéines.

est connue il est habituel de prévenir le laboratoire (par une pastille rouge, par exemple). Les mêmes précautions s'appliquent pour le(s) virus non A non B et le virus du SIDA.

BILAN LIPIDIQUE

▶ **Définition :**
Il s'agit du dosage des principales « graisses » du sang.

▶ **Techniques :**
Il faut prélever sur tube sec ou hépariné selon les laboratoires 1 ml pour triglycérides, 1 ml pour cholestérol, 1 ml pour lipides totaux et 2 ml pour l'électrophorèse des lipoprotéines. Le malade est à jeun. Les prélèvements doivent être rapidement portés au laboratoire. 3 prélèvements à jeun à 2 ou 3 semaines d'intervalle dans le même laboratoire avec aspect du sérum, cholestérol, triglycérides.

▶ **Causes d'erreur :**
Le malade doit conserver son régime habituel, il faut vérifier la prise des médicaments. Après la grossesse, les lipides restent élevés pendant plusieurs semaines.

▶ **Résultats normaux :**

- *Lipides totaux :* 5,5 à 7,5 g/l.
- *Cholestérol total :* 150 à 250 mg/100 ml ou 3,85 à 6,45 mmol/l.
- *Triglycérides :* 50 à 150 mg/100 ml ou 0,56 à 1,69 mmol/l.
- *L'électrophorèse des lipoprotéines* donne des pourcentages des chylomicrons, LDL, VLDL et HDL et recherche une lipoprotéine anormale. Normalement à jeun, il n'y a pas de chylomicrons.

▶ **Résultats en pathologie :**
Par ces dosages, on fait le diagnostic d'*hyperlipidémie,* et on peut en déterminer le type.

BILAN PHOSPHOCALCIQUE

▶ **Voir aussi** *Calcémie, Calciurie, Hydroxyprolinurie, Phosphatases et Phosphaturie, Phosphorémie.*

Ce bilan a d'autant plus de valeur qu'on le répète sur 3 jours, ce qui élimine beaucoup de causes d'erreur dues en particulier à l'alimentation.

▶ **Il comporte** des épreuves dites « dynamiques » qui sont :

* ÉPREUVE D'HYPERCALCÉMIE PROVOQUÉE (perfusion en 3 heures de 13 μg/kg de gluconate de calcium). On dose la calcémie et la phosphatémie aux temps 0,3 et 6 heures. La calciurie est dosée sur les 24 heures. Chez le sujet normal la phosphorémie et la calcémie s'élèvent de 20 à 30 %. Dans l'ostéoporose (→) cette élévation est supérieure à 30 %. Dans l'ostéomalacie (→) l'élévation est inférieure à 10 %. Dans l'hyperparathyroïdie, la phosphorémie ne s'élève pas.

* L'ÉPREUVE A LA VITAMINE D consiste à injecter 10 000 unités de vitamine D, ce qui dans les hypovitaminoses D élève la phosphorémie et abaisse la phosphaturie.

▶ **On peut également utiliser** des dosages du calcium par marquage radioactif et dosage radioimmunologique de l'hormone parathyroïdienne.

BILIRUBINE

▶ **Définition :**
C'est un pigment biliaire provenant du catabolisme de l'hémoglobine, subissant une conjugaison dans le foie, et habituellement dosé dans le sang par spectrophotométrie ou colorimétrie.

▶ **Prélèvement :**
Sang : 3 ml ; dans les *urines* les tests qualitatifs sont souvent suffisants ; dans les *selles* (stercobiline) ; dans le *liquide amniotique.*

▶ **Résultats normaux (sang) :**
– *Bilirubine totale :* 10 mg/l ou 6 à 24 μmol/l.
– *Bilirubine conjuguée* (directe) : 3 mg/l.
– *Bilirubine non conjuguée* (indirecte) : 7 mg/l.

▶ **Résultats pathologiques :**

* LA BILIRUBINÉMIE NON CONJUGUÉE augmente dans les hémolyses, les anomalies de captation hépatique (maladie de Gilbert, certains médicaments), dans la période néo-natale et le déficit congénital en glucuronyl transférase.

∗ LA BILIRUBINE CONJUGUÉE augmente dans les cholestases extra-hépatiques (obstacle chirurgical) et intrahépatiques (hépatite, cirrhose, certains médicaments) ; dans certains déficits de la fonction d'excrétion (syndromes de Dubin-Johnson, ictère récidivant de la grossesse, cholestase familiale bénigne récidivante).

∗ L'AUGMENTATION EST FRÉQUEMMENT MIXTE (en règle générale à prédominance conjuguée) dans la cirrhose ou l'hépatite. Dans les selles les pigments biliaires sont diminués en cas d'obstacle biliaire, augmentés en cas d'hémolyse. Dans certaines diarrhées aux antibiotiques la bilirubine n'est plus normalement transformée en stercobiline ; à l'inverse elle peut apparaître en excès dans les diarrhées motrices.

BILIRUBINE INTRA-ÉRYTHROCYTAIRE

▶ **Indications :**

Dosage effectué dans certains centres spécialisés permettant d'apprécier la fraction toxique de la bilirubine.

Interprétation difficile.

▶ **Technique :**

Trois millilitres de sang sur tube hépariné *recueilli et transporté à l'abri de la lumière* (entourer le tube de papier d'aluminium).

BILIRUBINE TOTALE (DOSAGE CHEZ L'ENFANT)

▶ **Indications :**

Surveillance de l'ictère du nouveau-né.

▶ **Résultats :**

Les taux qui doivent alerter sont :

- une valeur supérieure à 50 mg/l (85 μmol/l) dans le sang du cordon et avant H 24 ;
- une valeur supérieure à 100 mg/l (171 μmol/l) entre H 24 et H 48 ;
- une valeur supérieure à 150 mg/l (256 μmol/l) chez un prématuré, un nouveau-né présentant une détresse respiratoire ;
- une valeur supérieure à 180 mg/l (307 μmol/l) chez un nouveau-né à terme.

▶ **Technique :**

Recueil par prélèvement veineux ou capillaire de 1 à 2 ml de sang sur tube hépariné ou tube sec.

BIOPSIE CUTANÉE

▶ **Définition :**

La biopsie cutanée est une technique de prélèvement d'un fragment de peau destiné à subir divers examens.

L'examen anatomopathologique (microscopie optique) est le plus souvent demandé, mais il peut s'agir aussi d'examens bactériologique, mycologique, histochimique, immunologique, voire ultrastructural (microscopie électronique).

▶ **Technique de prélèvement :**

- Après désinfection cutanée à l'alcool à 60°.
- On pratique une anesthésie locale de la zone à prélever par injection de *Xylocaïne* à 1 % : 1 à 5 ml suffisent en règle générale.
- Le prélèvement se fait :
  - soit à l'emporte-pièce (punch de diamètre variable de 2 à 6 mm) ;
  - soit avec un bistouri fin et pointu, en suivant l'axe des lignes des plis cutanés afin d'obtenir une cicatrice peu visible.
- Ce prélèvement doit être large et suffisamment profond, comprenant ainsi épiderme, derme et hypoderme.
- Le fragment cutané est immédiatement placé dans un fixateur (pas de séjour intempestif sur une compresse), sans l'abîmer en le saisissant avec la pince.
- Le fixateur est choisi en fonction de l'étude à laquelle on veut soumettre le prélèvement :
  - liquide de Bouin pour examen anatomopathologique, examen mycologique ou bactériologique ;
  - formol pour l'histochimie, la microscopie électronique ;
  - congélation pour l'immunofluorescence.

- Une suture cutanée est souhaitable si le prélèvement cutané est important avec ablation des fils au 8e jour.
- Le fragment cutané est par la suite découpé avec un microtome, placé sur lame et coloré. En routine, c'est l'hématéine-éosine-safran qui est le plus couramment utilisé mais de nombreux autres colorants sont possibles en fonction des orientations cliniques.

▶ **Précautions – Causes d'erreur :**

- Le site du prélèvement doit être minutieusement choisi : il porte sur une lésion jeune, cliniquement évocatrice ou typique de la dermatose observée, si possible non surinfectée, non remaniée par des thérapeutiques antérieures.
- Le fragment cutané doit comporter de l'hypoderme : un prélèvement trop superficiel peut priver de renseignements précieux.

▶ **Résultats à l'état normal de l'examen anatomopathologique :**

La peau comporte, de la superficie vers la profondeur, trois zones distinctes ;

* L'ÉPIDERME est constitué de cinq couches :
  - La plus superficielle est la *couche cornée,* faite de cellules aplaties, dépourvues de noyau, bourrées de kératine.
  - La *couche claire.*
  - La *couche granuleuse.*
  - La *couche épineuse.*
  - La *couche basale* est la plus profonde : elle est constituée par une assise unicellulaire basale, reposant sur une membrane, la membrane basale, qui est ondulante, marquant la limite entre derme et épiderme : c'est la jonction dermo-épidermique.

* LE DERME dans lequel on distingue :
  - le *derme papillaire* ou *superficiel,* situé entre les sinuosités de la jonction dermo-épidermique : ce sont les *papilles dermiques.*
  - le *derme moyen ;*
  - le *derme profond.*

* L'HYPODERME est divisé en lobules par des travées conjonctives dans lesquelles cheminent des formations vasculaires et nerveuses.

* Enfin LA PEAU RENFERME DIVERSES FORMATIONS : LES ANNEXES :
  - le *follicule pilo-sébacé,* invagination de l'épiderme, comporte le poil, la glande sébacée et le muscle arrecteur du poil ;
  - les *glandes sudoripares.*

▶ **Principales variations en pathologie :**

En pathologie, les trois zones peuvent être modifiées dans leur épaisseur ou leur composition :

Ainsi, au niveau de l'épiderme, par exemple

* L'HYPERKÉRATOSE traduit l'épaississement de la couche cornée.

* LA PARAKÉRATOSE est une anomalie de la composition de la couche cornée dans laquelle les cellules ont conservé anormalement leur noyau : c'est le cas du *psoriasis.*

* LA SPONGIOSE, où les cellules épidermiques paraissent discrètement dissociées par de l'œdème : c'est le cas de l'*eczéma.*

▶ **Remarque :**

Il faut surveiller la suture de la biopsie cutanée afin de dépister une surinfection, tout particulièrement chez un malade diabétique

BIOPSIE D'ENDOMÈTRE

▶ **But :**

- Apprécier l'état hormonal.
- Permet d'affiirmer que l'endomètre a les propriétés requises pour la nidation, de déceler les endométrites à germes banals les tuberculoses latentes, l'histologie des lésions suspectes à la radiologie.

▶ **Matériel et technique :**

- Spéculum, canule de Novak ou endocyte pince de Pozzi et longuette, flacon avec Bouin-Duboscq, hystéromètre ou bougie en gomme.
- Femme en position gynécologique, détendue ; date : 21e jour ± 2 jours du cycle

▶ **Résultats :**

On discerne comme *typiques* les aspects qu'on rencontre au cours du cycle menstruel normal et *atypiques* les autres.

BIOPSIE MÉDULLAIRE

▶ **Définition :**

C'est le prélèvement d'une carotte osseuse qui permet de faire deux examens différents :

myélogramme et l'étude histologique de la moelle.

Technique :

∗ MATÉRIEL : Lames neuves propres, trocart du type de celui de Tanzer, aiguilles intramusculaires, seringue stérile contenant 10 ml de *Xylocaïne* pour l'anesthésie, compresses stériles, antiseptiques, flacon avec liquide de Bouin.

∗ LA PONCTION est faite au niveau de la crête iliaque postérieure. Une carotte osseuse est ramenée, le suc médullaire est étalé pour un myélogramme (→), la carotte est mise dans le Bouin. Un pansement compressif est mis, une surveillance s'impose (anesthésie à la *Xylocaïne,* risque de saignement).

► **Résultats :**

La biopsie médullaire permet :

∗ D'APPRÉCIER LA RICHESSE CELLULAIRE DE LA MOELLE et d'étudier l'organisation architecturale des éléments cellulaires normaux et éventuellement anormaux.

∗ D'APPRÉCIER LA STRUCTURE CONJONCTIVE DE LA MOELLE (exemple : augmentée dans la myélofibrose).

BIOPSIE EN O.R.L.

La biopsie est essentiellement destinée à distinguer la nature bénigne ou maligne d'une néo-formation de la sphère O.R.L. Elle est indispensable avant tout traitement chirurgical ou radiothérapique.

► **Les tumeurs siégeant dans les cavités naturelles :**

∗ CERTAINES BIOPSIES PEUVENT ÊTRE RÉALISÉES SIMPLEMENT, sous anesthésie locale, ainsi dans les fosses nasales, le conduit auditif externe, la cavité buccale, le pharynx.

∗ D'AUTRES, PLUS PROFONDES, NÉCESSITENT UNE INSTRUMENTATION PARTICULIÈRE : rétracteur du voile pour le cavum, laryngoscopie directe, hypopharyngoscopie, œsophagoscopie, bronchoscopie, et très souvent sont effectuées sous anesthésie générale.

► **La biopsie ganglionnaire :**

L'examen histologique d'une adénopathie nécessite un abord chirurgical. La biopsie est alors effectuée par une *cervicotomie.* L'examen histologique est effectué en extemporané. S'il s'agit d'une lésion maligne de type épithélioma, l'ablation du ganglion doit être immédiatement suivie d'un curage ganglionnaire.

BIOPSIES PULMONAIRES

► **Définition :**

Ce sont les techniques permettant le prélèvement d'un fragment de parenchyme pulmonaire pour étude histologique.

► **Technique :**

Quatre méthodes sont possibles :

∗ PONCTION TRANSPARIÉTALE : Elle n'est utilisable que pour prélever dans une masse pleine située près de la paroi. La masse doit être parfaitement repérée par des radiographies de face, de profil, des tomographies et un scanner. Le point de ponction est repéré en fonction du siège de la tumeur. L'aiguille est introduite, après anesthésie locale, par voie transcutanée dans un espace intercostal sous contrôle par scopie ou scanner. Ses risques d'incidents sont importants.

∗ PONCTION TRANSBRONCHIQUE PAR FIBROSCOPIE : La ponction se fait au cours d'une endoscopie normale. Les fragments sont très petits, mais les risques sont très faibles.

∗ SOUS THORACOSCOPIE : sous le contrôle de la vue, avec une pince coagulante dans les cas de pathologie parenchymateuse diffuse ou de masse périphérique.

∗ BIOPSIE CHIRURGICALE : Il s'agit d'une intervention chirurgicale (thoracotomie) faite par un chirurgien.

► **Précautions, causes d'erreur :**

Il faut vérifier l'absence de troubles de la crase sanguine, après l'examen la surveillance doit porter sur le pouls, la TA, la fréquence respiratoire, l'examen pulmonaire et la radiographie à la recherche d'un pneumothorax ou d'un épanchement.

► **Résultats, indications :**

En dehors du diagnostic d'une masse non accessibles en fibroscopie bronchique la biopsie pulmonaire est indiquée dans les maladies pulmonaires diffuses, fibrose notamment.

BIOPSIE TESTICULAIRE

► **But :**

Actuellement d'indication exceptionnelle, elle permet d'étudier la lignée germinale et les éléments non germinaux dans leurs rapports respectifs, ainsi que l'architecture générale du parenchyme testiculaire lors d'un bilan de stérilité masculine.

► **Matériel :**

La biopsie testiculaire se fait seulement sous anesthésie générale par un opérateur entraîné.

► **Résultats :**

* DANS LES AZOOSPERMIES :

- *Sécrétoires :* Existe une altération histologique avec absence ou atteinte profonde de la lignée séminale.
- *Excrétoires :* Existe une image histologique normale avec spermatogenèse conservée.

* DANS LES ASTHÉNOSPERMIES, on apprécie la valeur fonctionnelle du testicule et les chances de retour à la fertilité.

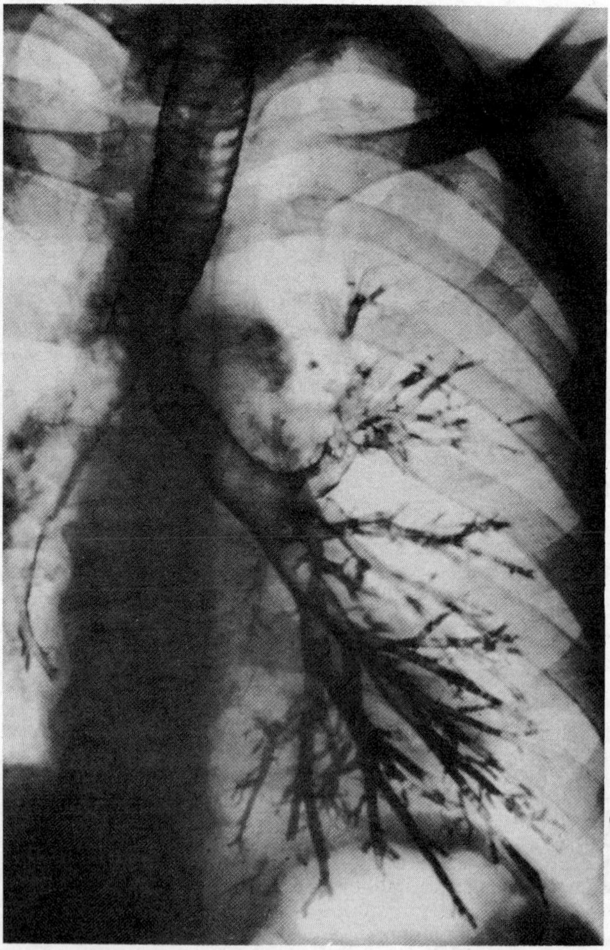

Broncholipiodol gauche de face. Opacité cardio-aortique et projection des bronches. L'essentiel du territoire lobaire inférieur gauche est masqué par l'opacité cardiaque. Voir aussi le schéma de la page ci-contre.

BRONCHOLIPIODOL

► Définition :

C'est l'exploration radiographique avec produit de contraste de l'arbre bronchique.

► Technique :

Après anesthésie locale du carrefour pharyngo-laryngé on introduit une sonde dans la trachée puis dans l'une des deux bronches. On injecte 20 cm^3 de produit de contraste hydrosoluble (*Hydrast*). La progression du produit est surveillée par télévision.

Les clichés sont pris de face, profil et oblique.

On opacifie un seul côté à la fois, l'autre bronche est explorée 15 jours après.

► Précautions, contre-indications, causes d'erreur :

Les bronches doivent être désinfectées et désencombrées, le produit de contraste doit être suffisamment liquide pour permettre une bonne opacification et ne pas créer des fausses images.

L'examen est contre-indiqué chez l'insuffisant respiratoire, si le malade est infecté et en cas d'allergie à l'iode.

► Résultat normal :

Le broncholipiodol visualise l'ensemble de l'arbre bronchique jusqu'aux bronches fines. Les bords sont rectilignes, leur calibre se rétrécit de façon harmonieuse.

► Résultat en pathologie et indications :

∗ IL EST INDIQUÉ DANS les bronchorrhées chroniques, essentiellement à la recherche d'une dilatation des bronches. La paroi bronchique est irrégulière, le calibre est dilaté. La bronchographie permet de faire un bilan topographique précis.

∗ DANS LES AUTRES INDICATIONS (cancer, sténose, suppuration, emphysème) la fibroscopie et la tomodensitométrie ont supplanté le broncholipiodol.

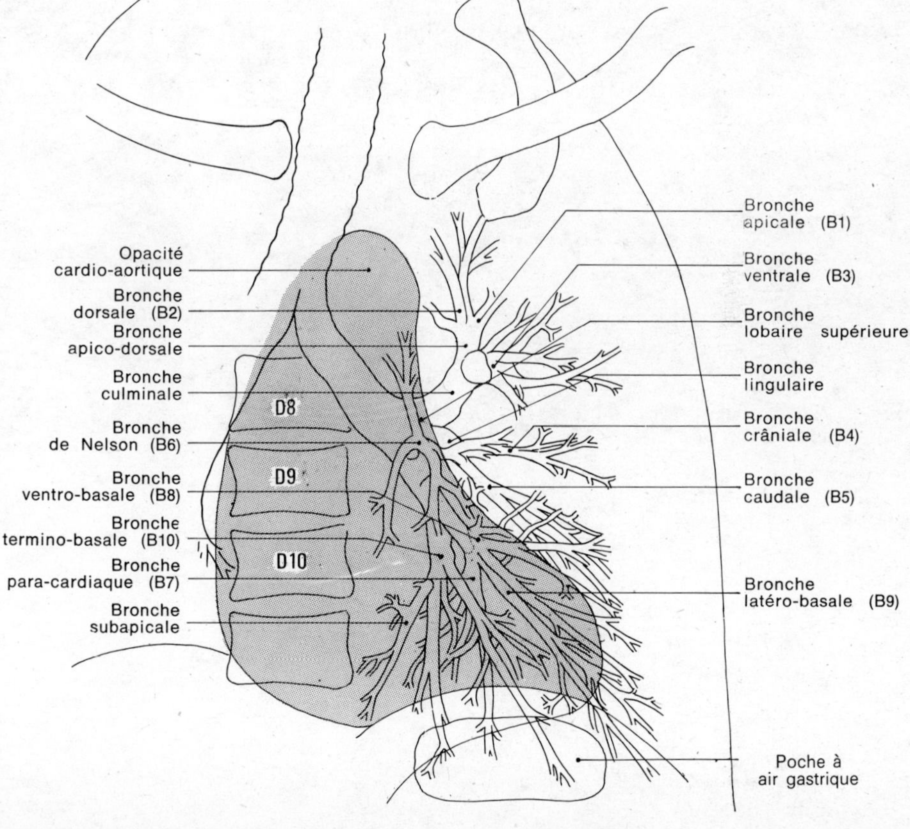

C RÉACTIVE PROTÉINE
(CHEZ LE NOUVEAU-NÉ)

▶ Définition :
Protéine dont la synthèse par le foie augmente de façon importante dans les états inflammatoires, en particulier au cours des infections bactériennes du nouveau-né.

▶ Technique :
Dosage par microméthode (0, 5 à 1 ml de sang capillaire recueilli sur tube sec).

▶ Résultat :

* NORMALE CHEZ LE NOUVEAU-NÉ : inférieure à 10 mg/l.

* SON ÉLÉVATION est un témoin précoce de l'infection bactérienne du nouveau-né.

▶ Causes d'erreur :
Elle peut être négative si le prélèvement est très précoce (avant H 12).

CALCÉMIE

▶ Définition :
La calcémie est le taux de calcium contenu dans le sang circulant.

▶ Technique et prélèvement :
Le sang est prélevé sur tube sec ou sur anticoagulant non complexant.

▶ Précautions :
Le matériel ne doit pas avoir été en contact avec l'eau calcaire.

▶ Résultats normaux :
La calcémie normale est comprise entre 2,37 mmol et 2,63 mmol, soit 0,095 à 0,105 g/litre de sérum. Elle doit toujours être confrontée à la protidémie.

Principales variations pathologiques :

* HYPERCALCÉMIE (plusieurs dosages supérieurs à 105 mg/l) :
Ostéolyse (hyperparathyroïdisme primaire ou paranéoplasique, métastases osseuses, myélome, immobilisation prolongée, hyperthyroïdie), absorption digestive accrue (intoxication à la vitamine D, sarcoïdose, buveur de lait), diurétiques thiazidiques ; chez l'enfant, hypercalcémie idiopathique infantile, hypophosphatasie.

* HYPOCALCÉMIE (plusieurs dosages inférieurs à 90 mg/l) :
Hypoparathyroïdie, pseudo-hypoparathyroïdisme, rachitisme de l'enfant, défaut d'absorption de vitamine D ou du calcium, déficit en magnésium, insuffisance rénale chronique, tumeur sécrétant de la calcitonine.

▶ Fausse hypocalcimie :
Diminution de la fraction liée au calcium en cas d'hypo-albuminémie.

CALCIURIE

▶ Définition :
On appelle calciurie le taux de calcium contenu dans les urines. Seul est valable le dosage sur les urines des 24 heures.

▶ Technique :
C'est la technique habituelle du recueil des urines sur 24 heures.

▶ Précautions :
Le matériel ne devra pas avoir été lavé avec une eau calcaire.

▶ Taux normaux :
La calciurie normale des 24 heures varie entre 100 et 300 mg (soit 2,5 à 7,5 mmol/24 heures).

▶ Variations pathologiques :

* Il y a HYPERCALCIURIE dans l'hyperparathyroïdisme primaire, certains cancers, soit avec métastases osseuses, soit par sécrétion d'un facteur ostéolytique, les myélomes, l'immobilisation, la sarcoïdose, l'intoxication à la vitamine D, la maladie de Cushing et syndromes apparentés, l'acromégalie, l'hypercalciurie idiopathique et les acidoses.

* Il y a HYPOCALCIURIE dans l'insuffisance rénale, les carences en vitamine D, les malabsorptions calciques, certaines ostéoporoses, l'hypoparathyroïdie, les alcaloses et lors de la prise de diurétiques thiazidiques.

CARDIOVERSION

Voir *Choc électrique externe (Cardioversion)*

CARMIN (TEST AU)

Voir *Test au carmin (exploration fonctionnelle digestive)*

CARYOTYPE

▶ **Définition :**
Étude de l'aspect et du nombre des chromosomes.

▶ **Résultats normaux :**
- Caryotype féminin normal : 46 XX.
- Caryotype masculin normal : 46 XY.

▶ **Technique :**
Technique du caryotype sur examen de sang : prélèvement de 2 à 5 ml de sang sur héparine sèche (recueil dans un flacon de 100 UI d'héparine Choay) avec une asepsie parfaite (comme une hémoculture).

Conservation à la température ordinaire pendant quelques heures. Au réfrigérateur (0 °C + 4 °C) pendant 1 à 2 jours.

Le résultat définitif est obtenu après un délai de 21 jours environ.

▶ **Variations pathologiques :**
- Chromosomes supplémentaires :
  exemples : *chromosomes somatiques* mongolisme ou trisomie 21, *chromosomes sexuels :* XXY ou syndrome de Klinefelter, XY/XXY (mosaïque).
- Chromosomes manquants :
  XO ou syndrome de Turner.
- Chromosomes anormaux :
  Délétion ou translocation.

CARYOTYPE FŒTAL

▶ **Cet examen permet de faire le diagnostic d'anomalies chromosomiques** : trisomies ou translocations.

▶ **Méthodes :**

* PAR BIOPSIE DES VILLOSITÉS CHORIALES à 10 semaines d'aménorrhée par voie transcervicale sous échotomographie.

Préparation matérielle :
- patiente en position gynécologique ;
- vessie demi-pleine ;
- appareil pour échographie ;
- valve à poids – pince à biopsie – pince de Pozzi ;
- liquide pour désinfection du col.

* PAR AMIOCENTÈSE (précise vers 17 semaines d'aménorrhée (→).

* PAR PONCTION DIRECTE à l'aiguille guidée par échographie du sang du cordon fœtal.

CATÉCHOLAMINES PLASMATIQUES

▶ **Définition :**
Ce sont les hormones sécrétées par la médullo-surrénale.

▶ **Technique :**
Prélèvement de 10 ml de sang veineux.

▶ **Causes d'erreur :**
Les traitements par méthyldopa, réserpine, IMAO, guanéthidine, phentolamine, diurétiques et médicaments doivent être arrêtés 1 mois avant. Le régime alimentaire doit être dépourvu de thé, café, vanille.

▶ **Résultats normaux :**
Variables selon les laboratoires :
- *Adrénaline :* 0,5 µg/l ou 2,5 nmol/l.
- *Noradrénaline :* 3 à 5 µg/l ou 18 à 30 nmol/l.

► **Résultats en pathologie :**

– *Dans le phéochromocytome,* la sécrétion de catécholamines est augmentée. Leur dosage a surtout de l'intérêt à l'occasion d'une *poussée hypertensive.*

► **Test supplémentaire :** dosages des métabolites urinaires.

En dehors des poussées et pour le diagnostic de phéochromocytome on dose les métabolites urinaires des catécholamines sanguines :

– métanéphrines, normétanéphrines ;
– adrénaline, noradrenéline ;
– acide vanylmandélique (VMA).

* TECHNIQUE :

Pour les catécholamines : urines de 24 h recueillies en milieu acide (HC1).

VMA avec catécholamines des 24 h : colorimétrie.

* CAUSE D'ERREUR : identique, médicamenteuse.

* RÉSULTATS NORMAUX :

A adapter aux normales du laboratoire :

– catécholamines par fluorométrie : ⩽ 100 µg/24 h (à rapporter à la créatinine) ;
– VMA : 4,5 mg + 1,5/24 h ;
– métanéphrines, normétanéphrines : < 1 mg/jour.

* RÉSULTATS EN PATHOLOGIE : métanéphrines et normétanéphrines sont les dosages les plus fiables ; si > 2 mg/24 h, forte suspicion de phéochromocytome.

CATÉCHOLAMINES URINAIRES

► **Définition :**

Ce sont les produits d'élimination de la sécrétion de la médullo-surrénale.

► **Technique :**

Recueil des urines de 24 heures sur bocal non stérile contenant 15 ml d'acide chlorhydrique, à conserver à + 4 °C.

► **Causes d'erreur :**

Elles sont variables :

– mauvais recueil des urines, d'où l'importance de doser la créatininurie et de bien expliquer au malade de conserver toutes ses urines, après avoir jeté les urines de 8 heures le matin, jusqu'aux urines de 8 heures le lendemain matin ;
– prise de médicaments et régime (→ CATÉCHOLAMINES PLASMATIQUES) ;
– insuffisance rénale qui fausse l'élimination ;
– les efforts ou les stress pendant le recueil font augmenter la sécrétion et donc le résultat, c'est pourquoi on fait habituellement 3 dosages consécutifs.

► **Résultats normaux :**

Variables selon les laboratoires :

– *Adrénaline :* 1 à 7µg/24 h ou 5 à 40 nmol/24 h.
– *Noradrénaline :* 15 à 20µg/24 h ou 90 à 120 nmol/24 h.
– *Acide vanylmandélique* (VMA) : 3 à 5 mg/24 h ou 15 à 25 µmol/24 h.
– *Bloc métanéphrine-normétanéphrine :* 0,3 à 0,5 mg/24 h ou 1 à 3µmol/24 h.

► **Résultats en pathologie :**

Dans le phéochromocytome, ces chiffres sont élevés, parfois de façon dissociée. En dehors des poussées, on peut avoir des résultats normaux.

CATHÉTÉRISME, CAVOGRAPHIE DES VEINES SUS-HÉPATIQUES

Voir *Veines sus-hépatiques (Opacification, cavographie, cathétérisme des)*

CATHÉTÉRISME DE LA PAPILLE DUODÉNALE

► **Technique :**

Cette technique délicate nécessite un endoscopiste entraîné et un fibroscope à vision latérale, ou duodénoscope dans lequel on introduit (par le conduit de la pince à biopsie) un cathéter que l'on

PATHOLOGIE BILIAIRE	PATHOLOGIE PANCRÉATIQUE
– *Ictère de diagnostic difficile* – *Calcul résiduel* après cholécystectomie : sphinctérotomie endoscopique (SE) – *Angiocholite* chez un sujet à haut risque chirurgical : SE – Pose d'une prothèse biliaire après SE en cas d'obstacle inopérable	– *Atteinte pancréatique* (clinique ou paraclinique) à préciser ou à confirmer – Pancréatite d'origine biliaire : SE – Pose d'endoprothèse dans un cancer inopérable – Prélèvements *in situ* (études enzymatiques, biochimiques, recherche de cellules néoplasiques, etc.)
AMPULLOME VATÉRIEN : permet les biopsies, si besoin cholangiographie et SE	

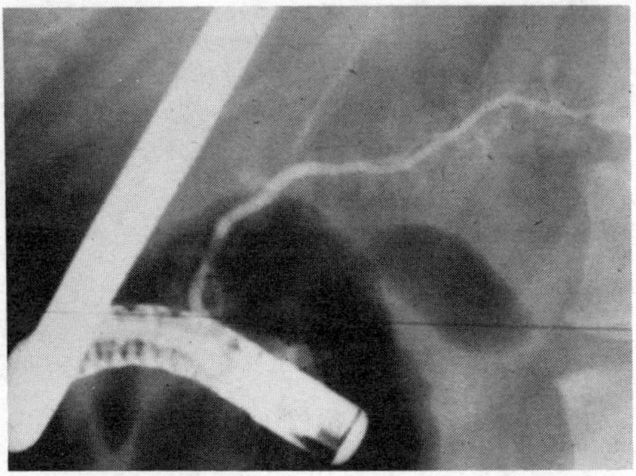

Wirsungographie normale au cours d'un cathétérisme de la papille.

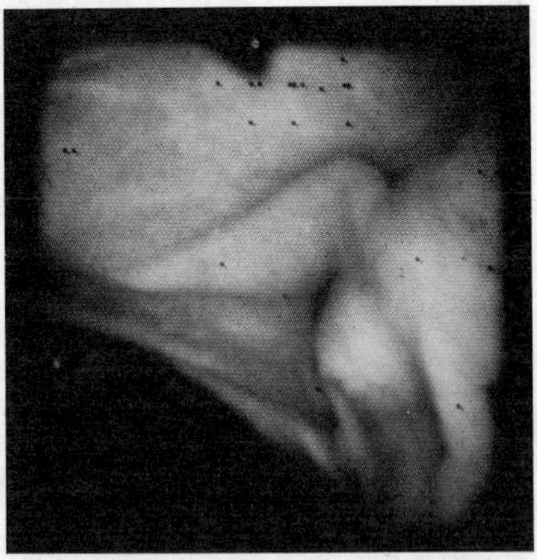

Repérage de la papille duodénale lors d'un cathétérisme de la papille : elle est surmontée de la saillie intramurale du cholédoque et est encadrée par deux plis.

fait pénétrer dans la papille pour injecter des produits iodés radio-opaques dans les voies biliaires et/ou le canal de Wirsung et ses principaux canaux secondaires. C'est donc un examen radio-endoscopique. On le contrôle en scopie télévisée pour éviter une injection pancréatique trop importante et prendre les clichés au bon moment.

► **Précautions :**
Ce sont celles à prendre en cas d'endoscopie haute et de radiographie biliaire : malade à jeun, pas de baryte, groupe, crase, dossier complet.

► **Indications et résultats :**
Ils sont schématisés dans le tableau ci-dessous.

► **Incidents-accidents :**
Perforations et pancréatites sont rares ; une hémorragie peut se voir après SE, elle est rarement grave ; l'angiocholite est habituellement évitée grâce au drainage endoscopique ou chirurgical de la voie biliaire principale.

CÉPHALINE-KAOLIN (TEMPS DE)

► **Définition :**
Épreuve de coagulabilité globale explorant tous les temps de la coagulation à l'exception des plaquettes et de la proconvertine (facteur VII).

► **Technique :**
Prélèvement veineux sur tube citraté, de 5 ml.

► **Précautions :**
Identiques à celles du temps de Howell.

► Résultats normaux :

Le résultat est exprimé par rapport à un sujet témoin.

► Pathologie :

Le temps de céphaline-kaolin est utilisé dans la surveillance des traitements anticoagulants par les antivitamines K ; sa valeur doit se situer autour de une fois et demi le temps du témoin.

CHAMP VISUEL

► Le champ visuel se conçoit simplement comme l'étendue d'espace observable de façon simultanée, pour un œil fixant un point stable. La sensibilité rétinienne est maximale dans l'aire maculaire (point de fixation) et décroît ensuite proportionnellement vers la périphérie. Pour chaque œil, il existe une zone de non-vision correspondant à l'émergence du nerf optique : c'est la *tache* ou *point aveugle*, ou *tache de Mariotte*.

En dehors de l'exploration clinique qui est la seule possible au lit du malade mais reste grossière, l'exploration du champ visuel est faite selon diverses méthodes nécessitant un appareillage technique et une bonne coopération du sujet.

► On utilise :

⁎ LES CAMPIMÈTRES : Il s'agit de carrés plans situés à une distance variable du sujet qui en fixe le centre et sur lesquels on déplace une pastille test dont on note la position dès qu'elle est perçue.

Les tables d'Amsler sont également des tests utiles, utilisés en consultation.

⁎ LES PÉRIMÈTRES : Ce sont les coupoles périmétriques parmi lesquelles l'appareil de Goldman est le plus utilisé (périmétrie cinétique). Le sujet doit repérer des index de plus en plus fins et de moins en moins éclairés.

La réunion des points obtenus avec un index donné s'appelle un *isoptère*.

⁎ L'ANALYSEUR DE FRIEDMAN : On montre au sujet 2 ou 4 points lumineux qu'il doit pouvoir dénombrer. Il explore surtout le champ de vision central (dépistage des glaucomes).

► Résultats :

On peut observer des scotomes dans le champ visuel (zone de non-vision), des amputations, un rétrécissement global de tous les isoptères. Chez certains malades fatigables, il faudra refaire l'examen du second œil ultérieurement.

► Indications :

⁎ EN OPHTALMOLOGIE :

– surveillance des glaucomes chroniques par le dépistage des déficits campimétriques ;
– dépistage des névrites optiques inflammatoires (sclérose en plaques), toxiques (alcool, tabac) ou médicamenteuses (médicaments antituberculeux) ;

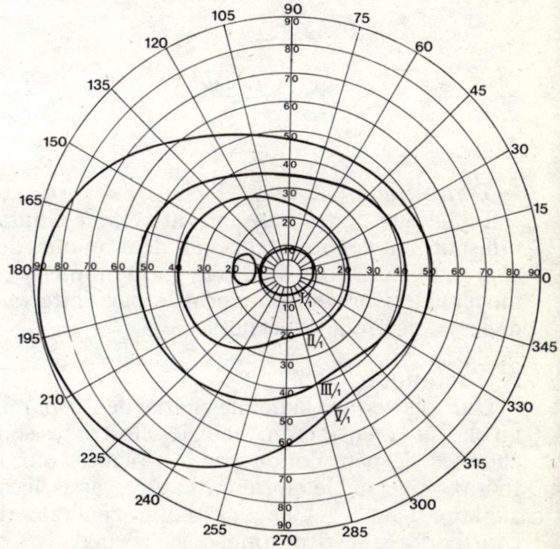

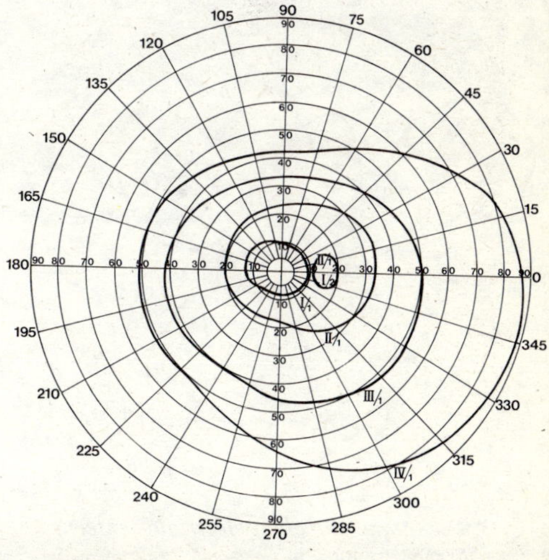

Champ visuel à l'appareil de Goldmann

– étude de certaines maladies rétiniennes : rétinopathie pigmentaire, lésions maculaires, surveillance des décollements de rétine opérés.

⁎ EN NEURO-OPHTALMOLOGIE : dépistage des tumeurs de la région chiasmatique (adénomes hypophysaires, méningiomes, gliomes du chiasma), des accidents vasculaires cérébraux qui donnent lieu à des syndromes hémianopsiques.

CHOC ÉLECTRIQUE EXTERNE (CARDIOVERSION)

► Définition :

Technique de restauration du rythme sinusal utilisant un défibrillateur qui délivre une décharge électrique intense (300 joules en moyenne) et brève au myocarde par l'intermédiaire d'électrodes spéciales.

► Technique :

Une fois vérifiée la bonne charge de l'appareil, on choisit la tension du choc ; les électrodes sont enduites de pâte conductrice et placées sur le thorax : une sur le sternum, l'autre sur la ligne axillaire gauche. Une anesthésie générale de courte durée est pratiquée si le malade est conscient. Le contrôle de l'efficacité est jugée sur l'électrocardiogramme ; en cas d'échec la manœuvre peut être recommencée.

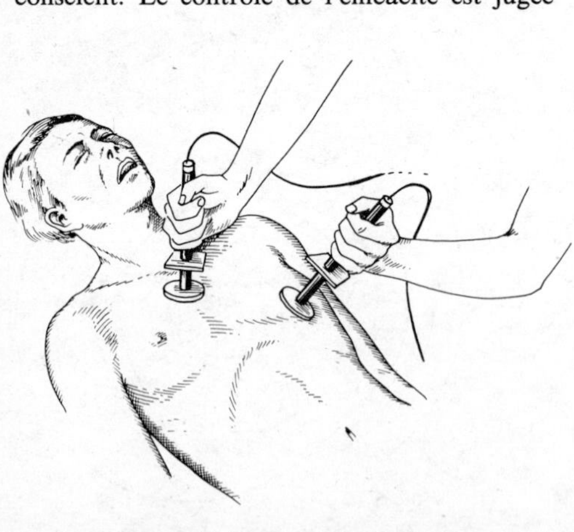

Technique du choc électrique externe
(d'après RENOU Ph. *Cahiers de l'Infirmière*, 3, *Appareil cardio-vasculaire*, Masson, Paris, 1982).

Il est nécessaire avant le choc d'en avoir expliqué les modalités au patient, les digitaliques seront arrêtés 5 jours avant le choc et il faut avoir une anticoagulation efficace : temps de Quick entre 25 et 35 %, temps de céphaline-kaolin au double de celui du témoin. Ce traitement doit avoir été commencé au moins 4 semaines avant la date prévue pour le choc.

► Indications :

Le choc peut être pratiqué en urgence afin de réduire certains troubles du rythme mal supportés : fibrillation ventriculaire, tachycardie ventriculaire, tachycardies supraventriculaires rapides.

Certains troubles du rythme mieux supportés peuvent être réduits à distance de leur installation car bien tolérés : arythmie complète par fibrillation auriculaire, flutter auriculaire.

► Précautions :

Nécessité d'une anticoagulation efficace depuis plusieurs semaines, arrêt de la digitaline 5 à 7 jours avant la date du choc, contrôle du ionogramme et en particulier de la kaliémie qui doit être normale.

Après le choc et en cas de succès de celui-ci, surveillance de l'électrocardiogramme et traitement antiarythmique afin de maintenir le rythme sinusal.

► Incidents – Accidents :

Les suites d'un choc électrique externe sont généralement marquées par des brûlures cutanées du premier degré et par des douleurs pariétales. Biologiquement, une élévation enzymatique des LDH, SGOT, CPK est constante, elle est la traduction du traumatisme local.

Des accidents à type de troubles du rythme graves, parfois irréductibles, sont rares et le plus souvent le fait de patients présentant une insuffisance cardiaque terminale ou une intoxication digitalique.

Des incidents d'ordre technique doivent être évités : électrocution du personnel : nul ne doit toucher le lit ou le malade ; détérioration du matériel : débrancher le câble de l'électrocardiographe avant le choc, ne pas mettre en contact les deux électrodes et en cas de répétition du choc veiller à ce qu'une coulée de pâte conductrice ne mette en contact les deux électrodes.

CHOLANGIOGRAPHIE INTRAVEINEUSE

Voir *Voies biliaires* (*Examen radiologique des*)

CHOLANGIOGRAPHIE PAR VOIE TRANSJUGULAIRE CHOLANGIOGRAPHIE TRANSCUTANÉE TRANSHÉPATIQUE

Voir *Voies biliaires* (*Examen radiologique des*)

CHOLANGIOGRAPHIE RÉTROGRADE

Voir *Cathétérisme de la papille duodénale*

CHOLÉCYSTOGRAPHIE ORALE

Voir *Voies biliaires* (*Examen radiologique des*)

CHOLESTÉROL

Voir *Bilan lipidique*

CHROMATOGRAPHIE DES ACIDES AMINÉS

► **Définition :**
Identification des acides aminés contenus dans le sang et les urines et appréciation de leur importance respective.

► **Techniques :**

∗ SANG :

- soit prélèvement sur papier filtre de plusieurs gouttes de sang (technique de dépistage) ;
- soit prélèvement de sang total (10 ml) dont le plasma doit être rapidement isolé par centrifugation puis conservé au congélateur, si nécessaire (dosage des métabolites anormaux et des acides aminés en excès).

∗ URINES DE 24 HEURES.

CLAIRANCE DU PAH (Flux sanguin rénal)

► **Définition :**
Le flux sanguin rénal (FSR) est la fraction du débit cardiaque destinée à la vascularisation rénale.

► **Technique :**
La méthode de référence de détermination du FSR est la mesure de la clairance de l'acide para-aminohippurique (PAH). A faible concentration maintenue constante par une perfusion continue, le PAH est entièrement extrait du sang rénal au cours d'un seul passage par sécrétion de la fraction non filtrée. Le PAH n'étant éliminé que par le rein, la clairance du PAH est égale au débit plasmatique rénal (FPR). Le flux sanguin rénal (FSR) est calculé :

$$\text{FSR} = \frac{\text{FPR}}{1 - \text{hématocrite}}.$$

► **Précautions :**
Cette technique n'est fiable qu'en l'absence d'une insuffisance rénale marquée.

▶ **Résultats :**

Le FPR est de 600 ± 120 ml/mn pour une surface corporelle de 1,73 m².

Pour un hématocrite de 45 %, le FSR est de 1100 ml/mn soit entre le quart et le cinquième du débit cardiaque au repos. A partir du FPR et de la filtration glomérulaire, on détermine facilement la fraction de filtration glomérulaire :

$$FF = \frac{FG}{FPR} \times 100 = \frac{120 \times 100}{600} = 20\ \%.$$

CLAIRANCES RÉNALES

▶ **Définition :**

La clairance rénale d'une substance est le débit de plasma épuré de cette substance du fait de son élimination urinaire. La clairance mesure donc le pouvoir d'épuration du rein. Si U est la concentration de la substance dans les urines, P sa concentration plasmatique, $\dot{V}$ le débit urinaire en ml/mn, la clairance sera égale au rapport $\frac{U.\dot{V}}{P}$ et exprimée en ml/mn.

Le débit d'une substance éliminée dans les urines (U.V.), uniquement filtrée par le glomérule, ni réabsorbée, ni excrétée par le tubule, est égale au débit de filtration glomérulaire (quantité de sang filtré dans le glomérule) multiplié par la concentration plasmatique de cette substance (G.F.R.×P) : la clairance est égale alors à la filtration glomérulaire. C'est le cas de l'inuline, indicateur glomérulaire de référence. En pratique clinique cependant, on utilise la clairance de la créatinine (*cf. infra*).

Lorsqu'une substance est réabsorbée par le tubule (exemple : urée), sa clairance est inférieure à la filtration glomérulaire, lorsqu'une substance est sécrétée (ou bien réabsorbée-sécrétée mais sécrétée plus abondamment que réabsorbée), la clairance est supérieure à la filtration glomérulaire.

▶ **Clairance de la créatinine :**

∗ TECHNIQUE :

Le prélèvement sanguin est fait à n'importe quel moment du nycthémère, les urines sont généralement recueillies sur 24 heures.

∗ CAUSES D'ERREUR : Toutes les causes de mauvais recueil d'urines sur 24 heures.

Contrairement à la clairance de l'urée, la clairance de la créatinine (et de l'inuline) n'est pas dépendante du débit urinaire. Cependant, dans le cas où le recueil d'urines se fait sur 3 heures, un débit important est assuré pour diminuer l'erreur relative sur le volume de l'échantillon.

∗ RÉSULTATS :

En situation normale, la créatinine est éliminée uniquement dans les urines à la suite d'une filtration suivie d'une sécrétion négligeable.

En pratique, on utilise donc la clairance de la créatinine pour étudier la filtration glomérulaire même si la sécrétion augmente lorsqu'il existe une insuffisance rénale.

La clairance de la créatinine normale est égale à 120 ± 20 ml/mn pour 1,73 m² de surface corporelle. Elle s'élève durant la grossesse.

▶ **Clairance de l'urée :**

∗ TECHNIQUE :

Il faut deux recueils minutés d'urines, un débit urinaire supérieur à 2 ml/mn, une prise de sang entre les deux recueils. En pratique, le sujet vide sa vessie au temps O, après avoir absorbé 400 ml d'eau un quart d'heure auparavant. Les urines sont recueillies au bout de 1 heure et de 2 heures.

∗ RÉSULTATS :

L'urée est une substance filtrée et réabsorbée. Sa clairance est inférieure à celle de la créatinine. Au-delà de 2 ml/mn de débit urinaire, la fraction réabsorbée est fixe (2/5), on calcule ainsi la clairance maximale égale au 3/5 de la clairance de la créatinine, soit 72 ml/mn.

COAGULATION

▶ **Définition :**

- C'est la formation de fibrine qui va enserrer les éléments figurés du sang et renforcer le clou plaquettaire, résultat de l'hémostase primaire avec laquelle elle est étroitement liée (→).
- La coagulation comprend 3 temps : la formation de la *prothrombinase* par 2 mécanismes (voies intrinsèque et extrinsèque) différents mais nécessaires *in vivo,* la formation de la *thrombine,* la formation de la *fibrine.*
- Après la coagulation, le caillot va se rétracter puis être redissous par la fibrinolyse (voir schéma *infra* page 799).

▶ **Tests de coagubilité globale :**
- temps de Howell (→) ;
- thromboélastogramme.

▶ **Tests explorant la voie intrinsèque :**
- consommation de prothrombine (→) ;
- temps de céphaline-kaolin (→) ;
- dosage différentiel des facteurs propres à la voie intrinsèque (→).

▶ **Tests explorant la voie extrinsèque et le tronc commun :**
- temps de Quick (→) ;
- dosage différentiel des facteurs du complexe prothrombique (→).

▶ **Tests explorant la phase finale de la coagulation :**
- temps de thrombine (→) ;
- dosage du fibrinogène (→).

▶ **Tests explorant la fibrinolyse :**
- temps de lyse des euglobines plasmatiques (→) ;

Schéma de la coagulation et de la fibrinolyse

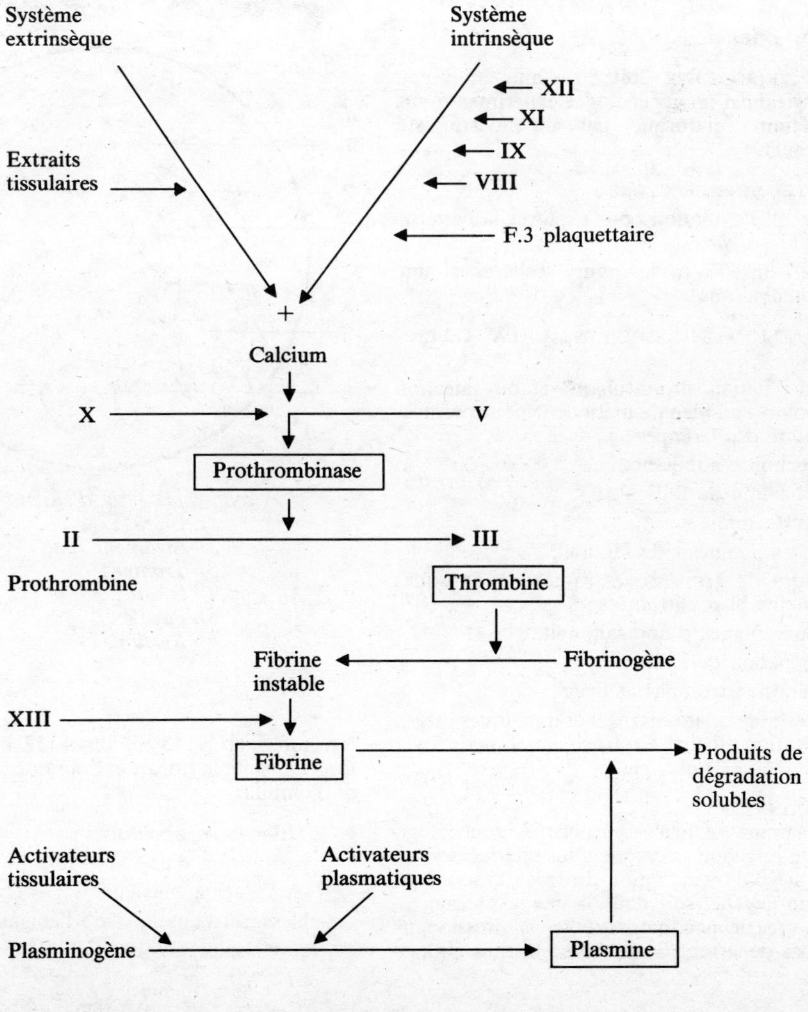

- produit de dégradation du fibrinogène (→) ;
- test à l'éthanol (→ COMPLEXES SOLUBLES).

CŒLIOSCOPIE

► But :

La cœlioscopie permet de visualiser toutes les anomalies de l'appareil génital interne, de traiter certaines anomalies, de ponctionner les follicules dans les fécondations *in-vitro*.

► Méthodes :

⁎ LA CŒLIOSCOPIE doit être faite en milieu chirurgical par un gynécologue expérimenté, sur une femme endormie par un anesthésiste compétent.

⁎ DATE DANS LE CYCLE :

- avant l'ovulation pour explorer la *perméabilité tubaire ;*
- en fin de cycle pour rechercher une *endométriose.*

⁎ MANŒUVRES ASSOCIÉES A LA CŒLIOSCOPIE :

- insufflation utéro-tubaire et/ou injection colorée au bleu de méthylène pour perméabilité des trompes ;
- section d'adhérence ;
- ponction de follicule ;
- kystectomie ;
- pose d'anneau de Houng ;
- cure de grossesse extra-utérine dans des mains bien entraînées ;
- surveillance d'une salpingite ;
- ponction de kyste ;
- biopsie : trompes et ovaires ;
- certaines manœuvres thérapeutiques : stérilisation tubaire, électrocoagulation de foyer d'endométriose, etc.

⁎ TECHNIQUE :

La femme est placée en position gynécologique, on introduit la canule d'insufflation soit au futur siège d'introduction du trocart, soit dans le flanc gauche, soit dans la cavité utérine.

On crée le pneumopéritoine, la pression ne doit pas dépasser 20 millibars (15 mm Hg), ni

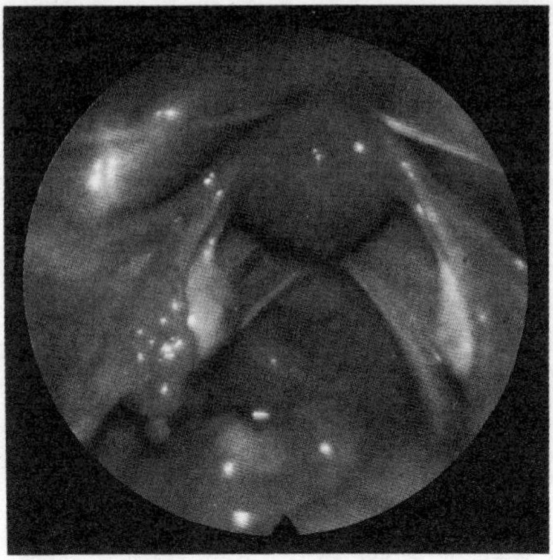

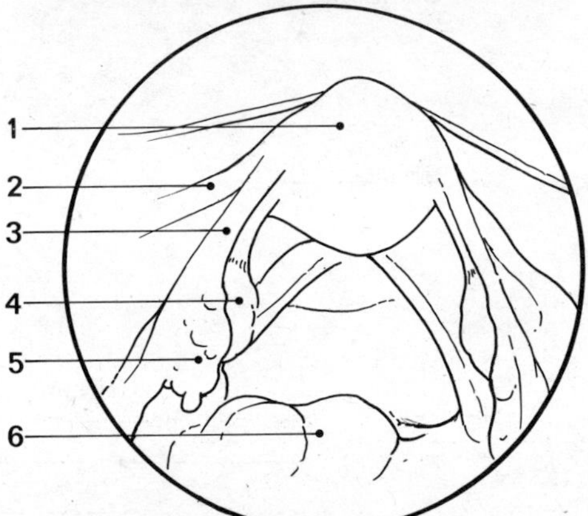

Cœlioscopie. Vue d'ensemble.
1) Utérus ;
2) Ligament rond ;
3) Trompe ;
4) Ovaire ;
5) Pavillon ;
6) Rectum.

être inférieure à 15 millibars (12 mmHg). On insère ensuite le trocart et l'optique sur la marge de l'ombilic.

► Incidents et accidents :

- perforation d'une anse intestinale ;
- emphysème sous-cutané ;
- blessure d'une anse de l'épigastrique ;
- réveil salpingitique.

▶ Résultats :

∗ Un compte rendu détaillé décrivant l'aspect de tous les organes pelviens, même lorsqu'ils sont sains, est nécessaire. Le compte rendu doit être donné à la patiente afin d'éviter des cœlioscopies itératives inutiles.

∗ La cœlioscopie est indiquée en cas de :
- suspicion de grossesse extra-utérine ;
- diagnostic de certaines salpingites aiguës ;
- stérilités rebelles ;
- masses annexielles fixées ;
- absences congénitales de vagin ou d'utérus ;
- aménorrhées primaires avec gonadotrophines élevées des dysgénésies gonadiques ;
- aménorrhées secondaires s'accompagnant d'hirsutisme ovarien.

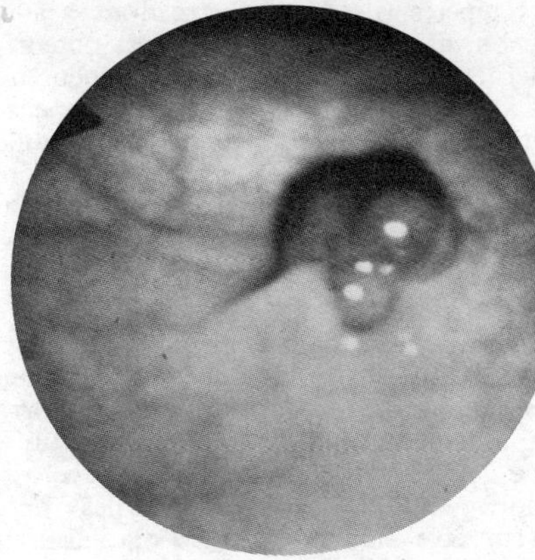

Petit polype de 7 mm détecté en coloscopie.

COLOSCOPIE

▶ Définition-possibilités :

Il s'agit d'une endoscopie recto-colique à l'aide de fibroscopes (appareils souples où la lumière et l'image sont transmises par des fibres de verre). Ces appareils sont de longueur variable permettant soit la recto-sigmoïdoscopie, soit la coloscopie totale.

Ils permettent :
- de voir la muqueuse sans pratiquement laisser de segment inexploré lors d'une coloscopie totale (jusqu'au cæcum, voire les derniers cm du grêle) si le malade a été bien préparé ;
- de photographier et biopser les lésions ;
- de retirer des tumeurs polypoïdes à l'anse diathermique si elles ne sont pas trop grosses (le plus souvent totalement si elles sont petites – 1 à 3 cm – et/ou pédiculées) ; la conduite ultérieure dépendra de l'étude histologique de la totalité du polype ;
- le traitement d'angiomes et de tumeurs au laser ou par diathermo-coagulation ;
- la réduction de certains volvulus et de pseudo-obstructions (Ogilvie).

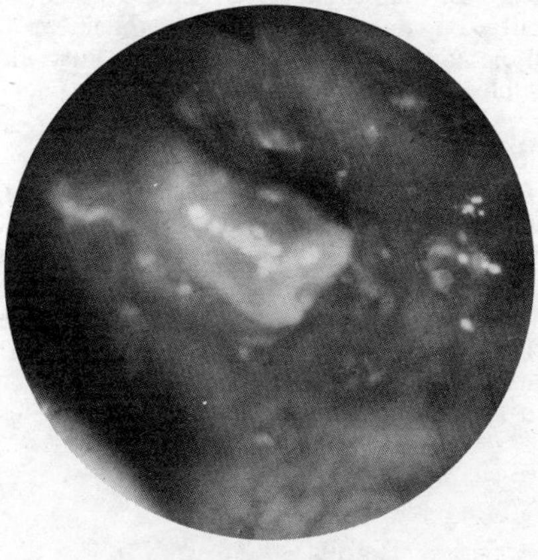

Aspect blanchâtre dû à la nécrose de coagulation, après section à l'anse diathermique d'un polype, sur la partie moyenne du pédicule.

Il est cependant des contre-indications tant à la préparation qu'à l'examen lui-même, comme une poussée suraiguë de recto-colite hémorragique ou une sigmoïdite diverticulaire en poussée.

▶ Préparation du malade-précautions :

La qualité de la vacuité colique est fondamentale si l'on veut que l'examen soit fiable et utile. Les protocoles de préparation sont variables, pouvant comprendre suivant les cas : régimes sans résidus de 3 jours, diète hydrique la veille, laxatifs à hautes doses (sulfate de magnésie + péristaltine), lavage colique au mannitol ou au P.E.G. (polyéthylène glycol) ingéré *per os* ou par tubage, lavements évacuateurs répétés (ils doivent être donnés à faible pression, gardés 20 mn, et il faut obtenir que le dernier revienne clair). Un lavement baryté préalable est presque toujours indispensable, et une étude succincte de la crase sanguine (TP, plaquettes, TCK) jointe à un groupe sanguin est souvent exigée avant une polypectomie.

▶ Indications - résultats :

Confirmation d'un cancer, d'une colite inflammatoire, d'un polype radiologiquement suspecté. Malades ayant des rectorragies inexpliquées ou un test *Hémoccult* positif. Bilan d'une colite inflammatoire (Crohn, recto-colite hémorragique). Tous les polypes détectés doivent être enlevés à l'anse diathermique si cela est possible. En cas de découverte sur un polype d'un foyer cancéreux dépassant la musculaire muqueuse, une intervention chirurgicale est habituellement réalisée secondairement. La découverte d'un cancer ou d'un polype doit faire rechercher une autre lésion associée.

▶ Incidents - accidents :

L'examen est parfois mal toléré (insufflation, boucles serrées) et le cæcum ne peut pas toujours être atteint. Les risques sont la perforation (exceptionnelle même en cas de diverticulose associée) et l'hémorragie (essentiellement en cas de polypectomie à l'anse diathermique où elle reste rare et habituellement peu abondante).

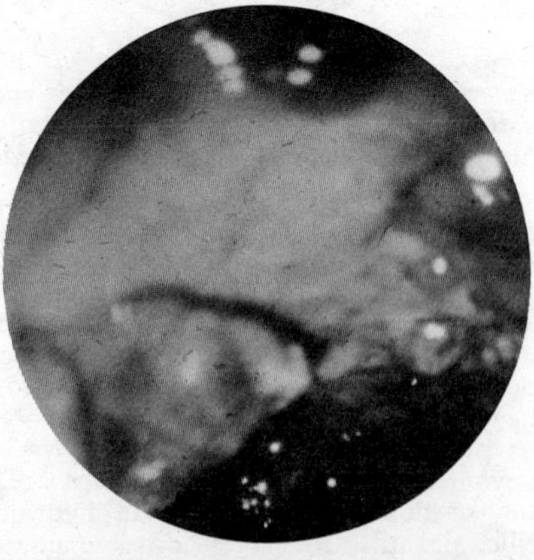

Ulcération blanchâtre étoilée avec pseudopolypes adjacents au cours d'une maladie de Crohn colique.

COLPOSCOPIE

▶ But :

Examiner directement le col utérin avec un grossissement d'au moins dix diamètres et permettre des biopsies orientées et précises, sur les zones suspectes.

La colposcopie oriente, l'histologie affirme un diagnostic.

▶ Matériel et technique :

- Spéculums dépolis, pinces longuettes, tampons ouatés, acide acétique à 3 %, solution iodo-iodurée à 1 %, sérum physiologique, nitrate d'argent à 3 %, écarteur de Bret, colposcope binoculaire.
- Après frottis cervico-vaginaux, examen du col sans et après badigeonnage avec acide acétique et *Lugol.*

▶ Résultats :

∗ COL NORMAL :

L'épithélium malpighien normal est rose, sous *Lugol* il devient brun acajou, la zone de jonction (entre l'épithélium malpighien de l'exocol et mucipare unistratifié de l'endocol) ne doit pas être extériorisé au-delà de 5 mm.

∗ COL PATHOLOGIQUE :

- ectropion : extériorisation de l'épithélium cylindrique au niveau de l'exocol ;
- colpite et vaginite témoins d'une infection ;
- leucoplasie : lésion blanchâtre suspecte ;

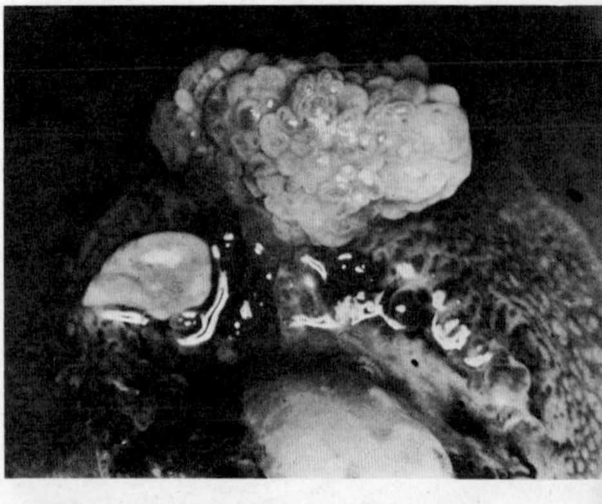

Colposcopie. Condylome exophytique du col sur un ectropion péri-orificiel avec bordure de réépithélialisation atypique.

- zone rouge atypique donnant une zone iodo-négative à contour net ou flou avec base ou/et mosaïque.

COMPLÉMENT TOTAL ET SES FRACTIONS

▶ **Définition :**

Le complément est un ensemble enzymatique qui entraîne l'hémolyse d'hématies recouvertes d'anticorps hémolytiques. Il est constitué d'au moins 11 fractions : C1 à C9 avec C1q, C1r, C1s, chacune ayant une activité propre : libération de substances vaso-actives, chimiotactisme, agrégation plaquettaire, etc.

▶ **Technique :**

* LE PRÉLÈVEMENT SANGUIN se fait sur tube sec (complément total) et sur EDTA (produit de dégradation). Le sérum prélevé dès la rétraction du caillot doit être conservé à – 80 °C.

* LE COMPLÉMENT TOTAL est dosé par hémolyse. Le résultat est exprimé en unité correspondant à 50 % d'hémolyse, les fractions sont dosées par immuno-diffusion radiale (→ IMMUNOGLOBULINE) et le résultat est exprimé en pourcentage ou en milligrammes pour 100 ml.

▶ **Résultats :**

- A l'état normal : 340 plus ou moins 50 unités CH50.
- C1Q = 150 mg/100 ml de sérum ;
  C3 = 120 mg/100 ml de sérum ;
  C4 = 30 mg/100 ml de sérum.

▶ **Variations en pathologie** (diminution) :

- *Glomérulonéphrite aiguë :* CH50, C3 abaissés, C1Q, C4 normaux.
- *Lupus :* CH50, C3, C1Q, C4 abaissés.

COMPLEXES SOLUBLES (TEST A L'ÉTHANOL)

▶ **Définition :**

Ce sont des complexes de fibrine (dégradée par la thrombine) soluble associée au fibrinogène ou aux produits de dégradation de la fibrine (→).

▶ **Technique :**

Le prélèvement sanguin se fait sur citrate.

▶ **Résultats :**

A l'état normal, le test est négatif. Il est *positif* au cours des syndromes de coagulation intravasculaire disséminée.

CONCENTRATION, DILUTION (ÉPREUVES DE)

▶ **Définition :**

Il s'agit d'épreuves explorant la réponse du rein à une charge ou à une restriction hydrique.

▶ **Techniques :**

* ÉPREUVES DE CONCENTRATION (Volhard) : Le sujet est soumis à une restriction hydrique stricte pendant 24 heures, les urines sont recueillies toutes les 3 heures, leur volume, la densité, l'osmolalité sont mesurés sur chaque échantillon. L'injection de tannate de vasopressine ou l'instillation de *Diapid* ou de *Minirin* sont d'autres moyens d'explorer le pouvoir de concentration. Il faut surveiller attentivement le poids et la tension artérielle du patient pendant toute l'épreuve du fait du risque de collapsus.

* ÉPREUVES DE DILUTION : Le sujet boit 20 ml/kg d'eau en 20 minutes, les urines sont recueillies toutes les 1/2 heures pendant 4 heures. Ces épreuves sont contre-indiquées si la natrémie est inférieure à 132 mEq/l et en cas d'insuffisance cardiaque.

▶ **Résultats à l'état normal :**

La densité urinaire varie entre 1,001 et 1,035.

* AU COURS DE L'ÉPREUVE DE VOLHARD, les urines deviennent rares et concentrées, l'osmolalité s'élève à 800-1000 mosml, la densité doit dépasser 1,022 sur un échantillon.

* AU COURS DE L'ÉPREUVE DE DILUTION, le sujet doit éliminer 75 % de la quantité d'eau ingérée dans les 4 premières heures, la densité est inférieure à 1,004, l'osmolalité inférieure à 100 mosml.

▶ **Principales variations pathologiques :**

* POLYURIES ISOTONIQUES OU ISO-OSMOTIQUES :

$\frac{Uosm}{Posm} = 1$: insuffisance rénale chronique, reprise de diurèse après une insuffisance rénale aiguë, diabète.

∗ POLYURIES HYPOTONIQUES : AVEC ÉPREUVE A LA VASOPRESSINE NÉGATIVE :

$$\frac{Uosm}{Posm} > 1$$

néphropathies hypokaliémiques, hypercalcémie, diabète insipide néphrogénique héréditaire ou toxique (lithium).

∗ POLYURIES HYPOTONIQUES : AVEC ÉPREUVE A LA VASOPRESSINE POSITIVE :

$$\frac{Uosm}{Posm} < 1$$

diabète insipide hypophysaire.

CONN (Épreuve de)

Voir *Épreuve de jeûne*

CONSOMMATION DE PROTHROMBINE

► **Définition :**

C'est un test d'exploration globale de tous les facteurs de la voie endogène de la coagulation (→).

► **Technique :**

Le prélèvement sanguin se fait sur tube citraté. La prothrombine résiduelle est dosée par le temps de Quick (→).

► **Résultats à l'état normal :**

La prothrombine résiduelle est inférieure à 5 %.

► **Variations en pathologie :**

- Il s'agit essentiellement de l'hémophilie de la maladie de Willebrand et des thrombopénies.
- Un anticoagulant circulant (antithromboplastine), certaines thrombopathies, les déficits en facteurs XII, X, V augmentent la prothrombine résiduelle.

CONSTANTES BIOCHIMIQUES

Voir tableaux p. 919 à 930

COOMBS (TEST DE)

Voir *Anticorps antiérythrocytaires*

CORONAROGRAPHIE

► **Définition :**

Opacification radiologique du réseau coronaire.

► **Technique :**

Sous anesthésie locale, un cathéter est introduit par voie rétrograde, à partir d'une artère périphérique, dans l'aorte ascendante. Les artères coronaires (droite et gauche) sont cathétérisées sélectivement. Pendant l'injection du produit de contraste, des images en radiocinéma (et parfois des radiographies à cadence rapide) sont prises.

Une ventriculographie gauche (→ ANGIOCARDIOGRAPHIE) ou une aortographie (→) peuvent être réalisées dans le même temps.

L'examen est réalisé sous anesthésie locale. Le patient est toujours conscient et peut éventuellement signaler la survenue de douleurs angineuses (→ ANGINE DE POITRINE).

L'examen est réalisé sous surveillance constante de l'électrocardiogramme.

► **Résultats :**

∗ L'OPACIFICATION DU RÉSEAU CORONAIRE permet de visualiser les artères coronaires droite, gauche (tronc commun, artère interventriculaire antérieure, artère circonflexe), et leurs branches. Elle recherche la présence de sténoses (ou parfois dilatations), leur siège, leur étendue. Elle précise le lit d'aval des principales artères et une éventuelle circulation collatérale. Elle permet de rechercher la présence de spasmes artériels.

∗ LA CORONAROGRAPHIE permet de guider la conduite thérapeutique (en particulier, elle précède toujours la chirurgie de revascularisation : pontage aorto-coronaire).

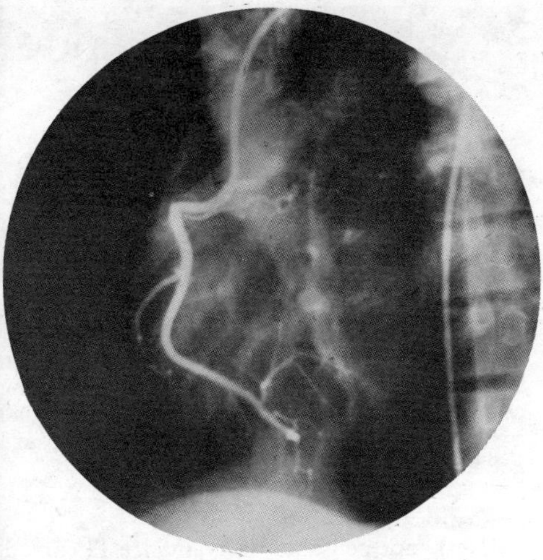

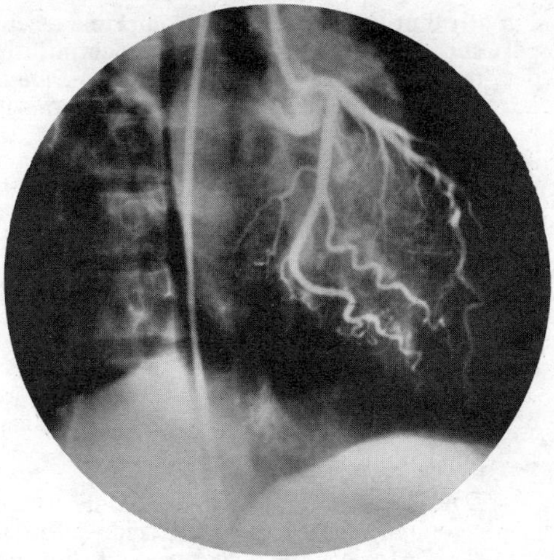

A.

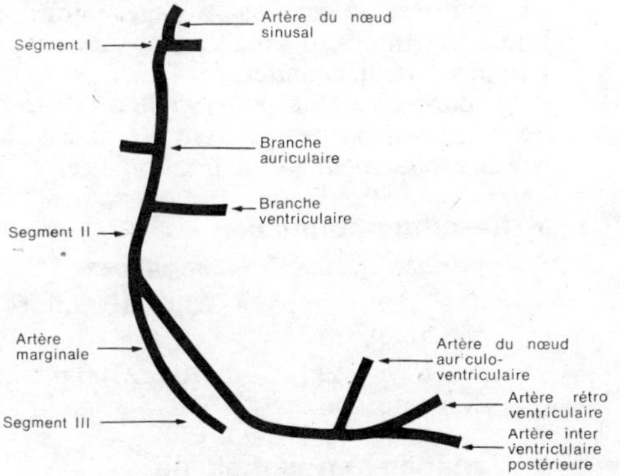

B.

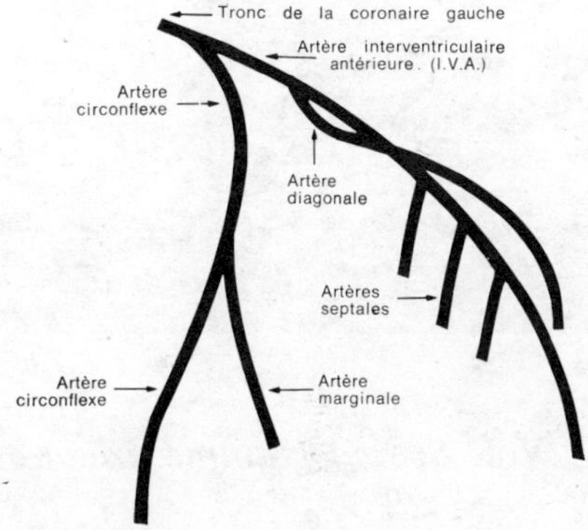

A. Cliché coronarographique en oblique antérieure gauche (en haut) ; Schématisation des branches de la coronaire droite en oblique antérieure gauche (en bas).

B. Cliché coronarographique en oblique antérieure droite (en haut) ; Schématisation des branches de la coronaire gauche en oblique antérieure droite (en bas).

▶ **Complications possibles :**

– induction de troubles du rythme, en particulier fibrillation ventriculaire (nécessité d'avoir le matériel de réanimation dans la salle de cathétérisme) ;

– infarctus du myocarde (peu fréquents), parfois mortels (2°/₀₀) ;

– certains incidents moins graves :
- hématome au point de ponction ;
- allergie à l'iode.

CORPS CÉTONIQUES

▶ **Définition :**

Ce sont des acides qui proviennent du catabolisme des lipides.

▶ **Technique :**

Leur recherche peut se faire dans le sang mais on la pratique surtout sur les urines en déposant

1 goutte d'urine fraîche sur un comprimé réactif posé sur une paillasse *(Acétest).* On peut utiliser des bandelettes *(Kétodiastix* et *Kéto-Diabur test 5000).* La lecture se fait par comparaison colorimétrique et est quantitative 0, +,++,+++,++++.

Dans le plasma : 1 goutte de plasma sur le comprimé d'*Acétest.*

▶ **Causes d'erreur :**
Elles proviennent de mauvaise technique ou de produit périmé ou mal conservé.

▶ **Résultats normaux :**
Les corps cétoniques sont absents dans les urines. Dans le sang : 0 à 50 mg/l de plasma.

▶ **Résultats en pathologie :**

- *Dans le diabète,* la présence de corps cétoniques fait évoquer une acido-cétose si elle s'associe à une glycosurie et à l'inverse une hypoglycémie si la glycosurie est nulle.
- *Les régimes amaigrissants sévères* peuvent faire apparaître des corps cétoniques.

CORTICOSTÉROÏDES URINAIRES (17 cétostéroïdes 17 OH corticoïdes)

Voir *Stéroïdogramme urinaire*

CORTISOL LIBRE URINAIRE (FLU : composé F libre urinaire)

▶ **Définition :** Forme d'élimination spécifique de l'hormone glucocorticoïde surrénalienne.

▶ **Technique :** Recueil sur les urines de 24 heures (→ STÉROÏDOGRAMME URINAIRE)

▶ **Résultats normaux :** 25 à 90 µg/24 h.
Dans les hypercorticismes (syndrome de Cushing, tumeurs surrénales) il dépasse largement 200 µg/24.

CORTISOL PLASMATIQUE

▶ **Définition :**
C'est la principale hormone glucocorticoïde sécrétée par la surrénale.

▶ **Technique :**
Prélèvement sur tube hépariné ou mieux avec EDTA de 2 ml de sang, conservation possible au réfrigérateur pendant quelques heures, ensuite le plasma doit être congelé. Il faut connaître le rythme circadien du cortisol (haut à 8 h, bas à 20 h) et voir s'il est respecté, dosages à 8 h, 12 h, 16 h, 20 h.

▶ **Causes d'erreur :**
Il est indispensable de connaître l'heure du prélèvement puisque la sécrétion de cortisol est maximale le matin à 8 heures et diminue dans la journée. Toute situation de stress peut élever les chiffres. Avec les dosages non radio-immunologiques, il faut vérifier l'absence d'interaction médicamenteuse.

Le cortisol est lié pour 95 % aux protéines, donc les œstrogènes peuvent élever les chiffres par accroissement de la fraction liée.

▶ **Résultats normaux :**

- *Variables selon les laboratoires :*
- *A 8 heures :* 15 à 25µg/100 ml (410 à 685 nmol/l).
- *A 20 heures :* 3 à 10µg/100 ml (80 à 275 nmol/l).

▶ **Variations en pathologie :**
– *Dans le Cushing,* le cortisol est élevé avec perte du cycle nycthéméral.

- *Dans l'insuffisance surrénale,* les chiffres sont bas.
- *Dans certaines obésités,* le cortisol peut être élevé, mais le cycle est conservé et le freinage minute efficace.

COURBE DE FIXATION THYROÏDIENNE

Voir *Scintigraphie thyroïdienne et courbe de fixation*

COURBE THERMIQUE

But :
Déceler la date de l'ovulation.

► Matériel et technique :
Thermomètre : prise de température rectale, matinale avec le même thermomètre avant toute activité, à heure régulière, sans manque, même pendant les règles.

► Résultats :

* COURBE NORMALE :
La courbe biphasique avec décalage thermique et plateau thermique de 14 jours est en faveur d'un corps jaune de durée normale et de fonctionnement probablement satisfaisant.
Un décalage « retardé » avec plateau de durée normale est habituel dans les cycles longs.

* COURBE ANORMALE :
La courbe monophasique témoigne d'un cycle anovulatoire.
Un plateau de moins de 12 jours correspond à un corps jaune de faible durée : insuffisance lutéale.
Un plateau thermique de plus de 21 jours correspond à une grossesse.

CPRE

Voir *Cathétérisme de la pupille duodénale*

CRÉATININÉMIE

► Définition :
C'est la concentration sérique ou plasmatique de la créatinine catabolite de la créatine musculaire.

► Technique :
On prélève sur héparine 5 à 10 ml de sang. Le dosage est fait sur auto-analyseur par la réaction de Jaffe. Des microdosages sont possibles sur 200 à 500 microlitres de plasma.

► Résultats (→ CLAIRANCES) :
La créatininémie varie de 1,5 à 14 mg/l. La limite supérieure est de 11 mg chez la femme, 14 mg chez l'homme : 53 à 106 µM/l.
Chez un même sujet ayant une masse musculaire stable, la production de créatinine est stable, la créatininémie reflète fidèlement les variations de la filtration glomérulaire c'est-à-dire qu'elle reflète la fonction rénale.

CRÉATININURIE

► Technique :
Le recueil des urines se fait sur 24 heures. Les urines de 8 heures sont jetées, le sujet recueille alors les urines jusqu'au lendemain matin 8 heures.

► Résultats (→ CLAIRANCES) :
La créatininurie chez l'adulte est stable de 1 à 1,20 g par 24 h. Ce dosage permet donc de contrôler l'exactitude d'un recueil d'urines prévu sur 24 heures (→ DOSAGES HORMONAUX).

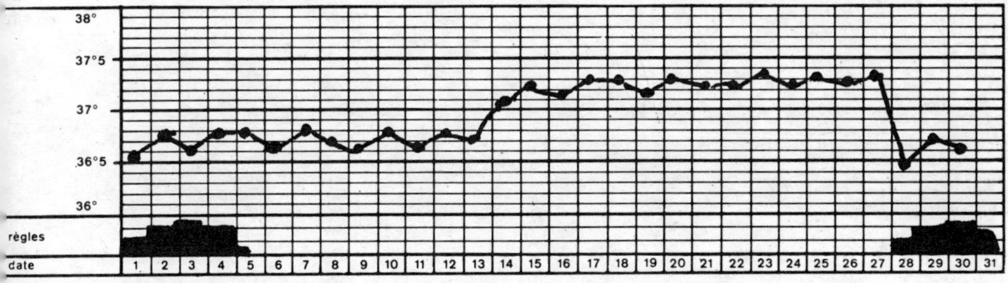

Courbe thermique d'un cycle normal ovulatoire avec décalage le 14e jour.

CRYOGLOBULINES

► Définition :

Il s'agit d'immunoglobulines d'une ou plusieurs classes précipitant à froid (0 ° à 22 °C) et se redissolvant à 37°C.

► Technique :

Prélèvement sanguin sur tube sec à 37 °C. Coagulation à 37 °C, recueil du sérum qui est placé une semaine à 4 °C. Recherche de cryoprécipité visible dans le tube. Le cryoprécipité peut être dosé après redissollution à 37 °C par un dosage des protéines. Une étude immunochimique peut alors être faite pour rechercher une immunoglobuline monoclonale composante d'une cryoglobuline mixte.

► Résultats :

* IL N'EXISTE PAS DE CRYOGLOBULINE chez le sujet normal.

* CRYOGLOBULINE MONOCLONALE : myélome, Waldenström, cryoglobuline essentielle.

* CRYOGLOBULINE MIXTE : Il s'agit d'immuncomplexes (exemple : IGM antiIGG) précipitant à froid (→ IMMUNCOMPLEXES).

CYTODIAGNOSTIC

► Définition :

Le cytodiagnostic est une technique d'étude microscopique de divers types de cellules normales ou pathologiques, recueillies au niveau de lésions cutanées habituellement vésiculeuses ou bulleuses. (En dermatologie, cette technique porte le nom de *cytodiagnostic de Tzanck* ; en gynécologie ou en ophtalmologie : ce sont les *frottis.*)

► Technique :

En dermatologie, les cellules sont recueillies par raclage au vaccinostyle d'une lésion cutanée : elles sont ensuite étalées sur lame et colorées à l'état frais pour examen immédiat au microscope optique.

► Résultats :

Le cytodiagnostic s'adresse essentiellement à trois types de lésions :

* LES LÉSIONS BULLEUSES : par exemple, le grattage du fond de la bulle peut permettre la découverte de cellules acantholytiques, anormales, typiques d'un *pemphigus vulgaire.*

* LES LÉSIONS VÉSICULEUSES : le grattage de ces vésicules peut permettre la mise en évidence de cellules dites « ballonnisantes », caractéristiques d'une *dermatose virale* type herpès ou zona.

* Enfin, DANS LE DOMAINE CANCÉROLOGIQUE DERMATOLOGIQUE, le cytodiagnostic s'adresse essentiellement à une lésion soupçonnée d'être un *épithélioma baso-cellulaire.*

► Précautions – Causes d'erreur :

Il est impératif de savoir que :

- Un résultat négatif ne permet en aucun cas d'éliminer le diagnostic évoqué cliniquement.
- Le cytodiagnostic ne remplace pas la biopsie cutanée dont les résultats sont beaucoup plus précis et fiables.

Néanmoins, ce geste rapide et simple est d'une grande utilité pratique dans les dermatoses citées *supra.*

DÉBIT CARDIAQUE

▶ Définition :

Le débit cardiaque est le volume de sang expulsé par chaque ventricule par unité de temps, il est généralement exprimé en litres par minute.

▶ Technique :

Il existe de nombreuses techniques de mesure du débit cardiaque, elles sont toutes fondées soit sur le principe de Fick direct, soit sur la dilution d'indicateurs circulants :

⁎ PRINCIPE DE FICK DIRECT :

Le débit cardiaque est obtenu par le rapport entre la consommation d'oxygène (mesurée à la bouche) et la différence artério-veineuse en oxygène (nécessitant un cathétérisme de l'artère pulmonaire). Cette technique reste la méthode de mesure la plus fidèle du débit cardiaque, mais présente l'inconvénient de nécessiter un cathétérisme de l'artère pulmonaire.

⁎ UTILISATION D'UN INDICATEUR ÉTRANGER : le Krypton 85 radioactif. Le principe est celui de Fick avec quelques avantages : pas de dépendance vis-à-vis des conditions ventilatoires, totale innocuité, dosage très fiable. Mais, du fait de l'utilisation du principe de Fick direct, cette méthode nécessite également un cathétérisme de l'artère pulmonaire.

⁎ MÉTHODES DES COURBES DE DILUTION D'UN INDICATEUR APRÈS INJECTION UNIQUE :

Ce type de mesure repose sur l'utilisation du principe de Stewart-Hamilton. Le débit cardiaque est proportionnel à la rapidité de la dilution de l'indicateur injecté dans le sang. Différents indicateurs peuvent être utilisés :

- *Les colorants :* Le plus utilisé est le vert d'indocyanine. L'injection doit être faite dans l'artère pulmonaire et le contrôle dans le sang artériel périphérique. C'est une méthode très fidèle mais qui nécessite une spoliation sanguine de 10 à 15 ml de sang à chaque mesure, ce qui limite le nombre de mesures possibles.
- *La thermodilution :* L'indicateur utilisé est du sérum froid dont la température est connue et dont on mesure la variation grâce à une sonde thermosensible. Dans cette méthode, aucune aspiration de sang n'est nécessaire et la corrélation avec les autres méthodes est bonne. La thermodilution est très utilisée en réanimation et au cours des cathétérismes.
- *Dilution isotopique :* L'indicateur utilisé peut être de l'albumine marquée à l'iode 132 ou des hématies marquées au technétium 99. L'injection est faite dans l'oreillette droite et les variations de la radioactivité sont mesurées par détecteur précordial. Les valeurs obtenues sont légèrement supérieures à celles obtenues par les autres méthodes.

Toutes les méthodes de mesure du débit cardiaque par dilution nécessitent un cathétérisme droit pour l'injection de l'indicateur.

⁎ LA CINÉANGIOCARDIOGRAPHIE permet également le calcul du débit cardiaque, en extrapolant celui-ci des mesures de variations de volumes ventriculaires. Cette technique donne une surestimation du débit par rapport aux autres techniques.

▶ Résultats normaux :

Calculé avec le principe de Fick direct, qui reste la méthode de référence, le débit cardiaque est compris entre 4 et 7 litres par minute. Exprimé par rapport à la surface corporelle, on obtient l'index cardiaque dont la valeur normale est comprise entre 3 et 3,6 litres par minute et par mètre carré.

▶ Résultats en pathologie :

⁎ LE DÉBIT CARDIAQUE EST ABAISSÉ dans l'insuffisance cardiaque d'origine hypertensive, coronaire, valvulaire, péricardique et myocardique (amylose, hémochromatose, affections neuromusculaires).

⁎ LE DÉBIT CARDIAQUE PEUT ÊTRE AUGMENTÉ dans certaines insuffisances cardiaques dites « à débit élevé » : insuffisance respiratoire des broncho-pneumopathies chroniques obstructives, hyperthyroïdie, béribéri cardiaque, fistule artério-veineuse, maladie de Paget, anémies sévères (rarement responsables à elles seules d'une insuffisance cardiaque).

DÉHYDROÉPI-ANDROSTÉRONE (DHA)

▶ Définition :

C'est une hormone mâle précurseur de la delta-4-androsténedione et sécrétée essentiellement par la surrénale. Pour être active en périphérie elle doit être transformée en testostérone.

▶ **Technique :**
Dosage radio-immunologique après chromatographie avec un anticorps spécifique.
Prélèvement de 5 ml de sang veineux sur tube sec conservé au réfrigérateur à + 4 °C ; il doit être centrifugé et congelé rapidement.

▶ **Causes d'erreur :**
Elle est peu liée aux protéines porteuses.

▶ **Résultats normaux :**
- *Chez l'homme :* 0,8 à 1,4 mg/l ou 2,8 à 4,8μmol/l.
- *Chez la femme :* 0,5 à 1,1 mg/l ou 1,6 à 3,8μmol/l.

▶ **Résultats en pathologie :**
La DHA et le sulfate de DHA sont élevés surtout dans les *hyperandrogénies d'origine surrénalienne.*

DELTA-4-ANDROSTÉNEDIONE

▶ **Définition :**
C'est une hormone mâle sécrétée par les surrénales (50 %), ovaires ou testicules (50 %). Sa transformation périphérique en testostérone est possible.

▶ **Technique :**
Dosage radio-immunologique après chromatographie.
Prélèvement de 5 ml de sang veineux sur tube sec à conserver au réfrigérateur à + 4 °C ; il doit être centrifugé et congelé rapidement.

▶ **Causes d'erreur :**
Elle est peu liée aux protéines.

▶ **Résultats normaux :**
- *Chez l'homme :* 1 à 2 ng/ml ou 3,5 à 7 nmol/l.
- *Chez la femme :* 0,9 à 2,2 ng/ml ou 3,1 à 7,8 nmol/l.

▶ **Résultats en pathologie :**
Elle est élevée plus spécialement dans les *hyperandrogénies surrénaliennes* et dans les *dystrophies ovariennes polykystiques.* Doit être dosée dans les bilans d'hirsutisme chez la femme.

DEXAMÉTHASONE

Voir *Tests de freinage à la dexaméthasone*

DIHYDROTESTOSTÉRONE

▶ **Définition :**
C'est une hormone mâle résultant de l'action de la 5 α-réductase sur la testostérone en périphérie.
C'est la forme active de la testostérone dans les cellules-cibles.

▶ **Technique :**
Dosage radio-immunologique.
Prélèvement de 5 ml de sang veineux sur tube sec à conserver au réfrigérateur à + 4 °C ; il doit être centrifugé et congelé rapidement.

▶ **Causes d'erreur :**
L'interprétation des résultats est difficile puisque le taux plasmatique n'est qu'un reflet partiel de la transformation périphérique de la testostérone au niveau des organes cibles.

▶ **Résultats normaux :**
- *Chez l'homme :* 0,44 à 0,48 ng/ml ou 1,52 à 1,66 nmol/l.
- *Chez la femme :* 0,12 à 0,15 ng/ml ou 0,41 à 0,52 nmol/l.

DILUTION (ÉPREUVES DE)

Voir *Concentration, dilution (Épreuves de)*

DOPPLER (ULTRASONOGRAPHIE)

▶ **Définition :**
L'ultrasonographie Doppler est un procédé d'investigation vasculaire tant au niveau artériel

que veineux par ultrasons permettant d'apprécier la qualité de la circulation dans les vaisseaux explorés.

► **Technique :**

Le principe de l'examen repose sur la réflexion des ultrasons par les globules rouges à l'intérieur des vaisseaux, qui est globalement proportionnelle à leur débit. Il est ainsi possible de dépister des sténoses vasculaires et d'apprécier leur retentissement en amont et en aval.

L'examen est pratiqué au moyen d'une petite sonde à la fois émettrice et réceptrice des ultrasons que l'on place en regard du vaisseau à explorer. Le contact avec la peau est amélioré par un gel conducteur dans lequel baigne l'extrémité de la sonde. Celle-ci est reliée à un

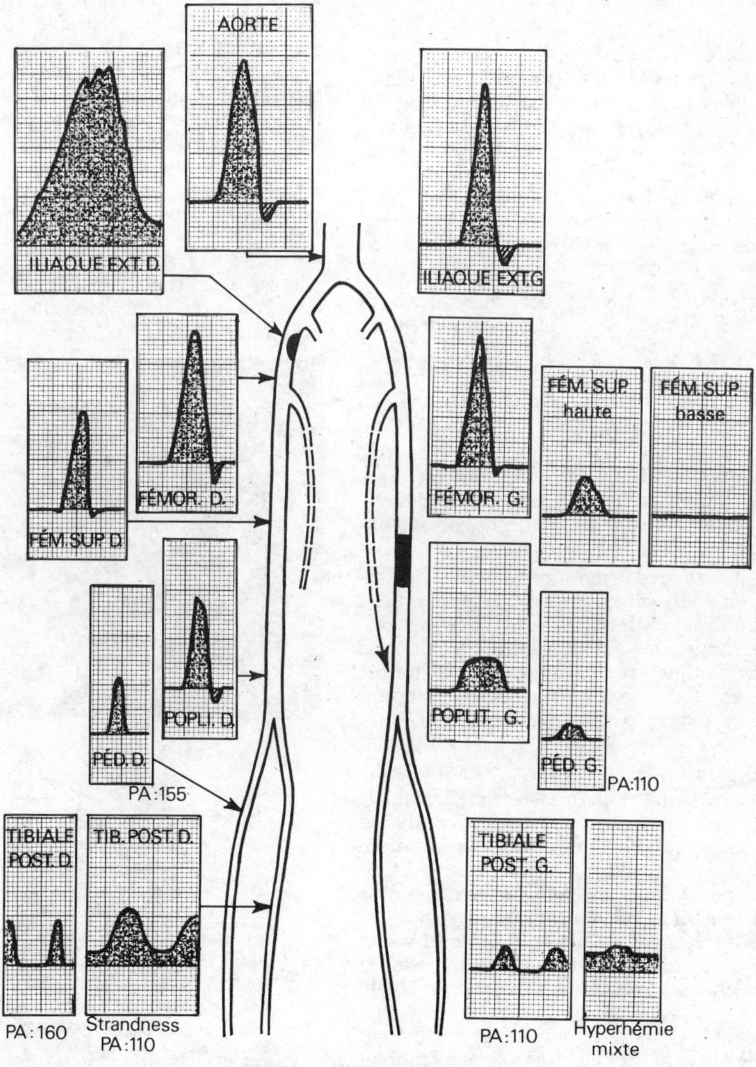

Examen Doppler

(d'après Franceschi Cl., *L'Investigation vasculaire par ultrasonographie Doppler*, Masson, Paris, 1980).

appareil qui comporte un oscillateur, un détecteur et un système enregistreur.

On peut ainsi explorer la circulation cervico-encéphalique : enregistrement des flux des artères carotides primitives, externes et internes ; des artères ophtalmiques ; des artères vertébrales ; des artères sous-clavières. La circulation des membres supérieurs et inférieurs peut être étudiée de la même façon. Enfin l'exploration Doppler permet également l'étude des veines profondes des membres.

► Résultats normaux :
Un examen Doppler se juge à la fois sur le son Doppler qui est émis par l'appareillage et sur la morphologie des courbes obtenues. L'étude du son permet de savoir si la position de la sonde est bonne par rapport au vaisseau étudié, l'intensité devant alors être maximale. L'augmentation brusque de l'intensité sonore traduit un rétrécissement sous-jacent.

La morphologie des courbes vélocimétriques enregistrées est variable en fonction du territoire étudié :

- aux membres inférieurs, la courbe présente unc onde systolique positive suivie d'une onde de reflux négative ;
- aux membres supérieurs, la courbe diffère par une onde de reflux qui est positive, l'amplitude normale des ondes de reflux doit être le quart de l'onde systolique ;
- au niveau des artères cérébrales, il existe un flux permanent positif sur les carotides primitives et internes ainsi que sur les vertébrales, les autres artères sont de type périphérique avec un débit nul en diastole et un flux positif : carotides externes, ophtalmiques et sous-clavières.

► Résultats en pathologie :
L'examen Doppler permet essentiellement le diagnostic des oblitérations artérielles complètes ou incomplètes quelle que soit leur localisation. Le diagnostic sera soupçonné sur une modification du son Doppler et confirmé par l'analyse des courbes vélocimétriques dont les modifications vont dépendre de la position de la sonde par rapport à la sténose (en amont, en aval et directement au niveau de la sténose) et du territoire artériel intéressé. Enfin il est également possible de faire le diagnostic des thromboses veineuses profondes par l'examen Doppler mais avec une sensibilité plus faible qu'au niveau artériel.

DOPPLER CERVICAL ET ECHOTOMOGRAPHIE

► Principe technique :
L'effet Doppler est basé sur l'enregistrement des courbes de vitesse des artères cervicales par voie externe transcutanée. On utilise un *faisceau d'ultrasons,* qui se réfléchit sur les hématies du torrent artériel et qui est *réfléchi* vers la sonde. La fréquence du faisceau réfléchi augmente ou diminue par rapport à celle du faisceau incident proportionnellement à la vitesse d'écoulement du sang dans l'axe artériel étudié. C'est la définition de l'effet Doppler qui est une *mesure de vitesse d'écoulement du flux sanguin ou vélocité et non une mesure de débit.* La différence de fréquence entre les deux faisceaux se traduit par un signal sonore, puis elle est convertie en un signal électrique pour que l'on puisse disposer d'un enregistrement graphique.

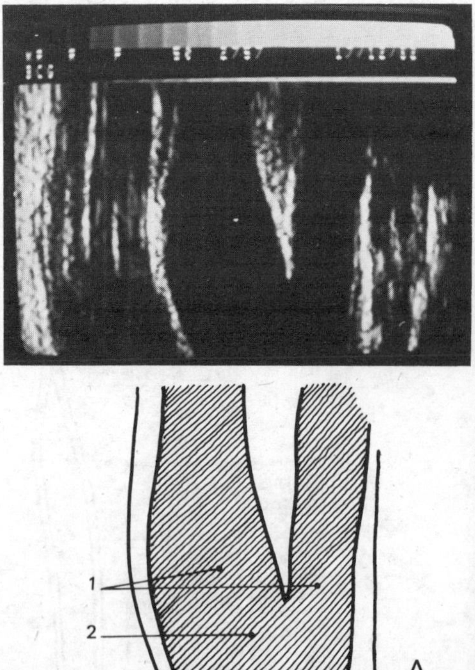

Aspect échotomographique de la bifurcation carotidienne. Bifurcation : 1) Carotidienne ; 2) Carotide primitive.

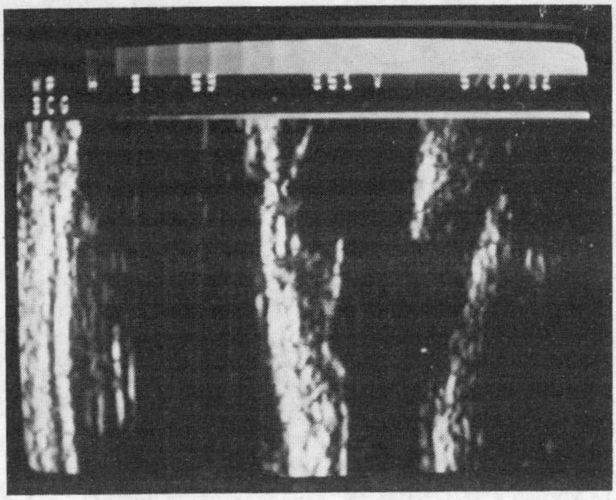

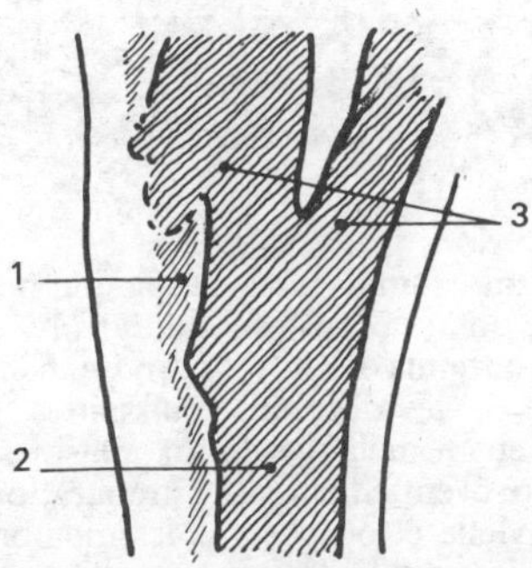

B

Fig. B : 1) Plaque d'athérome : rétrécissement de 50 % du vaisseau ; 2) Carotide primitive ; 3) Bifurcation carotidienne.

► Préparation du malade à l'examen :

C'est un examen pratiqué sur rendez-vous. La demande d'examen doit fournir des *renseignements cliniques suffisants.* L'examen Doppler cervical doit être *dans certains cas réalisé en urgence* (compte tenu des possibilités de chaque centre hospitalier). C'est un examen *anodin,* totalement *atraumatique* et *indolore.* Aucune surveillance particulière n'est nécessaire après l'examen. Il n'y a *aucune contre-indication,* en particulier d'âge, et l'effet Doppler pourra être répété et devenir un élément de surveillance.

► Fiabilité de l'effet Doppler cervical :

La fiabilité de cet examen dépendra de l'entraînement du médecin à cette technique.

► Principales indications :

L'examen Doppler a un rôle de dépistage important en pathologie neurologique vasculaire :

∗ Diagnostic de sténose ou de thrombose carotidienne, en particulier devant un ACCIDENT VASCULAIRE ISCHÉMIQUE TRANSITOIRE (→).

∗ Diagnostic de thrombose carotidienne devant un ACCIDENT VASCULAIRE CONSTITUÉ (→ HÉMIPLÉGIE).

∗ Devant un SOUFFLE CAROTIDIEN ISOLÉ, le Doppler permet de mettre en évidence une éventuelle sténose et son importance.

∗ Il permet d'apprécier l'ÉTAT DES AXES CAROTIDIENS avant toute chirurgie cardiaque, coronaire ou vasculaire sur l'aorte et les artères des membres inférieurs.

∗ Diagnostic d'un SYNDROME DE VOL SOUS-CLAVIER.

∗ Contrôle postopératoire après CHIRURGIE CAROTIDIENNE ou ANASTOMOSE TEMPORO-SYLVIENNE.

Le Doppler doit pour apporter un maximum d'informations, être couplé à l'échotomographie : technique qui repose aussi sur les ultrasons, réfléchis par les parois artérielles et permet de visualiser sur un écran avec des tirages photos, d'éventuelles lésions, en particulier des plaques d'athérome, de chiffrer le degré d'une sténose en regard des plaques, mais ceci uniquement sur le trajet extracrânien des artères (siège le plus fréquent des lésions) et surtout sur les axes carotidiens plus que sur les vertébrales (contenues dans un canal osseux et de plus petit calibre). Couplé au doppler, l'examen échotomographique aide à préciser les indications de l'artériographie cérébrale « classique » ou numérisée, qu'il ne remplace cependant pas. Dans certains centres neurologiques, l'usage de sondes spéciales permet d'enregistrer le flux cérébral des artères intracrâniennes à travers les parois osseuse du crâne (doppler transcrânien).

DOUGLAS (PONCTION EXPLORATRICE DE)

► But :

Mise en évidence de la cytologie péritonéale.

► Matériel et technique :

– Spéculum, pince longuette, aiguille à ponction lombaire à biseau court, tube stérile et lames, seringues pouvant s'adapter sur aiguille.

– Sous anesthésie générale ou non, femme en position gynécologique, le cul-de-sac vaginal postérieur est badigeonné d'un antiseptique.

► **Résultats :**

∗ NORMALEMENT :
Il existe un épanchement dans le cul-de-sac de Douglas contenant des cellules mésothéliales et autres cellules normales en quantité plus ou moins variable.

∗ ANORMALEMENT :
Présence :

– de sang pouvant signer une grossesse extra-utérine ;

– de cellules malignes, signant une tumeur pelvienne ;

– de pus, signant une collection suppurée dans le Douglas.

DUODÉNO-CHOLANGIO-PANCRÉATOGRAPHIE RÉTROGRADE

Voir *Cathétérisme de la papille duodénale*

DURÉE DE VIE DES HÉMATIES

Voir *Hématies (Durée de vie des)*

DURÉE DE VIE DES PLAQUETTES

Voir *Plaquettes (Durée de vie des)*

DYE – TEST

► **Définition, technique :**
C'est un examen immunologique mettant en évidence un anticorps présent dans le sérum des patients atteints de *toxoplasmose*. On met en présence, à des dilutions croissantes, le sérum à tester et un mélange de toxoplasmes vivants. On colore éventuellement la préparation au bleu de méthylène et on observe les membranes des toxoplasmes.

► **Résultats :**
En cas d'infection le taux maximal des anticorps est atteint en 8 semaines avec des chiffres supérieurs à 300 UI/ml. Il reste stationnaire plusieurs mois, puis décroît lentement.

ÉCHELLES D'APPRÉCIATION

Les échelles représentent des instruments d'évaluation qui permettent un abord quantitatif des troubles présentés par les malades mentaux.

Les techniques se sont développées depuis une vingtaine d'années, en partie grâce à la recherche en pharmacologie.

▶ **De nombreuses échelles sont d'usage courant et ont été validées.** Les conditions de passation sont standardisées.

Certaines échelles apprécient les manifestations extérieures telles que le comportement des malades hospitalisés. Ainsi la « Nurses Observation Scale of Impatient Evaluation » (NOSIE) est remplie par les infirmiers.

D'autres échelles sont basées sur l'examen psychiatrique (B.P.R.S. : Brief Psychiatric Rating Scale, échelle de dépression d'Hamilton, la plus utilisée dans les syndromes dépressifs).

Enfin des échelles d'auto-évaluation sont remplies par les patients (questionnaires d'anxiété, échelles d'humeur).

▶ **Les instruments d'évaluation ont des applications multiples.**

Les échelles peuvent être utilisées en clinique pour le diagnostic et la mesure de l'intensité de la pathologie.

Elles ne donnent qu'une information photographique.

Leur application la plus courante est celle des essais cliniques des médicaments, où elles permettent d'apprécier objectivement les modifications de la symptomatologie d'après les scores obtenus avant, au cours et après traitement. L'abord quantitatif permet la transmission d'informations objectives et leur mise en commun lors d'essais coopératifs.

ÉCHOCARDIOGRAPHIE

▶ **Définition :**

L'échocardiographie est l'enregistrement des différents échos du cœur produit par la réflexion plus ou moins importante d'un faisceau d'ultrasons.

▶ **Technique :**

Il existe actuellement deux types d'appareillage d'échocardiographie :

– *les appareils permettant des enregistrements TM,* c'est-à-dire l'enregistrement des mouvements des différentes formations cardiaques en fonction du temps, mais en une seule dimension ;
– *les appareils permettant des enregistrements de type B,* c'est-à-dire en deux dimensions en fonction du temps.

Si le principe reste le même dans les deux méthodes, le mode d'enregistrement est différent : sur papier à développement immédiat pour le TM, sur magnétoscope pour le B avec possibilité de reproduire des images fixes à différents temps de la révolution cardiaque.

Dans les deux cas, l'enregistrement est couplé à celui de l'électrocardiogramme. Le sujet est torse nu, en décubitus dorsal légèrement surélevé par un ou deux oreillers, l'examen est souvent complété par un tracé enregistré en décubitus latéral gauche.

La principale difficulté de l'examen tient au fait que les ultrasons sont bloqués par la moindre couche d'air, même d'épaisseur minime. L'enregistrement s'effectue au bord gauche du sternum dans le troisième, quatrième espace intercostal. En cas de difficultés à obtenir un tracé de bonne qualité à ce foyer, on peut tenter un enregistrement à la pointe du cœur repérée manuellement, en position sous-xyphoïdienne et en position suprasternale.

La sonde utilisée pour l'examen est à la fois émettrice et réceptrice d'ultrasons, sa forme est le plus souvent cylindrique mais est variable en fonction du type d'appareillage utilisé.

▶ **Précautions – Causes d'erreur :**

L'échocardiographie est une technique totalement atraumatique qui peut être pratiquée au lit du malade, la plupart des matériels étant mobiles, et quel que soit l'état clinique de celui-ci. L'examen est donc théoriquement réalisable pour tous, mais la qualité des tracés sera souvent médiocre chez les patients obèses, emphysémateux et chez les patients présentant des déformations thoraciques.

▶ **Résultats normaux :**

L'échocardiographie TM et B permet de visualiser dans de bonnes conditions les cavités gauches et leurs appareils valvulaires : oreillette

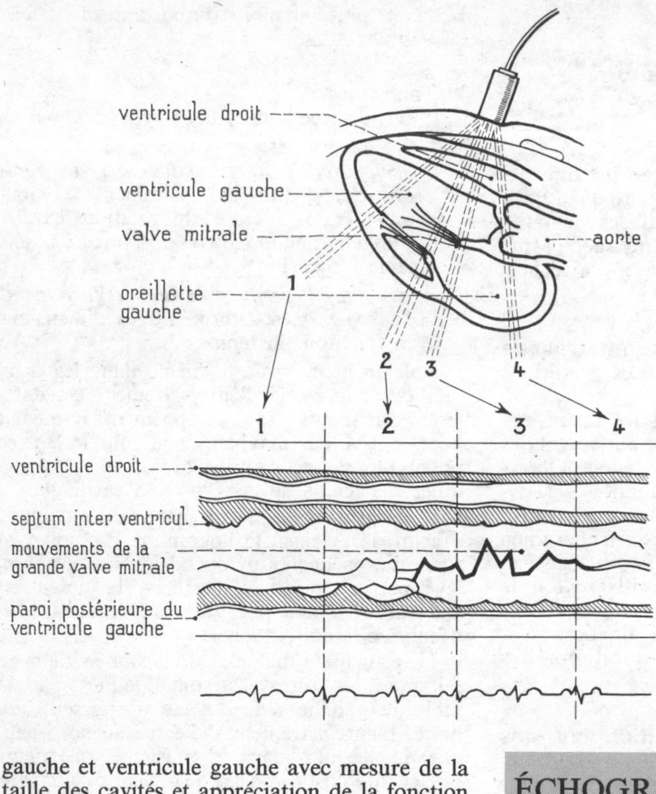

Échocardiographie. Structures traversées par le faisceau d'ultrasons
(d'après RENOU Ph. *Cahiers de l'Infirmière*, 3, *Appareil cardio-vasculaire*, Masson, Paris, 1982).

gauche et ventricule gauche avec mesure de la taille des cavités et appréciation de la fonction ventriculaire gauche, mesure de l'épaisseur des parois et de leur contractilité ; valves mitrales antérieures et postérieures, valvules sigmoïdes aortiques avec appréciation de leur cinétique et d'un éventuel remaniement.

Les cavités droites sont moins bien explorées, ainsi que les appareils valvulaires correspondants.

▶ Résultats en pathologie :

L'échocardiographie est un appoint souvent précieux dans la plupart des pathologies rencontrées en cardiologie. Certaines d'entre elles présentent un intérêt plus particulier : les cardiopathies valvulaires, mitrales, en particulier, où l'examen échographique permet de préjuger de la sévérité de celles-ci. Les épanchements péricardiques ont été et restent un domaine important de cette technique d'exploration. Il en est de même pour les cardiomyopathies, en particulier obstructives ; la pathologie coronarienne ; la pathologie du cœur droit, bien que de visualisation moins facile ; et également la plupart des cardiopathies congénitales.

ÉCHOGRAPHIE CÉRÉBRALE PAR VOIE TRANSFONTANELLAIRE

▶ Technique :

Grâce à un appareillage adapté (sondes sectorielles à temps réel et haute fréquence), elle est réalisable tant que la fontanelle est perméable. La connaissance parfaite de l'embryologie et de l'anatomie cérébrale normale du nouveau-né, la confrontation des aspects observés avec la clinique sont indispensables pour son interprétation.

▶ Indications :

C'est l'exploration de base du cerveau néonatal du fait de son caractère anodin, de la répétition facile des examens, de la supériorité des renseignements qu'elle fournit, par rapport à l'examen tomodensitométrique (scanner).

Elle permet le diagnostic et la surveillance évolutive de diverses atteintes cérébrales : dilatation ventriculaire +++ ; hémorragies intracrâniennes, en particulier hémorragie intraventriculaire ; lésions anoxiques et ischémiques, en particulier leucomalacies périventriculaires (nécrose ischémique de la substance blanche) ; malformations cérébrales ; tumeurs cérébrales ; méningites purulentes.

ÉCHOGRAPHIE OCULAIRE

▶ Définition :

L'échographie oculaire utilise l'examen de la réflexion d'un faisceau d'ultrasons sur les différentes structures de l'œil. Il existe deux méthodes :

- *l'échographie A*, surtout utilisée pour l'étude du globe oculaire ;
- *l'échographie B*, utilisée pour l'exploration de la cavité orbitaire.

Examen indolore et rapide, elle peut être répétée indéfiniment.

▶ Indications :

- recherche d'un décollement de rétine lorsque le trouble des milieux antérieurs de l'œil interdit l'observation directe ;
- devant un décollement de rétine d'allure tumorale, recherche de caractères particuliers à un hémangiome, à un sarcome choroïdien ;
- mesure de l'axe antéro-postérieur de l'œil dans les exophtalmies ;
- mesure de l'axe antéropostérieur de l'œil (biométrie) pour le calcul de la puissance de l'implant dans l'intervention de la cataracte.

ÉCHOTOMOGRAPHIE ABDOMINALE

▶ Technique :

Elle permet d'obtenir des images de coupe du corps et des différents organes à l'aide d'un faisceau d'ultrasons. Ceux-ci sont réfléchis (échos) par les structures qu'ils rencontrent. En *mode A* (échographie unidimensionnelle), ils sont représentés sous forme de pics sur un tube cathodique ; en *mode B*, ils sont représentés par des points lumineux, un mouvement de translation appliqué à la sonde lui fait balayer un plan. Dans le mode de représentation *en gamme de*

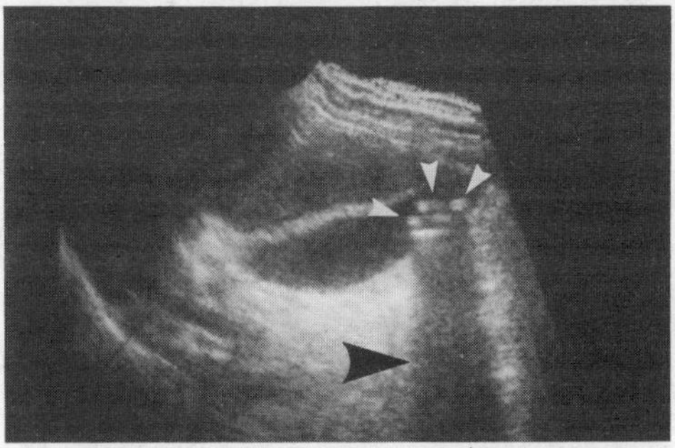

Calculs vésiculaires radio-transparents. Plusieurs calculs situés dans le fond de la vésicule associent des zones fortement échogènes à une ombre portée en arrière. Coupe longitudinale sous-costale droite.

Principaux diagnostics d'échographie abdominale

FOIE	VOIES BILIAIRES	PANCRÉAS	AUTRES
. *Hépatomégalie* – métastases (⩾ 1 cm) – hépatome – kystes hydatiques – abcès amibien – autres masses . *Tronc sphéno-portal, veines sus-hépatiques*	. *Ictère* . Recherche d'une dilatation des voies biliaires en faveur d'un obstacle . Recherche d'une lithiase (échos + ombre) – cholécystite	. Cancer . Pancréatite aiguë . Pancréatite chronique, pseudo-kystes (+++)	. Anévrisme aorte . Masse abdominale

gris la luminosité du point est proportionnelle à l'amplitude de l'écho. L'image formée sur l'écran est ensuite photographiée.

▶ **Précautions :**

L'ascite abondante ou de nombreux gaz sont gênants pour l'examen. Pour lutter contre ces derniers, on peut utiliser, par exemple : régime avec ou sans *Spasmenzyme* et charbon pendant 3 jours. Il est préférable de faire les examens barytés éventuels après l'échographie. C'est un examen parfaitement anodin et qui donne des renseignements comparables à ceux du scanner (tomodensitométrie).

▶ **Indications, résultats :**

Ils sont schématisés dans le tableau ci-dessous (la fiabilité des résultats augmente avec l'expérience de l'opérateur et les progrès techniques permanents).

ÉCHOTOMOGRAPHIE GYNÉCOLOGIQUE ET OBSTÉTRICALE (ETG)

▶ **But :**

Permettre, en utilisant les ultrasons, de visualiser l'appareil génital et son contenu.

▶ **Technique :**

Examen indolore, inoffensif aux intensités utilisées, pouvant être facilement répété, durée 10 à 15 minutes.

Il doit être fait vessie pleine. Il s'effectue en décubitus dorsal après avoir enduit la paroi abdominale d'une pellicule d'huile ou de gel.

▶ **Résultats :**

L'examen apporte des informations précieuses :

∗ En gynécologie :

- dans le monitorage des inductions de l'ovulation ;
- l'étude des masses annexielles : kystes de l'ovaire, grossesse extra-utérine, tumeurs ;
- l'étude de la cavité utérine : fibrome, malformations, tumeurs.

∗ En obstétrique :

- sur le terme (si l'examen est fait entre 7 et 12 semaines d'aménorrhée), dans les erreurs de terme ou terme imprécis ;

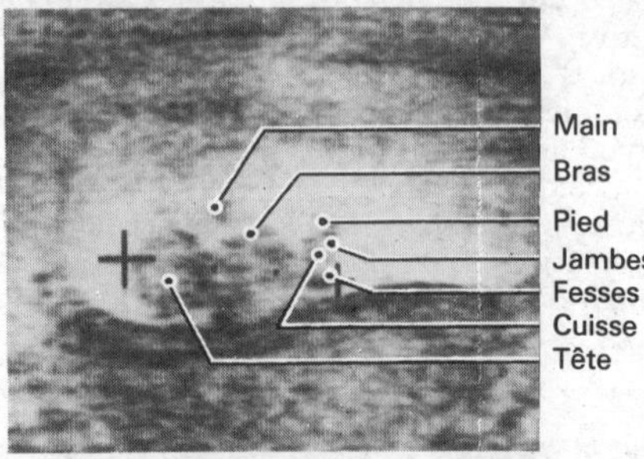

Embryon à 10 semaines.

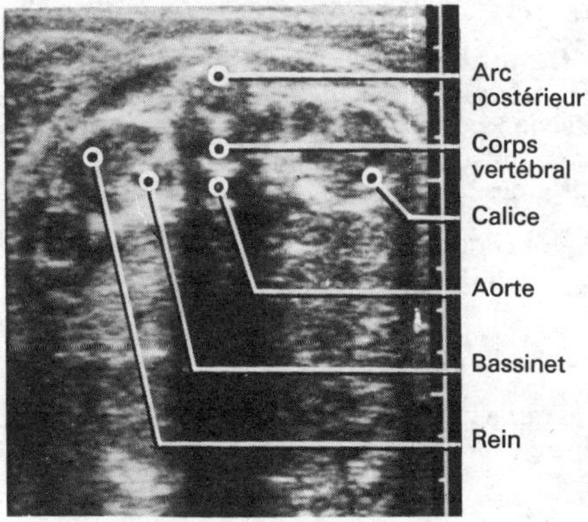

Reins – Coupe transversale.

- sur le nombre de fœtus dans les grossesses multiples ;
- sur le développement fœtal par la mesure des diamètres bipariétal (Bip) et transverse abdominal, dans les hypotrophies ;
- sur certaines malformations : digestives, neurologiques (spina bifida), cardiaques, etc. ;
- sur la position et la structure du placenta (placenta praevia) ;
- sur la vitalité fœtale dans les souffrances fœtales ou mort fœtale, par l'étude des mouvements actifs, des mouvements respiratoires, du rythme cardiaque fœtal (à 7 semaines d'aménorrhée existe une activité cardiaque).

Pour une grossesse *a priori* normale on recommande deux échographies systématiques par grossesse : 1re entre 19e et 21e semaine, 2e entre 31e et 33e semaine.

ÉLECTROCARDIOGRAMME

► **Définition :**

L'électrocardiogramme permet l'enregistrement des variations de potentiel électrique des cellules myocardiques.

► **Technique d'enregistrement :**

⁎ Dans un premier temps sont enregistrées les dérivations périphériques au moyen d'électrodes placées aux extrémités des quatre membres, après avoir nettoyé la peau à l'éther et amélioré le contact grâce à une goutte de pâte conductrice ; ces dérivations sont appelées DI, D2, D3, aVR, aVL et aVF.

⁎ Dans un deuxième temps sont enregistrées les dérivations précordiales grâce à une électrode munie d'une ventouse, après avoir également nettoyé la peau à l'éther. Ces dérivations sont numérotées de V1 à V9, et placées sur des repères thoraciques précis : V1 dans le quatrième espace intercostal droit au bord droit du sternum, V2 dans le même espace au bord gauche du sternum, V3 entre V2 et V4, V4 dans le cinquième espace gauche sur la ligne médio-claviculaire, les suivantes sont placées sur une horizontale partant de V4, V5 sur la ligne axillaire antérieure, V6 sur la ligne axillaire moyenne, V7 sur la ligne axillaire postérieure, V8 sur une ligne passant par la pointe de l'omoplate, V9 inter-scapulo-vertébrale. On peut également enregistrer les symétriques des dérivations gauches par rapport au sternum qui sont notées : V3R, V4R, etc. Des dérivations dites « hautes » sont parfois étudiées, elles sont enregistrées un espace intercostal au-dessus de leur emplacement habituel. Enfin la dérivation VE correspond à l'électrode placée sur l'apophyse xyphoïde.

⁎ Avant le début de l'enregistrement il convient de vérifier l'étalonnage de l'appareil : un voltage de 1 millivolt délivré par une touche spéciale doit mesurer 10 mm sur l'enregistrement, soit la hauteur de deux grands carreaux.

Lorsque les voltages sont trop importants, le stylet va venir buter en haut ou en bas et il faudra alors enregistrer en demi-voltage en le notant sur le tracé. D'une façon générale il faut déplacer la ligne de base avant de laisser dérouler le papier de telle façon que le tracé ne déborde pas du rouleau de papier millimétré sur lequel il s'inscrit.

⁎ Une fois que toutes les dérivations sont enregistrées, il faut découper le tracé dérivation par dérivation, le monter sur un carton en indiquant le nom et le prénom du

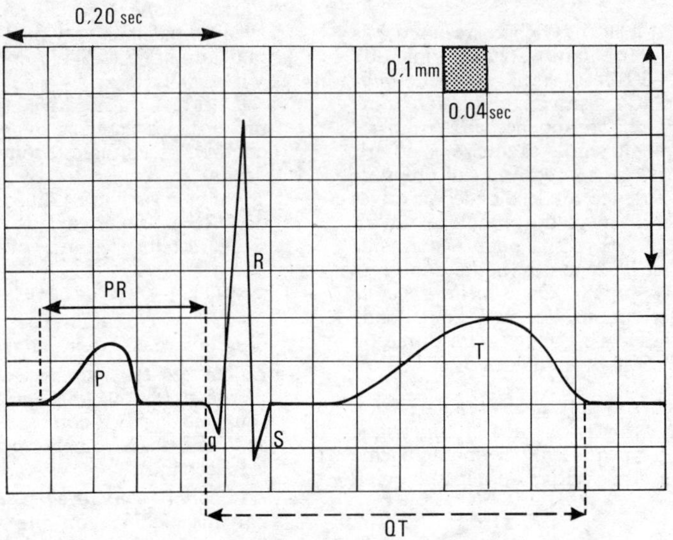

Représentation conventionnelle de l'électrocardiogramme

(d'après Renou Ph. *Cahiers de l'Infirmière*, 3, *Appareil cardio-vasculaire*, Masson, Paris, 1982).

malade ainsi que la date et l'heure de l'enregistrement.

▶ Précautions – Causes d'erreur :

Il est très important d'avoir parfaitement préparé la peau par un nettoyage à l'éther, éventuellement en la frottant légèrement avec un abaisse-langue avant d'appliquer l'électrode avec une goutte de pâte conductrice. Si malgré cette préparation la ligne iso-électrique n'est pas stable, il peut s'agir d'un tremblement du malade (froid, nervosité) ou d'un parasitage par le courant secteur et il faut alors vérifier le bon contact de la prise de terre.

Une erreur fréquente consiste à inverser les fils de deux dérivations, fréquemment bras droit – bras gauche, ce qui donne des ondes P négatives en dérivation DI.

▶ Résultats normaux :

L'électrocardiogramme reflète les différents temps de la contraction cardiaque :

∗ L'ONDE P correspond à la dépolarisation auriculaire, normalement positive en D1, D2, D3, avec un axe compris entre 0° et 80°. Sa durée est égale ou inférieure à 0,11 s.

∗ L'ESPACE PR OU PQ est mesuré du début de l'onde P au début de Q ou au pied de R. Il correspond au délai de transmission auriculo-ventriculaire et mesure entre 0,12 et 0,20 s.

∗ LE COMPLEXE RAPIDE QRS correspond à la dépolarisation ventriculaire. Son axe doit être compris entre —30° et +90°. On appelle *onde R* toute première positivité, *onde Q* toute première négativité. On appelle *onde S* puis *S'* les négativités qui suivent la première positivité, et *R'* les positivités qui suivent la première positivité. Une absence totale d'ondes positives est appelée *QS*. L'aspect du complexe ventriculaire est de type rS (petite onde r et grande onde S) en VI, et de type qR (petite onde q et grande onde R) en V6. On appelle *zone de transition* les dérivations V3 ou V4 où l'onde R a la même taille que l'onde S. La durée du complexe QRS doit être inférieure à 0,10 s.

∗ L'ONDE T correspond à la repolarisation ventriculaire et est généralement asymétrique avec une première pente lente et une deuxième rapide. Elle peut être positive ou négative selon la dérivation.

∗ L'ESPACE QT se mesure du début du complexe QRS à la fin de l'onde T. Sa durée est fonction du rythme cardiaque et doit être appréciée sur un abaque.

▶ Pathologie :

∗ LES HYPERTROPHIES :

- *Auriculaire droite :* aspect pointu de l'onde P d'amplitude supérieure à 2,5 mm en D2 et à 2 mm en V1.
- *Auriculaire gauche :* onde P bifide en D1, D2, V5 et V6 avec allongement de la durée au-delà de 0,12 s, aspect diphasique en V1 avec une composante négative marquée.
- *Biauriculaire :* onde P de voltage supérieur à 2,5 mm et de durée égale ou supérieure à 0,12 s.
- *Ventriculaire droite :* déviation droite de l'axe de QRS au-delà de 110°. En V1, V2 aspect rS ou rs avec une grande onde R supérieure à 8 mm, voire aspect Rs ou R dans les hypertrophies importantes.
- *Ventriculaire gauche :* déviation gauche de l'axe de QRS au-delà de — 30°. Grande onde R en V5, V6 et grande onde S en V1 avec un index de Sokolow (SV1 + RV5 ou V6) supérieur à 40 mm.

∗ LES BLOCS DE BRANCHE :

- *Bloc de branche droit :* aspect rSR' en V1 et en D3, qRS en V6 et D1 avec une onde S large et empâtée. Le bloc est complet si la durée de QRS est supérieure à 0,12 s, incomplet si inférieure à 0,12 s.
- *Bloc de branche gauche :* aspect R exclusif avec empâtement du pied de R ou R en plateau en V6 et D1. Aspect QS ou rS en V1 et D3.

  L'onde T est négative et asymétrique en précordiales gauches dans les blocs gauches, en précordiales droites dans les blocs droits.

  Un bloc gauche est dit *complet* si la durée de QRS est supérieur à 0,12 s et *incomplet* si elle est inférieure à 0,12 s.

∗ L'INSUFFISANCE CORONARIENNE :

- *La nécrose* est caractérisée par une onde Q dont la largeur atteint ou dépasse 0,04 s.
- *La lésion* est caractérisée par un sus-décalage (lésion sous-épicardique) ou un sous-décalage (lésion sous-endocardique) du segment S-T par rapport à la ligne iso-électrique.
- *L'ischémie coronarienne* est caractérisée par une modification dite « primaire » de la repolarisation avec une onde T négative (ischémie sous-épicardique) ou positive (ischémie sous-endocardique) pointue et symétrique.

∗ Les blocs auriculo-ventriculaires (→).

∗ Les troubles du rythme : différentes tachycardies, fibrillations, torsades de pointe et également syndromes de préexcitation.

∗ L'étude de la repolarisation permet également les diagnostics de péricardite, d'anomalies ioniques (hypo ou hyperkaliémie, hypo ou hypercalcémie), d'anomalies médicamenteuses (imprégnation par les digitaliques, certains antiarythmiques).

ÉLECTROCARDIOGRAMME D'EFFORT

► Définition :

Enregistrement de l'électrocardiogramme pendant et après un effort physique gradué.

► Technique :

Un électrocardiogramme de base, au repos, est tout d'abord enregistré. Puis un effort gradué est commencé par le patient (le plus souvent sur bicyclette ergométrique, parfois tapis roulant).

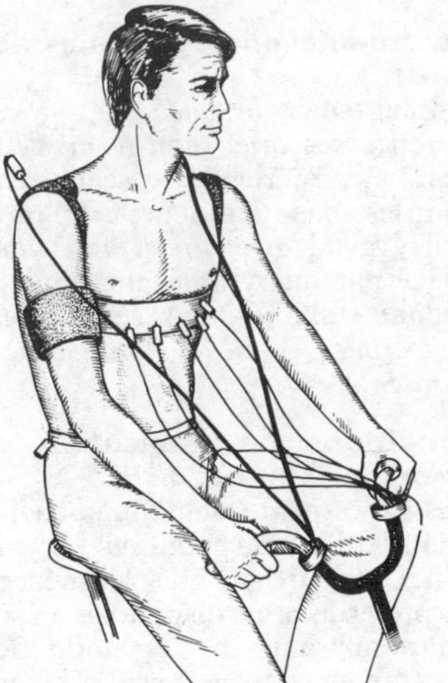

Enregistrement de l'ECG sur bicyclette ergométrique

(d'après Renou Ph. *Cahiers de l'Infirmière,* 3, *Appareil cardio-vasculaire,* Masson, Paris, 1982).

L'effort est progressivement augmenté jusqu'à ce que la fréquence cardiaque prévue soit atteinte. Au cours de l'épreuve, sont surveillés la fréquence cardiaque, la tension artérielle, l'électrocardiogramme et la survenue de douleurs thoraciques ressenties par le patient.

L'épreuve peut ainsi être arrêtée à tout instant en cas d'apparition d'anomalies.

Après l'effort, pendant la période de récupération, l'électrocardiogramme est aussi enregistré.

► Résultats à l'état normal :

L'effort musculaire entraîne une tachycardie sinusale, une élévation tensionnelle et des modifications de la repolarisation.

Le but de l'électrocardiogramme d'effort est de mettre en évidence, lors d'une augmentation du travail, donc de la consommation d'oxygène, des anomalies électrocardiographiques reflétant un mauvais fonctionnement du muscle cardiaque.

Cette épreuve est indiquée :

– dans un but diagnostique (douleurs thoraciques atypiques, dépistage d'insuffisance coronarienne) ;
– dans le bilan d'une insuffisance coronarienne permettant de chiffrer la tolérance à l'effort.

► Dans le cadre de la pathologie peuvent apparaître :

– des troubles de la conduction auriculo-ventriculaire, jusqu'à la fibrillation ventriculaire ;
– des signes d'ischémie-lésion, qui permettent de localiser le territoire qui souffre (du fait de sténoses de l'artère qui l'irrigue).

Ces résultats seront confirmés par la coronarographie (→).

Des causes d'erreur sont possibles (terrain du patient, non-entraînement à l'effort, cardiomyopathie, etc.).

ÉLECTROCARDIOGRAMME (ENREGISTREMENT CONTINU DE L')

► Définition :

L'enregistrement continu de l'électrocardiogramme par la méthode de Holter consiste en un enregistrement de l'électrocardiogramme d'un sujet de façon continue pendant 24 heures, le plus souvent dans des conditions de vie normales, en dehors d'une hospitalisation.

▶ Technique :

L'enregistrement est effectué grâce à un enregistreur magnétique portatif qui enregistre l'électrocardiogramme sur des bandes ou sur des cassettes. Cet appareil est relié à un certain nombre d'électrodes (2 à 5) collées sur la paroi thoracique, permettant l'enregistrement d'une dérivation précordiale. La mise en place des électrodes doit être particulièrement soigneuse car l'enregistrement doit durer 24 heures et rester de bonne qualité.

La lecture de l'enregistrement se fait à vitesse accélérée, le plus souvent 60 fois plus vite.

▶ Précautions – Causes d'erreur :

La principale précaution à prendre concerne la fixation des électrodes : elle doit se faire après rasage si nécessaire, la peau doit être soigneusement nettoyée avec un mélange alcool-éther après avoir été frottée avec un papier de verre très fin ou avec une pierre ponce. Les électrodes seront placées en regard d'une surface osseuse pour limiter les parasites d'origine musculaire. Enfin le contact doit être assuré par une pâte conductive spéciale.

▶ Résultats normaux :

L'enregistrement continu de l'électrocardiogramme permet une étude prolongée sur 24 heures, en laissant le sujet dans ses conditions de vie habituelles ; il lui est seulement nécessaire de venir faire poser l'appareillage puis de revenir 24 heures plus tard pour le faire retirer et donner la bande magnétique aux fins de lecture. Cet examen est donc uniquement pratiqué dans certaines conditions pathologiques.

▶ Résultats en pathologie :

* CETTE TECHNIQUE EST SURTOUT UTILISÉE DANS LE DÉPISTAGE DES TROUBLES DU RYTHME quelle qu'en soit la nature. On l'utilise également dans la surveillance d'un traitement antiarythmique afin d'en vérifier l'efficacité. La surveillance du bon fonctionnement d'un stimulateur est également du domaine de l'enregistrement continu.

* LA MALADIE CORONARIENNE est également devenue une indication de cette méthode qui permet la surveillance de la repolarisation ventriculaire (segment ST et onde T). La survenue d'un sous-décalage ou surtout d'un sus-décalage du segment ST est très évocatrice de l'existence d'une insuffisance coronaire. Néanmoins des difficultés techniques persistent dans cette dernière indication, qui en limitent la fiabilité.

ÉLECTRO-ENCÉPHALOGRAMME (E.E.G.)

▶ Définition et technique :

L'EEG consiste en l'enregistrement des variations de potentiel recueillies par les électrodes réparties sur le scalp. On met en place 20 à 30 électrodes symétriquement sur le crâne et selon des schémas standardisés. Les électrodes sont disposées en des séries transversales (antérieure, moyenne et postérieure) et longitudinales (supérieure, moyenne, inférieure).

* QUATRE TYPES D'ONDES PEUVENT ÊTRE OBSERVÉES : *alpha* (10 cycles par seconde), *bêta* (15 à 18 cycles par seconde), *thêta* (4 à 7 cycles par seconde et amples) et *delta* avec un rythme lent et ample (de 1 à 3 cycles par seconde).

* L'ÉLECTRO-ENCÉPHALOGRAMME DOIT ÊTRE INTERPRÉTÉ EN FONCTION DE L'ÂGE : Les tracés chez le jeune enfant s'organisent progressivement dans les cinq premières années et approchent les aspects de l'adulte vers l'âge de 10 ans.

▶ Électro-encéphalogramme normal de l'adulte :

Sommairement le tracé chez le sujet éveillé et au repos sensoriel montre un rythme alpha sur les 2/3 postérieurs du scalp et un rythme bêta sur les zones antérieures. A l'ouverture des yeux il y a un *arrêt du rythme alpha* qui est remplacé par un rythme plus rapide. Il existe une bonne stabilité du tracé lors des épreuves de *l'hyperpnée et de la stimulation lumineuse intermittente.*

▶ Conditions de réalisation d'un bon examen :

Elles nécessitent : une bonne coopération du malade et une interprétation par un médecin entraîné, et surtout que le médecin chargé d'interpréter le tracé dispose de renseignements cliniques suffisants sur les motifs de l'examen et les traitements en cours. On comprendra l'importance de la formulation de la demande d'examen.

L'EEG est un examen anodin et sans aucune contre-indication.

▶ Indications :

* L'EEG a un intérêt dans le DIAGNOSTIC ET LA SURVEILLANCE DE L'ÉPILEPSIE. Les anoma-

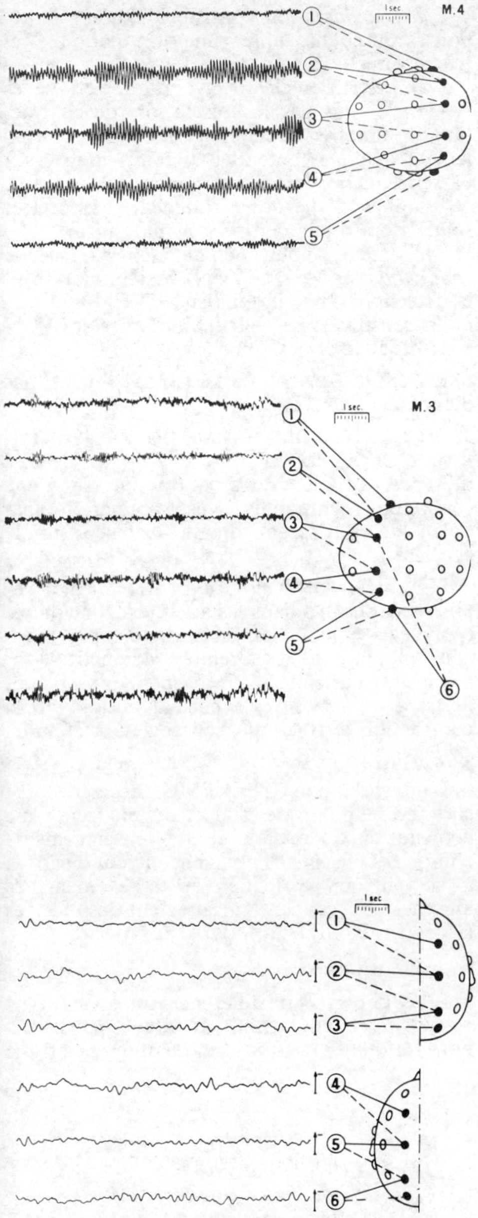

Enregistrement d'EEG. En haut, rythme alpha, dérivations pariéto-occipitales ; au millieu, rythme bêta, dérivations fronto-rolandiques ; en bas, rythme thêta, montage antéro-postérieur.

lies intercritiques sont les pointes, les pointes ondes et les ondes à front raide. L'EEG permet le diagnostic d'état de mal épileptique.

* Devant des signes neurologiques focalisés, l'EEG permet de mettre en évidence une SOUFFRANCE CÉRÉBRALE LOCALISÉE qui se traduit par des *ondes lentes localisées* sans préjuger de la nature de la lésion (tumeur, angiome, hématome, abcès, etc.).

* L'EEG permet d'étudier le SOMMEIL ET SES TROUBLES.

* L'EEG permet de SURVEILLER UN COMA. C'est un élément de surveillance à court terme d'un traumatisme crânien mais aussi à long terme (apparition éventuelle d'une comitialité *post-traumatique*).

* LE DIAGNOSTIC DE MORT CÉRÉBRALE devant un coma stade IV repose sur deux tracés électro-encéphalographiques plats à 1 heure d'intervalle (importance pratique pour les prélèvements d'organes).

* C'est un élément de surveillance de toute MÉNINGITE.

* C'est un élément de surveillance des ENCÉPHALOPATHIES MÉTABOLIQUES et, pour certaines, de diagnostic (encéphalopathie hépatique, Gayet-Wernicke).

* Les indications de l'EEG sont très larges en NEUROLOGIE COURANTE : on peut citer les bilans de céphalées, de pertes de connaissance brèves et de troubles psychiques.

ÉLECTRO-ENCÉPHALOGRAMME EN PSYCHIATRIE

► **Il a un intérêt certain chez les malades mentaux** et dans certains services il est pratiqué systématiquement chez tous les entrants.

La nature même de l'examen fait que la première indication que l'on en attend est de savoir si les signes psychiques peuvent être rattachés à une étiologie organique : en particulier l'épilepsie, les lésions expansives, les traumatismes cranio-cérébraux, les intoxications, les encéphalites, les démences organiques.

Dans les névroses, l'E.E.G. est le plus souvent normal. Dans certains cas, on observe une réduction d'amplitude, une disparition du rythme alpha, un excès de rythme bêta.

Chez les psychopathes, il existe fréquemment une immaturité de l'activité électrique.

Dans les schizophrénies, les tracés sont normaux, voire « hypernormaux » mais à réactivité éduite, en particulier aux neuroleptiques.

Chez les maniaco-dépressifs ou les déprimés endogènes, rien ne caractérise particulièrement les tracés.

► **L'E.E.G. sert aussi à contrôler l'effet des thérapeutiques.**

Les neuroleptiques ralentissent le rythme cérébral. Les tranquillisants surchargent les tracés en rythmes rapides, les antidépresseurs font apparaître une morphologie pointue accentuée à la stimulation lumineuse intermittente. Les sismothérapies entraînent une augmentation des rythmes lents.

► **Cet examen est parfaitement indolore.** Le seul désagrément est la nécessité de faire un shampooing après l'examen. Il nécessite la coopération du patient pendant 30 minutes, ce qui peut rendre sa réalisation délicate dans les phases d'agitation.

Ainsi, l'E.E.G. est-il un examen indispensable, pratiqué fréquemment, non seulement parce qu'il permet de déceler parfois une comitialité ou un processus cérébral localisé, mais parce qu'il permet également d'apprécier l'activité globale de l'encéphale et le retentissement des médicaments psychotropes.

► **Des aspects spéciaux** sont en train de se développer :

* L'E.E.G. QUANTIFIÉ permet par une analyse mathématique informatisée de rechercher les variations quantitatives. Les domaines d'investigation principaux sont la recherche d'anomalies fonctionnelles dans diverses affections et l'effet des produits psychotropes.

* LA CARTOGRAPHIE E.E.G. est une présentation dynamique et attrayante de l'E.E.G. classique avec un découpage par fréquence. La standardisation des examens rendra sa diffusion encore plus facile.

ÉLECTROMYOGRAMME (E.M.G.)

► **Technique-Principes-Résultats normaux et pathologiques :**

L'électrodiagnostic consiste à étudier la réponse musculaire après une stimulation électrique directe du muscle.

La détection ou électromyogramme étudie les potentiels émis par le muscle lors de contractions volontaires de celui-ci. On observe normalement quelques potentiels d'unités motrices à basse fréquence lors d'une contraction modérée et un phénomène de recrutement temporel et spatial lors d'une contraction plus forte.

On associe pour *l'étude des vitesses de conduction nerveuses* (VCN) la stimulation et la détection. On peut étudier les VCN motrices ou/et sensitives. Les valeurs normales des VCN sont de 50 m/s environ.

* EN CAS D'ATTEINTE CENTRALE, il n'y a pas d'anomalies de l'EMG.

* EN CAS D'ATTEINTE NEUROGÈNE PÉRIPHÉRIQUE, on observe une fibrillation sur le tracé de repos. Au cours de la contraction il y a une sommation temporelle sans sommation spatiale : on a l'aspect dit dc « tracé simple accéléré ».

* LES VCN SONT PRÉCOCEMENT ET FORTEMENT ABAISSÉES dans les atteintes tronculaires (polynévrites axonales, en particulier) et beaucoup moins dans les atteintes radiculaires.

En cas d'atteinte primitivement musculaire, le tracé de repos reste normal et lors de la contraction le tracé est riche ou interférentiel.

► **Précautions :**

L'interprétation d'un EMG nécessite une certaine habitude de la part du médecin, une coopération du malade et des renseignements cliniques suffisants. Il n'y a ni contre-indication, ni surveillance particulière après l'examen. Les aiguilles utilisées sont parfaitement désinfectées (Hépatite B, SIDA,...).

► **Indications :**

* L'EMG permet de différencier une ATTEINTE NEUROGÈNE PÉRIPHÉRIQUE d'une ATTEINTE PRIMITIVEMENT MYOGÈNE, de différencier une

Figure 1 :

Tracé EMG normal : le tracé est riche, fait de nombreux potentiels difficiles à distinguer les uns des autres.

Figure 2 :

Tracé EMG de détection : aspect pauvre du tracé témoignant d'une dénervation dans le muscle jambier antérieur droit (Polynévrite).

Fig. 1.

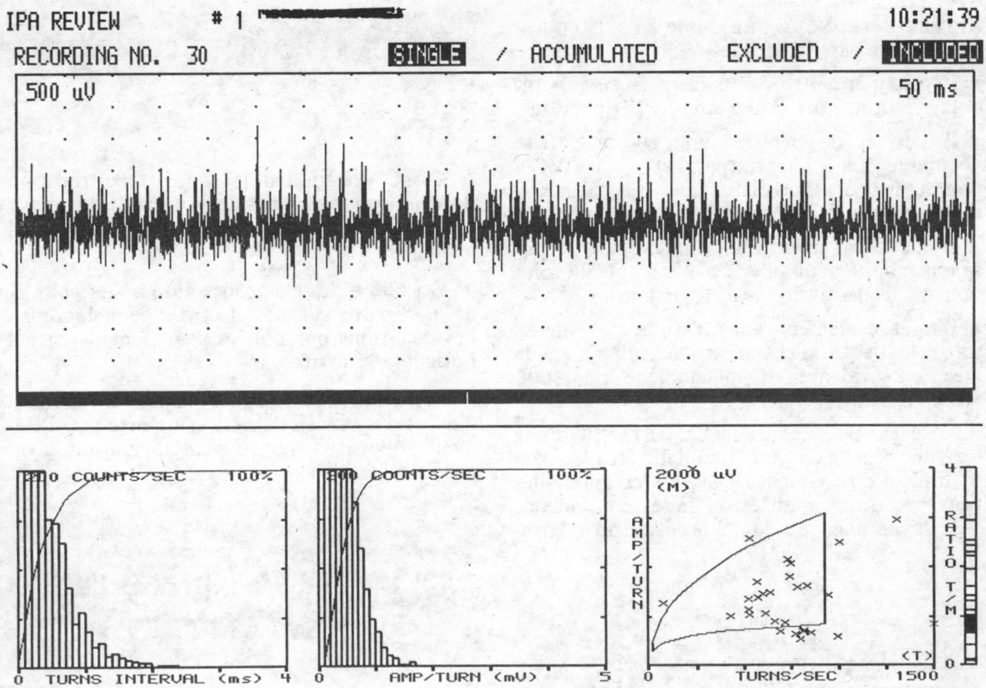
IPA REVIEW
1 [redacted]
10:21:39
RECORDING NO. 30
SINGLE / ACCUMULATED
EXCLUDED / INCLUDED
500 uV
50 ms
200 COUNTS/SEC 100%
0 TURNS INTERVAL (ms) 4
200 COUNTS/SEC 100%
0 AMP/TURN (mV) 5
2000 uV
(M)
AMP/TURN
0 TURNS/SEC 1500
(T)
RATIO T/M
4
0

Fig. 2.

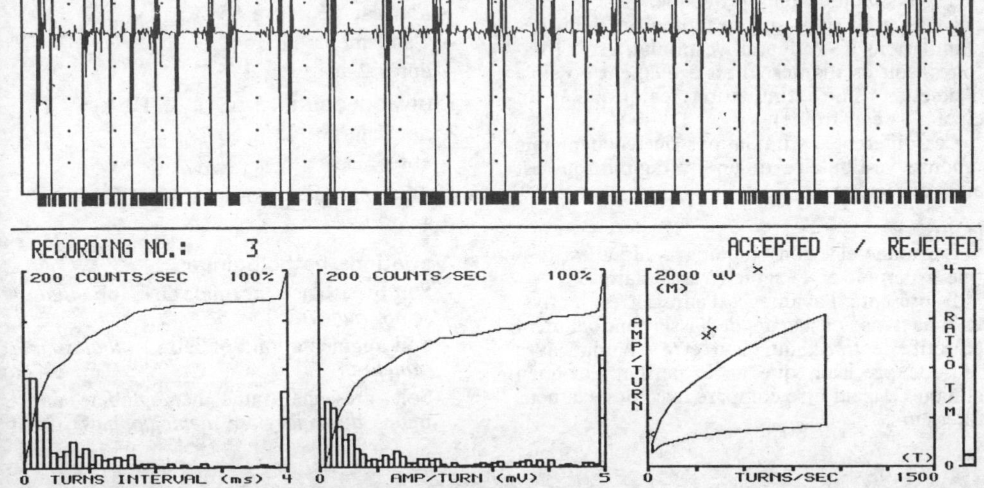
IPA RECORD
1 [redacted]
10:34:10
READY FOR RECORDING NO.: 4
FOOTSWITCH: ANALYZE / DISPLAY
1 mV
50 ms
RECORDING NO.: 3
ACCEPTED / REJECTED
200 COUNTS/SEC 100%
0 TURNS INTERVAL (ms) 4
200 COUNTS/SEC 100%
0 AMP/TURN (mV) 5
2000 uV
(M)
AMP/TURN
0 TURNS/SEC 1500
(T)
RATIO T/M
4
0

ATTEINTE TRONCULAIRE d'une ATTEINTE RADICULAIRE par l'étude des VCN.

* Il peut permettre de préciser la DIFFUSION et la TOPOGRAPHIE d'une atteinte périphérique.

* Il permet de dépister une NEUROPATHIE débutante et/ou latente (par l'étude des VCN pour les neuropathies diabétiques et les neuropathies des insuffisances rénales chroniques).

* Il peut avoir un INTÉRÊT PRONOSTIQUE par sa répétabilité pour suivre, par exemple, l'évolution d'une paralysie faciale a frigore.

* Intérêt également dans l'étude des BLOCS NEURO-MUSCULAIRES et en particulier dans la mise en évidence du phénomène ou BLOC MYASTHÉNIQUE.

* Mise en évidence dans LA TÉTANIE d'une activité répétitive par doublets, triplets ou multiplets de fréquence élevée. Ces anomalies peuvent être spontanées ou mises en évidence par l'hyperpnée ou la manœuvre du garrot.

ÉLECTRO-NYSTAGMOGRAPHIE

L'électronystagmographie a pour but d'enregistrer le nystagmus.

▶ **Technique :**

Des électrodes cutanées sont disposées autour de l'œil et sont reliées à un appareil qui enregistre sur une bande de papier les composantes horizontales et verticales du nystagmus oculaire spontané puis provoqué.

Le sujet est assis sur un fauteuil et subit des stimulations de l'appareil vestibulaire soit rotatoires, soit oscillantes. Il est également possible d'effectuer une stimulation calorique (eau chaude – eau froide).

Ces différentes stimulations déclenchent une réponse vestibulaire et un nystagmus qui est ainsi enregistré.

▶ **Intérêt :**

L'examen électronystagmographique est destiné à compléter l'examen vestibulaire.

Il présente l'avantage d'enregistrer le nystagmus dans l'obscurité, de laisser un document objectif : le *tracé*, qui peut être examiné avec plus de précision que ne le permet l'examen clinique et peut être comparé avec des examens ultérieurs.

ÉLECTRO-OCULOGRAMME (E.O.G.)

▶ **C'est l'enregistrement des perturbations du champ électrique du potentiel de repos de la rétine,** provoquées par les mouvements oculaires.

▶ **On place** des électrodes autour des yeux et on enregistre sur un électro-encéphalographe des déflexions provoquées par les mouvements horizontaux extrêmes.

▶ **Le tracé est modifié** dans bon nombre d'affections oculaires, mais n'apporte pas d'éléments nouveaux sur le plan diagnostique ou pronostique.

ÉLECTROPHORÈSE DE L'HÉMOGLOBINE

▶ **Définition :**

Séparation des différents constituants de l'hémoglobine.

▶ **Technique :**

Prélèvement de 2 à 3 ml de sang sur anticoagulant.

▶ **Résultats :**

Les 3 hémoglobines normales sont :

* L'HEMOGLOBINE FŒTALE (HbF) :
  - nouveau-né : 50 à 85 % ;
  - 1 an : moins de 15 % ;
  - après 2 ans : 1 à 2 %.

* L'HÉMOGLOBINE ADULTE A (HbA) :
  - nouveau-né : 15 à 50 % ;
  - après 2 ans : 97 à 99 %.

* L'HÉMOGLOBINE ADULTE A2 (HbA2) :
  - 1 à 2 %.

▶ **Variations pathologiques :**

- Soit persistance anormale de l'HbF : *thalassémie majeure.*
- Soit augmentation de l'HbA2 : *thalassémie mineure.*
- Soit présence d'une hémoglobine anormale : *drépanocytose, hémoglobinose C.*

ÉLECTROPHORÈSE DES PROTÉINES SÉRIQUES

► Définition :

C'est un examen qui permet de scinder les différentes fractions des protéines contenues dans le sang, par passage d'un courant ionisant. C'est un examen simple et qui est le complément de la vitesse de sédimentation (laquelle ne fait que signaler une dysprotidémie).

► Technique :

Prélèvement sur un sujet à jeun de 3 à 5 ml de sang veineux.

► Résultats normaux :

Il y a 70 à 80 g de protides par litre dont 35 à 45 g d'albumine. Le reste est constitué de globulines :

- alpha-globulines : 1 à 3 g/l ;
- alpha-2-globulines : 4 à 6 g/l ;
- bêta-globulines : 6 – 9 g/l ;
- gamma-globulines : 9 – 13 g/l.

► Variations pathologiques :

∗ UNE INFLAMMATION se manifeste par une hyper alpha-2 et/ou une hyper-gamma-globulinémie. Toutes les maladies rhumatismales inflammatoires ont donc ces signes. Il y a hyper alpha-2 et hyper-bêta-globulinémie dans les cholestases. Certaines parasitoses entraînent une hyper γ-globulinémie isolée. Si cette hyper-gamma-globulinémie est *en pic,* on doit soupçonner une dysprotéinémie majeure, type myélome. Un bloc bêta-gamma évoque très fortement le diagnostic de cirrhose du foie.

∗ LES HYPOGAMMAGLOBULINÉMIES se voient dans certains cancers.

ÉLECTRORÉTINOGRAMME (E.R.G.)

► Définition :

C'est l'enregistrement du potentiel d'action né de la stimulation lumineuse de la rétine. On l'attribue généralement aux couches externes de la rétine.

∗ LE TRACÉ CLASSIQUE est obtenu en clinique avec un éclair blanc intense et bref, qui stimule globalement la rétine et comprend 3 déflexions :

- une déflexion négative appelée *onde a* ;
- puis une déflexion positive appelée *onde b+* ;
- enfin une déflexion négative appelée *onde b,* qui n'est pas d'origine rétinienne mais pupillo-motrice.

∗ L'ASPECT DU TRACÉ VARIE en fonction de l'adaptation à l'obscurité, selon la région de rétine interrogée, en fonction du diamètre pupillaire.

∗ L'APPAREIL COMPORTE :

- un stimulateur ;
- des électrodes : une électrode active placée sur un verre scléral perforé, une électrode indifférente fixée dans la région périorbitaire, et enfin des électrodes placées dans la zone occipitale pour l'enregistrement de l'E.E.G.

L'E.R.G. est intéressant dans de nombreuses maladies oculaires :

► Les maladies rétiniennes :

∗ LES MALADIES TAPÉTO-RÉTINIENNES, où l'E.R.G. est habituellement atteint, les intoxications iatrogènes : antipaludéens de synthèse prescrits au long cours dans certaines affections rhumatismales.

∗ DANS LES AFFECTIONS OCULAIRES RÉTINIENNES : thrombose de l'artère centrale, thrombose de la veine centrale.

∗ EN CAS DE DÉCOLLEMENT DE RÉTINE, l'E.R.G. est éteint.

∗ DANS LA SIDÉROSE (imprégnation du corps vitré par un corps étranger ferrique), l'E.R.G. s'éteint progressivement.

► L'opacification des milieux empêchant l'ophtalmoscopie :

L'E.R.G. aide alors à apprécier la valeur fonctionnelle de la rétine.

ENDOSCOPIE

Voir *Fibroscopie haute*

ENDOSCOPIE BRONCHIQUE

▶ Définition :

Elle permet de visualiser la muqueuse de l'arbre trachéo-bronchique et de faire des prélèvements.

▶ Matériel :

Deux appareils sont utilisés :

∗ BRONCHOSCOPE RIGIDE : Le bronchoscope est un tube rigide en laiton de 9 mm de diamètre et 50 cm de longueur. Il n'est en pratique plus utilisé, sauf dans certaines indications très limitées (extraction des corps étrangers).

∗ FIBROSCOPE BRONCHIQUE : Il est beaucoup moins traumatisant, en effet, le fibroscope est un appareil souple de 5 mm de diamètre et 60 cm de long. Il comprend deux faisceaux de fibre de verre conduisant la lumière, un objectif, et un conduit libre permettant le passage de pince à biopsie, ou de cathéter pour lavage-aspiration, ou de brosse pour brossage bronchique, les 4 conduits sont enveloppés dans une gaine plastifiée. Le fibroscope est relié à une poignée de commande que l'opérateur tient dans la main ; elle comprend : l'oculaire, le levier de commande qui fait béquiller l'extrémité du fibroscope de 130° dans deux directions opposées, l'orifice d'entrée du conduit libre sur lequel peut s'adapter une seringue, et l'arrivée du cordon amenant la lumière froide de la source.

▶ Technique :

Le malade doit être à jeun, et ne doit pas avoir fumé depuis 24 heures. Une prémédication peut être faite, en fonction de l'état de neurotonie. Elle est variable selon les opérateurs (*Valium*, atropine, par exemple).

L'examen débute par une anesthésie locale soigneuse à la xylocaïne de l'oropharynx. Ensuite, le fibroscope est introduit par une narine ou par la bouche, le malade étant assis sur un fauteuil. L'exploration endobronchique doit être complète avec examen des deux côtés et de chaque bronche lobaire et segmentaire. Les biopsies sont faites sur chaque aspect douteux.

On peut associer à l'examen un lavage alvéolaire. Le fibroscope est dirigé vers la zone intéressante et bloqué dans une petite bronche. On injecte alors du sérum physiologique qui va remplir les alvéoles de ce segment, puis on aspire le produit de lavage pour étude cytologique et bactériologique.

L'examen des crachats pour cytologie et bactériologie est systématique pendant 3 jours après la fibroscopie.

▶ Précautions, causes d'erreur :

- Il faut arrêter tout traitement anticoagulant avant l'examen pour éviter les hémorragies.
- La coagulation sera vérifiée. Les patients présentant un adénome prostatique ou un glaucome ne doivent pas recevoir d'atropine.

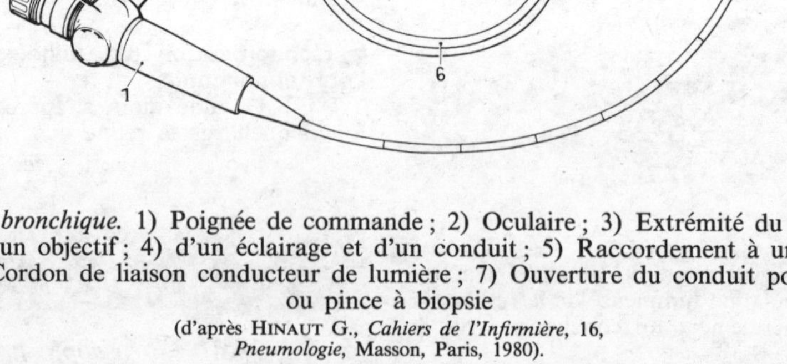

Fibroscope bronchique. 1) Poignée de commande ; 2) Oculaire ; 3) Extrémité du fibroscope pourvue d'un objectif ; 4) d'un éclairage et d'un conduit ; 5) Raccordement à une lumière froide ; 6) Cordon de liaison conducteur de lumière ; 7) Ouverture du conduit pour cathéter ou pince à biopsie

(d'après HINAUT G., *Cahiers de l'Infirmière*, 16, *Pneumologie*, Masson, Paris, 1980).

- L'appareil doit être désinfecté après chaque examen par une solution antiseptique que l'on aspire dans le conduit et avec laquelle on nettoie le flexible. Le rinçage se fait au sérum physiologique. La poignée de commande ne doit pas être mouillée.
- Après l'examen le malade ne doit pas manger pendant 2 heures, pour éviter les fausses routes dues à l'anesthésie.

► **Indications :**

Essentiellement la recherche d'un cancer bronchique, mais aussi :

- exploration des suppurations bronchiques ;
- aspiration des encombrements bronchiques ;
- prélèvement biopsique dans la sarcoïdose ;
- prélèvement bactériologique dans les infections rebelles sans germe retrouvé ou les

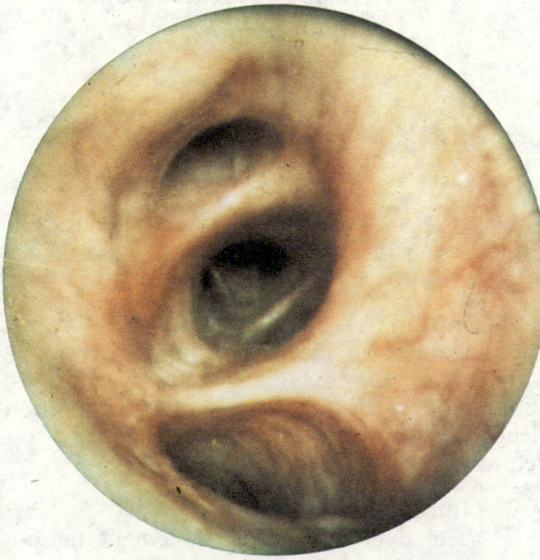

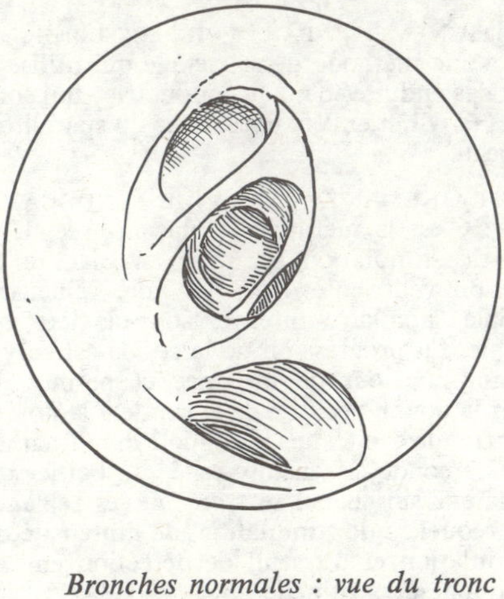

Bronches normales : vue du tronc intermédiaire (bronches droites). Les éperons de division sont fins, les orifices bronchiques largement ouverts et libres.

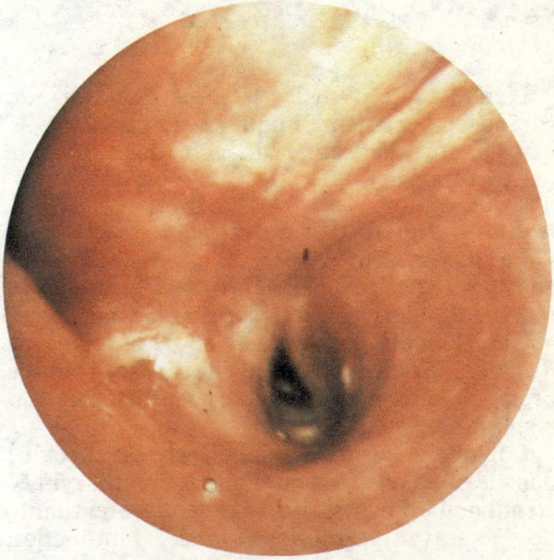

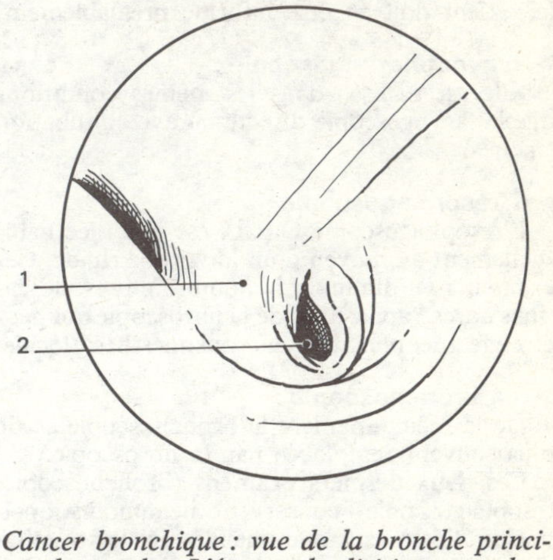

Cancer bronchique : vue de la bronche principale gauche. L'éperon de division entre la lobaire supérieure et la lobaire inférieure est très épais, recouvert d'une muqueuse très inflammatoire, rouge, épaissie (1). La lobaire inférieure et comprimée (2).

suspicions de tuberculose où les recherches habituelles de BK sont négatives.

► **Résultats en pathologie :**
Un cancer bronchique se manifeste le plus souvent par un bourgeon endobronchique sur lequel on fait plusieurs biopsies.

ENDOSCOPIE O.R.L.

L'endoscopie O.R.L. a pour but soit de compléter l'examen clinique et de permettre la biopsie, soit d'effectuer un acte thérapeutique (corps étranger).

► **La laryngoscopie directe :**
La laryngoscopie directe est réalisée sous anesthésie générale. Le larynx est examiné au travers d'un laryngoscope à éclairage incorporé.

Chez l'enfant, notamment en présence d'une dyspnée, l'examen peut être effectué sous simple prémédication pour éviter une dépression respiratoire.

Lorsque la laryngoscopie directe est effectuée dans le bilan d'extension d'une tumeur laryngée étendue, il est nécessaire de prévoir l'éventualité de l'aggravation d'une dyspnée, l'intubation n'est pas alors toujours réalisable et on peut être conduit à effectuer une trachéotomie d'urgence ; le patient doit en être informé préalablement.

► **L'hypopharyngoscopie :**
Elle est réalisée dans les mêmes conditions que la laryngoscopie directe ou avec intubation trachéale.

► **L'œsophagoscopie :**
L'œsophagoscopie O.R.L. est effectuée habituellement au moyen d'un long tube rigide. Cet examen a vu diminuer le nombre de ses indications après l'apparition de la fibroscopie qui peut être effectuée plus aisément sous anesthésie locale.

► **La bronchoscopie :**
De la même manière la bronchoscopie est le plus souvent remplacée par la fibroscopie.

Ces deux derniers examens (bronchoscopie, œsophagoscopie) conservent néanmoins quelques indications, notamment pour l'extraction de corps étrangers, et la broncho-aspiration.

► **Tous les examens endoscopiques O.R.L. doivent être effectués par des opérateurs entraînés,** ils comportent des dangers, en particulier l'œsophagoscopie avec le risque de perforation œsophagienne qui peut être mortelle.

ENDOSCOPIE PAR VOIE BASSE

Voir *Anuscopie et rectoscopie, Coloscopie*

ENTRAÎNEMENT ÉLECTROSYSTOLIQUE

► **Définition :**
L'entraînement électrosystolique permet de suppléer à une défaillance du système de conduction cardiaque grâce à une stimulation électrique ventriculaire soit transitoire, soit définitive.

► **Technique :**
Il existe deux types d'entraînement temporaire : par voie externe ou par voie endocavitaire.

* ENTRAÎNEMENT PAR VOIE EXTERNE : il s'agit d'une méthode de sauvetage qui utilise 2 électrodes enduites de pâte conductrice qui sont placées en V1 et en V6, fixées avec du sparadrap à la peau.

* ENTRAÎNEMENT PAR VOIE ENDOCAVITAIRE : C'est la méthode la plus utilisée. Une sonde de stimulation est mise en place à la pointe du ventricule droit par voie veineuse : brachiale, jugulaire interne, sous-clavière ou fémorale. La progression de la sonde est suivie sous amplificateur de brillance et permet de vérifier la bonne position de la sonde à la pointe du ventricule droit, sous la coupole diaphragmatique. La sonde est ensuite reliée au boîtier du stimulateur sur lequel se trouvent les réglages de la fréquence de stimulation, de l'intensité de la stimulation et du seuil de détection en cas de stimulateur sentinelle.

* L'ENTRAÎNEMENT ÉLECTROSYSTOLIQUE DÉFINITIF utilise un boîtier de faibles dimensions qui est implanté dans la région pectorale, plus rarement abdominale, en sous-cutané. Ce boîtier

est relié à une sonde de stimulation dont l'extrémité est située à la pointe du ventricule droit et dont la progression a été suivie sous amplificateur de brillance, la voie d'abord étant le plus souvent céphalique droite lorsque le boîtier est en position pectorale.

* QUEL QUE SOIT LE TYPE DE STIMULATION, TEMPORAIRE OU DÉFINITIF, deux complications sont particulièrement à redouter : *l'infection,* qui nécessite de s'entourer de conditions d'asepsie rigoureuse, et *le déplacement de la sonde,* qui ne va plus entraîner et va nécessiter de la changer ou de la remettre en place.

▶ Indications :

* L'INDICATION LA PLUS FRÉQUENTE de l'entraînement électrosystolique est celle des blocs auriculo-ventriculaires donnant lieu à des manifestations syncopales. C'est une stimulation définitive qui est utilisée dans ces cas.

* CERTAINS TROUBLES DE CONDUCTION TRANSITOIRES, comme ceux de l'infarctus du myocarde, sont justiciables d'un entraînement transitoire.

* ENFIN, CERTAINS SUJETS doivent recevoir un entraînement définitif du fait de la nécessité chez eux d'un traitement antiarythmique pouvant entraîner la majoration d'un trouble de conduction préexistant et bien toléré jusque-là ; la même situation pouvant se rencontrer dans certains troubles du rythme (maladie de l'oreillette).

▶ Surveillance - Évolution :

Elles reposent sur l'électrocardiogramme qui permet de dépister les signes de mauvais fonctionnement : déplacement de sonde en cas d'entraînement temporaire ; usure de la pile, annonçant la nécessité du changement de celle-ci, en cas d'entraînement définitif. Le remplacement de la pile d'un stimulateur est obligatoire après plusieurs années de fonctionnement, celui-ci survient plus ou moins rapidement en fonction du type de stimulateur et ne pose pas de problèmes techniques particuliers.

ENZYMES CARDIAQUES

▶ Définition :

Dosage d'activités enzymatiques du sérum, correspondant à des enzymes normalement présentes dans le myocarde.

▶ Techniques :

On dose trois types d'enzymes :

* LES TRANSAMINASES : transaminase oxalo-acétique (SGOT) qui se trouve en grande quantité dans le myocarde, transaminase glutamino-pyruvique (SGPT).

* LA LACTO-DÉSHYDROGÉNASE (LDH).

* LA CRÉATINE-PHOSPHOKINASE (CPK), enzyme la plus spécifique du muscle strié. La CPK MB est une fraction spécifique du myocarde.

▶ Prélèvement :

10 cm^3 de sang sans anticoagulant.

▶ Résultats normaux :

- SGOT inférieure à 40 U.
- LDH inférieure à 200 U.
- CPK inférieure à 40 U.

▶ Résultats pathologiques :

Dans l'infarctus du myocarde, la nécrose d'une partie du myocarde libère dans la circulation générale les enzymes.

Les causes d'erreur sont l'altération du muscle strié (en particulier le dosage de CPK peut être élevé en cas d'hématome musculaire, après effort musculaire, de maladie du muscle squelettique). La CPK est élevée en cas d'hypothyroïdie. Les transaminases sont élevées en cas de cytolyse hépatique.

ENZYMES ÉRYTHROCYTAIRES

▶ Technique :

Le dosage des différentes enzymes érythrocytaires se fait sur des substrats spécifiques.

Un prélèvement sanguin est fait sur tube sec pour le dosage sérique et sur héparine pour le dosage globulaire.

▶ Cause d'erreur :

Au cours des déficits en G6-PD et en pyruvatekinase, en période d'hémolyse, le taux peut être normal, car les réticulocytes sont très riches en enzymes.

ÉOSINOPHILIE

▶ Définition :

On parle d'éosinophilie lorsque le pourcentage des polynucléaires éosinophiles par rapport aux autres globules blancs atteint 5 %, ou mieux lorsque leur nombre absolu atteint ou dépasse 500.

▶ Étiologies :

Les principales sont indiquées dans le tableau ci-dessous.

Les *helminthiases* sont la cause principale des éosinophilies parasitaires. L'éosinophilie parasitaire varie :

- en fonction du temps : elle est plus élevée au stade initial de migration et de maturation des larves ;
- en fonction du nombre de parasites.

ÉPREUVE D'ACIDIFICATION DES URINES

Elle étudie la capacité du rein à réagir à une surcharge acide.

Le rein intervient dans la régulation de l'équilibre acido-basique par plusieurs mécanismes : réabsorption tubulaire proximale de bicarbonates, excrétion d'ions H^+ sous forme d'ammoniaque NH_4^+, élimination d'ions H^+ sous forme d'acidité titrable, tamponnés par PO_4H_2, élimination d'ions H^+ libres (→ pH urinaire).

▶ Technique :

L'acidification est réalisée par l'ingestion de chlorure d'ammonium ou l'injection de chlorhydrate d'arginine. Dans chaque échantillon d'urine sont dosés : le pH, l'acidité titrable, l'ammoniaque et les bicarbonates, la Pco_2.

▶ Résultats :

* ÉTAT NORMAL : Le pH urinaire s'abaisse rapidement, l'acidité titrable et l'ammoniurie augmentent, les bicarbonates sont totalement réabsorbés.

* ACIDOSE TUBULAIRE PROXIMALE : Le pH urinaire s'abaisse, l'acidité titrable et l'ammoniurie sont normales, l'excrétion de bicarbonates reste très élevée.

* ACIDOSE TUBULAIRE DISTALE : Le pH urinaire reste supérieur à 6, l'acidité titrable et l'ammoniurie sont abaissées, l'excrétion des bicarbonates est modérément élevée.

Éosinophilie

CAUSES PARASITAIRES	CAUSES NON PARASITAIRES
FRANCE : – oxyurose (faible) – ascaridiase – tæniasis – douve hépatique AFRIQUE DU NORD : – ankylostomes – anguillule – bilharziose urinaire AFRIQUE NOIRE : – bilharzioses – filarioses ANTILLES : – bilharziose (S. Mansoni) – filariose de Bancroft – anguillules, ankylostome	DERMATOLOGIE : affection prurigineuse (allergique, etc.), pemphigus ALLERGIES : – asthme – rhume des foins – œdème de Quincke CONNECTIVITES : – périartérite noueuse – lupus érythémateux disséminé CANCERS (ovaires, etc.) HÉMATOLOGIE (Hodgkin, polyglobulie) INTOXICATIONS FAMILIALES

ÉPREUVES FONCTIONNELLES RESPIRATOIRES

► **Définition :**

Elles permettent de mesurer les volumes et les débits pulmonaires.

► **Technique :**

La mesure se fait avec un spirographe. Il comprend une cloche cylindrique plongeant dans une cuve remplie d'eau et équilibrée par un contrepoids. La cloche est solidaire d'un stylet qui écrit sur un papier défilant à vitesse constante, ainsi tout mouvement de la cloche se traduit par un trait ascendant ou descendant. D'autre part, l'intérieur de la cloche est relié au malade par un double circuit étanche comprenant : un tuyau amenant l'air expiré, filtré par de la chaux (pour éliminer le CO_2), un tuyau drainant l'air inspiré vers le malade, un système de soupape empêchant tout reflux. Le malade a dans sa bouche la pièce buccale reliée au bloc de soupape et aux tuyaux.

► **Précautions et causes d'erreur :**

Le malade doit être en position demi-assise ou assise. L'étanchéité de l'appareil doit être parfaite. La validité des résultats dépend étroitement de la bonne coopération du malade qui

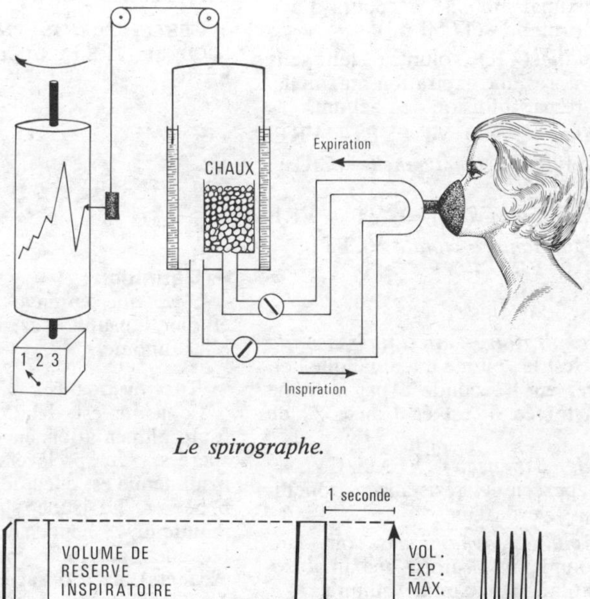

Le spirographe.

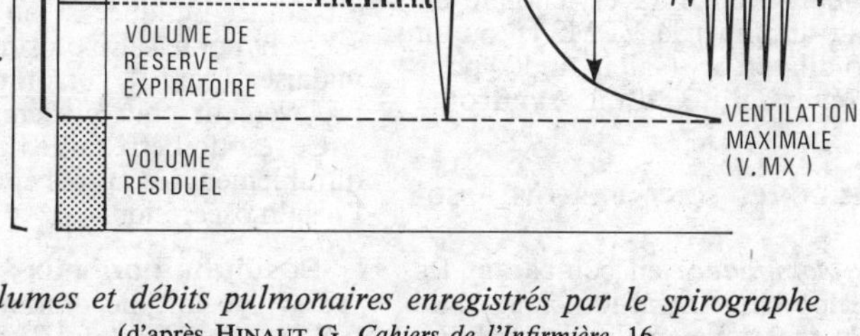

Volumes et débits pulmonaires enregistrés par le spirographe
(d'après HINAUT G. *Cahiers de l'Infirmière*, 16, *Pneumologie*, Masson, Paris, 1980).

doit être stimulé par le manipulateur. Un malade fatigué ou algique ne pourra pas faire des mouvements respiratoires maximaux.

Les volumes varient avec l'âge, le sexe et la taille. Il existe des différences des normes selon l'ethnie.

► **Résultats normaux :**

* VOLUMES STATIQUES :
- *Volume courant* (VT) : c'est l'air inspiré et expiré au cours d'une respiration normale (300 à 500 ml).
- *Volume de réserve inspiratoire* (VRI) : volume maximal mobilisé au cours d'une inspiration profonde (2 000 ml).
- *Volume de réserve expiratoire* (VRE) : volume maximal mobilisé au cours d'une expiration profonde (1 000 ml).
- *Volume résiduel* (VR) : volume restant dans le poumon après une expiration maximale. Il est mesuré par diffusion de l'hélium.
- *Capacité vitale* (CV) = VT+VRI+ VRE.
- *Capacité résiduelle fonctionnelle* (CRF) : VRE + VR.
- *Capacité inspiratoire* (CI) = VT + VRI.
- *Capacité pulmonaire totale* (CPT) = VRI + VT + VRE + VR.

* VOLUMES DYNAMIQUES :
- *Volume expiratoire maximal/seconde* (VEMS) : c'est le volume maximal que l'on peut expirer en 1 seconde à partir d'une inspiration forcée. Il est égal aux 3/4 de la CV.
- *Rapport de Tiffeneau* (VEMS/CV = 75 %). Il apprécie les résistances bronchiques au passage de l'air.
- *D'autres volumes dynamiques* sont employés : volume inspiratoire maximal seconde, ventilation maximale minute.

* ÉPREUVES DYNAMIQUES :
Elles consistent à faire inhaler au patient un aérosol broncho-constricteur (acétylcholine ou carbodiol) qui fait diminuer la VEMS et/ou un aérosol broncho-dilatateur (salbutamol) pour apprécier la réversibilité d'un syndrome obstructif.

* D'AUTRES ÉPREUVES SONT PARFOIS ASSOCIÉES :
- *Étude de la compliance* en comparant les variations de pression intrathoracique et les volumes cela renseigne sur la distensibilité du parenchyme pulmonaire.
- *Étude de la diffusion de l'oxyde de carbone* pour apprécier entre autres la qualité de la membrane alvéolo-capillaire.

► **Résultats en pathologie :**

On distingue 3 types d'atteinte ventilatoire :

* SYNDROME RESTRICTIF (pleurésie, pachypleurite, scoliose, atélectasie, fibrose). La CV est diminuée alors que VEMS/CV est normal.

* SYNDROME DE DISTENSION (emphysème, rigidité thoracique, obstruction bronchique). Le VR est augmenté.

* SYNDROME OBSTRUCTIF (bronchite chronique, asthme, emphysème). Le rapport VEMS/CV est diminué. Il faut vérifier l'amélioration sous broncho-dilatateur, qui est en faveur d'un asthme.

* CES DIFFÉRENTS SYNDROMES PEUVENT S'ASSOCIER ENTRE EUX pour donner des syndromes mixtes.

ÉPREUVE DE JEÛNE

► **Définition :**

C'est une épreuve de sensibilisation pour étudier l'insulinosécrétion en cas de suspicion d'insulinome.

► **Technique :**

Le jeûne est débuté le matin, supprimant toute alimentation en dehors de boissons non sucrées. Un prélèvement pour glycémie et insulinémie est effectué au temps 0 et toutes les 6 heures. Le jeûne, s'il est bien supporté, est maintenu 48 heures, voire 3 jours. On peut le terminer par une épreuve d'effort (marche, escaliers), avec dosage avant et après.

► **Causes d'erreur et précautions :**

Le malade doit être hospitalisé et surveillé constamment pendant le jeûne. Cette épreuve est contre-indiquée si on suspecte une insuffisance hypophysaire ou surrénale. Si apparaît un malaise, il faut l'interrompre après avoir fait un prélèvement pour glycémie et insulinémie.

Ce test doit être fait en dernier, car il perturbe durablement les autres épreuves dynamiques de l'insulinosécrétion.

► **Résultats normaux :**

La glycémie ne diminue pas en dessous de 0,40 g/l ou 2,22 nmol/l (glucose oxydase) et le rapport I/G (insuline/glucose) reste correct.

► **Résultats en pathologie :**
Dans les insulinomes, la glycémie peut chuter en dessous de 0,40 g/l et l'insulinémie ne diminue pas, donc le rapport I/G s'élève.

► **Dans le bilan étiologique** des hypoglycémies on peut pratiquer d'autres tests provoquant des hypoglycémies.

- *Régime de Conn :* 3 jours à 1200 calories avec 50 g de glucides, 80 g de lipides, 50 g de protides (hypoglucidique). Test à pratiquer en milieu hospitalier. Dosages de glycémie/insulinémie.
- *Test au tolbutamide :* sulfamide hypoglycémiant destiné à provoquer hypoglycémie et insulino-sécrétion. Ce test dangereux ne se fait que dans le cadre de la recherche.

EXAMEN COPROLOGIQUE

Voir *Selles* (*Examen coprologique*)

EXAMEN CYTOBACTÉRIOLOGIQUE D'URINE

► **But :** L'examen cytobactériologique des urines vise essentiellement à affirmer ou écarter le diagnostic d'infection urinaire. L'étude du sédiment urinaire peut également apporter d'autres renseignements.

► **Technique :** Les urines recueillies doivent être celles du matin et du second jet, après une toilette minutieuse de la région du méat à l'aide de savon, puis d'un antiseptique stérile. Le sondage doit être écarté en raison de son risque infectant. Le recueil doit se faire dans un bocal stérile qui sera rapidement porté au laboratoire ou conservé à + 4°.

L'examen doit comporter une détermination quantitative de la bactériurie, puis après culture en géloses, l'identification du germe éventuel et son antibiogramme. La recherche de BK sera systématique au cours des pyuries aseptiques et des infections urinaires récidivantes.

► **Résultats :** Le critère diagnostique d'une infection urinaire est l'existence d'une bactériurie dépassant 100 000 germes/ml dans des urines fraîches, quelle que soit la symptomatologie clinique. A condition que la détermination quantitative de la bactériurie soit bien effectuée sur des urines fraîchement émises ou conservées au froid, ce chiffre permet d'exclure pratiquement les contaminations. Si plusieurs germes sont retrouvés à moins de 10^5/ml l'examen sera répété, éventuellement par ponction sus-pubienne.

Les germes les plus fréquemment retrouvés sont les colibacilles dont il existe de très nombreux sérotypes, les proteus, les klebsielles et les entérocoques.

Les infections secondaires à des manipulations endoscopiques sont souvent le fait de germes résistants : proteus, pyocyaniques, serratia, etc.

Une leucocyturie anormalement élevée est pratiquement toujours retrouvée au cours des infections urinaires. Elle peut être appréciée entre lame et lamelle par champ microscopique ou mieux, par un compte d'Addis (→ HÉMATIES-LEUCOCYTES/MINUTES).

► **Examen du sédiment urinaire :** Le culot d'urine normale contient de très rares hématies, quelques leucocytes et cellules épithéliales :

* LES CELLULES. L'étude microscopique du sédiment urinaire permet d'avoir une première appréciation (moins précise que le HLM) du contenu des urines en hématies et en leucocytes : le compte peut se faire par millilitre d'urine fraîche ou par champ de microscope. Les hématuries microscopiques sont surtout observées au cours des néphropathies glomérulaires. Une leucocyturie anormalement élevée s'observe au cours des infections urinaires et des néphropathies interstitielles. On attache actuellement moins d'importance au caractère altéré ou non des leucocytes qui dépend, entre autres facteurs, du pH urinaire, du débit urinaire, et des modalités de l'éventuelle centrifugation. Les cellules épithéliales rénales sont généralement arrondies.

* LES CYLINDRES sont des moulages protéiques de la lumière des tubes où ils sont formés. Les cellules incluses dans ces cylindres sont donc certainement d'origine rénale : la présence de cylindres hématiques, par exemple, témoigne de l'origine haute d'une hématurie, et s'observe au cours des glomérulonéphrites.

On distingue encore des cylindres leucocytaires, hyalins, graisseux, et des cylindres « larges », moulés à partir de tubes dilatés au cours des insuffisances rénales chroniques avancées.

* Les cristaux. L'urine normale peut contenir divers cristaux reconnus par leur aspect morphologique dont la présence ne témoigne en aucun cas de l'existence d'une lithiase. On peut ainsi retrouver des cristaux de phosphate de calcium (en pH alcalin), d'oxalate de calcium (en pH acide), d'urates (en pH acide).

La présence de cristaux formés par des substances normalement absentes de l'urine (cristaux de cystine) a par contre une signification pathologique indiscutable.

EXAMENS DE DÉPISTAGE AU LIT DU MALADE EN PÉRIODE NÉO-NATALE

▶ **Estimation de la glycémie** par dosage instantané sur une goutte de sang capillaire :

* Technique :

Après désinfection cutanée à l'alcool ou autre antiseptique (type *Merfène* ou *Bétadine*), micropiqûre avec un vaccinostyle au niveau du talon (bord externe).

Éliminer la première goutte de sang avec une compresse stérile ; déposer la deuxième goutte sur le réactif de la bandelette. Après un délai précis d'exposition, retirer la goutte de sang par rinçage ou buvardage.

Interprétation de la couleur de la bande réactive soit par comparaison visuelle avec un index coloré, soit en utilisant un appareil de lecture.

* Causes d'erreur :

- Lecture visuelle.
- Bandelettes périmées.

* Résultats :

- Jusqu'à H72 :
  - *Prématuré :* glycémie normale > 0, 30g/l.
  - *Nouveau-né :* glycémie normale > 0, 40g/l.
- À partir de H72 : glycémie normale > 0, 50g/l.

▶ **Les dépistages de la phénylcétonurie et de l'hypothyroïdie sont obligatoires en période néo-natale.** Ils s'effectuent au :

- 5e jour de vie chez le nouveau-né à terme ;
- 10e jour de vie chez le prématuré, sur 4 gouttes de sang capillaire prélevées par ponction du talon et déposées sur un papier buvard. Celui-ci est adressé au Centre de dépistage où sont effectués :
- le dosage de la phénylalamine (test de Guthrie) ;
- le dosage de la TSH.

* Causes d'erreur :

- *Phénylcétonurie :*
  - Faux négatifs : apport protidique insuffisant.
  - Faux positifs : hyperphénylalaninémie transitoire.
- *Hypothyroïdie :*
  - Faux négatifs : hypothyroïdie d'origine centrale.
  - Faux positifs : prélèvement trop précoce (élévation de la TSH dans les premiers jours de vie).

EXAMENS IMMUNOLOGIQUES CUTANÉS

Voir Immunologie cutanée

EXAMEN PARASITOLOGIQUE DES SELLES

Voir *Selles* (*Examen parasitologique des*)

EXAMEN RADIOLOGIQUE DES VOIES BILIAIRES

Voir *Voies biliaires* (*Examen radiologique des*)

EXAMEN DES SELLES AU LIT DU MALADE

Voir *Selles au lit du malade* (*Examen des*)

EXAMEN VESTIBULAIRE

L'examen vestibulaire a pour but d'explorer le fonctionnement du système vestibulaire.

▶ Technique :

∗ Le système vestibulaire peut être exploré par divers types de stimulations, LE PLUS COURAMMENT UTILISÉ EST LA STIMULATION CALORIQUE A L'EAU.

Les deux conduits auditifs externes sont stimulés successivement à l'eau chaude (44 °C) puis à l'eau froide (30 °C). L'irrigation déclenche une réponse vestibulaire : vertiges, nystagmus, déviation des index.

La réponse est quantifiée par la mesure du nystagmus.

∗ D'autres techniques peuvent être utilisées : STIMULATION CALORIQUE A L'AIR, STIMULATION ROTATOIRE OU PENDULAIRE (électronystagmographie), STIMULATION GALVANIQUE.

▶ Résultats :

Les réponses des deux côtés sont comparées entre elles et par rapport à des valeurs normales. On peut ainsi observer :

- des réponses normales et symétriques ;
- une hyporéflectivité uni ou bilatérale ;
- une hyperréflectivité uni ou bilatérale.

Ces résultats entrent dans le diagnostic topographique d'un syndrome vestibulaire (central ou périphérique).

EXPECTORATION

▶ Définition :

C'est l'étude clinique et cytobactériologique de l'expectoration.

▶ Technique :

∗ L'ÉTUDE CLINIQUE peut se faire à tout moment de la journée.

∗ L'EXAMEN CYTOBACTÉRIOLOGIQUE se fait de préférence le matin à jeun, après rinçage de la bouche par un antiseptique pour éliminer la flore buccale. L'expectoration est recueillie dans un tube stérile.

Dans certains cas, lorsque la connaissance du germe est indispensable, et l'examen standard non concluant, on peut recueillir l'expectoration par ponction transtrachéale ou par aspiration par fibroscopie.

Pour la recherche des BK, on peut associer des tubages gastriques.

Après fibroscopie l'examen des crachats est systématique pendant 3 jours.

▶ Causes d'erreur et précautions :

Il faut que le malade sache bien cracher pour que l'expectoration corresponde bien aux sécrétions bronchiques et non à la salive.

▶ Résultats :

∗ CLINIQUEMENT, on apprécie le volume par 24 heures et l'aspect macroscopique :

- *séreux :* transparent, aéré ;
- *muqueux :* blanc, épais ;
- *purulent :* épais, jaune ou vert ;
- *hémoptoïque :* sang rouge.

∗ BACTÉRIOLOGIQUEMENT, on recherche d'abord les germes banals, par coloration de Gram et culture sur milieu usuel. Lorsque le germe est identifié on fait un antibiogramme.

Il existe parfois plusieurs germes, il faut alors rechercher celui qui est fortement prédominant, les autres sont des saprophytes ou des germes de la bouche ou du pharynx.

La recherche du bacille de Koch se fait à l'examen direct, après coloration de Ziehl et surtout par les cultures sur milieu de Lœwenstein. Le BK pousse en 3 à 6 semaines, il faut également tester sa sensibilité aux antituberculeux. Des recherches de parasites ou de champignons sont parfois utiles.

∗ DU POINT DE VUE CYTOLOGIQUE, on recherche des cellules normales (polynucléaires normaux ou altérés, hématies, éosinophiles) et aussi des cellules anormales malignes après centrifugation, et dans les 3 jours qui suivent une fibroscopie bronchique.

EXPLORATIONS ÉLECTROPHYSIOLOGIQUES : ÉTUDE DU FAISCEAU DE HIS

▶ **Définition :**

Exploration de l'activité électrique des voies de conduction cardiaque par les techniques d'enregistrement endocavitaire.

▶ **Technique :**

L'exploration se fait, en règle générale, par voie droite, au moyen de sondes porteuses d'une ou deux électrodes.

La sonde est introduite par cathétérisme d'une veine périphérique, jusque dans l'oreillette droite, puis traverse l'orifice triscupide, et est placée au voisinage du faisceau de His. L'enregistrement est réalisé sur papier se déroulant à la vitesse de 10 à 100 mm/s.

D'autres modalités complémentaires d'exploration peuvent être employées :

- stimulation auriculaire ou ventriculaire ;
- stimulation du tronc du faisceau de His ;
- étude de l'action de certaines drogues.

L'examen se fait généralement sous anesthésie locale, le patient ne ressent aucune douleur, mais l'examen peut être long.

▶ **Résultats à l'état normal :**

On appelle conventionnellement A et V les activités auriculaire et ventriculaire recueillies par voie endocavitaire et H l'activité hissienne. Le potentiel hissien se manifeste sous la forme d'une déflexion d'une durée brève (15 à 25 ms). L'enregistrement du potentiel hissien permet de connaître de façon précise les différents temps de conduction dans les voies spécifiques.

∗ L'INTERVALLE AH (60 à 120 ms) mesure la propagation de l'excitation à travers l'oreillette, le nœud de Tawara et la portion proximale du faisceau de His.

∗ L'INTERVALLE HV (35 à 50 ms) correspond à la progression de l'excitation dans la portion terminale du faisceau de His, les deux branches et le réseau de Purkinje.

▶ **Résultats pathologiques :**

L'exploration endocavitaire des voies de conduction permet de diagnostiquer et de classer les différents troubles de la conduction et de proposer un traitement adapté.

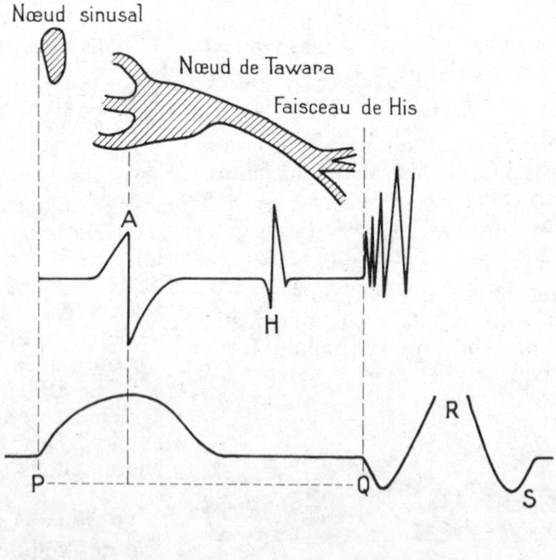

Enregistrement des potentiels du tissu de conduction au moyen de sondes placées exactement en regard du faisceau de His

(d'après RENOU Ph. *Cahiers de l'Infirmière*, 3, *Appareil cardio-vasculaire*, Masson, Paris, 1982).

EXPLORATION FONCTIONNELLE DE L'ESTOMAC

Voir *Tubage gastrique* (*Exploration fonctionnelle de l'estomac*)

EXPLORATION FONCTIONNELLE DU GRÊLE

Voir *Xylose, test au* (*Exploration fonctionnelle du grêle*)

EXPLORATION DU GOÛT ET DE L'ODORAT

Voir *Goût et odorat (Exploration)*

FACTEURS RHUMATOÏDES

Définition :

Les facteurs rhumatoïdes sont des protéines ériques qui se comportent comme des anticorps.

On les recherche par deux tests : le test au atex et la réaction de Waaler-Rose.

LE TEST AU LATEX consiste à étudier la oculation du sérum étudié en présence de articules de latex de taille et de concentration onnues à dilution croissante. Le test est dit *ositif* à partir de 1/80e.

LA RÉACTION DE WAALER-ROSE est plus dèle et utilise comme particules des hématies e mouton préalablement sensibilisées par fixaon à leur surface de gammaglobulines de lapin nti-hématies de mouton.

La réaction de Waaler-Rose modifiée utilise es hématies humaines de groupe O rhésus négaf. La réaction est positive à partir du 1/32e.

Présence :

Les facteurs rhumatoïdes sont retrouvés dans) % des *polyarthrites chroniques évolutives* →), au bout de 18 à 24 mois d'évolution dans lupus érythémateux (→), la dermatomyosite →), la périartérite noueuse (→), la sclérodérie (→), le syndrome de Gougerot-Sjögren (→) → POLYARTHRITES).

De plus, ces facteurs sont retrouvés chez) % des consanguins de malades souffrant des aladies citées *supra.*

Enfin, les facteurs rhumatoïdes peuvent être is en évidence dans certaines maladies d'Osler, s leishmanioses, la lèpre, la tuberculose, la rrhose de Laennec, etc.

FAISCEAU DE HIS

Voir *Explorations électrophysiologiques : étude du faisceau de His*

FALCIFORMATION (TEST DE)

Test de dépistage de la drépanocytose chez les sujets hétérozygotes : en milieu hypooxygéné les hématies contenant l'HbF se déforment en faucille.

FÉCALOGRAMME

► **Définition – technique :**

C'est une analyse quantitative dosant plusieurs constituants des selles des 24 heures, et dont les résultats sont donnés en concentration et surtout en débit par 24 heures.

► **Précautions :**

Recueillir la *totalité* des selles (non souillées d'urines) des 24 heures dans un récipient fermé à large ouverture. Interdire la prise de poudre inerte (baryte), de paraffine, de suppositoires. Apport suffisant en graisses.

► **Résultats normaux :**

Ils sont schématisés dans le tableau ci-dessous (où ne sont représentés qu'une partie des résultats obtenus).

► **Résultats anormaux :**

Les diarrhées d'origine colique sont riches en potassium, celles du grêle riches en sodium. L'augmentation des lipides au-delà de 6 g traduit la stéatorrhée qui est schématiquement d'origine pancréatique (graisses neutres) ou grêlique (glycérol et acides gras). L'augmentation de l'azote et des protides traduit une créatorrhée qui se rencontre notamment dans les insuffisances pancréatiques et les entéropathies exsudatives. Les débits de sodium et de potassium sont utiles à connaître dans les diarrhées hydro-électrolytiques (choléra, vipome ou syndrome de Verner et Morrison, en réanimation digestive).

Fécalogramme

Poids sec (g/24 h)	Azote total (g/24 h)	Protides (g/24 h)	Lipides (g/24 h)	Glucides (g/24 h)	Eau (g/24 h)	Sodium (mEq)	Potassium (mEq)
23 ± 6	1,2 ± 0,4	5 ± 2	5 ± 1	10 ± 5	90 ± 30	3 ± 2	12 ± 4

FER RADIO-ACTIF (ÉPREUVE AU)

Elle permet une étude du métabolisme du fer et de l'érythropoïèse.

▶ **Technique :**
Aucune prise de sang autre que celle de l'épreuve ni aucune transfusion ne doit être faite pendant la durée de l'épreuve (15 jours). Le sang contaminé pendant l'épreuve ne doit être manipulé qu'au laboratoire. Le fer 59 est injecté par voie veineuse. Les jours suivants apparaissent dans le sang des hématies radio-actives avec, au 10-12e jour, un plateau de radio-activité représentant 80 % du total injecté.

▶ **Résultats :**

∗ LA COURBE DE DÉCROISSANCE de la radio-activité plasmatique apprécie l'avidité de la moelle : 50 % entre 60 à 40 minutes.

∗ LES COMPTAGES EXTERNES au niveau de la rate, du foie, du sacrum montrent une fixation prédominante au niveau de l'os.

∗ LA COURBE D'INCORPORATION GLOBULAIRE peut être prolongée permettant l'étude de la demi-vie des hématies.

▶ **Variations en pathologie :**

∗ LA CLEARANCE PLASMATIQUE DU FER est *abaissée* dans les anémies arégénératives, *augmentée* dans les anémies régénératives et ferriprives, la maladie de Vaquez, la myélosclérose.

∗ L'INCORPORATION GLOBULAIRE DU FER est *abaissée* dans les anémies hypoplasiques, *augmentée* dans les anémies régénératives et ferriprives. En cas d'anémie hémolytique, l'incorporation est accélérée puis chute secondairement.

FER SÉRIQUE, FERRITINE, SATURATION DE LA SIDÉROPHILINE

▶ **Définition :**
C'est le dosage du fer circulant entièrement lié à une protéine, la sidérophiline. En rajoutant un excès de fer saturant entièrement la protéin[e] on apprécie la capacité de fixation de la sidéroph[i]line et le coefficient de saturation du sujet. L[a] ferritine est une forme de réserve du fer.

▶ **Technique :**
Le prélèvement se fait le matin chez un suj[et] à jeun avec un matériel exempt de fer sur tu[be] sans anticoagulant.

▶ **Causes d'erreur :**
Matériel inadéquat. Hémolyse. Absorptio[n] d'un supplément ferreux.

▶ **Résultats à l'état normal :**

- *Fer sérique :* 120 ± 50 γ/100 ml de séru[m] (plus élevé de 10 % chez l'homme que ch[ez] la femme) (21 ± 6 μmol/l).
  170 γ/100 ml à la naissance, 60 γ/100 [ml] à 2 ans.
- *Coefficient de saturation :* 30 %, 60 % à [la] naissance, 15 % à 2 ans.
- *Ferritinémie :* 25 à 240 ng/ml ch[ez] l'homme, 10 à 110 ng/ml chez la femm[e].

▶ **Variations en pathologie :**

∗ HYPOSIDÉRÉMIE (< 60 γ/100 ml de sérum (11 μmol/l) :

- *Carence martiale :* Le coefficient de satur[a]tion est abaissé, la capacité de fixation [de] la sidérophiline est augmentée. Le ferritin[é]mie est abaissée.
- *Pathologie inflammatoire :* Le coefficient [de] saturation et la capacité de fixation de [la] sidérophiline sont abaissés. La ferritiném[ie] est élevée.

∗ HYPERSIDÉRÉMIE (> 180 γ/100 ml [de] sérum) (28 μmol/l) :

- hémolyse ;
- cytolyse hépatique ;
- hémochromatose ou hémosidérose prim[i]tive ou secondaire.

FIBRINOGÈNE

▶ **Technique :**
Le prélèvement sanguin se fait sur tu[be] citraté.

▶ **Résultats à l'état normal :**

- 2,5 à 4,5 g/l de plasma chez l'*adulte.*
- 2 à 3 g/l de plasma chez l'*enfant.*

Variations en pathologie :

HYPOFIBRINÉMIE (inférieur à 1,50 g/l) :

– *Anomalie de synthèse :* afibrinogénie et hypofibrinogénie congénitale, insuffisance hépatique grave.
– *Destruction supérieure à la production :* C.I.V.D. ; fibrinolyse ; traitement thrombolytique.

HYPERFIBRINÉMIE (supérieur à 4 g/l) : synrome inflammatoire, collagénose, hémopathies.

FIBROSCOPIE HAUTE

Définition – possibilités diagnostiques et érapeutiques :

On utilise des endoscopes transmettant imaes et lumière par des fibres de verre ou des déo-endoscopes (image numérisée). Un appail à vision latérale est indispensable pour le thétérisme de la papille duodénale.

L'endoscopie haute permet de :

– voir les muqueuses œso-gastro-duodénales ;
– photographier et biopser les lésions ;
– intuber la papille duodénale et injecter un produit opaque permettant wirsungographie et biligraphie rétrograde (en cas d'ictère ou d'insuffisance hépatique entraînant l'échec des méthodes radiologiques usuelles) ;
– certains actes thérapeutiques. Les plus courants sont les suivants :
  - polypectomie ;
  - ablation de corps étrangers ;
  - dilatation de sténoses (œsophagienne par exemple), suivie éventuellement de la pose d'une prothèse (Célestin, Atkinson, Wilson-Cook, etc.) ;
  - sclérose de varices œsophagiennes (avec, par exemple, du polidocanol (*Aethoxisclérol*) à 1 % ;
  - hémostase qui comporte différentes techniques : photocoagulation (laser), électrocoagulation (mono ou bipolaire), injection de liquide *in situ* (adrénaline, polidocanol, alcool absolu), etc. ;
  - sphinctérotomie endoscopie (calcul résiduel, pancréatite biliaire, ampullome), pose de drains naso-biliaire ou naso-pancréatique, d'endoprothèses biliaires, voire pancréatiques.

► Technique – précautions – préparation du malade :

Le malade doit être à jeun et être muni (si possible) d'une étude élémentaire de la coagulation (TP, plaquettes, TCK). L'examen peut être fait en externe ou au lit du malade (en réanimation en cas d'hémorragie). La prémédication est variable, par exemple : gel anesthé-

Indications de la fibroscopie haute

ŒSOPHAGE	ESTOMAC	DUODÉNUM	ICTÈRE, PANCRÉAS
	Syndrome ulcéreux (avec TGD non fait, douteux, négatif) et contrôle après traitement		→ *Cathétérisme de la papille duodénale*
ysphagie umeur lcère peptique Esophagite biopsies +++)	. Ulcère gastrique (toujours biopsie, pour éliminer un cancer)	. Ulcère (après plusieurs poussées le TGD est d'interprétation difficile) Éviter une exposition répétée aux rayons X	
orps étrangers ablation)	. Tumeur (biopsie, polypectomie)	. Tumeurs (biopsies, polytectomie)	
echerche de varices esophagiennes	Gastrite (biopsie)	. Bulbite (biopsies, recherche d'un ulcère méconnu) . Recherche d'une atrophie villositaire	
ota : Les indications thérapeutiques ont été citées *supra* (Définition, possibilités).			

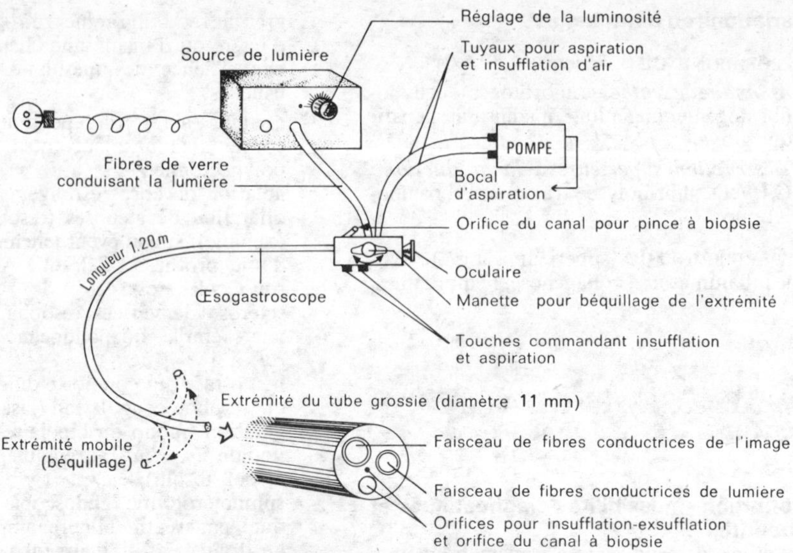

Fibroscope pour œsogastroscopie
(d'après BLANC D., *Cahiers de l'Infirmière*, 6, *Tube digestif*, Masson, Paris, 1983).

siant (*Xylocaïne visqueuse*) ± atropinique ou glucagon ± sédatif. Le patient ne doit pas manger immédiatement après l'examen (anesthésie locale). Les complications sont exceptionnelles et l'examen en général bien supporté.

► **Indications :**

Les indications sont très larges et actuell ment on fait souvent une fibroscopie d'embl (sans transit œso-gastro-duodénal préal ble) devant tout signe d'appel de la sphè œso-gastro-duodénale. Les principales indic

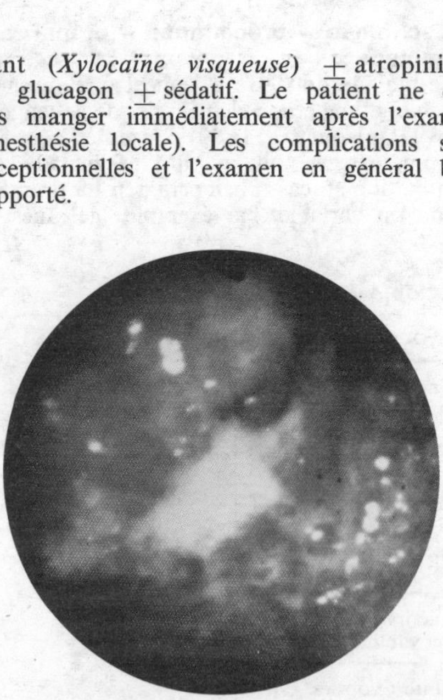

Ulcère gastrique tapissé d'une fausse membrane blanchâtre. Les biopsies (une dizaine) sont systématiques pour éliminer un cancer ulcériforme.

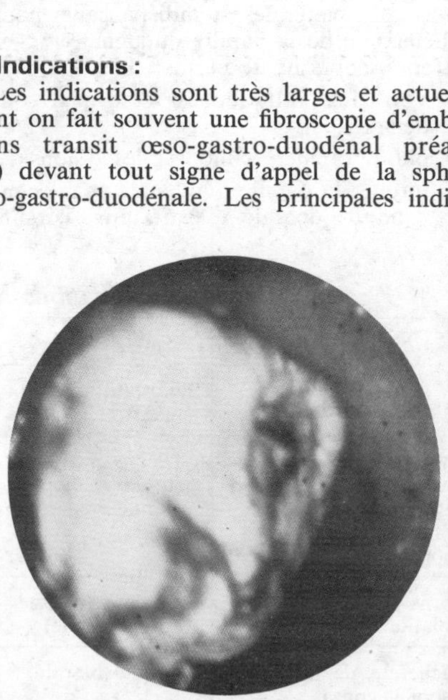

Masse bourgeonnante, blanchâtre, avec des zones hémorragiques, due à un cancer gastr que confirmé par les biopsies.

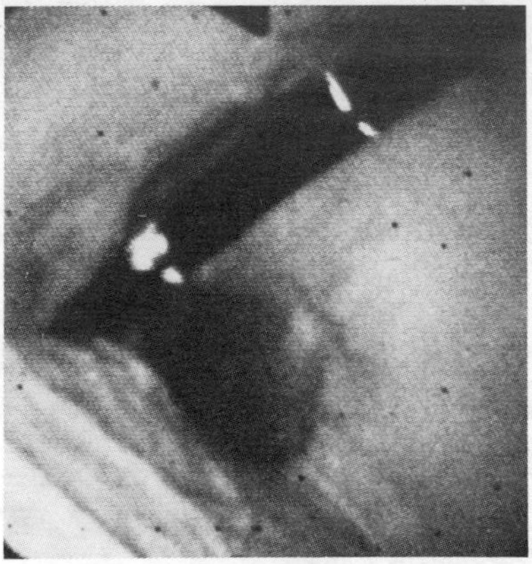

e retournement du fibroscope à l'intérieur de estomac (rétrovision) permet de voir la grosse tubérosité.

ons sont schématisées dans le tableau page ıivante.

Résultats :

La fiabilité est bonne que ce soit dans la étection des ulcères, la recherche étiologique une hémorragie (hématémèse et/ou méléna), . positivité des biopsies dans les cancers 5 %). Seuls les lymphomes et la linite ıstrique donnent un pourcentage assez élevé e faux négatifs (on répétera endoscopie et opsies, et au besoin on se résoudra à la porotomie exploratrice).

FLOCULATION (TESTS DE)

Voir *Tests de floculation*

FLORE VAGINALE

But :

Mise en évidence de germes pathogènes dans vagin.

Méthodes-matériel :

MATÉRIEL : spéculum, porte-coton stérile, mes, lamelles, microscope, sérum physiologiıe.

∗ LA PATIENTE NE DOIT AVOIR FAIT AUCUN TRAITEMENT LOCAL, ni toilette vaginale depuis la veille de l'examen.

- Le spéculum doit être posé sans lubrifiant.
- On prélève les sérosités au niveau du cul-de-sac vaginal, de l'exocol, à l'aide de porte-coton stérile. Les prélèvements sont ensuite adressés directement au laboratoire. Une étude directe peut être faite par le médecin sous microscope.

▶ Résultats :

∗ LA FLORE NORMALE du vagin comprend de nombreux germes : streptocoque, staphylocoque, bacille de Doderlein, bacilles diphtéroïdes.

∗ ANORMALEMENT, elle comprend des trichomonas, des candida albicans, des gonocoques, des hemophilus vaginalis, etc.

FLUX SANGUIN RÉNAL

Voir *Clairance du* PAH (*Flux sanguin rénal*)

FOLATES SÉRIQUES

▶ Technique :

Prélèvement à jeun de 10 ml de sang sur tube sec stérile.

Le dosage est microbiologique ou isotopique.

▶ Cause d'erreur :

Hémolyse.

▶ Résultats à l'état normal :

5 à 25 ng/ml.

▶ Variations pathologiques :

- défaut *d'apport :* alimentation exclusive au lait sec ;
- défaut d'*absorption :* pathologie du grêle ;
- défaut d'*utilisation :* cirrhose, myxœdème, hémochromatose ;
- défaut par *surconsommation :* grossesse, leucémie, anémie hémolytique.
- défaut par *blocage métabolique :* méthotrexate.

Un taux abaissé est observé dans les carences en acide folique à l'origine d'anémie mégaloblastique (→).

Un taux normal avec un taux de folates globulaires abaissé doit faire rechercher une carence pure en vitamine B_{12}.

FONCTION GONADIQUE
(EXPLORATION DE LA)
Chez l'enfant

▶ Principaux dosages et épreuves :
Dosages urinaires des œstrogènes, de la testostérone ; dosages plasmatiques des œstrogènes, de la progestérone et de la testostérone. Étude de la fonction hypophysaire (→).

▶ Résultats normaux :

▶ Variations pathologiques :
La persistance de taux prépubertaires traduit un retard pubertaire ; l'élévation prématurée à des taux postpubertaires traduit la précocité pubertaire. La réponse à une stimulation par l'HCH (hormone gonadotrophine chorionique), l'exploration hypophysaire précisent l'étiologie.

▶ Techniques :
Recueil de la totalité des urines de 24 heures sur *Merseptyl*. Prélèvement de 2 ml (minimum) de sang sur anticoagulant.

FONCTION HYPOPHYSAIRE
(Étude chez l'enfant)

▶ Principales épreuves et dosage hormonaux :

⁎ DOSAGES PLASMATIQUES : ACTH (stimulation de la corticosurrénale) ; GH (hormone d croissance) ; TSH (stimulation de la thyroïde) FSH et LH (stimulation des gonades) ; ADH (hormone antidiurétique ou vasopressine).

Difficultés d'interprétation d'un dosage un que d'où la nécessité d'étudier la répons hypophysaire à une stimulation.

⁎ ÉPREUVES DE STIMULATION : épreuve à l métopirone (production d'ACTH après blocag de la synthèse du cortisol par la métopiron ou à la lysine vasopressine (facteur de libératio de l'ACTH) ; stimulation de la production d GH par hypoglycémie ou perfusion de chlo hydrate d'arginine, etc. ; stimulation de l production de FSH et LH par injection d LH-RH (facteur de libération des hormon gonadotropes) ; stimulation de la production d TSH par injection de TRH (facteur de libératio de la TSH) ; stimulation de la productio d'ADH par restriction hydrique.

▶ Résultats normaux :

– ACTH (pg/ml) : 22 le matin, après stimu lation (lysine vasopressine) taux de bas multiplié par 2.

Exploration de la fonction gonadique

		FILLE		GARÇON	
		avant la puberté	après la puberté	avant la puberté	après la puberté
URINES	œstrogènes (μg/24 heures)	5	4 à 60		
	testostérone (μg/24 heures)			1 à 3	40 à 90
PLASMA	œstrogènes (pg/100 ml)	5 à 30	30 à 200 (suivant la phase)	5 à 15	10 à 40
	testostérone (ng/100 ml)	< 20	< 200	< 70	530
	progestérone (pg/100 ml)	< 200	> 4 000 pendant la 2e partie du cycle		

Étude de la fonction hypophysaire

	GARÇONS				FILLES			
	LH		FSH		LH		FSH	
	Base	Stimulation	Base	Stimulation	Base	Stimulation	Base	Stimulation
Avant la puberté	1,1	6,1	0,8	3	0,9	3,7	1,1	9,4
Après la puberté	2,1	20,6	2,2	4,7	2,9	20,8	2,3	5,9

- GH (ng/ml) : 0 à 5, après stimulation
- TSH (μU/ml) : 1,6 à 14 (en période néonatale, valeurs différentes), après stimulation, élévation moyenne : + 15 μU/ml.
- ADH : au cours de la restriction hydrique, diminution du volume urinaire et élévation de la densité et de l'osmolarité.
- LH et FSH :

Voir tableau page ci-contre.

Variations pathologiques :

- Hyperpituitarismes très rares chez l'enfant.
- Absence de réponse à la stimulation traduisant une insuffisance hypophysaire.

Techniques :

PRÉLÈVEMENT de 2 ml minimum de sang sur ıticoagulant. Centrifugation rapide à + 4 °C : congélation du plasma à – 20 °C.

ÉPREUVE A LA MÉTOPIRONE : prise unique ar voie orale de 30 mg/kg à minuit, prélèvement sanguin à 8 heures, ou administration de g/m²/24 heures en 6 prises, prélèvement sanuin le lendemain.

ÉPREUVE A LA LYSINE VASOPRESSINE : ijection i.m. de 10 UI/1,73 m².

STIMULATION DE LA GH : épreuve à l'argiıne (30 g/m² en 30 mn) par voie i.v. ou à nsuline (0,1 unité/kg) par voie i.v. Prélèvements à 0, 30, 60, 90 et 120 minutes.

STIMULATION DE FSH ET LH par injection : LH-RH, 0,1 mg/m².

Stimulation de TSH par injection i.v. de RH, 0,2 mg. Dosages 0, 10, 20, 30 et) minutes.

ÉPREUVE DE RESTRICTION HYDRIQUE (STIULATION DE L'ADH) : suppression complète :s apports hydriques pendant 6 à 12 heures ec surveillance toutes les 2 heures du poids, : la natrémie, du volume urinaire et de la :nsité urinaire.

FONCTION RÉNALE (Étude chez l'enfant)

► **Examen cytobactériologique d'urines** (→).

► **Protéinurie** : recueil des urines de 24 heures.

* ÉTUDE QUANTITATIVE :

- *Protéinurie normale :* jusqu'à 0,10 g/24 heures.
- *Protéinurie orthostatique :*
  - absence dans les urines du matin ;
  - présence dans les urines de fin de journée.
- *Protéinurie pathologique :*
  - > 0,10 g/24 heures ;
  - > 50 mg/kg/jour : traduit un syndrome néphrotique.

* ÉTUDE QUALITATIVE :

- *Électrophorèse :* origine glomérulaire ou tubulaire.
  élévation supérieure à 5 ng/ml.
- *Indice de sélectivité* (recueil simultané d'un échantillon de sang et d'urines) : degré de l'atteinte glomérulaire (une protéinurie est très sélective si le rein ne laisse filtrer que les protéines de faible poids moléculaire).

► **Filtration glomérulaire :**

* DOSAGE DE LA CRÉATININE SANGUINE (dosage sur sang capillaire recueilli sur tube sec) :
Résultats normaux :

- 0 à 2 ans : 3 - 5,5 mg/l ou 27 - 48 μmol/l.
- 2 à 8 ans : 4 - 7 mg/l ou 35 – 62 μmol/l.
- 8 à 14 ans : 5 - 9 mg/l ou 44 – 80 μmol/l.
- 14 à 16 ans : 7 - 10 mg/l ou 62 -90 μmol/l.

* MESURE DE LA CLEARANCE : recueil de la totalité des urines de 24 heures et d'un échantillon de sang (→ CRÉATININÉMIE).

Résultats normaux :
– Nouveau-né : 40 ml/mn/1,73 m²
– 3 mois : 70 ml/mn/1,73 m²
– 1 an : 90 ml/mn/1,73 m²
– 2 ans et au-delà : 110 ml/min/1,73 m²

Causes d'erreur : diurèse insuffisante (inférieure à 1,5 ml/mn/1,73 m²).

► Étude de l'élimination de l'eau :

* VARIATIONS NORMALES DE LA DENSITÉ ET DE L'OSMOLARITÉ URINAIRES :
– *Dilution :* densité = 1005, osmolarité = 50 mOsm/l.
– *Concentration :* densité = 1030, osmolarité = 1 400 mOsm/l.

* ÉPREUVE DE CONCENTRATION :
– Soit restriction hydrique pendant 12 heures avec surveillance du poids, de la natrémie, de la densité et de l'osmolarité de tous les échantillons d'urines.
– Soit instillation nasale d'une substance antidiurétique (DDAVP ou *Minirin*), 0,1 ml si le poids est inférieur à 10 kg ; 0,01 ml/kg si le poids est compris entre 10 et 20 kg ; 0,20 ml si le poids est supérieur à 20 kg. Même surveillance que précédemment.

Résultats normaux (concentration urinaire maximale) :
– 3 mois : 750 mOsm/l.
– 1 an : 1 000 mOsm/l.
– 2 ans et au-delà : 1 050 mOsm/l.

► Étude du pouvoir d'acidification :

* COMPARAISON DU PH SANGUIN ET DU PH URINAIRE :
pH urinaire inférieur à 5,1 si le pH sanguin est inférieur à 7,30.

* MESURE DE L'ACIDITÉ TITRABLE ET DE L'AMMONIURIE (recueil des urines de 24 heures).
Valeurs normales :

	0 à 1 an	au-delà de 1 an
Acidité titrable μEq/mn/1,73 m²	62	52
Ammonium	57	73

► Équilibre phosphocalcique :

* DOSAGES PLASMATIQUES (→) ET URINAIRE (recueil de la totalité des urines de 24 heures

* VALEURS NORMALES :
– *Calciurie :* 2 à 6 mg/kg/jour (0,05 0,15 mmol/kg/jour)
– *Phosphaturie* (variable selon l'apport alimentaire) : 10 à 20 mg/kg/jour (0,3 à 0 mmol/kg/jour).

FONCTION SURRÉNALE (Étude chez l'enfant)

► Principales épreuves et examen complémentaires :

* DOSAGES URINAIRES ET PLASMATIQUES D STÉROÏDES PRODUITS PAR LA SURRÉNALE
– *Dans les urines :* 17 OH corticoïdes (dériv de cortisol) ; 17 cétostéroïdes (androgèn d'origine surrénale et testiculaire) ; aldost rone et tétrahydro-aldostérone ; prégnan triol (dérivé de la 17 OH progestéron
– *Dans le plasma :* cortisol ; déhydro-épia drostérone (DHA : androgène d'origi surrénale) ; aldostérone ; 17-OH proges rone.

* ÉPREUVES DYNAMIQUES : Stimulation de production de glucocorticoïdes (cortisol dérivés) et d'androgènes par l'hormone stimulation d'origine hypophysaire (ACT *Synacthène*). Stimulation de la production d'a dostérone par régime désodé. Freinage par dexaméthasone.

* RÉSULTATS NORMAUX :
– Cortisol plasmatique (μg/100 ml) :
• à 8 heures : 14,5 ± 6,5.
• à 17 heures : 8,4 ± 5,6.
– Aldostérone plasmatique (ng/100 ml 24,9 ± 17,6.
– La stimulation entraîne une augmentati de 100 à 150 % de la production horm nale ; la freination la diminue de moit

► Variations pathologiques :

Dans *l'hyperplasie surrénale congénitale,* au mentation de certains stéroïdes (en particul 17-OH progestérone, prégnanetriol et andr gènes), effondrement du cortisol. Augmentati

Étude de la fonction surrénale

	AVANT LA PUBERTÉ			APRÈS LA PUBERTÉ	
	avant 2 ans	2 à 8 ans	9 ans à la puberté	garçon	fille
17 OH corticoïdes (mg/24 heures)	< 1	1 à 2	2,5 à 3,9	4 à 5	3 à 4
17 cétostéroïdes (mg/24 heures)	< 0,4	0,4 à 1,2	1,3 à 3,6	4 à 7	2,4 à 4,6
Prégnanetriol (mg/24 heures)	< 0,1	0 à 0,18		0,13 à 1,7	0,13 à 0,9
Tétra-hydro-aldostérone (μg/24 h)				20 à 50	
DHA (ng/ml)	20 à 500			300 à 900	
17 OH progestérone (ng/100 ml)	< 30			< 200	

de la production de stéroïdes dans *l'hypercorticisme,* freinable ou non suivant l'étiologie. Effondrement des taux de stéroïdes dans *l'insuffisance surrénale.* Réponse ou non à la stimulation suivant l'étiologie.

▶ **Technique :**

- Recueil des urines de 24 heures sur *Merseptyl.*
- Prélèvement de 2 ml de sang sur anticoagulant. Le tube doit être centrifugé pour permettre la séparation du plasma. Stockage possible du plasma congelé.
- Freination : dosage de cortisolémie 8 heures après une prise de dexaméthasone 1 mg.
- Stimulation :
  - *Épreuve brève :* dosages plasmatiques à 0 et 30 minutes après injection i.m. de *Synacthène ordinaire,* 0,25 mg/m².
  - *Épreuve longue :* dosages plasmatiques à 0,1 heure et 24 heures après injection i.m. de *Synacthène retard* (0,25 mg avant 2 ans ; 0,5 mg après 2 ans) ; recueil des urines pour dosages 24 heures avant et 24 heures après l'injection.
- Étude de l'élimination urinaire de tétrahydro-aldostérone avant et après une période de 5 jours de régime pauvre en sodium (0,3 mEq/kg/jour).

▶ **Causes d'erreur :**

Le recueil des urines doit être complet pendant une période de 24 heures.

FONCTION THYROÏDIENNE (Exploration chez l'enfant)

▶ **Principales épreuves et examens complémentaires :**

- *Dosage des hormones thyroïdiennes :*
  - L triiodothyronine (T3).
  - Thyroxine (T4).
- *Dosage de la TSH plasmatique* (hormone de stimulation d'origine hypophysaire).
- *Test de Hamolsky ou test T3* (appréciation de la quantité de T3 fixée sur les protéines sériques).
- *Indice de thyroxine libre* (appréciation de la quantité de T4 présente à l'état libre dans le sang, non liée aux protéines).
- *Scintigraphie thyroïdienne au technétium 99* (volume et topographie de la thyroïde).

▶ **Résultats normaux** (Ils varient selon les laboratoires) : Voir tableau page suivante.

▶ **Variations en pathologie :**

∗ UN ABAISSEMENT DES TAUX DE T_3 ET T_4 traduit une hypothyroïdie.

- *Si la TSH est basse,* il s'agit d'une insuffisance thyroïdienne secondaire à une insuffisance hypophysaire.

Fonction thyroïdienne (Exploration chez l'enfant)

	T3 (ng/100 ml)	T4 (µg/100 ml)	TSH (µU/ml)
sang du cordon		11,3 ± 4	6,7 ± 1
24e heure		20,5	20,6
5e jour	140	11	3,7 (toujours < 5)
1 an	124	9	1,6 à 14

– *Si la TSH est élevée,* il s'agit d'un trouble primitif de la thyroïde (absence ou anomalie).

∗ UNE ÉLÉVATION DES TAUX DE T_3 ET T_4 traduit une hyperthyroïdie.

▶ **Technique :**

– *Prélèvement de sang veineux* (2 ml minimum) sur anticoagulant à centrifuger. Le sérum peut être conservé au congélateur.

– *Prélèvement de sang capillaire* sur papier buvard permettant le dosage par microméthode de la T4 plasmatique (et éventuellement de la TSH) pour dépistage systématique en période néo-natale de l'hypothyroïdie.

– Le prélèvement doit se faire au 5e jour de vie chez l'enfant à terme (avant cet âge, grandes variations des taux).

FROTTIS CERVICO-VAGINAUX

▶ **But :**

Ils permettent essentiellement de dépister des anomalies cellulaires. Accessoirement, ils renseignent sur l'imprégnation hormonale de l'organisme et permettent de faire le diagnostic de parasitose ou de mycose.

▶ **Technique-matériel :**

– Spéculum, spatule d'Ayre, pince longuette, coton, lames de verre, fixateur.

– Ils doivent être pratiqués systématiquement lors de toute première consultation, quel qu'en soit le motif, puis tous les 2 ans. Le prélèvement se fait au niveau du cul-de-sac vaginal postérieur, de l'exocol, puis dans l'endocol ; les trois lames sont ensuite fixées par de la laque et adressées en anatomo-pathologie.

▶ **Résultats :**

Ils indiquent, d'une part, l'aspect des cellules recueillies : aspect variable de jour en jour suivant la période du cycle car sous dépendance hormonale.

D'autre part, la classification de Papanicolaou basée sur la présence d'anomalies cellulaires données suivant 5 classes :

– I : cellules normales ;

– II : cellules anormales d'origine inflammatoire ;

– III : cellules suspectes ;

– IV : présence de cellules cancéreuses en petite quantité ;

– V : cellules cancéreuses en grande quantité.

Les frottis vaginaux permettent de faire le diagnostic d'infection à trichomonas ou à candida.

▶ **Limite :**

Aucune valeur ne peut être attachée au type de desquamation si la muqueuse est altérée par un processus infectieux ou parasitaire, du savon ou de la vaseline.

FSH – LH

▶ **Définition :**

Ce sont les hormones hypophysaires qui contrôlent le fonctionnement des gonades (testicules et ovaires). La FSH intervient en 1re partie

FSH - LH

HOMME		FEMME			
		phase folliculaire	pic ovulatoire	phase lutéale	ménopause
FSH (ng/ml) mUI/ml	1,8 ± 0,5 1 à 3	2,38 ± 0,8 2 à 20	4,97 ± 2,16 15 à 60	1,57 ± 0,78 15 à 20	32,5 ± 10,2 > 40
LH (ng/ml) mUI/ml	1,46 ± 0,7 0,8 à 1,2	2 ± 1 12 à 20	13,3 ± 5 15 à 60	1,5 ± 0,4 15 à 20	13,9 ± 3,5 > 30

de cycle (phase folliculaire), la LH en 2e partie (phase lutéale).

► Technique :

Dosages radio-immunologiques. Technique propre à chaque laboratoire.

► Causes d'erreur :

Il faut connaître la date des dernières règles chez la femme pour pouvoir interpréter les résultats. Certains médicaments peuvent interférer :

- *Clomid* (augmente la FSH/LH) ;
- œstrogènes naturels ou de synthèse (diminuent FSH/LH).

► Résultats normaux :

Variables selon les laboratoires : Voir tableau.

Cas particuliers :

- ménopause ; FSH/LH élevées de façon physiologique ;
- puberté ;
- ovaires polykystiques : LH > FSH (test au LHRH).

► Résultats en pathologie :

Dans les *atteintes gonadiques,* FSH et LH sont élevées, dans l'*insuffisance hypophysaire* elles sont basses. Signe de grande valeur chez la femme ménopausée.

GAMMA-GLUTAMYL-TRANSPEPTIDASE SÉRIQUE (γ GT ou GGT)

▶ **Définition :**
C'est une enzyme (appelée aussi γ *glutamyl transférase*) fixée sur les membranes au niveau du foie et du tractus biliaire, du grêle, etc.

▶ **Prélèvement :**
En règle générale 1 ml de sang et dosage par cinétique enzymatique.

▶ **Résultats normaux :**
Selon les méthodes : 5 à 28 U/1 ou 7 à 44 U/1.

▶ **Résultats pathologiques :**
Une augmentation s'observe dans les affections hépatiques (hépatites, métastases, etc.) et biliaires obstructives, et plus accessoirement dans les pathologies rénales ou cérébrales (tumeur) ; de nombreux médicaments (barbituriques, phénytoïnes, etc.) et l'alcool (qui sont des inducteurs enzymatiques) élèvent également les taux de γ GT.

GASTRINÉMIE

▶ **Définition :**
C'est une hormone polypeptidique d'origine digestive sécrétée normalement par des cellules G de l'antre gastrique, et plus accessoirement du grêle (duodénum surtout). Il y a un système de feed-back (l'acidité freine la production de gastrine). Elle est parfois d'origine tumorale : gastrinome en règle générale pancréatique.

▶ **Prélèvement :**
Généralement 2 ml de sang et dosage radio-immunologique.

▶ **Résultats normaux :**
Variables, de l'ordre de 10 à 100 pg/ml.

▶ **Variations :**

* « NORMALES » : Augmentation après un repas ou alcalinisation de l'antre (médicament, gastrite atrophique hypochlorhydrique) ; diminution après injection de sécrétine.

* « PATHOLOGIQUES » : Augmentation en règle générale massive dans le syndrome de Zollinger et Ellison (sécrétion tumorale) et la maladie de Biermer (« feed-back »), modérée dans certains ulcères duodénaux et l'insuffisance rénale chronique.

GASTROSCOPIE

Voir *Fibroscopie haute*

GAZ DU SANG

▶ **Définition :**
C'est l'appréciation du taux d'oxygène (0_2) et de gaz carbonique (CO_2) dans le sang artériel. On y associe l'étude du pH, on obtient ainsi un reflet fidèle de la fonction respiratoire.

▶ **Technique :**
Le prélèvement se fait avec une seringue héparinée de laquelle on a chassé toute bulle d'air. On ponctionne soit l'artère radiale, soit l'artère fémorale. Après la ponction le tube doit être porté rapidement au laboratoire. Il faut faire une compression de 1 à 2 minutes au point de ponction.

L'étude des gaz du sang peut se faire au repos ou après effort.

▶ **Causes d'erreur, précautions :**
La principale cause d'erreurs est la prise de sang veineux : habituellement, lorsque l'aiguille est dans l'artère le piston monte tout seul ou au minimum le sang reproduit les pulsations. La présence d'une bulle d'air peut artificiellement augmenter la valeur de la PO_2.

Lorsque la compression a été insuffisante, il peut se produire un hématome.

Chez certains malades piqués fréquemment on peut provoquer des anévrismes artérioveineux.

▶ **Résultats normaux** (sang artériel) :

- *Pression partielle de O_2* (PO_2) : 97 mmHg.
- *Pression partielle de CO_2* (PCO_2) : 40 mmHg.
- *Saturation en O_2 de l'hémoglobine* (SaO_2) : 95 à 97 %.
- *pH* : 7,40.
- *Bicarbonates ou réserve alcaline* : 25 à 27 mmol/l.

▶ **Résultats en pathologie :**

∗ ON DÉFINIT PLUSIEURS TERMES :
- *Hypoxie* ou *hypoxémie* : PO_2 et SaO_2 basses.
- *Hypocapnie* : PCO_2 basse.
- *Hypercapnie* : PCO_2 élevée.
- *Acidose* : pH $\leqslant$ 7,38.
- *Alcalose* : pH $\geqslant$ 7,42.

∗ ON DÉCRIT ÉGALEMENT DES SYNDROMES :
- *Acidose respiratoire* secondaire à l'élévation de la PCO_2 : Si les bicarbonates sont assez élevés, le pH reste normal, l'acidose est *compensée*, sinon le pH baisse, l'acidose est *décompensée.*
- *Alcalose respiratoire* secondaire à la baisse de la PCO_2 : Si le rein élimine des bicarbonates (RA diminuée) le pH reste normal, elle est *compensée*, sinon le pH s'élève, l'alcalose est *décompensée.*
- *L'association hypoxie-hypercapnie* signe l'hypoventilation alvéolaire (syndrome obstructif, paralysie respiratoire).
- *L'hypoxie isolée* avec normo ou hypocapnie se voit dans les fibroses, les anomalies de transfert alvéolo-capillaire, les shunts.

▶ **L'étude des gaz du sang** doit être systématique pour l'étude d'une pathologie pulmonaire.

GAZ DU SANG CHEZ LE NOUVEAU-NÉ

Prélèvement de sang artériel (0,5 ml sur seringue héparinée) ou de sang capillaire (artérialisé par réchauffement de la zone de ponction) recueilli sur tube capillaire hépariné (méthode d'Astrup).

	CORDON	PREMIER JOUR	DEUXIÈME JOUR
pH	7,33	7,30	7,39
PCO_2 (mmHg)	43	33	34
HCO_3 (mEq/l)	21,6	19,5	20
PO_2 (mmHg)	28 $\pm$ 8	68	63-87
SaO_2		94 %	94 %

GLAIRE CERVICALE (EXAMEN DE LA)

▶ **But :**

Apprécier la qualité de la sécrétion glaireuse cervicale qui conditionne la pénétration et la survie des spermatozoïdes.

▶ **Technique :**

La glaire doit être examinée entre le 12e et le 14e jour pour un cycle de 28 jours.

L'examen de la glaire doit être associé à un test de Huhner, c'est-à-dire qu'elle doit être examinée 12 à 18 heures après un rapport sexuel.

Après mise en place du spéculum, la glaire est prélevée avec une pince longuette : deux prélèvements sont pratiqués, l'un au niveau de l'exocol, l'autre dans l'endocol ; la filance est appréciée en écartant les mors de la pince longuette ; la glaire est examinée entre lame et lamelle au microscope.

▶ **Résultats :**

∗ NORMALEMENT, la glaire ne doit contenir que de rares cellules vaginales ou cervicales, de rares polynucléaires et 5 à 10 spermatozoïdes bien mobiles par champ au fort grossissement.

* ANORMALEMENT :

- glaire insuffisante ou anormale dans les troubles hormonaux ;
- glaire infectée contenant de nombreux polynucléaires.

GLUCAGON

Voir *Test au glucagon*

GLYCÉMIE

► **Définition :**

C'est le dosage du taux du glucose dans le sang.

► **Technique :**

Deux techniques de laboratoire sont utilisées. Il faut préciser laquelle car il y a des variables :

- technique chimique basée sur le pouvoir réducteur du glucose ;
- technique enzymatique, la plus utilisée actuellement, à la glucose oxydase :
- Prélèvement de 1 ml de sang sur tube sec. Peut se conserver au réfrigérateur à +4 °C. On peut effectuer des prélèvements à jeun, 1 h 30 à 2 h après un repas ou lors des cycles glycémiques comprenant des prélèvements à 8 h, 9 h 30, 11 h, 13 h 30, 17 h, 19 h, 24 h, 4 h.
- Mesure de la glycémie capillaire. Appareil autopiqueur : « Auto-clix », « Autolance », « Autolet », prélève une goutte de sang sans douleur.

Bandelettes de lecture :

1 goutte de sang est déposée 1 mn sur la bandelette, essuyée et lue 1 mn plus tard. Il existe différentes formes de bandelettes :

- celles qui nécessitent obligatoirement un appareil de lecture (*Dextrostix, Glucostix,* pour *Glucometer*) ;
- celles qui peuvent être lues qu'à l'œil nu : *Visidex* ;
- celles qui peuvent être lues à l'œil nu ou avec appareil de lecture : *BM-test glycémies 20-800,* appareil *Reflolux.*

► **Causes d'erreur :**

Il faut connaître le type de dosage car les normales sont variables. Les chiffres sont plus élevés en artériel et en capillaire (bout du doigt) qu'en veineux (artériel + 0,02 g/l, capillaire + 0,05 g/l). Il faut connaître l'heure du prélèvement pour pouvoir l'interpréter. Les méthodes chimiques sont sensibles à l'adjonction d'acide ascorbique, menthol, polesal, etc. Les méthodes enzymatiques peuvent être perturbées par acide ascorbique et acide urique.

► **Résultats normaux :**

- *Glycémie à jeun :* 0,70 à 1 g/l ou 3,8 à 5,5 mmol/l.
- *Glycémie postprandiale :* inférieure à 1,40 g/l ou 7,8 mmol/l par les méthodes enzymatiques et sur sang total.

► **Résultats en pathologie :**

Dans le diabète patent, la glycémie est élevée au-dessus de 1,4 g/l ou 7,8 mmol/l à jeun (méthode à la glucose oxydase sur le sang veineux) et/ou supérieure à 1,8 g/l (8,5 mmol/l) 1 h 30 à 2 h après les repas à 2 reprises (définition O.M.S.).

On parle d'*hypoglycémie* en dessous de 0,50 g/l ou 2,7 mmol/l.

Les glycémies capillaires sont fiables et remplacent la glycémie au laboratoire non pas pour le diagnostic mais pour la surveillance quotidienne du diabète.

GLYCOSURIES

► **Définition :**

C'est la mesure du sucre dans les urines. Son dosage a perdu de l'intérêt depuis l'acquisition de méthodes faciles pour la glycémie capillaire.

► **Technique :**

* GLYCOSURIE DES 24 HEURES : Recueil des urines de 24 heures de 8 h à 8 h, dosage par méthode enzymatique sur un échantillon. On peut fractionner le recueil habituellement en 4 échantillons (8 h-12 h ; 12 h-20 h ; 20 h-24 h ; 24 h-8 h).

* GLYCOSURIE DE SURVEILLANCE QUOTIDIENNE :

- *Clinitest glucose :* 5 gouttes d'urine + 10 gouttes d'eau + 1 cp de *Clinitest.* Lecture après 15 secondes. Méthode fiable mais peu pratique.

– Bandelettes réactives :
  - *Clinistix, Labstix :* bandelette trempée dans l'urine : virage du rose au bleu en cas de glycosurie mais aucune valeur quantitative.
  - *Ketodiabur, Ketodiastix :* bandelettes permettant de quantifier la glycosurie (+ ou ++ ou +++) et fiables. Très utilisées comme pour la glycémie.

Clinitest est chimique. Les bandelettes sont enzymatiques (glucose oxydase).

▶ **Causes d'erreur :**

Elles proviennent surtout des défauts de technique ou de réactifs périmés ou humides.

– Le seuil rénal normal du glucose est à 1,6 g/l, 1,80 g/l.
  Quand la glycémie est ⩽ au seuil rénal pas de glycosurie. La glycosurie apparaît quand la glycémie dépasse 1,80 g/l. Les causes d'erreur sont les anomalies du seuil rénal : si élevé (2 g/l), la glycosurie pourra être nulle et la glycémie à 2 g ; si bas (1,80 g/l), il y aura une glycosurie alors que la glycémie est basse (cas de grossesse).
– Quand l'urine a stagné dans la vessie on peut trouver une fausse glycosurie. Donc rechercher sur urines fraîches du 2e jet.

▶ **Résultats normaux :**

La glycosurie est nulle, sauf parfois lors de la grossesse.

▶ **Résultats en pathologie :**

On trouve une glycosurie dans le diabète sucré, le diabète rénal, les tubulopathies rénales, les accélérations de l'absorption digestive (gastrectomie, gastro-entérostomies).

GOIFFON

Voir *Selles (Examen coprologique des)*

GOÛT ET ODORAT (EXPLORATION)

▶ **L'odorat** (→ ANOSMIES) :

L'exploration de l'odorat trouve ses indications dans l'examen d'une hypo ou d'une anosmie. La mesure précise de la fonction olfactive est difficile. Dans la majorité des cas on se contente donc d'une appréciation approximative.

∗ LES FLACONS DE SUBSTANCES ODORANTES SONT LES PLUS COURAMMENT UTILISÉS, les essences sont diverses : goménol, violette, vanille, etc.

∗ CERTAINES TECHNIQUES PERMETTENT DE QUANTIFIER LA FONCTION OLFACTIVE : *olfactomètre.* La quantité de gaz odorant est augmentée progressivement afin de déterminer le seuil olfactif.

▶ **Le goût :**

La fonction gustative comporte deux aspects :

∗ LE GOÛT ÉLÉMENTAIRE intéresse les sensations suivantes : salé, sucré, amer et doux.

Cette fonction peut être explorée par l'application de substances sur la langue ou par l'électrogustométrie : le seuil gustatif est recherché par l'application d'électrodes sur la langue.

∗ LE GOÛT ÉLABORÉ tel qu'il est utilisé quotidiennement pour apprécier la valeur gustative d'un mets ou d'une boisson procède surtout de l'olfaction, les sensations gustatives étant alors très peu concernées.

GRAISSES DANS LES SELLES

Voir *Stéatorrhée ou dosage des graisses dans les selles*

GROUPES ÉRYTHROCYTAIRES

GROUPE ABO

▶ **Définition :**

Les antigènes A et B déterminés par l'hérédité définissent les groupes sanguins appelés *A, B, AB, O.* Chaque sujet présente dans son plasma des anticorps dits *naturels* tournés contre les antigènes qu'ils ne possèdent pas : voir Tableau I.

sujets ont	Globules rouges et leurs antigènes	Anticorps naturels dans leur plasma (agglutinines)
le groupe A	G.R. portant Antigène A	Anticorps anti-B
le groupe B	G.R. portant Antigène B	Anticorps anti-A
e groupe AB	G.R. portant Antigène A et B	Aucun Anticorps
e groupe 0 (zéro)	Aucun Antigène	Anticorps anti-A et anti-B

Tableau I

Système de groupe ABO. Les globules rouges portent à leur surface des antigènes qu'on appelle A et B

(d'après Brun B. *Cahiers de l'Infirmière*, 9, *Hématologie*, Masson, Paris, 1979).

▶ **Groupage du sujet :**

– Un prélèvement sanguin est fait sur tube hépariné.

– Le groupe est déterminé par l'épreuve de Simonin et de Beth-Vincent : voir Tableau II.

GROUPE RHÉSUS ET AUTRES GROUPES

▶ **Définition :**

Il s'agit d'un système de 3 antigènes dont le plus important est l'antigène D. 80 % des sujets sont porteurs d'un antigène D et sont dits *rhésus* + (Rh+), les sujets ne possédant pas l'antigène sont d ou Rh–.

– Un sujet Rh+ peut recevoir sans incident du sang Rh–.

– La transfusion de sang Rh+ à un sujet Rh– entraîne la production d'anticorps dits *immuns anti Rh+*, toute nouvelle transfusion de sang Rh+ sera suivie chez le sujet d'un accident hémolytique (→ MALADIE HÉMOLYTIQUE DU NOUVEAU-NÉ).

▶ **Autres groupes :**

– Il existe de nombreux autres systèmes antigéniques définissant les groupes Kell, Duffy, Lutheran, Lewis, etc.

– Lorsqu'un programme transfusionnel très long est prévu pour un malade tous ces groupes sanguins doivent être déterminés (phénotype du malade) afin de donner du sang parfaitement compatible (sang phénotypé).

– Il faut avant de transfuser un malade déjà transfusé ou une femme ayant eu plusieurs grossesses faire une recherche d'anticorps dirigée contre ces antigènes : c'est la recherche d'agglutinines irrégulières (→ ANTICORPS ANTIÉRYTHROCYTAIRES).

Tableau II (d'après les *Cahiers de l'Infirmière,* Masson éd.)

Epreuve de Beth-Vincent			*Epreuve de Simonin*			*Résultat :*
Globules rouges du sujet			Sérum du sujet			
Sérum test anti-A	Sérum test anti-B	Sérum test anti-AB	G.R. connu AI	G.R. connu B	G.R. connu O	*Groupe*
+	–	+	–	+	–	A
–	+	+	+	–	–	B
–	–	–	+	+	–	O
+	+	+	–	–	–	AB

GROUPE SANGUIN DU NOUVEAU-NÉ

▶ **Toute demande de groupe** doit comporter : nom, prénom, date de naissance.

– Jusqu'à 3 mois, la détermination du groupe de l'enfant doit toujours être couplée avec la détermination du groupe de la mère.

– La détermination du groupe de l'enfan devra être contrôlée (difficultés possible dans l'identification de l'antigène).

– La carte de groupe définitive ne peut pa être délivrée à la naissance (absence d'ant corps naturels).

▶ **Technique :** recueil sur EDTA ou tub sec de 1 à 2 ml de sang (capillaire ou ve neux).

HAPTOGLOBINE SÉRIQUE

▸ **Technique :**
Prélèvement de 5 ml de sang sur tube sec.

▸ **Résultats à l'état normal :**
- 0,6 à 1,20 g/l de sérum après l'âge de 3 mois.
- *Indice d'haptoglobine :* 1 à 1,5.

▸ **Variations pathologiques :**

AUGMENTATION :
- tous les états inflammatoires ;
- les syndromes néphrotiques ;
- les états cancéreux (ex. : Hodgkin en poussée).

DIMINUTION : les syndromes hémolytiques.

HÉMATIES (DURÉE DE VIE DES)

Technique :
On injecte à un sujet un certain lot de ses opres globules rouges marqués au chrome 51. a destruction des globules rouges entraîne une sparition de la radio-activité. La radio-activité t mesurée sur des prélèvements sanguins guliers permettant ainsi de calculer la masse obulaire et la durée de vie des globules rouges. n comptage externe permet de repérer le siège : la destruction des hématies.

Résultats à l'état normal :
La durée de vie des globules rouges est de 20 jours. La demi-vie (perte de la moitié de la dio-activité) mesurée par le chrome 51 est de) ± 3 jours (et non 60 jours à cause de l'élution chrome). Les hématies sont détruites dans moelle et de façon moindre dans le foie et rate.

Variations en pathologie :

EN L'ABSENCE D'HÉMORRAGIE, une demi- : écourtée signifie une hyperhémolyse corpuslaire ou extra-corpusculaire.

∗ LA MISE EN ÉVIDENCE D'UN LIEU DE LYSE PRIVILIGIÉ (exemple : la rate dans la maladie de Minkovski-Chauffard) peut faire poser l'indication d'un geste chirurgical.

HÉMATIES – LEUCOCYTES/MINUTE [H.L.M.] (COMPTE D'ADDIS-HAMBURGER)

▶ **Technique :**
Le patient vide sa vessie au réveil, puis reste allongé 3 heures et les urines de cette période sont recueillies en totalité. Après centrifugation à basse vitesse d'un échantillon, les hématies et les leucocytes sont comptés dans le culot en cellule de Malassez.

▶ **Résultats à l'état normal :**
Le compte d'A.-H. exprimé en débit trouve moins de 10 000 leucocytes et moins de 10 000 hématies par millilitre et par minute, le plus souvent moins de 1 000. Une hématurie microscopique est importante au-dessus de 100 000 hématies ml/mn. L'H.L.M. n'a pas d'intérêt au cours des hématuries macroscopiques ou des infections urinaires manifestes.

▶ **Précautions et causes d'erreur :**
L'H.L.M. ne doit pas être fait le jour suivant un sondage vésical, un examen endoscopique, une cystographie rétrograde, une ponction biopsie rénale, durant la période des règles chez la femme.

HÉMOCCULT

▶ **Définition :**
L'hémoccult est constitué d'un papier réactif imprégné de Guaïac situé dans une petite plaquette. Le pouvoir péroxydasique de l'hémoglobine est utilisé pour mettre en évidence sa présence dans les selles.

▶ **Technique :**

On dépose au moyen d'une spatule (fournie avec la plaquette) une particule de selle fraîche sur le disque de papier. La révélation est faite quelques heures ou jours plus tard avec 2 ou 3 gouttes d'une solution alcoolique d'eau oxygénée. Une réaction positive entraîne une coloration bleue ou bleu-vert en moins de 30 secondes. Pour une fiabilité suffisante il faut étudier au moins 3 selles.

▶ **Précautions, causes d'erreur :**

Un régime sans viande n'est pas nécessaire étant donné le seuil de sensibilité du test. Il faudrait par contre exclure, d'une part, l'aspirine et les aliments riches en péroxydase (radis, navet, sardine, saumon, ananas, banane), source de faux positifs, d'autre part la vitamine C qui provoque de faux négatifs.

▶ **Indications, résultats :**

Ce test paraît utile dans le dépistage de masse des polypes et des cancers recto-coliques, où ils doivent être confirmés par la radiologie (double contraste) et/ou l'endoscopie. Les faux positifs sont plus rares qu'avec des méthodes classiques. La fréquence des faux négatifs varie beaucoup selon les auteurs. Elle est importante.

HÉMOCULTURE

▶ **Définition :**

Elle permet la mise en évidence de germes dans le sang, par la culture d'un prélèvement sanguin.

▶ **Technique, précautions :**

La première règle du prélèvement est l'asepsie :

- *Pour l'infirmière* : lavage des mains, désinfection des doigts avec un antiseptique fort (*Bétadine*, alcool iodé ou *Merfène*, qui ne contient pas d'iode).
- *Pour le malade* : champ stérile sous le bras, nettoyage large avec un antiseptique fort, puis éventuellement retirer le colorant à l'alcool.
- Nettoyer avec l'antiseptique *les bouchons des flacons* aérobie et anaérobie.

Actuellement, avec le système Vacutainer (voir schéma ci-dessus), on pique le malade avec l'aiguille sans filtre, puis on purge l'air de la tubulure et dès qu'une goutte de sang arrive à

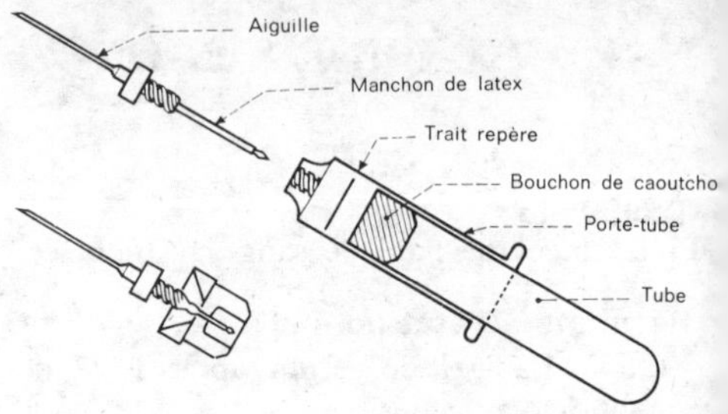

Le système Vacutainer
(d'après Perlemuter L., Quevauvilliers J., *Cahiers de l'Infirmière*, 2, *Connaissance de base, soins courants*, Masson, Paris, 1980)

l'autre aiguille, on l'introduit dans le flaco anaérobie, que l'on remplit avec 5 ml de san environ. Ensuite on clampe la tubulure et l'o pique le flacon aérobie, on déclampe pou injecter 5 ml, on reclampe, on dépique malade, on applique le filtre, on déclampe on laisse pénétrer l'air filtré dans le flacon.

▶ **Indications :**

Les hémocultures sont faites de préféren lors des accès hyperthermiques ou hypotherm ques (surtout s'ils sont accompagnés de frisso et/ou de collapsus, évocateurs de septicémie gram négatif), avant toute antibiothérapie, c après arrêt de celle-ci (fenêtre thérapeutique On ajoute de la pénicillinase au milieu de cultu si le malade a reçu une pénicilline.

▶ **Résultats :**

En dehors de germes particuliers (brucelle leptospires) qui nécessitent des conditions sp ciales de culture et qui cultivent lentemen l'hémoculture est positive en 1 à 5 jours. C identifie alors à l'examen microscopique sui de l'isolement et de l'identification de bactérie :

∗ Une hémoculture positive peut corre pondre à trois situations :

- *bactériémie simple* (manipulation d'un tis infecté, abcès, furoncle, chirurgie, ac dentaire, cystoscopie, coloscopie ; déb d'une infection bactérienne aiguë comr la pneumonie) ;
- *état septicémique*, où de nombreuses hém cultures répétées sont positives et aya comme point de départ une thromb phlébite suppurée au contact d'un foy infectieux, une endocardite, ou des m ladies comme la brucellose ou la fièv typhoïde ;

– *souillure*, où une bactérie, le plus souvent non pathogène (staphylocoque blanc, etc.), a contaminé l'hémoculture, en règle générale au moment du prélèvement.

* HÉMOCULTURE NÉGATIVE malgré un contexte évocateur. Il peut s'agir :
– d'un *défaut technique de prélèvement*, d'ensemencement ;
– d'une *administration antérieure d'antibiotiques*, et l'on fera une « fenêtre thérapeutique » de quelques jours pour obtenir le germe.

HÉMODYNAMIQUE INTRACARDIAQUE

▶ Définition :
Enregistrement des pressions intracardiaques par l'intermédiaire d'une sonde et d'un manomètre.

▶ Technique :
Cathétérisme.

* ÉTUDE HÉMODYNAMIQUE CARDIAQUE DROITE : introduction d'un cathéter à partir d'une veine périphérique, jusque dans l'oreillette droite, le ventricule droit, le tronc de l'artère pulmonaire, ses deux branches. L'enregistrement de la pression capillaire pulmonaire (« cathéter bloqué ») est le reflet de la pression de l'oreillette gauche.

* ÉTUDE HÉMODYNAMIQUE CARDIAQUE GAUCHE :
– Le plus souvent, le cathéter est introduit par voie rétrograde à partir d'une artère périphérique (fémorale ou axillaire), remonte dans l'aorte, puis est placé dans le ventricule gauche.
– Parfois (si la valve aortique ne peut être franchie) on a recours :
. à la voie transseptale (l'extrémité du cathéter placé dans l'oreillette droite perfore le septum, se trouve dans l'oreillette gauche puis le ventricule gauche) ;

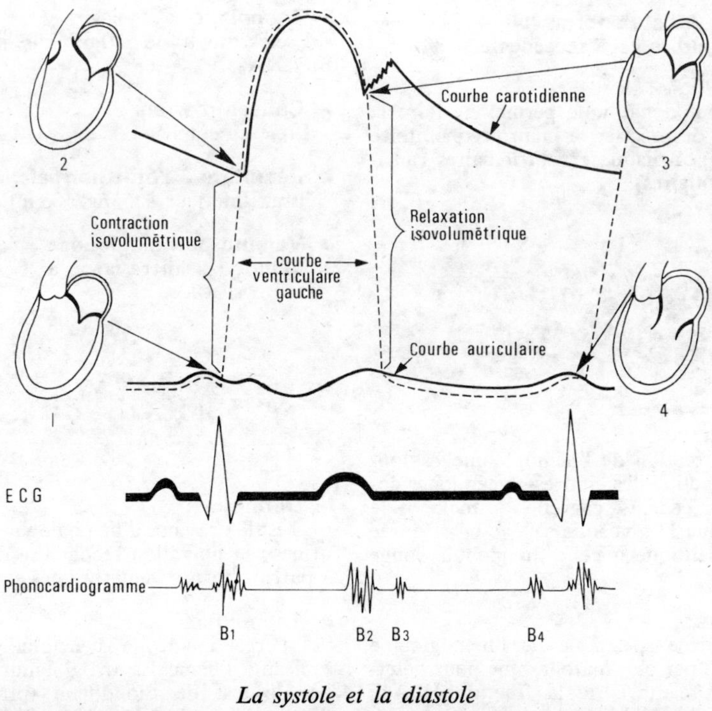

La systole et la diastole
(d'après RENOU Ph. *Cahiers de l'Infirmière*, 3, *Appareil cardio-vasculaire*, Masson, Paris, 1982).

· ou à la ponction directe du ventricule gauche.

∗ L'EXPLORATION HÉMODYNAMIQUE peut confirmer les deux études, droite et gauche, permet de faire des prélèvements sanguins pour déterminer l'oxymétrie, permet de rechercher un trajet anormal de la sonde, une communication anormale. Des courbes de pressions sont enregistrées. Enfin, l'étude hémodynamique se termine souvent par l'angiocardiographie (→).

∗ L'EXAMEN EST FAIT SOUS ANESTHÉSIE LOCALE le plus souvent, et il faut préparer le malade, lui expliquer par avance le déroulement de l'examen.

▶ **Complications possibles :**

- hématome au point de ponction (nécessité d'un pansement compressif en fin d'examen après hémostase manuelle) ;
- trombose artérielle ou veineuse ;
- induction de troubles du rythme (jusqu'à la fibrillation ventriculaire) ;
- par voie transseptale risque de perforation ;
- risque infectieux nécessitant une asepsie rigoureuse.

▶ **Résultats à l'état normal :**
Voir les courbes page précédente.

▶ **En pathologie :**
L'étude hémodynamique permet de faire le diagnostic et de préciser le bilan préopératoire des maladies cardiaques (ventriculaires, auriculaires, valvulaires).

HÉMOGLOBINE GLYCOSYLÉE (HbA1c)

▶ **Définition :**
C'est une fraction de l'hémoglobine A dont le taux est fonction des chiffres glycémiques des deux mois précédents, car elle « stocke » le glucose lorsque la glycémie s'élève et sa durée de vie est identique à celle du globule rouge (120 jours).

▶ **Technique :**
Électrophorèse spécifique de l'hémoglobine sur sang total par chromatographie pour déterminer le pourcentage de la fraction HbA1c glycosylée (reflétant le stock glycémique).

▶ **Causes d'erreur :**
Les maladies hémolytiques, la grossesse modifient le taux de l'HbA1c.

▶ **Résultats normaux :**
Chez les sujets non diabétiques, la normale (variable avec les laboratoires) est de 5 ± 0,7 % de l'hémoglobine totale.

▶ **Résultats en pathologie :**
Chez le diabétique mal équilibré, l'HbA1c est supérieure à 7 % traduisant une glycémie moyenne sur 2,3 mois supérieure à la normale. Une valeur inférieure à la normale chez un diabétique signe des hypoglycémies. L'HbA1 doit être dosée 4 fois par an chez le diabétique.

HÉMOGLOBINÉMIE

▶ **Définition :**
C'est l'hémoglobine libre présente dans le plasma.

▶ **Technique :**
Prélèvement de 10 ml de sang sur un E.D.T.A.

▶ **Causes d'erreur :**
Prélèvement hémolysé.

▶ **Résultats à l'état normal :**
Taux inférieur à 5 mg/100 ml de plasma.

▶ **Valeurs pathologiques :**
Hémolyse intravasculaire (→ ANÉMIE HÉMOLYTIQUE).

HÉMOGLOBINURIE

▶ **Définition :**
C'est la présence d'hémoglobine libre dans les urines ; la libération secondaire d'hémoglobine à partir d'urines hématuriques est donc exclue.

▶ **Technique :**
La réaction à la benzidine reconnaît la molécule d'hème. La myoglobinurie est éliminée par le test de Blondheim (précipitation de l'hémoglobine par le sulfate d'ammonium).

▸ **Précautions - Causes d'erreur :**
L'hématurie doit être éliminée sur l'examen microscopique des urines. Une hypotonie des urines responsables de la lyse des hématies est recherchée par la mesure de l'osmolarité des urines.

▸ **Résultats :**
Normalement, il n'y a pas d'hémoglobine dans les urines.
L'hémoglobinurie est la conséquence d'une hémoglobinémie, donc d'une hémolyse intravasculaire (→) : intoxication aiguë, choc hypotonique, septicémie, fièvre bilieuse hémoglobinurique, hémoglobinurie paroxystique, etc.

HÉMOGRAMME

Voir *Numération-formule sanguine*

HÉMOSTASE EN PÉRIODE NÉO-NATALE (valeurs normales)

▸ **Technique :**
- Prélèvement par ponction veineuse ou artérielle.
- Recueil de 2,5 ml de sang sur citrate (1 vol. de citrate à 4 % pour 9 vol. de sang, soit 0,13 ml de citrate pour 2,7 ml de sang).
- Étude par microméthode sur sang capillaire possible dans certains centres spécialisés.

	PRÉMATURÉ	NOUVEAU-NÉ A TERME : 1er JOUR	3e JOUR
Fibrinogène g/l	1,50 – 3	1,50 – 3	↗
II (prothrombine) (%)	25	40	
V (proaccélérine) (%)	65	90	
VII (proconvertine (%)	35	50	↘ 20
X (facteur Stuart) (%)	30	50	

HÉMOSTASE PRIMAIRE

▶ **Définition :**
C'est l'ensemble des phénomènes qui aboutissent à la formation du clou plaquettaire et à l'arrêt du saignement. L'hémostase primaire fait intervenir des facteurs vasculaires, plaquettaires et plasmatiques (voir tableau page suivante).

▶ **Exploration de l'hémostase primaire :**

∗ TEMPS DE SAIGNEMENT :
- *Technique :* Inciser horizontalement au vaccinostyle le lobule de l'oreille. Éponger le sang sans frotter toutes les 30 secondes.
- *Résultat à l'état normal :* Il est égal à 2 à 4 minutes.
- *Variations en pathologie :* Le temps de saignement est de grande valeur, témoignant d'une anomalie de l'hémostase primaire. Il n'est pratiquement pas perturbé par les anomalies de la coagulation (ex. : hémophilie) et dans les purpuras vasculaires purs (→).

∗ RÉSISTANCE CAPILLAIRE :
- *But :* Apprécier le facteur vasculaire.
- *Technique :* Créer une dépression au pli du coude en utilisant une ventouse. Chercher la pression minimale qui provoque l'apparition de 5 pétéchies.
- *Résultat à l'état normal :* La résistance est supérieure à 12 cm de Hg.

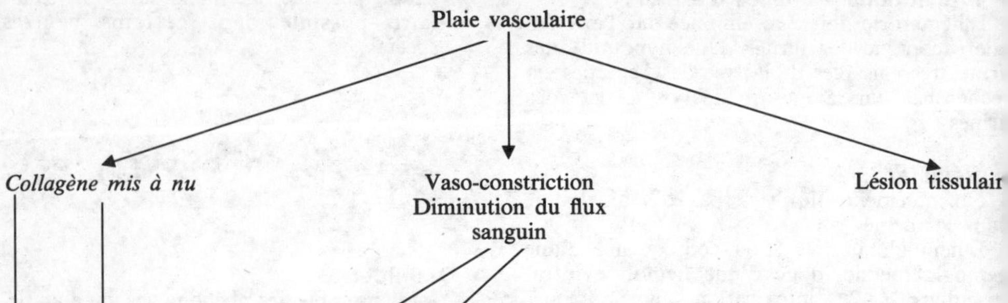

– *Variations en pathologie :* La résistance est *diminuée* au cours des fragilités capillaires constitutionnelles et des purpuras vasculaires.

⁎ Numération des plaquettes :

– *Technique :* Elle est faite par les automates, vérifiée sur le frottis.

⁎ Autres examens :

Adhésivité et *agrégabilité des plaquettes* appréciées *in vitro,* dosages des facteurs plasmatiques jouant un rôle dans l'hémostase primaire : fibrinogène, facteur Willebrand.

▶ **Tests explorant l'hémostase primaire** (rappel : cf. *supra*) :

– temps de saignement ;
– résistance capillaire ;
– numération des plaquettes ;
– adhésivité des plaquettes ;
– agrégabilité des plaquettes.

HORMONE ANTIDIURÉTIQUE (ADH)

▶ **Définition :**

C'est une hormone posthypophysaire responsable de la réabsorption de l'eau à la fin d tubule rénal. Sa sécrétion est stimulée pa l'hypovolémie (diminution de l'eau dans l'orga nisme) et l'hyperosmolarité.

▶ **Technique et résultats :**

– Le dosage direct de l'ADH plasmatiqu reste très exceptionnel (radio immunolo gie).
– Les explorations font appel à des épreuv dynamiques indirectes.

▶ **Épreuves de stimulation :**

Intérêt en cas de suspicion de diabète insipic ou pour le distinguer de la potomanie.

⁎ RESTRICTION HYDRIQUE : Le malade doit être hospitalisé et surveillé constamment pendant l'épreuve. Débuter l'épreuve à 8 heures avec diurèse, densité et osmolarité, poids, TA, pouls. Malade à jeun, boissons libres depuis la veille, vide sa vessie à 8 h. Ensuite suppression de toute boisson pendant 6 à 7 heures. Toutes les heures ou si possible toutes les 1/2 heures : pouls, TA, poids, diurèse, densité ou osmolarité urinaire.

Normalement, le malade concentre ses urines en diminuant sa diurèse alors que le poids et la TA restent stables.

Si l'épreuve est mal supportée (TA basse, déshydratation), il faut l'interrompre.

⁎ ÉPREUVE DE CARTER ET ROBBINS : Débuter par une hyperhydratation du patient en lui faisant boire 10 à 20 ml/kg de poids au début de l'épreuve. Poser une sonde urinaire et mesurer la diurèse toutes les 5 minutes en ouvrant la sonde. Dès que la diurèse dépasse 5 ml/minute, poser une perfusion de 750 ml de chlorure de sodium hypertonique à 25 pour mille à passer en 45 minutes. Mesurer la diurèse, la densité et/ou l'osmolarité toutes les 10 minutes pendant la perfusion et 1 heure après.

Normalement, la diurèse doit chuter de 60 à 80 % avec augmentation de la densité urinaire.

Il faut se méfier d'accidents de surcharge hydrosaline (HTA, œdème pulmonaire).

Cette épreuve rarement pratiquée, a été remaniée : administration de NaC1 par voie orale :
J1 : 600 cm^3 d'eau à boire ;
J2 : même quantité d'eau plus 4 à 6 g de NaC1 mais l'épreuve reste rarement pratiquée.

⁎ ÉPREUVE A LA VASO-PRESSINE : Mise en place d'une perfusion de 500 cm^3 de glucosé isotonique contenant 10 unités de posthypophyse à passer en 8 heures. La diurèse doit être réduite de 80 % dans le diabète insipide. Cette épreuve doit être faite en dernier pour ne pas fausser les autres.

Elle est pratiquement abandonnée.

⁎ TESTS THÉRAPEUTIQUES UTILISÉS :

- *Test au Diabinèse* (chlorpropamide) : potentialisation de l'ADH au niveau du tubule.
- *Test au Lipavlon ou Tégretol :* stimule la sécrétion d'ADH post-hypophysaire.
- *Administration d'ADH (Diapid, Minirin) :* on mesure la clearance de l'eau libre sur échantillons urinaires sur 24 heures.

⁎ ÉPREUVE DE FREINAGE *(clairance de l'eau libre sous charge en eau, intérêt si suspicion de syndrome de Schwartz-Bartter) :* Même protocole que pour le test à l'eau, mais en faisant absorber 20 ml/kg d'eau, on ajoute au départ à la 2e et à la 4e heure une prise de sang pour osmolarité sanguine.

Normalement, la diurèse augmente et l'osmolarité urinaire devient inférieure à l'osmolarité plasmatique, donc la clearance de l'eau libre se positivise.

► Causes d'erreur et précautions :

Toutes ces épreuves sont des approches indirectes de la sécrétion d'ADH, leur précision n'est donc pas absolue. Il faut vérifier l'absence de prise médicamenteuse. La surveillance des patients est indispensable car leur manque de coopération rend les résultats ininterprétables. Une insuffisance corticotrope peut masquer un diabète insipide, il faut alors refaire les examens sous hydrocortisone.

► Résultats en pathologie :

- *Dans le diabète insipide,* la restriction hydrique est mal supportée, les urines continuent à être abondantes et diluées, le test de Carter et Robbins est négatif et l'épreuve à la vaso-pressine est positive.
- *Dans la potomanie pure,* au début la restriction hydrique est bien supportée, la diurèse diminue, les urines se concentrent.
- *Dans le syndrome de Schwartz-Bartter,* la clearance de l'eau libre ne se positivise pas.
- *En cas de diabète insipide : Diabinèse, Lipavlon, Tégretol* améliorent la polyurie avec concentration urinaire.
- *En cas de diabète insipide central,* le *Minirin* est efficace ; en cas de diabète insipide néphrogène, aucune action (persistance de la polyurie.

HORMONES THYROÏDIENNES PLASMATIQUES

► Définition :

Hormones sécrétées par la thyroïde. On mesure également des indices qui permettent d'avoir une approximation du taux des hormones libres (non liées aux protéines). Les hormonémies reflètent le fonctionnement thyroïdien.

▶ **Technique :**
Le dosage est radio-immunologique. La technique de prélèvement est propre à chaque laboratoire.

▶ **Causes d'erreur :**
Il s'agit essentiellement d'anomalie des protéines porteuses (TBG). En effet, la presque totalité (99 %) des hormones thyroïdiennes est liée aux protéines. Seule l'hormone libre est active d'où l'intérêt des dosages de T4 et T3 libres et des mesures de l'index de thyroxine libre (ITL) qui est le rapport entre la thyroxine totale et le T3 test. En cas d'augmentation (œstrogènes : grossesse, contraceptifs) ou de diminution (carence protéique : anabolisants, androgènes, cirrhose) de la TBG les dosages de T3 et T4 seront faussés mais pas l'ITL. T3 test évalue la capacité résiduelle des protéines de transport. Il est pratiqué à l'aide de T3 marquée.

▶ **Résultats à l'état normal :**
Variables selon les laboratoires :
- *Thyroxine* (T4) : 58 à 165 nmol/l ou 45 à 130 µg/l.
- *Triiodothyronine* (T3) : 1,4 à 3 nmol/l ou 1 à 2µg/l.
- *Index de thyroxine libre* (ITL) : 0,87 à 4,13.
- *Thyroxine libre* (FT4) : 22 à 37 µmol/l ou 17 à 30 ng/l.
- *Triiodothyroxine libre* (FT3) : environ 9µmol/l ou 6 ng/l.

▶ **Principales variations en pathologie :**
Dans l'hyperthyroïdie, tous les chiffres sont élevés. *Dans l'hypothyroïdie,* ils sont bas.

HORMONOLOGIE EN GYNÉCOLOGIE

Ces dosages concernent théoriquement : les œstrogènes, les progestérones, les gonodotrophines chorioniques (HCG), la prolactine.

▶ **HCG:**

∗ INDICATIONS : Diagnostic et surveillance de la grossesse jusqu'à 12 semaines d'aménorrhée.

∗ TECHNIQUE DE DOSAGE :
- *plasmatique :* 10 à 20 ml de sang sur tube hépariné, dosage HCG ou βHCG ;
- *urinaire* : urine concentrée recueillie au réveil avec restriction hydrique depuis la veille 16 h.

∗ RÉSULTATS :
La RIG (réaction immunologique de grossesse) est ⊕ à partir du 1er jour de retard des règles.
RIG ⊕ > 75 UI / litre.
Anormalement :
- HCG ↗↗↗ : môle hydatiforme ;
- HCG ↗↗ : grossesse gemellaire ;
- HCG ↘ : grossesse arrêtée.

▶ **Prolactine :**

∗ INDICATIONS : recherche d'une hyperprolactinémie.

∗ TECHNIQUE DE DOSAGE : *plasmatique* (10 à 20 ml de sang sur tube hépariné).

∗ RÉSULTATS :
- *Normal* : P ⩽ 20 ng/ml.
- *Anormal :*
  - ↗ troubles du cycle, stérilité ;
  - ↗↗↗ adénome à prolactine (→).

HYDROXYPROLINURIE

▶ **Définition :**
L'hydroxyproline est un produit du métabolisme du tissu conjonctif osseux.

▶ **Technique :**
On la dose par recueil des urines des 24 heures, selon la technique habituelle.

▶ **Valeurs normales :**
- 115 à 300 µmol/24 heures (soit 0,015 à 0,040 g/24 heures) pour l'*hydroxyproline totale.*
- 3,8 à 19 µmol/24 heures (soit 0,0005 à 0,0025 g/24 heures) pour l'*hydroxyproline libre.*

▶ **Variations pathologiques :**
L'hydroxyprolinurie s'élève lorsque le métabolisme osseux s'élève, en particulier dans les cancers osseux, primitifs ou non (→) et dans la maladie de Paget (→).

Dosages hormonaux en gynécologie

	ŒSTROGÈNES	PROGESTÉRONE	TESTOSTÉRONE
Indications	Apprécier : – la sécrétion ovarienne pendant le cycle ; – le bien-être fœtal pendant le 3e trimestre de la grossesse.		Diagnostiquer : – un hirsutisme ; – un virilisme.
Techniques de dosage – plasmatique	Prélèvement de 10 à 20 ml de sang hépariné, centrifugé et congelé immédiatement. O_2 = 17β œstradiol O_3 = œstriol	P = Progestérone	T = Testostérone
– urinaire	Urine de 24 heures de préférence ou de 12 heures en urgence + créatininurie (contrôle le recueil complet des urines) Phénolstéroïdes	Prégnandiol = Pd	
Résultats	postménopausique $O_2 \leqslant$ 25 pg/ml	postménopausique P : 0,5 à 1,2 ng/ml	postménopausique T $\leqslant$ 20 μg/ml
NORMAUX ♀ plasmatiques	phase folliculaire O_2 10 à 90 pg/ml pic ovulatoire O_2 200 à 500 pg/ml phase lutéale O_2 200 à 400 pg/ml	phase folliculaire P = 1 à 2 ng/ml pic ovulatoire P = 2 à 3 ng/ml phase lutéale P = 6 à 22 ng/ml	T = 0,2 à 0,5 ng/ml
urinaires	postménopausique phénolstéroïdes = 5 à 50 μg/24 h	postménopausique phénolstéroïdes < 1 mg/24 h	T = 3 mg/24 h
	phase folliculaire phénolstéroïdes = 5 à 25 μg/24 h pic ovulatoire phénolstéroïdes = 30 à 100 μg/24 h phase lutéale phénolstéroïdes = 35 à 40 μg/24 h	phase folliculaire Pd = 0,5 à 1 mg/24 h phase lutéale Pd = 3 à 8 mg/24 h	
	pendant la grossesse O_3 > 12 000 μg/24 h	pendant la grossesse ↑↑↑ jusqu'à 7 mois	
♂ plasmatiques	O_2 = 50 pg/ml O_3 = 20 pg/ml	P < 0,5 ng/ml	T = 5 à 10 ng/ml
urinaires	phénolstéroïdes = 10 à 20 μg/24 h	phénolstéroïdes = 0,5 à 2 ng/24 h	T = 7 mg/24 h
ANORMAUX	↓ Insuffisance ovarienne ↑ Tumeur sécrétante	↓ Insuffisance lutéale < 5 ng/ml	

HYPERGLYCÉMIE PROVOQUÉE PAR VOIE ORALE (HGPO)

► **Définition :**

L'hyperglycémie provoquée par voie orale est une épreuve de charge en sucre pour tester la tolérance du sujet et sa sécrétion d'insuline.

► **Technique :**

Le malade étant à jeun depuis la veille, il absorbe à 8 heures 75 g de glucose pur dilué dans l'eau. Prélèvement pour glycémie et parfois insulinémie à 0, 60, 90, 120 minutes, parfois on prolonge par deux prélèvements à la 3e et 5e heure.

Autres conditions : alimentation normale depuis 3 jours, repos pendant l'examen et sans fumer.

L'HGPO n'est pratiquée qu'en cas de doute sur un diabète sucré (glycémie à jeun entre 1,2 et 4 g/l).

► **Causes d'erreur :**

Les troubles de l'absorption ou de la vidange gastrique peuvent fausser les résultats.

Le régime du patient doit être normoglucidique (250 g) dans les jours précédant l'épreuve.

Il faut vérifier l'absence de prise médicamenteuse.

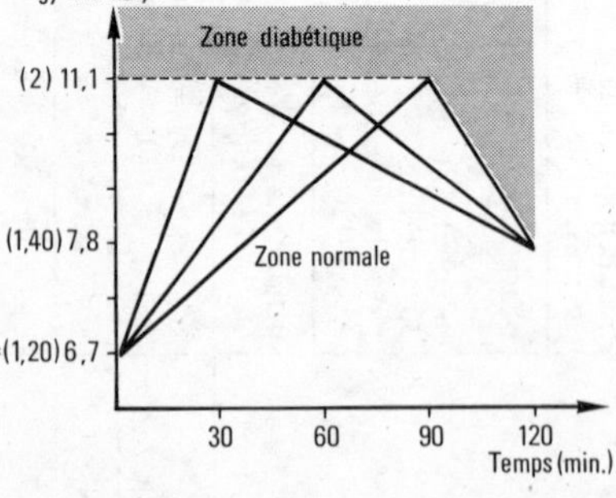

Courbes d'HGPO : limites supérieures de la normale pour des glycémies dosées dans le plasma veineux à l'aide de la glucose oxydase.

(d'après HAZARD J., PERLEMUTER L., *Abrégé d'endocrinologie,* Masson, Paris, 1983.)

► **Résultats normaux :**

Par les méthodes enzymatiques (glucose oxydase) la glycémie doit être inférieure à 1,60 g/l (8,8 mmol/l) à la 60e et à la 90e minute, et à 1,40 g/l (7,7 mmol/l) à la 2e heure.

La glycémie ne doit pas descendre en dessous de 0,50 g/l ou 2,7 mmol/l (glycémie sur plasma veineux). Sur sang total, diminuer les valeurs de 0,2 g/l. Sang capillaire, pas de changement.

L'insulinémie s'élève précocement pour diminuer en fin d'épreuve.

► **Résultats en pathologie :**

- *Diabète sucré :* glycémie à la 2e heure sur plasma veineux à la glucose-oxydase supérieure à 2 g/l (11,1 mmol/l).
- *Intolérance au glucose :* glycémie à jeun (même méthode) entre 1,20 et 1,40 g. Glycémie à la 2e heure entre 1,4 et 2 g.
- *Hyperinsulinisme :* courbe plate.
- *Cirrhose, court-circuit digestif :* flèche d'hyperglycémie puis hypoglycémie brutale.

HYSTÉROMÉTRIE

► **But :**

Apprécier la longueur de la cavité utérine et déterminer son axe lors de la pose d'un dispositif intra-utérin ou toute autre manœuvre endo-utérine.

► **Contre-indications :**

Infection et grossesse.

► **Matériel :**

Spéculum, pince à col de Pozzi, hystéromètre en gomme souple ou rigide stérile.

► **Résultats :**

∗ NORMALEMENT, la cavité utérine mesure 6 à 8 cm.

∗ ANORMALEMENT, la longueur de la cavité utérine est inférieure dans les hypoplasies, dans les synéchies utérines, la longueur de la cavité utérine est supérieure chez les multipares, lors de fibrome.

HYSTÉRO-SALPINGOGRAPHIE

► But :

Reconnaître les anomalies de la cavite utérine et des trompes.

► Contre-indications :

- grossesse ;
- infection génitale aiguë ;
- hémorragies utérines abondantes ;
- intolérance à l'iode.

► Technique :

- *Date* : Après les règles, dans la première moitié du cycle, sous traitement antibiotique préventif.
- *Technique* : injection lente de produit opaque *(Télébrix)* dans la cavité utérine à l'aide de tulipe ou d'une sonde reliée à un manomètre.
- 5 clichés sont pris après contrôle radioscopique :
  - 1 cliché en cours de remplissage décubitus dorsal ;
  - 1 cliché en remplissage complet décubitus dorsal ;
  - 1 profil ;
  - 1 cliché en évacuation en décubitus dorsal ;
  - 1 cliché tardif au bout de 15 à 20 mn, montrant la diffusion du produit opaque.

► Incidents et accidents :

- *Mécaniques :* perforation de l'isthme, passage vasculaire.
- *Cliniques* : intolérance au produit opaque, poussée infectieuse lors d'hydrosalpinx, mettre sous traitement antibiotique pendant 8 jours et repos au lit pendant 48 heures.
- *Réflexes :* syncope, vomissements.

► Résultats :

∗ NORMAUX :

- *Opacification de la cavité utérine* dont on apprécie : la forme générale, la position dans le pelvis, le volume, les contours qui sont bordés par la muqueuse uté-

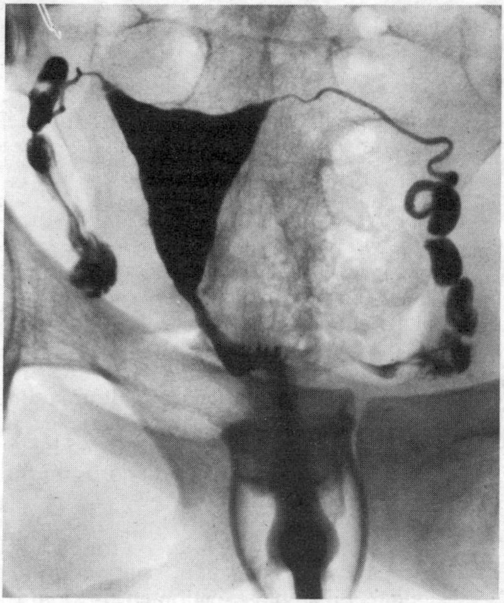

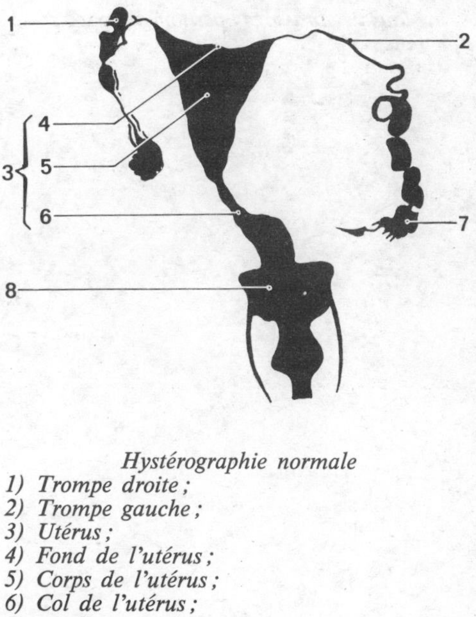

Hystérographie normale
1) Trompe droite ;
2) Trompe gauche ;
3) Utérus ;
4) Fond de l'utérus ;
5) Corps de l'utérus ;
6) Col de l'utérus ;
7) Pavillon gauche ;
8) Vagin.

rine, l'isthme utérin et l'orifice interne du col.

– *Opacification des trompes,* en étudiant : leur perméabilité, leur forme, leur volume, leur rapport avec l'utérus et la paroi pelvienne.

* ANORMAUX :

– *Images cervicales anormales,* traduisant : béance de l'isthme, cancer endocervical, polype endocervical.

– *Images corporéales anormales,* traduisant : hypoplasie et infantilisme, malformation, déviation, fibromyome, hyperplasie de la muqueuse, polypes muqueux, endométriose, tuberculose, cancer du corps utérin, synéchies utérines.

– *Images tubaires anormales,* traduisant : absence totale d'injection, oblitération organique, tuberculose, endométriose, hydrosalpinx, phimosis du pavillon, cancer tubaire, fibrome utérin.

– *Mauvais brassage péritonéal* par adhérences.

HYSTÉROSCOPIE

▶ **But :**

Vision directe de lésions cavitaires utérines et endocervicales permettant leur diagnostic et parfois leur traitement.

▶ **Contre-indications :**

Grossesse et infection.

▶ **Technique :**

– Femme vessie vide, en position gynécologique, pose d'un spéculum de Colin et pince de Pozzi sur le col désinfecté.
– Introduction de l'optique à lumière froide, repos de 2 h après examen.
– Manœuvres associées : biopsies dirigées, section de synéchies, myomectomie.

▶ **Résultats :**

Mise en évidence de :
– polypes muqueux ou fibreux ;
– myomes sous-muqueux ;
– synéchies ;
– débris placentaires ;
– cancers ;
– hyperplasie de l'endomètre.

IMMUNCOMPLEXES CIRCULANTS

▶ Définition :

Ce sont des agrégats d'antigènes et d'anticorps de taille variable dont l'apparition correspond à une réponse physiologique.

▶ Technique :

Prélèvement de 10 ml de sang sur tube sec.

▶ Résultats :

Les ICC sont retrouvés avec une fréquence variable selon la technique.

Les maladies où l'on trouve le plus fréquemment les ICC sont : le lupus, la polyarthrite rhumatoïde, les hépatites chroniques, l'Osler, les glomérulo-néphrites aiguës ou chroniques.

La démonstration d'une corrélation entre la nature de l'antigène, celle de l'anticorps avec la maladie présentée est exceptionnelle (exemple : antigène Australia et anticorps anti-Australia au cours de l'hépatite virale).

IMMUNOÉLECTROPHORÈSE

▶ Définition :

C'est une technique de séparation des différents constituants antigéniques du sérum par combinaison de la séparation électrophorétique et la double diffusion en gel d'Agar.

▶ Technique :

- Prélèvement sanguin sur tube sec.

▶ Résultats à l'état normal :

- On trouve une ligne de précipitation correspondant à chacune des protéines du sérum.
- Une évaluation semi-quantitative de l'albumine, des globulines, dont les différentes immunoglobulines, est possible.

▶ Variations :

∗ DIMINUTION OU ABSENCE D'UN TRAIT DE PRÉCIPITATION : déficit immunitaire de type B (→).

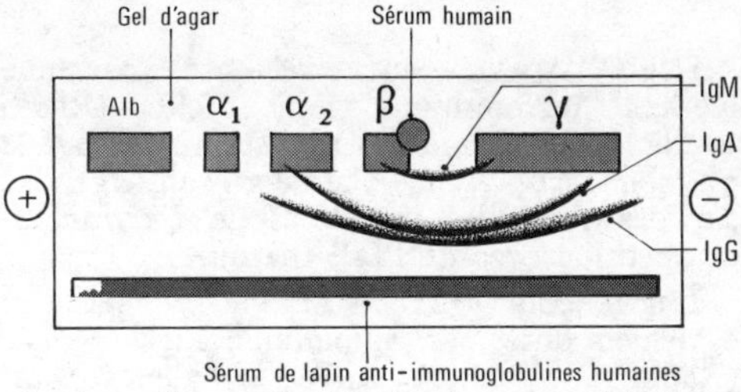

Immunoélectrophorèse des immunoglobulines

∗ AUGMENTATION OU ANOMALIE D'UN TRAIT DE PRÉCIPITATION : hypergammaglobulinémie, cirrhose, myélome.

∗ CHAQUE IMMUNOGLOBULINE PEUT ÊTRE RECHERCHÉE SÉPARÉMENT, en utilisant un sérum spécifique de cette immunoglobuline (exemple : étude du type de chaîne légère d'un myélome avec un sérum anti-λ ou anti-K).

IMMUNO-FLUORESCENCE

Voir *Immunologie cutanée*

IMMUNOGLOBULINES

▶ Définition :

Il existe 5 classes d'immunoglobines (Ig) chez l'homme mais seules 4 catégories sont dosées en pratique : IgG, IgA, IgM, IgE. Elles possèdent chacune deux chaînes lourdes et deux chaînes légères.

▶ Technique :

∗ LE PRÉLÈVEMENT SANGUIN se fait sur tube sec.

∗ L'IMMUNODIFFUSION RADIALE est la technique la plus utilisée pour le dosage pondéral : Le sérum du malade à différentes concentrations est posé sur une gélose contenant un antisérum spécifique d'une classe d'immunoglobuline. La concentration est calculée par rapport à des plaques d'immunodiffusion témoins.

∗ L'IgE TOTALE peut être dosée par une méthode radioimmunologique : RIST (Radio Immuno Absorption Test) ; le sérum du malade est incubé en présence d'anticorps anti-IgE fixé sur des particules insolubles de *Dextran* en compétition avec de l'IgE marquée.

∗ L'IgE SPÉCIFIQUE D'UN ALLERGÈNE peut être également dosée par radioimmunologie : RAST (Radio Allergo Sorbent Test) ; l'allergène est complété à des particules insolubles de *Dextran,* les IgE spécifiques du malades vont se fixer sur les particules de *Dextran* et être révélées par un anticorps anti-IgE marqué.

► Résultats à l'état normal :

- IgG : 8 à 15 g/l ;
- IgA : 0,9 et 4,5 g/l ;
- IgM : 0,6 à 2,8 g/l ;
- IgE : 0,006 à 0,6 g/l.

► Variations en pathologie :

∗ TAUX ÉLEVÉ D'IMMUNOGLOBULINES : lupus, cirrhose.

∗ TAUX ÉLEVÉ D'UNE CLASSE D'IMMUNOGLOBULINES : myélome, Waldenström.

∗ DIMINUTION DU TAUX D'IMMUNOGLOBULINES : carence immunitaire, syndrome néphrotique, myélome en dehors de l'immunoglobuline augmentée, leucémie lymphoïde chronique.

IMMUNOGLOBULINES (chez l'enfant)

► Technique :

Recueil de sang veineux oú capillaire sur tube sec.

IMMUNOGLOBULINES DE MEMBRANE

► Définition :

Les lymphocytes B portent à leur surface des immunoglobulines de membrane, détectables par immunofluorescence. Les résultats sont exprimés en pourcentage de lymphocytes positifs.

► Résultats pathologiques :

- *Taux diminués :* carence immunitaire en lymphocytes B.
- *Taux augmentés :* carence immunitaire en lymphocytes T, leucémie lymphoïde chronique.

IMMUNOLOGIE CUTANÉE

Les examens immunologiques regroupent :
- les tests épicutanés (→) ;
- les intradermo-réactions ;
- l'immunofluorescence.

L'INTRADERMO-RÉACTION

► Définition :

L'intradermo-réaction est la réaction cutanée secondaire à l'injection intradermique d'une substance. Le type de la réaction observée

ÂGE	IgG (mg/100 ml)	IgA (mg/100 ml)	IgM (mg/100 ml)
sang du cordon	850 (400-1650)	< 4 (0-15)	12 (0-23)
1-6 mois	400 (230-950)	19-25 (4-60)	32 (11-86)
1 an	725 (281-1280)	50 (16-170)	75 (36-176)
2-3 ans	700 (495-1562)	90 (21-250)	100 (43-230)

renseigne sur l'immunité, voire dans certains cas sur l'allergie du sujet vis-à-vis de cette substance.

► **Technique :**

- Après désinfection cutanée à l'alcool.
- Injection intradermique de 0,01 à 0,1 ml d'une substance dont la concentration est standardisée (10 unités de *Tuberculine*, par exemple). On utilise une seringue à intradermo-réaction de 1 ml et une aiguille intradermique.
- On réalise ainsi une papule dermique sur laquelle la peau doit prendre un aspect caractéristique dit « en peau d'orange ».
- De nombreuses substances peuvent être ainsi injectées, trichophytine, streptocoque, staphyloccoque, lépromine (test de Mitsuda), broyat de ganglion sarcoïdosique (test de Kveim).

► **Résultats :**

∗ ILS DOIVENT FAIRE L'OBJET D'UNE ANALYSE RIGOUREUSE :

Ils sont trop souvent abusivement interprétés. En fonction de la substance injectée, en effet, la date de lecture et l'interprétation sont variables. Ainsi, la date de lecture se fait de façon :

- *immédiate* (1/2 heure) : pneumallergènes, par exemple ;
- *retardée,* à la 48e heure : tuberculine ;
- *tardive,* à la 3e semaine : Mitsuda, Kveim.

Le résultat est apprécié sur :

- *l'aspect cutané :* érythème, voire bulle.
- *l'induration :* le diamètre sera mesuré.

∗ L'INTRADERMO-RÉACTION À LA TUBERCULINE est lue à la 48e heure.

- *Elle est positive* s'il existe une papule inflammatoire supérieure à 7 mm de diamètre. Cette positivité indique une immunité dite « de type cellulaire » traduisant simplement que le patient a déjà été en contact avec le bacille de Koch ou avec le BCG. Seule, une réaction très intense, supérieure à 20 mm, phlycténulaire, orienterait sur une tuberculose actuellement en évolution, ce qui resterait à prouver par les examens radiologiques et bactériologiques. Une positivation récente en l'absence de BCG aurait la même valeur.
- *Elle est négative :* la peau est normale ou non indurée au point d'injection. Cette négativité doit également être interprétée en fonction des résultats des intradermo-réactions antérieures :
  - Elle n'a jamais été positive : une vaccination ou une revaccination par le BCG peut se discuter.
  - Elle était antérieurement positive : il s'agit là d'une négativation qui peut être le fait d'une thérapeutique actuelle (corticothérapie ou immunosupresseurs) ou d'une affection actuellement en évolution (hémopathie, sarcoïdose, par exemple).

∗ L'INTRADERMO-RÉACTION À LA LÉPROMINE, ou réaction de Mitsuda, est lue à la 3e semaine : un papule-nodule signe la positivité : il sera biopsié de même que la réaction positive au test de Kveim.

Cette positivité n'affirme pas non plus l'existence d'une lèpre mais seulement l'état immunitaire du sujet vis-à-vis du bacille de Hansen.

∗ L'INTRADERMO-RÉACTION À LA CANDIDINE est lue à la 48e heure selon les mêmes critères que l'intradermo-réaction à la tuberculine.

60 % des sujets normaux, sains, ont une réaction positive à la candidine : on ne peut donc tirer aucun argument de cette positivité. Néanmoins, il peut s'associer une réaction générale de l'organisme à cette intradermo-réaction : dans ce cas, on peut parler d'allergie à Candida et envisager une désensibilisation.

∗ CETTE REMARQUE S'APPLIQUE ÉGALEMENT À CERTAINS PNEUMALLERGÈNES dont l'intradermo-réaction est vue immédiatement sous forme d'éléments urticariens pendant qu'une crise d'asthme a été déclenchée chez ce patient par l'intradermo-réaction ; c'est dire, d'ailleurs, la prudence nécessaire dans certaines conditions.

On voit donc qu'il faut exiger l'association à une réaction locale positive d'une réaction générale, dite *syndromique,* pour parler « d'allergie » à la substance injectée et envisager éventuellement une désensibilisation.

∗ IL FAUT SIGNALER, ENFIN, L'UTILISATION DE BATTERIES DE TESTS INTRADERMIQUES en vue d'apprécier globalement l'état immunitaire d'un sujet : la négativité de l'ensemble de cette batterie oriente en effet vers une dépression du système immunitaire telle qu'on l'observe au cours des cancers, en particulier hémopathies, et, en dermatologie, des hématodermies, et lono du SIDA.

► **Précautions – Causes d'erreur :**

∗ Les tests intradermiques ne doivent pas être pratiqués chez un patient recevant une CORTICOTHÉRAPIE GÉNÉRALE ou un TRAITEMENT IMMUNOSUPPRESSEUR, en raison de risque de faux négatifs.

∗ UNE INTRADERMO-RÉACTION À LA TUBERCULINE peut être négative dans certaines formes très graves de tuberculose.

► **Remarque :**

Il est essentiel de bien noter sur la fiche du malade la date de l'intradermo-réaction ainsi que la date prévue pour la lecture (en particulier lorsque celle-ci doit avoir lieu 3 semaines plus tard).

L'IMMUNOFLUORESCENCE EN DERMATOLOGIE

► **Définition :**

L'immunofluorescence cutanée est une technique microscopique visant à mettre en évidence des substances (immuno-globulines, fraction du complément, fibrine) fixées au niveau de certaines structures cutanées (jonction dermo-épidermique, vaisseaux dermiques, substance intercellulaire) par l'utilisation d'antisérum (anti-immunoglobuline, anti-fraction du complément, anti-fibrine) rendu préalablement fluorescent et révélé par la lumière ultraviolette.

∗ L'IMMUNOFLUORESCENCE DITE « DIRECTE » correspond à la définition :

- Le prélèvement est donc une biopsie cutanée qui va porter sur une lésion cutanée ou en peau saine. Dans une dermatose bulleuse, la biopsie doit porter en zone péribulleuse.
  Le prélèvement doit être immédiatement congelé.
- Il est ensuite incubé avec l'antisérum fluorescent.
- La présence d'une fixation cutanée est révélée par l'examen au microscope en lumière ultraviolette.

∗ L'IMMUNOFLUORESCENCE DITE « INDIRECTE » s'inspire de la technique précédente. Elle permet de rechercher des anticorps anti-peau circulant dans le sang. Le prélèvement est donc une ponction veineuse.

► **Indications-Résultats :**

Ces techniques s'adressent essentiellement :

∗ AUX DERMATOSES BULLEUSES, en particulier :

- pemphigus : anticorps antisubstance intercellulaire ;
- phemphigoïde bulleuse : anticorps anti-membrane basale.

∗ AUX COLLAGÉNOSES, en particulier :

- lupus érythémateux ;
- angéites.

► **Précautions – Causes d'erreur :**

Il est essentiel d'éviter au fragment cutané prélevé tout séjour intempestif sur une compresse : les anticorps sont en effet fragiles et un faux négatif pourrait résulter de l'absence de congélation immédiate.

Par ailleurs l'immunofluorescence directe doit porter sur des lésions jeunes, évolutives, car les anticorps peuvent disparaître rapidement des lésions (en 24 heures).

IMMUNOLOGIE PARASITAIRE

► **Définition, technique :**

C'est le diagnostic d'affection parasitaire par la mise en évidence dans le sérum d'anticorps spécifiques de certains parasites. Plusieurs techniques sont employées :

∗ RÉACTION DE FIXATION DU COMPLÉMENT : Mise en contact d'un extrait antigénique et du sérum à tester décomplémenté par chauffage puis apport de complément et lecture par un système hémolytique : si la réaction est positive, il n'y a pas d'hémolyse. Ces réactions sont spécifiques mais peu sensibles.

∗ RÉACTION D'AGGLUTINATION OU D'HÉMAGGLUTINATION : On utilise des particules inertes ou des hématies sensibilisées par l'antigène et mises en contact avec le sérum à tester. La réaction est positive s'il y a agglutination. Méthode sensible mais peu spécifique.

∗ IMMUNODIFFUSION EN GÉLOSE : Le sérum à tester est mis en place dans le puits central d'une plaque de gélose et les antigènes sont disposés en périphérie. Un ou plusieurs arcs apparaissent si le sérum contient une ou plusieurs précipitines spécifiques. Méthode simple mais longue et peu spécifique.

∗ IMMUNO-ÉLECTROPHORÈSE : Très spécifique mais plus complexe.

∗ IMMUNOFLUORESCENCE : On utilise un antigène figuré sur lequel on fait agir le sérum à tester, puis un conjugué fluorescent qui rend le parasite fluorescent en lumière ultra-violette en cas de réaction positive. La méthode est rapide et sensible.

► **En pratique :**
On adresse au laboratoire 10 ml de sang recueillis dans un tube sec. Il faut préciser l'origine géographique du patient, ses voyages outre-mer, le résultat de N.F.S. (éosinophilie, etc.), les résultats des examens parasitologiques déjà faits, une orientation diagnostique éventuelle.

► **Résultats :**
On peut distinguer trois cadres :

* HELMINTHIASES :

– *Dans les distomatoses,* cet examen est très intéressant lors du stade larvaire hépatique où il n'y a pas de diagnostic parasitologique direct.
– *Dans le kyste hydatique,* cet examen est indispensable, il est parfois négatif, surtout si le kyste est mort (totalement calcifié).
– L'immunologie est également utile dans le bilan d'éosinophilies, telles celles dues à l'*ascaris* (au stade initial notamment) ou au *tænia*.

* PROTOZOOSES : Amibiase (notamment l'abcès amibien du foie), toxoplasmose.

* MYCOSES : Aspergillose, histoplasmose, coccidioïdomycose.

INDICANURIE

L'indican, métabolite urinaire du tryptophane, voit son taux d'élimination augmenté en cas de pullulation microbienne dans le grêle (syndrome de l'anse stagnante, achlorhydrie, carence immunitaire, etc.). L'indicanurie normale est en règle générale $<$ à 100 mg/24 heures.

INSUFFLATION TUBAIRE

► **But :**
Étudier la perméabilité tubaire au gaz carbonique dans les stérilités que l'on soupçonne d'origine tubaire.

► **Contre-indications :**
Grossesse, infections, hémorragie utérine.

► **Technique :**

– Date optimale du 8e au 12e jour du cycle.
– La femme est en position gynécologique, mise du spéculum, désinfection du col, mise en place de la canule du kymographe dans le canal cervical en s'aidant d'une pince de Pozzi.

► **Résultats :**
Le passage du gaz dans le péritoine se traduit par une douleur scapulaire, la perception d'un bruit aérique au niveau des deux fosses iliaques et une courbe de pression dessinant d'abord une droite jusqu'à une pression de 70-80 mm Hg puis des oscillations de faible amplitude.

INSULINÉMIE

► **Définition :**
L'insuline est l'hormone hypoglycémiante sécrétée par le pancréas. Sa carence est responsable du diabète sucré.

► **Technique :**
Variable selon les laboratoires. Le dosage le plus sensible est la radio-immunologie. Il faut doser la glycémie pour interpréter les résultats. On peut doser l'insulinémie sous HGPO.

► **Causes d'erreur :**
La présence d'anticorps anti-insuline gêne le dosage radio-immunologique. Il faut connaître l'heure du prélèvement et le type de régime alimentaire. Ce dosage ne peut se faire chez un diabétique traité par l'insuline : il est remplacé par le dosage du peptide C.

► **Résultats normaux :**
A jeun, l'insulinémie est basse, inférieure à 20 μU/ml, en fait seul le rapport insuline/glycémie (I/G) a de la valeur. Il est variable selon les méthodes de calcul.

Après stimulation (repas ou HGPO) l'insulinémie s'élève vers la 3e mn, maximum à 30 et 60 mn. Retour à la normale en 2 heures.

► **Résultats en pathologie.**

– *Diabète insulinodépendant :* l'insulinémie basale basse non stimulable par HGPO.
– *Diabète non insulinodépendant : sujet maigre,* insulinémie basse ; *sujet obèse,* insulinémie élevée.
– *Dans les tumeurs pancréatiques hypoglycémiantes,* l'insulinémie est élevée et surtout le rapport I/G.
– *Dans l'obésité,* l'insulinémie et le rapport I/G sont un peu élevés.

INTRADERMO-RÉACTIONS

Voir *Immunologie cutanée*

IONOGRAMME PLASMATIQUE

► **La concentration** en électrolytes du plasma est maintenue constante dans d'étroites limites par le rein.

On l'exprime en mmol/l (système de mesure international) ou en milliéquivalents (mEq)/l : le nombre de mmol/l s'obtient en divisant la concentration en mg/l par le poids atomique (ou le poids moléculaire pour un corps complexe) ; la concentration en mEq/l s'obtient en divisant la concentration en mg/l par le poids atomique et en multipliant la valence de l'atome considéré.

* LE SODIUM est le cation prédominant du plasma et du secteur extra-cellulaire. Sa concentration est le facteur essentiel de l'osmolalité extra-cellulaire ; l'osmolalité efficace du plasma liée au sodium peut être rapidement calculée en multipliant par 2 le chiffre de la natrémie (140 × 2 = 280 mOsm/kg d'eau). L'osmolalité mesurée du plasma correspond à l'osmolalité efficace + l'osmolalité liée au glucose (5 mOsm pour 0,90 g) et à l'urée (5 mOsm pour 0,30 g).

* LE pH DU PLASMA normal est de 7,38.

► **Interprétation des mesures.** Quelques précautions doivent être prises dans l'interprétation des mesures, particulièrement celles de la kaliémie et de la natrémie (lorsque l'on recherche un hyperaldostéronisme par exemple).

* LE REGIME DOIT ETRE NORMOSODE ; ne comporter aucune prise de diurétique.

* VERIFIER L'ABSENCE DE DIARRHEE ou de prise de laxatifs pouvant entraîner une fuite de potassium dans les selles.

* LA QUANTITE D'HEPARINE UTILISEE COMME ANTICOAGULANT lors du prélèvement doit être soigneusement mesurée, les sels d'héparine apportant du sodium.

* LE GARROT ne doit pas être serré, le patient ne doit pas faire saillir ses veines par un exercice musculaire, ces circonstances faisant sortir du potassium hors des cellules et majorant la kaliémie.

* UNE HEMOLYSE ou une CENTRIFUGATION TROP TARDIVE du sang par rapport au prélèvement majorent aussi la kaliémie.

IONOGRAMME URINAIRE

► **Définition :**

C'est la concentration en électrolytes des urines. En fait, c'est l'élimination par 24 heures qu'il est utile de connaître.

► **Technique :**

La mesure se fait sur un échantillon de 5 -10 ml d'urine prélevé sur l'ensemble des mictions de 24 heures.

► **Résultats à l'état normal :**

La natriurèse et la kaliurèse varient de façon à maintenir constant le volume extra-cellulaire et le pool potassique de l'organisme. Elles sont en période de poids stable pratiquement égales aux apports alimentaires de sodium et de potassium :

– A 100 mEq de sodium urinaire correspond la prise de 6 g de NaCl.
– A 100 mEq de potassium urinaire correspond la prise de 8 g de KCl.

► **Principales variations pathologiques :**

Voir TROUBLES DE L'EAU ET DU SODIUM et KALIÉMIE (Troubles de la).

Ionogramme plasmatique normal

CATIONS	mmol/l	mEq/l	ANIONS	mmol/l	mEq/l	SUBSTANCES NON DISSOCIÉES	mmol/l
Sodium	142	142	Chlore	103	103	Urée	5
Potassium	4	4	Bicarbonates	26	26	Glucose	5,5
Calcium	2,5	5	Phosphates	1	1,8		
Magnésium	1	2	Sulfates	0,5	1		
			Protéines	0,8	16		
			Anions indéterminés	5	5		
		153			152,8		

LANCASTER (EXAMEN DE)

▶ **Examen étudiant** la *motilité oculaire*, le champ d'action de chaque muscle oculo-moteur.

▶ **Il est indispensable** dans l'étude d'une *diplopie* pour rechercher la paralysie oculo-motrice causale et les hyperactions réactionnelles.

LAPAROSCOPIE

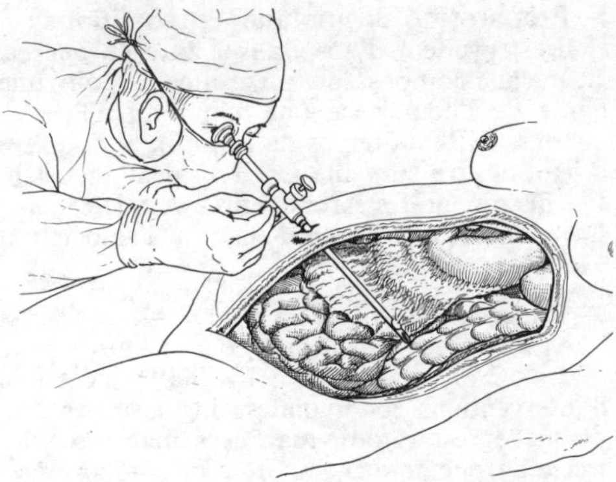

Laparoscopie. L'opérateur examine les viscères intra-abdominaux à l'aide d'un laparoscope introduit à travers la paroi de l'abdomen.

▶ **Définition-technique :**

Un endoscope rigide est introduit dans la cavité péritonéale (habituellement en sous-ombilical, après anesthésie locale à la *Xylocaïne* et courte incision cutanée au bistouri) après création d'un pneumopéritoine (On pique dans la fosse iliaque gauche et l'on insuffle de l'air ou du CO_2 à la poire ou à l'aide d'un appareil automatique).

Représentation schématique de différentes vues laparoscopiques du foie.

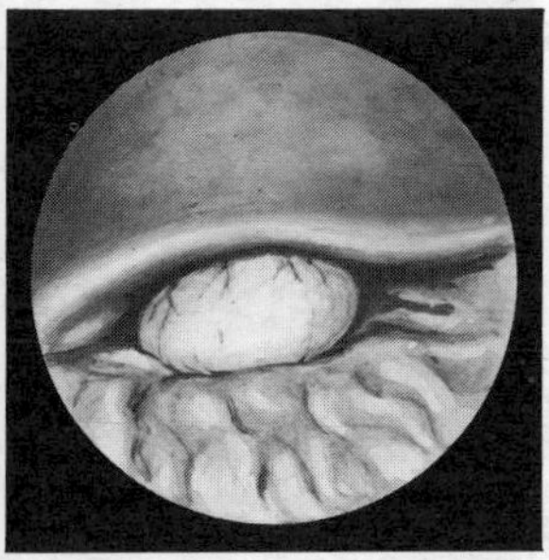

Aspect normal

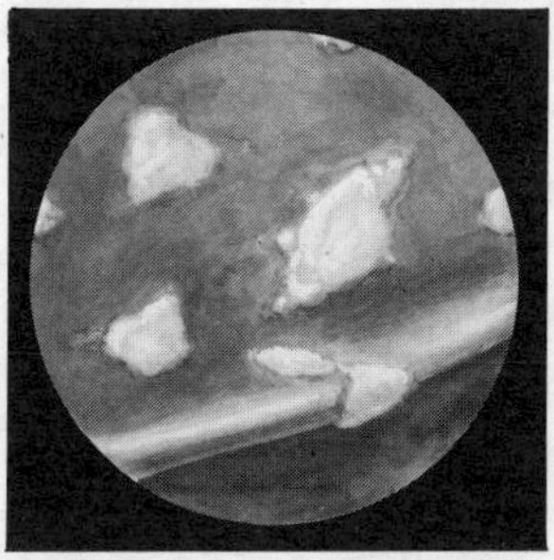

Cancer secondaire du foie

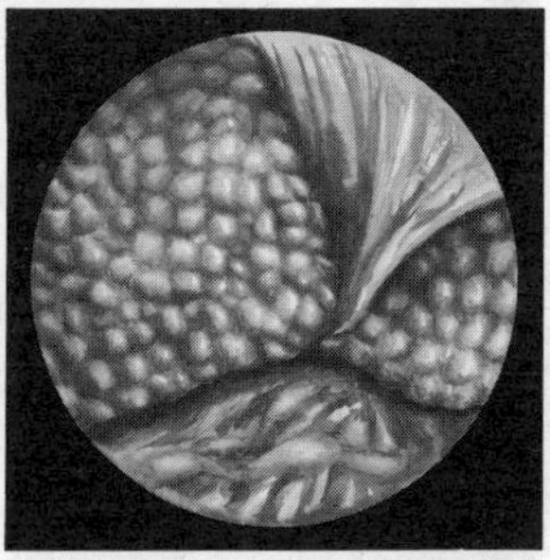

Cirrhose micronodulaire (noter l'hypertension portale)

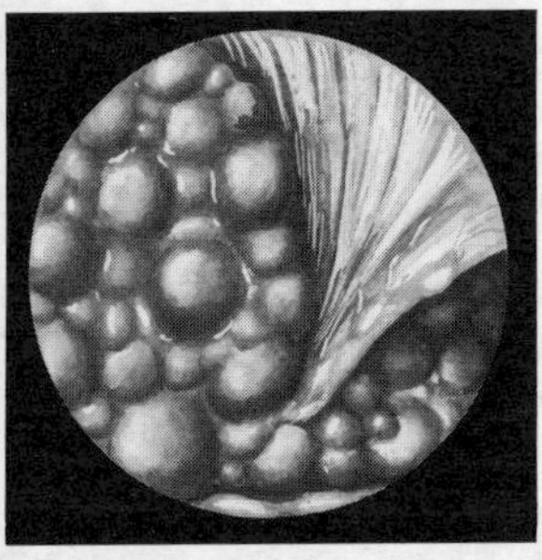

Cirrhose macronodulaire (noter l'hypertension portale)

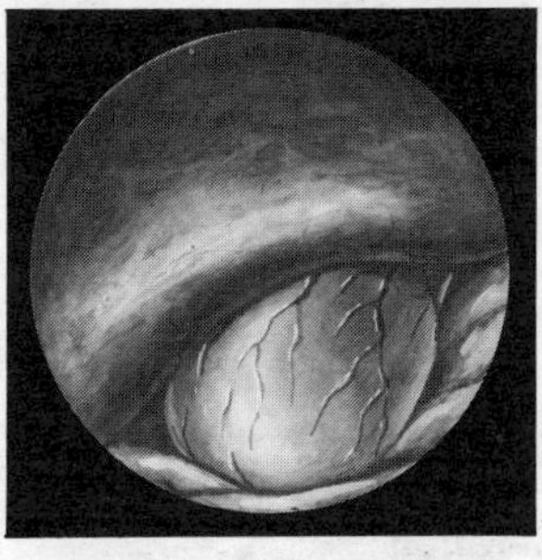

Cholestase par cancer du pancréas

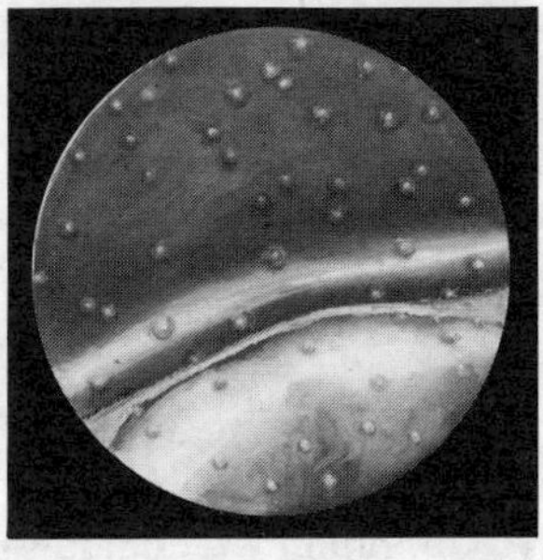

Tuberculose hépatique et péritonéale

► **Préparation du malade - précautions :**

Il est prudent d'hospitaliser 24 à 48 heures. Le malade doit posséder un groupe sanguin, une étude de l'hémostase (au minimum TP, plaquettes, TCK ou temps de *Howell*) ; il doit être à jeun et être surveillé (π, TA) pendant 24 h. Les fils ou agrafes seront retirés vers le 8e jour. La prémédication habituelle est l'association *Valium*-atropine.

► **Contre-indications :**

Anomalies franches de l'hémostase (TP ⩽ 50 %, plaquettes ⩽ 100 000) ; cicatrices d'interventions abdominales ; insuffisances cardiaques et respiratoires marquées (mauvaise tolérance au pneumopéritoine) ; ascite importante.

► **Indications - résultats :**

Ce sont les hépatomégalies (et on pourra voir ou biopser une cirrhose macro ou micronodulaire, une stéatose, un hépatome, des métastases, évoquer un obstacle sur la voie biliaire devant un gros foie vert à bord mousse avec grosse vésicule tendue, ou un foie cardiaque congestif), splénomégalies, ictères, masses abdominales de diagnostic difficile, parfois la recherche d'une tuberculose péritonéale ou de métastases péritonéales (que l'on biopsiera) (→ aussi PONCTION-BIOPSIE HÉPATIQUE).

Les indications de la laparoscopie ont diminué parallèlement aux progrès des techniques d'imagerie (échographie et scanner) qui permettent aussi la ponction dirigée.

► **Incidents - accidents :**

Ce sont les hémorragies (parfois cataclysmiques en cas de blessure veineuse chez le cirrhotique avec hypertension portale), les perforations d'organes (en cas d'adhérences), les infections et/ou écoulements de liquide d'ascite (notamment chez le cirrhotique), les réactions à la *Xylocaïne*.

LATEX (TEST AU)

Voir *Facteurs rhumatoïdes*

LAVEMENT BARYTÉ (EXAMEN RADIOLOGIQUE)

► **Définition - technique - préparation :**

Il n'est pas de bon lavement baryté sans préparation parfaite. Le sujet ne doit pas avoir eu d'autre examen baryté (radio d'estomac, etc.) depuis 4 à 6 jours, sinon la baryte stagne et gêne l'examen. Il ne doit pas non plus avoir reçu de produit opaque durant les mêmes délais.

∗ TECHNIQUE STANDARD : Un régime sans résidu de 3 jours est utile, on donne la veille et le matin de l'examen un grand lavement de 2 litres d'eau tiède à faible pression, qui doit si possible être gardé 20 mn. Le jour de l'examen, il est préférable que le patient soit à jeun.

∗ TECHNIQUE DU DOUBLE CONTRASTE (baryte + insufflation d'air par la canule rectale) : La préparation est identique à celle de la coloscopie (→).

∗ L'EXAMEN COMPREND : un abdomen sans préparation, le contrôle de la progression du lavement opaque en scopie télévisée, la prise de clichés dans de multiples incidences et positions du malade. Il faut exiger un déroulement des angles et du sigmoïde et un profil rectal, un remplissage complet du cæcum ; la dernière anse grêle n'est pas toujours visible.

► **Indications :**

- les occlusions basses (en urgence) ;
- les maladies du côlon et de la dernière anse grêle ;
- les rectorragies ;
- la recherche de polypes (double contraste).

► **Contre-indications :**

Poussée aiguë de sigmoïdite diverticulaire ou de colite organique (le risque de perforation fait qu'il vaut mieux attendre une atténuation des symptômes).

► **Accidents :**

Rares : perforations (surtout dues à certaines sondes rectales employées chez des malades incontinents).

LIPASE SÉRIQUE

► **Définition :**

La détermination de l'activité lipasique du sérum étudie plusieurs enzymes dont la lipase pancréatique (qui hydrolyse les acides gras à longues chaînes du glycérol).

► **Résultats normaux :**

20 à 160 U/1 (système international).

► **Augmentations :**
Pancréatopathies et notamment pancréatites aiguës où l'élévation paraît plus spécifique et plus prolongée que celle de l'amylase sérique.

LIPIDES

Voir *Bilan lipidique*

LIQUIDE CÉPHALO-RACHIDIEN

Voir *Ponction lombaire*

LIQUIDE CÉPHALO-RACHIDIEN CHEZ LE NOUVEAU-NÉ

Prélèvement souvent difficile, contaminé par du sang ce qui rend l'interprétation des résultats difficile.

2 tubes contenant chacun 10 à 15 gouttes de liquide sont suffisants.

LIQUIDE SYNOVIAL

► **Définition :**
C'est la sérosité contenue à l'intérieur des articulations. On doit la prélever devant toute inflammation articulaire.

► **Technique :**
On la recueille *aseptiquement* sur billes de verre ou sur héparine.

► **Résultats normaux :**
Il est transparent, assez visqueux, non coagulable. Le volume est inférieur à 3,5 ml. Le pH va de 7,35 à 7,80. Il contient moins de 200 cellules/ml, dont moins de 25 % de polynucléaires normaux. D'autre part, on y retrouve des protéines, des électrolytes, des lipides et des enzymes.

► **Variations pathologiques :**

* DANS LES LIQUIDES DITS « MÉCANIQUES » (épanchements au cours des arthroses et de toutes les arthropathies non inflammatoires), la transparence et la viscosité sont conservées. Il y a moins de 2 000 cellules/ml, le taux du glucose est normal.

* DANS LES LIQUIDES INFLAMMATOIRES (rhumatismes inflammatoires aigus ou chroniques : → POLYARTHRITES), la viscosité s'abaisse, la transparence diminue. Il peut y avoir jusqu'à 100 000 éléments cellulaires/ml, avec plus de 50 % de polynucléaires normaux. Des cellules anormales apparaissent (ragocytes) dans une proportion supérieure à 10 %. Le taux de glucose s'abaisse.

Valeurs normales

	NOUVEAU-NÉ À TERME	PRÉMATURÉ
Cellules blanches/mm³ Moyenne Valeurs extrêmes	8,2 0 – 32	9 0 – 29
Protéinorachie (g/l) Moyenne Valeurs extrêmes	0,9 0,20 – 1,70	1,15 0,65 – 1,50
Glycorachie (g/l) Moyenne Valeurs extrêmes	0,52 0,34 – 1,19	0,50 0,24 – 0,63

* Lors des ARTHROPATHIES MICROCRISTALLINES (goutte : →; chondrocalcinose : →), on retrouve les caractères du liquide inflammatoire, avec en plus des cristaux uratiques pour la goutte, d'hydroxyapatite (calcium) pour la chondrocalcinose.

* LES LIQUIDES INFECTIEUX sont troubles, puriformes, abondants, avec plus de 100 000 éléments/ml dont plus de 75 % de polynucléaires altérés. La mise en culture est souvent positive. Le taux de glucose est effondré.

LITHIÉMIE

► **Définition :**

Dosage du lithium sérique, donné sous forme de sel de lithium *per os.*

► **Technique de prélèvement :**

Généralement : dosage le matin, avant la première prise quotidienne, 12 h après celle de la veille.

Le prélèvement sur tube sec de 5 ml est préférable. La technique de dosage est relativement simple mais précise par photométrie de flamme ou par absorption atomique.

Parfois, on demande :

- un dosage plasmatique et intraérythrocytaire permettant d'établir le rapport de la concentration intraérythrocytaire sur la concentration plasmatique ;
- un cycle lithiémique est parfois pratiqué au cours du nycthémère avec dosage toutes les 2 heures, ce qui permet, comme dans un cycle glycémique, de voir l'évolution d'une lithiémie et de retrouver des pics hyperlithiémiques responsables des incidents du cours de la journée.

► **Précautions :**

Il faut s'assurer de l'horaire de la prise du lithium afin d'interpréter correctement les résultats.

Si le prélèvement est fait sur anticoagulant, il faut s'assurer que celui-ci ne contient pas de fluorure.

► **Résultats :**

La lithiémie doit se stabiliser entre 0,4 et 1,2 mmol/l, en pratique entre 0,6 et 0,9 mmol/l. Au-dessus de 1,5 mmol/l, il existe une toxicité.

C'est un examen pratiqué fréquemment à la mise en route du traitement (toutes les semaines), puis lors de la période d'équilibre en principe une fois par trimestre. Un bilan rénal doit être associé une fois par an.

Au moindre doute, une lithiémie doit être faite en urgence en cas de signes cliniques d'intoxication, en cas de traitement par diurétiques ou de modifications du régime sodé, mais aussi lors de la survenue d'une affection intercurrente ou de la réapparition de signes cliniques de manie ou de dépression.

LUMIÈRE DE WOOD

► **Définition :**

La lumière de Wood est une lumière constituée exclusivement de rayons ultraviolets : elle met en évidence la fluorescence de certaines dermatoses dans lesquelles elle est donc utilisée à visée diagnostique.

► **Technique :**

Dans une pièce obscure, les lésions cutanées présentées par le malade sont exposées à la lumière de Wood.

► **Résultats-indications :**

Ils sont centrés sur le *diagnostic des infections.* Certaines dermatophyties (→) responsables de teignes donnent une fluorescence verte.

L'érythrasma donne une fluorescence rouge corail.

Le pityriasis vesicolor peut inconstamment produire une fluorescence jaune.

► **Précautions – Causes d'erreur :**

Ce geste simple et pratique est donc très utile pour confirmer un diagnostic soupçonné cliniquement ; il ne doit pas empêcher de pratiquer des examens complémentaires plus spécifiques : prélèvement mycologique d'une teigne, par exemple.

LYMPHOGRAPHIE

► **Technique :**

L'injection de produit de contraste dans des canaux lymphatiques cathétérisés au niveau des deux pieds permet d'opacifier les chaînes ganglionnaires inguinales et rétropéritonéales. Les clichés sont réalisés pendant l'injection, le jour même, le lendemain et si besoin pendant plusieurs mois.

► **Indications :**

- lymphomes ;
- maladie de Hodgkin.

▶ Contre-indications :
- insuffisance respiratoire ;
- œdèmes des membres inférieurs ;
- mauvais état général.

▶ Résultats :
Les clichés précoces permettent d'examiner les vaisseaux lymphatiques jusqu'au canal thoracique et de dépister un blocage éventuel. Les clichés plus tardifs permettent d'examiner la morphologie et le volume des ganglions pelviens et lombo-aortiques.

LYSOZYME

▶ Définition :
C'est le dosage dans le sang et dans les urines de l'activité enzymatique du lysozyme stocké dans les polynucléaires (reflet du renouvellement granulocytaire).

▶ Résultats à l'état normal :
- *Sérum :* 5 à 15 ug/ml.
- *Urines :* inférieur à 2 mg/l.

▶ Variations pathologiques (augmentation) :
- leucémies monoblastiques et monocytaires ;
- lésions tubulaires proximales du rein ;
- maladie de Crohn.

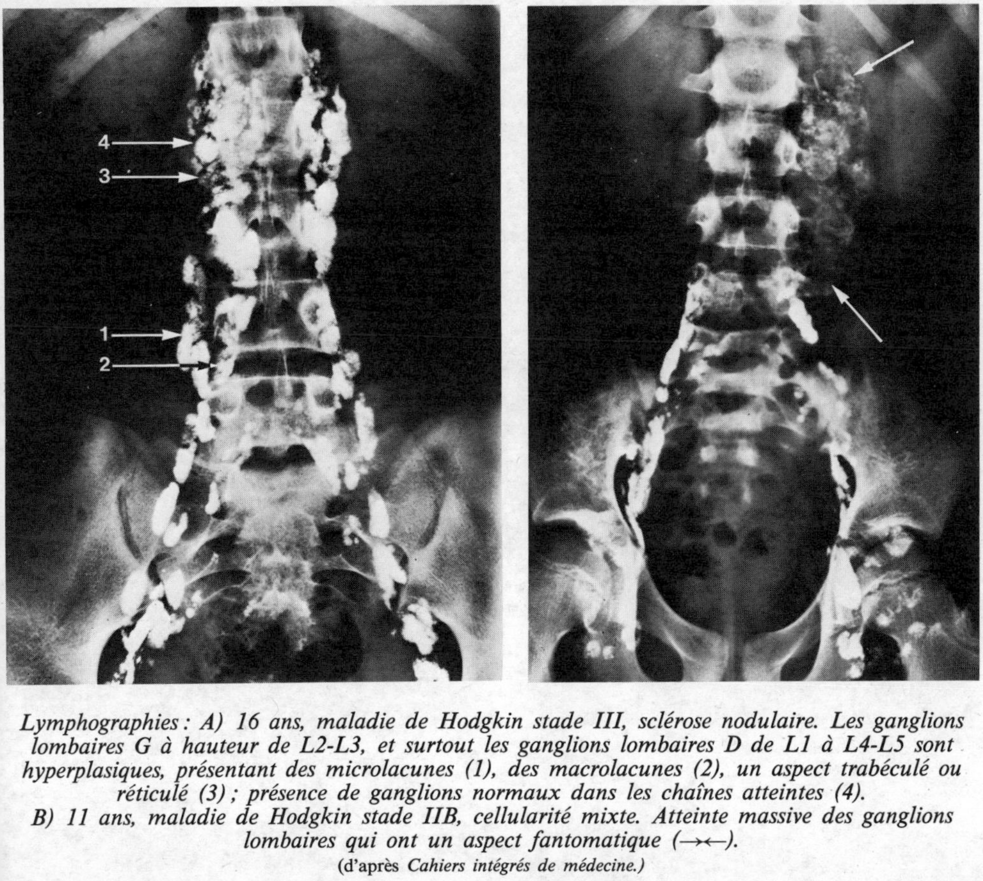

Lymphographies : A) 16 ans, maladie de Hodgkin stade III, sclérose nodulaire. Les ganglions lombaires G à hauteur de L2-L3, et surtout les ganglions lombaires D de L1 à L4-L5 sont hyperplasiques, présentant des microlacunes (1), des macrolacunes (2), un aspect trabéculé ou réticulé (3) ; présence de ganglions normaux dans les chaînes atteintes (4).
B) 11 ans, maladie de Hodgkin stade IIB, cellularité mixte. Atteinte massive des ganglions lombaires qui ont un aspect fantomatique (→←).
(d'après *Cahiers intégrés de médecine.*)

MAMMOGRAPHIE

► **But :**

Contribuer à éclairer le diagnostic lorsque l'examen clinique des seins montre :

- un nodule palpable ;
- une modification de consistance du sein ;
- un état douloureux insolite du sein ;
- un écoulement mamelonnaire ;
- une inquiétude chez une personne à « haut risque ».

Mais aussi : essayer de détecter des tumeurs à un stade non palpable.

► **Technique :**

La mammographie est une technique exigeante qui ne souffre pas la médiocrité : on radiographie toujours les deux seins.

► **Résultats :**

On étudie :

- *la peau*, dont on apprécie l'épaisseur et la régularité, ainsi que les adhérences ;
- *la glande* : opaque et marmoréenne chez les femmes jeunes, atrophiée et transparente dans les seins « optiquement vides ».

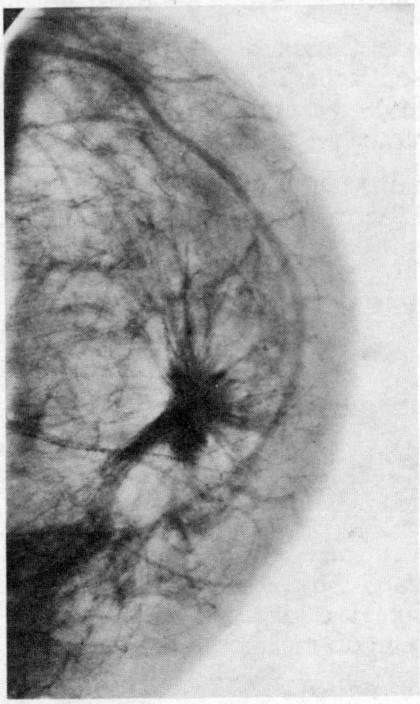

Noyau étoilé avec infiltration diffuse.

On recherche des anomalies : essentiellement des *opacités* et des *calcifications.*

Un cancer se traduit par une densification à contours irréguliers avec des prolongements rameux en spicules.

L'aspect étoilé s'accompagne de l'épaississement de la peau adjacente.

Un kyste est traduit par une opacité ronde, à bords arrondis.

MARTIN ET PETTIT (SÉRODIAGNOSTIC DE)

Voir *Sérodiagnostic de Martin et Pettit*

MASSE GLOBULAIRE

► **Technique :**

On injecte les globules rouges marqués par le chrome radio-actif ou le technétium. Les globules rouges vont se répartir de façon homogène dans le sang circulant. On prélève alors un échantillon dont on mesure la radioactivité (a). Connaissant la radio-activité totale (At) injectée on peut calculer le volume sanguin total : $V = At/a$. L'hématocrite mesuré sur sang capillaire dans un microtube donne le pourcentage du volume sanguin occupé par les globules rouges et permet le calcul de la masse globulaire et du volume plasmatique. Le volume plasmatique peut être mesuré directement selon le même principe en utilisant l'albumine marquée à l'iode 131.

► **Résultats à l'état normal :** en ml/kg de poids.

Masse globulaire
ml/kg de poids

	VOLUME PLASMATIQUE	VOLUME GLOBULAIRE
Homme	43,5 ± 3	30 ± 3
Femme	43,5 ± 3	25 ± 3

▶ **Variations en pathologie :**

Elles sont toujours à interpréter en tenant compte du volume plasmatique.

* L'AUGMENTATION de la masse globulaire affirme la polyglobulie (→).

* LA DIMINUTION de la masse globulaire affirme l'anémie (→).

MÉCANOGRAMMES

▶ **Définition :**

Les mécanogrammes permettent l'exploration des variations de volume et de pression du cœur gauche et du cœur droit de manière non invasive. Les mécanogrammes les plus fréquemment enregistrés sont le carotidogramme, l'apexogramme et le jugulogramme.

▶ **Technique :**

Un capteur est placé en regard de la zone à explorer, et les variations de pression qui sont enregistrées sont amplifiées et transformées en courbes qui permettent une analyse morphologique et chronologique. L'enregistrement des mécanogrammes est le plus souvent couplé à celui de l'électrocardiogramme et à celui d'une ou de plusieurs bandes de phonocardiogramme.

▶ **Résultats normaux :**

* LE CAROTIDOGRAMME est le reflet des variations de volume de la carotide au cours de l'éjection ventriculaire gauche. On l'enregistre à proximité du sinus carotidien là où les battements sont le mieux perçus, la pression exercée doit être continue et modérée. Outre son analyse morphologique, le carotidogramme permet également la mesure d'intervalles de temps qui sont un reflet de la fonction ventriculaire gauche.

* L'APEXOGRAMME est l'enregistrement des mouvements de la pointe du cœur qui représente l'activité mécanique du ventricule gauche. L'aspect réalisé est proche de celui des courbes de pression intraventriculaire gauche. L'apexogramme permet particulièrement une bonne étude des événements diastoliques ventriculaires. Le capteur est placé sur le choc apexien repéré par la palpation sur un sujet en décubitus latéral gauche.

* LE JUGULOGRAMME est le reflet du fonctionnement du cœur droit et correspond à l'aspect de la courbe de pression intraventriculaire droite. Le capteur est placé à l'extrémité interne du creux sus-claviculaire, en repoussant la carotide souvent à l'origine de tracés mixés.

* On peut également enregistrer l'ŒSOCARDIOGRAMME ainsi que l'HÉPATOGRAMME.

▶ **Pathologie :**

* LE CAROTIDOGRAMME ET L'APEXOGRAMME sont particulièrement utiles dans l'étude des valvulopathies aortiques et mitrales ainsi que dans le dépistage de la cardiomyopathie obstructive.

* LE JUGULOGRAMME est utile dans les atteintes tricuspides, les péricardites chroniques constrictives, le rétrécissement pulmonaire, ainsi que dans l'hypertension artérielle pulmonaire.

MÉDIASTINOSCOPIE

▶ **Définition :**

C'est l'exploration endoscopique du médiastin.

▶ **Technique :**

Elle se fait sous anesthésie générale. Un endoscope spécial est introduit par une petite incision au-dessus de la fourchette sternale. On peut ainsi faire des biopsies ou des prélèvements ganglionnaires, et préciser ainsi un diagnostic.

▶ **Précautions :**

Ce sont celles de toutes anesthésies générales. Il s'agit d'un examen très spécialisé, nécessitant un opérateur très entraîné.

▶ **Résultats :**

Elle permet de visualiser les organes du médiastin moyen et antérieur dans leurs segments supérieurs et moyens. Les indications sont actuellement réduites.

MÉLANURIE (RECHERCHE DE)

▶ **Définition :**

Examen de grand intérêt dans la recherche de l'étiologie d'un décollement de rétine tumoral évocateur de mélanosarcome.

▶ **Technique :**

Recherche sur un échantillon d'urines protégé de la lumière.

MESURE DE LA PO2 TRANSCUTANÉE

▶ Définition :

Méthode non sanglante de mesure de la pression artérielle en oxygène, grâce à la diffusion de l'oxygène à travers les tissus jusqu'à l'épiderme. En l'absence de troubles hémodynamiques, le réchauffement de la peau à 43-44°C assure une parfaite corrélation entre la pO2 transcutanée (TcpO2) et la paO2.

▶ Technique :

Elle est très minutieuse et rigoureuse comportant :

- Calibrage de l'appareil, régulièrement contrôlé : le capteur étant exposé à l'air libre, la pO2 affichée par l'appareil est de 150 mmHg.
- Température du capteur réglée à 43°-44°C. Pour éviter l'apparition de phlyctènes ou de brûlures, le capteur doit être changé de place toutes les 3 ou 4 heures.
- Adhérence parfaite du capteur à la peau (toute bulle d'air entre le capteur et la peau fausse la mesure).
- Contrôle périodique de la paO2 par une méthode sanglante pour apprécier la corrélation entre cette mesure et la Tcp02 affichée.
- Surveillance hémodynamique.

▶ Causes d'erreur :

Au cours des états de choc, absence de corrélation entre la TcpO2 et la paO2.

▶ Indications :

* SURVEILLANCE CONTINUE DE L'OXYGÉNOTHÉRAPIE avec ou sans ventilation assistée (prévention de l'hyperoxie chez les prématurés +++).

* DÉPISTAGE DES HYPOXIES chez les prématurés de très faibles poids de naissance.

MÉTHÉMOGLOBINÉMIE

▶ Définition :

La transformation du fer ferreux de l'hémoglobine en fer ferrique produit la méthémoglobine.

▶ Technique :

Prélèvement de 5 ml de sang sur héparine. Le dosage se fait par spectrophotométrie.

▶ Résultats à l'état normal :

Taux inférieur à 1 %.

▶ Variations pathologiques :

- *Intoxication :* nitrite, nitrate, chlorate, hydantoïne, aniline.
- *Déficit enzymatique* (réductase), hémoglobine M.

MÉTOPIRONE

Voir *Test à la métopirone*

MICROAGGLUTINATION SUR LAME DE GIROUD

▶ Définition, technique :

C'est une réaction d'agglutination visant à confirmer le diagnostic de certaines rickettsioses : on met en présence une suspension de rickettsies et des dilutions croissantes du sérum suspect sur une lame. L'agglutination est lue au microscope après une incubation de 18 h.

▶ Résultats :

Les taux sont positifs à partir de 1/320 pour le typhus exanthématique, de 1/20 pour la fièvre Q. La réaction est positive à partir de la 1re semaine pour le typhus exanthématique et à partir de la 2e, 3e semaine pour la fièvre Q où elle reste positive longtemps ; elle est spécifique pour chaque type de rickettsie.

M.N.I. TEST (MONONUCLÉOSE INFECTIEUSE TEST)

▶ Définition, technique :

C'est un examen sérique indirect qui a pour but d'aider au diagnostic de *mononucléose* infectieuse. C'est une réaction d'agglutination sur lame de globules rouges de chevaux formolés, par le sérum du malade. La technique est donc simple et rapide.

► **Résultats, précautions :**
Il est précocement positif, mais il a l'inconvénient de ne pas avoir une spécificité absolue dans tous les cas, c'est pourquoi on l'associera à une réaction de *Paul-Bunnell-Davidsohn* (→).

MUCOPOLYSACCHARIDES URINAIRES (chez l'enfant)

► **Définition :**
Les mucopolysaccharides sont des constituants cellulaires présents dans de très nombreux organes (os, cerveau en particulier) et éliminés en faible quantité dans l'urine.

► **Résultats normaux :**
4,1 à 14,7 mg/24 heures.

► **Variations pathologiques :**
Élimination augmentée dans les mucopolysaccharidoses (→).

► **Technique :**
Recueil des urines de 24 heures.

► **Causes d'erreur :**
Recueil incomplet.

MYÉLOGRAMME

► **Définition :**
C'est l'étude au microscope des cellules présentes dans la moelle.

► **Technique :**

∗ MATÉRIEL : Lames neuves propres, trocart de Mallarmé, compresses stériles, antiseptiques, seringue, un tube stérile si une myéloculture est faite.

∗ LA PONCTION est faite au milieu du manubrium en condition d'asepsie. Le suc médullaire aspiré est étalé sur des lames qui sont séchées immédiatement.

Trocart de Mallarmé.
1 : trocart complet
2 : mandrin retiré ;
3 : adapté à la seringue.

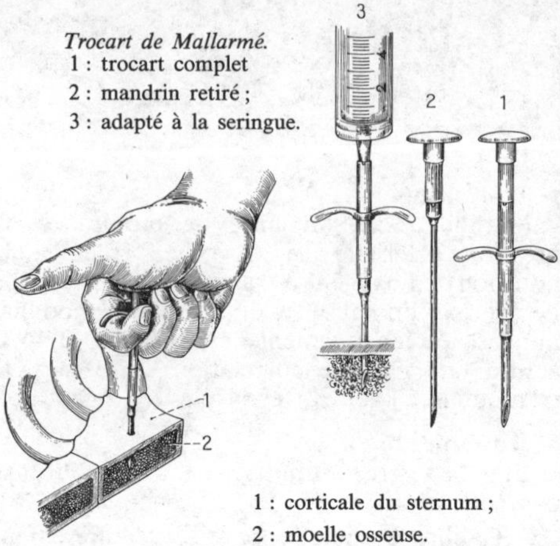

1 : corticale du sternum ;
2 : moelle osseuse.

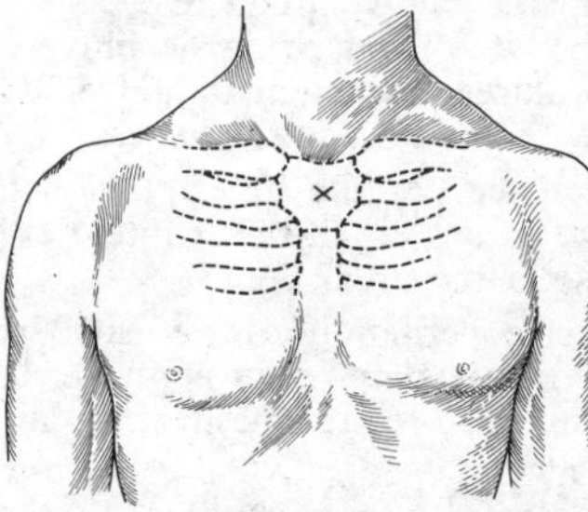

Le sternum sera ponctionné à l'aide du trocart de Mallarmé sur la ligne médiane, au niveau du manubrium en regard du premier espace intercostal. – Le sujet étant allongé et rassuré, une anesthésie locale au chlorure d'éthyle peut être pratiquée. – La peau est soigneusement désinfectée. – Le trocart est alors enfoncé perpendiculairement à l'os. Après avoir franchi la peau, on sent la résistance osseuse, puis une sensation de craquement indiquant que la corticale est franchie. Le trocart est laissé dans cette position, le mandrin enlevé. Une seringue stérile bien étanche est appliquée au bout du trocart et on aspire énergiquement. Dès qu'une goutte de sérosité apparaît, il faut ôter la seringue et projeter son contenu sur une lame. On retire alors le trocart et la moelle contenue dans celui-ci sera également projetée sur une lame. La moelle est ensuite étalée et séchée pour coloration.

(d'après OBRASKA P., PERLEMUTER L., QUEVAUVILLIERS J., *Médecine IV*, Masson, Paris, 1978).

▶ **Résultats :**

* AU FAIBLE GROSSISSEMENT : La richesse de la moelle est appréciée (+ à ++++).

* AU FORT GROSSISSEMENT : On identifie les cellules et on calcule le pourcentage sur 200 éléments, on apprécie leur morphologie.

– *Lignée rouge* (20 %) :
- proérythroblastes ;
- érythroblastes basophiles ;
- érythroblastes polychromatophiles ;
- érythroblastes acidophiles.

– *Lignée granuleuse* (65 à 70 %) :
- myéloblastes ;
- promyélocytes ;
- myélocytes ;
- métamyélocytes ;
- polynucléaires neutrophiles, éosinophiles, basophiles.

– *Autres cellules* (10 à 15 %) : lymphocytes, plasmocytes, monocytes, cellules réticulaires.

– *Mégacaryocytes* présents.

▶ **Indications en pathologie :**

* HÉMATOLOGIE :
– trouble de la production ou de la maturation des cellules sanguines ;
– envahissement néoplasique.

* PATHOLOGIE INFECTIEUSE : tuberculose hématopoïétique, leishmaniose.

* BILAN D'ALTÉRATION DE L'ÉTAT GÉNÉRAL : cancer, leucémie, etc.

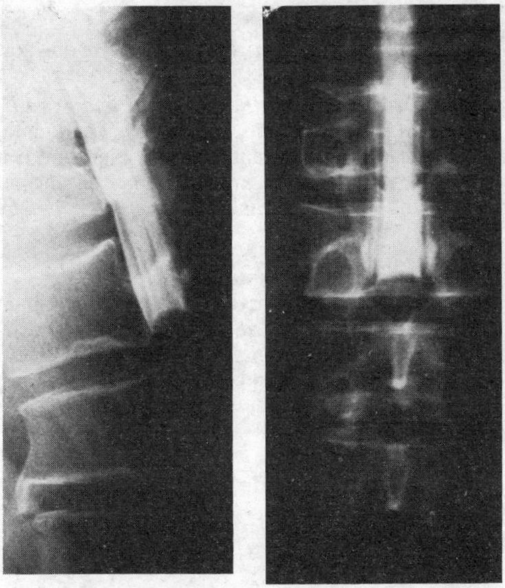

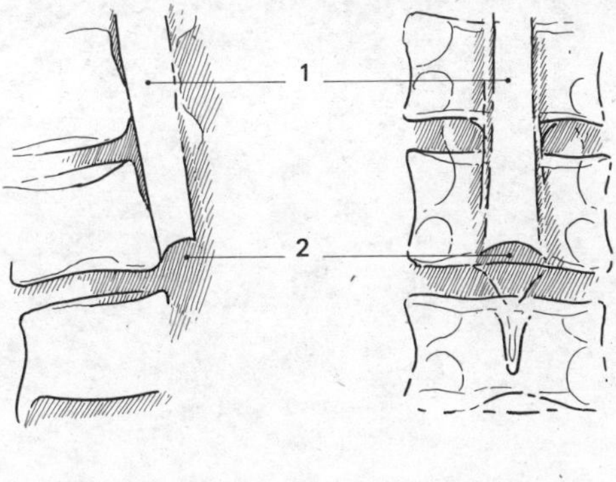

Compression médullaire dorsale basse par un neurinome réalisant un aspect typique d'arrêt du produit de contraste en « dôme » à la myélographie.
1) produit de contraste ; 2) Neurinome.

MYÉLOGRAPHIE

▶ **Définition :**
La myélographie étudie les rapports de la moelle et de ses racines avec les enveloppes et le canal rachidien.

▶ **Technique :**
On pratique une injection dans l'espace sous-arachnoïdien par voie lombaire ou sous-occipitale selon les indications d'un produit de contraste hydrosoluble (métrizamide). Le cheminement du produit de contraste et l'examen se surveillent et s'exécutent grâce à une table basculante et à un amplificateur de brillance et les clichés sont pris de face, de profil ou de ¾, avec si besoin tomographies. Au cours de l'examen est prelevé du LCR qui sera analysé (voir ponction lombaire).

▶ Indications principales :

- les *compressions médullaires* quelle que soit leur origine ;
- également *certaines pathologies radiculaires* (sciatique, névralgie cervicale) lorsqu'un traitement médical bien conduit s'est révélé insuffisant ; l'*Amipaque* permet alors de préciser les indications opératoires.

▶ Préparation du malade :

Elle comprend l'injection, la veille au soir et le matin de l'examen, de *Rivotril* (anticonvulsivant) car le métrizamide est un excitant du système nerveux central.

La tolérance de l'examen est excellente.

MYOGLOBINURIE

▶ Définition :

C'est le dosage de la myoglobine dans les urines.

▶ Technique (→ HÉMOGLOBINÉMIE).

▶ Résultats :

Le passage de myoglobine dans les urines s'observe lors des traumatismes musculaires (→ BYWATERS, Syndrome de), en cas d'infection virale (Coxsackie, grippe) ou au cours de la maladie de Mac Ardle (→ GLYCOGÉNOSES).

NERF FACIAL
(EXAMEN ÉLECTRIQUE DU)

▶ **Le pronostic d'une paralysie faciale périphérique** est fonction d'un ensemble d'éléments cliniques et paracliniques au sein desquels l'examen électrique tient une place essentielle.

La qualité de la guérison de ces paralysies dans leurs formes graves, qu'elles soient d'origine médicale ou traumatique, est liée à la précocité du traitement.

Les techniques électromyographiques classiques ne pouvaient donner d'éléments pronostiques avant la troisième semaine d'évolution. Il a donc été nécessaire de faire appel à des techniques d'interprétation plus précoce telles que les mesures d'excitabilité du nerf facial.

Divers appareillages permettent actuellement d'apprécier l'excitabilité nerveuse après un délai de quelques jours et ainsi en cas d'apparition d'une inexcitabilité nerveuse de traiter ou d'intervenir chirurgicalement sans retard.

▶ **Technique :**
Les électrodes de stimulation sont placées en regard du tronc nerveux ou de ses branches au niveau de la parotide. La stimulation est appliquée par voie percutanée, l'observation de la réponse nerveuse est effectuée cliniquement ou enregistrée par une électrode. Cet examen n'est pas douloureux et peut être répété facilement.

5'NUCLÉOTIDASES
(SÉRIQUES)

▶ **Définition :**
Contrairement à la phosphatase alcaline, l'activité sérique de cette enzyme n'est jamais en relation avec une pathologie osseuse (maladie de Paget, métastases, ostéomalacie).

▶ **Prélèvement :**
En règle générale 5 ml de sang et dosage par cinétique enzymatique ou méthode colorimétrique.

▶ **Résultats normaux :**
1 à 7 UI/100 ml ou 4 à 11 U/1 (système international).

▶ **Variations pathologiques :**
Une augmentation s'observe dans les cholestases intra ou extra-hépatiques et parfois la polyarthrite rhumatoïde.

NUMÉRATION FORMULE SANGUINE

▶ **Définition :**
C'est l'ensemble des principales constantes des éléments figurés du sang.

▶ **Technique :**
Prélèvement de sang veineux sur anticoagulant sec, ou aspiration avec une pipette spéciale de sang capillaire. La numération est faite automatiquement, la formule leucocytaire est faite sur un frottis (voir tableau des valeurs normales page suivante) ou par différents appareils qui donnent une formule complète ou approchée quand celle-ci est normale et signalent les formules anormales qui seront revues et analysées au microscope.

NUMÉRATION DES PLAQUETTES

Voir *Hémostase primaire*

NUMÉRATION DES RÉTICULOCYTES

Voir *Réticulocytes (Numération des)*

Hémogramme normal de l'adulte

	HOMME	FEMME
Globules rouges	4,5 – 5.10^6/mm³	4 – 5.10^6/mm³
Hémoglobine	14 – 16 g/100 ml	11,5 – 15 g/100 ml
Hématocrite	40 à 50 %	38 – 47 %
Volume globulaire moyen (VGM)	80 à 100μ³	
Concentration corpusculaire moyenne en hémoglobine	32 – 38 %	
Réticulocytes	25 000 – 75 000/mm³	
Plaquettes	150 – 450 000/mm³	
Leucocytes Polynucléaires neutrophiles Polynucléaires éosinophiles Polynucléaires basophiles Lymphocytes Monocytes	4 000 – 10 000/mm³ 50 – 75 % 1 – 2 % 0,5 – 1 % 20 – 40 % 5 – 10 %	

ŒSTRADIOL

▶ **Définition :**

C'est la principale hormone œstrogénique sécrétée par l'ovaire et en faible quantité par le testicule.

▶ **Technique :**

Prélèvement de 10 ml de sang veineux sur tube hépariné à conserver au réfrigérateur à + 4 °C ; il doit être centrifugé et congelé rapidement. Dosage radio-immunologique. Le dosage plasmatique est le plus utilisé mais on peut doser le taux d'œstrogènes urinaires couplé à la créatinine.

▶ **Causes d'erreur :**

Il faut connaître la date des dernières règles pour pouvoir interpréter les résultats.

Les anomalies des protéines porteuses peuvent modifier les taux.

Il faut vérifier l'absence de prise médicamenteuse (œstroprogestatifs).

Résultats normaux :

- *Chez l'homme : inférieur à* 40 pg/ml ou 147 pmol/l.
- *Chez la femme :*
  - phase folliculaire : 20-90 pg/ml ou 73 à 330 pmol/l ;
  - pic ovulatoire : 140 à 400 pg/ml ou 500 à 1 480 pmol/l ;
  - phase lutéale : 50 à 210 pg/ml ou 180 à 770 pmol/l.

▶ **Résultats en pathologie :**

- *En cas d'anovulation,* l'œstradiol est normal ou bas en première phase et ne présente pas de pic. Chez la femme : un taux bas évoque une pathologie ovarienne ou hypothalamo-hypophysaire. Pour différencier : FSH/LH.
- *Chez l'homme,* une augmentation doit faire rechercher une tumeur surrénalienne ou surtout testiculaire ou prise médicamenteuse. Une chute du taux se voit dans les atrophies testiculaires.

OSCILLATIONS ARTÉRIELLES (ENREGISTREMENT DES)

L'enregistrement des oscillations artérielles ou oscillométrie consiste à mesurer de façon comparative, par un appareil type PACHON, l'amplitude des pulsations artérielles chez les sujets atteints d'artériopathies chroniques oblitérantes des membres inférieurs. C'est également un des moyens indirects mais peu utilisés de mesure de la pression artérielle, permettant de mettre en évidence les pressions systoliques, diastoliques et moyennes.

La généralisation de la pratique de l'ultrasonographie Doppler en pathologie vasculaire a fait perdre beaucoup de son intérêt à l'enregistrement des oscillations artérielles qui reste néanmoins un examen de dépistage en l'absence d'exploration Doppler immédiate.

OSMOLARITÉ URINAIRE

▶ **Définition :**

L'osmolarité ou l'osmolalité urinaire est la concentration moléculaire de toutes les particules osmotiquement actives dans 1 litre d'urine. L'osmolarité est une mesure plus précise que la densité urinaire.

▶ **Technique :**

L'osmolarité est déterminée par la dette cryoscopique (abaissement de la température de congélation) mesurée sur un osmomètre. Elle peut être approximativement appréciée par la formule : [Na (mg/l) + K (mg/l)] × 2 + urée (g/l) × 16,5 + glucose (g/l) × 5,5.

▶ **Résultats à l'état normal :**

L'osmolarité varie entre 50 et 1200 mOsm/litre d'urine.

- Lorsque l'osmolarité augmente au-delà de 3 000 mOsm, les urines sont plus concentrées que le plasma : le rein réabsorbe de l'eau (antidiurèse).
- Lorsque l'osmolarité est inférieure à 300 mOsm, les urines sont plus diluées que le plasma : le rein élimine de l'eau (diurèse).

OWREN (THROMBOTEST D')

▶ **Définition :**

Épreuve analytique de coagulabilité utilisée dans la surveillance des traitements anticoagulants par les antivitamines K, explorant les seuls facteurs déprimés par ceux-ci (II, VII, IX, X) y compris le facteur antihémophilique B.

▶ **Technique :**

Prélèvement de 5 ml sur tube citraté.

▶ **Précautions :**

Contrairement au temps de Quick, le dosage peut être effectué de façon retardée.

▶ **Résultats normaux :**

Comme pour le temps de Quick, le résultat est exprimé en pourcentage par rapport à un sujet témoin et la normale est également de 100 %.

▶ **Pathologie :**

Au cours d'un traitement par les antivitamines K, la zone thérapeutique efficace se situe entre 10 et 25 %.

PARATHORMONE (PTH)

► **Définition :**

C'est l'hormone hypercalcémiante sécrétée par les parathyroïdes.

► **Technique :**

Dosage radio-immunologique.

Prélèvement de 10 ml de sang veineux sur tube hépariné à conserver au réfrigérateur à + 4 °C ; il doit être centrifugé et congelé rapidement. En fait chaque laboratoire a sa propre technique.

Deux épreuves dynamiques sont possibles :

* TEST DE PERFUSION CALCIQUE : Perfusion de 500 mg de calcium sous forme de gluconate en 3 heures. On prélève pour PTH au début et à la fin de la perfusion.

* ÉPREUVE À L'EDTA : Perfusion de 50 mg/kg de poids d'EDTA dans 500 ml de glucosé iso en 2 heures. On prélève pour calcémie aux temps 0, 2, 12, 24 heures. Normalement la calcémie chute à 75 % du taux de départ à 2 heures et est remontée à 90 % à 12 heures.

* LE DOSAGE DE PTH est le plus souvent couplé avec celui de l'AMPc urinaire.

► **Causes d'erreur :**

Le dosage de la PTH reste délicat et n'est pratiqué de façon fiable que dans quelques laboratoires. Il est indispensable de doser simultanément la calcémie pour pouvoir interpréter la PTH.

► **Résultats normaux :**

Variables selon les laboratoires.

► **Résultats en pathologie :**

La PTH est élevée dans les *hypercalcémies de l'hyperparathyroïdie* alors qu'elle est effondrée dans les autres causes.

Le test de perfusion calcique n'a pas d'intérêt lorsque la calcémie est très élevée.

L'épreuve à l'EDTA n'est pratiquement plus utilisée.

PAUL-BUNNELL-DAVIDSOHN (RÉACTION DE)

► **Définition, technique :**

C'est un examen sérique indirect qui a pour but de confirmer le diagnostic de mononucléose infectieuse. La réaction extériorise la possibilité pour le sérum du malade d'agglutiner les hématies de mouton, même après un contact préalable du sérum avec des extraits de rein de cobaye.

► **Résultats :**

La réaction se positive après la 1re semaine ; on fait donc 2 prélèvements : l'un précoce, l'autre une dizaine de jours après, pour observer une ascension du titre des anticorps qui doit atteindre 1/80 pour être significatif. La spécificité est très bonne (→ aussi M.N.I. TEST).

PERFUSION SALÉE

Voir *Test de perfusion salée*

PH

C'est le degré d'acidité ou d'alcalinité d'un milieu (→ ACIDOSES, ALCALOSES).

PH-MÉTRIE ŒSOPHAGIENNE

► **Définition :**

Enregistrement continu du pH dans le 1/3 inférieur de l'œsophage permettant de mettre en évidence une acidité anormale en cas de reflux gastro-œsophagien.

► **Technique :**

Introduction par voie nasale d'une électrode de mesure du pH qui est positionnée au-dessus du sphincter inférieur de l'œsophage. La sonde est reliée à un pH-mètre connecté à un enregistreur. L'épreuve peut se dérouler de plusieurs façons : pH-métrie brève (2 à 4 heures d'enregistrement) au décours d'un repas, en position demi-assise habituellement, pH-métrie de longue durée (18 à 24 heures) au cours de laquelle on étudie l'influence du sommeil, de la prise des repas, de la position (décubitus dorsal, procubitus, proclive).

► **Interprétations :**

Elle est délicate, prenant en compte plusieurs paramètres dont les plus importants sont la durée et l'intensité des épisodes de reflux. C'est actuellement le plus fiable pour le diagnostic du reflux gastro-œsophagien chez l'enfant.

PHLÉBOGRAPHIE DES MEMBRES INFÉRIEURS

► **Définition :**

Opacification radiologique des veines des membres inférieurs.

► **Technique :**

Après cathétérisation d'une veine superficielle du dos du pied (droit et gauche), un produit de contraste est injecté et des clichés à intervalles rapprochés sont effectués.

Le patient est conscient (l'examen se fait sous anesthésie locale) et il doit être prévenu de la sensation de chaleur lors de l'injection du liquide de contraste.

► **Complications possibles :**

Allergie à l'iode.

► **Résultats :**

Visualisation du réseau veineux des membres inférieurs.

En pathologie, la phlébographie est indiquée en cas de suspicion de thrombose veineuse des membres inférieurs (→). Elle permet de l'affirmer et de poser les indications thérapeutiques.

PHONOCARDIOGRAPHIE

► **Définition :**

C'est la représentation graphique des bruits et des souffles cardiaques.

► **Technique :**

Un capteur piézo-électrique est placé sur la face antérieure du thorax aux différents foyers d'auscultation. Le capteur est relié à un appareil qui comporte un amplificateur, un système de filtres et un système enregistreur sur du papier millimétré dont la vitesse de déroulement est réglable.

L'enregistrement est polygraphique : le plus souvent quatre bandes de fréquence pour le phonocardiogramme, une bande pour l'électrocardiogramme synchrone et une ou deux bandes pour les mécanogrammes enregistrés simultanément.

Les enregistrements sont réalisés à différents foyers : foyer aortique (deuxième espace intercostal droit), foyer pulmonaire (deuxième espace gauche), troisième et quatrième espaces gauches au bord du sternum, foyer mitral (au niveau du choc de pointe), foyer tricuspide (appendice xyphoïde).

► **Précautions – Causes d'erreur :**

Le tracé doit être enregistré dans une pièce silencieuse, insonorisée si possible. Le sujet doit être en apnée pendant la durée de chaque enregistrement, les personnes présentes devant s'abstenir de tout bruit.

► **Résultats normaux :**

Le phonocardiogramme permet d'enregistrer les bruits normaux du cœur : le premier bruit composé de quatre composantes et le deuxième bruit composé de deux composantes : aortique et pulmonaire. On peut également enregistrer chez les sujets normaux un troisième bruit et un quatrième bruit ; par ailleurs le premier et le deuxième bruits peuvent être dédoublés.

► **Résultats en pathologie :**

Le phonocardiogramme permet d'enregistrer :

* LES MODIFICATIONS D'INTENSITÉ DES BRUITS DU CŒUR : Selon les conditions pathologiques, le premier et le deuxième bruits, peuvent être augmentés ou diminués d'intensité, les variations d'intensité s'apprécient de façon comparative aux différents foyers.

* LES BRUITS SURAJOUTÉS : soit survenant en diastole (galop présystolique, galop protodiastolique, claquement d'ouverture mitrale), soit survenant en systole (clics d'éjection, aortique ou pulmonaire, clic télésystolique du prolapsus valvulaire mitral, claquement mésosystolique de l'insuffisance aortique).

* LES SOUFFLES :

- *Souffles systoliques* que le phonocardiogramme permet de séparer en : *souffles d'éjection* liés à un obstacle sur la voie d'éjection ventriculaire (rétrécissement aortique ou pulmonaire) qui prennent une forme losangique, séparés du premier et du deuxième bruits. On les oppose aux *souffles de régurgitation* liés à un reflux du sang à travers un orifice auriculo-ventriculaire incontinent ou à travers un défect dans le septum interventriculaire (insuffisance mitrale ou tricuspide, communication interventriculaire), qui prennent une forme rectangulaire, englobant le premier et le deuxième bruits.

Selon le temps du souffle, on distingue les *souffles protosystoliques* occupant le début de la systole, les *souffles mésosystoliques* occupant le milieu de la systole et les *souffles télésystoliques* occupant la fin de la systole.

– *Souffles diastoliques,* également de deux types : *souffles de régurgitation* à travers les valves sigmoïdes incontinentes (insuffisance aortique ou pulmonaire) ; *souffles d'obstruction* du fait d'un orifice auriculo-ventri-

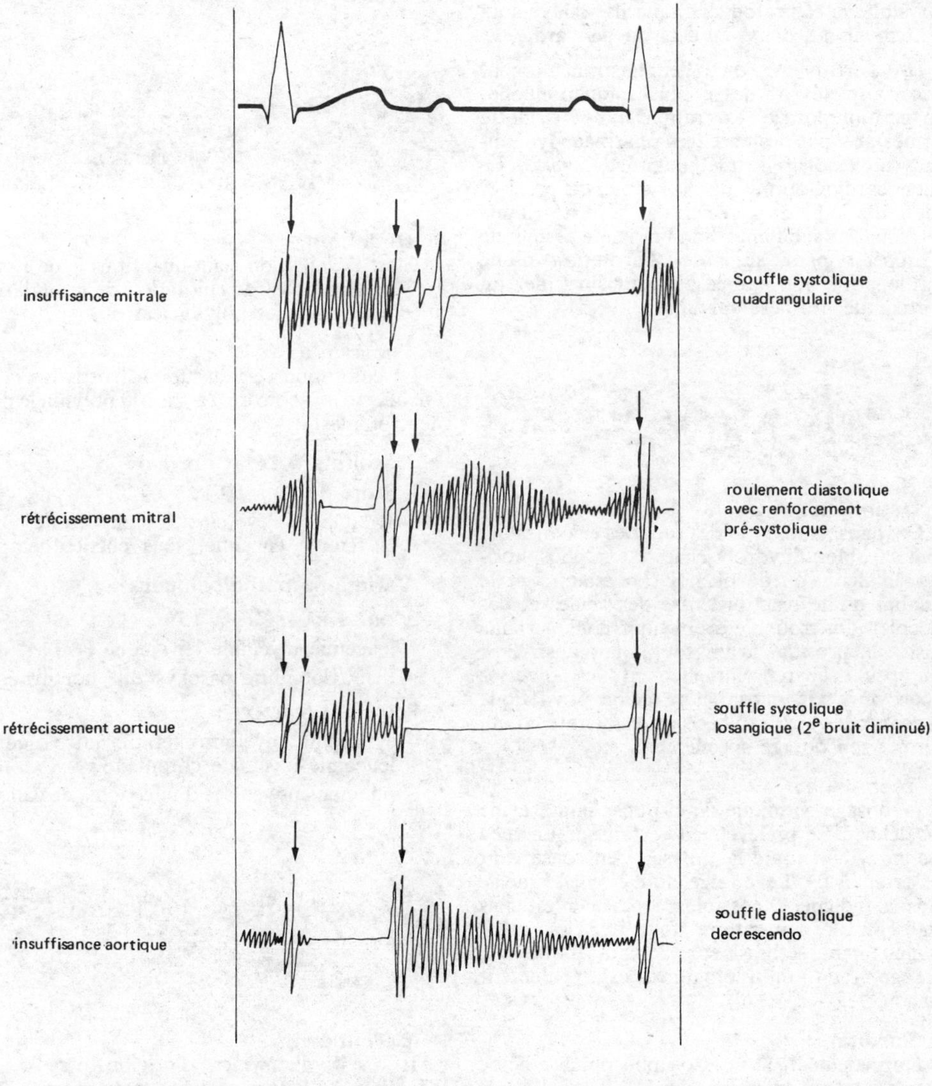

Représentation schématique des principaux souffles et bruits anormaux en phonocardiographie
(d'après Renou Ph., *Cahiers de l'Infirmière*, 3, *Appareil cardio-vasculaire*, Masson, Paris, 1982).

culaire sténosé (rétrécissement mitral ou tricuspidien) ou du fait d'une augmentation du flux sanguin qui crée un roulement de débit (insuffisance mitrale, shunts gauche-droit).
- *Souffles continus* liés à une communication entre deux cavités conservant un gradient de pression permanent (canal artériel).

⁎ LES FROTTEMENTS PÉRICARDIQUES : Formés de trois composantes : présystolique, protomésosystolique et protodiastolique ils sont dus au frottement des deux feuillets du péricarde.

⁎ DANS TOUS LES CAS, l'enregistrement peut être complété par des épreuves fonctionnelles (inspiration forcée, expiration forcée à glotte fermée), ou par des épreuves pharmacodynamiques (nitrite d'amyle, méthoxamine, *Isuprel*). Le phonocardiogramme permet donc de préciser l'auscultation, d'apprécier la sévérité d'une cardiopathie soufflante. Son innocuité permet de le répéter pour surveiller l'évolution d'une cardiopathie non opérée ou pour surveiller un porteur de prothèse valvulaire.

PHOSPHATASES ACIDES

▶ Définition :

Les phosphatases acides sont des enzymes qui sont capables d'hydrolyser les esters phosphoriques d'alcool ou de phénol (les esters sont le résultat d'une réaction entre des acides et des alcools). On trouve ces enzymes dans certains tissus, la prostate avant tout, mais aussi l'os. On peut séparer actuellement les diverses isoenzymes : la phosphatase acide prostatique (isoenzyme 5) est inhibée par le tartrate ce qui permet son dosage spécifique.

▶ Technique :

Le dosage chimique de la phosphatase acide est délicat. Le prélèvement se fait sur un tube sec en évitant toute hémolyse et en conservant le sérum à 0°. Le dosage doit être effectué le plus rapidement possible. Si cela n'est pas réalisable le laboratoire fournira des tubes contenant un stabilisateur (acide acétique). Le dosage radioimmunologique est également disponible.

▶ Résultats :

Normalement, le taux de phosphatase acide prostatique est inférieur à 4 U.I.

Il est indispensable en cas d'autres normes que le laboratoire indique ses normales. De nouveaux dosages radioimmunologiques sont actuellement disponibles et plus sensibles.

En pathologie les phosphatases acides sont élevées lors d'un cancer de la prostate avec métastases osseuses. En revanche, les taux sont le plus souvent insuffisamment élevés en l'absence de métastases pour dépister le cancer prostatique.

A noter que l'isoenzyme 2 est élevé en cas de maladie de Gaucher.

PHOSPHATASES ALCALINES LEUCOCYTAIRES

▶ Définition :

C'est l'évaluation semi-quantitative de l'activité enzymatique par coloration de granulation spécifique dans les polynucléaires.

▶ Technique :

La coloration se fait sur un frottis de sang. On affecte un score de 0 à 4 à 100 polynucléaires neutrophiles.

▶ Résultats à l'état normal :

- Score de 20 à 80.
- Il est plus élevé chez le nouveau-né, chez la femme enceinte, sous corticothérapie.

▶ Variations pathologiques :

⁎ SCORE ABAISSÉ (0 à 15) :
- leucémie myéloïde chronique (→) ;
- hémoglobinurie paroxystique nocturne.

⁎ SCORE AUGMENTÉ :
- syndrome myéloprolifératif autre que la leucémie myéloïde chronique ;
- polynucléose en cas d'infections, de cancer.

PHOSPHATASES ALCALINES SÉRIQUES

▶ Définition :

Il s'agit d'enzymes d'origine osseuse ou hépatique. L'augmentation concomitante des 5'nucléotidases ou des gammaglutamyl-transpeptidases est en faveur d'une origine hépatique.

► **Prélèvement :**
En règle générale 1 ml de sang pour dosage cinétique.

► **Résultats normaux :**
1 à 4 unités *Bodansky* (U.B.) ; 4 à 12 unités *King-Armstrong* (U.K.A.) ; et en unités internationales actuelles selon les techniques de dosage : 14 à 57 U/1 ; 60 à 170 U/1 ; 75 à 210 U/1.

► **Résultats pathologiques :**
Augmentation dans les cholestases (intra-hépatique ou par obstacle chirurgical), la grossesse, les affections osseuses et la croissance.

PHOSPHATURIE PHOSPHORÉMIE

► **Définition :**
C'est le dosage de la fraction minérale du phosphore plasmatique et de son excrétion urinaire sur 24 heures.

► **Technique de prélèvement :**
Le prélèvement de sang est effectué sur tube sec ou sur anticoagulant non complexant. Le recueil des urines se fait sur 24 h dans un bocal sur acide fort secondairement acidifié.

► **Précautions :**
Le prélèvement sanguin ne doit pas être hémolysé, le dosage doit être fait dans les 2 heures.

► **Résultats à l'état normal :**

* LA PHOSPHATÉMIE NORMALE est de 25 à 48 mg/l chez l'adulte, 40 à 60 mg/l chez l'enfant. 12 % sont liés aux protéines, 88 % sont diffusibles dont 53 % ionisés et 35 % complexés.

* LA PHOSPHATURIE EN RÉGIME LIBRE est de 400 à 800 mg/24 h.

► **Principales variations pathologiques :**

* HYPERPHOSPHATÉMIE :
Hyperparathyroïdie, pseudo-hyperparathyroïdisme, insuffisance rénale chronique, intoxication à la vitamine D, acromégalie, hypercorticisme et maladie de Paget.

* HYPOPHOSPHATÉMIE :
Hypoparathyroïdisme primaire ou paranéoplasique, carence en vitamine D, rachitisme vitamino-résistant, tubulopathie chronique (→) et carence phosphatée.

* HYPERPHOSPHATURIE :
Régime riche en phosphore, destruction osseuse.
L'hyperphosphaturie n'est pas le reflet de la réabsorption tubulaire du phosphore.

* HYPOPHOSPHATURIE :
Carence d'apport, emploi de carbonate ou d'hydroxyde d'alumine complexant les phosphates dans le tube digestif.

PLAQUETTES (DURÉE DE VIE DES)

► **But et principe.** Mesure de la demi-vie de plaquettes marquées par un radio-isotope (le chrome 51), et injectées dans la circulation sanguine. L'épreuve peut être pratiquée soit avec les plaquettes du sujet lui-même (auto-transfusion), soit avec les plaquettes d'un autre sujet isogroupe (iso-transfusion). On peut par comptage externe de la radioactivité préciser le lieu de destruction des plaquettes injectées.

► **Résultats :**

* DUREE DE VIE DES PLAQUETTES NORMALES : 10 ± 2j.

* CETTE DUREE DE VIE EST RACCOURCIE en cas de thrombopénie d'origine périphérique. Dans ce cas, l'épreuve peut être couplée à un comptage externe, de façon à préciser s'il existe éventuellement une séquestration préférentielle des plaquettes, en particulier au niveau de la rate (dans l'optique d'une éventuelle splénectomie).

PLEUROSCOPIE (ou THORACOSCOPIE)

► **Définition :**
C'est l'examen endoscopique qui permet de visualiser la plèvre pariétale et viscérale et la surface du poumon.

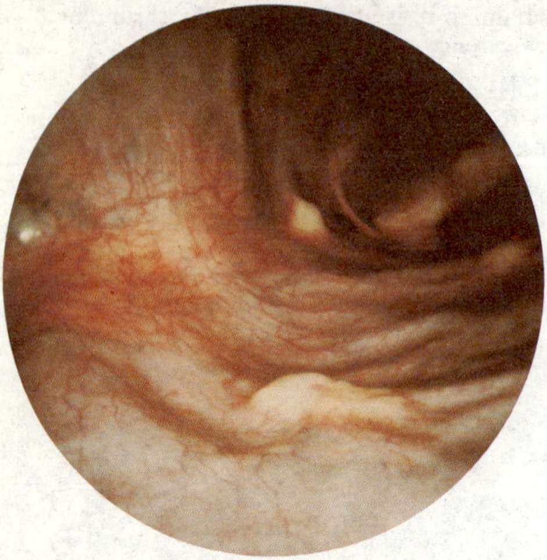

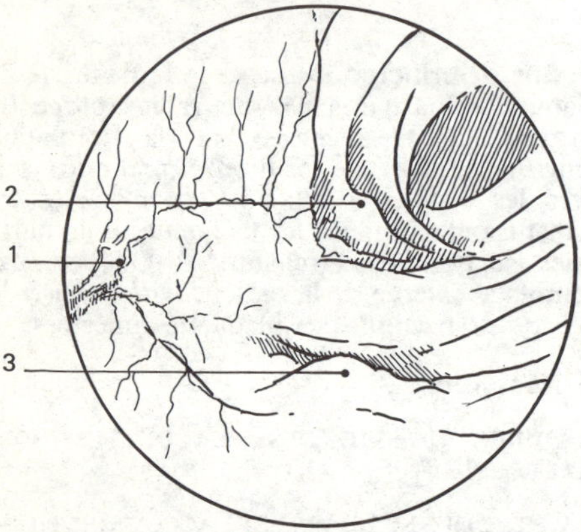

Image de thoracoscopie chez un patient porteur d'un adénocarcinome pleural. On visualise deux nodules blanchâtres tumoraux. Le reste de la plèvre est normal. 1) Aspect de plèvre normale ; 2) et 3) Nodules tumoraux (adénocarcinome pleural).

▶ Technique :

La veille de l'examen l'épanchement pleural doit être évacué et on crée un épanchement gazeux suffisamment important (10 cm de diamètre minimum).

En l'absence de pleurésie, la création du pneumothorax nécessite l'insufflation d'air grâce à l'appareil de Küss.

L'examen a lieu sous anesthésie générale et neuroleptanalgésie. Certains pratiquent une anesthésie générale. L'optique est introduite par une courte incision, la pince à biopsie est introduite soit avec l'optique soit par une autre incision. On dispose d'optique directe et à vision latérale. En fin d'examen, on aspire la cavité pleurale pour ramener le poumon à la paroi en laissant en place un drain pleural durant quelques jours.

▶ Précautions, causes d'erreur :

C'est un examen qui doit être pratiqué par un médecin très entraîné. Il s'agit d'une véritable intervention chirurgicale nécessitant les mêmes précautions d'asepsie. Il faut éliminer les troubles de la crase sanguine.

▶ Résultats :

Elle permet de visualiser la plèvre viscérale et pariétale et donc de guider les biopsies. Elle est indiquée dans les pleurésies dont l'étiologie n'est pas mise en évidence par les explorations habituelles, et pour réaliser des biopsies pulmonaires en cas de pathologie parenchymateuse diffuse ou de masse périphérique.

C'est un examen particulièrement intéressant dans la pathologie pleuro-pulmonaire due à l'amiante (asbestose).

PONCTIONS ARTICULAIRES

▶ Définition :

Une ponction articulaire consiste à prélever une certaine quantité de liquide synovial (→) pour en faire l'examen chimique, cytobactériologique, et si nécessaire immunitaire.

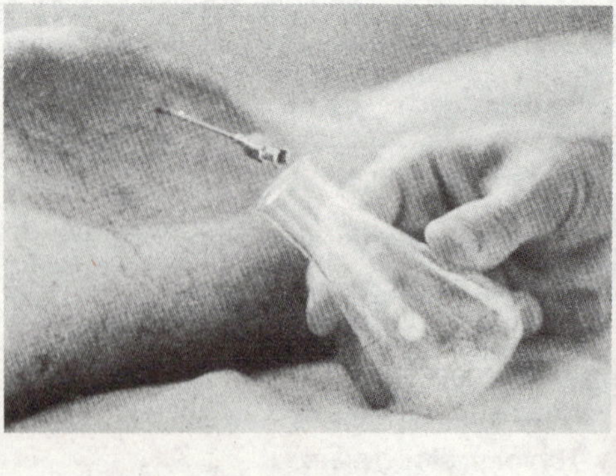

Prélèvement de liquide synovial.

► Technique :
Après une éventuelle anesthésie locale, la peau de l'articulation est désinfectée très soigneusement à l'alcool iodé ou à la *Bétadine.* Il en est de même pour les mains de l'opérateur qui peut utiliser les gants stériles. On emploie des trocarts ou des aiguilles de 8/10 mm. Le liquide synovial est alors recueilli en tubes et envoyé dans les différents laboratoires habilités à pratiquer les examens. Après retrait du trocart de ponction, un pansement compressif est mis en place pour éviter une hémorragie superficielle.

PONCTION D'ASCITE

Voir *Ascite (Ponction du liquide d')*

PONCTION-BIOPSIE DU FOIE (P.B.F.)

► Définition – technique :
Elle se fait sous anesthésie locale (*Xylocaïne*) par voie intercostale, à l'aide d'une aiguille à aspiration ; elle peut également être réalisée sous contrôle laparoscopique (à la pince ou à l'aiguille).

► Préparation du malade – précautions :
Il est prudent d'hospitaliser 24 heures. Le malade doit posséder un groupe sanguin, une étude de l'hémostase (au minimum T.P., plaquettes, TCK ou temps de *Howell*) ; il doit être à jeun. La prémédication habituelle est *Valium* – atropine. Après la ponction il doit rester au lit et être surveillé jusqu'au lendemain (π et TA).

► Contre-indications :
- anomalies franches de l'hémostase (TP < 50 ou 60 %, plaquettes < 100 000) ; si la biopsie est indispensable on pourra corriger ces anomalies (P.P.S.B., culots plaquettaires, etc.) ;
- ascite importante ;
- kyste hydatique ;
- ictère par rétention mécanique.

► Résultats :
C'est une excellente investigation dans le diagnostic des hépatites chroniques, des cirrhoses, des stéatoses (où elle peut être avantageusement associée à la laparoscopie) ; et dans certaines hépatomégalies, fièvres inexpliquées, maladies de système ou de surcharge (→ aussi LAPAROSCOPIE).

► Accidents :
Ils sont rares : hémorragie, péritonite biliaire, pneumothorax (qui doit être en principe évité en ponctionnant lors d'une expiration forcée), intolérance à la *Xylocaïne.*

PONCTION-BIOPSIE HÉPATIQUE PAR VOIE TRANSJUGULAIRE

A côté de la ponction-biopsie hépatique par voie transcostale ou laparoscopique (→), on peut réaliser cet examen par voie transjugulaire en cas de nécessité (ascite, troubles de l'hémostase). La veine jugulaire droite est ponctionnée sous anesthésie locale et un cathéter est avancé progressivement dans l'oreillette droite, la veine cave inférieure et la veine sus-hépatique droite. L'aiguille à ponction-biopsie est alors descendue sous scopie jusqu'à l'extrémité du cathéter. On peut réaliser dans le même temps un cathétérisme veineux sus-hépatique, voire une cholangiographie.

PONCTION-BIOPSIE PLEURALE

► Définition :
C'est le prélèvement, pour étude histologique, de fragments de plèvre pariétale à l'occasion d'une ponction pleurale.

► Technique :
Elle est identique à celle de la ponction pleurale, mais l'anesthésie locale est indispensable car les trocarts sont plus gros.

Deux modèles sont utilisés :
- *Aiguille d'Abrams :* Elle prélève des fragments pleuraux importants, mais elle doit être retirée après chaque prélèvement.
- *Aiguille de Castellain :* Elle comprend un trocart guide et un mandrin avec guillotine pour prélever la plèvre. Plusieurs prélève-

ments sont possibles, et on peut ensuite évacuer l'épanchement.

Les fragments pleuraux doivent être plongés immédiatement dans le liquide fixateur (Bouin ou formol dilué).

▶ **Précautions, causes d'erreur :**

Ce sont les mêmes que pour la ponction simple. Une biopsie pleurale n'est réalisable que si le liquide est suffisamment abondant. Il faut vérifier l'absence de troubles de la coagulation. Si on souhaite prélever du liquide, il faut le faire avant la biopsie.

▶ **Résultats :**

Elle permet d'étudier l'histologie de la plèvre à la recherche essentiellement de follicules tuberculeux ou de cellules cancéreuses.

PONCTION-BIOPSIE RÉNALE (P.B.R.)

▶ **Indications :**

Elles sont très fréquentes en raison de l'importance des renseignements que cet examen apporte : néphropathies glomérulaires, néphropathies chroniques sans cause urologique décelable, maladies générales tels le lupus, certaines insuffisances rénales aiguës, les rejets de transplant, etc.

▶ **Contre-indications :**

- Une H.T.A. sévère, des troubles de la coagulation doivent être corrigés.
- La présence d'un rein unique, une polykystose rénale, le cancer du rein sont des contre-indications formelles.

▶ **Technique :**

La biopsie peut être chirurgicale, le plus souvent, elle se fait par voie transcutanée (PBR).

- *L'examen* a été expliqué au malade. Une prémédication est faite.
- *Le dossier* comporte : la feuille de température, le chiffre tensionnel, la carte de groupe, les résultats des tests d'hémostase, l'U.I.V., la fiche de renseignements cliniques. L'échographie peut aider le repérage du point de ponction.
- *Le matériel* a été préparé : tenue aseptique pour le médecin, nécessaire pour anesthésie locale, aiguille à P.L., centimètre, bistouri, aiguille à P.B.R., chariot à pansement, flacons contenant les milieux pour recevoir les fragments biopsiés.
- Après la biopsie, le malade reste couché pendant 24 heures. Le pouls et la T.A. sont notés toutes les heures puis toutes les 4 heures. Le point de ponction et l'aspect des urines sont surveillés.

▶ **Complications :**

Elles sont rares (0,5 %), essentiellement hémorragiques, généralement sans conséquence.

▶ **Résultats :**

L'examen microscopique, en immunofluorescence, parfois en microscopie électronique, permet de confirmer ou de corriger le diagnostic suspecté de la néphropathie et ainsi d'estimer le pronostic et de poser éventuellement l'indication d'une thérapeutique.

PONCTION-BIOPSIE SYNOVIALE

▶ **Définition :**

Cet examen consiste à prélever un fragment de la synoviale pour examen anatomopathologique. C'est un temps capital dans le diagnostic de la plupart des rhumatismes inflammatoires.

▶ **Technique :**

L'asepie doit être rigoureuse, quasichirurgicale. Il faut utiliser des champs stériles, des gants et bavettes. La peau de l'articulation doit être largement désinfectée à l'alcool iodé ou à la *Bétadine.* Une anesthésie cutanée est le plus souvent nécessaire car on se sert de trocarts.

Le fragment synovial est ensuite placé en liquide conservateur et envoyé au laboratoire où seront pratiquées des recherches cytologiques, microcristallines et microbiennes.

Après retrait du trocart, une compression locale et une mise au repos de l'articulation sont souvent nécessaires.

PONCTION EXPLORATRICE DE DOUGLAS

Voir *Douglas (Ponction exploratrice de)*

PONCTION LOMBAIRE
(P.L.)

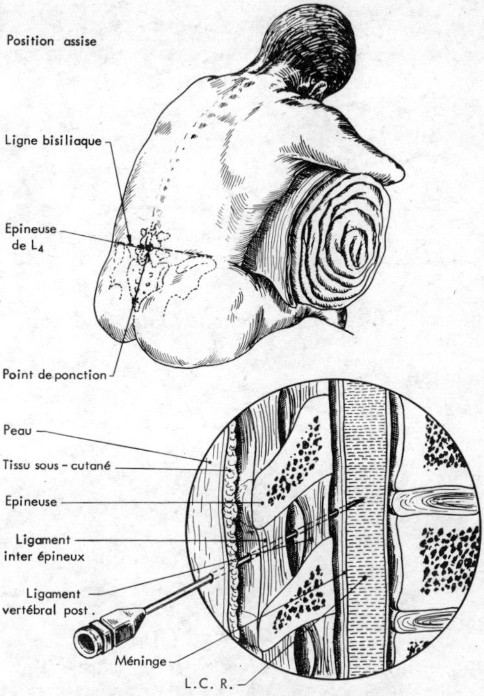

Pratique de la ponction lombaire
(d'après OBRASKA P., PERLEMUTER L., QUEVAUVILLIERS J., *Médecine*, 5, Masson, Paris, 1976).

▶ Technique :

Le prélèvement se fera à l'espace L3 – L4 ou L4 – L5. Une PL peut être faite en position assise ou couchée. En position couchée qui est préférable, le risque de syncope vagale et le risque d'engagement sont diminués.

∗ LA PRÉPARATION DU MALADE EST IMPORTANTE :

Le fond d'œil avant la PL pour éliminer un œdème papillaire est quasiment indispensable. Il faudra rassurer le malade. La ponction lombaire a plus mauvaise réputation qu'elle n'est douloureuse quand elle est bien faite. Chez les malades anxieux une prémédication peut être utile 1 heure avant par 10 mg de *Valium* i.m. ou 50 mg de *Tranxène* i.m. et *Atropine* (¼ mg en s.c.). La position du malade est importante. Lorsque la PL est faite couché, le malade doit être sur un plan horizontal et doit s'enrouler autour de l'oreiller. Lorsque le prélèvement est fait en position assise, le malade doit « faire le dos rond » en s'enroulant autour d'un oreiller. La colonne doit rester strictement dans le plan médian et le malade doit rester immobile et au besoin être maintenu dans la bonne position par une infirmière. Une anesthésie locale (Xylocaïne) doit être faite pour éviter la douleur (attention aux ATCD d'allergie).

Il faut insister sur une bonne désinfection de la région lombaire. La ligne des deux crêtes iliaques permet de repérer la 4e apophyse lombaire.

Il faut pratiquer la PL avec des gants stériles et une alèze pour protéger le lit. Le malade doit être piqué strictement sur le plan médian au ras de l'épineuse supérieure et avec une inclinaison de l'aiguille de 10 à 20° par rapport à l'horizontale. On choisira de préférence l'espace L3 – L4 ou L4 – L5. On devrait mesurer à chaque fois la pression du LCR.

∗ La mesure de la pression du LCR chez un malade couché est en moyenne de 12 cm d'eau (< 20 cm d'eau). Elle augmente normalement sous l'influence de la compression abdominale et de la compression des veines jugulaires.

∗ LES PRÉLÈVEMENTS DE LCR seront faits sur des tubes secs : il sera toujours nécessaire d'avoir

Indications de la ponction lombaire

– Méningites (+++) – Hémorragies méningées – Accidents vasculaires cérébraux (parfois) – Encéphalites virales – Coma fébrile inexpliqué	Localisations nerveuses de certaines maladies parasitaires (toxoplasmose, bilharziose, trypanosomiase, etc.)
– Poliomyélite antérieure aiguë – Polyradiculonévrites – Certaines neuropathies (diabète, diphtérie, etc.) – Syphilis nerveuse	

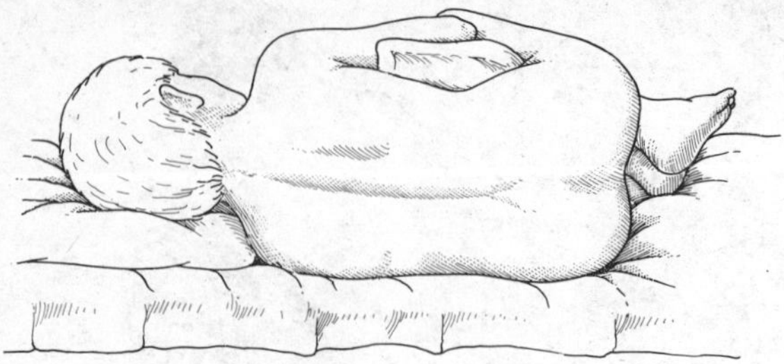

Position en décubitus latéral (vue de dos)

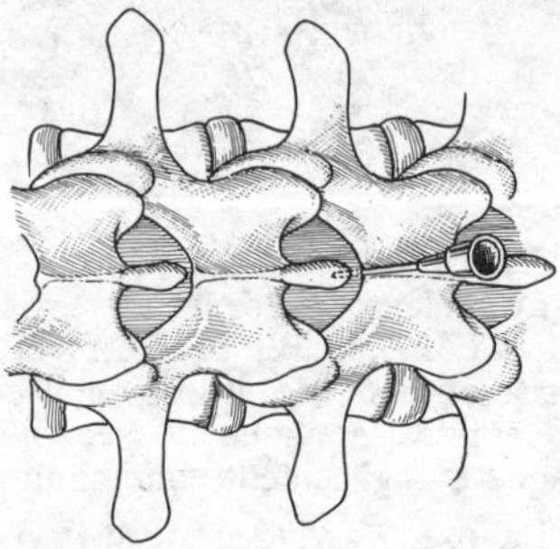

Colonne lombaire (L3-L4)

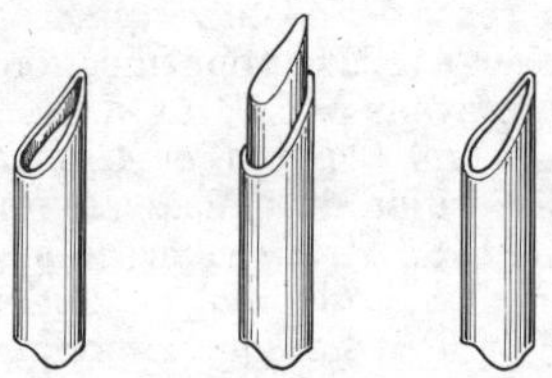

Trocart à ponction lombaire (extrémité)

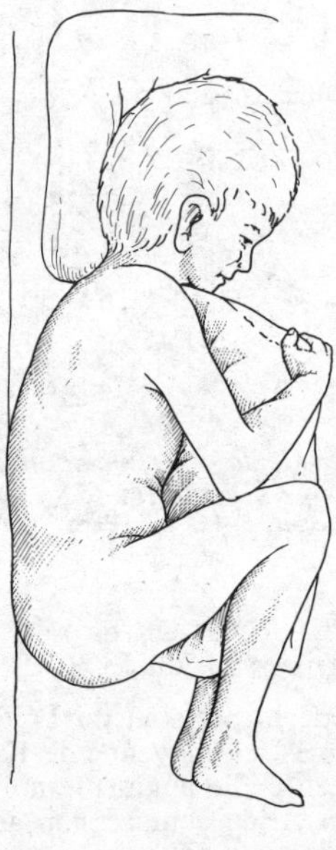

Position en décubitus latéral (vue de dessus)

un tube pour l'examen cytobactériologique et un tube pour la biochimie avec un volume de 1/2 à 1 cm^3 par tube. Parfois on utilisera un tube supplémentaire pour le dosage des *gammaglobulines* et/ou pour une *étude anatomopathologique* et/ou des sérologies (syphilis, etc.).

Les prélèvements doivent être répartis immédiatement aux différents laboratoires. En cas de délai l'examen risque de ne plus être probant par mort des germes, lyse des cellules, hémolyse, abaissement de la glycorachie. En cas de PL traumatique l'examen peut rester interprétable à condition de le signaler au laboratoire et de centrifuger immédiatement les tubes.

* APRÈS LA PL le malade doit rester 3 heures en décubitus ventral, sur un plan horizontal strict, puis doit observer 24 heures de décubitus et boire abondamment. Ceci permet d'éviter le plus souvent la survenue de *céphalées post-PL.* Ces céphalées, qui peuvent parfois durer plusieurs jours, sont liées à une *hypotension du LCR*

et sont plus fréquentes chez le sujet jeune ou si l'aiguille est de gros calibre.

▶ **Résultats (valeurs normales) :**

⁎ UN LCR NORMAL EST STÉRILE.

⁎ CYTOLOGIE : un LCR normal contient moins de 3 éléments par mm^3 formé de lymphocytes ou de monocytes ; il n'y a pas normalement de polynucléaires.

⁎ L'ÉTUDE ANATOMOPATHOLOGIQUE recherchera des cellules anormales (cellules tumorales, cellules blastiques en cas de leucémie aiguë).
- *La protéinorachie* a des valeurs normales variables selon les laboratoires (A la Salpétrière : 0,40 $\pm$ 0,12 g par litre).
- *Dosage des gammaglobulines :* le pourcentage normal varie là aussi selon les laboratoires (A la Salpétrière, il doit être inférieur à 14,5 %).
- *La glycorachie* est normalement égale à la moitié du taux de la glycémie prélevée simultanément.

▶ **Indications et contre-indications de la ponction lombaire :**

⁎ LES INDICATIONS de la PL sont très nombreuses (voir tableau page précédente).

⁎ CONTRE-INDICATIONS :
- *hypertension intracrânienne,* même si elle est à fond d'œil normal ;
- compressions médullaires *subaiguës* qui peuvent être aggravées par la PL ;
- *lésions infectieuses cutanées ou osseuses de la région lombaire* du fait du risque d'inoculation septique.

PONCTION PLEURALE

▶ **Définition :**
La ponction pleurale correspond à l'introduction d'une aiguille dans un espace intercostal pour prélever un épanchement pleural.

▶ **Technique et matériel :**
Le malade est en position assise au bord du lit, courbé en avant sur un oreiller plié sur ses genoux ou mieux sur une table. Il est habituel de faire une anesthésie locale à la xylocaïne.

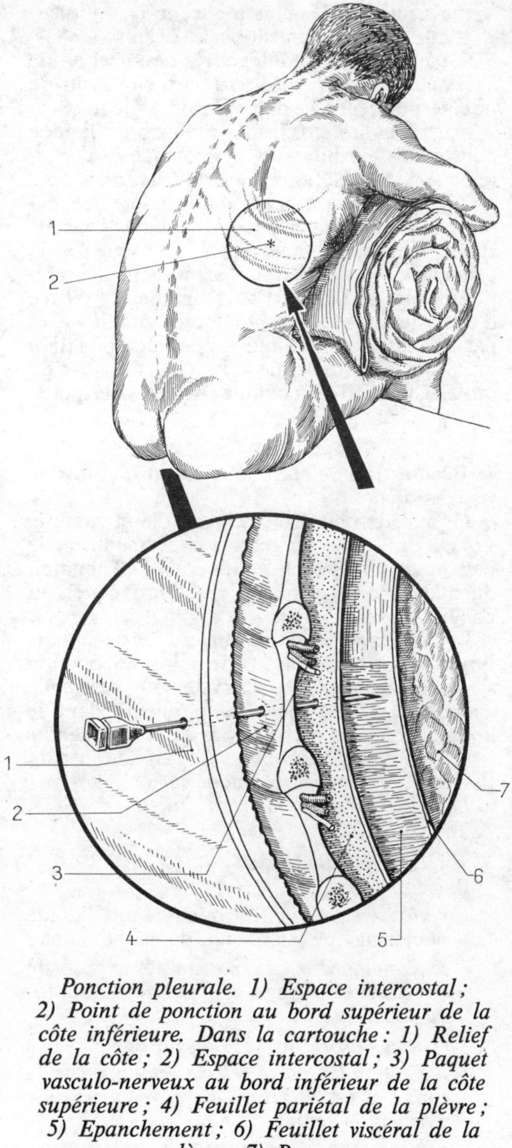

Ponction pleurale. 1) Espace intercostal ; 2) Point de ponction au bord supérieur de la côte inférieure. Dans la cartouche : 1) Relief de la côte ; 2) Espace intercostal ; 3) Paquet vasculo-nerveux au bord inférieur de la côte supérieure ; 4) Feuillet pariétal de la plèvre ; 5) Epanchement ; 6) Feuillet viscéral de la plèvre ; 7) Poumon.

(d'après OBRASKA P., PERLEMUTER L., QUEVAUVILLIERS J., *Médecine*, 1, Masson, Paris, 1973)

On peut utiliser :
- soit un trocart avec mandrin ;
- soit une aiguille longue à biseau court, montée sur une seringue avec un robinet à trois voies. Ainsi, on pourra prélever et

évacuer sans jamais mettre la cavité pleurale en communication avec l'air.

L'aiguille est introduite après désinfection de la peau, en pleine matité au bord supérieur de la côte inférieure jusqu'à la cavité pleurale.

Dans tous les cas, il faut prélever du liquide pour étude biochimique, cytologique, bactériologique. Si la ponction est évacuatrice, on adapte à l'aiguille ou au robinet une tubulure reliée à un bocal. Normalement, le liquide s'évacue spontanément, il faut parfois l'évacuer à la seringue ou à l'aide d'une aspiration.

A la fin de la ponction l'aiguille est retirée d'un geste bref et les plans cutanés sont dissociés par un massage énergique du point de ponction avec une compresse alcoolisée, ainsi évite-t-on la persistance d'un conduit surtout si la ponction a été longue.

► Précautions, causes d'erreur, contre-indications.

Le malade doit être bien installé et rassuré. Lorsqu'on utilise un trocart avec mandrin, le patient doit rester en apnée lors de l'ablation du mandrin, s'il inspire il peut provoquer un pneumothorax.

Lorsque la ponction ne ramène pas de liquide, il peut s'agir d'une erreur de point de ponction si l'épanchement est enkysté ou de faible abondance, d'une pleurésie purulente dont le liquide très épais ne passe pas dans une aiguille trop fine, d'une obstruction de l'aiguille par du tissu sous-cutané ou pulmonaire.

Les contre-indications sont nulles.

► Incidents, accidents :

Ils sont rares :

- *piqûre vasculaire* entraînant un liquide hémorragique au début de la ponction ;
- *pneumothorax :* sa possibilité impose de contrôler la radiographie pulmonaire après la ponction ;
- *syncope vagale* avec bradycardie ;
- *œdème pulmonaire réflexe* annoncé par la toux : il est très rare et prévenu par une évacuation lente ;
- *infection du liquide* prévenue par les mesures d'asepsie : gants stériles, désinfection des mains de l'opérateur et de la peau du malade, matériel stérile et jetable.

► Résultats, indications :

La ponction pleurale est indiquée dès que l'on suspecte l'existence d'un épanchement pleural. Elle peut être thérapeutique dans les épanchements abondants et compressifs.

* MACROSCOPIQUEMENT, le liquide peut être :
- *sérofibrineux* : jaune citrin, clair ;
- *purulent :* soit jaunâtre, épais et fétide, soit seulement jaune citrin mais opalescent ;
- *hémorragique :* le plus souvent séro-hémorragique ;
- plus rarement, *blanc dans le cadre des chylothorax.*

* L'ÉTUDE BIOCHIMIQUE permet d'apprécier le mécanisme de formation de l'épanchement : *transsudatif* (mécanique), si l'albumine est inférieure à 30 g/l, *exsudatif* (inflammatoire), si l'albumine est supérieure à 30 g/l. On peut doser également le glucose, les ions, l'amylase, le cholestérol, les marqueurs tumoraux.

* L'EXAMEN BACTÉRIOLOGIQUE recherche à l'examen direct et aux cultures les germes banals et le BK.

* L'ÉTUDE DE LA CYTOLOGIE apprécie le nombre et la répartition des cellules normales, lymphocytes, polynucléaires, éosinophiles, cellules mésothéliales. Un liquide riche en lymphocytes doit faire suspecter une tuberculose. On recherche également après centrifugation les cellules malignes.

PONCTION STERNALE

Voir *Myélogramme*

POTENTIELS ÉVOQUÉS

► Définition :

Les potentiels évoqués sont des examens de neurophysiologie clinique visant à mettre en évidence un trouble de la conduction de certaines voies nerveuses du système nerveux central, dans les maladies touchant ces différents systèmes et qui peuvent ralentir la conduction électrique de la myéline. Leur usage permet de compléter les examens d'imagerie neurologique (scanner, IRM,...).

► Technique :

Il s'agit d'examens indolores, mais parfois longs qui peuvent être réalisés à tout âge et reposent sur le principe suivant ; après stimulations répétées d'un organe récepteur, on recueille sur le scalp, en regard de la zone de projection concernée la moyenne des ondes électriques arrivant au cerveau, dont la latence, la forme et l'amplitude sont comparées à celles d'individus normaux.

► Indications essentielles :

Leurs principales indications sont la sclérose en plaques (SEP), les surdités (en particulier pour le diagnostic de neurinome de l'acoustique), et la surveillance au cours de certaines interventions de neurochirurgie.

- Potentiels évoqués visuels (PEV) : stimulation par un écran lumineux avec damiers ou par flashs : intérêt : névrites optiques.
- Potentiels évoqués auditifs (PEA) : stimulation de chaque oreille par un bruit répété (click) : intérêt : surdités et lésions du tronc cérébral.
- Potentiels évoqués somesthésiques (PES) : stimulation par un courant électrique de faible intensité des nerfs sensitifs du membre inférieur ou supérieur, permettant d'étudier l'état des voies sensitives centrales (nerfs, moelle, thalamus et cortex).

POTENTIELS ÉVOQUÉS VISUELS

► Définition :

C'est l'enregistrement de l'activité du cortex visuel. L'examen explore globalement le passage de l'influx visuel depuis des cellules rétiniennes jusqu'au lobe occipital.

► Indications :

Exploration des cécités corticales, intérêt pour le diagnostic de certaines scléroses en plaques.

POUVOIR BACTÉRICIDE DES ANTIBIOTIQUES

Voir *Antibiotiques (Pouvoir bactéricide des)*

POUVOIR BACTÉRICIDE DU SÉRUM

Voir *Sérum (Pouvoir bactéricide du)*

PRÉLÈVEMENT BACTÉRIOLOGIQUE CUTANÉ

► Définition :

Le prélèvement bactériologique cutané permet la mise en évidence de germes au niveau de la peau : leur rôle primitivement pathogène devra faire l'objet d'une interprétation en fonction du contexte clinique étant donné la fréquence des surinfections dès lors que la peau est lésée.

► Technique et précautions :

Il faut s'assurer tout d'abord de l'absence de traitement antibiotique antérieur local ou général qui pourrait faussement négativer les cultures.

Le prélèvement est effectué avec un écouvillon, un porte-coton ou une curette en plastique. Un ensemencement au lit du malade par le laboratoire de bactériologie est souhaitable en cas de recueil peu abondant.

L'examen direct avec la coloration de Gram apporte des premiers éléments d'information.

La culture a lieu sur milieu gélose en fonction des renseignements fournis par le clinicien.

► Indications :

Les lésions cutanées pustuleuses, érosives, ulcérées ou bulleuses.

► Résultats :

Les résultats de la culture sont obtenus en 3 jours. Les germes les plus fréquemment retrouvés au niveau des lésions cutanées sont :

- Staphyloccoque doré et Streptoccoque, directement pathogènes et responsables des impétigos.
- Hemophilis influenzae, responsable de la cellulite.
- Germes Gram négatifs de la coproflore, responsables de nombreuses surinfections

des lésions ulcérées, portes d'entrée de lymphangites, voire de septicémies.

Un antibiogramme guide le choix de l'antibiothérapie lorsqu'elle est nécessaire.

PRÉLÈVEMENT DE GORGE

▶ Définition et but :

Cet examen a pour but de rechercher des germes pathogènes au niveau de la cavité pharyngée :

- soit au cours d'une *angine* aiguë pour en préciser l'étiologie ;
- soit à titre systématique pour dépister des *porteurs de germes* pathogènes.

▶ Technique, précautions :

Le prélèvement se fait à l'aide d'un écouvillon stérile que l'on introduit latéralement en longeant la face interne de la joue, jusqu'au pilier de l'amygdale, pour éviter les réflexes nauséeux. Puis l'écouvillon est appliqué sur la loge amygdalienne et retiré avec précaution. S'il existe des fausses membranes on prélève à leur périphérie. Le tube est porté immédiatement au laboratoire où l'on réalise :

- un examen direct ;
- des *ensemencements* sur milieux appropriés aux germes recherchés.

▶ Indications, résultats :

* DANS LES ANGINES ÉRYTHÉMATEUSES ET ÉRYTHÉMATO-PULTACÉES, on cherche surtout des *streptocoques β hémolytiques.*

* LORS D'UNE ANGINE A FAUSSES MEMBRANES, on recherche des *bacilles diphtériques* (on fera aussi, également en urgence, un M.N.I. test).

* A TITRE SYSTÉMATIQUE, on recherche des *méningocoques* chez les sujets au contact d'un malade atteint de méningite cérébrospinale ou lors d'épidémies.

PRÉLÈVEMENT MYCOLOGIQUE CUTANÉ

▶ Définition

Le prélèvement mycologique permet la mise en évidence des champignons éventuellement responsables de lésions cutanées qui appartiennent à 3 classes : Candidoses, Dermatophytes et Pityriasis Versicolor.

▶ Technique et précautions :

Il faut s'assurer de l'absence de traitement antifongique antérieur local ou général qui pourrait faussement négativer les cultures (délai nécessaire de 1 semaine sans traitement).

Le prélèvement utilise un matériel simple : grattoir, vaccinostyle ou bistouri, pince, ciseaux pour les ongles et boîte de Petri en verre.

Le prélèvement porte sur des lésions actives où les filaments sont vivants :

- Les squames en périphérie des herpès circinés, des eczémas d'Hebra (→ DERMATOPHYTIES).
- Les squames des espaces interdigitoplantaires.
- Les cheveux cassés et le pus des Kérions (→ DERMATOPHYTIES).
- Les ongles sont grattés ou coupés.

  Tout ce matériel doit être recueilli directement dans la boîte de Petri, sans mélanger deux points de prélèvement.

  Ce recueil permet l'examen direct au microscope et la mise en culture sur milieu de Sabouraud.

▶ Indications :

Toute lésion cutanée muqueuse ou phanérienne suspecte de mycose.

▶ Résultats :

* POUR LE CANDIDA ALBICANS, le résultat de la culture est obtenu en 48 heures.

* DANS LES DERMATOPHYTIES, les cultures peuvent prendre 3 semaines.

* LE PITYRIASIS VERSICOLOR est mis en évidence à l'examen direct avec la technique très simple du scotch-test collé sur une lésion cutanée et déposé sur une lame pour examen au microscope.

PRESSION ARTÉRIELLE

▶ Définition :

La prise de la pression artérielle consiste à mesurer de façon indirecte la pression du sang à l'intérieur du système artériel.

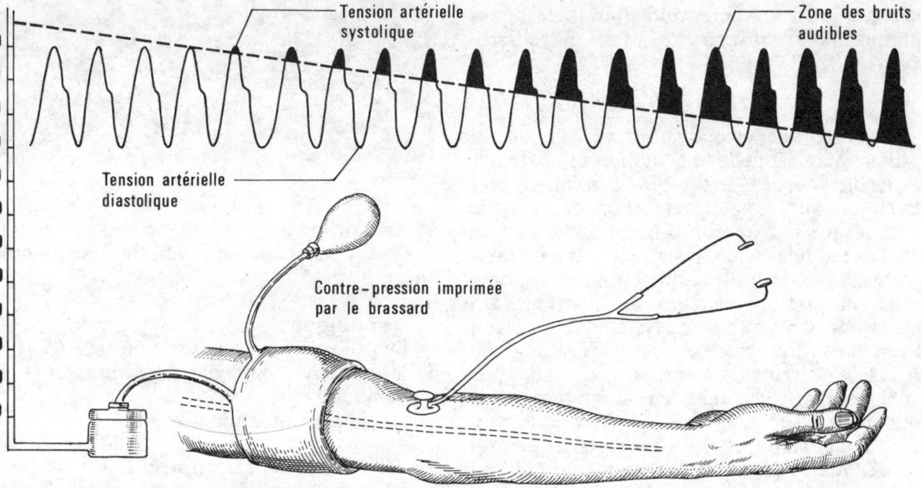

Prise de la tension artérielle
(d'après RENOU Ph., *Cahiers de l'Infirmière,* 3, *Appareil cardio-vasculaire,* Masson, Paris, 1982).

► **Technique :**

La pression artérielle peut être mesurée directement par ponction d'une artère : fémorale, humérale ou radiale. C'est la seule méthode permettant un enregistrement continu en fonction du temps.

En pratique clinique courante la mesure est indirecte par des méthodes non sanglantes en appliquant une contre-pression sur l'axe artériel à travers les parties molles. La pression artérielle doit être mesurée aux deux bras, en position couchée et debout, en répétant la mesure à divers moments de la journée. Après vérification de l'étalonnage du zéro du manomètre, le brassard est serré au niveau du bras au-dessus de la saignée du bras et gonflé jusqu'à la disparition du pouls radial. Les chiffres de pression seront déterminés par la méthode auscultatoire en plaçant le stéthoscope à la face interne du coude : le premier bruit net entendu correspond à la pression systolique, le dernier bruit ou l'assourdissement net des bruits correspond à la pression diastolique.

► **Précautions – Causes d'erreur :**

Le brassard doit être parfaitement dégonflé avant d'être installé, le stéthoscope doit être placé sur le trajet de l'artère qui est légèrement interne. Enfin, il faut éviter le « trou » auscultatoire en gonflant suffisamment le brassard.

► **Résultats normaux :**

La pression artérielle normale chez l'adulte de moins de 50 ans doit être inférieure à 160 mm de Hg pour la systolique et inférieure à 95 mm de Hg pour la diastolique.

► **Résultats en pathologie :**

* L'HYPERTENSION ARTÉRIELLE est définie par des chiffres supérieurs à 160-95 mm de Hg pour la systolique et la diastolique.

* L'HYPOTENSION ARTÉRIELLE ne peut être définie que par rapport aux chiffres antérieurs chez un sujet donné, en dehors des collapsus où la pression artérielle n'est plus mesurable.

* L'HYPOTENSION ORTHOSTATIQUE est définie par une chute de la pression artérielle lors du passage de la position allongée à la position debout (chute de 40 mm de Hg pour la systolique et de 30 mm de Hg pour la diastolique).

PRESSION VEINEUSE

► **Définition :**

La mesure de pression veineuse la plus utilisée est la pression veineuse centrale qui est la pression régnant dans l'oreillette droite ou dans les grosses veines intrathoraciques qui communiquent largement avec l'oreillette droite.

▶ **Technique :**

On utilise une voie d'abord céphalique ou basilique par laquelle est monté un cathéter de façon à ce que son extrémité soit intrathoracique. Le repérage exact de la sonee sera pratiqué par un contrôle radiologique. Le cathéter est relié à un manomètre à eau dont le zéro est placé au niveau de l'oreillette droite, soit 5 cm sous le manubrium sternal. Un robinet à trois voies relie le système à un flacon de perfusion qui permet de purger régulièrement le circuit. La mesure de la pression veineuse se fait en remplissant le manomètre jusqu'à 30 cm grâce à la perfusion, puis le manomètre est relié au cathéter central par la manœuvre du robinet. Le niveau descend lentement et se stabilise en oscillant légèrement. Une fois la mesure effectuée on purge le cathéter afin d'éviter qu'il ne se bouche.

▶ **Précautions – Causes d'erreur :**

Les principales précautions à prendre sont d'ordre aseptique lors de l'installation du système qui doit se faire en utilisant gants stériles et champ stérile troué. La lecture peut se trouver faussée par la présence de bulles d'air dans la tubulure de mesure.

▶ **Résultats normaux :**

La pression veineuse normale est comprise entre 4 et 8 cm d'eau.

▶ **Résultats en pathologie :**

* LA PRESSION VEINEUSE EST ABAISSÉE dans toutes les hypovolémies quelle qu'en soit l'origine.

* LA PRESSION VEINEUSE EST AUGMENTÉE dans l'insuffisance cardiaque, en particulier l'insuffisance cardiaque droite, soit isolée (cœur pulmonaire chronique, cardiopathies congénitales), soit succédant à une insuffisance gauche (cardiopathies aortique ou mitrale, hypertensives et ischémiques), soit dans un tableau d'insuffisance globale d'emblée.

* LA PRESSION VEINEUSE EST ÉGALEMENT AUGMENTÉE dans les péricardites constrictives, la thrombose des veines caves supérieures, les obstructions veineuses locales par compression ou thrombose, les tumeurs médiastinales et les anévrismes aortiques.

PRODUIT DE DÉGRADATION DE LA FIBRINE

▶ **Définition :**

C'est un test étudiant la fibrinolyse pathologique.

▶ **Technique :**

Le prélèvement se fait sur un tube fourni par le laboratoire (contenant du *Capramol* et de la *Thrombase*).

Le dosage est immunologique.

▶ **Résultats à l'état normal :**

Le taux normal de produit de dégradation de la fibrine est de 8 μg/ml.

▶ **Variations pathologiques :**

Il est *augmenté* en cas de CIVD ou de fibrinolyse.

PROGESTÉRONE

▶ **Définition :**

C'est l'hormone sécrétée en deuxième phase du cycle menstruel par le corps jaune. La progestérone témoigne de l'ovulation.

▶ **Technique :**

Dosage radio-immunologique. Technique de prélèvement variable selon les laboratoires.

▶ **Causes d'erreur :**

Il faut connaître la date des dernières règles pour pouvoir interpréter les résultats. Il faut vérifier l'absence de prise médicamenteuse.

▶ **Résultats normaux :**

- *Chez l'homme :* 0,13 à 0,43 ng/ml ou 0,41 à 1,35 nmol/l.
- *Chez la femme :*
  - en phase folliculaire : 0,06 à 0,65 ng/ml ou 0,2 à 1,9 nmol/l ;
  - en phase lutéale 10 à 20 ng/ml ou 31,5 à 63 nmol/l.

▶ **Résultats en pathologie :**
Chez la femme :
- progestérone 0,6 ng/ml en seconde partie de cycle : anovulation ;
- < 0,6 ng/ml : corps jaune inadéquat ;
- progestéronémie normale mais pendant un temps trop court : phase lutéale courte.

PROLACTINE (BASE ET TESTS DYNAMIQUES)

▶ **Définition :**
C'est une hormone hypophysaire responsable de la lactation.

▶ **Technique et résultats normaux :**

∗ DOSAGE RADIO-IMMUNOLOGIQUES techniques de prélèvement variables selon chaque laboratoire.

∗ TEST AU TRH (→) : c'est un test de stimulation.

∗ TEST A LA BROMOCRIPTINE (test de freinage) : le matin donner 1 comp. de *Parlodel* à 2,5 mg, prélever pour prolactine à 0, 120, 180 et 240 minutes. Le malade peut prendre un petit déjeuner léger sans beurre (café + 1 biscotte). Ce test peut entraîner des nausées, une pâleur, une sensation de malaise. La prolactine diminue d'au moins 50 % au cours du test.

∗ DE NOMBREUX AUTRES TESTS sont possibles : L-dopa, nomifensine.

▶ **Causes d'erreur :**
Le taux de prolactine varie dans la journée, il est maximal entre 2 et 6 heures du matin.
Au cours de la grossesse, les chiffres s'élèvent. Il faut vérifier l'absence de prise médicamenteuse (qui peut élever la prolactine : réserpine, chlorpromazine, sulpiride, métoclopramide).

▶ **Résultats en pathologie :**
La prolactine est élevée dans les *adénomes hypophysaires sécrétants* et parfois dans les *gros adénomes hypophysaires non sécrétant ou sécrétant une autre hormone,* qui compriment la tige pituitaire et en cas d'*hypothyroïdie primitive.*
Certains médicaments peuvent élever la prolactine. Le test au TRH est explosif dans toutes ces étiologies sauf en cas d'adénome.

PROTÉINES SÉRIQUES

Voir *Électrophorèse des protéines sériques*

PROTÉINES SÉRIQUES (CHEZ L'ENFANT)

Voir *tableau en bas de page.*

▶ **Technique :**
Recueil de sang veineux ou capillaire sur tube sec.

PROTÉINURIE

▶ **Définition :**
C'est la présence de protéines du plasma (albumine et globulines) dans les urines.

	PROTÉINES TOTALES g/l	ALBUMINE g/l	GLOBULINES g/l
Nouveau-né	50	37	13
0 à 1 an	62	49	13
1 à 4 ans	65	45	20

▶ **Technique de recherche et de dosage :**

∗ LA RECHERCHE D'UNE PROTÉINURIE se fait sur un échantillon d'urines fraîchement émises. Les bandelettes tests sont actuellement plus employées que la chaleur et l'acide acétique. Elles permettent un dosage semi-quantitatif.

∗ LE DOSAGE s'exprime en débit ; le recueil des urines se fait sur 24 heures.

▶ **Précautions et causes d'erreur :**

∗ LES BANDELETTES doivent être utilisées rapidement. Il existe des faux positifs, car si elles ne détectent pas toutes les protéines, notamment les protéines de Bence-Jones, dans le myélome, leur seuil de sensibilité est élevé.

∗ DOSAGE : Une pullulation microbienne dans le bocal détruit les protéines.

▶ **Résultats à l'état normal :**
La protéinurie physiologique est de 0,050 à 0,150 g/24 h. Elle est *non sélective*.

▶ **Principales variations en pathologie :**

∗ LA PRÉSENCE D'UNE PROTÉINURIE est la preuve d'une atteinte rénale.

∗ L'ÉLECTROPHORÈSE DES URINES concentrées permet une étude qualitative de la protéine ; la protéinurie est *sélective* lorsqu'elle comprend plus de 85 % d'albumine. Elle est *non sélective* lorsqu'elle comprend toutes les protéines plasmatiques. Les chaînes légères, retrouvées inconstamment par leur caractère thermosoluble (Bence-Jones), sont caractérisées par l'électrophorèse et l'immuno-électrophorèse.

∗ LES PROTÉINURIES INTERMITTENTES :
- *La protéinurie orthostatique :* Il s'agit d'un adolescent présentant une protéinurie n'apparaissant qu'en position debout, il n'existe ni hématurie microscopique, ni insuffisance rénale, ni hypertension artérielle, ni anomalie urographique, ni antécédents néphrologiques associés. Elle disparaît à l'achèvement du développement staturo-pondéral. Le protocole de recherche est le suivant : vider la vessie, rester allongé 2 heures au repos, puis vider à nouveau la vessie et jeter les urines ; nouveau repos allongé de 2 heures ; recueil des urines, orthostatisme pendant au moins 2 heures, nouveau recueil et examen chimique des deux derniers échantillons.
- *Les autres protéinuries intermittentes* (digestive, d'effort, labile) peuvent être diagnostiquées après avoir éliminé toutes anomalies rénales.

∗ LES PROTÉINURIES PERMANENTES : Leur découverte entraîne un bilan rénal (dosage de la protéinurie des 24 heures, étude du sédiment urinaire, calcul de la clairance de la créatinine, prise de la T.A., U.I.V.). D'autres examens seront faits suivant les résultats : bilan immunologique, biopsie rénale, etc.
- *Une protéinurie abondante* est toujours d'origine glomérulaire : l'association d'une protéinurie supérieure à 3 g/24 heures, d'une hypoprotidémie inférieure à 60 g/l, d'une hypo-albuminémie inférieure à 30 g/l, définit le syndrome néphrotique (→). La biopsie rénale permet de caractériser la lésion.
- *Une protéinurie modérée* peut être d'origine glomérulaire, tubulaire, interstitielle ou vasculaire.
- *L'insuffisance rénale chronique* (→) entraîne une diminution de la protéinurie par baisse de la filtration glomérulaire.

∗ LA RECHERCHE D'UNE MICROALBUMINURIE permet le dépistage précoce de la néphropathie diabétique. Elle est significative au-dessus de 15 μg/min.

PROTÉINURIE DE BENCE-JONES

▶ **Définition :**
La protéinurie de Bence-Jones (BJ) est formée de chaînes légères d'immunoglobuline (→). Le diagnostic est fait sur l'électrophorèse qui montre une bande étroite et sur l'immuno-électrophorèse qui précise le type.

▶ **La présence d'une BJ** est très évocatrice de *myélome.*

QUÉRIDO

Voir *Test de Quérido*

QUECKENSTEDT-STOOKEY (Epreuve de)

Voir *Ponction lombaire*

QUICK (TEMPS DE)

Voir *Temps de Quick*

RADIOGRAPHIE DE L'ABDOMEN SANS PRÉPARATION (A.S.P.)

▶ **Technique, résultats normaux :**
La radio de face, debout, coupoles diaphragmatiques et petit bassin compris, est utilisée comme cliché de débrouillage. D'autres positions et incidences sont éventuellement demandées en fonction du contexte (occlusion). Normalement, on voit le squelette, les psoas, la poche à air gastrique, les clartés gazeuses colo-rectales et parfois bulbaires.

▶ **Résultats anormaux :**
On peut distinguer deux ordres de circonstances :

⁎ EN URGENCE :
C'est l'examen de base pour rechercher :
- un *pneumopéritoine* (perforation d'un viscère creux) ;
- des images hydro-aériques avec *niveaux liquides* horizontaux d'occlusion.

⁎ AUTRES CIRCONSTANCES : Calcifications pancréatiques, lithiases radio-opaques biliaires (vésicule surtout) ou urinaires, calcifications vasculaires (anévrismes aortiques, etc.), kystes hydatiques calcifiés (image cerclée), corps étrangers opaques, contrôle de lymphographie, etc.

RADIOGRAPHIE DU CŒUR SOUS QUATRE INCIDENCES

▶ **Définition :**
Radiographie du thorax sous quatre incidences permettant d'apprécier le volume des cavités cardiaques. (V. fig. p. 914).

▶ **Technique :**
L'examen est réalisé après opacification barytée de l'œsophage. Les incidences réalisées sont : la face, le profil gauche, l'oblique antérieure gauche (OAG), l'oblique antérieure droite (OAD).

▶ **Résultats :**
Ces radiographies thoraciques permettent d'analyser les différents éléments de l'ombre cardio-vasculaire (mais aussi du parenchyme pulmonaire, plèvre, etc.).
Cet examen fait partie de tout examen cardio-vasculaire complet, et permet d'effectuer des comparaisons avec les documents antérieurs.
L'analyse des contours est représentée sur les schémas page suivante :

▶ **En pathologie :**
L'examen précise : l'augmentation de volume des ventricules, des oreillettes, de l'artère pulmonaire, de l'aorte.

RADIOGRAPHIE DE HANCHE DU NOURRISSON

▶ **Technique :**
Cliché de face ; rotules au zénith ; sans lordose du bassin.

▶ **Interprétation :**
- Si le point d'ossification de la tête fémorale est présent, il se situe dans le quadrant

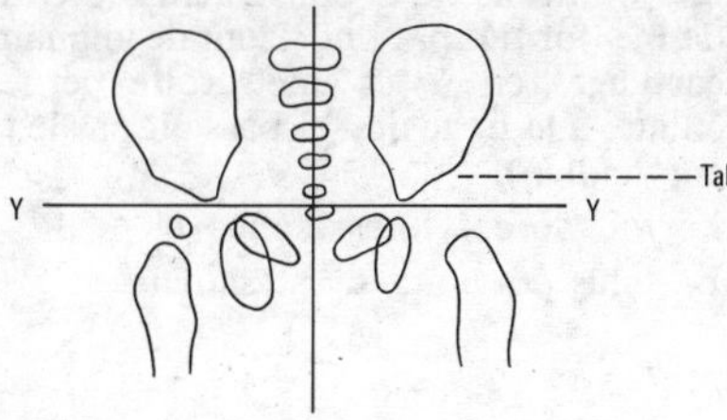

Radiographie de bassin techniquement réussie, interprétable : la verticale passant par le milieu du sacrum passe par le milieu de la symphyse pubienne ; l'horizontale joignant les cartilages en Y passe par la dernière ligne sacrée ; les diaphyses fémorales sont perpendiculaires à la ligne des Y.

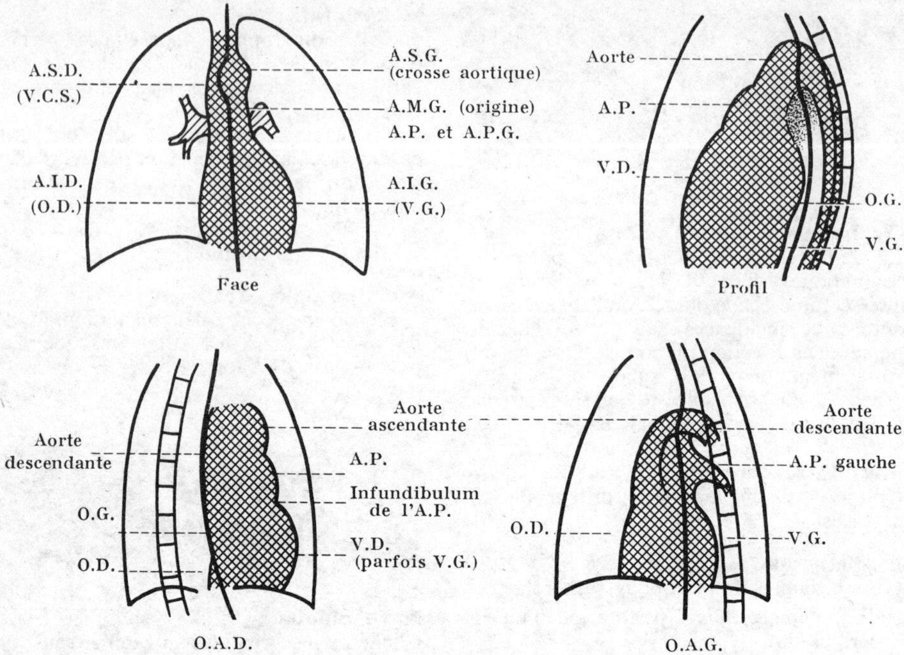

Radiologie sous 4 incidences : face, profil, oblique antérieure droite (OAD), oblique antérieure gauche (OAG). AID = Arc inférieur droit ; AIG = Arc inférieur gauche ; AMG = Arc moyen gauche ; AP = Artère pulmonaire ; ASD = Arc supérieur droit ; ASG = Arc supérieur gauche ; OD = Oreillette droite ; OG = Oreillette gauche ; VCS = Veine cave supérieure ; VD = Ventricule droit ; VG = Ventricule gauche.

(d'après RULLIERE R., *Abrégé de Cardiologie*, Masson, Paris, 1980).

inféro-interne de la construction d'Ombredanne (formée par l'horizontale joignant les cartilages en Y et une droite perpendiculaire à la ligne des Y, passant par le talus cotyloïdien).

- Le toit de cotyle est concave.
- Le talus cotyloïdien est saillant.

RADIOGRAPHIE PULMONAIRE

▶ Définition :

C'est l'examen de base en pneumologie, il permet de visualiser le contenu thoracique.

▶ Technique :

∗ CLICHÉ STANDARD : Le malade est debout face à la plaque, les épaules tombantes et en antéposition, il est en inspiration profonde bloquée.

∗ CLICHÉ DE PROFIL : Le malade est debout, perpendiculaire à la plaque, les bras tendus en haut et en avant, également en inspiration profonde bloquée.

∗ TOMOGRAPHIES : Elles réalisent des images de coupes pulmonaires de face et de profil. Le malade est couché sur la table, la source de rayons X et la plaque se déplacera à chaque coupe autour d'un axe fictif passant par le malade. Le niveau de l'axe correspond au niveau de la coupe tomographique. Les coupes sont numérotées d'arrière en avant, de face et à partir du plan médian de profil.

▶ Causes d'erreur et précautions :

La technique de l'examen doit être parfaite

∗ Si l'intensité du rayonnement est mal réglée, le film est trop noir ou trop clair ce qui peut effacer des images organiques ou créer de fausses images.

∗ Si l'axe du rayonnement est incorrect, les images sont déformées : côtes horizontales, faux aspect de gros cœur.

∗ Lorsque le cliché est de bonne qualité, il faut se méfier des fausses opacités qui sont en fait la superposition d'images normales.

∗ Le malade doit être torse nu, pour éviter les fausses images dues aux agrafes et aux boutons.

▶ Résultats normaux :

∗ Le cliché de face visualise :

- *le squelette* (côtes, clavicules, extrémités supérieures de l'humérus, omoplate) et les coupoles diaphragmatiques ;
- *le médiastin*, dont le *bord droit* est constitué par la veine cave inférieure, l'oreillette droite, la veine cave supérieure, et le *bord gauche* par le ventricule gauche, l'artère pulmonaire, la crosse de l'aorte et l'artère sous-clavière ;
- *le parenchyme pulmonaire et les hiles vasculo-bronchiques.*

∗ Le cliché de profil permet de visualiser des zones masquées de face : aire rétrosternale et rétrocardiaque. Les coupoles diaphragmatiques et le rachis dorsal sont bien visibles.

▶ Résultats en pathologie :

De nombreuses images pathologiques sont possibles :

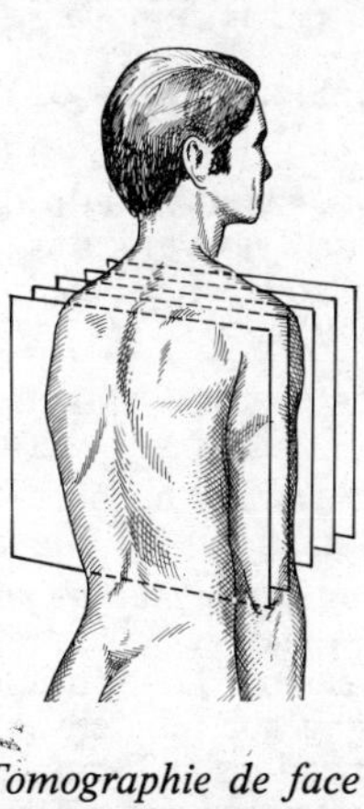

Tomographie de face
(d'après Hinaut G., *Cahiers de l'Infirmière*, 16, *Pneumologie*, Masson, Paris, 1980).

- opacités arrondies, systématisées à un segment ou un lobe, opacités pleurales, atélectasies ;
- images claires d'un pneumothorax, d'un emphysème, d'une caverne ;
- images hydro-aériques d'un abcès, d'une caverne infectée, d'un pyopneumothorax ;
- images réticulées ou réticulo-nodulaires avec aspect en « maille de filet ».

Dans tous les cas, les profils et les tomographies permettent de localiser avec précision une image pathologique ; en effet, le cliché de face est une projection d'un volume sur un plan. De plus en plus, la tomodensitométrie remplace les tomographies dont les indications deviennent exceptionnelles.

RADIOGRAPHIE DE LA SELLE TURCIQUE

▶ Définition :

C'est l'étude radiographique standard et par tomographie de la loge hypophysaire.

▶ Technique :

Radiographie du crâne de face et de profil centrée sur la selle turcique. On peut y associer des tomographies de face et de profil de la selle turcique.

▶ Causes d'erreur :

Il faut des clichés en incidence parfaite pour pouvoir les interpréter, surtout de profil. L'existence d'un cloisonnement du sinus sphénoïdal peut donner un faux aspect de double fond.

▶ Résultats normaux :

- *De face,* le plancher de la selle est horizontal.
- *De profil,* la selle est arrondie et refermée incomplètement en haut.

▶ Résultats en pathologie :

Un adénome hypophysaire de taille suffisante déforme la selle turcique en donnant une selle ballonnisée, ouverte vers le haut, allongée dans le sens antéropostérieur, double fond, érosion, refoulement de la lame quadrilatère. La selle peut être entièrement détruite par les grosses tumeurs. Mais la selle peut être normale apparement d'où l'intérêt des tomographies.

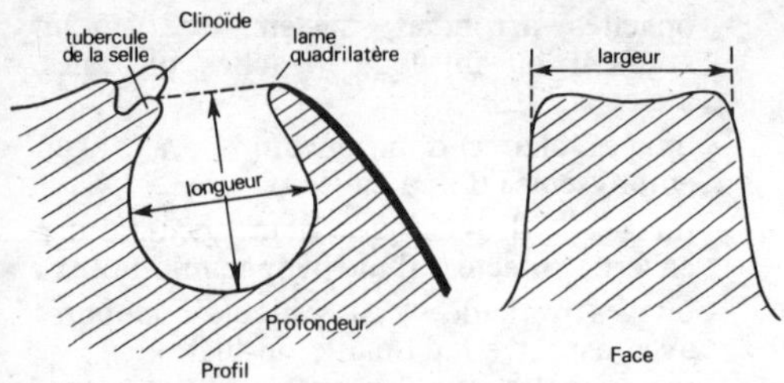

Dimensions mesurées sur les cardiographies de la selle turcique.

RADIOGRAPHIE DE THORAX CHEZ LE NOUVEAU-NÉ ET LE NOURRISSON

Elle permet d'étudier : le parenchyme pulmonaire (symétrie de la transparence ; images pathologiques : opacités de type alvéolaire ou interstitiel ; images claires) ; la trachée et les grosses bronches ; la position du médiastin ; la silhouette cardiaque ; les plèvres ; le squelette (clavicule, côtes) ; le diaphragme.

▶ Particularités de l'image thoracique chez le nourrisson :

- Bifurcation trachéale au niveau de D3 chez le nouveau-né (de D4-D5 chez le grand enfant).
- Déviation à droite de la trachée ; trachée sinueuse dans sa partie supérieure, surtout lors des cris.
- Image du thymus (occupant le médiastin antéro-supérieur) coiffant l'ombre cardiaque, masquant le bord droit ou le bord gauche du cœur.
- Mesure du rapport cardio-thoracique. Enfant $< 0{,}50$. Nouveau-né $< 0{,}55$.

▶ Technique :

Cliché de face strict (bonne contention de l'enfant) ; omoplates dégagées (bras maintenus croisés au-dessus de la tête), en inspiration (reprise inspiratoire après le cri). Nécessité d'un temps de pose bref (1/1 000).

▶ Causes d'erreur :

Asymétrie de transparence : cliché non strictement de face. Diminution de transparence des champs pulmonaires ; trachée coudée en baïonnette : cliché en expiration.

RADIOGRAPHIES ET TOMOGRAPHIES EN O.R.L.

▶ Examen radiographique de l'oreille :

∗ OREILLE MOYENNE :

Les radiographies standards de l'oreille moyenne comportent plusieurs incidences indispensables pour étudier les cavités antro-mastoïdiennes : incidences de Schuller, de Chaussé, incidence pointes mastoïdiennes dégagées.

La caisse du tympan et la chaîne des osselets peuvent être étudiées par des incidences standards particulières mais surtout par les tomographies (incidences de Pöschl ou de Guillen).

Les tomographies ne doivent pas être demandées systématiquement mais dans des indications très précises. En effet, outre leur coût élevé, elles comportent le danger d'une irradiation non négligeable de l'œil.

∗ OREILLE INTERNE :

Radiographies standards, sus-orbitaires, transorbitaires permettant d'étudier et de comparer les conduits auditifs internes, elles doivent être souvent complétées par les tomographies de face et de profil, en fait, beaucoup plus souvent, par la tomodensitométrie.

▶ Radiographies des fosses nasales et des sinus :

∗ L'EXAMEN RADIOGRAPHIQUE DES SINUS COMPORTE QUATRE CLICHÉS : profil, Hirtz, front nez plaque, nez menton plaque ou incidence de Blondeau.

∗ CERTAINES INCIDENCES PEUVENT ÊTRE INDIQUÉES DANS DES CAS PARTICULIERS :

- *Fracture du nez :* incidence des os propres du nez, incidence de Gosserez.
- *Tomographies de face, de profil ou axiales :* Certaines de ces incidences présentent l'inconvénient d'une irradiation oculaire non négligeable et doivent être réservées aux indications indiscutables. Là encore, le scanner prend une place de plus en plus importante.

► **Examen radiographique du pharyngo-larynx :**

Le pharyngo-larynx peut être exploré par des radiographies sans préparation et par des examens de contraste :

- *radiographies standards de profil :* cartilage du larynx ;
- *tomographies de face et de profil :* base de langue, larynx, hypopharynx ;
- *examens de contraste, radiocinéma :* hypopharynx, œsophage.

RADIOSCOPIE CARDIAQUE

► **Définition :**

Étude de la silhouette cardiaque et du pédicule vasculaire en radioscopie.

► **Technique :**

Après accommodation dans le noir, le patient étant mis entre la source de rayons X et l'écran fluorescent, le thorax est exploré suivant quatre incidences (→ RADIOGRAPHIE DU CŒUR). L'œsophage est opacifié par l'ingestion sous quatre incidences de baryte épaisse.

► **Résultats :**

L'examen permet d'apprécier le volume et la cinétique, mais il entraîne une irradiation non négligeable pour le patient et l'examinateur et devrait être remplacé chaque fois que cela est possible par l'examen à l'amplificateur de brillance (→).

RÉACTION DE PAUL-BUNNEL-DAVIDSOHN

Voir *Paul-Bunnel-Davidsohn (Réaction de)*

RECTOSCOPIE

Voir *Anuscopie et rectoscopie*

RÉFLEXOGRAMME ACHILLÉEN

Il mesure le temps de demi-relaxation du muscle soléaire après percussion du tendon d'Achille.

Ce test est pratiquement abandonné depuis qu'on dispose de dosages thyroïdiens fiables.

Dans *l'hyperthyroïdie :* diminution du temps ; dans *l'hypothyroïdie :* augmentation.

RÉSISTANCE CAPILLAIRE

Voir *Hémostase primaire*

RÉSONANCE MAGNÉTIQUE NUCLÉAIRE (IMAGE PAR RÉSONNANCE MAGNÉTIQUE : IRM)

► **Définition :**

Depuis longtemps, elle est utilisée en chimie pour l'étude des corps, elle permet depuis peu, grâce à l'informatique, de donner des images en coupe du corps humain.

► **Principe :**

- Orientation des atomes par un aimant puissant.
- Excitation de ces atomes par des ondes de radiofréquences, les atomes entrent en résonance.
- A l'arrêt de l'excitation, les atomes reviennent à l'état initial en émettant un signal (la relaxation) recueilli par un ordinateur qui reconstruit une image point par point.

  Les atomes excités sont essentiellement l'hydrogène, en proportion très importante dans le corps humain. On peut également étudier le phosphore et le sodium.

  L'image fournie dépend de :
- la densité d'hydrogène de l'organe ou de la tumeur ;
- la relaxation ;
- la vitesse de déplacement de l'atome excité.

► **L'image RMN :**

Elle donne des coupes du corps humain, avec possibilité de coupe dans les 3 dimensions (transversales, sagittale et coronale).

Intensité du signal du plus intense au plus faible :

- surtout sur les graisses : encéphale, moelle épinière, moelle osseuse ;
- muscles ;
- ligaments ;
- os : signal très faible ;
- fluide en mouvement : déplacement supérieur à 10 cm/s, pas de signal capté.

Temps de 6 à 15 mn pour la construction d'une image.

► **Incidents :**

Liés à la forte intensité du champ magnétique :

- examen impossible chez les porteurs d'objets métalliques (agrafes, prothèses) ;
- entrée interdite dans la salle d'examen aux personnes portant des objets métalliques ;
- déprogrammation : des cartes magnétiques, des montres à microprocesseur (montres à quartz)) mais surtout des pacemakers (contre-indication formelle).

Liés à la taille de la chambre d'examen :

- Malade placé à l'intérieur de l'aimant : possibilité de claustrophobie.

► **Contre-indications :**

- malades porteurs de : pacemaker, prothèse métallique ; clips chirurgicaux ;
- infarctus du myocarde récent ;
- claustrophobie ;
- malade agité (dû au temps de construction de l'image).

► **Préparation du malade :**

- Détecter les contre-indications. Radiographies préalables souvent souhaitables pour éliminer tout matériel métallique.
- Rassurer les malades et les mettre en confiance.
- Pas d'autre préparation particulière.

► **Indications :**

⁎ ENCÉPHALE ET MOELLE ÉPINIÈRE (contraste nettement supérieur à la tomodensitométrie) :

- infarctus cérébral de petite taille ;
- sclérose en plaques : meilleur moyen de diagnostic actuellement et bilan des lésions ;
- hémorragies intracérébrales et hématomes ;
- tumeurs.

⁎ MÉDIASTIN : étude des tumeurs et de leur envahissement.

⁎ LE CŒUR ET LE POUMON étant des organes en mouvement, le temps d'acquisition des images limite leurs études.

⁎ FOIE, PANCRÉAS, RATE, REINS, SURRÉNALES : les résultats sont équivalents à la TDM.

⁎ VAISSEAUX : visualisation excellente de la lumière des vaisseaux, le sang en mouvement ne donnant pas de signal. Diagnostic supérieur à la TDM. Diagnostic différentiel avec une adénopathie sans utilisation de moyen de contraste.

⁎ OS : inférieur à la TDM sauf pour le diagnostic d'ostéonécrose.

⁎ LES INTESTINS, en perpétuel mouvement, échappent en grande partie à la RMN.

RESTRICTION SALÉE

Voir *Test de restriction salée*

RÉTICULOCYTES (NUMÉRATION DES)

► **Définition :**

C'est la numération des globules rouges jeunes (moins de 1 jour) circulant dans le sang.

► **Technique :**

La lecture se fait sur un frottis coloré au bleu de Cresyl.

► **Résultats à l'état normal :**

- 25 000 à 75 000 par mm^3 chez l'*adulte.*
- 400 000 par mm^3 chez le *nouveau-né.*

► **Variations pathologiques :**

⁎ DIMINUTION : anémie centrale (→).

⁎ AUGMENTATION : anémie périphérique avec compensation médullaire intense (ex. : hémolyse, hémorragies).

SAIGNEMENT (TEMPS DE)

Voir *Hémostase primaire*

SANG (NUMÉRATION FORMULE SANGUINE DE L'ENFANT)

Voir tableau en bas de page.

▶ **Technique de recueil :**
Un millilitre de sang recueilli sur EDTA par ponction veineuse ou prélèvement capillaire.

SANG DANS LES SELLES (RECHERCHE DE)

Pour la recherche d'un saignement occulte dans les selles il faut que :

– Le régime des 3 jours qui précèdent l'examen soit sans viande ni poisson.
– Ne pas se brosser les dents.
– Ne pas absorber de poudre inerte, de fer (→ aussi HÉMOCCULT).

La positivité du test doit faire rechercher une lésion digestive (On se méfiera de faux négatifs et de faux positifs).

SCANNER CÉRÉBRAL

▶ **Définition :**
Le scanner ou tomodensitométrie est un examen qui permet de prendre photographiquement des coupes horizontales du cerveau dans un plan parallèle. On peut pratiquer également des coupes verticales dans certaines indications particulières.

▶ **Principes :**
L'exploration se fait par un étroit pinceau de rayons X. L'analyse des mesures de coefficient d'absorption de ces rayons permet une reconstruction (matricielle) de l'image par un ordinateur.

Numération formule sanguine chez l'enfant

	cordon	J1	J2	J7	J45	3 mois	1 an	4 ans	10 ans
Hématies (millions/mm³)	5,25	5,8	5,7	5,2		3,7 ± 0,3	4,7 ± 0,5	4,6 ± 0,3	4,8 ± 0,4
Hémoglobine (g/100 ml) – Valeurs moyennes – Valeurs extrêmes	16,8 13,7 à 20,1	18,4	17,8	17	12,7 9,5 à 15,9	11,3 ± 0,3	11,1 ± 1,7	12,4 ± 1	13,2 ± 1,2
Hématocrite (%)	53	58	55	54		33	35	37	39
Réticulocytes (%)	3-7	3-7	1-3	0-1	0-1	0-1			
Leucocytes (mm³)		18 000		12 000		12 000	11 000	9 000	8 000
Polynucléaires neutrophiles (%)		61		45		37	40	44	50
Éosinophiles (%)		2,2		4					
Lymphocytes (%)		31		41		55	51	47	42
Monocytes (%)		5,8		9,1		6	5	5	5
Érythroblastes (% des GB)	10	7	0,5	0					
Plaquettes (mm³)	350 000			325 000		260 000		260 000	

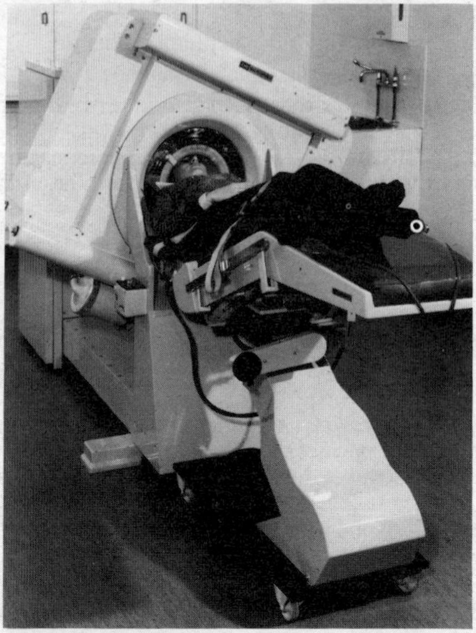

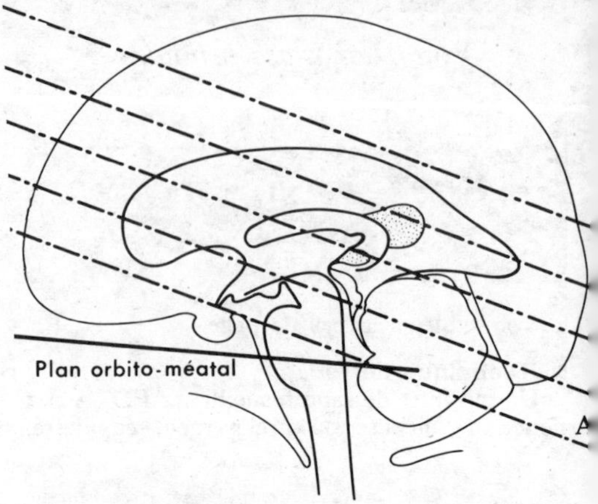

Coupe sagittale médiane de la tête (schéma). Le niveau de coupe de la figure ci-dessous est figuré en A.

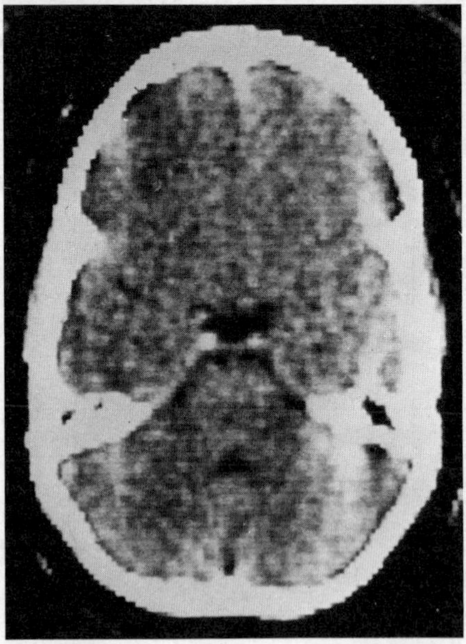

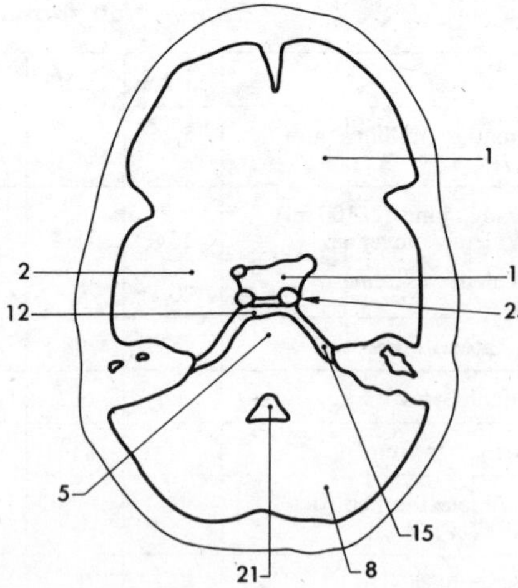

Scanner cérébral normal. – 1, lobe frontal ; 2, lobe temporal ; 11, citerne supra-sellaire ; 25, clinoïde postérieure ; 12, citerne prépontique ; 15, citerne ponto-cérébelleuse ; 21, 4e ventricule ; 8, cervelet.
In : Traité de Radiodiagnostic, tome XIV-2. Masson, Paris, 1976.

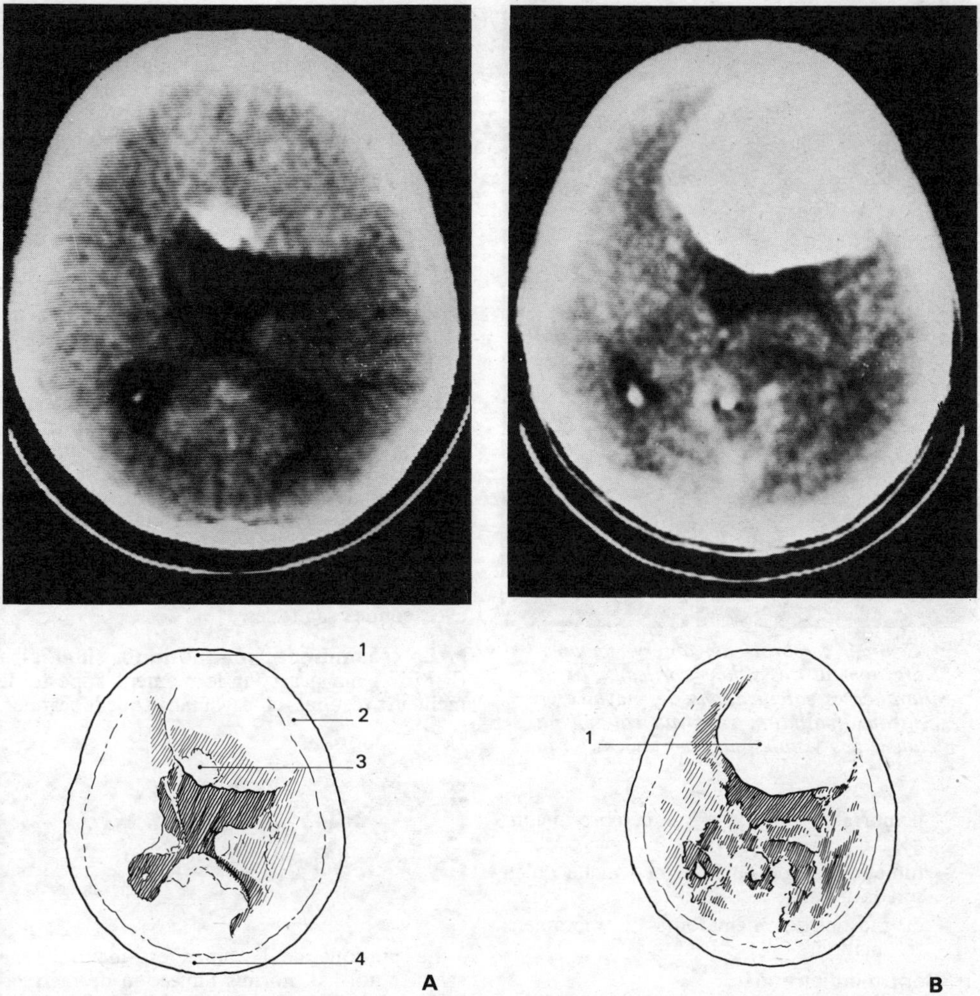

Méningiome fronto-temporal droit chez une patiente hospitalisée pour troubles psychiques : avant l'injection (fig. A) avant des calcifications. 1) Os frontal ; 2) Os temporal ; 3) Calcifications ; 4) Occipital ; après injection (fig. B) la prise de contraste est intense. 1) Méningiome.

▶ Technique d'examen :

Il a lieu généralement en deux temps : on réalise un scanner sans, puis avec injection de produit de contraste par voie intraveineuse (l'injection de ce produit permet de déterminer si la lésion prend ou non le contraste, ce qui peut orienter l'interprétation étiologique). Les coupes examinent les deux hémisphères cérébraux ainsi que la fosse postérieure. En cas d'agitation, on peut être amené à réaliser l'examen sans prémédication (*Tranxène*) à même sans anesthésie générale.

▶ Indications :

Elles sont nombreuses et le scanner est d'un très grand apport en neurologie :

– accidents vasculaires cérébraux ;

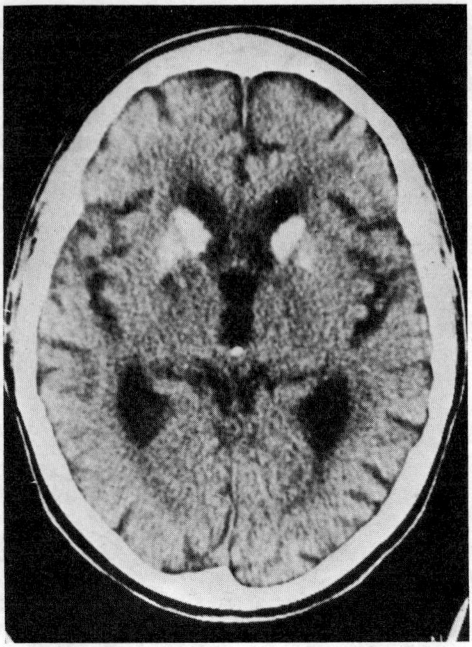

Scanner cérébral : on observe ici un élargissement des sillons corticaux, et de volumineuses calcifications des noyaux gris centraux (pallidum et noyau caudé) qui n'étaient pas visibles sur la radio du crâne.

- hémorragie méningée ou cérébro-méningée ;
- tumeur bénigne ou maligne, quelle qu'en soit la nature ;
- diagnostic des hématomes intracrâniens traumatiques.

► **Contre-indications :**
Allergie au produit de contraste à base d'iode qui doivent être dépistées, et quand l'injection est nécessaire, faire pratiquer un traitement anti-allergique (*Atarax*, Corticoïdes).

Il s'agit d'un examen de pratique aisée ne nécessitant pas de préparation particulière, ni de surveillance *a posteriori*.

SCANNER HYPOPHYSAIRE

► **Définition :**
C'est l'étude tomodensitométrique de la région de la selle turcique.

► **Technique :**
Le malade est allongé sur la table d'examen la tête dans le cylindre de l'appareil et le cou en hypertension. Des coupes horizontales et frontales sont effectuées avant et après injection i.v. de produit de contraste.

► **Causes d'erreur et précautions :**
Le malade est à jeun. Il faut rechercher une allergie à l'iode.

► **Résultats normaux :**
Sur les coupes horizontales on visualise les bords antérieurs de la selle et on étudie les densités intrasellaires.

► **Résultats en pathologie :**
Un *adénome hypophysaire* se traduit par une zone hyperdense s'accentuant lors de l'injection du produit de contraste. Les coupes suprasellaires recherchent une expansion supérieure. Les adénomes de moins de 7 à 8 mm ne sont pas visualisés. En cas de selle turcique vide, le scannerpermet d'éliminer une tumeur.

Actuellement l'hypophyse peut être terminée par résonance magnétique nucléaire (R.M.N.) avec coupes sagittales.

► **La résonance magnétique nucléaire** (R.M.N.) n'a pas pour le moment apporté de meilleurs résultats en psychiatrie que le scanner.

SCANNER AVEC MÉTRIZAMIDE

La pratique de l'examen est identique au scanner normal, hormis l'injection de métrizamide qui s'effectue par voie latéro-cervicale dans les espaces sous-arachnoïdiens.

► **Indications :**
Essentiellement *pathologie chirurgicale de la moelle cervicale* (malformation de la moelle ou lésion intramédullaire).

Cet examen permet d'étudier les rapports de la moelle et du bulbe avec le canal osseux et le trou occipital.

► **Préparation et surveillance du malade :**
En pratique, le malade reçoit la veille au soir et le matin de l'examen une ampoule intramusculaire de *Rivotril* (médicament anticonvulsivant), car le métrizamide est un excitant du système nerveux central.

D'autre part, le malade sera placé en position à moitié assise pendant 12 heures après l'examen.

SCANNER EN PSYCHIATRIE

La *tomodensitométrie du cerveau* est en train de prendre une place importante en psychiatrie. Son immunité totale et son caractère indolore sont particulièrement appréciés.

► Ainsi, devant la moindre suspicion clinique, après le F.O., les radios du crâne, l'E.E.G., les tests psychomoteurs, **le scanner permet de faire le diagnostic précoce** des tumeurs cérébrales, des démences préséniles, séniles et post-traumatiques, des troubles mentaux de l'épilepsie, d'une hydrocéphalie à pression normale.

► **Certains signes spécifiques des schizophrénies** sont parfois retrouvés, mais leur interprétation reste encore du domaine de la recherche.

SCANNER DES SURRÉNALES

► **Définition :**
C'est l'étude tomodensitométrique des surrénales.

► **Technique :**
Le malade est couché sur la table d'examen qui le fait passer dans le cylindre du « body-scan ». On peut effectuer des clichés après injection de produit de contraste. Le malade est à jeun.

► **Précautions :**
Lors de l'injection du produit de contraste une sensation de chaleur peut se produire. Rechercher une allergie à l'iode.

► **Résultats normaux :**
Les surrénales sont visualisées en dedans et en avant des reins sous l'aspect de « languettes » grises.

► **Résultats en pathologie :**
Il visualise parfaitement les tumeurs surrénaliennes de plus de 0,5 centimètre.

SCINTIGRAPHIE CARDIAQUE

► **Définition :**
Visualisation par des traceurs radioactifs des cavités cardiaques et du myocarde.

► **Technique :**
Une dose traceuse d'un radioélément est introduite par voie veineuse. Un système de détection extérieure au malade capte les rayonnements émis par le corps radioactif.

* SI ON EMPLOIE UN TRACEUR QUI SE FIXE PRÉFÉRENTIELLEMENT DANS LE MYOCARDE, on peut réaliser une cartographie du myocarde.

* SI ON EMPLOIE UN TRACEUR QUI CIRCULE DANS LE SANG, l'analyse des images dans le temps permet d'apprécier les cavités cardiaques et d'avoir une ventriculographie.

► **Résultats :**
La fixation d'un traceur radioactif dans le myocarde permet de visualiser les zones nécrosées.

L'étude des cavités ventriculaires, essentiellement ventriculaire gauche, permet d'en apprécier la cinétique, de mettre en évidence un anévrisme, de calculer la fraction d'éjection.

Enfin, on peut rechercher un shunt et en apprécier l'importance.

Cette technique non invasive permet d'obtenir, de manière non traumatique, des renseignements importants sur la fonction cardiaque.

SCINTIGRAPHIE CÉRÉBRALE

► **Principes et technique :**
La *gammagraphie* cérébrale repose sur la prise de traceurs radioactifs qui normalement ne franchissent pas la barrière hémato-encéphalique. L'accumulation du traceur en une région

de l'encéphale indique une modification pathologique qui peut être vasculaire ou tumorale.

► **Indications :** très rares depuis le scanner et l'I.R.M.

► **Les incidents, les risques ou les dangers de cette méthode peuvent être considérés comme nuls.**

SCINTIGRAPHIE HÉPATIQUE (EXPLORATION ISOTOPIQUE DU FOIE)

► **Technique :**
On utilise soit le rose Bengale marqué à l'iode radioactif, fixé par l'hépatocyte et excrété dans la bile soit des colloïdes radioactifs captés par les cellules de Küppfer (or colloïdal ou surtout technétium de durée de vie plus brève) ce qui rend la fixation indépendante d'une insuffisance hépato-cellulaire ou d'une cholestase. L'enregistrement de la « carte hépatique » se fait habituellement par balayage.

► **Indications – résultats :**
L'intérêt est majeur dans le diagnostic des hépatomégalies tumorales, des abcès (amibien, à pyogènes), des kystes, des hépatomes. Cependant, la scintigraphie ne montre pas des tumeurs inférieures à 2 cm et ne peut affirmer la nature d'une lacune (tumeur bénigne ou maligne, abcès, kyste, etc.). Au cours des cirrhoses, où il existe une fixation extra-hépatique rachidienne et splénique (ni constante ni spécifique), il est parfois difficile d'interpréter une lacune au sein d'une fixation en règle générale hétérogène.

► **Contre-indications :**
L'innocuité de l'examen est totale.

SCINTIGRAPHIE MÉDULLAIRE

► **Définition :**
C'est l'étude isotopique de la distribution du tissu médullaire actif.

► **Technique :**
Après fixation médullaire d'un isotope, on pratique un comptage externe.

SCINTIGRAPHIE PULMONAIRE

► **Définition :**
A l'aide de produits radioactifs, on étudie la vascularisation et la ventilation des poumons.

► **Technique et résultats :**
Il existe trois techniques principales :

* SCINTIGRAPHIE VASCULAIRE OU DE PERFUSION : On injecte en intraveineux des macro-agrégats d'albumine marquée par un corps radioactif. Ils se bloquent dans les capillaires pulmonaires avant de se désagréger. On enregistre à l'aide d'une caméra à scintillation les rayonnements émis, et on peut ainsi dresser une cartographie de la vascularisation pulmonaire. Normalement, la cartographie est homogène, les parties centrales des deux poumons donnant une image plus dense. C'est la technique la plus utilisée.

* SCINTIGRAPHIE DE VENTILATION-PERFUSION : On utilise le xénon 133 ou le krypton, qui est un gaz insoluble, car il ne franchit pas la paroi alvéolaire.
La scintigraphie est réalisée en deux temps :
– *inhalation de xénon 133 ou le krypton*, dont on apprécie la répartition par un compteur (Les alvéoles non ventilées ne donnent pas de radioactivité) ;
– *scintigraphie vasculaire* en utilisant généralement de l'albumine marquée technétium : elle apprécie la perfusion pulmonaire. La comparaison des deux cartographies, qui sont effectuées à 10 minutes d'intervalle, permet de comparer les zones ventilées et les zones perfusées.

* SCINTIGRAPHIES TUMORALES : Elles sont réalisées avec du gallium ou du mercure. La fixation tumorale est maximale à la 24e heure. Cependant, il existe de nombreux faux positifs, car les tumeurs bénignes ou inflammatoires peuvent fixer l'isotope.

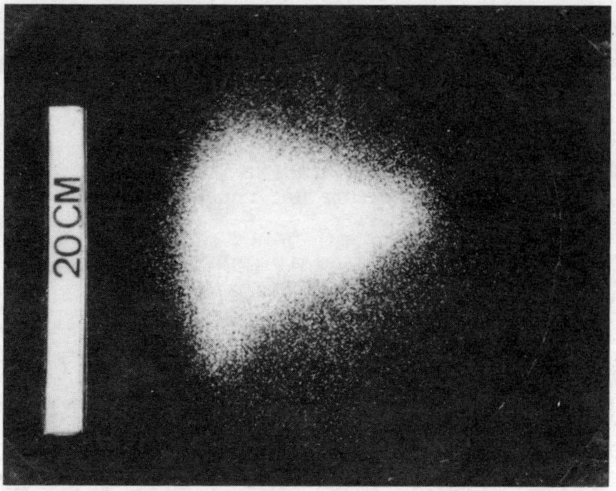

Scintigraphie normale obtenue avec la caméra à scintillation. Vue antérieure.

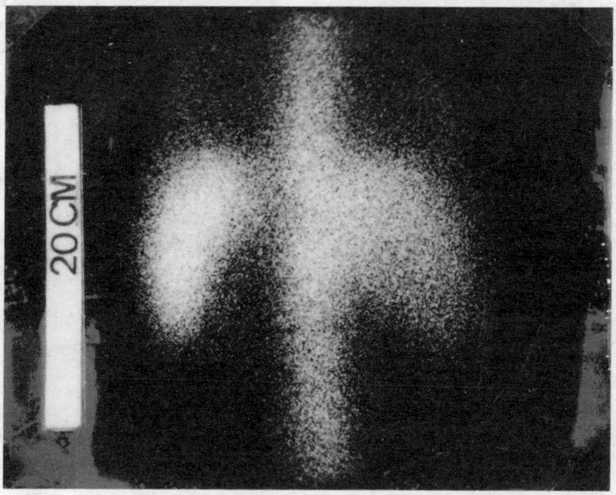

Scintigraphie au cours d'une cirrhose. Vue postérieure. Noter l'importance de la fixation splénique et rachidienne.

▶ Précautions :

Les scintigraphies sont atraumatiques et elles peuvent être répétées sans danger chez un même malade. La dose d'irradiation est faible.

▶ Résultats en pathologie et indications :

La scintigraphie vasculaire est indiquée dans l'*embolie pulmonaire*, où elle montre une amputation ; son intérêt est surtout évolutif, appréciant la régression sous traitement.

De nombreuses autres maladies pleuro-pulmonaires peuvent donner des images d'amputation : épanchement pleural, pneumopathie, bulle d'emphysème, tumeur mal vascularisée.

SCINTIGRAPHIE SURRÉNALIENNE

▶ Définition :

C'est une étude anatomique et fonctionnelle de la surrénale par fixation de iodocholestérol radioactif sur la glande.

▶ Technique :

Il faut saturer la thyroïde par du *Lugol* à 5 %, trois fois XX gouttes par jour, depuis 4 jours avant l'injection et jusqu'à 4 jours après la lecture. L'injection de l'iodocholestérol marqué à l'iode 131 se fait dans le service des isotopes et la lecture par caméra à scintillation a lieu 8 jours après. Certains donnent 3 sachets de *Questran* par jour pendant ces 8 jours. On peut également faire des clichés sous freinage en réalisant avant l'injection un freinage par la dexaméthasone.

▶ **Précautions – Causes d'erreur :**
La dose d'irradiation délivrée à l'organisme et notamment aux gonades (2 rads) est un facteur limitant ainsi que la durée de l'examen. Cet examen est rarement pratiqué depuis échographie et scanner.

▶ **Résultats normaux :**
Les deux surrénales donnent une image de fixation lors du comptage par voie postérieure.

▶ **Résultats en pathologie :** hypercorticisme.

- *L'adénome bénin* fixe alors que le reste du parenchyme est éteint.
- *Le cortico-surrénalome* fixe de façon retardée.
- *Hyperaldostésonisme :* fixation bilatérale assez symétrique en cas de maladie de Cushing.
- *Les adénomes de Conn* fixent si l'examen est fait sous freinage alors que le reste du parenchyme est éteint.

SCINTIGRAPHIE THYROÏDIENNE ET COURBE DE FIXATION

▶ **Définition :**
La scintigraphie correspond à l'image du corps thyroïde obtenue par l'enregistrement du rayonnement gamma secondaire à la fixation d'un corps radioactif (iode ou technétium) sur la glande. Par des mesures de radioactivité on peut construire une courbe de fixation.

▶ **Technique :**
Avec l'iode 131 ou 123 ingéré par voie buccale à la dose de 20 à 60 microcuries, le malade étant à jeun et le restant pendant 3 heures, on mesure la fixation à la 3e, 6e, 12e, 24e, voire 48e heure, et on fait la scintigraphie habituellement à la 24e heure.

L'intérêt du technétium 99 est de permettre une cartographie dans l'heure qui suit l'injection du produit, de plus sa période est courte (6 heures). On peut également mesurer la courbe de fixation. Un nodule hyper ou iso fixant au Tc 99 doit être contrôlé à l'iode.

▶ **Causes d'erreur et précautions :**
Cet examen est contre-indiqué chez la femme enceinte et doit être fait en première phase du cycle ou sous couvert d'une réaction de grossesse négative. Les causes d'erreur sont représentées par la prise de produits iodés (produits de contraste, *Lugol,* T3, T4) ou d'antithyroïdiens de synthèse qui interfèrent avec le métabolisme de l'iode. Scintigraphie un mois après arrêt de T4, 10 jours de T3, quelques semaines après Lugol.

Il faut se méfier également des médicaments de toutes sortes contenant de l'iode (fortifiant, antirhumatismaux, amiodarone, etc.) ou des examens complémentaires à l'iode (U.I.V., *Amipaque*). Chez l'enfant Iode 123 ou technétium.

Des troubles digestifs ou rénaux peuvent perturber la cinétique de l'iode.

▶ **Résultats normaux :**

* LA SCINTIGRAPHIE montre une image en aile de papillon homogène d'autant plus active (noir ou rouge) que l'on se rapproche du centre des lobes.

* LA COURBE DE FIXATION est ascendante jusqu'à 24 heures, correspondant par rapport à la dose ingérée à 20 $\pm$ 10 % à 3 heures, 30 $\pm$ 10 % à 6 heures et 40 $\pm$ 10 % à 24 heures, ensuite elle est en plateau puis descendante à partir de la 48e heure.

▶ **Résultats en pathologie :**

* LA SCINTIGRAPHIE est intéressante :
  - *dans les nodules,* pour apprécier leur caractère hypo, iso ou hyperfixant ; en cas de nodule hyperfixiant l'absence de fixation du reste du parenchyme définit le nodule autonome ;
  - *dans les goitres,* pour apprécier leur caractère homogène ou hétérogène ; toute zone froide devant faire suspecter un cancer ;
  - *dans les suites de la chirurgie,* pour vérifier l'importance du parenchyme restant et après thyroïdectomie totale pour cancer pour rechercher une métastase fixante par balayage de tout le corps par la caméra.

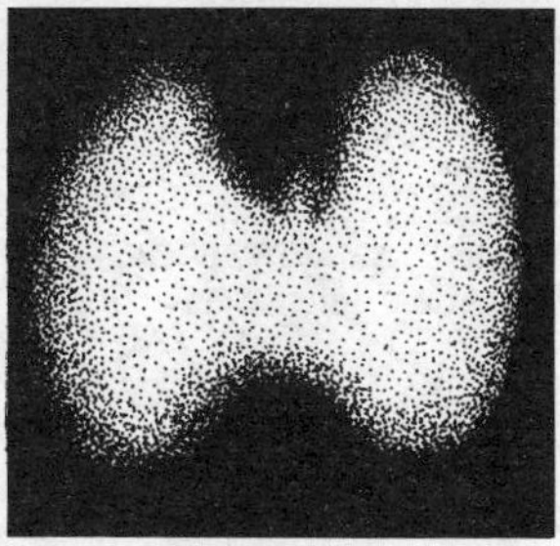

Thyroïde normale.

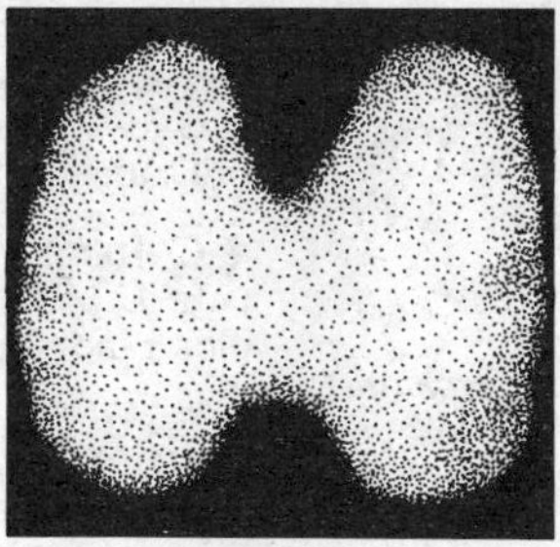

Goitre diffus.

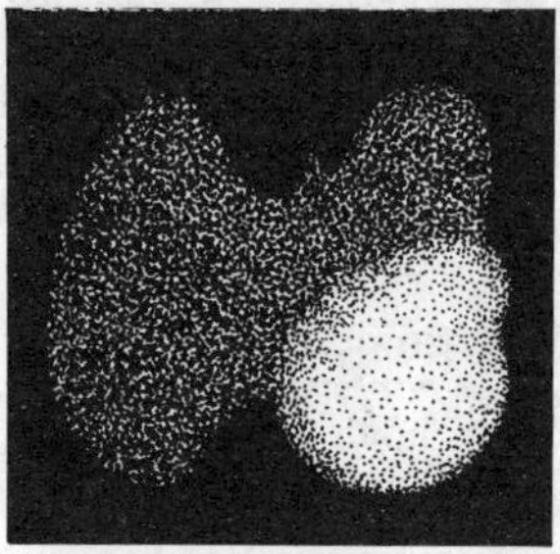

Nodule hyperfixant.

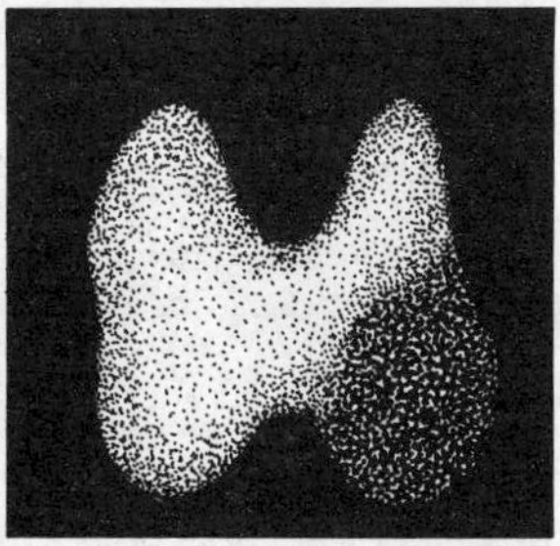

Nodule hypofixant.

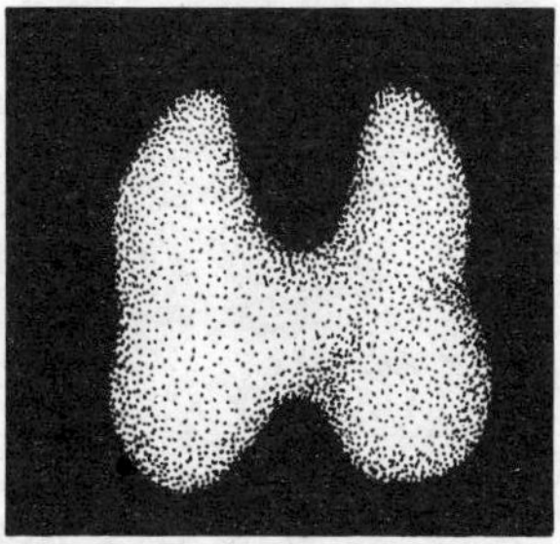

Nodule isofixant.

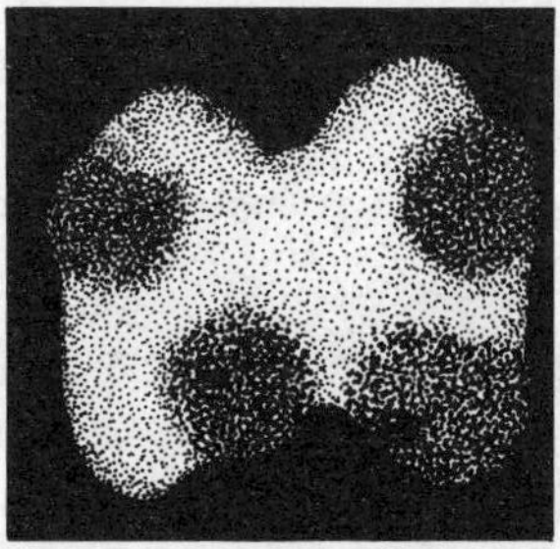

Goitre multinodulaire (plusieurs nodules hypofixants).

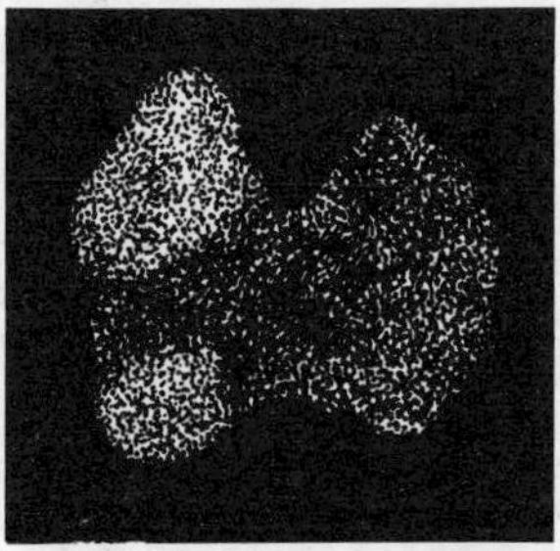

Goitre multinodulaire hétérogène « toxique » (nodules éteignant une partie du parenchyme).

Principaux type de goitres et nodules euthyroïdiens.
(d'après Hazard J., Perlemuter L., *Abrégé d'Endocrinologie*, Masson, Paris, 1983.)

∗ L'ÉTUDE DE LA COURBE DE FIXATION :

- La scintigraphie est « blanche » en cas de thyroïdite et thyrotoxacose.
- *Dans le Basedow* montre une fixation d'emblée élevée (supérieure à 60 % à 3 heures) avec pente descendante précoce dès la 6e heure, réalisant un « angle de fuite ».
- *Dans l'hypothyroïdie,* la fixation est faible avec un plateau prolongé.

SÉCRÉTION PANCRÉATIQUE EXTERNE

Voir *Tubage duodénal ou pancréatique* (*Étude de la sécrétion pancréatique externe*)

SELLES (EXAMEN COPROLOGIQUE, GOIFFON)

► Définition :

Il comprend, outre l'examen macroscopique, odeur, poids sec, différentes étapes microscopiques schématisées dans le tableau ci-dessous.

► Technique de prélèvement – précautions :

Recueillir la totalité d'une selle (non souillée d'urine) dans un récipient à large ouverture, propre, et le faire parvenir rapidement au laboratoire. La selle doit être spontanée, pas de modificateur du transit, pas de paraffine ni de suppositoires et pas de baryte.

► Résultats normaux :

∗ POIDS NORMAL/24 heures : 100 à 150 g.

∗ RÉSIDUS ALIMENTAIRES (examen microscopique) : *cellulose digestible :* rare ; *cellulose indigestible :* présente ; *fibres musculaires :* bien digérées ; *savons :* rares ; *graisses neutres :* 0.

∗ EXAMENS PHYSICO-CHIMIQUES : hydratation : poids sec : 22 % ; pH : 6,8 à 7, acides organiques : 13 à 16 ml/100 ml et ammoniac ⩽ 3 ml ;

∗ PIGMENTS BILIAIRES : biliburine : 0 ; stercobilinogène : présence (40 à 280 mg/24 h).

► Principaux résultats pathologiques :

∗ DIARRHÉES : cellulose, amidon, flore iodophile sont augmentés.

∗ CONSTIPATION : cellulose, amidon, flore iodophile sont diminués (surdigestion), ce qui permet le diagnostic de *fausse diarrhée* des constipés : selle surdigérée mais hyperhydratée.

∗ INSUFFISANCE PANCRÉATIQUE : graisses neutres et fibres musculaires non digérées ; *malabsorption :* acides gras augmentés mais fibres musculaires bien digérées.

∗ CONFIRMATION D'UNE ATTEINTE ORGANIQUE DU CÔLON : hématies, leucocytes altérés, albumine dégradée.

∗ EN CAS DE DOUTE, on peut mettre en œuvre des techniques plus précises : stéatorrhée et créatorrhée des 24 h, fécalogramme, coproculture, examen parasitologique des selles (→), etc.

SELLES (EXAMEN PARASITOLOGIQUE DES)

► Définition :

C'est la recherche dans les selles d'un parasite, de ses œufs ou de ses larves.

► Technique et précautions :

∗ PRÉPARATION DU MALADE : Interdire pendant les quelques jours précédant l'examen mucilage, huile et les examens barytés. Si l'on veut obtenir une réactivation (recherche de protozoaires), donner pendant 3 jours une cuillerée de sulfate de magnésie le matin à jeun.

∗ RECUEIL DES SELLES : A l'abri des souillures dans un récipient hermétique et envoi immédiat au laboratoire. Si cela n'est pas possible fixer les excreta.

∗ L'EXAMEN sera macroscopique (décelant parfois des parasites adultes) et microscopique : direct, après coloration, après enrichissement.

Examen coprologique des selles. Anomalies observées en pathologie

FONCTION GASTRIQUE	DIGESTION ABSORPTION	FONCTION MOTRICE	SIGNES DE COLITE	ÉTUDE BACTÉRIOLOGIQUE
. Tissu conjonctif de viande crue . Fibres musculaires accolées . Fragments de féculents	. *Des graisses* (savons, graisses neutres, acides gras) . Des fibres musculaires	. *Pigments biliaires* (bilirubine, stercobiline) . Cellulose digestible, amidon intracellulaire	. Leucocytes . Hématies . Albumine dégradée	. Orientation de la flore, champignons, acides organiques, ammoniaque pH ÉTUDE PARASITOLOGIQUE

SELLES AU LIT DU MALADE (EXAMEN DES) (CHEZ L'ENFANT)

▶ Quatre examens peuvent être effectués :

- poids des selles de 24 heures :

normale
- 2 à 5 mois : 6 à 30 g
- 6 mois à 1 an : 10 à 40 g
- 1 à 2 ans : 15 à 50 g
- 3 à 5 ans : 25 à 70 g

- mesure du pH (normale : 6,8 à 7,2) ;
- recherche des sucres dans les selles (à l'aide des comprimés *Clinitest) ;*
- recherche de sang dans les selles (papier réactif *Hématest*).

▶ Technique :

Il est indispensable de séparer les urines des selles (pose d'un collecteur à urines).

SÉRODIAGNOSTIC DE MARTIN ET PETTIT

▶ Définition, technique :

Le but est de détecter des anticorps spécifiques chez des sujets atteints de *leptospirose ictéro-hémorragique*, par l'agglutination et la lyse de leptospires par le sérum du malade, chaque leptospire provoquant des anticorps spécifiques.

▶ Résultats :

Les anticorps apparaissent dans le sérum à partir du 12e jour. Les taux augmentent rapidement, les anticorps persistent pendant des années.

SÉRODIAGNOSTIC DE WIDAL-FELIX

▶ Définition, technique :

Le but est de détecter chez les malades atteints de *fièvre typhoïde* des anticorps sériques spécifiques : les agglutinines O et H.

* LES ANTICORPS O (correspondant aux antigènes somatiques) apparaissent vers le 8e-10e jour, leur taux s'élève ensuite jusqu'à 1/400 lors de la période d'état, avant de décroître et disparaître en quelques semaines.

* LES ANTICORPS H (correspondant aux antigènes flagellaires) apparaissent plus tardivement (12e jour), leur titre s'élève vite (1/600) et ne diminue que lentement. On fera donc des prélèvements successifs pour suivre l'évolution de ces anticorps.

▶ Résultats :

Un taux élevé en anticorps O (supérieur à 1/400) permet d'affirmer une typhoïde évolutive. Mais il y a parfois des *difficultés d'interprétation* :

* LE SÉRODIAGNOSTIC DE WIDAL ET FÉLIX PEUT ÊTRE POSITIF EN DEHORS DE LA FIÈVRE TYPHOÏDE :

- certaines gastro-entérites à d'autres salmonelles, certaines rickettsioses ou infections à bacille de Malassez et Vignal ;
- hémopathies, réticuloses, myélome.

* CHEZ LE SUJET VACCINÉ il existe en l'absence de toute typhoïde un taux d'agglutinines H. Pour affirmer une typhoïde en évolution on exigera un taux d'anticorps H supérieur à 1/400 et un taux d'anticorps O supérieur à 1/200.

SÉRODIAGNOSTIC DE WRIGHT

▶ Définition, technique :

C'est la détection chez des patients suspects de *brucellose* d'anticorps spécifiques et ce par la recherche de l'agglutination d'une suspension de brucelles mise en présence de dilutions croissantes du sérum suspect.

▶ Résultats :

* AU COURS DE LA BRUCELLOSE les anticorps apparaissent au bout de 2 à 3 semaines et s'élèvent progressivement. Le taux minimal exigé est de 1/80.

* IL PEUT EXISTER des réactions faussement positives dans la tularémie, le choléra (et chez les sujets vaccinés contre le choléra).

* IL EXISTE DES BRUCELLOSES AUTHENTIQUES dont le sérodiagnostic de Wright est négatif ; il faut alors rechercher la présence d'anticorps bloquants par le test de Coombs indirect.

SÉROLOGIE DES MALADIES INFECTIEUSES

▶ **Infections bactériennes :**
Voir SÉRODIAGNOSTICS DE WIDAL-FELIX (typhoïde), WRIGHT (brucellose), MARTIN et PETTIT (leptospirose).

▶ **Infections virales :**
Voir PAUL-BUNNELL-DAVIDSOHN et MNI TEST (mononucléose infectieuse). Il existe d'autres réactions sérologiques, notamment pour les cytomégalovirus.

▶ **Infections à tréponèmes** (syphilis, pian) :
Voir SYPHILIS (SÉROLOGIE DE LA).

▶ **Infections à rickettsies :**
Voir MICRO-AGGLUTINATION SUR LAME DE GIROUD.

▶ **Infections parasitaires :**
Voir DYE-TEST (toxoplasmose) et IMMUNOLOGIE PARASITAIRE.

SÉROLOGIE DE LA SYPHILIS

Voir *Syphilis (Sérologie de la)*

SÉROLOGIE DU VIRUS A

L'infection aiguë est marquée par la présence d'anticorps antivirus A (anti-HA) de type IgM. Cet anticorps est présent dès le début de l'ictère, il persiste habituellement pendant 3 mois, rarement plus longtemps. L'anticorps de type IgG apparaît plus tardivement et persiste définitivement.

SÉROLOGIE DU VIRUS B

L'infection aiguë est marquée par la présence de l'antigène HBs (ex-antigène Australie maintenant appelé HBsAg) et de l'anticorps anti-HBc (HBcAc) de type IgM. L'HBsAg apparaît 4 semaines avant l'ictère, l'HBcAc de type IgM apparaît à peu près en même temps et persiste 3 mois, exceptionnellement plus longtemps. La seule présence d'HBsAg ne suffit pas au diagnostic étiologique d'une hépatite aiguë puisqu'il pourrait s'agir d'un porteur chronique d'HBsAg faisant une hépatite aiguë d'autre origine. La guérison d'une hépatite aiguë B est marquée par la disparition d'HBsAg suivie de l'appartion de l'anticorps anti-HBs (HBsAc). Si elle aboutit à un portage chronique HBsAg persiste et HBsAc n'apparaît pas. La persistance d'HBsAg 6 mois après une hépatite aiguë fait craindre un portage chronique. Chez le vacciné, on observe seulement l'anticorps anti-HBs.

SÉROLOGIE DU VIRUS DELTA (ou VIRUS D)

L'antigène HBsAg, (ex-Ag Australie) est toujours présent en cas d'hépatite aiguë Delta. Une co-infection B-Delta est marquée par la présence d'anticorps anti-HBc de type IgG et l'absence d'anticorps HBc de type IgM. La preuve d'une infection aiguë à virus D peut être marquée par :
– la présence d'Ag Delta dans le sérum ;
– la présence d'Ac anti-Delta de type IgM ;
– un taux croissant d'Ac anti-Delta.
Ils n'apparaissent habituellement que 2 à 4 semaines après le début de l'hépatite aiguë Delta.

SÉRUM (POUVOIR BACTÉRICIDE DU)

▶ **Définition, technique :**
Pour vérifier si le sérum du malade sous traitement antibiotique est bactéricide, on ensemence le germe du malade avec des dilutions

croissantes de son sérum. Après 24 h d'étuve, on ensemence en stries 1 goutte de chacun des tubes, et l'on compare le résultat des cultures 24 h après, à celui d'une boîte témoin.

▶ Résultats :

On considère qu'il existe un bon effet bactéricide du sérum lorsqu'il y a seulement 0,01 % de survivants pour une dilution du sérum de 1/16. On demande cet examen lorsque au cours d'une infection sévère (septicémie, endocardite, etc.) on n'obtient pas d'amélioration clinique et bactériologique attendue. Si le sérum est bien bactéricide il faut chercher une autre cause à la persistance de l'infection.

S.G.O.T.

Voir *Transaminases*

S.G.P.T.

Voir *Transaminases*

SIDÉROBLASTES

▶ Définition :

Ce sont des érythroblastes contenant des grains d'hémosidérine.

▶ Technique :

La recherche se fait sur un frottis de moelle osseuse par une coloration spéciale (coloration de Perls).

▶ Résultats à l'état normal :

- 20 à 80 % des érythroblastes dans la moelle avec 1 à 3 grains d'hémosidérine.

▶ Variations en pathologie :

⁎ DIMINUTION DES SIDÉROBLASTES (< 20 %) : Carence martiale, anémie hyposidérémique inflammatoire.

⁎ AUGMENTATION DES SIDÉROBLASTES (> 80 % des érythroblastes avec quantité importante d'hémosidérine), sidéroblastes en anneaux : Anémies sidéroblastiques primitives ou secondaires.

SIDÉROPHILINE

Voir *Fer sérique : Saturation de la sidérophiline*

SKIASCOPIE

▶ Définition :

C'est l'étude de l'ombre pupillaire. Acte courant de consultation, elle permet, selon le sens du déplacement de l'ombre pupillaire, de déterminer si le sujet est myope, emmétrope ou hypermétrope.

L'interposition d'une règle munie de verres correcteurs (règle de Trousseau) devant l'œil permet d'inverser le sens de l'ombre et indique ainsi la réfraction objective du sujet.

La skiascopie est faite après une bonne dilatation pupillaire, au besoin atropinisation pendant plusieurs jours.

▶ Indications :

- mesure objective de l'anisométropie de l'enfant, en particulier en cas de strabisme hypermétropique ;
- dépistage des troubles de l'accommodation (la mydriase lève le spasme accommodatif et la skiascopie mesure exactement la réfraction).

SPERMOGRAMME

▶ But :

Étude du sperme dans les stérilités.

▶ Technique :

Abstinence sexuelle de 3 jours avant l'examen.

Recueil de la totalité du sperme par masturbation sans condom dans un flacon stérile au laboratoire.

Un laboratoire spécialisé est indispensable. Un double contrôle est nécessaire si le spermocytogramme est anormal (intervalle de 10 à 12 semaines).

▶ **Résultats :**

∗ SERMOCYTOGRAMME NORMAL :
- volume : 2 à 5 ml ;
- nombre de spermatozoïdes : 40 à 200 millions par ml ;
- mobilité : 80 % de formes mobiles à la 1ère heure ;
- vitalité : 80 % de formes vivantes ;
- morphologie : pas plus de 30 % de formes anormales ;
- fructose : 380 mg/l ;
- cellules rondes : 0 à 1 600/ml.

∗ SPERMOCYTOGRAMMES ANORMAUX DANS :
- azoospermie absolue (0 spermatozoïde) ;
- oligospermie (< 20 millions de spermatozoïdes) ;
- asthénospermie : mobilité insuffisance en nombre et en durée ;
- nécrospermie : mobilité nulle ;
- tératospermie : morphologie anormale ;
- oligo-asthénospermie dans les formes mixtes.

STÉATORRHÉE (DOSAGE PONDÉRAL DES GRAISSES DANS LES SELLES)

▶ **Définition - technique de prélèvement :**
Ce dosage se fait dans les diarrhées. La ration alimentaire doit apporter 50 à 100 g de lipides/24 heures. La totalité des selles doit être recueillie, et ce 3 jours de suite (3 bocaux séparés).

▶ **Précautions :**
Pas d'huile de paraffine, de suppositoires ni de baryte (à faire avant des examens radiologiques éventuels).

▶ **Résultats :**
On parle de stéatorrhée (pathologique) au-dessus de 5 à 6 g/24 h. Il peut s'agir d'une malabsorption (maladie cœliaque, etc.), d'une maldigestion (carence en lipase pancréatique, en sels biliaires), plus rarement d'une pullulation microbienne ou d'une entéropathie exsudative.

STERCOBILINOGÈNE FÉCAL

C'est un pigment biliaire qui donne aux selles leur coloration et provient de la bilirubine sous l'action des bactéries coliques. Il est *diminué* au cours de certaines antibiothérapies et les cholestases, et *augmenté* dans certaines anémies hémolytiques.

STÉROÏDOGRAMME URINAIRE

▶ **Définition :**
C'est le dosage sur les urines de 24 heures des produits d'élimination des hormones stéroïdes d'origine surrénalienne et gonadique. On distingue le stéroïdogramme glucocorticoïde, minéralocorticoïde, des androgènes.

▶ **Technique :**
Les 17 OH corticoïdes (stéroïdogrammes urinaires des glucocorticoïdes) sont dosés par la méthode de Porter et Silber.

Les 17 cétocorticoïdes (androgènes) sont dosés par la réaction de Zimmerman.

Le recueil d'urines doit comprendre toutes les urines des 24 h, de 8 h à 8 h, dans un bocal non stérile contenant un bactéricide. Il faut, en plus des dosages recherchés, doser la créatininurie des 24 h pour avoir un reflet de la qualité du recueil.

▶ **Causes d'erreur :**
La principale est représentée par un mauvais recueil des urines. Les dosages sont exprimés en milligrammes par 24 h et un recueil excessif ou insuffisant augmente ou diminue les résultats. On peut indirectement apprécier la qualité du prélèvement sur le taux de créatinine qui est normalement de 0,9 à 1,3 g/24 h.

Il faut vérifier l'absence de prise médicamenteuse (méprobamate, spironolactone, antidépresseurs), de maladies intercurrentes, qui peuvent

Stéroïdogramme urinaire

	homme	femme	origine gonades, surrénale
– GLUCOCORTICOÏDES			
17 OH stéroïdes	4-7 mg/24 h	3-5 mg/24 h	mixte
cortisol (F)	25 à 90 μg/24 h		Id
tétrahydrocortisol (THF)	0,5 à 2 mg/24 h		Id
cortisone (E)	5 à 40 μg/24 h		Id
tétrahydrocortisone (THE)	1 à 4 mg/24 h		Id
II désoxycorticoïdes (S + THS)	0,5 mg/24 h		Id
prégnanetriol (PGT)	0,5 mg/24 h		Id
– ANDROGÈNES			
17 cétostéroïdes (17 CS)	12-18 mg/24 h	6 à 12 mg/24 h	mixte
déhydroépiandrostérone (DHA)	3 mg/24 h	1 à 2 mg/24 h	surrénale
II oxy 17 cétostéroïdes	1-3 mg/24 h	0,5 à 2 mg/24 h	surrénale
androstérone (A)	4-6 mg/24 h	1 à 2 mg/24 h	mixte
étiocholanolone (E)	3 à 5 mg/24 h	1 à 2 mg/24 h	mixte
testostérone (T)	50 à 100 μg/24 h	5 à 15 μg/24 h	gonades
– ŒSTROGÈNES	0-10 μg/24 h	5-25 μg/24 h	phase folliculaire
		25-50 μg/24 h	pic ovulatoire
		30-40 μg/24 h	phase lutéale
– PROGESTERONE			
Prégnandiol	1 à 3 mg/24 h	1 à 3 mg/24 h	phase folliculaire
		3 à 7 mg/24 h	phase lutéale
MINÉRALOCORTICOÏDES (↔ ALDOSTÉRONE URINAIRE)			

fausser les résultats. Pour certains dosages, il est important de connaître la phase du cycle chez la femme.

▶ **Résultats normaux :** voir tableau ci-dessus.

▶ **Variations en pathologie :**
Ces dosages sont très utiles dans la pathologie surrénalienne (Cushing, insuffisance surrénale, hyperplasie surrénalienne) et dans la pathologie ovarienne. Ils sont très intéressants surtout lors des tests dynamiques (dexaméthasone, *Synacthène,* métopirone).

STH (BASE ET TESTS DYNAMIQUES)

▶ **Définition :**
La STH est l'hormone hypophysaire responsable de la croissance. Elle agit par l'intermédiaire des somatomédines.

▶ **Technique et résultats normaux :**
Le seul dosage valable est radio-immunologique. Les techniques de prélèvement varient selon les laboratoires.

▶ **Tests des stimulations :**

∗ HYPOGLYCÉMIE INSULINIQUE : Mettre une perfusion de sérum physiologique pour garder la veine et injecter dans la tubulure 0,1 u/kg de poids d'insuline ordinaire. Prélèvement pour dosage de STH et glycémie aux temps : 0, 30, 60, 90 minutes. La STH doit dépasser 10 ng/ml (5 fois son taux de base en 60 mn).

∗ TEST A L'ARGININE : Perfuser en 30 minutes 0,50 g/kg de poids d'arginine non diluée dans du glucosé. Prélèvement pour STH à 0, 30 (fin de la perfusion), 60, 90, 120 minutes. La réponse est maximale à 60 minutes. La STH doit dépasser 10 ng/ml.

∗ TEST A LA L-DOPA : Donner 1 gramme de L-dopa et prélèvement pour STH à –15, 0, 30, 60, 90 minutes. Réponse maximale entre 30 et 60 minutes. La STH doit dépasser 10 ng/ml.

∗ TEST AU GLUCAGON-PROPRANOLOL : Donner 1 mg/kg de poids de propranolol *per os* 2 heures avant le test puis injecter 1 à 2 mg en i.m. de glucagon au temps 0. Prélèvement pour STH à –15, 0, 60, 120, 150 minutes. Le pic de STH apparaît à 120 minutes. Elle doit dépasser 10 ng/ml.

* TEST A LA BROMOCRIPTINE : Donner un comprimé à 2,5 mg à 8 h et prélèvement pour STH à 0, 180 minutes. La STH doit s'élever.

* TEST DE FREINAGE (*hyperglycémie provoquée per os* (→) : Prélèvement pour STH et glycémie à 0, 30, 60, 90 et 120 minutes. La STH doit être inférieure à 5 ng/ml.

▶ **Causes d'erreur et précautions :**

La sécrétion de STH est très variable dans la journée et sensible aux stress, il faut donc plusieurs dosages pour affirmer une hypersécrétion. Même chez le sujet normal, il existe des réponses insuffisantes lors de certains tests de stimulation, il faut deux tests négatifs pour affirmer une insuffisance en STH. L'hypoglycémie insulinique doit être faite avec du sérum glucosé à portée de la main pour traiter une hypoglycémie qui peut être sévère chez l'insuffisant antéhypophysaire.

Le propranolol est contre-indiqué chez l'asthmatique ou lors des troubles de conduction cardiaque.

Le bromocriptine peut entraîner un malaise, une hypotension, des nausées.

▶ **Résultats en pathologie :**

- *Dans l'acromégalie,* la STH est élevée, non freinée par l'HGPO ; paradoxalement la bromocriptine peut freiner la STH.
- *Dans l'insuffisance hypophysaire,* la STH est basse, non stimulable.

SYPHILIS (SÉROLOGIE DE LA)

▶ **Définition, buts :**

Les examens sérologiques dans la syphilis ont pour but :

- de confirmer le diagnostic ;
- de suivre l'évolution sous et après traitement.

Une négativation est un argument de guérison, mais à l'opposé la persistance de la positivité de certaines réactions n'infirme pas la guérison clinique.

▶ **Principes et techniques :**

Quatre groupes de réactions sont définis à partir de 4 types d'antigènes utilisés :

* L'ANTIGÈNE CARDIO-LIPIDIQUE met en évidence l'anticorps réagine syphilitique. Deux réactions existent :

- la réaction de fixation du complément dérivée de celle de Bordet-Wassermann : c'est la réaction de Kolmer sensible et spécifique ;
- les réactions de floculation du sérum au contact de l'antigène cardio-lipidique (Kline, V.D.R.L.).

* LE TRÉPONÈME PATHOGÈNE vivant fixe les anticorps appelés *immobilisines* (réaction d'immobilisation de Nelson, très spécifique).

* LE TRÉPONÈME DE REITER, non pathogène, met en évidence des anticorps de groupe (réaction de Kolmer-Reiter).

* LE TRÉPONÈME PATHOGÈNE TUÉ est utilisé dans les réactions d'immunofluorescence. Ce test est rapide, précocement positif, et assez fidèle.

▶ **Résultats, interprétation :**

* LES RÉACTIONS DE KOLMER, DE KLINE, DU V.D.R.L. sont soit qualitatives (–, ±, +), soit quantitatives par dilutions successives du sérum. L'antigène cardio-lipidique n'étant pas spécifique on peut observer de fausses réactions positives : autres tréponématoses, paludisme, pneumonies atypiques, maladies auto-immunes.

* LE TEST DE NELSON peut être exprimé de façon *qualitative* : négatif (si moins de 20 % des tréponèmes sont immobilisés par le sérum testé), douteux (entre 20 et 50 %), positif (plus de 50 % des tréponèmes sont immobilisés), ou de façon *quantitative* par dilution des sérums.

* LA RÉACTION D'IMMUNOFLUORESCENCE (FTA-ABS) s'exprime qualitativement : négatif (0, ±, +) ; douteux (++), positif (+++).

* LA RÉACTION D'HÉMAGGLUTINATION (TPHA) spécifique du Tréponème Pallidium, est, avec la réaction d'immuno-flurescence, le test de référence actuel.

* ÉVOLUTION DES RÉACTIONS SÉROLOGIQUES AU COURS DE LA SYPHILIS :

- Les tests d'*immunofluorescence* sont positifs vers le 8e jour après l'apparition du chancre.
- Puis les réactions de *Kline*, du *V.D.R.L.* se positivent suivies par la réaction de *Kolmer*.
- Le test de *Nelson* devient positif tardivement, du 30e au 45e jour après le chancre.
- La *positivité* des réactions *persiste spontanément* pendant plusieurs *années. La négativation progressive* (plus difficile pour le test de Nelson) est d'autant plus rapide que le traitement a été plus précoce. Elles peuvent rester négatives si le traitement a été débuté à la phase présérologique. La persistance d'une sérologie positive chez un malade bien traité n'infirme pas la guérison.
- Dans les *syphilis tertiaires,* les tests de la réagine peuvent être négatifs, mais le test de Nelson est toujours positif.

T_3 – T_4

Voir *Hormones thyroïdiennes*

TEMPS DE CÉPHALINE-KAOLIN

Voir *Céphaline-kaolin (Temps de)*

TEMPS DE COAGULATION

► **Définition :**
C'est un test de coagubilité globale.

► **Technique :**
Après ponction veineuse franche, recueillir rapidement du sang veineux dans 2 tubes de verre à hémolyse. Placer les tubes à 37 °C. Retourner le 1er tube toutes les minutes jusqu'à la coagulation puis le second qui coagulera un peu plus tard.

► **Causes d'erreur :**
Elles sont multiples, outre les conditions de prélèvement, le taux de fibrinogène bas, un excès de citrate après transfusion, etc.

► **Résultats à l'état normal :**
Le temps de coagulation du 2e tube est de 10 à 12 mn à 37 °C.

► **Variations en pathologie** (supérieure à 15 minutes) :
L'afibrinémie congénitale ou acquise, les déficits des facteurs de contact (XII, XI) ou anti-hémophiliques (VIII, IX) en facteurs X et V, les anticoagulants circulants (héparine) allongent le temps de coagulation.

TEMPS DE HOWELL

► **Définition :**
C'est un test de coagubilité globale. Il est peu spécifique et un peu plus sensible que le temps de coagulation (→).

► **Technique :**
Le prélèvement sanguin se fait sur citrate. Il faut un témoin.

► **Résultats à l'état normal :**
Le temps de Howell varie de 1 mn 30 à 2 mn 30, l'écart avec le témoin est inférieur à 1 mn.

► **Variations en pathologie :**

∗ LE TEMPS DE HOWELL EST UTILISÉ lors de la surveillance des traitements par l'héparine.

∗ LE TEMPS DE HOWELL EST ALLONGÉ en cas de thrombopénie et lors d'un déficit important d'un facteur plasmatique en dehors du facteur VII.

TEMPS DE LYSE DES EUGLOBULINES PLASMATIQUES

► **Définition :**
C'est un test étudiant la fibrinolyse (activateur de la plasmine et du plasminogène) ; → COAGULATION.

► **Technique :**
Le prélèvement sanguin se fait sur citrate.

► **Résultats à l'état normal :**
La lyse se produit en plus de 3 heures.

► **Variations pathologiques :**
Seuls les temps *raccourcis* ont une valeur :
- *fibrinolyse aiguë* (inférieur à 30 minutes) : chirurgie d'exérèse, accidents obstétricaux ;
- *fibrinolyse fruste :* 60 à 120 minutes ;
- *fibrinolyse chronique :* cancers métastatiques de la prostate, du pancréas, du poumon, cirrhose du foie, traitement thrombolytique.

TEMPS DE QUICK

► **Définition :**
C'est un test global de la voie exogène et du tronc commun de la coagulation. Il évalue le complexe prothrombique (II, V, VII, X).

▶ **Technique :**
Le prélèvement se fait sur oxalate ou citrate. Il faut un témoin.

▶ **Résultats à l'état normal :**
Le temps de Quick varie de 12 à 14 secondes soit 80 à 100 % du témoin. Chez le nouveau-né le temps de Quick est allongé : 40 %.

▶ **Variations en pathologie** (T.Q. inférieur à 60 %) :

– Le temps de Quick est utilisé pour la *surveillance* des traitements anticoagulants antivitamines K, la synthèse hépatique des facteurs II, VII et X nécessitant de la vitamine K.
– La carence en vitamine K, la maladie hémorragique du nouveau-né, l'insuffisance hépato-cellulaire, le déficit en facteurs du complexe prothrombique II, V, X (TCK allongé), VII (TCK normal), l'afibrinogénie congénitale, les C.I.V.D., la présence d'un inhibiteur portant sur la voie extrinsèque *allongent* le temps de Quick.

TEMPS DE SAIGNEMENT

Voir *Hémostase primaire*

TEMPS DE THROMBINE

▶ **Définition :**
C'est un test global de la phase finale de la coagulation (→) : la formation de fibrine.

▶ **Technique :**
Le prélèvement sanguin se fait sur citrate ou oxalate. Il faut un témoin.

▶ **Résultats à l'état normal :**
Le temps de thrombine est égal à 15, 20 secondes.

▶ **Variations en pathologie** (supérieures à 5 secondes par rapport au témoin) :
L'hypofibrinémie, la fibrinolyse, la C.I.V.D., l'hyperfibrinémie, la présence d'inhibiteurs (héparine, PDF), la cirrhose s'accompagnent d'un allongement du temps de thrombine.

TENSION ARTÉRIELLE

Voir *Pression artérielle*

TENEUR CORPUSCULAIRE MOYENNE EN HÉMOGLOBINE

▶ **Définition :**
La T.C.M.H. est calculée :

$$\text{T.C.M.H.} = \frac{\text{Hémoglobine (g/dl)} \times 10}{\text{nombre de GR (millions/mm}^3\text{)}}$$

▶ **Résultats :**

– *Normochromie :* 27 à 31 pg/cellule.
– *Hypochromie :* moins de 27 pg/cellule.

TEST À L'ALBUMINE MARQUÉE AU CHROME

▶ **Définition :**
Il s'agit d'un test cherchant à prouver la réalité d'une gastro-entéropathie exsudative (→), appelé aussi *test de Waldmann.*

▶ **Technique :**
On injecte par voie intraveineuse de l'albumine marquée au chrome 51 (cet isotope a l'avantage sur l'iode de ne pas être réabsorbé quand il est libéré dans la lumière intestinale et de ne pas être excrété dans le tube digestif quand il est sous forme libre dans le plasma). L'activité fécale retrouvée est donc un témoin correct de la quantité d'albumine qui a réellement gagné la lumière intestinale.

▶ **Résultats :**
Chez le sujet normal on trouve dans les selles des 5 jours suivant l'injection moins de 1 % de l'activité injectée, et dans les gastro-entéropathies exsudatives 2 à 20 %. On peut aussi calculer la clairance digestive de la protéine.

TEST À L'ALPHA-1-ANTITRYPSINE (EXPLORATION DIGESTIVE)

▶ **Définition, technique :**
L'alpha-1-antitrypsine (α-1-AT) est un inhibiteur de protéase synthétisé par le foie e

présent dans le sérum à un taux de 2 à 5 g/l. On retrouve normalement un certain taux d'α-1-AT dans les selles (elle n'est pas dégradée par les enzymes pancréatiques) ; ce taux ou mieux la clairance (C) sur plusieurs jours ($C = F \times V/P$ où F = concentration fécale, V = volume fécal/j et P = concentration plasmatique) permet d'étudier les pertes digestives de protéines (comme le test à l'albumine au chrome, mais sans qu'il soit nécessaire d'utiliser d'isotope). Les mesures se font sur 10 jours ou 3 jours.

▶ **Résultats :**
Normaux = concentrations 80 $\pm$ 90 mg/l.
Clairance : environ 10 ml/24h.

TEST AU CARMIN

On fait ingérer le matin (en précisant l'heure) 1 g de carmin (sous forme de sachets) et l'on note l'apparition de la 1ere et de la dernière selle colorée en rouge. Un temps de transit < 18 h traduit l'élément moteur d'une diarrhée (diarrhée motrice).

TEST AU CLOMID

▶ **But :**
Épreuve dynamique apréciant l'intégrité hypothalamique qui déclenche l'ovulation.

▶ **Technique :**
Prise de 100 mg de citrate de clomifène classiquement du 5e au 10e jour du cycle ; puis dosage des gonadotrophines aux jours 0, 5 et 7.

▶ **Résultats :**
Normal : élévation du taux de LH de 50 % ; ou survenue d'une grossesse ou d'une menstruation.

TEST DE COOMBS OU TEST D'ÉLUTION

Voir *Anticorps antiérythrocytaires*

TESTS CUTANÉS À LA TUBERCULINE

▶ **Définition :**
Ce sont des réactions cutanées qui confirment l'existence d'un contact avec le bacille tuberculeux.

▶ **Technique et résultats :**
Plusieurs méthodes sont possibles :

* CUTIRÉACTION : On fait, après désinfection à l'éther, deux scarifications de 5 mm avec un vaccinostyle. On dépose ensuite une goutte de tuberculine purifiée sur la scarification inférieure. La scarification supérieure (3-4 cm au-dessus) sert de témoin. La scarification doit entraîner l'issue d'une sérosité rosée, mais non sanglante. Après séchage, on recouvre d'une compresse sèche.

La lecture se fait à la 48e heure, la réaction est positive s'il existe une réaction érythémateuse avec induration palpable. On mesure l'induration perpendiculairement à la scarification.

Ce type de réaction est peu fiable.

* TIMBRE TUBERCULINIQUE : après désinfection à l'éther, on colle sur la peau présternale un timbre contenant une goutte de tuberculine. Le timbre est enlevé après 24 heures chez l'enfant et 48 heures chez l'adulte. La lecture se fait 48 heures après. Le résultat est positif s'il existe au moins trois papules reposant sur peau saine.

Il s'agit d'un contrôle pratique mais très imprécis.

* MONOTEST : après désinfection à l'éther, on appuie la bague sur le bras ou l'avant-bras. Les pointes imprégnées de tuberculine pénètrent dans le derme. La lecture se fait au 3e-4e jour. Elle est positive si l'induration est supérieure à 3 mm.

* INTRADERMO-RÉACTION : elle se fait avec une seringue de 2 ml graduée au 1/10e de ml, et une aiguille à biseau court pour injection dermique. La dilution de la tuberculine est faite juste avant l'injection. On utilise des solutions à 10 U.

On injecte, au niveau du bras, en intradermique strict, 1/10 de ml. La lecture se fait au 3e jour. Le test est positif s'il existe une induration au palper supérieur à 5 mm, la mesure du diamètre de la papule témoigne de l'importance de la réaction.

Seule cette technique devrait être utilisée pour apprécier avec sécurité les réactions cutanées.

▶ **Causes d'erreur et précautions :**
La technique d'injection ou de scarification doit être parfaite. Il ne faut pas tenir compte de la réaction érythémateuse s'il n'y a pas d'induration.

Le timbre est habituellement réservé aux enfants.

▶ **Interprétation des résultats :**

⁎ LORSQUE LA RÉACTION EST POSITIVE, elle confirme que le sujet a été en contact avec le bacille de Koch, mais elle ne permet pas de situer ce contact dans le temps. On parle de virage des réactions à la tuberculine lorsqu'elles deviennent positives. Après une vaccination par le BCG, la positivité des réactions cutanées confirme l'existence d'une immunité.

⁎ LORSQUE LA RÉACTION EST NÉGATIVE, il faut vérifier :
- la technique de l'examen ;
- l'absence de maladies anergisantes (coqueluche, rougeole, Hodgkin, hémopathies, sarcoïdose, cancers).

Chez certains sujets, malgré plusieurs vaccinations par le BCG, les réactions cutanées restent négatives.

TEST À L'EAU DE ROBINSON

▶ **Définition :**
Il s'agit de tester la capacité du patient à éliminer, en augmentant sa diurèse, une surcharge brutale en eau.

▶ **Indications** : suspicion d'insuffisance surrénale avec retard à l'élimination d'eau.

▶ **Technique :**
Le malade à jeun et sans thérapeutique depuis la veille absorbe à 8 heures 10 ml/kg d'eau en 15 minutes. Avant la prise, il a vidé sa vessie et on mesure l'osmolarité ou la densité urinaire. Ensuite, toutes les 30 minutes pendant 2 heures puis à la 3e et 4e heure, on fait uriner le patient et on mesure la quantité d'urine émise ainsi que la densité et/ou l'osmolarité. Chaque recueil d'urine est mis dans un bocal différent.

▶ **Causes d'erreur :**
Les insuffisances thyroïdienne, rénale, hépatique et cardiaque perturbent le test à l'eau. Les troubles de la vidange gastrique, les malabsorptions et les troubles de la vidange vésicale sont également des causes d'erreur.

Enfin, il faut veiller à la prise effective de l'eau.

▶ **Précautions** : s'abstenir du test quand l'hypokaliémie est importante (risque d'intoxication par l'eau).

▶ **Résultats normaux :**
Les 2/3 de la quantité d'eau absorbée doivent être éliminés en 4 heures. La densité doit chuter en dessous de 1 004 et l'osmolarité aux environs de 150 mosm/l ; ces paramètres doivent remonter en fin d'épreuve.

▶ **Résultats en pathologie :**
Dans l'insuffisance surrénale haute ou basse, il y a une opsiurie avec retard d'élimination de l'eau et absence de dilution des urines. Après 4 heures la charge en eau n'est pas éliminée et le densité urinaire est élevée (> 1010).

TESTS ÉPICUTANÉS

▶ **Définition :**
Les tests épicutanés visent à reproduire un eczéma de contact par application sur l'épiderme d'une substance suspectée responsable de cette affection.

Ils sont à différencier des tests intradermiques (→ IMMUNOLOGIE CUTANÉE : Intradermoréaction).

▶ **Technique :**
Les substances à tester sont placées sur un petit papier-filtre placé sur une bande adhésive, collée habituellement dans le dos des patients en peau normale non dégraissée. Ce « patch » est décollé 48 h plus tard et la réaction est lue 1/2 heure après le décollage.

Un patch témion est systématiquement posé en même temps que les tests pour dépister une éventuelle allergie aux composants du patch lui-même.

▶ **Résultats :**
Les résultats sont notés selon un code précis :
- O : aucune réaction, peau normale sous le patch.

- + : réaction faiblement positive, érythème simple.
- ++ : réaction positive, érythème papuleux, voire micro-vésiculeux.
- +++ : réaction très positive, phlycténulaire.
- E : effet shampooing ou effet savon, tous deux traduisant une causticité directe du produit ; il s'agit donc là d'une réaction d'irritation et non d'une réaction de type allergique.

▶ **Précautions – Causes d'erreur :**

Les tests sont à pratiquer :

- à distance d'une poussée d'eczéma et ce pour deux raisons :
  - risque d'aggravation de la poussée d'eczéma ;
  - risque de fausses réactions positives dues à des phénomènes d'hypersensibilité non spécifiques lors des poussées d'eczéma.
- en l'absence de traitement général, en particulier les corticoïdes qui pourraient négativer ces tests ;
- en l'absence de corticothérapie locale (tests appliqués sur une peau normale).

▶ **Remarque :**

Les tests épicutanés font partie de l'enquête allergologique de l'eczéma, surtout lorsqu'un eczéma de contact est évoqué sur les notions cliniques. Il existe ainsi une batterie de tests épicutanés systématiques auxquels on peut associer des substances plus spécifiques selon les malades en fonction des données de l'interrogatoire (test épicutané au PPD pour le groupe des sulfamides, par exemple, pour une infirmière présentant un eczéma de contact des mains, etc.).

Un résultat à ++ ou +++ impose l'exclusion définitive du produit en cause : il n'y a pas de désensibilisation des eczémas de contact.

TEST À L'ÉTHANOL

Voir *Complexes solubles (Test à l'éthanol)*

TEST DE FALCIFORMATION

Voir *Falciformation (Test de)*

TESTS DE FREINAGE À LA DEXAMÉTHASONE (DXM)

▶ **Définition :**

Il s'agit d'épreuves mises au point pour freiner la sécrétion surrénalienne en agissant sur le rétrocontrôle hypothalamo-hypophyso-surrénalien. La DXM a l'avantage de très bien freiner et de ne pas interférer avec les dosages plasmatiques et urinaires, freinage car la DXM (corticoïde de synthèse par rétrocontrôle négatif) supprime la sécrétion d'ACTH.

▶ **Indications :** mise en évidence des hypercorticismes.

▶ **Techniques et résultats normaux :**

Il existe trois protocoles de test de freinage : Cortisolémie à 8 h puis :

* FREINAGE MINUTE : 1 mg de DXM *per os* à minuit et prélèvement pour cortisol à 8 h le matin suivant. Le cortisol doit être inférieur à 10 μg/100 ml (275 nmol/l). En cas de réponse positive :

* FREINAGE STANDARD : 3 mg de DXM, en 3 prises (toutes les 8 heures) de 0,5 mg *per os,* pendant 5 jours (*Décadron, Dectancyl :* 6 cp à 0,5 cg, 2 cp toutes les 8 heures). Les urines de 24 heures pour dosages de 17- OH et 17- CS avec créatininurie (→ STÉROÏDOGRAMME URINAIRE) sont recueillies, la veille et le dernier jour du test. Les 17- OH doivent être inférieurs à 2 mg/24 h et les 17- CS à 3 mg chez la femme et 6 mg chez l'homme.

* FREINAGE FORT : 8 mg de DXM, en 8 prises (toutes les 3 heures) de 1 mg *per os,* pendant 2 ou 3 jours avec même recueil d'urines la veille et le dernier jour du test. Les résultats sont identiques.

▶ **Causes d'erreur :**

→ STÉROÏDOGRAMME URINAIRE et CORTISOL.

▶ **Résultats en pathologie :**

L'intérêt de ces différentes épreuves est de permettre théoriquement de distinguer les différentes causes d'élévation du cortisol et des 17- CS et 17- OH :

- *Obésité et hyperplasie bilatérale des surrénales* répondent au freinage minute.

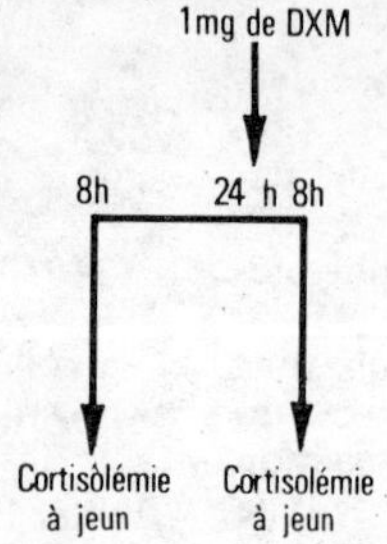

Technique de freinage rapide.

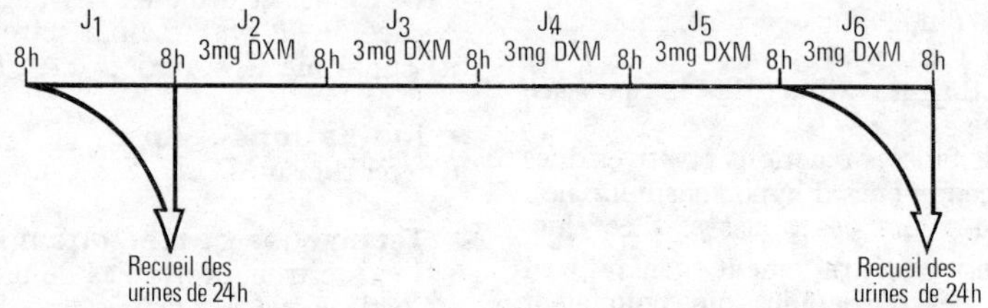

Technique de freinage standard.

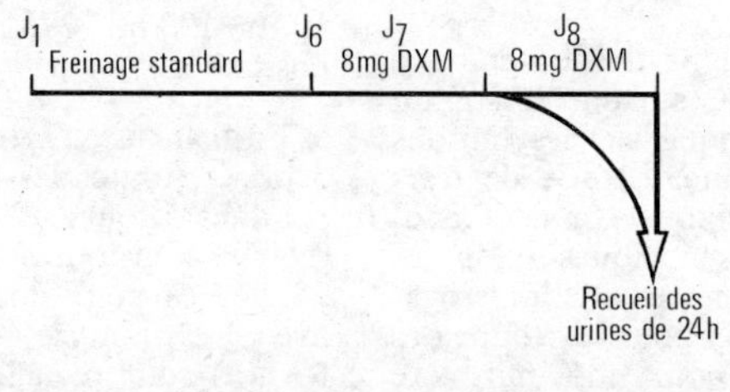

Technique du test de freinage long.
(d'après GUILHAUME B., PERLEMUTER L., *Cahiers de l'Infirmière, 5,* Masson, Paris, 1980).

– *La maladie de Cushing* répond au freinage fort.

– *Les hypercorticismes secondaires à une tumeur bénigne ou maligne et les causes paranéoplasiques* ne répondent pas au freinage fort.

– *Dépressions endogènes* : freinage nul ou insuffisant.

Donc en cas d'hyperplasie bilatérale des surrénales le freinage est un test diagnostique et thérapeutique (*Dectancyl*) ; en cas d'hypercorticisme la non-réponse au freinage standard confirme le diagnostic, le freinage fort permet le diagnostic étiologique.

TEST AU GLUCAGON

▶ Définition :

Le glucagon est une hormone pancréatique hyperglycémiante, mais également insulinosécrétante.

▶ Technique :

Chez un malade à jeun, injection au temps 0 de 2 μg/kg de poids en i.v. de glucagon. Prélèvement pour dosage de l'insulinémie et la glycémie au temps –15, 0, 5, 10, 15, 20, 30, 60, 90, 120 minutes (le protocole est différent pour la STH : →).

Le test au glucagon se fait également sur le peptide c (ce peptide est sécrété par la cellule bêta-langherhansienne en même quantité que l'insuline).

Pour le peptide c : 1 mg de glucagon I.M. ou I.V., dosages à 0, 4, 6, 10, 20 mn à jeun.

▶ **Causes d'erreur et précautions :**
Il s'agit d'une épreuve sans danger puisqu'elle associe insulino-sécrétion et hyperglycémie ; cependant une hypoglycémie tardive peut se produire.

▶ **Résultats normaux :**
L'insulinémie s'élève précocement avant 30 minutes, la glycémie s'élève de plus de 40 % en 30 minutes. Le peptide c à jeun : 1 à 2 ng/ml à 4 et 6 mn. Taux doublé après glucagon.

▶ **Résultats en pathologie :**
Dans les insulinomes, l'insulinémie dépasse le plus souvent 150μU/ml, la glycémie peut chuter en fin d'épreuve. Le test au glucagon permet de voir si un diabète non insulinodépendant ancien doit être passé ou non à l'insuline (évaluation des réserves insuliniques).

TEST À L'HCG (HORMONE CHORIONIQUE GONADOTROPHIQUE)

▶ **Définition :**
Il s'agit d'une épreuve de stimulation du testicule par l'HCG qui a un effet LH (→ FSH-LH).

▶ **Technique :**

∗ DOSAGE URINAIRES :
Pratiqués actuellement :

- J0 : recueil des urines de 24 h pour 17 cétostéroïdes, 17 hydroxycorticoïdes, œstrogènes, créatinine.
- J1, J2, J3 injection I.M. à 8 h de 5 000 UI d'HCG (endo ou ISH).
- J3 à J4 nouveau recueil des urines pour le même dosage.

∗ DOSAGES PLASMATIQUES
Utilisés actuellement :
dosages plasmatiques de delta-4-androsténedione, testostérone, œstradiol, avant le test puis 4 heures et 4 jours après injection de 5 000 UI d'HCG chez l'adulte (1 500 chez l'enfant). Étude de la réponse précoce (4e heure) et tardive (4e jour).

▶ **Causes d'erreur :** → TESTOSTÉRONE et ŒSTRADIOL.

▶ **Résultats normaux :**
La *testostérone* augmente de 100 % au 5e jour, *l'œstradiol* de 300 % au 2e jour.

▶ **Résultats en pathologie :**

- *Dans l'hypogonadisme primitif,* la réponse est diminuée ou nulle.
- *Dans la cryptorchidie,* l'existence d'une réponse affirme la présence de tissu testiculaire fonctionnel ectopique.

TEST AU LH-RH

▶ **Définition :**
Le LH-RH est le facteur hypothalamique faisant sécréter la FSH et la LH. Ce test permet de mesurer les réserves hypophysaires.

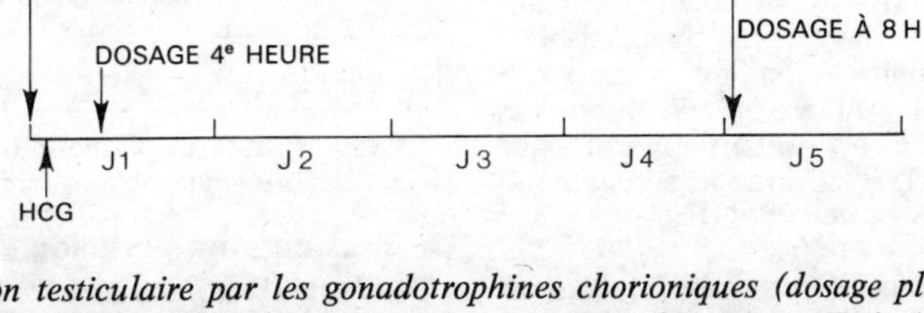

Stimulation testiculaire par les gonadotrophines chorioniques (dosage plasmatique)
(d'après HAZARD J., PERLEMUTER L., *Abrégé d'Endocrinologie,* Masson, Paris, 1983).

▶ **Technique :**
Dosage radio-immunologique. Le sujet peut ne pas être à jeun. Chez la femme si possible en seconde partie du cycle.
Injection en i.v. direct de 100 à 150μg de LH-RH *(Stimu LH)* au temps 0. Prélèvement pour FSH et LH aux temps 0, 30, 60, 90, 120 minutes. Le sang est conservé au froid (+ 4 °C) si le dosage a lieu dans les 24 heures, sinon centrifugation et conservation à – 20 °C.

▶ **Causes d'erreur :** → FSH-LH.

▶ **Résultats normaux :**
FSH : de base 3 à 7 μUI/ml ;
- LH : de base 4 à 8 μUI/ml (tenir compte de la normale de chaque laboratoire) ;
- FSH : taux multiplié par 2 à 30' ;
- LH : taux multiplié par 4 entre 30 et 60'.

Parfois les réponses de LH et FSH à la LHRH peuvent être retardées.

▶ **Résultats en pathologie :**
Ce test de stimulation permet de distinguer les atteintes hypothalamiques des atteintes hypophysaires.
Dans les *insuffisances hypophysaires,* la réponse est nulle, elle est retardée et faible dans les *atteintes hypothalamiques* et elle est très forte dans les *maladies gonadiques primitives.* En cas d'ovaires polykystiques : LH > FSH après LHRH.
En pratique : en cas d'anovulation chez une femme avec FSH-LH basales basses leur stimulation positive par LHRH peut avoir des conséquences thérapeutiques : pompe à LHRH, induction de l'ovulation.

TEST À LA MÉTOPIRONE

▶ **Définition :**
Il s'agit d'un test de stimulation de l'axe hypothalamo-hypophyso-surrénalien. La métopirone (SU) bloque la synthèse du cortisol et provoque une accumulation du composé S (précurseur direct), qui est éliminé dans les 17- OH stéroïdes. Le cortisol baisse et provoque une sécrétion d'ACTH et donc une augmentation du composé S et des 17- OH.

▶ **Indications :** insuffisance surrénale, diagnostic étiologique des syndromes de Cushing.

▶ **Techniques :**
* Ancienne technique :
Durée 3 jours :
- 1er jour : recueil des urines de 24 h pour dosage de 17-céto, 17-OH et créatinurie (avant métopirone).
- 2e jour : prise de métopirone 16 cp (4 cp à 8h, 12h, 16h, 20h), cp à 0,25 g.
- 3e jour : recueil des urines de 24h pour dosages urinaires.

* Nouvelle technique :
24 heures.
Variations plasmatiques du composé S, cortisol, ACTH avant et après métopirone.
- 1er jour : 10 ml de sang pour dosage des 3 hormones puis prise de 3 gélules de métopirone à 12h, 15h, 19h, 23h.
- 2e jour : 3 gélules de métopirone à 3h, 7h, puis à 8h 10 ml de sang pour dosage des 3 hormones.

▶ **Causes d'erreur et précautions :**
L'horaire de la prise des comprimés de SU est impératif car leur action est assez rapide, et les résultats sur le composé S peuvent être faussés si le prélèvement est trop éloigné du dernier comprimé.
La prise de dérivés de la cortisone bloque la réponse.
Ce test doit être fait en hospitalisation, car il risque de provoquer une insuffisance surrénale aiguë. Il est contre-indiqué dans les insuffisances surrénales sévères, c'est pourquoi il est préférable de le faire précéder d'un test à l'eau. Pendant l'épreuve le malade doit rester dans sa chambre, le pouls et la TA sont surveillés toutes les 4 heures lors de la prise des comprimés.

▶ **Résultats normaux :**
* (Ancienne méthode) :
17- OH augmentent de 300 %.

* Nouvelle méthode :
Cortisolémie effondrée, composé S et ACTH élevés.

	Cortisol (ng/ml)	composé S (ng/ml)
avant métopirone	15	1
après métopirone	0,5	10

Ces résultats impliquent un fonctionnement hypothalamo-hypophysosurrénalien normal.

▶ **Résultats en pathologie :**
- *Dans l'insuffisance surrénale,* la réponse est diminuée mais ce test ne permet pas de

situer le siège hypothalamo-hypophysaire ou surrénalien. On peut pour cela ajouter un dosage de l'ACTH au cours du test : *si élevé,* atteinte surrénalienne primitive ; *si bas,* atteinte hypophysaire ou hypothalamique.

– *Dans la maladie de Cushing,* la réponse est souvent très forte.
– *Dans l'hypercorticisme surrénalien ou paranéoplasique,* test négatif.

TEST DE PERFUSION SALÉE

▶ Définition :

Il s'agit d'un test de freinage de l'aldostérone indiqué en cas de syndrome de Conn pour confirmer le diagnostic et différencier adénome de Conn et HBS.

▶ Technique :

Prélèvement pour aldostérone plasmatique aux temps 0 et 2 heures. Perfusion i.v. de 2 litres de sérum physiologique en 2 heures après le temps 0.

▶ Causes d'erreur et précautions :

Ce test est contre-indiqué chez l'hypertendu, l'insuffisant cardiaque, l'insuffisant rénal et l'insuffisant hépatique. Il faut surveiller tous les quarts d'heure la TA, le malade étant alité.

▶ Résultats normaux :

L'aldostérone plasmatique doit être effondrée après la perfusion.

▶ Résultats en pathologie :

Dans l'adénome de Conn, l'aldostérone ne chute pas. Dans l'hyperplasie, elle chute davantage.

TESTS PSYCHOLOGIQUES

Les tests sont des épreuves définies comportant une tâche à remplir et dont le résultat peut être objectivement apprécié.

Ils réalisent une situation expérimentale standardisée servant de stimulus à un comportement. Ce comportement est évalué par comparaison statistique avec celui d'autres individus placés dans la même situation, permettant ainsi de classer le sujet examiné.

Ils sont le plus souvent pratiqués par un psychologue qui dépouillera les résultats.

Ils se différencient de l'examen clinique par :

– le caractère standardisé de la situation de test : les épreuves d'un test donné sont toujours les mêmes ;
– l'enregistrement précis et objectif des réponses ;
– l'évaluation statistique du comportement par rapport à des normes de référence.

Il faut, bien sûr, que le patient soit en confiance, en état physique et psychique de rester attentif plusieurs heures, et possède une bonne maîtrise de la langue.

On emploie en clinique deux sortes de tests, suivant qu'on veut estimer l'intelligence ou étudier la personnalité.

▶ Les tests d'efficience :

Ce sont des tests explorant les aspects cognitifs de la personnalité, c'est-à-dire l'intelligence, les aptitudes et les connaissances.

Ils sont adaptés à l'âge des sujets. Les jeunes enfants d'âge préscolaire sont examinés avec des tests ne faisant pas intervenir le langage (*Borel-Maisonny*). Le test de Weschler-Bellevue pour enfants *(WISC)* comporte 10 épreuves verbales et non verbales.

Les tests permettent de déterminer l'âge mental de l'enfant. Le quotient intellectuel est défini par le rapport de l'âge mental sur l'âge chronologique × 100.

Chez l'adulte, le plus utilisé est la WAIS. Elle se compose de 6 épreuves verbales qui font appel au vocabulaire, à l'information, la compréhension, la répétition des chiffres, le raisonnement arithmétique, les similitudes, et de 5 épreuves de performance qui mettent en jeu, à partir de situations concrètes, les qualités perceptives et les qualités d'analyse et de raisonnement : arrangement d'images, complément d'images, reconstitution de dessins à l'aide de cubes colorés, puzzles, code (transcription de chiffres en signes).

La WAIS permet de calculer un quotient intellectuel verbal et un quotient intellectuel de performance.

D'autres tests sont représentés par une épreuve unique. Ce sont des tests généralement non verbaux, destinés à mettre en jeu les capacités d'obstruction et de raisonnement logique. Ils donnent une estimation de l'intelligence générale du sujet. Par exemple, le D 48 (groupe de dominos disposés suivant une certaine loi).

Les tests de vocabulaire.

A l'égard des tests de l'intelligence, il faut prendre garde aux causes d'erreur : inhibition, anxiété, émotivité. Les résultats n'ont jamais de caractère absolu et l'examen clinique complétera toujours ces données ponctuelles.

▶ **Les tests de personnalité :**

Ils ont pour but d'explorer le caractère, l'affectivité, les attitudes et les intérêts de l'individu. Ce sont soit des *questionnaires,* soit des *tests projectifs.*

∗ LES QUESTIONNAIRES sont d'un emploi facile.

Le sujet répond par oui ou par non (vrai ou faux) à un certain nombre de questions. Ces questions portent sur les opinions, les goûts, les comportements, les sentiments, les idées.

Le plus utilisé est le M.M.P.I. (inventaire multiphasique de personnalité du Minnesota).

Les réponses à 550 questions permettent d'affecter une valeur à 10 paramètres différents. On obtient ainsi un profil de personnalité.

∗ LES MÉTHODES PROJECTIVES consistent à proposer un stimulus faiblement structuré, dont l'interprétation subjective par le patient renseignera sur sa personnalité.

Le plus utilisé est le *test de Rorschach.*

Le test comporte 10 planches reproduisant une tache d'encre étalée et symétrique.

En prenant son temps, le sujet doit dire ce qu'elle représente pour lui. L'examinateur note les réponses mot à mot, les exclamations et les mimiques. Puis, quand toutes les planches ont été vues, on recherche quelle partie de la tache a été interprétée et quels sont les facteurs qui ont provoqué la réponse. Les réponses sont analysées en fonction de la perception (détail, couleur, etc.), du contenu et surtout de la forme.

Il est actuellement un des meilleurs tests cliniques pour l'exploration de la personnalité, en en fournissant une image dynamique.

De nombreux autres tests projectifs existent, en particulier le *TAT* (Thematic Aperception Test). Il est composé d'une série de 30 planches représentant des scènes à un ou plusieurs personnages et dont la situation est ambiguë.

▶ **Les apports des tests :**

Ils sont utiles, voire souvent indispensables au diagnostic psychiatrique.

∗ LA DÉTÉRIORATION peut être décelée précocement par la baisse d'efficience de certains tests d'intelligence.

∗ DANS LES FORMES FRUSTRES DES SCHIZOPHRÉNIES, les tests, en particulier le Rorschach, sont d'un grand intérêt, avec parfois des signes pathognomoniques.

∗ CHEZ LES NÉVROSÉS, les tests projectifs permettent d'affiner les mécanismes et le type de la névrose.

▶ **Au total,** les tests aident au diagnostic des maladies mentales, mais doivent toujours être confrontés à la clinique.

TEST DE QUÉRIDO

▶ **Définition :**

C'est un test de stimulation de la thyroïde par la TSH exogène. Étude de la fixation d'iode par la thyroïde avant et après TSH.

▶ **Technique :**

On étudie la fixation de l'iode radioactif à la 3e et à la 24e heure et la scintigraphie thyroïdienne avant et après 6 jours d'injection i.m. d'une ampoule à 100 unités de TSH.

▶ **Résultats normaux :**

La fixation augmente de 50 à 100 %.

▶ **Variations en pathologie :**

- *Dans l'hypothyroïdie primitive,* où la TSH est élevée de base, on n'observe aucune modification.
- *Dans l'hypothyroïdie haute,* la fixation augmente d'au moins 25 %. Cependant, actuellement, le seul dosage de la TSH plasmatique permet de faire le diagnostic.
- *Dans l'hyperthyroïdie de Basedow,* ce test n'a aucun intérêt.

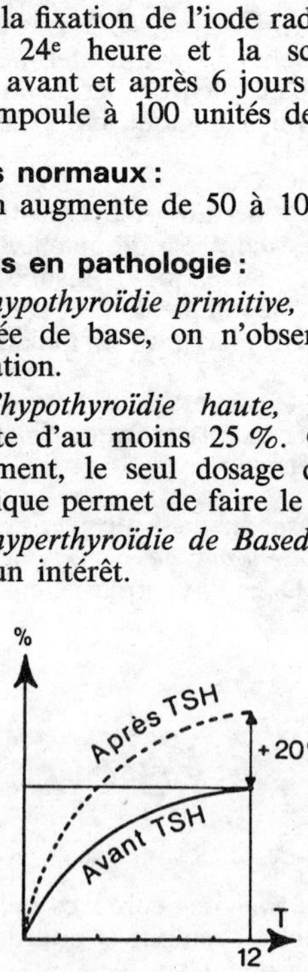

Courbes de fixation de l'^{131}I (sujets normaux).

– *Dans l'adénome toxique,* ce test conserve une valeur car il permet de « réveiller » le reste de la thyroïde sur la scintigraphie de contrôle. Dans cette indication, on peut associer à la TSH des bêta-bloqueurs pour éviter d'aggraver les signes d'hyperthyroïdie.
– L'échographie permet de visualiser l'autre lobe thyroïdien à moindre frais.

TEST DE RESTRICTION SALÉE

▶ **Définition :**
Il s'agit d'un test de stimulation de l'aldostérone, rarement pratiqué.

▶ **Technique :**
Régime sans sel strict (0,5 à 1 g de sodium) pendant 5 jours avec prélèvement pour aldostérone plasmatique et urinaire et THA à J0 et J5.

Causes d'erreur et précautions :
Il faut interdire tout écart de régime. Pendant l'épreuve, en cas d'insuffisance surrénale, il faut surveiller la TA, l'hydratation et la natrémie tous les jours pour dépister et traiter une insuffisance surrénale aiguë.

Résultats normaux :
La natriurèse chute rapidement et l'aldostéronurie et les THA augmentent d'au moins 100 %.

Résultats en pathologie :
Dans l'insuffisance surrénale avec atteinte minérale, l'augmentation est moindre ou nulle.

TEST DE SCHILLING

Définition :
C'est un test explorant l'absorption intestinale de la vitamine B_{12}. Il n'est réalisable qu'en l'absence d'insuffisance rénale.

▶ **Technique :**
– Injection d'une faible dose de vitamine B_{12} radio-active. Saturation de l'organisme par injection intramusculaire d'une forte dose de vitamine B_{12} non radio-active.
– Dosage de la radio-activité des urines des 24/48 h suivant l'injection.

▶ **Résultats à l'état normal :**
L'élimination rénale est de 15 à 40 % de la dose injectée.

▶ **Variations en pathologie** (élimination inférieure à 5 %) :
Défaut d'absorption corrigé (→ ANÉMIE MÉGALOBLASTIQUE) ou non par l'injection de facteur intrinsèque.

TEST A LA SÉCRÉTINE

Lorsque l'on suspecte un syndrome de Zollinger et Ellison on injecte ou perfuse de la sécrétine : normalement la gastrinémie et le débit acide s'abaissent sauf dans ce syndrome.

TEST DE LA SUEUR

▶ **Définition :**
Dosage du chlore dans la sueur.

▶ **Résultats normaux :**
Taux de chlore inférieur à 50 mOsm/l.

▶ **Variations pathologiques :**
Un taux égal ou supérieur à 80 mOsm/l retrouvé à deux examens successifs affirme le diagnostic de mucoviscidose.

▶ **Technique :**
Stimulation de la sudation par la chaleur ou par injection sous-cutanée de *Pilocarpine* ou par ionophorèse. Recueil de la sueur sur une compresse déchlorurée. Mesure par pesée de la quantité de sueur recueillie par dosage.

▶ **Causes d'erreur :**
Recueil insuffisant (50 à 100 mg de sueur sont nécessaires). Jeune âge de l'enfant.

TESTS AU SYNACTHÈNE

▶ Définition :

Il s'agit de vérifier la capacité de réponse de la surrénale à une injection de *Synacthène* qui est un analogue synthétique de l'ACTH.

▶ Techniques et résultats normaux :

Deux protocoles sont utilisables :

∗ TEST AU *Synacthène ordinaire :* 1 ampoule à 0,25 mg de *Synacthène ordinaire* en i.m. à 8 heures avec prélèvement pour cortisol juste avant et 30 et/ou 60 minutes après. C'est un test de stimulation surrénalienne. Ce test doit être fait à 8 h à jeun car c'est à cette heure que la cortisolémie est la plus haute, les médicaments sont arrêtés au moins la veille (corticoïdes).

Normalement, la cortisolémie doit augmenter de 50 à 100 %.

∗ TEST AU *Synacthène retard :* 1 ampoule à 0,5 mg de *Synacthène retard* en i.m. à 8 heures. Recueil des urines de 24 heures pour créatinine, 17- CS, 17- OH (→ STÉROÏDOGRAMME URINAIRE) la veille, le jour et le lendemain du *Synacthène* et/ou prélèvement pour cortisol juste avant l'injection, 1 heure puis 12 heures, 13 heures et 24 heures après.

Normalement, la cortisolémie s'élève comme précédemment et se maintient jusqu'à 24 heures, les 17- CS augmentent de 100 à 200 % et les 17- OH de 300 à 500 %.

▶ Causes d'erreur et précautions :

→ STÉROÏDOGRAMME URINAIRE et CORTISOL. Dans le bilan d'une insuffisance surrénale ces tests doivent se faire au cours d'une hospitalisation étant donné le risque de décompensation, surtout pour le test retard.

▶ Résultats en pathologie :

∗ SYNACTHÈNE IMMÉDIAT :

- *réponse négative :* cortisolémie de base basse sans élévation sous *Synacthène :* insuffisance surrénale primitive ;
- *réponse faible insuffisante :* surrénale au repos par insuffisance en ACTH (faire un *Synacthène retard*) ;
- *réponse explosive :* maladie de Cushing.

∗ SYNACTHÈNE RETARD :

- *réponse négative :* insuffisance surrénale primitive ;
- *réponse explosive :* maladie de Cushing.

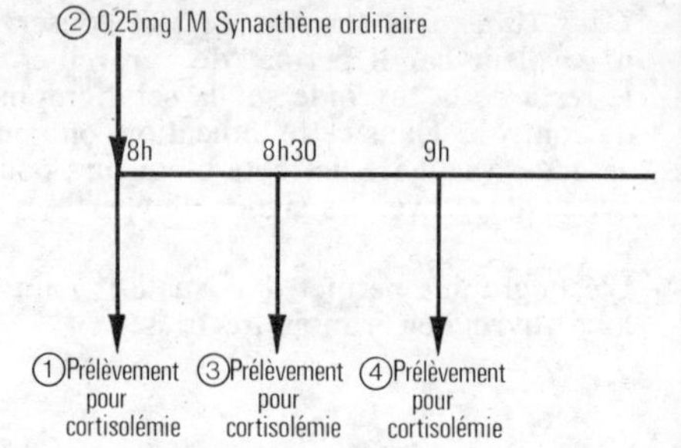

Technique du test au Synacthène ordinaire.

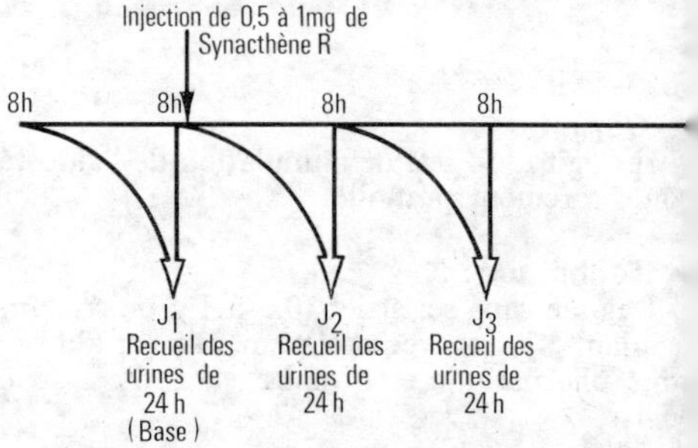

Technique du test au Synactène retard
(d'après GUILHAUME B., PERLENUTER L., *Cahiers de l'Infirmière, 5, Endocrinologie, Diabète,* Masson, Paris, 198(

∗ SYNACTHÈNE RETARD + AVEC SYNAC THÈNE IMMÉDIAT- : insuffisance hypothalamo hypophysaire corticotrope.

- *Dans l'insuffisance surrénale haute,* on peu obtenir une réponse au test retard mais l montée des chiffres est retardée par inerti de la surrénale qui n'était plus stimulée
- *Dans les hyperplasies bilatérales des sur rénales,* les tests accentuent l'élévation de précurseurs, il faut alors doser dans l plasma la 17- hydroxyprogestérone et l composé S et dans les urines le prégnanetriol
- *Dans la maladie de Cushing,* on obtient un réponse explosive.

TEST AU TOLBUTAMIDE

Voir *Épreuve de jeûne*

TEST DE TRANSFORMATION LYMPHOBLASTIQUE

Voir *Transformation lymphoblastique (Test de)*

TEST AU TRH

Définition :
Le TRH est le facteur hypothalamique faisant sécréter la TSH et la prolactine (PRL) par l'hypophyse. Ce test explore les réserves hypophysaires.

► **Technique :**
Prélèvement de 2 ml de sang veineux pour TSH et/ou de 4 ml pour PRL aux temps 0, 30, 60, 90, 120 minutes. Injection en i.v. direct de 200 à 250 μg de TRH *(Protiréline* ou *Stimu TSH* au temps O.) Prélèvements conservés à + 4 °C si dosage fait dans les 48 heures, à - 20 °C s'il est effectué plus tard.

► **Causes d'erreur et incidents :**
Cause d'erreur propre à chaque dosage. Au cours du test peuvent apparaître des céphalées, un flush, des vertiges passagers.

► **Contre-indications** : la grossesse.

Résultats normaux :
- La TSH s'élève à son maximum entre 30 et 60 minutes, elle peut multiplier par 4 ou 5 son chiffre de base, sans dépasser 30 μU/ml. Taux normaux à 120.
- La PRL s'élève plus précocement et est multipliée par 4.

► **Variations en pathologie :**
- *Hypothyroïdie primitive :* THS basale élevée explosive (> 30 μu/ml à T30) sous TRH. Test fait uniquement en cas d'hypothyroïdie frustre.
- *Hyperthyroïdie :* TSH basale basse sans réponse au TRH. Excellent test diagnostic.
- *Prolactinémie :* dans toutes les causes d'hyperprolactinémie le test au TRH est explosif sauf en cas d'adénome à prolactine (prolactine de base élevée augmentant un peu sous TRH).
- *Insuffisance hypothalamo-hypophysaire :* TSH basale ne répondant pas au TRH si atteinte hypophysaire. Réponse retardée si atteinte hypothalamique.

TEST DE WALDMANN

Voir *Test de l'albumine marquée au chrome*

TEST DE WERNER

► **Définition :**
C'est un test de freinage de l'axe hypothalamo-hypophyso-thyroïdien par la triiodothyronine.

► **Technique :**
Elle repose sur la comparaison de la fixation de l'iode radioactif avant et après la prise de 4 comprimés de *Cynomel* (cp. à 25 μg) pendant 5jours.

► **Résultats normaux :**
La fixation à la 24ᵉ heure doit chuter de 25 % par rapport à la valeur de départ.

► **Variations pathologiques :**
Dans l'hyperthyroïdie, il n'y a pas de réponse. Il n'a d'intérêt que dans les formes frustes. Il faut parfois associer un bêta-bloqueur pour éviter d'aggraver les signes d'hyperthyroïdie par le *Cynomel.*

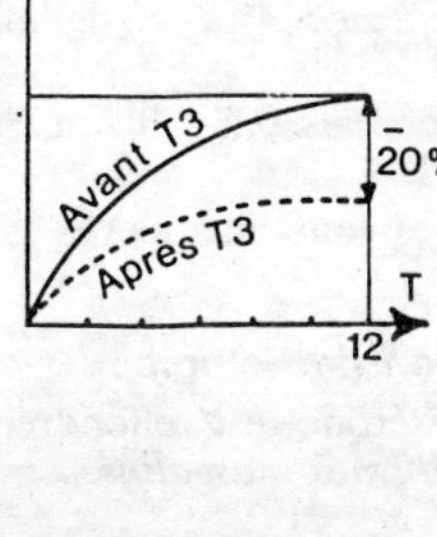

TEST AU XYLOSE

▶ Définition :

Test étudiant la capacité intestinale d'absorption du xylose.

▶ Technique :

- Ingestion du xylose à jeun.
- Prélèvement 1 heure plus tard de 1 ml de sang sur tube sec.

▶ Valeurs normales :

Ingestion de xylose : 0,7 g/kg (14,5 g/m²) ; 1 heure après ingestion, taux sanguin supérieur à 200 mg/l.

▶ Variations pathologiques :

En cas de trouble de l'absorption (maladie cœliaque) pas de montée de la xylosémie.

TESTOSTÉRONE

▶ Définition :

C'est la principale hormone mâle sécrétée par le testicule. Chez la femme, l'ovaire en sécrète très peu. La surrénale à l'état normal a une production très faible.

▶ Technique :

Dosage radio-immunologique variable selon les laboratoires.

▶ Causes d'erreur :

La testostérone est liée à une protéine porteuse dont les modifications peuvent faire varier le dosage. Il faut vérifier l'absence de traitement androgénique. Possibilité de demander un dosage de testostérone libre.

▶ Résultats normaux :

- *Chez l'homme :* 4 à 10 ng/ml ou 14 à 38 nmol/l.
- *Chez la femme :* 0,2 à 0,7 ng/ml ou 0,7 à 2,4 nmol/l.
- Les chiffres sont plus élevés le matin que le soir.

▶ Résultats en pathologie :

- La testostérone est effondrée dans les *hypogonadismes masculins.*
- *Dans le syndrome de féminisation testiculaire,* les chiffres sont normaux.
- *Des chiffres élevés* doivent faire rechercher une tumeur surrénalienne, un Cushing, une hyperplasie surrénale, une tumeur ovarienne, une dystrophie ovarienne polykystique.

TÉTRAHYDRO-ALDOSTÉNURIE (THA)

Voir *Aldostérone urinaire et tétrahydroaldosténurie (THA)*

THERMOGRAPHIE

▶ But :

Détecter diverses lésions des seins par l'enregistrement des variations de température qu'elles provoquent.

▶ Techniques :

Au nombre de 2 :

- *thermographie en plaque* par contact direct ;
- *téléthermovision* par caméra de télévision à infrarouges permettant le balayage de la glande.

▶ Limites :

- seins trop graisseux (faux négatifs) ;
- tumeurs froides chez les femmes âgées (faux négatifs) ;
- anomalies vasculaires chaudes (faux positifs).

▶ Résultats :

Les cancers sont plus chauds que les régions saines ou les tumeurs bénignes. Cette élévation thermique peut être de 2 à 8 degrés centigrades.

La thermographie est intéressante :

- pour juger de l'évolutivité des tumeurs mammaires ;
- pour la surveillance des seins irradiés ou opérés.

THROMBOTEST D'OWREN

Voir *Owren (Thrombotest d')*

THYRÉOLIBÉRINE (TSH)

▶ **Définition :**
Hormone hypophysaire faisant sécréter les hormones thyroïdiennes.

▶ **Technique :**
Dosage radio-immunologique. Technique de prélèvement variable selon chaque laboratoire. Exemple : 5 ml de sang veineux sur EDTA. Actuellement dosage très précis de TSH ultrasensible.

▶ **Résultat normal :**
0 à 5 μU/ml (variable selon les laboratoires).

▶ **Variations en pathologie :**
Normal ou bas dans l'*hyperthyroïdie,* élevé dans l'*hypothyroïdie primitive.* Bas en cas d'*insuffisance antéhypophysaire.*

THYROCALCITONINE (TCT)

▶ **Définition :**
C'est une hormone sécrétée par les cellules C de la thyroïde qui a un effet hypocalcémiant.

▶ **Technique :**
Variable selon les laboratoires, par exemple :
Prélèvement sur tube hépariné de 20 cm^3 de sang. Des tests de stimulation sont possibles : test de perfusion calcique et test à la pentagastrine (dosage aux temps 0, 1, 2, 5, 10, 15 minutes et injection au temps 0 de 1 μg/kg de pentagastrine en i.v. direct).

▶ **Causes d'erreur :**
Il s'agit de dosages très délicats qui ne sont assurés de façon fiable que par très peu de laboratoires.

▶ **Résultats normaux :**
Variables selon les laboratoires.

▶ **Variation en pathologie :**
La TCT est élevée dans les *cancers médullaires de la thyroïde* et dans l'*insuffisance rénale.* Les valeurs basses sont difficiles à apprécier étant donné les difficultés des dosages.

Doit être dosée dans le dépistage familial de la polyadénomatose endocrinienne incluant le cancer médullaire de la thyroïde.

TOLBUTAMIDE

Voir *Test au tolbutamide*

TONOMÉTRIE – TONOGRAPHIE

▶ **La tonométrie** est la mesure du tonus oculaire par une méthode indirecte ; la méthode la plus employée actuellement est la tonométrie par *aplanation*. L'appareillage est le « cône à aplanation » qui est adapté sur le biomicroscope (lampe à fente). La mesure est effectuée en appliquant le cône sur la cornée œil par œil après instillation d'un anesthésique de surface teinté par la fluorescéine (II gouttes de fluorescéine dans un flacon de *Novésine* à 0,40 %). Chez les malades indociles, on a intérêt à répéter les mesures au besoin à quelques jours d'intervalle et à des heures différentes de la journée (la pression oculaire est souvent plus élevée le matin). La tension oculaire normale se situe habituellement entre 10 et 21 mm d'Hg.

▶ **La tonographie** est l'enregistrement de la variation tensionnelle qu'on observe si on laisse le tonomètre quelques minutes sur la cornée, la surpression tonométrique chassant alors l'humeur aqueuse. A partir de cet enregistrement, on calcule la facilité d'écoulement de l'humeur aqueuse. En pratique le tonomètre sera laissé en contact sur la cornée pendant 4 minutes.

Des tables de conversion permettent, à partir des chiffres de départ et d'arrivée, de mesurer la facilité d'écoulement.

La tonographie a un grand intérêt pour le diagnostic de certains cas de glaucome douteux et dans le choix du traitement de certains glaucomes chroniques.

TRANSAMINASES

▶ **Définition :**

Ce sont des enzymes de transport du radical NH_2. Deux transaminases sériques sont couramment dosées en clinique : la transaminase glutamo-oxalo-acétique (S.G.O.T.), ou aspartate amino-transférase (A.S.A.T.), et la transaminase glutamo-pyrurique (S.G.P.T.) ou alanine amino-transférase (A.L.A.T.). Elles sont réparties dans le foie (hépatocytes), le myocarde, les muscles, le rein. L'augmentation des S.G.P.T. est plus évocatrice d'une atteinte hépatique, celle des S.G.O.T. d'une atteinte myocardique.

▶ **Technique :**

En règle générale prélèvement de 2 ml de sang.

▶ **Précautions :**

Éviter l'hémolyse qui augmente les taux.

▶ **Résultats normaux :**

- S.G.O.T. (ou T.G.O. ou A.S.A.T.) : 4 à 22 UI/l ;
- S.G.P.T. (ou T.G.P. ou A.L.A.T.) : 5 à 25 UI/l.

▶ **Résultats pathologiques :**

Augmentation dans :

* LES HÉPATITES virales (généralement > 500 UI au début), toxiques, et différentes atteintes hépatiques à des taux plus modérés.

* L'INFARCTUS DU MYOCARDE avec prédominance des S.G.O.T. Dans les 2 cas des dosages répétés sont utiles.

TRANSFORMATION LYMPHOBLASTIQUE (TEST DE)

▶ **Définition :**

Certains lymphocytes sont capables de se transformer en cellules d'aspect lymphoblastique en présence d'un mitogène : Phytohémagglutinine, Pokeweed.

▶ **Technique :**

Les lymphocytes sont isolés puis cultivés en présence de thymidine tritiée et du mitogène. Le degré de transformation blastique est apprécié par la radioactivité correspondant à la thymidine incorporée par les lymphocytes. On calcule l'index de transformation en mesurant l'incorporation de thymidine tritiée avec et sans mitogène.

▶ **Résultats normaux :**

- *Phytohémagglutinine :* 50 à 80 % des lymphocytes se transforment.
  Index de transformation : 15.
- *Pokeweed :* 20 à 30 % des lymphocytes se transforment.
  Index de transformation : 10.

▶ **Variations pathologiques (diminution) :**

* PHYTOHÉMAGGLUTININE :
- carence immunitaire portant sur la lignée thymique ;
- maladie de Hodgkin ;
- leucose lymphoïde chronique ;
- certaines maladies auto-immunes.

* POKEWEED : carence immunitaire portant sur les lymphocytes B.

TRANSIT DU GRÊLE (EXAMEN RADIOLOGIQUE)

▶ **Techniques :**

Elles sont multiples pour cet examen de réalisation délicate si l'on veut qu'il soit de bonne qualité. Des techniques en double contraste où la baryte et l'air peuvent être introduits par une sonde duodénale (entérolyse) se développent actuellement. La durée de l'examen est souvent longue (3 à 5 heures).

▶ **Précautions :**

Malade à jeun et n'ayant pas eu d'autre examen baryté ni de médicaments radio-opaques dans les 4 à 6 jours précédents (On peut faire un abdomen sans préparation pour le vérifier).

▶ **Contre-indications :**

Occlusion intestinale, à moins de prendre des précautions, petit index baryté ou produit hydrosoluble *(Gastrographine)*.

▶ **Résultats :**

Étude de la pathologie du grêle : inflammatoire (maladie de Crohn, tuberculose), tumorale, congénitale, des malabsorptions. Certaines tumeurs échappent à cet examen et sont détectées par l'artériographie digestive.

TRANSIT ISOTOPIQUE

▶ **Principes et technique :**

La méthode consiste à injecter dans les espaces sous-arachnoïdiens par voie lombaire ou sous-occipitale une substance radioactive. Des enregistrements sont répétés à 6 heures, 24 heures et 48 heures après l'injection.

L'intérêt de cette exploration est double :

- elle est *dynamique,* permettant l'étude du transit et de la résorption du liquide céphalo-rachidien (LCR) ;
- elle est *morphologique,* par visualisation des espaces ou des cavités liquidiennes.

▶ **Indications :**

Diagnostic des obstacles à la dynamique du LCR (hydrocéphalies « à pression normale » congénitales ou acquises), dépistage des fistules du LCR.

TRANSIT ŒSO-GASTRO-DUODÉNAL

▶ **Technique :**

Le transit baryté simple (ingestion de bouillie barytée suivie sous scopie, prises de clichés dans diverses incidences et positions, compressions dosées) est parfois remplacé par un transit baryté en double contraste.

▶ **Précautions :**

Malade à jeun depuis 12 heures, n'ayant pas fumé, et n'ayant pas eu d'autre examen baryté ni de médicament radio-opaque dans les 4 à 6 jours précédents (on peut faire un abdomen sans préparation pour le vérifier).

▶ **Contre-indications :**

Occlusion intestinale (→ TRANSIT DU GRÊLE).

▶ **Indications :**

Affections de la sphère œso-gastro-duodénale, ictère, affection pancréatique. A noter que l'endoscopie remplace cet examen dans d'assez nombreux cas.

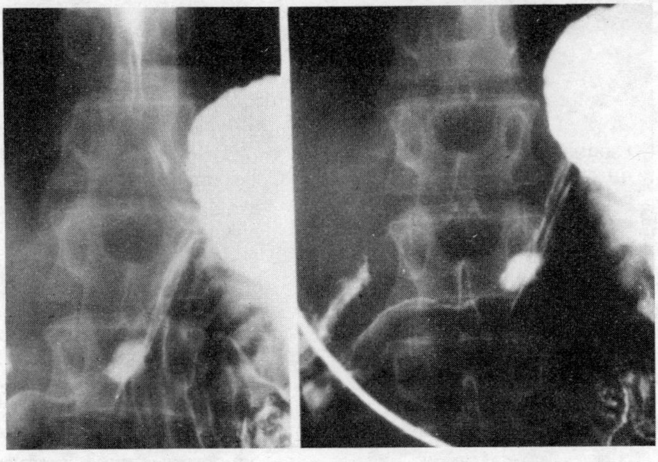

Examen en double contraste : la tache opaque sur la petite courbure est due à un ulcère (biopsies par fibroscopie négatives).

TRYPSINE IMMUNORÉACTIVE

▶ **Indications :**
Diagnostic précoce de la mucoviscidose (dès la période néonatale).

▶ **Technique :**
Dosage radio-immunologique de la trypsine effectué dans quelques laboratoires spécialisés sur du sang séché recueilli sur papier buvard (prélèvement de sang capillaire analogue à celui qui est effectué pour le dépistage néonatal de la phénylcétonurie et de l'hypothyroïdie).

▶ **Résultats :**
Un taux supérieur à 900 μg/l en période néonatale est très évocateur du diagnostic de mucoviscidose.

TUBAGE DUODÉNAL OU PANCRÉATIQUE (ÉTUDE DE LA SÉCRÉTION PANCRÉATIQUE EXTERNE)

▶ **Technique :**
Elle est délicate : sonde à double courant avec aspiration séparée du suc duodénal et pancréatique, aspiration de la salive (qui contient de l'amylase), stimulation par la sécrétine et/ou la pancréozymine. Mesure des volumes recueillis, dosage des bicarbonates, de l'amylase, et parfois de la lipase.
On peut aussi mesurer l'effet des repas tests.

▶ **Indications :**
Certains cas difficiles de la pathologie pancréatique (pancréatite chronique, cancers).

▶ **Résultats :**
Variables selon les auteurs et les laboratoires.

TUBAGE GASTRIQUE (EXPLORATION FONCTIONNELLE DE L'ESTOMAC)

▶ **Technique :**
Il consiste à recueillir la sécrétion gastrique à l'aide d'une sonde et d'une seringue, ou d'une pompe à vide, assis ou en décubitus latéral gauche. On vide l'estomac puis on recueille la sécrétion basale (spontanée) pendant 1 heure (échantillons de 10 à 15 mn) puis après injection d'un stimulant : histamine, 0,01 mg/kg ; *Histalog,* 1,5 à 2 mg/kg et surtout actuellement pentagastrine *(Peptavlon)* : 6 microgrammes/kg. La stimulation par insuline (l'hypoglycémie stimule le vague ou nerf pneumogastrique) est peu employée, essentiellement pour vérifier l'efficacité d'une vagotomie.

▶ **Précautions et causes d'erreur :**
Malade à jeun depuis 12 heures n'ayant pas fumé. Un traitement antisécrétoire éventuel doit être interrompu. Il est bon de vérifier la position de la sonde par scopie ou par l'épreuve à l'eau (on doit récupérer 80 % d'une ingestion de 20 ml). Sa perméabilité doit être vérifiée par injection intermittente de quelques cm^3 d'air. La salive doit être rejetée régulièrement ou aspirée.

▶ **Contre-indications :**
Hémorragie digestive datant de moins de 3 semaines.

▶ **Résultats normaux :**
Le pH gastrique est normalement très acide (1,5). Le volume recueilli en 2 heures est de l'ordre de 125 à 250 ml. Les résultats sont exprimés en débit basal horaire (B.A.O. : 0 à 7 mEq/h) et en débit stimulé (P.A.H. : 12 à 35 mEq/h).

▶ **Indications, résultats pathologiques :**
Cet examen est caractéristique dans deux cas :
- Maladie de *Biermer :* « achlorhydrie histamino-résistante ».
- Syndrome de *Zollinger* et *Ellison :* débit basal élevé ($>$ 15 mEq/h) avec concentration d'H^+ élevée en basale, augmentant assez peu après stimulation.

Il faut savoir que :
- il y a des chevauchements entre les résultats des ulcéreux duodénaux (généralement augmentés) et des sujets normaux.
- on observe une hypochlorhydrie dans la plupart des gastrites d'une part, des ulcères et des cancers gastriques d'autre part.

TUBAGE PANCRÉATIQUE

Voir *Tubage duodénal ou pancréatique* (*Étude de la sécrétion pancréatique externe*)

TUBERCULINE (TESTS CUTANÉS À LA)

Voir *Tests cutanés à la tuberculine*

ULTRASONOGRAPHIE

Voir *Doppler (Ultrasonographie)*

URÉE SANGUINE

▶ **Technique :**

La concentration de l'urée est identique dans le plasma et les globules, d'où les dosages possibles sur le plasma ou le sang total. On prélève 5 ml de sang sur tube sec ou anticoagulant (sans azote), 50 microlitres pour les microdosages. Le dosage automatique utilise l'uréase, la méthode à l'hypobromite est plus précise.

▶ **Résultats** (→ CLAIRANCES) :

L'urée sanguine varie de 2 à 7 mmol/l. Elle est basse chez l'enfant et la femme enceinte.

La concentration dépend de la filtration glomérulaire, du débit urinaire, de la production d'urée, elle-même fonction des apports alimentaires en protides et du catabolisme endogène.

Chez l'insuffisant rénal, le rapport urée sanguine (mmol/l)/créatininémie (mmol/l) permet d'analyser le rôle des facteurs rénaux et extra-rénaux sur l'élévation de l'urée.

∗ LE RAPPORT EST SUPÉRIEUR À 20, il peut s'agir :

- d'un apport excessif de protides chez l'insuffisant rénal ;
- de la présence de sang dans le tube digestif ;
- d'un hypercatabolisme tissulaire ;
- d'une insuffisance rénale fonctionnelle majorant l'IRC.

∗ LE RAPPORT EST INFÉRIEUR À 20, il peut s'agir :

- d'un régime trop strict en protides ;
- d'une épuration extra-rénale récente ;
- de troubles digestifs ;
- d'une insuffisance hépatique.

URÉE URINAIRE

L'élimination quotidienne d'urée est de 10 à 30 g/24 h : 30 g de viande = 6 g de protides = 1 g d'azote = 2 g d'urée.

Le calcul des rapports Na/K urinaires et urée sanguine/urée urinaire permet une approche physiopathologique des oligoanuries :

- *Na/K inférieur à 1, urée urinaire/urée sanguine supérieure à 20 :* insuffisance rénale fonctionnelle probable.
- *Na/K supérieur à 1, urée urinaire/urée sanguine inférieure à 1 :* tubulopathie interstitielle aiguë probable.
- *Na/K inférieur à 1, urée urinaire/urée sanguine inférieure à 10 :* forme intermédiaire.

URÉTÉRO-PYÉLOGRAPHIE RÉTROGRADE

▶ **Définition et technique :**

C'est l'opacification de l'uretère et des cavités pyélo-calicielles en introduisant une sonde bouchon dans l'orifice urétéral.

▶ **Précautions :**

Il s'agit du premier temps opératoire d'une stase pyélo-urétérale, le risque infectieux étant majeur.

▶ **Indications :**

- *L'obstacle :* ce sont les limites de l'U.I.V. qui font poser l'indication (siège exact, limite inférieure, nombre d'obstacles).
- *La visualisation parfaite des cavités pyélo-calicielles :* tumeur, lithiase urique, etc.

URÉTRO-CYSTOGRAPHIE RÉTROGRADE

▶ **Définition et technique :**

C'est l'opacification de l'urètre et de la vessie par injection par le méat urétral de produit de contraste, ou par ponction sus-pubienne (nourrisson, petit enfant). Les clichés sont pris pendant le remplissage et la vidange de la vessie.

▶ **Précautions :**

L'examen est pratiqué avec la plus grande asepsie chez le malade, à distance d'épisodes infectieux alors que les urines sont stériles.

▶ **Indications :**
Ce sont :
- les *obstacles du bas appareil :* rétrécissement urétral, valve urétrale, tumeur de l'urètre, adénome ou cancer prostatique ;
- la *recherche d'un reflux vésico-rénal* passif sur les clichés de remplissage et actif sur les clichés permictionnels.

URÉTRO-CYSTOSCOPIE

▶ **But :**
L'endoscopie permet de voir la vessie, le col vésical, l'urètre.

▶ **Technique :**
L'examen est réalisé sous anesthésie locale. Une anesthésie générale est nécessaire en cas de geste de résection.

▶ **Précautions :**
Toutes les explorations endoscopiques sont contre-indiquées dans les infections aiguës du bas appareil urinaire à cause du risque de dissémination bactérienne. L'examen n'est réalisé que lorsque les urines sont stériles.

▶ **Indications :**
- Ce sont les enquêtes étiologiques des hématuries, des infections urinaires récidivantes, des troubles mictionnels et la recherche d'affection congénitale du bas appareil.

En période hématurique, la cystoscopie est un bon complément de l'U.I.V. Elle peut montrer une tumeur vésicale, ou une vessie saine avec une éjaculation sanglante d'un seul orifice urétéral ; ce renseignement guidera les explorations complémentaires.
- Dans certains cas, l'endoscopie sera complétée par un geste chirurgical : biopsie d'une tumeur vésicale, traitement d'une maladie du col vésical, d'une sténose urétrale, résection d'un adénome prostatique, notamment d'un lobe médian..

URICÉMIE

▶ **Définition :**
C'est le dosage de l'acide urique, terme ultime du catabolisme des purines (qui sont les déchets des protéines constituant les cellules), dans le sang circulant et dans les urines de 24 h.

▶ **Technique :**
Le prélèvement sanguin est réalisé sur tube sec ou hépariné (3 ml à 100 μl selon la technique). La méthode enzymatique permet un dosage plus spécifique que la méthode colorimétrique de l'uricémie et de l'uricurie.

▶ **Résultats normaux** (180 à 400 pmol/l soit) :
- *Chez l'homme :* 50 ± 10 mg/l soit 300 ± 60 pmol/l.
- *Chez la femme :* 45 ± 10 mg/l soit 268 ± 60 pmol/l.
- La clairance de l'acide urique est de 8 à 10 ml/mn.

▶ **Variations :**
- → HYPERURICÉMIE.
- *L'hyperuricémie* est le signe biologique fondamental de la goutte (→) par hyperproduction. Elle peut aussi être due à une destruction de cellules lors du traitement de leucémies.

Enfin elle peut-être en rapport avec une insuffisance d'élimination rénale.
- Au cours de la grossesse, le dosage de l'uricémie est un élément de surveillance du pronostic. L'élévation de l'uricémie est proportionnelle à la gravité du syndrome vasculo-rénal.

URICURIE

▶ **Définition :**
C'est le taux de l'acide urique contenu dans les urines. On le dose sur la diurèse des 24 heures.

▶ **Technique :**
Technique habituelle du recueil des urines sur les 24 heures.

▶ **Résultats normaux :**
1,8-4 mmol/24 heures, soit 0,3 à 0,65 g/24 heures.

▶ Variations :

– *L'uricurie est basse* dans les insuffisances rénales.
– *Elle est élevée* dans les gouttes hypersécrétantes surtout, et dans toutes les circonstances d'hyperuricémie (→).

URINES DE 24 HEURES (RECUEIL ET CONSERVATION DES)

▶ Protocole du recueil sur 24 heures :

Vider la vessie à 8 heures du matin, jeter cette miction. Recueillir ensuite la totalité des urines émises au cours des 24 heures, effectuer le dernier recueil le lendemain à 8 heures. A chaque miction, verser immédiatement les urines dans le bocal contenant un antiseptique (1 cristal de *Thymol*, 10 ml de *Merseptil*).

▶ Précautions de recueil pour certains dosages :

ÉLECTROLYTES URINAIRES	PAS D'ANTISEPTIQUE
Protéinuries Ammoniurie Glycosurie	*Thymol* ou *Merseptil*
Calciurie Phosphaturie	Bocal en plastique décalcifié
Oxalurie	15 ml d'acide acétique dans le bocal
Porphyrines urinaires	*Thymol* ou *Merseptil* A l'abri de la lumière
Catécholamines : VMA	10 ml d'acide chlorhydrique dans le bocal
17 céto – 17 OH stéroïdes	*Merseptil*
Tétrahydroaldostérone urinaire	Bocal en plastique

UROGRAPHIE INTRAVEINEUSE (U.I.V.)

▶ Définition :

L'U.I.V. est la technique radiologique d'exploration fonctionnelle et morphologique de l'appareil urinaire.

▶ Technique :

Il n'existe pas d'U.I.V. standard. Chaque examen est conduit en fonction de l'anomalie recherchée et des examens antérieurs. L'U.I.V. comporte un cliché sans préparation, des clichés à 3 mn, 5 mn, 15 mn, une cystographie pré, per

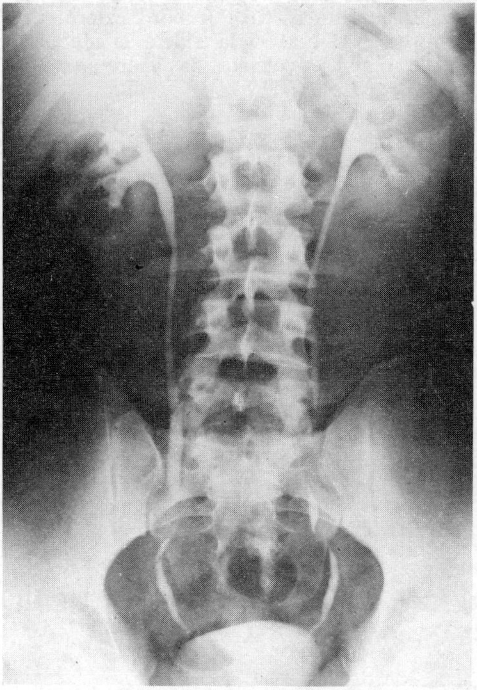

Urographie intraveineuse normale. A noter : la régularité des contours des reins, la tonalité homogène des néphrogrammes, l'absence de symétrie des images pyélo-calicielles, la variabilité du calibre des différents segments des uretères due à la contractilité de ces organes.

et postmictionnelle. Dans certains cas seulement, d'autres clichés vont être demandés :

- injection rapide avec néphrotomographies précoces ;
- compression ;
- clichés minutés précoces et épreuve de lavage ;
- clichés tardifs.

▶ **Précautions :**

Le myélome à chaîne légère et le diabétique insuffisant rénal avancé sont des contre-indications.

Le terrain allergique impose une surveillance plus étroite et la préparation avant l'examen d'une seringue de *Soludécadron.*

▶ **Résultats :**

- Le cliché sans préparation permet de voir le squelette osseux ; le bord externe des psoas ; la situation, la taille et la silhouette des reins ; les calcifications anormales dans l'aire rénale, sur les trajets des uretères ou au niveau de la vessie ou de la prostate.
- Le rein droit est situé plus bas que le rein gauche, leur taille est de 3 vertèbres.
- Les clichés minutés précoces permettent d'apprécier la symétrie de la sécrétion.
- Les clichés plus tardifs, la vessie se remplissant, enfin le cliché permictionnel, l'ouverture du col vésical et l'urètre.
- L'injection rapide du produit de contraste avec néphrotomographies précoces permet une étude des reins à un temps artériographique puis à un temps parenchymographique. Ces clichés sont indispensables lorsqu'on suspecte une tumeur rénale (→).
- L'urographie en perfusion et/ou l'injection de fortes doses de produit de contraste filtré par les glomérules permet l'exploration d'une insuffisance rénale (→ INSUFFISANCE RÉNALE AIGUË). Un obstacle sera recherché sur les clichés tardifs.
- L'U.I.V. dans le bilan de l'H.T.A. (→ HYPERTENSION RÉNO-VASCULAIRE).

VEINES SUS-HÉPATIQUES (OPACIFICATION, CAVOGRAPHIE, CATHÉTÉRISME DES)

▶ **Technique :**

- Ponction *transhépatique* à l'aiguille fine avec injection directe.
- *Cavographie* avec Valsava, ou contre-injection (fémorale ou humérale) ou ballonnets.
- Cathétérisme sélectif par *voie jugulaire* qui permet de prendre des pressions bloquées, bon reflets de la pression portale (N = 15 mmHg).

▶ **Précautions :**
Groupe sanguin, crase sanguine, etc.

▶ **Intérêt :**
Étude des syndromes de *Budd-Chiari* (obstruction des veines sus-hépatiques) et étude hémodynamique des hypertensions portales, avant chirurgie notamment.

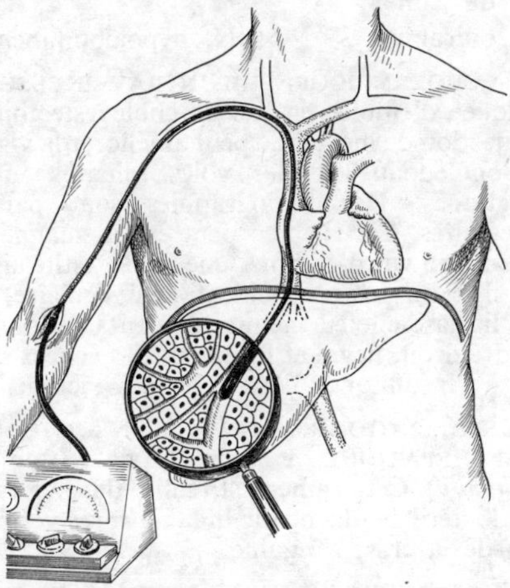

Cathétérisme sus-hépatique. Le cathéter est introduit dans les veines sus-hépatiques en passant à travers l'oreillette droite. Poussé à fond, il mesure théoriquement la pression qui règne immédiatement en amont c'est-à-dire dans le sinusoïde (pression sus-hépatique bloquée).

VISION DES COULEURS

Les procédés d'examen clinique de la vision des couleurs ont été mis au point pour la détection des anomalies congénitales et appliqués secondairement à celles des anomalies acquises. Les plus utilisées sont :

▶ **Les tables pseudo-isochromatiques (test d'Ishihara) :**
Il s'agit de planches sur lesquelles sont représentés des signes divers dont la teinte et celle du fond sur lesquelles on les observe sont situées sur une même ligne de confusion ; ainsi, ils sont reconnus par des sujets normaux, mais illisibles pour des dyschromatopiques, caractérisés par cette ligne de confusion.

▶ **Les tests de Farnsworth :**
Ils sont constitués de pastilles colorées avec des pigments spéciaux, afin qu'elles présentent une saturation et une luminosité constantes, si bien qu'elles ne diffèrent que par leur tonalité. On demande au sujet de classer ces pastilles qui sont numérotées au verso. Le classement des tests sur un schéma donne un tracé.

Chez un sujet normal ou peu atteint, le schéma obtenu par la réunion des différents points est régulier et proche du cercle. En cas d'anomalie grave, un axe se dessine, qui indique la nature de la perturbation (axe bleu-jaune dans les atteintes rétiniennes, rouge-vert dans les atteintes du nerf optique).

L'étude de la vision des couleurs (test de Farnsworth) a un intérêt fondamental dans l'étude des névrites optiques, la surveillance de certains traitements toxiques pour la rétine (antipaludéens de synthèse) ou le nerf optique (traitement antituberculeux).

VITAMINE B_{12}

▶ **Technique :**
Le prélèvement sanguin de 10 ml se fait sur un tube stérile sans anticoagulant. Le dosage est microbiologique ou isotopique.

▶ **Causes d'erreur :**
Une contamination bactérienne, une antibiothérapie provoquent une erreur en cas de dosage microbiologique.

▶ Résultats à l'état normal :

– 160 à 1 000 pg/ml de sérum.

▶ Variations pathologiques :

⁎ DIMINUTION :

– *troubles de l'absorption :* maladie de Biermer, gastrectomie, botriocéphale.

⁎ AUGMENTATION : états myéloprolifératifs.

VITESSE DE SÉDIMENTATION

▶ Définition :

La vitesse de sédimentation globulaire est un examen biologique qui consiste à apprécier la vitesse de sédimentation des hématies dans un tube capillaire de diamètre connu.

▶ Technique :

Prélèvement à jeun de sang veineux sur citrate de sodium à 38 g/l : 0,4 ml de citrate + 1,6 ml de sang.

▶ Résultats normaux :

Seul le résultat de la première heure a de la valeur. On mesure en millimètres la hauteur de plasma surnageant au-dessus des hématies qui tombent au fond du tube. *Chez l'homme,* à la première heure, la vitesse est normale de 2 à 8 mm, *chez la femme,* de 4 à 10 mm, mais il existe une limite de tolérance jusqu'à 15 mm, voire 20.

▶ Variations :

- *La vitesse de sédimentation est ralentie* en cas de polyglobulie.
- *Elle est accélérée* dans tous les syndromes inflammatoires (rhumatismaux, cancers), tous les syndromes infectieux (microbiens ou viraux), toutes les dysprotidémies (myélomes, hépatites, cirrhoses, etc.). C'est un test non spécifique mais très important.
- *Elle est augmentée* chez l'enfant, la femme enceinte, et le vieillard.

▶ Causes d'erreur :

Les anémies accélèrent la vitesse de sédimentation, de même que les perfusions de *Dextran.*

VOIES BILIAIRES (EXAMEN RADIOLOGIQUE DES)

▶ Technique, précautions, indications :

⁎ ON PREND D'ABORD UN CLICHÉ D'ABDOMEN SANS PRÉPARATION, à la recherche notamment de lithiases radio-opaques (biliaires et/ou pancréatiques), on peut voir également un pneumocholédoque (traduisant une fistule biliodigestive), voire des calcifications vésiculaires (vésicule porcelaine).

⁎ LA CHOLÉCYSTOGRAPHIE PER OS nécessite dans les 4 jours précédant l'examen l'abstention de produits radio-opaques (baryte). La veille au soir : pas de matières grasses, prise du produit opacifiant et état de jeûne absolu jusqu'au lendemain au moment de l'examen (6 à 12 heures après). On réalise une série de clichés debout (recherche d'une microlithiase) et couché. Puis une deuxième série après absorption d'un repas gras qui entraîne la vidange vésiculaire. On fait parfois des tomographies. L'absence de visualisation vésiculaire peut être due à :

- une affection vésiculaire (lithiase) ;
- des vomissements, diarrhées, non-respect du jeûne ;
- bilirubine $> 2 \times$ N, hypoalbuminémie.

⁎ LA CHOLANGIOGRAPHIE INTRAVEINEUSE est indiquée d'emblée en cas de cholécystectomie. L'injection de morphine peut améliorer la vision du cholédoque et des voies biliaires intrahépatiques. Des tomographies sont parfois nécessaires. Cet examen peut être demandé en urgence en vue d'éliminer une cholécystite aiguë (où il n'y a pas d'opacification vésiculaire) ou une lithiase cholédocienne (douleurs de l'hypocondre droit, fièvre et frissons). Les échecs sont dus à l'insuffisance hépatique et à l'ictère.

⁎ CHOLANGIOGRAPHIE TRANSCUTANÉE TRANSHÉPATIQUE à l'aiguille fine (dite de « *Chiba* »). Cet examen est réalisé dans certains cas d'ictère de diagnostic difficile après vérification de la crase sanguine.

⁎ CHOLANGIOGRAPHIE RÉTROGRADE PAR VOIE ENDOSCOPIQUE : → CATHÉTÉRISME DE LA PAPILLE DUODÉNALE.

⁎ CHOLANGIOGRAPHIE PEROPÉRATOIRE : Elle est systématique au cours d'une intervention sur les voies biliaires.

⁎ CONTRÔLE POSTOPÉRATOIRE PAR DRAIN DE KEHR avant son ablation.

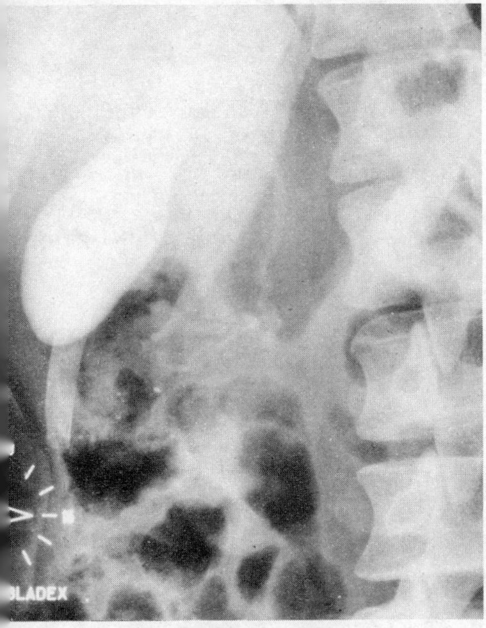

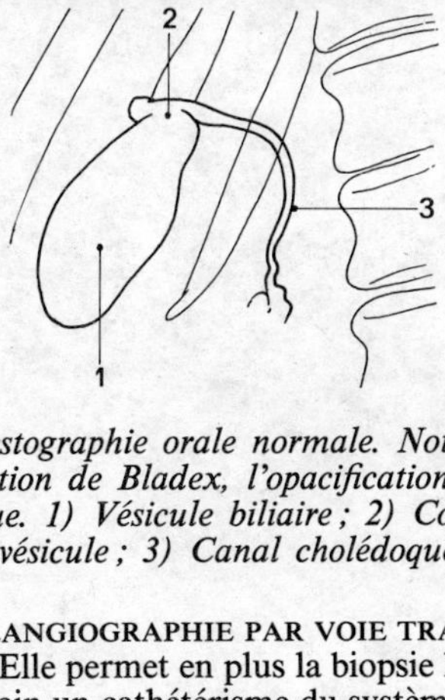

Cholécystographie orale normale. Noter, après l'absorption de Bladex, l'opacification du cholédoque. 1) Vésicule biliaire ; 2) Col de la vésicule ; 3) Canal cholédoque.

* CHOLANGIOGRAPHIE PAR VOIE TRANSJUGULAIRE : Elle permet en plus la biopsie hépatique et si besoin un cathétérisme du système veineux sus-hépatique (→ PONCTION-BIOPSIE HÉPATIQUE PAR VOIE TRANSJUGULAIRE).

VOLHARD

Voir *Concentration, dilution (Épreuves de)*

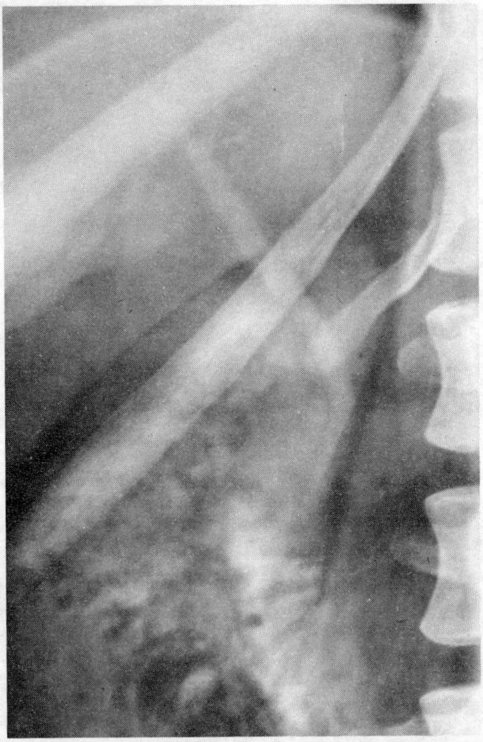

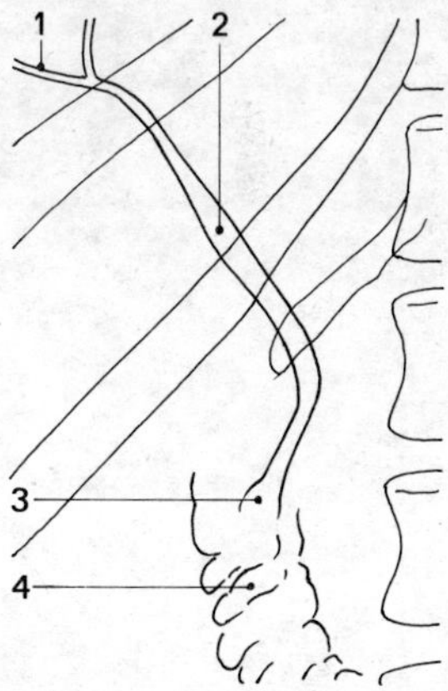

Cholangiographie intraveineuse normale. La voie biliaire principale est bien visible des canaux hépatiques à l'ampoule de Vater ; noter l'opacification duodénale.
1) Canaux hépatiques ; 2) Canal cholédoque ; 3) Ampoule de Vater ; 4) Duodenum.

VOLUME GLOBULAIRE MOYEN

▶ **Définition :**

Le V.G.M. est calculé ainsi :

$$V.G.M. = \frac{\text{Hématocrite } \% \times 10}{\text{Nbre globules rouges millions/mm}^3}$$

▶ **Résultats :**

– *Normocytose :*
- 80 à 100 μ^3 chez l'adulte ;
- 110 à 115 μ^3 chez le nouveau-né ;
- 70 à 75 μ^3 du 16e au 18e mois.

– Au-dessus de 100 μ^3 : *macrocytose* (→ ANÉMIES : classification).

– Au-dessous de 80 μ^3 : *microcytose* (→ ANÉMIES : classification).

WAALER-ROSE (RÉACTION DE)

Voir *Facteurs rhumatoïdes*

WALDMANN (TEST DE)

Voir *Test à l'albumine marquée au chrome*

WERNER

Voir *Test de Werner*

WIDAL-FELIX (SÉRODIAGNOSTIC DE)

Voir *Sérodiagnostic de Widal-Félix*

WIRSUNGOGRAPHIE RÉTROGRADE

Voir *Cathétérisme de la papille duodénale*

WRIGHT (SÉRODIAGNOSTIC DE)

Voir *Sérodiagnostic de Wright*

XÉROGRAPHIE

▶ **But :**
Obtenir une image radiographique des seins plus fine que celle qu'on obtient avec la mammographie.

▶ **La xérographie**, très flatteuse pour l'œil, ne semble pas donner plus de renseignements que la mammographie.

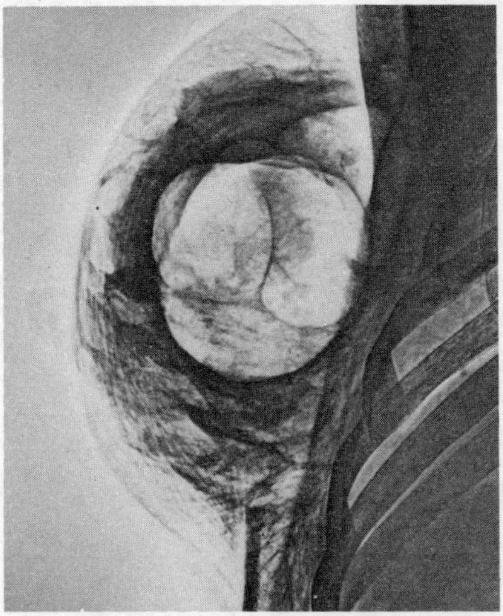

Xérographie d'un sein polykystique.

XYLOSE (TEST AU)

Voir *Test au xylose (Exploration fonctionnelle du grêle)*

CONSTANTES BIOLOGIQUES USUELLES

Substances dosables dans le liquide céphalo-rachidien

SUBSTANCES	UNITÉS S.I.	FACTEURS DE CONVERSION	UNITÉS CONVENTIONNELLES	MASSE MOLAIRE
ACIDE LACTIQUE	1,2-2,1 mmol/l	$\times$ 90,1 ⇄ 0,011 $\times$	108-190 mg/l	90,08
CHLORE	120-130 mmol/l	$\times$ 1 ⇄ 1 $\times$	120-130 mEq/l	35,5
CYTOLOGIE	$< 5 \times 10^6$ éléments/l	$\times 10^{-6}$ ⇄ $10^6 \times$	< 5 éléments/mm^3	
GLUCOSE	2,8-3,9 mmol/l (ou ½ à ⅔ de la glycémie)	$\times$ 0,18 ⇄ 5,55 $\times$	0,50-0,70 g/l	180,2
PROTÉINES			0,15-0,40 g/l	
— électrophorèse				
Albumine	0,60	$\times 10^2$ ⇄ $10^{-2} \times$	60 %	
α-1 globulines	0,06		6 %	
α-2 globulines	0,10		10 %	
β globulines	0,15		15 %	
γ globulines	0,09		9 %	

Seuil thérapeutique des médicaments

MÉDICAMENTS	UNITÉS S.I.	FACTEURS DE CONVERSION	UNITÉS CONVENTIONNELLES	MASSE MOLAIRE
CARBAMAZEPINE	18-42 μmol/I	× 0,236 → ← 4,23 ×	4-10 mg/I	236
DIGITOXINE	5-30 nmol/I	× 0,765 → ← 1,31 ×	3,8-23 μg/I	765
DIGOXINE	1,0-2,5 nmol/I	× 0,781 → ← 1,28 ×	0,8-2,0 μg/I	780,92
ÉTHOSUXIMIDE	280-580 μmol/I	× 0,141 → ← 7,09 ×	40-82 mg/I	141,17
INH	7-14 μmol/I	× 0,137 → ← 7,3 ×	1-2 mg/I	137,14
LITHIUM	0,6-0,9 mmol/I	× 1 → ← 1 ×	0,6-0,9 mEq/I	6,94
PHÉNOBARBITAL	65-110 μmol/I	× 0,232 → ← 4,31 ×	15-25 mg/I	232
PHÉNYTOÏNE	20-60 μmol/I	× 0,252 → ← 3,96 ×	5-15 mg/I	252,26
PRIMIDONE	18-55 μmol/I	× 0,218 → ← 4,59 ×	4-12 mg/l	218,25
QUINIDINE	4,6-9,2 μmol/I	× 0,324 → ← 3,09 ×	1,5-3 mg/I	324,41
SALICYLATE	0,2-0,5 mmol/I	× 137 → ← 0,007 ×	27-68 mg/I	137
THEOPHYLLINE	40-110 μmol/I	× 0,18 → ← 5,55 ×	7-20 mg/I	180
VALPROATE DE SODIUM	350-600 μmol/I	× 0,144 → ← 6,94 ×	50-86 mg/I	144,2

Substances dosables dans le sang

SUBSTANCES	UNITÉS S.I.	FACTEURS DE CONVERSION	UNITÉS CONVENTIONNELLES	MASSE MOLAIRE
ACÉTONE	V. corps cétoniques			
ACIDE ASCORBIQUE	23-85 µmol/l	× 0,176 ⇄ 5,68 ×	4-15 mg/l	176,1
ACIDES BILIAIRES (en ac. chénodésoxycholique)	0-8,4 µmol/l	× 0,39 ⇄ 2,54 ×	0-3,3 mg/l	393
ACIDE FOLIQUE				441,4
— serique	9-41 nmol/l	× 0,441 ⇄ 2,27 ×	4-18 µg/l	
— globulaire	> 560 nmol/l		> 250 µg/l	
ACIDES GRAS LIBRES	0,18-0,70 mmol/l	× 0,284 ⇄ 3,52 ×	0,05-0,20 g/l	284
ACIDE LACTIQUE	1-1,8 mmol/l	× 90,1 ⇄ 0,011 ×	90-160 mg/l	90,08
ACIDE OXALIQUE	20-31 µmol/l	× 0,09 ⇄ 11,06 ×	1,8-2,8 mg/l	90,04
ACIDE PYRUVIQUE	0,03-0,11 mmol/l	× 88,1 ⇄ 0,011 ×	3-10 mg/l	88,06
ACIDE URIQUE	180-400 µmol/l	× 0,168 ⇄ 5,95 ×	30-65 mg/l	168,1
ACTH	4,4-11 pmol/l	× 4,541 ⇄ 0,22 ×	20-50 pg/ml	4 541
ADH	1,8-4,8 pmol/l			
ALBUMINE	550-730 µmol/l	× 0,069 ⇄ 14,5 ×	38-50 g/l	69 000

Substances dosables dans le sang (suite)

SUBSTANCES	UNITÉS S.I.	FACTEURS DE CONVERSION	UNITÉS CONVENTIONNELLES	MASSE MOLAIRE
ALCOOL				46,07
— seuil intoxication	6,5 mmol/l	× 0,046 ⇄ 21,7 ×	0,30 g/l	
— seuil légal contraventionnel	17,4 mmol/l		0,80 g/l	
— seuil légal délictuel	26,0 mmol/l		1,20 g/l	
ALDOLASE			< 3,1 U/l à 25°	
ALDOSTÉRONE				360,4
— couché	55-335 pmol/l	× 0,36 ⇄ 2,78 ×	20-120 ng/l	
— debout	300-830 pmol/l		110-300 ng/l	
ALPHA-1-ANTITRYPSINE			2,0-4,0 g/l	54 000
ALPHA-FŒTOPROTÉINE			< 10 µg/l	74 000
ALUMINIUM	0,08-0,25 µmol/l	× 27 ⇄ 0,037 ×	2,1-6,5 µg/l	27
AMMONIAQUE	6-50 µmol/l	× 0,017 ⇄ 58,8 ×	0,10-0,80 mg/l	17,03
AMP cyclique	5-20 nmol/I	× 0,329 ⇄ 3,038 ×	1,6-6,6 µg/l	329,2
AMYLASE			< 160 U	
D_4 ANDROSTENE DIONE		× 0,286 ⇄		286,4
— ♂	3,2-8,0 nmol/l	3,496 ×	0,9-2,3 µg/l	
— φ phase folliculaire	3,8-7,7 nmol/I		1,1-2,2 µg/I	
phase lutéale	4,2-15,0 nmol/I		1,2-4,3 µg/I	
ANTIGÈNE CARCINO-EMBRYONNAIRE			< 5 µg/l	

Substances dosables dans le sang *(suite)*

Substances	Unités S.I.	Facteurs de conversion	Unités conventionnelles	Masse molaire
ANTI-THROMBINE III	0,75-1,00	× 10^2 ⇄ 10^{-2} ×	75-100 %	
	0,22-0,33 g/l		22-33 mg/100 ml	
APOLIPOPROTEINES				
— A_1	1,10-1,30 g/l			
— A_2	0,35-0,45 g/l			
— B	0,50-1,40 g/l			
BILIRUBINE	3,5-17 µmol/l	× 0,585 ⇄ 1,71 ×	2-10 mg/l	584,6
— conjuguée	< 3,5 µmol/l		< 2 mg/l	
BSP (Épreuves de la...)				
— rétention à 15′	< 0,25	× 10^2 ⇄ 10^{-2} ×	< 25 %	
— rétention à 45′	< 0,05	″	< 5 %	
— K_1	0,11-0,18	″	0,11-0,18	
CA 125	< 35 U/ml			
CA 19.9	< 35 U/ml			
CA 15.3	< 20 U/ml			
CALCITONINE			< 80 ng/l	4 500
CALCIUM	2,25-2,60 mmol/l	× 40,1 ⇄ 0,025 ×	90-104 mg/l	40,1
— ionisé	1,12-1,38 mmol/l	″	45-55 mg/l	
CATECHOLAMINES				
— Adrénaline	< 2,2 nmol/l	× 183 ⇄ 0,005 ×	< 400 ng/l	183,2
— Nor-Adrénaline	< 3,5 nmol/l	× 169 ⇄ 0,006 ×	< 600 ng/l	169,2

***Substances dosables dans le sang** (suite)*

SUBSTANCES	UNITÉS S.I.	FACTEURS DE CONVERSION	UNITÉS CONVENTIONNELLES	MASSE MOLAIRE
CÉRULÉOPLASMINE	1,8-2,5 µmol/l	× 0,16 ⇄ 6,25 ×	0,28-0,40 g/l	160 000
CHLORE	97-105 mmol/l	× 1 ⇄ 1 ×	97-105 mEq/l	35,5
CHOLESTÉROL	3,8-6,5 mmol/l	× 0,387 ⇄ 2,59 ×	1,5-2,5 g/l	386,6
— cholestérol-HDL	0,9-1,5 mmol/l	"	0,35-0,60 g/l	
— cholestérol-LDL	3,1-4,4 mmol/l	"	1,20-1,70 g/l	
— cholestérol-VLDL	0,15-0,30 mmol/l	"	0,05-0,12 g/l	
CHOLESTÉROL ESTÉRIFIÉ (coefficient)	0,60-0,75	$\times\ 10^2$ ⇄ $10^{-2}\ \times$	60-75 %	
CHOLINESTÉRASE			3000-9300 U/l à 25°	
CO_2 total	22-29 mmol/l	× 2,23 ⇄ 0,448 ×	49-65 vol. %	22,26 l/mol (vol. molaire)
COMPLÉMENT				
— C_3			0,70-1,30 g/l	185 000
— C_4			0,20-0,50 g/l	230 000
CORPS CÉTONIQUES (en acétone)	0,17-0,85 mmol/l	× 58 ⇄ 0,017 ×	10-50 mg/l	58,08
CORTICOSTERONE	6-44 nmol/l	× 0,346 ⇄ 2,89 ×	2-15 µg/l	346,4
CORTISOL				362,4
— 8 H	140-690 nmol/l	× 0,036 ⇄ 27,6 ×	5-25 µ/100 ml	
— 16H	55-500 nmol/l		2-18 µg/100 ml	
— 20H	55-275 nmol/l		2-10 µg/100 ml	

Substances dosables dans le sang *(suite)*

Substances	Unités s.i.	Facteurs de conversion	Unités conventionnelles	Masse molaire
CRÉATININE	62-125 µmol/l	× 0,113 ⇄ 8,85 ×	7-14 mg/l	113,1
CRÉATINE-KINASE			< 80 U/l à 25°	
C.R.P (Protéine C. Réactive)			< 12 mg/l	120 000
CUIVRE	12-24 µmol/l	× 0,063 ⇄ 15,75 ×	0,8-1,5 mg/l	63,55
DEHYDROEPIAN-DROSTERONE (sulfate de DHA)		× 0,367 ⇄ 2,72 ×		367,4
— ♂	4,9-9,0 µmol/l		1,8-3,3 mg/l	
— ♀	2,5-7,6 µmol/l		0,9-2,8 mg/l	
11.DESOXYCORTISOL (= composé S)	10-45 nmol/l	× 0,330 ⇄ 3,03 ×	3-15 µg/l	330,4
DIHYDROTESTOSTE-RONE		× 0,290 ⇄ 3,45 ×		290,4
— ♂	1,4-3,1 nmol/l		0,4-0,9 µg/l	
— ♀	0,7-1,4 nmol/l		0,2-0,4 µg/l	
DOC	120-485 pmol/l	× 0,33 ⇄ 3,03 ×	40-160 ng/l	330,45
ENZYNE DE CONVERSION DE L'ANGIOTENSINE	22-35 nmol/min/ml			
ESTRADIOL		× 272,4 ⇄ 0,0037 ×		272,4
— ♂				
— ♀ 8° j du cycle	0,05-0,11 nmol/l		15-30 ng/l	
Pic ovulatoire	0,11-0,75 nmol/l		30-205 ng/l	
5° j. plateau thermique	1,10-3,00 nmol/l		300-800 ng/l	
	0,45-1,50 nmol/l		120-400 ng/l	
Grossesse 0-4 semaines	moyenne : 2 nmol/l		550 ng/l	
20 semaines	25 nmol/l		7000 ng/l	
36-40 semaines	70 nmol/l		19000 ng/l	

Substances dosables dans le sang *(suite)*

SUBSTANCES	UNITÉS S.I.	FACTEURS DE CONVERSION	UNITÉS CONVENTIONNELLES	MASSE MOLAIRE
Ménopause	< 0,15 nmol/l		< 40 ng/l	
ESTRONE		× 0,270 ⇄ 3,699 ×		270,3
— ♂	55-330 pmol/l		15-90 ng/l	
— ♀ phase folliculaire	75-440 pmol/l		20-120 ng/l	
Pic ovulatoire	150-925 pmol/l		40-250 ng/l	
Phase lutéale	130-550 pmol/l		35-150 ng/l	
Ménopause	22-210 pmol/l		6-57 ng/l	
FACTEURS DE COAGULATION				
- I = FIBRINOGÈNE	voir Fibrinogène			
- II = PROTHROMBINE	0,60-1,40	× 10^2 ⇄ 10^{-2} ×	60-140 %	
- V = PROACCÉLÉRINE	0,60-1,40		60-140 %	
- VII + X = PROCONVERTINE + STUART	0,70-1,30		70-130 %	
- VIII = ANTI-HÉMOPHILIQUE A	0,50-2,00		50-200 %	
- IX = ANTI-HÉMOPHLIQUE B	0,60-1,40		60-140 %	
- XI = ROSENTHAL PTA	0,60-1,40		60-140 %	
- XII = HAGEMAN	0,60-1,40		60-140 %	
FER	13-25 µmol/l	× 5,585 ⇄ 0,179 ×	70-140 µg/100 ml	55,85
- capacité totale de fixation	45-72 µmol/l	× 5,585 ⇄ 0,179 ×	250-400 µg/100 ml	
- coefficient de saturation	0,23-0,43	× 10^2 ⇄ 10^{-2} ×	23-43 %	
FERRITINE ♂	30-300 µg/l			550 000
♀	15-200 µg/l			
FIBRINOGÈNE			2,0-4,0 g/l	
FIBRINOLYSE (temps de lyse des euglobulines)			> 2 heures	

Substances dosables dans le sang *(suite)*

SUBSTANCES	UNITÉS S.I.	FACTEURS DE CONVERSION	UNITÉS CONVENTIONNELLES	MASSE MOLAIRE
FSH				36 000
– ♂			0,8-4,4 UI/l	
– ♀ phase folliculaire			1,3-4,4 UI/l	
pic ovulatoire			6,4-9,2 UI/l	
phase lutéale			1,1-2,8 UI/l	
Ménopause			15-40 UI/l	
γ GT (Gamma-Glutamyl-Transférase)			< 28 U/l à 25°	
GASTRINE	< 100 ng/l		< 100 pg/ml	
GH (Growth Hormone)	V. STH			
GLOBULES ROUGES, BLANCS	V. numération globulaire			
GLUCOSE	4-5,5 mmol/l	× 0,18 → ; ← 5,56 ×	0,70-1,00 g/l	180,2
G6PD (glucose 6-phosphate-déshydrogénase)			8-13 U/g d'Hb à 37°	
HAPTOGLOBINE			1,0-3,0 g/l	
β HCG				
– 8 j. après fécondation	5-50 U/l			
– 3 mois grossesse	20 000-100 000 U/l			
HÉMATOCRITE	V. numération globulaire			
HÉMOGLOBINE	V. numération globulaire			
– Hb A_1 C	0,04-0,06		4-6 %	
– Hb A_2	0,015-0,035	× 10^2 → ; ← 10^{-2}	1,5-3,5 %	
– Hb F	< 0,02		< 2 %	
HISTAMINE				
– plasma	0,1-0,5 µg/l			
– sang total	42-88 µg/l			
17 α HYDROXYPROGESTERONE		× 0,330 → ; ← 3,034 ×		330,4

Substances dosables dans le sang *(suite)*

SUBSTANCES	UNITÉS S.I.	FACTEURS DE CONVERSION	UNITÉS CONVENTIONNELLES	MASSE MOLAIRE
– ♂	1,5-7,5 nmol/l		0,5-2,5 μg/l	
– ♀ phase folliculaire	2,1-4,5 nmol/l		0,7-1,5 μg/l	
phase lutéale	6,6-10,5 nmol/l		2,2-3,5 μg/l	
IMMUNOGLOBULINES				
– Ig G			8-15 g/l	≃ 150 000
– Ig A			1-3,5 g/l	≃ 160 000
– Ig M			0,6-2,5 g/l	≃ 900 000
– Ig E	150-600 μg/l		150-600 μg/l	≃ 200 000
INDEX DE THYROXINE LIBRE	V. Thyroïde			
INHIBITEUR de la C_1 ESTERASE	0,15-0,35 g/l			
INSULINE	43-187 pmol/l	× 0,139 ⇄ 7,19 ×	6-26 μU/ml	5 807,6
– sous charge glucidique	< 1 078 pmol/l		< 150 μU/ml	
LAP (LEUCINE-ARYLAMIDASE)			< 22 U/l à 25°	
LASA (= acide sialique lié aux lipoprotéines)	113-171 mg/l	× 0,1 ⇄ 10 ×	11,3-17,1 mg/100 ml	
LDH (LACTATE-DÉSHYDROGÉNASE)			< 240 U/l à 15°	
LH				≃ 30 000
– ♂			0,5-5 UI/l	
– ♀ phase folliculaire			0,5-5 UI/l	
pic ovulatoire			16-40 UI/l	
phase lutéale			0,5-5 UI/l	
Ménopause			8-35 UI/l	
LIPASE			< 190 U/l	
LIPIDES			5-8 g/l	
– électrophorèse chylomicrons	O		0	
β lipoprotéines	0,55-0,75	× 10^2 ⇄ 10^{-2} ×	55-75 %	
pré β "	0,03-0,09		3-9 %	
α "	0,18-0,30		18-30 %	
pré α "	0,04-0,13		4-13 %	
LPH (= Hormone lipotropique)	⩽ 200 ng/l			

Substances dosables dans le sang (suite)

Substances	Unités S.I.	Facteurs de conversion	Unités conventionnelles	Masse molaire
LYSOZYME	1-15 mg/l			
α_2 MACROGLOBULINE	1,5-4,1 g/l		1,5-4,1 g/l	820 000
MAGNÉSIUM				
– sérique	0,75-1 mmol/l	× 24,3 ⇄ 0,041 ×	18-25 mg/l	24,3
– globulaire	1,85-2,50 mmol/l		45-60 mg/l	
MELATONINE (à 8 H)	0,06 nmol/l	× 232 ⇄ 0,0043 ×	15 ng/l	232,3
MÉTHÉMOGLOBINE	< 0,01	$\times 10^2$ ⇄ 10^{-2}	< 1 %	
β_2 MICROGLOBULINE	68-204 nmol/l	× 0,0118 ⇄ 84,75 ×	0,8-2,4 mg/l	11 800
5′-NUCLÉOTIDASE			< 17 U/l à 37°	
NUMÉRATION GLOBULAIRE				
– HÉMATOCRITE ♂	0,40-0,52	$\times 10^2$ ⇄ 10^{-2}	40-52 %	
♀	0,35-0,47		35-47 %	
– HÉMOGLOBINE ♂	8,3-10,6 mmol/l	× 1,612 ⇄ 0,62 ×	13,5-17 g/100ml	16 125 (monomère)
♀	7,4-9,6 mmol/l		12-15,5 g/100 ml	
– GLOBULES ROUGES ♂	$4{,}2\text{-}5{,}5 \times 10^{12}$/l	$\times 10^{-6}$ ⇄ $10^6 \times$	$4{,}2\text{-}5{,}5 \times 10^6/mm^3$	
♀	$3{,}7\text{-}5 \times 10^{12}$/l		$3{,}7\text{-}5 \times 10^6/mm^3$	
– VGM	$83\text{-}98 \times 10^{-15}$	× 1 ⇄ 1 ×	83-98 μ^3	
– TGMH	$1{,}7\text{-}2 \times 10^{-15}$ mol	× 16,125 ⇄ 0,062 ×	27-32 μμg	

Substances dosables dans le sang (suite)

SUBSTANCES	UNITÉS S.I.	FACTEURS DE CONVERSION	UNITÉS CONVENTIONNELLES	MASSE MOLAIRE
– CCMH	19,0-22,8 mmol/l	× 1,612 → ← 0,62 ×	32-38 g/100 ml	
– GLOBULES BLANCS	4-10 × 10^9/l	× 10^{-6} → ← 10^6 ×	4 000-10 000/mm^3	
– FORMULE LEUCOCYTAIRE				
POL. NEUTROPHILES	0,52-0,68	× 10^2 → ← 10^{-2} ×	52-68 %	
POL. ÉOSINOPHILES POL. BASOPHILES LYMPHOCYTES MONOCYTES	0,01-0,03 < 0,01 0,25-0,40 0,03-0,08		1-3 % < 1 25-40 % 3-8 %	
OROSOMUCOÏDE			0,50-1,20 g/l	44 000
OSMOLALITE	280-300 mosm/Kg			
OXYDE DE CARBONE	< 0,22 mmol/l	× 2,23 → ← 0,448 ×	< 0,5 ml CO/100 ml	22,26/mo
PARATHORMONE	20-80 ng/l		20-80 pg/ml	9 500
PEPTIDE C				≃ 3 000
– à jeun – Post-prandial – 1H ap. 50 g glucose	1-2,5 µg/l < 7 µg/l 4-12 µg/l			
pH sang artériel sang veineux	7,38-7,45 7,36-7,42		7,38-7,45 7,36-7,42	
PHÉNYLALANINE	90-150 µmol/l	× 0,165 → ← 6,06 ×	15-25 mg/l	165,19
PHOSPHATASES ACIDES				
– totales – prostatiques			< 11 U/l à 37° < 4 U/l à 37°	
PHOSPHATASES ALCALINES			< 170 U/l à 25°	

Substances dosables dans le sang *(suite)*

SUBSTANCES	UNITÉS S.I.	FACTEURS DE CONVERSION	UNITÉS CONVENTIONNELLES	MASSE MOLAIRE
PHOSPHOLIPIDES	2,0-3,3 mmol/l	× 0,774 ⇄ 1,292 ×	1,5-2,5 g/l	774 moyen
PHOSPHORE	0,90-1,4 mmol/l	× 30,97 ⇄ 0,032 ×	28-44 mg/l	30,97
PLAQUETTES	150-400 × 10^9/l	× 10^{-6} ⇄ 10^6 ×	150-400 × 10^3/mm^3	
PLOMB	< 0,7 µmol/l	× 207,19 ⇄ 0,0048 ×	< 150 µg/l	207,19
– sujet exposé	< 1,7 µmol/l		< 350 µg/l	
PORPHYRINES ERYTHROCYTAIRES				
– Coproporphyrines	56-96 nmol/l	× 0,655 ⇄ 1,53 ×	37-63 µg/l	654,7
– protoporphyrines	0,50-1,02 µmol/l	× 565 × ⇄ 0,00177 ×	280-575 µg/l	565
– Uroporphyrines	Traces			
POTASSIUM	3,6-4,8 mmol/l	× 1 ⇄ 1 ×	3,6-4,8 mEq/l	39,1
PREALBUMINE			0,10-0,40 g/l	55 000
PRESSION PARTIELLE				
– pO_2 sang art.	12-14 KPa	× 7,502 ⇄ 0,133 ×	90-105 mmHg	
– pCO_2 sang art.	5,0-5,6 KPa		37-42 mmHg	
PRODUITS DE DÉGRADATION DE LA FIBRINE (= PDF)			< 5µg/ml	
PROGESTÉRONE				314,4

Substances dosables dans le sang *(suite)*

SUBSTANCES	UNITÉS S.I.	FACTEURS DE CONVERSION	UNITÉS CONVENTIONNELLES	MASSE MOLAIRE
– ♂	0,16-2,7 nmol/l	× 0,314 → / ← 3,184 ×	0,05-0,85µg/l	
– ♀ phase folliculaire phase lutéale	0,32-2,5 nmol/l 10-85 nmol/l		0,10-0,80 µg/l 3-27 µg/l	
Grossesse 0-4 semaines 20 semaines 36-40 semaines	moy. 63 nmol/l moy. 170 nmol/l moy. 350 nmol/l		20 µg/l 54 µg/l 110 µg/l	
PROLACTINE	0,08-0,6 nmol/l	× 25 → / ← 0,04 ×	2-15 µg/l	25 000
PROTÉINES	65-75 g/l		65-75 g/l	
– électrophorèse				
Albumine	0,50-0,60 (soit 35-45 g/l)	× 10^2 → / ← 10^{-2} ×	50-60 %	
α_1 globulines α_2 globulines β globulines γ globulines	0,03-0,05 (soit 2-3 g/l) 0,06-0,10 (soit 4-7 g/l) 0,09-0,15 (soit 6-10 g/l) 0,12-0,20 (soit 9-14 g/l)		3-5 % 6-10 % 9-15 % 12-20 %	
PROTÉINE B (= C_3 PROACTIVATEUR)	100-400 mg/l			
PROTÉINE C	0,7-1,3		70-130 %	
PROTÉINE S	0,7-1,3		70-130 %	
PSA	< 3,5 µg/l		< 3,5 ng/ml	
PYRUVATE-KINASE			10-15 UI/g d'Hb à 37°	
RÉNINE				
– couché	0,10-0,30 pmol/l/s	× 4,69 → / ← 0,213 ×	0,5-1,5 ng/ml/h	
– debout	0,50-0,70 pmol/l/s		2,3-3,3 ng/ml/h	
RÉSERVE ALCALINE	V. CO_2 total			
RÉSISTANCE GLOBULAIRE				
– hémolyse initiale – hémolyse totale			dans NaCl 4,5 g ‰ dans NaCl 3 g ‰	

Substances dosables dans le sang (suite)

Substances	Unités s.i.	Facteurs de conversion	Unités conventionnelles	Masse molaire
RÉTICULOCYTES	$0{,}5\text{-}1{,}5 \times 10^{-2}$/GR (soit $20\text{-}80 \times 10^{9}$/l)	$\times\ 10^2$ ⇄ $10^{-2}\ \times$	0,5-1,5 % G.R.	
SATURATION EN OXYGÈNE (= SaO_2) sg artériel	0,95-0,98 mol/mol	$\times\ 10^2$ ⇄ $10^{-2}\ \times$	95-98 %	
SCC	< 2 µg/l		< 2 ng/ml	
SÉROTONINE	0,57-1,70 µmol/l	× 176 ⇄ 0,0057 ×	100-300 µg/l	176
SIDÉROPHILINE	V. transférrine			
SODIUM	136-144 mmol/l	× 1 ⇄ 1 ×	136-144 mEq/l	23
STH = GH (hormone de croissance)	< 233 pmol/l	× 0,022 ⇄ 45,4 ×	< 5 µg/l	≃ 22 000
TAUX DE PROTHROMBINE				
= temps de Quick	12-14 S		12-14 S	
= complexe prothromb.	0,80-1,00	$\times\ 10^2$ ⇄ 10^{-2}	80-100 %	
TEMPS DE CÉPHALINE-KAOLIN	30-35 s		30-35 s	
TEMPS DE COAGULATION	360-720 s	× 0,017 ⇄ 60 ×	6-12 min	
TEMPS DE HOWELL			1′30-2′30	
TEMPS DE SAIGNEMENT				
– Duke	90-240 s	× 0,017 ⇄ 60 ×	1′30-4′	
– Ivy	< 600 s		< 10′	

Substances dosables dans le sang *(suite)*

SUBSTANCES	UNITÉS S.I.	FACTEURS DE CONVERSION	UNITÉS CONVENTIONNELLES	MASSE MOLAIRE
TEMPS DE THROMBINE	18-22 s		18-22 s	
TESTOSTÉRONE				288,4
– ♂	10,5-35 nmol/l	× 28,8 ⇄ 0,035 ×	300-1000 ng/100 ml	
– ♀	0,7-3,5 nmol/l		20-100 ng/100ml	
TESTS DE FLOCULATION				
– Mac Lagan			< 10 U Vernes	
– Kunkel Zinc			< 35 U Vernes	
– Hanger			0 à 1	
– Gros			(-) à 2 ml	
– Red Colloïdal (RCT)			0 à 1	
– Closs (= RAC)			4	
THYROÏDE (Exploration de la)				
– T_3 = Triiodothyronine	1,5-2,8 nmol/l	× 0,651 ⇄ 1,536 ×	1-1,8 µg/l	650,98
– T_3 libre	3-9 pmol/l		2,0-5,8 ng/l	
– T_4 = Thyroxine	65-140 nmol/l	× 0,078 ⇄ 12,87 ×	5-11 µg/100 ml	776,93
– T_4 libre	10-25 pmol/l		0,8-2,0 ng/100 ml	
– ITL = Index de Thyroxine libre	64-154 nmol/l		5-12 µg/100 ml	
– TSH			0,2-5 mU/l	
– Thyroglobuline	< 60 µg/l			670 000
TRANSAMINASES				
– ASAT (= SGOT)			< 22 U/l à 25°	
– ALAT (= SGPT)			< 22 U/l à 25°	
TRANSFERRINE			1,8-3,4 g/l	80 000 ≃
TRIGLYCÉRIDES	0,45-1,50 mmol/l	× 0,875 ⇄ 1,143 ×	0,4-1,3 g/l	875 moyen
URÉE	2,5-7,0	× 0,06 ⇄ 16,67 ×	0,15-0,42 g/l	60,1
VIP (= Peptide Vasoactif Intestinal)	< 75 pmol/l			

Substances dosables dans le sang (suite)

SUBSTANCES	UNITÉS S.I.	FACTEURS DE CONVERSION	UNITÉS CONVENTIONNELLES	MASSE MOLAIRE
VITAMINE A (rétinol)	1,00-2,60 µmol/l	× 286,5 ⇄ 0,0035 ×	285-745 µg/l	286,5
VITAMINE B_1	15-45 nmol/l	× 0,337 ⇄ 2,97 ×	5-15 µg/l	337
VITAMINE B_{12} (cyanocobalamine)	145-370 pmol/l	× 1,355 ⇄ 0,738 ×	200-500 ng/l	1 355,4
VITAMINE C	V. acide ascorbique			
VITAMINE D (en 25-OH cholecalciférol)	45-90 nmol/l	× 0,401 ⇄ 2,496 ×	18-36 µg/l	401
VITAMINE E	18-29 µmol/l	× 0,431 ⇄ 2,32 ×	8-12 mg/l	431
VITESSE DE SÉDIMENTATION			1° heure 3-5 mm 2° heure 8-12 mm	
VOLUME SANGUIN	65-70 ml/kg		8,5-9,0 % du poids du corps en kg	
VON KAULA	V. fibrinolyse			
D-XYLOSE (Test au)				
– excrétion urinaire 5 h après absorption de 25 g de xylose	33-53 mmol/l	× 0,15 ⇄ 6,67 ×	5-8 g/5 h	150,13
– xylosémie 2 h après	> 2,7 mmol/l	× 15 ⇄ 0,067 ×	> 40 mg/100ml	
ZINC	16-20 µmol/l	× 0,065 ⇄ 15,4 ×	1,1-1,3 mg/l	65,38

Substances dosables dans les urines

SUBSTANCES	UNITÉS S.I.	FACTEURS DE CONVERSION	UNITÉS CONVENTIONNELLES	MASSE MOLAIRE
ACIDE ASCORBIQUE	115-230 µmol/24 h	× 0,176 ⇄ 5,68	20-40 mg/24 h	176,1
ACIDES BILIAIRES	6,4-11 µmol/24 h	× 0,39 ⇄ 2,54 ×	2,5-4,3 mg/24 h	393
ACIDE DELTA-AMINO LÉVULINIQUE (ALA)	0,80-45 µmol/24 h	× 0,131 ⇄ 7,63 ×	0,10-6 mg/24 h	131
ACIDE HOMOVANIL-LIQUE (HVA)	16,5-44,0 µmol/24 h	× 0,182 ⇄ 5,49 ×	3-8 mg/24 h	182,2
ACIDE 5-HYDROXY-INDOLACÉTIQUE (5HIAA)	16-42 µmol/24 h	× 0,191 ⇄ 5,24 ×	3-8 mg/24 h	191,19
ACIDE OXALIQUE	160-400 µmol/24 h	× 0,09 ⇄ 11,06 ×	15-36 mg/24 h	90,04
ACIDE URIQUE	1,8-4,0 mmol/24 h	× 0,168 ⇄ 5,95 ×	0,3-0,65 g/24 h	168,1
ACIDE VANYLMAN-DÉLIQUE (VMA)	5-35 µmol/24 h	× 0,198 ⇄ 5,05 ×	1-7 mg/24 h	198,2
ADRÉNALINE	V. catécholamines			
ALDOSTÉRONE	14-42 nmol/24 h	× 0,36 ⇄ 2,78 ×	5-15 µg/24 h	360,4
ALUMINIUM	< 0,75 µmol/24 h	× 27 ⇄ 0,037 ×	< 20 µg/24 h	27
AMMONIAQUE	20-70 mmol/24 h	× 0,017 ⇄ 58,8 ×	0,35-1,20g/24 h	17

Substances dosables dans les urines *(suite)*

SUBSTANCES	UNITÉS S.I.	FACTEURS DE CONVERSION	UNITÉS CONVENTIONNELLES	MASSE MOLAIRE
AMP Cyclique	2-10 µmol/24 h	× 0,329 ⇄ 3,038 ×	0,7-3,3 mg/24 h	329,2
AMYLASE			< 400 U. Caraway	
3 α ANDROSTANE DIOL				294,3
– ♂	0,20-0,55 µmol/24 h	× 294,3 ⇄ 0,0033 ×	60-160 µg/24 h	
– ♀	0,04-0,16 µmol/24 h		12-48 µg/24 h	
CALCIUM	2,5-7,5 mmol/24 h	× 40,1 ⇄ 0,025 ×	100-300 mg/24 h	40,1
CATÉCHOLAMINES	< 0,5 µmol/24 h	× 183 ⇄ 0,0055 ×	< 100 µg/24 h	183 moyen
– ADRÉNALINE	11-65 nmol/24 h	× 0,183 ⇄ 5,46 ×	2-12 µg/24 h	183,2
– NORADRÉNALINE	70-300 nmol/24 h	× 0,169 ⇄ 5,92 ×	12-50 µ/24 h	169,18
– MÉTANÉPHRINES	0,55-2,45 µmol/24 h	× 183 ⇄ 0,0055 ×	100-450 µg/24 h	183,2 en Normétadrénaline
17-CÉTOSTÉROÏDES				
– ♂	30-52 µmol/24 h	× 0,288 ⇄ 3,47 ×	9-15 mg/24 h	288,4 (en DHA)
– ♀	20-35 µmol/24 h		6-10 mg/24 h	
CHLORE	100-250 mmol/24 h	× 1 ⇄ 1 ×	100-250 mEq/24 h	35,5
COPROPORPHYRINES	⩽ 300 nmol/24 h	× 0,654 ⇄ 1,53 ×	⩽ 195 µg/24 h	654,7
CORPS CÉTONIQUES			⩽ 0,02 g/24 h	

Substances dosables dans les urines (suite)

SUBSTANCES	UNITÉS S.I.	FACTEURS DE CONVERSION	UNITÉS CONVENTIONNELLES	MASSE MOLAIRE
CORTISOL LIBRE	33-138 nmol/24 h	× 0,362 ⇄ 2,76 ×	12-50 µg/24 h	362,4
CRÉATINE	< 950 µmol/24 h	× 0,131 ⇄ 7,633 ×	< 125 mg/24 h	131,1
CRÉATININE	7-14 mmol/24 h	× 0,113 ⇄ 8,85 ×	0,75-1,5 g/24 h	113,1
– clairance	1,5-2,35 ml/s	× 60 ⇄ 0,017 ×	90-140 ml/mn	
CUIVRE	< 1,9 µmol/24 h	× 63,5 ⇄ 0,016 ×	< 120 µg/24 h	63,5
CYSTINE	25-95 µmol/24 h	× 0,24 ⇄ 4,17 ×	6-23 mg/24 h	240,3
DÉHYDROÉPIAN-DROSTÉRONE (DHA)	0,08-0,12 des 17 cétostéroïdes	× 10^2 ⇄ 10^{-2} ×	8-12 % des 17 cétostéroïdes	288,4
	1-7 µmol/24 h	× 0,288 ⇄ 3,47 ×	0,3-2 mg/24 h	
11-DÉSOXYCORTICO-STÉROÏDES (= S + THS)			0,25-0,70 mg/24 h	
11-DÉSOXYCORTISOL (= composé s)	< 1,5 µmol/24 h	× 0,33 ⇄ 3 ×	< 0,5 mg/24 h	330,4
FSH (= GUT)				36 000
– ♂			2-12 UI/24 h	
– ♀ phase folliculaire			2-10 UI/24 h	
pic ovulatoire			8-26 UI/24 h	
phase lutéale			2-10 UI/24 h	

Substances dosables dans les urines *(suite)*

SUBSTANCES	UNITÉS S.I.	FACTEURS DE CONVERSION	UNITÉS CONVENTIONNELLES	MASSE MOLAIRE
GLUCOSE	< 0,1 mmol/24 h	× 0,18 ⇄ 5,55 ×	< 0,02 g/24 h	180,2
HCG (prolan B)				
– grossesse début			500-2 000 UI/24 h	
– 20 semaines			moy. 10 000 UI/24 h	
– fin			moy. 2 500 UI/24 h	
5-HIAA	V. acide 5-hydroxy-indolacétique			
17-HYDROXYCORTI-COSTÉROÏDES	10-18 µmol/24 h	× 0,362 ⇄ 2,76 ×	3,5-6,5 mg/24 h	362,4 (en cortisol)
HYDROXYPROLINE				131,1
– totale	115-300 µmol/24 h	× 0,131 ⇄ 7,63 ×	15-40 mg/24 h	
– libre	3,8-19 µmol/24 h		0,5-2,5 mg/24 h	
MÉTANÉPHRINES	V. catécholamines			
β_2 MICROGLOBULINE	< 21 nmol/24 h	× 0,0118 ⇄ 85 ×	< 0,25 mg/24 h	11 800
MYOGLOBINE	⩽ 9 µmol/24 h	× 17 ⇄ 0,06 ×	< 150 mg/24 h	17 000 ≃
NÉOPTÉRINE				
– $\frac{\text{NEOPT. en µmol}}{\text{CREAT en mmol}}$	< 200			
ŒSTROGÈNES				270 (en œstrone)
– ♂	⩽ 37 nmol/24 h	× 0,27 ⇄ 3,70 ×	⩽ 10 µg/24 h	
– ♀ phase folliculaire	14-90 nmol/24 h		4-25 µg/24 h	
phase lutéale	80-390 nmol/24 h		22-105 µg/24 h	

Substances dosables dans les urines (suite)

SUBSTANCES	UNITÉS S.I.	FACTEURS DE CONVERSION	UNITÉS CONVENTIONNELLES	MASSE MOLAIRE
– grossesse 5 semaines	moy. 0,45 µmol/24 h	× 270 ⇄ 0,0037 ×	120 µg/24 h	
– 20 semaines	moy. 18 µmol/24 h		5 000 µg/24 h	
– 36-40 semaines	moy. 100 µmol/24 h		27 000 µg/24 h	
OSMOLALITE	500-1 000 mosm/kg			
PEPTIDE C	60-100 mg/24 h			≃ 3 000
pH	4,5-7,8			
PHOSPHORE INORGANIQUE	20-40 mmol/24 h	× 0,031 ⇄ 32,29 ×	0,6-1,2 g/24 h	30,97
PLOMB	⩽ 0,96 µmol/24 h	× 0,207 ⇄ 4,8 ×	⩽ 0,2 mg/24 h	207,2
PORPHOBILINOGÈNE	< 8,8 µmol/24 h	× 0,226 ⇄ 4,42 ×	< 2 mg/24 h	226,2
POTASSIUM	50-100 mmol/24h	× 1 ⇄ 1 ×	50-100 mEq/24 h	39
PRÉGNANDIOL				320,5
– ♂	0-3,1 µmol/24 h	× 0,32 ⇄ 3,125 ×	0-1 mg/24 h	
– ♀ phase folliculaire	1,6-6,3 µmol/24 h		0,5-2mg/24 h	
phase lutéale	9,4-18,8 µmol/24h		3-6 mg/24 h	
– grossesse 5 semaines	moy. 34 µmol/24 h		10 mg/24 h	
– 20 semaines	moy. 62 µmol/24 h		20 mg/24 h	
– 36-40 semaines	moy. 140 µmol/24 h		45 mg/24 h	
PROTÉINES			< 0,10 g/24 h	
PSP (épreuve de la)				
– Élimination urinaire à 15 min	> 0,25	× 10^{2} ⇄ 10^{-2}	> 25 %	
– Élimination à 70 min	> 0,60		> 60 %	

Substances dosables dans les urines *(suite)*

Substances	Unités s.i.	Facteurs de conversion	Unités conventionnelles	Masse molaire
SÉROTONINE	0,30-1,40 µmol/24 h	× 176 ⇄ 0,0057 ×	50-250 µg/24 h	176,2
SODIUM	100-250 mmol/24 h	× 1 ⇄ 1 ×	100-250 mEq/24 h	23
URÉE	250-500 mmol/24 h	× 0,06 ⇄ 16,67 ×	15-30 g/24 h	60,1
– Clairance	1,0-1,4 ml/s	× 60 ⇄ 0,017 ×	60-84 ml/min	
TÉTRAHYDROAL-DOSTÉRONE (THA)	80-140 nmol/24 h	× 0,364 ⇄ 2,75 ×	30-50 µg/24 h	364,49
UROBILINOGÈNE	0,08-7 µmol/24 h	× 0,591 ⇄ 1,692 ×	0,05-4 mg/24 h	590,7
UROPORPHYRINES	⩽ 50 nmol/24 h	× 0,831 ⇄ 1,204 ×	⩽ 40 µg/24 h	830,8
VMA	V. acide vanylmandélique			

DICTIONNAIRE DES MÉDICAMENTS ET SOINS

ABBOTICINE *

Voir *Érythromycine*

ABÉREL *

Voir *Vitamine A*

ACICLOVIR

Voir *Zovirax* *

ACCOUCHEMENT (SOINS INFIRMIERS EN SALLE DE TRAVAIL)

▶ Accueil et premiers gestes :

– Etre présente.
– Savoir que l'équipe entière peut participer à un accueil chaleureux du nouveau-né.
– Installation confortable de la future mère.
– Demander à cette femme l'heure de son dernier repas ; si à jeun, l'y laisser.
– Récupérer le dossier de surveillance de grossesse et prendre connaissance :
  . du déroulement de la grossesse ;
  . du terme ;
  . de la préparation à l'accouchement ;
  . de la présence d'examens sanguins indispensables : groupe rhésus, agglutinines, BW, toxoplasmose.
– Si grossesse non suivie, faire en urgence les examens sanguins suivants : groupe Rh, BW, toxoplasmose.
– Prendre les constantes de base : pouls, tension artérielle, température ; les noter.
– Faire uriner cette femme et pratiquer les analyses d'urine : sucre, albumine, acétone. (Sonder parfois, de préférence si poche des eaux rompue.)
– S'inquiéter si la poche des eaux est rompue ou non :
  . si oui : toilette stérile plus garnitures stériles ;
  . si non : expliquer à la future maman cette rupture qui se produira et lui dire de prévenir (sonnette branchée).
– Préparation locale : toilette vulvaire plus rasage grandes lèvres.
– S'inquiéter auprès de la sage femme de la dilatation actuelle.

∗ N.B. : RUPTURE DES MEMBRANES :
– On parle de *rupture prématurée* lorsque la poche des eaux s'est rompue avant le travail ce qui implique :
  . toilette vulvaire stérile ;
  . garnitures stériles ;
  . antibiothérapie durant 5 jours après l'accouchement.
– On parle de *rupture précoce* lorsque la poche des eaux se rompt en cours de travail.
– On parle de *rupture tempestive* lorsque la poche des eaux se rompt à dilatation complète.

▶ Préparation du matériel :

∗ POUR LA SURVEILLANCE DU TRAVAIL :
– doigtiers stériles ;
– stéthoscope obstétrical ;
– monitoring + sondes (enregistrement des contractions) + électrodes (cœur de l'enfant) ;
– centimètre de couturière pour mesure de la hauteur utérine ;
– matériel pour rupture artificielle de la poche des eaux (1 branche de pince Kocher stérile) ;
– antiseptiques divers : *Céquartyl, Dakin.*

∗ POUR L'ACCOUCHEMENT :
Boîte d'accouchement stérile :
– 2 pinces Kocher ;
– 2 paires de ciseaux (épisiotomie éventuelle + section du cordon ombilical) ;
– 1 pince de Bar ; compresses stériles ;
– gaze stérile ;
– gants stériles ; tablier plastique ;
– américaine stérile ;
– cuvette pour recueillir le placenta ;
– bac ou sac pour évaluer les pertes ;
– antiseptiques : *Céquartyl, Dakin,* savon liquide, alcool ;
– garnitures stériles ;

- matériel divers à expliquer à la future mère selon son désir ;
- pied à sérum ; prise d'O_2 ;
- masque + anesthésique ;
- étriers (plus ou moins utilisés) ;
- Scialytique ;
- tubes divers pour prélèvements éventuels (ex. : toxoplasmose si non immunisée).

∗ POUR LE NOUVEAU-NÉ :
- salle de réanimation prête ;
- incubateur prêt ;
- tubes pour prélèvements éventuels :
  - prélèvements orificiels ;
  - toxoplasmose ;
  - groupe Rhésus.
- De quoi :
  - désobstruer le nouveau-né ;
  - l'identifier ;
  - lui désinfecter les yeux ;
  - le peser ;
  - le mesurer (mètre ruban, pied à coulisse, toise) ;
  - prendre sa température ;
  - lui faire en i.m. de la vit. K_1 (seringue-aiguilles) ;
  - l'habiller ;
  - le coucher au chaud.

► **Pendant le travail :**
- Être présente (+++) auprès de la future maman.
- Encourager (+++).
- Aider à la respiration lors des contractions utérines, à la relaxation lors du relâchement.
- Prendre pouls et T A, noter.
- Vérifier la rupture de la poche des eaux.
- Suivre les contractions (intensité-régularité).
- Faire les prescriptions voulues (perfusion - i.m. - i.v.).
- Se méfier si la future maman dit : « Je pousse » (enfant à la vulve). Maintenir avec garniture stérile, appeler la sage-femme et faire respirer la femme pour l'empêcher de pousser.

► **A dilatation complète :**
- Installer la future mère en position gynécologique : séparation du lit en 2 ; étriers.
- Refaire une toilette vulvaire stérile.
- Reprendre la tension artérielle.
- Ouvrir la boîte d'accouchement.
- Sage-femme habillée.
- Scialytique allumé plus ou moins.
- Encourager la femme à pousser lors des contractions.
- Guider (+++) :
  - inspirer ; bloquer ;
  - pousser vers le bas en tirant sur les étriers ;
  - lui soulever la tête lorsqu'elle pousse ;
  - encourager la femme à se relaxer entre les contractions.

► **Lors de l'expulsion :**
- Guider la femme pour qu'elle ne pousse plus : petite respiration.
- Les uns s'occupent du nouveau-né.
- Les autres de la maman.
- Montrer l'enfant à sa mère (+++) si les conditions le permettent.

∗ LORS DE L'EXPULSION, on peut être amené à faire de *l'expression abdominale* lorsque les efforts expulsifs de la maman sont inefficaces, à dilatation complète, poche des eaux rompues.

Comment ?
- mains à plat empaumant le fond utérin et le pousser lors d'une contraction ;
- ou avec l'avant-bras englobant le fond utérin et même poussée ;
- dans le cas du forceps, de la présentation du siège, maintenir le fond utérin hors des contractions. (Ne jamais faire d'expression abdominale les poings fermés).

∗ LA SAGE-FEMME PEUT ÊTRE AMENÉE À PRATIQUER UNE ÉPISIOTOMIE :

Ce geste se fait lors d'une poussée.

La réfection de l'épisiotomie se fait après la délivrance (expulsion du placenta) par un médecin.

Avoir prévu :
- habillage stérile ;
- champs, compresses stériles ;
- anesthésie locale : seringue de 20 cm^3, aiguille i.m., produit anesthésique ;
- catgut ; fils à peau.

La réfection de l'épisiotomie se fait en 3 plans : profond ; superficiel ; cutané.

∗ L'EXPULSION DU BÉBÉ PEUT NÉCESSITER UN FORCEPS. C'est un médecin qui le pratique.

Les forceps sont systématiques dans les accouchements prématurés ou pour cause maternelle : cardiopathies, décollement rétinien.

C'est plus ou moins une urgence.

Prévenir le médecin.

Le forceps se pratique sous anesthésie locale ou générale.

Avoir préparé :
- aiguille type ponction lombaire ;

– seringue de 20 cm³ ;
– produit anesthésique ;
– boîte à forceps.

Il y a différents forceps : Suzor ; Tarnier ; Spatules de Thierry.

Sonder la future mère avant l'application des forceps.

Garder son calme.

▶ **Dans les 2 heures qui suivent l'accouchement** (après naissance de l'enfant) :

∗ Avant le décollement du placenta :
– Mère à plat.
– Prendre pouls, tension artérielle, noter.
– Apprécier les pertes sanguines.
– Observer le faciès (pâleur).
– Noter la reprise des contractions qui signent le décollement du placenta.

∗ Après l'expulsion du placenta :
– S'assurer de la présence du *globe utérin de sécurité,* sinon i.m. de *Méthergin* ou I.V./I.M. de *Syntocinon* (ocytocique) sur prescription du médecin.
– Reprendre pouls et tension artérielle, noter.
– Faire toilette vulvaire stérile.
– Mettre garnitures stériles et apprécier les pertes.
– Réinstaller le lit en une partie.
– Baisser progressivement les jambes de la maman.
– Réchauffer la mère (a souvent froid après l'effort).
– Laisser la mère à jeun encore pendant ces 2 heures.
– Si perfusion d'ocytocique lors du travail ou de l'expulsion, la maintenir pendant ces 2 heures.

∗ Délivrance artificielle :
– Si l'expulsion du placenta tarde (20 à 30 mn après l'accouchement) sous anesthésie générale, un médecin pratique une délivrance artificielle, ce qui implique :
. lavage mains (+++) ;
. habillage stérile ;
. gants stériles ;
. champs stériles ;
. cuvette stérile pour recueillir le placenta.
– La délivrance artificielle est toujours suivie d'une révision utérine.
– Si la délivrance est incomplète : révision utérine sous anesthésie générale.
– Toutes ces manœuvres augmentent les risques d'endométrite : en suites de couches, antibiotique de couverture 5 jours.

▶ **Accouchements dirigés** (de plus en plus fréquents) :

∗ Classique :
– Perfusion d'ocytocique.
– Ocytociques les plus utilisés :
. *Syntocinon 5 unités* (le plus utilisé) ;
. *Post-hypophyse 5 unités.*
– Mettre l'ampoule d'ocytocique dans le flacon de glucosé mais *JAMAIS* en i.v. directe.
– La perfusion devra être maintenue après la délivrance pour maintenir un bon « globe de sécurité ».

∗ Déclenchement du travail ou accouchement provoqué :
– Induction artificielle du travail pour cause maternelles ou fœtales avant la date du terme ou pour terme dépassé.
– Se fait par perfusion :
. soit d'ocytocine,
. soit de prostaglandines.
– Le débit de la perfusion démarre lentement et est augmenté progressivement, le réglage du débit peut être manuel ou par pompe.
– Conditions favorables au déclenchement :
. nombre de grossesses ;
. état du col (indice de Bishop : $\geqslant 6$ = bon).

∗ Épreuve du travail :
– Méthode d'expectative utilisée seulement dans la présentation du sommet, lorsque le bassin osseux est dit « limité ». L'épreuve du travail se fait pour tester l'engagement de la tête fœtale.
– Pour démarrer une épreuve du travail, il faut :
. que le travail soit déjà commencé ;
. que la poche des eaux soit rompue.
– Le débit de la perfusion d'ocytocine augmente progressivement.
– L'engagement de la tête fœtale doit se faire dans les 2 à 3 heures suivant le début de l'épreuve du travail. Si non engagement : césarienne.

∗ Anesthésie péridurale :
– Réalise une anesthésie pelvienne complète et permet un accouchement sans douleur.
– Demande la présence constante d'un anesthésiste rompu à cette méthode et un bon milieu obstétrical.
– La préparation du matériel nécessaire à cette anesthésie consiste en la préparation :
. d'un plateau stérile, comprenant :
– champs ; compresses ;
– 3 à 4 coupelles ;

– seringues en verre : 2 à 3 ;
– 1 aiguille ponction lombaire ;
– 1 aiguille i.m. ;
– gants stériles ; 1 cathéter.

- d'un anesthésique local ;
- d'un anesthésique à injecter ;
- d'eau distillée ;
- d'un antiseptique : *Merfène,* alcool iodé.

▶ **La césarienne :**

– Est prévue le plus souvent.
– Peut être décidée en urgence en salle de travail. Exemple : échec de l'épreuve du travail.
– Préparer la femme, la réconforter.
– Regrouper tous les éléments du dossier, groupe Rh en évidence.
– Laver abdomen. Raser abdomen, pubis.
– Poser une sonde à demeure.
– Enlever bijoux, prothèses, maquillage.
– Conduire la future mère en salle d'opération.
– Les prénoms du futur nouveau-né doivent faire partie du dossier.
– Une sage-femme assiste à la césarienne.

ACÉTYLCYSTÉINE

Voir *Mucomyst* *

ACIDE ACÉTYL-SALICYLIQUE

Voir aussi *Aspirine en pédiatrie*

▶ **Action :**

L'acide acétyl-salicylique est un antalgique périphérique et un anti-inflammatoire mineur. De plus, c'est un antiagrégant plaquettaire et un antipyrétique.

▶ **Indications :**

Ce médicament est indiqué dans toutes les douleurs non viscérales, en particulier, les douleurs rhumatismales, la fièvre et dans la prévention de thromboses artérielles.

▶ **Contre-indications :**

Allergie, antécédents d'intolérance, ulcère gastro-duodénal en poussée, déséquilibre acido-basique, alcalose, traitement par anticoagulants, grossesse (non absolu).

▶ **Administration et posologie :**

Le médicament se présente sous forme de comprimés ou de sachets dosés à 1 g, 0,50 g ou 0,33 g. La dose utile est de 2 ou 3 g par jour. Il existe des formes tamponnées, à délitement intestinal. Il y a également des formes injectables (intraveineuses ou intramusculaires) où 1 flacon égale à 0,5 g.

▶ **Accidents :**

Troubles de l'équilibre acido-basique, hémorragies digestives gingivales, manifestations allergiques (asthme, œdème de Quincke), atteinte cochléaire, troubles de la formation du caillot sanguin.

▶ **Précautions :**

En cas d'emploi de la solution injectable, celle-ci doit être limpide.

ACIDE CHÉNODÉSOXYCHOLIQUE

Voir *Chénodex* *

ACIDE FOLIQUE

▶ **Action :**

Il s'agit d'un co-enzyme intervenant dans la synthèse des acides nucléiques (vitamine B_3). *Sources :* légumes verts, légumes feuilles, foie, œuf, levures.

▶ **Indications :**

– carence en acide folique (→ ANÉMIES MÉGALOBLASTIQUES) ;
– antidote des composés anti-foliques tel le méthotrexate.

▶ **Voies d'administration, présentation, posologie :**

Il existe une forme per os ; comprimés dosés à 5 mg *(Spéciafoldine),* et une forme injectable i.v. ou i.m. dosée à 2,5 et 25 mg.

La posologie est de 5 à 10 mg/jour pour les carences en acide folique.

ACIDE FUSIDIQUE

Voir *Fucidine* *

ACIDE UNDÉCYLÉNIQUE

Voir *Mycodécyl* *

ACIDE URSODÉSOXYCHOLIQUE

▶ Action :
L'acide ursodésoxycholique est un constituant physiologique de la bile de l'homme (et de l'ours). Son apport modifie le rapport phospholipides + acides biliaires/cholestérol. Les mécanismes sont l'augmentation du pool des acides biliaires et une diminution du flux biliaire de cholestérol par inhibition enzymatique (de la bêta-HMG CoA réductase). Ces 2 mécanismes diminuent l'index lithogénique de la bile et permettent la dissolution des calculs cholestéroliques formés.

▶ Indications :
Les lithiases biliaires radiotransparentes cholestéroliques, d'un diamètre inférieur à 15 mm, paucisymptomatiques, avec vésicule fonctionnelle (vérifiée par cholécystographie orale), chez des sujets à risque chirurgical élevé.

▶ Contre-indications :
Ce sont les affections hépatiques ou gastro-intestinales organiques et les femmes enceintes ou susceptibles de l'être.

▶ Administration, posologie :
Le produit – *Ursolvan* (comp. à 200 mg) – est administré par voie orale en une prise matinale et/ou vespérale à la posologie de 5 à 10 mg/kg/j (7,5 mg en moyenne, plus chez l'obèse). La durée habituelle est d'environ 6 mois mais elle peut dépasser un an pour des calculs de plus de un cm. On a proposé récemment d'associer ce médicament à un autre acide biliaire, l'acide chénodésoxycholique, car il y a potentialisation.

▶ Effets secondaires :
Contrairement à l'acide chénique, ce produit n'entraîne pas d'augmentation des transaminases et pratiquement pas de diarrhée.

▶ Précautions :
Éviter d'associer des produits potentiellement hépato-toxiques et des produits complexant les sels biliaires comme la cholestyramine (*Questran*).

ACTAPULGITE *

▶ Action :
Pansement intestinal absorbant (silicate d'aluminium et de magnésium naturel purifié).

▶ Indications :
Colopathies aiguës et chroniques, notamment avec diarrhée et météorisme.

▶ Précautions :
Prudence en cas de mégacôlon, tenir compte de la teneur en sucre chez le diabétique (2,73 g par sachet), administrer les autres médicaments à distance pour éviter de perturber leur absorption.

▶ Posologie :
Chez l'adulte, 2 à 3 sachets par jour.

ACTH

▶ Action :
L'ACTH est la stimuline hypophysaire contrôlant le fonctionnement surrénalien. Elle a également des actions antiallergiques, antiœdémateuses, anti-inflammatoires et antalgiques.

▶ Indications :
L'ACTH en tant que tel a été supprimé. On possède des produits aussi actifs et non allergisants. On l'utilise dans les tests dynamiques surrénaliens, les maladies allergiques, les œdèmes, notamment cérébraux, pour stimuler les surrénales mises au repos après un traitement corticoïde, dans certaines douleurs inflammatoires.

▶ Contre-indications :
Celles des corticoïdes et les antécédents de réaction allergique à l'ACTH.

▶ **Voie d'administration, présentation, posologie** (Voir *Synacthène*) :

∗ ADMINISTRÉ en i.m. ou en i.v. seulement en i.m. pour la forme retard.
- *ACTH* : flacon de 25 et 50 UI d'hormone lyophylisée.
- *ACTH retard :* flacon de 40 UI d'hormone lyophylisée.

∗ LA POSOLOGIE est variable en fonction des indications.

▶ **Incidents, accidents** (Voir *Synacthène*) : Cushing iatrogène, mélanodermie, réactions allergiques cutanées ou générales pouvant aller jusqu'au choc anaphylactique.

▶ **Précautions et surveillance :** Régime sans sel, apport potassique, réduire la posologie en cas d'incidents mineurs, arrêter le traitement si réaction allergique.

ACTHIOL J *

L'*Acthiol J* est utilisé pour le soufre qu'il contient dans les affections respiratoires des voies aériennes supérieures, subaiguës ou chroniques.

▶ **Indications :**
Rhinites, sinusites, laryngites, trachéites.

▶ **Contre-indications :**
Allergie aux dérivés soufrés.

▶ **Voies d'administration, présentation, posologie moyenne :**
- dragées : 4 par jour chez l'adulte ;
- suppositoires adulte : 2 par jour ;
- suppositoires enfant : 1 à 2 par jour ;
- aérosols : 1 séance par jour. Dans cette présentation ne pas mélanger aux antibiotiques.

ACTIDILON *

Voir *Antihistaminiques*

ACTIFED *

▶ **Type :**
Antihistaminique.

▶ **Action :**
- décongestionnant ;
- antihistaminique ;
- antalgique ;
- antithermique.

▶ **Indications :**
Rhinites, coryza.

▶ **Contre-indications :**
Ne pas utiliser avec les IMAO.

▶ **Présentation, voie d'administration, posologie :**
- 1 comp. *per os* 3 fois par jour.
- Soluté : 2 cuillerées à café 3 fois par jour.

▶ **Effets secondaires, incidents, surveillance :**
- → ANTIHISTAMINIQUES.
- Éviter l'absorption d'alcool (somnolence).

ACYLANIDE *

▶ **Type :**
Digitalique cardiotonique.

▶ **Action :**
Lente et prolongée.

▶ **Indications :**
→ DIGITALIQUES.

▶ **Contre-indications :**
→ DIGITALIQUES.

▶ **Contre-indications :**
Comprimés à 0,2 mg par voie orale.
- *Traitement d'attaque :* 2 à 4 comp./24 h pendant 5 jours.
- *Traitement d'entretien :* 1 compr./24 h.

▶ **Effets indésirables :**
→ DIGITALIQUES.

ADALATE *

▶ **Type :**
Inhibiteur calcique.

▶ **Action :**
Inhibe la diffusion du calcium dans la cellule myocardique. Diminue la contractibilité : inotrope négative. Vaso-dilatateur périphérique.

▶ **Indications :**
Traitement préventif des crises d'angine de poitrine et hypertension artérielle essentielle.

▶ **Contre-indications :**
Grossesse ou suspicion de grossesse.

▶ **Présentation, administration :**
– Capsules dosées à 10 mg, administration par voie orale, 3 capsules par 24 heures à avaler, *sans croquer,* aux repas.
– Comprimés à libération prolongée : 20 mg.

▶ **Effets indésirables :**
– liés à la vaso-dilatation en début de traitement ;
– œdèmes des jambes ;
– céphalées, rougeurs, bouffées de chaleur, nausées, gastralgies ;
– douleurs angineuses.

ADALATE 20 mg LP *

Forme retard de l'*Adalate,* il est utilisé comme antihypertenseur à la posologie de 2 à 3 comp. par jour.

ADÉGIC *

Voir *Vitamine A* et *Vitamine D*

ADÉPAL *

Voir *Inhibiteurs de l'ovulation*

ADIAZINE *

▶ **Action :**
Sulfamide (→) d'action générale, ayant une durée d'action assez courte, nécessitant 3 à 4 prises par jour.

▶ **Indications, contre-indications, incidents :**
→ SULFAMIDES.

▶ **Posologie :**
Comp. à 500 mg, 50 à 100 mg/kg/j en 3 à 4 prises.

ADRIAMYCINE

▶ **Action :**
Antimitotique puissant.

▶ **Indications :**
– leucémies aiguës myéloblastiques (induction) ;
– lymphomes non hodgkiniens ;
– tumeurs solides : poumons, ovaires, seins, néphroblastomes, vessie, testicules, thyroïde.

▶ **Contre-indications :**
– grossesse ;
– insuffisance myocardique, hépatique.

▶ **Voies d'administration, présentation, posologie :**
Les flacons sont dosés à 10 et 50 mg. La posologie moyenne est de 40 à 60 mg/m^2/cycle. L'intervalle entre chaque cycle est de 4 semaines. La dose totale maximale est de 550 mg/m^2. Les doses sont diminuées en cas d'insuffisance hépatique ou de radiothérapie.

▶ **Incidents, accidents, précautions :**
→ CÉRUBIDINE.

AGAR – AGAR

▶ **Action :**
Substance colloïdale préparée à partir d'algues, non digestible, augmentant le volume des selles.

▶ **Indications :**
Constipation.

▶ **Contre-indication :**
Sténose digestive.

▶ **Incidents :**
Obstruction en cas d'absorption à sec.

▶ **Précautions :**
Boissons abondantes.

AGONISTES DE LA LH RH

▶ **Type :**
Dérivé de la LHRH par substitution d'acides aminés.

▶ **Action :**
Effet antagoniste paradoxal : diminution des sécrétions hypophysaires (FSH/LH), donc d'œstrogènes.

▶ **Indications :**
- inhibiteurs de l'ovulation, contraception ;
- endométriose ;
- puberté précoce ;
- cancer de la prostate.

▶ **Contre-indications :**
Inconnues à l'heure actuelle.

▶ **Présentation :**
Médicaments nouveaux commercialisés :
- *Décapeptyl* (DTRP 6), solution injectable sous cutanée ;
- *Supréfact* (buséréline) : solution injectable sous-cutanée ou pulvérisations nasales.
- *Lucrin* (leuproline) : injections sous-cutanées ;
- *Zoladex* :injections sous-cutanées.

▶ **Incidents-précautions :**
Bouffées de chaleur, sécheresse vulvo-vaginale chez la femme ; pas d'utilisation plus de 6 mois.

AGYRAX *

▶ **Type :**
Antivertigineux.

▶ **Action :**
- antihistaminique ;
- tranquillisant ;
- vaso-dilatateur ;
- freinateur de l'excitabilité neuro-labyrinthique.

▶ **Indications :**
Vertiges d'origines diverses.

▶ **Contre-indications :**
Grossesse (1er trimestre).

▶ **Présentation, voie d'administration, posologie :**
Comprimés sécables *per os* :
- *traitement d'attaque* : 3 à 6 comp./jour ;
- *traitement d'entretien* : 1 à 3 comp./jour.

▶ **Effets secondaires, incidents, accidents, surveillance :**
- → ANTIVERTIGINEUX ;
- troubles digestifs (ulcère gastro-duodénal) ;
- troubles cardiaques.

ALCOPAR *

▶ **Action, indications :**
On l'utilise dans l'ankylostomiase (Ankylostoma duodénale, Necator-americanus).

▶ **Posologie :**
1 sachet de 5 g le matin à jeun délayé dans un peu d'eau.

ALDACTAZINE *

▶ **Type :**
Association de 2 diurétiques :
- salidiurétique thiazidique ;
- épargnant potassique : spironolactone.

▶ **Action :**
- Augmente l'excrétion rénale du sodium.
- Prévient l'hypokaliémie par son action antiminéralocorticoïde.
- Antihypertenseur.
- *Diurétique.*

▶ **Indications :**
- hypertension essentielle ;
- œdèmes et ascite de l'insuffisance cardiaque ;
- ascite cirrhotique.

▶ **Contre-indications :**
- insuffisance rénale ;
- hyperkaliémie ;
- grossesse et allaitement ;
- hypersensibilité aux thiazidiques.

▶ **Voie d'administration, présentation, posologie :**
- Comprimés enrobés sécables à 15 mg d'altizide et 25 mg de spironolactone.
- Par voie orale : 1 à 6 comprimés par 24 h selon les indications.

▶ **Incidents, accidents, effets indésirables, précautions, surdosage :**
Voir DIURÉTIQUES.

ALDACTONE *

▶ **Type :**
Diurétique épargnant le potassium : spironolactone.

▶ **Action :**
- Antagoniste spécifique de l'aldostérone.
- Antihypertenseur : HTA essentielle.

▶ **Indications :**
- hyperaldostéronisme primaire et secondaire ;
- hypertension artérielle ;
- œdèmes ;
- adjuvant dans la myasthénie.

▶ **Contre-indications :**
- insuffisances rénales ;
- hyperkaliémie ;
- insuffisance hépatique avancée.

▶ **Présentation :**
Comprimés dragéifiés à 50 et 75 mg par voie orale ; selon les indications 1 à 2 comp./j.

▶ **Effets indésirables :**
- gynécomastie ;
- fatigue, intolérances digestives, éruptions cutanées ;
- potentialise l'action d'autres diurétiques associés ;
- surveillance chez la femme enceinte ;
- induction enzymatique : peut diminuer l'activité des pilules minidosées.

ALDOMET *

▶ **Type :**
Antihypertenseur.

▶ **Action :**
Stimulation des récepteurs centraux-adrénolytiques.

▶ **Indications :**
Hypertension.

▶ **Contre-indications :**
- hépatite médicamenteuse, et maladie hépatique évolutive ;
- états dépressifs graves ;
- hypersensibilité à la méthyl-dopa, anémie hémolytique.

▶ **Présentation :**

Comprimés à 250 mg Comprimés à 500 mg	*per os :* 4 comp. à 250 mg/24 h en 2 ou 3 prises.

▶ **Effets indésirables, précautions :**
- action sédative au début du traitement, céphalées, asthénie, troubles psychiques, état dépressif ;
- hypotension orthostatique ;
- troubles digestifs : nausées, vomissements, sécheresse de la bouche ;
- troubles hématologiques : anémies hémolytiques ;
- allergies : fièvre, éruptions cutanées ;
- *précautions :* interactions médicamenteuses avec autres antihypertenseurs.

ALEUDRINE *

▶ **Action :**
C'est un sympathomimétique stimulant les récepteurs β. Il est bronchodilatateur et tachycardisant en facilitant la conduction auriculo-ventriculaire et en stimulant le nœud sinusal.

▶ **Indications :**
En aérosol, il est utilisé dans l'asthme, en comprimés ou en ampoules, il est prescrit dans les bradycardies et les blocs auriculo-ventriculaires. Il est utilisé à titre de test de bronchodilatation lors des E.F.R.

▶ **Contre-indications :**
HTA, angor, tachycardie.

▶ **Voie d'administration, présentation, posologie :**
- *Aérosol-doseur :* une bouffée correspond à 100 μg, il faut prendre une bouffée en cas de crise, à répéter éventuellement quelques minutes plus tard.
- *Tablettes dosées à 20 mg*, 3 à 6 tablettes par jour à laisser fondre sous la langue. La posologie dépend du rythme cardiaque.
- *Ampoules injectables dosées à 0,2 mg.* La posologie peut varier de 0,2 à 10 mg par jour.

▶ **Incidents, accidents :**
Tachycardie, nausées, vomissements, tremblements, déséquilibre du diabète. L'utilisation abusive d'aérosol peut entraîner une bronchoconstriction secondaire.

▶ **Précautions, surveillance :**
L'aérosol doit être utilisé avec une bonne technique (prise de la bouffée lors d'une inspiration profonde suivie d'une apnée). Il ne faut pas dépasser 5 à 6 inhalations par jour.
En cardiologie la dose est adaptée en fonction de la fréquence cardiaque.

ALIMÉMAZINE

Voir *Théralène*

ALIMENTATION PARENTÉRALE

Voir *Nutrition parentérale*

ALKÉRAN *

▶ **Action :**
Antimitotique.

▶ **Indications :**
Myélome, Waldenström, cancer du sein.

▶ **Contre-indications :**
Grossesse.

▶ **Voies d'administration, présentation, posologie :**
Les comprimés sont dosés à 2 mg. La posologie est variable selon l'association de médicaments, ou 10 mg/m²/j en cure de 4 jours toutes les 4 semaines.

▶ **Accidents, incidents :**
Insuffisance médullaire, prédominant sur la lignée blanche et les plaquettes.

▶ **Précautions, surveillance :**

* LE TRAITEMENT DOIT ÊTRE INTERROMPU quand le chiffre de polynucléaires atteint 2 000/m³ et/ou celui de plaquettes atteint 100 000/m³.

* LA POSOLOGIE EST RÉDUITE en cas d'insuffisance rénale.

ALLAITEMENT MATERNEL

▶ **Préparation à l'allaitement maternel :**
- Doit être intégrée dans la préparation à l'accouchement (+ + +).
- Préparation physique des bouts de seins :
  - aération ;
  - ensoleillement ;
  - succion du père ;
  - mélange glycérine-alcool.

▶ **Lors de la naissance du bébé :**
Si l'allaitement maternel a été *choisi* dès la naissance, le bébé sera laissé au contact du ventre de sa mère et, à partir de ses sensations *tactiles* et *olfactives,* il progresse jusqu'au sein maternel : tétée.

▶ **En suites de couches :**
Pendant les 2 ou 3 premiers jours après la naissance, le sein maternel fournit non du lait,

mais du colostrum, laxatif naturel qui permet au nouveau-né de mieux éliminer son méconium.

Ensuite, apparition du lait maternel.

∗ SIGNES DE LA MONTÉE DE LAIT :

2 à 3 jours après l'accouchement :

- les seins sont tendus (+ + +) et douloureux ;
- la température est légèrement élevée : 37,8 °C, 38 °C.

Puis apparition du lait maternel.

∗ AIDE À LA MÈRE :

- Besoin d'une présence compétente.
- Minimum de précautions d'hygiène :

Avant la tétée :

- lavage des mains ;
- nettoyage des mamelons :
  - compresse stérile ou propre (+) ;
  - eau minérale.
- position confortable ;
- bébé réveillé ;
- presser le mamelon pour faire apparaître quelques gouttes de lait afin que le bébé y goutte vite ;
- bien faire pénétrer le bout du sein et le pourtour du mamelon dans la bouche du bébé, en dégageant ses narines ;
- la tétée doit durer en moyenne 5 à 10 minutes *pour chaque sein* ;
- mettre le bébé au début de la tétée au sein qui est le plus difficile.

Après la tétée :

- Nettoyage des mamelons :
  - compresse stérile ou propre (+), eau ;
  - assécher (+ + +) ;
  - changer de compresses dès qu'elles sont humides (+ + +) ;
  - port d'un bon soutien-gorge.
- Conseiller à la maman de ne pas se parfumer afin que le bébé reconnaisse l'odeur maternelle.

▶ Conduite de l'allaitement maternel :

- souplesse pour les horaires, les quantités (lait très digeste) ;
- rythme : 6, 7, 8/24 h à la demande ;
- tétée de nuit très souvent ;
- contrôle de la quantité prise :
  - à la maternité : pesée avant et après la tétée ;
  - à la maison : pesée 1 fois par jour ou 1 fois par semaine si tout va bien.
- on peut être amené à compléter la tétée par un lait maternisé, continuer à présenter le sein toutes les 3 heures à l'enfant.
- selles de l'enfant allaité au lait maternel : autant de selles que les tétées (jaunes granuleuses).

▶ Hygiène de vie de la femme qui allaite :

- Hygiène : mains, seins.
- Alimentation saine, variée, équilibrée.
- Apport calorique (+ + +) : 3000 calories par jour :
  - protéines : lait, fromage, viandes.
  - calcium : lait, fromage.
  - vitamines : fruits, légumes verts.
  - boissons (+ + +) : 2 litres par jour, tout sauf alcool.
  - sucre : pas trop, saccharose favorise la fermentation.
- Ne pas abuser :
  - Aliments : chou, ail, oignon, asperge : mauvais goût au lait ; poireau, artichaut : diarrhée chez l'enfant.
  - Boisson : thé, café } passent dans le lait maternel.
- Éviter : alcool, tabac, prise de médicaments : ATB, sédatifs (prévenir médecin que l'on allaite).
- Attention aux caries dentaires : risques (+ + +).
- Activité normale.

▶ Difficultés :

- Connaître la baisse physiologique du 10e jour qui coïncide avec :
  - la sortie de la maternité ;
  - petits soucis quotidiens ;
  - petites dépressions physiologiques ;
  - l'organisation nouvelle du couple.

En prévenir la mère.

- Malformation des mamelons : ombiliqués, mais le bébé peut s'y habituer.

▶ Incidents :

∗ CREVASSES :

- Pas graves en elles-mêmes, mais :
  - douloureuses (+ + +) ;
  - peuvent saigner (= porte d'entrée à l'infection).

Dès l'apparition :

- Presser les seins pour ne pas interrompre la lactation, éviter le tire-lait car agressif pour les mamelons.
- Pommade cicatrisante sans odeur forte.
- A prévenir plutôt qu'à guérir : hygiène des seins (+ + +), assèchement (+ + +).

∗ ENGORGEMENT :
– Dû à des seins mal vidés.
– Signes : seins douloureux, tendus donc température élevée.
– Arrive surtout au début de l'allaitement maternel plus ou moins anarchique.
– Dès l'apparition :
· vider les seins en pressant à la main, douches chaudes avant tétée ;
· échec : injection i.m. d'ocytocine 2 fois par jour (2 U.I. 20 minutes avant la tétée).

∗ HYPOGALACTIE :
Aucun traitement.

▶ Contre-indications :
– maladies graves en évolution, tuberculose par exemple ;
– épilepsie ;
– nodule du sein ;
– abcès du sein antérieur (contre-indication plus ou moins formelle).

▶ Sevrage et ablactation :
– C'est la séparation de l'enfant avec le sein de sa mère.
– Moment : dépend de la sécrétion lactée, de la reprise du travail.
– Doit être progressif (+++)
· 1er jour : 1 tétée par le lait maternel remplacée ;
· 2e jour : 2 tétées par le lait maternel remplacées ;
– Faciliter le sevrage pour la mère également
· restriction liquidienne ;
· diurétique parfois (prescription médicale) ;
· bandage des seins 24 à 48 h (pas trop compressif).
– Donner au bébé lors du sevrage le même lait que lorsque l'on complète.

ALLOCHRYSINE *

▶ Type et action :
Sur la polyarthrite chronique évolutive.
Augmenter progressivement les doses.

▶ Indications :
Polyarthrite chronique évolutive.

▶ Contre-indications :
– néphrites ;
– affections hématologiques ;
– diarrhée persistante ;
– corticothérapie ancienne.

▶ Présentation, administration, posologie :
Ampoules injectables de 2 ml titrant 30 % d'or métal, dosées à 25 mg, 50 mg, 100 mg et 200 mg.
En i.m. commencer par 25 mg puis 100 mg/semaine jusqu'à arriver au total de 1,5 g/cure.

▶ Accidents, incidents, précautions :
– surveillance de la formule sanguine (2 fois par mois) ; recherche préalable de protéinurie ;
– bilan *rénal* et hépatique ;
– accidents : → SELS D'OR.

ALPHACHYMOTRYPSINE *

▶ Action :
C'est un anti-inflammatoire. Sur le plan pulmonaire, il est fluidifiant et asséchant des sécrétions bronchiques.

▶ Indications :
Suppurations bronchiques ou pulmonaires, état inflammatoire.
Odonto-stomatologies : affections bucco-dentaires.

▶ Contre-indications :
Terrain allergique.

▶ Voie d'administration, présentation, posologie :
Administré par voie buccale, dans les indications pneumologiques, il faut laisser le médicament fondre sous la langue.
Comprimés dosés à 21 microkatals. Posologie habituelle 4 à 6 comprimés par jour.

▶ Incidents, accidents :
Sensibilisation allergique.

▶ Précautions, surveillance :
Éviter chez le sujet allergique.

ALTIM *

Voir *Anti-inflammatoires stéroïdiens locaux* et *Infiltrations articulaires*

ALUPENT *

► Action :
C'est un sympathomimétique stimulant les récepteurs β. Il est bronchodilatateur et tachycardisant en facilitant la conduction auriculo-ventriculaire et en stimulant le nœud sinusal.

► Indications :
L' asthme pour la forme aérosol ; les bradycardies et blocs auriculo-ventriculaires pour la forme comprimés. Il est utilisé à titre de test de bronchodilatation lors des E.P.R.

► Contre-indications :
État de mal asthmatique, HTA, angor, tachycardie.

► Voie d'administration, présentation, posologie :

- *Aérosol-doseur :* 1 bouffée correspond à 750 μg. Il agit au bout de 5 mn environ. La durée d'action peut aller jusqu'à 4 heures. La posologie est de 2 bouffées à 5 mn d'intervalle, 4 fois par jour.
- *Comprimés dosés à 20 mg.* La posologie va de 2 à 12 comprimés par jour. Il faut avaler les comprimés.

► Incidents, accidents :
Tachycardie, nausées, vomissements, tremblements, déséquilibre du diabète. Aucun surdosage n'est possible par voie aérosol, contrairement à une idée parfois encore répandue.

► Précautions, surveillance :
Pour être efficace l'aérosol doit être bien utilisé (prise de la bouffée lors d'une inspiration profonde suivie d'une apnée).

En cardiologie, la dose est adaptée au rythme cardiaque.

AMBILHAR *

► Action, indications :
C'est un médicament antibilharzien également proposé dans la dracunculose et l'amibiase.

► Contre-indications :
Insuffisance hépatique et hypertension portale (y compris bilharzienne). Ne pas associer à des médicaments hépatotoxiques et/ou neurotoxiques en particulier l'isoniazide (*Rimifon*).

► Posologie :
Comp. à 100 et 500 mg : 25 mg/kg/j en 2 prises pendant 7/8 jours.

► Incidents, accidents :
Troubles digestifs et neuropsychiques, céphalées, troubles de la repolarisation (E.C.G.).

► Précautions :
Surveillance clinique et E.C.G. en milieu hospitalier, anxiolytiques.

AMINOSIDES

► Définition, action :
C'est un groupe d'antibiotiques ayant une structure aminoglucosidique encore appelés *aminoglycosides* ou *oligosaccharides.* On distingue le groupe de la streptidine (streptomycine et dérivés) et le groupe de la déoxystreptamine schématisé ci-dessus.

► Indications :
On n'utilise les aminosides par voie parentérale que dans les infections sévères à germes sur lesquels ils sont actifs. Leur large spectre et leur toxicité doivent en limiter l'emploi.

► Contre-indications :
L'insuffisance rénale accroît leur ototoxicité.

► Incidents, accidents :
Ils sont peu allergisants (à l'exception de la streptomycine : dermites de contact). Ils ont une potentialité néphrotoxique et ototoxique. La

NOM COMMUN	NOM COMMERCIAL	COMMENTAIRES
Néomycine Framycétine Paromomycine	*Néomycine* *Soframycine* *Humatin*	Administrés seulement par voie orale* ou locale en raison de leur toxicité.
Kanamycine Gentamicine Tobramycine Netilmicine Amikacine	*Kamycine* *Gentalline* *Nebcine* *Nétromicine* *Amiklin*	(usage hospitalier)
* Les aminosides ne sont pas absorbés par le tube digestif.		

néphrotoxicité est accrue par les diurétiques, la céphalotine (Keflin), une déshydratation, une insuffisance rénale. L'atteinte de la 8e paire crânienne peut entraîner des troubles vestibulaires (vertiges, troubles de l'équilibre) ou cochléaires (bourdonnements d'oreilles, hypoacousie).

AMODIAQUINE

Voir *Flavoquine* *

AMOXYCILLINE
(*Clamoxyl, Hiconcil*)

▶ Action :
C'est une pénicilline orale semi-synthétique (→ BÊTA-LACTAMINES) ayant un spectre proche de celui de l'ampicilline.

▶ Indications :
Infections broncho-pulmonaires, uro-génitales, etc.

▶ Contre-indications :
Allergie aux bêta-lactamines.

▶ Posologie :
1 g à 2 g/j *per os* chez l'adulte ; 50 à 100 mg/kg/j chez le nourrisson.
Capsules à 250 mg et 500 mg, sachets à 125 et 250 mg.

AMOXYCILLINE + ACIDE CLAVULANIQUE
(*Augmentin*)

▶ Action :
Association d'une pénicilline semi-synthétique (→ AMOXYCILLINE) et d'un inhibiteur des pénicillinases (acide clavulanique) permettant un spectre élargi aux staphylocoques producteurs de pénicillinases, aux klebsielles, protéus vulgaris et aux bactéroïdes fragilis et d'être active sur les hémophilus influenzae et les gonocoques sécréteurs de B-Lactamase.

▶ Indications, contre-indications, incidents :
→ BÊTA LACTAMINES.

▶ Posologie :
- Comprimés ou sachets de poudre dosés respectivement à 500 mg et 250 mg d'amoxycilline associés à 125 mg et 62,5 mg d'acide clavulanique.
- Ampoules injectables (I.V.) dosées à 1 g d'amoxycilline et 250 mg d'acide clavulanique.
- *Adultes :* 1 à 3 g par 24 heures *per os* ou I.V.
- *Enfants et nourrissons :* 25 mg/kg/jour *per os* ou I.V.

AMPHOTÉRICINE B

Voir *Fungizone* *

AMPICILLINE (*Totapen, Pénicline, Penbritine*)

▶ Action :
C'est une pénicilline semi-synthétique du groupe A (→ BÊTA-LACTAMINES) à large spectre, mais pouvant être inactive sur certains staphylocoques dorés. Il est bien absorbé *per os*, et éliminé dans la bile et les urines ; il passe assez bien la barrière méningée et est actif sur les Salmonelles.

▶ Indications :
Infections biliaires, urinaires, méningites, fièvre typhoïde.
Manifestations à distance des affections d'origine dentaire.

▶ Contre-indications :
Allergie à la pénicilline.

▶ Posologie :
50 à 200 mg/kg/j ; voies orale et parentérales (i.m. et i.v.).
Comp. à 250 mg ; gélules à 500 mg ; poudres pour sirops : flacons de 0,25 g ; 0,50 g ; 1 g ; 2 g.

▶ Incidents, accidents :
Allergie cutanée ou générale, allergie croisée avec les autres pénicillines ; éruption fréquente en cas de mononucléose infectieuse ou de prise d'allopurinol (*Zyloric*).

AMPLIVIX *

▶ Type :
Antigoutteux.

▶ Action :
- uricosurique ;
- vaso-dilatateur coronarien.

▶ Indications :
- goutte ;
- Hyperuricémies.

▶ Contre-indications :
- insuffisance rénale importante ;
- allergies à l'iode.

▶ Présentation, administration, posologie :
Comprimés à 100 mg, 1 à 3 comp./24 h *per os.*

▶ Effets secondaires, accidents :
Troubles thyroïdiens.

▶ Précautions :
Augmenter la diurèse, donner un alcalinisant urinaire. Associer en début de traitement avec la *Colchicine* pendant au moins 3 semaines.

ANAFRANIL*

▶ Type :
Antidépresseur tricyclique (= thymoanaleptique).

▶ Action :
- antidépresseur ;
- anticholinergique central et périphérique ;
- antalgique (douleurs chroniques).

▶ Indications :
→ ANTIDÉPRESSEURS TRICYCLIQUES.

▶ Contre-indications :
→ ANTIDÉPRESSEURS TRICYCLIQUES.

▶ Présentation, posologie, administration :
- *Comprimés dosés à 10 mg,* selon indication 2 à 6 comp. par 24 h par voie orale.
- *Comprimés dosés à 25 mg,* selon indication (par voie orale) :
  - 4 à 6 comp./24 h (traitement d'attaque) ;
  - 2 à 3 comp./24 h (traitement d'entretien).
- *Soluté injectable à 25 mg*, ampoules de 2 ml en i.m., i.v., perfusions. Utilisés en traitement d'attaque, puis relais par les formes orales.

▶ Effets indésirables, précautions, surdosage :
(→ aussi ANTIDÉPRESSEURS TRICYCLIQUES)..)
- précautions pendant la grossesse ;
- antécédents d'hypersensibilité à ce produit.

ANCOTIL *

▶ **Action :**
Médicament antifongique (→).

▶ **Indications :**
Utilisé dans certaines candidoses, cryptococcoses et aspergilloses.

▶ **Posologie :**
Comp. à 500 mg : 150 mg/kg/j en 4 prises.
Préparation injectable à usage hospitalier (2,50 g par flacon).

▶ **Précautions :**
A n'utiliser en cas de grossesse que si véritablement nécessaire. Prudence en cas d'insuffisance rénale. Surveiller la N.F.S.

ANDANTOL *

Voir *Antihistaminiques*

ANDANTOL RETARD *

Voir *Antihistaminiques*
(à longue durée d'action)

ANDRACTIM *

▶ **Type :**
Androgène percutané.

▶ **Indications, contre-indications, incidents, accidents, précautions :**
Celles des androgènes.

▶ **Voie d'administration, posologie, présentation :**
Tube de 80 g de gel à 2,5 % gradué par 5 g. Habituellement 5 à 10 g par jour étalé sur une grande surface de peau (bras, thorax, abdomen).

▶ **Indications particulières :**
Gynécomastie idiopathique chez l'homme : 5 g sur les seins pendant 3 mois.
Lichen scléro-atrophique balano-préputial ou vulvaire : 2,5 g 1 jour sur 2 sur le fourreau de la verge ou autour de la vulve.

ANDROCUR *

▶ **Type :**
Progestatif de synthèse. Acétate de cyprotérone.

▶ **Action :**
– antigonadotrope ;
– antiandrogène ;
– antiœstrogène-progestative sur les seins et l'endomètre.

▶ **Indications :**
– hirsutisme féminin ;
– traitement palliatif du cancer de la prostate ;
– syndrome de Stein-Leventhal

▶ **Contre-indications :**
– allaitement ;
– grossesse ;
– affection hépatique grave ;
– dépression chronique grave ;
– tuberculose ;
– troubles vasculaires (thrombo emboliques).

▶ **Voie d'administration, présentation, posologie :**
Comprimés sécables dosés à 50 mg ; voie orale.

∗ CHEZ LA FEMME : 1 à 2 comp./24 h du 5e au 14e jour avec du 5e au 25e jour 0,05 mg d'éthinylœstradiol. Pause de 7 jours.

∗ CHEZ L'HOMME : Cancer de la prostate : 4 à 6 comp./24 h.

▶ **Incidents, accidents, effets indésirables :**

∗ HOMME : Stérilité temporairc, impuissancc, gynécomastie.

∗ FEMME : Troubles des règles, aménorrhée post-thérapeutique.

∗ POUR LES DEUX : Migraines, céphalées, ictère cholestatique, prise de poids, aggravation des troubles veineux.

NOM COMMUN	NOM COMMERCIAL	PRÉSENTATION	POSOLOGIE DE TRAITEMENT SUBSTITUTIF
Oenanthate de testostérone	*Androtardyl*	Amp. à 50, 100 et 250 mg	1 amp. i.m./mois à choisir selon l'intensité des troubles
Méthyltestostérone	*Glossostérandryl*	Glossettes à 25 mg	25 à 50 mg/j voie perlinguale (la voie orale est pratiquement abandonnée)
Fluoxymestérone	*Halotestin*	Comp. à 2 et 5 mg	2 à 10 mg/j *per os*
Hexahydrobenzoate de testostérone	*Stérandryl retard*	Amp. à 250 mg	250 mg/mois I.M.
Propionate de testostérone	*Stérandryl*	Amp. à 50 mg et 100 mg	100 à 300 mg/mois I.M.
Cycloexane propionate de testostérone retard	*CHPT Testostérone retard*	Amp. à 25, 100 et 200 mg	100 à 200 mg/mois I.M.
Dihydrotestostérone (androstanolone)	*Andractim*	Tube gel 80 g et 15 graduations. 5 g gel = 125 mg	1 à 2 doses/j percutané
Testostérone (hexa hydrobenzyle carbonate)	*Lontanyl*	Amp. à 100, 200, 500 mg	100 à 200 mg/mois I.M.

► **Précautions et surveillance :** Avant et pendant le traitement : poids ; TA ; glycémie ; triglycérides ; cholestérol ; fonction hépatique.

Prudence si diabète, HTA, problèmes cardio-vasculaires. Chez la femme, éliminer une grossesse si aménorrhée sous traitement.

ANDROGÈNES

► **Action :**

Ce sont des hormones mâles, elles sont virilisantes et anabolisantes. Elle provoquent la soudure des cartilages de conjugaison.

► **Indications :** Leur indication principale doit être les hypogonadismes primitifs ou secondaires. On les utilise parfois dans les cancers du sein, comme anabolisant et dans les insuffisances médullaires.

► **Contre-indications :** cancer du sein chez l'homme, cancer de la prostate, adénome prostatique, insuffisance cardiaque, rénale ou hépatique sévère, femme enceinte, allaitement, hypercalcémie, enfant de moins de 15 ans.

► **Voie d'administration, présentation, posologie :** Voir tableau page précédente.

► **Incidents, accidents :**

Hypertrophie prostatique chez l'homme, hirsutisme et virilisme chez la femme, hypercalcémie, agressivité, hypertrophie musculaire, acné, ictères cholostatiques, puberté précoce, soudure des cartilages de conjugaison.

► **Précautions, surveillance :**

Dans le traitement substitutif chez l'homme on doit surveiller : prostate, glande mammaire et foie.

La dose moyenne est de 100 mg/mois en fonction de la testostéronhémie, FSH/LH plasmatique.

ANDROTARDYL *

► **Action :**

C'est un androgène (→) utilisé dans les hypogonadismes.

► **Indications :**

→ ANDROGÈNES.

▶ **Contre-indications :**
Celles des androgènes.

▶ **Voie d'administration, présentation, posologie :**
Intra-musculaire uniquement : ampoules à 50, 100 et 250 mg en solution huileuse de 1 ml.
Habituellement le traitement comporte 1 ampoule par mois, le choix du dosage dépend de l'importance du déficit.

▶ **Incidents, accidents :**
→ ANDROGÈNES.

▶ **Précautions, surveillance :**
→ ANDROGÈNES.

ANGIOPLASTIE PERCUTANÉE

▶ **L'angioplastie percutanée** est une technique récente permettant à partir de voies d'abord périphériques (fémorale ou axillaire) d'introduire dans le système artériel des cathéters munis à leurs extrémités de ballonnets. En gonflant les ballonnets on peut ainsi réaliser une dilatation de l'artère à l'endroit précis où elle est sténosée.
On peut ainsi dilater, par exemple, les artères du membre inférieur (chaque fémorale ou tibiale), les artères rénales ou les artères coronaires.

▶ **Le taux de succès de ces dilatations est de l'ordre de 70 %.** En cas de resténose on peut à nouveau retenter une dilatation avec les mêmes chances de succès.

▶ **Les complications** sont la création de dissection ou d'occlusion pouvant nécessiter (dans 5 % des cas) une intervention chirurgicale en urgence.

ANOREXIGÈNES

▶ **Action :**
Ils stimulent le centre de la satiété et suppriment la sensation de faim.

▶ **Indications :**
Obésité. Ils ne devraient pas être utilisés sauf dans quelques cas d'espèces.

▶ **Contre-indications :**
Cardiopathies, HTA, troubles du rythme, névrose, psychose, hyperthyroïdie, glaucome, hypersensibilité aux amines sympathomimétiques, enfant de moins de 15 ans, grossesse, allaitement.

▶ **Incidents, accidents :**
Palpitations, tachycardie, agitation, insomnie, poussées tensionnelles, sécheresse buccale, constipation, anxiété ; il existe souvent une accoutumance.
Ces phénomènes sont dus aux amphétamines contenues dans ces produits, sauf la fenfluramine : mécanisme sérotoninergique absence d'effets psychostimulant.
Nouvelle molécule commercialisée : dexfenfluramine (*Isoméride*) ; anorexigène sérotoninergique inhibant sélectivement les pulsions alimentaires concernant les glucides.
Indications, contre-indications, surveillance, précautions : voir *Pondéral retard.*
Posologie : gélule à 15 mg, 2 gelules/jour en 2 prises aux repas.

Nom commun	Nom commercial	Présentation	Posologie
Amfépramone	*Ténuate – Dospan Préfamone*	Comp. à 75 mg	1 comp./j
Clobenzorex	*Dinintel*	Comp. à 30 mg	2 comp./j
Fenfluramine	*Pondéral retard*	Comp. à 60 mg	1 comp./j
Méfénorex	*Pondinil*	Comp. à 40 mg	1 comp./j
Phentermine	*Linyl*	Comp. à 10 mg	2 comp./j

Précautions, surveillance :
La prescription doit être prudente chez les onducteurs de véhicule. La prise d'alcool est nterdite. Ne pas prendre le traitement le soir. Arrêter le traitement dès les premiers ymptômes.

ANTALGIQUES

PRINCIPES. – Le traitement du symptôme « douleur » est complexe car dans bien des cas n ne saurait séparer le traitement de la douleur de celui de l'affection causale. Ainsi en agissant sur la cause même de la douleur, un produit anti-inflammatoire ou antispasmodique devient antalgique. Nous n'aurons ici en vue que le traitement de la douleur indépendamment de sa cause.

Pour des raisons pratiques les antalgiques dont la liste ne saurait être limitative sont présentés ci-dessous en 5 catégories qui sont :

- les médicaments ne contenant comme antalgique que l'aspirine,
- les produits composés,
- les antalgiques purs,
- les antalgiques majeurs,
- les médicaments à action thymique.

Antalgiques

TYPE DE L'ANTALGIQUE	NOM DU PRODUIT	PRÉSENTATION	COMPOSITION EN ANTALGIQUES DE BASE	DOSE MOYENNE PRO DIE	ACCIDENTS ET CONTRE-INDICATIONS
à base d'acide acétyl-salicylique seul	*Aspirine* *« Usines du Rhône » Spécia*	Comp.	0,50 g d'acide acétylsalicylique	2 à 4 g	Ulcères gastro-duodénaux, gastrites, anticoagulants
	Aspirine pH8	Comp.	0,50 g d'acide acétylsalicylique	2 à 4 g	Ulcères gastro-duodénaux, gastrites, anticoagulants
	Aspirine UPSA vitaminée C	Comp. effervescents	0,33 g d'acide acétylsalicylique	2 à 4 g	Ulcères gastro-duodénaux, gastrites, anticoagulants
	Aspirine vitaminée B1 C *Derol*	Comp. Comp.	0,40 g d'acide acétylsalicylique 0,10 g d'acide acétylsalicylique	2 à 4 g	Ulcères gastro-duodénaux, gastrites, anticoagulants
		Suppo. adultes	0,80 g d'acide acétylsalicylique	2 à 4 g	Ulcères gastro-duodénaux, gastrites, anticoagulants
		Suppo. enfants	0,20 g d'acide acétylsalicylique	2 à 4 g	Ulcères gastro-duodénaux, gastrites, anticoagulants
	Catalgine *Catalgine forte*	Sachets roses Sachets bleus Sachets verts	0,10 g 0,50 g 1 g d'acide acétyl-salicylique	2 à 4 g	Ulcères gastro-duodénaux, gastrites, anticoagulants

Antalgiques *(suite)*

Type de l'antalgique	Nom du produit	Présentation	Composition en antalgiques de base	Dose moyenne pro die	Accidents et contre-indications
A base d'acide acétylsalicylique seul	*Algo-névriton*	Comp.	0,35 g d'acide acétylsalicylique	2 à 4 g	Ulcères gastro-duodénaux, gastrites, anticoagulants
	Aspégic	Sachets Amp. voie i.m. ou i.v.	0,5 g et 1 g d'acide acétylsalicylique	2 à 4 g	Ulcères gastro-duodénaux, gastrites, anticoagulants
Antalgiques « banals » composés	*Salgydal*	Comprimés	0,25 g de noramidopyrine 0,25 g de paracétamol	2 à 3 comprimés	Insuffisance rénale (paracétamol)
		Suppo. adultes	0,5 g de noramidopyrine 0,5 g de paracétamol	1 à 2 suppo.	
	Salgydal	Suppo. enfants	0,125 g de noramidopyrine 0,125 g de paracétamol	1 à 2 suppo.	Agranulocytose (amidopyrine)
	Compralgyl	Comp.	0,10 g de phénacétine 0,30 g d'aspirine 0,20 g d'éthenzamide	1 à 4 comp.	Ulcères gastro-duodénau Insuffisance rénal
	Lamaline	Gélules	0,01 g de poudre d'opium 0,03 g de paracétamol	1 à 4 gélules	Toxicomanies (opium) Insuffisance rénal (paracétamol)
		Suppo.	0,5 g de paracétamol 0,015 g de poudre d'opium	1 à 2 suppo.	
	Optalidon	Comp.	0,125 g de noramidopyrine	2 à 6 comp.	Agranulocytose
		Suppo.	0,375 g de noramidopyrine	1 à 3 suppo.	
	Véganine	Comp.	0,380 g d'acide acétylsalicylique 0,120 g de paracétamol	1 à 6 comp.	Insuffisance rénal
		Suppo. adultes	0,500 g d'acide acétylsalicylique 0,500 g de paracétamol	1 à 3 suppo.	

Antalgiques *(suite)*

TYPE DE L'ANTALGIQUE	NOM DU PRODUIT	PRÉSENTATION	COMPOSITION EN ANTALGIQUES DE BASE	DOSE MOYENNE PRO DIE	ACCIDENTS ET CONTRE-INDICATIONS
Antalgiques « banals » composés	*Véganine (suite)*	Suppo. enfants	0,125 g d'acide acétylsalicylique 0,125 g de paracétamol	1 à 3 suppo.	Ne pas donner aux nourrissons de moins de 3 mois
Antalgiques purs	*Glifanan* et son équivalent *Idarac*	Comp. Suppo.	0,200 g de glafénine	1 à 4 comp.	Accidents allergiques
	Antalvic	Comp.	0,065 g de dextropropoxyphène	1 à 4 comp.	Ne pas donner chez l'enfant de moins de 15 ans
	Dupéran	Comp.	0,150 g de clométacine	2 à 6 comp.	Hépatite
	Dupéran longue durée	Comp.	0,325 g de clométacine	1 à 2 comp.	
	Propofan	Comp.	0,270 g de dextropropoxyphène 0,320 g de carbasalate 0,120 g de paracétamol	2 à 4 comp.	Ne pas donner chez l'enfant de moins de 15 ans
Antalgiques majeurs	*Morphine* Tableau B	Amp. voie s.c. ou i.v.	0,01 g de chlorhydrate de morphine	1 à 6 amp.	Insuffisance respiratoire Nourrisson avant deux ans
	Sédol Tableau B	Amp. voie sous-cutanée	0,0066 g de chlorhydrate de morphine	1 à 3 amp.	Insuffisance respiratoire Nourrisson avant deux ans
	Supposédol Tableau C	Suppo.	0,0225 g d'extrait d'opium	1 à 3 suppo.	Insuffisance respiratoire
	Dolosal Tableau B	Amp. voie i.m.	0,10 g de péthidine	1 à 2 amp.	Dépression respiratoire Association à sulfamides et I.M.A.O.
	Suppolosal Tableau C	Suppo.	0,10 g de péthidine	1 à 2 suppo.	
	Palfium Tableau B	Comp.	0,005 g de dextromoramide	1 à 6 comp.	Insuffisance respiratoire
		Amp.	0,005 g de dextromoramide	1 à 6 amp.	
	Fortal Tableau B	Amp.	0,050 g de pentazocine	3 à 4 amp.	Enfants de moins de 15 ans Insuffisance respiratoire
	Moscontin	Comp.	10 à 100 mg	selon douleur	Insuffisance respiratoire

Antalgiques *(suite)*

TYPE DE L'ANTALGIQUE	NOM DU PRODUIT	PRÉSENTATION	COMPOSITION EN ANTALGIQUES DE BASE	DOSE MOYENNE PRO DIE	ACCIDENTS ET CONTRE-INDICATIONS
Neuroleptique	*Nozinan*	Comp.	0,002 g de lévomépromazine 0,025 g de lévomépromazine 0,100 g de lévomépromazine	Très variable commencer à doses très faibles et augmenter progressivement	
		Suppo.	0,010 g de lévomépromazine 0,050 g de lévomépromazine	(Susceptibilités individuelles très différentes)	Traitement par les I.M.A.O.
		Gouttes	1 goutte = 0,001 g		
		Amp. voie i.m.	0,025 g de lévomépromazine		
Thymoanaleptique	*Anafranil*	Comp.	0,010 g clomipramine 0,025 g clomipramine	50 à 100 mg	Traitement par les I.M.A.O. Glaucome
		Amp. voie i.m.	0,025 g clomipramine		
Paracétamol	*Doliprane* et ses équivalents : *Dafalgan, Efferalgan, Tylénol*	Comp. Sachets Suppositoires	0,50 g 0,50 g ; 0,05 g 0,125 g 0,17 g et 0,08 g	100 à 200 mg	Lésions hépathiques

ANTIACIDES

► **Action :**

Il s'agit de substances neutralisant l'acide chlorhydrique et/ou de protecteurs de la muqueuse. Les plus utilisés sont le *Maalox,* le *Phosphalugel* et le *Dimalan.*

► **Indications :**

Traitement symptomatique de l'ulcère gastroduodénal, de la gastrite, du reflux gastrœsophagien ; protection lors de traitements anti-inflammatoires, etc.

► **Incidents, accidents :**

L'ingestion exagérée de bicarbonate de sodium et de lait expose à l'alcalose métabolique et à l'hypercalcémie. La glycyrrhizine contenue dans le suc de réglisse peut entraîner hypertension et hypokaliémie. La prise continue d'argent colloïdal entraîne un argyrisme.

ANTIAGRÉGANTS PLAQUETTAIRES

► **Ces médicaments** dépriment l'agrégabilit des plaquettes et peuvent être utilisées dans l prévention des thromboses.

On utilise actuellement, en traitemen continu, l'association de :

∗ ACIDE ACÉTYL-SALICYLIQUE (*Aspirine*) :
- à la dose de 300 à 1000 mg par jour o 250 mg tous les 2 jours ;
- *contre-indications principales :* intoléranc aux salicylés, ulcère gastro-duodénal, ter rain hémorragique, traitement anticoagu lant associé, etc.

∗ DIPYRIDAMOLE (*Persantine*) : est associ à la dose de 300 mg par jour (4 comprimés 75 mg).

∗ AUTRES ANTIAGRÉGANTS :
- Ticlopidine *(Ticlid)* :
  - comprimés à 0,250 g, 1 comprimé 2 fois par jour ;
  - *effets indésirables* : troubles digestifs mineurs, agranulocytose.
- Sulfinpyrazone (*Anturan*) :
  - comprimés à 0,200 g , 1 comprimé 2 fois par jour ;
  - *contre-indications* : ulcères gastrique ou duodénal.
- Flurbiprofène (*Cebutid 50*) : à la dose de 100 mg par jour (1 comprimé 2 fois par jour).

▶ **Ces traitements sont indiqués** pour une prophylaxie des thromboses (essentiellement artérielle ou intracardiaque), lorsque les médicaments anticoagulants (→) sont contre-indiqués.

ANTIANGINEUX

Ce sont les médicaments permettant de traiter l'angine de poitrine. Le but du traitement médical est de diminuer la consommation d'oxygène du myocarde.

Les principaux antiangineux sont les suivants :

▶ **Trinitrine et dérivés nitrés :**

∗ LA CONSOMMATION D'OXYGÈNE est abaissée par trois mécanismes principaux :
- diminution du retour veineux donc diminution de la précharge ventriculaire gauche ;
- réduction de la pression artérielle (donc diminution de la postcharge) ;
- et vaso-dilatation coronaire par effet direct.

∗ LES EFFETS NÉFASTES sont :
- l'accélération réflexe de la fréquence cardiaque ;
- l'augmentation de la contractibilité myocardique ;
- et parfois l'apparition de céphalées, d'hypotension orthostatique, de bouffées de chaleur.

∗ LES PRINCIPALES PRÉSENTATIONS sont :
- *La trinitrine ordinaire (Trinitrine simple Laleuf, Natirose) :*
  - 1 dragée à croquer et laisser fondre sous la langue ;
  - l'action est presque immédiate (de l'ordre de 1 minute) ;
  - la durée d'action est de 15 à 30 minutes ;
  - en cas de crise rebelle il faut reprendre une nouvelle dose.
- Dérivés nitrés retard (voir tableau ci-dessous) :
  - le produit actif possède une action prolongée ;
  - l'administration est *per os* (ou sublinguale) ;
  - les prises médicamenteuses sont réparties dans la journée ;
  - ils sont utilisés comme traitement préventif de l'angine de poitrine.
- La trinitrine existe en forme injectable utilisable en unité de soins intensifs, en injection continue à la seringue électrique.

▶ **Bêta-bloquants** (→).

Dérivés nitrés retard

NOM CHIMIQUE	NOM COMMERCIAL	PRÉSENTATION	VOIE D'ABSORPTION	POSOLOGIE MOYENNE PAR 24 H
Trinitrine	*Lénitral* *Trinitrine Retard* *Corditrine*	Gélules à 2,5 mg Comprimés à 2,6 mg Comprimés à 6,5 mg	Orale Orale Orale	4
Isosorbide dinitrate	*Risordan*	Comprimés à 5 mg, 10 mg, 20 mg et 40 mg	Orale ou sublinguale	5 à 40 mg une à plusieurs fois par 24 h
Pentaérythrityle tétranitrate	*Péritrate*	Comprimés à 80 mg	Orale	2
Trinitrine	*Nitriderm TTS*	Syst. 25 mg 50 mg	Cutanée	1 système

► **Inhibiteurs calciques** (→).

► **Amiodarone** (*Cordarone :* → ANTIARYTHMIQUES).

► **Traitements antiangineux divers :**

∗ MALÉATE DE PERHEXILINE (*Pexid* : comprimés à 100 mg) :

– à la dose de 1 à 2 comprimés par jour, *per os ;*

– contre-indiqué en cas d'insuffisance hépatique ou rénale ;

– risque d'entraîner l'apparition de neuropathies périphériques, d'insuffisance hépatique, d'hypoglycémie, de troubles de l'équilibre, de modifications de l'électrocardiogramme ;

– il est utilisé en cas d'échec ou contre-indication des autres médicaments.

∗ INDUCTION D'UNE HYPOTHYROÏDIE par l'Iode 131, en cas d'angor rebelle malgré un traitement bien conduit.

ANTIARYTHMIQUES

► **Action :**

Traitement préventif ou curatif des troubles du rythme cardiaque quelle qu'en soit l'étiologie.

► **Indications :**

Tous les troubles du rythme : supraventriculaires ou ventriculaires : le choix d'un antiarythmique donné dépendra de son efficacité plus ou moins grande aux deux étages supraventriculaire et ventriculaire (→ à chaque médicament).

	NOM COMMERCIAL	PRÉSENTATION	DOSAGE	POSOLOGIE/24 h	NOMBRE DE PRISES/24 h
	Quinicardine	Comprimés	165 mg	4 à 6 comp.	3 à 4 fois
	Cardioquine	Comprimés	165 mg	4 à 6 comp.	3 à 4 fois
	Natisédine	Comprimés	100 mg	1 à 3 comp.	2 à 6 fois
	Hydroquinidine	Comprimés	150 mg	4 à 9 comp.	3 à 4 fois
RETARD	*Longacor*	Gélules	165 mg	4 gélules	2 fois, 1 matin, 1 soir
RETARD	*Quinidurules*	Durules à libération lente	250 mg	2 à 4 comp.	2 fois, 1 matin, 1 soir
RETARD	*Sérécor*	Gélules à effet prolongé	300 mg	2 gélules	2 fois, 1 matin, 1 soir

► **Contre-indications :**

∗ CERTAINES SONT FORMELLES : bloc auriculo-ventriculaire du troisième degré ou de degré moindre mais instable, insuffisance cardiaque réfractaire au traitement, bradycardie importante, allongement de l'espace QT.

∗ CERTAINES SONT RELATIVES, imposant une grande prudence dans la posologie et la surveillance du traitement : bloc de branche, insuffisance cardiaque, maladie de l'oreillette, bloc auriculo-ventriculaire du premier ou du deuxième degré, infarctus du myocarde, hypotension artérielle, déplétion potassique.

► **Principaux anti-arythmiques :**

– Quinidine ;
– Disopyramide *(Rythmodan) ;*
– Procaïnamide *(Pronestyl) ;*
– Ajmaline *(Viaductor, Cardiorythmine) ;*
– Lidocaïne *(Xylocaïne, xylocard) ;*
– Phénitoïne *(Di-Hydan) ;*
– Aprindine *(Fiboran) ;*
– Vérapamil *(Isoptine) ;*
– Amiodarone *(Cordarone) ;*
– Bêta-bloquants ;
– Brétylium *(Brétylate) ;*
– Propafénone *(Rythmol) ;*
– Flécaïnide *(Flécaïne) ;*
– Cibenzoline *(Cepralan).*

▸ Incidents, accidents, précautions, sur-veillance : Ils dépendent du produit (→).

ANTIARYTHMIQUES DE CLASSE I

Les antiarythmiques de Classe I sont ndiqués dans le traitement des troubles du ythme supraventriculaire (extrasytoles supra-entriculaires, prévention d'arythmie complète ar fibrillation auriculaire) et des troubles du ythme ventriculaire (extrasytoles ventri-ulaires).

▸ Ce sont les quinidiniques (*Longacor, Sere-or*) et des molécules plus nouvelles commer-ialisées et sous les noms de *Cipralan, Rythmol* t *Flécaïne*. En règle générale deux prises uotidiennes sont nécessaires, avec une relative onne tolérance.

ANTIASTHMATIQUES

Action :
Ce sont des médicaments d'action différente broncho-dilatateurs, antihistaminiques, anti-llergiques, etc.) qui ont un effet bénéfique sur 'asthme.

Différents types d'antiasthmatiques :

* BRONCHO-DILATATEURS, tels l'*Aleudrine*, le *ricanyl*, la *Ventoline*, la *Théophylline*.

* ANTIHISTAMINIQUES, tels la *Polaramine*, le *hénergan*, ou l'*Hismanal*.

* ANTI-INFLAMMATOIRES, tels les corticoïdes.

* ANTI-INFECTIEUX, surtout les antibiotiques n évitant la *Pénicilline* et ses dérivés chez les ujets allergiques.

* ANTIALLERGIQUES, tels le *Lomudal*, le *Zadi-en* et plus récemment le *Teldane*.

Indications :
Elles sont variables selon les produits (→).
Les corticoïdes sont réservés aux formes iguës sévères et aux formes résistantes aux utres traitements.

▸ Incidents, accidents, précautions, surveillance :
Variables selon les produits (→).

ANTIBIOTHÉRAPIE CHEZ LE NOUVEAU-NÉ ET L'ENFANT

Seuls les aspects particuliers de l'antibiothérapie chez le nouveau-né et l'enfant sont traités ici.

▸ Indications :
L'antibiothérapie doit être réservée aux seules infections bactériennes.

* CHEZ LE NOUVEAU-NÉ : Toutes les infections bactériennes sont *a priori* considérées comme septicémies et donc traitées comme telles, en général par une association de deux antibiotiques synergiques : septicémies ; méningites ; infections urinaires ; infections pulmonaires ; etc. La pratique d'une antibiothérapie chez le nouveau-né ne s'effectue qu'après avoir pratiqué de multiples prélèvements bactériens à la recherche d'une dissémination de l'infection (→ INFECTIONS NÉO-NATALES).

* CHEZ LE NOURRISSON ET L'ENFANT : L'antibiothérapie sera différente suivant le type d'infection traitée. Certains diagnostics doivent être formellement éliminés avant de débuter une antibiothérapie qui risque de les décapiter, en particulier : méningite, infection urinaire, infection osseuse ou articulaire.

▸ Contre-indications :

* CERTAINS ANTIBIOTIQUES SONT FORMELLEMENT CONTRE-INDIQUÉS : *Chloramphénicol* (contre-indication absolue chez le nouveau-né en raison du risque de « Gray baby syndrom » ; ultérieurement, d'utilisation très restreinte à cause de la myélotoxicité) ; cyclines (contre-indiquées chez le nouveau-né et l'enfant ; risque d'hypertension intracrânienne chez le nouveau-né et le nourrisson).

* CERTAINS ANTIBIOTIQUES DOIVENT ÊTRE UTILISÉS AVEC PRÉCAUTION :
  – Aminosides : *Amiklin, Gentalline, Streptomycine, Kanamycine, Nétromicine.* Leurs effets toxiques sur la cochlée et le vestibule sont cumulatifs. La surveillance du taux sanguin est utile.

	ENFANT À PARTIR DE UN MOIS			PÉRIODE NÉONATALE		
	Dose *quotidienne* par kg	Voie	Nombre de prise ou d'injections	Dose *unitaire* par kg	Voie	Intervalle entre les injections
pénicilline	100 000 unités 100 000 à 500 000	Orale I.V. (I.M.)	2 4 à 6	50 000 unités	I.V. (I.M.)	JO – J7 12 h > J7 8 h
Ampicilline Amoxilline	50 à 100 mg 100 à 200 mg	Orale I.V. (I.M.)	4 4 à 6	50 mg	I.V. (I.M.)	JO – J7 12 h > J7 8 h
Amoxilline + Acide clavulanique	40 mg	Orale	4	50 mg	I.V. (I.M.)	JO – J7 12 h > J7 8 h
Mezlocilline	240 à 300 mg	I.V. 30 mn	3 à 4	75 à 100 mg	I.V. (30 mn)	6 à 8 h
Céfotaxime	50 à 100 mg	I.V. (20 mn) (I.M.)	2 à 4	25 mg	I.V. (20 mn) (I.M.)	JO – J7 8 h >J7 6 h
Gentamicine Nétromicine Tobramycine	3 à 5 mg	I.M. I.V. (20 mn)	3	2 mg	I.V. (20 mn) (I.M.)	JO – J7 12 h > J7 8 h Préma 18 h
Amikacine	15 mg	I.M. I.V. (20 mn)	3	5 mg	I.V. (20 mn) (I.M.)	JO – J7 12 h > J7 8 h Préma 18 h
Méronidazole	40 mg	Orale I.V. (20 mn)	3	7,5 mg	I.V.	12 h
Pristinamycine	50 à 100 mg	Orale	4	50 mg	Orale	JO – J7 12 h > J7 8 h
Vancomycine	40 mg	I.V. (30 mn)	4	15 mg I.V.	(30 mn)	JO – J7 12 h > J7 8 h
Triméthoprime + Sulfaméthoxazole	30 mg	Orale (I.V.)	2	4 mg	I.V. (10 mn)	JO – J7 12 h > J7 8 h
Macrolides	50 mg	Orale	3 à 4	non utilisés chez le nouveau-né		

- *Rifamycine :* risque de toxicité hépatique en association avec le *Rimifon*.
- *Bactrim :* risque de toxicité hématologique et d'accidents cutanés.
- *Colimycine :* risque de toxicité cochléaire et de toxicité rénale.
- *Pénicilline* et dérivés des β-lactamines : peuvent entraîner chez l'enfant comme chez l'adulte des accidents allergiques.

► **Posologie et voie d'administration :**

Les posologies des antibiotiques doivent être calculées par kg de poids et par jour chez l'enfant au-delà de 1 mois ; chez le nouveau-né on calcule une dose unitaire par kg de poids et *par injection*, l'espacement entre deux injections varie suivant l'âge post-natal.

► **Accidents et règles d'utilisation :**

* LES PRINCIPAUX ACCIDENTS ont été cités au paragraphe des contre-indications. Il faut y ajouter : le risque d'hypovitaminose K, si l'antibiothérapie est prolongée chez le nouveau-né et le nourrisson (à prévenir par injections régulières de Vitamine K_1) ; le risque de déséquilibre de flore intestinale et de développement d'une mycose digestive. La prescription de flore de remplacement, type Ultra-levure, ne sert à rien. Certains administrent systématiquement un antimycosique au cours des antibiothérapies prolongées.

* LES RÈGLES D'UTILISATION découlent de la pharmacologie et de l'infection à traiter. Les antibiotiques utilisés doivent pénétrer les organes visés par l'antibiothérapie. Par exemple, une méningite peut être traitée par l'ampicilline mais jamais par Macrolide ou Colimycine qui ne diffusent pas dans les espaces méningés. L'antibiothérapie doit être guidée par le germe évoqué ou connu et par son antibiogramme. L'antibiothérapie ne doit jamais « décapiter » une infection non évoquée ou non connue, en particulier méningée, urinaire ou osseuse.

ANTIBIOTIQUES

► **Action :**

* CERTAINS AGISSENT SUR LA SYNTHÈSE de la paroi bactérienne (bêta-lactamines, vancomycine) ; d'autres sur la membrane cytoplasmique (polymixine) ; d'autres sur la synthèse des protéines (chloramphénicol, aminosides, macrolides, cycline, lincomycine) ; d'autres sur la synthèse des acides nucléiques.

* IL EXISTE DEUX TYPES DE RÉSISTANCE aux antibiotiques :

- *Chromosomique*, d'incidence faible, spontanée, elle peut être le fait de doses insuffisantes.
- *Extra-chromosomique*, d'incidence élevée, due au transfert d'un facteur de résistance d'une bactérie porteuse à une autre bactérie. Elle se voit lors de traitements antibiotiques successifs, à large spectre.

* L'EFFET SUR LES BACTÉRIES PEUT ÊTRE ÉTUDIÉ :

- *La concentration minima inhibitrice* (C.M.I.) se mesure en ajoutant au milieu de culture des quantités croissantes d'antibiotiques (microgrammes/ml).
- *La bactériostase et la bactéricidie* se déterminent en fonction du nombre de bactéries survivantes après adjonction d'antibiotiques. Si le nombre de survivants est inférieur au nombre de germes ensemencés, il y a bactéricidie.

► **Indications, règles de choix des antibiotiques, précautions :**

Outre les critères cliniques et bactériologiques, on choisira l'antibiotique le moins toxique, le plus ancien (pour préserver l'activité des drogues récentes), le plus facilement administrable, le moins cher. Dans les infections graves, on prescrit un antibiotique (ou une association) bactéricide. Les deux antibiotiques choisis seront de familles différentes (addition de deux mécanismes antibactériens différents).

L'antibiothérapie est donnée seulement lorsque l'on est quasi certain d'une infection bactérienne et que les prélèvements adéquats sont faits (hémoculture, uroculture, P.L., prélèvements divers, etc.).

Ainsi, devant une *angine rouge* on donne (après prélèvement de gorge) pénicilline ou érythromycine ; devant un *syndrome méningé* avec liquide trouble, on donne de l'ampicilline car elle est habituellement sensible aux germes en cause et passe bien la barrière méningée (l'antibiothérapie sera éventuellement adaptée au germe décelé et à l'antibiogramme) ; dans les *infections urinaires* on attendra les résultats bactériologiques.

On ne prescrit pas d'antibiotiques à l'aveugle devant un *état fébrile non précisé* ou une *affection virale* chez un sujet en bon état général.

► **Les grandes familles d'antibiotiques** sont schématisées dans le tableau page suivante.

ANTIBIOTIQUES D'ORIGINE NATURELLE (ou hémi-synthétiques)	ANTIBIOTIQUES DE SYNTHÈSE
BÊTA-LACTAMINES (→) : • pénicillines naturelles • pénicillines du groupe G • pénicillines du groupe M (antistaphylococciques) • pénicillines du groupe A (groupe de l'ampicilline, à large spectre) • pénicilline active sur le pyocyanique : – carboxypénicillines (*Pyopen, Ticarpen*) – uréïdopénicillines (*Baypen, Sécuropen* et *Pipérilline*)	*SULFAMIDES* *OXYQUINOLÉINE* (dérivés de) *NITROFURANES* *QUINOLONES et FLUORO-QUINOLONES*
• *CÉPHALOSPORINES* (→).	*VANCOMYCINE* (antistaphylococcique)
AMINOSIDES (encore appelés *aminoglycosides* ou *oligosaccharides*) : →. • gentamicine ou *Gentalline* • tobramycine ou *Nebcine* • amikacine ou *Amiklin* • netilmicine ou *Nétromicine*	*ACIDE FUSIDIQUE* (antistaphylococcique) *5-NITRO-IMIDAZOLES* (*Flagyl, Fasigyne, Tibéral*)
CHLORAMPHÉNICOL et dérivés : *Tifomycine, Solnicol, Thiophénicol*	
TÉTRACYCLINES (→).	
POLYPEPTIDIQUES (→).	
MACROLIDES (→).	
SYNERGESTINES (→).	
RIFAMYCINES (→).	
FOSFOMICINE	

ANTIBIOTIQUES LOCAUX EN DERMATOLOGIE

► **L'application locale d'antibiotique** doit être réservée à quelques indications précises. En effet, de très nombreux inconvénients parfois graves peuvent en résulter :

∗ L'EFFICACITÉ DOUTEUSE SUR UNE DERMATOSE MICROBIENNE : ainsi dans un impétigo il est indispensable de prescrire une antibiothérapie générale.

∗ LA SÉLECTION DE SOUCHES BACTÉRIENNES RÉSISTANTES À L'ANTIBIOTIQUE UTILISÉ peut poser des problèmes thérapeutiques ultérieurs en cas, par exemple, de survenue d'une septicémie.

∗ LA PLUPART DES ANTIBIOTIQUES PEUVENT être sensibilisants et provoquer l'apparition d'un eczéma de contact, voire d'un choc anaphylactique, à l'introduction ultérieure de cet antibiotique par voie générale.

Il faut donc, éviter d'utiliser localement un antibiotique couramment prescrit par voie générale.

* CERTAINES PRÉPARATIONS LOCALES ASSOCIENT UN CORTICOÏDE À UN ANTIBIOTIQUE pour prévenir une surinfection favorisée par le corticoïde : cette association n'empêche pas toujours la surinfection, ni la constitution d'un eczéma de contact à l'antibiotique utilisé. Il paraît donc souhaitable d'éviter d'utiliser ces préparations.

► **En pratique :**
On utilise essentiellement l'antibiothérapie locale :

* DANS L'IMPÉTIGO : *Pommade à la staphylomycine, Auréomycine,* (associée à une antibiothérapie générale).

* DANS L'ACNÉ : *Lotion à l'érythromycine, Dalacine T Topic.*

* DANS LES ULCÈRES DE JAMBE : *Polymyxine B,* en irrigation en cas de surinfection par le pyocyanique.

ANTIBIOTIQUES POLYPEPTIDIQUES

► **Action, indications :**
Ces antibiotiques bactéricides (produits par des bactéries) ont une structure polypeptidique. Ils ont une toxicité importante : neurologique (8e paire crânienne) et rénale, ce qui interdit pour certains l'administration parentérale. Les principaux sont indiqués dans le tableau ci-dessous.

NOM COMMUN	SPÉCIALITÉ	COMMENTAIRES
Bacitracine Tyrothricine	*Bacitracine* *Tyrothricine* *Solutricine*	voie locale
Colistine Polymixine B	*Colimycine* *Polymyxine B*	voies orale, parentérale voies orale, i.m.
Clindamycine	*Dalacine T Topic*	voie locale

Leur spectre d'action est limité à certaines espèces de bacilles gram$^-$ tels que : colibacilles, shigelles, salmonelles, klebsielles, enterobacter, pseudomonas aeruginosa, acinetobacter, haemophilus influenzae. Il n'y a pas d'absorption digestive, la diffusion est mauvaise, l'élimination est rénale.

► **Incidents, accidents :**
Insuffisance rénale à diurèse conservée par atteinte tubulo-interstitielle, troubles neurologiques, paralysies respiratoires par blocage neuro-musculaire.

ANTICHOLINERGIQUES

Voir *Parasympatholytiques*

ANTICHOLINERGIQUES DE SYNTHÈSE

Voir aussi *Antiparkinsoniens*

► **Type :**
Antiparkinsoniens.

► **Action :**
Anticholinergiques centraux et périphériques.

► **Indications :**
- syndrome extra-pyramidal dû aux neuroleptiques ;
- maladie de Parkinson (tremblement).

► **Contre-indications ;**
- glaucome ;

Anticholinergiques de synthèse

Nom	Présentation	Dosage	Voie d'administration	Posologie/24 h
Akinéton retard	comprimés	4 mg	orale	1 à 2 comp. le matin
Akinophyl	comprimés	2 mg		1 à 4 comp. en 2 prises matin et soir
Artane	comprimés	2 mg 5 mg	orale	4 à 15 mg/24 h
	ampoules inj. de 5 ml	10 mg	i.m.	1/2 à 3 amp.
	gouttes buvables	0,4 %	orale	
Cogentine	comprimés	2 mg	orale	1 à 3 comp.
Disipal	comprimés	50 mg 100 mg	orale	1 à 6 comp.
Kémadrine	comprimés	5 mg	orale	2 à 6 comp.
Lepticur	ampoules inj. de 2 ml	10 mg	i.m.	10 à 20 mg
	comprimés	10 mg	orale	1 à 2 capsules
Parkinane retard	comprimés	2 mg 5 mg		2 à 20 mg/24 h
Ponalide	ampoules inj. de 2 ml	5 mg	i.v. lente	0,5 à 1 ml en 1 fois (1,25 à 2,5 mg)
			i.m. ou s.-c.	1 à 2 ml (2,5 à 5 mg)

– adénome prostatique ;
– cardiopathie décompensée.

▶ **Présentation, administration, posologie :**

Cf. tableau ci-dessous.

▶ **Effets indésirables :**

∗ EFFETS ATROPINIQUES : sécheresse de la bouche ; troubles de l'accomodation ; constipation.

∗ FORMES INJECTABLES : indurations aux points d'injection.

▶ **Surdosage :**

Mydriase, agitation, confusion, tachycardie, hyperventilation.

Traitement symptomatique.

ANTICOAGULANTS

▶ **Définition :**

Ce sont des médicaments s'opposant à l'action de certains facteurs de la coagulation.

Il en existe deux sortes : l'héparine (→), qui s'oppose à l'action de la thrombine sur le fibrinogène, et les antivitamines K, qui s'opposent à la synthèse des facteurs II, VII, X, IX de la thromboplastinoformation dont la synthèse nécessite de la vitamine K.

▶ **Indications :**

∗ LES ANTICOAGULANTS SONT UTILISÉS POUR LE TRAITEMENT DE LA MALADIE THROMBO-EMBOLIQUE :

– TRAITEMENT CURATIF : Le but est de limiter l'extension de la thrombose et de favoriser la dissolution des caillots. L'héparine est choisie pour le traitement d'attaque des thromboses veineuses ou artérielles récentes. L'héparine à ce stade peut être associée aux thrombolytiques (→). Le relais thérapeutique par les antivitamines K est pris après les premières semaines de traitement.

– TRAITEMENT PRÉVENTIF : L'héparinothérapie est choisie dans les syndromes de menace, de thrombose aiguë ou en phase postopératoire. Les antivitamines K peuvent être choisies pour assurer une prévention au long cours.

∗ COAGULATION INTRAVASCULAIRE DISSÉMINÉE (→) : L'héparinothérapie est utilisée en association avec le plasma frais.

▶ Contre-indications :

∗ HÉPARINOTHÉRAPIE : C'est le saignement évolutif.

∗ ANTIVITAMINES K : Un traitement au long cours impose une surveillance régulière possible, l'absence de contre-indication absolue telle qu'une H.T.A. sévère, un ulcère digestif évolutif, une insuffisance hépatique sévère, la connaissance des associations médicamenteuses dangereuses : potentialisatrices (ex. : *Diflurex*, tétracyclines, *Lipavlon*) ou inhibitrices (ex. : barbituriques).

▶ Voies d'administration, présentation, posologie :

∗ HÉPARINE (→).

∗ ANTIVITAMINES K (→).

La posologie est adaptée sur les résultats du temps de Quick (→) ou du thrombotest d'Owren (→). Le premier contrôle biologique est fait 2 jours après la prise du 1er comprimé : le temps de Quick doit être compris entre 20 et 30 %. Le thrombotest d'Owren entre 10 et 25 %. Pour les traitements au long cours les contrôles sont faits tous les 15 jours.

▶ Incidents, accidents :

∗ ACCIDENTS NON HÉMORRAGIQUES :

– alopécie et ostéoporose avec héparinothérapie prolongée ;
– épidermolyse, hépatonéphrites avec les antivitamines K.

∗ ACCIDENTS HÉMORRAGIQUES :

– *Hémorragies mineures :* La survenue d'une épistaxis, de gingivorragies, d'une hématurie impose de contrôler en urgence la coagulation. Ces symptômes d'alarme peuvent éviter la survenue d'accidents plus graves.
– *Hémorragies majeures* : Hématome rétropéritonéal, hématome de la fesse compressif, hémorragie cérébro-méningée, hémorragie du vitré.
– *Trombopénies* à l'héparine par un mécanisme allergique pouvant occasionner des manifestations hémorragiques et surtout de thrombose.

▶ Précautions, surveillance :

∗ LES CONTRE-INDICATIONS d'un traitement anti-coagulant doivent être respectées.

∗ LES INJECTIONS INTRAMUSCULAIRES ET LES PONCTIONS DIVERSES sont contre-indiquées chez le malade anticoagulé.

∗ LE MALADE DOIT PORTER UNE CARTE PORTANT SON GROUPE SANGUIN et le traitement suivi et les résultats des examens biologiques.

∗ SURVEILLANCE DE LA NUMÉRATION DES PLAQUETTES sous héparinothérapie.

∗ L'ACCIDENT HÉMORRAGIQUE SOUS HÉPARINOTHÉRAPIE impose la surveillance stricte du malade, l'arrêt de l'héparine, la compensation des pertes sanguines, l'hémostase si possible par des moyens locaux. Le sulfate de protamine, antidote de l'héparine, est d'emploi difficile et peut entraîner un choc.

∗ L'ACCIDENT HÉMORRAGIQUE SOUS TRAITEMENT ANTIVITAMINES K impose la surveillance stricte du sujet, l'arrêt du traitement, l'injection de vitamine K, si nécessaire l'injection de fraction P.P.S.B.

ANTICORTISOLIQUES DE SYNTHÈSE

▶ Définition :

Produits synthétiques bloquant l'hormonosynthèse surrénalienne. Ils sont utilisés en milieu hospitalier.

▶ Indications :

Hypercorticisme (maladie de Cushing, corticosurrénalome inopérable).

▶ **Contre-indications :**

Allergie connue. Insuffisance hépatique.

2 produits sont utilisés :

- *Mitotane* (OP DDD) : gel à 500 mg ; comprimés à 1000 mg : 3 à 12 gélules par jour progressivement.
- *Elipten* (aminogluthétimide) : comp. à 250 mg (1 comp. × 4 par jour).

▶ **Précautions, surveillance :**

- Le *Mitotane* est le plus utilisé : posologie initiale forte vers le 10-15e jour en hypocortosolisme, diminution des doses et adjonction d'hydrocortisone. Traitement d'entretien 6 mois à dose dégressive.
- *L'elipten* a une action semblable mais plus rapide.

ANTIDÉPRESSEURS NON TRICYCLIQUES NON I.M.A.O.

▶ **Action :**

Ce sont tous des produits ayant une formule chimique non tricyclique, ni I.M.A.O., mais ayant une action antidépressive certaine, mais parfois modérée ou surtout désinhibitrice.

Leur intérêt est de ne pas avoir les effets secondaires des tricycliques et, *a fortiori*, des I.M.A.O.

▶ **Indications :**

∗ DÉPRESSIONS MAJEURES pour certains produits : *Athymil, Ludiomil, Vivalan.*

∗ DÉPRESSIONS MODÉRÉES : tous les produits.

▶ **Contre-indications :**

- l'association aux I.M.A.O. ;
- le glaucome à angle fermé *(Ludiomil) ;*
- les 3 premiers mois de la grossesse car ce sont des produits récents.

▶ **Mode d'action :**

Voir tableau *infra.*

▶ **Incidents, accidents :**

- rash cutané *(Ludiomil) ;*
- légère somnolence au début *(Athymil, Pragmazone) ;*
- sécheresse de la bouche *(Ludiomil) ;*
- troubles digestifs : diarrhées, vomissements *(Quiétim, Prétonine, Vivalan).*

Comme avec tous les antidépresseurs, une réactivation anxieuse peut survenir, favorisant un passage à l'acte.

▶ **Surveillance :**

Les produits sont dépourvus de propriétés anticholinergiques (à part le *Ludiomil*) et de

Antidépresseurs non tricycliques non I.M.A.O.

NOM COMMERCIAL	DÉNOMINATION COMMUNE	PRÉSENTATION	POSOLOGIE QUOTIDIENNE
Athymil	miansérine	comp. à 10 mg	20 à 80 mg
Ludiomil	maprotiline	comp. à 25 mg comp. à 75 mg amp. à 25 mg i.v., perfusion	50 à 150 mg
Pragmarel	trazodone	comp. à 25 mg et 100 mg	25 à 100 mg
Prétonine	5-hydroxy-tryptophane	gélules à 50 mg	200 à 400 mg
Quiétim	5-hydroxy-tryptophane	comp. à 50 mg	100 à 200 mg
Vivalan	viloxazine	comp. à 100 mg et amp. injectables à 100 mg	150 à 600 mg
Clédial	médifoxamine	comp. à 50 mg	100 à 200 mg
Floxyfral	fluroxamine	comp. à 50 mg	50 à 300 mg

toxicité cardio-vasculaire, mais ne nécessitent pas une surveillance moindre.

Leur action est souvent plus rapide que celle des tricycliques.

Si on désire changer de produit, la prescription peut être immédiate pour un tricyclique.

Un délai de 15 jours doit être respecté pour la prescription d'I.M.A.O., sauf pour la Viloxazine.

Leur toxicité en cas de surdosage par tentative de suicide est faible.

Au total, ce sont des médicaments souvent prescrits actuellement car ils allient efficacité et moindre toxicité.

ANTIDÉPRESSEURS TRICYCLIQUES

▶ Mode d'action :

Thymoanaleptiques. Redressement de l'humeur dépressive par inhibition du recaptage de la noradrénaline et des autres amines ; dopamine, sérotonine et donc augmentation de leurs concentrations dans la synapse. Les antidépresseurs ayant une amine tertiaire inhibent préférentiellement le recaptage de la sérotonine ; ceux qui possèdent une amine secondaire bloquent plutôt la noradrénaline.

▶ Indications :

- syndromes dépressifs quelle qu'en soit l'étiologie :
  - dépressions endogènes, à l'exception de certaines formes graves délirantes mais y compris :
  - mélancolies d'involution ;
  - dépressions réactionnelles, succédant à un événement traumatisant et prenant ou non la forme d'un état dépressif endogène ;
  - dépressions névrotiques ;
  - dépressions au cours des psychoses chroniques.
- névrose obsessionnelle ;
- certains syndromes algiques.

▶ Contre-indications :

- glaucome chronique à angle irido-cornéen fermé ;
- adénome prostatique ;
- insuffisance cardiaque décompensée, infarctus du myocarde récent (Une surveillance cardiaque s'impose dans les troubles du rythme et de la conduction.) ;
- maladie de Basedow ;
- association avec les IMAO : la lenteur d'élimination des IMAO impose un délai minimum de 14 jours avant la prescription de tricycliques ;
- chez les épileptiques confirmés, la surveillance de l'EEG s'impose ;
- en cas d'intervention, prévenir les anesthésistes car une interruption des antidépresseurs est nécessaire ;
- porphyrie (+++).

▶ Voies d'administration, présentation, posologie :

Par voie orale, intramusculaire ou en perfusions intraveineuses (pour certains).

Cf. tableau.

▶ Incidents, accidents :

∗ EFFETS SECONDAIRES :

- *Effet anticholinergique périphérique :*
  - constipation ;
  - trouble de l'accommodation ;
  - hyposialorrhée ;
  - rétention urinaire.
- *Interactions médicamenteuses.*
  - blocage de certains anti-hypertenseurs guanéthidine ;
  - renforcements de l'action de l'alcool, autres dépresseurs du système nerveux central.
  - potentialisation des catécholamines ;
  - en cas d'anesthésie : troubles de la conduction.
- *Hypotension artérielle,* essentiellement hypotension orthostatique.
- *Insomnie :* mais elle est peut-être due au syndrome dépressif.
- *Sueurs nocturnes,* palpitations, bouffées de chaleur.
- *Syndrome tremblement – dysarthrie.*

∗ ACCIDENTS TOXIQUES :

- *Toxicité cardiaque :* troubles de la conduction et de la repolarisation.
- *Toxicité neurologique :* épilepsie généralisée chez des sujets sans antécédent comitial, à des doses supérieures à 200 mg.
- *Toxicité neurovégétative :*
  - glaucome aigu ;
  - rétention aiguë d'urine ;
  - stomatite ;
  - occlusion intestinale paralytique.

Antidépresseurs tricycliques

Nom commercial	DCI	Présentation	Posologie journalière moyenne pour un adulte de 70 kg
Anafranil	Clomipramine	comp. à 10 mg et à 25 mg amp. à 25 mg comp. à 75 mg (*Anafranil fort*)	20 à 200 mg
Deparon	Démexiptiline	comp. à 25 mg	1 mg/kg 50 à 150 mg
Écatril	Dibenzépine	comp. à 240 mg	240 à 960 mg
Élavil	Amitriptyline	comp. à 10 mg et à 25 mg	50 à 200 mg
Insidon	Opipramol	comp. à 50 mg	150 à 250 mg
Kinupril	Kinupramine	comp. à 2,5 mg flacon à 2,5 mg pour perf. i.v.	5 à 20 mg
Laroxyl	Amitryplitine	comp. à 25 mg et à 50 mg gouttes à 4 % (1 gtte = 1 mg) ampoules inj. 50 mg (i.m. ou perf.)	50 à 250 mg
Moxadil	Amoxapine	comp. à 25 mg et à 50 mg soluté à 5 %	50 à 300 mg
Pertofran	Désipramine	comp. à 25 mg amp. à 25 mg (i.v.)	50 à 200 mg
Prothiaden	Dosulépine	gélules à 25 mg et 75 mg	75 à 300 mg
Quitaxon	Doxépine	comp. à 5 mg, 10 mg, 25 mg et 50 mg gouttes à 1 % (1 gtte = 0,5 mg) amp. à 25 mg (i.m.)	25 à 400 mg
Sinéquan	Doxépine	gélules de 10 mg, 25 mg et 50 mg amp. à 50 mg (i.m.)	25 à 400 mg
Surmontil	Trimipramine	comp. à 25 mg et à 100 mg gouttes à 4 % (1 gtte = 1 mg) amp. à 25 mg (i.m.)	50 à 300 mg
Survector 100	Amineptine	comp. à 100 mg	100 à 200 mg
Timaxel 50 mg	Métapramine	comp. à 50 mg	50 à 200 mg
Tofranil	Imipramine	comp. à 10 mg et 25 mg amp. à 25 mg (i.m.)	50 à 200 mg
Vagran 50	Propizépine	gélules à 50 mg	100 à 400 mg

* COMPLICATIONS PSYCHIQUES :
- risque de passage à l'acte suicidaire par levée de l'inhibition psychomotrice précédant la normalisation de l'humeur ;
- émergence anxieuse par désinhibition ;
- inversion maniaque de l'humeur chez les maniaco-dépressifs bipolaires ;
- apparition d'un délire chez les sujets psychotiques.

▶ **Précautions et surveillance :**
Sont en rapport avec les incidents et complications éventuels. Déconseiller la conduite de véhicules et l'absorption d'alcool.

ANTIDIARRHÉIQUES

▶ **Action :**
On distingue :

* LES MODÉRATEURS DU PÉRISTALTISME, soit anticholinergiques (atropine et succédanés de synthèse), soit ganglioplégiques (hordénine), soit opiacés et dérivés (élixir parégorique, diphénoxylate : contenu dans le *Diarsed* avec de l'atropine), soit musculotropes (trimébutine ou *Débridat* et surtout lopéramide ou *Imodium*).

* LES TOPIQUES, soit absorbants (caroube, charbon, kaolin, pectine), soit astringents (tanins), et enfin les sels minéraux insolubles (aluminium, bismuth).

* LES MODIFICATEURS DE LA FLORE (levures, antiseptiques non résorbables, etc.).

▶ **Contre-indications :**
Elles sont propres à chaque classe.

ANTIÉPILEPTIQUES

LE PHÉNOBARBITAL (*Gardénal*)

Il existe sous forme de comprimés à 5 ou 10 cg.

Autres préparations : associé à une amphétamine *(Orténal)* ou à la caféine *(Alepsal)*.

Le *Gardénal* est actif sur toutes les formes d'épilepsie *sauf le petit mal.* Il est surtout utilisé dans *le grand mal et l'épilepsie temporale.*

▶ **La posologie** chez l'adulte est de 10 à 20 cg par 24 heures soit 2 mg par 24 heures et par kg pour obtenir une *barbitémie comprise entre 15 et 25 microg par ml.*

Chez l'enfant *de moins de 5 ans,* la posologie est de 5 mg par kg et par 24 heures ; *entre 5 et 10 ans,* de 3 à 4 mg par kg et par 24 heures, et *entre 10 et 15 ans,* de 2 à 3 mg par kg. On peut donner le *Gardénal* en 1 à 2 prises par jour. Le délai d'action est d'environ 24 à 48 h.

▶ **Effets secondaires :**
Somnolence ou ralentissement psychique, surtout en cas de surdosage. Chez l'enfant, possibilité d'excitation et de troubles caractériels.
- Périarthrite scapulo-humérale.
- Interactions avec de nombreux médicaments car le *Gardénal* est un *inducteur enzymatique au niveau du foie* (risque d'inefficacité de la contraception orale).
- Parfois anémies par carence en folates.
- Parfois rachitisme chez l'enfant ou ostéomalacie chez l'adulte par interférence avec le métabolisme de la vitamine D.

Le *Gardénal* reste l'antiépileptique le plus employé et *c'est celui que l'on peut employer avec le plus de sécurité pendant la grossesse.*

LES HYDANTOÏNES (*Di-Hydan*)

Un produit est utilisé : la phénytoïne *(Di-Hydan).*

▶ **La posologie** est comprise entre 20 et 30 cg par jour, en 2 à 3 prises par jour, de 3 à 5 mg par kg chez l'enfant. Les dosages sanguins sont souvent utiles pour préciser la posologie.

▶ **Indications :**
Grand mal et crises partielles en association avec le *Gardénal* lorsque celui-ci est insuffisant seul. *Le taux sanguin efficace est compris entre 7 et 15 mg par l.*

▶ **Effets secondaires :**
Le plus fréquent est la *gingivite hypertrophique,* mais aussi somnolence, hypertrichose.

* ACCIDENTS NEUROLOGIQUES AIGUS ET RÉVERSIBLES avec troubles de l'équilibre, du langage et de la motricité oculaire.

* TROUBLES PSYCHIQUES ET DÉSORDRES CONFUSIONNELS sont possibles.

* LES ACCIDENTS HÉMATOLOGIQUES sont rares mais justifient une surveillance de la NFS

et des folates sanguins (risque d'anémie mégaloblastique ou d'aplasie médullaire).

L'ACIDE VALPROÏQUE (*Dépakine*)

Ce produit est actif dans toutes les formes d'épilepsie.

▶ **Indications :**

– *Dans le grand mal* soit en association avec le *Gardénal*, soit le plus souvent d'emblée en monothérapie.
– Indication également *dans le petit mal.*

▶ **Présentation, posologie :**
Il existe en comprimés à 200 et à 500 mg, la posologie est de 0,6 à 1,50 g par 24 heures en 3 prises.

▶ **La Dépakine potentialise le** *Gardénal. Ce produit a deux avantages majeurs :* Il n'est pas inducteur enzymatique au niveau hépatique et n'a pas d'effets secondaires (sauf des intolérances digestives mineures et de très rares atteintes hépatiques). Par ailleurs il peut être prescrit avec la pilule, au contraire du *Gardénal.*

LE CARBAMAZÉPINE (*Tégrétol*)

Il est utilisé dans la névralgie du trijumeau. Il est également utilisé dans l'épilepsie où son indication principale est l'épilepsie temporale.

▶ **La posologie chez l'adulte** est de 60 à 120 cg par 24 heures, soit 3 à 6 comprimés par 24 heures, dosés à 20 cg et répartie en 3 prises.

▶ **Ne pas le prescrire chez la femme enceinte.**

▶ **Surveiller la NFS et les transaminases.**

▶ **En cas de surdosage,** *apparition de vertiges aigus.*

L'ÉTHOSUCCIMIDE (*Zarontin*)

C'est un médicament spécifique du petit mal (absences, absences myocloniques, crises akinétiques, myoclonies épileptiques) (ÉPILEPSIE).

▶ **Présentation, posologie :**
Présenté en capsules de 250 mg ou en sirop, la posologie est de 20 à 45 mg par kg et par 24 heures chez l'enfant en 2 prises quotidiennes. En réalité son emploi doit être soigneusement pesé du fait de la gravité de certains effets secondaires et on peut lui préférer en première intention *la Dépakine.*

▶ **Effets secondaires :**

– *intolérance digestive* dans 20 % des cas au début ;
– *accidents hématologiques :* leucopénie, hyperéosinophilie exceptionnelle, aplasie médullaire (surveillance régulière de l'hémogramme) ;
– *accidents psychiatriques* réversibles avec délire aigu et hallucinations ;
– parfois chez l'enfant *baisse de l'efficience intellectuelle.*

MÉDICAMENTS DE LA CRISE ET DE L'ÉTAT DE MAL

Ce sont les benzodiazépines (*Valium, Rivotril*) et l'*Hémineurine* (le *Rivotril* est parfois utilisé au long cours mais risque de somnolence et d'épuisement de l'effet).

▶ **En cas de crise,** injection i.m. ou i.v. lente de *Valium* (10 mg chez l'adulte) ou de *Rivotril* (1/2 à 1 mg). Il faut connaître le risque de dépression respiratoire en cas d'injection intraveineuse de ces deux produits. L'injection doit être faite avec prudence et uniquement si l'on dispose du matériel de réanimation respiratoire.

On emploiera ces *produits en perfusion* continue en cas d'état de mal (en milieu hospitalier seulement) : *Valium,* 30 mg/24 h, ou *Rivotril,* 2 à 3 mg par 24 heures.

▶ **En cas d'état de mal,** on peut également employer *l'Hémineurine,* 1 ou 2 flacons d'efficacité rapide.

PRINCIPES GÉNÉRAUX DU TRAITEMENT DE L'ÉPILEPSIE

▶ **Pour la surveillance au long cours :** → ÉPILEPSIE.

▶ **Préférer toujours les monothérapies aux polychimiothérapies.**

L'ajustement de la posologie est individuel mais pourra être aidé par les dosages sanguins.

▶ **Certaines associations sont bénéfiques** *(Gardénal + Dépakine, ou Gardénal + Di-Hydan).*

En cas de traitement lourd ou d'épilepsie difficile à traiter les changements de traitement et de posologie seront effectués avec prudence et en milieu hospitalier.

▶ **Un épileptique doit en principe être traité à vie** et *ne doit jamais interrompre brutalement le traitement.* Une éventuelle interruption ne doit se concevoir que très progressivement (6 mois au moins) et sous surveillance médicale.

▶ **Enfin se pose le problème de l'hygiène de vie :** il convient d'interdire aux épileptiques les professions et sports dangereux et ils doivent éviter de conduire au moins tant que le traitement n'est pas correctement équilibré.

▶ **Au total,** les antiépileptiques les plus utilisés sont le *Gardénal*, les hydantoïnes, la *Dépakine* et, à un degré moindre, le *Tégrétol* dans l'épilepsie temporale et le *Zarontin* dans le petit mal.

ANTIFONGIQUES

▶ **Action :**

Divers antibiotiques sont actifs sur les champignons. On les utilise par voie locale (cutanée ou muqueuse) ou par voie générale dans les mycoses profondes ou disséminées. Ils doivent être prescrits après identification de l'agent mycélien responsable.

▶ **Nystatine :**

∗ ACTION :

Elle est active sur les Candida.

∗ INDICATIONS :

Toutes candidoses cutanées et muqueuses. La Nystatine n'est pas absorbée par voie digestive, elle n'est donc pas utilisée dans des candidoses systémiques.

∗ CONTRE-INDICATIONS : aucune.

∗ PRÉSENTATION *(Mycostatine)* :

- comprimés à 100 000 U ;
- suppression buvable à 100 000 U. pour 1 ml ;
- préaparations locales (pommade) pures ou associées à un corticoïde.

∗ POSOLOGIE :

- 5 à 12 comp. chez l'adulte dans les candidoses muqueuses, répartis en 4 prises par jour ;
- 2 applications locales pour une candidose cutanée.

∗ INCIDENTS – ACCIDENTS :

Rares irritations locales. Chez le sujet sensibilisé à la candidine on peut observer des manifestations allergiques en rapport avec la lyse des Candida par la nystatine : il faut dès lors traiter avec de très faibles posologies augmentées progressivement jusqu'à la posologie habituelle.

Les thérapeutiques antifongiques

	CANDIDOSES	CANDIDOSES SYSTÉMIQUES	DERMATOPHYTES
Nystatine *(Mycostatine)*	+++	O	O
Amphotéricine B *(Fungizone)*	++	+	O
Pimaricine *(Pimafucine)*	++	O	O
Griséofulvine *(Griséfuline, Fulcine)*	O	O	++
Tolnaphtate *(Sporiline)*	O	O	+
5 Fluorocytosine *(Ancotil)*	++	++	O
Dérivés Miconazole *(Daktarin, Pévaryl, Trimysten, Nizoral)*	++	+	++

∗ PRÉCAUTIONS-SURVEILLANCE :

Un foyer digestif doit être dépisté et traité : il peut en effet être source de récidives en cas de traitement local isolé.

▶ Amphotéricine B :

∗ ACTION-INDICATIONS :

Il est actif sur pratiquement tous les champignons, en particulier ceux créant des lésions systémiques : Candida, mais aussi d'autres mycoses plus rares.

∗ CONTRE-INDICATIONS : Aucune n'est formelle en dehors d'accidents allergiques antérieurs.

∗ PRÉSENTATION *(Fungizone)* :

- comprimés à 250 mg : candidoses digestives ;
- suspension buvable : 100 mg/ml ;
- comprimés gynécologiques dosés à 50 mg : 2 comp. le soir au coucher pendant 15 jours ;
- lotion aqueuse à 3 % : pityriasis, dermites séborrhéiques, candidoses unguéales : 1 application par jour pendant 3 semaines ;
- pommade à 3 % : 4 puis 2 applications par jour pendant 21 jours ;
- forme parentérale intraveineuse : 1 mg/kg/jour.

∗ INCIDENTS-ACCIDENTS :

Ils n'apparaissent pas lors de l'utilisation locale.

Les effets secondaires sont fréquents : frissons, céphalées, en particulier lors de l'utilisation par voie générale.

Deux accidents sont à connaître :

- anémie hémolytique aiguë grave ;
- atteinte rénale plus fréquente.

∗ PRÉCAUTIONS-SURVEILLANCE :

Lors d'une utilisation par voie générale : ionogrammes sanguin et urinaire, urée, créatinine doivent être surveillés.

▶ Pimaricine :

∗ ACTION :

Actif sur candida et trichomonas.

∗ PRÉSENTATION :

- Associé à un antibiotique ou à un corticoïde : *Pimafucort.*
- ou pur : *Pimafucine,* (pommade, comprimés gynécologiques).

∗ PAS D'ACCIDENTS.

▶ Griséofulvine :

∗ ACTION-INDICATIONS :

Actif sur les dermatophytes.
Activité anti-inflammatoire.

∗ CONTRE-INDICATIONS :

Porphyries, grossesse, antécédents d'accidents allergiques à la griséofulvine.

∗ PRÉSENTATION *(Fulcine, Griséfuline)* :

- comprimés à 125 mg, à 250 mg et 500 mg :
  - 10 mg/kg/j chez l'enfant entre 15 et 23 kg ;
  - 125 à 250 mg/j au-dessus de 25 kg ;
  - 0,5 à 1g/j chez l'adulte.
- pommade à 5 % : 2 à 4 applications/j pendant 21 jours ; cette forme est peu active.

∗ INCIDENTS-ACCIDENTS :

Ils n'apparaissent que lors de l'utilisation générale : céphalées, troubles digestifs (gastralgie, diarhée), urticaire, stomatite, leucopénie, neutropénie transitoires.

▶ Tolnaftate :

∗ ACTION-INDICATIONS :

Actif sur les dermatophytes.

∗ PRÉSENTATION (application locale exclusive) :

- *Sporiline lotion.*
- *Nysporil crème* (associé alors à la nystatine).

∗ INCIDENTS-ACCIDENTS : Aucun.

▶ 5 Fluorocytosine :

∗ ACTION-INDICATIONS :

Sur le Candida et d'autres champignons susceptibles de provoquer des septicémies.

∗ PRÉSENTATION-POSOLOGIE *(Ancotil)* :

- ampoules de 5 ml à 50 mg pour applications locales ;
- comprimés à 500 mg : 100 à 200 mg/kg/j en 4 prises ;
- ampoules injectables à 2,5 g.

∗ INCIDENTS-ACCIDENTS :

Ils sont rares :

- hépatiques (élévation des transaminases) ;
- digestifs (nausées, vomissements) ;
- hématologiques (leucopénie) ;
- cutanés.

∗ PRÉCAUTIONS :

- Adapter la posologie au cas d'insuffisance rénale.

– Ce produit suscite rapidement l'apparition de souches résistantes : on emploie donc l'*Ancotil* en association avec l'Amphotéricine B.

▶ **Miconazole et dérivés** :

∗ ACTION-INDICATIONS :

Actif à la fois sur le candida et les dermatophytes, il est actuellement utilisé par voie locale.

∗ PRÉSENTATION :

- Miconazole (*Daktarin*) : gel, lotion, poudre, comprimés à 125 mg, forme gynécologique (*Gyno-Daktarin*).
- Clotrimazole (*Trimysten*) : crème dermique à 1 %.
- Éconazole (*Pévaryl*) : lait dermique 5 %, lait dermique 1 %, spray lotion, spray poudre, *Gyno-Pévaryl*.
- Kétoconazole (*Nizoral :* →) : comprimés et suspension buvable.

∗ INCIDENTS :

- *Par voie locale* : rares ; phénomènes d'irritation.
- *Par voie générale* (*Daktarin*) : La tolérance est également très bonne ; troubles digestifs et éruptions cutanées sont rares.

ANTIGOUTTEUX

Il existe deux types de médications antigoutteuses : les unes spécifiques de la *crise de goutte*, la colchicine. Les autres sans action sur la crise de goutte, mais active sur la *maladie goutteuse :* les inhibiteurs de la synthèse urique et les uricosuriques.

COLCHICINE

▶ **Action :**

La colchicine est un antigoutteux spécifique.

▶ **Indications :**

Ce médicament est indiqué dans les crises de goutte, les crises de pseudo-goutte de la chondrocalcinose articulaire (→), au début des traitements par uricosuriques ou inhibiteurs de la synthèse urique, et également dans la maladie périodique (→).

▶ **Contre-indications :**

Grossesse, intolérance digestive et ulcère gastro-duodénal, insuffisance rénale et cardiaque.

▶ **Administration et posologie :**

Ce produit se présente sous forme de comprimés dosés à 1 mg. La dose est dégressive et va de 3 mg le 1er jour à 1 mg les jours suivants. Il existe aussi une forme injectable par voie intraveineuse stricte, très peu employée.

▶ **Incidents, accidents :**

Diarrhée presque toujours provoquée par la prise du médicament, intolérance gastrique, céphalées, paralysies sensorielles ou motrices, leucopénie, aplasie médullaire.

▶ **La surveillance** porte sur les incidents et accidents précédemment énumérés.

INHIBITEURS DE LA SYNTHÈSE URIQUE

▶ **Zyloric** ou allopurinol (DCI) :

∗ ACTION : inhibiteur de la synthèse urique.

∗ INDICATIONS gouttes hyperuricoproductrices, goutte tophacée, lithiase urique, gouttes secondaires.

∗ CONTRE-INDICATIONS : grossesse, insuffisance rénale sévère.

∗ ADMINISTRATION, POSOLOGIE : le produit est présenté en comprimés à 0,10 g, 0,20 g et 0,30 g. La dose quotidienne va de 0,1 à 0,6 g/jour.

∗ INCIDENTS, ACCIDENTS : crise de goutte, éruptions prurigineuses, intolérance digestive (nausées, vomissements), syndromes hépato-toxiques.

∗ SURVEILLANCE ET PRÉCAUTIONS : Pendant au moins le premier mois de traitement, et à tout changement de dose, il faut systématiquement donner 1 mg de *Colchicine* par jour.

▶ **Le Thiopurinol** ou mercaptopyrazolopyrimidine (DCI) :

∗ ACTION : Inhibition de la synthèse urique.

∗ INDICATIONS : *cf. supra Zyloric.*

∗ CONTRE-INDICATIONS : *cf. supra Zyloric.*

∗ ADMINISTRATION ET POSOLOGIE : comprimés à 0,100 g. Dose quotidienne allant de 0,2 à 0,4 g/jour.

∗ ACCIDENTS ET SURVEILLANCE : *cf. supra Zyloric.*

URICOSURIQUES

C'est une classe de médicaments très disparate où l'on retrouve des médicaments chimiquement dissemblables tels la benzodiarone, la benzbromerone, le probénécide ou la sulfinpyrazone. Le plus employé est la benziodarone (*Amplivix)*.

▶ **Action :**
Vaso-dilatateur coronarien, uricosurique.

▶ **Indications :**
Gouttes hypoexcrétrices.

▶ **Contre-indications :**
Allergie à l'iode. Insuffisance rénale.

▶ **Administration et posologie :**
Comprimés à 0,1 g, effervescents ou non. La dose va de 0,1 à 0,3 g/jour.

▶ **Incidents, accidents :**
Allergie à l'iode. Troubles thyroïdiens.

▶ **Précautions :**
Faire prendre au malade 1 mg de *Colchicine* par jour en début de traitement, et à tout changement de dose.

ANTIHELMINTHIQUES

Ensemble de produits utilisés dans le traitement des parasitoses dues à des helminthes. (Voir tableau ci-dessous.)

HELMINTHE	NOM COMMUN	SPÉCIALITÉ
Ankylostome	Flubendazole Pamoate de pyrantel Hydroxynaphtoate de béphénium Lévamisole	*Fluvermal* *Combantrin* *Alcopar* *Solaskil*
Anguillulose	Thiabendazole	*Mintezol*
Ascaridiose	Flubendazole Lévamisole Pamoate de Pyrantel Sels de pipérazine	*Fluvermal* *Solaskil* *Combantrin* *Nématorazine*
Oxyurose	Flubendazole Embonate de pyrvinium Pamoate de pyrantel	*Fluvermal* *Povanyl* *Combantrin*
Taeniasis	Niclosamide	*Trédémine*
Shistosomiase	Niridazole Oxamniquine	*Ambilhar* *Vansil*
Filaires	Diéthylcarbamazepine	*Notézine*
Distomatose	Déhydro-émétine	*Déhydroémétine*
Trichocéphalose	Flubendazole Difétarsone	*Fluvermal* *Bémarsal*
Trichinose	Thiabendazole	*Mintezol*

ANTIHISTAMINIQUES

▶ **Action :**
– Antiallergique par action sur les récepteurs H 1 à l'histamine.
– Ceux du tableau II sont en plus : anti-sérétoninergiques ; anticholinergiques.

▶ **Indications :**
⁎ ÉTATS ALLERGIQUES AIGUS OU CHRONIQUES :
– Allergies respiratoires :
• rhume des foins, coryza spamodique ;
• laryngites.
– Allergies cutanées :
• eczéma, urticaire ;
• prurit ;
• œdème de Quincke.
– Allergies oculaires, conjonctivites.
– Manifestations allergiques d'origine diverses : alimentaires, médicamenteuses, parasitaires, piqûres d'insectes ou autres.

⁎ CEUX DU TABLEAU II SONT SURTOUT :
– antiprurigineux ;

– antitussifs ; antiasthmatiques ;
– actifs contre les migraines allergiques.

▶ **Contre-indications :**

Voir tableau I.

En plus pour le tableau II : glaucome, adénome prostatique.

▶ **Présentation, posologie, voie d'administration :**

Voir tableaux I, II, III.

– Donner toujours au moment des repas par la voie orale, en plusieurs prises au cours de la journée.
– Donner la plus forte dose de préférence le soir au coucher.
– Tableau III : Ce sont les antihistaminiques à action prolongée, du fait de l'enrobage du principe actif en double ou triple couche à délitement progressif.

▶ **Incidents, accidents :**

– vertiges ;
– sudation, sécheresse de la bouche (tableau II) ;
– somnolence.

▶ **Précautions :**

– Les conducteurs de véhicules, les utilisateurs de machines sont avertis d'un risque de somnolence.
– Éviter l'absorption d'alcool.

Un surdosage est toujours possible.

TABLEAU I
ANTIHISTAMINIQUES

NOM COMMERCIAL	DÉNOMINATION COMMUNE	PRÉSENTATION	POSOLOGIE
Actidilon	Tripolidine	Comprimé à 2,5 mg	Adulte : 2 à 4 comp./24 h
		Sirop à 1,4 mg/c. à café	Enfant : 1 à 4 c. à café selon l'âge
Dimégan	Bromphéniramine	Comprimés à 4 mg	Adulte : 2 à 6 comp./24 h
			Enfant : 1 à 3 comp./24 h
		Sirop à 2 mg/c. à café	Adulte : 3 à 6 c. à dessert/24 h
			Enfant : 3 à 6 c. à café/24 h
			Nourrison : 1 à 3 c. à café/24 h en 3 à 4 prises
		Préparation injectable à 10 mg Seringue autoinjectable à 10 mg	1/3 à 3 ampoules/24 h selon le cas en I.M. ou S.C. profonde
Domistan	Histapyrrodine	Comprimés à 25 mg	Adulte : 2 à 6 comp./24 h
			Enfant : 1 à 3 comp./24 h selon l'âge
Phénergan	Prométhazine	Comprimés à 25 mg	Adulte : 2 à 6 comp./24 h
		Sirop à 5 mg/c. à café	Enfant : 1/2 à 8 c. à café selon l'âge
		Amp. inj. à 50 mg/2 ml.	1 amp. en I.M. profonde, si urgence, chez l'adulte
Polaramine	Dexchlorphéniramine	Comprimés à 2 mg	Adulte : 3 à 4 comp./24 h
			Enfant : 1/2 à 1 comp. 1/2 /24 h
		Sirop à 0,5 mg/c. à café	Enfant : 4 à 6 c. à café/24 h
			Nourisson : 1 à 2 c. à café/24 h
		Ampoules injectables à 5 mg/ml	Adulte en urgence, 1 amp. en I.V., I.M. ou S.C.

(Suite tableau I)

NOM COMMERCIAL	DÉNOMINATION COMMUNE	PRÉSENTATION	POSOLOGIE
Systral	Chlorphénoxamine	Dragées à 20 mg	Adulte 2 à 4 comp./24 h
			Enfant de 10 à 15 ans : 2 comp./24 h
		Sirop à 5 mg/c. à café	Enfant en dessous de 10 ans : selon l'âge, 2 à 5 c. à café/24 h en 2 ou 3 prises
Tavégyl	Clémastine	Gélules à 1 mg	Adulte : 2 gélules/24 h en 2 prises
			Enfant : 1 gélule/24 h
Teldane	Terfenadine	Comp. à 60 mg Suspension (1 c. mes. = 30 mg)	Adulte : 1 comp. matin et soir Enfant : 1 à 2 c. mes./24 h
Théralène	Alimémazine		→.

TABLEAU II
ANTIHISTAMINIQUES PARTICULIERS

NOM COMMERCIAL	DÉNOMINATION COMMUNE	PRÉSENTATION	POSOLOGIE
Andantol	Isothipendyl	Comprimés à 4 mg	Adulte : 3 à 6 comp./24 h
			Enfant : 1 à 3 comp./24 h
Doxergan	Oxoméniazine	Comprimés à 10 mg	Adulte : 1 à 4 comp./24 h
		Sirop à 5 mg/c. à café	Enfant : 1/2 à 4 c. à café/24 h selon l'âge
Idulian	Azatadine	Gélules à 1 mg	Adulte : 1 comp. 2 fois/24 h
			Enfant : 1/2 à 1 comp./24 h
		Sirop à 0,25 mg/c. à café	Adulte : 4 c. à café 2 fois/24 h
			Enfant : 2 à 4 c. à café/24 h
			Nourrison : 1 c. à café 2 fois/24 h
Méréprine	Doxylamine	Sirop à 6,25 mg/c. à café	Adulte : 2 à 8 c. à café/24 h
			Enfant : Si inappétence : 1/2 c. à c. 3 fois/24 h
Migristène (Antimi-graineux)	Dimétotiazine	Gélules à 25 mg	Adulte : 1 à 4 gél./24 h
			Enfant : 1 mg/kg/24 h
Primalan	Méquitazine	Comprimés à 5 mg	Adulte : 2 comp./24 h
			Enfant : 1/2 comp./10 kg/24 h en 2 prises
Zaditen	Kétotiphène	Gélules à 1 mg	1 gélule matin et soir : adulte et enfant comme antihistaminique

TABLEAU III
ANTIHISTAMINIQUES A LONGUE DURÉE D'ACTION

NOM COMMERCIAL	DÉNOMINATION COMMUNE	PRÉSENTATION	POSOLOGIE
Andantol Retard	Isothipendyl	Comprimés retard à 12 mg	1 comprimé 3 fois par 24 h
Aphilan R	Buclizine	Comprimés à 25 mg	Adulte : 1 à 2 comp./24 h
			Enfant : 1/2 à 1 comp./24 h
Dimégan Retard	Bromphéniramine	Chronules à 12 mg	1 gélule au repas du soir
Hismanal	Astémizole	Comprimés à 10 mg Suspension 2 mg/ml (enfant)	1 comprimé par 24 h 1 ml/10 kg poids/24 h
Polaramine Répétabs	Dexchlrophéni-vamine	Dragées Répétabs à 6 mg (double noyau)	1 dragée matin et soir
Proactidilon	Triprolidine	Comprimés à 10 mg (en triple couche)	1 comprimé par 24 h, 3 h avant de se coucher (sans croquer)

ANTIHISTAMINIQUES EN O.R.L.

Les antihistaminiques sont utilisés essentiellement en O.R.L. dans le traitement des rhino-sinusites allergiques. Ils entraînent une décongestion de la fosse nasale, une amélioration des crises d'éternuements et ils diminuent la rhinorrhée.

► **Contre-indications :**
Ces produits ont en commun certaines contre-indications :
- association aux IMAO ;
- glaucome, adénome prostatique ;
- hypertension artérielle ;
- précautions chez la femme enceinte.

► **Incidents, accidents :**
- somnolence (conducteurs d'engins ou de véhicules) ;
- réactions cutanées.

► **Voies d'administration, posologie moyenne :** Voir tableau ci-dessous.

NOM COMMERCIAL	POSOLOGIE			
	Comp. adulte par jour	Comp. enfant par jour	Sirop enfant + 30 mois par jour	Sirop enfant – 30 mois par jour
Actifed	1 à 3	1/2 × 2	1/2 c. à café × 3	1/2 c. à café × 2
Denoral	1 à 3	1 à 2	3 à 4 c. à café	
Primalan	2	1		
Rinurel	1 à 4	1/2 à 3		
Rinutan	1 à 2	1/2 à 1	1/2 à 1 c. à café/5 kg	

ANTI-HISTAMINIQUES H2

Ils comprennent la cimetidine (*Edalène* et *Tagamet**, voir ce terme), la ranitidine (*Raniplex** et *Azantac**, voir ce terme) et la famotidine.

ANTIHYPERTENSEURS

Ce sont les médicaments utilisés pour traiter l'hypertension artérielle permanente.

► **Les diurétiques** (→).

► **Les bêta-bloquants** (→).

► **Médicaments agissent sur le système nerveux sympathique, antiadrénergiques :**

∗ MÉTHYLDOPA *(Aldomet) :*
- comprimés à 250 mg ou 500 mg,
- 750 à 2 000 mg *per os* en 3 prises ;
- *effets indésirables* : hypotension orthostatique, état dépressif, troubles digestifs, sécheresse de la bouche, éruption cutanée, fièvre ;
- *contre-indiquée* en cas de maladie hépatique évolutive.

∗ CLONIDINE *(Catapressan)* :
- comprimés dosés à 0,150 mg ;
- 0,2 à 0,8 mg par jour en 2 prises *per os* (la forme injectable intramusculaire existe) ;
- *effets indésirables* : somnolence, sécheresse de la bouche, constipation, impuissance sexuelle, phénomène de Raynaud ;
- *contre-indications* : antécédents de psychoses dépressives.

∗ GUANFACINE *(Estulic)* :
- produit d'action centrale ;
- comprimés à 2,3 mg ;
- effets indésirables : v. CLONIDINE.

∗ GUANÉTHIDINE *(Isméline)* :
- comprimés à 10 mg ;
- 10 mg par jour *per os,* dose initiale augmentée progressivement ;
- *effets indésirables* : hypotension orthostatique, sécheresse de la bouche, sensation de faiblesse, impuissance, diarrhée ;
- *contre-indications* : insuffisance circulatoire cérébrale, insuffisance rénale, coronarienne, phéochromocytome, traitement par IMAO ;
- ce médicament, du fait de ses effets secondaires importants, est réservé aux hypertensions rebelles.

∗ GANGLIOPLÉGIQUES :
- ils bloquent les systèmes nerveux sympathique et parasympathique, leur maniement est difficile, réservé au milieu hospitalier ;
- le trimétaphan *(Arfonad)* est parfois utilisé.

► **Vaso-dilatateurs** : médicaments agissant directement sur la fibre musculaire artériolaire, avec élévation du débit cardiaque.

∗ DIHYDRALAZINE (*Népressol*) ;
- 3 à 6 comprimés par jour (comprimés à 25 mg ; posologie atteinte progressivement en plusieurs semaines) ;
- *effets secondaires :* céphalée, syndromes lupiques ;
- *contre-indications :* insuffisance coronaire.

∗ DIAZOXIDE : par voie intraveineuse ;
- utilisé dans les urgences hypertensives, à l'hôpital.

∗ MINOXIDIL (*Lomoten*).

► **Alpha-bloquants :**
Ils diminuent les résistances périphériques et augmentent le débit cardiaque :
- *les effets indésirables possibles* sont : l'hypotension orthostatique, la tachycardie ;
- les alphabloquants les plus utilisés sont : la phénoxybenzamine (*Dibenzyline*), la phentolamine (*Régitine*) ;
- ils sont utilisés essentiellement dans le traitement des phéochromocytomes.
- Prazosine (*Minipress*).

► **Inhibiteurs de l'enzyme de conversion de l'angiotensine** (→) :
- *Captolane, Lopril, Renitec.*

► **Inhibiteurs calciques :**
- *Adalate, Loxen, Tildiem, Isoptine.*

► **Associations médicamenteuses :**
Un seul médicament est le plus souvent insuffisant pour traiter l'hypertension artérielle permanente. L'association de médicaments d'actions différentes est alors utilisée.

ANTI-INFLAMMATOIRES NON STÉROÏDIENS GÉNÉRAUX

▶ Définition :

Ce sont des médicaments destinés à lutter contre les inflammations et qui appartiennent à des classes chimiques extrêmement variées. De plus ils possèdent une action antalgique et antipyrétique non négligeable.

▶ Indications :

Ils sont indiqués dans tous les syndromes inflammatoires rhumatismaux ou non, dermatologiques, oto-rhino-laryngologiques, stomatologiques, gynécologiques, traitement de crise de migraine, etc.

▶ Contre-indications :

Ils sont contre-indiqués en cas d'ulcère gastro-duodénal même ancien. La grossesse est aussi une contre-indication. Insuffisance rénale grave, affections hépatiques graves. Dans certains cas (salicylés, pyrazolés, indolés) ils potentialisent l'action des anticoagulants et sont donc alors contre-indiqués.

Anti-inflammatoires non stéroïdiens

Nom chimique (D.C.I.)	Nom commercial	Doses moyennes par jour	Action sur les anticoagulants
Acide acétyl-salicylique	*Aspirine*	3 g	+
Acide méfénamique	*Ponstyl*	0,75 à 1,5 g	+
Acide niflumique	*Nifluril*	1 g	–
Clofézone	*Perclusone*	pommade seulement	+
Diclofénac	*Voltarène*	0,1 – 0,15 g	–
Flurbiprofène	*Cébutid*	0,1 – 0,3 g	–
Ibuprofène	*Brufen*	1 – 1,2 g	–
Indométacine	*Indocid*	0,075 – 0,15 g	+
Kétoprofène	*Profénid*	0,1 – 0,15 g	–
Naproxen	*Naprosyne*	0,5 – 0,75 g	+
Phénylbutazone ou butazolidine	*Phénylbutazone* ou *butazolidine*	1,5 – 3 g/semaine	+
Pyrazinobutazone	*Carudol*	0,6 – 1,2 g	+
Sulindac	*Arthrocine*	0,2 – 0,4 g	–
Fenbufène	*Cinopal*	0,30 – 0,90 g	–
Pirprofène	*Rangasil*	0,40 à 0,80 g	–
Alminoprofène	*Minalfène*	0,6 – 0,9 g	+
Piroxicam	*Feldène*	0,1 – 0,4 g	+

Cette liste n'est pas limitative, et ne comprend pas les anti-inflammatoires non stéroïdiens spécifiques, ni les produits dérivés ou chimiquement très voisins.

▶ **Administration, posologie :**
Cf. tableau page précédente.

▶ **Accidents :**
- *troubles digestifs :* gastralgies, hémorragies, ulcère gastro-duodénal, diarrhées ;
- *troubles sanguins,* surtout dus aux pyrazolés (L'agranulocytose peut être irréversible et mortelle : due aux pyrazolés) ;
- *troubles nerveux :* vertiges, malaises lipothymiques.
- *troubles métaboliques :* troubles de l'équilibre acido-basique (salicylés), troubles du métabolisme sodé (pyrazolés) avec poussées hypertensives générales ou intracrâniennes ;
- *troubles rénaux :* anurie ;
- *accidents cutanés :* prurits, éruptions prurigineuses.

▶ **Précautions :**
Un pansement gastrique est souvent de rigueur. Dans les traitements au long cours, on doit surveiller la fonction rénale et la numération globulaire.

ANTI-INFLAMMATOIRES NON STÉROÏDIENS SPÉCIFIQUES

Ce sont des anti-inflammatoires qui ne sont actifs que sur un seul type de maladie.

Il y en a relativement peu :
- antipaludéens de synthèse (→) ;
- *Colchicine* (→ ANTIGOUTTEUX et COLCHICINE) ;
- griséofulvine (→ GRISÉFULINE) ;
- sels d'or (→).

ANTI-INFLAMMATOIRES STÉROÏDIENS GÉNÉRAUX

▶ **Définition :**
Ce sont des médicaments dérivés de la cortisone et destinés à être absorbés par voie générale.

▶ **Action :**
Ce sont des anti-inflammatoires puissants. Ils possèdent également une action immunodépressive, et abaissent donc les défenses de l'organisme.

▶ **Indications :**
Tous les syndromes inflammatoires, rhumatologiques ou non peuvent bénéficier de la corticothérapie. Cependant, étant donné les inconvénients de ces médicaments on préfère en réserver l'emploi à certains cas bien précis : rhumatisme articulaire aigu avec lésions cardiaques, maladies du collagène d'origine dysimmunitaire (par exemple, le lupus érythémateux (→) ; on s'en sert également dans les maladies allergiques (asthme, eczéma), les hémopathies malignes, la néphrose lipoïdique, les hépatites et cirrhoses, les recto-colites ulcéro-hémorragiques, certaines maladies infectieuses ou virales.

▶ **Contre-indications :**
Grossesse, tuberculose, viroses, diabète, ulcère gastro-duodénal, hypercorticismes, insuffisance rénale, psychoses.

▶ **Administration :**
Le *Cortancyl* (prednisone) est pris comme produit de référence, de manière à ce que l'action d'un comprimé de n'importe quel dérivé cortisoné soit égale à celle d'un comprimé de *Cortancyl* à 5 mg. On a intérêt à faire prendre toute la dose quotidienne à la fin du petit déjeuner, voire même 1 jour sur 2. Les doses sont variables en fonction de la maladie soignée.

▶ **Accidents :**

∗ PERTURBATIONS ENDOCRINIENNES :
- hypercorticisme, inertie surrénalienne, polyarthrites malignes.
- influence négative sur le développement de l'enfant, retard fœtal, diminution de la résistance aux virus.

∗ TROUBLES MÉTABOLIQUES : rétention hydrosodée, hypertension artérielle, perturbations du métabolisme protidique, *diabète.*

∗ TROUBLES OSSEUX : ostéoporose cortisonique, ostéonécroses aseptiques de la tête du fémur.

∗ ACCIDENTS DIGESTIFS : ulcères gastro-duodénaux, perforation ulcéreuse.

∗ COMPLICATIONS INFECTIEUSES, dues à l'action immunodépressive.

∗ DIVERS : Troubles psychiques, hémorragies superficielles par fragilité capillaire, cataracte.

▶ Précautions :
Régime sans sel ou très faiblement sodé. Pansements gastriques, adjonction de potassium, calcithérapie préventive. Respect des contre-indications.

ANTI-INFLAMMATOIRES STÉROÏDIENS LOCAUX

▶ Définition, action :
Ce sont des médicaments dérivés de la cortisone, et destinés à agir par voie locale : dermique (→ CORTICOTHÉRAPIE LOCALE EN DERMATOLOGIE), oculaire, auriculaire ou nasale, intra ou périarticulaire (→ ANTI-INFLAMMATOIRES STÉROÏDIENS GÉNÉRAUX).

▶ Indications :
Ils sont prescrits en cas d'inflammation ou de congestion locale.

▶ Contre-indications :
→ ANTI-INFLAMMATOIRES STÉROÏDIENS GÉNÉRAUX.

▶ Présentation, administration :
Il peut s'agir de crèmes ou pommades, de solutions à instiller, de suspensions à injecter. Les doses sont variables en fonction de l'indication et de la présentation.

▶ Accidents :
Infections locales, surtout.

▶ Précautions :
Une asepsie rigoureuse est donc de rigueur avant leur administration.

ANTIMIGRAINEUX

▶ Action :
Médicaments actifs contre la migraine d'origine vasculaire.

Certains sont utilisés uniquement en traitement de fond du terrain migraineux.

D'autres seulement lors d'une crise de migraine, avant son installation, ou pendant.

Un seul agit à la fois dans les 2 cas : le *Migristène.*

▶ Types d'action :

* TABLEAU I : Dihydroergotamine (méthane – sulfonate) : → monographie.

* TABLEAU II : Ergotamine : → monographie.

* TABLEAU III : Autres molécules : → monographie.
Désernil → monographie.

▶ Indications :
- traitement de fond de la migraine ;
- crises de migraines aiguës ;
- céphalées vaso-motrices.

▶ Contre-indications :
Voir ANTIMIGRAINEUX PARTICULIERS.

▶ Présentation, mode d'administration, posologie :
Voir tableaux I, II, III.

▶ Incidents, accidents :
Voir ANTIMIGRAINEUX PARTICULIERS.

▶ Précautions, surdosage :
Traitement symptomatique du surdosage :
- héparine en I.V.
- vaso-dilatateurs : amide nicotinique, papavérine.

ANTIMIGRAINEUX PARTICULIERS

▶ Type :
Antimigraineux : *Sanmigran, Nocertone, Migristène.*

▶ Action :
- antisérotonine ;
- antihistaminique ;
- antianaphylactique ;
- antiémétique ;
- analgésique ;
- antidépresseur *(Sanmigran) ;*
- neuroleptique mineur *(Nocertone).*

▶ Indications :
- migraines : crise aiguë et traitement de fond *(Migristène) ;*

Antimigraineux

Tableau I : Dihydroergotamine

NOM COMMERCIAL	DÉNOMINATION COMMUNE	PRÉSENTATION, VOIE D'ADMINISTRATION	POSOLOGIE
Dihydroergotamine Sandoz	Dihydroergotamine méthane sulfonate (DHEMS)	Comp. à 3 mg voie orale	1 comp. 3 fois/24 h.
		Sol. buvable à 2 mg/ml (1 ml = XX gouttes)	Adulte : XXX gouttes, 3 fois/24 h Enfant : V à XV gouttes, 3 fois/24 h selon l'âge
		Amp. injectables à 1 mg/ml (S.C. I.M.V.)	1 amp. au moment de la crise, renouvelable si besoin, en urgence
Dihydroergotamine Lafarge	DHEMS	Sol. buvable à 2 mg/ml : voie orale	XXX gouttes, 3 fois/24 h dans 1/2 verre d'eau
Dergotamine	DHEMS	Sol. buvable à 2 mg/ml : voie orale	XXX Gouttes, 3 fois/24 h dans 1/2 verre d'eau
Ikaran	DHEMS	Sol. buvable à 2 mg/ml : voie orale	XXX gouttes, 3 fois/24 h dans 1/2 verre d'eau
		Gélules à 5 mg : voie orale	1 gél. 2 fois/24 h
Séglor	DHEMS	Sol. buvable à 2 mg/ml : voie orale	XXX gouttes, 3 fois/24 h dans 1/2 verre d'eau
Séglor Retard		Gélules à 5 mg : voie orale (microgranules à libération programmée)	2 gél./24 h (1 le matin, 1 le soir)

Tableau II : Ergotamine

NOM COMMERCIAL	DÉNOMINATION COMMUNE	PRÉSENTATION, VOIE D'ADMINISTRATION	POSOLOGIE
Gynergène	Ergotamine tartrate	Amp. injectables à 0,5 mg/ml	0,25 à 1 ml à la fois en I.M. ou S.C. au moment de la crise
Gynergène caféiné	Ergotamine caféiné	Comp. à 1 mg d'ergotamine, 100 mg de caféine	2 comp./24 h
		Suppositoires à 2 mg d'ergotamine 100 mg de caféine	1 suppositoire/24 h
Migwell	Ergotamine : 2 mg Caféine : 92 mg Ciclizine : 50 mg	Comp. : voie orale	1 comp. en phase prodromique 1 deuxième si nécessaire

Tableau III : Antimigraineux particuliers

NOM COMMERCIAL	DÉNOMINATION COMMUNE	PRÉSENTATION, VOIE D'ADMINISTRATION	POSOLOGIE
Migristène	Dimétotiazine	Gélules à 25 mg	Adulte : crise : 2 gél. puis 1 gél. 1/2 h après traitement de fond : 1 gél. le soir au coucher Enfant : 1 mg/kg/24 h
Nocertone	Oxétorone	Comp. à 60 mg	2 comp/24 h, à prendre au repas du soir et au coucher
Sanmigran	Pizotifène	Comp. à 0,73 mg	3 premiers jours : 1 comp. le soir 3 jours suivants : 1 comp le matin, 1 le soir ensuite : 1 comp. matin, midi, soir
Désernil	Méthysergide	Comp. à 2,2 mg : voie orale	Administration progressive : au début : 1/2 comp./24 h ensuite : 2 à 3 comp./24 h au moment des repas Ne pas dépasser 6 mois de prescription car risque de fibrose rétropéritonéole
Sibélium	Flunarizine	Comp. à 10 mg	1/2 puis 1 comp. le soir en traitement de fond

– céphalées d'origine diverses (vasomotrices) ;
– manifestations allergiques cutanées, prurits *(Migristène).*

► Contre-indications :
– sensibilisation aux phénothiazines *(Migristène).*
– glaucome, adénome prostatique *(Sanmigran).*

► Présentation, voie d'administation, posologie :
Voir ANTIMIGRAINEUX (tableau III).

► Incidents, accidents :
– somnolence, baisse de la vigilance ;
– nausées ;
– augmentation de l'appétit *(Sanmigran) ;*
– fibrose rétropéritonéale (*Migristène*).

► Précautions :
– Éviter l'absorption d'alcool.
– Risque de somnolence : prudence chez les conducteurs de véhicules et les utilisateurs de machines.

ANTIMITOTIQUES

► Définition :
Ce sont des substances utilisées dans le traitement des affections malignes. Elles inhibent la prolifération des cellules cancéreuses et les détruisent. L'action de certains antimitotiques sur les cellules immunitaires en font des immunosuppresseurs.

► Indications :

∗ IMMUNOSUPPRESSEURS : Maladies auto-immunes. Sont utilisés le *Purinéthol*, l'*Imurel*, le *Chloraminophène*, l'*Endoxan.*

∗ CHIMIOTHÉRAPIE ANTICANCÉREUSE :
– tumeurs sensibles aux drogues ;
– leucémie aiguë ou chronique ;
– lymphome ;
– traitement complémentaire et préventif d'une récidive après l'ablation d'une tumeur.

► **Voies d'administration :**
Voir tableau I.

► **Incidents, accidents :**
Voir tableau II et rubrique correspondante à chaque drogue.

TABLEAU I

Incidents et accidents immédiats des antimitotiques

	Mode d'administration	*Chute tensionnelle, chocs*	*Réaction allergique*	*Vomissements, nausées*	*Nécrose cutanée*	*Sclérose veineuse*
Oncovin	IV	0	0	±	+	+
Caryolysine	IV	0	0	+++	+	+++
Aracytine	IV	0	0	++	0	0
Rubidomycine	IV	++	+	++	+++ +++	+
Adriamycine	IV	+	++	++	+++ +++	+
VM 26	IV	+++	0	++	+	0
Endoxan	IV	0	0	++	0	0
Méthyl-glyoxal	IV	+	0	++	0	0
Méthotrexate	IM	0	++	±	0	0
Natulan	*Per os*	0	++	+++		

TABLEAU II

Antimitotiques les plus employés en hématologie

NOM	PRÉSENTATION ADMINISTRATION	TOXICITÉ	INDICATION HABITUELLE
Adriblastine	IV	+++ hémato, cœur	* LA, sarcomes
Aracytine	IV, IM, Sous-cutanée	+++ hémato	* LAM
Caryolysine	IV	+++ hémato	Hodgkin
Cérubidine	IV	hémato +++ cœur +	* LAL, LAM
Chloraminophène	*Per os*	++ hémato	* LLC
Endoxan	IV	++ hémato	* LAL, LAM, sarcomes, myélomes

* LA : leucémie aiguë – LAL : leucémie aiguë lymphoplastique – LAM : leucémie aiguë myéloblastique – LLC : leucémie lymphoïde chronique.

(suite tableau II)

NOM	PRÉSENTATION ADMINISTRATION	TOXICITÉ	INDICATION HABITUELLE
Hydréa	*Per os*	++ hémato	LMC, polyglobulies
Melphalan	*Per os*	++ hémato	Myélome
Méthotrexate	IM	++ hémato, muqueuses	LAL, LAM, tumeurs solides
Méthyl GAG	IV IM possible	++ hémato	LAM
Misulban	*Per os*	++++ hémato	LMC, polyglobulies
Natulan	*Per os*	++ digestive	Hodgkin
Oncovin	IV	hémato = 0 neuro +++	LAL, hodgkin
Purinéthol	*Per os*	± hémato	LA, Immuno suppression
Thioguanine	*Per os*	± hémato	LAM
Velbé	IV	++ hémato	Hodgkin
Bléomycine	IM. IV intra-artérielle	Poumons	Hodgkin

ANTIMYCOSIQUES

Ils sont cités dans le tableau page suivante.

ANTIPALUDÉENS DE SYNTHÈSE

▶ **Action et indications :**
Ce sont des médicaments actifs contre le paludisme et également deux maladies du collagène : le lupus érythémateux (→) et la polyarthrite chronique évolutive (→).

▶ **Contre-indications :**
Grossesse.

▶ **Administration :**
Les produits se présentent en comprimés dosés à 0,1 g. La dose va de 0,2 à 0,4 g/j.

▶ **Incidents, accidents :**

∗ TROUBLES DIGESTIFS : gastralgies, nausées, dyspepsies.

∗ TROUBLES OCULAIRES : Les plus graves. Les kératopathies sont parfois précoces mais bénignes. Par contre, les rétinopathies, moins fréquentes, sont très graves, et peuvent conduire à une *cécité* définitive et irréversible (sauf si l'arrêt du traitement est précoce).

∗ TROUBLES CUTANÉS : érythrodermie, poussée ou réveil d'un psoriasis.

▶ **Précautions et surveillance :**
Un examen ophtalmologique s'impose tous les 3 mois. Un électrorétinogramme est de rigueur tous les 6 mois au moins.

Antimycosiques *(v. aussi Antifongiques)*

• Amphotéricine B (*Fungizone*) • Nystatine (*Mycostatine*) • Pimaricine (*Pimafucine*)	• Groupe des macrolides polyéniques • Non absorbés par voie intestinale • L'amphotéricine B étant toxique par voie i.v. on tend à lui préférer la 5 Fluorocytosine (*Ancotil*) → ANTIFONGIQUES
• Griséofulvine (*Griséfuline*)	• Absorbée par voie intestinale • Contre-indiquée dans la porphyrie → ANTIFONGIQUES
• Miconazole (*Daktarin*)	• Gel dermique, lotion, poudre • Actif sur les candidoses, les épidermatophytes et certaines bactéries
• Tolnaftate (*Sporiline*)	• Lotion • Irritant pour les peaux excoriées • Agit sur les dermatophytes
• Sélénium (*Selsun*)	• Lotion • Pityriasis versicolor

ANTIPARASITAIRES

Ils appartiennent à de nombreuses familles chimiques et sont parfois actifs sur plusieur affections. Les principaux sont indiqués dans l tableau ci-dessous.

NOM COMMUN	SPÉCIALITÉ	INDICATIONS
Chloroquine	*Nivaquine*	*Paludisme,* accès simple (5 comp./j pendant 5 j) prophylaxie (1 comp./j)
Quinine		*Paludisme* (accès pernicieux)
Amodiaquine	*Flavoquine*	*Paludisme* (accès simple, prophylaxie)
Méfloquine	*Lariam*	Paludisme à P. falciparum résistant
Pentamidine	*Lomidine*	*Trypanosomiase africaine* *Leishmanioses* viscérale et cutanée
Mélarsopral	*Arsobal*	*Trypanosomiase* méningée
Antimoniate de N. méthyl glucantime	*Glucantime*	*Leishmaniose*
Suramine sodique	*Moranyl*	*Trypanosomiase africaine* *Onchocercose*
Pyriméthamine	*Malocide*	*Toxoplasmose*
Déhydroémétine	*Déhydroémétine*	*Amibiases* intestinale et hépatique Distomatoses
Métronidazole	*Flagyl*	*Amibiases* (intestinale et hépatique) *Lambliase* (ou giardiase) *Trichomonase*
→ aussi ANTIHELMINTHIQUES		

ANTIPARASITAIRES EN DERMATOLOGIE

▸ Indications :
Gale, poux, parasitoses externes.

Présentation :
- Benzoate de benzyle (*Ascabiol lotion*) : actif dans la gale.
- DDT (*Benzochloryl lotion*) : actif dans la gale, les poux, la plupart des parasitoses externes.
- Hexacyclohexanes (*Aphtiria poudre*) : actifs sur les poux.
- Les pyréthrines (Marie-Rose, *shampooing ITem ATP)* : actifs sur les poux.

Posologie – Administration :
→ GALE, PHTIRIASE.

▸ Précautions et surveillance :
- Éviter l'utilisation du DDT chez l'enfant.
- Ne pas oublier la désinfection du linge de corps et de la literie.
- Ne pas appliquer sur le visage ni sur les muqueuses DDT et benzoate de benzyle.

ANTIPARKINSONIENS

LES ANTICHOLINERGIQUES DE SYNTHÈSE

Artane 2 mg, *Lepticur* ou *Parsidol.*

▸ Indications :
Soit en monothérapie dans les formes surtout tremblantes de la maladie ou en association avec la Dopa lorsque celle-ci ne contrôle pas suffisamment le tremblement.

Action essentiellement sur *le tremblement*, faible sur l'akinésie.

▸ Augmenter la posologie très progressivement jusqu'à la dose minimale efficace, par exemple, 3 comprimés d'*Artane 2 mg.*

▸ Contre-indications formelles : glaucome, adénome prostatique.

▸ Effets indésirables : sécheresse de la bouche, effet euphorisant, confusion mentale parfois.

L'AMANTADINE (*Mantadix*)

▸ Présentation, posologie :
Comprimés 100 mg.
Dose efficace entre 200 et 400 mg par 24 heures.

▸ Il s'agit d'un agoniste dopaminergique.

▸ Indications : syndrome hypertonico-akinétique modéré ou moyen, en cas surtout de Parkinson débutant. C'est au début de la maladie le produit utilisé de première intention.

Efficacité sur l'akinésie, modeste sur le tremblement, association possible avec les anticholinergiques.

▸ Inconvénients :
- perte possible de l'efficacité en 1 à 3 mois ;
- œdème des membres inférieurs ;
- livedo, confusion mentale régressive à l'arrêt du traitement.

LE PIRIBÉDIL (*Trivastal*)

▸ Présentation, posologie :
Comprimés à 20 mg et 50 mg forme retard.

▸ Action :
Posologie efficace : 120 à 250 mg.
Il agit sur les différentes composantes du syndrome parkinsonien et surtout sur le tremblement.
C'est également un agoniste dopaminergique.

▸ Indications :
- formes débutantes et tremblantes de la maladie ;
- en complément de la dopathérapie du fait de l'action sur le tremblement.

▸ Inconvénients :
Il faut augmenter très lentement la posologie par paliers d'une semaine et par 20 mg. Ceci limite les effets secondaires : intolérance digestive, hypotension orthostatique, bouffée confusionnelle.

LA L-DOPA (*dopamine*)

Elle est toujours utilisée en association avec un inhibiteur de la Dopa décarboxylase périphérique, ce qui améliore la tolérance du produit.

On utilise actuellement le *Modopar* (125 ou 250) ou le *Sinemet* (100 ou 250). Des formes « retard » du *Modapar* sont en cours de commercialisation.

▶ **Indications :**
Maladie de Parkinson confirmée avec syndrome akinétique invalidant et non contrôlé par les agonistes dopaminergiques (amantadine ou piribédil).

▶ **La posologie efficace** variable d'un sujet à l'autre est entre 0,5 et 1,500 g de *Modopar.*
L'introduction de la l-Dopa doit être très progressive. On augmente le *Modopar* par comprimé de 125 et par paliers de 5 ou 7 jours. L'adjonction d'*Artane* ou de *Trivastal* permet de parfaire le contrôle du tremblement.
L'effet sur le syndrome akinétohypertonique est excellent.

▶ **Contre-indications :**
Elles sont d'ordre *cardio-vasculaire* (troubles du rythme, insuffisance coronarienne instable) et d'ordre *psychiatrique* (antécédents de psychose grave, détérioration intellectuelle).

▶ **Inconvénients :**
Ils ne doivent pas masquer l'apport considérable dans la maladie de Parkinson de la Dopathérapie qui améliore le confort des malades et prolonge leur survie :

* DYSKINÉSIES : mouvements involontaires souvent liés à un léger surdosage alors qu'une baisse des doses entraîne une réapparition de l'akinésie.

* COMPLICATIONS D'ORDRE PSYCHIQUE : bouffées délirantes ou confusionnelles ou hypomaniaques sont assez rares. État anxieux et/ou dépressif indépendant du traitement et à traiter par les antidépresseurs.

* ÉTATS HALLUCINATOIRES surtout visuels et souvent intermittents, plus ou moins critiques, ou idées délirantes intermittentes.

* DÉCLIN DE L'EFFICACITÉ SUR LE PLAN MOTEUR : il survient au bout de plusieurs années de dopathérapie.

- dyskinésies gênantes avec grands mouvements anormaux ;
- fluctuations d'effets avec alternance akinésie-dyskinésie dans la journée ;
- résurgence de l'akinésie surtout axiale.
- intérêt alors des formes « retard ».

LA BROMOCRIPTINE (*Parlodel*)

▶ **Action :**
C'est un agoniste dopaminergique.

▶ **Présentation, posologie :**
Comprimés à 2,5 mg. Posologie entre 20 e 40 mg par jour en augmentant par paliers d 2 jours et par comprimés à 2,5 mg.

▶ **Indications :**
Parkinson évolué en cas d'échappement par tiel de la Dopa (fluctuations d'effets, dyskinésie réapparition de l'akinésie). Le *Parlodel* es associé à la L-Dopa. L'association est souven efficace et l'introduction du *Parlodel* permet d diminuer les doses de Dopa.

▶ **Inconvénients possibles :** hypotension or thostatique, intolérance digestive, œdème de membres inférieurs, confusion mentale.

▶ **Note :** Les antiparkinsoniens ne doivent pa être interrompus brutalement et ne seron arrêtés que la veille d'une anesthésie pour êtr repris dès le réveil.

ANTIPRURIGINEUX LOCAUX EN DERMATOLOGIE

▶ **L'application d'antiprurigineux** est sou vent décevante : il vaut mieux retrouver e traiter la cause de prurit.
Il faut bannir les préparations commerciale dites « antiprurigineuse » : les antihistamini ques locaux, les anesthésiques locaux exposan en effet à des accidents allergiques locaux, voir généraux.

▶ **On peut utiliser sans risque :**
- des solutions alcooliques ;
- des solutions acides (ATS, glycérol d'amidon) ;
- des solutions à base neutre (linimen oléo-calcaire, lotion calmine).

ANTIRHUMATISMAUX

▶ **Définition :**
Il s'agit de médicaments d'origine très variée e proposés comme traitement de fond de la maladi arthrosique. On emploie principalement le sou fre, l'iode et les extraits cartilagineux.

▶ Action :

Ils sont censés agir sur le fond douloureux de la maladie (et non sur la douleur elle-même). Cependant aucune étude en double insu et à long terme n'a été faite pour évaluer de façon précise l'action de ces produits dont l'efficacité réelle est mise en doute par beaucoup de médecins.

▶ Indications :

L'arthrose dans toutes ses manifestations.

▶ Contre-indications :

Manifestations allergiques, en particulier à l'iode.

▶ Présentation, administration :

Les présentations sont très variées et impossibles à détailler, préparations injectables de divers sels et dosages, comprimés, suppositoires.

▶ Accidents :

Ils sont surtout de type allergique.

▶ Précautions :

Des doses croissantes sont utiles en cas de traitement par injections.

ANTISEPTIQUES INTESTINAUX

▶ Action :

On distingue :

∗ LES ANTIBIOTIQUES NON RÉSORBABLES *per os* : colimycine, néomycine.

∗ CERTAINS SULFAMIDES.

∗ LES HYDROXYQUINOLÉINES : *Direxiode.*

∗ D'AUTRES ANTISEPTIQUES comme l'*Ercéfuryl* ou l'*Intétrix* (ce dernier a aussi une action antiamibienne).

ANTISEPTIQUES LOCAUX

Ils sont d'un emploi très fréquent en dermatologie et présentent un double intérêt majeur :

– Traiter une infection locale bactérienne, mycosique, voire virale. Ainsi, bien souvent, une antibiothérapie générale paraît une solution de facilité, voire un excès thérapeutique dans certaines formes d'infection bactérienne où une antisepsie locale bien conduite peut suffire.

– Prévenir une surinfection locale, en particulier dans les dermatoses suintantes, érosives ou bulleuses.

▶ Colorants :

∗ PERMANGANATE DE POTASSIUM :

– *Avantage* : C'est un bon antiseptique non allergisant, peu irritant, peu coûteux.

– *Inconvénient* : Il est asséchant et, surtout, salissant (couleur marron).

– *Mode d'emploi* : On l'utilise en bain :

. corporel (eczéma généralisé, par exemple) ;

. de jambe (ulcère de jambe).

La concentration efficace est de 1 g pour 10 à 15 litres d'eau.

– *Présentation* : On dispose de comprimés ou de granulés dosés à 0,25 g.

∗ SOLUTION DE MILIAN :

– *Avantage* : bactériostatique et antifongique.

– *Inconvénient* : salissant (violet).

– *Mode d'emploi* : badigeons (application d'une compresse laissée en place dans un intertrigo, par exemple).

– *Présentation* : cristal violet : 0,25 ;
vert de méthyl : 0,25 ;
eau ou alcool à 60° : 100 g.

∗ ÉOSINE :

– *Avantage* : bactériostatique.

– *Inconvénient* : photosensibilisation, salissant (rouge).

– *Mode d'emploi* : solution aqueuse ou alcoolique à 1 ou 2 %.

∗ FLUORESCÉINE :

– *Avantage* : bactériostatique.

– *Inconvénient* : salissant (jaune).

– *Mode d'emploi* : solution alcoolique à 0,1 % ou aqueuse.

▶ Dérivés halogènes :

∗ CHLORE (présent dans la solution de Dakin) ;

– *Avantage* : C'est un bon antiseptique, mais il est peu actif lorsqu'il existe des lésions suintantes ou nécrosiques.

– *Inconvénient* : Il est parfois irritant, voire responsable d'eczéma de contact (allergie de contact au chlore), ce qui limite son utilisation en dermatologie.
– *Mode d'emploi* : On utilise en bains, en irrigations, ou en compresses le Dakin pur ou dilué à 50 % dans du sérum physiologique.

∗ IODE :
– *Avantage* : C'est un bon antiseptique bactéricide et fongicide.
– *Inconvénient* : Il est irritant, voire allergissant. Il perturbe les explorations thyroïdiennes et peut être responsable de l'apparition de goitres.
– *Mode d'emploi* : On l'utilise en badigeons.
– *Présentation* :
• teinture d'iode ;
• alcool iodé salicylé à 1 %.
• *Bétadine.*

▶ **Alcool** :
– *Avantage* : Il collecte les pyodermites et a une action anti-inflammatoire.
– *Inconvénient* : Il est peu antiseptique et douloureux en application sur une lésion érosive.
– *Mode d'emploi* : On l'utilise en lotion à 30°, 45° ou 60° ; jamais à 90° en dermatologie.

▶ **Acides** :

∗ ACIDE LACTIQUE :
– *Avantage* : Il est actif sur le pyocyanique.
– *Inconvénient* : Il favorise la survenue de candidoses.
– *Mode d'emploi* : irrigation ou bains en solution aqueuse au 1/1000.

∗ ACIDE TRICHLORACÉTIQUE :
– *Avantage* : C'est un bon antiseptique.
– *Inconvénient* : Il peut être allergisant ou caustique à forte concentration, supérieure à 10 %.
– *Mode d'emploi* : Badigeons.
– *Présentation* : *Lactacid 1 %, lotion ATS.*

▶ **Dérivés métalliques** :

∗ CUIVRE ET ZINC :
– *Avantage* : Ils sont bien tolérés.
– *Mode d'emploi* : Bains, badigeons ou onctions.
– *Présentation* :
• *Métacuprol* (cuivre) : 1 comp dans 2 litres d'eau ;
• *Eau* ou *Crème de Dalibour* : elle contient du cuivre et du zinc. (→ *Traitement anti-inflammatoire local*).

∗ ARGENT (nitrate d'argent) :
– *Avantage* : C'est un bon antiseptique. Il est également asséchant et volontiers utilisé après excision d'une bulle ou sur une dermatose très suintante.
– *Inconvénient* : Il est caustique s'il est utilisé pur.
– *Mode d'emploi* :
• badigeons avec une solution aqueuse à 0,5 % ou à 1 %.
• pur : bâtons de nitrate d'argent pour affaisser un bourgeon charnu hypertrophique d'un ulcère de jambe.

∗ SOUFRE :
– *Avantage* : C'est un antiseptique mineur, dégraissant.
– *Inconvénient* : Il est irritant, désséchant. Il peut aggraver une acné par son effet comédogène.
– *Mode d'emploi* : application d'une solution à 4 %.

▶ **Dérivés phénols halogènes** :

∗ HEXACHLOROPHÈNE :
– *Avantage* : bon antiseptique particulièrement actif sur le staphyloccoque doré.
– *Inconvanient* : Contre-indiqué chez le nourrisson et dans les dermatoses érosives, en raison du risque d'absorption.
– *Mode d'emploi* : bains ou lavages en solution, bien diluée. Le rinçage doit être soigneux.
– *Présentation* : *Phisohex.*

∗ TRICHLOCARBANILIDE :
– *Avantage* : Bon antiseptique.
– *Inconvénient* : irritant (bien rincer).
– *Mode d'emploi* : bains, lavages en solution bien diluée.
– *Présentation* : *Septivon, Solubacter, Nobacter.*

▶ **Suractifs** :

∗ CATIONIQUES : Ces sont les AMMONIUMS QUATERNAIRES :
– *Inconvénient* : Médiocres antiseptiques, ils sont parfois mal tolérés, irritants, voire

allergisants. Il sont très toxiques en cas d'ingestion, accidentelle.
– *Présentation* : *Cétavlon, Stérilarge, Sterlane.*

∗ ANIONIQUES :
– *Inconvénient* : irritants, incompatibles, avec solutions iodées (brûlures chimiques).
– *Mode d'emploi* : bains, lavages.
– *Présentation* : *Mercryl laurylé.*

∗ NON IONIQUES :
– *Inconvénients* : désséchants. Acides, ils favorisent les candidoses.
– *Présentation* : *Alkénide.*

Hexamidine :
– *Avantage* : Bon antiseptique, non salissant, il permet de mieux surveiller l'évolution des lésions sous traitement.
– *Inconvénient* : Il est très rarement allergisant.
– *Mode d'emploi* : Badigeons, onctions.
– *Présentation* : *Hexomédine, solution, transcutanée, pommade.*

ANTI-SÉCRÉTOIRES H2

Ils comprennent la cimétidine (*Edalène** et *Tagamet**, voir ce terme), la ranitidine (*Raniplex**, voir ce terme) et la famotidine (*Pepcid**).

ANTISEPTIQUES (ANTIBIOTIQUES) ORO-PHARYNGÉS

Action, indications :
Les antiseptiques oro-pharyngés sont utilisés par voie locale dans les amygdalites, les pharyngites, les stomatites, les gingivites, ainsi que pour les soins de bouche pré ou postopératoires.

Ces produits sont utilisés plusieurs fois par jour et en particulier après chaque repas.

Ils sont habituellement dépourvus de toute toxicité.

► Liste des produits couramment prescrits :
– *A.T.S.* ;
– *Bétadine* (ne pas employer chez l'enfant de moins de 30 mois) ;
– *Collu-Blache* ;
– *Collu-Hextril* ;
– *Collunovar* ;
– *Collupressine* (contre indiqué en cas d'allergie aux anesthésiques locaux, à la néomycine et chez l'enfant de moins de 30 mois) ;
– *Colluspray* ;
– *Éludril* (ne pas utiliser chez l'enfant de moins de 30 mois) ;
– *Hexa-Solupred ORL* (contre-indication des corticoïdes et chez l'enfant de moins de 2 ans) ;
– *Hexo-Imotryl* (ne pas utiliser chez l'enfant de moins de 30 mois) ;
– *Hextril* (ne pas utiliser chez l'enfant de moins de 30 mois) ;
– *Locabiotal pressurisé* ;
– *Lysopaïne O.R.L.* (comprimés sublinguaux) ;
– *Oromédine* (contre-indication : allergie à la tétracaïne) ;
– *Pivalone collutoire* ;
– *Synthol* (contre-indiqué chez l'enfant de moins de 30 mois).

ANTITHYROÏDIENS DE SYNTHÈSE (A.T.S.)

► Action :
Les ATS bloquent la synthèse des hormones thyroïdiennes au niveau de la thyroïde. En revanche, ils agissent peu sur la captation et la libération de l'iode. Ils demandent 10 à 15 jours pour avoir leur pleine efficacité.

► Indications :
Hyperthyroïdies diffuses et préparation à la chirurgie.

► Contre-indications :
Antécédents d'agranulocytose, cancer de la thyroïde, goitre non hypersécrétant, allaitement, après le 3e mois (risque d'hypothyroïdie fœtale).

Nom commun	Nom commercial	Présentation	Posologie attaque	Posologie entretien
Benzylthiouracile	*Basdène*	Comp. à 25 mg	150 à 250 mg/j	50 à 100 mg/j
Carbimazole	*Néo-mercazole*	Comp. à 5 mg	40 à 60 mg/j	10 à 30 mg/j
Propylthiouracyl (PTU)	nom commercialisé en France	Comp. à 25 mg	150 à 250 mg/j	50 à 100 mg/h

▶ **Voie d'administration, présentation, posologie :** voir tableau ci-dessus.

▶ **Incidents, accidents :**
Les plus graves sont allergiques : agranulocytose, pancytopénie, mais aussi éruption, fièvre. Les troubles digestifs sont rares. Si la posologie est trop forte, le goitre augmente et une hypothyroïdie apparaît. Elle régresse à la diminution des doses. Potentialisation par sulfamides hypoglycémiants, iode, phénytoïnes.

▶ **Précautions, surveillance :**
Une NFS doit être faite toutes les semaines pendant le premier mois. Il faut surveiller le volume du goitre et guetter l'hypothyroïdie (T_3, T_4, TSH). Arrêt du traitement si la numération formule sanguine montre une neutropénie < $1800/mm^3$. *Basdène* et *Néo-mercazole* ont une action anti-thyroïdienne identique. Le néomercazole reste moins longtemps dans la thyroïde.

ANTITUBERCULEUX

▶ **Action :**
Ce sont des antibiotiques actifs sur le bacille de Koch. Ils sont bactéricides ou bactériostatiques.

▶ **Indications :**
La tuberculose sous toutes ses formes.

▶ **Durée du traitement :**
Actuellement, on utilise une quadrithérapie qui associe isoniazide, rifampicine, éthambutol, et pyrazinamide, ce qui permet une disparition plus rapide des germes, de diminuer la contagiosité et, surtout, de ne traiter que 6 mois. Si la pyrazinamide n'est pas utilisable, on recourt à un traitement classique de 9 mois.

▶ **Contre-indications :**
- Isoniazide : insuffisance hépatique sévère ;
- Rifampicine : obstruction des voies biliaires ;
- Éthambutol : maladie sévère des yeux (névrite optique rétrobulbaire) ;
- Pyrazinamide : grossesse, crise de goutte sévère.

▶ **Voies d'administration, présentation, posologie :** Voir tableau ci-dessous.

▶ **Incidents, accidents, précautions, surveillance :**
- Isoniazide : accident nerveux (convulsions, troubles psychiatriques, polynévrite). Surveillance du bilan hépatique.
- Rifampicine : accidents allergiques (surtout en cas de traitement discontinu).
- Éthambutol : accidents oculaires. Surveillance ophtalmologique.
- Pyrazinamide : crises de goutte, hépatite. Surveillance de l'acide urique.

ANTITUSSIFS

▶ **Action :**
Ce sont des médicaments qui cherchent à diminuer la toux, leur mécanisme d'action est variable. On distingue les *antitussifs centraux* dérivés ou non de l'opium des *antitussifs indirects* (broncho-dilatateurs, expectorants, mucolytiques, anesthésiques locaux).

▶ **Indications :**
Ils sont essentiellement indiqués dans les toux sèches non productives.

NOM COMMUN	NOM COMMERCIAL	PRÉSENTATION	POSOLOGIE
Éthambutol	*Dexambutol* *Myambutol*	Comp. à 250 et 500 mg Amp. à 500, 1000 et 1500 mg Comp. à 100 et 400 mg Amp. à 400 et 1200 mg	15 à 25 mg/kg/j
Éthionamide	*Trécator*	Comp. à 250 mg Flacon à 500 mg Suppositoires à 500 mg	500 à 1000 mg/j chez l'adulte 15 à 25 mg/kg/j chez l'enfant
Isoniazide	*Rimifon*	Comp. à 50 mg Comp. à 150 mg Comp. à 500 mg	Chez l'adulte : 5 mg/kg/j Chez l'enfant : 10 mg/kg/j adapté en fonction du dosage sérique
Pyrazinamide	*Pirilène*	Comp. à 500 mg	30 mg/kg/j
Rifampicine	*Rifadine* *Rimactan*	Comp. à 300 mg Suspension à 100 mg par mesurette	Chez l'adulte : 600 mg/j Chez l'enfant : 10 mg/kg/j
Streptomycine	*Streptomycine*	Amp. à 1 g	1 g par jour en i.m. 25 à 50 mg/kg/j chez l'enfant

▶ **Contre-indications :**
Lorsque la toux est productive il faut la respecter, car elle assure le drainage bronchique. Chez l'insuffisant respiratoire, il faut se méfier de l'effet sédatif des antitussifs.

▶ **Différents antitussifs** (seuls quelques noms commerciaux courants sont donnés) :

* ANTITUSSIFS CENTRAUX DÉRIVÉS DE L'OPIUM : *Néocodion, Codéthyline, Netux, Pholcoméréprine.*

* ANTITUSSIFS CENTRAUX NON DÉRIVÉS DE L'OPIUM : *Bécantex, Silomat, Méréprine, Théralène, Toplexil.*

* ANTITUSSIFS INDIRECTS (→ BRONCHODILATATEURS et MODIFICATEURS DES SÉCRÉTIONS BRONCHIQUES).

▶ **Incidents, accidents, précautions surveillance :**
Variables selon les produits.

ANTIULCÉREUX

▶ **Action :**
On distingue les classes suivantes :

* LES ANTIACIDES (→), qui neutralisent l'acide chlorhydrique et/ou sont des protecteurs de la muqueuse. Les plus employés sont le *Maalox*, le *Phosphalugel* et le *Dimalan.*

* LE SUCRALFATE a une action locale au niveau de l'ulcère (→ *Ulcar*).

* LES ANTICHOLINERGIQUES (atropine et succédanés de synthèse), qui sont des vagolytiques (→ PARASYMPATHOLYTIQUES). La pirenzépine est anticholinergique, antimuscarinique, utilisée dans l'ulcère gastro-duodénal (→ *Gastrozépine*).

* LES ANTIGASTRINIQUES. Il s'agit du proglumide (*Milide*) qui est peu employé.

* LES ANTIHISTAMINIQUES H2 qui comprennent la cimétidine : *Edalène* et *Tagamet* (→) ; la ranitidine : *Raniplex* et *Azantac* (→), et enfin la famotidine.

* LES PROSTAGLANDINES, qui comprennent le misoprostol (*Cytotec*, →) et l'enprostil (*Gardrine*).

* L'OMÉPRAZOLE (*Mopral*), qui est un inhibiteur de la pompe à protons $H+$ $K+$.

▶ **Précautions et effets secondaires :**
Ils sont propres à chaque classe de médicaments (Voir les rubriques correspondantes).

ANTIVERTIGINEUX

► **Action :**
Les antivertigineux ont une action symptoma-1tique dans les vertiges quelle que soit leur étiologie.

► **Voie d'administration, présentation, posologie moyenne :** *cf.* tableau *infra*.

► **Précautions :**
Les antivertigineux peuvent entraîner une certaine somnolence. L'absorption d'alcool doit être proscrite Ils doivent être évités chez l'enfant, et pour certains (*Agyrax*) chez la femme enceinte.

Nom Commercial	Posologie quotidienne		
	Comprimés	Suppositoires	Injections i.v.
Agyrax	3 à 6		
Marzine	1 à 3	1 à 3	
Tanganil	3 à 4		1 à 2 ampoules
Torécan	1 à 3		
Sibelium	1 comp. le soir		

ANTIVITAMINES K

Classe	Produits	Présentation	Délai d'action	Durée d'action	Nombre de prises par jour	Date du premier contrôle biologique
Dicoumarines	*Tromexane*	Comp. à 300 mg	1-2 j	2 j	2-3	Fin du 2e j
Coumarines	*Coumadine* *Apegmone* *Sintrom*	Comp. à 2 et 10 mg Comp. à 4 mg Comp. à 4 mg	2-4 j 4 j 1 à 2 j	5-10 j 5-10 j 2-4 j	1 1 1	3e j 3e j 3e j
Indanediones	*Pindione* *Unidone* *Préviscan*	Comp. à 50 mg Comp. à 50 mg Comp. à 20 mg	2 j 2 j 2 j	3-4 j 3-4 j 2-3 j	1-2 1 1	3e j 3e j 3e j

ANTURAN 200 *

► **Type :**
Anti-agrégant plaquettaire.

► **Action :**
Diminue la synthèse des prostaglandines.

► **Indications :**
Infarctus du myocarde.

► **Contre-indications :**
- ulcère gastrique ou duodénal ;
- allergie aux pyrazolés ;
- lésions hépatiques et rénales graves ;
- grossesse.

▶ **Présentation, administration, posologie :**
Comprimés à 200 mg *per os* : 4 comp./24 h au moment des repas.

▶ **Effets indésirables :**
– troubles digestifs fugaces ;
– risque hémorragique ;
– précautions très nombreuses :
. associations aux antivitamines K ;
. associations aux antidiabétiques oraux, sulfamides ;
. associations aux salicylés → risques d'hémorragies ;
. risque de leucopénies et thrombopénies.

ANXYOLYTIQUES

Voir *Tranquillisants*

APEGMONE *

▶ **Type :**
Anticoagulant.

▶ **Action :**
– antivitamine K (groupe coumarine) ;
– action retardée et prolongée.

▶ **Indications, contre-indications :**
→ ANTICOAGULANTS.

▶ **Présentation, posologie :**
Comprimés dosés à 4 mg par voie orale :
– adaptation de la dose par 1/4 de comp. au TP (20 à 35 %) ;
– 1 comp./24 h le soir ;
– délai d'action : 4 jours.

▶ **Effets indésirables :**
→ ANTICOAGULANTS.

APHILAN R *

Voir *Antihistaminiques* (à longue durée d'action)

APURONE *

▶ **Action :**
Antibactérien urinaire actif sur les germes Gram – et certains Gram +.

▶ **Indications :**
Les infections urinaires aiguës ou chroniques.

▶ **Contre-indications :**
Ce sont l'enfant et la grossesse.

▶ **Voies d'administration et posologie :**
Les comprimés sont dosés à 400 mg. La posologie est de 1 à 3 comprimés par jour.

▶ **Incidents, accidents :**
Une photosensibilisation, des troubles du transit, des troubles de la vision et une éruption cutanée sont possibles.

ARACYTINE *

▶ **Action :**
Antimitotique.

▶ **Indications :**
– leucémies aiguës myéloïdes ;
– accutisation d'une leucémie myéloïde chronique ;
– localisation neurologique des leucémies aiguës lymphoïdes.

▶ **Contre-indications :**
Grossesse.

▶ **Voies d'administration, présentation, posologie :**
Les flacons sont dosés à 7,5 mg. La posologie est de 100 mg/m²/jour pendant 5 à 7 jours. Le produit est injecté en 2 fois ou perfusé sur plusieurs heures. En intrarachidien, les doses sont de 5 à 10 mg/m² 2 à 3 fois par semaine.

▶ **Incidents, accidents :**
– insuffisance médullaire ;
– troubles digestifs ;
– réaction fébrile pendant les perfusions.

▶ **Précautions, surveillance :**
- La surveillance se fait sur la numération et les myélogrammes.
- Les doses doivent être réduites en cas d'insuffisance hépatique ou rénale.

ARAMINE *

▶ **Type :**
Vaso-presseur.

▶ **Action :**
Sympathomimétique α et β-adrénergique. Augmentation du débit cardiaque et des résistances périphériques.

▶ **Indications :**
- hypotensions après intervention chirurgicale ;
- états de choc.

▶ **Contre-indications :**
- hypertension ;
- maladies coronariennes ;
- hyperthyroïdie ;
- association aux IMAO ;
- association aux anesthésiques halogénés.

▶ **Présentation :**
15 à 100 mg dans 500 ml de soluté glucosé isotonique on sérum physiologique, en perfusion lente, débit continu avec surveillance de la tension.

▶ **Effets indésirables :**
Céphalées, tremblements, nausées, vomissements, tachycardie.

ARFONAD *

▶ **Type :**
Antihypertenseur.

▶ **Action :**
Ganglioplégique d'action fugace réservé au milieu hospitalier.

▶ **Indications :**
Hypotension contrôlée en anesthésiologie.

▶ **Contre-indications :**
- affections viscérales graves rénales, hépatiques et artériosclérose ;
- anémie, anorexie, hémorragies graves ;
- derniers mois de la grossesse et accouchement.

▶ **Présentation, administration :**
Flacon-ampoule injectable de 250 mg, administré en perfusion lente dans le sérum glucosé 5 % ou NaCl hypertonique.

▶ **Effets indésirables, précautions :**
Ne pas mélanger avec solutés alcalins, thiopental, gallamine.

ARGENT COLLOÏDAL

Voir *Néo-collargol* *

ARSACOL 150

Voir *Acide ursodésoxycholique*

ARTHROCINE *

▶ **Type :**
Anti-inflammatoire non stéroïdien.

▶ **Action :**
- anti-inflammatoire (+ + +) ;
- antalgique ;
- antipyrétique.

▶ **Indications :**
Affections inflammatoires *articulaires.*

▶ **Contre-indications :**
- hypersensibilité au sulindac, à l'acide acétyl-salicylique, et autres anti-inflammatoires non stéroïdiens ;
- celles des anti-inflammatoires non stéroïdiens.

▶ **Présentation :**

– *Comprimés dosés* à 100 et 200 mg, par voie orale : 2 comprimés par 24 h, 1 le matin, 1 le soir. Ne jamais dépasser 4 comp.
– *Suppositoires* dosés à 200 mg, par voie rectale : (1 comp. le matin) 1 suppositoire le soir.

▶ **Effets indésirables :**

– → ANTI-INFLAMMATOIRES NON STÉROÏDIENS.
– Par voie rectale, douleur à type de brûlures.

ASCITE (TRAITEMENT CHIRURGICAL DE L')

▶ **Le traitement chirurgical de l'ascite est palliatif** et réservé aux ascites rebelles. Il comporte actuellement deux modalités essentielles : *l'anastomose porto-cave* (rarement indiquée dans ce but, et de mortalité opératoire non négligeable) et *le drainage péritonéo-veineux continu* appelé aussi shunt de Le Veen. Cette dernière technique consiste à drainer (grâce à une valve péritonéale et une tubulure sous-cutanée) l'ascite dans la veine jugulaire interne.

▶ **Les contre-indications** sont l'infection de l'ascite, une hématémèse récente par rupture de varices œsophagiennes et l'insuffisance cardiaque. L'insuffisance rénale fonctionnelle n'est pas une contre-indication, au contraire.

▶ **Les soins postopératoires** comprennent le port d'une ceinture élastique et la gymnastique respiratoire.

▶ **Les accidents** sont dominés par la possibilité de troubles de la coagulation et de rupture de varices œsophagiennes.

ASPIRATION TRACHÉO-BRONCHIQUE

▶ **Définition :**

Elle permet d'évacuer les sécrétions trachéobronchiques chez les malades incapables d'expectorer de façon correcte et efficace à l'occasion d'une décompensation respiratoire.

▶ **Technique :**

Le matériel comprend :
– des sondes à aspiration en plastique ou en caoutchouc de 3 à 5 mm de diamètre ;
– un aspirateur puissant ;
– deux bocaux contenant du sérum physiologique et un antiseptique, l'un pour rincer la sonde, l'autre pour maintenir la sonde en milieu propre entre les aspirations.

La sonde est introduite soit par voie nasale, le passage de la glotte se fait lors d'une inspiration, soit par la sonde d'intubation ou la trachéotomie. Elle doit être descendue doucement le plus loin possible, sans aspirer pour éviter le ventousage. On pratique ensuite des petites aspirations brèves, répétées, atraumatiques pour éviter de faire saigner. Une séance ne doit pas dépasser 20 à 30 secondes. On doit la répéter plusieurs fois par jour si nécessaire.

Il est important de calmer et de rassurer le malade, car il a une sensation d'étouffement pénible au moment de l'aspiration.

▶ **Indications :**

Toutes les hypersécrétions bronchiques chez les malades hospitalisés pour un problème respiratoire et ne toussant pas (sujets âgés), mais aussi chez les malades dans le coma pour une raison quelconque, les patients ventilés artificiellement.

▶ **Contre-indications :**

L'aspiration par voie nasale est parfois impossible chez des malades porteurs d'anomalies de la cloison nasale, il faut alors aspirer par voie buccale.

▶ **Résultats :**

Dans la majorité des cas l'aspiration permet d'évacuer correctement les sécrétions bronchiques et évite ainsi la stase et ses problèmes infectieux.

ASPIRINE * (OU ACIDE ACÉTYLSALICYLIQUE) en pédiatrie

▶ **Action :**

Les actions principales de l'*Aspirine* sont antalgiques, antipyrétiques et anti-inflammatoires.

▶ Indications :

Lutte contre l'hyperthermie, surtout chez l'enfant de moins de 4 ans où les convulsions hyperpyrétiques sont fréquentes. Antalgiques dans les syndromes douloureux de l'enfant à l'exclusion formelle des douleurs abdominales. Antalgiques et anti-inflammatoires dans beaucoup de manifestations œdémateuses, mais aussi dans les maladies inflammatoires chroniques, surtout arthrite rhumatoïde.

▶ Contre-indications :

L'hypertension portale avec varices œsophagiennes est une contre-indication absolue ; également les syndromes hémorragiques, les gastrites et ulcères digestifs. L'*Aspirine* ne doit pas être administrée en présence d'un déficit en G6PD. La présence d'une insuffisance hépatique doit rendre très prudente l'administration d'*Aspirine.*

▶ Voies d'administration, présentation, posologie :

* TOUTES LES VOIES D'ADMINISTRATION SONT POSSIBLES : intraveineuse, intramusculaire, orale ou intrarectale. La voie orale est la plus utilisée.

* DIVERSES PRÉSENTATIONS sont commercialisées : *Catalgine* nourrisson 0,10 et 0,50 g, 1 g (voie orale) ; *Juvépirine*, 1 comprimé = 0,10 g *Aspégic* : voie orale 0,50 et 1 g ; voie injectable : 1 flacon = 5 ml = 0,5 g, et nombreux autres produits. Beaucoup de préparations pharmaceutiques contiennent d'autres produits associés à l'*Aspirine*, d'où la surveillance étroite de leur prescription.

* LA POSOLOGIE : Elle ne doit jamais dépasser 0,10 g/kg/24 heures. En moyenne la posologie utilisée est de 0,06 à 0,08 g/kg/jour en 4 prises orales. Des doses élevées peuvent être nécessaires au cours de rhumatismes inflammatoires chroniques. Par voie intramusculaire ou intraveineuse, les doses journalières sont de 0,025 g/kg à 0,05 g/kg/jour.

▶ Incidents et accidents :

L'intoxication salicylée est toujours très grave chez l'enfant. En dehors de la forme grave d'intoxication avec coma acidosique, certains symptômes plus mineurs traduisent une intolérance ou précèdent l'intoxication grave : hémorragie digestive (surtout gastrique) ; hypo-acousie ; accidents allergiques (œdème de Quincke, urticaire).

▶ Précautions d'utilisation :

N'administrer que des doses inférieures à 0,08 g/kg/24 heures. Ne jamais laisser à la portée des enfants et utiliser chez eux des formes pédiatriques d'*Aspirine* si possible en poudre (beaucoup moins d'intoxications). Pour les doses importantes d'*Aspirine*, utilisées en particulier au cours des rhumatismes chroniques, faire des dosages réguliers de la salicylémie (taux thérapeutique = 150 à 300 μg/ml).

ATARAX *

▶ Type :

Tranquillisant.

▶ Action :

- tranquillisant ;
- antihistaminique ;
- cardiorégulateur ;
- antiémétique.

▶ Indications :

- nervosité, irritabilité, anxiété, agitation postopératoire ;
- tachycardie paroxystique ;
- prurit.

▶ Contre-indications :

→ aussi TRANQUILLISANTS.
Grossesse.

▶ Présentation, posologie, administration :

- *Comprimés dosés à 25 mg et 100 mg*, par voie orale : 1/2 à 3 comp./24 h selon les indications.
- *Ampoules injectables dosées à 100 mg*, en ampoules de 2 ml, par voie i.m. ou i.v., sous perfusion, 1 à 3 ampoules/24 h.
- *Sirop 200 mg/100 ml* (1 cuillerée à café = 10 mg) :
  - enfant : 1 mg/kg/24 h en 2 à 3 fois ;
  - adulte : 1 à 4 cuillerées à soupe (1 cuillerée = 300 mg) 24 h.

▶ Effets indésirables, précautions :

- absorption d'alcool ;
- → TRANQUILLISANTS.

ATHYMIL *

▶ **Type :**
Antidépresseur non tricyclique, ni IMAO.

▶ **Action :**
– antidépresseur ;
– anxiolytique ;
– régulateur du sommeil.
Agit par blocage des récepteurs alpha-adrénergiques présynaptiques.

▶ **Indications :**
→ ANTIDÉPRESSEURS NON TRICYCLIQUES.

▶ **Contre-indications :**
– grossesse ;
– ne pas associer aux IMAO.

▶ **Présentation, posologie, administration :**
Comprimés dosés à 10 mg, par voie buccale : 3 à 6 comp./24 h, soit répartis au cours de la journée, soit en 1 prise unique le soir.

▶ **Effets indésirables, précautions, surdosage :**
– somnolence, sécheresse de la bouche, constipation ;
– agranulocytose possible : surveillance de l'hémogramme ;
– potentialise les effets de l'alcool.

ATRIUM *

▶ **Type :**
Tranquillisant (*association :* carbamate + phénobarbital).

▶ **Action :**
– tranquillisant non hypnogène ;
– antitrémorique.

▶ **Indications :**
– tremblements de différentes origines ;
– action sédative.

▶ **Contre-indications :**
Porphyries.

▶ **Présentation, posologie :**
Comprimés à 100 mg et 300 mg par voie orale :
– *adulte :* 3 à 6 comp./24 h en 3 prises ;
– *enfant :* (plus de 30 mois) : 1/2 comp. 2 ou 3 fois/24 h.

▶ **Effets indésirables, précautions :**
→ TRANQUILLISANTS.

ATROPINE

▶ **Action :**
→ PARASYMPATHICOLYTIQUES.
C'est un anticholinergique. Elle a aussi des effets médullaires et centraux. Ses effets sont notamment : antisécrétoire, spasmolytique, mydriatique.

▶ **Indications :**
Ulcères gastro-duodénaux, spasmes intestinaux, protection contre les malaises et bradycardies d'origine vagale, etc.

▶ **Posologie :**
Voies orale, i.v., i.m. : 1/10 à 2 mg/24 h (amp. injectables à 1/4, 1/2, 1 mg et comp. à 1/10 et 1/2 mg).

▶ **Contre-indications :**
Glaucome, adénome prostatique.

▶ **Incidents, accidents :**
Mydriase, sécheresse de la bouche, constipation, rétention d'urine.

A.T.S.

Voir *Antithyroïdiens de synthèse*

AUXISONE*

▶ **Action :**
C'est un glucocorticoïde en aérosol. Il lutte contre l'inflammation et le bronchospasme.

► **Indications :**
Asthme mal équilibré par le traitement usuel. État inflammatoire aigu de l'arbre respiratoire.

► **Contre-indications :**
Ulcère digestif en évolution. Tuberculose pulmonaire.

► **Voie d'administration, présentation, posologie :**
Administré par bouffées lors d'une inspiration profonde, une bouffée apporte 0,125 mg.

En traitement d'attaque, on fait 4 doubles bouffées par jour et en traitement d'entretien deux doubles bouffées par jour.

► **Incidents, accidents :**
Ceux des glucocorticoïdes. Ils sont rares, car les doses sont faibles.

► **Précautions, surveillance :**
L'utilisation d'un aérosol-doseur n'est pas efficace si le malade a une infection bronchique ou une bronchorrhée. La surveillance repose sur la fréquence des crises et les signes d'hypercorticisme. Ce n'est pas un traitement de la crise d'asthme, mais un traitement de fond.

AVIBON *

La vitamine A aurait une action trophique cellulaire.

► **Indications :**
- rhinites atrophiques chroniques ;
- surdités de perception ;
- plaies, brûlures.

► **Contre-indications :**
Grossesse.

► **Voie d'administration, présentation, posologie moyenne :**
2 à 4 capsules par jour au milieu des repas. Comp. à 50 000 U.I. Amp. à 100 000 et 500 000 U.I. 1 à 3 amp. I.M./semaine.

► **Précautions, surveillance :**
Éviter le surdosage en vitamine A.

AZANTAC *

► **Action :**
La ranitidine est un antagoniste des récepteurs H2 à l'histamine (antihistaminique H2). Elle inhibe la sécrétion des ions H+ par la cellule pariétale gastrique.

► **Indications :**
Semblables à celles du *Tagamet* (→).

► **Posologie :**
Un comp. à 150 mg matin et soir ou 2 comp. le soir au coucher. Il existe aussi des amp. injectables à 50 mg : 1 à 4 amp./j ou 0,125 à 0,250 mg/kg/heure en perfusion.

► **Incidents, accidents :**
Rares cas de diarrhée ou de constipation, d'asthénie, de nausées, de douleurs musculaires, bradycardie, d'éruptions, d'hépatites.

► **Précautions :**
A éviter lors de la grossesse et de l'allaitement.

BACITRACINE*

▶ Action :

Antibiotique polypeptidique (→). Le spectre est relativement étroit : cocci gram $^{+}$ surtout. Trop néphrotoxique pour être utilisé par voie parentérale, non absorbé par voie digestive.

▶ Présentation :

Pommade, collyre.

BACTRIM *

Voir *Triméthoprime sulfaméthoxazole*

BAMIFYLLINE

Voir *Trentadil* *

BARALGINE*

▶ Action :

Il s'agit d'un antispasmodique à action papavérinique sur le muscle, et atropinique, contenant aussi un analgésique, la noramidopyrine.

▶ Indications :

Coliques néphrétique et hépatique, algies néoplasiques, etc.

▶ Contre-indications :

Glaucome, adénome prostatique, lésions cardio-vasculaires graves, allergie aux pyrazolés et à l'aspirine, antécédents d'agranulocytose (qu'elle ait été rapportée ou non à l'amidopyrine ou à la noramidopyrine).

▶ Posologie :

Amp. : 1 à 3/j. i.m. ou i.v. lente ; 1 suppo. ou 2 comp. 1 à 3 fois/j.

▶ Incidents, accidents :

∗ TOUS LES MÉDICAMENTS CONTENANT DE LA NORAMIDOPYRINE (ou de l'amidopyrine) PEUVENT ÊTRE RESPONSABLES D'AGRANULOCYTOSE par un mécanisme immuno-allergique non lié à la dose ; la mortalité est de l'ordre de 10 %. Sont également possibles des réactions allergiques cutanées, thrombopénie, anémie comme avec les autres pyrazolés.

∗ DOULEURS SUR LE TRAJET VEINEUX, baisse tensionnelle en cas d'injection trop rapide.

▶ Précautions :

En cas d'apparition de fièvre, d'angine, d'ulcérations buccales, arrêter le médicament et contrôler l'hémogramme.

BARNETIL *

▶ Action :

Neuroleptique d'action mixte, incisive et sédative, le *Barnetil* est le médicament de l'urgence psychiatrique.

▶ Indications :

- excitation manique ;
- bouffées délirantes ;
- psychoses chroniques.

▶ Contre-indications :

Mélancolie et autres dépressions. Épilepsie non équilibrée.

▶ Voie d'administration, présentation, posologie :

Comprimés dosés à 400 mg de sultopride. *Soluté injectable : ampoules à 200 mg*, pour injections intramusculaires.

Les doses orales peuvent aller jusqu'à 2 400 mg. Les doses injectables vont jusqu'à 1 200 mg.

▶ Incidents, accidents :

Effets extra-pyramidaux des neuroleptiques.

▶ Précautions, surveillance :

- Toutes les associations médicamenteuses sont possibles, en particulier IMAO.
- Réduire la posologie chez l'insuffisant rénal grave.
- Contrôler l'E.E.G. des épileptiques.
- Surveillance des parkinsoniens.

BASDÈNE*

► **Action :**
C'est un antithyroïdien de synthèse (ATS) [→].

► **Indications :**
Ce sont les hyperthyroïdies diffuses type Basedow.

► **Contre-indications :**
→ ATS.

► **Voie d'administration, présentation, posologie :**
Administré par voie orale. Les comprimés sont dosés à 25 mg.

En traitement d'attaque on donne 8 à 10 comprimés par jour, en 2 ou 3 prises au moment des repas, pendant quelques semaines. Ensuite en fonction de la clinique et du dosage des hormones thyroïdiennes, on diminue les doses pour obtenir la dose d'entretien : 2 à 4 comprimés pendant plusieurs mois.

► **Incidents, accidents, surveillance, précautions :**
→ ATS.

BAYMICINE *

Voir *Aminosides*

BAYPEN *

► **Action :**
Antibiotique bactéricide à large spectre du groupe des uréïdopénicillines (→ BÊTA-LACTAMINES).

► **Indications :**
Infections sévères à bacilles gram (-), pyocyaniques, staphylocoques, streptocoques, germes anaérobies (Usage hospitalier strict).

► **Contre-indications :**
Allergie aux β-Lactamines.

► **Présentation, posologie :**
Ampoules injectables (I.V.) à 0,5, 1, 2 et 5 g.

► **Incidents, accidents, pécautions :**
→ BÊTA-LACTAMINES.

BÉCLOMÉTASONE

Voir *Bécotide* *

BÉCOTIDE * en O.R.L.

Le *Bécotide* possède une activité anti-inflammatoire nasale et bronchique.

► **Indications :**
- rhinites allergiques et spasmodiques de l'enfant et de l'adulte par voie nasale ;
- asthme, bronchites asthmatiformes lorsque le produit est utilisé par voie buccale.

► **Contre-indications :**
Tuberculose pulmonaire.

► **Voie d'administration, présentation, posologie moyenne :**
- *Inhalation buccale :* deux bouffées à 30 secondes d'intervalle, 3 ou 4 fois par jour.
- *Inhalation nasale :* 1 bouffée dans chaque narine 2 à 4 fois par jour.

► **Incidents, accidents :**
- candidoses buccales ;
- irritation nasale ;
- phénomènes transitoires d'hypercorticisme (surdosage).

► **Précautions :**
L'obstruction nasale ou l'hypersécrétion bronchique seront traitées avant utilisation du *Bécotide.*

BÉCOTIDE 250 * en pneumologie

► **Action :**
C'est un glucocorticoïde en aérosol. Il a un effet anti-inflammatoire et sur le bronchospasme.

▶ Indications :
Asthme mal équilibré par le traitement bronchodilatateur correctement utilisé, ou asthme corticodépendant.

▶ Contre-indications :
Ulcère digestif en évolution.
Il est inutile de l'utiliser dans le traitement de la crise d'asthme banale et, à fortiori, lors de l'état de mal asthmatique (non pénétration de l'aérosol, en raison du bronchospasme).

▶ Voie d'administration, présentation, posologie :

∗ ADMINISTRÉ PAR BOUFFÉES lors d'une inspiration profonde, une bouffée correspond à 250 mg.

∗ LA POSOLOGIE HABITUELLE est de 3 ou 4 doubles bouffées par jour.
Il ne faut pas dépasser 20 bouffées par jour.

▶ Incidents, accidents :
En dehors des accidents propres aux glucocorticoïdes (→) qui sont exceptionnels, on a décrit des gênes pharyngées, des candidoses, une raucité de la voie. Ces inconvénients peuvent être supprimés si le patient se rince la bouche après inhalation du médicament.

▶ Précautions, surveillance :
C'est un traitement de fond et non pas un traitement de la crise d'asthme. La surveillance repose sur la fréquence des crises.

BÉMARSAL *

▶ Type, action, indications :
La difétarsone est un dérivé arsénical amoebicide de contact (actif sur les formes intraluminales : minuta et kystes), actif dans l'oxyurose rebelle et proposé dans la trichocéphalose.

▶ Contre-indications :
Allergie aux arsenicaux.

▶ Posologie :
Amibiase, adulte : 2 comp. aux 2 repas pendant 10 jours.

BÉNÉMIDE *

▶ Type :
Antigoutteux.

▶ Action :
- uricosurique ;
- inhibition de l'excrétion de la pénicilline : maintien de pénicillinémies élevées.

▶ Indications :
- hyperuricémies, goutte ;
- adjuvant de la pénicillinothérapie.

▶ Contre-indications :
- insuffisance rénale importante ;
- lithiase urique ;
- goutte secondaire aux hémopathies ;
- uraturie supérieure à 700 mg/24 h.

▶ Présentation, administration, posologie :
Comprimés à 500 mg, par voie orale, 2 à 3 comp./24 h par doses fractionnées au moment des repas.

▶ Effets indésirables :
- céphalées, nausées, anorexie, gencives douloureuses, vertiges ;
- réaction allergique (rarement).
- Vérifier l'uraturie et provoquer une diurèse avec des alcalinisants urinaires.
- Au début donner de la *Colchicine* (1 mg/jour).
- Interactions médicamenteuses :
  - salicylés : antagonisme ;
  - *antivitamines K* : potentialisation.

BENZATHINE BENZYL PÉNICILLINE

Voir *Extencilline* *

BENZOCHLORYL *

Voir *Antiparasitaires en dermatologie.*

BENZYLPÉNICILLINE

Voir *Spécilline G* *

BENZYLTHIOURACILE

Voir *Basdène* *

BESOINS NORMAUX QUOTIDIENS EN CALORIES, EAU ET ÉLECTROLYTES DU NOUVEAU-NÉ ET DU NOURRISSON

	CALORIES/KG/JOUR	EAU (mg/kg/jour)	Na. K. Cl (mmol/kg)
Nouveau-né	110	135	1 à 2
1 mois	100	100	1 à 2
3 mois	100	95	1 à 2
18 mois	100 – P (en kg)	80	1 à 2
5 ans	100 – P (en kg)	75	1 à 2

BÊTA-BLOQUANTS

Voir aussi *Antiarythmiques*

▶ **Action :**

Les bêta-bloquants sont des substances antagonistes des effets bêta-adrénergiques des cathécholamines. Les bêta-bloquants vont réduire la fréquence cardiaque, la force contractile du cœur, la vitesse de conduction auriculo-ventriculaire, le débit cardiaque avec diminution de la consommation d'oxygène du myocarde. On note par ailleurs un effet hypotenseur avec réduction de la sécrétion de rénine, une tendance à la bronchoconstriction, à la vaso-constriction périphérique, une réduction de la sécrétion d'insuline et une stimulation de la sécrétion gastrique. Certains sont cardiosélectifs.

▶ **Indications :**

Insuffisance coronaire, troubles du rythme

NOM COMMERCIAL	PRÉSENTATION	DOSAGE	VOIE D'ADMINISTRATION	POSOLOGIE
		CARDIO-SÉLECTIFS		
Sectral	Comprimés Comprimés	200 mg 400 mg	*per os*	400 mg en 1 prise (matin), en 2 prises (matin et soir)
Ténormine	Comprimés	100 mg	*per os*	1 comp. le matin
Séloken	Comprimés	100 mg 200 mg	*per os*	100 à 200 mg/jour
Lopressor	Comprimés Amp. inj.	200 mg 5 mg	orale I.V. lente	1 comp. le matin 1 à 2 mg/min, maxi 20 mg

Nom commercial	Présentation	Dosage	Voie d'administration	Posologie
NON CARDIO-SÉLECTIFS				
Avlocardyl ou *Beprane*	Comprimés Amp. inj. 5 ml	40 mg 5 mg	orale i.v. *lente*	1 à 3 comp. en 3 prises 1 mg/mn (max. 10 mg)
Avlocardyl retard ou *Beprane L.P.*	Gélules	160 mg	orale	1 gélule le matin
Trandate	Comprimés Amp. inj. 20 ml	200 mg 100 mg	orale i.v. directe perfusion	1 comp. le matin 1 comp. le soir 2 amp. 160 ml de soluté isotonique. 1 à 1,5 mg par kg (max. 2 mg/kg)
Trasicor	Comprimés	80 mg	orale	2 à 6 comp. (HTA, angor) ; 1/2 à 3 comp. (troubles du rythme)
Trasicor retard	Comprimés	160 mg	orale	1 comp. le matin
Visken	Comprimés	5 mg	orale	3 comp. en prise unique ou fractionnée
Visken quinze	Comprimés	15 mg	orale	1 comp. le matin
Détensiel ou Soprol	Comprimés	10 mg	*per os*	1 comp. le matin
Mikelan	Comprimés	20 mg	*per os*	1 comp. le matin
Artex	Comprimés	5 mg	*per os*	1 comp. le matin
Betapressine	Comprimés	40 mg	*per os*	1 comp. le matin
Corgard	Comprimés	80 mg	*per os*	1 comp. le matin
Kerlone	Comprimés	20 mg	*per os*	1 comp. le matin
Cafide	Comprimés	100 mg	*per os*	1 comp. matin et soir
Betaryl	Comprimés	40 mg	*per os*	1 à 3 comp. par jour en 3 prises
Timacor	Comprimés	10 mg	*per os*	1 à 6 comp. par jour en 3 prises
Aptine	Comprimés	50 mg	*per os*	2 à 8 comp. par jour en 3 prises
Aptine durules	Comprimés à libération lente	200 mg	*per os*	1 comp. matin et soir
Sotalex	Comprimés Ampoule inj.	80 mg 160 mg 20 mg	*per os* I.V. lente	40 à 640 mg par jour 0,5 mg/kg max. 100 mg

supraventriculaires, hypertension artérielle, cardiothyréose, cardiomyopathie obstructive, traitement de fond de la maladie migraineuse (*Arlocardyl, Lopressor, Séloken, Ténormine*).

▶ **Contre-indications :**

* ABSOLUES : insuffisance cardiaque non compensée, asthme bronchique, bloc auriculo-ventriculaire, bloc de branche bilatéral, bradycardie, association aux IMAO et *Isoptine.*

* RELATIVES : grossesse, ulcère gastro-duodénal en poussée, diabète sucré, syndrome de Raynaud.

▶ **Voies d'administration, présentation, posologie :** Voir tableau *supra.*

▶ **Incidents, accidents :**
Troubles digestifs : nausées, vomissements, gastralgies, asthénie, insomnie, cauchemars, paresthésies et phénomènes de Raynaud.

▶ **Précautions, surveillance :**
Surveillance attentive dans les suites d'un infarctus du myocarde ou en cas d'insuffisance rénale. *Ne jamais arrêter brutalement un traitement par les bêta-bloquants en cas d'insuffisance coronarienne.*

BÉTADINE *

Voir tableau ci-dessous.

▶ **Type :**
Antiseptique local.

▶ **Action :**
- antibactérienne ;
- antimycosique ;
- désodorisante.

▶ **Indications :**
Selon la forme.

▶ **Contre-indications :**
Sensibilité aux dérivés iodés et pathologie thyroïdienne.

▶ **Voie d'administration, présentation, posologie :**
Voir tableau page suivante.

▶ **Précautions, surveillance :**
- Éviter savon, solution ou pommade contenant des dérivés mercuriels.
- Éviter l'emploi chez le nouveau-né en dessous de 30 mois.
- S'enlève par simple lavage à l'eau.

Bétadine

PRÉSENTATION	FORME	MODE D'EMPLOI	POSOLOGIE	INDICATIONS
Solution dermique	10 g/100 ml	En badigeonnage ou en tamponnement		En dermatologie En chirurgie
Pommade dermique	10 g/100 g	En application ou en pansement		Plaies
Pansement humide	compresses (1 → 6)	En application ou en tamponnement		Antisepsie de la peau
Gargarisme, Bain de bouche	flacon de 125 ml 8,5 g/100 ml	1 à 2 cuillères à café dans un verre d'eau tiède en gargarisme ou en bain de bouche	4 fois/j ou plus	Stomatite Pyorrhées alvéolo-dentaires Suites d'amygdalectomie
Comprimés gynécologiques	0,25 g/comp.		1 comp./soir au coucher	Infections vaginales et cervicales
Solution gynécologique	10 g/100 ml	Inject. vaginales : 1 à 2 cuil. à soupe/1 (pure)	1 ou 2 injection/jour	Antisepsie gynécologique

BÊTA-LACTAMINES

▶ Définition, action :

Ce sont des antibiotiques bactéricides d'origine naturelle ou hémi-synthétique qui ont en commun un noyau bêta-lactame. On peut les classer, selon les tableaux ci-dessous, en deux groupes : les céphalosporines et les pénicillines.

▶ Propriétés, indications :

⁎ LES PÉNICILLINES ont un spectre d'action variable :

- *Péni G et V :* cocci gram⁺ (staphylocoques non producteurs de pénicillinase, streptocoque A, pneumocoques) ; cocci gram⁻ (méningocoques, gonocoques) ; bacilles gram⁺ (corynebacterium diphteriae, listeria monocytogenes) ; tréponèmes, clostridies.
- *Pénicillines du groupe M :* même spectre avec une activité sur les staphylocoques producteurs de pénicillinase.
- *Pénicillines du groupe A :* spectre de la péni G avec une extension vers certains bacilles gram⁻ (colibacilles, salmonelles, shigelles, haemophilus influenzae, proteus mirabilis).
- *Pénicilline actives sur les bacilles pyocyaniques :* elles ont un spectre voisin de l'ampicilline mais une activité particulière sur le pyocyanique. Il s'agit des carboxypénicillines (*Pyopen, Ticarpen*) et des uréïdopénicillines (*Baypen, Sécuropen, Pipérilline*).

⁎ LES CÉPHALOSPORINES ont une bonne diffusion tissulaire mais pas dans le liquide céphalo-rachidien. Elles sont actives sur les cocci gram⁺(staphylocoques, streptocoques A, pneumocoques) et des bacilles gram⁻(colibacilles, protéus, klebsielles, haemophilus influenzae, etc.). Les céphalosporines orales ont une bonne absorption digestive. L'élimination est essentiellement rénale.

▶ Contre-indications, précautions :

Allergie aux pénicillines et aux céphalosporines. Prudence en cas d'insuffisance rénale.

Céphalosporines
CÉPHALOSPORINES DE 1re GÉNÉRATION : – actives par voie orale : • Céfalexine : *Céporexine, Kéforal* • Céfradine* : *Eskacef, Mégacef, Vélosef* • Céfadroxil : *Oracéfal* – actives par voie parentérale : • Céfalotine : *Kéflin* • Céfapirine : *Céfaloject* • Céfacétrile : *Célospor* • Céfaloridine : *Céporine, Kéflodin* • Céfazoline : *Céfacidal, Kefzol*
CÉPHALOSPORINES DE 2e GÉNÉRATION : • Céfamandole : *Kéfandol* • Céfoxitine : *Méfoxin*
CÉPHALOSPORINES DE 3e GÉNÉRATION : • Céfotaxine : *Claforan* • Céftriaxone : *Rocéphine* • Céftazidime : *Fortum* • Céfopérazone : *Céfobis* • Céfménoxine : *Cémix* • Lamoxactam : *Moxalactam* • Céfsulodine : *Pyocéphal* (pyocyanique uniquement)
* Il existe une forme injectable

Pénicillines

NOM COMMUN	NOM COMMERCIAL	COMMENTAIRES
NATURELLES :		
• *Simples :*		Spectre limité (cocci gram⁺ et gram⁻)
pénicilline G	*Spécilline G*	i.m. ou i.v. : 1 à 40 M/j
pénicilline V	*Oracilline* *Ospen*	Actives *per os* 500 000 à 2 000 000 U/j
• *Retard :*		
benzathine-pénicilline	*Extencilline*	i.m., 600 000 à 2 400 000 U toutes les 3 semaines
HÉMI-SYNTHÈSE :		
• *Groupe G :*		
phénéticilline	*Synthécilline*	
clométocilline	*Rixapen*	
• *Groupe M :*		*Antistaphylococciques :*
méthicilline	*Pénistaph* *Flabelline*	i.m. ou i.v. : 100 à 200 mg/kg/j
oxacilline	*Bristopen*	i.m., i.v., *per os*
cloxacilline	*Cloxypen*	*per os*
dicloxacilline	*Diclocil*	*per os*
• *Groupe A :*		*Groupe de l'ampicilline :* (spectre étendu à certains bacilles gram⁻)
ampicilline	*Totapen* *Pénicline* *Penbritine*	
hétacilline	*Versapen*	
métampicilline	*Suvipen* *Magnipen*	
pivampicilline	*Pondocil* *Pivatil*	
amoxicilline	*Clamoxyl* *Hiconcil*	Pas de forme injectable
amoxilline + acide clavulanique	*Augmentin*	
carboxypenicillines :		
carbénicilline	*Pyopen*	Actives sur le bacille pyocyanique
ticarcilline	*Ticarpen*	
uréïdopénicillines :		
azlocilline	*Securopen*	Actives sur le bacille pyocyanique
mezlocilline	*Baypen*	
pipéracilline	*Piperilline*	

▶ Incidents, accidents :

∗ LES PÉNICILLINES sont peu toxiques. Un choc anaphylactique est possible en cas d'allergie, surtout par voie parentérale (toujours rechercher par l'interrogatoire une allergie possible, éruptions, etc.). En cas d'allergie reconnue à une pénicilline, toutes les autres sont contre-indiquées.

∗ CÉPHALOSPORINES : Les réactions allergiques sont rares et il n'y a habituellement pas de sensibilisation croisée avec les pénicillines. Les accidents de néphrotoxicité (nécrose tubulaire) se voient avec la céphaloridine (*Céporine, Kéflodin*) en règle générale avec des doses supérieures à 4 g/j ; ou avec la céfalotine, (*Kéflin*) [fortes doses, association à la gentamicine (*Gentalline*)]. Prudence donc en cas d'insuffisance rénale (adapter la dose). Il faut citer des cas de leucopénie, thrombopénie, positivation du test de Coombs, une réaction faussement positive de glycosurie.

BETNESOL *

Voir *Anti-inflammatoires stéroïdiens locaux*

BETNESOL SOLUTÉ RECTAL *

▶ **Action :**
La bétaméthasone exerce une action anti-inflammatoire et antiallergique au niveau du rectum et, à moindre degré, au-dessus ; une partie du produit est absorbée.

▶ **Indications :**
Recto-colite hémorragique et parfois rectite radique.

▶ **Contre-indications :**
Celles de la corticothérapie.

▶ **Posologie :**
Un lavement à garder par jour (le soir au coucher), puis doses dégressives et éventuellement traitement discontinu.

BETNEVAL *

Voir *Anti-inflammatoires stéroïdiens locaux*

BÉVITINE *

▶ **Type :**
Vitamine B_1 (thiamine).

▶ **Action :**
Recharge l'organisme en vitamine B_1.

▶ **Indications :**
- névrites et polynévrites ;
- douleurs diverses ;
- carences alimentaires en avitaminose B ;
- béribéri.

▶ **Contre-indications :**
Ne pas utiliser la voie parentérale si une sensibilisation est déjà connue pour les autres voies et cette voie.

▶ **Voie d'administration, présentation, posologie :**
- *Comprimés dragéifiés dosés à 250 mg* : par voie orale, 1 à 2 comprimés/24 h.
- *Ampoules injectables de 2 ml dosées à 100 mg* : par voie I.M.

Cure de 10 à 15 injections :
. Au début : 1 à 2 ampoules/24 h ;
. Ensuite : 1 ampoule/24 h.

▶ **Incidents, accidents :**
Sensibilisation possible.

BICNU

Voir *Antimitotiques*

BIGUANIDES

▶ **Action :**
Ce sont des antihyperglycémiants qui agissent en diminuant l'absorption du glucose, en favorisant l'action de l'insuline en périphérie et en inhibant la néoglycogenèse hépatique. L'action ne peut se faire qu'en présence d'insuline.

▶ **Indications :**
Le diabète avec excès pondéral résistant au régime seul, dans certains cas de diabète traité par sulfamide ou insuline dont l'équilibre n'est pas satisfaisant.

Biguanides

Nom commun	Nom commercial	Présentation	Posologie
Metformine	*Glucophage* *Glucophage retard* *Glucinan*	Comp. à 500 mg Comp. à 850 mg Comp. à 500 mg	1 à 4 comp./j 2 comp./j 3 comp./j
Embonate de metformine	*Stagid*	Comp. à 700 mg	1 à 3 comp./j

Association biguanides/sulfamides hypoglycémiants.

Nom commun	Nom commercial	Présentation	Posologie
Metformine + chlorpropamide 125 mg	*Diabiphage*	Comp. à 500 mg	2 à 3 comp./j
Metformine + Tolbutamide 125 mg	*Glucosulfa*	Comp. à 400 mg	4 comp./j en 2 prises

▶ **Contre-indications :**
Insuffisances rénale, hépatique, cardiaque et respiratoire, grossesse, pendant et dans les jours suivant une intervention chirurgicale.
Les biguanides seuls sont contre-indiqués dans le diabète insulinodépendant.

▶ **Voie d'administration, présentation, posologie :** Voir tableau *infra*.

▶ **Incidents, accidents :**
Dominés par l'acidose lactique qui survient chez les sujets en hypoxie tissulaire (insuffisances rénale, cardiaque, respiratoire, hépatique). Elle est exceptionnelle si les contre-indications sont respectées. Les autres troubles sont mineurs : troubles digestifs, nausées, diarrhées ; ils disparaissent souvent après quelques jours.

▶ **Précautions, surveillance :**
Il faut surveiller la fonction rénale, surtout chez le sujet âgé. L'apparition d'un déséquilibre du diabète doit conduire à modifier le traitement.

BILTRICIDE

▶ **Action :**
Antibilharzien, actif sur toutes les formes de bilharziose humaine.

▶ **Indications :**
Bilharziose urinaire, bilharziose hépato-splénique et intestinale.

▶ **Contre-indications :**
Aucune.

▶ **Présentation, posologie :**
- Comprimés à 600 mg.
- 40 mg/kg en 1 ou 2 prises, 1 seul jour.

▶ **Incidents, accidents, précautions :**
Vertiges, céphalées, douleurs abdominales.

BIPÉNICILLINE *

▶ **Action :**
C'est une pénicilline G associant le benzyl pénicillinate de sodium et le benzyl pénicillinate de procaïne permettant une seule injection par jour.

▶ **Indications, contre-indications :**
→ BÊTA-LACTAMINES.

▶ **Présentation :**
Flacons pour injections i.m. à 500 000, 1 000 000 et 1 500 000 U. Chez l'adulte, en moyenne, 1 000 000 à 3 000 000 U./j.

BISACODYL

Voir *Contalax **, *Dulcolax **

BISOLVON *

▶ **Action :**
C'est un expectorant et un fluidifiant bronchique.

▶ **Indications :**
Bronchite chronique, broncho-pneumopathies obstructives, dilatation des bronches.

▶ **Contre-indications :**
Aucune.

▶ **Voie d'administration, présentation, posologie :**

∗ VOIE ORALE :
- comprimés à 4 mg ;
- comprimés à 8 mg,
- solution à 4 mg pour 2 ml.

La posologie habituelle est de 1 à 6 comprimés à 4 mg ou 1/2 à 3 cuillères à café par jour.

∗ EN AÉROSOL, 2 ml de solution pure ou diluée dans de l'eau distillée deux fois par jour.

▶ **Incidents, accidents :**
Rares troubles gastriques.

▶ **Précautions, surveillance :**
La solution précipite avec les préparations alcalines.

BLÉOMYCINE *

▶ **Type :**
Antimitotique.

▶ **Action :**
Cytostatique.

▶ **Indications :**

∗ PRINCIPALE :
- épithéliomas malpighiens ;
- tumeur du carrefour aéro-digestif supérieur ;

∗ AUTRES INDICATIONS :
Antimitotique.

▶ **Contre-indications :**
- Insuffisance respiratoire sévère.

▶ **Voie d'administration, présentation, posologie :**
Flacon injectable dosé à 15 mg.
- 1 flacon 2 fois/semaine jusqu'à 300 mg.
  - En I.V. dans 10 ml de sérum physiologique.
  - En I.M. dans 5 ml de sérum physiologique.
- 1 flacon en intra-artériel en perfusion continue pendant 10 jours.

▶ **Incidents, accidents :**
- réactions hyperthermiques ;
- alopécies réversibles ;
- lésions pulmonaires graves ;
- lésions cutanéo-muqueuses.

▶ **Précautions, surveillance :**
Celles de tous les antimitotiques et surveillance de l'apparition d'une fibrose pulmonaire.

BRÉTYLATE *

▶ **Action :**
Antiarythmique, essentiellement actif à l'étage ventriculaire.

▶ **Indications :**
Les arythmies ventriculaires graves, en particulier au cours de l'infarctus du myocarde.

▶ **Contre-indications :**
→ ANTIARYTHMIQUES.

▶ **Voie d'administration, présentation, posologie :**
Ampoules de 2 ml dosées à 100 mg, à utiliser en perfusion à des doses variant entre 600 et 800 mg par jour.

▶ **Incidents, accidents :**
Nausées, vomissements, troubles mictionnels, bradycardie, hypotension artérielle.

▶ **Précautions, surveillance :**
Utilisation à réserver en milieu de réanimation sous surveillance clinique et électrique permanente.

BRICANYL*

▶ **Action :**
C'est un sympathomimétique stimulant les récepteurs β-2. Il est bronchodilatateur, il accélère les mouvements ciliaires, il est inhibiteur des contractions utérines. Ses effets cardiaques sont limités.

▶ **Indications :**
Asthme, broncho-pneumopathies chroniques obstructives spasmodiques, menaces d'accouchement.

▶ **Contre-indications :**
Insuffisance coronarienne non contrôlée.

▶ Voie d'administration, présentation, posologie :

- *Aérosol doseur :* une bouffée correspond à 0,25 mg. C'est un traitement de la crise d'asthme.
- *Comprimés à 2,5 mg.* Habituellement 3 comprimés par jour.
- *Ampoules à 0,5 mg* pour injection sous-cutanée. Habituellement on fait 1 ampoule renouvelable 6 à 8 heures plus tard.

▶ Incidents, accidents :
Tachycardie, tremblement, modification tensionnelle. Aucun surdosage n'est possible par voie aérosol, contrairement à une idée parfois encore répandue.

▶ Précautions, surveillance :
Il faut être prudent chez le diabétique, l'hyperthyroïdien, en cas de myocardiopathie obstructive ou de troubles du rythme. La surveillance repose sur le pouls et la TA.

BRINALDIX*

▶ Type :
Diurétique apparenté aux thiazidiques.

▶ Action :
Diurétique sulfamidé non thiazidique ; même mécanisme.

▶ Indications :
→ THIAZIDIQUES.

▶ Contre-indications :
- allergie aux sulfamides ;
- insuffisance rénale sévère ;
- grossesse.

▶ Présentation :
Comprimés à 20 mg administrés par voie orale : 1 à 3 comp./24 h associés à du KCl 1 g/24 h.

▶ Effets indésirables.
→ THIAZIDIQUES.
Contient de la tartrazine ; éviter chez les sujets sensibles à la tartrazine et à l'aspirine.

BRISTOPEN *

▶ Action :
C'est un antibiotique faisant partie du groupe M des pénicillines donc actif sur les staphylocoques sécréteurs de pénicillinase.

▶ Indications :
→ BÊTA-LACTAMINES.

▶ Contre-indications :
Allergie aux bêta-lactamines.

▶ Posologie :
Comp. à 250 mg ; flacons à 0,25 g, 0,50 g et 1 g pour injections parentérales : 50 à 200 mg/kg/j.

▶ Incidents, accidents :
Celles des pénicillines (→ BÊTA-LACTAMINES).

BROMHEXINE

Voir *Bisolvon* *

BROMOCRIPTINE

Voir *Parlodel* *

BRONCHO-DILATATEURS

▶ Action :
Ils diminuent les résistances bronchiques en augmentant les diamètres des voies aériennes.

▶ Indications :
Ils sont indiqués dans les atteintes obstructives ayant conservé une part spasmodique c'est-à-dire réversible (asthme, bronchite chronique).

▶ Contre-indications :
Variables selon les produits.

▶ Différents broncho-dilatateurs :

⁎ SYMPATHOMIMÉTIQUES : *Aleudrine, Alupent, Isuprel, Bricanyl, Ventoline, Berotec.* Ils existent en aérosols et en comprimés.

⁎ ANTISPASMODIQUES DÉRIVÉS DE LA THÉOPHYLLINE : *Théophylline, Trentadil, Théostat.*

⁎ CORTICOÏDES : à côté des glucocorticoïdes par voie buccale, on peut utiliser les aérosols *(Auxisone, Bécotide).*

▶ Incidents, accidents :

⁎ SYMPATHOMIMÉTIQUES : tremblements, tachycardie, poussée tensionnelle, sueurs, déséquilibre du diabète, accidents coronariens. Ces accidents ne surviennent qu'exceptionnellement lors des traitements par aérosols.

⁎ THÉOPHYLLINE : céphalées, nausées, tachycardie, nervosité, douleurs abdominales, vomissements, crises convulsives. Doser fréquemment la théophyllinémie.

⁎ CORTICOÏDES : il semble que les aérosols n'entraînent que rarement un hypercorticisme iatrogène.

▶ Surveillance, précautions : → chaque produit.

BRUFEN *

▶ Type :
Anti-inflammatoire non stéroïdien.

▶ Action :
- anti-inflammatoire ;
- antalgique ;
- antipyrétique.

▶ Indications :
Formes sévères et prolongées des états inflammatoires.

▶ Contre-indications :
- grossesse ;
- hypersensibilité particulière ;
- ulcère gastro-duodénal.

▶ Présentation, administration, posologie :
- *Comprimés dragéifiés* dosés à 400 mg, par voie orale : 4 comp./24 h, à prendre au moment des repas.
- *Suppositoires* dosés à 500 mg, par voie rectale : 1 à 2 suppositoires/24 h.

▶ Effets indésirables :
- troubles digestifs ;
- vertiges et céphalées ;
- prurit ;
- troubles de la vue éventuels.

BUSCOPAN *

▶ Action :
Il s'agit d'un spasmolytique anticholinergique.

▶ Indications :
Troubles spasmodiques en gastro-entérologie, urologie, gynéco-obstétrique.

▶ Contre-indications :
Glaucome, adénome prostatique.

▶ Posologie :
Comp. : 3 à 6/j.
Suppo. : 1 à 3/j.
Il existe des ampoules injectables.

BUTAZOLIDINE *

Voir *Phénylbutazone*

CAFÉINE

▶ **Action :**
C'est un stimulant cardiaque et nerveux. Il lutte contre l'endormissement.

▶ **Indications :**
On l'utilise chez l'insuffisant respiratoire chronique en décompensation pour éviter l'hypersomnie et les pauses respiratoires.

▶ **Contre-indications :**
Prudence lors des ulcères digestifs.

▶ **Voie d'administration, présentation, posologie :**
Administrée par voie sous-cutanée sous forme d'ampoule à 25 cg ; la *posologie habituelle* est de 2 à 4 ampoules par jour.

▶ **Incidents, accidents :**
Agitation, crampes, troubles digestifs, nécroses cutanées.

▶ **Surveillance, précautions :**
La surveillance repose sur l'état de vigilance, le rythme respiratoire, le pouls et la TA.

CALCIFÉDIOL

Voir *Dédrogyl **

CALCIPARINE *

▶ **Type :**
Anticoagulant.

▶ **Action :**
Celle de l'héparine.
Ne jamais administrer en i.m.

▶ **Indications, contre-indications :**
→ HÉPARINOTHÉRAPIE.

▶ **Présentation :**
– *Calciparine intraveineuse :* ampoules injectables en i.v. de 2 ml dosée à 5000 UI/ml.
– *Calciparine sous-cutanée :* ampoules-seringues dosées à 25 000 UI/ml de 0,2 ml ; 0,3 ml ; 0,5 ml ; 0,8 ml ; 1 ml. (Administrer en s.-c. : 3 injections/24 h).

▶ **Posologie :**
→ HÉPARINOTHÉRAPIE.

▶ **Effets indésirables :**
→ HÉPARINOTHÉRAPIE.

CALCITAR *

Voir *Calcitonine*

CALCITONINE

▶ **Action :**
Hormone bloquant la destruction de l'os en agissant sur l'activité des ostéoclastes. Hypocalcémiante.

▶ **Indications :**
– maladie de Paget ;
– hypercalcémie en urgence ;
– algodystrophie ;
– ostéoporose avec calcium et fluor.

▶ **Contre-indications :**
– allergie à la calcitonine ;
– femme enceinte ou succeptible de l'être.

▶ **Voie d'administration, présentation, posologie :**
Voir tableau page suivante.

▶ **Incidents, accidents :**
– nausées avec ou sans vomissements ;
– troubles vaso-moteurs du visage (flush).

▶ **Précautions, surveillance :**
En regard de la nature protéique du produit, faire avant une intradermo-réaction au mélange solvant + calcitonine.

CALSYN *

Voir *Calcitonine*

Calcitonine

NOM COMMERCIAL	COMPOSITION	PRÉSENTATION	VOIE D'ADMINISTRATION	POSOLOGIE
Calcitar	– Calcitonine de porc + gélatine officinale. – Solvant : gélatine officinale et phénol.	– Adulte : Sol. injectable à : 160 UI ; 50 UI. – Enfants : Sol. injectable à : 10 UI ; 25 UI.	I.M. à préparer extemporanément.	– *Paget :* . Attaque : 160 UI/24 h 3 à 4 sem. . Entretien : 50 UI/24 h. – *Algodystrophies :* 160 UI/24 h pdt 10 j., puis 160 UI 3 fois/sem. – *Hypercalcémie :* 4 UI/kg/24 h 2 à 4 injections.
Calsyn	– Calcitonine de synthèse. – Séqu. saumon + gélatine officinale. – Solvant : sérum physiologique.	Préparation injectable à 100 UI, 50 UI.	I.M. ou I.V. à préparer extemporanément.	– *Paget :* . Attaque : 100 UI/24 h. . Entretien : 100 UI 3 fois/sem. – *Hypercalcémie :* 4 UI/kg/24 h en 2 à 4 injections réparties régulièrement.
Miacalcic	– Calcitonine de synthèse. – Séquence saumon.	Ampoules injectables dosées à 80 UI.	S.C. ou I.M. dans les hypercalcémies.	– *Paget :* 1 inj./24 h pendant plusieurs mois. – *Hypercalcémie :* 5 à 10 UI/kg/24 h en I.V. Perfusion pendant 6 h de 500 ml de NaCl isotonique.
Staporos	– Calcitonine de porc.	Préparation injectable à 1 UI.	I.M. profonde.	*Ostéoporose :* 1 à 2 inj. 3 fois/semaine par cure de 3 mois.

CANRÉNOATE POTASSIQUE
(Phanurane, Soludactone)

► **Action :**
Ce sont des diurétiques d'épargne potassique. Ce sont des antagonistes spécifiques de l'aldostérone.

► **Indications :**
→ DIURÉTIQUES.
L'acide canrénoïque possède un effet particulier antiarythmique et tonicardiaque d'où l'indication dans les insuffisances cardiaques avec hypokaliémie, troubles du rythme et dans les intoxications digitaliques.

► **Contre-indications :**
Ce sont les états d'hyperkaliémie, notamment l'insuffisance rénale.

► **Voies d'administration et posologie :**
Les gélules de *Phanurane* sont dosées à 50 mg. La posologie est de 5 gélules par jour.
Les ampoules de *Soludactone* sont dosées à 100 mg. Le traitement se fait par voie i.v. ou par perfusion dans du sérum salé ou du glucosé isotonique à la dose de 4 à 6 ampoules par jour.

CANTABILINE *

► **Action :**
Cholérétique et spasmolytique des voies biliaires.

► **Posologie :**
2 gélules (à 200 mg) avant les 3 repas. Il existe une forme injectable et des comp. à 400 mg.

CANTOR *

► **Action :**
La minaprine est une molécule originale qui n'est ni un neuroleptique, ni un antidépresseur, ni un anxiolytique. Elle a une action désinhibitrice, qui ne ressemble pas à celle des amphétamines ; elle lève l'inhibition de l'action, au niveau de la mémoire, de l'apprentissage, du sommeil.

► **Indications :**
L'inhibition psycho-affective.

* CHEZ L'ADULTE :
  – asthénie psychique résiduelle d'une dépression traitée par les antidépresseurs ;
  – diminution ou perte récente de l'intérêt pour les activités intellectuelles, physiques et relationnelles.

* CHEZ LE VIEILLARD : syndrome de « glissement » avec repli sur soi, désintérêt, ralentissement idée-moteur, isolement.

* CHEZ L'ADOLESCENT : difficultés scolaires récentes.

▶ **Contre-indications :**
L'épilepsie non traitée.

▶ **Posologie :**
Comprimés à 50 mg : entre 100 et 300 mg/jour, matin et midi de préférence. Le délai d'action est de 8 à 15 jours.

▶ **Incidents :**
La tolérance est excellente. On peut observer exceptionnellement une irritabilité, une tension nerveuse, des troubles de l'endormissement.

▶ **Surveillance :**
Produit original, qui ne doit pas être considéré comme un antidépresseur.

CAPTOLANE *
CAPTOPRIL *

Voir *Inhibiteurs de l'enzyme de conversion de l'angiotensine*

CARBAMATES

▶ **Type :**
Carbamate, tranquillisant.

▶ **Action :**
– anxiolytique ;
– sédatif ;
– myorelaxant.

▶ **Toxicité importante.**

▶ **Indications :**
– état d'anxiété avec ou sans agitation, anxiétés liées à des troubles fonctionnels ou organiques, névrose d'angoisse ;
– décompensation névrotique ;
– prémédication pour petites interventions chirurgicales ;
– contractures douloureuses.

▶ **Contre-indications :**
Myasthénie.

▶ **Présentation, administration, posologie :**
Voir chaque médicament : *Équanil, Procalmadiol, Méprobamate.*

▶ **Effets indésirables, précautions :**

* PRÉCAUTIONS : ne pas associer d'alcool, conducteur de véhicules, déconseillé pendant les 3 premiers mois de la grossesse.

* EFFETS INDÉSIRABLES : somnolence, vertiges, hypotonie, hypotension artérielle.

* SURDOSAGE (grande toxicité) :
  – Coma avec dépression cardio-vasculaire et respiratoire, augmenté si associés à d'autres médicaments.
  – *Traitement :*
  . lavage gastrique ;
  . réanimation cardio-vasculaire et respiratoire ;
  . diurèse osmotique neutre.

CARBÉNICILLINE

Voir *Pyopen* *

CARBIMAZOLE

Voir *Néo-mercazole* *

CARBUTAMIDE

Voir *Glucidoral* *

CARDINATINE *

▶ **Type :**
Digitalique cardiotonique.

▶ **Action :**
Lente et prolongée.

▶ **Indications :**
→ DIGITALIQUES.

▶ **Contre-indications :**
→ DIGITALIQUES.

▶ **Présentation, administration, posologie :**
Comprimés à 0,1 mg (associé à potassium + vit. B6), 3 comp./24 h par voie orale pendant 5 jours en *traitement d'attaque (traitement d'entretien : 6 comp./semaine).*

▶ **Effets indésirables :**
→ DIGITALIQUES.

CARDIORYTHMINE *

▶ **Action :**
Antiarythmique, particulièrement actif à l'étage ventriculaire.

▶ **Indications :**
Réduction des tachycardies ventriculaires sévères. Traitement des extrasystoles ventriculaires et des troubles du rythme du syndrome de Wolff-Parkinson-White.

▶ **Présentation, voie d'administration :**
- *Comprimés dosés à 20 mg,* par voie orale (*enfants* 1 à 2 comp./24 h).
- *Comprimés dosés à 50 mg/per os* (adulte : 4 à 6 comp./24 h).
- *ampoules injectables dosés à 50 mg* (i.v. lente ou perfusion, 4 ampoules/24 h).

▶ **Contre-indications :**
ANTIARYTHMIQUES
État de choc.

▶ **Incidents, accidents :**
Troubles digestifs, réactions cutanées, asthénie, vertiges.

▶ **Précautions, surveillance :**
Surveillance régulière de l'électrocardiogramme avec surveillance de la durée de PR et d'un éventuel élargissement de QRS, dépistage de la survenue d'un trouble de la conduction.

CARRAGHÉNINE

Voir *Coréine* *

CARUBA POUDRE * (CAROUBE)

▶ **Action, indications :**
Antidiarrhéique (absorbant) utilisé dans le traitement diététique des diarrhées infantiles.

▶ **Posologie :**
S'ajoute au biberon : 1 mesure pour 90 cm (5 %) chez le nourrisson, 1/2 mesure chez le prématuré.

CARYOLYSINE *

▶ **Action :**
Antimitotique.

▶ **Indications :**
- Hodgkin (→) ;
- lymphomes non hodgkiniens.

▶ **Contre-indications :**
Grossesse.

▶ **Voies d'administration, présentation, posologie :**
Les flacons sont dosés à 10 mg. La posologie est de 15 à 20 mg/m² et par cycle. Le produit est préparé extemporanément et est injecté immédiatement par voie i.v. stricte dans la tubulure de perfusion, on rince ensuite à fort débit. La voie intraveineuse ou intra-artérielle est utilisée dans certaines indications.

▶ **Incidents, accidents :**
– insuffisance médullaire, apparaissant 2 semaines après injection ;
– troubles digestifs ;
– accidents d'extravasation.

▶ **Précautions, surveillance :**
– nécessité d'une bonne voie veineuse : grosse aiguille, bon retour veineux dans la tubulure ;
– contrôles fréquents de l'hémogramme.

CATAPRESSAN* en cardiologie

Type :
Antihypertenseur.

▶ **Action :**
Agit au niveau central sur les centres bulbaires de contrôle de la tension artérielle.

▶ **Indications :**
– hypertension artérielle ;
– associé aux diurétiques et autres antihypertenseurs.

Contre-indications :
Psychoses dépressives graves.

Présentation :
Comprimés à 150 mg *per os :* 2 à 4 comp./24 h en 2 prises.

Effets indésirables :
– somnolence (conducteurs de machines : absorption d'alcool déconseillée) ;
– maladie de Raynaud : prudence ;
– sécheresse de la bouche ;
– constipation ;
– *interactions médicamenteuses :*
. atropine ;
. neuroleptiques, antidépresseurs ;
. adrénolytiques ;
. IMAO, sédatifs, barbituriques, dépresseurs du SNC.

CATAPRESSAN * en neurologie

▶ **Action :**
Stimulant des récepteurs adrénergiques centraux $\alpha/2$ présynaptiques. Il a une action hypotensive et sur le syndrome de sevrage des toxicomanies aux opiacés.

▶ **Indications en neurologie :**
Cure de sevrage des toxicomanies opiacées.

▶ **Contre-indications :**
– femme enceinte ;
– hypotension ;
– antécédent de dépression grave.

▶ **Voies d'administration, posologie :**
Le *Catapressan* est pris par 1/2 comp. d'abord les premiers jours toutes les 3 h si la TA le permet, ensuite espacer progressivement pour arriver au 5e-6e jour à 1/2 comp. matin et soir qui peuvent être prolongés pendant 1 mois.

▶ **Incidents :**
L'hypotension peut être corrigée par de la *Néosynéphrine.*
Le soulagement est souvent insuffisant et il est utile d'associer des benzodiazépines et des antispasmodiques *(Spasfon)* ainsi que des hypnotiques.

▶ **Surveillance :**
Il est préférable de réaliser le sevrage en hospitalisation afin de mieux surveiller les constantes et d'isoler le patient.
L'isolement strict permet de s'assurer qu'il n'y a plus de prise de toxiques.

CATHÉTÉRISMES OMBILICAUX

▶ **Indications :**

* CATHÉTÉRISME DE LA VEINE OMBILICALE : voie d'abord d'urgence en salle de travail. Exsanguino-transfusions.

* CATHÉTÉRISME DE L'ARTÈRE OMBILICALE : contrôle de la PO_2.

▶ **Matériel :**
– boîte à dénudation veineuse ;
– robinets à 3 voies ;
– pince de Moria courbe et pince de Moria droite (pinces ophtalmologiques).
– cathéters radio-opaques type Argyl 3,5 F ou 5 F.

► **Technique :**
Mise en place du cathéter avec une asepsie draconienne : habillement chirurgical (gants, américaine stérile, bavette, calot) ; désinfection cutanée (*Merfène, Bétadine, Hibitane ;* proscrire l'alcool iodé) ; champs stériles. Le cathéter est relié à la tubulure de perfusion par l'intermédiaire d'un robinet à 3 voies ; protection par une compresse imbibée de Merfène ; manipulation du robinet à 3 voies par l'intermédiaire d'une compresse stérile imbibée de désinfectant ; toute injection et tout prélèvement par le cathéter s'effectue très lentement ; perfusion à débit absolument constant (perfuseur électrique obligatoire).

► **Accidents :**
Infection ; accidents ischémiques ; embolie gazeuse.

CEBUTID *

► **Type :**
Anti-inflammatoire non stéroïdien.

► **Action :**
- anti-inflammatoire (++) ;
- antalgique (++) ;
- antipyrétique ;
- antiprostaglandine, antiagrégant plaquettaire.

► **Indications :**
Manifestations inflammatoires et douloureuses.

► **Contre-indications :**
- ulcères gastriques ;
- insuffisance hépatique et rénale grave.

► **Présentation, administration, posologie :**
Comprimés dragéifiés à 100 mg, par voie orale ; 3 fois 1 comp./24 h au moment des repas.

► **Effets indésirables :**
- troubles gastro-intestinaux ;
- accidents cutanés, céphalées.

CÉDILANIDE *

► **Type :**
Digitalique cardiotonique.

► **Action :**
Rapide et brève. Peut être utilisé chez l'enfant et le nourisson.

► **Indications et contre-indications :**
→ DIGITALIQUES.

► **Présentation, administration, posologie :**
- *Solution* contenant 30 gouttes/ml soit 1 mg/ml, voie orale. (Traitement d'entretien : XXX à VL gouttes/24 h).
- *Ampoules injectables* de 2 ml dosées à 0,4 mg, voie i.v. :
  - traitement d'*attaque* : 1 à 4 amp./24 h ;
  - traitement d'*entretien* : 1 ampoule/24 h

► **Effets indésirables :**
→ DIGITALIQUES.

CÉFACIDAL *

Voir *Céfazoline*

CÉFALEXINE
(*Céporexine, Kéforal*)

► **Action :**
C'est un antibiotique du groupe des céphalosporines utilisé par voie orale.

► **Indications :**
→ BÊTA-LACTAMINES.

► **Contre-indications :**
Allergie aux céphalosporines.

► **Posologie :**
2 g/24 h en moyenne en 4 prises.
Sachets à 125 et 250 mg, gélules à 250 et 500 mg.

CÉFALOJECT *

Voir *Bêta-lactamines*

CÉFALORIDINE
(*Céporine, Kéflodin*)

▶ **Action :**
C'est un antibiotique du groupe des céphalosporines, administrable uniquement par voie parentérale.

▶ **Indications :**
→ BÊTA-LACTAMINES.

▶ **Contre-indications :**
Allergie aux céphalosporines.
Insuffisance rénale.

▶ **Posologie :**
Flacons à 250, 500 mg, 1 g.
50 à 200 mg/kg/j.

CÉFALOTINE

Voir *Keflin* *

CÉFAZOLINE
(*Céfacidal, Kefzol*)

▶ **Action :**
C'est un antibiotique du groupe des céphalosporines (large spectre) s'administrant par voie parentérale. Bonne concentration biliaire, élimination surtout urinaire.

▶ **Indications :**
→ BÊTA-LACTAMINES.

▶ **Contre-indications :**
Allergie aux céphalosporines. Infections méningées (absence de passage dans le L.C.R.).

▶ **Posologie :**
Flacons à 250, 500, 1 000 mg.
1 à 2 g/24 h en moyenne.

CEFOBIS

Voir *Bêta-Lactamines*

CEFOTAXIME

Voir *Claforan* *

CÉFRADINE
(*Eskacef, Mégacef, Vélosef*)

▶ **Action, indications :**
C'est un antibiotique du groupe des céphalosporines (large spectre) [→ BÊTA-LACTAMINES]. Il existe des formes orales et injectables.

▶ **Contre-indications :**
Allergie aux céphalosporines.

▶ **Posologie :**
1 à 4 g/24 h.

CÉLESTÈNE *

Voir *Anti-inflammatoires stéroïdiens généraux*

CEMIX

Voir *Bêta-Lactamines*

CÉPHALOSPORINES

Voir *Bêta-lactamines*

CÉPOREXINE *

Voir *Céfalexine*

CÉPORINE *

Voir *Céfaloridine*

CÉRUBIDINE *

▶ **Action :**
Antimitotique puissant.

▶ **Indications :**
Leucémies aiguës myéloblastiques (traitements d'induction et de réinduction).

▶ **Contre-indications :**
- grossesse ;
- insuffisance myocardique.

▶ **Voies d'administration, présentation, posologie :**
Les flacons sont dosés à 20 mg. La posologie est de 10 à 30 mg/m². La dose totale maximale est de 600 mg/m².

Poser une perfusion de glucosé isotonique sur une voie veineuse parfaitement perméable, injecter en intratubulaire très lentement le produit fractionné. Entre chaque injection, laisser passer 15 mn et rincer abondamment.

▶ **Incidents, accidents :**

* NÉCROSE DU TISSU CUTANÉ, conséquence d'une extravasation.

* INSUFFISANCE MÉDULLAIRE : L'utilisation lors des traitements de réinduction n'est possible que si le chiffre de polynucléaires est supérieur à 3 000/mm³, et celui de plaquettes à 150 000/mm³.

* TOXICITÉ CARDIAQUE : troubles de conduction, défaillance cardiaque aiguë.

▶ **Précautions, surveillance :**
- Tout incident local (brûlures) ou général (frissons, chute de T.A.) doit faire cesser l'injection.
- Le patient doit être prévenu de la possibilité de réactions secondaires telles que les troubles digestifs.

CÉRULYSE *

Cérulyse est un solvant des bouchons de cérumen dont il facilite l'extraction par lavage.

▶ **Voie d'administration, posologie :**
1 bain d'oreille 4 à 5 fois par jour, 5 jours avant l'extraction du bouchon.

CHÉNODEX *

▶ **Action :**
L'acide chénodésoxycholique est un acide biliaire qui rétablit l'équilibre des différents constituants de la bile et permet la dissolution des calculs biliaires cholestéroliques.

▶ **Indications :**
Lithiase biliaire à calculs cholestéroliques (non opaques aux rayons X) dans une vésicule fonctionnelle (c'est-à-dire s'opacifiant par cholécystographie orale) en cas de contre-indications à la chirurgie.

▶ **Contre-indications :**
Grossesse, atteinte hépatique, angiocholite, ulcère duodénal, colopathies.

▶ **Posologie :**
Comprimés à 250 mg : 15 mg/kg/j soit 3 à 4/j en 2 ou 3 prises au cours des repas. Durée habituelle : 9 à 18 mois.

▶ **Incidents, accidents :**
Diarrhées dans un tiers des cas, surtout les premières semaines, en général bénignes. Une

élévation modérée et transitoire des transaminases est possible. Arrêter le médicament si elle est trop importante.

▶ **Précautions :**
Pratiquer des dosages réguliers de transaminases et phosphatases et une cholécystographie tous les 6 mois environ ou mieux, surveillance échographique. Éviter l'association avec la méthyldopa (*Aldomet*).

CHIMIOTHÉRAPIE LOCALE

▶ **Action :**
Action antimitotique locale *in situ*.

▶ **Indications :**
Condylomes vénériens, kératoses préépithéliomateuses, psoriasis, Bowen, épithéliomas baso-cellulaires.

▶ **Contre-Indications :**
Toute surinfection, en particulier virale (herpès surtout).

▶ **Présentation :**
- Podophylline dans l'huile de vaseline à 1 %.
- *Caryolysine* en solution aqueuse au 1/50 ou 1/80.
- 5 fluoro-uracile en préparation dans lanoline ou vaseline, à 5 % (*Efudix*).

▶ **Posologie :**

∗ LA PODOPHYLLINE est utilisée à raison d'une application 2 à 3 h par semaine, pendant 3 à 5 semaines, en fonction de l'état clinique.

∗ LA CARYOLYSINE est utilisée en traitement d'entretien du psoriasis, dans les kératodermies type mycosis fungoïde, à raison de 1 application quotidienne puis tri ou bi-hebdomadaire, en fonction de l'état clinique.

∗ LES PRÉPARATIONS AU 5 FLUORO-URACILE sont utilisées à raison d'une application quotidienne pendant 15 jours à 1 mois pour une kératose préépithéliomateuse.

▶ **Incidents – Accidents :**
- Pigmentation cutanée avec la *Caryolysine* utilisée de façon chronique.
- Éviter l'exposition solaire au cours du traitement. Risque théorique à long terme de survenue de cancers cutanés (effet carcinogène des antimitotiques).

▶ **Surveillance :**
Une surveillance hématologique régulière doit être effectuée en raison du faible taux d'absorption transcutanée, éventuellement responsable d'une toxicité médullaire.

CHIRURGIE VALVULAIRE

Les valvulopathies, isolées ou multiples, congénitales ou acquises, peuvent pendant un certain temps être contrôlées par le seul traitement médical. Lorsque celui-ci devient inefficace, on est amené à faire appel à la chirurgie.

▶ **Chirurgie valvulaire conservatrice :**

∗ COMMISSUROTOMIE :
Appliquée de façon presque exclusive au rétrécissement mitral, elle peut se pratiquer à cœur fermé ou à cœur ouvert sous circulation extra-corporelle. Cette technique est utilisée en l'absence de calcifications et de remaniement de l'appareil valvulaire et sous-valvulaire.

∗ LES PLASTIES :
Il s'agit le plus souvent d'annuloplasie mitrale ou tricuspidienne, en cas de dilatations des anneaux auriculo-ventriculaires.

∗ AUTRES TECHNIQUES :
Les valvulotomies aortiques ou pulmonaires, les procédés de chirurgie plastiques de la valve mitrale.

▶ **Chirurgie de remplacement :**
Différents types de prothèses sont utilisés :
- prothèses mécaniques : valves à bille ou à disque ;
- bioprothèses : d'origine porcine ;
- homogreffes humaines.

CHLORAMINOPHÈNE *

▶ **Action :**
Antimitotique, immuno-suppresseur.

▶ **Indications :**
- leucémie lymphoïde chronique ;
- macroglobulinémie de Waldenström ;
- indication d'un traitement immunosuppresseur.

▶ **Contre-indications :**
Grossesse.

▶ **Voies d'administration, présentation, posologie :**
Les dragées sont dosées à 2 mg. La posologie est de 0,1 mg/kg en traitement continu.

▶ **Accidents, incidents :**
- insuffisance médullaire ;
- aménorrhée, azoospermie.

▶ **Précautions, surveillance :**
Le délai d'action du *Chloraminophène* est de plusieurs mois.
Le traitement doit être suspendu quand le chiffre de polynucléaires neutrophiles circulant atteint 1 500/mm³ et celui de plaquettes 100 000/mm³.

CHLORAMPHÉNICOL ET DÉRIVÉS

▶ **Action :**
Actuellement produit par synthèse chimique, c'est un antibiotique bactériostatique. Le spectre d'action est très large : cocci gram $^+$ (staphylocoques, streptocoques A et D, pneumocoques) ; cocci gram $^-$ (méningocoque, gonocoque) ; bacilles gram $^+$ (corynebacterium diphteriae, listeria monocytogènes) ; bacilles gram $^-$ (colibacilles, certains proteus, salmonelles, shigelles, klebsielles, enterobacter, haemophilus influenzae, rickettsies, chlamydiae, vibrion cholérique). Cependant des résistances sont apparues. On dispose du chloramphénicol (*Tifomycine*), du thiamphénicol (*Thiophénicol*) et de l'hémisuccinate de chloramphénicol (*Solnicol*) ; ce dernier s'utilise uniquement par voie parentérale.

▶ **Indications :**
Étant donné le risque d'aplasie (voir ci-dessous), ses indications doivent être restreintes : par exemple, fièvre typhoïde résistante à l'ampicilline.

▶ **Contre-indications :**
Enfant de moins de 15 mois, femme enceinte, antécédents d'insuffisance médullaire.

▶ **Posologie :**

∗ VOIE ORALE : 6 à 8 comp. à 250 mg/j.

∗ VOIE PARENTÉRALE : *Thiophénicol*, flacon à 750 mg et *Solnicol*, flacon à 1 g ; *Tifomycine*, suspension huileuse à 250 mg pour i.m./2 à 3 injections/j.

▶ **Incidents, accidents :**
Aplasie médullaire ; le « Grey-syndrome », syndrome toxique qui se voit chez le prématuré et le nouveau-né, accidents de lyse bactérienne (typhoïde).

▶ **Précautions :**
Voir Contre-indications et Incidents.
Ne pas associer aux anticoagulants et aux sulfamides hypoglycémiants. Surveillance hebdomadaire de la N.F.S. avec numérations des réticulocytes et des plaquettes.

CHLOROQUINE

Voir *Nivaquine* *

CHLORPROPAMIDE

Voir *Diabinèse* *

CHOLAGOGUES

▶ **Action :**
Ce sont des aliments (corps gras, œuf, peptones de viande) ou des substances (acides oléiques et dérivés, sels de magnésium, sorbitol) qui entraînent une contraction et une vidange vésiculaires, sans doute en provoquant la libération duodénale d'une hormone, la CCK – PZ (cholécystokinine – pancréozymine). Ils ont un effet laxatif en raison de la bile déversée dans l'intestin.

▶ **Contre-indications :**
Lithiase vésiculaire.

CHOLANGIOGRAPHIE RÉTROGRADE ENDOSCOPIQUE

Voir *Cathétérisme de la papille duodénale*

CHOLÉRÉTIQUES

► **Action :**
Sécrétine et parasympathicomimétiques (hydrocholérétiques) entraînent une hypersécrétion de bile diluée. Les « cholérétiques vrais » augmentent la sécrétion de bile par les hépatocytes. Ils sont d'origine animale (sels biliaires), végétale (artichaut, boldo, etc.) ou de synthèse.

► **Indications :**
Elles sont discutées ; ils sont inutiles en cas de cholestase.

CHOLESTYRAMINE

Voir *Questran* *

CHYMODREX*

► **Type :**
Diurétique.

► **Action :**
Antiœdémateuse par l'association de protéases pancréatiques avec le dérivé thiazidique.

► **Indications :**
Œdèmes de toutes origines.

► **Contre-indications :**
→ THIAZIDIQUES.
Obésité avec risque d'hyperaldostéronisme secondaire.

► **Présentation :**
Comprimés dosés à 18 mg de téclothiazide, 50 000 U.A. de protéases pancréatiques : par voie orale, 4 à 6 comp./24 h en plusieurs prises.

► **Effets indésirables :**
→ THIAZIDIQUES.

CHYMOTRYPSINE

Voir *Alphachymotrypsine* *

CIMETIDINE

C'est le composé actif de l'*Edalène** et du *Tagamet** (Voir ces termes).

CIPRALAN *

► **Action :**
Antiarythmique.

► **Indications :**
- traitement des arythmies ventriculaires ;
- maintien du rythme sinusal après réduction de fibrillation auriculaire ou de flutter ;
- prévention des crises de tachycardie des syndromes de Wolff-Parkinson-White.

► **Contre-indications :**
Voir ANTIARYTHMIQUES.

► **Voie d'administration, présentation, posologie :**
Comprimés à 130 mg. De 2 à 3 par jour en 2 à 3 prises.

► **Incidents, accidents :**
Troubles digestifs, neurologiques. Ralentissement de la conduction cardiaque, variations de la fréquence cardiaque, rare effet arythmogène.

► **Précautions, surveillance :**
Prudence chez le sujet âgé, l'insuffisant rénal et le cardiaque.

Surveillance de l'électrocardiogramme, de la conduction cardiaque. Surveillance des tests hépatiques en cas d'insuffisance hépatique.

CLAFORAN *

▶ **Action ;**
C'est un antibiotique bactéricide à large spectre de la famille des Bêta-Lactamines, classé dans la famille des céphalosporines de 3e génération.

▶ **Indications :**
Toutes les infections sévères à germes sensibles, essentiellement les bacilles gram (-) à l'exception du pyocyanique.

▶ **Contre-indications :**
Allergie aux Bêta-Lactamines.

▶ **Présentation, posologie :**
- Ampoules injectables à 0,500 et 1 g par voie I.V. et à 0,500 et 1 g par voie I.M.
- 2 à 4 g/24 heures.

▶ **Incidents, accidents, précautions :**
→ BÊTA-LACTAMINES.

CLAMOXYL *

Voir *Amoxycilline*

CLEDIAL *

Voir *Antidépresseur non tricyclique non IMAO*

CLINDAMYCINE

Voir *Dalacine* *

CLINIUM *

Voir *Antiarythmiques*

CLOBUTINOL

Voir *Silomat* *

CLOFIBRAL *

Voir *Clofibrate* et *nomolipémiants*

CLOFIBRATE

▶ **Action :**
Diminution de la synthèse du cholestérol, des triglycérides et des VLDL. Augmentation du cholestérol des HDL. Augmentation de l'excrétion biliaire du cholestérol et du catabolisme des VLDL. Stimule la production d'hormone antidiurétique.

▶ **Indications :**
Hyperlipidémies mixtes et hypertriglycéridémies, mais toujours après et en association avec le régime.
Parfois dans les diabètes insipides.

▶ **Contre-indications :**
Grossesse, insuffisance hépatique ou rénale sévère.

▶ **Voie d'administration, présentation, posologie :**
Administré par voie orale :
- *Lipavlon :* comprimés à 500 mg ; 4 comprimés/j.
- *Lipenan :* comprimés à 450 mg ; 4 comprimés/j.

Les comprimés doivent être pris après les repas.
Autres dérivés du « clofibrate » : → NORMOLIPÉMIANTS.

▶ **Incidents, accidents :**
Dyspepsie, asthénie, baisse de la libido, lithiase bilaire, en fait rares, allergies cutanées, myalgies, potentialisation des antivitamines K et des sulfamides hypoglycémiants.

▶ **Précautions, surveillance :**
Diminuer les anticoagulants (anti-vit.K) dont l'action est potentialisée par le clofibrate.
Surveillance du bilan hépatique, lipidique et rénal (++).
Il s'agit d'un traitement symptomatique qui doit être poursuivi toute la vie.

CLOFIREM

Voir *Normolipémiants* et *Clofibrate*

CLOMID *

▶ **Type :**
Inducteur de l'ovulation.

▶ **Action :**
Inhibition compétitive des œstrogènes. Élévation de FSH et maturation folliculaire.

▶ **Indications :**
- stérilité par anovulation ou dysovulation d'origine trompo fonctionnelle, normoprolactinique.
- test au *Clomid.*

▶ **Contre-indications :**
- grossesse ;
- insuffisance hépatique ;
- troubles visuels ;
- kyste de l'ovaire ;
- adénome hypophysaire, hyperprolactinémie ;
- néoplasie des organes génitaux ;
- hémorragie gynécologique.

▶ **Voie d'administration, présentation, posologie :**
Voie orale, comprimés de 50 mg, 2 comprimés par jour pendant 5 jours du 5 e au 10 e jour du cycle.

▶ **Incidents et accidents :**
Bouffées de chaleur, troubles visuels (ils doivent entraîner l'arrêt définitif du *Clomid*), pesanteur, distension ou douleur pelvienne.

CLOXYPEN *

Voir *Bêta-lactamines*

CODÉINE

▶ **Action :**
C'est un antitussif, dérivé de l'opium, à action centrale.

▶ **Indications :**
Affection tussigène ne s'accompagnant pas de bronchorrhée.

▶ **Contre-indications :**
Les enfants de moins de 15 ans, l'insuffisance respiratoire chronique, les maladies s'accompagnant d'une hypersécrétion bronchique.

▶ **Voie d'administration, présentation :**
Elle entre dans la composition de nombreux sirops et comprimés (*Euphon, Tussipase, Terpine*).

▶ **Incidents, accidents, précautions, surveillance :**
Il faut se méfier de la sommolence chez les conducteurs de véhicules et de l'effet sédatif chez les insuffisants respiratoires.

CODÉTHYLINE

▶ **Action :**
C'est un sédatif de la toux par diminution de l'excitabilité du centre de la toux.

▶ **Indications :**
Affections tussigènes.

▶ **Contre-indications :**
Insuffisance respiratoire chronique. Hypersécrétion bronchique.

► **Voie d'administration, présentation, posologie :**
Administré par voie buccale sous forme de comprimés à 5 mg. La *posologie habituelle* est de 4 à 10 comprimés par jour chez l'adulte.

► **Incidents, accidents :**
Constipation, nausées, vomissements.

► **Précautions, surveillance :**
Ne pas administrer chez l'enfant, ne pas dépasser la dose prescrite.

COLCHICINE HOUDÉ *

► **Type :**
Anti-inflammatoire non stéroïdien spécifique.

► **Action :**
- antigoutteux spécifique ;
- anti-inflammatoire non spécifique ;
- antimitotique ;
- *surdosage mortel.*

► **Indications :**
- crises de goutte aiguës ou chroniques ;
- couverture de traitements hypo-uricémiants (uricosuriques et inhibiteurs de la synthèse urique) ;
- maladie périodique.

► **Contre-indications :**
- grossesse ;
- insuffisance rénale grave ;
- insuffisance cardiaque.

► **Présentation, voie d'administration, posologie :**
- *Comprimés* dosés à 1 mg (crises : à doses dégressives, 3 à 4 comp., 1 comp. les jours suivants).
- *Forme injectable i.v.* : *Colchinéos.*

► **Accidents, incidents :**
- incidents digestifs fréquents, diarrhées, nausées ;
- autres incidents exceptionnels : alopécie, myasthénie, azoospermie, hypersensibilité cutanée.

COLIMYCINE *

► **Action :**
C'est un antibiotique polypeptidique (→) actif contre la plupart des bactéries gram $^-$ sauf le proteus. Elle n'est pas absorbée par boie buccale.

► **Indications :**
Traitement des infections sévères à germes gram$^-$ résistants aux autres antibiotiques.

► **Présentation, posologie :**
Comp. à 250 000 et 1 500 000 U. ; sirop (comme antiseptique intestinal). Voie parentérale : flacons à 500 000 et 1 000 000 U. Ne pas dépasser 6 M. d'unités/j.

► **Incidents, précautions :**
Toxicité rénale et neurologique en cas d'insuffisance rénale.

COLPRONE *

Voir *Progestatif*

COLLYRES

Voir *Médicaments utilisés en ophtalmologie*

COMBANTRIN *

► **Action :**
C'est un antithelminthique.

► **Indications :**
Oxyure, ascaris, ankylostomes.

► **Présentation, posologie :**
Comp. à 125 mg. Suspension buvable : 125 mg/cuil. mesure.
Une prise unique à jeun : 1 comp. ou 1 cuil. mesure/10 kg de poids (6 comp. chez l'adulte).

▶ **Incidents :**
Troubles digestifs (rares).

▶ **Précautions :**
Prudence en cas d'atteinte hépatique ou de grossesse. Dans l'oxyurose, il est conseillé de traiter toute la famille et de faire une 2e cure 2 semaines après la première.

CONTALAX*

▶ **Action :**
Laxatif de contact par action parasympathomimétique colique.

▶ **Indications :**
Préparation aux examens coliques (radio, endoscopie) ; constipations.

▶ **Contre-indications :**
Maladie recto-colique inflammatoire.

▶ **Posologie :**
Existe en comprimés (2 à 4/j) et en suppositoires.

▶ **Précautions :**
Éviter l'utilisation prolongée.

CONTRACEPTIFS

Voir *Contraception œstro-progestative* et *Contraception progestative*

CONTRACEPTION ŒSTRO-PROGESTATIVE

▶ **Mode d'action :**
- bloque l'ovulation ;
- modifie la glaire cervicale qui devient impropre au passage des spermatozoïdes ;
- modifie l'endomètre qui ne permet plus la midation.

▶ **Effets indésirables :**
On peut observer :
- une prise de poids ;
- des nausées, des vomissements ;
- une mastodynie, une mastopathie ;
- une aménorrhée ;
- des complications cardio-vasculaires si existent des facteurs de risques ;
- candidose ;
- une hyperanotrogénie : acné, séborrhée ;
- lourdeur des jambes et aggravation des troubles veineux ;
- des troubles métaboliques : hyperglycémie, hypertriglycéridémie, hyperlipoprotéinémie ;
- hypercoagulabilité entraînant un risque accru d'accidents thromboemboliques.

▶ **Remarque :**
La délivrance des contraceptifs se fait sur prescription médicale pour une durée de trois mois avec possibilité de renouvellement.

▶ **Surveillance :**
- Par un bilan métabolique annuel : glycémie à jeun, et post-prandiale, cholestérol, triglycérides.
- Examen clinique : des seins, palpation du foie, prise de la TA, poids.
- Frottis cervico-vaginaux.

CONTRACEPTION PROGESTATIVE

▶ **Les indications de la contraception progestative** procèdent des inconvénients de la contraception œsto-progestative. Elle est moins efficace.

▶ **Mode d'action :**
Le même que celui de la contraception œstro-progestative.

▶ **Effets indésirables :**
- annulation de l'effet contraceptif si oubli.

∗ Des progestatifs seuls à forte dose :
- hyperinsulinisme avec prise de poids, lourdeur de jambe, troubles veineux ;
- oligorrhée avec aménorrhée ;

Contraception estro-progestative

PRODUIT	NOMBRE DE COMPRIMES PAR PLAQUETTE	ETHYNIL ESTRADIOL EN MCG	PROGESTATIF		CLIMAT**	NOMBRE DE PLAQUETTES PAR BOITE
			Normodosés monophasiques			
GYNOVLANE Lab. Schering	21	50	noréthistérone acétate	2 mg	MP	1 3
MILLI ANOVLAR Lab. Schering	21	50	noréthistérone acétate	1 mg	ME	1 3
OVARIOSTAT Lab. Organon	22	50	hynestrénol	2,5 mg	MP	1
PLANOR* Lab. Roussel	21	50	norgestriénome	2 mg	MP	3
STEDIRIL Lab. Wyeth-Byla	21	50	DL norgestrel	0,5 mg	P	1 3
			Normodosés biphasiques			
GYNOPHASE Lab. Schering	21	50	noréthistéroneacétate	1 mg 2 mg	ME	1 3
			Normodosés séquentiels			
OVANON Lab. Organon	22	50	lynestrénol	2,5 mg	MP	1 3
PHYSIOSTAT Lab. Organon	22	50	lynestrénol	1 mg	ME	1
			Minidosés monophasiques			
MINIDRIL Lab. Wyeth-Byla	21	30	levonorgestral	0,15 mg	P	1 3
ORTHO NOVUM* Lab. Cilag	21	35	noréthistérone	1 mg	ME	1 3
OVAMEZZO Lab. C.C.D.	22	37,5	hynestrénol	0,75 mg	ME	1 3
TRENTOVLANE Lab. Schering	21	30	noréthistérone acétate	1 mg	MP	1 3
VARNOLINE* Lab. Organon	21	30	désogestrel	0,15 mg	MP	3
CILEST* Lab. Cilag	21	35	norgestinate	250 mg	MP	1 3

Contraception estro-progestative

PRODUIT	NOMBRE DE COMPRIMES PAR PLAQUETTE	ETHYNIL ESTRADIOL EN MCG	PROGESTATIF		CLIMAT**	NOMBRE DE PLAQUETTES PAR BOITE
			Minidosés biphasiques			
ADEPAL Lab. Wyeth-Byla	21	30 40	levonorgestrel	0,15 mg 0,20mg	P	1 3
MINIPHASE Lab. Schering	21	30 40	noréthistérone acétate	1 mg 2 mg	MP	1 3
DIANE 35	21	35	acétate de cyproterone	2 mg	MP	1 3
			Minidosés triphasiques			
TRIELLA Lab. Cilag	21	35	noréthistérone	0,6 mg 0,75 mg 1 mg	ME	1 3
TRINORDIOL Lab. Wyeth-Byla	21	30 40 30	levonorgestrel	0,05 mg 0,075 mg 0,125 mg	MP	1 3
PHAENA ou TRIMINOLET	21	30 40 30	gestedene	0,05 mg 0,07 mg 0,100 mg	MP	1 3

* Produit non remboursable – ** E : Climat estrogénique – P : Climat progestatif – ME : Climat mixte à tendance estrogénique – MP : Climat mixte à tendance progestative.

- un hyperandroganisme avec : une acné, une séborrhée ;
- ictère, prurit ;
- aggravation d'un état dépressif ;
- troubles gastro-intestinaux.

⁎ DES MICROPROGESTATIFS :
- très faibles en dehors d'une prise de poids minime.

CONTRACEPTION DU LENDEMAIN

▶ **Indications :** oubli ou absence de contraception, viol ou incidence avec une contraception locale, rupture de préservatif.

▶ **Mode d'action :** modification de la structure de l'endomètre rendant la nidation inapte.

▶ **On peut utiliser :**
- des œstroprogestatifs 2 cp de Stédiril* et 2 autres 12 heures plus tard, dans les 72 heures qui suivent le rapport sexuel.
- les progestatifs purs : 20 cp de Microval* dans les 12 heures qui suivent le rapport.

▶ **Effets indésirables :**
- Échec de la contraception dans 1 à 3,6 % des cas, le risque de malformation si la grossesse se poursuit paraît minime.
- Spotting, ménorragies.
- Nausées, vomissement, raccourcissement du cycle.

CORAGOXINE *

▶ **Type :**
Digitaline cardiotonique majeur.

Contraception progestative

Type de contraception	PRODUIT	PROGESTATIF	DOSE DE STÉROÏDES	MÉTABOLITES ACTIFS			NOMBRE DE COMPRIMÉS PAR PLAQUETTE
				estrogéniques	anti-estrogéniques	androgéniques	
Continue à faible dose	EXLUTON* Lab. Organon	lynestrénol	0,5 mg	+	+	+	35
	MICROVAL* Lab. Wyeth-Byla	levonorgestrel	0,03 mg	–	+	+	28
	MILLIGYNON Lab. Schering	noréthistérone acétate	0,6 mg	–	+	+	28
	OGYLINE* Lab. Roussel	norgestriénome	0,35 mg	–	–	–	28
Discontinue à forte dose	ORGAMETRIL Lab. Organon	hynestrénol	10 mg (5 mg × 2)	+	+	+	Boîte de 30 comprimés
	PRIMOLUT-NOR Lab. Schering	noréthistérone acétate	10 mg	–	+	+	Boîte de 30 comprimés
Injectable retard	DEPO-PROVERA Lab. Upjohn	médroxyprogestérone acétate	150 mg par injection	–	–	+	Boîte de 1 flacon 3 ml
	NORISTERAT Lab. Schering	noréthistérone énanthate	200 mg par injection	–	+	+	Boîte de 1 ampoule de 1 ml
Discontinue	LUTÉNYL	Nomégestrol	5 mg	–	+	–	Boîte de 10 comprimés
	SURGESTONE	Promagestone	0,25 mg	–	+	–	Boîte de 10 comprimés

▶ **Action :**
Semi-lente et semi-prolongée.

▶ **Indications, contre-indications :**
→ DIGITALIQUES.

▶ **Présentation, administration, posologie :**
Comprimés dosés à 0,125 mg par voie orale :
- *traitement d'attaque :* 4 comp./24 h pendant 1 ou 2 jours, jusqu'à 8 comp./24 h ;
- *traitement d'entretien :* 1 comp./24 h en moyenne.

▶ **Effets indésirables :**
→ DIGITALIQUES.

CORDARONE *

▶ **Action :**
Antiarythmique.

▶ **Indications :**

∗ PAR VOIE ORALE : traitement préventif des récidives de fibrillation ou de flutter auriculaires, de rythmes jonctionnels.

* Par voie intraveineuse : régularisation des tachycardies supraventriculaires, en particulier des troubles du rythme du syndrome de Wolff-Parkinson-White.

▶ **Contre-indications :**
→ antiarythmiques, signaler les dysthyroïdies et la grossesse.

▶ **Voies d'administration, présentation, posologie :**
- Comprimés à 200 mg, traitement d'attaque de 600 mg par jour pendant 8 à 10 jours, traitement d'entretien de 200 ou 400 mg par jour 5 jours sur 7.
- Ampoules de 3 ml dosées à 150 mg pour intraveineuse lente ou perfusion. De 3 à 8 ampoules en perfusion par jour.

▶ **Incidents, accidents :**
Dépôts cornéens, photosensibilisation, hyperthyroïdie ou hypothyroïdie.

▶ **Précautions, surveillance :**
Toujours rechercher la dose minimale efficace, surveillance de l'électrocardiogramme avec modifications typiques de la repolarisation : allongement de QT, déformation de l'onde T en double bosse, augmentation de l'amplitude de l'onde U.

CORDITRINE *

▶ **Type :**
Antiangineux par vaso-dilatation. Libération lente du produit actif lent, car présenté sous forme de microgranulés enrobés chronodyalisants.

▶ **Indications :**
Prévention de la crise d'angine de poitrine.

▶ **Contre-indications :**
Glaucome.

▶ **Présentation :**
Gélules contenant des microgranulés enrobés dosés à 6,5 mg. 1 gélule 2 à 3 fois/24 h à avaler sans sucer ni croquer.

▶ **Effets indésirables :**
Potentialisation avec vaso-dilatation, antihypertenseur, diurétiques qui augmentent l'hypotension.
→ antiangineux.

CORDIUM *

Voir *Inhibiteurs calciques*

CORÉINE *

▶ **Action :**
Mucilage extrait de carragaheen (algue marine), il agit en augmentant le volume des selles par son hydrophilie.

▶ **Indications :**
Constipation.

▶ **Contre-indications :**
Sténoses organiques, atonie intestinale du vieillard.

▶ **Posologie :**
- *Granulés* : 2 à 6 cuil. à café/24 h à avaler avec un peu d'eau.
- *Paillettes* : 2 à 6 cuill. à café/24 h à mélanger rapidement à un aliment et à avaler aussitôt.

CORTANCYL *

▶ **Type :**
Anti-inflammatoire stéroïdien. Glucocorticoïde de synthèse.

▶ **Action :**
- anti-inflammatoire puissante ;
- immunodépressive.

▶ **Indications :**
- *affections rhumatologiques, syndromes inflammatoires ;*
- maladies immunitaires : LED, RAA ;
- maladies allergiques, hémopathies malignes ;
- néphrose lipoïdique, hépatites, cirrhoses, recto-colites ulcéro-hémorragiques.

▶ **Contre-indications :**
Celles de la corticothérapie : → anti-inflammatoires stéroïdiens.

▶ Présentation, voie d'administration, posologie :

Comprimés à 1 mg et à 5 mg : posologie variable, à prise au moment des repas.

▶ Effets secondaires et précautions :
→ ANTI-INFLAMMATOIRES STÉROÏDIENS.
→ GLUCOCORTICOÏDES.

CORTICOTHÉRAPIE CHEZ L'ENFANT

▶ Action :

Chez l'enfant comme chez l'adulte, les corticoïdes sont utilisés rarement comme hormonothérapie substitutive au cours des insuffisances surrénales, beaucoup plus souvent pour leur action anti-inflammatoire et antiœdémateuse.

▶ Indications :

* PAR VOIE GÉNÉRALE : à titre substitutif : dans les insuffisances surrénales aiguës et chroniques ; à titre anti-inflammatoire et antiœdémateux : rhumatisme articulaire aigu, syndrome néphrotique, hémopathies, connectivites, dans certains stades des rhumatismes chroniques, certaines affections ORL (sinusites, en association au traitement antibiotique ; laryngites), certaines pneumopathies accompagnées d'obstruction bronchique, au cours de l'asthme avec beaucoup de restrictions (→ ASTHME), les maladies aigues allergiques (œdème de Quincke, urticaire géant).

* PAR VOIE LOCALE : Il n'existe qu'une seule indication, l'eczéma atopique.

▶ Voies d'administration, présentation, posologie :

* VOIE ORALE : La posologie est de 1 à 2 mg/kg suivant l'affection. Sous forme de comprimés : *Cortancyl*, comprimés à 1 et 5 mg ; *Solupred*, comprimés solubles effervescents à 5 mg ; etc. Sous forme de soluté : *Célestène.*

* VOIE INJECTABLE : Il existe de nombreuses préparations injectables. *Soludécadron* (1 ml = 4 mg). Corticoïdes injectables par voie intraveineuse ou intramusculaire. Utilisé à la dose de 0,1 à 1 mg/Kg/24 heures ; *Hydrocortisone ; Synacthène ; Syncortyl.*

* VOIE LOCALE CUTANÉE : *Diprosone ; Nérisone.* Certaines préparations locales sont associées à des antibiotiques ou antifongiques. Pour une liste plus détaillée des préparations contenant des corticoïdes : → CORTICOTHÉRAPIE CHEZ L'ADULTE.

▶ Contre-indications de la corticothérapie :

Elles sont identiques chez l'enfant et chez l'adulte. Les infections virales : varicelle (si cette maladie apparaît au cours d'une corticothérapie, celle-ci doit être prolongée à même dose) ; herpès et autres infections virales ; les infections bactériennes non contrôlées ; tuberculose et parasitoses ; mycoses ; hypertension artérielle ; le diabète n'est pas une contre-indication absolue mais la corticothérapie risque de le déséquilibrer.

▶ Accidents et incidents :

Ils apparaissent surtout au cours des corticothérapies prolongées. Certains sont identiques chez l'enfant et chez l'adulte : rétention hydrosodée et déplétion potassique ; accidents digestifs en fait relativement rares chez l'enfant ; induction d'un hypercorticisme et freination de l'axe hypothalamo-hypophysaire dont le risque réside surtout dans la possibilité d'une insuffisance surrénale aiguë si le traitement est brutalement arrêté, etc. Certains sont particuliers à l'enfant : surtout le retentissement sur la courbe de croissance. Toute corticothérapie risque d'entraîner un ralentissement de la croissance. Cet inconvénient peut être évité en utilisant rapidement une corticothérapie discontinue ; des complications à type d'ostéoporose peuvent également survenir. Ils sont évités par l'apport systématique de vitamine D et de calcium. L'obésité facio-tronculaire, conséquence de l'hypercorticisme, est fréquente au cours des corticothérapies prolongées. Les corticoïdes locaux peuvent chez l'enfant avoir les mêmes accidents que les corticoïdes utilisés par voie générale. Localement, ils peuvent provoquer par leur usage répété des atrophies cutanées.

▶ Précautions et surveillance :

Les indications de la corticothérapie sont chez l'enfant très restreintes. Toute corticothérapie prolongée doit être associée à un régime désodé, à une supplémentation en potassium, calcium et vitamine D, à des pansements gastriques et à une surveillance très régulière de la courbe de croissance et de l'âge osseux. Le sevrage d'une corticothérapie doit être progressif. Dès que possible, on utilisera une corticothérapie discontinue (un jour sur deux par exemple) qui évitera les accidents et surtout le retentissement sur la croissance.

CORTICOTHÉRAPIE LOCALE

Voir *Anti-inflammatoires stéroïdiens locaux*

CORTICOTHÉRAPIE LOCALE EN DERMATOLOGIE

▶ **Applications « calmantes » :**

∗ LES PULVÉRISATIONS D'EAU sont utiles dans les phases aiguës d'eczéma, en particulier du visage. Ces pulvérisations peuvent être faites par pulvérisations à air pulsé ou avec un appareil de Lucas-Championière.

∗ L'EAU OU LA CRÈME DE DALIBOUR ont également un effet anti-inflammatoire.

▶ **La corticothérapie locale :**

Elle représente une acquisition thérapeutique majeure dont l'indication doit être soigneusement pesée : les incidents sont en effet nombreux, souvent le fait d'une utilisation mal conduite.

∗ ACTION :

La corticothérapie locale a une action anti-inflammatoire majeure, à la fois dans l'inflammation primaire et dans les réactions allergiques.

∗ INDICATIONS :

Eczémas, psoriasis, lichen.

∗ CONTRE-INDICATIONS :

– Toutes les dermatoses infectieuses (bactérienne, mycosique, et surtout virale).
– Toutes les dermatoses surinfectées doivent bénéficier au préalable d'une antiseptie.

∗ ADMINISTRATION-PRÉSENTATION-POSOLOGIE :

a) Il existe deux lignées de dermocorticoïdes différents sur le plan chimique et sur le plan de l'efficacité thérapeutique :

– *Les stéroïdes non halogénés* :
• l'hydrocortisone, hormone naturelle utilisée à concentration de 1 à 2,5 % ;
• acétonide d'hydrocortisone (*Tridésonit*) ;
• *Hydrocortancyl, Vériderm, Médrol.*

– *Les stéroïdes fluorés*, utilisés en concentration de 0,01 à 0,1 % sont beaucoup plus actifs :
• dexaméthasone (*Kénacort*) ;
• dérivés fluorés de la bétaméthasone : *Betnéval, Diprosone, Topsyne, Synalar ;*
• propionate de clobétasol : *Dermoval.* C'est le plus puissant dermocorticoïde actuellement disponible.

Une classification est proposée (cf. tableau).

b) Ces corticoïdes existent sous différentes formes :

– En application suivie de massage, voire de pansement occlusif :
• les pommades réservées aux lésions sèches ;
• les crèmes et les gels à appliquer sur des lésions suintantes ou dans des plis ;
• lotion sur le cuir chevelu.

– En préparation injectable pour infiltrations à l'aiguille *in situ* ou infiltrations transcutanées au dermojet.

– Les corticoïdes locaux sont souvent associés à d'autres substances (antibiotiques, antimycosiques) : un prélèvement bactériologique et mycologique doit précéder leur utilisation.

c) La posologie est de 1 seule application par jour, pour les corticoïdes puissants ; jusqu'à 3 pour les autres et dans les formes aiguës. Elle doit être lentement dégressive après ce traitement d'attaque pour éviter les phénomènes de rebond de la dermatose. On passe de la sorte à 1 application tous les 2 jours, puis tous les 3 jours, puis 1 fois par semaine, avant l'arrêt et ce en fonction de l'évolution de l'état clinique.

∗ INCIDENTS-ACCIDENTS :

a) La surinfection cutanée est favorisée par la corticothérapie locale : bactérienne sous forme de folliculite, ou mycosique, en particulier dans les plis. Il faut donc toujours désinfecter au préalable la peau.

b) L'atrophie cutanée avec constitution d'une peau fine très fragile : elle est d'autant plus fréquente que :

– le dermocorticoïde est plus puissant ;
– l'application est prolongée ;
– le sujet est un nourrisson ou un vieillard ;
– l'application est faite sur certaines zones corporelles fragiles : la peau du visage est particulièrement menacée (avec constitution rapide de couperose) mais aussi les muqueuses génitales, les plis ;

	Nom chimique	Nom commercial	Pprésentation
CLASSE I activité très forte	Clobétasol propionate 0,05 %	*Dermoval*	Crème
CLASSE II activité forte	Amcinonide 0,01 %	*Penticort*	Crème, pommade
	Bétaméthasone (valérate) 0,1 %	*Célestoderm*	Crème, pommade
		Betneval	Crème, pommade, lotion
	Bétaméthasone (dipropionate) 0,05 %	*Diprosone*	Crème, pommade, lotion
		Diprosalic (+ acide salicylique)	Pommade, lotion
	Bétaméthasone (alcool) 0,05 %	*Glido* (+ acide salicylique)	Crème
	Désoximéthasone (0,25 %)	*Topicort*	Crème, pommade
	Difluprednate 0,05 %	*Épitopic*	Crème, gel
		Épitopic gras	Pommade
	Diflucortolone valérianate 0,01 %	*Nérisone*	Crème, gel
		Nérisone gras	Pommade
	Fluocinolone (acétonide) 0,025 %	*Synalar crème*	Crème
		Synalar gras	Pommade
	Fluocinonide 0,05 %	*Topsyne A.P.G.*	Pommade
		Topsyne gras	Pommade
	Fluocinonide 0,025 %	*Topsyne gel*	Gel
	Fluprednidène (acétate) 0,1 %	*Décoderme*	Crème
	Fluclorolone (acétonide) 0,025 %	*Topilar*	Crème, pommade
	Halcinonide 0,1 %	*Halog*	Crème
	Hydrocortisone (17 butyrate) 0,1 %	*Locoïd*	Crème, pommade, lotion
CLASSE III acivité assez forte	Bétaméthasone (valérate) 0,05 %	*Célestoderm relais*	Crème
	Désonide (acétonide de prednacinolone) 0,01 %	*Locapred*	Crème
	Désonide (acétonide de prednacinolone) 0,05 %	*Tridésonit*	Crème
	Difluprednate 0,02 %	*Épitopic 0,02*	Crème
	Flucinolone (acétonide) 0,01 %	*Synalar gamma*	Crème
		Synalar propylène glycol	Lotion
	Fluocinonide 0,01 %	*Topsyne 0,01*	Pommade
		Topsyne capillaire	Lotion
	Fluocortolone (caproate + triméthylacétate) 0,05 %	*Ultralanil*	Crème, lotion
	Fluocortolone (base + caproate) 0,05 %	*Ultralan* (+ clémizole)	Pommade
		Ultralanil gras	Pommade
	Flumétasone pivalate 0,02 %	*Locasalène* (+ acide salicylique)	Pommade
	Triamcinolone (acétonide) 0,1 %	*Cutinolone simple*	Pommade
		Kénacort-A	Pommade, crème, lotion
		Tédarol	Crème
		Acétonide de triamcinolone Spécia	Pommade
		Kénalcol (+ acide salicylique)	Soluté alcoolique
CLASSE IV activité modérée	Dexaméthasone (acétate) 0,1 %	*Dectancyl*	Crème
	Dexaméthasone (acétate) 0,05 %	*Dexalta*	Pommade, crème
	Dexaméthasone (acétate) 0,15 %	*Acidocort*	Crème
	Hydrocortisone (acétate) 0,1 %	*Hydrocortisone Lavril*	Pommade, lotion
	Hydrocortisone (acétate) 1 %	*Hydrocortisone Roussel*	Pommade
	Méthylprednisolone (acétate) 0,25 %	*Vériderm médrol*	Crème
	Triamcinolone (acétonide) 0,02 %	*Localone* (+ acide salicylique)	Soluté alcoolique

– les infiltrations cutanées enfin exposent à des atrophies en cuvette, moins marquées par l'utilisation du dermojet.

c) Les dépigmentations sont lentement régressives avec l'arrêt de la corticothérapie locale. Elles ne posent un réel problème que sur peau noire.

d) Les accidents allergiques sont exceptionnels avec les préparations de corticoïdes locaux purs. Ils sont plus fréquents dans les associations, en particulier avec un antibiotique.

e) Une dermatose peut être créée par l'application prolongée de corticoïde, en particulier au niveau du visage : c'est la dermite aux corticoïdes à type d'acné rosacée. Elle relègue au second plan la dermatose pour laquelle elle a été prescrite, le plus souvent une dermite séborrhéique (PARAKÉRATOSES).

Elle est lentement, régressive à condition de suspendre de façon progressive les applications de corticoïdes.

Il faut donc s'abtenir d'utiliser, en particulier sur le visage, les corticoïdes fluorés de façon prolongée.

f) Le retentissement général est possible : les corticoïdes passent à travers la peau dans la circulation générale. Le risque est réel lorsque de larges surfaces cutanées sont traitées de façon prolongée, en particulier chez l'enfant et le vieillard, à peau fine.

∗ PRÉCAUTIONS-SURVEILLANCE :

Quelques règles sont impérativement à respecter :

- désinfection préalable de la peau ;
- choix judicieux du produit (et de sa présentation) à utiliser selon l'aspect clinique de la dermatose et la localisation (par exemple, pas de pommade sur une lésion suintante, pas de corticoïdes fluorés sur la peau du visage) ;
- posologie quotidienne minimale lorsqu'une dermatose est étendue ;
- pas d'applications répétées de façon prolongée et pas de sevrage brutal.

CORTISONE

▶ Action :

C'est le chef de file des glucocorticoïdes (→). Son potentiel anti-inflammatoire est moindre que celui des produits de synthèse. En revanche, ses actions métaboliques sont essentielles.

▶ Indications :

Insuffisance surrénale lente ou aiguë, primitive ou hypothalamo-hypophysaire, hyperplasie bilatérale des surrénales par bloc enzymatique.

▶ Contre-indications :

Elles sont inexistantes puisque lorsqu'elle est indiquée la cortisone est indispensable à la vie. Elle est d'ailleurs utilisée à dose physiologique.

▶ Voie d'administration, présentation, posologie :

La cortisone a été supprimée du commerce en 1988. Elle est remplacée par l'hydrocortisone.

▶ Incidents, accidents (→ GLUCOCORTICOÏDES) :

En fait, en dehors du Cushing iatrogène, si la dose est trop forte, les complications sont rares dans les traitements hormonaux substitutifs. Le risque est plus à l'insuffisance surrénale aiguë en cas d'erreur thérapeutique.

▶ Précautions, surveillance :

Le régime sans sel est contre-indiqué dans l'insuffisance surrénale. Le traitement doit être poursuivi de façon ininterrompue toute la vie. Il faut doubler les doses en cas de stress.

La surveillance repose sur la clinique et les ionogrammes sanguin et urinaire.

CORTALUBEL *

Voir *Glucocorticoïdes de synthèse*

COTRANE *

▶ Action :

Antitussif central ayant également un effet anesthésique local léger.

▶ Indications :

Affections tussigènes.

▶ Contre-indications :

Insuffisance respiratoire chronique, hypersécrétion bronchique.

▶ Voie d'administration, présentation, posologie :

Administré par voie orale sous forme de sirop dosé à 25 mg par cuillère à café.

Posologie habituelle : 2 c. à café, 3 à 4 fois par jour chez l'adulte.

▶ **Incidents, accidents :**
Risque de somnolence.

▶ **Précautions, surveillance :**
Prévenir du risque de somnolence les conducteurs de véhicule. Éviter la prise associée d'alcool. Prudence chez le diabétique.

COUMADINE *

▶ **Type :**
Anticoagulant.

▶ **Action :**
- → ANTIVITAMINES K ;
- action retardée et prolongée (coumarine).

▶ **Indications :**
- prévention de la maladie thrombo-embolique ;
- relais de l'héparinothérapie.

▶ **Contre-indications :**
- → ANTICOAGULANTS ;
- acide tiénilique et miconazole.

▶ **Présentation, administration, posologie :**
Comprimés dosés à 2 mg et à 10 mg par voie orale :
- délai d'action : 2 à 4 jours ;
- dose d'entretien : 2 à 10 mg/24 h.

▶ **Effets indésirables :**
→ ANTICOAGULANTS.

▶ **Surveillance :**
Zone thérapeutique (TP 20 à 35 %, TO 5 à 15 %).

CRISTALOXINE *

▶ **Type :**
Digitalique cardiotonique.

▶ **Action :**
Lente et prolongée.

▶ **Indications :**
→ DIGITALIQUES.

▶ **Contre-indications :**
→ DIGITALIQUES.

▶ **Présentation :**
Comprimés à 0,1 mg par voie orale :
- *traitement d'attaque :* 3 à 6 comp./24 h ;
- *traitement d'entretien :* 1 à 2 comp./24 h.

▶ **Effets indésirables :**
→ DIGITALIQUES.

CROMOGLYCATE DE SODIUM

Voir *Lomudal* *

CRYOTHÉRAPIE

▶ **Action-Indications :**
Destruction par le froid d'une lésion qui est alors « gelée ».

▶ **Présentation :**
On dispose :

* DE LA NEIGE CARBONIQUE disposée dans une compresse comme une « boule de neige ».

* DE L'AZOTE LIQUIDE.

* APPAREIL DE CRYOTHÉRAPIE à l'azote liquide employé en coloscopie.

▶ **Posologie :**
- friction légère avec la neige carbonique ;
- application un peu appuyée d'un coton-tige trempé préalablement dans l'azote liquide ; 1 seule application peut suffire, sinon elle est renouvelée 3 semaines plus tard ;
- application d'une électrode sur le col.

▶ **Indications :**
- verrues, verrues séborrhéiques ;
- certaines tumeurs bénignes : histiocytofibrome, adénome sébacé, taches pigmentaires séniles, kératoses non dégénérées, molluscum contagiosum ;
- certains angiomes ;
- lésions du col de l'utérus : ectropion, condylome.

CURES DE SOMMEIL

▶ **Action :**

Méthodes qui permettent d'obtenir un sommeil discontinu, de profondeur variable, pendant une durée de plusieurs jours.

Il est difficile de dissocier le facteur psychothérapique et le facteur physiologique. Méthode assez peu employée.

▶ **Indications :**

L'indication majeure est constituée par les états d'angoisse :

- névrose d'angoisse ;
- états suraigus d'angoisse (type névrose de guerre) ;
- état d'angoisse chez les névrotiques ou les psychosomatiques.

D'autres indications ont été proposées.

▶ **Contre-indications :**

- sujets âgés ;
- phlébitiques.

Prudence chez les asthmatiques, les tuberculeux, les sujets porteurs d'une infection chronique, contre-indications particulières aux médicaments employés.

▶ **Voie d'administration – déroulement de la cure :**

Il existe différents types de cure, allant de la cure profonde de type Klaesi (24 h sur 24 de sommeil), aux cures légères (15 h de sommeil en moyenne). Elle dure une quinzaine de jours. La cure doit être pratiquée par une équipe habituée.

On utilise une association de barbituriques et de neuroleptiques, parfois avec des tranquillisants, par voie orale ou parentérale. A une phase de détente succèdent une phase de sommeil plus profond, qui peut se terminer par des cauchemars et une subconfusion, puis une nouvelle phase de détente par diminution des doses et interventions apaisantes.

▶ **Incidents et accidents :**

- accidents respiratoires exceptionnels ;
- accidents hépato-biliaires, ictères ;
- réveils d'infection ;
- complications cardio-vasculaires (collapsus, spasmes vasculaires cérébraux).

▶ **Précautions et surveillance :**

Surveillance clinique somatique et psychique, maternage et présence lors des réveils.

Ne pas terminer brutalement une cure de sommeil.

CUTHÉPARINE *

▶ **Type :**

Anticoagulant.

▶ **Action :**

Celle de l'héparine administrée en s.-c. (sel de Mg).

▶ **Indications, contre-indications :**

→ HÉPARINOTHÉRAPIE.

▶ **Présentation :**

- *Cartujects* de 0,5, 0,3 et 0,2 ml dosés respectivement à 12500, 7500 et 500 U d'héparinate de Mg.
- *Ampoules injectables* de 0,3 ml ; 0,5 ml ; 0,7 ml ; 1 ml dosées à 25 000 U d'héparinate de Mg/ml.

▶ **Mode d'administration :**

Sous-cutanée (→ HÉPARINOTHÉRAPIE).

▶ **Effets indésirables :**

→ HÉPARINOTHÉRAPIE.

Intolérance locale au point d'injection.

CYCLADIÈNE *

▶ **Action :**

Œstrogène de synthèse.

▶ **Indications :**

- inhibition de la montée laiteuse ;
- troubles de la ménopause par insuffisance œstrogénique ;
- ostéoporose ;
- cancer de la prostate.

▶ **Contre-indications :**

Cancers génitaux, fibromyomes, endométriose, grossesse + + +, antécédents thrombo-emboliques.

▶ **Voie d'administration, présentation, posologie :**

- *Comprimés* dosés à 0,5 mg et 5 mg.
- *Dragées* dosées à 25 mg.
- *Inhibition de la lactation :* 1 comprimé à 5 mg 3 fois par jour pendant 4 jours ou 1 dragée à 25 mg par jour pendant 3 jours.

– *Troubles de la ménopause :* 2 comprimés à 0,5 mg par jour, 20 jours par mois.

▶ **Incidents et accidents :**
Signes d'*hyperœstrogénie :* nausées, gastralgie, mastodynie, ménométrorragies.

▶ **Surveillance :**
– Toujours associer un progestatif au traitement dans les ménopauses.
– → ŒSTROGÈNES (Surveillance).

CYCLOTÉRIAM *

Voir *Diurétiques*

CYNOMEL *

▶ **Action :**
C'est la LT3 qui a donc les effets des hormones thyroïdiennes.

▶ **Indications :**
Hypothyroïdie et tests dynamiques d'exploration thyroïdienne (Werner).

▶ **Contre-indications :**
→ HORMONES THYROÏDIENNES.

▶ **Voie d'administration, présentation, posologie :**
Administré par voie orale, comprimés à 25 microgrammes, la dose maximale est de 3 comprimés par jour. Étant donné sa faible durée de vie, il faut répartir le traitement en 2 ou 3 prises par jour. Débuter progressivement : 1/4 comp./jour. Augmentation par paliers.

▶ **Incidents, accidents :**
→ HORMONES THYROÏDIENNES.
Les palpitations, les sueurs, l'énervement sont les plus fréquents.
Réactions cutanées allergiques rares.

▶ **Précautions, surveillance :**
→ HORMONES THYROÏDIENNES.

CYPRALAN *

▶ **Action :**
Antiarythmique.

▶ **Indications :**
– traitements des arythmies ventriculaires ;
– maintien du rythme sinusal après réduction de fibrillation auriculaire ou de flutter ;
– prévention des crises de tachycardie des syndromes de Wolff-Parkinson-White.

▶ **Contre-indications :**
Voir ANTIARYTHMIQUES.

▶ **Voie d'administration, présentation, posologie :**
Comprimés à 130 mg. De 2 à 3 par jour en 2 à 3 prises.

▶ **Incidents, accidents :**
Troubles digestifs, neurologiques. Ralentissement de la conduction cardiaque, variations de la fréquence cardiaque, rare effet arythmogène.

▶ **Précautions, surveillance :**
Prudence chez le sujet âgé, l'insuffisant rénal et le cardiaque.
Surveillance de l'électrocardiogramme, de la conduction cardiaque. Surveillance des tests hépatiques en cas d'insuffisance hépatique.

CYTOTEC *

▶ **Type :**
Antiulcéreux.

▶ **Action :**
Le misoprostol est un analgogue synthétique de la prostaglandine E1. Il a une action antisécrétoire et cytoprotectrice.

▶ **Indications :**
Ulcères gastrique et duodénal.

▶ **Contre-indications :**
Allergie aux prostaglandines, grossesse.

▶ **Posologie :**
Un comprimé à 400 µg après les 3 repas et au coucher pendant 4 à 8 semaines.

▶ Incidents, accidents :

L'effet indésirable le plus fréquent est une diarrhée modérée qui cède habituellement malgré la poursuite du traitement. Les autres sont : nausées, céphalées, vertiges, gêne abdominale.

▶ Précautions :

Vérifier avant traitement que l'ulcère est bénin.

S'assurer de l'absence de grossesse en cours et prescrire une contraception efficace chez la femme en période d'activité génitale.

DAKTARIN *

Voir *Antifongiques*

DALACINE *

▶ **Action :**
Antibiotique bactéricide dérivé de la lyncomycine et apparenté aux macrolides.

▶ **Indications :**
Le spectre d'action comprend les cocci gram + et les bacilles gram +, en particulier les staphylocoques et les bactéries anaérobies.

▶ **Posologie :**
Gélules à 75 et 150 mg : 10 à 20 mg/kg/j en 4 prises.

▶ **Incidents, accidents :**
Diarrhée, colite pseudo-membraneuse.

DANATROL *

▶ **Action :**
- Antigonadotrope à action centrale.
- Diminue la biosynthèse de FSH et LH hypophysaires. Inhibition du pic de milieu de cycle et donc mise au repos des ovaires. Suppression des cycles menstruels. Atrophie endométriale.

▶ **Indications :**
Mise au repos des ovaires dans endométriose accompagnée ou non de stérilité, certaines maladies auto-immunes.

▶ **Contre-indications :**
Femme enceinte.

▶ **Voie d'administration, présentation, posologie :**
- Gélules dosées à 200 mg.
- Voie orale.
- Adaptation de la dose selon chaque malade en commençant du 1er ou 2e jour du cycle.
- En général, 2 à 4 gélules/24 h en 2 ou 3 prises.

▶ **Incidents, accidents, effets indésirables :**
Prise de poids, bouffées de chaleur, céphalées, faible action androgénique (acné, hyperpilosité).

▶ **Précautions, surveillance :**
Chez l'insuffisant cardiaque, rénal, épileptique ou migraineux car rétention hydrique.

DAONIL *

Voir *Glibenclamide*

DÉBRIDAT *

▶ **Action :**
Spasmolytique musculotrope. Anesthésique local.

▶ **Indications :**
Colopathie fonctionnelle, modificateur du comportement en radiologie, etc.

▶ **Posologie :**
3 à 6 comp. ou cuil. à soupe/j (ou suppo. ou amp. injectables).

▶ **Précautions :**
Risque de lipothymie avec la forme injectable, certaines incompatibilités en perfusions entraînant un précipité.

DÉCADRON *

Voir *Anti-inflammatoires stéroïdiens généraux*

DÉCONTRACTURANTS ET RÉVULSIFS

▶ **Action :**
Ce sont des médicaments qui agissent sur les douleurs périphériques d'origine rhumatismale ou traumatique.

► **Indications :**
Ils sont indiqués dans tous les syndromes douloureux localisés ou non comportant un élément de contracture : sciatique, lumbago, entorse, douleur articulaire.

► **Contre-indications :**
Le plus souvent, les contre-indications sont de type allergique.

► **Présentation, administration :**
- La plupart des révulsifs sont présentés en pommades qu'on fait pénétrer par légers massages locaux 2 à 4 fois par jour.
- Les décontracturants sont des médicaments dont les meilleurs sont dérivés des benzodiazépines (chef de file, le *Valium*) et se présentent en comprimés ou suppositoires à dosages très variés.

► **Incidents :**
- Ils sont de type allergique avec des pommades révulsives.
- Les décontracturants peuvent provoquer des incidents de surdosage, des somnolences.

► **Précautions :**
L'absorption d'alcool est déconseillée en cas de prise de décontracturants (potentialisation réciproque).

DECTANCYL *

Voir *Glucocorticoïdes de synthèse*

DÉDROGYL *

Voir *Vitamine D*

DÉHYDROÉMÉTINE *

► **Action :**
Dérivé de l'émétine naturelle, moins toxique.

► **Indications :**
Utilisé comme amœbicide tissulaire (amibiase intestinale aiguë, amibiase hépatique) et dans les distomatoses.

► **Contre-indications (relatives) :**
Lésions viscérales graves, cardiopathies.

► **Présentation, posologie :**
Comp. à 10 mg, amp. injectables à 20 mg ou 60 mg : 1 mg/kg/j pendant 10 j. (injections s/c. lorsque l'on recherche une action rapide ou en cas de vomissements).

► **Incidents, accidents :**
Gastro-intestinaux, polynévrite et myosite, myocardite.

► **Précautions :**
Espacement des cures (15 j). Repos pendant la cure, surveillance neurologique, de la pression artérielle et de l'E.C.G.

DELURSAN 250

Voir *Acide ursodésoxycholique*

DENORAL *

► **Type :**
Antihistaminique.

► **Action :**
- antiallergique, anti-inflammatoire ;
- décongestionnant nasal ;
- freinateur des sécrétions nasales et antispasmodique.

► **Indications :**
Rhinites.

► **Contre-indications :**
- glaucome ;
- adénome prostatique ;
- association aux IMAO.

► **Présentation, voie d'administration, posologie :**
- Comprimés : 1 comp. *per os* 3 fois/jour (maximum 4).
- Sirop : 2 à 3 cuillerées à soupe/jour.

▶ Inconvénients, effets secondaires, accidents, surveillance :

- risque de somnolence (conducteur de véhicule) ;
- absorption d'alcool ;
- vasospasme avec accidents artériels cérébraux.
- → ANTIHISTAMINIQUES.

DÉPAKINE *

Voir *Antiépileptiques*

DÉPAMIDE*

▶ Action :
Produit original qui aurait une action stabilisatrice de l'humeur. Il régularise le comportement.

▶ Indications :

- troubles thymiques cycliques ;
- troubles du caractère et du comportement en particulier chez les épileptiques ;
- en particulier le *Dépamide* est utilisé si le lithium est contre-indiqué.

▶ Contre-indications :
Risque de surdosage chez les gens âgés.

▶ Posologie :
Gélules à 300 mg de valpromide : 1 à 6 gélules par jour.

▶ Incidents, accidents :
Le *Dépamide* potentialise les psychotropes dont les doses doivent être diminuées.

Il potentialise aussi les effets de l'alcool qui doit être interdit.

DERGOTAMINE *

Voir *Dihydroergotamine*

DÉSERNIL *

▶ Type :
Antimigraineux.

▶ Action :
Antagoniste compétitif de la sérotonine qui est une amine biogène intervenant dans le mécanisme conduisant à la migraine.

▶ Indications :

- traitement de fond de la migraine ;
- antimigraineux ;
- tumeurs digestives : carcinoïde du grêle.

▶ Contre-indications :
Voir ANTIMIGRAINEUX.

▶ Présentation, voie d'administration, posologie :

- Comp. à 2,2 mg par voie orale pendant plusieurs mois.
- Commencer par 1/2 comp. au repas du soir (quelques jours).
- Continuer à 2 ou 3 comp./24 h, au moment des repas.
- Puis diminuer jusqu'à la dose minimale efficace.

▶ Incidents, accidents :

- vaso-constriction artérielle ;
- fibrose rétropéritonéale ;
- au début : asthénie, vertiges, troubles du sommeil.

▶ Précautions :

- Cures de 6 mois avec arrêt d'un mois.
- Arrêter le traitement, si apparition de troubles de la circulation périphérique.
- Ne pas l'utiliser pour le traitement de la crise de migraine.

DÉSOXYCORTICOSTÉRONE

Voir *Syncortyl* *

DESTOLIT

Voir Acide ursodésoxycholique

DEXAMBUTOL

Voir *Antituberculeux, Ethambutol* *

DEXAMÉTHASONE

Voir *Glucocorticoïdes de synthèse*

DIABINÈSE*

► **Action :**
Sulfamide hypoglycémiant (→). Il provoque une sécrétion d'insuline par le pancréas. Il a aussi un effet antidiurétique propre.

► **Indications :**
Diabète non insulinodépendant de l'adulte non obèse, toujours après le régime. Diabète insipide.

► **Contre-indications :**
→ SULFAMIDES HYPOGLYCÉMIANTS.

► **Voie d'administration, présentation, posologie :**
Administré par voie orale sous forme de comprimé à 250 mg.

Dans le diabète sucré, la dose est variable selon les cas de 125 mg à 1 g/j. Il est inutile de dépasser 1 g. La dose doit être répartie en 1 à 2 prises.

Dans le diabète insipide, la dose est de 125 à 500 mg/j.

► **Incidents, accidents :**
Dominés par les hypoglycémies (→ SULFAMIDES HYPOGLYCÉMIANTS).

► **Précautions, surveillance :**
L'institution du traitement doit être accompagnée d'une éducation diététique du malade.

DIABIPHAGE *

Voir *Biguamides*

DIALYSE PÉRITONÉALE

► **Définition :**
C'est une dialyse utilisant le péritoine comme membrane d'échange entre le sang et le liquide de dialyse.

► **Technique :**
La pose d'un cathéter de dialyse se fait dans les conditions d'une intervention chirurgicale après création d'une ascite. A chaque cycle, deux litres de liquide sont introduits puis récupérés avec la même asepsie.

Il existe plusieurs types de solutés : hypo ou hypertonique, alcalin, etc.

► **Indications :**

* DANS L'INSUFFISANCE RÉNALE AIGUË : lorsqu'il existe une contre-indication à l'hémodialyse et que la pose du cathéter est impossible.

* DANS L'INSUFFISANCE RÉNALE CHRONIQUE : elle peut être un moyen passager en attendant, par exemple, le développement d'une fistule artério-veineuse ; elle peut être indiquée par commodité ou pour une meilleure épuration (chaîne légère du myélome). Des machines automatiques permettent la dialyse péritonéale chronique.

► **Surveillance :**
Elle se fait sur le poids, la pression artérielle, la tolérance, la température du malade.

Sur une feuille spéciale sont notés : le numéro, l'horaire du début et de la fin du cycle, la nature du soluté, le bilan des entrées et des sorties, le bilan cumulatif. Un ionogramme et une glycémie sont dosés toutes les 12 heures.

Le poids est mesuré quotidiennement.

Un prélèvement du liquide pour examen bactériologique est fait régulièrement. La complication majeure est, en effet, la péritonite.

DIAMICRON*

▶ **Action :**
Sulfamide hypoglycémiant, il fait sécréter de l'insuline par le pancréas. De plus, il a un effet vasculaire en diminuant l'adhésivité et l'agrégabilité plaquettaire.

▶ **Indications :**
Diabète non insulinodépendant de l'adulte non obèse, toujours après le régime.

▶ **Contre-indications :**
→ SULFAMIDES HYPOGLYCÉMIANTS.

▶ **Mode d'administration, présentation, posologie :**
Administré par voie orale sous forme de comprimés à 80 mg. La dose habituelle est de 2 comprimés, répartis en 2 prises au moment des repas. On peut aller jusqu'à 3 comprimés.

▶ **Incidents, accidents :**
Dominés par les hypoglycémies (→ SULFAMIDES HYPOGLYCÉMIANTS).

▶ **Précautions, surveillance :**
→ SULFAMIDES HYPOGLYCÉMIANTS.

DIAMOX* en cardiologie

▶ **Type :**
Diurétique.

▶ **Action :**
- inhibiteur de l'anhydrase carbonique ;
- sur le rein : diurétique ;
- sur l'œil : diminue la pression intraoculaire ;
- système nerveux : baisse les sécrétions des plexus choroïdes.

▶ **Indications :**

∗ VOIE ORALE :
- rétention hydrosodée ;
- épilepsie ;
- glaucome chronique.

∗ VOIE INJECTABLE :
- glaucome aigu ;
- œdème aigu du poumon.

∗ EN URGENCE :
- insuffisance respiratoire aiguë ;
- œdèmes cérébraux ;
- éclampsie.

▶ **Contre-indications :**
- insuffisances hépatique, rénale, surrénale graves ;
- intolérance aux sulfamides.

▶ **Présentation, posologie :**
Comprimés dosées à 250 mg (*per os :* 1 à 2 comp./j).
Ampoules injectables de 5 ml dosées à 500 mg (2 à 4 amp./24 h en i.v. lente, en perfusion).

DIAMOX * O.R.L.

Voir aussi *Médicaments utilisés en ophtalmologie*

▶ **Action :**
Le *Diamox* est un diurétique, de plus il diminue la sécrétion de liquide céphalorachidien.

▶ **Indications :**
En O.R.L. il est utilisé dans le traitement du vertige de Ménière où il présente l'intérêt de diminuer la pression dans l'oreille interne.

▶ **Contre-indications :**
Il est contre-indiqué dans les insuffisances hépatiques, rénales ou surrénales graves, et en cas d'intolérance aux sulfamides.

▶ **Voies d'administration, présentation, posologie moyenne :**
- comprimés à 250 mg : 1 à 2 par jour chez l'adulte,
- injectable : i.v. lente ou perfusion 1 à 2 g/jour.
  Le traitement doit être court ou discontinu.

▶ **Incidents, accidents, surveillance :**
- paresthésies des extrémités ;
- réactions allergiques ;
- surveillance de la formule sanguine, du bilan rénal et du bilan hépatique.

▶ **Incidents :**

En cas de surdosage avec apparition d'une réaction fébrile ou syndromique, il est nécessaire de réduire les doses.

DIANE 35 *

▶ **Type :**

Inhibiteur de l'ovulation.

▶ **Action :**

– œstroprogestatif normodosé ;
– action antigonadotrope.

▶ **Indications :**

Traitement de l'hyperandrogénie chez la femme :

– séborrhée ;
– acné ;
– hirsutisme peu marqué.

▶ **Contre-indications** (→ INHIBITEURS DE L'OVULATION) :

∗ ABSOLUES :

– grossesse ;
– troubles vasculaires : maladies thromboemboliques, HTA ;
– tumeurs malignes : sein, utérus ;
– maladies hépatiques sévères.

∗ RELATIVES :

– diabète ;
– hyperlipidémie ;
– galactorrhée.

▶ **Voie d'administration, présentation, posologie :**

– Comprimés enrobés à 2 mg de cyprotérone et 0,035 mg d'éthinylœstradiol.
– Commencer au 5e jour du cycle jusqu'au 21e.
– Pause de 7 jours. Voie orale.

▶ **Précautions, surveillance, effets indésirables :**

– association médicamenteuse à éviter : barbituriques, rifampicine, antiépileptiques ;
– incidents rares et graves : hypertension, hyperlipidémie ;
– incidents plus fréquents : nausées, céphalées, mastodynie ;
– lithiase biliaire ;
– aménorrhée post-thérapeutique, hyperœstrogénie ;
– *surveillance :* poids, TA, glycémie, lipidémie, bilan hépatique.

DIAPID *

▶ **Action :**

C'est un analogue synthétique (lypressine) de l'hormone antidiurétique posthypophysaire. Il favorise la réabsorption de l'eau au niveau du tube collecteur du rein. Hormone porcine.

▶ **Indications :**

Diabète insipide central.

▶ **Contre-indications :**

Insuffisance coronarienne, terrain allergique.

▶ **Mode d'administration, présentation, posologie :**

∗ ADMINISTRÉ par pulvérisations nasales.

Le flacon contient 12 ml soit 600 UI et permet environ 80 pulvérisations, une pulvérisation correspond à 7,5 UI.

∗ LA POSOLOGIE HABITUELLE est de 3 à 6 pulvérisations par jour.

▶ **Incidents, accidents :**

Céphalées, crampes abdominales. Localement, il peut provoquer une sécheresse des muqueuses et des picotements.

▶ **Précautions, surveillance :**

Les pulvérisations doivent être séparées d'au moins 4 h. Il faut respecter un délai d'un mois après une hypophysectomie par voie rhino-septale.

La surveillance repose sur la diurèse et la clinique. La conservation de longue durée doit se faire à +4°C ; éviter la chaleur.

DIARSED *

▶ **Action, indications :**

Agit sur la fibre lisse, diminue le péristaltisme, utilisé comme traitement symptomatique de la diarrhée.

▶ **Contre-indications :**
Jeune enfant, glaucome, adénome prostatique.

Posologie :
2 à 8 comp./j.

▶ **Incidents, accidents :**
Toxicomanies lors de l'emploi au long cours, prurit, troubles du sommeil et du comportement.

DIASTER *

Voir *Anti-inflammatoires stéroïdiens généraux*

DIAZÉPAM

Voir *Valium* *

DICLOCIL *

▶ **Action :**
C'est un antibiotique dérivé des pénicillines du groupe M.

▶ **Indications :**
Infections à staphylocoques secréteurs de pénicillinase, infections à cocci gram$^+$, notamment staphylococciques (→ BÊTA-LACTAMINES).

▶ **Contre-indications, accidents :**
Ceux des pénicillines (allergie).

▶ **Présentation, posologie :**
Gélules à 125, 250, 500 mg ; sachets à 62,5 mg : 25 à 50 mg/kg/j en 3 à 4 prises.

DICLOXACILLINE

Voir *Diclocil* *

DIDRONEL *

▶ **Action :**
- Ralentit le turn-over osseux.
- Diminue la résorption osseuse.

▶ **Indications :**
Maladie de Paget, composante douloureuse.

▶ **Contre-indications :**
Arrêter le traitement en cas de fracture et attendre la consolidation complète.

▶ **Voie d'administration, présentation, posologie :**
- Comprimés sécables dosés à 200 mg.
- Dose unique 2 heures avant le repas au début (5 mg/kg/jour). 2 comprimés/24 h.

▶ **Précautions, surveillance, effets indésirables :**
- Nausées, vomissements.
- Ostéomalacie, à éviter avec dose inférieure à 10 mg/kg/j.
- Ne pas associer à un sel de Ca ou à un aliment contenant du Ca.
- Le traitement ne doit pas durer plus de 3 mois.

DIFÉTARSONE

Voir *Bémarsal* *

DIFLUREX*

▶ **Type :**
Diurétique.

▶ **Action :**
- antihypertensive ;
- diurétique comme les thiazidiques ;
- uricosurique.

▶ Indications :

- hypertension artérielle associée ou non à d'autres antihypertenseurs ;
- rétention hydrosodée.

▶ Contre-indications :

- association aux antivitamines K ;
- grossesse :
- insuffisance hépatique sévère ;
- *anurie.*
- lithiase urique et traitement de la goutte : déconseillé.

▶ Présentation :

- Comprimés dosés à 250 mg (*per os,* selon l'indication : 1 à 2 comp./j).
- Ajouter KCl (1 g/j).

▶ Effets indésirables :

- risque d'alcalose, hypokaliémie ;
- hypotension orthostatique ;
- oligo-anurie chez les malades déshydratés ou fortement hyperuricémiques ;
- hypersensibilité immuno-allergique ;
- hépatites chroniques.

DIGITALINE NATIVELLE*

▶ Type :
Cardiotonique.

▶ Action :
Celle des digitaliques à action lente et prolongée.

▶ Indications :
→ DIGITALIQUES.

▶ Présentation :

- comprimés à 0,1 mg ;
- soluté buvable à 1/1 000, V gouttes = 0,1 mg ;
- ampoules injectables à 0,2 mg.

▶ Posologie :

∗ DU FAIT DE SON ACTION LENTE ET PROLONGÉE, la *Digitaline* est utilisée préférentiellement par voie orale.

∗ TRAITEMENT D'ATTAQUE : 0,2 à 0,5 mg par jour, pendant 2 à 6 jours en fonction des résultats cliniques.

∗ TRAITEMENT D'ENTRETIEN : en moyenne 0,6 mg par semaine.

Les posologies varieront avec chaque malade et seront adaptées en fonction de chaque cas particulier.

▶ Contre-indications :
→ DIGITALIQUES.

▶ Effets indésirables :
→ DIGITALIQUES.

DIGITALIQUES

▶ Action :
Les digitaliques sont des glucosides cardiotoniques qui ont pour effet de : augmenter la contractibilité myocardique, réduire la fréquence cardiaque, ralentir la conduction intracardiaque, augmenter l'excitabilité myocardique ventriculaire.

▶ Indications :
Essentiellement l'insuffisance cardiaque et les troubles du rythme supraventriculaires.

▶ Contre-indications :

- Troubles du rythme ventriculaire, à l'exception des extrasystoles ventriculaires de l'insuffisance cardiaque décompensée non encore traitée.
- Troubles de conduction intraventriculaires ou auriculo-ventriculaires : un bloc de branche isolé, ou un bloc auriculo-ventriculaire du premier degré sont des contre-indications relatives.
- Cardiomyopathie obstructive : les digitaliques majorent l'obstacle à l'éjection.
- Les tachycardies du syndrome de Wolff-Parkinson-White sont susceptibles d'être aggravées par les digitaliques qui favorisent la conduction dans le faisceau de Kent.
- Choc électrique externe : arrêt du traitement 1 semaine auparavant.
- Troubles métaboliques : l'hypokaliémie, l'hypoxie et l'hypocalcémie abaissent le seuil de fibrillation ventriculaire déjà abaissée du fait des digitaliques qui sont donc contre-indiqués.

▶ Voies d'administration, présentation, posologie :

On peut classer les digitaliques en fonction de leur rapidité d'action et de leur durée d'action :

∗ ACTION LENTE ET PROLONGÉE :

1. La digitoxine ou digitaline :

– *Digitaline Nativelle :*
- comprimés à 0,1 mg ;
- soluté buvable à 1/1 000, V gouttes = 0,1 mg ;
- ampoules injectables à 0,2 mg.

– *Cardinatine :* comprimés à 0,1 mg de digitoxine associée à de la vitamine B_6 et à du potassium.

2. l'acétyl digitoxine : *Acylanide* (en comprimés de 0,2 mg).

3. La gitaloxine : *Cristaloxine* (en comprimés de 0,1 mg).

∗ ACTION RAPIDE ET BRÈVE :

1. La strophantine G : *Ouabaïne :*

– ampoules injectables à 0,25 mg,

– soluté buvable à 2 %, L gouttes = 20 mg.

2. Le lanatoside C : *Cédinalide :*

– ampoules injectables à 0,4 mg ;

– soluté buvable, XXX gouttes = 1 mg.

∗ ACTION ET DURÉE INTERMÉDIAIRES :

– *Coragoxine* : comprimés à 0,125 mg.

– *Digoxine :*
- comprimés à 0,25 mg ;
- ampoules injectables à 0,50 mg ;
- soluté buvable pédiatrique, 1 ml = 0,05 mg.

▶ Incidents, accidents :

L'intoxication digitalique peut se manifester par :

– *des signes extra-cardiaques :* digestifs (anorexie, nausées, vomissements) ; oculaires (dyschromatopsie au vert ou au jaune) ; neurologiques (céphalées, fatigue, vertiges) ; il faut signaler de rares manifestations allergiques et la possibilité d'une thrombopénie.

– *des signes cardiaques :* troubles du rythme et de la conduction révélées par l'électrocardiogramme.

▶ Précautions, surveillance :

– Le dépistage d'une intoxication digitalique doit être systématique chez tous les patients soumis à une digitalisation : il repose sur la recherche à l'interrogatoire des manifestations extra-cardiaques, souvent très précoces, et sur la surveillance électrocardiographique régulière permettant de dépister les signes précoces : extrasystoles isolées, bloc auriculo-ventriculaire du premier degré ou fibrillation auriculaire à rythme ventriculaire lent.

– Un moyen de surveillance simple est la fréquence cardiaque dont un ralentissement excessif doit faire craindre un surdosage.

– On peut également demander un dosage plasmatique des digitaliques en cas de suspicion de surdosage.

– Devant l'apparition de signes précoces d'intoxication digitalique, il convient d'arrêter immédiatement la thérapeutique.

DIGOXINE* en pédiatrie

▶ Action :

Tonicardiaque de choix chez l'enfant du fait de sa rapidité d'action, de sa bonne absorption digestive et de son élimination rapide.

▶ Indications :

Insuffisance cardiaque. Certains troubles du rythme.

▶ Contre-indications :

Cardiomyopathies obstructives. Prudence en cas d'insuffisance rénale, d'obstacle sur la voie gauche (coarctation de l'aorte), chez le prématuré.

▶ Voies d'administration, présentation, posologie :

∗ VOIE ORALE :

– soluté de *Digoxine* à 0,05 % (50 μg/ml) ;

– comprimés de *Coragoxine* : 125 μg ;

– comprimés de *Digoxine* : 250 μg.

∗ VOIE INTRAVEINEUSE (ou à la rigueur i.m.) : soluté injectable pédiatrique 50 μg.

∗ POSOLOGIE HABITUELLE de la Digoxine donnée PER OS, en l'absence d'insuffisance rénale : voir tableau page suivante.

Par voie veineuse : dose réduite (2/3 de la dose orale). En cas d'insuffisance rénale : doses réduites en fonction du chiffre d'urée sanguine.

▶ Incidents et accidents :

Bradycardie, vomissements bilieux, troubles du rythme à l'électrocardiogramme (allongement de PR, extrasystoles, etc.).

Poids	Dose de charge en une prise	Dose d'entretien en 2 ou 3 prises
3 à 6 kg	20 µg/kg	20 µg/kg/24 heures
6 à 12 kg	15 µg/kg	15 µg/kg/24 heures
12 à 24 kg	10 µg/kg	10 µg/kg/24 heures
au-delà de 24 kg	7 µg/kg	7 µg/kg/24 heures

▶ **Surveillance :**
Disparition des signes d'insuffisance cardiaque (polypnée, tachycardie, hépatomégalie) et amélioration de l'état général sont des signes d'efficacité. Noter les signes de surdosage. Enregistrement quotidien de l'ECG au début du traitement. Surtout contrôle de la digoxinémie (prélèvement capillaire de 2 ml sur tube hépariné juste avant une prise. Le prélèvement peut se stocker à + 4 °C pendant une douzaine d'heures). Taux thérapeutique : 3 ng/ml ± 1 (par dosage radioimmunologique).

DIGOXINE NATIVELLE *

▶ **Type :**
Digitalique cardiotonique majeur.

▶ **Action :**
Semi-lente et semi-prolongée.

▶ **Indications :**
→ DIGITALIQUES.
Utilisable en pédiatrie.

▶ **Présentation :**
- *Comprimés* à 0,25 mg (voie orale).
- *Ampoules injectables* de 2 ml à 0,50 mg (i.v.).
- *Soluté buvable* pédiatrique, 1 ml = 0,05 mg (voie orale).
- *Ampoules injectables* pédiatriques de 1 ml = 0,05 mg (i.v.).

▶ **Contre-indications :**
→ DIGITALIQUES.

▶ **Effets indésirables :**
→ DIGITALIQUES.

* ADULTE :
  - *traitement d'attaque :* 2 à 4 comp./24 h er plusieurs prises ;
  - *traitement d'entretien :* 1 comp./24 h ré parti en 2 prises.

* ENFANT (par voie orale) :
  - *dose de départ :* 0,1 à 0,3 ml/kg (0,05 à 0,15 mg) ;
  - *dose d'entretien :* 0,2 à 0,4 ml/kg (0,10 à 0,20 mg).

* PAR VOIE I.V. : même posologie que par la voie orale.

DI-HYDAN *

Voir *Antiépileptiques*

DI-HYDAN* en cardiologie

▶ **Action :**
La phénitoïne est un antiépileptique majeur commercialisé et utilisé en cardiologie comme antiarythmique, en particulier dans les aryth mies d'origine digitalique.

▶ **Indications :**
Les arythmies digitaliques : extrasystoles e tachycardie ventriculaires, tachycardies supra ventriculaires avec bloc.

▶ **Contre-indications :**
Hypersensibilité aux dérivés de l'hydantoïne

▶ **Voie d'administration, présentation, posologie :**

– Comprimés dosés à 100 mg, dose de charge de 1 g le 1er jour, 500-600 mg le 2e jour, puis 400-500 mg par jour sous contrôle des taux plasmatiques.
– La forme injectable *(Dilantin)* est exclusivement réservée à l'hôpital.

▶ **Incidents, accidents :**
Irritation veineuse (solvant alcalin), toxicité cérébelleuse par voie intraveineuse, toxicité hématologique.

▶ **Précautions, surveillance :**
Surveillance du point de perfusion, surveillance de l'électrocardiogramme : dépistage d'un bloc auriculo-ventriculaire par surdosage.

DIHYDROERGOTAMINE

▶ **Action :**
– stimulant des récepteurs adrénergiques périphériques au niveau veineux ;
– bêta-bloquant central (à doses élevées) ;
– stabilisant de l'hyperréactivité vasculaire.

▶ **Indications :**
– traitement de fond des migraines et céphalées vaso-motrices ;
– syndrome orthostatique ;
– manifestations fonctionnelles de l'insuffisance veineuse ;
– troubles neurovégétatifs au cours des traitements neuroleptiques ou antidépresseurs ;
– mégadolichocolons fonctionnels ;
– migraines cataméniales.

▶ **Contre-indications :**
– grossesse ;
– insuffisance coronarienne ;
– hypertension ;
– artérites.

Ne pas associer à la troléandomycine (T.A.O.) ou à l'érythromycine.

▶ **Présentation, voie d'administration, posologie :**
– Voir tableau I à ANTIMIGRAINEUX.
– A prendre toujours au moment des repas, jamais à jeun.
– Voie injectable : traitement de la crise de migraine.

▶ **Incidents, accidents :**
– nausées si prise à jeun ;
– précautions chez l'insuffisant rénal ou hépatique grave.

▶ **Surdosage :**
Perfusion I.V. d'héparine associée à un vaso-dilatateur (papavérine, amide nicotinique).

DIHYDROERGOTAMINE LAFARGE *

Voir *Dihydroergotamine*

DIHYDROERGOTAMINE SANDOZ *

Voir aussi *Dihydroergotamine*

▶ **Type :**
Antimigraineux.

▶ **Action :**
Sur les vaisseaux sanguins :
– stimulant des récepteurs alpha-adrénergiques ;
– stabilise l'hyperactivité du système carotidien extra-crânien.

▶ **Indications :**
– traitement de fond des migraines et céphalées vaso-motrices ;
– troubles neurovégétatifs.

▶ **Contre-indications :**
– insuffisance hépatique ou rénale sévère ;
– grossesse ;
– insuffisance cardiaque ;
– HTA mal contrôlée.

▶ Voie d'administration, présentation posologie :

– *Comprimés* dosés à 3 mg par voie orale : 1 comprimé 3 fois/24 h juste avant les repas.
– *Solution buvable* à 2 mg/ml par voie orale :
· 3 fois XXX gouttes/24 h ;
· Enfant : V à XV gouttes 3 fois par 24 h (1,5 à 4,5 mg/24 h).
– *Ampoules injectables* à 1 mg/ml : 1 ampoule/24 h en S.C. ; I.M. ; I.V.

▶ Incidents, accidents, interactions médicamenteuses :

– Ne pas associer avec T.A.O. ou érythromycine.
– Éviter avec la *Josacine*.

▶ Précautions, surveillance :
Éviter à jeun : syndrome nauséeux.

DIIODOHYDROXY-QUINOLÉINE

Voir *Direxiode* *

DILBENZYLINE*

(Non commercialisé)

▶ Type :
Antihypertenseur.

▶ Action :
Alpha-bloquant : → RÉGITINE.

▶ Indications :

– phéochromocytome ;
– états de choc ;
– maladies vasculaires périphériques : acrocyanose.

▶ Présentation :

– Comprimés : 10 mg/j (max. 200 mg/j).
– Ampoules injectables : 0,5 à 1 mg/kg en perfusion lente, dans du glucosé à 5 %.

▶ Effets indésirables :

– hypotension orthostatique ;
– tachycardie à forte dose ;
– sécheresse de la bouche, obstruction nasale, sédation.

DIMÉGAN *, DIMÉGAN RETARD *

Voir *Antihistaminiques*

DIMÉTHOXANATE

Voir *Cotrane* *

DIPHÉMANIL

Voir *Prantal* *

DIPIPERON*

▶ Type :
Neuroleptique, sédatif.

▶ Action :
Sélective sur comportement, agressivité, humeur + action normalisatrice du sommeil.

▶ Indications :

– trouble du caractère et du comportement d'origines diverses ;
– traitement de relais des psychoses chroniques.

▶ Contre-indications :
Grossesse.

▶ Présentation, administration, posologie :

– *Comprimés dosés à 40 mg*, par voie orale : selon les indications, 1/2 à 3 comp./24 h.

– *Soluté buvable à 4 %* (40 mg/ml), 1 ml = XX gouttes, X à LX gouttes/24 h.

▶ **Effets indésirables, précautions :**
→ NEUROLEPTIQUES.

DIREXIODE *

▶ **Action :**
Action locale intestinale antibactérienne et sur les protozoaires (amibe).

▶ **Indications :**
Diarrhées saisonnières, entérocolites, amibiase (forme minuta).

▶ **Contre-indications :**
Hyperthyroïdie, intolérance à l'iode.

▶ **Posologie :**
Variable selon l'étiologie : 3 à 9 comp./j.

▶ **Incidents :**
Possibilité de névrite optique et périphérique.

▶ **Précautions :**
Prudence chez l'insuffisant hépatique ou rénal.

DISPOSITIF INTRA-UTÉRIN (DIU) OU STÉRILET

▶ **Action :**
Les stérilets sont des petits appareils en matière plastique que l'on place par voie vaginale dans la cavité utérine pour assurer un effet contraceptif local. Un fil de nylon est appendu à l'extrémité inférieure du stérilet. Il ressort par l'orifice externe du col.

▶ **Indications :**
– désir d'une contraception ;
– contre-indication des contraceptifs oraux.

Contre-indications :

* ABSOLUES : infections gynécologiques présentes ou passées, fibrome sous-muqueux, grossesse, cancer de l'endomètre.

* RELATIVES : femme sans grossesse, cicatrice utérine, métrorragie ou ménométrorragie, utérus bicorne, synéchie.

▶ **Pose :**

* MATÉRIEL : spéculum, pince de Pozzi, hystéromètre, compresses, gants stériles.

* TECHNIQUE : La pose se fait sans aucune anesthésie entre le 2e et le 10e jour du cycle sur une femme en position gynécologique, détendue. Après mise en place du spéculum, on nettoie le col au moyen d'une solution antiseptique. La direction et la profondeur de l'utérus sont repérées à l'aide de l'hystéromètre, on introduit le stérilet dans l'inserteur et on le pousse dans la cavité utérine.

▶ **Surveillance :**
Les femmes doivent être de nouveau examinées 1 mois après l'insertion puis tous les 6 mois.
La femme doit vérifier la présence du DIU en repérant le fil dans le vagin.
Prévenir que les règles deviennent plus abondantes sous DIU.

▶ **Incidents et accidents :**

* LA PRISE D'ANTI-INFLAMMATOIRES diminue l'efficacité du stérilet.

* TRANSITOIRES :
– douleurs de contractions utérines ;
– hémorragies d'abondance variable ;
– expulsion du stérilet.

* PLUS GRAVES :
– endométrite, salpingite ;
– perforation utérine ;
– grossesse.

▶ **Résultats :**
L'efficacité de la méthode dépend du dispositif utilisé : 0,8 % à 5 % années femmes.

DISTILBÈNE *

▶ **Action :**
Œstrogène de synthèse.

▶ **Indications :**
– hémorragies utérines fonctionnelles ;
– cancer du sein après la ménopause ;

– troubles de la ménopause ;
– cancer de la prostate.

▶ **Contre-indications :**
– grossesse ;
– maladie thrombo-embolique ;
– cancer gynécologique et mammaire chez la femme en période d'activité génitale ;
– fibromes et polypes utérins.

▶ **Voie d'administration, présentation, posologie :**
– *Voie orale :* comprimés à 1 mg, 5 mg et 25 mg.
– *Troubles de la ménopause :* 1 à 2 mg par jour tous les 2 jours.
– *Hémorragies utérines fonctionnelles :* 2 à 5 mg par jour jusqu'à arrêt des saignements.
– *Cancer de la prostate :*
. traitement d'attaque : 4 comp./24 h, pendant quelques semaines ;
. traitement d'entretien : réduction des doses : 1 comp./24 h.

▶ **Incidents, accidents :**
– syndrome d'hyperœstrogénie ;
– adénoses vaginales et même cancers du vagin chez des filles pubères dont les mères avaient absorbé du *Distilbène* pendant la grossesse.

▶ **Surveillance :**
→ ŒSTROGÈNES.

DIURÉTIQUES en cardiologie

▶ **Action du médicament :**
Les diurétiques augmentent l'excrétion rénale du sodium et de l'eau.

▶ **Indications générales :**
– insuffisances ventriculaires gauche et droite : action sur l'œdème pulmonaire et l'œdème des membres inférieurs ;
– hypertension artérielle ;
– rétention hydrique du syndrome néphrotique, des cirrhoses décompensées ;
– insuffisance rénale aiguë et chronique.

DIFFÉRENTES CLASSES DE DIURÉTIQUES

Les diurétiques sont classés selon leur mécanisme et leur site d'action au niveau du tubule rénal.

▶ **Diurétiques hypokaliémiants :**

* FUROSÉMIDE *(Lasilix)* :
– *Mécanisme d'action :* il agit directement sur les cellules tubulaires, sur pratiquement toute la longueur du néphron.
– *Présentation :*
. comprimés dosés à 40 mg et 20 mg ;
. ampoules de 2 ml contenant 20 mg de produit, injectable en intraveineux direct ou intramusculaire ;
. seulement pour l'usage hospitalier, il existe des comprimés à 500 mg et un soluté injectable de 25 ml à 250 mg.
– *Posologie :*
. un demi-comprimé tous les 2 jours à 2 comprimés par jour ;
. en intraveineux, en urgence, la dose est fonction de l'amélioration clinique.
– *Indications :*
Insuffisance cardiaque, hypertension artérielle, insuffisance rénale.
– *Effets indésirables :*
. hypokaliémie : la prise de furosémide doit s'accompagner de la prise de potassium ;
. déshydratation, hyperuricémie, hyponatrémie.
– *Contre-indications :*
Pas de contre-indication absolue.

* ACIDE ÉTACRYNIQUE *(Édécrine)* :
– Mode d'action proche de furosémide.
– *Présentation, posologie :*
. par voie orale : 1 à 2 comprimés à 50 mg par jour ;
. forme injectable : flacons dosés à 50 mg d'acide étacrynique à diluer dans 50 ml de sérum glucosé à 5 % et à administrer par voie intraveineuse lente. Cette forme est réservée au traitement des urgences.
– *Indications et effets indésirables :* voir ci-dessus Furosémide.

* DIURÉTIQUES THIAZIDIQUES ET APPARENTÉS :
– *Site d'action :* après la branche ascendante de l'anse de Henlé. Ils agissent en inhibant la réabsorption du sodium.
– *Présentation :* voir tableau ci-dessous.
– *Posologie :* 1 à 3 comprimés *per os* par jour.

	D.C.I.	NOM COMMERCIAL	COMPRIMÉS DOSÉS (en mg)
Thiazidiques principaux	Hydrochlorothiazide Tétra chlorométhiazide Bendroflyméthiazide Polythiazide	*Ésidrex* *Chymodrex* *Naturine* *Rénèse*	25 18 5 1
Apparentés	Chlortalidone Clopamide Indapamide	*Hygroton* *Brinaldix* *Fludex*	100 20 2,5

– *Indications* : hypertension artériellle essentielle, insuffisance cardiaque, syndromes œdémateux.
– *Effets indésirables :* hypokaliémie, acidose métabolique.

⁎ INHIBITEURS DE L'ANHYDRASE CARBONIQUE, dont le chef de file est l'acétazolamide *(Diamox)* :
– comprimés à 0,25 g : 1 à 2 par jour,
– flacon dosé à 0,50 g, injectable par voie veineuse lente (1 à 2 g par jour) ;
– *indications limitées* : essentiellement glaucome, cœur pulmonaire chronique.

⁎ ACIDE TIÉNILIQUE *(Diflurex)* :
– 1 comprimés à 250 mg par jour ;
– augmente la diurèse, la natriurie, la kaliémie et est uricoéliminateur.
– *indications :* hypertension artérielle, rétentions hydrosodées.

► **Diurétiques épargnant le potassium :**
Ils agissent sur le tube contourné distal et la partie initiale du tube collecteur.

⁎ LES SPIRONOLACTONES :
– Ils s'opposent de façon spécifique à l'action de l'aldostérone.
– *Présentation et posologie :*
· Spironolactone *(Aldactone 50* ou *75) :* 1 à 2 comprimés *per os,* par jour.
· Canrénoate de potassium *(Soludactone) :*
– ampoules dosées à 100 mg et 200 mg (à diluer dans l'ampoule solvant : 2 ml) ;
– 400 mg à 600 mg par jour en perfusion ou en intraveineuse lente.
· Canrénone *(Phanurane) :* 2 à 4 gélules (dosées à 50 mg) par jour.
– *Indications :* hyperaldostéronismes secondaires et primaires, myasthénie, association aux diurétiques hypokaliémiants.
– *Effets indésirables :* hyperkaliémie (surtout s'il existe une insuffisance rénale), gynécomasties réversibles après l'arrêt de la spironolactone.

⁎ LE TRIAMTÉRÈNE *(Tériam)* :
– comprimés à 100 mg : 1 à 2 comprimés par jour *per os ;*
– propriétés proches de celles des spironolactones.

⁎ L'AMILORIDE *(Modamide)* :
– comprimés dosés à 5 mg : 1 à 2 comprimés par jour *per os ;*
– propriétés proches de celles des spironolactones.

► **Diurétiques osmotiques :** le mannitol. C'est une substance filtrée par le glomérule, mais non ou peu réabsorbée par le tubule rénal, inhibant la réabsorption d'eau :
– injection intraveineuse lente de 20 cm^3 d'une solution sursaturée de mannitol à 20 % ; toutes les 8 à 12 heures ;
– indication devant une insuffisance cardiaque sévère.

► **Autres types de diurétiques :**
Les composés organo-mercuriels et dérivés xanthiques sont peu employés.

► **Associations :**
– Des spécialités pharmaceutiques, composées d'associations de deux types de diurétiques (hypokaliémiant et épargnant le potassium), sont disponibles *(Aldactazine, Modurétic, Cyclotériam,* etc.).
– D'autres spécialités pharmaceutiques associent un diurétique à une autre substance (le plus souvent antihypertenseur).

► **Surveillance du traitement :**
Le traitement diurétique doit être suivi sur la courbe de diurèse, la courbe de poids, les signes cliniques et l'état de l'hydratation.

Au plan biologique, les principaux paramètres de la fonction rénale (urée sanguine, créatininémie) doivent être surveillés de même que les ionogrammes (potassium, sodium) sanguin et urinaire.

Enfin, le dosage régulier des protidémie, uricémie, glycémie, calcémie permet de dépister des effets indésirables du traitement.

DIURÉTIQUES D'ÉPARGNE POTASSIQUE

(*Aldactone, Phanurane, Soludactone, Modamide, Tériam*)

▶ Action :
Ce sont des diurétiques et des natriurétiques modérés provoquant une rétention rénale de potassium. L'association d'un salidiurétique augmente leur effet natriurétique tout en évitant l'hypokaliémie.

▶ Indications :
Ce sont les états d'hyperaldostéronisme secondaire, les syndromes œdémateux et l'hypertension artérielle. L'hyperaldostéronisme primaire et la myasthénie sont aussi des indications particulières.

▶ Contre-indications :
Ce sont les états d'hyperkaliémie, notamment l'insuffisance rénale, la grossesse (effet androgène).

▶ Posologie, voies d'administration :
→ chaque médicament.

▶ Incidents, accidents :
Ce sont l'hyperkaliémie, la gynécomastie, la somnolence, des rashes cutanés et des troubles digestifs.

▶ Surveillance :
Elle se fait sur des ionogrammes plasmatiques réguliers.

DIURÉTIQUES

en néphro-urologie

Les diurétiques sont classés selon leur mécanisme et leur site d'action au niveau du tubule rénal.

Les *salidiurétiques* sont des natriurétiques puissants représentés par le *Lasilix* et l'*Édécrine* agissant au niveau de l'anse de Henlé, et les thiazidiques et apparentés agissant au niveau du secteur cortical de dilution : ils inhibent la réabsorption du sodium.

Les *diurétiques d'épargne potassique* agissent au niveau du tube distal et du tube collecteur : ils s'opposent aux échanges distaux Na^+ / K^+ ou H^+.

Les associations visent à potentialiser l'effet natriurétique et à diminuer les effets secondaires.

▶ Indications générales :
Ce sont :

- les états de surcharge hydrosodée et l'insuffisance cardiaque ;
- l'H.T.A. ; ils peuvent seuls normaliser les chiffres tensionnels (thiazidiques). Ils potentialisent l'effet des autres hypotenseurs.

▶ Indications particulières :
Ce sont l'insuffisance rénale aiguë, l'hypercalcémie aiguë et le diabète insipide.

▶ Contre-indications générales :
Ce sont tous les états de déshydratation ou de fuite sodée (insuffisance surrénalienne, syndrome dysentérique, néphropathie avec perte de sel, etc.), les insuffisances hépatiques graves, les insuffisances rénales sévères (sauf le *Lasilix*). → DIURÉTIQUES D'ÉPARGNE POTASSIQUE (contre-indications).

DIURÉTIQUES OSMOTIQUES

(MANNITOL À 10 ET 20 %, GLUCOSÉ HYPERTONIQUE, URÉE)

▶ Action :
Ils diminuent la réabsorption d'eau au niveau du tube proximal ; ils ne sont pas natriurétiques.

▶ **Indications :**
Ce sont les intoxications médicamenteuses et l'œdème cérébral.

▶ **Contre-indications :**
Ce sont l'insuffisance cardiaque et l'insuffisance rénale sévère.

▶ **Incidents, accidents :**
C'est la survenue d'une surcharge hydrique chez l'insuffisant cardiaque et rénal, d'une déshydratation cellulaire (→).

▶ **Surveillance :**
Elle se fait sur le poids et la diurèse.

DOBUTREX *

▶ **Type :**
Vaso-presseur.

▶ **Action :**
Augmente la contractibilité du myocarde.

▶ **Indications :**
- syndrome de bas débit : chutes tensionnelles ;
- état de choc.

▶ **Contre-indications :**
Cardiomyopathie obstructive.

▶ **Présentation, administration, posologie :**
Poudre pour préparation injectable dosée à 280 mg, administrée en perfusion continue intraveineuse à raison de 2,5 à 10 μg/kg/mn. Ne pas dissoudre dans les solutés alcalins.

▶ **Effets indésirables :**
- nausées, céphalées, douleurs angineuses, palpitations ;
- précautions :
  - corriger une hypovolémie, une acidose, une hypoxie ;
  - prudence chez la femme enceinte.

DOGMATIL *

▶ **Type :**
Neuroleptique.

▶ **Action :**
- désinhibiteur ;
- régulateur de la vaso-motricité de la muqueuse gastrique.

▶ **Indications :**
- états névrotiques ;
- ulcère gastro-duodénal ;
- colopathies fonctionnelles ;
- migraines et vertiges.

▶ **Contre-indications :**
- phéochromocytome ;
- grossesse.

▶ **Présentation, administration, posologie :**
- *Gélules dosées à 50 mg*, par voie orale ; 2 à 6 gélules par 24 h selon les indications.
- *Soluté buvable à 500 mg* (500 mg/100 ml) par voie buccale (1 ml = XX gouttes = 5 mg). En pédiatrie : XX gouttes/kg/24 h.
- *Ampoules injectables à 100 mg*, par voie i.m. : maladie ulcéreuse gastro-intestinale en traitement d'attaque (3 ampoules/24 h pendant 1 à 2 semaines).

▶ **Effets indésirables, précautions, surdosage :**
→ NEUROLEPTIQUES.
Attention chez l'insuffisant rénal.

DOLIPOL *

▶ **Action :**
Sulfamide hypoglycémiant, il provoque une sécrétion d'insuline par le pancréas.

▶ **Indications :**
Diabète non insulinodépendant non obèse de l'adulte toujours après le régime. Test d'insulinosécrétion.

▶ **Contre-indications :**
→ SULFAMIDES HYPOGLYCÉMIANTS.

▶ **Mode d'administration, présentation, posologie :**
Habituellement utilisé par voie orale sous forme de comprimés à 500 mg. La posologie varie de 1 à 4 comprimés par jour en 2 ou 3 prises avant les repas. Il existe une forme intraveineuse sous forme d'ampoule dosée à 1 g. Elle est utilisée lors du test au tolbutamide (→).

▶ Incidents, accidents :
→ SULFAMIDES HYPOGLYCÉMIANTS.

▶ Précautions, surveillance :
→ SULFAMIDES HYPOGLYCÉMIANTS. Étant donné sa durée de vie brève et son catabolisme en métabolites inactifs, on peut l'utiliser, sous surveillance stricte, dans certaines insuffisances rénales.

DOLIPRANE *

Voir *Antalgiques*

DOMISTAN *

Voir *Antihistaminiques*

DOMPÉRIDONE

C'est le principe actif du *Peridys* et du *Motilium**, voir ces termes.

DONTOPIVALONE *

▶ Type :
Bain de bouche à base de corticoïde.

▶ Présentation et mode d'emploi :
Sachets à mélanger avec de l'eau. Laisser la solution en contact des muqueuses durant 15 à 20 secondes.

▶ Indications :
États inflammatoires de la cavité buccale. Gingivites, stomatites.

▶ Contre-indications :
Allergie.

▶ Effets indésirables :
Picotements en début de traitement. Réactions locales allergiques qui cèdent à l'arrêt du traitement.

DOPAMINE *

Voir *Antiparkinsoniens*

DOPAMINE (200 Lucien, Nativelle, Pierre Fabre) *

▶ Type :
Vaso-presseur.

▶ Action triple :
- *Cardiaque :* stimule les récepteurs β 1 du myocarde.
- *Vasculaire :* selon la dose.
- *Vaso-dilatateur* (forte et moyenne), *Vaso-constriction* (forte).

▶ Indications :
- états de choc ;
- chutes tensionnelles importantes.

▶ Contre-indications :
- phéochromocytome ;
- troubles de l'excitabilité ventriculaire ;
- états de vaso-constriction périphérique.

▶ Présentation :
Ampoules injectables dosées à 50 mg (*Dopamine Nativelle* 5 ml, *Dopamine Pierre Fabre*, 10 ml) à 200 mg (*Dopamine Lucien*, 5 ml).
Administré par voie intraveineuse en perfusion lente : 2 à 5 μg/kg/mn.

▶ Effets indésirables :
- Nausées, vomissements, troubles du rythme, vaso-constricteur périphérique, aux fortes doses uniquement.
- *Précautions avant l'emploi :* correction de l'hypovolémie, de l'hypoxémie. Ne pas diluer avec solutés alcalins. Surveillance de la tension artérielle.

DOPRAM *

▶ **Action :**
C'est un stimulant des centres respiratoires, il augmente la ventilation alvéolaire, le volume d'air courant et les échanges gazeux.

▶ **Indications :**
Insuffisance respiratoire chronique, bronchite chronique, asthme intriqué.

▶ **Contre-indications :**
Épilepsie, encombrement bronchique majeur, crise d'asthme aiguë, HTA sévère.

▶ **Voies d'administration, présentation, posologie :**

* Administré sous deux formes :
  - *Voie buccale :* gélules à 300 mg. Posologie : 1 à 2 gélules/jour.
  - *Voie parentérale :* ampoules à 60 mg et flacon à 400 mg à n'utiliser que par voie veineuse.

* La posologie est variable, mais ne doit pas dépasser 24 mg par kg de poids pendant une période qui n'excède pas 48 heures.

▶ **Incidents et accidents :**
Céphalées, vertiges, tremblements, hypertension légère, vomissements, sudation.

▶ **Précautions, surveillance :**
Il faut d'abord désemcombrer le malade, la prudence s'impose dans l'hyperthyroïdie, la surveillance repose sur l'amélioration clinique.

DOXAPRAM

Voir *Dopram* *

DOXYCYCLINE

Voir *Vibramycine* *

DRAINAGE PLEURAL

▶ **Définition :**
C'est la mise en place d'un drain dans la cavité pleurale pour assurer une évacuation permanente d'un épanchement pleural liquidien ou aérien.

▶ **Matériel et technique :**

* Le matériel comprend le nécessaire pour anesthésie locale, un bistouri, du fil, un trocart avec mandrin et un drain adapté au trocart. Il existe deux types de trocart, selon le diamètre du drain : Monaldi et Monod. Les drains sont partiellement radio-opaques pour être repérés à la radiographie. Il faut également un bocal pour recueillir l'épanchement, le bocal est éventuellement relié à un aspirateur.

* Technique : Le point de ponction est habituellement situé dans la région axillaire au niveau du 6e ou 7e espace intercostal. Après anesthésie locale de tous les plans on vérifie la présence de l'épanchement en aspirant à la seringue, l'aiguille étant dans la cavité pleurale. Avec le bistouri, on incise la peau, puis on enfonce le trocart avec le mandrin oblique en haut. Une fois la plèvre pariétale traversée, on retire le mandrin et l'épanchement s'évacue. Lorsque l'épanchement est évacué, on introduit le drain qui est poussé au maximum et le trocart est retiré. Le drain est alors fixé à la peau par un fil noué. Le drain est relié au bocal. Il faut ensuite vérifier la position du drain par une radiographie, si le drain est coudé il faut le retirer pour que son extrémité soit au niveau du sommet pulmonaire. On vérifie la perméabilité du drain lorsqu'il ne donne plus en appréciant les oscillations respiratoires du niveau liquide dans le tube en verre plongeant dans le liquide du bocal après arrêt de l'aspiration. Lorsque les oscillations ne sont plus perceptibles, on dit que le drain est exclu. Cela signifie qu'il n'est plus utile et qu'il faut le retirer.

▶ **Indications :**
Elles sont nombreuses : hémothorax, pneumothorax traumatiques, pneumothorax récidivant après exsuflation, pleurésie purulente dont l'évolution n'est pas satisfaisante avec les ponctions lavages.

▶ **Contre-indications :**
Aucune en dehors des troubles graves de l'hémostase (TP, TCK, plaquettes).

► **Incidents, accidents :**

⁎ Lors de la pose du drain : emphysème sous-cutané, hémorragie, mauvaise position du drain, plaies pulmonaires, plaies diaphragmatiques ou des organes sous-diaphragmatiques.

⁎ Lorsque le drain est posé : suppuration du point de ponction qui peut imposer l'ablation du drain, ulcération pulmonaire sur un drain trop rigide, infection de la cavité ou de l'épanchement pleural.

⁎ Enfin, à l'ablation du drain, il faut vérifier son intégrité et contrôler par la radiographie qu'il ne reste pas un fragment du drain dans la cavité pleurale. Cela imposerait une intervention chirurgicale.

► **Résultats :**
Le drainage permet d'évacuer les épanchements et d'assurer un parfait retour du poumon à la paroi sans poche résiduelle. Il faut mesurer la quantité de l'épanchement au moins quotidiennement.

DROLEPTAN *

► **Action :**
Neuroleptique sédatif, le *Droleptan* est sédatif psychomoteur, anxiolytique, antichoc, antiémétisant. Actif de façon rapide et puissante.

► **Indications :**
- En anesthésie.
- En psychiatrie : état de turbulence et d'agitation au cours des psychoses aiguës et chroniques, et dans les troubles du caractère.

► **Contre-indications :**
Grossesse.

► **Voie d'administration, présentation, posologie :**
- *Soluté buvable à 2 %* : I goutte = 1 mg.
- *Soluté injectable à 0,5 %* pour injection intramusculaire.

La posologie varie de 50 à 100 mg en moyenne mais peut aller jusqu'à 300 mg.

► **Incidents, accidents :**
Somnolence, hypotension. Risque de potentialisation par l'alcool.

► **Précautions, surveillance :**
Surveillance particulière des épileptiques. Les parkinsoniens peuvent recevoir du *Droleptan* s'ils sont sous traitement.
Surveillance de l'apparition d'un exceptionnel syndrome malin.

DULCOLAX *

► **Action, indications, contre-indications :**
→ CONTALAX.

► **Posologie :**
1 à 2 comp./j.

DUPHALAC *

► **Action :**
La lactulose (disaccharide de synthèse) est un laxatif osmotique et un « anti-hyperammoniémique » (en diminuant le pH colique et en stimulant le péristaltisme intestinal).

► **Indications :**
Constipation et encéphalopathie hépatique.

► **Contre-indications :**
Régime sans galactose.

► **Effets indésirables :**
Météorisme en début de traitement, diarrhée.

► **Voies d'administration :**
Orale ou rectale (lavements). Posologie variable selon l'âge et l'indication.

DUPHASTON *

Voir *Progestatifs*

DUSPATALIN *

► **Action :**
Spasmolytique musculotrope.

► **Indications :**
Colopathie spasmodique.

► **Posologie :**
1 à 4 comp./j. Il existe aussi des suppositoires et une forme sirop.

DYSMALGINE *

Voir *Antalgiques*

ÉCHANGES PLASMATIQUES

C'est une technique permettant de séparer et de recueillir le plasma chez un donneur. On peut ainsi fabriquer des cryoprécipités (→ HÉMOPHILIE), des immunoglobulines (→ GAMMAGLOBULINES) et de l'albumine.

On peut prélever 600 ml toutes les 4 semaines.

ÉDALÈNE *

Il s'agit de la cimétidine (un antisécrétoire H2) qui est également le composé actif du *Tagamet** (voir ce terme).

ÉDUCTYL *

▶ Action :
Les suppositoires dégagent du gaz carbonique dans le rectum et facilitent la défécation.

▶ Indications :
Constipation terminale.

ÉLAVIL *

▶ Type :
Antidépresseur tricyclique.

▶ Action :
Inhibiteur du mécanisme du transfert membranaire qui permet le recaptage de la noradrénaline.

▶ Indications, contre-indications :
→ ANTIDÉPRESSEURS TRICYCLIQUES.

▶ Présentation, administration, posologie :
Comprimés dosés à 10 mg et à 25 mg, par voie orale : 75 mg (150 mg)/24 h fractionnés en plusieurs prises.

▶ Effets indésirables, précautions :
Ne pas utiliser chez l'enfant de moins de 12 ans dans les syndromes dépressifs.

▶ Surdosage :
- réanimation ;
- traitement symptomatique.

Utilisé uniquement en milieu psychiatrique, sauf pour l'énurésie de l'enfant.

ÉLECTROCHOCS OU SISMOTHÉRAPIE OU ÉLECTROCONVULSIVOTHÉRAPIE

▶ Action :
La sismothérapie consiste à provoquer une crise d'épilepsie généralisée au moyen d'un courant électrique passant à travers l'encéphale, grâce à deux électrodes placées sur la boîte crânienne au niveau des tempes.

▶ Indications :
Elles se sont restreintes depuis quelques années, à cause du développement de chimiothérapies efficaces et de partis pris idéologiques.

∗ LEURS MEILLEURES INDICATIONS SONT :
- les mélancolies graves, délirantes, stuporeuses ou agitées, où les bons résultats obtenus rapidement permettent de les faire d'emblée ;
- les mélancolies résistantes aux psychotropes.

∗ PLUS RAREMENT, voire exceptionnellement, d'emblée et presque toujours en cas d'échec des neuroleptiques :
- dans les accès maniaques ;
- dans les schizophrénies catatoniques ;
- dans l'anorexie mentale ;
- dans les psychoses puerpérales.

▶ Contre-indications :
Elles sont exceptionnelles et surtout dues à l'anesthésie générale, actuellement systématique.

Ce sont les affections cardio-vasculaires graves :
- anévrisme aortique ;

– infarctus du myocarde récent ;
– insuffisance coronarienne évoluée ;
– les maladies emboliques sous traitement anticoagulant ;
– surtout l'hypertension intracrânienne ;
– les malformations vasculaires cérébrales.

La prise d'IMAO contre-indique les sismothérapies.

▶ Méthode :

Les sismothérapies sont faites sous anesthésie générale brève et curarisation, par séries de 3 à 12, parfois plus. En général, on débute avec 3 séances par semaine pendant 1 semaine ou 15 jours, puis on espace progressivement. Il ne faut pas interrompre dès l'amélioration mais consolider le résultat par 1 à 3 séances supplémentaires.

▶ Incidents – accidents :

Ils sont rares et, en règle générale, sans gravité.

Les accidents mortels sont exceptionnels et dus aux risques anesthésiques.

On peut observer :
– des crises convulsives ;
– un syndrome confusionnel ;
– les troubles de la mémoire sont l'inconvénient majeur ; ils sont régressifs, en règle générale mais ils sont fréquents. Ils apparaissent variés dans leur intensité, à la fois antéro et postérogrades.

▶ Précautions et surveillance :

L'électrochoc est une thérapeutique qui nécessite une anesthésie générale avec toutes ses précautions, en particulier retirer les prothèses dentaires, être à jeun et surveiller le réveil, et la présence d'un personnel entraîné, avec matériel de réanimation. Une présence au réveil est indispensable afin que le malade trouve une attitude rassurante des soignants.

EMBONATE DE PYRVINIUM

Voir *Povanyl* *

ÉMÉTINE *

C'est un alcaloïde de l'ipéca moins utilisé que la *Déhydroémétine* (→) car plus toxique.

ENALAPRIL (MALEATE)

Voir *Rénitec* *

ENCÉPHABOL *

▶ Type :

Psychostimulant.

▶ Action :

Facilite le passage du glucose à travers la barrière hémato-encéphalique et son utilisation par le neurone.

▶ Indications :

– asthénies psychiques de l'adulte et de l'enfant ;
– athérosclérose cérébrale ;
– troubles caractériels ;
– troubles de la mémoire.
– Employé également dans certaines polyarthrites inflammatoires, en remplacement du *Trolovol* (→).

▶ Voie d'administration, présentation, posologie :

– *Comprimés dragéifiés* dosés à 100 mg par voie orale : 4 à 6 comprimés/24 h.
– *Solution buvable* dosée à 1,610 g/ml, par voie orale :
  - Enfant selon l'âge : 1 à 6 cuillères à café/24 h.
  - Adulte : 2 cuillères à soupe/24 h.

▶ Incidents, accidents :

Photosensibilisation ; à fortes doses : troubles cutanés, rénaux et hématologiques.

ENDOXAN *

▶ Action :

Antimitotique, immuno-suppresseur.

► **Indications :**
- lymphomes ;
- myélomes ;
- tumeurs solides : bronche, seins, ovaires, neuroblastomes, néphroblastomes ;
- indication d'un traitement immunosuppresseur.

► **Contre-indications :**
Grossesse.

► **Voies d'administration, présentation, posologie :**
Les dragées sont dosées à 50 mg, les ampoules à 100 mg, les flacons à 500 mg à perfuser dans les 3 heures suivant leur préparation. La posologie est de 100 à 150 mg/m²/jour en cure continue, de 1 g/m² en cure intermittente. La dose totale maximale est de 8 à 10 g/m² chez l'adulte.

► **Incidents, accidents :**
- insuffisance médullaire ;
- cystite hémorragique ;
- alopécie réversible ;
- troubles digestifs.

► **Précautions, surveillance :**
Le traitement doit être interrompu lorsque le chiffre de polynucléaires neutrophiles atteint 1 500/m³ et celui de plaquettes 100 000/mm³.

ÉPAISSISSANTS DU LAIT

Les épaississants du lait sont utilisés au cours des vomissements du nourrisson, essentiellement lorsqu'il existe une anomalie cardio-tubérositaire ; béance simple du cardia ou hernie hiatale.

► **Gélopectose :**
Elle est présentée sous forme de poudre (1 cuillerée à café rase = 3,5 g). Son action est épaississante et antidiarrhéique. Il existe deux modes d'utilisation :
- dilution simple dans l'alimentation ;
- dilution dans l'eau de coupage et ébullition, puis reconstitution du lait ensuite. Ce deuxième procédé donne un épaississement plus intense.

Les concentrations employées varient suivant les cas de 1 à 5 g pour 100 ml. Son action antidiarrhéique peut entraîner une constipation importante pour les concentrations élevées.

► **Gumilk :**
Présenté également sous forme de poudre, le *Gumilk* est un épaississant dénué de pouvoir antidiarrhéique et d'apports caloriques. Le mode d'utilisation est la dilution simple dans l'alimentation. La concentration habituelle est de 1 g pour 100 ml (1 mesure = 1 g).

ÉPRAZINONE

Voir *Mucitux* *

ÉQUANIL *

► **Type :**
Carbamate tranquillisant.

► **Action :**
→ CARBAMATES.

► **Indications, contre-indications :**
→ CARBAMATES.

► **Présentation, administration, posologie :**
- *Comprimés dosés à 400 mg et 250 mg*, par voie orale :
  - *Équanil 250* : états anxieux légers (2 à 4 comp./24 h) ;
  - *Équanil 400* : autres indications (2 à 4 comp./24 h).
- *Suppositoires dosés à 400 mg*, par voie rectale ; 2 à 4 suppositoires/24 h.
- *Soluté injectable dosé à 400 mg*, ampoules de 5 ml, par voie i.m. profonde ; 1 à 3 ampoules/24 h en i.m.
- *Prémédication* : 1 ampoule 1/2 h avant l'intervention.
- *Contractures* : 1 à 2 ampoules/24 h.

► **Effets indésirables, précautions :**
→ CARBAMATES.

ERCÉFURYL 200 * ET ERCÉFURYL SUSPENSION * (NOURRISSONS ET ENFANTS)

▶ Type et action :
Le nifuroxazide est un antiseptique intestinal très faiblement absorbé par une muqueuse intestinale normale qui a une activité antibactérienne de contact.

▶ Indications :
Diarrhées aiguës paraissant d'origine bactérienne et en l'absence de signes d'invasion de la muqueuse (émissions sanglantes et purulentes).

▶ Contre-indications, effets indésirables :
Allergie au nitrofurane, prématuré et nouveau-né.

▶ Posologie :
Adulte : une gélule 4 fois/j pendant 7 jours.

ERGOTAMINE

▶ Type :
Antimigraineux.

▶ Action :
- Augmentation du tonus musculaire lisse, au niveau de la carotide externe.
- Agoniste des récepteurs, α adrénergiques et sérotoninergiques, la caféine permet d'augmenter l'absorption intestinale de l'ergotamine.

▶ Indications :
- traitement de la *crise aiguë* de *migraine* sévère ;
- céphalées vaso-motrices.

▶ Contre-indications :
- Voir ANTIMIGRAINEUX.
- Syndrome de Raynaud.
- Déconseillé chez l'enfant.

▶ Présentation, voie d'administration, posologie :
Voir tableau II à ANTIMIGRAINEUX.

▶ Incidents, accidents :
- troubles de la circulation périphérique : paresthésies, douleurs ;
- nausées, vomissements.

▶ Précautions :
- Ne pas l'administrer en traitement continu.
- N'est pas le traitement de fond de la migraine.
- Arrêter le traitement en cas d'intolérance vasculaire.

ÉRYTHROMYCINE (*Abboticine, Erythrocine, Propiocine*)

▶ Action :
C'est un antibiotique du groupe des macrolides (→), donc à spectre assez étroit.

▶ Indications :
Cocci gram+ dont les staphylocoques pénicillino-résistants, méningocoques et gonocoques, brucelles, listeria, rickettsies, mycoplasma pneumoniae. Elle est surtout utilisée dans les infections broncho-pulmonaires ; chez les sujets allergiques elle peut remplacer la pénicilline.

▶ Contre-indications :
Hypersensibilité à l'érythromycine.

▶ Présentation, posologie :

∗ *Abboticine* : comp. à 250 mg : 2 comp. X 3 ou 4/j ; comp. à croquer sécables (200 mg) : enfant, 1 comp. par 5 kg et par 24 h en 3 ou 4 prises ; granulés pour sirop : nourrisson, 1 cuil. mesure par 5 kg et par jour ; soluté i.m. : 1 amp. toutes les 8 à 12 h.

∗ *Propiocine* : comp. sécables à 500 mg : adulte, 2 à 4 comp. par jour ; sachets de granulés à 125 mg.

∗ *Érythrocine* : comp. à 500 mg, granulés en sachets-doses à 500 et 1000 mg, granulés pour sirop à 250 et 500 mg. Posologie : adultes, de 2 à 3 g/j ; enfant, 30 à 50 mg/kg/j.

▶ Incidents, accidents :
Troubles gastro-intestinaux, hépatite cholestatique (rare).

ESKACEF *

Voir *Céfradine*

ESTROGEM *

Voir *Œstrogènes*

ESTULIC *

Voir *Antihypertenseurs*

ÉTHAMBUTOL
(*Dexambutol, Myambutol*)

► **Action :**
Antibiotique antituberculeux à action bactéricide.

► **Indications :**
Tuberculose quelle qu'en soit la localisation.

► **Contre-indications :**
Névrite optique.

► **Voies d'administration, présentation, posologie :**

* ADMINISTRÉ SOUS DEUX FORMES :
– *Voie buccale :*
  · *Dexambutol* : comprimés à 250 et 500 mg ;
  · *Myambutol :* comprimés à 100 et 400 mg, soluté buvable à 2,55 g/100 ml.
– *Voie parentérale* en i.v. :
  · *Dexambutol :* amp. à 500, 1000 et 1500 mg ;
  · *Myambutol :* amp. à 400 et 1 200 mg.

* LA POSOLOGIE HABITUELLE est de 20 mg/kg /j. chez l'adulte et 25 à 30 mg/kg/j chez l'enfant. Les comprimés sont pris le matin à jeun en une prise.

► **Incidents, accidents :**
Essentiellement les troubles visuels (baisse de l'acuité visuelle, anomalie du champ visuel et de la vision des couleurs). Ils régressent habituellement à l'arrêt du traitement.

► **Précautions, surveillance :**
L'association avec des antipaludéens de synthèse, l'*Espéral* et les anti-inflammatoires sera prudente. La surveillance repose sur les bilans ophtalmologiques de départ puis au 20e jour et tous les deux mois. Cette surveillance doit être particulièrement attentive chez l'éthylique et le fumeur. L'apparition d'anomalies fait interrompre le traitement.

ÉTHINYL - ŒSTRADIOL *

► **Action :**
Œstrogène de synthèse.

► **Indications :**

* PRESCRIT SEUL : syndrome de Turner, aménorrhée primaire, métrorragies fonctionnelles, arrêt de la lactation, contraception orale postcoïtale, troubles vaso-moteurs de la ménopause.

* PRESCRIT EN ASSOCIATION AVEC UN PROGESTATIF comme contraceptif.

► **Contre-indications :**

* ABSOLUES : grossesse, maladies thrombo-emboliques, myomatose utérine, cancer de l'endomètre, cancer du sein avant la ménopause, hypertension artérielle sévère.

* RELATIVES : insuffisance cardiaque, insuffisance rénale, tabagisme, terrain migraineux, anémie.

► **Voies d'administration, présentation, posologie :**
– *Voie orale :* glossettes à 10 μg, voie sublinguale, comprimés à 50 et 500 μg.
– *Métrorragies fonctionnelles :* 500 μg à 1 mg par jour en 2 prises jusqu'à régression des troubles.
– *Arrêt de la lactation physiologique :* 100 à 150 μg/jour pendant quelques jours.
– *Contraception orale postcoïtale :* 5 mg/jour pendant 5 jours.
– *Troubles vaso-moteurs de la ménopause :* 50 à 100 μg/jour en 3 prises orales.

▶ Incidents, accidents :
Troubles digestifs, métrorragies, prise de poids, rétention hydrosodée, aggravation du cancer du sein ou de l'utérus chez la femme en période d'activité génitale, troubles thrombo-emboliques, HTA, atteintes hépatiques, troubles glucidiques.

ÉTHIONAMIDE

Voir *Trécator* *

EUGLUCAN *

Voir *Glibenclamide*

EUROBIOL *

▶ Action, indications :
Pallie l'insuffisance pancréatique externe.

▶ Posologie :
Insuffisance pancréatique externe : 1 à 3 flacons/j au moment des repas (sachets et comprimés sont moins dosés).

EUSAPRIM *

Voir *Triméthoprime sulfaméthoxazole*

EUTHYRAL *

▶ Action :
C'est une association des deux hormones thyroïdiennes actives (thyroxine et tri-iodo-thyronine).

▶ Indications :
Hypothyroïdie de toute origine, traitement freinateur du goitre simple, traitement freinateur des cancers thyroïdiens.

▶ Contre-indications :
→ HORMONES THYROÏDIENNES.

▶ Mode d'administration, présentation, posologie :

* ADMINISTRÉ par voie orale sous forme de comprimés à 20 microgrammes de L-tri-iodo-thyronine et 100 microgrammes de lévo-thyroxine.

* LA POSOLOGIE EST VARIABLE selon les cas entre 1/2 à 2 comprimés/j. Dans les cancers thyroïdiens la dose est adaptée pour freiner la TSH.

▶ Incidents, accidents :
→ HORMONES THYROÏDIENNES.

▶ Précautions, surveillance :
L'institution du traitement dans l'hypothyroïdie doit être progressive en augmentant d'I/4 de comprimé par semaine. Surveillance clinique (palpitation, douleur, sueur), électrique (ECG) et biologique (TSH).

EXLUTON *

Voir *Inhibiteurs de l'ovulation*

EXSANGUINO-TRANSFUSION

▶ Définition :
Substitution plus ou moins complète des divers constituants sanguins.

▶ Indications :
Épuration de la bilirubine dans l'ictère du nouveau-né.
Certaines complications de la drépanocytose.

▶ Réalisation chez l'enfant :

∗ MISE EN CONDITION DE L'ENFANT :
- réchauffement (incubateur, lampe) ;
- arrêt de l'alimentation, aspiration gastrique ;
- oxygénation, monitoring cardiaque ;
- ou surveillance régulière du rythme cardiaque.

∗ TECHNIQUE DE L'EXSANGUINO-TRANSFUSION :
- Choix du sang : → TRANSFUSION CHEZ LE NOUVEAU-NÉ.
- Volume de sang utilisé : 200 ml/kg (2 à 3 masses sanguines), réchauffé prudemment et additionné de gluconate de calcium (1 ml pour 100 ml d'échange) et éventuellement de substances neutralisant les anticorps du donneur (Witebsky).
- Voie d'abord habituelle : veine ombilicale dont le cathétérisme (→) est fait avec une extrême asepsie.
- Échange réalisé à l'aide d'une seringue montée sur un robinet à 4 voies permettant successivement soustraction de sang du malade-rejet-aspiration de sang du donneur-injection.

Le matériel nécessaire est un matériel à usage unique sous conditionnement spécial.
- Rythme de l'échange (suivant le poids et l'état du malade) : 30 minutes par masse sanguine ; chaque passage est de 5 ml/kg. La première seringue de sang aspiré sera utilisée pour d'éventuels examens complémentaires.

▶ Incidents et accidents :
Infection ; troubles du rythme ; hypocalcémie ; surcharge volémique avec détresse respiratoire ; entérocolite ulcéro-rétropique.

▶ Surveillance :
Pouls, température, fréquence respiratoire, couleur pendant l'échange et dans les heures qui suivent.

Reprise de l'alimentation si tout va bien trois heures après.

EXTENCILLINE *

▶ Action :
C'est une pénicilline G (→) d'action très prolongée sur 2 à 3 semaines.

▶ Indications :
Prophylaxie des rechutes du rhumatisme articulaire aigu, syphilis, pian.

▶ Contre-indications :
Allergie aux bêta-lactamines (pénicillines et céphalosporines).

▶ Présentation, posologie, précautions :
Flacons 600 000, 1 200 000 et 2 400 000 U.I.

Intramusculaire profonde (l'injection accidentelle dans une veine ou une artère peut être source de graves accidents).

La posologie varie de 600 000 à 2 400 000 U.I. toutes les 2 à 3 semaines.

EXTRAITS THYROÏDIENS

▶ Action :
C'est de la poudre de glande thyroïde qui contient l'ensemble des hormones thyroïdiennes.

▶ Indications :
Hypothyroïdies de toutes origines, traitement freinateur des goitres simples et des cancers thyroïdiens.

▶ Contre-indications :
→ HORMONES THYROÏDIENNES.

▶ Mode d'administration, présentation, posologie :
Administré par voie buccale sous forme de comprimés à 1,5 et 10 cg.

La dose est variable selon le malade et varie entre 4 et 30 cg habituellement. Dans les cancers thyroïdiens l'efficacité est jugée sur la TSH qui doit être basse. Chez l'enfant : avant 18 mois environ 6 cg/j puis 2 cg en plus par année et par jour.

▶ Incidents, accidents :
→ HORMONES THYROÏDIENNES.

▶ Précautions, surveillance :
Le faible dosage des extraits thyroïdiens permet une ascension très lente dans les hypothyroïdies sévères ou du sujet âgé. La surveillance est clinique, électrique (ECG) et biologique (TSH). Chez l'enfant doses à reconsidérer tous les 3 à 6 mois.

FARINES

Les farines ne sont pas un élément indispensable de l'alimentation du nourrisson. Plusieurs types de farine existent :

▶ Suivant leur mode de préparation :

⁎ FARINES A CUIRE : Ce sont les farines simples, issues directement des céréales, type farine de blé. Leur utilisation est difficile en raison du temps de cuisson. Elles ne doivent pas être employées avant 8 mois.

⁎ FARINES PRÉCUITES : Certaines nécessitent un temps court de cuisson. D'autres sont utilisables sans cuisson : farines instantanées les plus employées.

▶ Suivant leur composition :

⁎ CERTAINES FARINES SONT LACTÉES et ne doivent pas être diluées avec du lait mais seulement avec de l'eau.

⁎ FARINES SANS GLUTEN : dans leur composition sont exclus blé, avoine, orge, seigle.

⁎ Il existe par ailleurs de NOMBREUSES VARIATIONS DANS LES COMPOSITIONS suivant les marques.

▶ Règles d'utilisation :

L'introduction des farines doit se faire après le 3e mois. On débutera par une farine instantanée, diastasée sans gluten, donnée en décoction, c'est-à-dire en concentration très faible (1 cuillerée à café pour 150 g de lait). L'introduction de farines variées ne se fera qu'après le 5e mois. On donnera progressivement des bouillies fluides au biberon (3 à 4 cuillerées à café pour 180 g) puis vers 8 mois des bouillies épaisses (au biberon ou à la cuillère). On ne doit normalement pas donner plus d'un repas de bouillie par jour, quel que soit l'âge.

FARLUTAL *

Voir *Progestatifs*

FÉCONDATION IN VITRO (F.I.V.)

▶ Indications :

- stérilité tubaire ;
- endométriose minime ;
- stérilité inexpliquée ;
- certaines stérilités masculines ;
- stérilité dite « immunologique ».

▶ La fécondation in vitro réalise, in vitro, ce qui devrait normalement se dérouler à l'intérieur de la trompe : récupération de l'ovocyte, fécondation par les spermatozoïdes, segmentation de l'embryon et transport jusqu'à la cavité utérine où doit se faire la nidation.

FÉCONDATION INTRATUBAIRE (G.I.F.T.)

▶ Le G.I.F.T (Gamate Intra-Fallopian Transfer) consiste à stimuler l'ovulation, à récupérer des ovocytes matures et à préparer le sperme comme pour une F.I.V., mais les gamètes (ovocytes et spermatozoïdes) sont immédiatement déposés à l'intérieur des trompes de la patiente au cours du même acte cœlioscopique que l'aspiration folliculaire.

▶ Indications :

- stérilité inexpliquée ;
- stérilité masculine.

FÉLDÉNE *

Voir *Anti-inflammatoires non stéroïdiens généraux*

FENSPIRIDE

Voir *Pneumorel* *

FER

Le fer est un oligo-élément indispensable, dont la carence provoque une anémie.

▶ Sources et besoins :

Il provient essentiellement de la destruction physiologique des globules rouges ; le fer apporté par l'alimentation sert à couvrir les pertes. Les sources sont végétales (haricots, pois, lentilles) ou animales (viandes surtout). Le lait maternel en contient peu, mais il est très bien absorbé ; les laits actuels sont supplémentés en fer. Les besoins sont variables :

- chez l'enfant à terme, les besoins sont en principe couverts par les réserves et le faible fonctionnement de la mœlle pendant les 3 premiers mois, apportés par l'alimentation diversifiée ensuite ;
- chez le prématuré, la supplémentation est indispensable ;
- 1 mg/jour chez l'homme (10 mg/jour dans une alimentation normale dont 10 % sont absorbés) ;
- 2 mg/jour chez la femme en activité génitale ;
- 3 mg/jour chez la femme enceinte.

▶ Manifestations de la carence en fer :

Une carence alimentaire en fer détermine une anémie hypochrome microcytaire (→). Cette carence est surtout fréquente chez le prématuré ou l'enfant dysmature, l'enfant sous-alimenté ou mal alimenté (régime non diversifié) et la femme enceinte ; tous ces états demandent une supplémentation systématique. Les autres carences proviennent d'hémorragies chroniques.

▶ Moyens de la supplémentation :

La supplémentation en fer se fait par voie orale. Diverses préparations sont commercialisées : voir tableau.

La voie parentérale n'est utilisée que pour les hémorragies chroniques trop importantes pour que la supplémentation orale suffise *(Jectofer)*.

Quand l'anémie est importante et mal tolérée (par hémorragies), il peut être nécessaire de transfuser.

▶ Indications :

Toutes les carences en fer.

▶ Contre-indications :

- toutes les anémies hémolytiques (→) ;
- hémochromatose ;
- alcoolisme.

▶ Mode d'administration, présentation, posologie :

∗ PER OS : Les sels ferreux sont utilisés, car ils sont mieux absorbés (20 %).

L'adjonction de vitamine C facilite l'absorption en les préservant de l'oxydation.

∗ VOIE PARENTÉRALE (i.m. surtout, ou i.v.) association de fer à des macromolécules.

∗ LA POSOLOGIE est de 6 à 10 mg de fer métal/kg/jour chez l'enfant, 100 à 200 mg/jour chez l'adulte. *La durée du traitement* est fonction de la profondeur de la carence et de la persistance ou non de la cause. Elle doit être de 3 mois après normalisation de l'hémoglobine pour restaurer des réserves suffisantes.

∗ LE FER INJECTABLE n'est utilisé qu'en cas d'échec du traitement *per os*, dans certains cas particuliers (hémorragie chronique non traitable, hémodialyse).

▶ Précautions, incidents :

L'administration de fer entraîne systématiquement une coloration noire des selles. Les troubles digestifs sont assez fréquents : constipation, diarrhée ou vomissments.

Accident allergique, collapsus, « tatouage » avec le fer injectable. Il ne doit être débuté qu'après l'arrêt du fer oral, et injecté avec certaines précautions.

Les dosages de fer et de sidérophiline doivent être faits à distance de la prise de fer.

Fer (sels de)

MÉDICAMENTS	PRÉSENTATION	CONTENANCE EN FER
Ascofer	gélule	33 mg
Ferograd	comprimé	105 mg
Ferrostrane	c. à c.	33 mg
Fumafer	comprimé	66 mg
	poudre (1 dose)	33 mg
Héliofer	comprimé	25 mg
Jectofer	ampoule injectable	100 mg

FIBORAN *

▶ Action :
Antiarythmique de synthèse, utilisé dans les arythmies ventriculaires.

▶ Indications :
Les arythmies ventriculaires : extrasystolies, tachycardies ventriculaires récidivantes.

▶ Contre-indications :
→ ANTIARYTHMIQUES.

▶ Voie d'administration, présentation, posologie :
Comprimés à 50 mg. Dose habituelle : 50 à 100 mg par jour.

▶ Incidents, accidents :
Effets neurologiques : convulsions, tremblement, troubles du sommeil. Dépression myocardique ou bloc auriculo-ventriculaire, selon l'état myocardique antérieur. Agranulocytose et hépatite cholestatique très rares.

▶ Précautions, surveillance :
Surveillance de la pression artérielle et de l'électrocardiogramme.

FLABELLINE *

Voir *Méthicilline*

FLAGYL *

▶ Type, action, indications :
La métronidazole est dérivé des nitro-imidazoles ayant : a) une activité parasiticide sur : trichomonas vaginalis (urétrites, vaginites), giardia intestinalis (lamblase), et entamoeaba histolytica (amoebicide surtout tissulaire et moins de contact) ; b) une activité bactéricide sur : bacteroïdes fragilis, clostridium perfringens et d'autres anaérobies.

▶ Contre-indications :
Hypersensibilité aux imidazoles.

▶ Présentation, posologie :
Comp. sécables à 250 mg, suspension buvable, ovules, solution injectable pour perfusion. *Lambliase*, adulte : 3 à 4 comp. pendant 5 jours. *Amibiase*, adulte : 6 comp. en 3 prises pendant 7 jours. *Infections à anaérobies*, adulte : 1 à 1,5 g/j, enfant : 20 à 30 mg/kg/j.

▶ Effets indésirables :
Troubles digestifs, stomatite, rash, leucopénie, troubles neurologiques rares.

▶ Précautions :
Arrêter en cas d'ataxie, vertige ou confusion. Contrôler si besoin la formule leucocytaire. Éviter les boissons alcoolisées (effet antabuse). Ne pas associer au disulfirame ; peut potentialiser la warfarine.

FLAVOQUINE *

▶ Action :
Antipaludéen de synthèse, et aussi anti-inflammatoire et antihelminthique.
Paludisme, rhumatismes chroniques.

▶ Posologie :

∗ PALUDISME AIGU :
– *adulte :* 3 comp. à 200 mg en 1 seule fois ;
– *enfant :* 1 cg/kg (poudre aromatisée).

∗ PROPHYLAXIE DU PALUDISME : dose hebdomadaire ; 3 comp. à prolonger 6 à 8 semaines après avoir quitté la zone impaludée.

∗ LAMBLIASE ET TAENIASIS : 3 comp. chez l'adulte.

▶ Incidents, accidents :
Troubles digestifs, cutanés, sanguins.
En cas de traitement prolongé, possibilité d'atteinte cornéenne et rétinienne.

FLÉCAÏNE *

▶ Action :
Antiarythmique.

▶ Indications :
– traitement des arythmies ventriculaires ;

– prévention des tachycardies ou fibrillation auriculaire ;
– traitement des tachycardies des syndromes de Wolff-Parkinson-White.

▶ **Contre-indications :**
Voir ANTIARYTHMIQUES.

▶ **Voie d'administration, présentation, posologie :**
– Comprimés à 100 mg, un comprimé matin et soir.
– Ampoules injectables de 40 mg, pour injection intraveineuse, réservées à l'usage hospitalier.

▶ **Incidents, accidents :**
Troubles digestifs, neurologiques. Poussées d'insuffisance cardiaque, ralentissement de la conduction, rare effet arythmogène.

▶ **Précautions, surveillance :**
Prudence chez l'insuffisant cardiaque.
Surveillance de l'électrocardiogramme et de la conduction cardiaque.

FLOXYFRAL *

Voir *Antidépresseur non tricyclique non IMAO*

FLUDEX *

▶ **Type :**
Diurétique apparenté aux thiazidiques, à noyau indol.

▶ **Action :**
– antihypertenseur ;
– non diurétique à la posologie utilisée.

▶ **Indications :**
Hypertension artérielle essentielle.

▶ **Contre-indications :**
– accidents vasculaires cérébraux récents ;
– insuffisances rénale et hépatique graves.

▶ **Présentation :**
Comprimés à 2,5 mg/par voie orale. 1 seul comprimé/jour.

▶ **Effets indésirables :**
– ceux des thiazidiques ;
– allergie aux dérivés sulfamidés ;
– hypotension orthostatique ;
– hypokaliémie.

FLUOCALCIC *

▶ **Action :**
Traitement des ostéoporoses (→) avec tassement vertébral.

▶ **Posologie :**
2 comprimés par jour pendant deux ans.

▶ **Contre-indications :**
– Enfants en période de croissance.
– Ostéomalacie (→).
– Insuffisance rénale.
– Grossesse, allaitement.

▶ **Incidents-Accidents :**
– troubles digestifs ;
– douleurs articulaires.

5 - FLUOROCYTOSINE ou FLUCYTOSINE

Voir *Ancotil* *

9 α- FLUORO-HYDROCORTISONE

▶ **Action :**
C'est un produit de synthèse à action minéralocorticoïde. Il provoque une réabsorption de sodium en échange de potassium et d'ions H+ au niveau du rein.

▶ **Indications :**
Toutes les insuffisances surrénales avec déficit en aldostérone. Insuffisance surrénale primitive en association avec les glucocortcoïdes.

▶ **Contre-indications :**
Aucune. Cependant, une grande prudence s'impose en cas d'hypertension artérielle associée à l'insuffisance surrénale.

▶ **Mode d'administration, présentation, posologie :**
Il est administré par voie buccale sous forme de comprimés à 50 μg. Ces comprimés ne sont pas commercialisés, mais on les achète dans les pharmacies d'hôpitaux.

La dose habituelle est variable selon les patients entre 1 comprimé 1 jour sur 2 et 2 comprimés par jour.

▶ **Incidents, accidents :**
En cas de surdosage : hypokaliémie, rétention sodique, HTA, céphalée, nausée.

Les accidents habituels des autres corticoïdes sont exceptionnels.

▶ **Précautions, surveillance :**
Il faut trouver la dose efficace en surveillant la clinique (TA) et la biologie (ionogrammes sanguin et urinaire). En cas d'intolérance digestive prendre le relais par le *Syncortyl* pour éviter l'insuffisance surrénale aiguë.

FLUVERMAL *

▶ **Type, action :**
Le flubendazole est un antihelminthique à large spectre actif sur les nématodes.

▶ **Indications :**
Oxyurose, ascaridiase, trichocéphalose, ankylostomiase.

▶ **Contre-indications :**
Grossesse bien que les études de tératologie soient restées négatives.

▶ **Effets indésirables :**
Troubles digestifs (rares).

▶ **Posologie :**
La même pour les adultes et les enfants. Les comp. peuvent être pris avec un peu d'eau ou croqués pendant les repas.

- *Oxyurose :* 100 mg soit 1 comp. ou une cuillère à café en prise unique à répéter 15 à 20 j plus tard.
- *Autres nématodoses :* 100 mg matin et soir pendant 3 jours.

FONLIPOL *

▶ **Action :**
Hypolipidémiant par inhibition de la synthèse. Actif sur les hypertriglycéridémies et les hypercholestérolémies.

▶ **Indications :**
Hyperlipidémies de tout type après inefficacité du régime seul.

▶ **Contre-indications :**
Grossesse. Il faut éviter sa prescription dans l'insuffisance hépatique et rénale sévère.

▶ **Voie d'administration, présentation, posologie :**
Administré par voie orale sous forme de comprimés à 400 mg. Le traitement habituel comporte 6 puis 4 comprimés par jour en deux prises.

▶ **Incidents, accidents :**
Potentialisation des antivitamines K possible. Pas d'accident hépatique ou rénal connu, mais les études à long terme n'ont pas été faites selon les critères habituels.

▶ **Précautions, surveillance :**
Il est prudent de contrôler le bilan hépatique. Surveillance du régime et du bilan lipidique.

FORTAL *

Voir *Antalgiques*

FORTUM

Voir *Bêta-Lactamines*

FRAMYCÉTINE

Voir *Soframycine* *

FUCIDINE *

► **Action :**
C'est un antibiotique bactériostatique à spectre étroit : cocci gram+ et gram-.

► **Indications :**
Il est surtout utilisé contre les staphylocoques pénicillino-résistants.

► **Contre-indications :**
Infection urinaire (élimination essentiellement biliaire).

► **Présentation, posologie :**
Pommade, poudre aromatisée à usage pédiatrique, dragées : 4 à 6 dragées en 2 ou 3 prises chez l'adulte.

► **Incidents :**
Digestifs, allergiques (rares).

FUMAFER *

Voir *Fer*

FUNGIZONE *

► **Action :**
Antimycosique extrait de streptomyces nodosus.

► **Indications :**
Utilisé dans le traitement des mycoses profondes (cryptococcose, blastomycose, histoplasmose, candidose disséminée, coccidioïdomycose, aspergillose). Il est peu absorbé par voie digestive.

► **Présentation, posologie :**
- Suspension buvable pour les mycoses buccales et digestives.
- Forme gynécologique.
- En perfusion veineuse on dissout l'amphotéricine B dans 500 ml de glucosé à 5 %, en débutant par des doses de 0,25 mg/kg/j.

► **Incidents, accidents :**
La perfusion peut provoquer fièvre, frissons, céphalées, phlébite de la veine perfusée. Il y a un risque de toxicité hépatique et rénale.

FURADOÏNE *

► **Action :**
C'est un antiseptique urinaire, actif sur les bacilles Gram – : coli et protéus.

► **Indications :**
Les infections urinaires.

► **Contre-indications :**
L'insuffisance rénale à cause du risque de polynévrite.

► **Voies d'administration et posologie :**
Les comprimés sont dosés à 50 mg. La posologie est de 6 comprimés par jour chez l'adulte, 1 comprimé par 10 kilos chez l'enfant.

GAMMAGLOBULINES

Les immunoglobulines *polyvalentes* sont utilisées dans les déficits immunitaires et les immunoglobulines *spécifiques* dans certaines pathologies.

▶ Indications :

∗ LES IMMUNOGLOBULINES NON SPÉCIFIQUES pour les hypo ou agamma-globulinémies congénitales ou secondaires, pour les déficiences immunitaires face aux infections bactériennes ou virales et dans le purpura thrombopénique idiopathique de l'enfant.

∗ LES IMMUNOGLOBULINES SPÉCIFIQUES pour la prévention ou le traitement de certaines infections (par exemple, l'hépatite B, le tétanos) ou de la maladie hémolytique du nouveau-né (anti-D).

▶ Voie d'administration, présentation, posologie moyenne :

Les gammaglobulines sont injectées uniquement par voie intramusculaire, sauf dans de rares cas où la préparation permet l'administration intraveineuse (immunoglobulines du CNTS, *Veinoglobulines*). Elles doivent être conservées à + 4 °C.

∗ DIAMMAGLOBULINES 16,5 %, GAMMA 16, GAMMA T.S. : 0,3 à 0,6 ml/kg i.m. selon les indications.

∗ IgGAM : 0,5 ml/kg i.m. toutes les 2 à 3 semaines dans les déficits congénitaux.

∗ IMMUNOGLOBULINES I.V. : 0,2 g/kg toutes les 3 semaines.

∗ IMMUNOGLOBULINES SPÉCIFIQUES : La dose est variable selon la maladie.

GARDÉNAL *

Voir aussi *Antiépileptiques*

▶ Action :

Il s'agit en premier lieu d'un anticonvulsivant. Cette action s'installe assez lentement ce qui nécessite son association au *Valium* au début du traitement.

Il est peu utilisé comme sédatif. C'est un antiœdémateux (œdème cérébral).

▶ Indications :

L'épilepsie avec crises de grand mal surtout ; prévention des récidives de convulsions hyperpyrétiques ; œdème cérébral ; prévention des convulsions au décours d'une souffrance cérébrale.

▶ Contre-indications :

Surtout la myasthénie et les porphyries où le *Gardénal* est formellement contre-indiqué.

Également les insuffisances respiratoires chroniques où le *Gardénal* risque de diminuer l'efficacité respiratoire.

▶ Voie d'administration, posologie, présentation :

La voie intramusculaire peut être utilisée. Le *Gardénal* doit être injecté en intramusculaire ou intraveineuse lente.

∗ POSOLOGIE : Elle est de 0,005 g/kg/24 heures en 1 ou 2 prises. Elle doit être adaptée à la barbitémie. Des doses plus élevées (0,01 à 0,02 g/kg/24 heures) sont recommandées le premier jour de traitement.

∗ PRÉSENTATION :

- *Intramusculaire :* ampoules de 1 ml = 0,04 g, = 0,20 g.
- *Orale :* comprimés à 0,01 g (1 cg), 0,05 g, 0,10 g.

Les suspensions buvables de phénobarbital semblent instables.

▶ Incidents et accidents :

Le surdosage entraîne un coma.

Les injections intramusculaires peuvent entraîner abcès, rétractions musculaires.

Les injections intraveineuses ou artérielles risquent d'entraîner des *nécroses* importantes.

L'administration prolongée peut entraîner une hypocalcémie et un rachitisme (supplémentation systématique ou augmentation des doses de vitamine D si traitement prolongé).

▶ Précautions et surveillance :

Tout traitement par *Gardénal* doit être régulièrement surveillé cliniquement et au besoin par le dosage de la barbitémie. La barbitémie efficace est de 15 à 25 μg/ml. Le premier dosage doit être effectué, environ 10 jours après le début du traitement. Supplémentation systématique en vitamine D lors des traitements prolongés. Diminution des doses en cas d'insuffisance hépatique ou d'insuffisance rénale sévère.

GASTROPULGITE *

▶ **Action :**
Antiacide, protecteur des muqueuses digestives.

▶ **Indications :**
Traitement symptomatique des ulcères gastro-duodénaux, gastrites, reflux gastro-œsophagiens, etc.

▶ **Posologie :**
2 à 4 sachets par jour, 6 à 12 tablettes/j.

GASTROZÉPINE *

▶ **Type et action :**
La pirenzépine est un anticholinergique ayant une haute spécificité pour les récepteurs muscariniques de l'estomac ; action antisécrétoire acide.

▶ **Indications :**
Ulcère gastrique ou duodénal en poussée.

▶ **Contre-indications :**
Insuffisance rénale sévère, glaucome par fermeture de l'angle, risque de rétention d'urine par troubles urétro-prostatiques.

▶ **Posologie :**
Chez l'adulte, un comp. 1/2 heure avant les 3 repas pendant 4 semaines.

▶ **Effets secondaires :**
Sécheresse buccale (25 % des cas) et troubles de l'accommodation (8 %) qui disparaissent spontanément, tendance diarrhéique.

▶ **Précautions :**
Non recommandé pendant les 3 premiers mois de grossesse, l'allaitement, chez l'enfant de moins de 15 ans et le vieillard.

GAVAGE DUODÉNAL

▶ **Indications :**
Alimentation des grands prématurés. Détresses respiratoires. Hypoglycémie.

▶ **Matériel :**
Sonde fine, radio-opaque, à extrémité lestée.

▶ **Technique :**
Introduction par voie nasale ; pour aider au franchissement du pylore, mise en décubitus latéral droit et, si nécessaire, injection i.m. de *Primpéran* (0,5 mg/kg).

Contrôle de la bonne position par étude du pH du liquide d'aspiration (supérieur à 6, si la sonde est duodénale) et radio. Fixation solide par une « moustache » de sparadrap, fixée sur la lèvre supérieure. Changement de la sonde toutes les semaines. Le soluté d'alimentation est manipulé avec asepsie et administré à l'aide d'une pompe à débit constant (seringues ou récipients stériles changés à chaque remplissage).

Éventuellement, contrôle des résidus gastriques par une 2e sonde mise en place dans l'estomac.

▶ **Complications :**
Infection ; sténose du pylore.

GAVAGE GASTRIQUE

▶ **Indications :**
Alimentation du prématuré de poids inférieur à 2 000 grammes, des enfants de poids plus élevé présentant une détresse respiratoire, un trouble de déglutition, certains troubles digestifs graves.

▶ **Matériel :**
Sonde à gavage en plastique opaque aux rayons X et fine (Charrière 6).

▶ **Technique :**
Introduction par le nez ou la bouche (toujours par la bouche s'il existe une détresse respiratoire et chez le nouveau-né).

Enfoncement avec douceur d'une distance égale à celle qui sépare le nez de l'ombilic.

Fixation par une moustache de sparadrap.

Vérification de la position de la sonde en injectant quelques ml d'air et en auscultant l'épigastre (bruit hydro-aérique).

Vérification à renouveler avant chaque gavage.

Avant le gavage, aspiration d'un éventuel résidu gastrique.

Gavage lent à la seringue.

Entre les gavages, laisser la sonde en place, reliée à un corps de seringue (sans piston), situé au plan de l'estomac.

Changer la sonde toutes les 24 ou 48 heures.

▸ **Incidents et accidents :**
Fausses routes ; accès de cyanose (devant aire retirer la sonde).

▸ **Surveillance :**
Teint de l'enfant, signes respiratoires, volume t aspect des résidus gastriques.

GAVISCON *

Type et action :
C'est l'association d'alginate de sodium et de oicarbonate de sodium (suspension buvable) et ussi d'acide alginique et d'hydroxyde d'aluminium (granulés et comp. à mâcher). Le *Gaviscon* orme un gel visqueux qui surnage à la partie upérieure du contenu gastrique. En cas de eflux il régurgite en premier et protège la nuqueuse.

▸ **Indications :**
Pyrosis et reflux gastro-œsophagien.

Posologie :
Mâcher les comp. ou les granulés (1 sachet ou 1 à 2 comp. après les 3 repas et éventuellement le soir au coucher), puis les avaler avec 1/2 verre d'eau ou prendre 2 cuillerées à café.

▸ **Effets indésirables :**
Liés à l'aluminium : en cas de traitement de ongue durée risque de déplétion phosphorée ; *iés au carbonate de calcium* : constipation (rare) et possible hypercalcémie.

▸ **Précautions :**
Pour l'aluminium :
- attention chez les dialysés chroniques au risque d'encéphalopathie ;
- peut interférer avec l'absorption de médicaments comme la digoxine, les tétracyclines, etc.

Tenir compte des teneurs en sodium et en saccharose.

GÉLUSIL *

▸ **Action :**
Antiacide et protecteur de la muqueuse.

▸ **Indications :**
Traitement symptomatique des ulcères, gastrites, pyrosis.

▸ **Contre-indications :**
Insuffisance rénale sévère.

▸ **Précautions, effets secondaires :**
Peut interférer avec l'absorption de certains médicaments pris simultanément. Attention chez l'hémodyalisé : risque d'encéphalopathie. Risque de déplétion phosphorée en cas d'utilisation prolongée.

GENTALLINE *

▸ **Action :**
C'est un antibiotique bactéricide du groupe des aminosides (→).

▸ **Indications :**
Le spectre est large : cocci gram$^+$ et gram$^-$; bacilles gram$^-$ (collibacilles, klebsielles, proteus, pyocyaniques). Il n'est pas absorbé par voie digestive. L'élimination est rénale.

▸ **Contre-indications :**
Allergie à ce produit ou à un aminoside.

▸ **Présentation, posologie :**
Amp. injectables à 10, 40 et 80 mg.
En règle générale : 2 à 4 mg/kg/j en i.m. ou perfusion.

En intrarachidien : 0,5 mg/kg.

▸ **Incidents, accidents, précautions :**
Insuffisance rénale, atteinte cochléo-vestibulaire.

Adapter la posologie en cas d'insuffisance rénale.

GENTAMICINE

Voir *Gentalline* *

GLIBENCLAMIDE

► **Action :**
Sulfamide hypoglycémiant (→) utilisé dans le traitement du diabète sucré car il stimule la sécrétion d'insuline par le pancréas endocrine. C'est le plus puissant de tous les sulfamides hypoglycémiants.

► **Indications :**
Diabète de la maturité, non obèse, non compliqué, toujours après le régime.

► **Contre-indications :**
Celles de tous les sulfamides hypoglycémiants (→).

► **Voie d'administration, présentation, posologie :**
Administré par voie orale :
- *Daonil* (comp. à 5 mg) : 1/2 à 3 comp./j.
- *Euglucan 5* (comp. à 5 mg) : 1/2 à 3 comp./j en 1 à 3 prises par jour.

Il existe des comprimés dosés à 2,5 mg : *Hémi-Daonil* et *Miglucan* (1/2 à 3 comp./j).

► **Incidents, accidents :**
L'hypoglycémie surtout. Exceptionnellement leucopénie, thrombopénie, effet antabuse (malaise lors de l'ingestion d'alcool) et accidents allergiques cutanés mineurs.

► **Précautions, surveillance :**
Pour que le glibenclamide agisse correctement, il faut le donner 30 mn à 1 h avant les repas (délai d'action chez le diabétique). Des hypoglycémies peuvent survenir d'où l'utilité de doser les glycémies entre les repas afin de diminuer les doses éventuellement.

GLIBENÈSE *

Voir *Glipizide*

GLIBORNURIDE

Voir *Glutril* *

GLICLAZIDE

Voir *Diamicron* *

GLIFANAN *

Voir *Antalgiques*

GLIPIZIDE

► **Action :**
Sulfamide hypoglycémiant (→). Il stimule la sécrétion d'insuline par le pancréas.

► **Indications :**
Diabète non insulinodépendant de l'adulte non obèse après le régime.

► **Contre-indications :**
→ SULFAMIDES HYPOGLYCÉMIANTS.

► **Mode d'administration, présentation, posologie :**
Administré par voie orale.
- *Glibenèse* (comprimés à 5 mg) : 1/2 à 4 comp./j ;
- *Minidiab* (comprimés à 5 mg) : 1/2 à 4 comp./j ;

en 1 à 3 prises avant les repas.

► **Incidents, accidents :**
Dominés par les hypoglycémies (→ SULFAMIDES HYPOGLYCÉMIANTS).

► **Précautions, surveillance :**
→ SULFAMIDES HYPOGLYCÉMIANTS.

GLUCAGON *

► **Action :**
Hormone pancréatique hyperglycémiante en favorisant la glycogénolyse et la néo-glycogenèse hépatique. A forte dose, elle agit sur la force de contraction du muscle cardiaque.

Indications :
Essentiellement les hypoglycémies avec coma, 'injection du *Glucagon* doit être suivie d'une prise orale de sucre dès le réveil. Parfois utilisé en prémédication. Test au glucagon (→).

► **Contre-indications :**
Inefficace dans les hypoglycémies alcooliques.

► **Mode d'administration, présentation, posologie :**
Administré par voie i.m. ou s.c., plus rarement i.v., ampoule à 1 mg avec solvant.
Habituellement 1 ampoule suffit : son action est rapide (10 minutes) et brève (20 à 30 minutes), on peut la renouveler 1 fois. Chez le jeune enfant 0,5 mg est suffisant.

► **Incidents, accidents :**
A dose importante, surtout en i.v., on peut rencontrer : nausées, vomissements.

Précautions, surveillance :
Conservation à +4°C au réfrigérateur, bien agiter avant l'injection. Le contrôle de l'efficacité est clinique.

GLUCANTIME *

Type :
Antiparasitaire.

Action :
Dérivé de l'antimoniate, actif contre les leishmanioses.

Indications :
– kala-azar ;
– leishmanioses cutanées.

Voie d'administration, présentation, posologie :
Ampoules injectables de 5 ml dosées à 1,5 g.
Voie I.M. profonde : 100 mg/kg/24 h, en cure de 10 à 12 jours puis repos pendant 4 à 6 semaines. Consolidation par une autre cure.
– *Adulte* : 20 ml/60 kg en une seule fois.
– *Enfant* : 3,5 ml/10 kg en une seule fois.

► **Incidents, accidents, effets indésirables :**
Réactions fébriles, toux, vomissements.

GLUCIDORAL *

► **Action :**
Sulfamide hypoglycémiant, il fait sécréter l'insuline par le pancréas.

► **Indications :**
Diabète non insulinodépendant de l'adulte non obèse, toujours après le régime.

► **Contre-indications :**
→ SULFAMIDES HYPOGLYCÉMIANTS.

► **Mode d'administration, présentation, posologie :**
Administré par voie orale sous forme de comprimés à 500 mg.
La dose habituelle est de 1 à 2 comprimés par jour en 1 prise le matin.

► **Incidents, accidents :**
→ SULFAMIDES HYPOGLYCÉMIANTS.

► **Précautions, surveillance :**
Chez l'insuffisant rénal la prudence s'impose (→ SULFAMIDES HYPOGLYCÉMIANTS).

GLUCIMAM *

Voir *Biguanides*

GLUCOCORTICOÏDES

► **Action :**
Ce sont soit les hormones sécrétées par la surrénale (cortisone et hydrocortisone), soit des dérivés de synthèse de structure proche. Ils sont hyperglycémiants, anti-inflammatoires, ils diminuent les défenses immunitaires, ils augmentent le catabolisme protidique, ils provoquent une rétention d'eau et de sel à forte dose, ils inhibent l'absorption du Ca, provoquent une déplétion potussique.

Principales équivalences au plan anti-inflammatoires des corticoïdes les plus usités.

Dénomination commune	Nom commercial	Dose unitaire	Dose équivalente à 5 mg de Prednisone
Bétaméthasone	*Betnesol* *Celestène*	0,5 mg	0,75 mg
Méthylprednisolone	*Médrol* *Solumédrol*	4 mg 20 et 40 mg	4 mg
Prednisolone	*Solupred*	5 mg	5 mg
Hydrocortisone	*Hydrocortisone*	10 mg	20 mg
Cortisone	*Cortisone* (Acétate) injectable	5 et 25 mg 250 mg	25 mg
Dexaméthasone	*Soludécadron*	4 mg	0,75 mg

Corticoïdes per os

Dénomination commune	Nom commercial	Présentations	Équivalence
Prednisone	*Cortancyl*	30 cp. 1 mg ou 5 mg	
Prednisolone	*Hydrocortancyl*	30 cp. séc. 5 mg	5 mg = 5 mg de Prednisone
	Phortisolone	30 cp. séc. 5 mg	
	Solupred	30 cp. séc. 5 ou 20 mg	
	Solupred gouttes	20 gtes = 1 mg	
	Predniretard	30 gél. 1 mg ou 5 mg	
	Cortalugel 5	30 sachets 5 mg (+ 3,4 mEq de K+)	
	Cortalugel 20	24 cp. séc. 20 mg	
Méthyl-Prednisolone	*Médrol*	30 cp. séc. 4 mg	4 mg = 5 mg de Prednisone
	Médrocyl	30 cp. séc. 1 mg 100 cp. séc. 1 mg	
Triamcinolone	*Kénacort*	20 cp. 1 mg ou 4 mg	4 mg = 5 mg de Prednisone
Paraméthasone	*Dilar*	50 cp. séc. 2 mg	2 mg = 5 mg de Prednisone
Dexaméthasone	*Décadron*	40 cp. séc. 0,5 mg	0,75 mg = 5 mg de Prednisone
	Dectancyl	30 cp. séc. 0,5 mg	
	Betnesol	30 cp. 0,5 mg	0,75 mg = 5 mg de Prednisone
	Célestène	30 cp. 0,5 mg 20 cp. Repetabs 1 mg	
	Célestène gouttes	40 gtes = 0,5 mg	
Cortivazol	*Diaster*	30 cp. séc. 0,4 mg	0,3 mg = 5 mg de Prednisone

Hormones surrénaliennes

Hormones glucocorticoïdes		
Hydrocortisone	25 cp. 10 mg	A. 20-60 mg/j E. 1/4-1 mg/kg/j en 3 prises orales
Hydrocortisone injectable	20 amp. 25 mg Ⓗ fl. 100 mg fl. 500 mg Ⓗ	Par voie IV : A. 100-200 mg/j E. 8-16 mg/kg/j en 4 fois
Hormones minéralocorticoïdes		
*Fludrocortisone** 9 α-Fluorocortisone	cp. séc. 50 μg	25-50 μg/j en 2 prises orales
Syncortyl Désoxycortone	4 amp. 10 mg IM	Par voie IM : 5 mg/j ou tous les 2 j

Corticoïdes injectables par voie générale

Corticoïdes d'action rapide (voie IV ou IM)		
Hydrocortisone	1 fl. 100 mg IV 10 fl. 500 mg Ⓗ 20 amp. 25 mg IV Ⓗ	A. E. 10-20 mg/kg à renouveler, en IV (éventuellement IM)
Solumédrol Méthylprednisolone	1 amp. 20 mg 1 amp. 40 mg 1 amp. 120 mg	A. 40-120 mg/24 h E. 1-3 mg/kg/j
Soludécadron Dexaméthasone	3 amp. 4 mg 5 amp. 20 mg Ⓗ	A. 2-20 mg à renouveler E. 0,1-0,3 mg/kg/j
Betnésol ou Célestène Bétaméthasone	3 amp. 4 mg	A. 2-20 mg à renouveler E. 0,1-0,3 mg/kg/j
Formes retard (voie intramusculaire stricte)		
Betnésol – Dépot Bétaméthasone	1 amp. 5 mg	1 amp. /sem.
Célestène-Chronodose Bétaméthasone	1 amp. 6 mg	1 amp./sem.
Diprostène Bétaméthasone	1 amp. 7 mg	1 amp./3-4 sem.
Dépomédrol Méthylprednisolone	1 amp. 40 mg	A. 1-3 amp./10 j E. 1-2 mg/kg/10 j
Kénacort-Retard Triamcinolone	1 amp. 40 mg 1 amp. 80 mg	1-3 amp./3-4 sem.

▶ **Indications :**

Il faut distinguer :

∗ Le traitement substitutif d'une insuffisance surrénale qui repose sur la cortisone ou l'hydrocortisone. Dans ce cas, la dose de glucocorticoïdes remplace la sécrétion normale, les accidents sont donc rares, le régime sans sel inutile.

∗ Le traitement symptomatique d'états inflammatoires ou de maladies immunologiques. Dans ce cas les doses sont fortes et les accidents plus fréquents. On fait appel aux produits de synthèse. Les corticoïdes synthétiques sont utlisés pour leur effet anti-inflammatoires, anti-allergiques, immunosuppresseur.

▶ **Contre-indications :**

L'ulcère gastrique ou duodénal en poussée, les troubles psychiques sévères, la tuberculose évolutive, les infections à virus neurotrope (varicelle, zona, herpès), l'HTA, le psoriasis, les vaccins virants.

Le diabète et les antécédents d'ulcère digestif ne sont que des contre-indications relatives de même que la grossesse.

Ces contre-indications sont surtout valables pour le traitement symptomatique ; dans le traitement substitutif, il ne peut pas y avoir de contre-indication puisque ce traitement est indispensable au maintien de la vie.

▶ **Incidents, accidents :**

Cushing iatrogène, ulcère et hémorragie digestive, ostéoporose, fracture osseuse, diabète, amyotrophie, insuffisance surrénale à l'arrêt du traitement, troubles psychiques, HTA, cataracte, glaucome, corticodépendance.

Lors de traitement prolongé à doses élevées les complications sont inévitables.

▶ **Précautions et surveillance :**

Dans le traitement substitutif, il n'y a pas de précautions particulières en dehors du maintien d'un régime normalement salé, et de doubler, voire tripler les doses en cas de stress (chirurgie, infection, grossesse).

Dans le traitement symptomatique, on donne le plus souvent un pansement gastrique et on fait prendre les médicaments au milieu des repas. Le régime sans sel s'impose au-delà de 20 mg de prednisone.

Pour éviter l'insuffisance surrénale, on peut répartir les doses journalières soit 1 jour sur 2, soit en donnant le maximum le matin, moins à midi et peu ou pas le soir pour respecter l'axe hypophyso-surrénalien.

A l'arrêt du traitement, il faut diminuer les doses très progressivement voire prendre le relais par l'hydrocortisone à dose substitutive pour explorer l'axe corticotrope.

On peut associer au traitement à dose élevée du potassium, des anabolisants ou de la vitamine D *(Dédrogyl)* pour lutter contre l'ostéoporose.

GLUCOPHAGE *

Voir *Biguanides*

GLUCOSULFA *

Voir *Biguanides*

GLUTRIL *

▶ **Action :**

Sulfamide hypoglycémiant, il fait sécréter l'insuline par le pancréas.

▶ **Indications :**

Diabète non insulinodépendant de l'adulte non obèse, toujours après le régime.

▶ **Contre-indications :**

→ SULFAMIDES HYPOGLYCÉMIANTS.

▶ **Mode d'administration, présentation, posologie :**

Administré par voie orale sous forme de comprimés à 25 mg.

La dose habituelle est de 1 à 3 comprimés en 1 à 2 prises (matin et soir) avant les repas.

▶ **Incidents, accidents :**

Les hypoglycémies semblent plus rares (→ SULFAMIDES HYPOGLYCÉMIANTS).

▶ **Précautions, surveillance :**

Les métabolites étant inactifs, son utilisation avec précaution est possible en cas d'insuffisance rénale.

GOUTTES AURICULAIRES

Le traitement local des lésions inflammatoires et infectieuses du conduit auditif externe et de l'oreille moyenne fait appel aux gouttes auriculaires. Celles-ci sont composées de produits antiseptiques, anti-inflammatoires et pour certaines d'un ou plusieurs antibiotiques.

▶ Indications :

– otites externes ;
– otites moyennes aiguës et chroniques ;
– préparation aux interventions, suites opératoires.

▶ Contre-indications :

Perforations traumatiques du tympan sur oreille antérieurement saine.

▶ Posologie moyenne :

Instillations de II à VI gouttes, 1 à 3 fois par jour pendant 5 à 15 jours :

– *Antibiosynalar ;*
– *Auristan ;*
– *Auriswell ;*
– *Colicort ;*
– *Corticétine ;*
– *Osmotol* (action antalgique, à ne pas utiliser dans l'oreille moyenne donc en présence d'une perforation tympanique) ;
– *Otipax* (à ne pas utiliser s'il existe une perforation tympanique) ;
– *Panotile ;*
– *Polydexa.*

▶ Incidents :

Une sensation de cuisson lors des premières instillations.

▶ Précautions d'emploi :

En présence d'une perforation tympanique, la durée d'emploi doit être limitée à 15 jours pour les produits contenant des antibiotiques. En effet, ces antibiotiques sont dans leur majorité (*Framycétine, Néomycine, Colistine*) *ototoxiques* (risque de surdité et de vertiges). Ces gouttes doivent donc être utilisées dans des indications précises et pour un temps limité. De plus, elles ne doivent jamais être introduites sous pression.

Chez les sujets atteints d'un eczéma de l'oreille externe, elles peuvent être responsables de réactions allergiques locales.

GOUTTES OU INHALATIONS NASALES ANTISEPTIQUES ET ANTIBIOTIQUES

Les gouttes ou inhalations nasales ont une action anti-infectieuse et pour certaines anti-inflammatoire et vaso-constrictrice, et sont destinées à traiter l'obstruction nasale.

▶ Indications :

– rhinites aiguës, coryza ;
– rhino-pharyngites, rhino-bronchites ;
– otites moyennes aiguës ou chroniques ;
– traitement pré et postopératoire.

▶ Posologie :

Applications pluriquotidiennes.

– *Argicilline simple* (sans vaso-constricteur) ;
– *Argincolor* (sans vaso-constricteur, peut entraîner une coloration bleuâtre des muqueuses) ;
– *Argyrophédrine ;*
– *Balsamorhinol* (à ne pas utiliser avant 30 mois) ;
– *Balsoflétol ;*
– *Balsofumine simple et mentholée* (à ne pas utiliser avant 30 mois) ;
– *Chibro-Cadron* (contre-indication de la corticothérapie locale) ;
– *Colicort ;*
– *Génoline ;*
– *Kidargol* (coloration bleuâtre des muqueuses) ;
– *Pérubore ;*
– *Pivalone* (contre-indiqué en cas d'intolérance à la néomycine) ;
– *Prorhinel ;*
– *Rhino-Blache ;*
– *Rhino-Désocort* (ne pas utiliser chez l'enfant de moins de 4 ans et contre-indication de la corticothérapie locale) ;
– *Solucort* (contre-indication de la corticothérapie locale) ;
– *Soufrane.*

▶ Précautions :

Certains de ces produits anti-infectieux ont également une action vaso-constrictrice et sont de ce fait contre-indiqués chez le nourrisson et le jeune enfant (risque de troubles cardiaques).

GOUTTES NASALES VASO-CONSTRICTRICES

Les gouttes nasales vaso-constrictrices contiennent des sympathomimétiques et sont utilisées dans le traitement de l'obstruction nasale.

▶ Indications :

– coryzas aigus ;
– rhinites vaso-motrices ;
– rhinites saisonnières.

▶ Contre-indications :

Les enfants de moins de 6 ans. Pas d'utilisation prolongée car risque d'accidents artériels par vaso-constriction.

▶ Posologie :

1 à 4 nébulisations ou instillations par jour pendant 8 à 15 jours :

– *Aturgyl* (fénoxazoline) ;
– *Biphédrine aqueuse et huileuse ;*
– *Biphédrine hydrocortisone ;*
– *Déturgylone* (prednazoline) ;
– *Iliadine* (oxymétazoline) ;
– *Pernazène* (tymazoline) ;
– *Rhin ATP* (triphosadénine).

▶ Incidents, accidents :

Les sympathomimétiques contenus dans la plupart de ces produits interdisent leur utilisation prolongée, qui est responsable :

– d'hypertension artérielle ;
– de rhinites atrophiques irréversibles.

En cas d'intoxication des accidents neurologiques et cardio-vasculaires sont possibles.

GREFFE DE MOELLE

▶ Principe :

Le but est de restaurer une activité médullaire normale :

– soit par *Allogreffe* (le donneur et le receveur sont deux personnes différentes), et l'on doit s'assurer de l'identité HLA stricte entre donneur et receveur,
– soit par *Autogreffe* (on greffe au malade sa propre moelle prélevée avant traitement).

▶ Technique :

– L'irradiation complète et le traitement par *Endoxan* à fortes doses permettent de détruire entièrement la mœlle et le système immunitaire du receveur.
– La mœlle du donneur est prélevée par ponctions médullaires, sous anesthésie générale ou péridurale, en quantité suffisante pour obtenir entre 0,5 et 3×10^8 cellules nucléées selon le type de greffe. Elle peut être immédiatement transfusée au receveur en cas d'allogreffe, ou congelée et même traitée en cas d'autogreffe, pour être réinjectée plus tard, au moment propice.

▶ Indications :

– aplasies médullaires sévères et déficits immunitaires sévères (allogreffe) ;
– leucémies aiguës (allo ou autogreffe) ;
– tumeurs non hématologiques : la mœlle du malade est prélevée, une chimiothérapie potentiellement mortelle est alors pratiquée, suivie de la réinjection de la moelle, ce qui limite la toxicité de la chimiothérapie tout en permettant une meilleure efficacité antitumorale.

▶ Évolution, complications :

– Les premiers signes de régénération apparaissent entre le 12ᵉ et le 20ᵉ jour, après une période d'aplasie profonde.
– L'immunodépression reste importante longtemps après les allogreffes.
– Pour les allogreffes, les complications essentielles, qui entraînent le décès dans 50 % des cas, sont le rejet de la greffe et la maladie du greffon contre l'hôte (les lymphocytes du donneur reconnaissent les cellules du receveur comme étrangères et les détruisent par une réaction immunitaire cellulaire et humorale),
– Pour les autogreffes, la complication essentielle est la récidive de la maladie sous-jacente.

GRISÉFULINE *

▶ Action, indications :

C'est un antibiotique antifongique actif par voie orale sur les mycoses à dermatophytes de la peau, des ongles et du cuir chevelu (microsporum, épidermophyton, trichophyton). Il a aussi une action anti-inflammatoire, et vaso-trophique (algodystrophies post-traumatiques, syndromes vasculaires).

▶ Contre-indications :
Allergie à la griséofulvine, grossesse, porphyrie.

▶ Présentation, posologie :
Comp. à 125, 250 et 500 mg.
De 500 mg à 2 à 3 g/j selon les indications.

▶ Incidents, précautions :
Allergie, troubles digestifs, céphalées.
Surveiller l'hémogramme en cas de traitement prolongé à posologie élevée.

GRISÉFULINE RH *

▶ Type :
Anti-inflammatoire non stéroïdien spécifique.

▶ Action :
Antifongique doué de propriétés anti-inflammatoires.

▶ Indications :
- algodystrophies ;
- syndrome de Raynaud.

▶ Contre-indications :
- allergie ;
- grossesse ;
- porphyries ;
- troubles au métabolisme lipidique.

▶ Présentation, voie d'administration, posologie :
Comprimés à 250 mg, 6 à 12 comp./24 h.

▶ Effets secondaires :
- nausées, gastralgies, diarrhée, céphalées à fortes doses ;
- allergies cutanées ;
- surveillance de l'hémogramme dans les traitements de longue durée ou à doses élevées.

GRISÉOFULVINE

Voir *Griséfuline* *

GYNERGÈNE *, GYNERGÈNE CAFÉINÉ *

Voir *Ergotamine*

GYNOPHASE * GYNOVLANE *

Voir *Inhibiteurs de l'ovulation*

HALCION*

▶ **Type :**
Hypnotique non barbiturique, type benzodiazépine.

▶ **Action :**
Hypnotique rapide.

▶ **Indications :**
Insomnies.

▶ **Contre-indications :**
- myasthénie ;
- insuffisance respiratoire sévère.

▶ **Présentation, posologie, administration :**
Comprimés dosés à 0,25 mg, par voie orale : 1/2 à 1 comp./24 h selon les indications et selon l'âge (sujet âgé : diminuer les doses).

▶ **Effets indésirables :**
- potentialisation avec dépresseurs centraux.
- éviter l'absorption d'alcool.
- *incidents :* nausées et vomissements, irritabilité, anxiété.

HALDOL*

▶ **Action :**
Butyrophénone polyvalente, l'halopéridol (ou *Haldol*) est un neuroleptique polyvalent. C'est probablement le plus puissant des neuroleptiques polyvalents, sur le plan de la sédation et de la réduction des productions hallucinatoires et délirantes.

Son action est moins nette sur l'angoisse psychotique et peu efficace sur les signes déficitaires.

▶ **Indications :**
- agitations psychomotrices, en particulier les excitations maniaques (à des doses élevées, par voie intramusculaire) ;
- schizophrénies paranoïdes et psychoses hallucinatoires chroniques ;
- schizophrénies déficitaires.

L'Haldol faible est utilisé en médecine ans :
- les troubles fonctionnels digestifs ;
- les cystalgies sans cause organique ;
- les cénesthopathies.

▶ **Contre-indications :**
Cf. contre-indications des neuroleptiques.

▶ **Voie d'administration, présentation, posologie :**

∗ VOIE ORALE :
- *Comprimés à 1 mg, 5 mg et 20 mg.*
- *Gouttes buvables :*
  - solution à 0,5 ‰ (*Haldol faible*) : XL gouttes = 1 mg ;
  - solution à 2 ‰ : X gouttes = 1 mg.

∗ VOIE PARENTÉRALE (injections intramusculaires, éventuellement intraveineuses) : *Ampoules à 5 ‰*. 1 ampoule = 5 mg de principe actif.

∗ LA POSOLOGIE QUOTIDIENNE varie entre 1 mg et 60 mg en une ou plusieurs prises.

▶ **Incidents, accidents :**
Ils sont communs à tous les neuroleptiques mais ce sont en particulier les effets neurologiques extra-pyramidaux (à corriger par la prescription d'antiparkinsoniens de synthèse). Moindre incidence cardio-vasculaire que les phénothiazines.

▶ **Précautions, surveillance :**
Cf. précautions des neuroleptiques.

La posologie doit être instaurée progressivement.

HAVLANE *

Voir *Hypnotiques*

HÉMIDAONIL *

Voir *Glibenclamide*

HÉMODIALYSE PÉRIODIQUE

▶ **Définition :**
L'hémodialyse met en contact extra-corporel le sang du malade avec une solution de composition choisie à travers une membrane

semi-perméable. Elle permet l'élimination des déchets (urée, créatinine) et une correction des troubles hydro-électrolytiques.

▶ Technique :

L'abord vasculaire est réalisé soit par un shunt artério-veineux en silicone, soit en créant une fistule artério-veineuse, soit par ponction directe par désilet de gros tronc veineux. Le dialyseur peut être à plaque ou à bobine. Une réutilisation est possible. Un générateur permet la préparation automatique d'un bain chauffé et de composition souhaitée.

▶ Indications :

* DANS L'INSUFFISANCE RÉNALE AIGUË : elle est préférée à la dialyse péritonéale. La voie d'abord est généralement un désilet.

* DANS L'INSUFFISANCE RÉNALE CHRONIQUE : elle permet la survie des malades au prix de 2 à 3 séances d'épuration par semaine, et pour certains l'attente de la greffe. Les critères de la mise en œuvre de la dialyse sont soit cliniques (→ INSUFFISANCE RÉNALE CHRONIQUE), soit biologiques : clairance de la créatinine inférieure à 5 ml/mn, urée sanguine supérieure à 2 g/l, créatinine à 130 mg en permanence.

▶ Évolution :

* LE RÉGIME : une augmentation de la ration protidique est possible, le contrôle de l'eau et du sel évite des prises de poids trop importantes entre les séances. Un apport de calcium, un contrôle de l'hyperphosphorémie, et une élimination du potassium de l'alimentation sont nécessaires.

* LES COMPLICATIONS : outre l'ostéodystrophie rénale, la polynévrite, la péricardite (→ I.R.C.), l'hépatite virale doit être détectée ; elle expose les autres dialysés et le personnel médical. Le regroupement des malades ayant l'antigène Australia aux mêmes séances, les précautions habituelles et la vaccination doivent diminuer le risque d'hépatite.

HÉMOFILTRATION

C'est une technique d'épuration extra-rénale échangeant plusieurs litres d'ultra-filtrat plasmatique contre une solution de composition adéquate. L'hémofiltration ne nécessite pas de bain de dialyse et est mieux supportée sur le plan hémodynamique que l'hémodialyse.

HÉPARINE *

▶ Action :

Son action anticoagulante principale est due à la neutralisation de la thrombine directement.

Activité antithrombine III accélérée, ce qui réduit l'activation de la coagulation sous l'effet de la thrombine.

S'oppose également à la fibrinoformation (facteur FSF XIII).

▶ Indications :

- thrombose veineuse déclarée ;
- prévention des accidents thrombo-emboliques ;
- défibrination avec CIVD (coagulation intravasculaire disséminée) ;
- circulation extra-corporelle, rein artificiel, héparinisation des circuits de perfusion ;
- comme adjuvant dans l'infarctus du myocarde (séquelle), artérite chronique des membres inférieurs.

▶ Contre-indications :

- manifestations hémorragiques avec déficits des facteurs, avec purpura ;
- allergie à l'héparine ;
- lésions hémorragiques en période d'activité ;
- accidents vasculaires cérébraux (sauf embolie).

▶ Présentation, voies d'administration :

* PAR VOIE VEINEUSE *(Héparine) :*

- *Flacon* de 5 ml dosé à 5000 UI/ml.
- *Ampoules injectables* de 1 ml dosées à 5000 UI/ml.
- Soit *perfusion continue :* en général 400 à 600 UI/kg/24 h (10 000 à 80 000 UI/24 h).
- Soit en *injections discontinues* toutes les 4 heures.
- Contrôle par la mesure du temps de Howell et TCK :
  - TH : 1,5 à 2,5 fois le temps témoin ;
  - TCK : 2 à 3 fois le temps témoin.

* PAR VOIE SOUS-CUTANÉE :

- Sels de calcium ou de magnésium :
  - *Héparine calcique* (Ca^{++}) ;
  - *Calciparine* (Ca^{++}) ;
  - *Cuthéparine* (Mg^{++}) dosées à 5000 UI/ml.

– Administrer par voie s.c. au niveau de l'abdomen au-dessus des crêtes illiaques :
  . 3 injections/24 h à la dose fixée par la mesure du TH et TCA ;
  . dose de départ : 0,1 ml par 10 kg.
– *Fraxiparine* : prophylaxie de la maladie thrombo-embolique seulement.
– *Lovenox :* prophylaxie de la maladie thrombo-embolique.

▶ **Effets indésirables :**
– manifestations allergiques dues à l'héparine ;
– alopécie, décalcifications ;
– risque hémorragique majeur.

▶ **Surveillance :**
– Temps de Howell : zone thérapeutique = 1,5 à 2,5 fois le témoin ;
– TCK : 2 à 3 fois le temps témoin.

▶ **Surdosage :**
Injection de *Sulfate de protamine* qui neutralise l'*Héparine* (1 mg de *Protamine* = 100 UI d'*Héparine*).

HÉTACILLINE

Voir *Versapen* *

HEXACYCLINE *

▶ **Action :**
C'est un antibiotique bactériostatique à large spectre du groupe des tétracyclines.

▶ **Indications :**
→ TÉTRACYCLINES.

▶ **Contre-indications :**
Insuffisance hépatique ou rénale avérée.

▶ **Présentation, posologie :**
Dragées et gélules à 250 mg ; sirop.
2 gélules ou 2 dragées ou 1 cuil. à soupe 2 fois par jour chez l'adulte.

HÉXOMÉDINE *

Voir *Antiseptiques locaux*

HEXTRIL *

Voir *Antiseptiques locaux*

HICONCIL *

Voir *Amoxicilline*

HORDÉNOL *

▶ **Action, indications :**
Antidiarrhéique ganglioplégique.

▶ **Posologie :**
1 à 3 amp. *per os* ou en sous-cutané.

HORMONES THYROÏDIENNES

▶ **Action :**
Stimulation des métabolismes. Elles accélèrent le rythme cardiaque, le transit intestinal, elles augmentent le métabolisme cellulaire et la consommation d'oxygène. Augmentation du métabolisme glucides, lipides, protides.

▶ **Indications :**
Principalement les hypothyroïdies de toute étiologie ; on les utilise aussi à petite dose dans certains goitres simples dans un but freinateur. Dans les cancers thyroïdiens opérés pour bloquer la sécrétion de TSH.

Hormones thyroïdiennes

Nom commun	Nom commercial	Présentation
L-Thyroxine (T4)	*L-Thyroxine*	Gouttes : 1 goutte = 5 µg Comp. à 100 µg
Lévothyroxine (T4)	*Lévothyrox*	Comp. à 50 et 100 µg
L Iodo-thyronine (T3)	*Cynomel*	Comp. à 25 µg
Extraits thyroïdiens	*Extraits thyroïdiens*	Comp. à 1,5 et 10 cg
L Iodo-thyronine (T3) Lévo-thyroxine (T4)	*Euthyral*	Comp. à 20 µg de T3 et 100 µg de T4

T4 : demi-vie = 8 jours ;
T3 : demi-vie = 2 jours.
La dose substitutive journalière est de 100 à 125 µg/jour.

▶ **Contre-indications :**

L'insuffisance coronarienne sévère peut contre-indiquer les hormones thyroïdiennes ou en limiter la posologie. Troubles du rythme. Hyperthyroïdie.

▶ **Voie d'administration, présentation :**

Voir tableau ci-dessus.

▶ **Incidents, accidents :**

A fortes doses peuvent apparaître des signes d'hyperthyroïdies (palpitations, sueurs, diarrhées).

Dans l'hypothyroïdie, il faut craindre la survenue d'insuffisance coronarienne qui peut se décompenser. Quelques cas d'insuffisance surrénale sont décrits, en fait exceptionnels. Un diabète peut être déséquilibré.

▶ **Précautions, surveillance :**

Il faut débuter le traitement de façon progressive surtout si l'hypothyroïdie est sévère. On doit associer les bêta-bloquants en cas de coronarite. On peut associer de l'hydrocortisone pour prévenir l'insuffisance surrénale.

La surveillance porte sur les signes d'hypothyroïdie (T3, T4, T5), le goitre et les signes coronariens, notamment ECG.

▶ **Interactions médicamenteuses :**

- augmentation du besoin en insuline ou hypoglycémiants oraux,
- potentialisation : antivitamines K, tricycliques.

▶ **Sont utilisables chez l'enfant :**

- *L-Thyroxine gouttes ;*
- *Extraits thyroïdiens ;*
- *Lévothyrox* (25 à 50 µg/j ; chez l'adulte : *Lévothyrox 50 :* 1/4 à 4 comp./j ; *Lévothyrox 100 :* 1/4 à 2 comp./j.

HOSPITALISATION EN PSYCHIATRIE (DIFFÉRENTES MODALITÉS D')

Actuellement 90 % des malades mentaux sont hospitalisés dans les hôpitaux généraux, les hôpitaux spécialisés et les cliniques en « service libre », c'est-à-dire soumis au même règlement que les patients de médecine ou de chirurgie. C'est dire que le patient accepte son hospitalisation, mais peut l'interrompre quand il le désire, même contre l'avis des médecins.

Parfois le malade refuse l'hospitalisation alors même qu'il paraît être dangereux pour lui-même ou/et pour autrui ; une procédure légale d'internement est à utiliser (loi du 30 juin 1838).

Il existe deux conditions très différentes, le *placement volontaire* et le *placement d'office.*

▶ **Le placement volontaire (P.V.)** est le plus fréquemment utilisé et le plus souple.

Il convient surtout aux patients qui n'ont pas compromis la sûreté des personnes mais qui doivent être traités contre leur volonté.

Le placement est appelé « volontaire », car il est demandé par un membre de l'entourage. La nature des liens unissant le malade au demandeur n'est pas précisée.

Le dossier du placement volontaire comporte :

- Une *demande d'admission manuscrite* par la personne de l'entourage qui demande le placement. Il doit y être préciser les noms, âge, profession, adresse tant du malade que de la personne qui demande le placement ainsi que la nature des relations qui existent entre eux.

- L'*identité de la personne* signant le P.V. et de l'hospitalisé doit pouvoir être vérifiée.
- Le *certificat médical de placement* est fait par un médecin, ayant effectivement examiné le malade le jour d'établissement du certificat.

De plus le médecin ne doit pas être attaché à l'établissement, ni parent, ni allié des directeurs de l'établissement ou de la personne qui demande le placement.

C'est un certificat descriptif sans antécédent, ni diagnostic, avec une formule légale.

► **Le placement d'office (P.O.)** est réservé aux malades dangereux pour l'ordre public.

Le dossier du P.O. comprend :
- l'*arrêté du préfet* ordonnant le placement ou le *réquisitoire du maire ou du commissaire ;*
- le *certificat médical* n'est pas indispensable.

► **Une fois interné,** il existe une série de contrôles pour éviter tout internement arbitraire.
- Dans les 24 heures qui suivent l'admission, un certificat médical doit être rédigé, confirmant le caractère indispensable de l'internement.
- Un nouveau certificat médical est établi 15 jours après.
- Tous les certificats sont gardés à la direction de chaque établissement.
- Le recours peut être adressé par le malade ou toute autre personne s'intéressant à lui au président du tribunal de grande instance.

► **La sortie du malade :**

⁎ EN PLACEMENT VOLONTAIRE, elle se fait avec l'accord des médecins, mais la famille peut reprendre le patient même contre avis médical.

⁎ EN PLACEMENT D'OFFICE, les permissions et les sorties sont subordonnées à l'avis du préfet après proposition du médecin. Parfois le préfet demande une expertise avant d'autoriser la sortie ou une permission.

⁎ LES MESURES D'INTERNEMENT GARDENT LEUR ACTUALITÉ, car elles assurent une protection légale aux patients hospitalisés contre leur gré.

HUILE DE PARAFFINE

C'est un corps gras non résorbé par la muqueuse intestinale et qui agit comme laxatif mécanique. (→ LAXAMALT, LUBENTYL, LANSOYL, TRANSITOL).

HUILE DE RICIN

S'emploie comme purgatif à la dose de 1 à 3 cuillerées à soupe (15 à 45 g).

HUMATIN *

► **Action :**

Antibiotique de la famille des aminosides (→) trop néphrotoxique pour l'usage parentéral. Son spectre est large, il est également actif sur l'amibe et le trichomonas.

► **Indications :**

Diarrhées infectieuses, amœbicide de contact.

► **Présentation, posologie :**

Capsules à 250 mg (30 à 50 mg/kg/j) et ovules à 25 mg.

HYDRÉA*

► **Action :**

Antimitotique.

► **Indications :**
- leucémies myéloïdes chroniques (LMC) ;
- polyglobulie.

► **Contre-indications :**

Grossesse.

► **Voies d'administration, présentation, posologie :**

Les capsules sont dosées à 500 mg. La posologie est de 15 à 30 mg/kg/jour *per os.*

► **Accidents, incidents :**
- insuffisance médullaire ;
- troubles digestifs ;
- insuffisance rénale fonctionnelle.

► **Précautions, surveillance :**

⁎ LE TRAITEMENT DOIT ÊTRE INTERROMPU lorsque le taux de polynucléaires neutrophiles atteint 2 000/m^3 et/ou celui des plaquettes 100 000/mm^3.

∗ La posologie doit être réduite en cas d'insuffisance rénale ou hépatique.

∗ Il est indispensable de surveiller régulièrement la fonction rénale (créatininémie).

∗ Du zyloric doit être prescrit systématiquement dans le traitement d'attaque de la LMC.

HYDROCORTISONE

▶ **Action :**
C'est une des principales hormones glucocorticoïdes (→). Elle a surtout des effets métaboliques pour un potentiel anti-inflammatoire moindre.

▶ **Indications :**
Insuffisance surrénale de toute origine, aiguë ou chronique, selon la présentation. Hyperplasie des surrénales par bloc enzymatique. États de choc, œdème de Quincke. Les formes à base d'acétate d'hydrocortisone sont utilisées localement (pommade, collyre, suspension aqueuse pour infiltration) à titre d'anti-inflammatoire.

▶ **Contre-indications :**
Aucune contre-indication dans l'insuffisance surrénale, car il s'agit d'un traitement substitutif vital.

▶ **Mode d'administration, présentation, posologie :**
En dehors des formes locales deux voies sont possibles :

∗ Orale, sous forme de comprimés à 10 mg, la posologie habituelle est de 20 à 30 mg/j dans l'insuffisance surrénale chronique.

∗ Intraveineuse, sous forme d'ampoules à 100 mg, 500 mg, et 1 g d'hémisuccinate d'hydrocortisone. Il existe une forme à 25 mg réservée aux hôpitaux. La dose est injectée en i.v. directe le plus souvent. La posologie est variable selon les cas. Le délai d'action est très bref et la durée de 2 à 3 heures.

▶ **Incidents, accidents :**
Ceux des glucocorticoïdes, mais ils sont exceptionnels au cours des traitements substitutifs.

▶ **Précautions, surveillance :**
Pas de régime sans sel dans l'insuffisance surrénale. Le traitement substitutif doit être maintenu toute la vie et doublé en cas de stress.

HYDROXYCHLOROQUINE

Voir *Plaquénil* *

HYDROXYNAPHTOATE DE BÉPHÉNIUM

Voir *Alcopar* *

HYGROTON*

▶ **Type :**
Diurétique apparenté aux thiazidiques.

▶ **Action :**
- antihypertenseur ;
- salidiurétique.

▶ **Indications :**
→ thiazidiques.
Arrêt de la lactation.

▶ **Contre-indications :**
Insuffisance rénale grave.

▶ **Présentation :**
Comprimés dosés à 100 mg/par voie orale :
- 1 à 2 comp./24 h : œdèmes, HTA ;
- blocage de la lactation : 2 comp. après l'accouchement, 1 comp. 12 h. après, 2 comp./24 h les jours suivants ;
- ajouter KCl : 1 g/j.

▶ **Effets indésirables :**
→ thiazidiques.

HYPNOTIQUES

▶ **Action :**
Les hypnotiques, médicaments de l'insomnie, sont très nombreux. Beaucoup d'hypnotiques

ont un effet sédatif : ainsi les neuroleptiques sédatifs sont tous hypnotiques à doses modérées.

▶ Indications :

L'insomnie n'est qu'un symptôme et ne devrait pas bénéficier systématiquement d'un traitement.

Il importe de distinguer l'insomnie d'endormissement, l'insomnie du milieu de la nuit, l'insomnie du petit matin.

Il faut dépister une cause parfois évidente : abus de café ou de psychostimulants.

Sinon, il faut rechercher une origine médicale, ou surtout psychiatrique, (dépression, alcoolisme, délire).

Lorsqu'ils sont vraiment nécessaires, les hypnotiques doivent être prescrits pour une période brève, sans renouvellement automatique.

▶ Contre-indications :

Un hypnotique ne doit pas être donné comme traitement d'une insomnie lorsqu'elle est témoin d'une affection psychiatrique.

La myasthénie est une contre-indication de tous les hypnotiques.

∗ DES BARBITURIQUES :

- les porphyries où ils peuvent révéler la maladie par une crise douloureuse abdominale et une confusion ;
- les insuffisances respiratoires, rénales ou hépatiques ;
- l'alcoolisme car risque de confusion.

∗ LES BENZODIAZÉPINES en dehors de la myasthénie n'ont pas de contre-indications.

▶ Posologie :

Cf. Tableaux ci-après.

▶ Incidents, accidents :

∗ LES BARBITURIQUES sont responsables de plus d'incidents et d'accidents graves que les

NOM COMMERCIAL	DÉNOMINATION COMMUNE	PRÉSENTATION	POSOLOGIE JOURNALIÈRE HABITUELLE POUR UN ADULTE DE 70 kg
I – HYPNOTIQUES BARBITURIQUES			
Binoctal	Amobarbital + Sécobarbital	comp. à 0,050 g et à 0,070 g	1 comp.
Butobarbital	Butobarbital	suppo. à 0,200 g	1 suppo.
Imménoctal	Sécobarbital	comp. à 0,100 g suppo. à 0,100 g et à 0,200 g	1 comp. 1 suppo
Médomine	Heptabarbital	comp. à 0,200 g	1 comp.
Optanox	Vinylbital	comp. à 0,100 g	1 comp
Sonéryl	Butobarbital	comp. à 0,100 g	1 comp.
Sonuctane	Vinbarbital + Sécobarbital	comp. à 0,10 g et 0,05 g suppo. à 0,10 + 0,10	
Supponéryl	Butobarbital	suppo. à 0,200 g	1 suppo.
Supponoctal	Amobarbital + Sécobarbital	suppo. à 0,100 g + 0,100 g	1 suppo.
Suppoptanox	Vinylbital	suppo. à 0,200 g	1 suppo.
II – HYPNOTIQUES NON BARBITURIQUES NON BENZODIAZÉPINIQUEES			
Hémineurine	Clométiazole	comp. à 0,50 g	1 à 3 comp.
Mandrax	Méthaqualone + diphenhydramine	250 mg } par comp. 25 mg } par comp.	1 à 2 comp. (Tableau B)
Imovane	Zopiclone	comp. à 7,5 mg	1 comp.
Stilnox	Zolpiden	comp. à 10 mg	1/2 à 1 comp.

Nom commercial	Dénomination commune	Présentation	Posologie journalière habituelle pour un adulte de 70 kg
III – HYPNOTIQUES BENZODIAZÉPINIQUES (Toutes les benzodiazépines à fortes doses sont hypnotiques mais certaines ne sont utilisées que dans cet usage.)			
Halcion	Triazolam	comp. à 0,0025 g	½ à 2 comp.
Havlane	Loprazolam	comp. à 1 mg	½ à 2 comp.
Mogadon	Nitrazépam	comp. à 0,005 g suppo. à 0,010 g	½ à 1 comp.
Noriel	Flunitrazépam	comp. à 1 mg	½ à 2 comp.
Normison	Témazépam	comp. à 10 mg comp. à 20 mg	½ à 1 comp.
Nuctalon	Estazolan	comp. à 0,002 g comp. à 0,001 mg	½ à 1 comp.
Rohypnol	Flunitrazépam	comp. à 0,002 g	Très puissant ½ à 1 comp.
IV – ASSOCIATIONS			
Donormyl	Doxylamine (antihistaminique) 0,015 g Bromure de sodium 0,100 g		½ à 1 comp.
Dormopan	Hexobarbital 200 mg Cyclobarbital 125 mg Carbromal 125 mg		½ à 2 comp.
Insomnyl	Sécobarbital 0,075 g Prométhazine 0,015 g	} par gélule et par suppo.	1 comp. ou 1 suppo.
	Sécobarbital 0,050 g Prométhazine 0,010 g	} suppositoire	1 suppo. enfant
Mépronizine	Méprobamate : 0,400 g Acéprométazine : 0,010 g	} par comp.	½ à 2 comp.
Neurinase	Barbital 0,150 g Extrait de valériane	} par comp., suppo., c. à c. de sirop	
	Barbital 0,050 g Extrait de valériane	} dragées	
Noctadiol	comp. / suppo. Amobarbital 60 mg / 120 mg Sécobarbital 70 mg / 60 mg Méprobamate 250 mg / 400 mg		1 comp. ou 1 suppo.
Noctran 10	Chlorazépate 10 mg Acépromazine 0,75 mg Acéprométazine 7,5 mg	} par comprimé	1 ou 2 comp.
Nopron	Niaprazine (1 ml de sirop = 3 mg) Parahydroxybenzoate de méthyle		chez l'enfant 1 mg/kg
Reposal	comp. / suppo. Sécobarbital 0, 070 g / 0, 140 Caféine 0, 010 g / 0, 020 Ac. folique 0,0001 g / 0,0002 Enzymes pancréatiques 50000 u / – Octényl barbi. 0, 060 g / 0, 120		1 à 2 comp. 1 suppo.
Supponizine	Méprobamate 0,400 g Acéprométazine 0,050 g	par suppo.	1 suppo.
Vériane Buriat	amp. / comp. / suppo. / solution buvable Barbital 0,125 g / 0,400 g / 2,500 g Valériane 0,015 g / 0,100 g / 0,600 g		

autres hypnotiques. On peut observer des incidents mineurs : somnolence en début de journée, sensations vertigineuses, céphalées.

La dépendance aux barbituriques s'installe en quelques semaines. L'interruption détermine insomnie, rêves angoissants, irritabilité.

Il est important de ne donner que des prises discontinues et de diminuer progressivement.

⁎ Les toxicomanies aux barbituriques ne sont malheureusement pas exceptionnelles. Un effet paradoxal : l'association de stimulants aux barbituriques est retrouvée, avec prise de ceux-ci dans la journée. L'intoxication aiguë détermine une ivresse avec ébriété, manque de contrôle de soi, dysarthrie, ataxie, accès confuso-oniriques.

L'intoxication chronique par les barbituriques crée un état d'indifférence avec troubles de la mémoire et du jugement. Le sevrage doit être fait en milieu hospitalier, être très progressif, le risque de survenue de crises convulsives est important, le barbiturique doit être remplacé par du *Gardénal*, non toxicomanogène.

⁎ Les hypnotiques benzodiazépiniques entraînent peu d'abus. Certains accidents de sevrage ont été rapportés lors de l'utilisation de très fortes doses.

Le *Mandrax* et le *Nubarène* ont été inscrits au tableau B modifié, devant l'utilisation de ces produits pour ivresse.

⁎ Les intoxications aiguës sont fréquentes et particulièrement dangereuses avec les barbituriques par le coma d'apparition brutale, ou secondaire à une période d'excitation.

Toute absorption massive d'hypnotiques, surtout de barbituriques, nécessite une hospitalisation en réanimation après transport spécialisé (SAMU, pompiers).

Le pronostic est bon si le diagnostic est précoce.

▶ Précautions, surveillance :

Le traitement de l'insomnie doit être le moins souvent possible symptomatique.

Les hypnotiques barbituriques n'ont que peu d'indications.

HYPOSTAMINE *

L'*Hypostamine* freine la production d'histamine, elle diminue donc les réactions cliniques d'origine allergique.

▶ Indications :

- rhino-sinusites allergiques ;
- toux spasmodiques ;
- asthme ;
- urticaire, eczéma.

▶ Voie d'administration, présentation, posologie moyenne :

Comprimés : 2 à 10 par jour chez l'adulte, 1 à 4 chez l'enfant.

HYPOSTOP GEL *

▶ Type :

Dextrose 40 %.

▶ Action :

Hyperglycémiant.

▶ Indications :

Traitement d'urgence des hypoglycémies du diabétique.

▶ Voie d'administration, posologie :

Flacon de 80 g de gel de Dextrose. En cas d'hypoglycémie avaler 1/3 du contenu du flacon, répéter 10 mn plus tard si nécessaire.

▶ Précautions :

Traitement de l'urgence uniquement, une surveillance ultérieure, voire apport supplémentaire de sucre sont nécessaires.

▶ Contre-indications :

Hyperglycémie.

HYPERSTAT *

▶ Type :

Antihypertenseur. Réservé uniquement à l'usage hospitalier.

▶ Action :

- Mélocule thiazidique sans action diurétique.
- Vaso-dilatateur périphérique sur les artétioles.
- Hyperglycémiant et antidiurétique.
- Inhibe la contraction des muscles lisses.

▶ **Indications :**

– traitement d'urgence des crises hypertensives ;
– hypertension artérielle réfractaire aux autres hypertenseurs.

▶ **Contre-indications :**

– hypertension d'origine mécanique ;
– hypersensibilité aux thiazidiques ;
– diabète mal équilibré ;
– athérosclérose grave ;
– grossesse.

▶ **Voie d'administration, présentation, posologie :**

Ampoule injectable de 20 ml dosée à 300 mg.

Par voie I.V. stricte, en milieu hospitalier sous surveillance médicale :

– 1 ampoule poussée rapidement en 1 fois.
– 1 ampoule poussée rapidement mais en plusieurs fois jusqu'à la réduction de l'hypertension. De 4 à 24 h selon la tension artérielle.

Relais pris ensuite par les anti-hypertenseurs classiques.

▶ **Incidents, accidents, effets indésirables :**

– sensation de chaud le long de la veine ;
– céphalées, nausées, vomissements ;
– hyperglycémie et rétention hydrosodée.

▶ **Précautions, surveillance :**

– Vérifier la limpidité et l'absence de coloration.
– Utiliser avec prudence chez l'insuffisant coronaire.
– Désordres hydro-électrolytiques.
– Taux de prothrombine si sous anticoagulants.

HYPOCHOLESTÉROLÉMIANTS

▶ **Action :**

Elle est variable en fonction de la classe de médicaments. Ils peuvent diminuer l'absorption du cholestérol ou inhiber sa synthèse, de même pour les triglycérides.

▶ **Indications :**

Ce sont les hyperlipidémies, mais les médicaments ne sont qu'un complément éventuel du régime hypolipidique ou hypoglucidique selon les cas. Le traitement est surtout justifié en cas d'hypercholestérolémie non contrôlée par le régime.

▶ **Contre-indications :**

Variables selon les produits, mais de toute

Hypolipémiants

Mécanisme d'action	Nom commun	Nom commercial	Présentation	Posologie
Inhibiteur de l'absorption du cholestérol	Cholestyramine	*Questran*	Sachets de 4 g	1 à 3 sachets/jour
Inhibiteurs de la synthèse du cholestérol (réduction de 20 à 25 %) ; triglycérides 40 à 50 %	fenofibrate bezafibrate liprofibrate gemfibrozil	*Lipanthyl* *Bezifal* *Lipanor* *Lipur*	gel à 100 et 300 mg cp à 200 mg gel à 100 mg cp à 450 mg	100 à 300 mg/jour 600 mg en3 prises 1 gél./jour 2 cp/jour
Réduction du cholestérol 10 à 15 % triglycérides 25 à 45 %	clofibrate	*Athérolip 500* *Clofibral* *Clofibrem* *Lipavlon 500* *Normolipol* *Lipenan*	cp à 500 mg cp à 500 mg cp à 500 mg cp à 500 mg cp à 500 mg cp à 450 mg	3 à 4 cp/jour
mal connu mal connu	probucol tradenol benfluorex	*Lurselle* *Fonlipol* *Médiator*	cp à 250 mg cp à 400 mg cp à 150 mg	4 cp/j en 2 prises 4 cp/jour 3 cp/jour
inhibition de la synthèse hépathique du cholestérol	simvastatine	*Zocor* *Lodales*	cp à 20 mg cp à 20 mg	½ à 2 cp/jour ½ à 2 cp/jour

façon dans l'insuffisance hépatique sévère et grossesse, et insuffisance rénale.

▶ Voie d'administration, présentation, posologie : voir page précédente.

Il s'agit de traitement symptomatique qui devra donc être poursuivi toute la vie.

▶ Incidents, accidents, précautions, surveillance :

Voir chaque classe de produit. Le *Questran* est à part mais clofibrate et dérivés des fibrates ont les mêmes effets secondaires (*Clofibrate, Lipanthyl*).

Lurselle, Fonlipol et *Médiator* sont d'une application moindre. Les plus efficaces sont les dérivés des fibrates et la simvastatine ; le *Questran* et le *Clofibrate* ensuite.

ICACINE *

Voir *Áminosides*

IDARAC *

Voir *Antalgiques*

IDULIAN *

Voir *Antihistaminiques*

IKARAN *

Voir *Dihydroergotamine*

IMODIUM *

▶ **Action :**
Le lopéramide est un analogue structurel des opiacés utilisé comme antidiarrhéique. Il a une activité antisécrétoire et ralentit le transit colique.

▶ **Indications :**
Traitement symptomatique des diarrhées aiguës et chroniques du nourrisson et de l'adulte.

▶ **Posologie :**
Dans une diarrhée aiguë de l'adulte : 2 gélules d'emblée puis une autre après chaque selle non moulée ; *diarrhée chronique :* 1 à 8 gélules.

IMOVANE *

Voir *Hypnotiques*

IMUREL*

▶ **Définition :**
Antimitotique, immunosuppresseur.

▶ **Indications :**
- prévention du rejet de greffe ;
- maladies auto-immunes.

▶ **Voies d'administration, présentation, posologie :**
Les comprimés sont dosés à 50 mg.
Suivant les maladies, la posologie varie de 100 à 300 mg/m²/jour.

▶ **Contre-indications, incidents, accidents, précautions, surveillance :**
→ PURINÉTHOL.

INDOCID *

▶ **Type :**
Anti-inflammatoire non stéroïdien.

▶ **Action :**
- antalgique (++)
- antipyrétique (+) ;
- anti-inflammatoire.

▶ **Indications :**
Tous les syndromes inflammatoires en poussées.

▶ **Contre-indications :**
→ ANTI-INFLAMMATOIRES NON STÉROÏDIENS.
Allergie à l'acide acétylsalicylique et à l'indométacine.

▶ **Présentation, administration, posologie :**
- *Gélules* à 25 mg, par voie orale ; 3 à 6 gélules par 24 h en 3 prises au moment des repas.
- *Suppositoires* dosés à 50 mg et à 100 mg, par voie rectale : le soir au coucher, 1 seul à 100 mg/(gélules dans la journée).
- *Suspension buvable* dosée à 500 mg/100 ml (comme gélules).

▶ **Effets indésirables :**

- ceux des anti-inflammatoires non stéroïdiens ;
- réactions oculaires, brouillard visuel, douleurs orbitales ;
- réactions auditives, bourdonnements ;
- en suppositoires, précautions si antécédents de rectorragies.

INDUCTEURS DE L'OVULATION

Les plus couramment utilisés sont :

- *Clomid* * (→) ;
- *les gonadotrophines* ;
- *pompe à LHRH.*

▶ **Action :**

Les gonadotrophines humaines (HMG) extraites d'urines de femmes ménopausées à fonction FSH prédominante ou FSH pure agissent sur la maturation et la sécrétion des follicules ovariens.

Les HCG à fonction LH déclenchent l'ovulation. Chez l'homme, induction de spermatogenèse en cas de déficit en LH.

▶ **Indications :**

- ovarite polykystique (*Clomid*) ;
- aménorrhées hypo-estrogénique d'origine hypothalamique (pompe à LHRH) ;
- stérilité par anovulations (gonadotrophine) d'origine hypothalamique ou hypophysaire. L'ovaire doit être fonctionnel.

▶ **Contre-indications :**

- ovarite scléro-kystique ;
- tumeur hypophysaire ;
- grossesse ;
- hyperprolactinémie.

▶ **Modes d'administration, présentation, posologie :**

- *Inductor* (amp. 75 UI).
- HMG : *Néo-Pergonal* (amp. 75 UI par i.m.), *Humégon* (amp. 75 UI par i.m.).
- HCG : *Gonadotrophines chorioniques* (amp. 500 UI, 1000 UI, 5000 UI par i.m.).
- Les *doses efficaces* sont variables d'une femme à l'autre et chez une même femme d'une cure à l'autre.
- *Clomid :* 50 mg × 2/j de J2 à J7.
- LHRH par voie sous-cutanée ou IV.

On commence toujours par une petite dose. Œstradiolémie au 6e jour, augmentation d'1 ampoule tous les 4 jours jusqu'à un maximum de 4 par jour si l'œstradiolémie idéale n'est pas atteinte (600 à 1000 pg/ml).

L'ovulation sera déclenchée par injection intramusculaire de HCG (*Gonadotrophine chorionique Endo : 5000 UI*).

Si l'œstradiolémie est trop élevée ne pas faire l'HCG, arrêter le traitement.

▶ **Incidents et accidents :**

- hyperstimulation ovarienne : douleurs abdominales, kystes ovariens bilatéraux, rupture de kyste, ascite, hydrothorax, estradiolémie trop élevée ;
- grossesses multiples (30 %) ;
- choc allergique.

▶ **Surveillance :**

Surveillance clinique et biologique quotidienne, volume ovarien, œstradiolémie. Si possible en milieu hospitalier.

La pompe à LHRH est utilisée dans les stérilités par aménorrhée suprahypophysaire. L'ovulation est induite par une sécrétion pulsatile de LHRH au moyen d'une pompe portable.

La LHRH utilisée est une hormone naturelle synthétique à demi-vie très courte. L'utilisation de cette hormone est différente de celle des « agonistes LHRH ».

Échotomographie : kystes, épanchement dans le Douglas, ascite, etc.

INFILTRATIONS ARTICULAIRES

▶ **Action :**

Elles sont destinées à introduire un médicament, la plupart du temps un dérivé cortisoné, au sein ou au pourtour d'une articulation douloureuse (soit par arthrose, soit par arthrite).

▶ **Indications :**

Les arthroses en poussée, les arthrites périphériques dans certains cas, les tendinites.

▶ **Contre-indications :**

Infections locales, tuberculose, diabète déséquilibré.

► **Méthodes :**

Une *asepsie rigoureuse* est indispensable. Les mains de l'opérateur doivent être désinfectées de même que l'articulation à infiltrer avec de l'alcool iodé ou de la *Bétadine.* Le matériel doit être parfaitement stérile. Les embouts de seringue et d'aiguille doivent être flambés avant d'être ajustés. L'infiltration se fait seringue montée. Moins il y a de manipulations, mieux c'est. Les meilleures préparations sont donc celles où le liquide est déjà contenu dans la seringue. Pour les petites articulations on se sert d'aiguilles à intraveineuses. Pour les grosses articulations, les aiguilles à intramusculaires suffisent. Après l'infiltration un léger pansement compressif peut être utile.

► **Présentation :**

Il existe deux types de liquide : les *solutions*, qui agissent vite mais diffusent rapidement ; les *suspensions,* qui agissent plus lentement et peuvent provoquer des réactions douloureuses ressemblant à une crise de goutte ; mais leur diffusion au reste de l'organisme est minime.

► **Incidents, accidents :**

Localement, il faut redouter une *infection articulaire,* phlegmon articulaire qui est une urgence chirurgicale et médicale. Des ruptures tendineuses sont possibles. En général, il peut y avoir réveil d'une infection, gastralgies, voire réveil d'un ulcère gastro-duodénal, troubles du métabolisme sodé.

► **Précautions :**

Régime peu salé pendant le traitement. Il faut par ailleurs limiter le nombre d'infiltrations et leur rythme. Ne pas dépasser 5 infiltrations à raison de 1 par semaine ou tous les 10 jours. Cette règle peut être transgressée mais le moins souvent possible.

INHIBITEURS CALCIQUES

► **Action :**

Ce sont des antagonistes du calcium, qui inhibent la pénétration des ions calciques dans la cellule musculaire. Le calcium est nécessaire (par le biais du métabolisme de l'ATP) à la contraction musculaire. Les antagonistes du calcium ont donc une action myorelaxante. Ils diminuent la contractibilité myocardique et les résistances vasculaires.

► **Indications :**

– angine de poitrine ;
– essentiellement l'angor de Prinzmétal, dû à un spasme coronarien ;
– hypertension artérielle essentielle pour l'*Adalate LP* et le *Loxen.*

► **Les principaux inhibiteurs calciques** *utilisés sont :*

∗ LE NIFÉDIPINE *(Adalate) :*
– capsules de 10 mg ;
– 1 capsule 3 fois par jour en moyenne ;
– comprimés à libération prolongée à 20 mg (2 comp./j.).
– *effets indésirables rares* (céphalées, nausées, œdèmes des membres inférieurs, etc.).

∗ LE DILTIAZEM *(Tildiem) :*
– comprimés de 60 mg ;
– 1 comprimé 3 fois par jour ;
– *effets indésirables :* bradycardie, œdème des membres inférieurs, asthénie ;
– *précautions,* du fait du risque de bradycardie importante, *lors de l'association à un bêta-bloquant ou à l'amiodarone.*

∗ LE VÉRAPAMIL *(Isoptine) :*
– gélules de 120 mg et comprimés de 40 mg et 240 mg (80 mg à 240 mg par jour) ;
– ampoules (5 mg) à injecter en intraveineux lent ;
– *contre-indiqué* en cas de bloc auriculo-ventriculaire et de traitement par les bêta-bloquants ;
– mais a une bonne action sur les tachycardies supraventriculaires et extrasystoles ventriculaires.

∗ LE BÉPRIDIL *(Cordium) :*
– comp. à 100 mg ;
– 1 comp. 3 fois par jour ;
– effets indésirables : troubles digestifs, torsades de pointe.

∗ NICARDIPINE *(Loxen) :*
– comprimés à 20 mg ;
– 1 comprimé 2 à 3 fois par jour ;
– effets indésirables : bouffées vasomatrices ;
– antihypertenseur.

INHIBITEURS DE L'ENZYME DE CONVERSION DE L'ANGIOTENSINE (LOPRIL *, CAPTOLANE *, RENITEC *)

▶ Action ;

Ils diminuent les taux d'angiotensine II qui est vasoconstrictrice et qui entraîne une rétention hydrosodée en stimulant la sécrétion d'aldostérone.

▶ Indications :

Antihypertenseurs.

▶ Contre-indications :

Allergie connue, grossesse.

▶ Voie d'administration, présentation, posologie :

∗ CAPTOPRIL (*Lopril, Captolane*) :
- comprimés dosés à 25 et 50 mg ;
- *posologie* : 50 à 150 mg/jour.

∗ ÉNALAPRIL (MALÉATE) (Renitec)
- comprimés dosés à 20 mg.
- *posologie* : 10 à 40 mg/jour.

▶ Surveillance :

Kaliémie et fonction rénale.

▶ Incidents, accidents :

Asthénie, hypotension orthostatique, troubles digestifs, hyperkaliémie si association à un diurétique épargneur de potassium, élévation de la créatininémie.

INHIBITEURS DE LA MONO-AMINE OXYDASE (I.M.A.O.)

▶ Action :

Les antidépresseurs inhibiteurs de la mono-amine oxydase sont peu utilisés car ils ont de nombreuses contre-indications. Ils sont difficiles à manier, mais leurs inconvénients ont été souvent exagérés. Ils peuvent encore rendre de précieux services dans des indications précises.

▶ Indications :

Ils restent schématiquement indiqués :
- comme antidépresseurs de seconde intention après échec des autres types d'antidépresseurs ;
- lors de la contre-indication des autres antidépresseurs ;
- dans les dépressions à expression asthénique, phobique, et obsessionnelle ;
- dans certaines algies importantes.

▶ Contre-indications :
- hypertension artérielle et antécédents vasculaires cérébraux ;
- insuffisance hépatique ;
- antécédents de toxicomanie ;
- alcoolisme chronique.

∗ CERTAINES SUBSTANCES SONT CONTRE-INDIQUÉES DE FAÇON ABSOLUE :
- les amphétamines, les anorexigènes ;
- toutes les amines sympathicomimétiques dont les vaso-presseurs utilisés par voie générale ou locale (les gouttes nasales) ou utilisés en association avec les anesthésiques locaux.

(Même l'hypotension n'autorise aucun recours aux vaso-constricteurs comme l'*Heptaminol.*) ;
- les morphiniques ;
- les β-stimulants, les β-bloquants, les α-stimulants et bloquants ;
- les hypotenseurs ;
- l'association aux antidépresseurs tricycliques est, au moins en France, considérée comme une interdiction ; un délai de 15 jours minimum est nécessaire après l'arrêt des IMAO ;
- les anesthésiques généraux, sauf urgence absolue ;
- les barbituriques ;
- tous les aliments contenant de la tyramine doivent être exclus en raison des risques hypertensifs ;
- certains fromages fermentés, surtout les boissons alcoolisées, en particulier la bière, les fèves, les aliments fumés, les abats de volailles, les bananes, le chocolat.

▶ Posologie :

Voir tableau page suivante.

Le traitement débute à petites doses, en général 1 comp., puis est augmenté progressivement. Il faut savoir attendre 15 jours avant d'obtenir un effet.

Nom commercial	Dénomination commune internationale	Présentation	Dose adulte de 70 kg/24 h
Marsilid	Iproniazide	comp. à 50 mg	25 à 100 mg
Niamide	Nialamide	comp. à 25 mg et à 100 mg	25 à 300 mg
Tylciprine	Tranylcypromine	comp. à 10 mg	10 à 40 mg

▶ **Incidents, accidents :**

∗ Certains recoupent ceux des tricycliques :
- sécheresse de la bouche, sueurs, accomodation visuelle perturbée ;
- parfois insomnie, tremblement ;
- hypotension artérielle orthostatique difficile à corriger.

∗ Les accidents cardio-vasculaires sont exceptionnels :
- Un collapsus s'observe parfois : il nécessite un remplissage vasculaire.
- Une hypertension paroxystique spontanée ou secondaire à une association interdite peut entraîner des accidents neurologiques parfois mortels.
- Des hépatites toxiques parenchymateuses ont été décrites, évoluant vers un ictère grave atrophique.
- Des accidents neurologiques rares :
- · polynévrites des membres inférieurs ;
- · névrites optiques rétrobulbaires.

▶ **Précautions, surveillance :**
- Le traitement est débuté de préférence lors d'une hospitalisation, après un bilan vasculaire et hépatique.
- Le malade doit porter sur lui une carte mentionnant le traitement IMAO.
- Son médecin de famille, l'anesthésiste doivent être prévenus de façon formelle.
- En cas de changement de traitement, un intervalle de temps de 15 jours minimum avant d'entreprendre un traitement tricyclique ou des sismothérapies est nécessaire.

Les IMAO ont donc des indications précises, mais nécessitent une surveillance rigoureuse.

L'*Humoryl* (Toloxatone) d'introduction récente ne possède pas les effets secondaires des autres IMAO.

INHIBITEURS DE L'OVULATION

Voir aussi *Contraception orale*

▶ **Action :**

Blocage de l'ovulation dans un but contraceptif, grâce à des dérivés hormonaux appelés « œstro-progestatifs » ou « pilule », administrés par voie orale, dû à la combinaison d'un progestagène de synthèse qui possède des propriétés antiovulatoires avec un œstrogène de synthèse qui potentialise les effets et maintient l'endomètre dans de bonnes conditions de développement.

▶ **Contre-indications :**
- antécédents thrombo-emboliques, varices importantes ;
- hypertension artérielle ;
- diabétiques, hyperlipidémie ;
- syndromes psychiatriques (prise régulière ?) ;
- tumeurs hypophysaires ;
- maladies hépatiques en évolution ;
- grossesse, cancers génitaux, fibromes ;
- tabagisme après 40 ans ;
- porphyrie.

▶ **Présentation, administration, posologie :**

∗ Comprimés administrés par voie orale, présentés en plaquettes de 20, 21, 22, 28 comprimés.

∗ Méthodes utilisables :

– *Associations œstro-progestatives :*

Méthode « combinée » : association d'un œstrogène et d'un progestagène de synthèse.
- · Monophasique : pendant tout le cycle : 21 jours + pause 7 jours.
- · Biphasique : pendant 21 jours, renforcée en progestagène pendant la seconde partie de la plaquette.

Progestatifs à action continue

Nom commercial	Présentation	Dosage	Posologie
Microval	Comp.	30 µg Lévonorgestrel	1 comp. pendant 28 jours
Milligynon	Comprimés	0,6 mg Noréthistérone	1 comp. tous les jours
Exluton	Comprimés	0,5 mg Lynestrénol	1 comp. tous les jours
Ogyline	Comprimés	0,35 mg Norgestriérone	1 comp. tous les jours

- Triphasique : dose constante d'œstrogènes associée à des doses variables de progestatif pendant 7 jours consécutifs.

Méthode séquentielle : reproduit le cycle physiologique, œstrogène seul pendant les 7 premiers jours puis association œstro-progestative pendant les 15 jours restants : pendant 21 jours + pause de 7 jours.

Minipilule : réduction de la dose en œstrogènes et en progestagènes au minimum efficace.

– *Progestatifs de synthèse purs* utilisés quand les méthodes avec associations sont contre-indiquées (H.T.A., cardiopathies).

Méthode progestative continue : prise d'une faible dose de progestatif pendant 28 jours en continu.

Méthode progestative discontinue : prise d'un progestatif du 5e au 25e jour du cycle.

– *Œstrogènes de synthèse purs :* prise d'œstrogènes pendant 21 jours + pause pendant 7 jours ; peu employé.

Lutométrodiol, Primolut-Nor, Norluten, Lutényl : → PROGESTATIFS.

▶ Indications :

Choix de la méthode en fonction de certaines données, minimum d'effets secondaires, sensibilité de la patiente.

- *Méthode combinée :* fortement dosée en progestatifs en cas d'insuffisance lutéale.
- *Méthode séquentielle :* aménorrhée totale avec pilules normodosées, spotting permanent par atrophie de l'endomètre (saignements continus).
- *Méthodes progestatives continues :* contre-indications des œstrogènes (hypertension, hyperlipidémie, etc.).
- *Méthodes progestatives discontinues :* femmes de plus de 40 ans préménopausées.

▶ Accidents et incidents, effets secondaires :

∗ MAJEURS (mais rares) :

Accidents thrombo-emboliques, hypertension artérielle, ictère cholestatique, hypercholestérolémie, hypertriglycéridémie, diabète, céphalées importantes (migraines, vertiges, troubles de la vision), adénome hépatique (hémorragies intra-abdominales), tumeurs mammaires et utérines, galactorrhée, mastopathies.

∗ MINEURS, ASSEZ FRÉQUENTS :

Nausées, céphalées, prise de poids, irritabilité, jambes lourdes, tension mammaire, acné, séborrhée, saignements intermenstruel, aménorrhée, oligoménorrhée, candidoses vaginales, aménorrhées entre deux cycles artificiels (fréquents).

▶ Surveillance :

- bilan lipidique (cholestérol, triglycérides) ;
- glycémie à jeun ;
- tension artérielle ;
- frottis cervical (1 fois par an).

INHIBITEURS DES RÉCEPTEURS H2 A L'HISTAMINE

Ils comprennent la cimetidine (*Édalène** et *Tagamet**, voir ce terme), la ranitidine (*Raniplex** et *Azantac**, voir ce terme) et la famotidine.

INJECTIONS INTRAMUSCULAIRES CHEZ LE NOUVEAU-NÉ

Le siège électif est la cuisse (partie moyenne de la face antérieure ou de la face externe) ; l'injection est faite parallèlement à la diaphyse fémorale et non perpendiculairement. Éventuellement, injection dans la région des épaules et le dos.

Les injections ne doivent jamais être faites dans les fesses.

INJECTIONS LATÉROBULBAIRES

L'injection est dirigée tangentiellement à la surface du globe ; elle donne au médicament une bonne pénétration au niveau du segment postérieur de l'œil.

Technique : On utilise une aiguille type « sous-conjonctivale ».

INJECTIONS RÉTROBULBAIRES

▶ **Cette injection est toujours faite par le médecin ophtalmologiste :**

Elle consiste à injecter un principe actif derrière le globe oculaire dans le tissu cellulo-graisseux du cône musculaire.

Elle est pratiquée en faisant pénétrer l'aiguille au ras du rebord orbitaire inférieur, en suivant une direction à 45°.

L'injection se fait avec une aiguille longue (3,5 cm), fine, à biseau court. On injecte en règle générale, une solution anesthésique en même temps que la solution active.

▶ **Deux sortes de complications sont possibles :**

– *Hématome rétrobulbaire* par blessure d'une artère ; on doit aspirer avant d'injecter pour la détecter.
– *Les paralysies oculo-motrices* sont en règle générale transitoires ; la cécité brutale par spasme de l'artère centrale de la rétine est exceptionnelle ; elle indique l'injection immédiate d'un vasodilatateur.

▶ **Indications :**

– injections d'anesthésique *(Xylocaïne* à 2 %), pour intervention sur le globe oculaire (cataracte, ponction de chambre antérieure) ;
– injections de corticoïdes ;
– injections de vaso-dilatateurs *(Nicyl, Priscol)* en cas d'accident artériel aigu ;
– alcool à 30 % ou 60 %, pour faire céder la douleur en cas de glaucome absolu.

INJECTIONS SOUS-CONJONCTIVALES

Elles permettent de faire pénétrer le médicament dans les espaces sous-conjonctivaux. La pénétration oculaire est excellente (bien supérieure à la voie intraveineuse).

▶ **Technique :**

Le malade doit avoir reçu une bonne anesthésie locale grâce à l'instillation répétée de collyre anesthésique *(Novésine)* ; l'injection sera faite avec une aiguille à I.V. (16-5), munie d'une seringue de 1 ml, le plus souvent sous la conjonctive bulbaire inférieure.

▶ **Incidents :**

L'hématome conjonctival par blessure vasculaire est sans conséquence.

▶ **Indications :**

– injections d'antibiotiques dans les infections à gram +, corticoïdes dans les inflammations des segments antérieur et postérieur ;
– injections de vaso-dilateteurs *(Nicyl)* en cas d'ischémie, ou de nécrose conjonctivale (en cas de brûlures chimiques) ;
– injections novosibériennes : on injecte le propre sang du malade hépariné pour apporter des gammaglobulines (en cas de brûlure).

INOCOR *

▶ **Action :**
Inotrope et vasodilatateur.

▶ **Indications :**
Insuffisance cardiaque aiguë.

▶ **Contre-indications :**
Cardiomyopathie obstructive, valvulopathie obstructive, arythmie supraventriculaire, anévrisme ventriculaire, hypotension artérielle, insuffisance rénale, femme enceinte.

▶ **Voie d'administration, présentation, posologie :**
Ampoules injectables de 100 mg, pour perfusion intraveineuse à la seringue électrique. Utilisation réservée au milieu hospitalier en réanimation.

▶ **Incidents, accidents :**
Troubles digestifs, fièvre. Augmentation des enzymes sériques. Thrombocytopénie.

▶ **Précautions, surveillance :**
Surveillance de la fréquence cardiaque, du pouls, de l'électrocardiogramme.

INSÉMINATION ARTIFICIELLE AVEC SPERME DE DONNEUR (I.A.D.)

▶ **Indications :**
Azoospermies ou oligopermie, oligo-asthénospermie, tératospermies sévères, incompatibilité Rhésus, problèmes génétiques.

▶ **Technique :**
Le sperme rarement frais, le plus souvent en paillettes congelées, délivré par un C.E.C.O.S. est déposé en intracervical lors de l'ovulation.

INSÉMINATION ARTIFICIELLE AVEC SPERME DU CONJOINT (I.A.C.)

▶ **Indications :**
Oligospermie avec bonne mobilité, trouble ou absence d'éjaculation (éjaculation rétrograde, paraplégique), problème immunologique.

INSIDON*

▶ **Type :**
Antidépresseur tricyclique.

▶ **Action :**
– antidépresseur ;
– anticholinergique central et périphérique ;
– anxiolytique.

▶ **Indications, contre-indications :**
→ ANTIDÉPRESSEURS TRICYCLIQUES.

▶ **Présentation, posologie, voie d'administration :**
Comprimés dosés à 50 mg, par voie orale : 3 à 5 dragées/24 h en plusieurs prises au cours de la journée.

▶ **Effets indésirables, précautions, surveillance, surdosage :**
→ ANTIDÉPRESSEURS TRICYCLIQUES.

INSULINE

▶ **Action :**
Hormone hypoglycémiante, elle favorise la pénétration du glucose dans certaines cellules, son catabolisme, la synthèse de glycogène, et la formation des lipides et des protides à partir du glucose.

▶ Indications :

Ce sont les diabètes insulino-dépendants : cétose, sujet jeune et maigre, période chirurgicale, grossesse, diabète non équilibré par le régime et les traitements oraux, rétinopathie diabétique.

▶ Contre-indications :

Le diabète du sujet obèse non cétosique et qui peut être équilibré par le régime seul ou avec comprimés. Les accidents hypoglycémiques.

▶ Voie d'administration, présentation :

Il existe trois types d'insuline selon leur durée d'action.

Toutes les insulines Organon sont présentées sous forme Mono-pic (M.P.). Toutes les insulines Novo sont mono-composées (M.C.). Toutes les insulines sont dosées à 40 unités par millilitre en dehors de l'*Insuline Ordinaire* ou de l'*Actrapid* qui ont en plus des formes à 5 et 20 U par ml utilisées en réanimation. Existence de flacon de 10 ml d'*Actrpid* à 100 UI/ml pour les pompes, commercialisation d'*Actrapid HM*, penfill à 100 UI/ml ; cartouches de 1,5 ml pour les stylos *Novopen* ; insuline lyophilisée à 100 UI/ml de chez Organon pour les pompes.

▶ Posologie :

Les posologies sont variables en fonction de chaque cas. En pratique, si on utilise une insuline rapide en s.c., il faut 4 injections par jour, pour les semi-lentes, il faut 2 injections à 12 heures de distance, et pour les lentes, 1 injection par jour suffit. Lors du traitement à 3 injections, on fait une insuline rapide matin et midi et une semi-lente le soir.

▶ Accidents, incidents :

Les plus fréquents sont les hypoglycémies (sueurs, fringale, malaise, PC). Les lipodystrophies sont dues à une mauvaise résorption de l'insuline, souvent par erreur technique. Les allergies vraies sont exceptionnelles. Il existe parfois une insulinorésistance par développement d'anticorps anti-insuline.

▶ Précautions, surveillance :

Il faut faire l'injection en sous-cutanée stricte en changeant de point de piqûre tous les jours sans repiquer au même endroit moins d'un mois plus tard. Les insulines lentes doivent être agitées avant prélèvement pour mélanger les différents composants. Le flacon doit être conservé à + 4°C et sorti 1/2 heure avant l'injection pour éviter les douleurs. On peut mélanger dans la même seringue des insulines de même type (actrapid, rapitard, zinc mixte lente). En revanche, il ne faut pas mélanger les insulines protamine avec les insulines au zinc. En cas de mélange insuline ordinaire et insuline semi-lente l'association ordinaire/protamine est meilleure que ordinaire/zinc.

Les corticoïdes, les œstro-progestatifs, les hormones thyroïdiennes peuvent élever la glycémie. Les β-bloquants, les IMAO et les sulfamides peuvent provoquer des hypoglycémies.

Solutés compatibles pour perfusion d'insuline. Médicaments incompatibles.

Solutés compatibles	Médicaments incompatibles
Cl Na 9 p 100 Glucosé 50 p 100 Glucosé 10 p 100 Soluté Ringer	Acides aminés Aminophylline Barbituriques Chorothiazides Dobutamine Corticoïdes Nitrofurandoïne Novobiocine Phénytoïne Sulfamides

L'insuline introduite dans un flacon de perfusion entraîne une perte d'insuline. On utilise la voie intraveineuse lente ou la seringue électrique.

La surveillance repose sur la bonne technique du malade, les analyses d'urines, l'alimentation et la clinique. L'effet du traitement est contrôlé par les glycémies, voire l'hémoglobine glycosylée.

INSULINOTHÉRAPIE

Cette méthode, mise au point par Sakel en 1932, encore appelée *cure de Sakel*, consiste à provoquer une série de comas hypoglycémiques au moyen d'injections sous-cutanées d'insuline. Cela nécessite une équipe soignante entraînée à la pratique et à la surveillance du traitement.

En effet, il faut trouver empiriquement la dose comatogène on laisse le coma évoluer pendant

Lieux d'injection de l'insuline par voie sous-cutanée

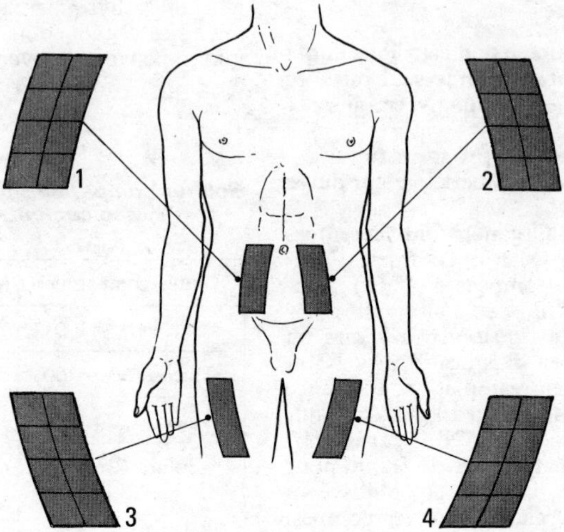

Vue de face : *4 zones d'injection. Chacune de ces zones est divisée en 8 secteurs. Chaque secteur correspond à une injection par jour.*

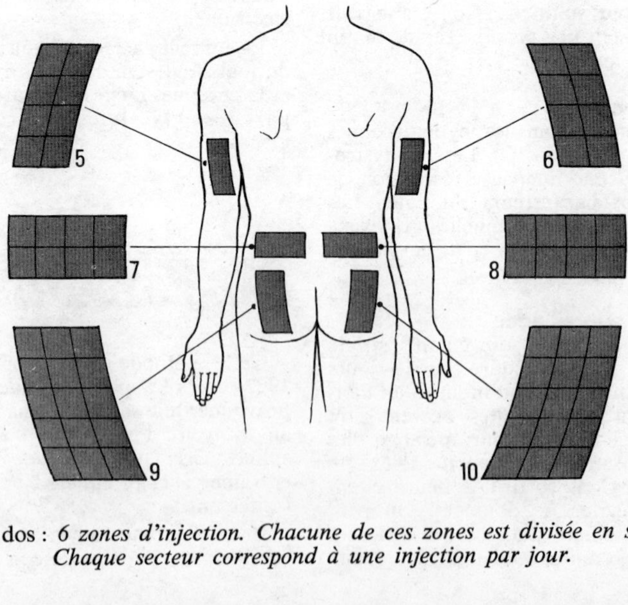

Vue de dos : *6 zones d'injection. Chacune de ces zones est divisée en secteurs. Chaque secteur correspond à une injection par jour.*

1 heure environ, puis on l'interrompt en resucrant en général par voie intraveineuse avec une solution glucosée hypertonique. La cure comporte généralement 20 à 50 comas. Les risques principaux sont la survenue de comas prolongés ou d'accidents cardio-respiratoires.

L'attitude au réveil permet un maternage répondant à la quête affective intense.

▶ **L'indication majeure est la schizophrénie récente** chez un sujet jeune en bon état général.

Elle a représenté pendant vingt ans le traitement de la schizophrénie dont elle améliorait parfois le pronostic à long terme.

Elle n'est plus guère pratiquée, compte tenu de ses dangers, et des difficultés pratiques que soulève sa réalisation.

▶ **Il existe une méthode dérivée : la technique des « chocs humides »** ; on obtient la phase prémonitoire du coma avec sueurs profuses et assoupissement léger ; le patient doit alors boire une boisson sucrée. L'indication est plus extensive, en particulier aux syndromes anxio-dépressifs avec anorexie.

INTERRUPTION THÉRAPEUTIQUE DE GROSSESSE (AVORTEMENT DU 2e TRIMESTRE)

▶ **Indications :**

Soit la poursuite de la grossesse met en péril grave la santé de la mère, soit il existe une forte probabilité que l'enfant à naître soit atteint d'une affection d'une particulière gravité reconnue comme incurable au moment du diagnostic.

▶ **Techniques habituellement utilisées :**

- hystérotomie et dilatation mécanique du col de plus en plus abandonnées ;
- techniques pharmacologiques : les prostaglandines par voie intracervicale ou vaginale, extra amniotique ou IM.

▶ **Complications :**

- hémorragie et rétention ovulaire ;
- infection ;
- lésions traumatiques.

▶ **Surveillance après I.T.G. :**

- température ;
- saignements vaginaux ;
- volume utérin ;
- pouls, tension artérielle ;
- *séroprévention anti-D.*

INTERRUPTION VOLONTAIRE DE GROSSESSE (I.V.G.)

▶ **Autorisée depuis la loi du 15 janv. 1975,** l'I.V.G. est permise jusqu'à 12 semaines d'aménorrhée soit 10 semaines de grossesse.

▶ **Techniques :**

- Aspiration sous anesthésie locale, avec une simple prémédication (*Valium* + Atropine I.M. et une anesthésie paracervicale) ou sous anesthésie générale. Femme en décubicus dorsal, position gynécologique, vessie vide.
- RU 486 (Mifépristone*) associé aux ovules de cervagéine* utilisé avant 7 semaines d'aménorrhée dans les centres d'IVG seulement.

▶ **Surveillance postinterruption :**

∗ IMMÉDIATE :

- pouls.
- tension.
- volume utérin.
- importance du saignement vaginal.
- *Séroprévention anti-D* si la femme est rhésus négatif.

∗ CONSEILS À LA SORTIE :

- Consulter si saignement anormal, douleurs, ou fièvre au dessus de 38 °C.
- Donner un rendez-vous avec le médecin pour la visite post-I.V.G. 15 jours après la réalisation de celle-ci.
- Prendre une contraception efficace.

▶ **Complications :**

∗ IMMÉDIATES :

– perforation utérine.

– syncope lors de la dilatation du col.

∗ SECONDAIRES :

– rétention placentaire simple ou infectées → sérilité.

– endométrite voir salpingite.

– hémorragies.

– les regrets (5 %) dépendent du contexte psychologique.

▶ **Remboursement :**

L'I.V.G. est remboursée à 80 % par la Sécurité Sociale. La femme ne paie que le ticket modérateur à condition de présenter sa carte de Sécurité Sociale et trois bulletins de salaire. Elle peut demander le remboursement du ticket à sa mutuelle. Si elle ne peut payer ou si elle n'est pas assurée elle peut demander l'assistance médicale gratuite.

INTÉTRIX *

▶ **Action :**

Cette association de 3 méthyl-hydroxyquinoléines a une action antiseptique intestinale, antibactérienne, antifongique, amœbicide (formes végétatives d'Entamœba) et vibriolytique (vibrion cholérique).

▶ **Indications :**

Voir ci-dessus.

▶ **Posologie :**

– Infection intestinale aiguë : 4 à 6 gélules/j.

– Amibiase : 4 gélules/j. × 10 j.

▶ **Incidents, précautions :**

Prudence chez l'insuffisant hépatique ou rénal. De névrites optiques et périphériques ayant été décrites avec des hydroxyquinoléines, éviter de dépasser 4 semaines de traitement par l'*Intétrix* (bien qu'il contienne des méthyl-hydroxyquinoléines pour lesquelles rien de tel n'a été signalé).

ISOMÉRIDE *

Voir *Anorexigènes*

ISONIAZIDE

Voir *Rimifon* *

ISOPRÉNALINE

Voir *Aleudrine* *

ISOPROPAMIDE

Voir *Priamide* *

ISOPTINE *

▶ **Type :**

Inhibiteur calcique.

▶ **Action :**

Diminution de l'entrée du calcium dans la cellule, entraînant un effet inotrope positif : *antiarythmique.*

▶ **Indications :**

– troubles du rythme supraventriculaire (tachycardies, maladie de Bouveret) ;

– insuffisances coronarienne et chronique.

▶ **Contre-indications :**

– bloc auriculo-ventriculaire complet ;

– association aux IMAO et bêta-bloquants ;

– insuffisance cardiaque *décompensée.*

▶ **Présentation, administration, posologie :**

– Ampoules injectables de 2 ml dosées à 5 mg par voie i.v. lente (2 à 3 mn).

– Gélules à 120 mg.

– Comprimés à 40 mg et 240 mg.

▶ **Effets indésirables :**

– brûlures gastriques ;

– signes d'insuffisance cardiaque (myocarde lésé précédemment) ;

- on doit toujours compenser l'insuffisance cardiaque avant de commencer le traitement ;
- œdèmes des membres inférieurs ;
- constipation.

ISUPREL *

▶ Type :
Vaso-presseur.

▶ Action :
- effet inotrope positif (augmentation du débit cardiaque) ;
- β-stimulant : vaso-dilatateur périphérique.

▶ Indications :
- troubles de la conduction auriculo-ventriculaire ;
- troubles du rythme cardiaque ;
- états de choc.

▶ Contre-indications :
- extrasystoles polymorphes, en salve ;
- hyperthyroïdie ;
- acidose ;
- asthme à dyspnée continue ;
- tachycardie supérieure à 140.

▶ Présentation, administration, posologie :
Ampoules injectables de 1 ml dosées à 0,2 mg, à administrer en perfusion continue en i.v./lente (0,2 à 10 mg/24 h, selon les indications).

▶ Effets indésirables :
- palpitations, tachycardie, bouffées de chaleur ;
- hypotension orthostatique, vertiges, céphalées, tremblement ;
- éviter l'association aux IMAO, anesthésiques halogénés, chlorpromazine, adrénaline.

JAMYLÈNE *

▶ Action :
Effet osmotique.

▶ Indications :
Traitement symptomatique de la constipation.

▶ Contre-indications :
- Enfants en dessous de 16 ans.
- Maladies inflammatoires du côlon.
- Allaitement.

▶ Posologie :
- 1 à 3 comprimés/24 h, au maximum 6 comprimés par jour.
- Diminuer ensuite pour avoir un effet minimal actif. Délai d'action : 12 à 48 h.

▶ Précautions, surveillance :
- Donne une coloration des urines rose ou jaune selon le pH urinaire.
- Pas d'utilisation prolongée.

JONCTUM *

▶ Action :
- Antiarthrosique.
- Cicatrisant : en accélérant le processus de cicatrisation.

▶ Indications :

∗ RHUMATOLOGIE : Arthropathies dégénératives.

∗ DERMATOLOGIE :
- plaies atones ;
- retard de cicatrisation ;
- troubles trophiques cutanés.

▶ Voie d'administration, présentation, posologie :
- *Gélules* dosées à 100 mg : 6 gélules/24 h à prendre 2 par 2 au début des repas.
- *Crème* : 2 applications par jour en massage.

▶ Précautions, surveillance :
Si infection associée, la traiter par un antibiotique.

KALEORID *

Voir *Potassium (sels de)*

KAMYCINE *

▶ **Action :**
Antibiotique bactéricide à large spectre de la famille des aminosides.

▶ **Indications :**
A n'utiliser que dans des cas bien précis (→ AMINOSIDES).

▶ **Posologie, précautions :**
Voie orale dans les infections intestinales, sinon voie parentérale (i.m. surtout) ; en règle générale 15 mg/kg/j en 2 injections.
Prudence en cas d'insuffisane rénale ou auditive.

▶ **Incidents, accidents :**
Rénaux, auditifs.

KANAMYCINE

Voir *Kamycine* *

KAOLOGEAIS *

▶ **Action, indications :**
Ce produit (granulés) associant oxyde de magnésium, méprobamate, sulfate de magnésium, kaolin, gomme sterculia, est utilisé dans les colopathies fonctionnelles.

▶ **Contre-indications :**
Femme enceinte ou susceptible de l'être.

▶ **Posologie :**
Avaler une dosette (10 g) avec un grand verre d'eau avant les repas.

KAYEXALATE*

▶ **Action :**
Résine échangeuse d'ions Na – K.

▶ **Indications :**
C'est un traitement d'appoint des états d'hyperkaliémie.

▶ **Voies d'administration et posologie :**
Chez l'insuffisant rénal chronique – les jours sans dialyse – les doses éventuellement sont de 1 à 3 cuillerées à soupe.
En cas d'hyperkaliémie aiguë, une dose de 50 g est donnée *per os* et en lavement.

KEFANDOL *

Voir *Bêta-lactamines*

KEFLIN *

▶ **Action :**
C'est un antibiotique du groupe des céphalosporines (large spectre) s'administrant par voie parentérale.

▶ **Indications :**
→ BÊTA-LACTAMINES.

▶ **Contre-indications :**
Allergie aux céphalosporines.

▶ **Posologie :**
Flacon de 500 mg et 1 g ; 50 à 100 mg/kg/24 h (Adulte : 500 mg à 1 g toutes les 6 heures en moyenne).

▶ **Incidents, précautions :**
Accidents allergiques. Glycosurie faussement positive.
Surveiller la fonction rénale.

KEFLODIN *

Voir *Céfaloridine*

KEFORAL *

Voir *Céfalexine*

KEFZOL *

Voir *Céfazoline*

KENACORT *

Voir *Anti-inflammatoires stéroïdiens*

KÉRATOLYTIQUES

Voir *Traitements décapants : kératolytiques*

KHELLINE

Voir *Nokhel* *

KIDROLASE *

► **Action :**
Enzyme utilisé comme antimitotique. Il est peu toxique pour les éléments myéloïdes normaux.

► **Indications :**
- leucémies aiguës lymphoïde, myéloïde ;
- lymphomes non hodgkiniens.

► **Contre-indications :**
- grossesse ;
- insuffisance hépatique, hypofibrinogénémie, diabète.

► **Voies d'administration, présentation, posologie :**
Les flacons contiennent 10 000 unités de *Kidrolase.* La posologie est de 15 000 à 30 000 unités/m²/jour, diluée dans un flacon de 250 ml de glucosé isotonique et perfusée en 1/2 heure.

► **Accidents, incidents :**
- manifestations allergiques ;
- cytolyse hépatique ;
- syndrome hémorragique par chute du fibrinogène ;
- troubles métaboliques : hypo ou hyperglycémie, hypocalcémie, hyper ou hypolipidémie, hyperazotémie ;
- troubles digestifs.

► **Précautions, surveillance :**
- Un bilan hépatique, la glycémie, les lipides, la calcémie, la créatininémie, l'hémostase seront contrôlés avant et tout au long du traitement,
- Le rythme des injections est fonction du protocole et de la tolérance.

KINÉSITHÉRAPIE

► **Action :**
La masso-kinésithérapie consiste à mobiliser une articulation enraidie par un non-usage du membre, d'origine rhumatismale, neurologique ou traumatologique.

► **Indications :**
La kinésithérapie est indiquée dans la plupart des traitements rhumatologiques, neurologiques ou traumatologiques, à la période de convalescence. Quelle que soit l'articulation, le groupe articulaire ou le membre à rééduquer, il faut d'abord en arriver à une consolidation par voie médicale. Ce n'est que lorsque les médicaments ont donné tout leur effet que le kinésithérapeute peut agir, que ce soit à titre curatif ou à titre préventif de rechutes.

► **Contre-indications :**

Les phases aiguës des affections rhumatismales. Les fractures, entorses, etc., au début. Les paralysies et autres au début. Les affections cardiaques (coronariennes en particulier) sont des contre-indications relatives.

► **Méthodes :**

Elles sont multiples. Il faut cependant signaler 2 principes fondamentaux : la douceur et la progressivité de la mobilisation en fonction des résultats obtenus auparavant et de la coopération du malade. Des applications de chaleur locale sont souvent utiles (infrarouges, fangothérapie).

► **Surveillance :**

Le kinésihérapeute chiffre les résultats, séance par séance, ce qui lui permet d'apprécier les progrès obtenus.

LACTULOSE

Voir *Duphalac* *

LAIT

Voir *Épaississants du lait*

LAIT ET ALIMENTATION DU NOURRISSON

ALLAITEMENT MATERNEL

C'est la base idéale de l'alimentation du nouveau-né et du nourrisson.

► Composition :

La composition du lait de mère est très variable, en fonction de la date de l'allaitement par rapport à l'accouchement, suivant la phase de la tétée, mais très peu en fonction de l'alimentation maternelle. L'ensemble des vitamines indispensables y est contenu en quantité suffisante pour les besoins de l'enfant, sauf la vitamine D dont la supplémentation est nécessaire ainsi que la vitamine K, apportée systématiquement en période néo-natale.

► Avantages :

Ils sont très nombreux et rendent pratiquement indispensable la pratique de l'allaitement maternel dans les premiers mois.

* AVANTAGES PSYCHOLOGIQUES : Ils sont au premier plan. Les rapports étroits entre la mère et l'enfant représentent l'élément essentiel de ce type d'allaitement.

* AVANTAGES PHYSIQUES : la composition du lait maternel est idéale pour l'enfant et ne peut être reproduite complètement par les laits artificiels.

- *Glucides :* composés principalement de lactose facilement assimilable.
- *Protides :* taux faible de caséine et meilleure digestibilité, protéines solubles non allergisantes, apport d'acides aminés essentiels.
- *Lipides :* stabilité de l'émulsion, richesse en acides gras essentiels (surtout acide linoléique).
- *Fer* en quantité égale au lait de vache mais beaucoup mieux assimilable.
- *Sodium* en quantité faible.
- Rapport *calcium-phosphore* idéal pour l'absorption.

* AVANTAGES DANS LA DÉFENSE CONTRE LES INFECTIONS : Beaucoup de composants du lait maternel luttent efficacement contre les infections : macrophages, lymphocytes T et B, monocytes, immunoglobulines A.

* AVANTAGES PRATIQUES : L'allaitement maternel est le plus simple et le plus pratique des moyens d'alimentation du nourrisson.

► Contre-indications de l'allaitement maternel :

Il existe très peu de contre-indications absolues. Elles sont le plus souvent liées à l'état de la mère : tuberculose pulmonaire, cancer, insuffisance cardiaque ou rénale, hépatite virale évolutive, alcoolisme chronique, maladies psychiatriques graves. Certaines contre-indications sont transitoires : abcès du sein, absorption par la mère de produits toxiques ou de certains médicaments, états infectieux aigus.

► Quelques points pratiques doivent être soulignés :

L'allaitement maternel doit débuter le plus tôt possible. Il doit être *exclusif* dans les premiers jours. Une alimentation mixte précoce nuira à la poursuite de l'allaitement. Une préparation psychologique et pratique à l'allaitement doit être effectuée au cours de la grossesse. Les selles au cours de l'allaitement maternel sont nombreuses et grumeleuses ce qui ne contre-indique absolument pas sa poursuite. Il est nécessaire de supplémenter l'enfant en vitamine D. On ne doit pas effectuer d'analyse chimique du lait de femme. La composition du lait est en effet très variable.

LES LAITS INDUSTRIELS

Les laits industriels sont obtenus par modifications physiques et chimiques du lait de vache. Actuellement, trois types de lait sont couramment utilisés : laits maternisés ; lait 1er âge non maternisés ; laits 2e âge. Les laits concentrés, sucrés ou non, sont très peu utilisés actuellement.

TABLEAU RÉCAPITULATIF DES COMPOSITIONS MOYENNES DES DIVERS LAITS UTILISÉS

	LAIT MATERNEL	LAIT MATERNISÉ	LAIT 1er ÂGE NON MATERNISÉ	LAIT 2e ÂGE
GLUCIDES :	70 g/l	~ 73 g/l	80 g/l	80 g/l
– lactose	70 g	73 g	60 g	60 g
– dextrine – maltose	0	0	20 g	20 g
PROTÉINES :	12 à 20 g	17 g	20 g	25 g
– rapport protéines solubles – caséine	40/60	40/60	20/80	20/80
LIPIDES :	30 à 35 g	34 g	30 g	33 g
– calcium	0,33 g/l	0,50 g/l	0,73 g/l	0,90
– phosphore	0,15	0,30	0,56	0,70
– sodium	0,10 à 0,15	0,20	0,31	0,43
– fer	0,002 à 0,005	0,008	0,008	0,006
VITAMINES				
C	35 mg/l	50 à 70 mg/l	60 mg/l	18 mg/l
D	0	0	0	0

► Les laits maternisés :

Cette dénomination abusive indique que les modifications subies par le lait de vache ont pour but de le faire ressembler au lait maternel.

∗ COMPOSITION : Les particularités du lait maternisé sont les suivantes : digestibilité des protides accrue avec appauvrissement en caséine, enrichissement en acides gras essentiels : acide linoléique ; sucrage renforcé exclusivement en lactose ; apport en quantité conforme aux besoins de vitamine C, acide folique, vitamine E et autres éléments. Par contre, en France, ils ne contiennent pas de vitamine D. Apport faible en sodium. Supplémentation discutable en fer. Concentration en calcium et phosphore identique au lait maternel.

∗ MODE D'UTILISATION : La reconstitution de tous les laits maternisés s'effectue au taux d'une mesure pour 30 g d'eau. La dissolution est de meilleure qualité lorsque l'eau est préalablement tiédie.

► Les laits premier âge non maternisés :

Certains nourrissons présentent une dyspepsie des laits maternisés, associant régurgitations fréquentes et coliques. Les laits 1er âge non maternisés semblent dans ce cas mieux supportés.

∗ COMPOSITION :

Deux points fondamentaux sont différents des laits maternisés :

- La quantité de caséine est augmentée par rapport aux protéines solubles.
- Le sucrage n'est pas uniquement effectué à l'aide de lactose mais à l'aide de lactose et dextrine-maltose. Le reste est approximativement identique au lait maternisé (supplémentation en acides linoléiques).

∗ RECONSTITUTION : Elle s'effectue comme le lait maternisé au taux d'une mesure pour 30 grammes d'eau.

► Les laits de 2e âge :

Utilisables à partir du 5e mois, les laits de 2e âge font la transition entre lait 1er âge et lait de vache. Ils sont enrichis en vitamines et éléments minéraux.

Leur reconstitution s'effectue au taux d'une mesure pour 30 grammes d'eau.

LES LAITS ARTIFICIELS DITS « DE RÉGIME »

► Lait al 110 :

Ce lait synthétique ne contient que des traces de protéines du lait de vache et de lactose.

Il s'utilise au cours de la reprise alimentaire après diarrhée importante ou prolongée. Sa reconstitution optimale est une mesure pour 30 g d'eau.

► Les laits dérivés du soja :

Deux produits à base de soja sont utilisés couramment en pédiatrie : *Végébaby, Végélact* C.

Tous les deux ne contiennent ni protéines du lait de vache, ni lactose. Leurs indications découlent de cette composition : intolérances primitives et secondaires aux protéines du lait de vache ; intolérances secondaires et primitives (rares) au lactose. La possibilité d'intolérance primitive croisée aux protéines du lait de vache et au soja restreint leur utilisation.

Ils sont présentés sous forme liquide, prête à l'emploi en boîte hermétique.

▶ **Laits sans protéines du lait de vache** *(Prégestimil, Nutramigen, Alfaré, Galliagène) :* Ce sont des produits synthétiques indiqués essentiellement dans les intolérances primitives aux protéines du lait de vache et dans les réalimentations après diarrhée grave. Le *Nutramigen* contient une petite quantité de saccharose ; les autres en sont dépourvus. Les principaux problèmes rencontrés dans l'utilisation de ces laits tiennent à leur goût médiocre, leur prix élevé et l'absence de commercialisation de certains d'entre eux (en dehors des pharmacies hospitalières).

LANSOYL GELÉE *

Huile de paraffine + sucs de fruit : 1 à 4 cuil. à soupe/24 heures.

LARGACTIL *

▶ **Action :**
Phénothiazine aliphatique, le *Largactil* est un neuroleptique sédatif, le premier utilisé en clinique psychiatrique. Comme neuroleptique sédatif, il réduit les excitations délirantes et contrôle l'angoisse psychotique.

▶ **Indications :**

* PSYCHOSES AIGUËS : bouffées délirantes, états d'agitation, en particulier maniaque.

* PSYCHOSES CHRONIQUES : toutes les formes de schizophrénie, délires chroniques.

▶ **Contre-indications :**
Cf. contre-indications des neuroleptiques.
Comas (barbiturique et éthylique en particulier).

▶ **Voies d'administration, présentation, posologie :**

* PAR VOIE ORALE :
– *Comprimés à 25 mg et 100 mg.*
– *Gouttes buvables* : adulte à 4 %. I goutte = 1 mg de principe actif.

* PAR VOIE PARENTÉRALE (injections intramusculaires).

* LA POSOLOGIE QUOTIDIENNE peut aller de 25 mg à 600 mg en 1 à 3 prises.

▶ **Incidents et accidents :**
– potentialisation de certains médicaments (hypnotiques, analgésiques, anesthésiques) ;
– hypotension orthostatique (dose instaurée progressivement et repos d'une demi-heure allongé après les premières prises en limiteront les effets) ;
– tachycardie passagère ;
– troubles digestifs bénins (sécheresse de la bouche, constipation) ;
– somnolence en début de traitement.

Au cours des traitements prolongés :
– troubles extra-pyramidaux ;
– incidents cutanés : photosensibilisation ;
– troubles endocriniens, aménorrhée, galactorrhée, obésité ;
– possibilité de leucopénie ou d'agranulocytose au cours des traitements prolongés.

En fait, les effets secondaires neurologiques et neurovégétatifs ne sont jamais graves.

Son effet sédatif et hypnogène tend à diminuer avec le temps.

▶ **Précautions et surveillance :**
Pour limiter les phénomènes d'hypotension orthostatique, il convient d'instaurer progressivement la posologie utile, d'observer un moment d'alitement après la prise et de pratiquer les injections chez des sujets allongés.

LARIAM *

▶ **Action :**
Antipaludéen de synthèse (amino-4-quinoléine) actif sur les souches de Plasmodium Falciparum ou Vivax sensibles ou résistantes aux autres antimalariques.

► **Indications :**
Traitement et prophylaxie du paludisme, en particulier à Plasmodium Falciparum.

► **Contre-indications :**
Grossesse.

► **Présentation, posologie :**
- Comprimés à 50 et 250 mg.
- *Traitement du paludisme :* 25 mg/kg en 1 à 3 prises, 1 seul jour.
- *Prophylaxie :* 250 mg, une fois par semaine, en commençant une semaine avant le départ, en continuant quatre semaines après le retour.

► **Incidents, accidents, précautions :**
Malaises, vertiges, nausées, vomissements. Nécessité d'une contraception prolongée en cas de prophylaxie.

LAROXYL *

► **Type :**
Antidépresseur tricyclique.

► **Action :**
- antidépresseur ;
- sédatif ;
- anxiolytique, antalgique.

► **Indications, contre-indications :**
→ ANTIDÉPRESSEURS TRICYCLIQUES.

► **Présentation, administration, posologie :**
- *Comprimés dosés à 25 mg,* par voie orale ; 2 à 4 comp./24 h (prise plus importante le soir).
- *Soluté buvable à 4 %* (1 mg pour 1 goutte, 40 mg/ml) ; chez l'enfant, I goutte/kg/24 h (1 mg/kg/24 h).
- *Comprimés dosés à 50 mg,* par voie orale : 100 à 250 mg 24 h en milieu hospitalier.
- *Soluté injectable à 50 mg,* ampoules de 2 ml pour i.m., i.v. lente, perfusion :
  - perfusion : 1 à 2 ampoules/500 ml de soluté isotonique.
  - i.m. profonde : 2 à 3 injections/24 h.

► **Effets indésirables, précautions, surdosage :**
→ ANTIDÉPRESSEURS TRICYCLIQUES.

LASILIX *

Voir aussi *Diurétiques, Salidiurétiques*

► **Action :**
- diurétique hypokaliémiant ;
- agit à tous les niveaux du néphron, essentiellement sur la branche ascendante de l'anse de Kenlé ;
- antihypertensive par action hémodynamique.

► **Indications :**
Variables selon la voie d'administration :
- *voie orale :* traitement des œdèmes, traitement de l'hypertension artérielle ;
- *voie parentérale :* urgences.

► **Contre-indications :**
Aucune, éliminer avant : l'oligurie par obstacle sur voies urinaires, déshydratation.

► **Présentation :**
Comprimés à 40 mg *per os* : 1 à 4 comp./24 h.
Ampoules injectables de 2 ml contenant 20 mg : 1 à 3 ampoules/24 h en i.v. lente, ou i.m.

► **Effets indésirables :**
- *hypokaliémie :* surveillance biologique, associer avec KCl en comp. à 1 g.
- perturbations hydro-électrolytiques : déshydratation, hyponatrémie ;
- éviter l'association avec aminosides ;
- hyperuricémie.

LAVAGE GASTRIQUE (en pédiatrie)

► **Indications :**
Intoxications accidentelles.

► **Contre-indications :**
Intoxications par produits dérivés du pétrole et caustiques.
En cas de troubles de la conscience (le lavage ne peut se faire que sur un malade intubé).

► **Matériel :**
- tube de Faucher n° 8 avant 2 ans, n° 12 après 2 ans ;
- huile de vaseline pour le lubrifier ;
- entonnoir ou tulipe s'adaptant au tube ;
- mélange à parties égales de sérum physiologique et d'eau ;
- bocaux gradués type bocal à urines.

► **Technique :**
Enfant placé en position de sécurité (décubitus ventral ou latéral, tête tournée sur le côté).

Contention assurée en enroulant l'enfant dans un drap.

Introduire le tube par la bouche d'une longueur égale à la distance bouche-ombilic. Maintenir la tulipe à une hauteur de 50 centimètres au-dessus du plan de l'estomac. Verser une quantité de liquide égale à peu près au volume d'un repas (150 à 200 ml chez un enfant de 1 an) Lorsque la tulipe est presque vide l'abaisser environ 1 mètre plus bas que le niveau de l'enfant. Le nombre des passages est de 10 à 15 (en cas d'intoxication aux *imipraminés*, poursuite du lavage jusqu'à négativation de la recherche de toxiques dans le produit de lavage gastrique).

LAVAGE DES VOIES LACRYMALES

► **Définition :**
Il consiste à injecter du sérum physiologique ou un collyre dans le canal lacrymal, en règle générale par le point lacrymal supérieur ; on utilise une canule mousse spéciale et une seringue de 1 cm^3.

► **Indications :**
- vérification de la perméabilité des voies lacrymales avant une intervention sur le segment antérieur ;
- lavage des voies lacrymales : dans les conjonctivites chroniques et dans l'obstruction inflammatoire des voies lacrymales chez le nourrisson.

En cas d'obstruction : on pratique un sondage avec une sonde mousse spéciale enduite de pommade antibiotique.

LAXAMALT *

Paillettes : 50 % huile de paraffine, 50 % extrait de malt ; 3 à 4 cuil. à soupe/24 heures.

LAXATIFS

► **Action :**
Ces médicaments qui favorisent la défécation sont parfois source d'abus et de complications (en fait, surtout les purgatifs : →).

On distingue :

* Les laxatifs mécaniques, utilisés au long cours, qui comprennent :
- *les mucilages* (algues, algine, carraghénine, gomme arabique, karaya, sterculia, graines de lin, de psyllium), qui agissent (par leur hydrophilie) en augmentant le résidu ; on peut en rapprocher le son (→) ;
- *la cellulose* indigestible ;
- *les huiles minérales* (de vaseline, de paraffine) qui agissent par lubrification ;
- *les agents tensio-actifs,* qui agissent par leurs propriétés hydratantes et mouillantes (dioctyl sulfosuccinate de sodium ou *Jamylène*).

* Les laxatifs sucrés (miel, manne, glycérine, certaines pulpes de fruits comme le tamarin et la casse), dont l'effet débute après 24 heures.

► **Indications :**
Les laxatifs doux, mécaniques ou sucrés, sont éventuellement utilisables au long cours pour régulariser le transit, contrairement aux purgatifs.

► **Contre-indications :**
Pas de mucilages en cas de sténose digestive.

► **Incidents, précautions :**
Il n'y a, en principe, ni douleurs abdominales, ni sécrétion de mucus. Un suintement anal est possible avec certaines huiles minérales (surtout si elles sont prises en dehors des repas) ; par ailleurs, une diminution de l'absorption des vitamines liposolubles (A, D, K) est possible. Une nigrose ou mélanose colique (dépôts de lipofuchsines) est possible avec le *Jamylène.*

LÉNITRAL *

▶ **Type :**
Antiangineux.

▶ **Action :**
– action prolongée dans le temps, car produit retard (trinitrine) ;
– vaso-dilatation périphérique.

▶ **Indications :**
– insuffisance coronarienne ;
– angor (jamais au moment des crises).

▶ **Présentation, voie d'administration, posologie :**
Gélules micro-encapsulées dosées à 2,5 mg : *per os*, 2 à 3 gélules par 24 h réparties au cours de la journée.

▶ **Contre-indications, effets indésirables :**
– céphalées, nausées, en début de traitement ;
– → ANTIANGINEUX.

LENTILLES ET VERRES DE CONTACT

▶ **Ils ont un but correcteur ou thérapeutique.** Les lentilles cornéennes ont pratiquement remplacé complètement les verres scléraux plus importants et moins bien supportés. On dispose de lentilles rigides et de lentilles souples mieux tolérées, mais nécessitant des précautions d'hygiène particulière (stérilisation tous les soirs).

▶ **Indications :**

* DANS UN BUT CORRECTEUR :
– myopie + + + ;
– astigmatisme ;
– kératocône ;
– aphakie (opération de la cataracte surtout chez le jeune enfant).

* DANS UN BUT THÉRAPEUTIQUE :
– ulcération de cornée chronique par troubles trophiques ;
– brûlures cornéennes.

▶ **Contre-indications :**
– insuffisance de convergence ;
– larmoiement insuffisant (lentilles souples) ;
– hypoesthésie cornéenne.

LEUCOPHÉRÈSE

▶ **Définition :**
C'est une technique permettant de séparer et de recueillir les globules blancs d'un sujet.

▶ **Indications :**
– Donneur de globules blancs pour le traitement d'un malade aplasique.
– Traitement d'une hémopathie (exemple : hématodermie).

LÉVAMISOLE

Voir *Solaskil* *

LÉVOPHED *

▶ **Type :**
Vaso-presseur.

▶ **Action :**
Vaso-constricteur généralisé, sauf les coronaires par augmentation des résistances périphériques.

▶ **Indications :**
États de choc d'origines diverses.

▶ **Contre-indications :**
– extrasystoles polymorphes, en salve ;
– utilisation des dérivés halogénés en cours d'anesthésie.

▶ **Présentation, administration, posologie :**
– ampoules injectables de 4 ml contenant 8 mg à diluer au moment de l'emploi dans du soluté glucosé isotonique en perfusion ;
– injecté uniquement dans la veine.

▶ **Effets indésirables :**
- anxiété, gêne respiratoire, céphalées, tremblement ;
- hypersensibilité : pâleur, vomissements, tachycardie, bradycardie.
- *précautions :*
. si hyperthyroïdie ;
. si sang total du plasma, injection séparément ;
. contrôle de la tension toutes les 2 mn au début, puis toutes les 5 mn.

LÉVOTHYROX *

Voir *Hormones thyroïdiennes*

LEXOMIL *

▶ **Type :**
Tranquillisant de type benzodiazépine.

▶ **Action :**
- anxiolytique ;
- sédatif ;
- myorelaxant ;
- anticonvulsivant.

▶ **Indications :**
(→ aussi TRANQUILLISANTS.)
- anxiété ;
- troubles fonctionnels liés à l'anxiété.

▶ **Contre-indications :**
(→ aussi TRANQUILLISANTS.)
- allergie connue aux benzodiazépines ;
- Insuffisance respiratoire sévère.

▶ **Présentation, posologie, administration :**
Comprimés dosés à 6 mg par voie orale : 1 comp./24 h (1/4 le matin, 1/4 le midi, 1/2 le soir au coucher). Pour les personnes âgées diminuer les doses.

▶ **Effets indésirables :**
(→ aussi TRANQUILLISANTS.)
- durée du traitement prolongée inutilement ;
- syndrome de sevrage à l'arrêt brutal.

LIBRAX *

▶ **Action :**
Le clidinium est spasmolytique, anticholinergique ; le chlordiazépoxide est anxiolytique.

▶ **Indications :**
États spastiques digestifs.

▶ **Contre-indications :**
Glaucome, adénome prostatique, myasthénie.

▶ **Posologie :**
2 à 4, voire 6 comp./j.

▶ **Incidents, précautions :**
- ceux des anticholinergiques ;
- ceux des benzodiazépines (somnolence).

LIBRIUM *

▶ **Type :**
Tranquillisant type benzodiazépine.

▶ **Action :**
- anxiolytique ;
- sédatif ;
- myorelaxant ;
- anticonvulsivant.

▶ **Indications :**
- anxiété ;
- troubles fonctionnels liés à l'anxiété ;
- contractures musculaires ;
- désintoxication alcoolique (sevrage).

▶ **Contre-indications :**
- allergie aux benzodiazépines ;
- insuffisance respiratoire sévère ;
- myasthénie.

▶ **Présentation :**
Comprimés dosés à 5 mg et à 10 mg, par voie orale, 15 à 40 mg/24 h en plusieurs prises.

▶ **Effets indésirables :**
→ TRANQUILLISANTS.
Surdosage : coma vigile ou sommeil très profond.

LIMBITROL *

Association d'amitriptyline *(Laroxyl)* et de chlordiazépoxide *(Librium),* c'est-à-dire d'un antidépresseur sédatif et d'un tranquillisant benzodiazépinique.

► **Indications :**
Dépressions anxieuses, généralement peu intenses. Sevrage des éthyliques.

► **Contre-indications :**
Glaucome, insuffisance cardiaque, myasthénie grave.
Ne doit pas être associé aux IMAO.

► **Posologie :**
Gélules à 12,5 mg d'amitriptyline et à 5 mg de chlordiazépoxide : 1 à 4 gélules par jour chez un adulte avec un début progressif pendant une durée d'au moins 2 mois.

► **Effets secondaires :**
Somnolence au début du traitement.
Ne doit pas être associé aux boissons alcoolisées.

LINCOCINE *

► **Action :**
Antibiotique bactéricide.

► **Indications :**
Actif notamment sur les staphylocoques et les anaérobies.

► **Posologie :**
- *Voie orale :* 20 à 60 mg/kg/j. en 3 prises ;
- *Voie parentérale* (i.m., i.v., *lente*) 10 à 20 mg/kg/j.
- Gélules à 500 mg, amp. injectables à 600 mg.

► **Incidents, accidents :**
Troubles digestifs, colite pseudo-membraneuse parfois gravissime, leucopénie, thrombopénie.

► **Précautions :**
L'i.v. doit être lente (risque d'arrêt cardiaque).

LINCOMYCINE

Voir *Lincocine* *

LIPANOR *

Voir *Normolipémiants*

LIPANTHYL *

► **Action :**
C'est un normolipémiant (→). Il inhibe la synthèse du cholestérol. Il agit également sur les hypertriglycéridémies.

► **Indications :**
Toutes les hyperlipidémies en complément du régime si celui-ci est inefficace.

► **Contre-indications :**
Grossesse, insuffisance rénale et hépatique.

► **Mode d'administration, présentation, posologie :**
Administré par voie orale sous forme de gélules à 100 mg. La dose habituelle est de 2 à 3 gélules par jour en 2 ou 3 prises. Gélules à 300 mg : 1/j.

► **Incidents, accidents :**
Ils sont rares : troubles digestifs, les perturbations du bilan hépatique sont exceptionnelles ainsi que les réactions cutanées, augmentation des lithiases biliaires.

► **Précautions, surveillance :**
La prescription sera prudente chez l'insuffisant rénal et hépatique où l'on surveillera le bilan hépatique. L'effet des anticoagulants antivitamines K est potentialisé, il faut donc diminuer leur posologie. La surveillance repose sur l'observance du régime et le bilan lipidique.

LIPAVLON *

Voir *Clofibrate*

LIPÉNAN *

Voir *Clofibrate*

LIPUR *

Voir *Normolipémiants*

LITHIAGEL *

► **Action :**
Gel d'alumine complexant les phosphates.

► **Indications :**
L'insuffisance rénale chronique avec hyperphosphorémie.

► **Voies d'administration et posologie :**
3 à 6 cuillerées à soupe par jour de la solution aqueuse présentée dans des flacons de 500 ml.

LOMIDINE *

► **Action, indications :**
Actif dans les trypanosomes (maladie du sommeil) et les leishmanies (kala-azar), les pneumonies à pneumocystis carinii.

► **Présentation, posologie :**
Amp. à 120 mg pour i.m. : 3 mg/kg/j tous les 2 jours, 8 à 10 injections.

► **Incidents, accidents :**
Chute tensionnelle, hyperglycémie.

► **Précautions :**
Injection chez un malade à jeun et couché. Surveiller la glycémie.

LOMUDAL *

► **Action :**
C'est un produit antiallergique. Il inhibe la libération par les mastocytes des substances responsables du choc anaphylactique.

► **Indications :**
Traitement préventif dans l'asthme allergique, bronchite à composante allergique et l'asthme d'effort.

► **Contre-indications :**
Femme enceinte.

► **Voie d'administration, présentation, posologie :**

* ADMINISTRÉ PAR VOIE RESPIRATOIRE. La capsule dosée à 20 mg est placée dans le turbo-inhalateur (spinhaler). Après perforation de la capsule le malade fait une inspiration profonde à travers l'embout du « spinhaler ».

* LA POSOLOGIE EST de 4 inhalations par jour à intervalle de 4 à 5 heures.

► **Incidents, accidents :**
Une irritation de la trachée peut survenir après l'inhalation, elle disparaît avec la prise d'eau.

► **Précautions, surveillance :**
Ce n'est pas un médicament de la crise mais un traitement de fond. Il doit être prolongé. La technique d'inhalation doit être parfaite. Il n'a pas d'indication dans les asthmes non allergiques.

LONTANYL *

Voir *Androgènes*

LOPÉRAMIDE

Voir *Imodium* *

LOPRESSOR *

Voir *Bêta-bloquants*

LOPRIL *

Voir *Inhibiteurs de l'enzyme de conversion de l'angiotensine*

LUBENTYL *

► **Action, indications :**
C'est une huile de paraffine de haute viscosité (ce qui évite en principe les suintements) utilisée comme lubrifiant dans les constipations. Il existe une forme associée à la magnésie : *Lubentyl à la magnésie.*

► **Posologie :**
- *Adulte :* 2 cuil. à café après le repas du soir.
- *Enfant* (forme simple) : 1 cuil. à café/j.

LUDIOMIL *

► **Type :**
Antidépresseur non tricyclique, ni IMAO.

► **Action :**
- antidépresseur ;
- anticholinergique central et périphérique ;
- anxiolytique.

► **Indications :**
Celles des antidépresseurs non tricycliques.

► **Contre-indications :**
- glaucome à angle fermé ;
- association aux IMAO ;
- risque de rétention urinaire ;
- grossesse.

► **Présentation, posologie, administration :**
- *Comprimés dosés à 25 mg, 75 mg,* par voie orale : 150 mg/24 h en plusieurs prises au cours de la journée.
- *Soluté injectable dosé à 25 mg,* ampoules de 2 ml : en perfusion intraveineuse en traitement d'attaque pendant 2 à 3 semaines dans les dépressions sévères. Commencer par 1 à 2 ampoules par 24 h et adapter la dose jusqu'à 4 à 6 ampoules par 24 h.

► **Précautions, effets indésirables :**
Surveillance médicale surtout au début du traitement.
Effets analogues à ceux des antidépresseurs tricycliques (→).

LURSELLE *

Voir *Mormolipémiants*

LUTENYL *

Voir *Progestatifs*

LUTÉRAN *

Voir *Progestatifs*

LUTIONEX *

Voir *Progestatifs*

LUTOMETRODIOL *

Voir *Progestatifs*

LYSANXIA *

▶ Type :
Tranquillisant type benzodiazépine.

▶ Action :
- anxiolytique ;
- sédatif ;
- anticonvulsivant ;
- myorelaxant ;
- demi-vie longue.

▶ Indications :
- anxiété ;
- insomnie d'origine anxieuse ;
- troubles fonctionnels et manifestations somatiques liées à l'anxiété ;
- cure de désintoxication alcoolique.

▶ Contre-indications :
- allergie connue aux benzodiazépines ;
- insuffisance respiratoire sévère.

▶ Présentation, posologie, administration :
Comprimés dosés à 10 mg par voie orale : 1 à 3 comp./24 h, répartis en plusieurs prises. Diminuer la posologie chez le sujet âgé.

▶ Effets indésirables :
→ TRANQUILLISANTS.
Lors du sevrage les troubles apparaissent plus tardivement car vie plus longue du médicament.

MAALOX *

▶ **Action :**
Ce produit composé d'hydroxydes d'aluminium et de magnésium est un antiacide et un protecteur de la muqueuse gastro-duodénale.

▶ **Indications :**
Traitement des ulcères, gastrites, hernies hiatales.

▶ **Contre-indications :**
Insuffisance rénale sévère.

▶ **Posologie :**
Un à 2 comp. (à sucer ou à croquer) ou 1 cuillère à soupe ou 1 sachet après les repas et/ou au moment des douleurs.

▶ **Précautions :**
Possibilité d'interférence avec l'absorption de certains médicaments en cas d'administration simultanée et de déplétion phosphorée en cas d'utilisation prolongée ou à fortes doses.

MACROLIDES ET APPARENTÉS

▶ **Action :**
Ce sont des antibiotiques bactériostatiques.

▶ **Indications :**
Ils sont actifs sur des cocci gram$^+$ (staphylocoques, streptocoques A), des cocci gram$^-$ (pneumocoque, gonocoque), le bacille diphtérique, les listeria, les spirochètes, les brucelles, rickettsies et chlamydia + mycoplasme et légionelle. Ils ont une élimination biliaire élective. Les principaux sont donnés dans le tableau ci-dessous.

▶ **Les macrolides apparentés** se divisent en deux groupes :

∗ LES SYNERGESTINES : pristinamycine ou *Pyostacine* (*per os* 30 à 100 mg/kg/j en 3 prises) et virginiamycine ou *Staphylomycine* (*per os* 20 à 50 mg/kg/j en 4 prises).

∗ LES LINCOSANIDES : lincomycine ou *Lincocine* (*per os*, i.m., i.v. lente) et clindamycine ou *Dalacine* (*per os* 10 à 20 mg/kg/j en 4 prises).
Leur spectre d'action comprend en particulier les staphylocoques sécréteurs ou non de pénicillinase.

▶ **Précautions :**
Ne pas associer macrolides (sauf la spiramycine) et dihydroergotamine.

▶ **Incidents, accidents :**
Troubles digestifs (nausées, vomissements, diarrhée) ; colite pseudo-membraneuse parfois très grave avec *Lincocine* et *Dalacine*, ictères cholestatiques avec *T.A.O.* et érythromycines.

MAJEPTIL *

▶ **Action :**
Neuroleptique polyvalent, le *Majeptil* est une phénothiazine pipérazinée d'action très puissante sur l'inhibition.

Principaux macrolides

NOM COMMUN	SPÉCIALITÉ	COMMENTAIRES
Érythromycine	Erythrocine	Voie orale 2 g/j en 2 prises chez l'adulte 30 à 50 mg/kg/j en 2 prises chez l'enfant
Spiramycine	*Rovamycine*	*Per os* 4 à 6 cp/j en 2 à 3 prises chez l'adulte
Josacine	*Josamycine*	*Per os* adulte : 1 à 2 g/j enfant : 30 à 50 mg/kg/j
Roxithromycine	Rulid	*Per os* 300 mg/j en 2 prises

► **Indications :**
Essentiellement, les formes déficitaires de la schizophrénie.
Mais aussi autres psychoses aiguës ou chroniques.

► **Contre-indications :**
→ NEUROLEPTIQUES.
Éviter d'associer aux médicaments dépresseurs respiratoires (en particulier barbituriques).

► **Voies d'administration, présentation, posologie :**

∗ VOIE ORALE :
- *comprimés à 1 mg et 10 mg.*
- *Soluté buvable à 4 %* : I goutte = 1 mg.

∗ VOIE INTRAMUSCULAIRE : réservée aux traitements d'attaque.

∗ AUX DOSES MOYENNES de 30 à 50 mg, le *Majeptil* est assez mal supporté en traitement prolongé. Par contre, à des doses inférieures à 10 mg, il est très désinhibiteur.

► **Incidents, accidents :**
Les troubles neuropsychiques sont au premier plan avec syndrome akinéto-hypertonique, indifférence ou réactions anxieuses. Des troubles divers, en particulier neurovégétatifs, peuvent se rencontrer : pâleur, congestion, larmoiement, sialorrhée, vertiges, etc.

► **Précautions, surveillance :**
Celles des neuroleptiques avec une surveillance particulière des effets secondaires neurologiques.

MANICOL *

Voir aussi *Mannitol*

► **Action :**
Le *Mannitol* exerce une action laxative par un effet osmotique et aussi cholécystokinétique.

► **Indications :**
- troubles dyspeptiques ;
- traitement d'appoint de la constipation.

► **Voie d'administration, présentation, posologie :**
Sachet-dose de poudre contenant 5 g de *mannitol.*

∗ ADULTE :
- *Constipation :*
  - 2 sachets le matin à jeun ;
  - 2 sachets le soir au coucher ;
  - puis 2 sachets par la suite.
- *Troubles dyspeptiques* : 1 à 3 sachets/24 h au moment des repas, 10 à 15 jours par mois.

∗ ENFANT : 1/2 sachet à 2 sachets/24 h selon l'âge : 1 de 3 à 10 ans et 1 à 2 sachets de 10 à 16 ans.

► **Incidents, accidents :**
Diarrhée et douleurs abdominales en cas de colopathie fonctionnelle.

► **Précautions, surveillance :**
Ne pas utiliser en cas d'obstruction des voies biliaires.

MANNITOL 10% *

Le *Mannitol 10 %* est un diurétique osmotique.

► **Indications O.R.L. :**
- surdités de perception ;
- surdités brusques ;
- interventions sur le conduit auditif interne par voie temporale.

► **Contre-indications :**
- insuffisance cardiaque ;
- insuffisance rénale ;
- anurie.

► **Voie d'administration, posologie moyenne :**
500 ml en perfusion continue en 1 heure maximum.

► **Précautions :**
Surveillance du ionogramme sanguin.

MANTADIX *

Voir *Antiparkinsoniens*

MARZINE *

▶ **Type :**
Antivertigineux.

▶ **Action :**
- antihistaminique ;
- antinauséeux ;
- antivertigineux.

▶ **Indications :**
- vertiges ;
- vomissements d'origine médicamenteuse ;
- mal des transports.

▶ **Contre-indications :**
- grossesse ;
- enfant de moins de 5 ans.

▶ **Présentation, voie d'administration, posologie :**
- Comprimés à 50 mg : 1 comp. 3 fois/jour.
- Suppositoires à 100 mg : 1 suppo. 3 fois/jour.

▶ **Effets secondaires :**
→ ANTIVERTIGINEUX.

MASSAGE CARDIAQUE EXTERNE

▶ **Cette technique** fait partie des manœuvres de réanimation après un arrêt cardiaque (effectuées dans les 2 à 4 minutes après l'arrêt).

Un violent coup de poing sur le sternum doit être donné, le cœur peut parfois repartir après ce simple geste.

Sinon le massage cardiaque externe est commencé, sur un patient allongé sur un plan dur.
- La paume de la main gauche est placée sur la partie inférieure du sternum. La paume de la main droite est sur le dos de la main gauche. Les deux avant-bras sont perpendiculaires.
- Des secousses brèves sont données toutes les secondes avec un arrêt lors de la ventilation pulmonaire (toutes les 4 secondes).

▶ **L'efficacité du massage cardiaque externe** est contrôlée par la palpation des pouls carotidiens ou fémoraux.

Le risque est de provoquer des fractures de côtes.

MASSAGE CARDIAQUE EXTERNE CHEZ LE NOUVEAU-NÉ ET LE NOURRISSON

▶ **Technique :**

Empaumer le thorax à 2 mains de manière que les doigts se croisent le long de la colonne vertébrale tandis que les pouces se superposent en avant sur le sternum à hauteur des mamelons.

Enfoncer les pouces fermement (15 à 25 mm) au rythme de 80 à 100 par minute.

Le massage cardiaque externe doit toujours être associé à une ventilation artificielle.

MÉBÉVÉRINE

Voir *Duspatalin* *

MEDIATOR *

Voir *Normolipémiants*

Particularités : efficacité très inférieure, peu ou pas d'effets secondaires.

MÉDICAMENTS UTILISÉS EN OPHTALMOLOGIE

▶ **Les collyres :**

On peut les conserver environ 2 ans non ouverts (voir date de péremption) ; après l'ouverture ils doivent être conservés, si possible au réfrigérateur à 4 °C, obturés en permanence, un maximum de 3 semaines (noter la date d'ouverture sur le flacon). Certains sont à préparer extemporanément.

* LE COLLYRE DOIT ÊTRE INSTILLÉ DANS LE CUL-DE-SAC CONJONCTIVAL INFÉRIEUR (en évitant de soulever la paupière supérieure chez les opérés).

Pour les malades « infectés », réserver des flacons spéciaux, mieux utiliser des monodoses, à usage unique, également commodes au bloc opératoire.

* PRINCIPAUX TYPES :

- **Collyres anesthésiques :** *Novésine, Cocaïne* 1 %.
- **Antibiotiques :** *Auréomycine, Néomycine, Rifamycine, Tifomycine* (4 à 6 fois par jour).
- **Antifongiques :** collyre à la *Fungizone* à faire préparer en pharmacie.
- **Antiglaucomateux :** *Glaucostat, Glaucadrine, Glauposine, Pilocarpine 1-2 %, Timoptol* 0,25-50 % (fréquence de 2 à 4 instillations, parfois en association).
- **Anti-inflammatoires non stéroïdiens :** *Indocid collyre, Indocollyre.*
- **Antiviraux :** *Iduviran, Cébé-Viran* (8 à 12 fois/24 h).
- **Bactéricides :** *Biocidan.*
- **Cicatrisants :** *Kératyl, Troformone, Collyre* à la Vitamine B 12, *Vitacic* (4 fois/jour).
- **Corticoïdes :**
  - purs : *Dulcicortine, Flucon, Maxidrol, Médrysone* ;
  - associés à un antibiotique : *Chibro-cadron, Cortiphénicol, Sofradex.*
- **Mydriatiques :** *Atropine* 0,30 %, 0,50 %, 1 % ; *Homatropine* 1 % (risque d'allergie, de tachycardie chez le nouveau-né).
- **Myotiques :** *Pilocarpine* 1 et 2 %, *Glaucostat, Diflypyl.*
- **Protecteurs de la cornée :** *Méthylcellulose, Ophtasiloxane* (malades comateux).

► **Diamox* :**

Utilisé pour son rôle inhibiteur de l'anhydrase carbonique, ce qui entraîne un freinage de la production d'humeur aqueuse :

- par voie intraveineuse lente (dans le glaucome aigu) ;
- *per os* (de 1 à 3 comp. par jour).

On doit toujours administrer du potassium aux malades.

► **Glycérotone* :**

Solution orale de glycérol, son action osmotique entraîne une hypotonie par déshydratation du corps vitré.

Deux mesures 3 fois/jour en général. Contre-indiqué chez le diabétique.

► **Mannitol*** :

Solution hypertonique à 25 %, flacons de 250 ou 500 cm^3.

Les paillettes de *Mannitol* doivent être préalablement complètement fondues par un bain-marie ; la perfusion doit passer rapidement : 45 mn à 1 h 30. On l'utilise dans le glaucome aigu, en préopératoire dans certaines cataractes ou glaucomes.

Contre-indiqué dans les insuffisances rénales.

► **Les pommades :**

* ANTIBIOTIQUES : *Auréomycine, Flabelline, Terramycine,* dans les affections palpébrales essentiellement.

* ANTIVIRALES : *Zovirax.*

* ANTISEPTIQUES CALMANTES (ne pas répéter les prescriptions, car contient un anesthésique).

* CICATRISANTES : pommade ophtalmique à la vitamine A.

* CORTICOÏDES : *Cortiphénicol, Cidermex, Terramycine Hydrocortisone* (pommade dermique à usage purement palpébral), *Sterdex.*

► **Rhéomacrodex *** (soluté i.v.) :

Soluté macromoléculaire utilisé en perfusion de passage rapide, dans les hémorragies intravitréennes.

Contre-indications : l'insuffisance rénale.

MÉDROL *

Voir *Anti-inflammatoires stéroïdiens généraux*

MEFOXIN *

Voir *Bêta-lactamines*

MÉGACEF *

Voir *Céfradine*

MELLERIL *

► **Action :**

Neuroleptique moyen, le *Melleril* est une phénothiazine pipéridinée dont l'action est anxiolytique et antipsychotique.

► **Indications :**

- délires chroniques ;
- schizophrénies ;
- états dépressifs anxieux (associé aux antidépresseurs).

A faible dose : angoisse névrotique et troubles psychosomatiques.

► **Contre-indications :**

- antécédents d'hypersensibilité à d'autres phénothiazines ;
- antécédents de troubles hématologiques.

► **Voie d'administration, présentation, posologie :**

Le *Melleril* ne s'administre que par voie orale, en :

- comprimés à 10 mg ;
- comprimés à 50 mg ;
- comprimés à 100 mg ;
- solution buvable à 4 % ;
- solution buvable à 2 %.

La posologie varie de 10 mg à 800 mg, avec une posologie moyenne entre 50 et 200 mg.

► **Incidents, accidents :**

Somnolence, sécheresse de la bouche. Les troubles extra-pyramidaux sont rares. Des troubles tensionnels (hypotension) peuvent être rencontrés. On peut parfois rencontrer des troubles de la repolarisation cardiaque. Rarement une inhibition de l'éjaculation.

► **Précautions, surveillance :**

Le *Melleril* doit être administré avec précaution chez les sujets âgés.

L'absorption d'alcool pendant la durée du traitement doit être déconseillée.

MÉPROBAMATE *

Voir *Équanil*

MERCRYL LAURYLÉ *

Voir *Antiseptiques locaux*

MÉRÉPRINE *

► **Action :**

- stimulant de l'appétit ;
- antihistaminique, antiprurigineux ;
- antitussif ;
- sédatif.

► **Indications :**

- hypotrophie, insuffisance pondérale ;
- troubles du sommeil chez l'enfant ;
- allergies.

► **Présentation, voie d'administration, posologie :**

Sirop dosé à 6,25 mg/c. à café ; par voie orale.

- Inappétence : 1/2 c. à café 3 fois/jour.
- Autres indications : 2 à 8 c. à café/24 h.

► **Incidents, accidents :**

- Somnolence : attention chez les conducteurs de véhicules et de machines.
- Éviter l'absorption d'alcool.

MERFÈNE *

Voir *Antiseptiques locaux*

MERSEPTYL *

Voir *Antiseptiques locaux*

MESTINON *

▶ Action :
Parasympathomimétique, inhibiteur des cholinestérases : prolonge l'action de l'acétylcholine sur les muscles lisses et striés. Délai d'action de 2 heures.

▶ Indications :
- myasthénie ;
- atonie intestinale ;
- constipation chronique ;
- pyrosis.

▶ Contre-indications :
- asthme ;
- maladie de Parkinson ;
- obstruction mécanique des voies digestives ou urinaires.

▶ Voie d'administration, présentation, posologie :
Comprimés dragéifiés à 60 mg. Voie orale.
- *Dans la myasthénie* : 2 à 15 comprimés/24 h répartis en 3 à 4 prises.
- *Autres indications* : 1 comp. matin et soir.

▶ Incidents, accidents, surdosage :
- Dus aux effets cholinergiques : nausées, hypersalivation, crampes, sueurs.
- Un surdosage entraîne une défaillance respiratoire : assistance respiratoire. Antidote : sulfate d'atropine, 0,5 mg en I.V.

▶ Précautions, surveillance :
- En cas d'insuffisance rénale, réduire la dose.
- Effet dépresseur respiratoire renforcé sur les dérivés morphiniques ou barbituriques.
- Bronchite spasmodique.
- S'abstenir pendant les 3 premiers mois de la grossesse.
- Éviter si intolérance à la tartrazine et/ou *Aspirine*.

MÉTAMPICILLINE
(*Magnipen, Suvipen*)

▶ Action :
C'est une pénicilline semi-synthétique du groupe A, donc à large spectre comme l'ampicilline. Taux biliaires importants par voie parentérale.

▶ Indications :
→ BÊTA-LACTAMINES.

▶ Contre-indications :
Allergie aux pénicillines et aux céphalosporines.
Mononucléose infectieuse.

▶ Posologie :
Per os : 25 à 50 mg/kg/j en 3 prises.
Voie parentérale : 1 à 3 g/j.

▶ Incidents, accidents :
Ceux des pénicillines (allergie).

MÉTHADONE *

Produit en utilisation dans deux centres français.

▶ Action :
Morphinique de synthèse, ayant un effet antalgique.

▶ Indications :
- douleurs cancéreuses terminales ;
- surtout sevrage progressif des toxicomanes à l'héroïne ;
- parfois remplacement de l'héroïne et prise de façon chronique de *Méthadone.*

▶ Contre-indications :
Ne pas associer à d'autres morphiniques. Risque d'overdose.

▶ Voies d'administration :
La *Méthadone* se donne *per os*, sous forme de sirop, à doses variables, en général de 0,50 mg en 1 prise par jour au début.

▶ Incidents, accidents :
La *Méthadone* entraîne une dépendance psychique et une assuétude physique. Sa toxicité est inférieure à celle de l'héroïne mais il peut y avoir des surdosages.

▶ Précautions et surveillance :
L'emploi de *Méthadone*, « drogue légalisée », demande une surveillance draconienne.
Le sujet doit venir s'approvisionner quotidiennement et des recherches de toxiques dans les urines sont faites pour prouver que seul ce produit est consommé.

MÉTHERGIN *

▶ Action :
Utérotonique puissant, provoque un effet hémostatique utérin.

▶ Indications :
Hémorragies de la délivrance et du post-partum.

∗ Soluté injectable : Hémorragies utérines importantes.

∗ Solution : Hémorragies utérines en dehors de la grossesse, ménorragies, métrorragies.

▶ Contre-indications :
- gestation et travail ;
- hypertension gravidique ou affections vasculaires oblitérantes.

▶ Voie d'administration, présentation, posologie :

∗ Solution buvable dosée à 0,25 mg/ml (20 gouttes) : X à XX gouttes 3 fois/24 h par voie orale.

∗ Soluté injectable, ampoule de 1 ml, dosée à 0,2 mg :
- 0,5 à 1 ml en I.V lente.
- 1 ml en I.M.

▶ Incidents, accidents :
Poussées tensionnelles transitoires.

▶ Précautions, surveillance :
- En cas de voie I.V. injecter très lentement.
- Déconseillé en cas d'insuffisance hépatique sévère.

MÉTHICILLINE
(*Flabelline, Pénistaph*)

▶ Action :
C'est une pénicilline semi-synthétique du groupe M, résistante à la pénicillinase sécrétée par certains staphylocoques.

▶ Indications :
→ bêta-lactamines. La méthicilline s'utilise par voie parentérale ; elle n'est stable qu'entre pH 7,2 et 7,4.

▶ Contre-indications :
Allergie aux bêta-lactamines.

▶ Posologie :
- i.m. profonde : 100 à 200 mg/kg/j en 4 injections ou en perfusion veineuse (flacon de 1 g) ;
- enfants : 25 mg/kg.

▶ Incidents, accidents :
Ceux des pénicillines (allergie). Néphropathie interstitielle.

▶ Précautions :
Adapter la posologie en cas d'insuffisance rénale.

MÉTHOTREXATE *

▶ Action :
Antimitotique.

▶ Indications :
- leucémies aiguës lymphoïde et myéloblastique (traitement de consolidation) ;
- tumeurs solides : chorio-carcinome placentaire, cancers : bronches, œsophage, seins, utérus, os.

▶ Contre-indications :
Grossesse, insuffisance hépatique, insuffisance rénale.

▶ Voies d'administration, présentation, posologie :
Les comprimés sont dosés à 2,5 mg, les préparations injectables à 5, 20 et 50 mg. La posologie est dans la leucémie aiguë lymphoïde de 20 mg/m^2 1 fois par semaine i.m. et de 10 mg/m^2 2 fois par semaine par voie intra-rachidienne.

▶ Incidents, accidents :
- insuffisance médullaire ;
- accidents digestifs.

▶ Précautions, surveillance :
- l'injection d'acide folinique est nécessaire à fortes doses ;
- le traitement doit être interrompu lorsque le chiffre de polynucléaires atteint 1 000 mm^3 et celui des plaquettes 50 000/mm^3.

MÉTHYSERGIDE

Voir *Désernil* *

MÉTOCLOPRAMIDE

Voir *Primpéran* *

MÉTOPIMAZINE

Voir *Vogalène* *

MÉTRONIDAZOLE

Voir *Flagyl* *

MÉTRULÈNE *

Voir *Inhibiteurs de l'ovulation*

MEZLOCILLINE

Voir Baypen*

MIACALCIC *

Voir *Calcitonine*

MICLUGAN *

Voir *Glibenclamide*

MICROLAX *

► **Action :**
Peptisation des matières favorisant l'exonération recto-sigmoïdienne.

► **Indications :**
Constipations basses, fécalome, préparation à l'endoscopie.

► **Posologie :**
1 à 2 tubes 5 à 30 minutes avant l'effet recherché.

► **Contre-indications :**
Éviter en cas de fragilité muqueuse.

MICROVAL *

Voir *Inhibiteurs de l'ovulation*

MIDRONAL *

Voir *Antihistaminiques*

MIGRISTÈNE *

Voir *Antihistaminiques* et *Antimigraineux particuliers*

MIGWELL *

Voir *Antimigraineux* et *Ergotamine*

MILLI ANOVLAR *

Voir *Inhibiteurs de l'ovulation*

MILLIGYNON *

Voir *Contraceptifs*

MINÉRALOCORTICOÏDES

▶ Action :
Ce sont des produits dont l'action est proche de celle de l'aldostérone. Ils provoquent une réabsorption de sodium en échange de potassium et d'ions H^+ au niveau du rein.

▶ Indications :
Toutes les insuffisances surrénales avec déficit en aldostérone. Insuffisance surrénale primitive en association aux glucocorticoïdes et régime normalement sodé.

▶ Contre-indications :
Une grande prudence s'impose lorsqu'une hypertension artérielle est associée à l'insuffisance surrénale.

▶ Mode d'administration, présentation, posologie :
Deux produits sont disponibles :
- *Syncortyl* (acétate de désoxycorticostérone) : amp. à 5 et 10 mg utilisée par voie i.m. ou *Percortène*, non commercialisé mais disponible à la Pharmacie centrale des Hôpitaux. *Percortène retard :* 1 injection i.m. toutes les 3 à 4 semaines. Utile chez l'enfant.
- 9 α fluorohydrocortisone (non commercialisé) : comp. à 50 microgrammes.

▶ Incidents, accidents :
En cas de surdosage : HTA, œdème, hypokaliémie, rétention d'eau et de sel, céphalée, nausée.

▶ Précautions, surveillance :
Il faut trouver la dose efficace pour éviter le surdosage, en se basant sur la clinique (TA) et la biologie (ionogrammes sanguin et urinaire). En cas de stress, il faut augmenter les doses pour éviter l'insuffisance surrénale aiguë.

MINIDIAB *

Voir *Glipizide*

MINIDRIL *

Voir *Inhibiteurs de l'ovulation*

MINIPRESS *

▶ Type :
Vaso-dilatateur mixte : antihypertenseur.

▶ Action :
Bêta-bloquant, par diminution des résistances périphériques au niveau des artérioles et veinules.

▶ Indications :
Hypertension artérielle.

▶ Contre-indications :
- hypersensibilité ;
- insuffisance cardiaque, œdème pulmonaire ;
- ne pas utiliser chez l'enfant de moins de 12 ans.

▶ Présentation :
Comprimés dosés à 1 mg et 5 mg, par voie orale : 1 à 3 mg/24 h. Traitement instauré proressivement.

▶ Effets indésirables :
- hypotension orthostatique, étourdissements, troubles neuro-sensoriels ;
- rétention sodée ;
- aggravation d'un syndrome angineux ;
- troubles divers : digestifs, sécheresse de la bouche, épistaxis, incontinence, pollakiurie, tachycardie ;
- précautions : conducteurs de véhicules ;
- prudence chez la femme enceinte.

MINIRIN *

▶ **Action :**
Agit comme l'hormone antidiurétique, la vasopressine. Stimule la libération du facteur von Willebrand. Hormone humaine.

▶ **Indications :**
- diabète insipide d'origine centrale ;
- étude du pouvoir de concentration du rein ;
- certains déficits en facteur von Willebrand.

▶ **Contre-indications :**
Prudence chez la femme enceinte.

▶ **Voie d'administration, présentation, posologie :**
Solution pour administration intranasale contenant 0,1 mg/ml.
- Utiliser un cathéter gradué (Rhinyle) dans le cas de diabète insipide.
- *Adulte* : 0,1 à 0,2 ml } 1 à 2 fois par jour.
- *Enfant* : 0,05 à 0,1 ml } 1 à 2 fois par jour.

▶ **Précautions, surveillance :**
L'insuffisance corticotrope éventuelle doit être corrigée avant le traitement pour éviter une « intoxication à l'eau ».

MINOCYCLINE

Voir *Minocyne* *

MINOCYNE *

▶ **Action :**
C'est un antibiotique du groupe des tétracyclines (→) très bien absorbé *per os.*

▶ **Indications :**
→ TÉTRACYCLINES.

▶ **Posologie :**
200 mg /j en 2 prises chez l'adulte ; 2 gélules à 100 mg et 4 mg/kg/j chez l'enfant.
Il existe aussi une forme i.m. et une forme i.v.

▶ **Incidents, précautions :**
→ TÉTRACYCLINES.

MINTEZOL *

▶ **Action, indications :**
Ce produit (non commercialisé en France, on se le procure à la pharmacie des hôpitaux) est le seul traitement valable de *l'anguillulose.*

▶ **Posologie :**
Comp. à 500 mg : 50 mg/kg en 1 seule prise après un repas normal, sans alcool.

▶ **Incidents, précautions :**
Céphalées, troubles digestifs, vertiges ; repos de 24 heures après la prise.

MISOPROSTOL

Voir *Cytotec**

MISULBAN *

▶ **Action :**
C'est un antimitotique.

▶ **Indications :**
- leucémies myéloïdes chroniques.

▶ **Contre-indications :**
- grossesse ;
- insuffisance respiratoire chronique.

▶ **Voies d'administration, présentation, posologie :**
Les dragées sont dosées à 2 mg. La posologie est de 2 à 6 mg/ jour.

▶ **Incidents, accidents :**
- insuffisance médullaire pouvant survenir avec un assez long délai après l'arrêt du traitement ;
- fibrose pulmonaire ;
- aménorrhée, atrophie testiculaire.

► **Précautions, surveillance :**

⁎ LA PRESCRIPTION D'HYPO-URICÉMIANT (*Zyloric*) ET DE BOISSONS ALCALINES ABONDANTES doit être systématique.

⁎ LE TRAITEMENT DOIT ÊTRE INTERROMPU lorsque le chiffre de globules blancs atteint 15 000/mm³.

MODAMIDE *

► **Type :**
Diurétique épargnant potassique.

► **Action :**
- augmente l'excrétion du sodium au niveau distal, ne modifie pas celle du potassium ;
- action diurétique modérée : *on l'associe aux autres diurétiques (thiazidiques)* pour pallier leur effet hypokaliémiant.

► **Indications :**
- œdèmes d'origine cardiaque,
- hypertension artérielle,
- cirrhoses ascitiques, comme *adjuvant* des autres traitements, pour économiser le potassium.

► **Contre-indications :**
- hyperkaliémie (> 5,5 mM/l) ;
- ne pas l'associer avec un traitement apportant du potassium ;
- insuffisance rénale ;
- grossesse ;
- hypersensibilité éventuelle.

► **Présentation, administration :**
Comprimés dosés à 5 mg (*per os :* 1 à 2 comp./24 h.).

► **Précautions, effets indésirables :**
- troubles gastro-intestinaux, anorexie, diarrhée ;
- sécheresse de la bouche, hypotension orthostatique ;
- rashs cutanés, prurit ;
- désordres électrolytiques : risque d'hyperkaliémie.

MODIFICATEURS DES SÉCRÉTIONS BRONCHIQUES

► **Action :**
Il existe deux types de produits :

⁎ LES ASSÉCHANTS BRONCHIQUES représentés par les anticholinergiques type atropine et les antihistaminiques. Ils tendent à diminuer l'hypersécrétion bronchique.

⁎ LES EXPECTORANTS ET FLUIDIFIANTS, qui stimulent et fluidifient les sécrétions bronchiques pour protéger la muqueuse et éliminer les agents irritants.

► **Indications :**
Les expectorants et fluidifiants sont indiqués lorsqu'il faut favoriser l'élimination d'une expectoration épaisse et visqueuse.

► **Contre-indications :**
Elles sont rares en dehors des sujets incapables de cracher.

► **Différents produits :**

⁎ EXPECTORANTS AUGMENTANT LES SÉCRÉTIONS : *Terpine.*

⁎ FLUIDIFIANTS MODIFIANT LA VISCOSITÉ : *Mucomyst, Rhinathiol, Bisolvon, Mucitux, Surbronc.*

► **Incidents, accidents, surveillance, précautions :** → voir les différents produits cités ci-dessus.

MODITEN *

► **Type :**
Neuroleptique majeur.

► **Action :**
Incisif (fortement désinhibiteur, peu sédatif).

► **Indications :**
- syndrome psychotique ;
- troubles du caractère et du comportement.

▶ **Contre-indications :**

– → NEUROLEPTIQUES.

– Ne pas utiliser chez l'enfant de moins de 6 ans.

▶ **Présentation, posologie, administration :**

– *Comprimés dosés à 5 mg, 25 mg, 100 mg,* par voie orale : 25 à 300 mg/24 h.

– *Soluté buvable à 0,4 %* (1 mg = X gouttes), par voie orale.

– *Moditen fort :* soluté buvable à 4 % (I goutte = 1 mg) : même posologie que pour les comprimés.

▶ **Effets indésirables :**

→ NEUROLEPTIQUES.

MODITEN RETARD *

▶ **Type :**

Neuroleptique majeur.

▶ **Action :**

Prolongée dans le temps. Type incisif.

▶ **Contre-indications :**

→ NEUROLEPTIQUES.

Éviter chez le vieillard en mauvais état physique, insuffisants hépatiques, rénaux, cardiaques.

▶ **Présentation, administration, posologie :**

Soluté injectable dosé à 25 mg/ml :

– ampoules de 1 ml ;

– ampoules de 4 ml.

Entre 1 et 6 ml en i.m. profond à 2 semaines d'intervalle.

Posologie réduite selon l'état physique du sujet et la gravité de la psychose.

▶ **Effets indésirables, précautions :**

→ NEUROLEPTIQUES.

MODURÉTIC *

Association de chlorhydrate d'amiloride (0,005 g) et d'hydrochlorothiazide (0,030 g) pour un comprimé.

→ DIURÉTIQUES.

MOGADON *

▶ **Type :**

Hypnotique benzodiazépine non barbiturique.

▶ **Action :**

Protection des mécanismes normaux du sommeil.

▶ **Indications :**

Insomnies.

▶ **Contre-indications :**

Myasthénie.

▶ **Posologie, présentation, administration :**

– *Comprimés dosés à 5 mg,* par voie orale : 1 à 2 comp./24 h au coucher.

– *Suppositoires dosés à 10 mg,* par voie rectale : 1 supp./24 h au coucher.

▶ **Effets indésirables, précautions :**

– Prudence si association aux barbituriques, neuroleptiques, sédatifs, opiacés, car pontentialisation analgésique.

– Adapter la dose si insuffisant respiratoire ou si insuffisant circulatoire cérébral.

– Éviter l'absorption d'alcool.

– Grossesse : éviter pendant les premiers mois.

▶ **Surdosage :** sommeil profond ou coma vigile (traitement symptomatique).

MORANYL *

▶ **Action :**

Antiparasitaire.

▶ **Indications :**

Macrofilaricide particulièrement actif sur les filaires de l'onchocercose.

▶ **Contre-indications :**

Protéinurie.

▶ **Posologie :**

Voie i.m. ou i.v. en injections hebdomadaires à doses progressives (0,25 g en i.v. ou 0,50 g en i.m. au début) pour atteindre une dose totale de 6 à 8 g.

MOTILIUM *

▶ **Type :**
Le dompéridone est un dopamino-bloquant périphérique.

▶ **Action :**
Il est utilisé comme antiémétique et modificateur des fonctions gastro-intestinales.

▶ **Indications :**
Nausées et vomissements, manifestations dyspeptiques pouvant être liées à un trouble de la motricité digestive. Proposé dans le reflux gastro-œsophagien.

▶ **Contre-indications :**
Lorsque la stimulation de la motricité digestive est à éviter et chez les patients ayant eu des dyskinésies tardives iatrogènes.

▶ **Effets indésirables :**
Effets extra-pyramidaux rarissimes.
Gynécomastie ou troubles des règles lors de posologies élevées et prolongées.

▶ **Présentation, posologie, voie d'administration :**
Un à 2 comp. 3 fois/j (1/4 d'heure avant les repas) chez l'adulte ; il existe une suspension buvable (enfant).

▶ **Précautions :**
Éviter l'association à un anticholinergique en raison de leurs effets opposés sur la motricité digestive.

MOXALACTAM

Voir *Bêta-Lactamines*

MUCIPULGITE *

▶ **Action, indications :**
Colopathies avec ralentissement du transit.

▶ **Contre-indications :**
Celles des mucilages (sténoses digestives).

▶ **Posologie :**
2 à 3 cuil. à café ou cuil. à soupe de granulés/j.

MUCITUX *

▶ **Action :**
C'est un antitussif, fluidifiant et expectorant.

▶ **Indications :**
Bronchites aiguës ou chroniques, insuffisance respiratoire chronique, asthme, toux aiguë.

▶ **Contre-indications :**
Aucune.

▶ **Voie d'administration, présentation, posologie :**

∗ ADMINISTRÉ PAR VOIE ORALE OU RECTALE sous forme de :
– comprimés à 50 mg ;
– suppositoires adultes à 100 mg ;
– suppositoires enfants à 50 mg.

∗ LA POSOLOGIE est de 3 ou 6 comprimés, ou 2 à 3 suppositoires par jour.

▶ **Incidents, accidents :**
Troubles digestifs, céphalées, somnolence, vertiges, réactions cutanées allergiques.

▶ **Précautions, surveillance :**
En cas d'intoxication, il faut faire un lavage d'estomac si le diagnostic est précoce, on institue une diurèse forcée s'il est tardif.

MUCOMYST *

▶ **Action :**
C'est un fluidifiant bronchique mucolytique.

▶ **Indications :**
Encombrements bronchiques, mucoviscidose.

▶ **Contre-indications :**
Crises d'asthme.

▶ **Voie d'administration, présentation, posologie :**

Il est administré uniquement localement soit en aérosol soit en instillation locale. Une ampoule est dosée à 1 g pour 5 ml.

En aérosol, on fait 2,5 à 10 ml/j en 1 à 4 séances de 20 à 30 mn.

En instillation, on injecte 1 à 2 ml de solution toutes les 2 à 4 heures.

▶ **Incidents, accidents :**

Si le malade ne sait pas cracher, il faut se méfier d'une inondation bronchique.

▶ **Précautions, surveillance :**

Chez l'insuffisant respiratoire, ne pas utiliser l'oxygène mais l'air sous pression comme véhicule de l'aérosol.

Le matériel ne doit pas comporter de caoutchouc, de fer ou de cuivre.

MUTÉSA *

▶ **Action :**

Ce produit associant oxyde d'aluminium et de magnésium, oxétacaïne, acide benzoïque et sodium benzoate, a des effets antiacides et anesthésiants.

▶ **Indications :**

Affections inflammatoires et douloureuses de la sphère digestive supérieure.

▶ **Posologie :**

S'utilise pur : 2 cuil. à café par prise.

▶ **Précautions :**

Attention chez le dialysé à la présence d'aluminium, risque d'encéphalopathie. Possibilité aussi d'interférence dans l'absorption de certaines substances. Une utilisation prolongée risque d'entraîner une déplétion phosphorée.

MYAMBUTOL

Voir *Antituberculeux, Éthambutol* *

MYCODÉCYL *

▶ **Action :**

C'est un produit utilisé dans le traitement local des mycoses cutanées et muqueuses, détruisant mycélium et spores.

▶ **Présentation :**

Pommade, solution, poudre.

MYCOSTATINE *

▶ **Action :**

Antibiotique antifongique.

▶ **Indications :**

Actif surtout sur les levures du genre candida.

▶ **Présentation, posologie :**

Dragées (500 000 U), suspension (100 000 U/ml), pommade, comprimés gynécologiques (100 000 U).

Candidoses buccales ou digestives : 8 à 12 dragées/j.

MYSOLINE *

Voir *Antiépileptiques*

NALGÉSIC *

Voir *Antalgiques*

NAPROSYNE *

▶ **Type :**
Anti-inflammatoire non stéroïdien (→).

▶ **Action :**
- anti-inflammatoire (++) ;
- antalgique (++) ;
- antipyrétique.

▶ **Indications :**
Affections inflammatoires et douloureuses.

▶ **Contre-indications :**
→ ANTI-INFLAMMATOIRES NON STÉROÏDIENS.

▶ **Présentation, administration, posologie :**
- *Comprimés* dosés à 250 mg, *per os* 2 comp./24 h, 1 le matin, 1 le soir au moment des repas.
- *Suppositoires* dosés à 250 mg, par voie rectale : 2 suppositoires par 24 h, 1 le matin, 1 le soir.
- *Association :* 1 comprimé le matin, 1 suppositoire le soir.

▶ **Effets indésirables :**
- → ANTI-INFLAMMATOIRES NON STÉROÏDIENS ;
- prudence chez l'insuffisant rénal ;
- surveillance si traitement anticoagulant car inhibition de l'agrégation plaquettaire.

NARCO-ANALYSE

▶ **Technique :**
La méthode consiste à injecter au sujet en intraveineuse lente quelques centimètres cubes d'un barbiturique à action rapide *(Penthotal)*, parfois associé à une amphétamine.

Le but est d'obtenir une baisse de la vigilance, sans sommeil, avec détente psychique.

Ainsi peut apparaître une libération des capacités d'association et de réminiscence mnésique, favorisée par l'effet stimulant des amphétamines.

▶ **Indications :**

∗ SOIT DANS UN BUT DIAGNOSTIQUE :
- recherche d'un délire ;
- valeur d'exploration de certains états névrotiques.

∗ SOIT DANS UN BUT THÉRAPEUTIQUE : Leurs excellents résultats ont été surtout prouvés dans les névroses émotionnelles récentes (traumatismes de guerre) ; par séries de 6 à 12.

▶ **Contre-indications :**
- mauvais état général et atteinte organique (cardiaque, respiratoire, rénale neurologique) ;
- pas d'abord veineux facile.

▶ **Incidents, accidents :**
Ils sont exceptionnels, mais surtout dans les subnarcoses amphétaminées.

Il faut une surveillance d'au moins 48 heures afin d'éviter un raptus anxieux ou secondairement dépressif.

Certains font des subnarcoses barbituriques en ambulatoire (si le patient ne conduit pas).

NATIROSE *

▶ **Type :**
Antiangineux.

▶ **Action :**
Abaissement de la consommation en oxygène.

▶ **Indications :**
- angine de poitrine ;
- prévention d'une crise douloureuse.

▶ **Présentation :**
Dragées à 0,75 mg (en croquer une au moment de la crise).

▶ **Contre-indications, effets indésirables, précautions, surdosage :**

- glaucome ;
- céphalées, malaises ;
- hypotension orthostatique ;
- éviter la prise d'alcool (→ l'hypotension).
- → ANTIANGINEUX.

* LA POSOLOGIE DOIT ÊTRE RÉDUITE dans le cas d'insuffisance rénale ou hépatique.

NATISÉDINE *

Voir *Antiarythmiques*

NATULAN *

▶ **Action :**
Antimitotique.

▶ **Indications :**
Hodgkin (→).

▶ **Contre-indications :**

- grossesse ;
- insuffisance médullaire avant traitement.

▶ **Voies d'administration, présentation, posologie :**
Les gélules sont dosées à 50 mg, les ampoules injectables à 250 mg. La posologie est de 100 mg/m²/jour *per os* ou i.v. et par cycle (→ HODGKIN).

▶ **Incidents, accidents :**

- insuffisance médullaire ;
- troubles digestifs ;
- troubles neuropsychiques.

▶ **Précautions, surveillance :**

* LE TRAITEMENT DOIT ÊTRE INTERROMPU si le chiffre des polynucléaires atteint 2 000/m³ et celui des plaquettes 100 000/m³.

* L'EMPLOI DE SOMNIFÈRES ET DE SÉDATIFS doit être évité durant le traitement.

NEBCINE *

▶ **Action :**

C'est un antibiotique de la famille des aminosides (→) voisin de la gentamicine ; il est bactéricide notamment sur le staphylocoque, les entérobactéries, le pyocyanique.

▶ **Indications, contre-indications, incidents :**

→ AMINOSIDES.

▶ **Posologie :**

Seringue auto-injectable à 75 mg, flacons à 25 et 75 mg.
Voie parentérale : 3 mg/kg/j.

NÉGRAM *

▶ **Action :**

C'est un produit de synthèse ayant une élimination urinaire élective. Il est actif sur les colibacilles, klebsielles et entérobacters.

▶ **Indications :**

Il est surtout utilisé dans le traitement des infections urinaires.

▶ **Contre-indications :**

Ce sont : le déficit en G6PD, le lupus érythémateux.

▶ **Administration :**

Les comprimés sont dosés à 500 mg ; il existe une suspension à 6 %. *Per os*, la dose est de 60 mg/kg en 6 prises ; la forme injectable est réservée aux septicémies à Gram-.

▶ **Incidents, accidents :**

Le Négram peut entraîner des phénomènes de résistance acquise, des troubles digestifs, des éruptions cutanées et des phénomènes de photosensibilisation.

NÉMATORAZINE *

▶ Action :
Antithelminthique.

▶ Indications :
Oxyurose, ascaridiose.

▶ Contre-indications :
Comitialité, insuffisance rénale ou hépatique grave.

▶ Posologie :
Comp. à 250 mg ; suppo. à 200 mg.
Adultes et enfants de plus de 10 ans : 6 comp. matin et soir pendant 48 heures.

▶ Incidents :
Troubles digestifs, céphalées, vertiges, troubles neurologiques ou visuels en cas de surdosage.

NÉO-CODION *

▶ Action :
C'est un antitussif opiacé dérivé de la codéine et de la codéthyline. Il contient également du camphre et de la vitamine C.

▶ Indications :
Toux d'irritation et toux non productive des maladies broncho-pulmonaires.

▶ Contre-indications :
Celles de la codéine et de la codéthyline.

▶ Voie d'administration, présentation, posologie : voir tableau ci-dessous.

▶ Incidents, accidents :
Ceux de la codéine et de la codéthyline.

▶ Précautions, surveillance :
Bien respecter les présentations en fonction de l'âge et ne pas dépasser les doses indiquées. Faire prendre le produit de préférence en dehors des repas.

NÉO-COLLARGOL *
soluté buvable

Le soluté buvable d'argent colloïdal faible (0,20 %) est proposé dans le traitement des inflammations et infections digestives mineures à la posologie d'une à trois cuillerées à soupe par jour au début des repas. Un usage prolongé et répété peut entraîner un argyrisme.

NÉO-MERCAZOLE *

▶ Action :
C'est un antithyroïdien de synthèse (ATS :→).

	Codéine	*Codéthyline*	POSOLOGIE
Gouttes	1,25 g/100 g	1 g/100 g	– adulte : XXX gouttes 3 ou 4 fois/j – enfant : 5 à 10 ans : II gouttes × 2 par année d'âge 10-15 ans : XX gouttes × 2
Comprimés	12,5 mg	12,5 mg	– adultes : 2 à 4 comp./j – enfants : 5 à 15 ans : 1 à 2 comp./j
Suppositoires adultes enfants	10 mg 5 mg	20 mg 8 mg	1 à 2/j 1 à 2/j
Sirop adulte	80 mg/100 g	60 mg/100 g	3 à 4 c. à s./j
Sirop enfants	60 mg/100 g	30 mg/100 g	de 30 mois à 15 ans : de 1 c. à c. à 4 c. à s./j
Sirop nourrissons	sans codéine ni codéthyline		de 1 à 4 c. à c./j

► **Indications :**
Ce sont les hyperthyroïdies diffuses type Basedow, les préparations à la chirurgie ou à l'iode radioactif.

► **Contre-indications :**
→ ATS.

► **Voie d'administration, présentation, posologie :**
Administré par voie orale, les comprimés sont dosés à 5 mg.
Le traitement d'attaque comprend 8 à 12 comprimés par jour, en 3 ou 4 prises, pendant quelques semaines. Ensuite, on diminue progressivement les doses en fonction de la clinique. La dose d'entretien est de 2 à 4 comprimés/j pendant plusieurs mois.

► **Incidents, accidents, précautions, surveillance :**
→ ATS.

NÉOMYCINE *

► **Action :**
C'est un antibiotique de la famille des aminosides (→) uniquement administré par voie locale ou orale (trop toxique pour la voie générale) ; il n'a pas ou peu d'absorption digestive.

► **Présentation, posologie :**
Poudre pour usage local, collyres, gouttes, pommade.
Comp. à 250 mg et poudre aromatisée à 125 mg/cuil. mesure.
Diarrhée infectieuse, préparation à la chirurgie colique, encéphalopathie hépatique.
4 à 8 comp./jour.

NÉPRESSOL *

► **Type :**
Antihypertenseur.

► **Action :**
Vaso-dilatateur.

► **Indications :**
Hypertension artérielle.

► **Contre-indications :**
Insuffisance coronarienne.

► **Présentation :**
Comprimés dosés à 25 mg (*per os :* 3 à 6 comp./24 h en commençant par des doses plus faibles, et augmentées progressivement).

► **Effets indésirables :**
- contient de la tartrazine : risque d'intolérance chez les sujets sensibles à la tartrazine et à l'aspirine ;
- céphalées, nausées, vertiges, hypotension orthostatique.

NÉTILMICINE

Voir *Nétromicine* *

NÉTROMICINE *

► **Action :**
C'est un antibiotique de la famille des aminosides (→) actif sur le staphylocoque, les entérobactéries et le pyocyanique.

► **Indications, contre-indications, incidents :**
→ AMINOSIDES.

► **Posologie :**
- ampoules à 25, 50, 100 mg.
- 4 à 6 mg/kg/jour en 2 à 3 injections I.M. par 24 heures.

NÉTUX *

► **Action :**
Antitussif à action centrale grâce à la codéine et à effet périphérique grâce à la phényltoloxamine.

► **Indications :**
Affections tussigènes (toux non productives).

► **Contre-indications :**
Les enfants de moins de 30 mois pour la suspension et de moins de 15 ans pour les capsules. Hypersécrétions bronchiques. Insuffisance respiratoire

► **Voie d'administration, présentation, posologie :**

⁎ ADMINISTRÉ PAR VOIE ORALE : capsules à 30 mg de codéine et 10 mg de phényltoloxamine, la suspension a le même dosage pour 1 c. à s.

⁎ LA POSOLOGIE est de 1 à 2 capsules ou c. à s./j chez l'adulte ; chez l'enfant, elle varie de 2 cuillères mesures à 2 cuillères à soupe/j en fonction de l'âge.

► **Incidents, accidents :**
Somnolence, dépression respiratoires. Risque de dépendance aux doses supra-thérapeutiques.

► **Précautions, surveillance :**
Ne pas prendre d'alcool, prévenir le conducteur de véhicule du risque de somnolence.

NEULEPTIL *

► **Type :**
Neuroleptique, action sédative prédominante.

► **Indications :**
- troubles du caractère et du comportement ;
- en relais des psychoses chroniques.

► **Contre-indications :**
- → NEUROLEPTIQUES ;
- *enfant* : si fièvre, infection intercurrente, arrêter jusqu'à guérison de l'infection.

► **Présentation, posologie, administration :**
- *Gélules dosées à 10 mg*, par voie orale : 5 à 200 mg/24 h.
- *Comprimés dosés à 25 mg*, par voie orale : 400 mg/24 h.
- *Gouttes buvables à 1 %* (IV gouttes = 1 mg) : nourrisson, I goutte/2 kg de poids corporel/24 h.
- *Soluté buvable à 4 %* (I goutte = 1 mg) : enfant, X à XV gouttes/24 h.

► **Effets indésirables, précautions :**
→ NEUROLEPTIQUES.

NEUROLEPTIQUES

► **Action :**
Médicaments qui ont des propriétés antipsychotiques, c'est-à-dire une efficacité sur les états délirants. Le plus souvent, cet effet antipsychotique est accompagné d'un effet sédatif. Certains produits à certaines doses ont un effet stimulant appelé « désinhibiteur ».
Par ailleurs, les neuroleptiques sont :
- antalgiques ;
- antiémétiques ;
- sédatifs.

Ces produits sont antidopaminergiques.

► **Indications :**

⁎ PSYCHOSES AIGUËS :
- accès maniaques ;
- bouffées délirantes aiguës ;
- expériences délirantes des toxicomanes ;
- psychoses puerpérales ;
- délirium tremens.

⁎ PSYCHOSES CHRONIQUES :
- toutes les schizophrénies ;
- tous les délires chroniques.

⁎ CONTRE-INDICATIONS :
- certaines névroses obsessionnelles ;
- syndromes algiques, surtout cancéreux.

⁎ CHEZ L'ENFANT, les neuroleptiques ont peu révolutionné la psychose infantile.

⁎ CHEZ LE VIEILLARD, les troubles du comportement secondaires à une détérioration.

► **Contre-indications :**
- sclérose en plaques ;
- syndromes fébriles inexpliqués ;
- syndromes parkinsoniens.

► **Voie d'administration, posologie :**
Par voie orale ou intramusculaire.
Il existe des formes à durée d'action prolongée de certains neuroleptiques. Elles s'administrent par voie intramusculaire.

► **Incidents, accidents :**

⁎ VÉGÉTATIFS :
Les symptômes les plus gênants et les plus fréquents sont : l'hypotension orthostatique, surtout due aux neuroleptiques sédatifs.

Neuroleptiques

NOM COMMERCIAL	DÉNOMINATION COMMUNE	PRÉSENTATION ET VOIES D'ADMINISTRATION	POSOLOGIE MOYENNE CHEZ L'ADULTE Limites moyennes des doses utilisées (24 h chez l'adulte)	INTÉRÊT PARTICULIER
Barnetil	Sultopride	comp. à 400 mg amp. à 20 mg i.m.	400-2000 mg	Urgence psychiatrique
Dipiperon	Pipampérone	comp. à 40 mg sol. buvable à 4 % (1 gtte = 2 mg)	20 à 120 mg	Sédatif
Dogmatil *Dogmatil fort (Aiglonyl synédyl)*	Sulpiride Sulpiride	gélules à 50 mg soluté buvable à 5 % amp. à 100 mg i.m. comp. à 200 mg	100 à 1500 mg	Désinhibiteur
Droleptan	Dropéridol	solution injectable à 50 mg i.m. ou i.v. soluté buvable à 2 %	25 à 200 mg	Sédatif Urgence
Émergil	Flupentixol	comp. à 0,5 mg et à 2 mg	1 mg à 12 mg	Désinhibiteur antihallucinatoire
Étumine	Clotiapine	comp. à 40 mg amp. à 40 mg i.m.	40 à 240 mg	
Frénactil	Benpéridol	soluté buvable à 2 %	0,5 à 6 mg	
Haldol (Halopéridol Théraplix)	Halopéridol	comp. à 1 mg, à 5 mg et à 20 mg amp. à 5 mg i.m.-i.v. sol. buvable à 0,2 %	1 à 60 mg	Puissant hallucinolytique
Haldol faible	Halopéridol	sol. buvable à 0,5 %		
Largactil	Chlorpromazine	comp. à 25 mg et à 100 mg amp. i.m.-i.v. à 25 mg soluté buvable à 4 %	25 à 600 mg	Sédatif
Leptryl	Périmétazine	comp. à 25 mg et à 100 mg amp. à 100 mg gouttes à 4 %	10 à 300 mg	
Loxapac	Loxapine	comp. à 25 mg et à 50 mg amp. i.m. 50 mg solution buvable	25 à 400 mg	Polyvalent
Majeptil	Thiopropérazine	comp. à 1 mg et à 10 mg soluté à 4 % amp. à 10 mg	très variable	

Neuroleptiques *(suite)*

NOM COMMERCIAL	DÉNOMINATION COMMUNE	PRÉSENTATION ET VOIES D'ADMINISTRATION	POSOLOGIE MOYENNE CHEZ L'ADULTE Limites moyennes des doses utilisées (24 h chez l'adulte)	INTÉRÊT PARTICULIER
Melleril	Thioridazine	comp. à 10 mg, 50 mg et 100 mg soluté à 4 % sirop à 2 %	10 à 800 mg	Anxiolytique
Moditen	Fluphénazine	comp. à 1 mg, à 5 mg, à 25 mg et à 100 mg soluté à 4 % amp. à 1 ml amp. à 4 ml	10 à 400 mg	Polyvalent
Neuleptil	Propériciazine	comp. à 10 mg et à 25 mg gouttes à 1 % et à 4 %	5 à 400 mg	Sédatif
Nozinan	Lévomépro-mazine	comp. à 2 mg, à 25 mg, et 100 mg suspension = 10 mg gouttes à 4 % amp. à 25 mg	5 à 300 mg	Sédatif
Opiran	Pimozide	comp. à 5 mg gouttes à 2,5 %	0,5 mg 0 30 mg	Désinhibiteur Antihallucinatoire
Orap	Pimozide	comp. à 1 mg et à 4 mg soluté à 2,5 %		Désinhibiteur Antihallucinatoire
Piportil	Pipotiazine	comp. à 10 mg soluté à 4 % amp. à 10 mg	5 à 30 mg	Polyvalent
Plécigil	Acépromazine	gouttes (X gttes = 1 mg)	1 à 9 mg	Antiémétique
Prazinil	Carmipramine	comp. à 50 mg	50 à 300 mg	Désinhibiteur
Sédalande	Fluanisone	soluté buvable (1 gtte = 0,25 mg) amp. i.m. à 20 mg	10 à 60 mg	Sédatif
Témentil	Prochlorpé-razine	comp. à 10 mg et à 25 mg solution à 1 % (1 gtte = 0,25 mg) solution à 4 % (1 gtte = 1 mg)	25 à 50 mg	Incisif
Tercian	Cyamémazine	comp. à 25 mg et à 100 mg soluté buvable à 4 % (1 gtte = 1 mg)	20 à 500 mg	Sédatif anxiolytique

Neuroleptiques *(suite et fin)*

NOM COMMERCIAL	DÉNOMINATION COMMUNE	PRÉSENTATION ET VOIES D'ADMINISTRATION	POSOLOGIE MOYENNE CHEZ L'ADULTE Limites moyennes des doses utilisées (24 h chez l'adulte)	INTÉRÊT PARTICULIER
Terfluzine	Trifluopérazine	comp. à 10 mg et à 100 mg solution à 4 % i.m. amp. à 10 mg	10 à 600 mg	Polyvalent
Théralène	Alimémazine	comp. à 5 mg sirop (1 cuil. à café = 2,5 mg) solution buvable à 4 % (1 gtte = 1 mg) amp. 2,5 mg i.m.-i.v. suppo. à 20 mg	10 à 50 mg	Sédatif
Tiapridal	Tiapride	comp. à 100 mg amp. i.m.-i.v. à 100 mg	100 à 600 mg	Traitement de mouvements anormaux
Trilifan	Perphénazine	comp. à 4 mg et à 16 mg	4 à 64 mg	Polyvalent
Tripéridol	Triflupéridol	solution à 1 % (XX gttes = 1 mg)	0,5 à 1 mg	Désinhibiteur

Certains neuroleptiques peuvent entraîner sécheresse de la bouche, constipation, rétention d'urine ou troubles de l'accommodation.

* MÉTABOLIQUES ET ENDOCRINIENS :

L'augmentation du poids est fréquente surtout avec les phénothiazines : la prescription d'anorexigènes ou de diurétiques est formellement déconseillée.

Troubles du cycle menstruel pouvant aller jusqu'à l'aménorrhée.

La galactorrhée n'est pas exceptionnelle.

Troubles sexuels : impuissance et frigidité.

* ALLERGIQUES ET TOXIQUES :

- sensibilisation particulière au soleil avec les phénothiazines ;
- toxicité cardiaque : modifications de l'ECG : allongement de l'espace QT, aplatissement de l'onde T ;
- ictères (décrits avec le *Largactil*) : très rares.

* LES EFFETS PSYCHIQUES sont surtout :

- l'indifférence : réduction des émotions et de la vivacité des sentiments ;
- les réactivations anxieuses peuvent être secondaires à un syndrome neurologique dû aux neuroleptiques, annoncer une nouvelle poussée évolutive ou apparaître au décours d'une chimiothérapie par les neuroleptiques désinhibiteurs ;
- la dépression thymique peut être secondaire à un syndrome akinéto-hypertonique ou survenir au décours d'un épisode aigu.

* LES EFFETS NEUROLOGIQUES sont les plus fréquents.

Ce peuvent être :

- *Des effets extra-pyramidaux précoces* (variables) :
  - bucco-linguaux (contractions musculaires) ;
  - crises oculogyres avec plafonnement des yeux. (Elles apparaissent en début de traitement à des posologies encore faibles.)
- L'*akinésie*, ralentissement moteur, caractérise « l'imprégnation neuroleptique ».
- *Le syndrome akinéto-hypertonique* est un syndrome parkinsonien dû aux neuroleptiques.
- *Le syndrome hyperkinétique* : certains malades sont incapables de rester en place et ressentent un malaise général angoissant.
- *Des dyskinésies tardives :* elles frappent essentiellement la région bucco-linguo-masticatrice : ce sont des mouvements de mâchonnement. Elles surviennent dans les cures prolongées.

* LE SYNDROME MALIN est un accident rare, grave.
Il désorganise les fonctions thermo-régulatrices, respiratoires et cardio-vasculaires. Il est le plus souvent associé à un syndrome extra-pyramidal. Il est marqué par :
- une hyperthermie dépassant 40°C ;
- une pâleur ;
- sueurs, polypnée, instabilité tensionnelle ;
- tachycardie ;
- sans perte de conscience.

Le transport urgent en réanimation est indispensable.

▶ **Précautions et surveillance :**
Les doses de neuroleptiques seront adaptés à chaque cas particulier : l'efficacité et la tolérance sont variables suivant les individus. Mais les doses sont progressivement croissantes et réparties dans la journée. L'effet sédatif est en général plus rapide que l'effet antipsychotique.

Il faut déconseiller la conduite automobile et la prise d'alcool.

NEUROLEPTIQUES D'ACTION PROLONGÉE

▶ **Action :**
Ce sont des produits ayant les mêmes propriétés antipsychotiques que les neuroleptiques dont ils sont issus (neuroleptiques pères) mais ils ont une prolongation de l'activité de 5 j à 30 j, suivant les produits. De plus, ils permettent une réduction de la dose totale et facilitent les traitements ambulatoires.

▶ **Indications :**
Ce sont essentiellement les psychoses chroniques schizophréniques et paranoïaques. Plus rarement chez certains alcooliques caractériels ou certains psychopathes.

▶ **Contre-indications :**
Les malades impossibles à suivre. Celles des neuroleptiques.

▶ **Voies d'administration :** voir tableau ci-dessous.

▶ **Incidents, accidents :**
→ NEUROLEPTIQUES, mais certains effets secondaires sont particuliers aux neuroleptiques d'action prolongée.

* UN SYNDROME ASTHÉNIQUE est observé 12 à 48 h après l'injection. Il faut aménager la date des injections (week-end). Parfois, si un antiparkinsonien est injecté en même temps *(Ponalide)*, il peut exister un état dysleptique avec un sentiment de « planer ». Il faut alors arrêter le *Ponalide* i.m.

* LES SYNDROMES DÉPRESSIFS sont observés à partir de quelques mois, en particulier des équivalents dépressifs sous forme d'asthénie. Ces épisodes sont améliorés par un traitement antidépresseur.

* LES RÉACTIVATIONS ANXIEUSES ET DÉLIRANTES sont dues à une insuffisance de dose ou à une inadéquation du produit. On peut soit augmenter les doses, soit les changer, soit adjoindre un autre neuroleptique *per os.*

NOM COMMERCIAL	DCI	VOIE	DURÉE D'ACTION	DOSE MOYENNE	INDICATIONS
Fluanxol	Flupentixol	i.m.	15-21 j	40-100 mg	
Haldol Decanoas	Décanoate d'halopéridol	i.m.	2-6 sem.	50-300 mg	Psychoses chroniques
Moditen retard	Œnate de fluphénazine	i.m.	16 j	25-100 mg	Psychoses chroniques
Modécate	Décanoate de fluphénazine	i.m.	21-28 j	25-125 mg	Psychoses chroniques
Piportil	Undécylénate de pipotiazine	i.m.	15 j	25-100 mg	Psychoses chroniques
Piportil L_4	Palmitate de pipotiazine	i.m.	28 j	25-100 mg	Psychoses chroniques
Sémap	Penfluridol	*per os*	5-7 j	20-60 mg	Psychoses chroniques
Trifilan Retard	Énanthate de perphénazine	i.m.	3-5 sem.	50-300 mg	Psychoses chroniques

∗ LES SYNDROMES MALINS sont exceptionnels si le produit n'est pas donné d'emblée à sa dose maximale.

► **Précautions et surveillance :**
Les neuroleptiques d'action prolongée doivent s'intégrer dans un projet thérapeutique au long cours d'au moins 6 mois. L'intérêt des doses minimales et des produits à plus longue cinétique est important. Ils sont prescrits au moment de la défervescence d'un accès délirant, après la prescription obligatoire pendant une quinzaine de jours du produit « père » *per os*. Les correcteurs ne sont pas nécessaires systématiquement. Les neuroleptiques d'action prolongée sont un atout important dans la réinsertion des psychoses chroniques.

NEUROLITHIUM *

Voir *Téralithe* *

NIBIOL *

► **Action :**
Antiseptique urinaire, actif sur les germes Gram + et Gram –.

► **Indications :**
Il est utilisé dans les infections urinaires.

► **Voies d'administration et posologie :**
Les comprimés sont dosés à 50 et 100 mg, la suspension à 50 mg par cuillerée à café. La dose est de 5 mg/kg/24 h.

► **Inconvénients :**
Des résistances bactériennes apparaissent rapidement d'où son faible intérêt en thérapeutique.

NICLOSAMIDE

Voir *Trédémine* *

NIFÉDIFRINE

Voir *Adalate* *

NIFLURIL *

► **Type :**
Anti-inflammatoire non stéroïdien.

► **Action :**
- anti-inflammatoire puissant ;
- antalgique.

► **Indications :**
- rhumatismes inflammatoires et autres ;
- rééducation fonctionnelle ;
- tous les processus inflammatoires.

► **Contre-indications :**
Ulcère gastro-duodénal même guéri.

► **Présentation, posologie :**
- *Gélules* dosées à 250 mg, *per os*, 2 à 4 gélules/24 h à prendre pendant les repas.
- *Suppositoires* adultes à 700 mg, 1 suppo au lever et au coucher.
- *Pommade* dosée à 3 %, en applications 3 fois/24 h sur la région enflammée et douloureuse.

► **Effets secondaires :**
- association médicamenteuse pour comprimés et suppositoires aux antivitamines K (surveillance de l'hémostase) possible ;
- ceux des anti-inflammatoires non stéroïdiens.

NIRIDAZOLE

Voir *Ambilhar* *

NITRIDERM TTS *

Voir *Antiangineux*

NITROSOURÉE (B.C.N.U., C.C.N.U.)

▶ Action :
Antimitotique.

▶ Indications :
- protocole de traitement de nombreuses tumeurs solides ;
- lymphomes non hodgkiniens ;
- leucémies aiguës avec localisation méningée.

▶ Contre-indications :
- grossesse ;
- insuffisance médullaire avant traitement,
- insuffisance hépatique.

▶ Voies d'administration, présentation, posologie :

* B.C.N.U. : 100 à 200 mg/m^2 par cycle de chimiothérapie. Le produit est dilué dans 500 cm^3 de sérum physiologique et perfusé en 45 mn.

* C.C.N.U. : les comprimés sont dosés à 40 et 100 mg. La posologie est de 130 mg/m^2 par cycles, séparés par un intervalle de 6 semaines.

▶ Incidents, accidents :
- insuffisance médullaire portant essentiellement sur les plaquettes et les polynucléaires ;
- troubles digestifs.

▶ Précautions, surveillance :
Surveillance de l'hémogramme, en particulier du chiffre des plaquettes avant tout nouveau cycle.

NIVAQUINE *

▶ Action :
Cet antipaludéen a une action schizonticide à la phase endo-érythrocytaire mais est inactif dans les formes exo-érythrocytaires.

▶ Indications, posologie :

* ACCÈS PALUSTRE SIMPLE : 5 comp. à 100 mg/j/pendant 5 j (ou si besoin par voie parentérale : 300 mg toutes les 12 h).

* ACCÈS PERNICIEUX : en relais avec la quinine i.v.

* CHIMIOPROPHYLAXIE : 1 comp. à 100 mg/j en zone impaludée puis pendant 15 à 60 j suivant le retour en France.

* COLLAGÉNOSE.
Nota : Il y a un sirop pour enfant.

▶ Incidents, accidents :
Troubles digestifs et oculaires (opacifications cornéennes) et rétinopathies (exceptionnelles).

▶ Précautions :
Surveillance ophtalmologique dans les traitements prolongés.

NIZORAL *

▶ Action :
Antifongique du groupe des imidazoles.

▶ Indications :
Elles sont limitées aux infections mycosiques viscérales à germes sensibles et aux infections cutanéo-muqueuses qui ne peuvent être traitées par voie locale en raison de l'extension des lésions ou de leur résistance aux traitements usuels.

Le *Nizoral* est actif sur les Candida, les dermatophytes, le pityriasis et sur de très nombreuses mycoses exotiques. C'est un antifongique systémique majeur.

▶ Contre-indications :
- Antécédents d'hypersensibilité aux amidazoles.
- Grossesse : l'effet tératogène étant prouvé, le *Nizoral* est contre-indiqué chez la femme enceinte ou susceptible de l'être.

▶ Voie d'administration, présentation, posologie :
Comprimés dosés à 200 mg et suspension buvable dosée à 1 mg par goutte. Chez l'adulte, la posologie habituelle est de 1 cp par jour, chez l'enfant de 5 gouttes par kg et par jour.

▶ Incidents, accidents :

∗ Les effets tératogènes imposent de s'assurer d'une part de l'absence de grossesse préalablement à la mise sous traitement, et d'autre part d'une contraception efficace.

∗ L'hépatotoxicité du *Nizoral* est réelle et impose une surveillance hépatique clinique et biologique, en particulier dans les traitements au long cours.

► **Précautions, surveillance :**
Le *Nizoral* doit être pris pendant les repas. Il ne doit pas être associé à la prise d'antiacides (diminution de l'absorption) ni aux antivitamines K (risque de potentialisation), ni à d'autres médicaments hépatotoxiques.
L'apparition de nausées ou de vomissements doit faire arrêter immédiatement le traitement et faire pratiquer des testes biologiques hépatiques.

NOCERTONE *

Voir *Antimigraineux particuliers*

NOLVADEX *

► **Action :**
Antiœstrogène. Action sur les récepteurs.

► **Indications :**
Traitement hormonal dans certains cancers du sein ; métastases.

► **Contre-indications :**
Grossesse et allaitement.

► **Posologie :**
Comprimés à 10 mg ; 2 à 4 comp./j en 1 ou 2 prises.

► **Incidents :**
Troubles digestifs, vertiges, céphalées, bouffées de chaleur, hypercalcémie.

NORDAZ *

Voir *Tranquillisants*

NORFLOXACINE

Voir *Moroxine 400* *

NORIEL *

Voir *Hypnotiques benzodiazépiniques*

NORLUTEN *

Voir *Progestatifs*

NORMACOL LAVEMENT *

► **Action, indications :**
C'est une solution hypertonique de phosphates mono et disodiques associée à de la gomme Sterculia, utilisée dans la préparation aux examens endoscopiques ou radiologiques du recto-sigmoïde.

► **Posologie :**
Introduire le contenu d'un flacon la veille au soir et un le jour de l'examen.

NORMACOL SPÉCIAL *
(SANS BOURDAINE)

► **Action :**
La gomme Sterculia (Karaya) est un mucilage.

► **Indications :**
Constipation.

► **Contre-indications :**
Sténose digestive.

► **Posologie :**
1 à 3 cuil. à café après les repas, à avaler sans mâcher dans un verre d'eau.

NORMISON *

Voir *Hypnotiques benzodiazépiniques*

NORMOLIPOL *

Voir *Clofibrate*

NOROXINE 400 *

▶ Action :
Nouvel agent antibactérien du groupe des fluoroquinolones (→ ANTIBIOTIQUES), actif sur le staphylocoque, les bacilles gram (-), le gonocoque.

▶ Indications :
Infections urinaires exclusivement (prostatite).

▶ Contre-indications :
Grossesse, allergie connue.

▶ Présentation, posologie :
Comprimés à 400 mg. En règle générale 2 comp./jour.

▶ Incidents, accidents, précautions :
Troubles digestifs, allergies cutanées, arthralgies.

NORQUENTIEL *

Voir *Inhibiteurs de l'ovulation*

NOVAZAM *

Voir *Tranquillisants*

NOUVEAU-NÉ ET NOURRISSON

Voir *Antibiothérapie chez le nouveau-né et l'enfant, Besoins normaux quotidiens en calories, eau et électrolytes, Cathétérismes ombilicaux, Injections intramusculaires, Lait et alimentation du nourrisson, Massage cardiaque externe chez le nouveau-né et le nourrisson, Oxygénothérapie du nouveau-né, Techniques des prélèvements chez le nouveau-né et le nourrisson, Transfusion sanguine chez le nouveau-né, Voies d'abord veineuses chez le nouveau-né*

NOZINAN *

▶ Action :
Neuroleptique sédatif, la lévomépromazine est une phénothiazine aliphatique. Le *Nozinan* est le neuroleptique le plus sédatif. Il réduit l'agitation motrice et l'angoisse sous-jacente. Cette sédation est proportionnelle aux doses et demeure constante pendant plusieurs semaines.

▶ Indications :
- psychoses aiguës avec excitation motrice ;
- psychoses chroniques : schizophrénies, délires chroniques ;
- une indication particulière est celle des algies rebelles.

▶ Contre-indications :
Cf. contre-indications des neuroleptiques. Chez tout sujet âgé ou atteint d'affection cardio-vasculaire, son emploi sera limité.

▶ Voie d'administration, présentation, posologie :

∗ VOIE ORALE :
- comprimés à 2 mg ;
- comprimés à 25 mg ;

- comprimés à 100 mg ;
- gouttes buvables, soluté à 4 % : 1 goutte = 1 mg de principe actif.

∗ LA POSOLOGIE QUOTIDIENNE peut varier entre 25 mg et 600 mg, en 1 à 3 prises.

▶ Incidents, accidents :
L'asthénie, la somnolence et l'hypotension orthostatique sont des effets secondaires fréquents et assez importants, on peut observer plus rarement tachycardie et sécheresse de la bouche.

▶ Précautions, surveillance :
Au début de l'instauration du traitement, un repos allongé est préconisé, pendant environ 1 heure après la prise du *Nozinan.* En particulier chez des sujets âgés ou hypotendus, la posologie doit être augmentée très progressivement. On peut être amené à prescrire des correcteurs tensionnels *(Heptamyl,* etc.).

Le *Nozinan* potentialise les effets sédatifs des neuroleptiques polyvalents.

NUTRITION ENTÉRALE PAR SONDE

▶ Définition :
L'alimentation entérale par sonde permet un apport alimentaire liquide. La sonde peut être mise en place à différents niveaux du tube digestif : gastrique ou duodénal, par voie naso-œsophagienne ; jéjunale par jéjunostomie ; voire par voie transcutanée.

▶ Indications :
Impossibilité d'une alimentation suffisante *per os* ; dysfonction majeure (fistule, résections) ou obstacle sur le tube digestif ; dénutrition préopératoire et complications postopératoires ; troubles de la conscience (en prenant les précautions nécessaires pour éviter une inhalation lors de régurgitations éventuelles).

▶ Contre-indications :
Occlusion.

▶ Techniques, précautions :
La *tolérance des sondes* est améliorée par l'usage des sondes de petit diamètre et en élastomère de silicone. La quantité de mélange nutritif doit être progressivement croissante, en vérifiant par des aspirations l'absence de stase gastrique. Le débit lent et continu évite habituellement la réplétion gastrique et la diarrhée. Si une *surveillance nocturne* n'est pas possible il vaut mieux éviter l'instillation nocturne. La position semi-assise semble diminuer les régurgitations. En cas de coma prolongé et profond, une *sonde trachéale* aux ballonnets gonflés supprime le risque d'inhalation du liquide. De nombreuses *pompes* à débits variables, avec ou sans réfrigération, sont disponibles. En l'absence de réfrigération il ne faut pas laisser le mélange nutritif à l'air plus de 4 à 6 heures (risque de pullulation microbienne).

▶ Mélanges nutritifs :
Ils sont de deux types :

∗ ALIMENTS « PRÉDIGÉRÉS » OU NUTRIMENTS : oligohalosides et glucose *(Maltrinex) ;* triglycérides à chaîne moyenne *(Tricène),* supplémentés en acides gras essentiels *(Liprocil) ;* association d'acides aminés, de glucose ou disacharrides, acides gras *(Vivonex).*

On peut aussi utiliser des solutés pour voie veineuse. L'inconvénient est la charge osmotique élevée qui entraîne un appel d'eau vers le jéjunum. Il faut commencer par une faible tonicité et ne pas dépasser 700 à 900 mosm/l. La charge calorique maximale (1,6 cal/ml) doit être atteinte progressivement (en règle générale 1 cal/ml). En cas de résection étendue ou de diarrhée, on peut rendre le mélange hypervisqueux (tapioca) ou s'aider d'antidiarrhéiques diététiques *(Arobon, Caril)* ou médicamenteux (avec prudence).

∗ ALIMENTS NON DÉGRADÉS :
Il y a 3 types de solutions :
- confection de mélanges à base de lait, de sucre, de viande de jaune d'œuf ;
- petits pots à usage pédiatrique ;
- mélanges industriels, dont la composition, la concentration la teneur en électrolytes et oligo-éléments sont variables *(Dripsol, Shak, Réalmentyl, Rénutryl, Flexinutryl).* Certains sont surtout à base de protéines *(Alburone, Hyperprotidine,* etc.).

NUTRITION PARENTÉRALE

▶ Action :
La nutrition parentérale (NP) permet à côté de l'équilibre hydroélectrolytique d'obtenir un équilibre nutritionnel (calories, azote, etc.). La

dénutrition a en effet des conséquences non négligeables : aggravation du pronostic des affections médicales, prolongation de la convalescence, et en chirurgie : augmentation du risque de lâchage de suture, retard de cicatrisation, fistules, escarres, etc.

► **Indications :**

On peut les schématiser ainsi :

- alimentation orale impossible durant 3 ou 4 jours ;
- celle-ci ne peut dépasser 1 500 calories par jour ;
- perte de poids supérieure à 10 % du poids antérieur ;
- voie digestive indésirable (pancréatites aiguës, fistules digestives, entéropathies graves, etc.).

► **Technique, précautions :**

∗ LES VOIES VEINEUSES : En cas de *nutrition simple*, les veines périphériques sont utilisables pour une courte période. Il faut alors débuter sur des veines distales alterner les membres supérieurs, ne pas perfuser aux membres inférieurs pour des délais dépassant 12 à 24 h. Les accidents sont la thrombose et l'infection, c'est dire l'importance de l'asepsie et d'une surveillance attentive. Mais le plus souvent la nutrition parentérale réalise un apport hyperosmolaire et souvent caustique, et doit alors être réalisée dans de gros vaisseaux, en règle générale endothoraciques. Trois voies sont alors utilisables : la *veine basilique* au pli du coude, la *veine sous-clavière,* la *veine jugulaire interne.* Un accident possible est alors l'épanchement pleural en cas d'abord sous-clavier ou jugulaire. Les précautions d'asepsie doivent être draconiennes aussi bien dans la pose que dans la surveillance du cathéter.

∗ LES SOLUTÉS : L'apport calorique est réalisé par des solutions glucidiques et/ou lipidiques. Les *solutions glucosées* sont les plus utilisées. Leurs concentrations varient, pouvant atteindre 50 % lorsque l'on veut diminuer l'apport liquidien. Les autres sucres (fructose, *Sorbitol*, etc.) sont moins employés. Ils présentent l'avantage théorique de ne pas nécessiter d'insuline, mais ils exposent à l'acidose lactique. Les solutions lipidiques sont des émulsions d'huiles végétales (de soja surtout) ; l'agent émulsifiant est en général une lécithine extraite du jaune d'œuf. Les solutions *salines, les ions* (potassium, calcium, magnésium, phosphore) doivent être systématiquement donnés. Enfin l'apport de vitamines (hydro et liposolubles) et d'*oligo-éléments* (solutés du commerce en règle générale) est nécessaire.

Les apports varient suivant les malades et la surveillance du bilan azoté ; on peut cependant les schématiser comme ci-dessous.

Moyenne des apports par kg et par jour :

- eau : 25 à 45 ml ;
- calories : 25 à 60 ;
- azote : 0,13 à 0,40 g ;
- glucide : 2 à 10 g ;
- lipides : 1 à 3 g.

► **Incidents, accidents :**

Ils sont liés :

∗ A L'UTILISATION DE LA VOIE VEINEUSE : *infection* et *thrombose.*

∗ AUX APPORTS :

- *Complications métaboliques :* variation de la *glycémie* pouvant aller jusqu'au coma hyperosmolaire. On les prévient par : un apport progressif des glucides, l'insuline, la régularité de la vitesse de perfusion.
- L'apport des acides aminés expose à l'*hyperammoniémie* en cas d'insuffisance hépatique, et très exceptionnellement à *l'acidose lactique.*
- L'utilisation d'émulsions lipidiques a été controversée ; en fait, l'huile de soja utilisée dans une proportion n'excédant pas 60 % de l'apport calorique ne semble pas poser de problèmes. Les troubles de la *coagulation* et les *manifestations d'intolérance* (fièvre, céphalées, arthralgies) auraient pour origine un débit trop important, et il convient de ne pas dépasser 0,2 g par kg par heure.
- *L'hypokaliémie, l'hypophosphorémie* sont fréquentes mais faciles à prévenir. Plus récemment ont été individualisés, à côté des carences vitaminiques, des syndromes de carence en oligo-éléments (en particulier de zinc). Leur prévention nécessite un apport adéquat, en évitant également les surdosages qui peuvent être graves en ce qui concerne les vitamines liposolubles.

NYSTATINE

Voir *Mycostatine* *

ŒNANTHATE DE TESTOSTÉRONE

Voir *Androtardyl* *

ŒSTRADIOL RETARD *

Voir *Œstrogènes*

ŒSTROGEL *

▶ Action :

Traitement substitutif par les œstrogènes par voie percutanée.

▶ Indications :

Ménopause naturelle ou artificielle.

▶ Contre-indications :

- tumeurs malignes du sein et de l'utérus ;
- tumeurs hypophysaires.

▶ Voie d'administration, présentation, posologie :

- Gel pour application percutanée dosé à 60 mg/100 g. Application-dose contenant 2,5 g de gel.
- Au début, 1 dose/24 h à appliquer sur un vaste territoire cutané (sauf les seins), laisser sécher 5 mn avant de se vêtir.
- Traitement discontinu 21 jours sur 28, en association avec un progestatif du 12e au 21e jour.
- Posologie adaptée au 3e cycle selon les signes cliniques montrant :
  - un effet excessif : 1 dose 1 jour sur 2 ;
  - un effet insuffisant : 2 doses par jour.

▶ Incidents, accidents :

- Risque de cancer de l'endomètre ou du sein augmenté en cas d'administration isolée.
- Métrorragies éventuelles : surveillance gynécologique renforcée.
- Hyperœstrogénie : mastodynie, irritabilité, agresivité, prise de poids.

▶ Précautions, surveillance :

L'application doit être faite par la femme elle-même.

ŒSTROGÈNES

▶ Action :

Les œstrogènes sont sécrétés par les ovaires pendant le cycle menstruel, le placenta, les surrénales fœtales pendant la grossesse. Les principaux œstrogènes sont les 17 β - œstradiol (= O_2), l'œstrone (= O_1), l'œstriol (= O_3).

Effets thérapeutiques : trophique sur les organes sexuels féminins, synergique ou antagoniste de la progestérone, inhibiteur de l'ovulation, freinateur de la sécrétion de FSH, antitumoral.

▶ Indications :

⁎ Affections féminines :

- symptômes vaso-moteurs et ostéoporose de la ménopause ;
- contraception orale ;
- insuffisance hypophysaire.

⁎ Affections masculines :

- cancer de la prostate ;
- cancer du sein.

▶ Contre-indications :

⁎ Absolues :

- hémorragie génitale d'étiologie non élucidée ;
- tumeur hypophysaire ;
- grossesse ;
- hyperprolactinémie ;
- maladies thrombo-emboliques ;
- myomatoses utérines ;
- cancer de l'endomètre, du sein ;
- cholestase hépatique, cirrhose, lithiase vésiculaire ;
- HTA sévère, porphyrie hépatique, maladie de Gilbert ;

– insuffisance coronarienne, accident vasculaire cérébral.

* RELATIVES :
– insuffisances cardiaque, rénale ;
– tabagisme ;
– terrain migraineux ;
– anémie ;
– diabète ;
– obésité ;
– hyperlipidémie ;

▶ Voies d'administration, présentation, posologie : Voir ci-dessous. Des œstrogènes injectables sont utilisés en cas de d'hémorragie utérine importante ;

▶ Incidents, accidents :
– troubles digestifs : nausées, céphalées ;
– métrorragies, prise de poids et rétention hydro-sodée ;
– risque d'épithélioma glandulaire de l'endomètre ;
– mastodynie ;
– ictères cholestatiques ;
– risques thrombo-emboliques, HTA, hyperlipidémie ;
– antithrombine III ;
– troubles glucidiques.
– aménorrhée post-thérapeutique si cycle artificiel ;

▶ Surveillance :
TA, poids, glycémie, triglycérides, cholestérolémie, numération. Dans les traitements hormonaux substitutifs l'association à la progestérone est fortement conseillée.

ŒSTROGÈNES ET SELS D'ŒSTROGÈNES

NOM COMMUN	NOM COMMERCIAL	PRÉSENTATION
17 B-Œstradiol Œstradiol benzoate Œstradiol valérianate Estradiol + estriol	*Œstrogel* *Benzogynœstryl* *Œstradiol retard* (Théramex) *Progynova* (Schering) *Estrofem*	gel (1 dose = 5 g) amp. à 5 mg amp. à 10 mg (voie i.m.) et 25 mg comp. 2 mg
Hydroxyœstrone	*Colpormon*	comp. à 100 μg
Œstrogènes conjugués	*Prémarin*	comp. à 1,25 mg amp. à 20 mg
Œstriol dihémisuccinate	*Synapause*	comp. à 2 mg
Éthinyl-œstradiol	*Éthinyl-Œstradiol*	glossettes à 10 μg comp. à 50 et 100 μg
Dienœstrol Diéthylstilbœstrol	*Cycladiène* *Distilbène*	comp. à 0,5, 5 et 25 mg comp. à 1,5 et 25 mg
Chlorotrianisène Fosfestrol tétrasodique	*Tace-FN* *ST-52 Lucien*	comp. à 12 mg suppo. à 75 mg comp. à 100 mg

ŒSTROGÈNES NATURELS

SPÉCIALITÉS	PRÉSENTATION	DOSAGE	VOIE D'ADMINISTRATION	POSOLOGIE/24 h
		ŒSTRADIOL		
Œstrogel	Gel	60 mg/100 g 1 dose = 2,5 g de gel	voie percutanée	1 dose (2,5 g) (21 j/28 j) associée à progestérone orale du 12ᵉ au 21ᵉ j
Gynœstryl	Comprimés	20 mg	*par implantation*	
Estrofem *	Comprimés	2 mg + 1 mg d'œstrone	orale	1 comp./jour
Benzogynestryl 5	Soluté huileux inj., amp. de 1 ml	5 mg	voie i.m.	1 amp./semaine pendant 3 semaines plus progestatif oral
Œstradiol Retard Théramex	Ampoules injectables	10 mg 25 mg	voie i.m.	*cancérologie :* cancer de la prostate ; 1 amp. à 25 mg 1 à 2 fois/semaine
				1 amp. de 10 mg le 7ᵉ et 15ᵉ jour du cycle
Œstradiol Retard Pharlon	Soluté injectable huileux, amp. 1 ml	10 mg	voie i.m.	1 amp. au début + 1 amp. 12 jours plus tard, associer progestatif oral pendant 10 jours à partir du 12ᵉ jour (œstradiol)
Colpormon	Comprimés	0,1 mg	voie orale	Selon les indications, durée et posologie variables 2 à 7 comp./24 h
Ovestin	Comprimés	0,25 mg	voie orale	Trophisme local : tractus génital inférieur
Prémarin	Dragées	1,25 mg	voie orale	Administré de façon cyclique 1 à 2 dragées/jour (3 semaines + repos 1 sem.)
	Ampoules injec. de 5 ml	20 mg	i.v. lente i.m.	1 à 3 amp./24 h, utilisable chez l'enfant (1/2 amp. à 1 amp./24 h)
Synapause	Comprimés	2 mg	voie orale	3 comp. la 1ʳᵉ semaine, 2 comp. la 2ᵉ semaine, 1 comp. tous les jours du mois 1 comp./jour
Progynova	Comprimés	7 mg	voie orale	1 comp./jour

* Existe en plaquettes prêtes à l'emploi associant 1 mg d'acétate de noréthindione pendant 10 jours : *Trisequens.*

ŒSTROGÈNES DE SYNTHÈSE

SPÉCIALITÉS	PRÉSENTATION	DOSAGE	VOIE D'ADMINISTRATION	POSOLOGIE/24 h
Éthinyl-œstradiol	Glossettes Comprimés	10 μg 50 μg 500 μg	voie perlinguale, voie orale à croquer voie orale	Variable : selon traitements courts ou prolongés Si traitement cyclique : 1 à 2 comp. à 50 μg/24 h pendant 20 jours (composition pilule)
Cycladiène *Surestryl*	Comprimés Dragées Suppositoires Ovules Comprimés	0,5 mg 5 mg 25 mg 5 mg 50 mg	voie orale voie orale voie muqueuse, vaginale voie orale	Variable selon les indications Voir monographie
Distilbène	Comprimés	1 mg, 5 mg, 25 mg	voie orale	*Cancer de la prostate :* 4 comp. à 25 mg puis diminuer les doses
Tace-FN	Comprimés Suppositoires	12 mg 75 mg	voie orale voie rectale	Dérivé à action prolongée *Cancer de la prostate :* 4 comp./24 h pendant plusieurs semaines puis réduction à 3, 2, puis 1 comp./24 h *Arrêt de la lactation :* 4 comp./24 h pendant 7 jours
ST-52 Lucien	Comprimés Amp. inj. de 5 ml	100 mg 250 mg	voie orale voie i.m. ou i.v.	*Cancer de la prostate* *Traitement d'attaque :* 2 amp. i.v. lente 1 amp. i.v. lente, 15 jours suivants *Traitement d'entretien :* 3 comp./24 h loin des repas

OGYLINE *

Voir *Progestatifs*

ONCOVIN *

▶ **Action :**
Antimitotique.

▶ **Indications :**
- leucémies aiguës lymphoblastiques ;
- maladie de Hodgkin ;
- lymphomes non hodgkiniens ;
- tumeurs solides : chorio-carcinome placentaire, neuroblastomes, lymphoblastomes, cancers : testicules, œsophage, bronches.

▶ **Contre-indications :**
- neuropathies.

▶ **Voies d'administration, présentation, posologie :**
Les flacons sont dosés à 1 mg. La posologie

est de 1 mg à 1,5 mg/m² par voie i.v. stricte. La fréquence varie avec le protocole d'association utilisé.

▶ Incidents, accidents :

- troubles neurologiques : ils sont fréquents et prolongés à type de polynévrite (paresthésies, abolition des réflexes, déficit moteur) ; ils surviennent généralement 6 semaines après l'arrêt du cycle.
- alopécie ;
- accidents d'extravasation.

▶ Précautions, surveillance :

Nécessité d'une bonne voie veineuse (→ VELBÉ).

ORACILLINE *

▶ Action :

C'est une pénicilline du groupe V, active par voie orale.

▶ Indications, contre-indications, incidents :

→ PÉNICILLINES.

On l'utilise en particulier dans les infections dues au streptocoque A (angine) et dans l'impétigo.

▶ Posologie :

Comp. sécables à 1 000 000 U, comp. sécables à 100 000 U.

Chez l'adulte : 2 000 000 à 3 000 000 U en 2 ou 3 prises.

ORAP (1 et 4) *

▶ Type :

Neuroleptique.

▶ Action :

- désinhibiteur ;
- antihallucinatoire.

▶ Indications :

- états délirants chroniques ;
- en pédo-psychiatrie : *ORAP 1.*

▶ Contre-indications :

Grossesse.

▶ Présentation, administration, posologie :

∗ ORAP 4 :

- *Comprimés à 4 mg*, par voie orale, 1 à 2 comp./24 h, le soir de préférence.
- *Soluté buvable à 4 %* (1 ml = XXV gouttes) : selon indications X à C gouttes/24 h.

∗ ORAP 1 :

Comprimés à 1 mg, par voie buccale : 1 à 2 comp./24 h, le soir au coucher.

▶ Effets indésirables :

→ NEUROLEPTIQUES.

ORCIPRÉNALINE

Voir *Alupent* *

ORGAMÉTRIL *

Voir *Progestatifs*

OSPEN *

▶ Action :

C'est une pénicilline du groupe V, active *per os.*

▶ Indications, contre-indications, incidents :

→ PÉNICILLINES.

On l'utilise notamment dans les angines, le rhumatisme articulaire aigu.

▶ Posologie :

Comp. sécables à 1 000 000 U.I., comp. effervescents à 500 000 U.I.

- *Adulte :* 3 comp. sécables ou 6 comp. effervescents.
- *Enfant :* 2 comp. sécables ou 4 comp. effervescents.

OTOLYSINE *

Solvant du cérumen.

► **Indications :**
- bouchons de cérumen ;
- désobstruction des drains transtympaniques.

► **Posologie :**
3 bains d'oreille quotidiens de 15 minutes pendant 5 jours, avant lavage évacuateur.

OUABAÏNE *

► **Type :**
Digitalique cardiotonique.

► **Action :**
Rapide et brève.

► **Indications :**
→ DIGITALIQUES.

► **Contre-indications :**
→ DIGITALIQUES.

► **Présentation :**
- *Ouabaïne Aguettant :* ampoules injectables de 1 ml, dosées à 0,25 mg (voie i.v. uniquement).
- *Ouabaïne Arnaud :*
  - ampoules injectables de 1 ml contenant 0,25 mg (voie i.v.) ;
  - soluté buvable à 2 % (L gouttes = 20 mg).
- *Traitement d'attaque :* 1 mg/24 h par voie i.v.
- *Traitement d'entretien :*
  - forme orale : L gouttes/24 h en prises (1 matin, 1 soir) ;
  - forme injectable : 1 amp./24 h.

► **Effets indésirables :**
→ DIGITALIQUES.

OVANON *

Voir *Inhibiteurs de l'ovulation*

OXACILLINE

Voir *Bristopen* *

OXAMNIQUINE

Voir *Vansil**

OXYGÉNOTHÉRAPIE

► **Définition :**
C'est l'utilisation de l'oxygène (0_2) dans le traitement des affections broncho-pulmonaires, cardio-vasculaires ou autres.

► **Technique :**

* CHEZ LES MALADES SOUS VENTILATION ASSISTÉE, l'apport d'O_2 se fait par la machine (respirateur).

* CHEZ LES MALADES EN RESPIRATION LIBRE, la meilleure technique est celle de la sonde nasale dont l'extrémité distale doit affleurer le voile du palais. La sonde est reliée à la source d'O_2 par un tuyau, un barboteur et un manomètre.

Le débit d'O_2 est réglé au niveau du manomètre en fonction de l'indication.

► **Indications et posologie :**
Elles sont nombreuses :

* EN PNEUMOLOGIE, il faut distinguer les *insuffisances respiratoires sans hypercapnie*, telles les fibroses où le débit doit être élevé (3-5 litres/mn), des *insuffisances respiratoires avec hypercapnie*, où le débit doit être faible (1 litre/mn) pour éviter d'aggraver l'hypercapnie. Il est important de vérifier les gaz du sang 2 ou 3 heures après le début de l'O_2. L'administration est continue, 15 à 18 heures par jour.

* EN CARDIOLOGIE : embolie pulmonaire, œdème aigu du poumon, infarctus du myocarde. Débit de 3 à 6 litre/mn.

* AUTRES INDICATIONS : comas métaboliques et neurologiques, intoxication à l'oxyde de carbone. Les posologies doivent être élevées.

▶ **Contre-indications :**

Lorsque l'hypercapnie est importante chez un insuffisant respiratoire, ses centres respiratoires ne sont plus stimulés que par l'hypoxie, l'O_2 va donc avoir un effet dépresseur respiratoire et aggrave l'hypercapnie. C'est pourquoi l'oxygénothérapie nasale doit être très prudente en cas d'hypercapnie modérée (répéter la mesure des gaz du sang). Lorsque la $PaCO_2$ est trop élevée l'oxygénothérapie nasale est contre-indiquée, et il faut parfois envisager la ventilation assistée.

▶ **Résultats :**

Les effets bénéfiques sont une amélioration de la fonction respiratoire, une diminution de la polyglobulie, de l'insuffisance cardiaque droite.

L'intolérance à l'O_2 se manifeste par une torpeur, des sueurs, une diminution de la fréquence respiratoire, des troubles psychiques. Elle n'apparaît que chez le sujet primitivement hypercapnique. Ailleurs, l'O_2 est parfaitement toléré.

OXYGÉNOTHÉRAPIE DU NOUVEAU-NÉ ET DU PETIT NOURRISSON

▶ **Indications :**

Les états d'hypoxie (PaO_2 inférieure à 60 mm de mercure).

▶ **Matériel :**

Enceinte de Hood (cloche en plastique transparente dans laquelle on place la tête de l'enfant). Humidificateur, réchauffeur.

Appareil à mesure de la FiO_2 (concentration en oxygène de l'air inspiré).

▶ **Surveillance :**

Toutes les heures de la FiO_2 et de la Tcp O_2. Ajustement de la FiO_2 aux mesures de la PaO_2.

▶ **Incidents et accidents :**

- *Hypercapnie* si le débit dans le Hood est insuffisant (au minimum 7 à 8 litres par minute).
- *Toxicité pour la rétine du prématuré* d'une PaO_2 supérieure à 100 mm de mercure avec risque de cécité définitive.
- *Toxicité pour le poumon* des FiO_2 élevées (supérieure à 60 %) appliquées de façon prolongée.

OXYTÉTRACYCLINE

Voir *Terramycine* *

PALFIUM *

Voir *Antalgiques*

PAMOATE DE PYRANTEL

Voir *Combantrin* *

PANSEMENTS OCULAIRES

► **Le pansement oculaire** est en général de forme ovalaire, il doit être appliqué sur l'œil et maintenu par un ruban adhésif non allergisant disposé de façon triangulaire (sur le front, sur la tempe et le long de l'arête nasale), sans appuyer sur l'œil. Il doit être changé au moins toutes les 24 heures.

► **Chez l'opéré** on ajoute souvent, dans un but protecteur, une grille ou une coque posée sur le pansement ; après quelques jours, cette protection sera souvent suffisante dans la journée.

► **Pansement compressif :** On appliquera deux rondelles fixées par une bande Velpeau.

PARACENTÈSE

► **La paracentèse ou myringotomie** est une incision de la membrane tympanique destinée à évacuer une collection liquidienne collectée dans l'oreille moyenne. Elle peut être complétée par un prélèvement à visée bactériologique et une aspiration qui en améliore l'efficacité.

La paracentèse est habituellement effectuée sans anesthésie locale ni générale chez le nourrisson et l'enfant très jeune. Chez le grand enfant ou l'adulte il est souvent nécessaire de recourir à l'anesthésie générale.

► **L'indication habituelle de la paracentèse** est l'otite moyenne aiguë en phase de rétention. Dans l'otite moyenne chronique elle est le premier temps de la mise en place du drain transtympanique.

Dans les jours qui suivent la paracentèse, il se produit une otorrhée qui diminue progressivement.

Il peut être utile d'effectuer quelques lavages très doux au sérum physiologique ou à l'eau boratée.

La cicatrisation est obtenue sans séquelles en quelques jours.

PARASYMPATHOLYTIQUES

► **Action :**

Ce sont des substances s'opposant aux effets muscariniques de l'acétylcholine pouvant agir sur : les centres ; la conduction nerveuse ; la transmission ganglionnaire ; la synapse neuro-effective.

En cas de double innervation, il apparaît un effet sympathomimétique.

Les principaux effets sont : diminution du tonus et du péristaltisme intestinal, biliaire, vésico-urétéral ; inhibition des sécrétions ; tachycardie ; broncho-dilatation ; mydriase.

Les alcaloïdes de la belladone et les ammoniums quaternaires sont rapidement absorbés *per os ;* l'atropine est excrétée par le rein et traverse la barrière fœto-placentaire.

► **Indications :**

Les anticholinergiques sont utilisés dans : l'ulcère gastro-duodénal, les colopathies et comme antisécrétoires (prémédication, anesthésie).

► **Contre-indications :**

Glaucome, adénome prostatique, sténose pylorique.

► **Incidents, accidents :**

Sécheresse de la bouche, troubles de l'accommodation, constipation, rétention d'urine. Les ganglioplégiques peuvent entraîner impuissance et hypotension orthostatique.

PARLODEL *

Voir aussi *Antiparkinsoniens*

▶ **Type :**
Antiprolactine.

▶ **Action :**
- Inhibe la sécrétion de prolactine par les cellules hypothalamohypophysaires.
- Reproduit l'action de la dopamine sur les récepteurs dopaminergiques de l'hypothalamus.

▶ **Indications :**
- hypogonadismes féminin et masculin d'origine centrale ;
- aménorrhée avec galactorrhée ;
- dans l'adénome hypophysaire sécrétant la prolactine ;
- certaines acromégalies ;
- gynécomastie ;
- maladie de Parkinson ;
- arrêt de la lactation physiologique ;
- stérilité d'origine hypothalamo-hypophysaire avec hyperprolactinémie.

▶ **Présentation, posologie, administration :**
- *Gélules* dosées à 10 mg, utilisées dans la maladie de Parkinson : 2 à 4 comp./24 h au moment des repas.
- *Comprimés* dosés à 2,5 mg par voie orale, à prendre pendant les repas.
- *Indication de la maladie de Parkinson :* au début 1 comp. à 2,5 mg, puis augmentation progressive.
- *Hypogonadisme :* 2 comp./24 h pendant plusieurs semaines.
- *Inhibition de la lactation :* 2 comp./24 h en 2 prises pendant 15 jours.

▶ **Incidents, accidents :**
- troubles digestifs : nausées, vomissements ;
- hypotension orthostatique (au début), vertiges ;
- troubles psychiques (confusion, délire, excitation psychomotrice) ;
- sécheresse de la bouche, constipation ;
- baisse de la vigilance.

▶ **Précautions :**
- antécédents de troubles psychiatriques ;
- insuffisance hépatique ;
- antécédents d'ulcères gastro-duodénaux ;
- affection cardio-vasculaire ;
- éviter l'absorption d'alcool et la conduite de véhicule ;
- éviter l'association au T.A.O.

PAROMOMYCINE

Voir *Humatin* *

PÉFLACINE 400 mg *

▶ **Action :**
Antibiotique bactéricide du groupe des fluoroquinolones (→ANTIBIOTIQUES) actif sur le staphylocoque et les bacilles gram (-).

▶ **Indications :**
Infections sévères (septicémies) à germes sensibles (Usage hospitalier strict).

▶ **Contre-indications :**
Allergie connue aux quinolones, déficit en G6PD, grossesse, allaitement.

▶ **Présentation, posologie :**
Comprimés à 400 mg et ampoules injectables (I.V.) à 400 mg. En règle générale, 800 mg par jour en 2 prises ou injections.

▶ **Incidents, accidents, précautions :**
Troubles digestifs, allergies, thrombopénies.

PÉFLOXACINE

Voir *Péflacine 400 mg**

PÉNALISATIONS – OCCLUSIONS DE L'ŒIL

Le but de la pénalisation et de l'occlusion est de favoriser le travail d'un œil (en général amblyope ou dévié) en diminuant le champ d'action de l'autre œil.

On dispose :

▶ **De l'occlusion totale par pansement** (pansement 24 h sur 24) ; utile pour débuter le traitement d'une amblyopie chez le jeune enfant, elle ne devra pas être poursuivie trop longtemps et sera contrôlée toutes les semaines.

▶ **De la pénalisation par atropinisation,** surcorrection d'un verre, plus utilisée à l'âge scolaire.

▶ **Des secteurs** (petits « caches » de papier opaque collés sur les verres des lunettes) ; ils favoriseront l'action de certains muscles déficitaires (caches nasaux dans les strabismes en hyperadduction pour favoriser l'action des droits externes).

PENBRITINE *

Voir *Ampicilline*

PENGLOBE *

Voir *Bêta-lactamines*

PÉNICILLINES

Voir aussi *Bêta-lactamines*

C'est une famille d'antibiotiques faisant partie du cadre plus large des bêta-lactamines (→).

Depuis la pénicilline G sont apparus de nombreux dérivés obtenus par hémi-synthèse : pénicillines du groupe M, résistantes à la pénicillinase sécrétée par certains staphylocoques ; pénicilline du groupe A, où le spectre est élargi à certains bacilles gram⁻.

Les principaux accidents observés sont d'ordre allergique.

PÉNICILLINE G, SEL SODIQUE

Voir *Spécilline* *

PÉNICLINE *

Voir *Ampicilline*

PÉNISTAPH *

Voir *Méthicilline*

PENTAMIDINE

Voir *Lomidine* *

PENTICORT *

Voir *Anti-inflammatoires stéroïdiens locaux*

PÉRIACTINE *

▶ **Action :**

- Stimulant de l'appétit.
- Antagoniste de l'histamine et de la sérotonine.
- Il présente un caractère antiallergique et antimigraineux.

	ENFANT 2 à 6 ans	ENFANT 7 à 12 ans	ADULTE et ADOLESCENT
Stimulant appétit : 1 prise le soir au coucher	inf. à 8 mg par 24 h	inf. à 12 mg par 24 h	12 mg/24 h 3 comprimés 6 cuillères-mesures
Prurit allergie : en plusieurs prises : 3 ou plus	2 mg 1/2 comp. 1 c. mesure	4 mg 1 comp. 2 c. mesure (inf. 16 mg)	3 à 4 comp. 12 à 16 mg par 24 h (inf. 32 mg)
Migraines			4 mg 2 comp. 4 c. mesures (inf. 8 mg)

▶ **Indications :**
- *stimulant de l'appétit* dans les maigreurs et l'anorexie ;
- antiallergique, antiprurigineux ;
- migraines et céphalées de type vasculaire.

▶ **Contre-indications :**
- glaucome ;
- ulcère gastro-duodénal ;
- association aux I.M.A.O. ;
- femme allaitant, nouveau-né, prématuré ;
- asthme et manifestations broncho-pulmonaires.

▶ **Voie d'administration, présentation, posologie :**

Par voie orale :
- Comprimés dosés à 4 mg.
- Sirop dosé à 2 mg/5 ml correspondant à une cuillère-mesure.

▶ **Incidents, accidents :**
- somnolence disparaissant après 3 à 4 jours ;
- sécheresse de la bouche ;
- nervosité, nausées.

▶ **Précautions, surveillance :**
- Ne pas utiliser dans l'asthme et les manifestations broncho-pulmonaires.
- Éviter la conduite d'automobile et engins car diminution de la vigilance.
- Pendant la grossesse.

▶ **Surdosage :**
- Chez le nourrisson et l'enfant : convulsions et mort.
- Dépression ou excitation du système nerveux central.

PERIDYS *

Le principe actif est le même que dans le *Motilium*, voir ce terme.

PÉRISTALTINE *

▶ **Action :**

Complexe hétérosidique stimulant du péristaltisme intestinal.

▶ **Indications :**

Constipation occasionnelle. Préparation aux examens endoscopiques et radiologiques recto-coliques.

▶ **Contre-indications :**

Pas d'utilisation continue.

PÉRITRATE *

▶ **Type :**

Antiangineux.

▶ **Action :**
- prolongée dans le temps ;
- diminue la consommation en oxygène ;
- maintien une perfusion équilibrée du myocarde.

▶ **Indications :**
- insuffisance coronarienne ;
- prévention des crises angineuses.

▶ **Présentation, administration, posologie :**
Comprimés dosés à 80 mg à effet prolongé (*per os* : 1 comp./matin et soir à jeun, 2 comp./j) de préférence à jeun.

▶ **Contre-indications :**
Glaucomes non traités.

▶ **Effets indésirables :**
Céphalées, rougeurs de la face.

PERMIXON *

▶ **Action :**
Se lie aux récepteurs de la testostérone et empêche son action sur le tissu prostatique.

▶ **Indications :**
Manifestations fonctionnelles de l'adénome prostatique.

▶ **Voie d'administration, présentation, posologie :**
- Comprimés dosés à 80 mg.
- Voie orale : 4 comprimés/24 h en 2 prises au moment des repas, pendant 1 à 2 mois.

PERSANTINE 75 *

▶ **Type :**
Antiagrégant plaquettaire.

▶ **Action :**
Augmentation du débit coronarien, par vasodilatation.

▶ **Indications :**
- insuffisance coronarienne ;
- infarctus du myocarde ;
- insuffisance cardiaque.

▶ **Contre-indications :**
Vérifier l'absence de chute tensionnelle avant de l'utiliser.

▶ **Présentation, administration, posologie :**
- Comprimés dosés à 25 mg et 75 mg (*Persantine 75*).
- Ampoules injectables à 10 mg (i.m. ou i.v. pour un état de mal angineux ou d'infarctus du myocarde, puis relais par les comprimés : 300 mg/24 h en 3 prises).

▶ **Effets indésirables :**
A doses élevées : nausées, vomissements, diarrhée, bouffées de chaleur, hypotension, céphalées, rashs cutanés, *au début du traitement.* Ces troubles disparaissent ensuite.

PERTOFRAN *

Voir *Antidépresseurs tricycliques*

PÉVARYL *

Voir *Antifongiques*

PEXID *

▶ **Type :**
Antiangineux.

▶ **Action :**
Originale sur l'angor, à n'utiliser qu'en cas d'échec des autres thérapeutiques antiangoreuses.

▶ **Indications :**
Traitement *de fond* des angors chroniques sévères.

▶ **Contre-indications :**
- insuffisance hépatique ou rénale ;
- antécédents de sensibilisation ;
- neuropathies périphériques ;
- hypoglycémies ;
- grossesse (1er trimestre).

▶ **Présentation :**
Comprimés dosés à 100 mg, par voie orale.
2 comp./j en 2 prises (max. 3 comp.) à ajuster progressivement.

▶ **Effets indésirables :**
Au début du traitement : troubles de l'équilibre, perte de poids, troubles digestifs, hypoglycémie, augmentation des transaminases, PAL, LDH ; modification de l'ECG.
Apparition de *neuropathies.*

PHANURANE *

Voir aussi *Canrénoate potassique*

▶ **Type :**
Diurétique épargnant le potassium.

▶ **Action :**
Antagoniste des effets de l'aldostérone.

▶ **Indications :**
- hypertension artérielle ;
- œdèmes avec hyperaldostéronisme secondaire ;
- hyperaldostéronisme primaire ;
- adjuvant dans le traitement de la myasthénie.

▶ **Contre-indications :**
- hyperkaliémie, hyponatrémie ;
- insuffisance rénale grave.

▶ **Présentation :**
Gélules dosées à 50 mg/par voie orale.
Selon les indications :
- HTA : 1 à 2 gélules/24 h, associé à d'autres diurétiques hypokaliémiants ;
- œdèmes : 2 à 4 gélules/24 h.

▶ **Effets indésirables :**
- hyperkaliémie, hyponatrémie : surveillance du ionogramme sanguin ;
- troubles digestifs : nausées, anorexie ;
- gynécomastie, dysménorrhée.

PHÉNERGAN *

Voir *Antihistaminiques*

PHÉNOBARBITAL

Voir *Gardénal* *

PHÉNOXYMÉTHYL-PÉNICILLINE

Voir *Oracilline* *

PHÉNOXYMÉTHYL-PÉNICILLINE SEL DE POTASSIUM

Voir *Ospen* *

PHÉNYLBUTAZONE * (BUTAZOLIDINE *)

▶ **Type :**
Anti-inflammatoire non stéroïdien.

▶ **Action :**
- antirhumatismal (+++) ;
- anti-inflammatoire (+) ;
- analgésique périphérique ;
- uricosurique.

▶ **Indications :**
- affections rhumatismales ;
- goutte aiguë.

▶ **Contre-indications :**
- → ANTI-INFLAMMATOIRES NON STÉROÏDIENS.
- Dues aux pyrazolés :
  - hypersensibilité ;
  - hémopathies (agranulocytose, leucopénies) ;
  - rétention hydrosodée.

NOM COMMERCIAL	FORME	DOSAGE	VOIE D'ADMINISTRATION	POSOLOGIE/24 h
Phénylbutazone Geigy	Comprimés Suppositoires	200 mg 250 mg	*per os* rectale	1 à 2 comp. 1 à 2 suppositoires
Phénylbutazone Midy	Comprimés Suppositoires	200 mg 250 mg	*per os* rectale	1 à 2 comp. 4j./semaine 1 suppo.
Phénylbutazone Midy Pommade 5 %	Pommade	5 g/100 g	applications locales	en applications 2 à 3 fois
Butazolidine	Comprimés Suppositoires	100 mg 250 mg	*per os* rectable	2 à 4 comp. 1 à 2 suppo.
Butazolidine pommade	Pommade	5 g/100 g	externe applications locales	2 à 3 fois

▶ Présentation :

– *Comprimés* dosés à 100 mg et 200 mg, par voie orale : 200 à 400 mg/24 h au moment des repas.
– *Suppositoires* dosés à 250 mg, par voie rectale : 1 à 2 suppositoires/24 h (1 le matin, 1 le soir).

▶ Effets indésirables :

– Ceux des anti-inflammatoires non stéroïdiens (→).
– Ceux des *pyrazolés.*
– Nécessité d'une surveillance :
· biologique (ionogramme sanguin Na^+ K^+) ;
· hématologique (risque d'agranulocytose mortelle, leucopénie) ;
· hémostase (si traitement antivitamine K).
– Association aux antivitamines K (potentialisation), aux antidiabétiques oraux.
– Surveillance du fonctionnement rénal.

PHLOROGLUCINOL

Voir *Spasfon* *

PHOSPHALUGEL *

▶ Action :

Le phosphate d'aluminium colloïdal a une action antiacide, couvrante et absorbante.

▶ Indications :

Traitement symptomatique des ulcères, des gastrites et du pyrosis.

▶ Posologie :

1 à 2 sachets ou 1 à 2 cuillerées à soupe 2 à 3 fois par jour plutôt après les repas et/ou en cas de douleur.

▶ Précautions :

Possibilité d'interférence avec l'absorption d'autres médicaments dont il faut séparer les prises dans le temps.

▶ Effets indésirables :

Constipation.

PHOTOCOAGULATION

Actuellement les photocoagulations les plus utilisées sont les photocoagulations au laser à l'argon :

▶ La photocoagulation est surtout employée au niveau de la rétine :

L'appareil émet un rayonnement qui traverse tous les milieux transparents de l'œil, sans y être absorbé. Ce rayonnement est absorbé uniquement au niveau de l'épithélium pigmentaire de la rétine où il va créer une adhérence choriorétinienne solide ; il est également absorbé par les hématies lorsqu'on photocoagule un vaisseau.

∗ TECHNIQUE :

Le malade devra avoir subi une bonne dilatation pupillaire, être rassuré, (quelquefois une anesthésie rétrobulbaire est indiquée), le local devra être frais et aéré. La séance de photocoagulation est en règle générale indolore.

∗ INDICATIONS :

- prévention du décollement de la rétine par « barrage » des lésions dégénératives de la périphérie rétinienne chez le myope, ou d'une déchirure rétinienne ;
- obturation ou exclusion de certains vaisseaux pathologiques (néo-vaisseaux) dans la rétinopathie diabétique, ou au décours d'une thrombose veineuse ;
- destruction d'une grande partie de la rétine (en respectant le pôle postérieur) pour réduire les besoins en oxygène de la rétine du diabétique en cas de rétinopathie évoluée (photocoagulation « panrétinienne » nécessitant environ 6 séances).

∗ INCIDENTS :

Rares :

- malaise vagal dû à la pression du verre de contact sur le globe : allonger le malade ;
- hémorragies par blessure d'un vaisseau rétinien.

On évitera la photocoagulation chez les malades soumis à un traitement anticoagulant. En cas d'indication impérative, exiger un T.P. ⩾ 50 %.

► **La photocoagulation de l'iris :** est plus rarement exécutée ; on l'utilise dans les rubéoses iriennes et dans certains cas de tumeurs de l'iris.

PHOTOTHÉRAPIE

► **Action :**

Dégradation de la bilirubine au niveau de la peau.

► **Indications :**

Ictère néo-natal, surtout en l'absence d'hémolyse.

► **Réalisation :**

Exposition de l'enfant nu à un rayonnement émis par 4 ou 6 tubes (durée de vie des tubes = 2 000 h).

► **Précautions à prendre :**

Protéger les yeux par un bandeau ou des lunettes noires ; donner à boire en supplément.

► **Incidents :**

Troubles digestifs (diarrhée). Éruptions.

PHYSIOSTAT *

Voir *Inhibiteurs de l'ovulation*

PIMAFUCINE *

Voir *Antifongiques*

PINDIONE *

► **Type :**

Anticoagulant.

► **Action :**

- antivitamine K (groupe indane dione) ;
- action semi-lente et semi-prolongée.

► **Indications, contre-indications :**

→ ANTICOAGULANTS.

► **Présentation posologie :**

- *Comprimés* dosés à 50 mg, par voie orale ; 75 mg par 24 h à prendre le soir (1,5 compr./24 h)
- *Délai d'action :* 2 jours.

► **Effets indésirables, surveillance :**

→ ANTICOAGULANTS.

PIPÉRAZINE SÉBACATE

Voir *Nématorazine*

PIPERILLINE

Voir *Bêta-Lactamines*

PIPORTIL *, PIPORTIL L4 *, PIPORTIL M2 *

▶ **Action :**
La pipotiazine est une phénothiazine pipéridinée, neuroleptique polyvalent, c'est-à-dire à la fois sédatif antipsychotique et désinhibiteur, suivant la dose et la durée du traitement.

▶ **Indications :**
- toutes les psychoses chroniques ; et plus particulièrement les schizophrénies ;
- les psychoses aiguës.

▶ **Contre-indications :**
Celles des neuroleptiques.

▶ **Mode d'emploi et posologie :**
- *Piportil :* comprimés à 10 mg, gouttes à 4 % (1 goutte = 1 mg), ampoules à 10 mg
- *Piportil M2* : ampoules à 100 mg et à 25 mg (durée d'action 15 j) ;
- *Piportil L4* : ampoules à 100 mg et à 25 mg (durée d'action 28 j).

Les doses quotidiennes moyennes sont de 10 à 20 mg, rarement plus.
Une fois le malade stabilisé, la poursuite ultérieure du traitement peut être réalisée par les *Piportil* M_2 ou L_4.

▶ **Effets indésirables :**
Ceux des neuroleptiques (bien corrigés par les antiparkinsoniens de synthèse).

▶ **Précautions :**
Toujours donner le produit simple avant les produits retards.

PIPRAM *

▶ **Action :**
C'est un produit de synthèse ayant une élimination urinaire prédominante. Il est actif sur le staphylocoque et la plupart des germes Gram –.

▶ **Indications :**
Il est surtout utilisé dans le traitement des infections urinaires. Il est actif chez l'insuffisant rénal.

▶ **Contre-indications :**
Ce sont l'enfant et la grossesse.

▶ **Administration :**
Les gélules sont dosées à 200 mg. La dose est de 4 gélules par jour. Les comprimés sont dosés à 400 mg (*Pipram Fort*), la posologie est de 2 cp./j.

▶ **Incidents, accidents :**
Des nausées, des réactions allergiques cutanées peuvent être observées.

PIRENZEPINE *

Voir *Gastrozepine*

PLANOR *

Voir *Inhibiteurs de l'ovulation*

PLAQUENIL*

C'est un antipaludéen de synthèse ayant aussi une activité anti-inflammatoire. Une surveillance oculaire est nécessaire lors des traitements prolongés.

PLASMAGEL *

▶ **Action :**
Soluté de remplissage constitué de gélatine fluide pour restaurer la volémie.

▶ **Indications :**
- états de choc hypovolémiques ou normovolémiques ;
- hypotension au cours d'asthénie.

▶ **Contre-indications :**
- sujets allergiques aux gélatines ;
- hypercalcémiques ;
- digitalisés.

▶ **Voie d'administration, présentation, posologie :**
- Soluté injectable par perfusion veineuse contenant 30 g/l de gélatine fluide modifiée, chlorure de sodium, chlorure de calcium $2H_2O$.
- Il existe une forme désodée : *Plasmagel désodé glucosé.*
- 1 à 2 flacons selon l'état du malade, à raison de 50 à 80 gouttes/mn (peut être augmentée).

▶ **Incidents, accidents, surdosage :**
Chez l'insuffisant cardio-vasculaire ou anurique, risque de surcharge volémique et d'O.A.P.

▶ **Précautions, surveilllance :**
- En cas d'insuffisance rénale.
- Surveiller la tension artérielle, hématocrite, diurèse, ionogramme.

PLÂTRES EN RHUMATOLOGIE

▶ **Action :**
C'est un moyen utilisé pour mettre une articulation, un groupe articulaire ou un membre au repos. Il s'agit donc de plâtres de posture.

▶ **Indications :**
Le lombostat plâtré est indiqué dans les lumbagos aigus et les lombosciatiques aiguës. Il doit être porté pendant 5 à 6 semaines. La minerve plâtrée est indiquée dans les torticolis aigus. Les autres plâtres rhumatologiques sont des plâtres *ouverts* que l'on utilise en particulier dans la polyarthrite chronique évolutive, ou le rhumatisme psoriasique, pour donner à la main ou au coude une bonne position de repos nocturne. Certains tendinites traînantes peuvent également bénéficier de ce type de plâtre.

▶ **Technique :**
La technique de confection est pratiquement la même que pour les plâtres chirurgicaux : bande de jersey à la peau, bande plâtrée plongée dans l'eau tiède et moulage sur le membre à immobiliser.

PLITICAN *

▶ **Type et action :**
L'alizapride est un antiémétique ayant une faible action neuroleptique centrale et pas d'effet cholinergique.

▶ **Indications :**
Nausées et vomissements à l'exclusion des vomissements de la grossesse. Par voie parentérale lors des chimiothérapies.

▶ **Effets indésirables, précautions :**
Spasmes musculaires localisés ou généralisés, aménorrhée, galactorrhée. Réduire la posologie chez l'insuffisant rénal.

▶ **Présentation, posologie, voie d'administration :**
Adulte : 2 à 4 comp. ou 2 à 4 amp. i.v. ou i.m./j ; *nourrisson :* gouttes buvables, 5 mg/kg/j.

PNEUMOREL *

▶ **Action :**
C'est un antihistaminique antisérotoninergique, qui favorise la liberté des voies aériennes.

▶ **Indications :**
Rhino-pharyngites, laryngites, bronchites aiguës et chroniques, insuffisance respiratoire.

▶ **Contre-indications :**
Premiers mois de grossesse.

▶ **Voies d'administration, présentation, posologie :**

∗ ADMINISTRÉ SOUS PLUSIEURS FORMES :
- comprimés retard à 80 mg (adulte) ;
- sirop à 10 mg par c. à c., et 30 mg par c. à s. ;

- suppositoires enfants à 40 mg ;
- suppositoires adultes à 80 mg ;
- ampoules à 40 mg pour injection i.m. ou i.v.

* La posologie habituelle est de 160 à 240 mg par jour chez l'adulte.

Par voie parentérale, on donne 2 à 6 ampoules par jour.

▶ Incidents, accidents :

Troubles digestifs, somnolence. Lorsque la dose maximale est dépassée, on peut avoir des effets-β-stimulants : tachycardie, tremblements, vaso-dilatation périphérique.

▶ Précautions, surveillance :

Ne pas dépasser la dose prescrite, faire un lavage gastrique lors de surdosage.

POLARAMINE *

Voir *Antihistaminiques*

POLARAMINE REPETABS *

Voir *Antihistaminiques (à longue durée d'action)*

POLYSILANE JOULLIÉ * POLYSILANE MIDY *

Voir *Polysiloxane*

POLYSILOXANE

▶ Action :

Cette substance recouvre les muqueuses d'une pellicule protectrice de silicones.

▶ Posologie :

- *Polysilane Joullié* (+ hydroxyde d'alumine) : 4 à 6 tablettes/24 h.
- *Polysilane Midy :* 1 sachet ou 1 cuil. à soupe avant les trois repas et au moment des douleurs.

PONCTION DE LA CHAMBRE ANTÉRIEURE

▶ Définition :

Acte chirurgical minutieux qui ne doit être effectué qu'au bloc opératoire ophtalmologique, éventuellement sous microscope. Se fait en général sous anesthésie locale (soit simple instillation d'un collyre anesthésique : collyre à la *Novésine,* ou mieux collyre à la cocaïne à 1 %, soit anesthésie rétrobulbaire). Dans certains cas (malades pusillanimes ou enfants), on peut être amené à pratiquer une prémédication, voire une anesthésie générale. La ponction est faite au limbe grâce à un couteau très fin.

▶ Technique :

Il s'agit :

- soit d'évacuer l'humeur aqueuse pour entraîner la formation d'une humeur aqueuse « seconde » riche en gammaglobulines (après projection d'un caustique dans l'œil ou au cours d'une iridocyclite) ;
- soit d'injecter dans la chambre antérieure un soluté médicamenteux (*Soludécadron,* antibiotiques) dans les infections graves, les kératites, les iridocyclites ;
- soit de prélever l'humeur aqueuse pour une analyse de laboratoire (principalement recherche d'anticorps de toxoplasmose). Le prélèvement doit être envoyé accompagné d'un prélèvement sanguin du même jour, pour recherche du rapport des anticorps de l'humeur aqueuse, anticorps sériques.

PONDÉRAL RETARD *

La forme retard permet l'étalement de la dose.

▶ **Action :**
Intervient dans la régulation de l'équilibre pondéral ; exerce un effet anorexigène et sédatif. Action sérotoninergique.

▶ **Indications :**
Adjuvant des régimes dans l'obésité.

▶ **Contre-indications :**
- glaucome ;
- antécédent d'anorexie mentale ;
- instabilité psychique ;
- association aux I.M.A.O. ;
- déconseillé les trois premiers mois de la grossesse.

▶ **Voie d'administration, présentation, posologie :**
- Gélules dosées à 60 mg. Voie orale : 1 gélule/24 h.
- Le traitement discontinu est recommandé par période de 6 semaines.

▶ **Incidents, accidents :**
- somnolence ;
- sécheresse de la bouche.

▶ **Précautions, surveillance, mise en garde :**
- Potentialisation possible des médicaments dépresseurs du S.N.C. et antihypertenseurs.
- Chez les sujets présentant des troubles du rythme.
- Modification du comportement.
- Diminuer progressivement les doses avant l'arrêt du traitement.

▶ **Surdosage :**
- lavage gastrique en urgence ;
- diurèse forcée avec acidification des urines ;
- réanimation avec surveillance cardiaque.

PONSTYL *

▶ **Type :**
Anti-inflammatoire non stéroïdien.

▶ **Action :**
- antipyrétique ;
- *antalgique ;*
- anti-inflammatoire (secondaire) ;
- antiprostaglandine.

▶ **Indications :**
- algies rhumatismales et diverses ;
- états fébriles ;
- dysménorrhée ;
- migraines cataméniales.

▶ **Contre-indications :**
- ne pas utiliser chez l'enfant de moins de 30 mois.
- *Précautions :* potentialise l'action des antivitamines K (→ ANTI-INFLAMMATOIRES NON STÉROÏDIENS).

▶ **Présentation :**
- *Capsules* de gélatine dure dosées à 250 mg, voie orale, 3 à 6 capsules par 24 h en 3 prises.
- *Suppositoires* dosés à 500 mg, voie rectale, 1 à 3 suppo. par 24 h.

▶ **Effets indésirables :**
Troubles digestifs rares.

PONTAGE AORTO-CORONAIRE

▶ **Définition :**
Intervention chirurgicale consistant à placer entre l'aorte et une artère coronaire un greffon veineux. Le pontage, effectué en aval d'une sténose coronaire, assure la revascularisation du myocarde correspondant.

▶ **Principe :**
- Le greffon est prélevé : le plus souvent la veine saphène au membre inférieur.
- Le cœur est abordé par sternotomie médiane, une circulation extra-corporelle est mise en route. L'extrémité aortique du greffon est insérée puis l'extrémité distale est anastomosée sur l'artère coronaire, en aval de la sténose.

  Plusieurs pontages sur les différentes artères coronaires peuvent être effectués dans le même temps opératoire.

▶ **Indications :**

L'intervention est discutée après interprétation de la coronarographie (→) et analyse du contexte clinique.

L'indication du pontage au plan angiographique repose sur :
- la présence de sténoses coronaires serrées ;
- d'un lit d'aval de bonne qualité ;
- d'une dynamique ventriculaire gauche de bonne qualité à la ventriculographie gauche.

▶ **Résultats :**
- La mortalité opératoire reste faible (inférieure à 5 %).
- La disparition des signes fonctionnels est le plus souvent observée avec un meilleur confort de vie.

  Le résultat à long terme est meilleur si deux ou trois artères coronaires ont été pontées.

▶ **Complications :**

∗ PRÉCOCES : infarctus du myocarde.

∗ TARDIVES : occlusion du greffon avec réapparition de la gêne fonctionnelle (cette occlusion se produit généralement au cours de la première année suivant le pontage, ou après 10 ans).

POST-HYPOPHYSE INJECTABLE *

A conserver au réfrigérateur à + 4 °C.

▶ **Action :**

Présente deux activités biologiques, celle de la vasopressine et celle de l'ocytocine qui sont deux hormones posthypophysaires.

▶ **Indications :**

∗ EN OBSTÉTRIQUE :
- travail et délivrance dirigés ;
- inertie utérine ;
- engorgement mammaire.

∗ DANS CERTAINES HÉMORRAGIES, utilisée comme adjuvant :
- hémorragies utérines ;
- hémorragies de l'hypertension portale.

▶ **Contre-indications :**

∗ EN OBSTÉTRIQUE :
- obstacles mécaniques à l'accouchement ;
- utérus cicatriciel ;
- accouchement gémellaire.

∗ AUTRES :
- coronarites ;
- infarctus du myocarde et séquelles ;
- hypertension artérielle ;
- utérus hypertonique.

▶ **Présentation, voie d'administration, posologie :**
- Ampoules injectables dosées à 2 U.I./ml, à 5 U.I./ml/ampoule.

Perfusion intraveineuse dans 500 ml de glucosé.
- *En obstétrique* : 5 U.I./500 ml de glucosé (8 à 10 gouttes/mn) variable avec la sensibilité utérine.
- *Dans les syndromes hémorragiques digestifs* : 30 à 40 U.I./250 ml de soluté isotonique de NaCl en 20 mn.

▶ **Incidents, accidents :**
- Réactions allergiques avec choc.
- Coronaro-constriction importante.
- En obstétrique, à n'utiliser qu'en milieu hospitalier, sous surveillance stricte, pour pouvoir intervenir par une césarienne si nécessaire.

Faire un test-épreuve avant pour étudier la sensibilité de l'utérus au produit.

▶ **Surdosage :**
- rupture utérine ;
- souffrance et mort fœtale.

POTASSIUM (SELS DE)

▶ **Action :**

Correcteurs des déficits en potassium de diverses origines, recharge potassique.

▶ **Indications :**
- pertes en potassium d'origine thérapeutique (diurétique, digitalique, corticoïdes, laxatifs) ;

Spécialités	Composition	Dosage	Forme	Voie d'administration	Posologie
Kaleorid	Chlorure de potassium	572 mg	Comprimés enrobés à délitement progressif	Voie orale	2 à 4 comp./24 h
Nati-K	Tartate neutre de potassium	0,5 g		Voie orale	3 à 6 comp./24 h
Potassium Logeais	Chlorure de potassium	1 g	Comprimés	Voie orale	1 à 6 comp./24 h
Potassion	Chlorure de potassium	1 g	Comprimés	Voie orale	1 à 3 comp./24 h
		26,4 g /100 ml	Soluté buvable	Voie orale	1 à 3 c. à dessert/24 h
Potassium Egic	Gluconate de potassium	15 g /100 ml	Sirop	Voie orale	2 à 5 c. à soupe/24 h
Potassium Richard	Chlorure de potassium + mélange complexe	7,5 g /150 ml	Sirop	Voie orale	1 à 4 c. à soupe/24 h
Potassium Aguettant	Chlorure de potassium	10 g /100 ml	Ampoules injectables de 100 ml	I.V. lente ou perfusion	Selon la prescription
Potassium Lavoisier	Chlorure de potassium	1 g/10 ml	Ampoules injectables de 10 et 20 ml	Perfusion I.V.	Selon la prescription

– hypokaliémies du coma insulinique ;
– diarrhées, vomissements importants.

▶ **Contre-indications :**
– insuffisance rénale grave ;
– insuffisance surrénale (Addison) ;
– acidose diabétique non traitée.

▶ **Voie d'administration, présentation, posologie :**
– Voir tableau ci-dessus.
– A prendre au milieu des repas, en plusieurs prises par jour.

▶ **Incidents, accidents :**
→ Rares intolérences digestives.

▶ **Précautions, surveillance :**
– En cas de surdosage, risque d'hyperkaliémie avec arrêt cardiaque.
– Surveiller la kaliémie régulièrement.

POVANYL *

▶ **Action :**
Antiparasitaire.

▶ **Indications :**
Actif contre les oxyures, il colore les selles en rouge.

▶ **Posologie :**
Prise unique (suspension : 1 cuil. à café/10 kg ; comp. dragéifiés : 1 comp./10 kg).

▶ **Précautions :**
Prévenir le sujet et/ou ses parents que les selles seront colorées en rouge. Il est conseillé de traiter l'entourage et de faire une deuxième cure après 3 semaines.

PRAXADIUM *

Voir *Tranquillisants*

PRAXILÈNE *

► **Action :**
Vaso-dilatateur et spasmolytique ; augmente le débit sanguin au niveau tissulaire et cérébral.

► **Indications :**
- sénescence ;
- manifestations de l'artérite des membres inférieurs ;
- troubles circulatoires des extrémités ;
- troubles sensoriels.

► **Contre-indications :**
Pour la forme injectable : bloc auriculoventriculaire non appareillé.

► **Voie d'administration, présentation, posologie :**
- *Gélules à 50 mg*, *Gélules à 100 mg* : Voie orale : 100 mg 2 à 3 fois/24 h.
- *Soluté injectable dosé à 40 mg* : voie I.M. ou I.V. lente : 1 ampoule 1 à 2 fois/24 h.
- *Soluté injectable dosé à 200 mg* pour perfusion veineuse : dans les ischémies sévères, les troubles sensoriels vasculaires brusque (surdité) : 1 à 2 amp. de soluté glucosé ou isotonique de NaCl, à perfuser en 3 h.

► **Incidents, accidents :**
- survenant avec les formes injectables ;
- ralentissement de la conduction cardiaque, bloc auriculoventriculaire, collapsus ;
- état confusionnel.

► **Précautions, surveillance :**
Interactions médicamenteuses avec les bêtabloquants et les antiarythmiques, qui potentialisent l'effet ralentisseur cardiaque.

► **Surdosage :**
- Troubles de la conduction intracardiaque.
- Effet convulsivant : donner du diazépam. Arrêter la perfusion.
- N'exerce pas d'action hypotensive. Ne pas utiliser comme traitement de l'hypertension artérielle.

PRAZINIL *

► **Action :**
Neuroleptique original essentiellement désinhibiteur, c'est-à-dire agissant sur le ralentissement moteur, l'apragmatisme, le retrait et l'émoussement actif.

► **Indications :**
- psychoses schizophréniques avec déficit de l'activité, c'est-à-dire hébéphrénies principalement ;
- syndrome asthénique de sevrage des toxicomanies et des alcooliques ;
- asthénie névrotique.

► **Contre-indications :**
- ne pas associer aux IMAO ;
- troubles de la conduite ;
- affections névrotiques et rénales sévères.

► **Posologie :**
Comprimés à 50 mg.
Les posologies sont de 2 à 8 comp. répartis en 2 ou 3 prises.

► **Effets indésirables :**
- exceptionnellement des troubles extrapyramidaux modérés ;
- pas de contre-indication à l'anesthésie sous surveillance de l'électrocardiogramme.

► **Précautions :**
Le traitement nécessite une surveillance médicale. Il n'est pas à prescrire chez des dépressifs avec tendance suicidaire. Il peut être associé aux autres psychotiques, en dehors des IMAO.

PRAZIQUANTEL *

Voir *Biltriade*

PRÉLÈVEMENTS CHEZ LE NOUVEAU-NÉ ET LE NOURRISSON

Voir *Techniques des prélèvements chez le nouveau-né et le nourrisson*

PRÉMARIN *

Voir *Œstrogènes*

PRÉPARATION D'UN OPÉRÉ EN OPHTALMOLOGIE

► **Préparation générale :**

Bilan préopératoire à faire pratiquer 15 jours avant ; outre le bilan préopératoire classique chez un malade devant recevoir une anesthésie générale, l'opéré ophtalmologique devra en cas d'intervention sur le segment antérieur (cataracte, glaucome, kératoplastie) avoir subi :

- un *examen O.R.L.* soigneux, avec radio des sinus, de façon à dépister un foyer infectieux susceptible d'entraîner un syndrome inflammatoire postopératoire ;
- un *examen stomatologique*, à la recherche d'un foyer dentaire ;
- un *examen cytobactériologique* des urines avec antibiogramme éventuel.

► **Préparation locale :**

∗ UNE DIZAINE DE JOURS AVANT L'INTERVENTION :

- vérification de la perméabilité des voies lacrymales ; en effet, leur obturation entraîne souvent une conjonctivite chronique susceptible de déclencher une infection postopératoire ;
- pratique du frottis conjonctival ; en fait, il est préférable de le faire ou de le répéter en préopératoire immédiat.

∗ DANS LE SERVICE D'OPHTALMOLOGIE :

- *La veille de l'intervention*, couper les cils après les avoir enduits de vaseline avec des ciseaux fins.
- *Le matin de l'intervention*, chez un opéré devant recevoir une perfusion de *Mannitol i.v.* en préopératoire immédiat, poser une sonde urinaire à demeure. Chez un opéré de décollement de rétine, dilater la pupille de l'œil opéré à plusieurs reprises en utilisant le cocktail mydriatique *(Mydriaticum, Atropine 1 %, Néosynéphrine 15 %).* Pour les opérations sur le segment antérieur, demander, pour chaque intervention, les désirs de l'opérateur.

PRÉVISCAN *

► **Type :**

Anticoagulant.

► **Action :**

Antivitamine K (groupe indane dione), action intermédiaire.

► **Indications, contre-indications :**

→ ANTICOAGULANTS.

► **Présentation :**

- *Comprimés* dosés à 20 mg, par voie orale : ajustement par 1/4 de comp. selon les résultats du TP.
- *Délai d'action :* 3 jours.

► **Effets indésirables et surveillance :**

→ ANTICOAGULANTS.

PRIAMIDE *

► **Action, indications :**

Parasympatholytique iodé utilisé *per os* (2 comp. ou XL gouttes × 3) ou par voie parentérale (endoscopie et radiologie digestives, etc.).

► **Contre-indications :**

Glaucome, adénome prostatique.

PRIMALAN *

Voir *Antihistaminiques*

PRIMPÉRAN *

▶ **Action :**
Antiémétique et modificateur du comportement digestif : augmente le péristaltisme et le tonus du sphincter inférieur de l'œsophage, augmente la vidange gastrique et le péristaltisme du grêle.

▶ **Indications :**
Dyspepsie, nausées et vomissements, est aussi utilisé dans le reflux gastro-œsophagien et duodéno-gastrique.
– Contre-indications :
Antécédent de dyskinésie tardive aux neuroleptiques.

▶ **Posologie :**
1/2 à 1 comp. ou 1 à 2 cuillerées à café avant les repas. Il y a aussi des amp. injectables et des suppositoires.

▶ **Incidents :**
Syndrome extra-pyramidal surtout chez l'enfant, dyskinésies tardives, effets endocriniens, etc.

▶ **Précautions :**
Éviter chez l'épileptique, résuire les doses chez l'insuffisant rénal grave, éviter les boissons alcoolisées, ne pas associer aux anticholinergiques, aux neuroleptiques ni aux antiparkinsoniens.

PRIMOLUTNOR *

Voir *Progestatifs*

PRISTINAMYCINE

Voir *Pyostacine*

PRO-ACTIDILON *

Voir *Antihistaminiques (à longue durée d'action)*

PROCALMADIOL *

▶ **Type :**
Carbamate tranquillisant.

▶ **Action :**
→ CARBAMATES.

▶ **Indications et contre-indications :**
→ CARBAMATES.

▶ **Présentation, administration, posologie :**
- *Procalmadiol à 400 mg Adrian.*
- *Procalmadiol Allard,* comprimés à 400 mg et à 200 mg, par voie orale : 200 mg à 1 600 mg (4 comp. à 400 mg) par 24 h en doses fractionnées.

▶ **Effets indésirables, précautions :**
→ CARBAMATES.

PROCÉTOPHÈNE

Voir *Lipanthyl*

PRODASONE *

Voir *Progestatifs*

PROFÉNID *

▶ **Type :**
Anti-inflammatoire non stéroïdien.

▶ Action :
Anti-inflammatoire (+++).

▶ Indications :
- rhumatismes inflammatoires chroniques ;
- rhumatismes dégénératifs *en poussée* ;
- pathologie discale.

▶ Contre-indications :
- → ANTI-INFLAMMATOIRES NON STÉROÏDIENS.
- Insuffisance rénale grave.

▶ Présentation, administration, posologie :
- *Gélules* dosées à 50 mg, par voie buccale : 3 à 6 gélules par 24 h au moment des repas.
- *Suppositoires* dosés à 100 mg, par voie rectale : 2 suppositoires, 1 le matin et 1 le soir, 1 seul le soir, si complément des gélules.
- *Préparation injectable* dosée à 50 mg, par voie intramusculaire ; 2 flacons par 24 h, répartis en 2 injections.

▶ Effets indésirables :
- → ANTI-INFLAMMATOIRES NON STÉROÏDIENS ;
- forme suppositoires : irritations rectales ;
- prudence chez l'insuffisant rénal.

PROGESTATIFS

▶ Action :
- Des substances progestatives naturelles, la progestérone est la principale et la plus active. Elle prépare, en synergie avec les œstrogènes, l'endomètre utérin à une nidation éventuelle, la glande mammaire à la sécrétion lactée. Elle est nécessaire au développement normal d'une grossesse.
- Elle possède aussi des effets antiœstrogène : action sur la glaire cervicale qui diminue, devient opaque et ne cristallise plus, diminution de la mobilité utérine.
- Autres actions des progestatifs de synthèse : hyperthermisantes, antiovulatoires, androgéniques avec les dérivés de la nortestostérone.

▶ Indications :

∗ CONTRACEPTION ORALE : On utilise soit les progestatifs seuls, soit les œstro-progestatifs combinés, soit les œstro-progestatifs séquentiels.

∗ POUR LEUR EFFET ANTIANDROGÈNES : Dans les hyperséborrhées (acné, alopécie) : *Progestosol,* Acétate de cyprotérone.

∗ EN GYNÉCOLOGIE :
- traitement des endométrioses ;
- syndrome prémenstruel : mastodynie ;
- insuffisance lutéale (préménopause) ;
- fibrome avec métrorragie ;
- métrorragie fonctionnelle.

▶ Contre-indications :
- grossesse pour les progestatifs de synthèse (effet androgénique) ;
- insuffisance hépatique grave (action cholestasiante) ;
- antécédent de thrombo-phlébite.

▶ Modes d'administration, présentation, posologie :
Parmi les progestatifs de synthèse les norstéroïdes ont l'action la plus puissante, les dérivés de la 17-α-hydroxyprogestérone ont une action intermédiaire, les dérivés de la progestérone ont une action puissante (voir tableau).
Ils sont variables suivant le type même de l'indication :
- *insuffisance lutéale ;*
- *endométriose :* progestatif en continu ;
- *mastodynie : Progestogel* (progestatif actif par voie cutanée) ou/et traitement de l'insuffisance lutéale.

▶ Incidents et accidents :
- troubles digestifs, rétention hydrique ;
- action virilisante.

▶ Surveillance :
Poids, tension artérielle, seins, organes génitaux, jambes, peau (poils).
Suspendre le traitement si on soupçonne un processus thrombo-embolique ou un ictère cholostatique (céphalées, troubles visuels).
Glycémie dans les associations œstro-progestatives.

Progestérone et Progestatifs

Groupe	PRODUIT	SPÉCIALITÉ	PRÉSENTATION	CONDITIONNEMENT
Progestérone	Progestérone (parentérale)	*Utrogestan*	capsules à 100 mg	boîte de 30
Progestérone	Progestérone	*Progestogel* *Progestosol*	tube gel 0,05 g/dose Flacon 0,45g/fl.	tube de 80 g flacon de 90 ml
Rétro-Progestérone	Dydrogestérone	*Duphaston*	comprimé à 10 mg	boîte de 10 comp.
Dérivés de la Progestérone – Dérivés de la 17 OH Progestérone Groupe Prégnanes	Hydroxyprogestérone caproate	*Progestérone retard* *Pharlon*	ampoule de 250 mg ampoule de 500 mg	boîte de 1 amp. boîte de 3 amp. boîte de 1 amp. boîte de 3 amp.
Dérivés de la Progestérone – Dérivés de la 17 OH Progestérone Groupe Prégnanes	Hydroxy-progestérone heptanoate	*H.P. retard* *Tocogestan*	ampoule de 50 mg ampoule de 100 mg ampoule de 250 mg ampoule de 200 mg	boîte de 2 amp. boîte de 2 amp. boîte de 2 amp. boîte de 2 amp.
Dérivés de la Progestérone – Dérivés de la 17 OH Progestérone Groupe Prégnanes	Caproate de gestonorone	*Dépostat*	ampoule de 200 mg	boîte de 1 amp. boîte de 3 amp.
Dérivés de la Progestérone – Dérivés de la 17 OH Progestérone Groupe Prégnanes	Acétate de chlormadinone	*Lutéran 2* *Lutéran 5*	comprimé à 2 mg comprimé à 5 mg	tube de 10 comp. tube de 10 comp.
Dérivés de la Progestérone – Dérivés de la 17 OH Progestérone Groupe Prégnanes	Médrogestone	*Colprone*	comprimé à 5 mg	boîte de 20 comp.
Dérivés de la Progestérone – Dérivés de la 17 OH Progestérone Groupe Prégnanes	Acétate de medroxyprogestérone	*Depoprodasone* *Prodasone* *Prodasone* *Farlutal* *Farlutal 500*	flacon de 250 mg comprimé à 500 mg comprimé à 200 mg comprimé de 10 mg flacon de 500 mg	flacon de 5 ml flacon de 3,3 ml boîte de 40 comp. étui de 20 flacon de 5 ml
Dérivés de la Progestérone – Dérivés de la 17 OH Progestérone Groupe Prégnanes	Acétate de Cyprotérone	*Androcur*	comprimé à 50 mg	boîte de 20 comp.
Dérivés de la Progestérone – Dérivés de la 19 Nor. Progestérone Nor-Pregnanes	Nomégestrol acétate	*Lutényl*	comprimé à 5 mg	boîte de 10 comp.
Dérivés de la Progestérone – Dérivés de la 19 Nor. Progestérone Nor-Pregnanes	Démégestone	*Lutionex*	comprimé à 500 mcg	boîte de 30 comp.
Dérivés de la Progestérone – Dérivés de la 19 Nor. Progestérone Nor-Pregnanes	Promégestone	*Surgestone*	comp. à 0,125 mg comp. à 0,250 mg	tube de 10 tube de 10
Dérivés de la Testostérone Groupe Estranes	Lynestrenol	*Orgamétril* *Exluton*	comprimé à 5 mg comprimé à 0,5 mg	boîte de 30 comp. plaquette de 35 comp.
Dérivés de la Testostérone Groupe Estranes	Levo-norgestrel	*Microval*	comprimé à 0,03 mg	plaquette 28 comp.
Dérivés de la Testostérone Groupe Estranes	Noréthistérone	*Norfor* *Norluten*	comprimé à 20 mg comprimé à 5 mg	boîte 60 comp. boîte de 20 comp.
Dérivés de la Testostérone Groupe Estranes	Acétate de Noréthistérone	*Milligynon* *Primolut-Nor.*	comprimé à 0,6 mg boîte de 3 plaquette comprimé à 10 mg	plaquette de 28 comp. boîte de 1 plaquette tube de 3à comp.
Dérivés de la Testostérone Groupe Estranes	Diacétate d'Ethinodiol	*Lutometrodiol* *Lutométrodiol fort*	comprimé à 2 mg comprimé à 20 mg	flacon de 20 comp. flacon de 40 comp.
Dérivés de la Testostérone Groupe Estranes	Norgestrienone	*Ogyline*	comprimé à 0,350 mg	boîte de 84 comp. 3 plaquettes de 28

PROGESTOGEL *

Voir *Progestatifs*

PROGESTOSOL *

Voir *Progestatifs*

PROGLICEM *

Utilisé comme hyperglycémiant chez l'enfant.

Antihypertenseur *par voie injectable :* non commercialisé en France.

Hypertensions malignes en i.v. (300 mg : 2 injections à 24 h d'intervalle).

PROPIOCINE *

Voir *Érythromycine*

PROSTAGLANDINES

Il s'agit de l'enprostil (*Gardrine*) et du misoprostol (*Cytotec*, voir ce terme) qui sont des anti-ulcéreux ayant une action anti-sécrétoire et cytoprotectrice.

PROTAMINE (SULFATE DE)

▶ **Action :**

Antidote de l'héparine, molécule à molécule.

▶ **Indications :**

Neutralisation de l'activité anticoagulante de l'héparine (en cas de surdosage) instantanée.

▶ **Présentation, posologie, voie d'administration :**

Ampoules injectables contenant 1 000 U.A.H./ml (Unités anti-héparine). Voir tableau ci-dessous.

Tenir compte de l'héparinémie, et non de la quantité d'héparine injectée.

▶ **Incidents, accidents :**

Persistance du syndrome hémorragique, si la dose est trop importante, car la protamine exerce une activité anticoagulante propre.

▶ **Précautions, surveillance :**

Vérifier l'hémostase par un temps de thrombine qui doit être normalisé.

PROTIRÉLINE ROCHE *

▶ **Type :**

Substance utilisée en exploration fonctionnelle en endocrinologie.

▶ **Action :**

C'est le facteur hypothalamique (T.R.F.) de libération de l'hormone thyréotrope hypophysaire (T.S.H.) utilisé comme test d'exploration de la fonction thyroïdienne au niveau de la commande centrale.

Protamine Choay	Flacon de 10 ml	10 000 U.A.H./flacon
Protamine Fournier	Ampoule de 10 ml	10 000 U.A.H./ampoule
Protamine Roche	Ampoule de 5 ml	5 000 U.A.H./ampoule
Protamine Vitrum	Flacon de 5 ml	5 000 U.A.H./flacon

► **Indications :**
- Test diagnostique, surveillance et ajustement thérapeutique au cours des maladies thyroïdiennes.
- Exploration de la libération de la prolactine dans certaines affections hypothalamo-hypophysaires.

► **Contre-indications :**
Grossesse.

► **Voie d'administration, présentation, posologie :**
Ampoules injectables de 2 ml dosées à 0,2 mg. Par voie I.V. *lente*, 1 ampoule.
Protocole :
- Dosage de la T.S.H. plasmatique aux temps :
- . – 20 mn ① et – 10 mn ② avant l'injection de *Protiréline* (TO).
- Aux temps :
- . ⊕ 20 mn ③
- . ⊕ 30 mn ④
- . ⊕ 54,mn ⑤
- . ⊕ 60 mn ⑥
- . ⊕ 120 mn ⑦ après l'injection de *Protiréline.*

Conservation à + 4 °C des prélèvements.

► **Incidents, surveillance :**
Dus à l'injection : céphalées, flush, vertiges, somnolence.

► **Précautions, surveillance :**
- Le patient doit être à jeun depuis 12 h sans avoir absorbé de café, ni thé avant l'examen.
- Utilisé uniquement en milieu hospitalier.

PSYCHANALYSE

Le but premier de la technique psychanalytique est d'aider le patient à atteindre le fonctionnement optimal de son économie psychique ; en ce sens, la psychanalyse peut être considérée comme une technique de maturation psychique.

► **Les indications** d'une psychanalyse, thérapeutique longue, coûteuse, parfois dangereuse, sont exceptionnelles.

Les névroses phobiques graves, les névroses obsessionnelles d'intensité moyenne et certaines hystéries sont de bonnes indications.

Dans la pathologie isolée du caractère, lorsqu'il existe une souffrance véritable de l'individu, une analyse peut être envisagée.

► **Les contre-indications** sont bien plus nombreuses. La technique utilisée repose sur la libre association des idées qui permet d'explorer la dynamique inconsciente. Les bases codifiées sont des séances fréquentes à horaires fixes, un patient allongé, le thérapeute placé derrière le sujet.

La clé de voûte de la thérapie est le développement du transfert. La « liquidation du transfert » marque la fin de l'analyse. L'issue d'une analyse se caractérise par la destruction des résistances, la disparition des symptômes et l'amélioration des relations interpersonnelles.

► **En résumé,** l'indication d'une psychanalyse est un acte important qui engage l'avenir. L'accessibilité à l'analyse est toujours difficile à établir. Finalement, l'analyse freudienne n'est pas une thérapie médicale au sens habituel du terme.

Outre les exigences de temps et d'argent, la psychanalyse nécessite une motivation profonde de la part du sujet. Elle exige également un niveau intellectuel et culturel suffisant pour pouvoir verbaliser et prendre conscience de la complexité des expériences vécues.

PSYCHOCHIRURGIE

Thérapeutique abandonnée actuellement.

► **Action :**
Il existe diverses techniques opératoires qui visaient à améliorer le comportement des malades mentaux par interruption de la propagation de l'influx dans le cortex frontal.

► **Indications :**
Les quelques indications résiduelles seraient :
- « l'obessionnalité » : psychonévrose obsessionnelle ou « obsessionnalité » – symptôme ;
- comportement agitation-agressivité ;
- psychoses délirantes systématisées (pour certains) ;
- mélancolies graves rebelles aux autres traitements.

▶ **Techniques :**

∗ LOBOTOMIE FRONTALE : destruction de la substance blanche du lobe frontal.

∗ SECTION DES FIBRES THALAMO-FRONTALES.

∗ INTERVENTIONS SÉLECTIVES :
- déconnecter certaines aires limitées du cortex préfrontal ;
- coagulation de tout ou partie des noyaux thalamiques.

▶ **Incidents - accidents - risques :**
- mortalité opératoire (3 à 6 %) ;
- épilepsie tardive : très rare ;
- aggravation de l'état mental (1 à 4 %) ;
- il est difficile de faire la part d'un déficit mental préexistant et d'un déficit dû à la chirurgie.

▶ **Précautions - surveillance :**
Celles d'une telle chirurgie, mais surtout c'est une méthode abandonnée car la chimiothérapie permet d'obtenir le plus souvent des résultats supérieurs ou équivalents.

PSYCHOSTYL *

Voir *Antidépresseurs tricycliques*

PSYCHOTHÉRAPIES

Il en existe une extrême diversité ; on peut en proposer la définition suivante : l'utilisation de techniques psychologiques dans une relation thérapeutique. Le projet essentiel est la possibilité offerte au malade de prendre conscience progressivement de son état pathologique et de la nature de ses difficultés personnelles.

Les techniques utilisées sont très différentes et elles rendent compte de la grande diversité des méthodes psychothérapiques.

▶ **Les psychothérapies comportementales** visent à améliorer un trouble spécifique : phobies de l'avion, par exemple, idées obsédantes. Elles sont assez brèves, focalisées sur le symptôme choisi. L'évaluation des résultats fait partie de la méthode de travail (→ THÉRAPIES COMPORTEMENTALES).

▶ **Les psychothérapies corporelles :** → RELAXATION.

▶ **Les psychothérapies d'inspiration analytique** sont les plus habituelles ; la situation de face-à-face et un thérapeute plus intervenant et plus souple rendent les indications plus extensives. Leur durée est plus courte.

Les psychothérapies des psychotiques doivent être encore considérées comme des techniques expérimentales.

▶ **La psychothérapie de Jung** privilégie l'analyse des rêves, elle est active, centrée sur les difficultés actuelles du sujet.

▶ **La psychothérapie d'Adler** recherche une intégration sociale plus solide, dans un dialogue face-à-face. Elle explore l'environnement social du sujet et son style de vie en s'attachant à l'étude des sentiments d'infériorité qui entravent son épanouissement.

▶ **Les psychothérapies « dites de soutien »** sont sûrement les plus couramment pratiquées et les moins élaborées, sur le plan théorique, des psychothérapies verbales.

Elles ne cherchent pas à transformer la personnalité du malade mais à renforcer ses défenses et améliorer son adaptation au milieu extérieur.

Elles s'adressent principalement :
- à des états réactionnels chez des sujets habituellement bien adaptés ;
- aux états névrotiques anxieux ;
- aux patients immatures, dépressifs chroniques ou psychasthéniques, qu'une psychothérapie invigorante et rassurante peut aider à assumer l'existence quotidienne ;
- aux schizophrènes et délirants chroniques qui, bénéficiant d'un traitement neuroleptique au long cours, doivent être pris en charge en même temps, par le même thérapeute ou parfois un thérapeute différent, en attachant une attention particulière aux différentes étapes de leur réinsertion socioprofessionnelle et familiale.

▶ **Toutes ces psychothérapies sont** centrées sur les échanges verbaux et sont **individuelles.**

▶ **Certaines se font en groupe.** *La psychanalyse en groupe*, basée sur les mouvements dynamiques du groupe, n'a que peu d'indications.

* LE PSYCHODRAME se fonde sur une représentation dramatique de la réalité, sous forme d'une scène improvisée par le patient sur un thème choisi par lui.

Un tel mode d'expression permettrait au sujet de retrouver une spontanéité habituellement réprimée et d'éclairer, à travers le jeu du rôle, des aspects mal connus de sa personnalité.

Le psychodrame peut être utilisé dans une perspective analytique chez des enfants ou des adolescents.

Il constitue un moyen privilégié d'expression de l'individu dans une situation de groupe.

* LES PSYCHOTHÉRAPIES FAMILIALES se proposent de traiter un système relationnel pathologique, où un membre est souvent malade. Elles se réalisent le plus souvent sous forme d'une réunion mensuelle avec plusieurs thérapeutes, beaucoup réalisent conjointement un enregistrement magnétoscopique permettant de mieux analyser les interactions.

Le nombre de séances est réduit et prédéterminé.

Des résultats étonnants ont été obtenus par cette méthode.

PURGATIFS

▶ **Action :**

Ils entraînent à forte dose une exonération importante, rapide et douloureuse du tube digestif. Leur usage répété expose à la maladie des laxatifs (douleurs, anorexie, hypokaliémie, etc.).

On distingue :

* LES PURGATIFS ANTHRACÉNIQUES OU ANTHRAQUINONIQUES, qui sont soit extraits de végétaux (rhubarbe, bourdaine, cascara, casse, aloès), soit des produits de synthèse. Les principes actifs sont : aloïne, casenthranol, dantrone, franguline, sennosides A et B. L'effet se manifeste environ 6 heures après ; ils agissent au niveau du côlon. Certains anthraquinoniques colorent les urines.

* LES PURGATIFS CHIMIQUES, phénolphtaléine et apparentés, oxyphénisatine (cause possible d'hépatite chronique active), calomel.

* LES PURGATIFS HUILEUX : huile de ricin (acide ricinoléique).

* LES PURGATIFS SALINS, qui sont des ions peu résorbables (magnésium, phosphates, sulfates) et ont une action sur la sécrétion de mucus.

* LES PARASYMPATHICOMIMÉTIQUES, comme la *Prostigmine.*

▶ **Indications :**

Leur effet purgatif est le plus souvent recherché avant un examen endoscopique ou radiologique.

▶ **Contre-indications :**

L'emploi chronique est nuisible.

▶ **Incidents, accidents :**

La maladie des laxatifs avec « dépendance » et « colite » peut entraîner une hypokaliémie, une insuffisance rénale fonctionnelle et divers symptômes en rapport avec l'hypokaliémie. L'oxyphénisatine (*pilules Dupuis, Laxenia, Cholex, Laxaval, Surlax*) peut entraîner une hépatite chronique active et une cirrhose.

PURIM *

▶ **Type :**

Antibiotique (quinolone).

▶ **Action :**

Actif sur les bactéries gram négatif mais aussi sur les staphylocoques.

▶ **Indications :**

Infections urinaires hautes ou basses.

▶ **Contre-indications :**

Ne pas donner chez l'enfant.

▶ **Voie d'administration, présentation, posologie :**

Comprimés dosés à 0,5 g ; voie orale : 2 comprimés matin et soir au moment des repas pendant 10 jours.

▶ **Précautions, surveillance :**

- Réduire la dose chez l'insuffisant rénal.
- Prudence chez la femme enceinte et la femme allaitant.
- Risque de photosensibilisation.

PURINÉTHOL *

▶ **Définition :**
Antimitotique.

▶ **Indications :**
- leucémie lymphoïde aiguë (traitement de consolidation) ;
- choriocarcinome placentaire.

▶ **Contre-indications :**
Grossesse, insuffisance hépatique.

▶ **Voie d'administration, présentation, posologie :**
Les comprimés sont dosés à 50 mg. La posologie est de 70 mg/m²/j, elle est adaptée sur les chiffres de polynucléaires neutrophiles et de plaquettes.

▶ **Accidents, incidents :**
- insuffisance médullaire ;
- troubles digestifs ;
- Insuffisance hépatique.

▶ **Précautions, surveillance :**
La posologie est diminuée en cas d'insuffisance rénale, divisée par quatre en cas de prescription associée de *Zyloric.*

PUVATHÉRAPIE

La puvathérapie est une photochimiothérapie : elle associe la prise d'un médicament photosensibilisant du groupe des psoralènes (P de Puva) et l'exposition à un rayonnement d'ultraviolet A (UVA).

▶ **Action :**
Les psoralènes absorbés se déposent au niveau de la peau et leur activation par les U.V.A. entraîne un effet antimitotique qui porte sur les cellules épidermiques (intérêt thérapeutique dans le psoriasis) et sur les lymphocytes (intérêt dans certains lymphomes).

▶ **Indications :**

∗ LE PSORIASIS : Seules les formes étendues à plus de 40 % de la surface corporelle ou les formes rebelles aux autres traitements peuvent bénéficier d'une puvathérapie en l'absence de contre-indication représentée par :
- le jeune âge (> 15 ans) ;
- les antécédents d'épitheliomas cutanés ou de terrain susceptible d'en développer (arsenicisme, par exemple) ;
- une atteinte oculaire, cataracte en particulier ;
- des fonctions hépatiques et rénales perturbées.

∗ CERTAINS LYMPHOMES À EXPRESSION CUTANÉE (mycosis fongoïde) à un stade de début prétumoral.

∗ CERTAINS ECZÉMAS ATOPIQUES ET PRURITS SÉNILES.

∗ LA LUCITE ESTIVALE BÉNIGNE.

▶ **Précautions et surveillance :**
La dose de psoralène est fonction du poids du patient, la dose d'U.V.A. est augmentée progressivement en fonction du phototype cutané (1 pour un roux, jusqu'à 5 pour un noir africain).

Le traitement d'attaque comporte 3 séances par semaine pendant un à deux mois puis on espace progressivement.

Cette acquisition thérapeutique récente est très utile mais n'a malheureusement qu'un effet suspensif dans le traitement du psoriasis.

PYOCÉPHAL *

Voir *Bêta-lactamines*

PYOPEN *

▶ **Action :**
C'est un antibiotique du groupe A des pénicillines (→ BÊTA-LACTAMINES), c'est-à-dire ayant un spectre élargi à certains germes gram⁻, et en particulier certains pyocyaniques et proteus.

▶ **Indications :**
Infections graves à pyocyaniques, proteus et autres germes sensibles.

▶ Contre-indications :
Allergie aux pénicillines et aux céphalosporines.

▶ Posologie, précautions :
Voie parentérale : flacons de 1 g, 2 g, 5 g : 100 à 500 mg/kg/j.
Prudence en cas d'insuffisance rénale.
Ne pas dépasser 2 g par i.m.

▶ Incidents, accidents :
Allergies. Hypokaliémie, alcalose, convulsions chez l'insuffisant rénal.

PYOSTACINE *

▶ Action :
C'est un antibiotique faisant partie du groupe des synergestines, car constitué de deux agents agissant en synergie.

▶ Indications :
Cocci gram⁺, surtout staphylocoque (sur qui il est bactéricide) et gonocoque. L'absorption orale est bonne, de même que la diffusion osseuse et pulmonaire.

▶ Posologie :
Pyostacine 500, 4 à 6 comp. chez l'adulte en 2 ou 3 prises au moment des repas.

▶ Incidents :
Troubles digestifs.

▶ Précautions :
Vérifier l'efficacité de cet antibiotique sur antibiogramme avant de l'utiliser.

QUESTRAN *

▶ Action :

Cette résine échangeuse d'ions diminue l'absorption des sels biliaires qu'elle complexe. Elle diminue l'absorption des substances liposolubles et surtout du cholestérol ; elle a une action constipante.

▶ Indications :

Hypercholestérolémie, prurit des cholestases, diarrhée par malabsorption des sels biliaires.

▶ Contre-indications :

Constipation, obstruction complète des voies biliaires. Grossesse.

▶ Posologie :

Début à doses très progressives. 1 sachet par semaine jusqu'au maximum de 4 sachets par jour dilués dans de l'eau.

▶ Précautions, incidents :

A absorber en dehors des autres thérapeutiques.

S'il s'agit d'un anticoagulant, surveiller le taux de prothrombine et adapter la dose.

En cas de traitement prolongé, injecter de la vitamine A et D, 2 à 4 fois par an.

Laxatifs en cas de constipation. Toujours tenter un régime alimentaire avant de prescrire du *Questran.*

QUINIDINE

▶ Action :

Antiarythmique essentiellement actif sur les troubles du rythme supraventriculaires.

▶ Indications :

Prévention des récidives de fibrillation, de flutter et de tachysystolie auriculaires après régularisation. Prévention des accès de tachyarythmie paroxystique. Traitement des extrasystoles auriculaires ou ventriculaires.

▶ Contre-indications :

→ ANTIARYTHMIQUES.

▶ Voie d'administration, présentation, posologie :

- Polygalacturonate de quinidine (*Cardioquine*, comprimés à 0,165 g, 3 à 6 par jour).
- Phényléthylbarbiturate de quinidine (*Natisédine*, comprimés à 0,10 g, 1 à 3 par jour).
- Chlorhydrate d'hydroquinidine (*Hydroquinidine*, comprimés à 0,150 g, 3 à 6 par jour).
- Arabo-galactane sulfate de quinidine (*Longacor*, comprimés à 0,165 g, 2 à 4 par jour).
- Bisulfate de quinidine (*Quinidurule*, durules à 0,250 g, 2 à 4 par jour).
- Chlorhydrate de quinidine (*Sérécor*) : gélules à 300 mg (2 à 4 par jour).

▶ Incidents, accidents :

Hypersensibilité à la quinidine (idiosyncrasie), dépistée par la prise d'un comprimé « test » ; troubles digestifs, troubles visuels et auditifs plus rares.

Accidents rythmiques : annoncés par un élargissement de QRS, un allongement de QT avec onde T aplatie et sous-décalage de ST.

▶ Précautions, surveillance :

Prise d'un comprimé « test » afin de dépister une hypersensibilité, surveillance régulière de l'électrocardiogramme (durée de QRS, de QT, de PR), surveillance biologique d'une hypokaliémie à corriger, surveillance hématologique à la recherche d'un purpura thrombopénique ou d'une anémie hémolytique provoquée par le traitement.

▶ Interactions médicamenteuses :

- digitaliques ;
- diurétiques ;
- β-bloquants ;
- substances cholinergiques ;
- antivitamines K ;
- curares.

QUININE

▶ Action :

C'est un antipaludéen extrait de l'écorce de quinquina.

▶ Indications :

Médicament d'urgence, son indication préférentielle est l'accès pernicieux à plasmodium falciparum.

▶ Posologie :

25 mg/kg en perfusion continue. On l'utilise aussi pour l'accès simple en cas de plasmodium résistant à la *Nivaquine* : 1,50 g *per os* en 6 prises, ou 1 g/j en 3 ou 4 injections i.m.

▶ Incidents, accidents :

Troubles digestifs, neurologiques (bourdonnements, vertiges), visuels, effet dépresseur myocardique. Rôle néfaste dans la fièvre bilieuse hémoglobinurique.

RANIPLEX *

Il s'agit de la ranitidine (un antisécrétoire H2) qui est aussi le composé actif de l'*Azantac* (voir ce terme).

RANITIDINE *

C'est la même composé actif du *Raniplex* et de l'*Azantac* (voir ce terme).

RÉANIMATION EN SALLE DE TRAVAIL

Les gestes de la réanimation en salle de travail comportent :
- l'aspiration naso-pharyngée ;
- la ventilation manuelle au masque (→) ou après intubation trachéale ;
- le massage cardiaque externe (→) ;
- le cathétérisme veineux ombilical pour injection de médicaments (→).

Ils doivent être faits avec une asepsie rigoureuse, sur une table de réanimation équipée d'une aspiration, d'une source d'oxygène et d'une source de chaleur, nettoyée après chaque utilisation.

▶ **Matériel :**
- sondes d'aspiration, souples, de bon calibre (charrière 8) pour le nasopharynx ;
- appareil manuel de ventilation comportant un dispositif de sécurité de pression et un dispositif permettant la ventilation en oxygène pur (type Ambu) ;
- masque.

∗ POUR L'INTUBATION :
- laryngoscope à lame droite avec piles et ampoules de rechange (lames n^os^ O et 1) ;
- sondes d'intubation N°s 2, 5 et 3 ;
- pince de Magill ;
- raccords permettant d'adapter l'appareil de ventilation manuelle sur la sonde ;
- sondes d'aspiration trachéales N°s 4-5-6 ;
- moustaches de sparadrap pour fixer la sonde.

∗ POUR LE CATHÉTÉRISME OMBILICAL :
- boîte de dénudation ;
- pince de Moria droite, pince de Moria courbe ;
- robinets à trois voies, seringues de 10 ml ;
- gants, champs stériles ;
- cathéters ombilicaux Charrière, 3, 5 et 5 ;
- solution antiseptique.

▶ **Principaux médicaments utilisés :**
- Bicarbonate de sodium semi-molaire (42 ‰), ampoules de 10 ml.
- *Isuprel* : ampoule de 1 ml = 0,2 mg.
- Adrénaline : ampoule de 1 ml = 1 mg.
- *Narcan* : ampoule de 2 ml (0,2 mg/ml).
- Glucose à 10 %, ampoules de 10 ml.

RÉÉDUCATION RESPIRATOIRE

▶ **Définition :**

C'est l'apprentissage d'un certain nombre de manœuvres permettant d'améliorer la fonction respiratoire.

▶ **Technique :**

Elle est variable selon le type d'affections broncho-pulmonaires. Il existe principalement deux types de rééducation respiratoire : le *drainage bronchique* et l'*amélioration de la cinétique thoracique.*

∗ DRAINAGE BRONCHIQUE :

Il repose sur l'association de plusieurs manœuvres :
- le *clapping* : percussions franches et rapides du thorax avec la paume pour mobiliser les sécrétions ;
- la *gymnastique*, avec des flexions antéro-postérieures et des inclinaisons latérales du tronc associées à des expirations forcées abdominales ;
- l'*expiration forcée*, éventuellement augmentée par la compression des bases thoraciques à pleines paumes ;

– l'*éducation de la toux* pour la rendre efficace. Il faut supprimer la toux retenue et les quintes souvent peu productives.

Toutes ces manœuvres sont d'autant plus efficaces qu'elles sont effectuées en position déclive sur un plan incliné ou le malade à genoux coudes fléchis.

* AMÉLIORATION DE LA CINÉTIQUE RESPIRATOIRE :

Il s'agit essentiellement de faire travailler les muscles intercostaux, mais surtout le diaphragme et les muscles abdominaux pour inverser les habitudes respiratoires, ainsi l'expiration n'est plus passive mais elle devient active. Essentiellement, il s'agit d'exercices contre résistance avec sac de sable sur l'abdomen ou de mouvements respiratoires accompagnés et prolongés par la pression des mains.

L'entraînement musculaire à l'effort est employé dans les bronchopneumopathies chroniques obstructrives :

– marche sur tapis roulant ;
– entraînement sur bicyclette ergométrique.

▶ Indications :

La kinésithérapie respiratoire est essentielle dans la plupart des affections broncho-pulmonaires : bronchite chronique, broncho-pneumopathie obstructive, asthme, emphysème, dilatation des bronches, anomalies pariétales pleurales ou thoraciques, pneumothorax.

▶ Contre-indications :

La décompensation aiguë ou l'état de mal asthmatique. Certains types d'emphysème.

▶ Résultats :

Ils sont dans l'ensemble très satisfaisants. La rééducation permet de diminuer l'expectoration et d'éviter la surinfection, de limiter les séquelles pleurales, d'améliorer des troubles ventilatoires.

Les résultats dépendent de la bonne coopération du patient qui doit effectuer les exercices au moins deux fois par jour sans interruption.

RÉGIME ANTIDIARRHÉIQUE

Il doit répondre à deux buts :

– arrêter rapidement la diarrhée ;
– assurer un apport de liquide important.

▶ Les aliments interdits :

Le lait et les produits laitiers : yaourts, suisses, fromages, desserts lactés ; les légumes verts et les tomates ; les féculents à la phase initiale de la diarrhée ; les fruits, en particulier les agrumes.

▶ Les aliments de remplacement :

* AVANT 6 MOIS, on utilisera préférentiellement les solutés de réhydratation orale dont la composition (dérivée des solutés mis au point par l'O.M.S.) est habituellement la suivante pour 1 litre d'eau : NaCl 1,5 g, KCl 1,5 g, bicarbonate de sodium 2 g, glucose 20 g, saccharose 20 g. La soluté est donné à boire à volonté en quantité au moins égale à la ration quotidienne du nourrisson.

* APRÉS 6 MOIS, le régime antidiarrhéique comporte : carottes (soupe ou petits pots homogénéisés), farines de riz cuites à l'eau (Rizine, Crème de riz, etc.), bananes bien mûres écrasées, pommes crues râpées.

▶ Utilisation :

La réintroduction du lait se fera progressivement, en ayant recours éventuellement de façon transitoire à un lait de régime : avant 1 mois, lait sans protéines du lait de vache (*Prégestimil, Nutramigen, Alfaré, Galliagène*) ; après 1 mois, lait sans lactose (*AL110, HN25, Diargal.*

RÉGIME D'ÉPARGNE INTESTINALE

▶ Définition :

Le régime d'épargne intestinale a pour but de mettre le côlon au repos et de lui éviter toute surcharge.

▶ Indications :

Colites, diverticuloses coliques.

▶ Principes :

Le régime alimentaire doit être varié, de digestibilité facile et l'on évitera :

– charcuterie (sauf jambon), gibiers, viandes et poissons trop gras, en sauce, en conserve, fumés ;
– tous les plats cuisinés trop riches (cassoulet, choucroute, etc.), les escargots ;
– les légumes secs ;

– les légumes à goût fort qui sont mal tolérés (chou, poivron, concombre, radis, salsifis) ;
– les fruits oléagineux, noix, noisette, cacahuète, avocat ;
– les pâtisseries et glaces trop enrichies, le chocolat en excès ;
– les fritures, les beignets, les sauces grasses (les ragoûts, etc.).

Un enrichissement en fibres est par ailleurs souhaitable car leur carence est à l'origine de constipation, de diverticulose colique et joue peut-être un rôle dans la genèse du cancer du côlon, d'où l'intérêt du son et notamment du son de blé.

Le son peut être ajouté de différentes façons à la ration :
– *sous forme de poudre* de mouture plus ou moins grossière et incorporé aux aliments : yaourt, compote, sauces de salade, par exemple ;
– *sous forme de produits de régime :*
• granulés : *All bran ;*
• biscuits : *Celluson, Prunoson.*
– *sous forme de pain complet,* de pain enrichi en son ; de biscottes au son.

Il semble qu'une quantité minimale de 10 à 15 g de son par jour soit souhaitable dans la ration alimentaire.

RÉGIME PAUVRE EN RÉSIDUS STRICT

▶ Définition :

Le régime pauvre en résidus nécessite la suppression de tous les aliments apportant de la cellulose, qui augmente le volume fécal et forme un lest important. Il vise à assurer la vacuité de l'intestin et la propreté du côlon.

▶ Indications :

⁎ Préparation de l'intestin à subir :
– soit un examen : lavement baryté, coloscopie ;
– soit une intervention chirurgicale (colectomie, etc.).

⁎ Dans certains cas pathologiques : diarrhée abondante et profuse, Crohn en poussée.

▶ Principes du régime :

Suppression totale de tous les *légumes, fruits* et *céréales complètes.*

L'alimentation se compose uniquement de :
– fromage à pâte cuite, type gruyère, Hollande, etc. ;
– viande maigre de première catégorie entière ou hachée si trop fibreuse (veau, bœuf, poulet, poisson, jambon) ;
– céréales fines raffinées (pâtes, riz, semoule, tapioca) ;
– biscottes et biscuits ;
– compotes homogénéisées à base de coing, pomme, banane, gelée de fruits, pâte de fruits ;
– sucre : beurre et huile crue sans excès ;
– boissons : eau naturelle et minérale non gazeuse ; café, thé légers, infusions, bouillons de légumes et de fruits.

Ce régime doit être e courte durée car il est lassant pour le patient et déséquilibré (hyperglucidique, carencé en vitamine C et fibres végétales).

RÉGIME SANS GLUTEN

▶ Définition :

Le régime sans gluten exige la suppression totale de fractions protéiques agressives pour la muqueuse intestinale. Il s'agit de la gliadine contenue dans les farines de *blé, seigle, orge* et pour certains d'*avoine.*

▶ Indications :

⁎ Majeure : intolérance au gluten ou maladie cœliaque (→).

⁎ De façon temporaire : certains cas de dénutrition, diarrhées chroniques, radiothérapie prolongée sur l'abdomen, maladie de Crohn.

▶ Régime :

L'alimentation doit être absolument dépourvue de toute trace de gliadine, condition indispensable pour que la muqueuse intestinale puisse se réparer et les villosités retrouver leur état normal.

La mise en route d'un tel régime est difficile et nécessite l'hospitalisation du malade et son éducation par une équipe diététique compétente qui mettra particulièrement en garde le patient sur tous les produits élaborés par l'industrie et contenant du gluten.

Voir page suivante une liste précise des aliments autorisés et des aliments défendus dans un régime sans gluten adulte.

Aliments	Autorisés	Défendus
Laits	liquide ou en poudre	certaines préparations industrielles à base de lait (flans, laits gélifiés, crèmes, etc.)
Fromages	fromages frais : yaourt, etc. fromages fermentés fromages à pâte ferme fromages à tartiner (type crème de gruyère)	
Viandes	toutes les viandes achetées crues, non préparées abats, volaille, jambon	les conserves de viande, la charcuterie et la chair à saucisse, les plats de viande cuisinés, en conserve ou surgelés
Poissons	tous les poissons frais et fumés, les poissons surgelés non panés, non cuisinés les conserves à l'huile, au naturel, au vin blanc, les œufs de poisson	les poissons panés ou farinés, les plats de poissons cuisinés et surgelés
Œufs	tous	
Matières grasses	huile, beurre, crème fraîche, lard, saindoux, margarine Astra, Planta, Végétaline	
Légumes	les légumes frais, secs, surgelés ou naturels ou en conserve au naturel	les légumes cuisinés et surgelés, les légumes cuisinés et en conserve, les légumes cuits à l'étuvée et en conserve
Pommes de terre	sous toutes les formes, en conserve, en naturel, précuites ou emballées sous vide ; la purée mousseline, les chips, la fécule	pommes de terre cuisinées, surgelées et en conserve, préparations industrielles à base de pomme de terre
Céréales	maïs, millet, riz, soja, sarrasin, tapioca et leurs dérivés sous forme de crème, farine, semoule, flocons pop corn, Corn flakes, coco krispies, Rice krispies (Kellog), les galettes au riz et au sarrasin les pâtes sans gluten Rite diète, Apoglut, Riesal, Betterfood et le pain sans gluten (Rite-diète)	blé, seigle, avoine, orge et leurs dérivés (farines, semoules, flocons, pâtes, raviolis, etc.) tous les pains, biscottes, triscottes, gâteaux secs salés, sucrés, pain d'épices, toute la pâtisserie, la chapelure
Fruits	fruits frais et exotiques, ou boîtes au sirop, les fruits secs et oléagineux, les jus de fruits, les extraits et essences de fruits	les compotes de fruits en conserve la crème de marrons
Produits sucrés	le sucre, le sucre glace, le sucre vanillé, les gelées, le miel, les confitures pur sucre, le caramel liquide en boîte, les sucettes, le réglisse, la levure alsacienne	toute la confiserie, les bonbons, les caramels, les dragées et les pâtes de fruits, les glaces (sauf les sorbets), les poudres pour desserts instantanées, le chocolat autre que celui qui est autorisé (*cf.* annexe)
Condiments	les fines herbes, les épices pures sans mélange	les épices composées et toutes les sauces et moutardes de fabrication industrielle
Boissons	tous les Nesquik (Nestlé), le Cao Fali, le Benco (Banania) et le chocolat Derdennes en poudre	les autres poudres chocolatées pour petits déjeuners, la bière

ANNEXE : Produits sans gluten de fabrication industrielle
Sauces :
Bénédicta : mayonnaise nature et au citron, béarnaise, américaine, tomate, tomato ketchup.
Heinz : mayonnaise, salade cream, tomato ketchup.
Buitoni : sauce champignon, sauce tomate, sauce italienne viande rôtie.
Chocolats : Poulain : tous.
Suchard : tous sauf Chocril, Topset.
Tobler : au lait, à croquer, tradition, Toblerin, chocolat en poudre pur.
Moutarde : Bornibus : sans sel.

RÉGITINE *

► **Type :**
Antihypertenseur.

► **Action :**
Alpha-bloquant.
Non commercialisé en France (utilisé dans les hôpitaux).

► **Indications :**
- test d'épreuve dans le diagnostic différentiel du phéochromocytome ;
- états de choc.

► **Contre-indications :**
Insuffisance coronarienne.

► **Présentation, administration :**
Non commercialisé.
5 à 10 mg en perfusion i.v. lente.

► **Effets indésirables :**
- tachycardie ;
- vertiges ;
- douleurs angineuses.

RELAXATION

► **Action :**
Méthode psychothérapique qui consiste en un apprentissage progressif du contrôle tonico-musculaire, puis une modification de l'état de la réceptivité centrale.

► **Indications :**
- états névrotiques légers ;
- anxiété ;
- tics, bégaiements ;
- trac, insomnies ;
- certains troubles psychosexuels (éjaculation précoce, vaginisme, etc.).

► **Différentes techniques :**

* TECHNIQUE DE SCHULTZ : Entraînement à la modification volontaire du tonus, à prendre conscience de cénesthésies choisies, à maîtriser des rythmes végétatifs.

* LA TECHNIQUE D'AJURIAGUERRA découle de celle de Schultz. C'est une psychothérapie qui « passe » par le vécu corporel.

* LA TECHNIQUE DE JACOBSON attire l'attention du sujet sur des sensations contrastées de tension et de détente musculaire.

► **Précautions – surveillance :**
Technique pratiquée par un psychothérapeute exercé.

RENITEC *

Voir *Inhibiteurs de l'enzyme de conversion*

RÉVULSIFS

Voir *Décontracturants et révulsifs*

RHÉOMACRODEX *

Voir *Médicaments utilisés en ophtalmologie*

RIFADINE *

Voir *Rifampicine*

RIFAMPICINE (*Rifadine, Rimactan*)

► **Action :**
C'est un antibiotique à large spectre bactéricide sur le bacille de Koch. Il est surtout utilisé dans la tuberculose.

▶ **Indications :**
Tuberculose pulmonaire sous toutes ses formes. Beaucoup plus rarement infections à germes banales (staphylocoque, légionelle).

▶ **Contre-indications :**
Hypersensibilité à la rifampicine, insuffisance hépatique majeure, début de grossesse (3 mois), porphyries.

▶ **Voie d'administration, présentation, posologie :**
Administré par voie orale sous forme de gélules à 300 mg et de suspension à 100 mg par mesurette.
La posologie habituelle est de 8 à 10 mg/kg/j chez l'adulte dans la tuberculose, dans les infections à Gram+ : 20 mg/kg/j, et dans les infections à Gram − : 30 mg/kg/j (on peut utiliser la voie parentérale (ampoules à 600 mg).

▶ **Incidents, accidents :**
Les accidents hépatiques imputés à la rifampicine semblent plutôt le fait du rimifon dont la toxicité peut être accentuée par la rifampicine. Il existe lors de traitement discontinue un risque de réaction allergique avec flush, anurie, thrombopénie grave. Des troubles digestifs banals sont possibles. Les urines, les selles et les larmes sont colorées en orange.

▶ **Précautions, surveillance :**
Les gélules doivent être prises le matin à jeun, en une prise. Il ne faut pas interrompre le traitement avant son terme. La reprise d'un traitement par rifampicine doit se faire sous surveillance en milieu hospitalier. Il faut se méfier des interréactions médicamenteuses, car la rifampicine est inducteur enzymatique (anticoagulant, pilule contraceptive, corticothérapie).
Le traitement de la tuberculose doit toujours comporter 3 antibiotiques au moins.

RIMACTAN *

Voir *Rifampicine*

RIMIFON *

▶ **Action :**
C'est un antibiotique antituberculeux bactéricide.

▶ **Indications :**
Tuberculose sous toutes ses formes en association avec plusieurs centres antituberculeux.

▶ **Contre-indications :**
Insuffisance hépatique sévère, hypersensibilité à l'isoniazide.

▶ **Voie d'administration, présentation, posologie :**
Administré par voie orale sous forme de comprimés dosés à 50 et 150 mg et par voie parentérale sous forme d'ampoule à 500 mg.
La posologie habituelle est de 5 mg/kg/j à adapter en fonction du taux de rimifon plasmatique 3 heures après la prise du médicament.

▶ **Incidents, accidents :**
Perturbation du bilan hépatique (favorisée par la rifampicine et la pyrazinamidine), vertiges, nausées, polynévrite.
– Accidents allergiques (fièvre, excurthème).
– Troubles psychiques.
Plus rarement, syndrome épaule-main et lupus. Un coma hypertonique peut se voir lors de surdosage.

▶ **Précautions, surveillance :**
Il faut toujours contrôler, le taux de rimifon plasmatique. La prudence s'impose lors d'atteinte rénale ou hépatique. Parfois, on associe de la vitamine B_I et B_6.
La surveillance repose sur le bilan hépatique aux 15ᵉ et 30ᵉ jours puis tous les mois, puis tous les deux mois. La posologie doit être diminuée lorsque apparaît une anomalie hépatique (voire le traitement arrêté).

RINUTAN *

▶ **Type :**
Antihistaminique.

▶ **Action :**
Action prolongée :
– vaso-constricteur, décongestionnant,
– analgésique, antipyrétique.

▶ **Indications :**
– rhinite ;
– adjuvant otites, laryngites, bronchopathies à départ ORL.

▶ **Contre-indications :**

– hypertension, arythmie, cardiopathie ischémique ;
– néphropathie évolutive, glaucome.

▶ **Présentation, voie d'administration, posologie :**

– Comprimés : 1 comp. matin et soir *per os*.
– Sirop : 1 cuillerée à soupe 4 fois/jour.

▶ **Inconvénients, effets secondaires, surveillance :**

– *ceux des antihistaminiques* (avec IMAO) ;
– affections hépatiques et rénales : prudence ;
– néphrites interstitielles si traitement prolongé.

RISORDAN *

▶ **Type :**
Antiangineux.

▶ **Action :**
La rapidité dépend du mode d'administration ; *par voie sublinguale :* en 2 mn comme la trinitrine ; *par voie orale :* durée d'action prolongée.

▶ **Indications :**

– *par voie perlinguale :* crise angineuse.
– *Par voie orale :* insuffisance coronarienne, insuffisance cardiaque congestive.

▶ **Présentation, posologie :**
Comprimés dosés à 5 mg, 10 et 20 mg, à libération prolongée ; ampoules injectables :

– crise : 5 à 10 mg/par voie sublinguale ;
– 10 à 20 mg toutes les 4 à 6 h par voie orale.

▶ **Contre-indications :**
Glaucome.

▶ **Effets indésirables :**

– hypotension, céphalées (→ ANTIANGINEUX) ;
– surdosage conduit à une méthémoglobinémie.

RIVOTRIL *

Voir *Antiépileptiques*

ROACCUTANE *

▶ **Action :**
Ce dérivé synthétique de la vitamine A fait parti d'une nouvelle classe pharmacologique (avec le *Tigason*), les Rétinoïdes. Il a une cible essentielle, la glande sébaccée dont il provoque une nette diminution de la production.

▶ **Indications :**

⁎ L'INDICATION PRINCIPALE EST L'ACNÉ exclusivement dans ses formes sévères, extensives et rebelles aux thérapeutiques usuelles.

⁎ ON L'A PROPOSÉ AUSSI DANS LA MALADIE DE VERNEUIL (hydradénite axillaire, inguinale et préianale).

▶ **Contre-indications :**

– Grossesse.
– Hyperlipémie.
– Insuffisance hépatique.

▶ **Voie d'administration, présentation, posologie :**
On utilise, par voie orale, des gélules dosées à 10 et 20 mg à une dose variable selon les patients de 0,1 à 1 mg/kg/j pour une cure de 4 à 6 mois.

▶ **Incidents, accidents :**
Un dessèchement cutanéo-muqueux est pratiquement constant et traduit plus une imprégnation qu'un effet secondaire. Le port des lentilles de contact sera rendu difficile.

On peut observer une fatigabilité musculaire (contre-indication du sport de compétition), des céphalées.

Les effets secondaires d'ordre biologique doivent être dépistés, en particulier élévation des transaminases et des triglycérides. Une réaction immunologique de grossesse négative doit être exigée avant la mise au traitement de même que le suivi d'une contraception efficace.

▶ **Précautions, surveillance :**
La surveillance sera maintenue pendant toute la durée de la cure, tant sur les éléments cliniques que biologiques. La grossesse reste contre-indiquée par sécurité pendant 6 mois après l'arrêt du traitement. Les résultats sont excellents et les récidives de l'acné après la fin de la cure sont rares et habituellement le fait de posologie insuffisante (inférieure à 0,5 mg/kg).

ROCEPHINE *

Voir *Bêta-Lactamines*

ROHYPNOL *

▶ **Type :**
Hypnotique non barbiturique à noyau benzodiazépine.

▶ **Action :**
Effet hypnotique puissant prédominant sur l'effet tranquillisant.

▶ **Indications :**
Insomnies sévères et rebelles.

▶ **Contre-indications :**
Myasthénie.

▶ **Posologie, présentation, administration :**
Comprimés dosés à 2 mg, par voie orale : 1/2 à 1 comp./24 h au moment du coucher.

▶ **Effets indésirables, précautions, surdosage :**

⁎ PRÉCAUTIONS : pas d'absorption d'alcool, conducteurs de véhicules ou de machines, potentialisation avec autres médicaments d'action centrale.
Grossesse : éviter pendant les trois premiers mois.

⁎ EFFETS INDÉSIRABLES : bouche pâteuse, obnubilation, somnolence diurne.

⁎ SURDOSAGE : traitement symptomatique du coma ou sommeil profond.

ROLITÉTRACYCLINE

Voir *Transcycline*

ROVAMYCINE *

Voir *Macrolides et apparentés*

RUFOL *

▶ **Action :**
Sulfamide d'élimination rapide à action surtout urinaire.

▶ **Indications :**
Les infections urinaires.

▶ **Voies d'administration et posologie :**
Les comprimés sont dosés à 100 mg. La posologie est de 10 mg/kg/jour en 4 prises.

▶ **Incidents, accidents :**
→ SULFAMIDES ANTI-INFECTIEUX.

RULID *

Voir *Macrolides*

RYTHMODAN *

▶ **Action :**
Antiarythmique majeur, dont les propriétés sont proches de celles de la quinidine, à l'étage supraventriculaire.

▶ **Indications, contre-indications :**
→ QUINIDINE.

▶ **Voie d'administration, présentation, posologie :**

- Gélules à 100 mg : de 3 à 6 par jour en 2 ou 3 prises.

– Ampoules injectables de 50 mg, pour injection intraveineuse, réservées à l'usage hospitalier.

▶ **Incidents, accidents :**
→ QUINIDINE. A signaler des effets atropiniques parfois gênants à forte dose : sécheresse de la bouche, mydriase, rétention d'urine chez l'homme.

▶ **Précautions, surveillance :**
→ QUINIDINE.

RYTHMOL *

▶ **Action :**
Antiarythmique.

▶ **Indications :**
– traitement des troubles du rythme auriculaire, jonctionnel et ventriculaire ;
– traitement des tachycardies des syndromes de Wolff-Parkinson-White.

▶ **Contre-indications :**
Voir ANTIARYTHMIQUES.

▶ **Voie d'administration, présentation, posologie.**
Comprimés à 300 mg, 2 à 3 comprimés par jour.

▶ **Incidents, accidents :**
Troubles digestifs, neurologiques. Ralentissement de la conduction. Rare effet arythmogène.

▶ **Précautions, surveillance :**
Surveillance de l'électrocardiogramme et de la conduction cardiaque.

SALAZOPYRINE *

▶ **Action :**

La salazosulfapyridine (D.C.I.) est soumise dans le côlon à l'action des bactéries qui la scindent en 2 radicaux : la sulfapyridine (qui a surtout un rôle de transporteur) et l'acide-5-aminosalicylique qui a une action anti-inflammatoire et peut-être immunosuppressive.

▶ **Indications :**

Ce sont la recto-colite hémorragique (R.C.H.) et la maladie de Crohn dans sa localisation colique.

▶ **Contre-indications :**

Hypersensibilité aux sulfamides et aux salicylés. Déficit en G6PD : risque d'hémolyse. Nouveau-né.

▶ **Posologie :**

En attaque 8 à 12 comp. à 500 mg par jour par prises de 2 et en entretien (R.C.H.) 4 comp./j.

▶ **Incidents, accidents :**

Troubles digestifs et hématologiques, réactions d'hypersensibilité, coloration possible des urines en brun, possibilité d'oligospermie réversible.

▶ **Précautions :**

Interaction médicamenteuse avec les anticoagulants de type coumarinique et les antidiabétiques oraux de type sulfonylurée.

SALBUTAMOL en obstétrique

▶ **Action :**

Arrêt des contractions utérines.

▶ **Indications :**

- menace d'accouchement prématuré ;
- dystocie dynamique de démarrage ;
- hypercinésie lors du travail ;
- prophylaxie des contractions utérines lors d'interventions chirurgicales sur utérus gravides (cerclage).

▶ **Contre-indications :**

HTA, thyrotoxicose, insuffisance cardiaque.

▶ **Voies d'administration, présentation, posologie :**

- *Voie orale* (comprimés à 2 mg), voie parentérale non commercialisée, *perfusion i.v.* (ampoules de 0,5 mg), injection i.m. (ampoules de 500 mcg) (suppositoires à 1 mg).
- *Traitement d'urgence :* mise de la patiente en décubitus latéral gauche, pose d'une perfusion glucosée à 5 % (250 ml) avec 5 ampoules. Débit 30 à 40 gouttes/mn. Le relais est pris par la voie injectable i.m. : 1 ampoule 4 fois par jour, ou suppositoires : 3 à 4 par jour.
- *Traitement d'entretien :* 3 à 4 comp./jour.

▶ **Incidents et accidents :**

Surdosage : tachycardie, malaises avec tremblement, vertiges, nausées, vomissements.

Perturbation du cycle glycémique (prudence chez les diabétiques).

▶ **Surveillance :**

Pouls, TA de la mère, rythme cardiaque fœtal.

SALIDIURÉTIQUES : DIURÉTIQUES DE L'ANSE (*Lasilix, Édécrine*), THIAZIDIQUES ET APPARENTÉS (*Ésidrex, Hygroton*)

▶ **Action :**

Ils augmentent l'excrétion rénale du sodium, du chlore, de l'eau et élèvent la kaliurèse. Les thiazidiques ont un effet hypotenseur propre.

▶ **Indications :**

∗ Les diurétiques de l'anse sont utilisés dans les surcharges hydrosodées aiguës. Chez l'insuffisant rénal chronique, le *Lasilix* permet le maintien d'une diurèse (et donc des boissons plus abondantes) et pourrait améliorer les autres fonctions d'excrétion du rein. De fortes doses de *Lasilix* (1 gramme par 24 h) ont été données à des malades au stade initial d'une insuffisance rénale aiguë, après avoir éliminé un obstacle, comme traitement préventif de l'anurie.

* LES THIAZIDIQUES trouvent leur meilleure indication dans le traitement de l'H.T.A. essentielle modérée et l'insuffisance cardiaque congestive.

Ils sont utilisés dans le traitement du diabète insipide néphrogénique.

▶ **Posologie, voies d'administration :**

→ chaque médicament.

▶ **Incidents, accidents :**

On doit prévenir l'apparition :

- d'une déplétion hydrosodée excessive, d'une déshydratation extra-cellulaire avec insuffisance rénale fonctionnelle et d'une hyponatrémie ;
- d'une alcalose métabolique hypochlorémique hypokaliémique.

L'hyperuricémie et l'hyperglycémie sont à traiter chez le goutteux et le diabétique. Une ototoxicité avec le *Lasilix* et l'*Édécrine,* une thrombopénie, une leucopénie, une éruption cutanée, une photosensibilité, des troubles de la vision avec les thiazidiques sont possibles.

▶ **Surveillance :**

Les troubles hydro-électrolytiques cités sont à rechercher systématiquement et sont prévenus par un apport sodé suffisant dans l'alimentation, un apport de chlorure de potassium ou par l'association d'un épargneur de potassium. L'hypéruricémie n'est à traiter que lorsque surviennent des crises de goutte. La surveillance est clinique et biologique : courbe de poids, recherche d'une hypotension orthostatique, de crampes et de faiblesses musculaires signant une déplétion sodée ou potassique. Les ionogrammes plasmatiques avec le dosage de la protidémie et de l'hématocrite doivent être régulièrement effectués. Le ionogramme sanguin renseigne sur l'efficacité réelle du traitement.

SANMIGRAN *

Voir *Antimigraineux particuliers*

SECTRAL *

Voir *Bêta-bloquants*

SECUROPEN *

Voir *Bêta-Lactamines*

SÉGLOR *, SÉGLOR RETARD *

Voir *Dihydroergotamine*

SELS D'OR

▶ **Action, indications :**

Ce sont des médicaments utilisés pour combattre la polyarthrite chronique évolutive. Ce sont des anti-inflammatoires spécifiques.

▶ **Contre-indications :**

Érythrodermies, affections hépato-rénales, hémopathies, néphropathie, diarrhée, corticothérapie ancienne.

▶ **Administration, présentation :**

Le plus utilisé en France est l'*Allochrysine* (DCI : aurothiopropanol-sulfonate de sodium, ampoules de 2 ml titrant 30 % d'or-métal, dosées à 0,025, 0,05, 0,10, et 0,20 g) injectables par voie i.m.

On fait des cures de 1,5 g en tout, en commençant par 0,025 g à la première injection, puis 0,10 g/semaine.

▶ **Incidents, accidents :**

* ACCIDENTS PRÉCOCES. Les plus rares, les plus bénins : asthénie, fièvre, éruptions à type d'aurides.

* ACCIDENTS TARDIFS. Les *plus fréquents, les plus graves :*

- érythèmes, dermites, érythrodermie exfoliatrice, mortelle s'il y a des lésions rénales associées, alopécie, grippe aurique ;
- stomatite, annoncée par un goût métallique dans la bouche ;
- dyspepsies, diarrhées ;

– néphrites ;
– accidents pulmonaires (surtout chez les anciens tuberculeux) ;
– conjonctivites, kératites ;
– polynévrites (très rares) ;
– *accidents sanguins*, les plus graves : purpura, agranulocytose, aplasie médullaire ;
– zona, herpès.

▶ Précautions et surveillance :
Chaque injection doit *impérativement* être précédée d'une recherche de protéinurie, qui si elle est positive doit faire interrompre le traitement et prévenir le médecin. De même, avant chaque injection, l'infirmière doit s'enquérir de la manière dont a été supportée la précédente. Enfin, un hémogramme est nécessaire tous les 10 ou 15 jours.

SERC *

Le *Serc* est doté d'une action analogue à celle de l'histamine. Il agirait en régularisant la pression existant dans l'oreille interne.

▶ Indications :
Vertige de Ménière.

▶ Contre-indications :
Ulcère gastro-duodénal, phéochromocytome, grossesse.

▶ Voie d'administration, présentation, posologie moyenne :
1 comprimé 3 fois par jour au milieu du repas pendant au moins 1 mois.

▶ Incidents :
Gastralgies.

▶ Précautions :
Prudence chez les asthmatiques.

SÉRÉCOR *

Voir *Antiarythmiques*

SÉRESTA *

▶ Type :
Tranquillisant type benzodiazépine.

▶ Action :
– anxiolytique ;
– sédatif ;
– anticonvulsivant ;
– myorelaxant ;
– *Séresta 50 :* hypnotique en plus.

▶ Indications :
– anxiété ;
– contractures ;
– cure de désintoxication alcoolique ;
– insomnies *(Séresta 50).*

▶ Contre-indications :
– allergie connue aux benzodiazépines ;
– insuffisance respiratoire sévère.

▶ Présentation :
– *Comprimés dosés à 10 mg*, par voie orale : 2 à 6 comp./24 h en plusieurs prises.
– *Comprimés dosés à 50 mg*, par voie orale : 1/2 à 3 comp. en 3 prises/24 h.

▶ Effets indésirables :
→ TRANQUILLISANTS.

SERMION *

▶ Action :
– Alpha-bloquant, augmente le débit artériel cérébral.
– Augmente l'utilisation du glucose et de l'oxygène par la cellule cérébrale.
– Possède également un effet hypotenseur.

▶ Indications :
– troubles cérébraux d'origine ischémique ;
– manifestation de l'artérite des membres inférieurs.

▶ Contre-indications :
La forme injectable est contre-indiquée en cas d'hypotension artérielle.

▶ **Voie d'administration, présentation, posologie :**

– *Gélules, lyocs* : dosés à 5 mg. Voie orale : 3 gélules ou 3 lyocs/24 h, à prendre matin, midi, soir, avant les repas.
– *Préparation injectable* dosée à 5 mg. En I.V. dans une perfusion : 2 à 6 ampoules/24 h dans les accidents vasculaires cérébraux d'origine ischémique.

▶ **Incidents, accidents :**

– bouffées vaso-motrices, vertiges ;
– rique d'hypotension en début de traitement.

SILOMAT *

▶ **Action :**

C'est un antitussif à action centrale, mais il n'induit pas de dépression respiratoire. Il a un effet analeptique respiratoire modéré.

▶ **Indication :**

Affection tussigène sans bronchorrhée.

▶ **Contre-indications :**

Hypersécrétion bronchique. Grossesse au 1er trimestre.

▶ **Voie d'administration, présentation, posologie :**

⁎ Administré sous plusieurs formes :

– comprimés dosés à 40 mg ;
– gouttes dosées à 2 mg par goutte et 6 g/100 ml ;
– sirop dosé à 20 mg par c. à c.
– ampoule pour injection i.m. ou i.v. dosée à 20 mg.

⁎ La posologie habituelle est de :

– 2 mg/kg 3 fois par jour avant 3 ans.
– 20 à 40 mg 3 fois par jour de 3 à 15 ans.
– 60 à 80 mg 3 fois par jour chez l'adulte.

▶ **Incidents, accidents :**

En cas de surdosage, on peut observer des manifestations neurologiques à type d'excitation ou de somnolence.

▶ **Précautions, surveillance :**

Tolérance bonne habituellement.

SINÉQUAN *

▶ **Type :**

Antidépresseur tricyclique.

▶ **Action :**

– antidépresseur ;
– sédatif ;
– anxiolytique.

▶ **Indications, contre-indications :**

→ Antidépresseurs tricycliques.

▶ **Présentation, administration, posologie :**

– *Gélules dosées à 10 mg :* 2 à 5 gélules/24 h par voie orale.
– *Gélules dosées à 25 mg, 50 mg :* 50 à 150 mg/24 h par voie orale.
– *Soluté injectable dosé à 50 mg*, par voie i.m. *uniquement :* 1 ampoule/24 h, pouvant aller jusqu'à 6 ampoules/24 h.

▶ **Effets indésirables, précautions, surdosage :**

→ Antidépresseurs tricycliques.

SINTROM *

▶ **Type :**

Anticoagulant.

▶ **Action :**

– antivitamine K ;
– action semi-lente et semi-prolongée.

▶ **Indications :**

– prévention des maladies thrombo-emboliques ;
– relais des héparinothérapies.

▶ **Contre-indications :**

→ Anticoagulants.

▶ **Présentation :**

– *Comprimés* dosés à 4 mg, par voie orale :
• *traitement d'attaque :* 1er jour 1 compr./24 h (4 mg) 2e jour 1 compr./24 h (4 mg) ;
• *traitement d'entretien :* 1/4 à 1/2 comp./24 h.
– *Délai d'action :* 1 à 2 jours.

▶ **Effets indésirables :**
→ ANTICOAGULANTS.

▶ **Surveillance :**
→ ANTICOAGULANTS (TP : 20 à 35 % ; TO : 5 à 15 %).

SISMOTHÉRAPIE

Voir *Électrochocs*

SISOLLINE *

Voir *Aminosides*

SOFRAMYCINE *

Antibiotique de la famille des aminosides (→) ayant une grande toxicité et ne pouvant être utilisé que par voie locale.

La *Soframycine simple* est utilisée en solution nasale, il s'agit donc d'une antibiothérapie locale.

▶ **Indications :**
- rhinites aiguës ;
- rhino-pharyngites ;
- sinusites ;
- prophylaxie en chirurgie rhinologique ou otologique.

▶ **Voie d'administration, posologie moyenne :**
4 à 5 pulvérisations dans chaque narine plusieurs fois par jour.

SOINS À UN MALADE PORTEUR D'UNE SONDE VÉSICALE À DEMEURE

▶ **Les sondes de Foley** laissent un résidu permanent.

La sonde est ouverte en permanence, elle est raccordée à une poche toujours située en-dessous du niveau vésical.

La sonde est ouverte par intermittence le jour (toutes les 4 heures), en débit libre la nuit. Le pavillon de la sonde doit être nettoyé parfaitement et le fosset stérilisé.

▶ **Le lavage vésical :**
Il ne devient nécessaire que si l'urine est très sale ou s'il existe des caillots. Il se fait avec du sérum physiologique. L'utilisation d'antibiotiques n'est pas souhaitable car elle sélectionne des germes.

SOINS AUX MALADES UROLOGIQUES APPAREILLÉS

▶ **Cystostomie :**
Elle est appareillée le plus souvent par une sonde de Pezzer à changer tous les mois.

Une simple traction permet l'ablation, la mise en place se fait avec un mandrin après désinfection locale.

▶ **Urétérostomie cutanée :**
Les sondes en silastic sont graduées. Leur changement toutes les 6 semaines se fait par traction douce, la mise en place après désinfection locale se fait en enfonçant jusqu'à la graduation connue. Une poche collée ou un collecteur recueille les urines.

L'urétérostomie cutanée transintestinale nécessite une vidange de la poche toutes les 6 heures et un ou deux changements hebdomadaires.

▶ **Néphrostomie :**
Le changement de la sonde de Pezzer est fait par l'urologue.

SOLASKIL *

▶ **Action, indications :**
Antihelminthique actif sur ascaris et ankylostomes par paralysie.

▶ **Présentation, posologie :**
Comp. à 30 et 150 mg.
- *Ascaridiase :* adulte (150 mg) ; enfant (3 mg/kg).
- *Ankylostomiase :* adulte (300 mg) ; enfant (6 mg/kg).
- Une prise unique après le repas principal.

▶ **Incidents, accidents :**
Troubles digestifs, sueurs, tremblements (et dans certains traitements prolongés : granulopénie).

SOLNICOL *

C'est une forme injectable du chloramphénicol (→).
On l'utilise par voie parentérale à la posologie de 20 à 40 mg/kg/j (1 à 3 g/j chez l'adulte ; flacons de 1 g).

SOLUDACTONE *

Voir aussi *Canrénoate potassique*

▶ **Type :**
Diurétique épargnant le potassium.

▶ **Action :**
- antialdostérone injectable quand *Aldactone* n'est plus utilisable.

▶ **Indications :**
- chirurgicales, avec hyperaldostéronisme et déplétion potassique ;
- médicales, œdèmes cardiaques, ascites cirrhotiques ;
- hypokaliémie.

▶ **Contre-indications :**
- insuffisance rénale aiguë ;
- hyperkaliémie ;
- troubles graves de la conduction auriculo-ventriculaire.

▶ **Présentation :**
Ampoules injectables à 100 mg et 200 mg (400 à 600 mg/24 h en i.v. lente ou en perfusion).

▶ **Effets indésirables :**
- surveillance du ionogramme sanguin, car risque d'hyperkaliémie, d'hyponatrémie, d'hypérazotémie ;
- ne pas associer à d'autres épargnants potassiques.

SOLU-MÉDROL *

Voir *Anti-inflammatoires stéroïdiens généraux*

SOLUPRED *

Voir *Anti-inflammatoires stéroïdiens généraux*

SOLUTRICINE *

Antibiotique polypeptidique toxique administré uniquement par voie locale (pastilles à sucer, solution désinfectante), actif sur les cocci et bacilles gram$^+$ et sur quelques bacilles gram$^-$.

SONDES HÉMOSTATIQUES A BALLONNETS (SONDES DE BLAKEMORE ET DE LINTON-NACHLAS)

▶ **Définition, action, indications :**
Leur but est d'exercer une compression hémostatique en cas de rupture de varice œsophagienne (→ HYPERTENSION PORTALE).
Il en existe 2 types principaux :

* LA SONDE DE SENGSTAKEN-BLAKEMORE. L'hémostase est due au ballonnet œsophagien gonflé avec environ 100 ml d'air. L'inconvénient est que d'éventuelles varices cardio-tubérosi-

taires ne sont pas comprimées, le ballonnet gastrique n'ayant pour but que de maintenir la sonde en place.

∗ LA SONDE DE LINTON-NACHLAS. L'hémostase est faite par un ballon gastrique volumineux et tracté ; par son volume il comprime les varices gastriques, par la traction il écrase la confluence veineuse au cardia et supprime l'apport de sang aux varices œsophagiennes.

∗ MICHEL a mis au point une sonde à ballonnet unique gastro-œsophagienne, non tractée, permettant aussi l'aspiration gastrique et œsophagienne.

► **Technique, précautions :**
L'introduction se fait en règle générale par le nez. Le contrôle radiologique des ballonnets est recommandé, leur remplissage se fait à l'air ou à l'eau. Les pressions recommandées pour le ballonnet œsophagien varient de 25 à 50 mm de Hg. Certains dégonflent le ballonnet œsophagien toutes les 4 heures, d'autres toutes les 24 heures. Il faut aspirer régulièrement le contenu gastrique et les sécrétions au-dessus du ballonnet supérieur. Il faut bien sûr vérifier l'état et le fonctionnement des sondes avant usage.

► **Incidents, accidents :**
On peut citer : hématémèses inhalées, compression pharyngo-laryngée, ulcérations traumatiques naso-pharyngées, œsophago-gastriques, inhalation de sécrétions et de salive, rupture œsophagienne.

SONDES UROLOGIQUES SONDES VÉSICALES

Voir *Soins à un malade porteur d'une sonde vésicale à demeure, Soins aux malades urologiques appareillés*

SORBITOL *

► **Action, indications, posologie :**
C'est un cholagogue (→) utilisé dans l'hypotonie vésiculaire, la dyspepsie, la constipation (1 à 3 sachets/24 h dissous dans 1/2 verre d'eau).

► **Contre-indications :**
Lithiase biliaire.

SPAGULAX MUCILAGE PUR *

► **Action, indications :**
C'est un mucilage végétal pur d'Ispaghule, utilisé comme laxatif : 3 à 9 cuil. à café/24 heures.

► **Contre-indications :**
Sténose digestive.

SPASFON *

► **Action, indications :**
Le phloroglucinol est utilisé en association avec le triméthylphloroglucinol comme antispasmodique musculotrope (non atropinique) en urologie, gastro-entérologie, gynécologie.

► **Présentation, posologie :**
Comp. dragéifiés, comp. poreux solubles *(Spasfon-Lyoc)* amp. injectables, suppositoires : 6 comp., 3 amp. ou 2 lyocs/j. en attaque.

SPÉCILLINE *

► **Action :**
C'est une pénicilline G, donc à spectre étroit, (→ BÊTA-LACTAMINES).

► **Indications :**
Cocci gram$^+$ (staphylocoques non sécréteurs de pénicillinase, streptocoque, pneumocoque), cocci gram$^-$ (méningocoque, pneumocoque), bacilles gram$^+$ aérobies et anaérobies (gangrène gazeuse), leptospires, spirochètes (tréponème pâle). L'administration est parentérale car elle est détruite par l'acidité gastrique.

▶ **Contre-indications :**
Allergie aux pénicillines et aux céphalosporines (bêta-lactamines).

▶ **Présentation, posologie :**
Flacons à 500 000, 1 000 000 et 5 000 000 U.I.
L'administration se fait en i.m. toutes les 4 heures ou en perfusion continue : de 1 à 50 millions d'U./j.

▶ **Incidents, accidents :**
Allergie : réactions cutanées surtout, choc anaphylactique, fièvre, convulsions (à fortes doses chez l'insuffisant rénal).

SPERMICIDES LOCAUX

▶ **Avantages :**
Innocuité totale hormis quelques phénomènes d'intolérance. Produits sous différentes formes (crème, gelée, ovule, tablette moussante) à mettre dans le vagin quelques minutes avant le rapport sexuel ou à utiliser avec un préservatif féminin (diaphragme).
Les plus efficaces actuellement sont : *Tarocap, Pharmatex* (ovules), *Alpagel* (crème).

▶ **Inconvénients :**
Manque relatif d'efficacité.

▶ **Mode d'emploi :**
Aucune injection vaginale 4 heures après les rapports.
Si nouveaux rapports pendant ce laps de temps, remettre un ovule ou de la crème.

▶ **Indications :**
- préménopause ;
- postcouche immédiate.

SPORILINE *

Voir *Antimycosiques*

STAGID *

Voir *Biguanides*

STAPHYLOMYCINE *

▶ **Action :**
C'est une synergestine (→). Le spectre antibactérien est limité : cocci gram$^+$, gram$^-$, bacilles gram$^+$, hémophilus.

▶ **Indications :**
L'intérêt majeur réside dans les infections à staphylocoques multirésistants, les infections osseuses et broncho-pulmonaires.

▶ **Posologie :**
Comp. à 250 mg ; poudre pédiatrique ; pommade dermique ; poudre chirurgicale ; suspension pour usage local, collyre.
Posologie *per os* : 20 à 50 mg/kg/j en 4 prises.

STAPOROS *

Voir *Calcitonine*

STÉDIRIL *

Voir *Inhibiteurs de l'ovulation*

STÉRANDRYL *

▶ **Action :**
C'est un androgène (→) utilisé dans les hypogonadismes.

▶ **Indications :**
→ ANDROGÈNES.

▶ **Contre-indications :**
→ ANDROGÈNES.

▶ **Mode d'administration, présentation, posologie :**

∗ ADMINISTRÉ par voie intramusculaire :
- *Stérandryl retard* à 250 mg d'une durée d'action de 2 à 3 semaines.

∗ LA POSOLOGIE HABITUELLE dans les hypogonadismes est de 250 mg par mois pour la forme retard.

▶ **Incidents, accidents, précautions, surveillance :**
→ ANDROGÈNES.

STÉRILET

Voir *Dispositif intra-utérin*

STERLANE *

Voir *Antiseptiques locaux*

STEROGYL *

Voir *Vitamine D*

STIMU-LH 50 *

▶ **Type :**
Gonadoreline (LHRH).

▶ **Action :**
Libération de la LH.

▶ **Indications :**
Test au LHRH.

STIMU-TSH *

Voir *Protirélim Roche*

STREPTASE *

▶ **Type :**
Thrombolytique.

▶ **Action :**
Activateur indirect du plasminogène, entraînant l'augmentation de la fibrinolyse.

▶ **Indications :**
- thromboses ;
- embolies artérielles des membres, de l'aorte ;
- embolie pulmonaire ;
- infarctus du myocarde récent.

▶ **Contre-indications :**
- antécédents d'épisodes vasculaires cérébraux ;
- interventions chirurgicales : selon l'intervention ;
- hypertension, ulcère, cirrhose, lithiase urinaire ;
- grossesse ;
- interdit toute injection i.m. ou intra-artérielle ;
- coagulation : allongement du TP, ou du TCK, déficit en facteur de la coagulation.

▶ **Présentation, posologie :**
Ampoules injectables titrant 250 000 UI et 750 000 UI (par i.v. lente, ou perfusions glucosiques ; *attaque :* 250 000 UI, puis *entretien* à raison de 100 000 UI/*heure*).

▶ **Effets indésirables :**
- allergie, intolérance pendant la dose d'attaque ;
- *complications :* risque hémorragique important. Milieu hospitalier : surveillance médicale stricte.

STREPTOMYCINE

▶ **Action :**
C'est un antibiotique bactéricide actif sur le bacille de Koch et sur des germes gram –.

▶ **Indications :**
Tuberculose (en association avec plusieurs centres antituberculeux), infection à germe sensible.

▶ **Contre-indications :**
Allergie à la streptomycine, troubles cochléo-vestibulaires, insuffisance rénale, myasthénie.

▶ **Voies d'administration, présentation, posologie :**
Administrée par voie intramusculaire sous forme d'ampoule à 1 g.
La *posologie habituelle* est de 0,50 à 1,50 g chez l'adulte et 25 à 50 mg/kg/j chez l'enfant. Exceptionnellement : on peut l'utiliser par voie veineuse en perfusion ou par voie locale (intrarachidienne).

▶ **Incident, accidents :**
Surdité et troubles vestibulaires.

▶ **Précautions, surveillance :**
Audiogramme au début et en cours de traitement. Il faut éviter les traitements trop prolongés.

SUCRALFATE *

Voir *Ulcar*

SUITES DE COUCHES (SOINS INFIRMIERS)

▶ **1er jour :**

* RISQUE D'HÉMORRAGIE : Observer : faciès, extrémités, garnitures, lit. TA, pouls 3 à 4 fois/j. S'assurer du globe de sécurité et l'exprimer. Signaler tout fait anormal.

* SOINS VULVAIRES : → TOILETTE VULVAIRE.

* ALLAITEMENT (→).

* PRÉVENTION DES PHLÉBITES : Inciter la mère à se lever le soir même, l'aider si besoin.

* AUTRES PROBLÈMES :
- *1re miction* à surveiller (rétention possible), aider par des petits moyens, sonder avec asepsie en dernier recours.
- *Insomnie :* donner somnifère si excitation.
- *Tranchées :* douleurs dues à des contractions utérines chez les multipares. Traitement : *Avafortan* (1 suppo.).
- *Température :* prendre et noter 2 fois par jour.

▶ **Jours suivants :**

* RISQUES : *Phlébite.* Observer les mollets et signaler si douleur, chaleur locale, œdème. Surveiller pouls, température (si température et pouls dissociés prévenir).

* ALLAITEMENT (→).

* ENDOMÉTRITE : Observer les lochies (aspect, odeur, quantité) lors de la toilette vulvaire. Normalement, aspect sanglant (les 2 premiers jours), séro-sanglant puis séreux.
Odeur fade, quantité : 4 garnitures/j.
Signaler tout fait anormal.

* AUTRES PROBLÈMES :
- *Transit :* éviter constipation.
- *Hémorroïdes :* à signaler. Traitement : *Intrait de marron d'Inde, Déliproct* suppo, *Pommade Midy.*
- *Urine :* petite incontinence possible, disparaît. Brûlure mictionnelle, si persistance ECBU.
- *Anémie :* observer faciès, conjonctives. Faire une NFS si besoin.

Traitement :
- < 8 grammes Hg : transfusion ;
- > 8 grammes : *Fumafer.*

- *Dépression nerveuse.* Prévenir la mère que c'est normal et transitoire. Signaler tout comportement anormal (psychose puerpérale).
- *Gymnastique périnéo-vulvaire* à commencer à faire avant la rééducation des abdominaux.

▶ **En vue de la sortie :**
- *Éducation :* Compléter ou répéter les conseils pour l'allaitement, les soins vulvaires.
- *Contraception :* à aborder durant le séjour, si désir de la mère donner un rendez-vous.
- *Droits :* Avertir la mère de ses droits : gymnastique 10 séances. Repos postnatal : 10 à 26 semaines suivant la parité.

Visite postnatale : donner le rendez-vous.

SULFAMÉTHIZOL *

Voir *Rufol*

SULFAMIDES ANTI-INFECTIEUX

▶ Action :
Ce sont des substances chimiques ayant des propriétés bactériostatiques dont la structure est centrée par un noyau para-amino-phényl-sulfonamide. Le spectre d'action est large, mais l'émergence de souches résistantes est importante, il comprend : les cocci gram$^+$ (staphylocoques, pneumocoques, streptocoques) ; les cocci gram$^-$ (gonocoques, méningocoques) ; les bacilles gram$^+$ (clostridies, b. charbonneux) ; certains bacilles gram$^-$ (colibacilles, shigelles, klebsielles), les toxoplasmes, les chlamydacées (psittacose, trachome, lymphogranulomatose vénérienne). La diffusion tissulaire est bonne notamment dans le L.C.R. Ils peuvent être classés selon le tableau ci-dessous.

▶ Indications :
Ils sont, actuellement, surtout utilisés dans certaines infections urinaires ou digestives.

▶ Contre-indications :
Insuffisance rénale et hépatique, allergie aux sulfamides, hémopathies, porphyries, nouveau-né et prématuré, femme enceinte.

▶ Incidents, accidents :

* ACCIDENTS ALLERGIQUES : Les plus graves se voient avec les sulfamides retards allant de l'éruption bénigne aux graves syndromes de Lyell et de Stevens-Johnson.

* ACCIDENTS SANGUINS : purpura, leucopénie voire agranulocytose ; anémie hémolytique chez les sujets ayant un déficit en G.6 P.D.

* ACCIDENTS RÉNAUX : coliques néphrétiques et obstruction tubulaire.

* TROUBLES DIGESTIFS.

▶ Précautions :
Faire boire les malades.

SULFAMIDES HYPOGLYCÉMIANTS

▶ Action :
Médicaments employés dans le traitement du diabète sucré parce qu'ils stimulent la sécrétion d'insuline par le pancréas endocrine.

▶ Indications :
Diabète non obèse de l'adulte toujours après le régime.

▶ Contre-indications :
Diabète insulinodépendant, diabète de l'obèse contrôlable par le régime, grossesse, insuffisance rénale ou hépatique, allergie aux sulfamides, association au miconazole (*Daktarin*).

▶ Voie d'administration, présentation, posologie : voir tableau page suivante. Les sulfamides de 2e génération sont utilisés en priorité (effets secondaires moindres). Début progressif, la dose maximale est de 3 comp./jour quelle que soit la substance à prendre, 30 mn avant les repas.

Principaux sulfamides anti-infectieux

CARACTÉRISTIQUES PROPRES	NOM COMMUN	SPÉCIALITÉ
Élimination rapide	Sulfadiazine	*Adiazine*
Action urinaire	Sulfaméthizol	*Rufol*
Action intestinale (non résorbés *per os*)		
	Succinylsulfathiazol	*Thiacyl*
Action locale	Sulfamilamide	*Exoseptoplix*

Sulfamides hypoglycémiants

NOM CHIMIQUE	NOM COMMERCIAL	DOSAGE PAR COMP. (en g)	1/2 vie (en h)	PUISSANCE * COMPARÉE
Tolbutamide	*Dolipol*	0,50	6-10	1
Carbutamide	*Glucidoral*	0,50	40	1
Chlorpropamide	*Diabinèse*	0,25	36	1,5
Glibenclamide	*Hemidaonil* *Daonil* *Euglucan* *Miglucan*	0,0025 0,005 0,0025	4	250 500 250
Glibornuride	*Glutril*	0,025	4-6	25
Gliclazide	*Diamicron*	0,080	12	6
Glipizide	*Glibénèse* *Minidiab*	0,005	4-6	500
Métahexamide	*Isodiane*	0,05	24	1

* Il s'agit du pouvoir insulinosécréteur à poids de sulfamide égal.

▶ **Incidents, accidents :**

Hypoglycémies sévères car prolongées, accidents allergiques cutanés (érythème, prurit, érythrodermie), accidents sanguins (anémie, leucopénie, thrombopénie), accidents hépatiques et rénaux. Effet antabuse (intolérance à l'alcool).

▶ **Précautions, surveillance :**

Surveiller l'apparition de malaises hypoglycémiques entre les repas, surtout au début du traitement et chez le sujet âgé. L'éducation diététique du malade doit être faite ; la répartition en hydrates de carbone de la journée doit être constante, sinon un repas moins riche en glucides, alors que le traitement est identique, peut entraîner une hypoglycémie. Prudence en cas d'association avec des médicaments induisant une hypoglycémie (bêta-bloquant, aspirine, sulfamides antibactériens).

SULFAMIDES LOCAUX

Ils sont rigoureusement proscrits. Générateurs d'eczéma de contact, ils peuvent également être responsables :

- de réaction d'eczéma à distance de la zone d'application, en particulier dans les régions exposées à la lumière par le biais d'une photosensibilisation ;
- d'accidents toxidermiques graves, à type de syndrome de Lyell lors d'une introduction ultérieure par voie générale de sulfamides ;
- de phénomènes allergiques locaux ou généraux lors de l'utilisation de produits voisins chimiquement des sulfamides.

SULFARLEM S 25 *

Le *Sulfarlem S 25* augmente la production salivaire.

▶ **Indications :**

Insuffisances salivaires d'origine médicamenteuse ou radiothérapique.

▶ **Contre-indications :**

Obstruction des voies biliaires, cirrhose hépatique.

▶ **Voie d'administration, présentation, posologie moyenne :**

3 dragées par jour avant le repas.

▶ **Incidents :**

Ramollissement des selles.

SULPIRIDE

Voir *Dogmatil*

SURGAM *

Voir *Anti-inflammatoires non stéroïdiens généraux*

SURGESTONE *

Voir *Progestatifs*

SURMONTIL *

▶ **Type :**
Antidépresseur tricyclique.

▶ **Action :**
- antidépresseur ;
- anticholinergétique central et périphérique.

▶ **Indications, contre-indications :**
→ ANTIDÉPRESSEURS TRICYCLIQUES.

▶ **Présentation, posologie, administration :**
- *Comprimés dosés à 25 mg, à 100 mg,* par voie orale : 50 à 200 mg/24 h en plusieurs prises réparties dans la journée.
- *Gouttes buvables à 4 %* (1 mg = I goutte).
- *Soluté injectable à 25 mg,* par voie i.m. (ampoule de 1 ml) : 2 à 4 ampoules en 2 ou 4 injections/24 h.

▶ **Effets indésirables, précautions, surdosage :**
→ ANTIDÉPRESSEURS TRICYCLIQUES.

SURVECTOR *

▶ **Type :**
Antidépresseur tricyclique.

▶ **Action :**
Surtout dopaminergique, non anticholinergique, non sédative.

▶ **Indications, contre-indications :**
→ ANTIDÉPRESSEURS TRICYCLIQUES.

▶ **Présentation, posologie, administration :**
Comprimés dosés à 100 mg, par voie orale : 1 à 2 comp./24 h (1 le matin, 1 le soir).

▶ **Effets indésirables :**
→ ANTIDÉPRESSEURS TRICYCLIQUES.
- absence de toxicité cardiaque ;
- réactions hépatiques possibles (cholestase).

SURVEILLANCE CLINIQUE CHEZ L'ENFANT (PRINCIPAUX PARAMÈTRES)

▶ **Fréquence respiratoire :**
- Naissance à 2 mois : 40 à 50/minute.
- Décroissance progressive après 2 ans : 15 à 20/minute.

▶ **Fréquence cardiaque :**
- Jusqu'à 3 ans : la valeur moyenne est comprise entre 120 et 165/minute (extrêmes 85 à 205).
- De 3 à 8 ans : valeur moyenne 97 (extrêmes 55 à 145).
- Au-delà de 8 ans : valeur moyenne 77 (extrêmes 55 à 115).

▶ **Tension artérielle :** voir tableau page suivante.

▶ **Diurèse de 24 heures :**
- 1er, 2e et 3e jours de vie : 0 à 30 ml ;
- 4e au 8e jour : 60 à 150 ml ;
- Au-delà du 8e jour : 50 ml/kg ou 1 litre/m^2.

Pression artérielle : valeurs moyennes aux divers âges (mm Hg)

	Systolique	Diastolique
0 à 6 mois	80	45
3 ans	95	64
5 ans	97	65
10 ans	110	70
15 ans	116	70

SURVEILLANCE POSTOPÉRATOIRE DE L'OPÉRÉ EN OPHTALMOLOGIE

▶ A la sortie du bloc opératoire :

Surveillance habituelle d'un opéré ayant reçu une anesthésie générale, en veillant à ce que le malade ne porte pas la main vers l'œil opéré (en règle générale, protégé par une coquille et un pansement).

∗ Chez les jeunes enfants : La surveillance doit être particulièrement vigilante et on a souvent intérêt à immobiliser les mains.

∗ Chez les malades âgés : Le réveil est souvent agité du fait de la survenue de troubles vasculaires cérébraux. Un incident particulièrement bruyant est le délire du bandeau : il s'agit d'une agitation incoercible chez un malade âgé, dont l'acuité visuelle de l'œil resté libre est faible. Une seule attitude peut faire céder ce trouble du comportement : l'ablation du pansement de l'œil opéré. Ce geste, qui n'est pas sans risque, calme le plus souvent l'opéré. Dans tous les cas : appeler l'ophtalmologiste de garde.

▶ Le lendemain :

∗ Le premier pansement sera toujours fait par un ophtalmologiste qui décidera des collyres à instiller, de la possibilité d'asseoir ou même de mettre l'opéré au fauteuil.

∗ Le malade restera dans une semi-pénombre, de façon à éviter toute fatigue visuelle (lectures et télévision proscrites formellement).

∗ L'alimentation sera molle les premiers jours.

∗ On ne coiffera et on ne rasera les opérés (rasoir mécanique) qu'au bout de quelques jours et avec l'autorisation de l'ophtalmologiste.

▶ Cas particuliers :

∗ Au décours des interventions de glaucome, un effacement de la chambre antérieure ou de la fistule de filtration est courant. Il est alors prescrit à l'opéré des boissons abondantes. L'infirmière et l'aide-soignante doivent veiller à ce que le malade absorbe 2 à 3 litres d'eau par 24 h, si possible en grande quantité à chaque fois.

∗ Les strabismes : Au décours des interventions de strabisme, les opérés (la plupart du temps des enfants) sont examinés très fréquemment par l'orthoptiste qui modifie souvent la prescription des pansements, des lunettes, des collyres, et prescrit quelquefois le travail visuel. Il faut veiller à ce que la transmission journalière soit scrupuleusement respectée.

SUVIPEN *

Voir *Métampicilline*

SYNACTHÈNE *

▶ Action :

Corticostimuline de synthèse, il stimule la sécrétion des hormones surrénaliennes glucocorticoïdes et anabolisantes.

▶ **Indications :**
Elles sont multipliés dans différentes spécialités utilisant ses propriétés antiœdémateuses, antiallergiques, anti-inflammatoires et antalgiques.
En endocrinologie, on l'utilise pour réactiver les surrénales après une corticothérapie prolongée et lors de test de stimulation.

▶ **Contre-indications :**
Ulcère gastro-duodénal en évolution ou récent, premier trimestre de la grossesse, allergie au produit, maladies infectieuses, psychoses aiguës, syndrome de Cushing, insuffisance cardiaque, diabète, HTA..

▶ **Mode d'administration, présentation, posologie :**

∗ ADMINISTRÉ par voie parentérale sous deux formes :
- *Synacthène retard :* ampoules à 0,5 et 1 mg uniquement en i.m.
- *Synacthène immédiat :* ampoules à 0,25 mg en i.m. ou en perfusion veineuse.

∗ LA POSOLOGIE EST VARIABLE en fonction des indications, pouvant atteindre 2 mg/j de *Synacthène retard* en traitement d'attaque.
En traitement de consolidation, une injection toutes les 36 à 48 heures suffit.

▶ **Incidents, accidents :**
Les réactions allergiques sont rares, mais possibles, elles imposent l'arrêt du traitement : douleurs, éruption, malaise, choc. Lors de traitement prolongé : rétention hydrique, mélanodermie, hypercorticisme, hypokaliémie, hirsutisme.

▶ **Précautions, surveillance :**
Lors de traitement prolongé : régime sans sel et recharge potassique. Les accidents allergiques surviennent dans les 30 minutes qui suivent l'injection, et imposent en cas de choc un traitement d'urgence par adrénaline ou corticoïde à forte dose.
La surveillance repose sur la clinique et les ionogrammes.

SYNALAR *

Voir *Anti-inflammatoires stéroïdiens locaux*

SYNAPAUSE *

Voir *Œstrogènes*

SYNCORTYL *

▶ **Action :**
C'est un minéralocorticoïde (→). Il agit sur la réabsorption d'eau et de sodium en échange de potassium au niveau du rein.

▶ **Indications :**
Insuffisance surrénale avec déficit en aldostérone.

▶ **Contre-indications :**
Aucune.

▶ **Mode d'administration, présentation, posologie :**
Administré par voie intramusculaire sous forme d'ampoules à 5 et 10 mg.
- Dans l'*insuffisance surrénale chronique :* 5 mg, 2 à 3 fois par semaine.
- Dans l'*insuffisance surrénale aiguë :* 5 à 10 mg toutes les 12 heures pendant 48 h, puis réduire selon l'évolution.

▶ **Incidents, accidents :**
HTA, œdème, hypokaliémie, rétention d'eau et de sel, céphalées, nausées.

▶ **Précautions, surveillance :**
→ MINÉRALOCORTICOÏDES.

SYNERGESTINES

Voir *Macrolides et apparentés*

TADENAN *

▶ **Action :**
Atténue ou fait disparaître les troubles mictionnels de l'adénome prostatique.

▶ **Indications :**
Adénome prostatique :
– troubles mictionnels ;
– séquelles de prostatectomie.

▶ **Voie d'administration, présentation, posologie :**
Capsules dosées à 25 mg, voie orale : 4 capsules/24 h en 2 prises, matin et soir, en cure prolongée de 6 à 8 semaines.

TAGAMET *

▶ **Action :**
La cimétidine est un antagoniste des récepteurs H_2 à l'histamine (antihistaminique H_2). Elle inhibe la sécrétion des ions H^+ par la cellule pariétale gastrique.

▶ **Indications :**
Ulcère gastro-duodénal. Ulcères médicamenteux, liés au stress, anastomotiques, du syndrome de Zolliger et Ellison. Œsophagite par reflux avec ulcérations.

▶ **Posologie :**
L'administration est variable :
– un comp. à 200 mg au moment des trois repas et deux au moment du coucher ;
– un comp. à 400 mg matin et soir ;
– un comp. effervescent à 800 mg le soir au coucher.

Il y a aussi des ampoules injectables à 200 mg. Par voie orale le traitement d'attaque est de 4 à 6 semaines.

▶ **Incidents, accidents :**
Quelques cas de diarrhée, douleurs musculaires, élévation de la créatininémie ou des transaminases, gynécomasties, confusion mentale (sujets âgés, insuffisance rénale). De rares cas d'hépatite, de néphrite interstitielle et de pancréatite régressant à l'arrêt du traitement, d'agranulocytose et de thrombopénie.

▶ **Précautions :**
Surveiller les malades âgés et interrompre le traitement en cas de confusion ou de bradycardie sinusale importante. A éviter chez la femme enceinte ou qui allaite.

▶ **Interactions médicamenteuses :**
Une action sur les mécanismes enzymatiques microsomiaux peut réduire le métabolisme hépatique de certains médicaments : antivitamines K (pouvant majorer la baisse du TP), phénytoïne (*Di-Hydan*), propranolol (*Alvocardyl*), chlordiazépoxide (*Librium*), diazépam (*Valium*), théophylline.

TANAKAN *

▶ **Action :**
Augmente l'irrigation tissulaire et cérébrale, par son action sur les capillaires et les veines.

▶ **Indications :**
– sénescence ;
– troubles vasculaires périphériques : artériopathies ;
– troubles vasculaires cérébraux.

▶ **Voie d'administration, présentation, posologie :**
Soluté buvable dosé à 4 g/100 ml d'extrait de Ginkgo Biloba.

Voie orale : 3 doses/24 h, diluées dans un verre d'eau au moment des repas (1 dose : 1 ml = 40 mg).

▶ **Incidents, accidents :**
Rares : céphalées.

▶ **Précautions, surveillance :**
N'a pas d'action hypotensive à long terme et ne remplace pas un traitement antihypertenseur.

TANGANIL *

Voir aussi *Antivertigineux*

▶ **Type :**
Antivertigineux.

▶ **Action :**
En urgence, ampoules injectables en i.v. *lente*.

▶ **Indications :**
Vertiges de toute nature.

▶ **Présentation, voie d'administration, posologie :**

– Comprimés à 500 mg : 2 à 3 comp./24 h.
– Ampoules injectables à 500 mg : 1 amp./24 h.

T.A.O. *

▶ Action :
C'est un antibiotique semi-synthétique du groupe des macrolides (→), actif *per os* et dont le spectre est semblable à celui de l'érythromycine (cocci gram+ et certains germes gram−).

▶ Indications :
Infections O.R.L., stomatologiques, bronchiques, etc.

▶ Contre-indications :
Affections hépatiques. Allergie au produit.

▶ Présentation, posologie :
Comp. à 250 mg, sirop, comp. à 500 mg : 20 à 50 mg/kg en 2 à 4 prises.

▶ Incidents, accidents, précautions :
Troubles digestifs, allergie. Ictère cholostatique (essentiellement en cas de prise associée aux contraceptifs oraux). Éviter l'association aux dérivés de l'ergot de seigle (risque d'ischémie et de gangrène). En raison de la gravité de ses accidents, le T.A.O. n'est pratiquement plus prescrit.

TAVÉGYL *

Voir *Antihistaminiques*

TECHNIQUES DES PRÉLÈVEMENTS CHEZ LE NOUVEAU-NÉ ET LE NOURRISSON

▶ Prélèvements sanguins :

∗ PRÉLÈVEMENTS VEINEUX :
Il sont faits de préférence par les veines périphériques superficielles : pli du coude, dos de la main... éventuellement par la veine jugulaire externe si elle est bien visible.

Si la pose d'un cathéter (par voie transcutanée ou par dénudation) est envisagée, éviter les ponctions veineuses au pli du coude et au niveau de la jugulaire externe.

La ponction de la veine fémorale est à proscrire.

∗ PRÉLÈVEMENTS CAPILLAIRES :
Prélèvement après réchauffement de la zone à ponctionner, avec les mêmes précautions d'asepsie que pour tout autre prélèvement. Piqûre par un vaccinostyle au niveau du talon (doigts et orteils chez l'enfant plus grand).

Recueil de sang sur tube capillaire ou tube de 0,5 ml ou 1 ml.

Protéger le point de ponction par un pansement stérile.

∗ PRÉLÈVEMENTS ARTÉRIELS :
Ils se font au niveau de l'artère radiale ou de l'artère temporale. Les ponctions de l'artère humérale ou de l'artère fémorale comportent un risque de vasospasme secondaire. Après ponction, comprimer pendant 2 à 5 minutes puis contrôler la réapparition du pouls.

TÉDRALAN *

▶ Action :
C'est une association de théophylline avec un barbiturique et de la racéphédrine (sympathomimétique). Il est broncho-dilatateur, analeptique respiratoire et un peu sédatif.

▶ Indications :
Maladie asthmatique, bronchite chronique, emphysème.

▶ Contre-indications :
Défaillance respiratoire, hypercapnie, glaucome, affection prostatique, HTA, troubles du rythme, hyperthyroïdie.

▶ Voie d'administration, présentation, posologie :
Administré par voie orale sous forme de comprimés dosés à 180 mg de théophylline, 48 mg de racéphédrine et 25 mg de phénobarbital.

La *posologie habituelle* est de 2 à 3 comprimés par jour.

▶ Incidents, accidents :

Tachycardie, céphalées, troubles digestifs, rétention urinaire, réaction cutanée.

En cas de surdosage : troubles du rythme, HTA, vomissement, hématémèse, convulsions.

▶ Surveillance, précautions :

Risque de somnolence chez les conducteurs de véhicule, la surveillance doit être stricte chez le diabétique, l'épileptique, l'insuffisant hépatique ou rénal.

Il peut modifier l'effet des anticoagulants.

TÉGRÉTOL *

Voir aussi *Antiépileptiques*

▶ Action :

Thymorégulatrie comme le lithium.

▶ Indications :

Psychose maniaco-dépressive. Schizophrénie dysthymique.

▶ Posologie :

de 1 à 3 comp.

TÉMESTA *

▶ Type :

Tranquillisant, type benzodiazépine.

▶ Action :

- anxiolytique ;
- sédatif ;
- anticonvulsivant ;
- myorelaxant.

▶ Indications :

- anxiété ;
- cure de désintoxication alcoolique ;
- *Témesta 2,5* : insomnies.

▶ Contre-indications :

- allergie connue aux benzodiazépines ;
- insuffisance respiratoire sévère.

▶ Présentation, posologie, administration :

- *Comprimés dosés à 1 mg*, par voie orale : commencer à 2 comp. : 1/2 le matin, 1/2 le midi, 1 le soir. Traitement d'entretien : 2 à 4 comp./24 h.
- *Comprimés dosés à 2,5 mg*, par voie orale : commencer à 2 comp. : 1/2 le matin, 1/2 le midi, 1 le soir. Après adaptation de la dose 5 à 7,5 mg/24 h (2 à 3 comp./24 h).

▶ Effets indésirables :

→ TRANQUILLISANTS.

TÉNORMINE *

Voir *Bêta-bloquants*

TÉRALITHE * (NEUROLITHIUM *)

▶ Action du médicament :

Les sels de lithium sont des régulateurs thymiques et antimaniaques.

▶ Indications :

⁎ CURATIVES : excitation maniaque.

⁎ PRÉVENTIVES :

- poussées évolutives de la psychose maniacodépressive fondamentalement,
- schizophrénie dysthymique.

D'autres indications sont discutées (algie musculaire chronique de la face).

▶ Contre-indications :

Ne pas donner aux femmes enceintes en raison d'un risque tératogène significatif. L'insuffisance cardiaque décompensée, l'insuffisance rénale grave, tous les régimes désodés quelle qu'en soit l'indication, tous les traitements salidiurétiques, les hyponatrémies sont des contre-indications absolues. Les hypothyroïdies et les détériorations intellectuelles sont des contre-indications relatives.

▶ Voies d'administration, présentation, posologie :

Parmi les nombreux sels de lithium existants, deux sont commercialisés en France : ils s'administrent toujours par *voie orale.*

Ce sont :
- le carbonate de lithium ou *Téralithe* (comprimés à 250 mg, 1 comp. = 6,8 mEq/l de lithium) ;
- le gluconate de lithium ou *Neurolithium* (ampoules de 5 ou 10 ml, 1 ml = 0,99 mEq/l).

La posologie est essentiellement individuelle et varie de 2 à 6 comp. par jour en moyenne. La posologie est adaptée en fonction des taux de lithiémie (entre 0,50 mEq/l et 1mEq/l).

▶ **Incidents, accidents :**

* LES INCIDENTS sont le plus souvent mineurs et ne conduisent pas à l'arrêt du traitement. Ce peuvent être :
- des troubles digestifs : gastralgies, vomissements, diarrhée (prendre le traitement au cours des repas) ;
- le syndrome polyurie-polydypsie compensé par une augmentation des apports liquidiens *sans restriction sodée* ;
- une prise de poids ;
- un tremblement fin, de repos, et intentionnel.

* ACCIDENTS :
- L'apparition d'un *goitre* est rare et régresse à l'arrêt du lithium.
- Le seul accident grave des traitements au long cours est l'*intoxication aiguë.* Les signes de toxicité initiale sont des vomissements, des tremblements accrus, des troubles de l'équilibre, une somnolence et une obnubilation. Devant ces troubles, il faut arrêter le traitement et pratiquer un ionogramme sanguin.
- Si le traitement est poursuivi, des *troubles de la conscience* apparaissent, allant de l'*obnubilation* au *coma.* Le transfert en réanimation permettra l'hémodialyse.

▶ **Précautions, surveillance :**

La prudence est nécessaire dans le traitement des personnes âgées. Une hospitalisation peut être nécessaire pour un bilan préalable et la mise en route du traitement.

* LE BILAN COMPORTE :
- NFS – VS ;
- iono ;
- urée, glycémie ;
- créatinine ;
- un bilan biologique thyroïdien peut être éventuellement pratiqué ;
- HLM ;
- ECG ;
- EEG.

* DES DOSAGES DE LITHIÉMIE DOIVENT ÊTRE RÉGULIÈREMENT PRATIQUÉS, à intervalles très rapprochés, puis de façon mensuelle ou trimestrielle.

Les taux doivent être compris entre 0,50 mEq/l et 1 mEq/l. En deçà de 1 mEq/l, la prévention est inefficace, et au-delà, il y a des risques de toxicité, en particulier au-delà de 1,20 mEq/l.

TERBUTALINE

Voir *Bricanyl*

TERCIAN *

Voir aussi *Neuroleptiques*

▶ **Action :**

Le *Tercian* est une phénothiazine dont l'action est anxiolytique ou sédative.

▶ **Indications :**
- angoisse névrotique ou psychotique ;
- troubles du caractère et du comportement ;
- associations aux antidépresseurs dans les dépressions graves.

▶ **Contre-indications :**
- sujets en mauvais état général (décompensations cardiaques, rénales, hépatiques) ;
- maladies neurologiques en évolution ;
- maladie de Parkinson ;
- comas ;
- sclérose en plaques ;
- myasthénie ;
- glaucome ;
- troubles hématologiques.

▶ **Voies d'administration, présentation, posologie :**

* PAR VOIE ORALE :
- gélules à 25 mg ;
- comprimés à 100 mg ;

– soluté buvable dosé à 4 %. I goutte = 1 mg.

* PAR VOIE PARENTÉRALE : injections intramusculaires, ampoules de 5 ml dosées à 50 mg.

▶ **Incidents, accidents :**
– somnolence en début de traitement, hypotension, en particulier hypotension orthostatique ;
– sécheresse de la bouche ;
– parfois, photosensibilisation entraînant des érythèmes solaires ;
– prise de poids, conséquence d'une reprise de l'appétit ;
– parfois vertiges, lipothymie.

▶ **Précautions, surveillance :**
– Déconseiller la conduite de véhicules, l'utilisation de machines.
– Déconseiller formellement la prise d'alcool.
– Éviter l'exposition au soleil.

TERFLUZINE *

▶ **Action :**
Phénothiazine polyvalente, la *Terfluzine* agit également sur les syndromes délirants et sur les syndromes déficitaires.

▶ **Indications :**
– bouffées délirantes ;
– délires chroniques : schizophrénie, P.H.C., psychose puerpérale ;
– manie.

▶ **Contre-indications :**
Celles de tous les neuroleptiques.

▶ **Voies d'administration, présentation, posologie :**

* VOIE ORALE :
– comprimés à 10 mg et à 100 mg ;
– solution dosée à 4 % : I goutte = 1 mg.

* VOIE PARENTÉRALE : injections intramusculaires, ampoules de 5 ml à 10 mg de principe actif.

* LA POSOLOGIE QUOTIDIENNE varie de 30 à 600 mg avec une moyenne de 100 mg.

▶ **Incidents, accidents :**
Troubles extra-pyramidaux. Effets allergiques cutanés.

▶ **Précautions, surveillance :**
– sujet dont l'état général est précaire (décompensation cardio-vasculaire, rénale, hépatique).
– L'absorption d'alcool est déconseillée.
– Risque de somnolence.
– Renforcer la surveillance du traitement chez les épileptiques.

TÉRIAM *

▶ **Type :**
Diurétique épargnant le potassium.

▶ **Action :**
– agit au niveau distal, augmente l'élimination de Na, Cl, HCO_3, H_2O ;
– prévient l'hypokaliémie.

▶ **Indications :**
– œdèmes de toute origine ;
– hypertension artérielle : en complément des médicaments antihypertenseurs hypokalémiants.

▶ **Contre-indications :**
– grossesse ;
– hyperkaliémies.

▶ **Présentation, administration, posologie :**
Comprimés dosés à 100 mg (par voie orale : 1 à 2 comp./24 h).

▶ **Effets indésirables, précautions, surveillance :**
– surveillance de l'urée sanguine et de l'hématocrite ;
– surveillance de la kaliémie.

TERRAMYCINE *

C'est un antibiotique du groupe des tétracyclines (→).

▶ **Posologie :**
Comp. à 250 et 100 mg ; sirop à 125 mg/cuil. à café ; amp. injectables à 100 mg (i.m.) et 250 mg (i.v.)

– *Per os* : 20 à 50 mg/kg/j.
– Voie parentérale : 5 à 20 mg/kg/j.

TESTOSTÉRONE *

Voir *Androgènes*

TESTOSTÉRONE RETARD *
(CHPT)

► **Action :**
C'est un androgène (→).

► **Indications :**
→ ANDROGÈNES.

► **Contre-indications :**
Celles des androgènes.

► **Mode d'administration, présentation, posologie :**
ADMINISTRÉ par voie intramusculaire sous forme d'ampoules à 25, 100 et 200 mg.
Sa durée d'action est de 5 semaines environ.
Posologie habituelle dans les hypogonadismes : 100 à 200 mg tous les mois.

► **Incidents, accidents :**
→ ANDROGÈNES.

► **Précautions, surveillance :**
→ ANDROGÈNES.

TÉTRACOSACTIDE

Voir *Synacthène*

TÉTRACYCLINES

► **Action :**
Ce sont des antibiotiques bactériostatiques à très large spectre (gram+, gram−, rickettsies, chlamydiae, mycoplasmes, spirochètes). Des résistances sont apparues au fil des années (streptocoques A par exemple). La diffusion est bonne sauf pour le L.C.R. L'élimination est hépatique et rénale sous forme active.

► **Contre-indications :**
Femme enceinte, jeune enfant, insuffisance hépatique et rénale.

► **Présentation, posologie :**
Ils sont indiqués dans le tableau ci-dessous. L'administration se fait le plus souvent *per os* (comp. à 250 mg ; 1 à 2 g en 2 à 4 prises).

► **Incidents, accidents :**
Troubles digestifs, entérocolites à germes pathogènes (staphylocoques), candidoses, coloration des dents chez le fœtus et le jeune enfant.

► **Précautions :**
Ne pas utiliser de tétracyclines périmées (risque de néphropathie tubulaire).

Tétracyclines

NOM COMMUN	SPÉCIALITÉ	ADMINISTRATION
Tétracyline	*Tétracycline*	*Per os :* 20 à 50 mg/kg/j en 4 prises
Héxamétaphosphate tétracycline	*Hexacycline*	*Per os :* 20 à 30 mg/kg/j en 2 prises
Oxytétracyline	*Terramycine*	*Per os,* i.m. : 20 à 50 mg/kg/j en 4 prises
Rolitétracyline	*Transcycline*	Parentérale : 5 à 20 mg/kg/j
Doxycycline	*Vibramycine*	*Per os :* 3 mg/kg/j en 1 prise
Minocycline	*Mynocine*	*Per os :* 3 mg/kg/j en 1 prise

THÉOPHYLLINE

▶ Action :

C'est un anti-asthmatique broncho-dilatateur. Il est faiblement diurétique et tonicardiaque.

▶ Indications :

L'asthme est la principale indication, on l'utilise aussi parfois dans les broncho-pneumopathies obstructives.

▶ Contre-indications :

Ne pas administrer aux enfants de moins de 30 mois.

▶ Voies d'administration, présentation, posologie :

∗ ADMINISTRÉ SOUS PLUSIEURS FORMES :

- comprimés à 100 mg ;
- suppositoires enfants à 100 mg ;
- suppositoires adultes à 350 mg ;
- ampoules injectables à 240 mg pour injection i.v. ;
- ampoules à aérosol à 300 mg.

∗ LA POSOLOGIE HABITUELLE est de 1 à 3 ampoules par jour, 6 à 10 comprimés par jour, et 1 à 3 suppositoires par jour.

▶ Incidents, accidents :

Nervosité, irritation, troubles du sommeil, tachycardie, nausées.

En cas de surdosage : céphalées, nausées, vomissements, diarrhées, douleurs abdominales, convulsions, tachycardie, hypotension.

▶ Précautions, surveillance :

Il faut adapter la posologie en fonction du dosage de la théophylline dans le sang pour éviter le sur ou sous-dosage.

En utilisation i.v. l'injecion doit être très lente.

On utilise préférentiellement les théophyllines *à libération prolongée*, sous forme orale, en 2 prises quotidiennes, par exemple : *Armophylline* (gélules à 50, 100 et 200 mg), *Théolair* L.A. (comp. à 175 mg), *Théostat* (comp. à 100 et 300 mg), etc...

THÉOPHYLLINE CHEZ L'ENFANT

▶ Action :

Effet rapide et prolongé de bronchodilatation.

▶ Indications :

Asthme ; lors de la crise et en prévention des récidives.

▶ Voies d'administration, présentation, posologie :

∗ LORS DE LA CRISE :

- *Par voie orale* on utilise le sirop *Théophylline Bruneau* à 1, 2 % (12 mg/ml). Posologie habituelle 12 à 16 mg par kg en 4 prises.
- *Par voie rectale,* la forme suppositoire est à éviter (absorption aléatoire). On peut utiliser la forme injectable administrée par voie rectale avec un seringue à insuline à la dose de 5 mg par kg par injection ;
- *Par voie intraveineuse,* la dose initiale de 5 mg par kg en i.v. lent (20 minutes), suivie en cas de crise grave d'une perfusion à la dose de 0,5 mg par kg et par heure. Cette dose peut être augmentée si nécessaire jusqu'à 0,75 voire 1 mg par kg et par heure.

∗ ENTRE LES CRISES :

On peut avoir recours dans l'asthme sévère avec crises fréquentes à un traitement au long cours par *Théophylline-Retard* à la dose de 15 à 20 mg par kg et par jour en deux prises sous surveillance de la théophyllinémie (cycle théophyllinique).

THÉRALÈNE *

Voir aussi *Anti-histaminiques*

▶ Type :

Antihistaminique.

▶ Action :

- antihistaminique et antisérotoninergique ;
- sédatif ;
- antivomitif et antitussif.

▶ Indications :

- allergies respiratoires ;
- toux non productives ;
- désordres neurovégétatifs ;
- anesthésiologie ;
- psychiatrie et delirium tremens.
- *En pédiatrie* : toux, troubles du caractère et du comportement, insomnies, terreurs nocturnes.

▶ Voie d'administration, présentation, posologie :

Voir tableau page suivante.

FORME	ADULTE	ENFANT
Comprimés à 5 mg	2 à 8 comp./24 h	1 mg/kg
Soluté buvable à 1 mg/goutte	V à XXXX gouttes/24 h	I goutte/kg
Sirop à 2,5 mg/c. à café	1 à 6 c. à soupe/24 h	1 à 6 c. à café
Suppositoires à 20 mg	1 à 3 suppositoires/24 h	
Ampoules injectables à 25 mg/5 ml	I.M. ou I.V. (adulte seulement) 1 à 2 ampoules/24 h selon les indications	

▶ **Théralène pectoral :**
Antitussif.
– *Adulte* : 2 à 4 c. à soupe/24 h.
– *Enfant* : 1 à 6 c. à café selon l'âge.

▶ **Théralène pectoral nourrisson :**
En dessous de 30 mois : 1 à 6 c. à café/24 h.

THÉRAPIES COMPORTEMENTALES

▶ **Action :**
Méthodes de traitement prenant appui sur les principes du conditionnement et de l'apprentissage et qui ont pour but de modifier les comportements inadaptés. Déconditionnement. Tel comportement est pathologique puisque inadapté. Il persiste s'il est renforcé, sinon il disparaît (processus d'extinction).

▶ **Indications :**
Symptômes névrotiques isolés :
– phobies surtout quand elles sont localisées ;
– certaines compulsions obsessionnelles avec une forte charge anxieuse ;
– troubles sexuels avec anxiété ;
– manifestations neurovégétatives de l'angoisse ;
– tics, bégaiements ;
– certaines conversions hystériques ;
– certains troubles alimentaires ;
– énurésie.

▶ **Différentes techniques :**

∗ THÉRAPIES PAR INHIBITION RÉCIPROQUE :
Certaines réponses sont incompatibles et s'inhibent (angoisse et détente musculaire). L'obtention d'une relaxation permettra, par exemple, de supporter des stimuli de plus en plus anxiogènes.

∗ THÉRAPIES PAR PROVOCATION D'ANXIÉTÉ VIOLENTE :
Le patient est soumis à l'action du stimulus anxiogène jusqu'à ce que la réponse anxieuse disparaisse.

∗ THÉRAPIES PAR INHIBITION CONDITIONNÉE :
La répétition d'une habibude conduit, dans certaines conditions, à sa propre extinction (utilisé pour tics, bégaiement, etc.).

∗ THÉRAPIES PAR AVERSION :
C'est la technique employée dans le traitement de l'alcoolisme (apomorphine, *Espéral*) : association d'un émétisant à l'absorption d'alcool.

∗ THÉRAPIES PAR CONDITIONNEMENT OPÉRANT : basées sur le principe qu'on tend à reproduire les comportements qui se sont révélés antérieurement comme favorables.

THIABENDAZOLE

Voir *Mintezol*

THIAZIDIQUES

▶ **Type :**
Diurétiques thiazidiques.

▶ **Action :**
– antihypertenseurs ;

– diminuent la réabsorption du sodium au moyen de l'anse de Henlé.

▶ **Indications :**
– hypertension artérielle ;
– syndromes œdémateux :
· œdème cardiaque ;
· obstétrique : toxémie gravidique.
– rétentions hydrosodées.

▶ **Contre-indications :**
– insuffisance rénale sévère ;
– allergie aux diurétiques thiazidiques.

▶ **Présentation, administration, posologie :**
Voir chaque produit.

▶ **Effets indésirables :**
– troubles hydro-électrolytiques ;
– hyperuricémie ;
– modifications de la NFS ;
– diminution de la tolérance au glucose ;
– hypokaliémiant ;
– sujets traités par digitaliques ou corticoïdes : prudence.

Précautions chez les insuffisants rénaux, hépatiques, goutteux, diabétiques.

THIOPHÉNICOL *

▶ **Action :**
Antibiotique dérivé du chloramphénicol (→).

▶ **Indications, contre-indications, accidents :**
→ CHLORAMPHÉNICOL ET DÉRIVÉS.

▶ **Posologie :**
Comp. à 250 mg, flacon pour injection à 750 mg : 30 à 60 mg/kg/j.

THIOPURINOL *

▶ **Type :**
Antigoutteux.

▶ **Action :**
Par inhibition de la synthèse de l'acide urique.

▶ **Indications :**
– goutte ;
– hyperuricémies.

▶ **Contre-indications :**
Grossesse.

▶ **Présentation, administration, posologie :**
Comprimés à 100 mg, par voie buccale, 2 à 4 comp./24 h.

▶ **Effets secondaires, précautions :**
– manifestations allergiques cutanées ;
– doit être associé à la *Colchicine* en début et fin de traitement ;
– intolérances à acide acétyl-salicylique et tartrazine.

THROMBOLYTIQUES

▶ **Action et indications :**
Substances activatrices du système fibrinolytique utilisées en thérapeutique dans les thrombose artérielles récentes, l'embolie pulmonaire récente et l'infarctus du myocarde (de moins de 6 heures) à la phase aigüe, pour lyser les thrombus.

▶ **Substances thrombolytiques utilisées :**
– *Streptokinase :* activateur indirect du plasminogène en plasmine.
– *Urokinase :* activateur direct du plasminogène en plasmine.

▶ **Précautions et surveillance :**
Les risques hémorragiques sont importants et le traitement doit être surveillé au plan clinique et sur le bilan de l'hémostase.

Le traitement, lorsqu'il est indiqué, est entrepris en milieu hospitalier spécialisé ou par le S.A.M.U.

THYRÉOSTIMULINE « ENDO » *

▶ **Type :**
Thyréotrophine (TSH).

▶ **Action :**
Stimule les fonctions thyroïdiennes.

▶ **Contre-indications :**
Insuffisance cardiaque, coronaire, insuffisance surrénale, grossesse.

▶ **Indications :**
En endocrinologie test de Querido (→).

THYROXINE *

▶ **Action :**
C'est une des hormones thyroïdiennes physiologiques (→).

▶ **Indications :**
Toutes les hypothyroïdies, les traitements freinateurs des goitres et des cancers thyroïdiens.

▶ **Contre-indications :**
→ HORMONES THYROÏDIENNES.

▶ **Mode d'administration, présentation, posologie :**

∗ ADMINISTRÉE par voie orale ou injectable :
- *Thyroxine,* comprimés à 100 µg ;
- *Thyroxine,* gouttes (1 gtte = 5 µg) ;
- *Lévothyrox,* comprimés à 50 et 100 µg.

∗ POSOLOGIE : 25 à 150 mg/j. Peuvent être utilisées chez l'enfant.

▶ **Incidents, accidents :**
→ HORMONES THYROÏDIENNES.

▶ **Précautions, surveillance :**
Les gouttes doivent être prises sur un sucre ou un morceau de pain pour éviter l'absorption sur les parois du verre (→ HORMONES THYROÏDIENNES).

TIAPRIDAL *

▶ **Type :**
Neuroleptique.

▶ **Action :**
Action antidopaminergique à point d'impact méso-limbique (mouvements anormaux).

▶ **Indications :**
- céphalées, algies neuromusculaires ;
- troubles du comportement avec agitation ;
- mouvements anormaux, choréiques.

▶ **Contre-indications :**
→ NEUROLEPTIQUES.

▶ **Présentation, posologie, administration :**
- *Comprimés dosés à 100 mg,* par voie orale :
  - selon les indications : 2 à 8 comp./24 h. ;
  - enfant : 1/2 à 2 comp./24 h.
- *Ampoules injectables dosées à 100 mg,* en ampoules de 2 ml : delirium tremens (4 à 12 amp./24 h en i.v. ou i.m., réparties en injections toutes les 4 à 6 heures).

▶ **Effets indésirables, précautions :**
→ NEUROLEPTIQUES.
Ne potentialise pas les effets de l'alcool.

TICARPEN *

Voir *Bêta-Lactamines*

TICLID *

▶ **Type :**
Antiagrégant plaquettaire.

▶ **Action :**
Inhibition au niveau de certaines fonctions plaquettaires.

▶ **Indications :**
Prévention et correction des troubles plaquettaires induits par les C.E.C., hémodialysé chronique.

▶ **Contre-indications :**
Hémopathies ayant un T.S. allongé.

▶ **Présentation, administration, posologie :**
Comprimés dosés à 250 mg (1 à 2 comp./24 h à prendre par voie buccale, au moment des repas).

▶ **Effets indésirables :**
- troubles digestifs mineurs ;
- molécule nouvelle : éviter pendant la grossesse ;
- *précautions :* association aux antivitamines K ; anti-inflammatoires non stéroïdiens, héparine, aspirine ;
- *risques d'agranulocytose.*

TIÉMONIUM IODURE

Voir *Viscéralgine*

TIGASON *

▶ **Action :**
Ce dérivé synthétique de la vitamine A inhibe la prolifération des kératinocytes, favorise leur différenciation. Il possède aussi un pouvoir immunomodulateur sur les cellules dermiques.

▶ **Indications :**
La prescription sera envisagée après un avis spécialisé et concerne les formes sévères et étendues des affections suivantes :
- psoriasis, en particulier les érythrodermies psoriasiques et les psoriasis pustuleux ;
- ichtyoses ;
- maladie de Darier ;
- kératodermies palmo-plantaires ;
- certains lymphomes.

▶ **Contre-indictions :**
- insuffisance rénale ;
- hyperlipémie ;
- grossesse.

▶ **Voie d'administration, présentation, posologie :**
On utilise par voie orale des gélules dosées à 10 et 25 mg, à une dose variable selon les patients de 1 mg/kg en traitement d'attaque à 0,3 mg/kg en traitement d'entretien.

▶ **Incidents, accidents :**
Un déchessèchement cutanéo-muqueux est pratiquement constant et traduit plus l'imprégnation qu'un effet secondaire. On peut observer aussi céphalées, troubles digestifs avec nausées. Des effets secondaires d'ordre biologique doivent être dépistés, élévation des transaminases et des triglycérides.

▶ **Précautions, surveillance :**
Un traitement très prolongé est habituellement nécessaire, à la dose minimale efficace. Une surveillance doit donc être maintenue. La grossesse reste contre-indiquée pendant 12 mois après l'arrêt du traitement.

TILDIEM *

Voir *Inhibiteurs calciques*

TIMACOR *

Voir *Bêta-bloquants*

TIMAXEL 50 *

Voir *Antidépresseurs non tricycliques non IMAO*

TOBRAMYCINE

Voir *Nebcine*

TOFRANIL *

▶ **Type :**
Antidépresseur tricyclique.

▶ **Action :**
- antidépresseur ;
- anticholinergique central et périphérique.

► **Indications, contre-indications :**
→ ANTIDÉPRESSEURS TRICYCLIQUES.

► **Présentation, posologie, administration :**

∗ *Tofranil 25 mg :*
- *Comprimés dosés à 25 mg*, par voie orale : 2 à 6 comp. par 24 h.
- *Soluté injectable dosé à 25 mg*, voie i.m. uniquement, ampoules de 2 ml : 4 à 8 ampoules/24 h en i.m. selon les indications.

∗ *Tofranil 10 mg :*
- *Comprimés dosés à 10 mg*, par voie orale : 3 à 5 comp. par 24 h, répartis au cours de la journée.
- *En pédiatrie* : 1 à 2 comp. par 24 h.

Adaptation progressive des posologies jusqu'à la dose idéale.

► **Effets indésirables, précautions, surdosage :**
→ ANTIDÉPRESSEURS TRICYCLIQUES.

TOILETTE VULVAIRE

► **But :**
- Hygiène et désinfection soigneuse de la vulve pour éviter une macération et une endométrite après l'accouchement.
- Permet de surveiller l'*aspect*, la *quantité*, l'*odeur*, des lochies.

► **Indications :**
Doit se faire 4 fois par jour, surtout si épisiotomie ou déchirure périnéale.

► **Matériel :**
- sérum physiologique tiédi ou boc propre avec eau tiède aseptisée au *Dakin* ou, mieux, eau stérile ;
- cotons ;
- garnitures ;
- compresses ;
- alcool ;
- savon liquide ;
- bassin ;
- linge de change ;
- Éosine à l'eau, ou antiseptique coloré type *Merfène*.

► **Déroulement du soin :**
- Prévenir la mère.
- Se laver les mains.
- Humidifier 6 à 8 cotons de savon liquide.
- Installer la mère sur le bassin.
- Humecter la vulve avec le sérum physiologique ou eau stérile ou eau aseptisée au Dakin.
- Prendre cotons stériles morceau par morceau.
- Nettoyer successivement : pubis, pli aine D, pli aine G, entre grande et petite lèvre à D, entre grande et petite lèvre à G, et toujours dans un mouvement de haut en bas.
- Rincer avec sérum physiologique ou eau stérile, ou eau aseptisée au Dakin.
- Essuyer avec cotons secs.
- Enlever bassin : vider, nettoyer.
- Mettre garnitures stériles sans les rabattre sur la vulve.
- Se laver les mains.

► **Remarques :**
- Ne jamais diriger le jet dans le vagin.
- Si BW+, prendre 1 paire de gants jetables.
- Si gonococcie, prendre 1 paire de gants jetables.
- Signaler à la visite tout fait anormal remarqué au cours de la toilette : *quantité, odeur, aspect* des lochies.
- Si HIV (+) prendre des gants jetables.

► **Épisiotomie :**
- Soin après chaque toilette.
- 2 qualités essentielles pour la cicatrisation : propre, sèche.
- Après toilette vulvaire :
  - assécher à la compresse stérile (+++) ;
  - appliquer à la compresse un antiseptique asséchant (*Éosine* ou *Merfène*).
- Ne jamais mettre de corps gras, de pommade.
- Signaler le moindre aspect suspect : hématome, abcès, désunion.
- Ablation fils ou agrafes au 6e jour avec ciseaux ou pince de Michel stériles.
- Si déchirure périnéale : = même soins plus régime sans résidu.

TOLBUTAMIDE

Voir *Dolipol* *

TOTAPEN *

Voir *Ampicilline*

TRAITEMENTS DÉCAPANTS : KÉRATOLYTIQUES

▶ Acide salicylique :

∗ ACTION :
- Kératolytique avec dissolution de la couche cornée ;
- antiseptique sur les bactéries et les champignons.

∗ INDICATIONS :
Les hyperkératoses, en particulier le psoriasis.

∗ CONTRE-INDICATIONS :
Allergie à l'acide salicylique.

∗ PRÉSENTATION - POSOLOGIE - ADMINISTRATION :
- *A 3 ou 5 %* : c'est l'utilisation la plus courante, vaseline (vaseline salicylée) ou lotions magistrales (2 applications par jour sont en règle générale prescrites).
- *A 50 %* : réservée au traitement des verrues en protégeant la peau avoisinant la verrue avec du vernis à ongle.

∗ INCIDENTS-ACCIDENTS :
L'usage sur de grandes surfaces, à forte concentration, expose à une absorption transcutanée massive d'acide salicylique : une intoxication salicylée peut même survenir, en particulier chez l'enfant.

∗ PRÉCAUTIONS ET SURVEILLANCE :
On surveillera l'apparition éventuelle de manifestations allergiques.

▶ Acide trichloracétique :

∗ ACTION :
- *antiseptique* : à faible concentration ;
- *caustique* : au-delà de 10 %.

∗ INDICATIONS :
Essentiellement les névrodermites (LICHÉNIFICATIONS).

∗ PRÉSENTATION - POSOLOGIE - ADMINISTRATION :
- badigeons : de solution à 10 %, voire 30 % en protégeant les bords de la lésion ;
- 1 fois par semaine pendant 2 à 3 semaines.

∗ PRÉCAUTIONS ET SURVEILLANCE :
Se méfier de la causticité de ce produit à forte concentration.

▶ Vitamine A acide locale :

∗ ACTION : kératolytique.

∗ INDICATIONS : l'acné.

∗ CONTRE-INDICATIONS : aucune.

∗ PRÉSENTATION - POSOLOGIE - ADMINISTRATION :
- *Aberel* :
  - tampons à 0,05 % ;
  - crème à 0,05 % ;
  - gel à 0,025 %.

On pratique : 1 application par jour le soir après la toilette ; cette fréquence est à ajuster par la suite en fonction des réactions cutanées et de l'état clinique.

En moyenne, cette posologie est maintenue 3 mois (malgré une phase d'aggravation de l'acné au bout du premier mois qui ne doit pas faire interrompre, le traitement).

Puis la posologie est de 1 à 2 fois par semaine.
- *Éphéderm* : même posologie.

∗ INCIDENTS-ACCIDENTS :
Irritation cutanée fréquente.

∗ PRÉCAUTIONS :
- Ne pas associer des applications de produits irritants pour la peau (parfum, lotion alcoolisée, etc.).
- Éviter le contact avec les yeux, la bouche, les muqueuses.
- Éviter l'exposition solaire au cours du traitement.

TRANCOPAL *

▶ Action :
- Myorelaxant.
- Tranquillisant faible.

▶ Indications :
- levée des contractions douloureuses articulaires.

– douleurs articulaires :
. dorsalgie ;
. lombalgies ;
. torticolis.
– règles douloureuses.

▶ Contre-indications :
Interactions médicamenteuses : potentialise les barbituriques, les neuroleptiques, l'effet de l'alcool, les tranquillisants.

▶ Voie d'administration, présentation, posologie :
Comprimés sécables dosés à 200 mg ; voie orale : 1/2 à 1 comprimé 2 à 3 fois/24 h.

▶ Incidents, accidents :
– somnolence ;
– vertiges, nausées, sécheresse de la bouche.

▶ Précautions, surveillance :
– Éviter les boissons alcoolisées.
– Éviter chez les conducteurs d'engins ou de voiture.

TRANQUILLISANTS

▶ Action :
Psycholeptiques, ou sédatifs psychiques.
Pouvoir sédatif vis-à-vis de l'angoisse.
Activité myorélaxante.
La distinction d'avec les neuroleptiques d'une part, les hypnotiques d'autre part, n'est pas toujours facile.
Il existe plusieurs classes de tranquillisants :
– les carbamates ;
– les benzodiazépines ;
– les autres familles chimiques.
Les bloqueurs bêta-adrénergiques dont le type est le propranolol *(Avlocardyl)* sont parfois utilisés comme tranquillisants.

▶ Indications :

* PSYCHIATRIQUES :
– états anxieux ;
– insomnies de toute origine ;
– états confusionnels, en particulier delirium tremens ;
– crise d'angoisse.

* MÉDICALES :
– HTA, coronarite, infarctus du myocarde ;
– asthme, ulcères gastro-duodénaux, colopathies ;
– syndromes prémenstruels ;
– eczéma, prurit ;
– affections rhumatologiques (action myorelaxante) ;
– état de mal : comitialité (action anti-convulsivante) ;
– prémédications opératoires en anesthésiologie.

▶ Contre-indications :
La myasthénie est une contre-indication absolue.
Éviter chez les femmes enceintes dans les 2 premiers mois de la grossesse.

▶ Voies d'administration, présentation, posologie : voir tableau page suivante.

▶ Incidents, accidents :

* TROUBLES DE LA VIGILANCE ET ASTHÉNIE : réduire la posologie.

* RISQUES D'UNE TOXICOMANIE :
– La dépendance psychique serait plus fréquente avec les carbamates.
– La dépendance physique est rare.

* QUELQUES INCIDENTS CUTANÉS ont été signalés.

* INTOXICATIONS AIGUËS PAR LES CARBAMATES : La dose toxique est de 4 à 6 g (10 à 15 comp. de méprobamate).
Troubles de l'équilibre, nausées, ataxie précédant un coma vigile.
La gravité est liée au risque d'insuffisance circulatoire aiguë.

* INTOXICATIONS AIGUËS PAR LES BENZODIAZÉPINES : Les tentatives de suicide par benzodiazépines sont fréquentes, et bénignes lorsqu'elles sont seules en cause.

▶ Précautions, surveillance :
– En association avec les *psychotropes*, leur effet hypnotique peut être potentialisé.
– Potentialisation réciproque de l'effet sédatif avec les *anticomitiaux*.
– Consommation d'alcool interdite car favorise somnolence et ataxie responsables d'accidents de la route et du travail.
– L'association aux hypnotiques barbituriques est illogique.

NOM COMMERCIAL	DCI	PRÉSENTATION	POSOLOGIE MOYENNE JOURNALIÈRE POUR UN ADULTE DE 70 kg
CARBAMATES			
Équanil	Méprobamate	amp. à 0,400 g comp. à 0,250 g et à 0,400 g suppo. à 0,200 g et à 0,400 g	1,200 g
Méprobamate	Méprobamate	comp. à 0,200 g	1,200 g
N-Oblivon	Carbamate	comp. à 0,100 g et à 0,300 g	0,600 g
Procalmadiol	Méprobamate	comp. à 0,200 g et à 0,400 g	1,200 g
BENZODIAZÉPINES			
Lexomil	Bromazépam	comp. à 6 mg	6 mg
Librium	Chlordiazépoxide	comp. à 0,005 g gél. à 0,010 g	0,015 g
Lysanxia	Prazépam	comp. à 0,010 g et à 0,040 g	0,030 g
Nobrium	Médazépam	gél. à 0,005 g gél. à 0,010 g	0,015 g
Nordaz	Nordazépam	comp. à 7,5 et 15 mg	3,75 à 30 mg
Novazam	Diazépam	comp. à 10 mg	10 à 20 mg
Praxadium	Nordazépam	comp. à 7,5 et 15 mg	3,75 à 30 mg
Séresta	Oxazépan	comp. à 0,010 g et à 0,050 g	0,030 g
Seriel	Tofisopam	comp. à 0,050 g	0,150 g
Témesta	Lorazépam	comp. à 0,001 g et à 0,025 g	0,003 g
Tranxène	Chlorazépate	gél. à 0,005 g et à 0,010 g comp. à 0,050 g sol.inj. à 0,020 g et à 0,100 g	0,015 à 0,030 g
Urbanyl	Clobazam	comp. à 0,010 g, 0,005 et 0,020 g	0,020 g
Valium	Diazépam	comp. à 0,002 g, à 0,005 g et à 0,010 g sol. buv. à 1 % suppo. à 0,010 g amp. inj. à 0,010 g	0,060 g
Vératran	Clotiazépam	comp. à 5 et 10 mg	2,5 à 20 mg
Victan	Loflazépate	comp. à 2 mg	2 mg
Xanax	Alprazolam	Comp. à 0,25 et 0,5 mg	1 à 2 mg
ASSOCIATIONS			
Atrium	Fébarbamate Difébarbamate + Phénobarbital +	comp. à 100 mg: 0,050 g; 0,035 g; 0,015 g comp. à 300 mg: 0,150 mg; + 0,105 mg; + 0,045 mg	300 mg à 1,200 g

NOM COMMERCIAL	DCI	PRÉSENTATION	POSOLOGIE MOYENNE JOURNALIÈRE POUR UN ADULTE DE 70 kg
AUTRES FAMILLES			
Atarax	Hydroxyzine	comp. à 0,025 g et à 0,100 g sirop à 0,2 g amp. à 0,100 g	0,750 g
Buspar	Buspirone	comp. à 0,090 g	0,005 g à 0,030 g
Covatine	Captodiame	comp. à 0,050 g	0,150 g
Nirvanil	Valnoctamide	comp. à 0,200 g	0,600 g
Tacitine	Benzoctamine	comp. à 0,005 g et à 0,010 g sirop à 0,1 %	0,020 g
Xerène	Méphénoxalone	comp. à 0,400 g	1,200 g

- Chez le sujet âgé, la posologie doit être très lentement progressive et la surveillance plus rigoureuse.
- *Benzodiazépines et grossesse :* éviter au dernier trimestre, car risque d'hypotonie à la naissance.

TRANSCYCLINE *

► **Action :**
C'est un antibiotique bactériostatique du groupe des tétracyclines (→) et en ayant le large spectre.

► **Indications :**
→ TÉTRACYCLINES.

► **Contre-indications :**
Myasthénie, allergie aux tétracyclines.

► **Présentation, posologie :**
Voie i.m., flacons à 150 mg ; Voie i.v., flacons à 275 mg : 5 à 20 mg/kg/j en 2 injections.
En règle générale 2 i.m. ou 1 i.v./j chez l'adulte.

TRANSFUSION DE GLOBULES BLANCS

► **Avant la transfusion :**
- Vérification du pouls, de la TA, de la température du malade.
- Pose d'une perfusion avec grosse aiguille.
- Le risque d'incompatibilité doit être éliminé, la transfusion n'est pas obligatoirement isogroupe.

► **Transfusion :**
- Les culots doivent être transfusés lentement : 500 ml en 2 à 3 heures.
- La survenue de frissons, de céphalées, de dyspnée, d'éruption est généralement réversible avec l'injection de corticoïdes ou d'antihistaminiques.

TRANSFUSION DE GLOBULES ROUGES

► **Avant la transfusion :**
- Le malade a été groupé, une recherche d'agglutinines irrégulières a été faite (→ ANTICORPS ANTIÉRYTHROCYTAIRES).
- Vérification du pouls, de la TA, de la température du malade.
- Pose d'une grosse aiguille.
- Réchauffement du culot s'il est froid.
- La transfusion doit être strictement isogroupe : le groupe du sang à transfuser est contrôlé, ainsi que la compatibilité directe du sang transfusé et du sang du receveur.

► **Transfusion :**
- Le rythme de la transfusion est habituellement de 200 ml en 1 heure. Il sera réduit

en cas de défaillance cardiaque, accéléré en cas de choc hémorragique, etc.

– La survenue de frissons, de douleurs lombaires, de sensation de chaleur, de céphalées impose l'arrêt immédiat de la transfusion et l'appel du médecin. L'incident peut être mineur, la transfusion sera poursuivie, sinon la transfusion sera interrompue. Des échantillons de culots seront adressés au laboratoire d'immunologie et de bactériologie (→ ACCIDENTS DE LA TRANSFUSION).

TRANSFUSION DE PLAQUETTES

▶ Avant la transfusion :

- Vérification du pouls, de la TA, de la température du malade.
- Pose d'une aiguille fine, tubulure sans filtre.
- Il n'y a pas de risque d'incompatibilité majeure, la transfusion n'est pas obligatoirement isogroupe.
- Les culots ne doivent pas être conservés car les plaquettes se dégradent rapidement.

▶ Transfusion :

- Les culots doivent transfusés en 1 heure, plus lentement si besoin.
- La survenue de frissons, de céphalées, de prurit se voit chez les malades ayant déjà été transfusés.
- Les symptômes régressent après injection de corticoïdes et d'antihistaminiques.

TRANSFUSION SANGUINE CHEZ LE NOUVEAU-NÉ

▶ Indications :

Levée d'un collapsus hémorragique ; correction d'une anémie ; apport d'hémoglobine adulte dans l'anoxie.

▶ Réalisation :

Jusqu'à 2 mois, règles de compatibilité transfusionnelle, tenant compte de la présence chez l'enfant d'anticorps transmis par sa mère.

∗ EXAMENS A PRATIQUER AVANT TRANSFUSION détermination des groupes de la mère et de l'enfant ; recherche d'agglutinines irrégulières chez la mère ; test de Coombs direct chez l'enfant.

∗ CHOIX DU SANG À TRANSFUSER : le plus frais possible (moins de 4 jours) ; groupe ABO du sang à transfuser : voir tableau ci-dessous.

∗ FACTEUR RHÉSUS DU SANG À TRANSFUSER :

- *Enfant Rh négatif ou test de Coombs direct positif :* transfuser du sang Rh négatif.
- *Enfant Rh positif et test de Coombs direct négatif :* transfuser du sang Rh positif.

▶ Posologie transfusionnelle :

Pour augmenter l'hémoglobine de 1 g/100 ml, transfuser 6 3 ml/kg de culot globulaire.

En cas de collapsus, transfusion rapide de 20 à 30 ml/kg de sang total.

Sauf en cas de collapsus, le débit de transfusion ne doit pas dépasser 15 ml/kg/heure.

▶ Incidents et accidents :

Semblables à ceux de l'adulte ; en outre possibilité d'aggravation de l'ictère physiologique.

GROUPE DU NOUVEAU-NÉ	GROUPE DE LA MÈRE	GROUPE DU SANG À TRANSFUSER
O	O – A – B – AB	O
A	A – AB B – O	A O
B	B – AB A – O	B O
AB	A ou B AB	O A, B, AB ou O

TRANSPLANTATION CARDIAQUE

▶ **La transplantation cardiaque** est une technique désormais utile et indiquée dans le traitement des insuffisances cardiaques graves dues à une cardiomyopathie non obstructive idiopathique ou ischémique. Il faut pour que le patient soit mis sur une liste d'attente de transplantés qu'il n'ait par ailleurs pas d'autres atteintes graves. La pose d'un cœur artificiel peut être une solution d'ultime attente en cas de grande détresse si un cœur compatible n'est pas encore trouvé, mais il est difficile du fait de complications (infectieuses, hématologiques, etc.) de laisser très longtemps en place un cœur artificiel.

▶ **Dans les suites post-transplantation la mise des patients sous cyclosporine** a considérablement amélioré le pronostic (en 5 ans on compte actuellement 80 % de survie).

TRANSPLANTATION RÉNALE

▶ **Indications :**
La transplantation rénale s'adresse aux malades parvenus au stade ultime de l'I.R.C.
Les contre-indications sont celles des traitements immuno-dépresseurs et les maladies générales avec atteinte extra-rénale sévère.

▶ **Choix du receveur :**
Une compatibilité entre receveur et donneur est nécessaire pour la greffe. En pratique, elle est appréciée sur les antigènes tissulaires portés par les leucocytes (groupe H.L.A.) et par la recherche dans le sang du receveur d'anticorps circulants dirigés contre les antigènes H.L.A. du donneur (Cross Match).

▶ **L'intervention :**
Le rein est transplanté dans la fosse iliaque, la veine rénale est anastomosée à la veine iliaque ou à la veine cave inférieure, l'artère rénale à l'artère iliaque primitive ou à l'hypogastrique, l'uretère à l'uretère ou à la vessie.

▶ **Le traitement médical :**
Associe les immuno-suppresseurs *(Azathioprine)* et les corticoïdes.
Les rejets se traduisent par une oligurie, une fièvre, une élévation de la créatininémie. Ils sont souvent réversibles sous de fortes doses de corticoïdes ; ils peuvent être irréversibles rapidement en quelques mois ou années.

▶ **Les complications :**
Outre le rejet, les complications urologiques, les sténoses artérielles, elles sont dominées par les infections favorisées par les immuno-suppresseurs.

▶ **Les résultats :**
Sont 65 à 70 % à deux ans, 40 % à 50 % à cinq ans de bon fonctionnement avec les reins de cadavres. Les résultats sont meilleurs chez les sujets apparentés, à 100 % chez les jumeaux vrais.

TRANXÈNE *

▶ **Type :**
Tranquillisant type benzodiazépine.

▶ **Action :**

∗ A DOSES MODÉRÉES :
- anxiolytique (++) ;
- myorelaxant ;
- sédatif ;
- anticonvulsivant.

∗ A FORTES DOSES :
- anxiolytique principalement (+++) ;
- sédatif (+++) ;
- myorelaxant.

▶ **Indications :**
- états anxieux plus ou moins sévères (*Tranxène 10 ou 50*) ;
- alcoolique (prédélirium et délirium tremens ;
- chez l'enfant (*Tranxène 5*) : exceptionnellement tics, tremblements émotifs, névrose d'angoisse.

▶ **Contre-indications :**
Enfant de moins de 30 mois.

▶ **Présentation, posologie, voie d'administration :**

- *Gélules dosées à 5 mg et 10 mg*, par voie orale : 5 à 30 mg/24 h.
- *Comprimés dosés à 50 mg*, par voie buccale ; 1/2 à 2 comp./24 h.
- *Soluté injectable dosant 20 mg, 50 mg, 100 mg.*
  . Utilisé en urgence, voie i.m. ou i.v., perfusion : action rapide sur l'angoisse.
  . Prémédication (ampoules de 2 ml, 2,5 ml, 5 ml) : selon les indications, 20 mg à 200 mg/24 h.

▶ **Effets indésirables, précautions, dosage :**

Ne pas interrompre brutalement le traitement.

→ TRANQUILLISANTS.

TRÉCATOR *

▶ **Action :**

C'est un antibiotique antituberculeux bactéricide.

▶ **Indications :**

La tuberculose sous toutes ses formes.

▶ **Contre-indications :**

Hypersensibilité comme à l'éthionamide, insuffisance hépatique sévère, femme enceinte.

▶ **Voie d'administration, présentation, posologie :**

* ADMINISTRÉ SOUS PLUSIEURS FORMES :
  - comprimés à 250 mg ;
  - flacons pour perfusion à 500 mg ;
  - suppositoires à 500 mg.

* LA POSOLOGIE HABITUELLE est variable de 500 mg à 1 g.

▶ **Incidents, accidents :**

Troubles digestifs, perturbation du bilan hépatique (élévation des transaminases, ictère), troubles neuropsychiques, réactions cutanées allergiques.

En association avec l'INH la toxicité nerveuse peut se majorer.

▶ **Précautions, surveillance :**

La surveillance repose sur le bilan hépatique, toute élévation des transaminases doit faire discuter l'arrêt du traitement. Le *Trécator* doit être associé à d'autres antituberculeux.

TRÉDÉMINE *

▶ **Action, indications :**

Tæniasis : tænia saginata (bœuf), solium (porc), bothriocéphale (poisson) et hymenolepis nana.

▶ **Posologie :**

Grands tænias : une cure unique de 2 comp. à 0,50 g, le matin à jeun chez l'adulte, à mastiquer lentement et à avaler avec très peu d'eau, puis 2 autres comprimés 1 heure plus tard. Le repas ne sera pris que 3 heures après la seconde prise.

Demi-dose chez le jeune enfant (en-dessous de 7 ans), quart de dose en dessous de 2 ans.

▶ **Incidents :**

Troubles digestifs.

▶ **Précautions :**

Éviter les boissons alcoolisées. Les jus de fruits acides sont recommandés.

TRENTADIL *

▶ **Action :**

C'est un broncho-dilatateur et un analeptique respiratoire. Il est légèrement sédatif.

▶ **Indications :**

Asthme, broncho-pneumopathies obstructives.

▶ **Contre-indications :**

Infarctus récent, hypersensibilité aux xanthines.

▶ **Voie d'administration, présentation, posologie :**

* ADMINISTRÉ SOUS PLUSIEURS FORMES :
  - comprimés dosés à 300 mg ;
  - suppositoires dosés à 750 mg ;
  - ampoules injectables dosées à 300 mg pour injection i.m. ou i.v.

* La posologie habituelle est de 6 comprimés, 2 suppositoires ou 2 ampoules par jour.

► **Incidents, accidents :**
Céphalées, gastralgies, nausées, palpitations, vertiges, agitation, convulsions, hyperthermie.
En i.v. une injection trop rapide peut entraîner un collapsus.

► **Précautions, surveillance :**
Les comprimés doivent être pris en dehors des repas. Si la voie i.v. est indispensable, l'injection doit se faire en 8 à 10 minutes chez un malade allongé.

TRENTOVLANE *

Voir *Inhibiteurs de l'ovulation*

TRIACÉTYLOLÉANDOMYCINE ou TROLÉANDOMYCINE

Voir *T.A.O.*

TRIAMCINOLONE *

Voir *Anti-inflammatoires stéroïdiens*

TRIELLA *

Voir *Contraceptifs oraux*

TRIMÉBUTINE

Voir *Débridat **

TRIMÉTHOPRIME SULFAMÉTHOXAZOLE (*Bactrim, Eusaprim*)

► **Action :**
Ce produit de synthèse associe un inhibiteur de l'acide folique et un sulfamide ; il a le large spectre des sulfamides (→) et les résistances sont moins fréquentes.

► **Indications :**
Ce sont en particulier les infections urinaires et broncho-pulmonaires. Germes habituellement sensibles : staphylocoque, gonocoque, listeria, entérobactéries, hœmophilus influenzae, *pneumocystis carinii...*

► **Contre-indications :**
Allergie aux sulfamides ou à la triméthoprime, prématurés, nouveau-nés, grossesse.

► **Posologie :**
Comp. adultes, comp. enfants, suspension pédiatrique. Formes injectables.
Dose habituelle chez l'adulte : 2 comp. matin et soir ou 1 comp. matin et soir de *Bactrium Forte*.

► **Incidents, accidents :**
Semblables à ceux des sulfamides (→).

TRINITRINE RETARD ROGER BELLON *

► **Type :**
Antiangineux.

► **Action :**
Celle de la trinitrine mais prolongée dans le temps, à donner en doses fractionnées.

► **Indications :**
- insuffisance coronarienne chronique avec angine de poitrine ;
- angor rebelle, séquelles d'infarctus.

► **Présentation, administration, posologie :**
Comprimés à 2,6 mg de trinitrine à effet prolongé (*per os :* 1 comp. 2 à 3 fois/24 h : *sans croquer*).

► **Contre-indications, effets indésirables :**
- glaucome ;
- ramollissement cérébral ;
- thrombose coronarienne aiguë ;
- effets indésirables : aucun.

TRINITRINE SIMPLE LALEUF *

► **Type :**
Antiangineux.

► **Action :**
Vaso-dilatateur à diffusion instantanée.

► **Indications :**
Angine de poitrine.

► **Contre-indications :**
Glaucome.

► **Présentation, administration, posologie :**
Dragées dosées à 0,015 g (1 à croquer au moment des crises).

► **Effets indésirables :**
→ ANTIANGINEUX.

TRIPÉRIDOL *

► **Action :**
Neuroleptique désinhibiteur.

► **Indications :**
Psychoses aiguës ou chroniques, lorsque prédomine l'apragmatisme et le désintérêt. En particulier les différentes formes de schizophrénies.

► **Contre-indications :**
- grossesse ;
- → NEUROLEPTIQUES.

► **Voies d'administration, présentation, posologie :**
Voie orale uniquement.
Solution buvable dosée à 1 p. 1000 : XX gouttes = 1 mg.
La posologie varie de X à CXX gouttes par 24 h. Elle est instaurée progressivement.

► **Incidents, accidents :**
→ NEUROLEPTIQUES.

► **Précautions, surveillance :**
Tenir compte de la somnolence possible pour les conducteurs d'engins. Surveillance rigoureuse des épileptiques.

TROBICINE *

Voir *Aminosides*

TROLOVOL *

► **Action :**
Antirhumatismal.

► **Indications :**
Polyarthrite rhumatoïde, formes sévères anciennes.

► **Contre-indications :**
- grossesse ;
- néphropathies ;
- hémopathies ;
- lupus érythémateux ;
- myasthénie.

► **Voie d'administration, présentation, posologie :**
Comprimés sécables dosés à 300 mg ; voie orale : dose à établir progressivement jusqu'à 300 mg/24 h.

► **Incidents, accidents :**
- cutanéo-muqueux : prurit, érythème, stomatite ;
- digestifs : nausées, vomissements ;
- incidents rénaux : protéinurie à surveiller ;
- incidents hématologiques : leucopénie ;
- incidents dysimmunitaires : voir contre-indications.

► **Précautions, surveillance :**
- surveillance clinique étroite et régulière ;
- surveillance biologique : NFS, protéinurie, sang dans les urines.

TROMEXANE *

▶ **Type :**
Anticoagulant.

▶ **Action :**
Antivitamine K. Action rapide et brève.

▶ **Indications :**
- prévention de la maladie thrombo-embolique ;
- relais de l'héparinothérapie.

▶ **Contre-indications :**
→ ANTICOAGULANTS.
Précautions : acide tiénilique et miconazole.

▶ **Administration, présentation, posologie :**
- *Comprimés* à 300 mg, par voie orale :
  - au *début :* 2 à 4 comp./24 h (1er jour) ; 1 à 2 compr./24 h (2e jour) ;
  - *traitement d'entretien :* 1/2 à 1 compr./24 h (dose adaptée).
- *Délai d'action :* 1 à 2 jours.

▶ **Effets indésirables :**
→ ANTICOAGULANTS.

▶ **Précautions, surveillance de l'hémostase :**
TP, thrombo-test d'Owren.
Zone thérapeutique :
- TP : 20 à 35 % ;
- TO : 5 à 15 %.

TYROTHRICINE

Voir *Solutricine* *

UKAPEN *

Voir *Bêta-lactamines*

ULCAR *

▶ **Type et action ;**
Dans le milieu acide de l'estomac le sucralfate se polymérise pour former une substance qui subit un tropisme pour les protéines qui constituent l'exsudat du cratère ulcéreux ; le complexe ainsi formé protège l'ulcère du contenu gastrique. Une très faible quantité (1 à 2 %) est absorbée.

▶ **Indications :**
Traitement de l'ulcère gastro-duodénal évolutif et prévention des rechutes.

▶ **Posologie :**
Les comprimés doivent être avalés avec un peu d'eau à distance des repas. *En traitement d'attaque,* soit un comp. 1/2 heure à 1 h avant les 3 repas et 1 comp. 2 heures après le repas du soir, soit 2 comp. matin et soir. *Pour la prévention des rechutes :* 1 comp. matin et soir.

▶ **Effets indésirables :**
Le plus fréquent est la constipation (2 %), sécheresse de la bouche, nausées, vomissements, rashs, vertiges.

▶ **Précautions :**
En cas d'utilisation prolongée à fortes doses l'aluminium libéré risque de capter les phosphates alimentaires et d'entraîner une déplétion phosphorée. Il peut s'accumuler dans l'encéphale (risque d'encéphalopathie) en cas d'insuffisance rénale chronique.

En cas d'administration simultanée, peut interférer avec l'absorption de certains médicaments comme la warfarine, la digoxine et la phénytoïne.

ULTRA-LEVURE *

▶ **Action :**
Saccharomyces boulardii résistant aux antibiotiques et aux sulfamides. Il favorise l'équilibre de la flore intestinale et apporte des vitamines du complexe B.

▶ **Indications :**
Prophylaxie et traitement des accidents des antibiotiques ; diarrhées.

▶ **Posologie :**
1 à 4 gélules ou 2 à 6 amp. buvables/j.

UN-ALFA *

▶ **Action :**
- Précurseur de synthèse du métabolite actif de la vitamine D_3.
- Normalise l'absorption intestinale du calcium et du phosphore.

▶ **Indications :**
- ostéodystrophie rénale ;
- rachitismes ;
- hypocalcémies, hypoparathyroïdies.

▶ **Contre-indications :**
- précautions chez la femme enceinte ;
- hypercalcémie ;
- hyperphosphorémie.

▶ **Voie d'administration, présentation, posologie :**
- Capsules orales dosées à 1µg, à 0,25µg :
  - *Chez l'adulte* : 1 à 2 µg/24 h.
  - *Chez l'enfant* : 1 µg/24 h.
- Commencer prudemment le traitement : 0,5 µg/24 h chez l'adulte, 0,05 µg/24 h chez l'enfant.

▶ **Incidents, accidents, surdosage :**
Arrêter le traitement en cas d'hypercalcémie.

▶ **Précautions, surveillance :**
- Surveillance de la calcémie et de la phosphorémie.
- Surveillance rénale surtout si insuffisance rénale.

UNIDONE *

▶ **Type :**
Anticoagulant.

▶ **Action :**
- antivitamine K (groupe indanedione) ;
- action semi-lente et semi-prolongée intermédiaire.

▶ **Indications, contre-indications :**
→ ANTICOAGULANTS.

▶ **Présentation :**
- *Comprimés* dosés à 50 mg, par voie orale ; 1 à 1,5 comp./24 h en prise unique le soir.
- *Délai d'action :* 2 à 3 jours.

▶ **Effets indésirables :**
→ ANTICOAGULANTS.

URBANYL *

▶ **Type :**
Tranquillisant type benzodiazépine.

▶ **Action :**
- anxiolytique ;
- anticonvulsivant ;
- peu sédatif, peu myorelaxant.

▶ **Indications :**
- anxiété ;
- troubles somatiques et fonctionnels associés à l'anxiété en gastro-entérologie, en cardiologie ;
- états anxieux pendant les cures de désintoxication alcoolique, tabagique et cures d'amaigrissement.

▶ **Contre-indications :**
- allergie connue aux benzodiazépines ;
- insuffisance respiratoire sévère ;
- myasthénie.

▶ **Présentation, posologie, voie d'administration :**
Comprimés dosés à 5 mg, 10 mg et 20 mg, *per os :*
- chez l'adulte : 2 comp./24 h ;
- chez le sujet âgé : 1 comp. 1/2/24 h.

▶ **Effets indésirables, précautions :**
→ TRANQUILLISANTS.

UROKINASE *

▶ **Type :**
Thrombolytique.

▶ **Action :**
Activateur de la fibrinolyse, activation du plasminogène en plasmine.

▶ **Indications :**
- thromboses ;
- embolies du système veineux et artériel récentes.

▶ **Contre-indications :**
- lésions hémorragiques fraîches ;
- prothèses vasculaires récentes.

▶ **Présentation, administration, posologie :**
Flacon de 5 ml titrant 75 000 UI.
1 flacon 1 heure dans du soluté glucosé isotonique, jusqu'à désobstruction, au minimum 12 h.
On peut associer une héparinothérapie prolongée suffisamment longtemps.

▶ **Effets indésirables :**
Risque de surdosage pouvant provoquer une hémorragie (injecter *Iniprol*).

UROTRATE *

▶ **Action :**
C'est un produit de synthèse ayant une élimination urinaire élective. Il est actif sur la plupart des germes Gram –.

▶ **Indications :**
Il est surtout utilisé dans le traitement des infections urinaires.

▶ **Contre-indications :**
Ce sont la grossesse et l'allaitement.

▶ **Administration :**
Les comprimés sont dosés à 750 mg. La dose est de 2 comprimés par jour.

▶ **Incidents, accidents :**
Des nausées, des vertiges, des troubles de la vision, des éruptions allergiques peuvent être observés.

URSOLVAN 200 *

Voir *Acide ursodésoxycholique*

VACCINS

▶ Contre-indications :

⁎ TEMPORAIRES : fièvre, maladies infectieuses aiguës, virage récent des tests tuberculiniques, dermatoses en poussées pour la vaccination antivariolique.

- La grossesse interdit l'usage des vaccins vivants (risque tératogène).
- Les traitements corticoïdes en cours, les traitements immuno-suppresseurs, une néphropathie aiguë.
- Chez le diabétique, on ne fera que des vaccins antidiphtérique, tétanique, poliomyélitique, en surveillant l'équilibration.
- L'allergique sera vacciné avec précautions (moins de problèmes avec les vaccins purifiés).

⁎ DÉFINITIVES : chez les sujets ne pouvant pas élaborer d'anticorps (cachectiques, sujets atteints d'hémopathies malignes, chez les sujets ayant des déficits immunitaires), les néphropathies chroniques, les affections cardio-vasculaires, hépatiques décompensées, les affections neurologiques telles les encéphalopathies, les neuropathies.

Vaccins

CHRONOLOGIE	NOM DU VACCIN	COMPOSITION	TECHNIQUE		CONTRE-INDICATIONS
1er mois	B.C.G.	Bacille tuberculeux *Calmette Guérin* non pathogène S. lyophilysé	Scarification de 2 cm répartie en 4 traits (de 0 à 6 mois)	Conseillé	
3e mois	D.T. Coq absorbé 1re injection *(Mérieux)*	Anatoxines diphtérique et tétanique purifiées *Bordetella pertussis* tués	3 inj. de 1 ml à 1 mois d'intervalle en s.c. profonde	Obligatoire (coqueluche facultative)	Examen d'urines avant Contre-indications : accidents neurologiques (pour le vaccin anticoquelucheux)
	Polio buvable 1re prise	Virus vivants atténués	3 prises à 1 mois d'intervalle	Obligatoire	Foyers épidémiques de maladies contagieuses (à différer)
4e mois	D.T. Coq absorbé 2e injection Polio buvable 2e prise	—	—	—	—
6e mois	D.T. Coq absorbé 3e injection Polio buvable 3e prise	—	—	—	—
12e mois	*Rouvax* (anti-rougeoleux)	Souche Schwartz vivants atténués lyophilysés	1 inj. s.c. de l'amp. unidose	Non obligatoire	

Vaccins (suite)

CHRONOLOGIE	NOM DU VACCIN	COMPOSITION	TECHNIQUE		CONTRE-INDICATIONS
Au cours des 2 premières années	Vaccination antivariolique	Pulpe vaccinale glycérinée	1 scarification de 1 mm à travers 1 goutte de vaccin Attendre 3 mn Recouvrir d'un pansement sec	Non obligatoire	C.I. absolue : l'eczéma C.I. relatives : antécédents neurologiques
15 à 18 mois	1er rappel, D.T. Coq absorbé 1er rappel Polio buvable		1 inj. de 1 ml en s.c. 1 prise buccale	Obligatoire	Examen d'urine
2 ans	B.C.G. (si non fait avant)		Scarification de 3 cm répartie en 6 traits de 6 mois à 3 ans	Obligatoire avant l'entrée à l'école	
2 ans	T.A.B. (antityphoparatyphique A, B)		1 inj. de 1 ml en s.c. suivie de 2 autres injections à 1 mois d'intervalle	Obligatoire dans les régions d'endémie	Examen d'urines
6 ans	B.C.G. 2e rappel D.T. 2e rappel polio buvable	Vaccin à 1 mg/ml	Intradermique papule 5 à 6 mm 1 inj. 1 ml 1 prise buccale	Obligatoire si test tuberculinique négatif	
10 ans	Revaccinatin antivariolique				
11 ans	3e rappel D.T. 3e rappel Polio buvable		1 inj. 1 ml 1 prise buccale		
12 ans fille	*Rudivax* (antirubéoleux)	Virus vivants atténués	1 inj. en s.c.	Conseillé pour les filles séronégatives	
16 ans	4e rappel D.T. 4e rappel polio buvable				
20 ans	Revaccination antivariolique				
21 ans	5e rappel antitétanique 5e rappel polio buvable				

Vaccins (suite)

CHRONOLOGIE	NOM DU VACCIN	COMPOSITION	TECHNIQUE		CONTRE-INDICATIONS
Autres vaccins	*Mutagrip* (antigrippal)	Virus tués	1 inj. s.c.	Conseillée : vieillards, insuffisants cardio-respiratoires, sujets exposés en collectivité	
	Anticholérique *Pasteur*		1 inj. s.c. Protection 6 mois	Obligatoire pour certains voyages internationaux	
	Antiamarile (fièvre jaune)		1 inj. s.c. faite seulement en centre spécialisé	Obligatoire pour certains voyages internationaux	Vérifier l'absence d'allergie aux protéines d'œuf
	Hevac (antihépatitique)	Antigène capsulaire	3 inj. à 1 mois d'intervalle Rappel 1 an	Conseillé aux personnes exposées	

VACCIN HEVAC B PASTEUR * (CONTRE L'HÉPATITE B)

▶ **Action :**

Vaccin préparé à partir d'une fraction antigénique virale non infectante obtenue à partir de plasmas de porteurs sains de l'antigène HBs.

▶ **Indications :**

Prévention de l'hépatite B chez les individus exposés (professions de santé, sujets atteints d'insuffisance rénale chronique susceptibles d'être traités par dialyse et/ou transplantation, nouveau-né dont la mère est porteuse d'HBsAg [séro-vaccination], etc.

▶ **Posologie :**

Un ml par injection s.c. ou i.m. chez l'adulte, l'enfant ou le nouveau-né.

Primo-vaccination : 3 injections à un mois d'intervalle (+ un rappel à 2 mois en cas d'insuffisance rénale avancée). *Rappels :* un an après la dernière injection puis tous les 5 ans.

▶ **Précautions :**

Conserver au réfrigérateur entre +2 et +8 °C, ne pas congeler.

VACCIN CONTRE L'HÉPATTE B

Voir *Vaccin Hevac B Pasteur*

VACCINOTHÉRAPIE en O.R.L.

Les vaccins antipyogènes ont pour but de stimuler l'immunité dans les infections chroniques ou à répétition.

▶ **Indications :**

- rhino-pharyngites ;
- amygdalites ;
- otites moyennes aiguës et chroniques ;
- bronchites.

▶ **Contre-indications :**

Albuminurie, néphropathies.

▶ **Voies d'administration, présentation, posologie moyenne :**

∗ *Vaccin antipyogène bruschettini :*

1 ampoule par jour en injection intramus-

culaire ou sous-cutanée pendant 8 jours avec éventuellement injections de rappel.

∗ *Divasta*, 12 injections (2 par semaine) en commençant par 0,1 ml et en augmentant de 0,1 à 0,25 chaque fois.

- Enfant – 8 ans : ¼ de dose.
- 8 à 15 ans : ½ dose.

VALIUM *

Voir aussi *Antiépileptiques*

▶ Type :
Tranquillisant type benzodiazépine.

▶ Action :
- anxiolytique ;
- sédatif ;
- myorelaxant ;
- anticonvulsivant.

▶ Indications et contre-indications :
→ TRANQUILLISANTS.

▶ Présentation, voies d'administration :
- *Comprimés dosés à 2 mg, 5 mg, 10 mg*, par voie orale : 6 à 15 mg/24 h en plusieurs prises.
- *Gouttes buvables à 1 %* (30 gouttes/ml, 1 mg = III gouttes) : convulsions hyperthermiques en prévention, 1/2 mg/kg de poids.
- *Sirop dosé à 2 mg* (1 cuillerée à café = 5 ml), par voie orale.
- *Suppositoires dosés à 10 mg*, par voie rectale.
- *Soluté injectable dosé à 10 mg*, ampoule de 2 ml pour i.m. ou i.v. lente en perfusion :
  - variable selon les indications : 0,1 à 0,2 mg/kg de poids corporel (1 à 2 ampoules) ;
  - nourrissons en crise convulsive : injection intrarectale.

▶ Effets indésirables, précautions, surdosage :
→ TRANQUILLISANTS.

VALIUM * en pédiatrie

▶ Action :
C'est le traitement d'urgence de la crise convulsive. Son action est rapide, surtout par voie intraveineuse ou rectale. Il a également une action décontracturante et anxiolytique.

▶ Indications :
Crises convulsives surtout. Parfois prévention des convulsions au cours des hyperthermies. Prémédication au cours des anesthésies générales ou des techniques sans anesthésie.

▶ Contre-indications :
Le *Valium* est formellement contre-indiqué au cours des porphyries ou des myasténies. Il ne doit pas être utilisé au cours des détresses respiratoires et des insuffisances respiratoires chroniques.

▶ Voies d'administration, posologie, présentation :
Les voies intraveineuses, intramusculaires, rectales et orales sont possibles. Les voies intraveineuses et rectales sont les plus rapidement efficaces.

∗ PLUSIEURS PRÉSENTATIONS EXISTENT : ampoules injectables (2 ml = 10 mg) ; comprimés à 2,5 et 10 mg ; sirop (1 cuillère à café = 5 ml = 2 mg) ; gouttes (3 gouttes = 1 mg). Ces deux dernières présentations ne doivent pas être confondues.

∗ LA POSOLOGIE :
- *Voie intraveineuse lente :* 1/2 mg/kg par injection avec précautions respiratoires +++. Appareil à ventilation manuelle prêt à l'emploi ;
- *Voie intramusculaire :* 1/2 mg/kg par injection ;
- *Voie orale :* 1/2 mg à 1 mg/kg par jour en 4 prises ;
- *Voie rectale :* 1/2 à 1 mg/kg par injection (soluté injectable administré à l'aide d'une poire ou d'une sonde rectale).

▶ Incidents et accidents :
L'administration par voie veineuse risque d'entraîner un arrêt respiratoire. Les autres voies d'administration ne semblent pas pouvoir créer d'arrêt respiratoire aigu. L'intoxication orale accidentelle entraîne ataxie, ébriété et à forte dose coma avec troubles respiratoires.

▶ **Précautions et surveillance :**
L'administration intraveineuse ne doit se faire que sous surveillance et possibilité de réanimation.

VANCOCINE *

▶ **Action :**
C'est un antibiotique glycopeptidique bactéricide actif sur les bactéries gram (+), inactif sur les bacilles gram (-).

▶ **Indications :**
Toutes les infections sévères à staphylocoques et à streptocoques du groupe D (septicémies, endocardites).

▶ **Contre-indications :**
Allergie connue.

▶ **Présentation, posologie :**
- Ampoules injectables (par voie I.V. stricte ++) dosées à 500 mg.
- 2 g/24 heures en 2 injections. La posologie doit être considérablement réduite chez l'insuffisant rénal (nécessité de dosages sanguins répétés).

▶ **Incidents, accidents, précautions :**
- phlébite au point de perfusion ;
- fièvre ;
- allergies (cutanées, choc) ;
- surdité (insuffisant rénal).

VANCOMYCINE *

Voir *Vancocine*

VANSIL *

▶ **Type, action, indications :**
L'oxamniquine est un shistosomicide de Shistosoma mansoni (formes adultes et immatures) et est donc indiqué dans tous les stades de la bilharziose à S. mansoni.

▶ **Contre-indications, précautions :**
En cas de comitialité : traitement en milieu hospitalier.

▶ **Effets indésirables :**
Vertiges, somnolence, céphalées, troubles digestifs, convulsions, élévation des transaminases (peut cependant être donné en cas d'atteinte hépatique), coloration des urines.

▶ **Mode d'emploi, posologie :**
15 mg/kg/j chez l'adulte et l'enfant en une seule prise après le repas du soir. Si une posologie supérieure est nécessaire prévoir 2 prises/j en 2 à 3 jours.

VARNOLINE *

Voir *Contraceptifs oraux*

VASO-DILATATEURS DE L'INSUFFISANCE VENTRICULAIRE GAUCHE

▶ **Action :**
Utilisés dans l'insuffisance ventriculaire gauche, les vaso-dilatateurs ont pour but d'améliorer les conditions de fonctionnement du ventricule gauche en modifiant uniquement ses conditions de charge.

▶ **Indications :**

∗ LES INSUFFISANCES VENTRICULAIRES GAUCHES AIGUËS :
Elles sont rencontrées le plus souvent au cours de l'insuffisance coronarienne aiguë. Leur utilisation se fait par voie veineuse, avec un perfuseur électrique, et nécessite un contrôle permanent de la pression capillaire pulmonaire, de la pression artérielle et du débit cardiaque. C'est une technique essentiellement utilisée en réanimation.

∗ L'INSUFFISANCE VENTRICULAIRE GAUCHE CHRONIQUE : Les vaso-dilatateurs permettent une importante amélioration du confort de vie des patients.

▶ Voie d'administration, présentation, posologie :

Il faut distinguer plusieurs familles de vaso-dilatateurs en fonction de leur site d'action préférentiel :

∗ VASO-DILATATEURS VEINEUX :

– *La trinitrine :*

- *Sublinguale* : son effet est comparable à celui d'une saignée lors d'un œdème aigu du poumon. L'effet s'estompe en une dizaine de minutes et il faut donner des doses répétées de *Natirose, Trinitrine, Elbétrine,* etc.
- *Orale :* l'effet en est variable en fonction du catabolisme hépatique. On peut utiliser le *Lénitral* (dosé à 2,5 mg et 7,5 mg) ou la *Corditrine* (dosée à 6,5 mg) ou la *Trinitrine retard Roger Bellon* (dosée à 2,6 mg).

– *Les dérivés nitrés retard :* le dinitrate d'isosorbide *(Risordan),* le pentaérythrityle tétranitrate (*Péritrate* à 80 mg, *Nitrodex Chronules* à 30 mg, *Pentanitrine* à 10 mg). On utilise surtout le dinitrate d'isosorbide (*Risordan* à 5 mg) soit par voie sublinguale, soit par voie orale.

∗ VASO-DILATATEURS ARTÉRIELS :

– La dihydralazine (*Népressol*, comprimés à 25 mg) est efficace pendant 6 heures, il faut donc idéalement 4 prises par jour de chacune 1 à 3 comprimés.

– La nifédipine (*Adalate*, comprimés à 10 mg) peut être utilisée, mais avec prudence.

– La phentolamine (*Régitine*) ne peut être utilisée que par voie intraveineuse, sous contrôle permanent des pressions et à des doses variables : 0,3 à 2 mg/mn.

∗ VASO-DILATATEURS MIXTES :

– La prazosine (*Minipress*, comprimés à 1 et 5 mg) exerce un effet mixte, équilibré artériel et veineux. La posologie varie de 2 à 8 mg 4 fois par jour.

– Le nitroprussiate de sodium (*Nipride*) est uniquement utilisable par voie intraveineuse à des doses variables de 25 à 100 microg/mn.

∗ VASO-DILATATEURS MIXTES ET INOTROPES :

– L'*Inocor* (Amrinone) utilisée en perfusion continue à la dose de 5 à 10 μg/kg/min.

▶ Effets secondaires, précautions :

→ ANTIANGINEUX et ANTIHYPERTENSEURS.

VASO-PRESSEURS

▶ Action :

Ce sont des médicaments entraînant une vaso-constriction artériolaire, utilisés pour traiter certains états de choc. Ce sont des sympathomimétiques agissant essentiellement par stimulation des récepteurs alpha ou bêta.

▶ Substances employées :

∗ NORADRÉNALINE *(Lévophed)* :

– vaso-presseur très puissant, utilisable par voie intraveineuse, en perfusion, sous surveillance permanente ;

– ampoules de 200 mg en solution diluée.

∗ MÉTARAMINOL *(Aramine) :*

– utilisé par voie veineuse directe ou intramusculaire ;

– ampoules à 10 mg.

∗ ISOPRÉNALINE *(Isuprel)* :

– agit uniquement sur les récepteurs bêta-adrénergiques ;

– il augmente la contractibilité myocardique et augmente la fréquence cardiaque, mais entraîne une vaso-dilatation, il entraîne une dépense énergétique myocardique importante ;

– ampoules à 0,2 mg à injecter en intraveineux en perfusion continue.

∗ DOPAMINE, DOBUTAMINE :

– action préférentielle de stimulation des récepteurs bêta ;

– augmente la contractibilité myocardique, améliore la perfusion rénale ;

– utilisé en injection intraveineuse continue à la seringue électrique à la dose de 5 à 10 microgramme/kg/minute ;

– ampoules de 5 ml, de 200 mg.

▶ Indications :

L'emploi des vaso-presseurs dans les états de choc est discuté, le traitement devant reposer sur la physiopathologie du choc.

VELBÉ *

▶ Action :

Antimitotique.

▶ Indications :

– Hodgkin ;

– lymphomes non hodgkiniens ;
– tumeurs solides : seins, bronches, chorio-carcinome placentaire, utérus.

▶ **Contre-indications :**
Grossesse.

▶ **Voies d'administration, présentation, posologie :**
Les flacons sont dosés à 10 mg. La posologie est de 6 mg/m²/semaine par voie i.v. stricte, dose adaptée sur l'hémogramme.

▶ **Incidents, accidents :**
– insuffisance médullaire, essentiellement granulopénies entre le 5e et le 11e jour.
– alopécie ;
– accidents d'extravasation.

▶ **Surveillance :**
Le traitement ne peut être entrepris que si le chiffre de polynucléaires est supérieur à 3 000 mm³ et celui des plaquettes à 150 000/mm³.
Nécessité d'une bonne voie veineuse : grosse aiguille, bon reflux veineux dans la tubulure.

VELOSEF *

Voir *Céfradine*

VENTILATION MANUELLE AU MASQUE

▶ **Matériel :**
Appareil manuel de ventilation (Ambu, Ranima, Penlon) comportant un dispositif limitant la pression à 30-40 centimètres d'eau et un dispositif permettant la ventilation en oxygène pur ; masques de différentes tailles.

▶ **Technique :**
Après désobstruction pharyngée et nasale, défléchir la tête en arrière ; luxer avec deux doigts la mâchoire inférieure en avant ; maintenir avec le pouce de la même main le masque de façon étanche sur le nez et la bouche ; ventiler en oxygène pur rapidement (30 à 40 insufflations-minute) ; contrôler l'efficacité de la ventilation : le thorax doit se soulever à chaque insufflation.

VENTOLINE * en pneumologie

▶ **Action :**
C'est un stimulateur des récepteurs β_2 du système sympathique. Il est broncho-dilatateur et inhibiteur de la contraction utérine. Ses effets cardiaques sont mineurs.

▶ **Indications :**
Asthme en dehors de l'état de mal, broncho-pneumopathies obstructives spasmodiques, menace d'accouchement.

▶ **Contre-indications :**
Insuffisance coronarienne aigüe, infarctus du myocarde.

▶ **Voie d'administration, présentation, posologie :**
ADMINISTRÉ SOUS PLUSIEURS FORMES :
– *Aérosol doseur* : une bouffée correspond à 100 µg. Il ne faut pas dépasser 8 bouffées par jour.
– *Comprimés dosés à 2 mg*, la posologie moyenne est de 3 comp./j.
– *Sirop dosé à 2 mg/pour 5 ml* (cuillère mesure). La posologie moyenne est de 0,20 à 0,30 mg/kg/j chez l'enfant et de 0,10 à 0,20 mg/kg/j chez l'adulte.
– *Forme injectable* : amp. de 1 ml (0,5 mg/ml).

▶ **Incidents, accidents :**
Tremblements, palpitations, tachycardie, modifications tensionnelles, nervosité.

▶ **Précautions, surveillance :**
La prescription doit être prudente dans le diabète mal équilibré, l'hyperthyroïdie, la myocardiopathie obstructive, les troubles du rythme. L'utilisation de l'aérosol doseur doit être bonne techniquement : prendre la bouffée lors d'une inspiration profonde suivie d'une apnée de quelques secondes.
La surveillance de la tolérance repose sur le pouls et la TA.

VÉRATRAN *

Voir *Tranquillisants*

VERRES DE CONTACT

Voir *Lentilles et verres de contact*

VERSAPEN *

▶ **Action :**
C'est un antibiotique du groupe A des pénicillines, donc à large spectre comme l'ampicilline.

▶ **Indications :**
→ BÊTA-LACTAMINES.

▶ **Contre-indications :**
Allergie aux pénicillines.

▶ **Présentation, posologie :**
Paquets à 125 mg, gélules à 500 mg, nécessaires pour i.m. ou i.v. à 1 g.
Adulte : en règle générale 2 g/j en 2 à 4 prises.

VIBRAMYCINE *

▶ **Action :**
Antibiotique du groupe des tétracyclines (→), à très large spectre, actif à faible posologie, car très bien absorbé par le tube digestif.

▶ **Posologie :**
2 gélules à 100 mg/j en 1 seule prise.

VICTAN *

Voir *Tranquillisants*

VIRGINIAMYCINE

Voir *Staphylomycine **

VISCÉRALGINE *

▶ **Action :**
C'est un ammonium quaternaire, parasympathycolytique. La *Viscéralgine forte* contient en plus de la noramidopyrine.
Rôle dans la formation du pourpre rétinien, iatrophicité épithéliale et tissulaire.

▶ **Indications, posologie :**
Antispasmodique utilisé *per os* (4 à 6 comp./j), en suppo. (1 à 3/j) ; en i.m. ou i.v. lente (1 à 4 amp./j).

▶ **Contre-indications :**
Glaucome, adénome prostatique.

VITAMINE A

La vitamine A (*rétinol*) est une vitamine liposoluble dont la carence actuellement exceptionnelle induit des troubles ophtalmologiques.

▶ **Les besoins quotidiens :**
En moyenne, ils sont d'environ 0,75 mg/j. soit 4 500 UI/jour. Ils semblent chez le nourrisson et l'enfant largement couverts par le type d'alimentation actuelle.

▶ **Sources de la vitamine A :**
Elles sont surtout animales : huiles de foie de poisson, foie de mammifères, beurre, lait, fromage et œuf. Le lait de mère en contient des quantités suffisantes. Les laits modifiés actuels : maternisés, 1er ou 2e âge sont supplémentés en vitamine A. Certains produits d'origine végétale contiennent du carotène précurseur de la vitamine A : carotte, épinard, chou. Les réserves hépatiques sont insuffisantes s'il n'existe pas d'apport alimentaire.

▶ **Manifestations de l'hypovitaminose A :**
Elles sont exceptionnelles actuellement et ne se rencontrent que dans certaines conditions : sous-alimentation avec régimes carencés en graisse ; troubles digestifs importants avec malabsorption des graisses ; nutritions entérales ou parentérales prolongées sans supplémentation en vitamine A.
Les manifestations cliniques sont insidieuses chez le nourrisson : xérophtalmie avec au départ

conjonctives sèches puis kératoconjonctivite suppurée pouvant évoluer vers la perforation de cornée et la cécité. Chez le grand enfant, l'héméralopie ou perte de la vision nocturne peut être le premier signe. Des symptômes généraux sont souvent associés : asthénie, anorexie, cassure de la courbe pondérale, accidents infectieux, troubles cutanéo-muqueux : kératinisation et sécheresse de la peau. L'évolution se fait toujours vers la guérison si la supplémentation en vitamine A est précoce.

▶ Manifestations de l'hypervitaminose A :

L'hypervitaminose A peut se rencontrer chez le nourrisson surtout lors des surdosages thérapeutiques accidentels. La manifestation commune est l'hypertension intracrânienne transitoire surtout marquée par le bombement de la fontanelle, des vomissements et l'augmentation du périmètre crânien. L'ensemble des symptômes disparaît dès l'arrêt de la thérapeutique comportant de la vitamine A.

▶ Moyens de supplémentation en vitamine A :

On ne pratique pas de supplémentation systématique prophylactique de vitamine A chez le nourrisson en conditions normales. Les laits modernes ainsi que le lait de mère en contiennent des quantités suffisantes. Certains produits sont utilisés lorsque la supplémentation est nécessaire : *Adégic* (vit. A + D) ; *Uvestérol* (vit. A-D-E-C) ; *Arovit* (vit. A seule) ; *Auxergyl* (vit. A + D), *Avibon, A 313,* etc.

– Indications ;

Prévention et traitement de l'avitaminose A, dyskératoses, des plaies et brûlures, rhinites atrophiques, recto-colite hémorragique. Dose moyenne : 100 000 UI/jour.

VITAMINES B_1, B_2 et B_6

Voir aussi *Bévitine*

▶ Vitamine B_1 (thiamine) :

Hydrosoluble, rôle métabolique nécessaire au fonctionnement cellulaire et à la transmission de l'influx nerveux.
Sources : surtout levures et céréales.
Besoins quotidiens : 1 à 2 mg par jour.
Carence : béribéri, troubles neuropsychiques (encéphalopathie de Gayet-Wernicke), insuffisance cardiaque à haut débit.
Commercialisation : Bévitine, Bénerva.

▶ Vitamine B_2 :

Vitamine hydrosoluble jouant un rôle important dans la dégradation de différents substrats produisant l'énergie nécessaire aux besoins cellulaires.
Sources : céréales, levures, lait, foie, œuf.
Besoins quotidiens : 1,8 mg par jour.
Carence : rare chez l'homme, possible chez le nourrisson nourri au lait artificiel non enrichi en *Riboflavine* (Vit. B_2) : troubles cutanéo-muqueux et oculaires.
Commercialisation : Béflavine, 2 à 3 comp./jour.

▶ Vitamine B_6 :

Dérivé pyridinique, coenzyme de nombreuses réactions.
Sources : très variées.
Besoins quotidiens : 2 mg/jour.
Commercialisation : Bécilan, (comp; à 250 mg, amp. à 100 mg, flocon à 500 mg) : 100 à 500 mg/jour.

VITAMINE B_{12}

▶ Action :

La vitamine B_{12} intervient dans la synthèse des acides nucléiques. Son absence provoque des troubles de maturation des tissus à renouvellement rapide tels le tissu hématopoïétique et tous les épithéliums.

La vitamine B12, vitamine hydrosoluble, est absorbée au niveau de l'iléon terminal uniquement en présence du facteur intrinsèque de Castle gastrique.
Sources principales : protéines d'origine animale (viandes, foie, lait de vache, œufs, fromages).

▶ Indications :

Carence en vitamine B_{12} (→ ANÉMIES MÉGALOBLASTIQUES).

▶ Contre-indications :

– tumeurs malignes,
– antécédents d'allergie.

▶ Voies d'administration, présentation, posologie :

* La vitamine B_{12} est commercialisée sous forme de CYANOCOBALAMINE (ampoules de 1 000 γ et 5 000 γ) et D'HYDROXYCOBALAMINE (ampoules de 1 000 γ, 5 000 γ et 10 000 γ) *Novobédouze*, dont la rétention tissulaire est très supérieure.

* TRAITEMENT D'ATTAQUE : injection i.m. hebdomadaire de 1 000 γ d'hydroxycobalamine, jusqu'à normalisation du taux d'hémoglobine.

* TRAITEMENT D'ENTRETIEN : injection i.m. mensuelle de 1 000 γ de cyanocobalamine ou d'hydroxycobalamine, à poursuivre à vie dans l'anémie de Biermer.

VITAMINE C

La vitamine C ou acide ascorbique est une vitamine hydrosoluble indispensable dont la supplémentation est en règle générale toujours apportée en France par l'alimentation.

Rôle : répartie dans les tissus : intervention dans le métabolisme glucidique, du fer, fonctionnement corticosurrénalien, ovarien.

▶ Sources :
Les sources sont végétales ; surtout fruits frais : citron, orange, tomate, fraise ; légumes : pomme de terre, épinard, persil.

▶ Besoins quotidiens :
Ils sont d'environ 30 mg par jour chez le nourrisson et de 40 à 100 mg par jour chez l'enfant.

▶ Manifestations de l'hypovitaminose C :
C'est le scorbut, qui est exceptionnel actuellement (manifestations osseuses et radiologiques).

Gingivite hypertrophique et hémorragique, hémorragies mortelles. On a une baisse de l'ascorbémie et diminution de l'absorption de fer.

▶ Moyens de supplémentation :
La supplémentation est systématique chez l'enfant nourri par lait bouilli ou pasteurisé ou lait sec non modifié. L'apport peut être réalisé par le jus d'orange frais donné en quantité progressive ou par acide ascorbique donné à la dose de 30 à 50 mg par jour : *Uvestérol, Abriscor, Frubiose, Laroscorbine*, etc.

Le lait de mère, les lait maternisés ou 1er ou 2e age actuels contiennent les quantités suffisantes de vitamine C. La diversification du régime couvrira également rapidement les besoins. Se méfier en cas de lithiase urinaire.

VITAMINE D ET SES DÉRIVÉS

La vitamine D est une vitamine liposoluble qui joue un rôle essentiel dans l'absorption du calcium et dans sa fixation sur l'os.

▶ Besoins quotidiens :
Les besoins minimaux chez l'enfant sont de 400 UI par jour. Pour couvrir largement ces besoins et tenir compte des variations individuelles, on conseille un apport systématique quotidien de 1000 unités chez le nourrisson jusqu'à 18 mois, de 2 000 unités chez l'enfant de race noire.

▶ Sources de vitamine D :
L'apport alimentaire est faible. En particulier, les quantités contenues dans le lait sont très insuffisantes. La synthèse cutanée s'effectue sous l'action des rayons solaires ultra-violets.

▶ Différentes formes de vitamine D :
Le principal précurseur est la vitamine D_3 ou cholécalciférol ; c'est lui qui est contenu dans les présentations les plus couramment utilisées.

* SOUS FORME DE GOUTTES : *Stérogyl* (1 goutte = 400 UI), *Adégic* (association avec la vitamine A, 1 goutte = 200 UI), *Uvestérol* (association avec vitamines A, E, C, 35 gouttes = 1 000 unités).

* SOUS FORME D'AMPOULES : *Vitadone bébé,* 1 ampoule = 80 000 unités, *Vitadone forte,* 1 ampoule = 300 000 unités ; *Auxergyl D3* : 1 ampoule = 200 000 unités, *Stérogyl 15,* 1 ampoule = 600 000 unités (solution huileuse injectable ou buvable. Solution alcoolique buvable).

* DANS L'ORGANISME, LE CHOLÉCALCIFÉROL subit une double transformation :

- *Au niveau hépatique,* transformation en 25OH D_3, principale forme de réserve de la vitamine D ; le médicament correspondant est le *Dédrogyl* (1 goutte = 5 μg).
- *Au niveau rénal,* transformation en 1 25OH D_3, forme active de la vitamine D, présente dans deux médicaments : *Un-alpha* et *Rocaltrol.*

▶ Indications, posologie :

* POUR LA PROPHYLAXIE DU RACHITISME, administration quotidienne jusqu'à 18 mois de 1 200 unités chez le nourrisson à peau blanche

(2 000 unités si la peau est pigmentée) ou administration à intervalles plus ou moins longs d'une dose de charge.

* POUR LE TRAITEMENT CURATIF DU RACHITISME, deux possibilités existent :
- soit dose de charge de 200 000 à 400 000 unités ;
- soit dose quotidienne de 10 000 unités par jour pendant un mois.

* DANS L'INSUFFISANCE HÉPATIQUE, utilisation du *Dédrogyl*, 2 à 5 gouttes par jour.

* DANS L'INSUFFISANCE RÉNALE, L'HYPOPARATHYROÏDIE ET LE RACHITISME VITAMINORÉSISTANT, utilisation du *Un-alpha* ou du *Rocaltrol*, 1 à 5 gouttes par jour.

▶ **Accidents d'hypervitaminose D :**
Ils se voient surtout après administration de doses de charge ; celles-ci doivent être notées dans le carnet de santé pour éviter leur répétition abusive.
Signes de l'hypervitaminose D : vomissements, diarrhée, polyurodipsie, risque de néphrocalcinose irréversible.

VITAMINE E

La vitamine E ou tocophérol est une vitamine liposoluble dont le rôle essentiel est de stabiliser le globule rouge.

▶ **Sources de vitamine E :**
La source la plus importante de vitamine E se trouve dans certains végétaux : huiles végétales, salade, chou, épinard.
Besoins : 1,5 mg/j (1 mg = 1 UI).

▶ **Manifestations de l'hypovitaminose E :**
L'hypovitaminose E ne se rencontre en pédiatrie que chez le prématuré. Les manifestations sont hématologiques (anémie hémolytique avec anomalies morphologiques des hématies) et vasculaires (rétine).

▶ **Moyens de supplémentation :**
La supplémentation doit être systématique chez le prématuré de 7 jours à 2 mois. La dose quotidienne administrée est de 10 à 20 mg. Deux préparations sont utilisées : *Éphynal* (1 comprimé = 10 mg de vitamine E) ; *Uvestérol* : doses journalières de XXXV à LV gouttes couvrant les besoins (vitamines A-D-E-C).

L'apport de vitamine E ne doit pas être couplé avec la supplémentation en fer. Elle est discutée en tant que facteur antistérilité.

VITAMINE K

La vitamine K est une vitamine liposoluble jouant un rôle essentiel dans la coagulation.
Il existe 3 types de vitamine K (K_1, K_2, K_3). les sels biliaires sont indispensables à son absorption intestinale (déficit si ictère).

▶ **Sources :**
La vitamine K est contenue dans les légumes : épinard, chou vert, carotte, pomme de terre ; les fruits, le foie et les muscles de mammifères, en faible quantité dans le lait.

▶ **Besoins quotidiens :**
Les besoins ne sont pas connus avec précision. Dans les conditions normales, ils sont très faibles et largement couverts par l'alimentation.

▶ **Manifestations de l'hypovitaminose K :**
Les manifestations de l'hypovitaminose K sont des signes hémorragiques : essentiellement hémorragies muqueuses et viscérales. Les conditions dans lesquelles le déficit apparaît sont très particulières ; *chez le nouveau-né :* c'est la maladie hémorragique du nouveau-né que l'on doit prévenir par l'administration *systématique* de vitamine K_1 (2 à 5 mg intramusculaire ou par voie orale) *dès la naissance ;* l'hypovitaminose se rencontre au cours des diarrhées chroniques avec malabsorption des graisses, des ictères par rétention (malformations des voies biliaires), des traitements antibiotiques prolongés (surtout chez le nourrisson).
Les réserves sont faibles et toute alimentation entérale ou parentérale de plus d'1 semaine doit contenir de la vitamine K.
Le diagnostic s'effectue par dosage du temps de Quick ou des facteurs séparés du complexe prothrombique.

▶ **Moyens de supplémentation :**
Le seul moyen utilisé est l'administration de vitamine K_1 (seul type de vitamine K à utiliser). Les doses varient de 2 à 20 mg suivant l'âge. La voie intramusculaire est la plus habituelle. La voie intraveineuse lente ou orale peut être également utilisée. Rappelons que l'administra-

tion de vitamine K_1 (2 à 5 mg) est systématique à la naissance.

La vitamine K_1 dégradée par la lumière doit être conservée dans un étui opaque.

VITAMINE PP

Vitamine hydrosoluble.

► **Sources :**
foie, viande, poisson, céréales, levures.

► **Besoins :**
15, 20 mg/jour.

► **Carence :**
pellagre.

► **Indications :**
- traitement de la pellagre ;
- alcoolisme chronique ;
- gingivo-stomatite.

► **Commercialisation** : *Nicobion 500 :* 1 à 2 comp./jour.

VIVALAN *

► **Type :**
Antidépresseur non tricyclique ni IMAO.

► **Action :**
- antidépresseur ;
- non anticholinergique ;
- non sédatif.

Médicament particulièrement bien toléré.

► **Indications :**
→ ANTIDÉPRESSEURS NON TRICYCLIQUES.

► **Présentation, posologie, administration :**
Comprimés dosés à 100 mg, par voie orale : 100 à 300 mg/24 h, pouvant aller jusqu'à 600 mg dans les cas graves, à répartir le matin, midi et avant 17 heures, amp. pour perfusions i.v. à 100 mg.

► **Effets indésirables, précautions, surdosage :**
- grossesse : éviter pendant les 3 premiers mois ;
- nausées, vomissements ;
- modifications de l'E.C.G. ;
- arrêter le traitement si anesthésie.

VOGALÈNE *

► **Action :**
Antinauséeux et antiémétique.

► **Indications :**
Nausées, vomissements (intolérance médicamenteuse ou aux irradiations notamment). Proposé dans les dyspepsies.

► **Posologie :**
2 à 6 dragées, 1 à 3 suppo., 1 à 2 injections par jour. Soluté buvable (*Vogalène 5*) : 2 cuillères à café 2 à 3 fois par jour.

► **Précautions :**
Par voie i.v., injection lente en décubitus (possibilité d'hypotension).

VOIES D'ABORD VEINEUSES CHEZ LE NOUVEAU-NÉ ET LE NOURRISSON

► **Matériel :**
Aiguilles dites « épicrâniennes », type Butterfly, de diamètre 0,4 à 0,9, purgées avec du sérum glucosé isotonique ou du sérum physiologique. Plateau stérile pour déposer le matériel.

► **Technique :**
Asepsie rigoureuse. Lavage des mains et des avant-bras de l'opérateur. Désinfection de la peau à la teinture de Merfène (éviter les désinfectants iodés chez le nouveau-né). Toutes les veines sont abordables chez le nouveau-né et le nourrisson mais éviter les veines du pli du coude et les jugulaires externes (réservées aux prélèvements et à la pose de cathéters si nécessaire).

Après ponction veineuse, obtention d'un reflux puis injection de 1 ml de sérum physiologique qui ne doit entraîner ni gonflement, ni pâleur (ponction artérielle). Fixation de l'aiguille par un double sparadrap, puis contention du membre perfusé sur une planchette à l'aide de bandes d'Élastoplast (sans striction sur le trajet veineux).

Protection du raccordement à la tubulure de perfusion par une compresse imbibée de teinture de Merfène et manipulation avec asepsie. Le débit de la perfusion doit être régulier et surveillé de façon répétée ; en l'absence de perfuseur électrique, utiliser une « métriset » (60 gouttes = 1 ml). Noter la composition de la perfusion, le débit et l'horaire de la mise en route, flacon par flacon.

VOLTARÈNE *

▶ **Type :**
Anti-inflammatoire non stéroïdien.

▶ **Action :**
Anti-inflammatoire.

▶ **Indications :**
→ ANTI-INFLAMMATOIRES NON STÉROÏDIENS.

▶ **Contre-indications :**
- ulcères gastriques et gastro-duodénal ;
- allergies aux salicylés (asthme, rhinite allergique).

▶ **Présentation, administration, posologie :**
- *Comprimés* enrobés gastro-résistants dosés à 25 mg, 50 mg et 100 mg : 75 mg à 150 mg par 24 h, *per os* matin, midi aux repas.
- *Suppositoires* dosés à 100 mg par voie rectale : le soir au coucher.
- *Ampoules injectables* dosées à 75 mg en intramusculaire : dans les états aigus, 1 à 2 injections/24 h.

▶ **Effets indésirables :**
- ceux des anti-inflammatoires non stéroïdiens ;
- si infection : diminution des défenses naturelles ;
- les antivitamines K n'interfèrent pas.

WIRSUNGOGRAPHIE RÉTROGRADE ENDOSCOPIQUE

Voir *Cathétérisme de la papille duodénale*

XANAX *

► **Type :**
Anxiolytique benzodiazépinique, tranquillisant.

► **Action :**
- anxiolytique ;
- sédatif ;
- myorelaxant ;
- anticonvulsivant.

► **Indications** (→ aussi TRANQUILLISANTS) :
- anxiété ;
- attaque de panique.

► **Contre-indications** (→ aussi TRANQUILLISANTS) :
- allergie connue aux benzodiazèpines ;
- insuffisance respiratoire sévère.

► **Présentation, posologie administration :**
- comprimés à 0,25 et 0,50 mg
- doses très variables de 1/2 comprimé à 4 comprimés.

► **Effets indésirables :**
- durée du traitement trop prolongé ;
- syndrome de sevrage.

XYLOCAÏNE *

► **Type :**
Antiarythmique.

► **Action :**
Action à l'étage ventriculaire, mais aussi anesthésique local.

► **Indications :**
- arythmies ventriculaires de l'infarctus du myocarde ;
- traitement préventif des tachycardies ventriculaires.

► **Contre-indications :**
→ ANTIARYTHMIQUES.
Celles des anesthésiques locaux du même groupe.

► **Présentation, posologie, administration :**
- *Flacon injectable* de 20 ml contenant :
  - . *Xylocaïne 0,5 % :* 100 mg
  - . *Xylocaïne 1 % :* 200 mg
  - . *Xylocaïne 2 % :* 400 mg

  en i.m., en i.v. lente, en perfusion.
- *Ampoules* de 5 ml contenant 50 mg.
- Administrer à la dose de 100 à 200 mg.

► **Effets indésirables :**
- ceux des anesthésiques locaux ;
- *neurologiques :* agitation, délire, syndromes confusionnels, coma ;
- hypersensibilité.

XYLOCAÏNE * à 0,5%, 1%, 2%

La *Xylocaïne 0,5%, 1% et 2%* est utilisée en injections sous-cutanées pour l'anesthésie locale.

► **Contre-indications :**
- enfant de moins de 30 mois ;
- allergie aux anesthésiques locaux ;
- insuffisances cardiaques décompensées ;
- troubles de la conduction auriculo-ventriculaire ;
- et pour les formes adrénalinées :
  - . sujet sous IMAO et antidépresseurs tricycliques ;
  - . hyperthyroïdiens.

► **Voie d'administration :**
En injections sous-cutanées pour anesthésie locale : 5 à 20 ml à 0,5% ou 1%, 5 à 10 ml à 2%.

► **Accidents, incidents :**
- réactions allergiques ;
- crises comitiales en cas d'injection intravasculaire.

► **Précautions :**
Ne jamais faire d'injection intravasculaire dans cette indication.

XYLOCAÏNE * à 5%

La *Xylocaïne à 5%* est utilisée en applications locales sur les muqueuses pour l'anesthésie locale.

▶ **Contre-indication formelle :**
La *Xylocaïne à 5%* ne doit *jamais* être injectée.

▶ **Précautions :**
Ne pas dépasser la dose totale de 4 ml. Vérifier l'absence d'allergie à l'anesthésie locale.

▶ **Voie d'administration :**
Pulvérisation.

▶ **Xylocaïne à 5 % – Naphtazoline :**
L'adjonction de naphtazoline à la *Xylocaïne à 5 %* ajoute à l'anesthésie locale une rétraction des muqueuses.
Cette forme est utilisée par voie nasale, elle améliore la visibilité des fosses nasales lors des manœuvres de la chirurgie rhinologique.
Elle ne doit jamais être injectée.

XYLOCAÏNE VISQUEUSE *

La *Xylocaïne visqueuse* est une forme d'anesthésie de contact utilisée par voie buccale.

▶ **Indications :**
- anesthésie locale avec explorations instrumentales ;
- dysphagie douloureuse ;
- stomatites, pharyngites.

▶ **Contre-indications :**
Allergie à la lidocaïne.

▶ **Posologie :**
1 cuillerée à dessert ou à soupe avant chacun des principaux repas.

▶ **Précautions :**
Ne pas dépasser la dose prescrite.

▶ **Accidents :**
En cas de surdosage : barbituriques, oxygénation.

XYLOCARD *

▶ **Type :**
Antiarythmique.

▶ **Action :**
Anesthésique local. Antiarythmique à l'étage ventriculaire, en diminuant l'excitabilité ventriculaire.

▶ **Indications :**
- arythmies ventriculaires de l'infarctus du myocarde ;
- traitement préventif des tachycardies ventriculaires.

▶ **Contre-indications :**
- celles des anesthésiques locaux : allergies ;
- → ANTIARYTHMIQUES.

▶ **Présentation, administration, posologie :**
- *Xylocard intramusculaire :* 1 cartouche seringuée de 3 ml dosée à 300 mg en i.m. 300 mg/24 h.
- *Xylocard intraveineux :* 1 cartouche seringuée de 3 ml contenant 100 mg en i.v. 100 mg/24 h.
- *Xylocard perfusion veineuse :* flacon de 20 ml à 5 %, dosé à 1 g/20 ml, à diluer extemporanément en soluté isotonique (1,5 à 4 mg/mn en continu).

▶ **Effets indésirables :**
- ceux des anesthésiques locaux du même type ;
- troubles neurologiques ;
- hypersensibilité ;
- association aux bêta-bloquants : diminuer les doses.

ZADITEN *

Voir aussi *Antiasthmatiques*

▶ **Type :**
Antianaphylactique, antiasthmatique.

▶ **Action :**
Inhibe la libération des médiateurs primaires de l'allergie.

▶ **Indications :**
Traitement préventif de l'asthme bronchique allergique.

▶ **Contre-indications :**
– Ne pas utiliser chez l'enfant de moins de 3 ans.
– Grossesse.

▶ **Voie d'administration, présentation, posologie :**
– *Gélules* dosées à 1 mg : 1 gélule matin et soir.
– *Solution buvable* dosée à 1 mg par mesurette : 1 mesurette matin et soir à donner pendant plusieurs mois.

▶ **Précautions, surveillance :**
– Ne pas utiliser en traitement *symptomatique* de la crise d'asthme.
– Risque de somnolence.
– Ingestion d'alcool déconseillée.

ZARONTIN *

Voir *Antiépileptiques*

ZOVIRAX *

▶ **Action :**
Antiviral par inhibition de la réplication virale sur les virus du groupe Herpès.

▶ **Indications :**

∗ INFECTIONS HERPÉTIQUES : primo-infection génitale et récurrences, encéphalites et méningites. Chez les patients immunodéprimés, le traitement peut être longtemps poursuivi à visée préventive.

∗ INFECTION À VIRUS VARICELLE-ZONA en cas de zona très extensif ou chez les patients immunodéprimés.

▶ **Contre-indications :**
Antécédents d'hypersensibilité au produit.

▶ **Voie d'administration, présentation, posologie :**
Il existe des comprimés dosés à 200 mg, des flacons dosés à 250 mg, des pommades dermiques et ophtalmiques.

La posologie est de 5 cp par jour pendant 10 jours pour une primo-infection et pendant 5 jours pour une récurrence. Elle est de 15 mg/kg/j en 3 injections à 8 heures d'intervalle, pour la forme parentérale.

▶ **Incidents, accidents :**
À l'heure actuelle, aucun accident n'a été rapporté. Quelques éruptions cutanées, des troubles digestifs mineurs sont bénins et régressifs à l'arrêt du traitement. Une réaction locale au point d'injection est possible surtout en cas d'injection extra-vasculaire.

▶ **Précautions, surveillance ;**
Chez les patients ayant une insuffisance rénale, la posologie doit être adaptée. Le *Zovirax* ne constitue pas un traitement préventif des poussées herpétiques chez les patients immunocompétents, ni un traitement préventif des douleurs postzostériennes.

ZYLORIC *

▶ **Type et action :**
Antigoutteux par inhihition de la synthèse urique.

Hypo-uricémiant.

▶ **Indications :**
– goutte accompagnée d'hyperuraturie ;
– lithiase urique ;
– hyperuricémies des leucémies.

▶ **Contre-indications :**
Grossesse.

▶ **Présentation, administration, posologie :**
Comprimés dosés à 100 mg, 200 et 300 mg (100 à 300 mg/24 h).

▶ **Précautions :**
→ ANTIGOUTTEUX.

* ASSOCIATIONS MÉDICAMENTEUSES :
- *Purinéthol* et *Imurel* : réduction des doses ;
- *Chlorpropramide* : augmentation du risque hypoglycémiant ;
- anticoagulants coumariniques : surveillance ;
- agents urico-éliminateurs (*Amplivix*) : activité diminuée.

MASSON, ÉDITEUR
120, bd Saint-Germain, 75280 Paris Cedex 06
Dépôt légal : Septembre 1989

Achevé d'imprimer le 20 septembre 1989
par MAURY-IMPRIMEUR S.A. – 45330 MALESHERBES
n° Imp. : C89/26244D
Dépôt légal : Septembre 1989